内容提要

本书（第2版）在保持第1版框架及内容的基础上，对全书进行了梳理完善。本书分五篇。第一篇为基础理论，对温病学发展史、温病的概念与特点、病因与发病、辨证、诊法、治疗与预防等予以论述。第二篇为温病证治，详述了14种四时温病与温疫的中医证治。第三篇为现代疾病证治，对44种现代感染性疾病和传染性疾病的证治予以阐述（删除了第1版急性血小板减少性紫癜、急性再生障碍性贫血和急性白血病3种，增加了传染性非典型肺炎、人禽流感、人类猪链球菌感染和手足口病4种），且能结合现代研究最新成果，并充分运用温病学理论指

中医药学高级丛书

温　病　学

第2版

主　编　彭胜权　林培政

副主编　张之文　冯全生　钟嘉熙　杨　进

沈庆法　谷晓红

人民卫生出版社

图书在版编目（CIP）数据

温病学/彭胜权等主编. —2 版. —北京：人民卫生出版社，2011.8
（中医药学高级丛书）
ISBN 978-7-117-14167-3

Ⅰ.①温…　Ⅱ.①彭…　Ⅲ.①温病学说
Ⅳ.①R254.2

中国版本图书馆 CIP 数据核字（2011）第 083033 号

温　病　学

第 2 版

主　　编： 彭胜权　林培政
出版发行： 人民卫生出版社（中继线 010-59780011）
地　　址： 北京市朝阳区潘家园南里 19 号
邮　　编： 100021
E - mail： pmph @ pmph.com
购书热线： 010-59787592　010-59787584　010-65264830
印　　刷： 天津善印科技有限公司
经　　销： 新华书店
开　　本： 787×1092　1/16　　**印张：** 69
字　　数： 1719 千字
版　　次： 2000 年 9 月第 1 版　　2023 年 12 月第 2 版第 21 次印刷
标准书号： ISBN 978-7-117-14167-3
定　　价： 136.00 元
打击盗版举报电话：010-59787491　E-mail：WQ @ pmph.com
质量问题联系电话：010-59787234　E-mail：zhiliang @ pmph.com

中医药学高级丛书

温　病　学(第2版)

编写委员会

主　编

彭胜权　林培政

副主编

张之文　冯全生　钟嘉熙　杨　进　沈庆法　谷晓红

编　委（按姓氏笔画排序）

于　河　马　健　史志云　冯全生　朱松生　刘　涛
杜同仿　李耀光　杨　进　吴智兵　谷晓红　沈庆法
张　瑾　张之文　张文选　张国庆　陈昆良　林兴栋
林培政　赵国荣　钟嘉熙　彭胜权　谢贻智

中医药学高级丛书

温　病　学(第 1 版)

编写委员会

主　编

彭胜权

副主编

张之文　杨　进　沈庆法　林培政

编　委（以姓氏笔画为序）

马　健　史志云　朱松生　杜同仿　李耀光　杨　进

沈庆法　张之文　张文选　张国庆　陈昆良　林培政

赵国荣　钟嘉熙　彭胜权　谢贻智

出版者的话

《中医药学高级丛书》(第1版)是我社在20世纪末组织编写的一套大型中医药学高级参考书,内含中医、中药、针灸3个专业的主要学科,共计20种。旨在对20世纪我国中医药学在医疗、教学、科研方面的经验与成果进行一次阶段性总结,对20世纪我国中医药学学术发展的脉络做一次系统的回顾和全面的梳理,为21世纪中医药学的发展提供借鉴和思路。丛书出版后,在中医药界反响很大,并得到专家、学者的普遍认可和好评,对中医药教育与中医药学术的发展起到了积极的推动作用,其中《方剂学》分册获得"第十一届全国优秀科技图书三等奖",《中医内科学》获第16批全国优秀畅销书奖(科技类)及全国中医药优秀学术著作一等奖。

时光荏苒,丛书出版至今已十年有余。十余年来,在党和政府的高度重视下,中医药学又有了长足的进步。在"读经典,做临床"的学术氛围中,理论探讨和临床研究均取得了丰硕的成果,许多新观点、新方法受到了学界的重视,名老中医学术传承与经验总结工作得到了加强,部分疑难病及传染性、流行性疾病的中医诊断与治疗取得了突破性进展。在这种情形下,原丛书的内容已不能满足当今读者的需求;而且随着时间的推移,第1版中存在的一些问题也逐渐显露。基于上述考虑,在充分与学界专家沟通的基础上,2008年,经我社研究决定,启动《中医药学高级丛书》的修订工作。

本次修订工作在保持第1版优势和特色的基础上,增补了近十几年中医药学在医疗、教学、科研等方面的新进展、新成果。如基础学科方面,补充了"国家重点基础理论研究发展计划(973计划)"的新突破、新成果,进一步充实和丰富了中医基础理论,反映了当前我国中医基础学科研究的新思路、新方法;临床学科方面,在全面总结现代中医临床各科理论与研究成果的基础上,更注重理论与临床实践的结合,并根据近十年来疾病谱的变化,新增了传染性非典型肺炎、甲型H1N1流感、艾滋病等疾病的中医理论与临床研究成果,从而使丛书第2版的内容能更加适合现代中医药人员的需求。

本次修订的编写人员,在上一版专家学者的基础上,增加了近年来中医各学科涌现出来的中青年优秀人才。可以说此次修订是全国最具权威的中医药学家群体智慧的结晶,反映了21世纪第1个10年中医药学的最高学术水平。

本次出版共21种,对上一版的20个分册全部进行了修订,新增了《中医急诊学》分册。工作历时二载,各位专家教授以高度的事业心、责任感,本着求实创新的理念投入编写或修订工作;各分册主编、副主编所在单位也给予了大力支持,在此深表谢意。希望本版《中医药学高级丛书》,能继续得到中医药界专家和读者的认可,成为中医药学界最具权威性、代表性的重要参考书。

由于本套丛书涉及面广,组织工作难度大,难免存在疏漏,敬请广大读者指正。

人民卫生出版社

2010年12月

2版前言

彭胜权教授主编、人民卫生出版社出版的中医药学高级丛书之《温病学》2000年9月出版后，得到专家、学者普遍好评，在中医学界反响很大，对中医药事业的发展起到了积极的推动作用。

十年来，中医药学又有了长足的发展。温病学新理论、新技术、新成果不断涌现，尤其是在抗击SARS等新传染病的过程中，广大医务工作者运用温病学理论防治疾病，取得了很大成果，得到普遍认同。由于原丛书的内容已不能满足读者需求，所以务必加以补充修订。出版社、主编及主要编写人员达成一致意见，决定对中医药学高级丛书《温病学》进行修订。第2版对第1版的内容作一次全面修减。减其繁芜，去粗取精，汰伪存真。保持第1版的优势和特色，博采近年中医药医疗、教学、科研等方面的新进展、新技术、新成果，作为增补的内容。但恐不足之处在所难免，敬希广大读者指正。

中医药学高级丛书《温病学》编委会

2010年10月

1版前言

本书作为《中医药学高级丛书》之一，旨在总结《温病学》40多年来，在中医高等教育中的教学经验，为21世纪培养高素质的中医药人才，提供一本全面、系统、实用的参考书。

全书共分五篇。第一篇基础理论，对温病的发展历史、概念与特点、病因与发病、辨证、诊法、治疗与预防等基础理论知识和基本技能作了全面的论述。第二篇四时温病，系统总结15种温病的理论及临床经验，丰富和充实了以往教材内容。第三篇现代疾病证治，探讨在现代医学诊断的疾病中，在温病理论指导下的临床应用，特别是当代临床取得的新成果、新进展、新技术有一定的体现。第四篇名家名著选介，共分两部分：一部分内容，挑选历代名医18位，主要介绍其学术思想及对温病学的影响；另一部分精选温病有关名著27篇，进行深入发掘和整理，集中反映温病文献的精华。第五篇学术研究与展望，第一章主要介绍不同学术流派的学术观点，设想能给温病的研究者有较大的启示；第二、三章现代研究与展望，综述性介绍本学科领域研究动态、研究思路与方法，探讨温病学的发展趋势，以冀推动中医学术水平的提高。本书附有方剂汇编、试题精选答疑等内容，希望对不同层次学者提供帮助。

参加本书编写的编委和协助编写者，分别来自北京、南京、上海、广州、成都、浙江、江苏、湖南等8所中医药及西医院校。他们都是本单位教学、医疗、科研的骨干，许多还取得博士、硕士研究生学位，均具有高级职称。他们学验俱丰，学贯中西，为了中医药事业的发展，精诚团结、通力合作，经历了两年多的努力，终于完成这次编写任务。但由于编写这类书籍缺乏经验，难免有疏漏不当之处，祈盼读者诚恳指出。

彭胜权

1998年10月

目　录

第一篇　基础理论

第二篇　温病证治

第一部分　四时温病

第二部分　温　疫

第三篇　现代疾病证治

第四篇　名家名著选介

第五篇 学术研究与展望

附　录

第一篇　基础理论

温病学是研究温病发生发展规律及其诊治和预防的一门经典临床学科，属于中医学主干学科之一，在中医学中占有极为重要的地位。因其理论（例如卫气营血学说、三焦学说）是中医理论的重要组成部分，具有独特的形成源流，与《内经》、《伤寒论》、《金匮要略》并称为四大经典，历来都被认为是学习中医必修之课程。因此，温病学属于中医经典范畴。

同时，温病学理论在指导感染性疾病和部分急重症防治方面具有重要价值，又具有临床属性。目前全球范围气候变暖，环境破坏，大气污染，人口迁徙流动等，病原微生物和疾病谱发生变化，加之社会发展节奏加快，人们工作压力加大，人体免疫功能下降，感染机会增多，传染病流行。感染已经成为当今临床医学一大棘手问题。抗生素研制成功，拯救了难以数计患者的生命，功不可没。但随着抗生素的广泛应用，机体的耐药和病原微生物的变异，使抗生素治疗效果不佳甚至失去作用。国际社会不少医学权威一再警告：耐药性的获得及增强，正与抗生素的研制、生产相竞争。现已表明，病原微生物耐药性的获得、产生超过了抗生素的研制与生产，再过若干年甚至有可能回到抗生素问世前那种困境。传染病在世界范围内时有发生与流行，不仅过去认为已被消灭、控制的一些传染病“死灰复燃”，还出现了一些新发传染病。近年来的研究和实践表明，温病学的理论和防治方法被广泛运用于病毒性肝炎、结核和艾滋病等重大传染病和人禽流感、传染性非典型性肺炎（severe acute respiratory syndromes，SARS）、人类猪链球菌感染、手足口病、甲型 H1N1 流感等突发急性传染病的防治，展现出中医药的特色和优势，取得显著疗效，中医药参与处理突发公共卫生事件的能力不断加强。而临床内、外、妇、儿等各科的一般感染，应用温病学理论指导治疗也取得良好效果，如温病解表法、清气法用于呼吸道感染，清热祛湿法用于胃肠道感染（如幽门螺杆菌感染），淡渗清利法用于泌尿道感染，和解法用于胆道感染等。同时，临床一些急重症，如感染性休克等，以温病学理论进行论治，取得较好效果。另外，温病学独特的治疗方法、方药还广泛用于内科非感染性疾病的治疗，例如开窍法用于冠心病，通下法用于急腹症，凉血解毒法用于系统性红斑狼疮、再生障碍性贫血、白血病等。因此，温病学是一门经典临床学科。

第一章

温病学发展史

温病学是历代医家防治温病理论与经验的结晶，故研究温病学的历史，从中汲取不同时期温病学家的宝贵学术理论与治疗经验，对于温病的预防与治疗有着重要的意义。

温病学经历了漫长的历史时期才逐步发展成为一门独立的学科。温病从著成《内经》的战国时期，一直到秦汉晋唐，在概念上都隶属于伤寒范围。经过宋至金元时期的变革发展，温病始脱离伤寒藩篱。时至明清，才逐步总结出一套完整的理论体系和诊治方法，从而形成了一门新兴的学科。

一、战国至晋唐时期

此时期由于《内经》、《难经》、《伤寒杂病论》等先后问世，中医学形成了初步的理论体系，已多方面涉及有关温病的论述，包括病名、病因、病机传变、脉症、治疗及预防等，但论述比较简单，理论比较朴素。

(一)温病病名的早期记载

这个时期虽然尚无温病学专著面世，但在当时的医学著作中已有关于温病病名的记载及其相关概念的论述，如《素问・六元正纪大论》有“民乃厉，温病乃作”，“其病温厉大行”等。此时温病与伤寒在概念上没有明确区分，将温病隶属于伤寒之中，如《素问・热论》说：“今夫热病者，皆伤寒之类也。”还提出：“凡病伤寒而成温者，先夏至日者为病温，后夏至日者为病暑。”《难经・五十八难》也说：“伤寒有五：有中风，有伤寒，有湿温，有热病，有温病”。所称有五之伤寒是广义伤寒，其包含湿温、热病、温病等。至晋朝，认为温病与伤寒名虽异而所指实同，如葛洪《肘后备急方・治伤寒时气温病方第十三》云：“伤寒、时气、温疫三名同一种耳，而源本小异”。又说：“又贵胜雅言总名伤寒，世俗因号时行”。

需要指出的是，此时期不排除有个别医家已意识到伤寒与温病的区别，如《千金方・卷九》云：“《小品》曰，古今相传，称伤寒为难治之疾，时行温疫是毒病之气。而论治者不判伤寒与时行温疫为异气耳，云伤寒是雅士之辞，天行、温疫是田舍间号耳，不说病之异同也。考之众经，其实殊矣，所宜不同，方说宜辨”。

(二)多源性致病因素的提出

有关温病的致病因素，首先被提到的是寒邪，如《素问・生气通天论》说：“冬伤于寒，春必病温。”《灵枢・论疾诊尺》也说：“冬伤于寒，春生瘅热。”说明冬季感受寒邪，是来春发生温病的外源性因素。冬寒内伏化热，过时而发病，其发于夏至之前者称为温病，发于夏至之后者称为暑病。说明感受寒邪之后，经过节气的更迁变化及人体内部复杂的衍变才发病。伏寒化温说是后世伏邪学说之渊薮。晋代王叔和引申《内经》伏寒化温说，认为冬寒内伏，而更感“异气”则变为各种温病。例如，他在《伤寒序例》中说：“中而即病为伤寒，不即病者，寒毒藏于肌肤，至春变为温病，至夏变为暑病。”又指出：“若更感异气，变为他病者，当依后坏病治之。若脉阴阳俱盛，更感于寒者，变为温疟；阳脉浮滑，阴脉濡弱者，更遇于风，变为风温；阳脉洪数，阴脉实大者，更遇温热，变为温毒，温毒为病最重也；阳脉濡弱，阴脉弦紧者，更遇温气，变为温疫。"这些论述对后世伏邪学说的形成与发展产生了积极的影响。其次是时行之气，时行之气即非时之气，是导致温病发生与流行的因素，如《素问·六元正纪大论》论述了气候异常，火热之气亢盛，温病易于发生、流行。王叔和《伤寒序例》提出了时行之气形成条件及致病特点，云："凡时行者，春时应暖而反大寒；夏时应热而反大凉；秋时应凉而反大热；冬时应寒而反大温。此非其时而有其气。是以一岁之中，长幼之病多相似者，此时行之气也。"再次是厉气、乖戾之气，如《肘后备急方·治伤寒时气温病方第十三》说："其年岁中有厉气，兼夹鬼毒相注，名为温病。"《诸病源候论·温病诸候第九·温病令人不相染易候》也称："此病皆因岁时不和，温凉失节，人感乖戾之气而生病，则病气转相染易，乃至灭门，延及外人。"此外，还指出"毒气"是导致温病的因素，如《素问·刺法论》说："五疫之至，皆相染易"，为避免温疫的传染和引起流行，强调"正气存内，邪不可干"和"避其毒气"。

当时对温病病因缺少规律性的认识，因而产生了多源性病因说，这些论述虽然在理论上不够系统、完备，但为后世温病病因说的发展、丰富、完善奠定了基础。

（三）病机及传变规律的认识

《内经》从体质、传变、两感、互病、伤阴等多方面论述了温病的病机变化。

首先认识到阴精不足是导致伏寒化温的内在因素，如《素问·金匮真言论》说："藏于精者，春不病温。"说明冬不藏精，阴虚内热体质能促使寒邪化热外达。邪热按六经次第传变，即《素问·热论》所称一日巨阳受之，二日阳明受之，三日少阳受之，四日太阴受之，五日少阴受之，六日厥阴受之。其邪热衰减规律是，七日巨阳病衰，八日阳明病衰，九日少阳病衰，十日太阴病衰，十一日少阴病衰，十二日厥阴病衰。至此"大气皆去，病日已矣"。所言"大气"即为邪气。上述传变计日，仅言其传变次序，是其大要，非计日以限病。

所谓"两感"，是指表里同病。如太阳与少阴同病，阳明与太阴同病，少阳与厥阴同病。如《素问·热论》说："病一日则巨阳与少阴俱病，则头痛、口干而烦满。"其形成多为纵情肆欲，少阴已溃，御邪能力低下，太阳感邪所致。其病在太阳则头痛，病在少阴则口干烦满。又说："二日则阳明与太阴俱病，则腹满、身热、不欲食、谵言。"其形成多为饮食劳倦，太阴内伤，中气受损，阳明感邪所致。其病在太阴，故腹满不欲食，病在阳明故身热、谵语。又说："三日则少阳与厥阴俱病，则耳聋、囊缩而厥。"其形成多为七情不慎，厥阴气逆，少阳复受于邪所致。其病在少阳故耳聋，病在厥阴故囊缩而厥。"两感"为病者，病情危重，病至三日之后，五脏已伤，六腑不通，荣卫不行，胃气耗尽，预后不好，故曰："三日其气乃尽，故死矣。"

所谓"互病"，指外感与伏邪相互为病，较之"两感"同中有异。"两感"是内外同时受邪发病，而"互病"则是外感先发，而伏邪后发。如《素问·刺热》说："太阳之脉，色荣颧骨，热病也，荣未交，曰今且得汗，待时而已，与厥阴脉争见者，死期不过三日。其热病内连肾。"所言"太阳之脉"，指"一日巨阳受之"之脉症。骨者为肾所主，颧者骨之本，故"色荣颧骨"为肾脏受热的征象。所言"荣未交"，指太阳外受之邪与营卫中之伏邪尚未相交，如使其得汗，则可因汗出而病邪外解。其内伏之邪后发者，则待脏气旺盛之时而获自愈。倘若太阳之脉症与厥阴之脉症争见，肾中邪热内发，与太阳外邪交合不解，则较"两感"为病死亡更速，因为热病内连肾脏，本元耗绝，故死期不出三日之外。

《内经》还论述了热病伤阴与预后的关系，如《素问·热论》说："阳明者，十二经脉之长也，其血气盛，故不知人，三日其气乃尽，故死矣。"这是指邪热耗竭胃津，脏腑、经脉无所禀受，故死。《素问·玉版论要》说："病温虚盛死。"这里所指之"虚"，主要指肾精耗竭，致阴竭阳脱则死矣。

（四）关于脉症的记载

《内经》、《伤寒杂病论》等医籍关于温病脉症的记载较详细。在脉象方面，如《灵枢·论疾诊尺》有："尺肤热甚，脉盛躁者，病温也。"《素问·平人气象论》说："人一呼脉三动，一吸脉三动而躁，尺热曰病温。"其"尺肤热"为邪热灼精所致，"脉躁"则为精被火热煎沸之象。《内经》还论述了温病危重证的脉象，临床上可根据其表现判断预后。如《灵枢·热病》篇说："热病七日八日，脉微小，病者溲血，口中干，一日半而死，脉代者一日死。"其脉至而微小或为脉代，不但阴竭，阳气亦耗，故主死候。《灵枢·热病》篇又提出阴脉之极、阳脉之极主死，如云："热病已得汗而脉尚躁盛，此阴脉之极也，死。"指出热病得汗，脉仍躁盛，为阴虚已极，阴不维阳，故脉躁盛而主死。又说："热病者，脉尚盛躁，而不得汗者，此阳脉之极也，死。"指出热病其脉躁盛而不得汗，为阳热亢盛已极，阴精耗竭，故主死。在证候论述方面，《素问·刺热》将热病按五脏分属五类而分述其临床表现，即心热病、肺热病、肝热病、脾热病、肾热病。《内经》还论述了温病种种危重证候，如《素问·评热病论》说："有病温者，汗出辄复热，而脉躁疾，不为汗衰，狂言不能食，病名为何？岐伯对曰：病名阴阳交，交者死也。"《灵枢·热病》说："热病七日八日，脉微小，病者溲血，口中干，一日半而死，脉代者一日死；热病已得汗出，而脉尚躁，喘且复热，勿刺肤，喘甚者死；热病七日八日，脉不躁，躁不散数，后三日中有汗，三日不汗，四日死。"《伤寒论》指出了温病初起热象偏盛的证候特点，如说："太阳病发热而渴，不恶寒者为温病。"其排除恶寒，突出发热与口渴，作为温病的提纲症，在于强调温病的温热属性。

（五）温病治疗原则的提出

对温病的治疗是从针刺治疗逐步过渡到方药治疗。

《素问·至真要大论》所提出的"热者寒之"等乃必须遵守的一般性治疗原则。《素问·热论》提出："治之各通其脏脉，其未满三日者，可汗而已，其满三日者，可泄而已。"所谓"各通其脏脉"，指随经按表里分治，其传经之邪，未及三日的，其病在表，属病之初起，故可从汗法而使邪从表解；其已满三日的，其邪已传里，故可从清泄而使邪解。《灵枢·热病》更有"热病三日而气口静，人迎躁者，取之诸阳五十九刺，以泻其热而出其汗，实其阴以补其不足者"等具体治则的论述。其"泻其热而出其汗"，是针对病因采取的治疗措施，即令邪与汗并，使邪随汗解，热随汗衰；其"实其阴以补其不足"是针对机体阴伤所采取的治疗措施，因为阴精是维持人体生命活动、抗御温邪、保持阴阳平衡的精微物质，故补益阴精，即能扶正敌邪。养阴以制火，阴复则阳抑，失衡之阴阳则趋于平秘。故吴瑭称："实其阴以补其不足，此一句实治温热之吃紧大纲，盖热病未有不耗阴者，其耗之未尽则生，尽则阳无留恋，必脱而死也。"当时对温病的治疗以针刺方法为主，《内经》记载了热病五十九穴。《素问·水热穴论》指出："凡此五十九穴者，皆热之左右也。"王冰对《素问》热病五十九穴名称作了考证、补充。《素问·刺热》也论述了热病主穴，如说："热病气穴，三椎下间主胸中热，四椎下间主膈中热，五椎下间主肝热，六椎下间主脾热，七椎下间主肾热，荣在骶也。"主张早期针刺治疗，其病虽未发，而色先见者，乘邪始动，刺而泻之。其配伍原则是，五脏热病则针刺表里两经，如《素问·刺热》指出，肝热病者"刺足厥阴、少阳"；心热病者，"刺手少阴、太阳"；脾热病者，"刺足太阴、阳明"；肾热病者，"刺足少阴、太阳"。同时注意脏腑间的生克关系，泻其所胜之实，补其受克之虚，如《素问·刺热》说："热病先胸胁痛，手足躁，刺足少阳，补足太阴，病甚者为五十九刺。"

时至东汉对温病的治疗则逐渐由针刺过渡到方药应用。当时主要以《伤寒论》方药治疗温病,《伤寒论》中清热、攻下、养阴等方,如白虎汤、承气汤(调胃承气汤、大小承气汤、桃核承气汤)、竹叶石膏汤等均可用于温病。后世在上述治法及方剂基础上衍变出滋阴攻下、养阴清热、攻下化瘀等具有温病特色的治疗方法。唐代称《伤寒论》为众方之祖,但不独尊《伤寒论》而排斥诸家,如《小品方》与《伤寒论》被并列为医者必读之书,高宝衡、林亿在《校定备急千金要方后序》说:"臣赏读唐令见其制为医者,皆习张仲景《伤寒》、陈延之《小品方》",将《小品方》与《伤寒论》并列。当时在治疗上也不限于应用《伤寒论》方药,如高、林二氏说:究于《备急千金要方》中,则仲景之法十居其二三,《小品方》十居其五六。《外台秘要》引录治疗温病方剂,大部分是《肘后备急方》、《小品方》、《许仁则方》等,其典型者有《肘后备急方》"治温毒发斑,大疫难疗"的黑膏方。《小品方》有芍药地黄汤(即犀角地黄汤)治疗伤寒及温病,应发汗而未发汗,内有瘀血积之吐血证。今天从温病学角度分析,黑膏方、芍药地黄汤均为温病营血分证治方药,超越了《伤寒论》主治范围。这些方剂为后世医家治疗温病所沿用。由于唐代在临床上应用《伤寒论》之外方剂渐多,故后世有称《伤寒论》曾在唐代隐没不彰。《备急千金要方》指出:用辛温之辛甘姜桂人参之属治疗温病,贵价难得,而强调温病热盛非苦酢之物不解,主张多用苦参、青葙子、葶苈子、苦酒、乌梅等,因为这些药物不仅所在尽有,而除热解毒胜于向贵价药。这实际上是对《伤寒论》方药治疗温病提出了异议,孕育着温病理论及治疗方药的变革。《千金翼方》收载"紫雪"(后世在其基础上衍化为治疗温病高热神昏的紫雪丹)、葳蕤汤、大青叶汤治疗温病,对后世温病治疗学的形成产生了很大影响。

(六)关于温病的预防

在预防方面,既强调正气的御邪作用,又重视避免直接接触病邪,如《内经》在提出"正气存内,邪不可干"的同时,还强调"避其毒气"。晋朝葛洪《肘后备急方》载有屠苏酒预防温病交相染易。《备急千金要方》指出,天地有斯瘴疠,还以天地所生之物防备之。把预防温病方剂列于伤寒章之首,列出辟温方 30 余首,其剂型有药酒、丸、散、熏烧、搐鼻、粉身、洗浴、佩戴等,体现了预防为主的思想。

总之,此时期对温病的认识,在病因上主要囿于伤寒成温之说,在概念上将温病隶属于伤寒之中,在治疗上虽然提出了基本原则,但不够系统、具体、全面。可见这个时期对温病的论述简单,理论朴素,故又称为温病学的萌芽阶段。

二、宋至金元时期

宋至金元时期,对温病的认识逐渐深入,在理、法、方、药诸方面都有重大发展,促进温病渐从伤寒体系中分化出来。

宋时一些医家,既推阐仲景之旨,又能变通其法,反对墨守经方,一成不变。在《伤寒论》"特重于世"的宋代,多用《伤寒论》方法通治温病,如《钦定四库全书提要》在论宋代医家韩祗和的学术观点时云:张机正伤寒之法,而通之于春夏伤寒,更通之于冬月伤寒。所谓春夏伤寒,即感邪后不即病之温病、暑病。说明伤寒治法能通治温热病。朱肱在《伤寒类证活人书》(公元 1107 年)四十一问中说:"治热病与伤寒同"。虽然如此,但是他们并不泥于经方,死守经方不变,如韩祗和在《伤寒微旨论・治病随证加减药篇》(公元 1086 年)就抨击过那种因仲景方中无加减,"竟不能更张毫厘"的习俗。对于热病韩祗和甚至主张"别立方药而不从仲景方",因为"若用大热药发表,则必变坏病。"(《伤寒微旨论・可汗篇》)庞安时还以桂枝汤为例,因时、因地、因人加减,为活用经方作出示范,如他在《伤寒总病论・绪论》(公元 1100 年)中说:"如桂枝汤自西北二方居人,四时行之,无不应验,自江淮间地偏暖处,唯冬及春初可行之，自春末及夏至以前，桂枝、麻黄、青龙内宜黄芩也。自夏至以后，桂枝内又须随证增知母、大青叶、石膏、升麻辈取汗也。若时行寒疫及病人素虚寒者，正用古方，不在加减矣。”反映了当时医家对热性病的治疗已具有求变革的思想。庞安时论述风温不再按《伤寒论》作为一种因误治而导致的坏病，指出：素伤于风，复伤于热，风热相搏则变风温。症见四肢不收，头痛，身热，汗出，身重，常自汗出不解，脉阴阳俱浮。治在少阴、厥阴，不可发汗，不可温针，可用《千金方》葳蕤汤及知母石膏汤。庞安时对时行温病作了较具体的论述，提出了诸如青筋牵、黑骨温、黄肉髓等疾病之特征及治疗方药等。朱肱继庞安时之后论述了灵活加减运用经方，他与庞安时同样说道：桂枝汤自西北二方居人，四时行之，无不应验，自江淮间，唯冬及春初可行，自春末及夏至以前，桂枝证可加黄芩半两，夏至后有桂枝证，可加知母一两、石膏二两，或加升麻半两。若病人素虚寒者，正用古方，不在加减也。对墨守经方提出了异议。朱肱把外感热病分为十余种，如伤寒、中风、热病、中暑、温病、温疟、风温、温疫、中湿、湿温、痉病等，还论述了各自的因证脉治，为后世确立和研究四时温病的内容提供了基础。朱肱提出了寒毒内藏，其在体内变化、发病与时令气候有关，如：寒毒藏于肌肤之间，因春温气而变，名曰温病；因夏热气而变，名曰热病。这为后世伏气温病学说有关伏邪外发条件提供了早期依据。此外，朱肱在《伤寒类证活人书》中记载了民间有善医热证和善医冷证两类医生，若病家留意方书，稍别阴阳，知其热证则召某医生，知其冷（寒）证则又该召某医生。由此可见，当时的民间医生已经分化为寒热两派，这实际是伤寒与温病已开始走向分化。郭雍认为温病的成因并不限于冬伤于寒，他在《伤寒补亡论》（公元 1186 年）中说：冬伤于寒，至春发者，谓之温病；冬不伤寒而春自感风寒温气而病者，亦谓之温。郭雍认为温病既有冬时伏寒而后发的，也有感受时令之邪而即发的，后世有认为温病有伏邪与新感两大类别实即导源于郭雍之说。

金元时期，提出了变革外感热病的理论与治疗主张。此时期由于战乱，人民生活贫困，疾病劳役严重，温病蔓延流行。当时医家在与疾病作斗争中，逐渐感到“古方今病不相能也”，于是在医学领域出现了一场革新。这场变革中的一位突出代表人物便是刘完素，他也是温病学发展史上一个重要转折人物。他对当时之医生“多赖祖名，倚约旧方，耻问不学，特无更新之法”（《素问病机气宜保命集·自序》）颇为不满，竭力主张变革仲景理论、治法、方药以用于热病治疗。在理论上，他根据《素问·热论》，重申伤寒六经传变俱是热证，非有阴寒之证，为温病以寒凉清热为主治疗体系的形成奠定了理论基础，开了先河，如《伤寒医鉴·论六经传变》引刘完素语云：“六经传受，由浅至深，皆是热证，非有阴寒证。”其与张仲景《伤寒论》所论三阳经证为热证实证、三阴经证以阴寒之证为主者不同，这是刘完素对张仲景学说的一大变革和创新。刘完素认为仲景著述遗文，文深义奥，后学莫能宗之，以致错用《伤寒论》方造成严重后果，例如有用麻黄汤治疗太阳中风，用桂枝汤治疗太阳伤寒而致殒人性命者，故刘完素遂“革误人之弊”，而变处了双解散、凉膈散、天水散等寒凉清里、辛凉透表的表里双解方剂，以适应临床需要。刘完素在《素问玄机原病式·卷上》（公元 1186 年）中说：“《经》所谓：发表不远热，攻里不远寒。余自制双解、通圣辛凉之剂，不遵仲景法桂枝、麻黄发表之药，非余自炫，理在其中矣。故此一时彼一时，奈五运六气有所更，世态居民有所变，天以常火，人以常动，动则属阳，静则属阴，内外皆扰，故不可峻用辛温大热之剂，纵获一效，其祸数作，岂晓辛凉之剂？以葱白、盐豉大能开发郁结，不惟中病令汗而愈，免致辛热之药攻表不中，其病转甚，发惊狂、衄血、斑出，皆属热药所致，故善用药者，须知寒凉之味，况兼应三才造化通塞之理也。”刘完素因此而立新法、制新方。正如汪琥（字苓友）在《伤寒论辨证广注·采集书目》评刘完素《伤寒直格》说：“下卷则自仲景麻黄、桂枝汤外，复载益元散、凉膈散、桂苓甘露饮共三十四方。推其意，以仲景论寒热二证不分，其方又过于辛热，是书之作，实为大变仲景之法者也。”刘完素为了排除变革阻力及传播自己的学术理论，而杜撰了一则神话故事，他在《素问病机气宜保命集·自序》中说：“殆至六旬，得遇天人，授饮美酒”，“一醒之后，目至心灵，大有开悟”而始有诸书之作。刘完素大胆的革新思想，促进了温病从伤寒范围的脱离，所谓“伤寒宗仲景，热病崇河间”，正是刘完素学术思想影响的结果。

元代有的医家对温病证治作了规律性提示，如罗天益《卫生宝鉴》即按热在上焦、中焦、下焦以及邪在气分、血分不同而施治，对后世温病辨证论治体系的形成有所影响，如在《卫生宝鉴·名方类集泻热门》(公元 1271 年)中说：“上焦热凉膈散、龙脑鸡苏散、洗心散；中焦热调胃承气汤、泻脾散、贯众散；下焦热大承气汤、三才封髓丹、滋肾丸”，又说：“气分热，柴胡饮子、白虎汤；血分热桃仁承气汤、清凉四顺饮子。通治三焦甚热之气，三黄丸、黄连解毒汤”。

真正使温病从伤寒体系分化出来者，当首推元末王履(字安道)，他首先从概念上为温病正名，与伤寒进行区别，所著《医经溯洄集·伤寒温病热病说》(公元 1368 年)云：“夫惟世以温病、热病混称伤寒，故每执寒字以求浮紧之脉，以用温热之药，若此者，因名乱实，而戕人生，其名不可正乎?”并揭出温病是里热外达，与伤寒不同，故其治疗不得与伤寒相混，如《医经溯洄集·张仲景伤寒立法考》谓冬伤于寒，“即病谓之伤寒，不即病谓之温与暑。夫伤寒温暑，其类之殊，故施治不得相混。”指出：伤寒发于天令寒冷之时，而寒邪在表，闭其腠理，故非辛温之剂不足以散之；温病、热病是后发于天令暄热之时的伏气温病，无寒邪在表，故非辛凉或苦寒之剂不足以解之。他指出《伤寒论》是为感寒即病的伤寒而设，不是为后发于春、夏的温、暑而设，故不可以伤寒六经病诸方通治温病，至于《伤寒论》中的白虎汤、承气汤、栀子豉汤等，虽然也可用于温病治疗，亦不过借用耳，非仲景立法本意。他又在《医经溯洄集·伤寒温病热病说》中称温病“法当清里热为主，而解表兼之，亦有治里而表自解者”，“此足以明其热之自内达外矣。”王履从概念上、病机上、治则上把温病与伤寒进行区别，故清代医家吴瑭称其是“始能脱却伤寒，辨证温病”的代表人物。惜其立论甚简，立法未备，未将伤寒与温病证治区别予以系统论述。

从宋到金元时期，温病学在理、法、方、药诸方面都有了重大发展，渐从伤寒体系分化出来，可以说这个时期为温病学的成长阶段，或称变革发展时期。(见图 1-1)

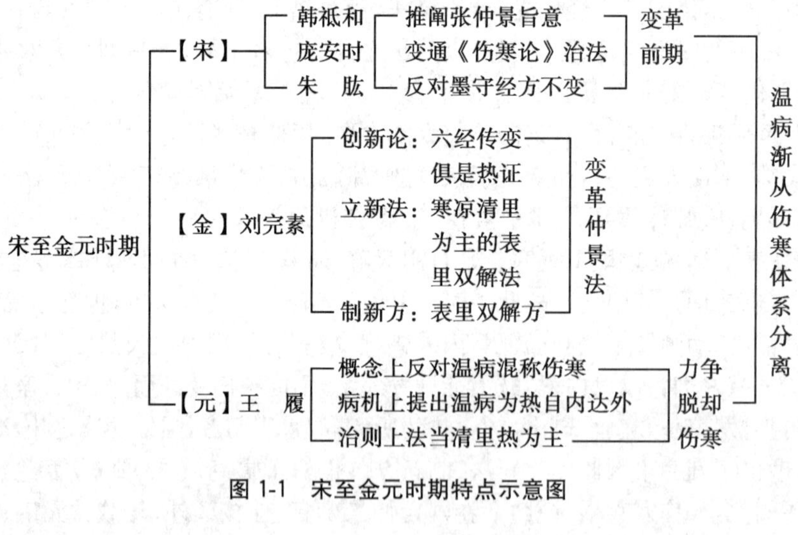

图 1-1 宋至金元时期特点示意图

三、明清时期

时至明清时期，对温病的认识更加深化，在病因、病机、诊断方法、辨证论治诸方面形成了较为完善的和独特的理论体系，从而使温病学成为一门独立学科，温病学说遂鼎盛一时。

明代医家吴有性著第一部温病学专著《温疫论》（公元1642年），塑造了温病学雏形，初步奠定了温病理论框架。《温疫论·原序》说："崇贞辛巳年（公元1641年），疫气流行，山东、浙省、南北两直，感者尤多，至五六月益甚，或阖门传染。始发之际，时师误以伤寒法治之，未尝见其不殆也。或病家误听七日当愈，不尔十四日必瘥，因而失治，有不及期而死者；或有妄用峻剂，攻补失序而死者；或遇医家见解不到，心疑胆怯，以急病用缓药，虽不即受其害，然迁延而致死，比比皆是。所感之轻者，尚获侥幸；感之重者，更加失治，枉死不可胜计。嗟夫！守古法不合今病，以今病简，古书原无明论，是以投剂不效，医者彷徨无措，病者日近危笃，病愈急，投药愈乱，不死于病，即死于医，不死于医，乃死于圣经之遗亡也。"吴有性目睹时医以伤寒法治疗温病，未尝见其不殆，遂静心穷理，研究其所感之气，所受之处，及其传变方式，总结历年治疗经验，于次年著成《温疫论》一书。《温疫论》代表温病学派初起阶段的学术成就，对温病学作出了多方面的贡献，影响深远。吴有性提出了温疫与伤寒有"霄壤之隔"，其性质完全不同。《伤寒论》为外感风寒而设，于温疫则甚略之，然而其业医者，所记所诵，俱系《伤寒论》，及其临证，悉见温疫，而求其真伤寒则百无一二，好比屠龙之艺虽成而无所施，故以《伤寒论》指导温疫的辨证论治，是"指鹿为马"，"守古法不合今病"，是故投剂不效。吴有性根据临床观察，推论出温疫是无形可求，无象可见，无声无臭，其来无时，其着无方，非风、非寒、非暑、非湿，乃天地间别有一种异气所感，这种特异之气，吴有性称为杂气。所谓杂气，即多种致病因素的总称。其中性质暴戾，致病力强，为病颇重，无问老幼，众人触之即病者，称之为疫气，或谓之疠气。杂气具有多种特性：其一为"偏中"性，所谓牛病羊不病，鸡病鸭不病，人病而禽兽不病等，即杂气具有对不同种属动物感染的特性，有选择性。其二，不同杂气引起不同疫病，即各随其气而为诸病焉。其三，杂气具有专入某脏腑经络，专发为某病的特性。吴有性认为，杂气从口鼻而入（天受），始客于募原，当饥饱、劳碌、忧思、气怒时，正气受伤，至正不制邪时，则邪气内溃，始得张溢。募原邪气溃散有九种传变，其途径大凡不出表里之间，出表者为顺，内陷者为逆。病邪留于气分则易疏透，当从汗解，汗解形式有多种，其中以战汗顿解者为主。病邪留于血分，恒多胶滞，当从斑出而求渐愈。在治疗上强调"治邪"，即以祛邪为第一要义，指出：但治其邪不治其热而热自已。追求找寻特效药物，称其：能知以物治病，一病只须一药之到而病自已，不烦君臣佐使品味加减之劳矣。所创疏利透达方药，能直达募原，捣其窝巢之害；迨至病邪内溃，其治法全在后段功夫，即指病邪自募原内传胃肠，主张攻下逐邪，乘人气血未乱，肌肉未消，投剂不要掣肘，以早拔其病根为要。倡导急证急攻，勿拘结粪，甚至集数日之法一日行之。提出疫病后期伤阴，以养阴清热为主要治法，制订了清燥养荣汤、承气养荣汤等。吴有性还对温疫复证、遗证提出了相应治法。此外，吴有性根据温疫流行范围及程度不同，区分为"盛行之年"、"衰少之年"、"不行之年"等流行类型，在预防医学上有着重要的意义。

吴氏温疫学说，为温病学说首树一帜，影响颇大，《温疫论》在国内外广为传播。清代医家戴天章著《广瘟疫论》为吴氏广其说，蒋宝素《医略十三篇》、刘奎（字松峰）《松峰说疫》、杨璇（栗山）《伤寒温疫条辨》、余霖《疫疹一得》等多受吴氏学术思想影响，发展了吴氏温疫学说。

清代医家喻昌，提出瘟疫三焦病变定位及三焦分治原则。他在《尚论篇·详论瘟疫以破大惑》(公元 1648 年)中提出：然从口从鼻所入之邪，必先注中焦，依次分布上下，此三焦定位之邪也。又提出以逐秽解毒为主的三焦分治原则，如云：上焦如雾，升而逐之，兼以解毒；中焦如沤，疏而逐之，兼以解毒；下焦如渎，决而逐之，兼以解毒。此外，喻昌对秋季燥邪为病之病机和治疗作了较深入的论述，认为《内经》有春伤于风，夏伤于暑，秋伤于湿，冬伤于寒，独未论及燥气，故作了“秋伤于燥”的修订。喻昌所拟清燥救肺汤治疗燥热伤肺证，为后世医家重视，影响颇大，视为名方。可见喻昌对温病理论及临床造诣颇深。

在清代众多医家中，首推温热大师叶桂(字天士，号香岩)对温病学作出的贡献。叶桂一生忙于诊务，著述较少。某年叶桂游览洞庭山，观赏十里荷花、三秋桂子，门人顾景文随之舟中，由叶桂口授，顾景文信笔录记，著成《温热论》(又名《温症论治》、《外感温热篇》)(公元 1746 年)。该篇是温病学理论的奠基之作。相传《幼科要略》为叶桂手定，对春、夏、秋三季伏气与新感温病作了论述，内容精辟，切合实用。清代名医徐大椿(字灵胎，号洄溪老人)给予高度评价，他说：此卷议论和平精切，字字金玉，可法可传，得古人之真诠而融化之，不仅名家，可称大家矣！敬服！敬服！《临证指南医案》是其门人所辑，记载了大量临床验案。叶桂贡献在于：首先阐明了温病发生、发展规律及其与伤寒的区别。叶桂提出：温邪上受，首先犯肺，逆传心包。指明了新感温病的病因是温邪，感受途径是从口鼻而入，首犯部位是手太阴肺，其传变有逆传与顺传两种形式。因为温病与伤寒性质不同，故论其治法则与伤寒大异。同时，叶桂创立了卫气营血学说，以阐明温病病机变化及其辨证论治规律。他根据病程发展的阶段性，提出“在卫汗之可也，到气才可清气，入营犹可透热转气，入血就恐耗血动血，直须凉血散血”的治疗原则。其次，叶桂丰富和发展了有关温病的诊断方法，如辨舌、验齿、辨斑疹白㾦等。此外，叶桂论述了妇人温病诊治问题。叶桂门人所辑《临证指南医案》为后世留下了宝贵的临床验案。该《医案》夹叙夹议，保留了叶桂对温病的有关论述，虽然多为片言只语，但论述精辟，其辨证、立法、处方为后世治疗温病提供了范例。

与叶桂同时代的医家薛雪，立湿热为专论，其《湿热病篇》，对湿热病病因、病机、辨证论治作了较全面、系统的论述，进一步充实和丰富了温病学内容。他提出湿热病邪从表伤者十之一二，由口鼻而入者十之八九。认为湿热病形成是太阴内伤，湿饮停聚，客邪再至，内外相引所致。湿热病以阳明太阴经者居多，以脾胃为病变中心，其中气实者病变偏于阳明胃，中气虚者病变偏于太阴脾。病在阳明者多热重湿轻，病在太阴者，多湿重热轻。认为湿热两分其病轻而缓，湿热两合其病重而速，故其治疗着重分解湿热。湿邪在表者治以芳香宣透，湿热入里，按上焦、中焦、下焦不同病变部位而分别予以治疗，湿邪化燥化火，深入营血分，其治疗基本与不夹湿的一般温病相同。《湿热病篇》学术价值高，在温病学中占有重要的学术地位。

吴瑭著《温病条辨》，倡导三焦辨证，使温病学形成了以卫气营血、三焦为核心的辨证论治体系。吴瑭多次经历温病流行，目睹了乾隆癸丑年(公元 1793 年)“都下温疫流行”，其死于世俗之手者，不可胜数，故立志温病研究。他开始学步吴有性《温疫论》，后来看见叶桂著作，始觉吴有性立论不精，立法不纯，不可从，唯叶桂持论平和，立法精细，故改从叶桂之学。但认为叶桂所治多系南方证，且立论、叙证甚简，只有医案散见杂证诸例之中，不为人们注意与深究，故吴瑭以《临证指南医案》有关病例为依据，历取诸贤精妙，考之《内经》，参以心得，于嘉庆三年(公元 1798 年)著成《温病条辨》。他说：“是书之出，实出于不得已，因世之医温病者，毫无尺度，人之死于温病者，不可胜纪。”该书贡献在于，在叶桂卫气营血理论基础上，补充三焦辨证，以三焦为纲，病名为目，对四时温病（如风温、春温、温热、冬温、暑温、湿温、伏暑、温疟等）进行辨证论治。三焦将人体划分为三个部分，即上焦、中焦、下焦，心肺属上焦、脾胃属中焦、肝肾属下焦。提出凡病温者，始于上焦在手太阴。病邪传变一般是始上焦，终下焦。且提出三焦证治纲要：治上焦如羽（非轻不举），治中焦如衡（非平不安），治下焦如权（非重不沉）。其又在《吴鞠通医案》中提出：补上焦如鉴之空，补中焦如衡之平，补下焦如水之注。吴瑭总结出了一整套温病治疗大法和有效方剂，使对温病辨证与治疗臻于规范、完善。至此三焦辨证与卫气营血辨证相辅而行，经纬交错，将病变性质、病变阶段、病变部位等辨析清楚、准确。《温病条辨》问世，温病的治疗有了遵循的依据、准则。

戴天章以吴有性《温疫论》为蓝本撰成《广瘟疫论》（公元 1722 年），该书从气、色、神、脉、苔诸方面丰富了温疫诊法内容，并在治法上有所补充。

杨璇（字玉衡，号栗山）认为，世之凶恶大病，尽属温病，正伤寒百无一二，仲景详于彼略于此，后之医者无不以伤寒方治温病贻害无穷，故于乾隆四十九年著成《伤寒温疫条辨》（公元 1784 年）。杨栗山认为温病由杂气引起，他说：杂气者，非温、非暑、非凉、非寒，乃天地间另外一种疵疠旱潦之毒气，多起于病荒之岁。又指出：杂气由口鼻而入，伏郁中焦，流布上下，一发则炎热炽盛，表里枯涸。创制升降散为代表的十五方，意在升阳中之阳，降阴中之浊阴，一升一降，内外通和，而杂气之流毒顿消。杨栗山重视清热解毒和苦寒攻下，提出轻则清之，方如神解散、清化汤、芳香饮、大清凉饮、小清凉饮、大复苏饮、小复苏饮、增损三黄石膏汤等八首；重则泻之，方如增损双解散、加味凉膈散、增损普济消毒饮、解毒承气汤、增损大柴胡汤等六首，颇切实用。

余霖以吴有性《温疫论》为借鉴，将暑热疫作为论述中心，著成《疫疹一得》（公元 1794 年），丰富与发展了温疫学说内容。余霖认为阳明为暑热疫主要病变部位。胃为十二经脉之海，上下十二经都朝宗于胃，胃能敷布十二经，故暑毒入胃，则百骸受其煎熬。所创清瘟败毒饮为十二经泻火要药，直清胃热，凡一切大热，表里俱盛，不论始终，以此为主方。故王士雄（字孟英）评其独识淫热之疫，别开生面，洵补昔贤之未逮，堪为仲景功臣。

王士雄编纂《温热经纬》（公元 1852 年），对 19 世纪 60 年代以前温病学理论和证治作了较全面的整理，促进了温病学的进一步成熟与发展。王士雄著述甚丰，《温热经纬》是温病学代表之作。编纂该书动机，他说：此书（《温病条辨》）不过将《指南》（《临证指南医案》）温热、暑湿各案穿插而成，惜未将《内经》、《难经》、《伤寒论》诸书溯本求源，即叶氏《温热论》、《幼科要略》亦未汇参，故虽曰发明叶氏，而实未得其精奥也。至采附各方，不但剪裁未善，去取亦有未当，此余不得已而有《温热经纬》之纂也（《归砚录·卷二》）。《温热经纬》"以轩岐仲景之文为经，叶薛诸家之辨为纬"，上自《内经》、《难经》、《伤寒杂病论》，下至叶桂《温热论》、薛雪《湿热病篇》、陈平伯《外感温病篇》、余霖《疫疹一得》等名著，弃瑕录瑜，众美兼收，包罗无遗。王士雄编纂《温热经纬》本述而不作之意，而其中间以按语，旁考他书，参以经验阅历，引经斥异，虽言前人之所言，而其意则非前人之所及。总之，该书以经典为经，后世名著为纬，内容经纬交错，构织出较为系统、完整的理论体系。《霍乱论》（公元 1838 年）是王士雄最早的专著，晚年又予重订，名《重订霍乱论》（公元 1862 年），被医界视为治疗霍乱最完备之书。王士雄历经霍乱流行，积累了丰富的临床经验，鉴于时医对霍乱缺少认识，目眩心疑，妄施治疗，而多不见效，故在道光戊戌年辑一霍乱专论问世，指出霍乱属热，主病之常，霍乱属寒者，为他病之逆，是其特殊类型。晚年王士雄避难到上海，适值霍乱流行猖獗，时医罔知所措，受友人之恳请，于同治建元将《霍乱论》重订付梓。该书首言病情，次论治法，再次附医案、药方，共四篇。王士雄将霍乱分为寒、热二证。寒霍乱为六气为病，由于坐卧风凉，起居任意，恣食冰瓜水果，阴阳二气乱于肠胃而发病；热霍乱则是"臭毒"之邪所致。臭毒之邪由于暑秽淫蒸，饮水恶浊酿成。地气日热，秽气亦日盛，加以疫气、尸气夹杂相蒸，遂成臭毒之气。其感染于人，与内伏之邪搏结，猝然相触，遂致浊邪不降，清气不升，挥霍闷乱，而为吐泻、转筋危证。伏邪欲发，客邪外入，两邪交注，肠胃乃乱，而气道立时闭塞，血脉因而瘀滞，四肢厥冷，手面皆黑。其治疗，初起亟宜开闭，使气通血活，邪得外泄，其正自复。王士雄重视霍乱预防研究，认为疏通河道，洁净水源，为守险上策。此外，王士雄还著有《回春录》、《仁术志》、《王氏医案三篇》、《归砚录》等医案多种。王氏医案保存了大量温病治疗经验，具有重要学术价值，值得临床借鉴和深入发掘研究。

随着温病学派崛起，温病学理论体系的确立，出现了对温病学的评价，温病学与《伤寒论》关系等方面的激烈学术争论，这就是中医学发展史上影响甚大的寒、温两大学派的学术争鸣。

两大学派争论的焦点如下：

温病学派观点是：温病与伤寒是外感热病两大类别，其病因病机截然不同，概念上不容混淆，治疗上必须严格区别。温病是由温邪引起，初起病变部位在手太阴肺，其逆传心包可见严重神志异常，在卫气营血病机演变过程中，容易耗伤阴津。《伤寒论》及温病学说论述对象各不相同，《伤寒论》主要论述感寒即病的伤寒，而温病学说则是论述由温邪引起的温病。《伤寒论》内容详于寒，而略于温，其阳明病证治内容，虽可用于温病治疗，但远远不能包括所有温病证治内容，因此主张温病必须脱离伤寒范围，创立自己的学说，以羽翼伤寒。

伤寒学派基本观点是：伤寒是一切外感热病的总称，温病包括于其中，温病不应另列门户、自成体系。伤寒学派代表人物是陆懋修（字九芝），推崇者有恽铁樵、陆渊雷等。关于温病概念，他们认为，伤寒阳明病就是温病，正如陆九芝在《世补斋医书·温热病说》（公元1864年）中说："质而言之，温病者，阳明也。"又说："病之始自阳明者为温，即始自太阳而已入阳明者亦为温。"他们称自明代吴有性著《温疫论》始，直自清代，温病专著益多，有关温病概念，各出己意，众说纷纭，莫衷一是，关键在于在病位上离开了阳明，于病因上脱离了寒邪，如陆九芝在《世补斋医书·温热病说》中说："每先将温病移入他经，或且移作他证，如奕棋然，直无一局之同者。若喻嘉言移其病于少阴肾，周禹载移其病于少阳胆，舒驰远移其病于太阴脾，顾景文移其病于太阴肺，遂移其病于厥阴心包，秦皇士移其病于南方，吴鞠通移其病于上焦，陈素中、杨栗山移其病为杂气，章虚谷、王孟英移其病为外感。尤其甚者，则张介宾、张石顽以及戴天章辈，皆移其病为瘟疫，而石顽又移其病为夹阴，娓娓动听，亦若各有一理也者。而不知阳明为成温之薮，古来皆无异说，皆以《伤寒论》阳明方治。自夫人欲废阳明方，故必先将阳明病移出阳明外。"陆九芝称上述医家有关温病之说为"歧说"，他们主张用《伤寒论》六经辨证指导温病辨证论治，陆九芝在《世补斋医书·论刘河间治温全用仲景伤寒方》说："置六经于不问，不知《伤寒论》六经提纲本不独为伤寒而设，废《伤寒论》六经则六经失传，废六经则百病失传。莫谓《指南》（按：指叶桂《临证指南医案》）所言无关大局也。"他们主张用《伤寒论》方治疗温病，恽铁樵在《药盦医学丛书·热病学》（公元1925年）云："伤寒以《伤寒论》为准，温病亦当以《伤寒论》为准，凡《伤寒论》中祖方，用辛凉不参以温药者，皆是治温病之方。"陆九芝归纳清法有十三道方，类方八道，如有：葛根芩连汤、大承气汤（包括小承气汤、调胃承气汤）、栀子豉汤（包括栀子甘草汤、枳实栀子豉汤、栀子柏皮汤）、黄芩汤、大黄黄连泻心汤、茵陈蒿汤、麻子仁丸、四逆散、白头翁汤、黄连阿胶汤、猪苓汤等。认为"清法诸方亦即仲景所以治温热病、湿温病者，凡治温疫亦用清法”（《世补斋医书·论临证指南温热门席姓七案》）。其治疗温病的规律大略是：初起用葛根芩连汤辛凉解表，邪热入里则用栀子豉汤、白虎汤，阳明腑实则用攻下的承气汤。正如陆九芝说：“此病之初，人迎数盛，气口濡弱，伤寒成温之的候也，此时一用仲景之葛根芩连汤辛凉解散，病即外达，一汗而解，热退身凉，神清脉静矣。即不然，而须专清里热，则仲景之白虎汤、栀子豉汤辛寒泄热，里气一清，外邪自解，亦无不热退身凉、神清脉静矣。余为治三十年，凡遇温热病，无人不如此，无时不如此，无不于十日内贻之以安。独有下利一证，或尚是热结旁流，为夹热之利，非燥屎即胶闭，若投仲景之大小承气，尚能起死回生，乃华玉堂（按：华氏为叶桂门人）从未梦见”（《世补斋医书·论临证指南温热门席姓七案》）。认为温热起自阳明，唯辛凉始可达邪，而葛根芩连汤乃仲景治疗温病之辛凉轻剂，“为阳明主方，不专为下利设”（《世补斋医书·温热病选方》），“凡由太、少阳陷入阳明为阳邪成实之证，不论有下利无下利，皆以此方为去实之用”（《世补斋医书·葛根芩连汤解》），认为该方重在芩连之苦，不独可降可泄，且合苦以坚之之义，坚毛窍可以止汗，坚肠胃可以止利（《世补斋医书·葛根桂枝辨》）。凡四时温病用此方为主，最为稳当。葛根芩连汤主要适应证是：温病发热有汗，初起微形寒，须臾即罢，骨楚头痛，或咳或否，或自利等（《药盦医学丛书·热病学》）。时在春令咳嗽者，加象贝、杏仁、桑叶、橘红、枇杷叶等；头痛者加防风、蔓荆子；骨节酸痛者，加羌活、秦艽；长夏夹湿，口渴而舌苔白腻者，加苍术、厚朴等；热盛者加生石膏；溲少者加车前、猪苓等；呕者加川连、姜半夏；发热无汗而喘者加麻黄；发热形寒，喉痛，扁桃体有白点，汗出者，加石膏，合普济消毒饮（《药盦医学丛书·热病学》）。他们认为，邪热伤阴，撤其热，即可存其阴，热之不撤，阴即有不克保。如云：“其于急去其热，阴始可保，如仲景之白虎、承气汤，小之而去其热，阴即不伤，如仲景之葛根芩连诸方，辛从甘以化阳，苦从甘以化阴，阴阳和而时雨降，顷刻间有嘘枯振槁之能者”（《世补斋医书·再论胃病有神昏肺病无神昏之理》），认为苦泄药能撤热坚阴，而滋阴药反有滋腻伤阴，引邪内陷之弊。去邪撤热方药主要指芩、连、膏、黄。此四味药代表了葛根芩连汤、白虎汤、承气汤、黄芩汤，以及《伤寒论》以外的黄连解毒汤、三黄石膏汤、普济消毒饮等。认为温病学的奠基人刘守真（刘完素），温疫学说的代表人物杨栗山等，均系懂得应用《伤寒论》中的芩、连、膏、黄而享一时之盛名。如云：“守真之升麻葛根汤即仲景之葛根也，三已效方，即仲景之石膏也，三一承气汤即仲景之大黄也，天水、凉膈散即仲景之泻心、猪苓也，若人参石膏一方，更与仲景人参白虎异名同法”（《世补斋医书·论刘河间治温全用仲景伤寒方》），认为杨璇（杨栗山）治温一十五方，无不是暗用《伤寒论》方，如说：“特将僵蚕、蝉蜕不担重任者，加入芩、连、膏、黄方内，使人人看似杨氏新方，而又不知不觉已暗将伤寒方愈人”（《世补斋医书·论杨栗山伤寒温疫条辨》），他们认为不恰当养阴有滋腻恋邪，或引邪深入，延长病程的副作用。如云：“温病不撤阳邪，种种变相已露，尚曰救阴是要旨，而一任其阳邪之伤阴……”（《世补斋医书·论临证指南温热门席姓七案》）又说：“方名清宫（汤），用犀角、牛黄，方名增液（汤），用玄参、麦冬，以及一甲、二甲、三甲之复脉汤，小定风珠、大定风珠，无非滋腻伤阴，引邪内陷，病至此不可为矣。”恽铁樵亦说：以滋腻留邪之药，缓缓延之，热邪方盛之时，阴无不伤，病无不死（《药盦医学丛书·热病学》）。他们否认逆传心包之说，认为：“夫人病之热，唯胃为甚，胃热之甚，神为之昏，从来神昏之病，悉属胃家”（《世补斋医书·再论温邪上受首先犯肺逆传心包十二字》）。又云：“余谓神昏之病原于胃，胃清神乃清，夫藏神者心，摄神者气，胃气一有不清，即不能摄神归舍，是神之昏不昏专在乎胃之清与不清”（《世补斋医书·犀角膏黄辨》）。又说：犀角、珠黄、至宝、紫雪之类，将未入心包之邪，一举而送入心包，迨心包洞开燥屎仍在，阴之将竭，更不可为(《世补斋医书·阳明用承气法》)。认为温病学派关于热入心包的理论实际乃以仲景热入血室之条变作热入心包之说，以迁就其犀角之用(《世补斋医书·犀角膏黄辨》)。故他们力主攻下撤热，使胃清而神亦清。反对清心开窍的牛黄丸、至宝丹、紫雪丹等方药。(见表1)

表1 伤寒学派与温病学派争鸣问题比较表

学派	伤寒学派	温病学派
代表医家	陆九芝、恽铁樵等	叶桂、吴瑭等
温病概念	伤寒阳明病即为温病	温病为感受温邪引起，与伤寒不同。《伤寒论》详于寒略于温，不能替代温病学说
传变	否认卫气营血传变，否认逆传心包。认为从来神昏悉属胃家	温病有卫气营血传变，逆传心包则神昏
辨证	以六经辨证指导温病治疗。六经提纲不独为伤寒设，废六经则百病辨证失传	以卫气营血辨证和三焦辨证论治温病
治疗方药	凡《伤寒论》祖方，用辛凉，不参温药者皆为治疗温病之方，药如芩连膏黄，方如葛根芩连汤、白虎汤、承气汤等	除应用《伤寒论》方外，创立了符合温病特点的系列治疗方药

应正确评价寒温学派之争。一个新学说问世，在学术界产生争鸣是很正常的事，也反映出当时医学界内部革新与保守的冲突。应该肯定，温病学说是在《伤寒论》基础上发展起来的。《伤寒论》重点论述了温病特点与证候，为后世立下了论述温病提纲。《伤寒论》确立的某些治疗原则，为温病学派所汲取，一直用于温病治疗，具有很高的学术及临床价值，《伤寒论》在治疗外感热病方面的巨大贡献是不能忽略的。但是《伤寒论》成书年代久远，由于历史条件的限制，认识上难免会有局限性。随着社会的进步，医学的相应发展，在防治外感热病方面，尤其是明清传染病盛行，为适应客观实际的需要，则逐渐积累实践经验，不断创造新的治法，且升华为新的理论，故温病学的产生势在必然。由于温病学较系统、较全面、较详细地总结了历代医家防治外感热病的学术理论与治疗经验，故更符合实际需要，因而提高了治疗外感热病效果。可见温病学与《伤寒论》在学术上是一脉相承的。温病学派中也有人认为《伤寒论》仅为感受寒邪为病而设的一部外感病专著，不适合温病需要，他们将两种学说完全对立起来，也是片面的。他们没有充分认识到《伤寒论》实质上也是论治外感热病的，书中有的内容既可用于伤寒，也适合温病。贬低《伤寒论》学术价值的观点是不正确的。长期的寒温学术之争，促进了外感热病学的发展，温病学派一方面竭力挣脱《伤寒论》理论及治法的束缚，同时，又不断汲取伤寒学派防治温病的学术理论与治疗经验，这就极大地丰富了外感热病学的内容。

温病学理论体系包含众多医家的学术理论与防治经验，一是温疫学说，以吴有性《温疫论》为代表，推崇与发扬者有戴天章、杨栗山、刘松峰、余霖等。二是以叶桂为代表，以卫气营血辨证为纲领的一派医家，如薛雪、吴瑭、王士雄(一般简称叶、薛、吴、王)等，其学术理论视为温病学主干内容，故有学者称其为主干学派。三是持《伤寒论》理论研究温病的一派医家，如陆九芝(著作如《世补斋医书》)、恽铁樵(著作如《热病学》)、陆渊雷(著作如《陆氏论医集》)。四是专论伏气温病的医家，如柳宝诒、叶子雨、刘仁等，他们对伏气温病病因、病机及

辨证论治诸方面都有独到见解。（见图 1-2）

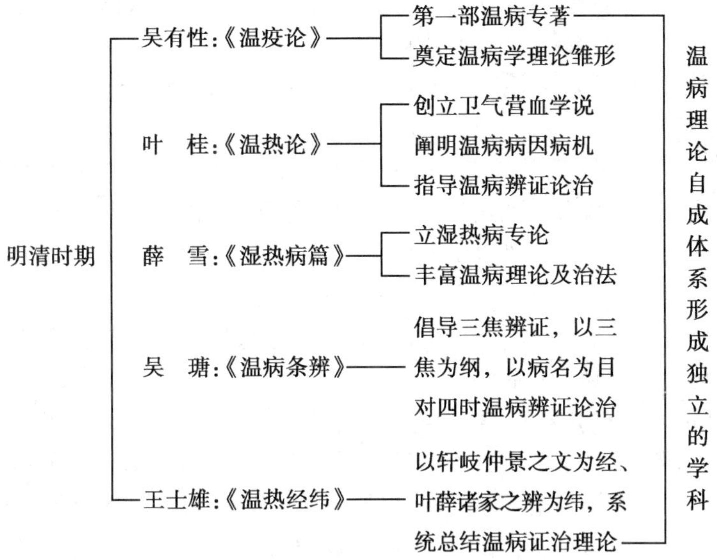

图 1-2　明清时期温病学主要成就示意图

四、近现代时期

从鸦片战争至现代，温病学有了新的发展。20 世纪初，由于传染病发生与流行猖獗，当时广大中医工作者，运用温病学理论与方法进行防治，积累了不少证治经验，在理论上有所发展。

绍兴名医何炳元（字廉臣）编著《重订广温热论》，将温疫学说与叶天士为代表的温热学说有关内容相融合，推广运用于一切温病。戴天章《广瘟疫论》以吴有性《温疫论》为蓝本增删而成，后经陆九芝删订，改名为《广温热论》，为治疗温热专书，而不局限于温疫。何炳元在该书基础上，重为订正，其缺者补之，讹者删之，博引前人名著，古今名医良方，以及何炳元本人所历验有效之方，充实其间，改其书名为《重订广温热论》。由于该书理论深透详明，各家精论兼备，古今验方验案评述精当，理法方药俱全，故影响颇大。何炳元又选编《重印全国名医验案类编》（公元 1929 年），征集当时全国各地名医的医案，包括风、寒、暑、湿、燥、火，四时六淫病案，以及温疫、喉痧、白喉、霍乱、疫痢等传染病医案，严加选择，精当评述。该医案基本概括了温病内容，极尽变化，至今仍有重要参考价值。何炳元又根据俞根初原著《通俗伤寒论》初稿三卷，增订为一十二卷，更书名为《重订通俗伤寒论》，于 1932 年出版。该书在内容上综合东汉张仲景以后下迄近代各家伤寒、温热学说（其中包括重要内伤杂症），加以分析、归纳，理论详明，方法适用，在当时被认为是“酌古斟今，通变易俗”的学术著作，版出而书即售罄，风行遐迩，影响甚大。何炳元还根据绍兴地区湿温流行（西医伤寒）情况，组织编写了专病专著《湿温时疫治疗法》，该书针对性强，对防治湿温起了积极作用。

河北盐山张锡纯（字寿甫）是近代中国医学史上值得称道的人物，于温病学颇多贡献，《医学衷中参西录》（公元 1918—1934 年）八卷是其代表著作，张锡纯认为伤寒统温病，温病治法详于《伤寒论》。但他同时认为，论温病之书甚多，而郑卫红紫，适足乱真，故本诸《内经》、《伤寒论》将温病分为三端：一是春温，治宜凉解汤、寒解汤等；二是风温，治宜清解汤、和解汤等；三是湿温，治宜宣解汤等。此外，张锡纯认为疫病乃天地疠气，与伤寒温病迥异，创立治疗瘟疫、瘟疹三方，即青盂汤、护心至宝丹、青疹汤，丰富了温病学的治疗内容。

福建吴瑞甫(字锡璜)撰《中西温热串解》(公元 1920 年)八卷，主张中西医"取彼之长，以补我之短"，试图以西医理论阐明中医温病有关病机及证治，书中关于《叶香岩温热论注解》有一定的独特见解。

江苏武进孟河丁泽周(字甘仁)著《喉痧证治概要》(公元 1927 年)治疗烂喉痧独具经验。

这个时期，出现了不少关于西医传染病的中医专著，如《猩红热新书》、《麻疹全书》等。

这个时期，还出现了中医私人办学及创办中医刊物，例如江苏、浙江、上海、广东、湖南、四川、湖北、江西、山西等省市兴起了创办中医学校、国医学院，编写了温病学教材(如时逸人编著《温病全书》，书成于 1933 年)，并将温病学作为主要课程，列入中医教育，培养了一批中医后备人才，温病学也得到了发展。

新中国成立后，于 20 世纪 50 年代以后，在我国综合医院设立了中医科，各地相继建立了省、市、县级中医院，一大批中医工作者进入了正规医院工作，对温病的治疗从门诊转入了病房，对温病的观察研究逐渐纳入科学化管理，临床及科学研究资料更便于整理总结，学术论文水平不断提高。特别是一批有志于中医事业的西医工作者，热忱投身于中医事业，在教学、医疗、科学研究等方面与中医工作者密切合作，将现代科学理论、技术及方法逐步运用到中医学各个领域，使温病学进入了发展提高的新阶段。

温病学理论及防治经验被广泛运用于感染性疾病防治。1954—1956 年我国部分地区乙型脑炎流行，石家庄地区用白虎汤加味治疗，取得了满意的治疗效果，被医学界认可，引起了广泛重视，在很大程度上纠正了中医不能治疗传染病、急性感染性疾病的错误观念，因而吸引了西医界不少有识之士投入中医学特别是温病学的学习与研究。数十年来相继对严重危害人民健康的常见温病、多发温病，如流行性感冒、麻疹、小儿麻痹症、流行性乙型脑炎、脑脊髓膜炎、流行性腮腺炎、白喉、肺炎、急性血吸虫病、疟疾、细菌性痢疾、肠伤寒、钩端螺旋体病、败血症、流行性出血热、登革热、病毒性肝炎、急性胆道感染、急性尿路感染等进行治疗研究，取得了较好疗效，逐渐总结了这些疾病的辨证论治规律及经验。在预防医学方面，1958—1959 年的群众爱国卫生运动中，开展群众性的除害灭病工作，用中草药灭蚊、灭蟑螂、灭臭虫、杀蛆虫等取得一定成效，显示了中医中药特别是温病学在预防疾病方面的潜在作用，促进了中医药的进一步发掘整理。近年来，温病学理论运用于新发突发传染病防治，如 SARS、甲型 H1N1 流感等，充分展示了中医药的防治特色和优势，取得重要成果。

理论文献研究方面也取得了诸多成绩。一是规范了温病学基础理论。由于历史性原因，温病学基础理论比较混乱，名词术语含义模糊不清，概念含混，或存在多种歧义，或相互矛盾，严重妨碍了对温病学的学习。通过系统研究整理，特别是结合教材编写，使温病学基础理论更加系统化、规范化、科学化。二是在学术界开展了广泛学术讨论，在内容上涉及面很宽，特别是针对一些重大问题，进行了深入研讨，如三焦实质问题探讨，卫气营血辨证与三焦辨证关系的研讨，新感与伏邪学术争鸣，温毒的致病作用讨论，"寒温之争"及统一温病辨证纲领的研究，温病伤阴及养阴治疗的讨论，温病治疗中的"截断疗法"等。由于贯彻了百花齐放、百家争鸣的方针，活跃了学术空气，促进了温病学理论的发展与提高。三是温病学古籍整理取得了成就。从 20 世纪 50 年代开始，全国有关出版社影印、重版了不少温病学古代原著，进入 20 世纪 80 年代后，又组织专家对温病学的重要古籍进行考证、点校，相继出版了一批译注、类解、类编、白话解等温病学著作。近年来，国家对温病学珍本、善本古籍的保存和整理十分重视，通过对温病学术理论的发掘、整理研究，出版了一系列重要的文献专著。四是温病学专著以及不少老中医医案、医话得到及时出版发行，不仅使其宝贵临床经验得以总结、继承，而且还使老中医的经验不断向理论高度升华，丰富了温病学内容。

科学研究方面也不断取得成绩。一是对温病卫气营血病理本质及其传变规律、温病舌苔舌质变化等进行研究；二是对温病重要治法方药进行基础和临床研究；三是对与温病密切相关的感染性疾病等进行临床疗效及新药开发研究。上述研究，借助现代生理、病理、生化、微生物、免疫等理论，运用现代分子生物学、组学等技术方法，遵循临床流行病学原则，引入循证医学概念等，开展基础和临床研究，取得一定成果。如建立了温病卫气营血动物模型，为进一步开展温病基础理论研究，如温病辨证与治疗规律研究，提供了条件；对温病中常用的清热解毒法、活血化瘀法、攻下通里法、益气养阴法及其相应方药进行了研究，生产出一大批疗效确切、质量稳定、使用方便的有效新制剂，如片剂、冲剂、口服液、针剂等，例如抗病毒冲剂、板蓝根冲剂等在治疗病毒感染方面得到广泛应用，又如清开灵注射液、生脉注射液等清热解毒、开窍固脱新剂型，可供静脉滴注，在抢救温病危重患者中发挥了重要作用；对SARS、甲型 H1N1 流感等传染病开展证候规律和防治研究取得较好临床疗效，等等。

在学科建设方面，自 1956 年高等中医院校建立，温病学被正式纳入高等中医教育，被列为必修课、主干课。卫生部、国家中医药管理局相继组织编写了多版本不同层次的温病学教材，如全国统编教材《温病学》，已出版 1～7 版，统编出版了教学参考书《温病学》等，确保了温病学教学质量。1978 年以来，在部分中医院校设立了硕士、博士学位点，使学科教育水平向更高层次发展，培养出一批高级温病学专门人才，已在中医教学、科学研究、临床医疗等工作中起着骨干作用。国家中医药管理局启动了温病学重点学科建设，各地开展包含温病学经典课程的师承活动和在职人员温习、学习温病学等活动，这些对促进温病学科发展和建设发挥了重要作用，学科队伍不断壮大，并通过与现代感染性疾病等融合，提升了临床应用能力。

在新的形势下，温病学学科发展也存在不少问题。如缺少温病的临床与研究基地，限制了中医对传染病辨证与治疗方面规律性的认识；对病证的诊断、辨证、治疗有待进一步标准化；对不同疾病缺少针对病原体的特异性治疗。运用现代科学理论、方法与手段研究温病还处在初始阶段，发展不平衡，有待深化、推广。高效、速效、使用方便、质量稳定、能多途径给药的新制剂在品种上与数量上都跟不上临床实际需求。危重患者的抢救有待进一步探索、总结经验，充实与完善其措施。应该看到，广大中医、中西医结合的临床、医疗、科研人员，思想已解放，正在大胆探索，刻苦攻关。温病学已进入了一个全面发展的新阶段，前景无限广阔。

（张之文　冯全生）

第二章 温病的概念与特点

温病的概念是在充分分析温病特点的基础上而确立的。温病的概念与特点紧密相连，故将二者合并于一章内讨论。

一、温病的概念

所谓温病的概念，就是回答什么是温病。温病是由温邪引起的，以发热为主症，具有热象偏重、易化燥伤阴等特点的一类急性外感热病。怎样理解上述概念？任何一个概念都是由其内涵与外延两部分组成，温病的概念也不例外。温病概念的内涵是：病因为温邪；证候及病机特点是发热、热象偏重、易化燥伤阴。以上两点决定了这类疾病的属性为温热性质，而有别于伤寒或其他属性的疾病。温病概念的外延（范围）是：一类急性外感热病。温邪属于温热性质的六淫外邪，所致疾病为外感类急性热病，从而与内伤类疾病有所区别。（见图1-3）

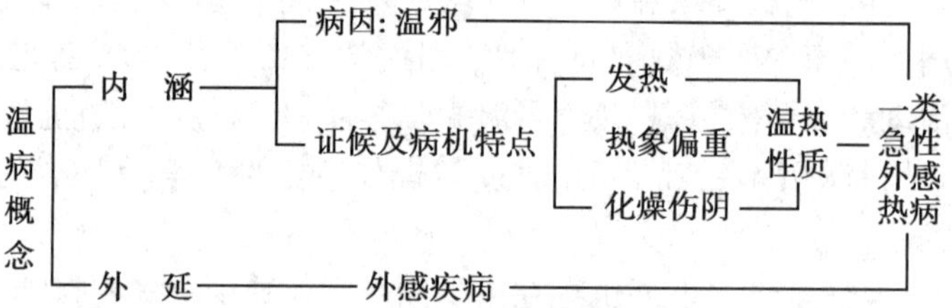

图 1-3 温病概念示意图

古代医家对温病概念的认识不规范、不统一，分歧较大，归纳起来大致有以下几种：一是称温病为发于春季的伏气温病。此说始于《内经》，称冬令感受寒邪，伏至夏至前发的为温病，伏至夏至后而发的为暑病。二是指温病为春季多种外感热病。如宋代医家郭雍在《伤寒补亡论·春温》中说："医家论温病多误，盖以温为别一种病。不思冬伤于寒，至春发者，谓之温病；冬不伤寒，而春自感风寒温气而病者，亦谓之温；及春有非节之气中人为疫者，亦谓之温。三者之温自不同也。"郭雍所云实际上包括了发于春季的伏气温病和感邪即发的新感温病以及由时行之气引起的温疫。三是称温病为温热病，如王士雄的《温热经纬》即作如是称呼。一般医家也沿袭称温病为温热病。四是称温病为温疫，即温病与温疫名虽不同，所指则一，吴有性即持此见解。五是认为温病是多种外感热病的总称，清代医家吴瑭即持此观点。他在《温病条辨·上焦篇》第1条中说："温病者，有风温、有温热、有温疫、有温毒、有暑温、有湿温、有秋燥、有冬温、有温疟。"即温病计有九种之多。

由于历代医家关于温病概念认识有分歧，不可避免地给学习带来不便，故有必要对温病概念予以规范。现代温病概念是在充分分析了温病特点的基础上，从病因病机、证候特点诸方面予以概括的。虽然不同温病致病原因不相同，发生季节有差异，临床表现有区别，但它们具有温病的共同特性，故统称为温病。

二、温病的特点

温病在发生、发展及临床表现等方面具有共同特点，这些特点是确立温病概念、鉴别温病与非温病的依据。因此，有必要对温病的特点进行讨论。

温病主要具有以下几方面特点：

(一)致病的特异性

温病有其特异性致病因素，即温邪。温邪概念首先由叶桂提出，始见于《温热论》，其第1条云："温邪上受，首先犯肺"。温邪是温病致病因素的总称，它包括了风热病邪、暑热病邪、湿热病邪、燥热病邪、伏寒化温的温热病邪、疠气、温毒病邪等。

温邪具有哪些特异性(特殊性)？一是从外界侵袭人体而致病，与内伤杂病发病有本质差别。二是温热性质显著，致病即引起发热，出现热象偏重、化燥伤阴等证候，与寒邪致病有本质区别。三是不同温邪大多具有特定侵犯部位，如风热病邪首犯手太阴肺，暑热病邪多径犯阳明，湿热病邪多困阻太阴脾，燥热病邪多犯肺经等。

总之，温病不同于风寒类外感疾病及内伤杂病，根本原因在于致病因素为特异的温邪。

不同温邪的性质及致病特点，将在"病因与发病"章讨论。

(二)传染性、流行性、季节性、地域性

1. 传染性　指温病是由感染温邪引起，并可通过各种途径而传播。大多数温病具有这一特性。古代医家有称传染为"染易"者，如《素问・刺法论》最早就称："五疫之致皆相染易。"易，即移的意思，染易即指温邪在易感人群中移易传播。正如巢元方在《诸病源候论・时气病诸候・时气病后阴阳易候》中云："其毒度著于人，如换易也。"其后刘完素在《伤寒标本心法类萃》称疫疠为"传染"，并列有传染专节。吴有性《温疫论》称：邪之所着，有天受，有传染。吴有性把传染的概念限定在直接接触感染；而把通过空气感染叫做"天受"，实际上天受也属于传染，只是感邪途径不同而已。可见当时医家已经认识到温邪可通过呼吸道或直接接触等途径传染给其他人，引起人群中病邪的传播。不同温病传染途径不尽相同，例如烂喉痧(疫喉痧)主要通过呼吸道传染，清代医家陈耕道说：家有疫痧人，吸受病人之毒而发者，为传染。现代医学的急性传染病多属于温病范围，故温病大多数具有传染的特性。需要说明的是，不是所有的传染病都可称为温病，例如现代医学所称的狂犬病、破伤风、大多数寄生虫病等，虽然它们具有传染性，但是不具备温病的重要特性，故不可将其归属于温病范围。此外，现代医学所称的大叶性肺炎、中暑等疾病，虽然不具备传染性，但是他们具有温病的主要特点，故可划归温病范围。由此可见温病中尚有不具有传染性的少数疾病。

2. 流行性　是指温病能在较短时间内在人群中连续传播，引起程度不等的蔓延、扩散。具有传染性的温病即具有这一特性。古代称流行为"天行"或"时行"。如晋代医家王叔和在《伤寒序例》中说："是以一岁之中，长幼之病多相似者，此则时行之气也。"大多数温病具有这一特性。温病流行过程必须具备传染源、传播途径、易感人群三方面条件。温病流行程度不等，其流行范围极广，甚至超过国界，蔓延到世界各地，称为大流行。在短时间内集中多数病例发生，称为暴发，例如属于暑温或暑湿范围的自然疫源性急性传染病钩端螺旋体病可有这种类型的流行，因为岭南沼泽，水源被病原污染(称为疫水)，时逢山洪暴发，疫水蔓延，人群在防洪抢险中，接触疫水而感染发病，发病短时集中。由于自然地理条件的差别，某些温病只在一定地区流行，则称其为地方性。温病亦可散在发生。古代医家通过观察，准确叙述了温病有程度不等的流行，如宋代医家庞安常在《伤寒总病论》中说道：天行之病，大则流毒天下，次则一方，次则一乡，次则偏着一家。所谓“流毒天下”与大流行概念基本一致。流行局限于某一方域或某一乡里则为地方性，其“偏着一家”者，则为散发。明代医家吴有性《温疫论》中有“盛行之年”、“衰少之年”、“不行之年”等描述。盛行之年，可理解为在较大范围内流行，衰少之年则为较小范围内流行，不行之年是指当年没有温病流行，但有散在发生。吴有性还指出，同一种温病在散发与流行时临床表现、治疗方法诸方面没有什么差异，他说：“其时村落中偶有一二人所患者虽不与众人等，然考其证，甚合某年某处众人所患之病，纤悉相同，治法无异，此即当年之杂气，但目今所钟不厚，所患者稀少耳”(《温疫论》)。由此可见，对不同类型流行的温病要尽早作出明确诊断，以便早期治疗，切断流行环节，控制其蔓延发展。

决定、影响温病流行程度大小及范围的因素是多方面的，有病原本身因素，例如某些温病传染性强，容易引起传染与流行，这是因为其病原体致病力强。社会因素、自然因素与温病发生与流行也密切相关，这将在温病“病因与发病”章中讨论。

3. 季节性　温病在特定季节、气候条件下发生与流行，称为季节性，大多数温病具有这一特性。由于温病具有季节性特性，故又称温病为“四时温病”。一年四季气候及其变化不同，形成的温邪各具特性(详见“病因与发病”章)，致病发病季节不同。春季温暖多风，故多风热病邪为患，而发生风温流行，如发生于春季的流行性感冒。又，春季阳气升发，容易引动体内伏邪而发病，如，发生于春季的流行性脑脊髓膜炎，即为春季阳气升发所致。夏季暑热炎蒸，又兼气候潮湿，故多暑热、暑湿为患，容易发生暑温、暑湿等病(包括流行性乙型脑炎、钩端螺旋体病等)流行。长夏季节，天气炎热，湿气尤重，易导致湿热致病，故多湿温病流行。还应该看到，不同季节，不同气候条件，也会影响人体反应性及抗病能力。冬春季节肺卫功能易于失职，为风热病邪入侵提供了条件。例如冬应寒而反暖，或春季温风过暖，而致人体腠理开疏，风热病邪则可乘虚而入，侵袭肺卫，而发生风温。夏季，或夏秋之交的季节，湿热、暑湿较重，脾胃功能呆滞，运化能力减弱，水谷停聚而产生内湿，内湿郁积化热，此时如又摄入秽浊不洁食物，再损脾胃，内外合邪，则导致湿温、暑湿等病的发生。

4. 地域性　温病发生与流行常表现出一定的地域性。我国疆域辽阔，地形复杂，南北跨温、热两大气候带。黑龙江省北部全年无夏，海南岛长夏无冬，淮河流域四季分明，青藏高原西部终年积雪，云贵高原南部四季如春，西北内陆日温差极大等，多种地形不同的影响形成了全国气候复杂多样的特点，而气候条件不同对温邪的形成与致病产生直接影响。同时，不同地域的人，体质类型、生活习惯、卫生条件等均有差异，必然对病原的感受性、传播、流行等产生影响。这就是导致温病发生与流行具有地域性特点的主要原因。温病的地域性，表现为一些温病在某一地域较易发生，甚至流行，而在其他地域则不易发生，少有流行。例如江南地势低平，河网稠密，湖泊众多，气候湿润，多湿邪为病，正如《史记·货殖列传》说：江南卑湿，丈夫早夭。清代医家叶桂在《温热论》中说：“且吾吴湿邪害人最广。”陈平伯在《外感温病篇》中也说：“东南地卑水湿，湿热之伤人独甚。”四川盆地湿气不易通畅散发，湿度大，雾日多，日照时间短，气温高，这样的亚热带湿热气候，构成了湿热病的重要发病条件。南方诸省夏季炎热多雨，故暑温、湿温病较多发生。古代称岭南地区(现两广、云南、贵州一带)多“瘴气”，因气候炎热潮湿，蚊虫孳生，容易导致疟邪传播，故多疟疾发病。又如某些地区经济滞后，卫生条件较差，虱子、跳蚤较多，为疫疹的发生与流行提供了条件。

(三)病程的阶段性

温病病程具有明显的阶段性,一般初期多有恶寒发热表证;继则邪热传里,恶寒消失,热势转甚,症见壮热烦渴,甚或出现神志异常及出血倾向,标志病程进入了极期;后期多见低热不退,邪少虚多,肝肾阴伤证,或邪退而留下后遗症。上述过程为一般内伤杂病所不具备,因而是温病区别于内伤杂病的主要依据。温病病程的阶段性,是在温邪作用下,卫气营血及三焦所属脏腑产生功能失调及实质损伤具有规律性变化所决定的,故上述病程阶段性变化,可用卫分、气分、营分、血分,或上焦、中焦、下焦来概括。

温病初期,为温邪初袭人体而病变多在卫分阶段;病程极期,包括气分、营血分病变。温邪由表入里,热转壮盛,恶寒消失,而见汗出口渴,苔黄为病邪已进入气分,若继而出现舌绛脉数,斑点隐隐,神志异常,为病邪已进入营分,再若出现急性多部位、多脏腑、多窍道出血,并有严重神志异常,则为病邪深入到血分;后期为温病伤阴阶段。

若以三焦作为病程分期,病在上焦者,多系温邪初袭,为温病初起,病在手太阴肺;病入中焦者,为温病中期或称为极期,多呈现阳明胃肠或太阴脾的病机变化;病邪久羁,则深入下焦,为温病后期,多表现肝肾阴伤病机变化。进入恢复期,正气渐复,机体逐渐康复。

湿热性质温病,其卫气营血病程阶段变化,有湿热化燥化火过程,即病在卫气分阶段,往往需要经过湿邪燥化方可逐渐进入营血分阶段。

温病病程阶段性变化,也是邪正斗争过程的反映。邪正相争而正不敌邪,则温邪由表及里,由浅入深,病情因而由轻加重,证候则由实转虚,甚至阴精、元气被耗竭,最后导致患者死亡;若在邪正相争过程中,病邪渐退,正气渐复,则症状逐渐减轻,患者精神、体力,及饮食恢复,最后痊愈。少数在恢复期留有后遗症。需要说明的是,只有典型温病病例病程才有比较明显的阶段性变化,而非典型病例,其分期往往不十分明确,例如感邪轻的患者,或在治疗过程中病邪受到顿挫,病变发展可终止于某一阶段。感邪重的病例,或患者正气素虚,病变发展可出现越期,或有重叠穿插,如有卫气同病者,卫营(血)同病者,气血(营)两燔者,甚至卫气营血俱病者。

总的来讲,温病病程的阶段性,其前期阶段,多以机体功能失常为主,后期阶段,则以实质损害为主要变化。

(四)临床表现的共同性

温病临床表现的共同性可用 16 个字概括,即起病急速,发热为主,症状险恶,阴伤居多。分析讨论如下。

1. 起病急速　即发病急骤,传变迅速。所谓起病急骤,是指患者有较确切的近期发病时日。温病起病急骤是区别于内科杂病中许多慢性疾病的主要依据之一。例如同样具有发热的两例患者,其中发热、恶寒、口渴、头痛、咳嗽 3 天者,为急起发病,则属温病范围;而另一患者,其低热不退,伴有五心烦热,失眠,多汗,病程已逾半年以上,患者不能确切回答具体发病时日,则应考虑为内伤发热,而不属温病范围。温病一旦发生,即有传变趋势存在。传变是指温邪在体内的传播变化,并有相应的证候反映。温病传变速度较快,即叶桂所说热变最速。温病中也有起病较缓者,例如湿温传变即较缓慢,这是湿热病邪特性及其致病特点所决定的。湿温起病较缓,传变较慢,是与温病中其他疾病相比较而言,而不能与内科杂病中慢性疾病发展变化缓慢相等同。

2. 发热为主症　发热为温病所必具,是温病最基本、最主要的临床表现。不发热的疾病,则不属于温病。不同性质的温病,在不同病程阶段,有其特殊的发热类型,熟悉、掌握不同发热类型的特点，对于确定某种温病的诊断，辨别不同类型证候的病变性质，都是十分重要的。温病患者除具有发热以外，还常有热象偏重症状并存，如口渴、心烦、溲赤、舌红、脉数等。在温病诊断、辨证中要重视发热与热证并见的特点，对它们必须进行认真仔细辨别、分析。

3. 易出现险恶证候　温病属于急性热病，病情及证候变化疾速，病程中容易出现急重、险恶证候。常见者有动血、动风、闭窍等。所谓动血，指血为热迫而妄行，而见斑疹，急性多部位、多脏腑、多窍道出血，如鼻衄、咯血、呕血、便血、尿血、阴道出血等。其中斑疹既是某些温病必有表现（如疫疹），也是温邪进入血分及病情急重的重要标志。注意观察斑疹形态、色泽、分布、发出时间、发出顺序、持续时间、消退情况等，对四时温病诊断的确立，不同证候类型的辨证，都具有重要意义（详见“温病诊法”章）。严重出血可导致气随血脱而危及患者生命。闭窍与动风常在同一时间出现，即神昏、痉厥兼见，多为热闭心包引动肝风所致。此证若不积极救治，可因内闭外脱而导致患者死亡。故应重视温病中闭、脱、痉、厥、出血等危重、险恶证候的诊治。

4. 容易耗伤阴津　温邪属阳热亢盛之邪，亢阳伤阴是温病的基本病理变化之一，正如吴瑭说：温热，阳邪也，阳盛伤人之阴也。病程中出现阴伤证是温病病机演变之必然。病在上焦多伤肺阴，症见口鼻、咽喉干燥，干咳无痰，或少痰；病在中焦多伤胃阴，症见口渴欲饮，食少，舌绛光亮如镜等；病邪深入下焦，多伤肝肾之阴，症见低热，神疲，颧赤，手足心热甚于手足背，甚而手足瘛疭，舌干绛而萎等。上焦、中焦、下焦阴津耗伤不是截然分割的，它们可能交叉出现，如肺胃阴伤，或胃阴已耗而肾精复伤等。阴津是抗御温邪的精微物质，也是温邪损伤的主要对象，故应重视温邪伤阴这一临床特点。

湿热性质温病只有在湿热化燥化火时，才能导致阴津的逐渐耗伤。湿热化燥化火呈渐进性经过，故在病程中可能出现湿热未尽而阴津已伤的复杂变化，即阴虚夹湿证。要注意辨别伤阴程度与湿热存在多少的比例。若在病程中湿热反从寒化（与体质及治疗有关），则可转变为寒湿病邪而耗损人体阳气，出现一系列寒湿证候，这是湿热类温病的特殊表现。

以上四个方面是四时温病共同具有的特点，但就某一温病而言，这些特点可能显示出程度上的差别，而自己固有的特性则较突出，因此，不同的温病各具个性，以区别于其他温病。

三、温病的范围、命名与分类

（一）温病的范围

从温病的概念可知，温病包括了多种急性外感热病，而外感热病既可由于温邪引起，也可因感受寒邪导致。外感热病中温病范围的确定主要依据温病特点，其中首要的是温病病因的特异性，据此可以确定外感热病中除外风寒性质的所有急性外感热病都归属于温病范围。属于风寒性质的外感热病毕竟是少数，而多数是表现为温热性质的温病，故温病包括范围广泛。

历代中医文献对温病概念解释不同，对温病范围划定不一，开始把温病范围规定得比较狭窄，随着认识的深化，温病范围逐渐扩大。《内经》把温病范围只限定于发生在春季的一种外感热病，如《素问·热论》说：“凡病伤寒而成温者，先夏至日者为病温，后夏至日者为病暑。”《难经·五十八难》认为温病是广义伤寒之一，与湿温、热病、中风、伤寒等并列，如云：“伤寒有五：有中风，有伤寒，有湿温，有热病，有温病。”可见所指温病范围仍然狭小。对温病范围认识的狭隘性及其长时间的延续，源于《内经》对温病含义及其范围的经典界定。时代不断演进，对温病的认识不断深化，温病病种逐渐分化，温病包容的疾病种类累积增多，温病范围自然扩大，特别是到了明清时期温病学说形成之后，温病范围已扩展到相当广泛，例如《温病条辨》所论述的温病就有：风温、温热、温疫、温毒、暑温、湿温、伏暑、秋燥、冬温，并附有痢疾、黄疸、湿热痹等。全国统编教材《温病学》（孟澍江主编，上海科学技术出版社，1985年）论述的温病包括：风温、春温、暑温、湿温、伏暑、秋燥、大头瘟、烂喉痧等，而之后的规划教材《温病学》（彭胜权主编，上海科学技术出版社，1996年）又将温病范围进一步扩大，包括风温、春温、暑温、湿温、伏暑、暑湿、秋燥、大头瘟、烂喉痧、疫疹、霍乱、疟疾等。本书还在此基础上增加疫痢、疫黄等。原属于温病范围的麻疹、白喉等疾病因沿袭传统习惯而仍旧归属于儿科或喉科范围。

临床上常常联系现代医学疾病而考虑温病的范围，也就是说，有哪些西医疾病可划归于温病范围。一般说来，以下几类疾病可以认定属于温病范围：一是具有温病特点的急性传染病，如常见的病毒性疾病有流行性感冒、流行性腮腺炎、流行性乙型脑炎、流行性出血热、麻疹、风疹、传染性单核细胞增多症、登革热和登革出血热等，常见的细菌性疾病有伤寒、副伤寒、沙门菌属感染、霍乱、猩红热、流行性脑脊髓膜炎等，立克次病有流行性斑疹伤寒、地方性斑疹伤寒等，螺旋体病有自然疫源性传染病钩端螺旋体病，原虫病中的疟疾等。二是具有温病特点的某些非传染性的急性感染性疾病及常见综合征，如大叶性肺炎、败血症、感染性休克、成人呼吸窘迫综合征等。三是具有温病特点的其他疾病，如中暑、亚急性变应性败血症、急性白血病、急性风湿热等。

（二）温病的命名

这里所讨论的温病的命名，是介绍古代医家有哪些关于温病的命名方法。从分析中医古代文献可知，古代医家对温病的命名方法不统一，归纳起来大致有以下几种。

1. 依据发病季节命名，例如春温、冬温就是，因为它们分别发生在春、冬季节。

2. 根据四时主气并联系致病因素而命名，例如风温、暑温、湿温就是，因为春天的主气是风，风温的致病因素是风热病邪，故命名为风温；夏季的主气是暑，暑温的致病因素是暑热病邪，故命名为暑温；长夏主气是湿，而湿热病邪是湿温的致病因素，故命名为湿温。

3. 根据季节与四时主气结合命名，例如发病季节在秋天，而秋季的主气属燥，故命名为秋燥。

4. 根据特殊的临床症状命名，例如大头瘟是依据头面肿大，灼热疼痛而命名；烂喉痧是根据咽喉红肿疼痛，甚至糜烂，肌肤丹痧密布而命名。

5. 突出传染性流行并结合主要临床特点命名，如疫黄的命名，其“疫”是指具有较强的传染性，可引起程度不等的流行；其“黄”是指双目巩膜、皮肤黄染，故称为“疫黄”或“瘟黄”。又如疫疹，其“疫”指具有较强的传染性，能引起程度不等流行；其“疹”是指临床表现以发疹为主，故命名为“疫疹”。

6. 根据严重临床症状及其对人体特殊危害而命名的，如疟疾、霍乱即是。

需要说明的是，上述是介绍古代医家有关温病命名的方法，而不是古代医家有关温病的定义。

（三）温病的分类

这里所称温病分类是指临床分类，目的在于指导温病辨证与治疗能执简驭繁。温病包括范围广泛，对温病进行科学分类，还有利于对温病学的学习、研究。

常见的分类方法有以下两种。

1. 根据病证性质分类　温病临床证候虽然多样复杂，但是，依据其是否兼有湿邪，可将温病分为单热无湿的温热类温病及有热有湿的湿热类温病两大类。《温病条辨》就是采用这种方法进行分类的，如汪廷珍在《温病条辨·中焦篇》的按语中说："温热、湿热为本书两大纲"。

温热类温病包括了由风热病邪、暑热病邪、燥热病邪、温毒病邪、疠气等所导致的各种温病。这类温病起病急，初起病邪多犯肺卫，发热及热证突出，伤阴明显，传变较快，容易内陷生变，病程较短。常见病种有风温、春温、暑温、秋燥、大头瘟、烂喉痧、中暑、疫疹、疟疾等。温热类温病的治疗，以清热祛邪为主，时时顾护阴津。

湿热类温病是由湿热病邪、暑湿病邪所导致。这类温病病邪多从口鼻而入，侵犯中焦脾胃，临床症状具有湿与热两个方面，除有热邪所引起的发热、热象证候以外，还具有湿邪困阻中焦脾胃，郁滞气机，阻遏清阳等证候，如身热不扬，脘腹痞满，呕恶，苔腻等。在病程中，湿与热随着病机演变发生偏盛偏衰转化，转变为热重湿轻者，热为矛盾主要方面，临床症状以热证及阴伤为主；转化为湿重热轻者，则以湿邪为矛盾主要方面。湿重热轻者，其湿邪进一步聚积加重，人身阳气因而受到损伤，则可转化为寒湿。无论湿重热轻，或是寒湿，皆以湿邪耗伤阳气为主要临床表现。吴瑭说：(湿热)伤脾胃之阳者十常八九，伤脾胃之阴者，十之一二。可见湿热类温病临床表现比温热类温病复杂。湿热类温病传变较缓慢，病程较长，缠绵难愈。常见病种有湿温、暑湿、伏暑、霍乱、疫黄等。湿热类温病的治疗，以清热祛湿为主，根据湿热转变，或兼顾阴津，或顾护阳气。

需要说明的是，古代医家有认为暑邪之中固有湿邪，而将暑温归类于湿热类，如吴瑭在《温病条辨·原病篇》第 4 条自注云："热盛则湿动，热与湿搏而为暑也。"又在《温病条辨·上焦篇》第 42 条说："伏暑、暑温、湿温，证本一源，前后互参，不可偏执。"可见吴瑭将暑温列入湿热类温病。实际上暑热病邪本身无湿，只是在致病过程中可兼夹湿邪为患，但其兼夹非病程始终，常限于某一阶段，好比风温或其他温热类温病一样，在病程中可能兼夹湿邪或其他病邪，故不能因为病程某一阶段兼夹其他病邪，而改变原有疾病属性。因此，暑温应属于温热类温病(见表 2)。

表 2　温热类温病与湿热类温病的比较表

分类	温热类温病	湿热类温病
病种	风温、春温、暑温、秋燥、烂喉痧、大头瘟等	湿温、暑湿、伏暑等
初起病位	多首犯肺卫	多犯脾胃
主要表现	发热及热象证候显著	除具发热及热象证候外，尚有湿热困阻表现，如身热不扬、胸闷脘痞、呕恶、苔腻等
机体损害	伤津为主	热偏盛者伤津为主，湿偏盛甚至转变为寒湿者，多耗损阳气
病程	病程较短	病程较长，一般缠绵难愈
治疗原则	清热为主，兼护阴津	清热祛湿，热偏盛者兼护阴津，湿偏盛或转变为寒湿者，兼顾阳气

2. 根据发病迟早及病变表里病位不同分类　感邪即发，病发即以表热证为主，一般无明显里热证候者，属于病发于表的新感类温病，这类温病主要有风温、暑温、秋燥、大头瘟、烂

喉痧、中暑、疫疹、疫痢等。感邪后不立即发病，邪气伏藏，过时而发，病发即以里热证候为主者，属于病发于里的伏邪温病，这类温病主要有春温、伏暑。暑温虽然起病即见阳明里热证候，但临床表现与当令主气的致病特点一致，故仍属感邪即病的新感温病。这种分类方法，从宏观着眼，集中温病初起表里两大类证候，对温病辨证和指导治疗也有执简驭繁作用。病发于表的新感温病，以解表祛邪为主要治则，病发于里的伏邪温病，则以直清里热为主要治则。

3. 根据发病部位分类　不同温病虽然病因不同，但其中有些病种却有着相同的病变部位，故可根据病变部位的区别，对温病进行分类，一是肺系温病，主要有风温、秋燥、大头瘟、烂喉痧等，这类温病，其邪多从鼻窍吸入，首犯肺卫，初起多共见肺卫表证；二是脾胃肠道温病，这类温病病邪直犯脾胃肠道，或始虽在表而终归脾胃，其病种主要有以脾胃为基本病变部位的湿温、暑湿，以及病变始发于阳明的暑温，病变集中于肠道的霍乱等；还有不能单一归属于某一类的温病有春温、伏暑、疫疹、疟疾等。

四、温病与伤寒

(一)温病与伤寒是性质不同的两类外感热病

由温邪引起的温病与因外感寒邪导致的伤寒，是性质不同的两类外感热病，其临床表现、病机传变、治疗原则都不尽相同，必须加以鉴别。为了说明方便，现以温病中的风温与外感风寒的伤寒作一鉴别(见表3)。

表3　伤寒与风温鉴别表

	伤　寒	风　温
病因	风寒病邪	风热病邪
受邪途径	从皮毛而入	多从口鼻而入
初犯部位	足太阳膀胱	手太阴肺
病机	寒束肌表，卫阳受郁，化热入里，有六经传变过程，后期易伤阳气	风热阳邪，易化燥伤阴，传变迅速，有卫气营血传变次第
初起症状	恶寒发热，头痛身痛，无汗，苔薄白，脉浮紧	发热恶寒，口渴，咳嗽，无汗或少汗，头痛，舌苔薄白舌边尖红赤等
初起治疗	辛温解表	辛凉解表

(二)古代医家关于伤寒与温病关系的认识

在古代中医文献中，长期存在有关温病与伤寒在概念及关系上的认识分歧，主要是：

1. 伤寒与温病名虽有异而所指相同　这种观点认为，伤寒与温病基本上是同一类疾病，只是称呼不同罢了，即伤寒系雅称，而温病为俗名，也就是说伤寒是雅士之词，温病为田舍间号耳，正如《肘后备急方·卷二》说："伤寒、时行、温疫三名同一种耳，而源本小异：其冬月伤寒，或疾行力作，汗出得风冷，至夏发，名为伤寒；其冬月不甚寒，多暖气及西风，使人骨节缓堕，受病至春发，名为时行；其年岁中，有疠气兼夹鬼毒相注，名为温病。如此诊候并相似，又贵胜雅言总名伤寒，世俗因号时行。"

2. 温病从属于广义伤寒　认为广义伤寒是一切外感热病的总称，包括属性为风寒的狭义伤寒和属性为温热性质的温病。这一论述，源于《内经》，即寒邪是引起外感热病的主要原因，故把外感热病统称伤寒，如《素问·热论》说："今夫热病者，皆伤寒之类也。"又提出："凡病伤寒而成温者，先夏至日者为病温，后夏至日者为病暑。"将"病温"、"病暑"统统归属于伤寒。《难经·五十八难》具体指明了广义伤寒所包含的病种，如云："伤寒有五：有中风，有伤寒，有湿温，有热病，有温病。"论中所称"伤寒有五"之伤寒，是广义伤寒，包括了属性为风寒的中风与伤寒（合称为狭义伤寒），以及属性为温热的湿温、热病与温病（皆属于今天所称温病范围）。现将《难经》有关伤寒与温病的关系图示（见图1-4）如下。

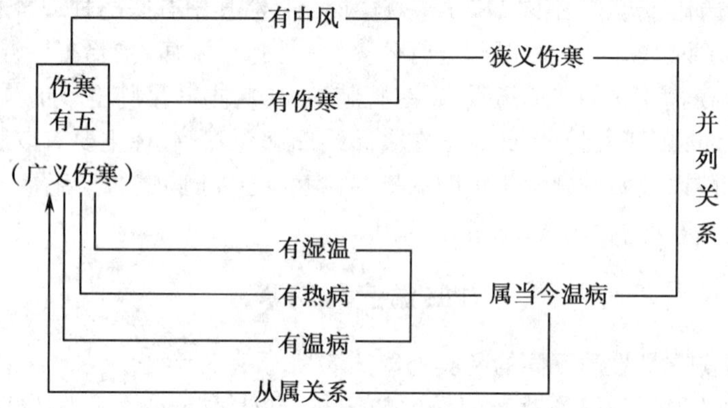

图1-4　《难经》关于伤寒与温病关系示意图

由此可见，温病隶属于广义伤寒之中。温病从属伤寒的认识，延续时间很长。在这种观点指导下，多以《伤寒论》方法治疗温病。甚至到清代温病学派形成，仍有部分医家持有这种观点，他们中以陆九芝为代表，他们认为温病属于伤寒阳明病，应按《伤寒论》阳明病理论与方法论治。随着对温病认识不断发展和深化，开始出现变革伤寒与温病关系的主张，宋以后已提出寒温分治，明清时期，因为温病学说形成，而使温病脱离伤寒藩篱，改变了温病与伤寒关系的认识（详见"温病学发展史"章）。近现代由于温病病种不断扩充和分化，温病受到广泛重视，而广义伤寒的概念逐渐被淡化，运用明显减少，坚持温病从属伤寒观点者也逐渐减少。

3. 温病为类伤寒，或为伤寒兼证，证治各不相同　持这种观点的医家认为：伤寒是感受寒邪引起，属于正伤寒，而温病则因感受六淫邪气中的暑、湿、燥、风等引起，属于类伤寒，二者发热虽然相同，但是病因各异，除发热以外的其他证候则不尽相同，因此，不可概用伤寒法治疗温病。正如清代医家吴贞《伤寒指掌·卷一》说：凡感四时六淫之邪而病身热者，今人悉以伤寒名之，是伤寒者，热病之总名也。其因于寒者，自是正病；若夫因暑、因湿、因燥、因风、因六淫之兼气或非时之戾气，发为风温、湿温、温病、寒疫等症，皆类伤寒耳。病热虽同所因各异，不可概以伤寒法治之。且伤寒正病绝少，类病尤多，苟不辨明，未免有毫厘千里之差。清代医家俞根初认为伤寒是外感百病总名，而温病则为伤寒之兼证，他在《通俗伤寒论·伤寒兼证》中称：兹言兼证者，或寒邪兼他邪，或他邪兼寒邪，二邪兼发者也。他根据兼夹邪气不同，而有风温伤寒、春温伤寒、暑湿伤寒、秋燥伤寒、大头伤寒、湿温伤寒、热证伤寒、伏暑伤寒、冬温伤寒、发斑伤寒、伤寒兼疟、伤寒兼疫、伤寒兼痧等命名。这些疾病，实际上皆是今天所指温病。

吴贞与俞根初观点近似，即温病是伤寒的类证或为伤寒之兼证。他们虽然在温病命名上皆冠以伤寒字样，而论述的实质内容则为温病。

4. 温病与狭义伤寒是并列的关系　古代有的医家立足广义伤寒角度，对温病的概念、范围不断扩充认识不足，故提出温病不应另立门户、自成体系。温病学说形成以后，则针对伤寒学派上述观点，强调温病不得混称伤寒，认为温病与伤寒是性质不同的两类外感热病，在因证脉治诸方面均有明显区别。可见温病与伤寒的关系是并列的关系。应该看到，温病学说形成以后，一部分医家在强调温病学说的同时，而对古代伤寒的广义性认识不足，忽略对广义伤寒的研究也是片面的。

以上是从疾病概念的角度讨论温病与伤寒的关系，此外，还存在温病学说与《伤寒论》的关系问题。温病学说是在《伤寒论》基础上发展起来的，形成了具有自身特色的学术体系，成为一门独立的学科。《伤寒论》虽然是外感热病专著，但成书年代久远，内容详于寒而略于温。长期的实践证明，应用《伤寒论》方法指导一切外感热病的辨证论治，是有局限的。在这种情况下，以防治温病为主体内容的温病学说就应运而生。由此可见，温病学说与《伤寒论》的关系是继承与发展的关系。

五、温病与温疫

温疫在古代文献中早有记载，《论语・乡党》有"乡人傩，朝服而立于阼阶"。孔子注：傩，驱逐疫鬼。即指腊月驱除疫鬼的仪式。由此可见，温疫之由来甚久远。汉代曹植《说疫气》就记载建安二十二年（公元218年）疠气流行，家家有僵尸之痛，室室有号泣之哀，或阖门而殪，或覆族而伤。温疫的危害，由此可见一斑。

（一）温疫的概念

温疫指温病中具有强烈传染性，并能引起流行的一类疾病。温疫之"温"，指温病而言；温疫之"疫"，指疾病流行而言，即《说文》所称："疫，民皆疾也。"由此可见温疫是温病中具有传染性和能引起流行的疾病。当今有关温疫的概念是在明确了温病包括许多西医学所称的急性传染病这一前提下而确定的。也就是说，温病概念中所指的具有强烈传染性，并能引起流行的疾病，正是西医学所说的急性传染病。但是不能将温病与西医学所称的急性传染病相等同，因为温病尚包括以发热为主要表现，但不具有传染性和引起流行的其他疾病，故不能将这些疾病称为温疫。

此外，中医文献中尚有瘟疫名称。瘟，即疫也，故又称瘟疫为疫病。由于瘟疫具有传染性和流行性，故瘟疫即传染病，民间常俗称传染病为瘟疫，如称艾滋病为"超级瘟疫"。瘟疫包括了寒、温两大类属性不同的传染病，属于温热性质者为温疫，属于寒凉性质者为寒疫。寒疫不属于温病范围。另外，也有一些医家称瘟疫为温疫。

（二）关于温疫概念的分歧

在中医文献中，关于温疫概念及其与温病关系的认识有颇多分歧，主要有以下几种。

1. 温疫是温病在流行时的一种称谓　这种观点认为温病在具备一定条件时就能引起流行，这些条件包括传染源（如"病气"、"尸气"等）及易感人群的存在，加上饥馑兵凶或气候反常等因素，则可酿成温病流行，温病一旦流行，则称其为温疫。如清代医家喻昌在《尚论后篇・会讲温证正名辨脉之要》中云："讵知湿温包疫证在内，湿疫至盛，长幼相似则疫矣，疫亦暑湿之正法也。"王士雄也说：湿温一证，即藏疫疠在内，一人受之则为湿温，一方受之则为疫疠。可见，湿温在散在发生时仍称之为湿温，一旦引起大范围流行，则可笼统称之为温疫，或根据其病邪性质，而称之为湿热疫。清代医家王学权在《重庆堂随笔》中说："温病、热病、湿温病，治不得法，皆易致死，流行不已，而成疫疠。"说明温病在"流行不已"时即称为温疫。看来古人将温病流行时称为温疫，其目的在于警示人们注意其危害，并加强防疫工作。这些论述，似与现代流行病学的观点类同。但同时，我们也要注意到温病中尚有一部分疾病不具传染性，也不可能引起流行，故不能概称温病为温疫。

2. 温疫与温病是同一类疾病的不同称谓　持这种观点的医家认为，温病与温疫名称虽然不同，而所指则一，即温病、温疫是同一类疾病，病名可以互称。其代表医家是明末医家吴有性，他的著作《温疫论》即以温疫命名。吴有性在《温疫论·下卷》说："《伤寒论》曰：发热而渴，不恶寒者为温病。后人省氵加疒为瘟，即温也。如病证之证，后人省文作证，嗣后省言加疒为症。又如滞下，古人为下利脓血，盖以泻为下利，后人加疒为痢。要之古无瘟、痢、症三字，盖后人之自为变易耳。不可因易其文，以温瘟而两病，各指受病之原，乃指冬之伏寒至春夏发为温热，又以非时之气为瘟疫。果尔，又当异证异脉，不然临治之际，何以知受病之不同也！设使脉病不同，病原各异，又当另立方论治法，然则脉证治法，又何立哉？枝节愈繁，而正意愈乱，学者未免有多歧之感。夫温者热之始，热者温之终，温热首尾一体，故又为热病即温病也。又名疫者，以其延门合户，又如徭役之役，众人均等之谓也。今省文作殳加疒为疫。又为时疫时气者，因其感时行戾气所发也，因其恶厉，又谓之疫疠，终于得汗而解，故燕冀名为汗病。此外，又有风温、湿温，即温病夹外感之兼证，各各不同，究其病则一。然近世称疫者众，书以温疫名者，弗遗其言也。"其后杨璇、戴天章等医家均宗吴有性观点。

上述医家认为温疫即温病，是基于温病必具传染性、流行性的认识而确认的。这可能是这些医家在临床实践中所防治的温病主要是急性传染病，并在一定范围内蔓延流行，因而认为所有温病具有传染性、流行性，得出温疫即温病的结论。例如吴有性适逢崇祯辛巳年，冀、鲁、浙诸省大疫，一巷百余家，无一家仅免，甚至一门数十口，无一口仅存，危害严重。吴有性根据临床实际，"格其所感之气，所入之门，所受之处，及其传变之体，平时所用历验方法"著成《温疫论》一书。杨璇经历了乾隆己壬（公元 1755 年）、甲子（公元 1756 年）、丁丑（公元 1757 年）、戊寅（公元 1758 年）等年温病流行，认为凡是凶恶大病，尽数温疫，故有《伤寒温疫条辨》之著。因此，上述医家提出温疫即是温病的观点是可以理解的。

持温疫即是温病的医家，其著作均以温疫立论，如吴有性《温疫论》、戴麟郊《广瘟疫论》、刘松峰《松峰说疫》、余霖《疫疹一得》等。他们临床实践主要针对急性传染病，故关于温疫的认识，在病因、病机、治法、预防、调护诸方面都有新见解、新理论、新经验、新治法，而理论系统自成体系，故当今多称他们的学说为"温疫学说"。温疫学说是温病学的重要组成部分，在防治传染病方面具有重要的理论意义及临床实践意义，颇有参考价值，故至今仍甚受珍视。

3. 传染者为温疫，不传染者为温病　持这种观点的医家认为，温疫与温病不相同，二者区别在于是否有传染性，传染的为温疫，不传染的为温病。代表医家是清代陆九芝，他在《世补斋医书·卷六》中说："温热之病为阳明证，证在《伤寒论》中，方亦不在《伤寒论》外，本不难辨。自夫人以论外之瘟疫作论中之温热，唯恐瘟疫与伤寒混，适将温热与瘟疫混，反将温热与伤寒混，伤寒、温热、瘟疫三者愈辨愈不清矣。是故欲得温热之真，必先严瘟疫之界，乃能知伤寒之论本自有温热之方。凡病之里巷相传，长幼相似，其小者如目赤颐肿，咽痛咳嗽之类，常常有之，属温者多，其大者变起仓猝，一发莫制，有不定其病之为寒为温者。众人传染如徭役然，因其传染乃名为疫。若病只一身，即在同室侍疾之人亦不传染，则温为温病，热为热病。其初传与伤寒之太阳异，其中传与伤寒之阳明同，既不传染，即不得以疫名……所以欲明温热者，必与伤寒辨，而尤必先与瘟疫辨。与瘟疫辨者无他，盖即辨其传染不传染耳。明乎传染之有寒有热者为瘟疫，即知不传染而有热无寒者为温病，其所以异于瘟疫者，只在此不传染之三字。其所以异于伤寒者，亦只在不用麻、桂、青龙之三方，此外则与伤寒病寒既成温而后病无少异，方亦无不同。”由此可见，陆九芝以传染不传染作为标准，将温病与瘟疫对立而成为两类不同的疾病。实际上具有传染性的温病，在不具备传染及流行条件时，可能呈散在发病，不一定引起传染和流行。但若按陆九芝的标准，在散发情况下的急性传染病，就不能称为温疫了。显然陆九芝的观点有一定的片面性。

以上有关温病与温疫关系的见解，是在当时历史条件下，还不能分别温病中哪些属于急性传染病，并能引起流行，哪些不属于传染性疾病而形成的，今天对于温病中哪些疾病能传染、哪些疾病不具备传染性，已经非常清楚，故对不同医家有关温病与温疫的认识分歧不难理解。

此外，晋代医家王叔和在《伤寒序例》中甚早对温疫的概念作了解释，他说："阳脉濡弱，阴脉弦紧者，更遇温气变为温疫。"王叔和的观点是：冬伤于寒，寒邪伏藏，不立即发病，其过时而遇不同"异气"激发为不同疾病，温疫即为更遇"温气"激发所致，其脉象是"阳脉濡弱，阴脉弦紧"。喻昌在《尚论篇·驳正王叔和序例》时评论道："叔和每序伤寒，必插入异气，欲鸣己意。"看来王叔和有关温疫的特殊见解，对临床少有实际指导意义，故未被传袭。

六、温病与温毒

在中医文献中尚有温毒病名，有必要明确其概念及其与温病的关系。下面就有关问题讨论如下：

（一）温毒的概念

具有肿毒特征的温病称为温毒。温毒概念的内涵是肿毒特征，所谓肿毒特征，指局部红肿疼痛，甚至破溃糜烂，可出现于咽喉、头面、项下、颌下等。温毒概念的外延（范围）为温病，即温毒属于温病范围。温毒既属温病范围，故温毒必具温病基本特点，如由温邪引起，具有发热和热象偏重的临床证候，有卫气营血传变过程等。温毒包括了具有肿毒特征的多种急性外感热病，如大头瘟、烂喉痧、痄腮等。

温病与温毒的关系是：温毒属于温病范围内的一大类疾病，不是独立于温病以外的其他疾病。

（二）古代医家有关温毒的论述

古代医家对温毒的认识很早，见解不统一。

汉代张仲景在《金匮要略·百合狐惑阴阳毒病脉证治》中提出阳毒之为病，症见面赤发斑，咽喉痛，唾脓血等，与当今所称温毒肿毒特征类似。温毒作为温病病名，在晋代王叔和《伤寒序例》早有论述，如云："阳脉洪数，阴脉实大者，更遇温热，变为温毒。温毒为病最重也。"指出冬季感受寒邪，未即发病，邪气伏藏，过时而复感"温热"之邪而发病者，称为温毒。《肘后备急方》载有温毒发斑病名，临床特征是肌肤发出斑疹。宋代医家郭雍指出温毒是伤寒、温病以外的另一疾病，他在《伤寒补亡论·春温》中说：唯温毒一病，既非伤寒，又非温病，乃在冬时，表尝感寒，先感冬温不正之毒，后复为寒所折，肤腠闭密，其毒进不得入，退不得泄，必假天气暄热去其外寒而后温气得通，郁积既久，毒伤肌肤，故斑如锦纹，或烂为疮而后可出。清代医家熊立品在《瘟疫传症汇编·治疫全书·卷四》中指出了温毒的形成及其表现，他说："温毒：凡伤寒、瘟疫并各种温病，初感外邪未得解散，留滞经络、肌肉、脏腑，杳无出路，常于颈、项、胸、胁、腰、膝、胯、胫中忽然焮肿，或小如李实，或大而覆杯，坚硬红晕，痛如锥刺，畏寒作热，脑闷头昏。"清代医家吴瑭在《温病条辨·上焦篇》第1条自注中提出了温毒概念，他说："温毒者，诸温夹毒，秽浊太甚也。"又在《温病条辨·上焦篇》第18条叙述了温毒肿毒特征及其证治，如云："温毒咽痛喉肿，耳前耳后肿，颊肿，面正赤，或喉不痛但外肿，甚则耳聋，俗名大头温、蛤蟆温者，普济消毒饮去柴胡、升麻主之。"后世论述温毒，多以《温病条辨》为依据。如石芾南在《温病全编·卷一》中说："温毒即温疫之秽浊最重者也，中物物死，中人人伤。尝见饥馑兵荒之岁，疫气盛行，大率春夏之交为甚。盖温热暑湿之气交结互蒸，人在其中，无隙可避……种种恶秽，上溷苍天清净之气，下败水土物产之气，人受之者，亲上亲下，病人从其类。如世俗所称大头温者，头面腮颐肿如瓜瓠是也；所称蛤蟆温者，喉痹失音，颈筋肿痛是也；所谓瓜瓤温者，胸胁高起，呕汁如血是也；所称疙瘩温者，遍身红肿，发块如瘤是也；所称绞肠温者，腹痛干呕，水泄不通是也；所谓软脚温者，便清泄白，足重难移是也。"

（三）温毒的病因概念

在中医文献中，温毒除了病名概念外，还指病因概念，即温毒是一种导致温病的致病因素，这将在温病的病因一章中介绍。

（张之文　冯全生）

第三章

病因与发病

温病的病因与发病主要讨论温病的致病因素及其致病特点，以及在病因作用下温病发生的条件与规律。温病的病因与发病是温病学的重要组成部分。病因与发病联系紧密，故将二者合并一章讨论。

温邪是温病的致病因素。人体感染温邪是否发病，取决于正气与邪气双方力量的对比，如正气虚弱，抗病力低下，温邪则易侵袭人体。正如《灵枢·百病始生》说："风雨寒热，不得虚，邪不能独伤人。卒然逢疾风暴雨而不病者，盖无虚，故邪不能独伤人。此必因虚邪之风，与其身形，两虚相得，乃客其形。"在温邪作用下，人体卫气营血与三焦所属脏腑功能发生失调，实质受到不同程度损伤，生理自稳平衡功能被破坏而发病。本章重点讨论各种致病因素的致病特点，发病类型，以及温病发生、流行与自然因素、社会因素的关系等。

一、病　　因

清代医家叶桂首先提出温病病因为"温邪"，后世则以"温邪"作为温病致病因素的总称。对温病病因的认识是按"审证求因"思维方式进行的。温邪作用于人体而发生温病，而温病又以证候的形式反映出来，外现的证候是温邪致病和内在病变的反映。审视温病证候现象可以探求出温病的致病原因，乃至病机本质，这就是温病"审证求因"的认识方法。温病属于外感类疾病，而外感不外六淫，故温病致病因素温邪不超越六淫范围。六淫致病具有明显的季节性，如根据四时不同气候变化，联系季节性外感热病的临床特点，就能对六淫邪气中的风热病邪、暑热病邪、湿热病邪、暑湿病邪、燥热病邪、伏寒化温的温热病邪等作出准确的概括。此外，疠气、温毒、疟邪等也具有温热性质特点，故也属于温邪范围。这种认识方法就是人与自然相适应的观念及审证求因的思想。

温病各种致病因素之所以能够用温邪赅称，是因为它们具有共同特性，这就是：①从外侵袭人体，主要是从口鼻或从皮毛而入侵，致病迅速。②致病与时令季节相关，故又称温邪为时令温邪，或简称时邪。③温热性质显著，致病后出现发热及相关热象。④在一定条件下，可以相互影响及转化，如热灼成燥，热蒸湿动，寒郁化热等。⑤不同温邪入侵人体的部位有别，如风热病邪首犯手太阴肺经，暑热病邪侵犯足阳明胃经，湿热病邪多以足太阴脾经为主要病变部位等。不一一列举。

研究温病病因学的意义在于：①有助温病早期诊断。不同的温邪具有自身的致病特点，其入侵人体，病变定位不同，产生证候各异，临床医生根据证候特点，联系发病季节，往往能够帮助诊断。②有助于早期证候类型的确定。不同温邪致病于人体，初发证候各异，临床医生根据初起症状特点，可以确定其临床证型，例如风热袭表、暑热伤表、湿热郁表、暑湿犯表、燥热伤表等。③有助于立法处方的确立。根据初起临床表现，而确定其致病原因、证候性质，再针对病因、证候，而确立其治法、处方，这就是从"审证求因"到"审因论治"的临床思维过程。例如审察某患者具有发热，微恶风寒，头痛，口渴，舌边尖红赤，脉浮数等证候，而求索出病因为风热病邪，其证候性质是风热袭表（“审证求因”）。再依据风热病邪特点，联系初起证候性质，确立疏风泄热治疗原则，选用与之对应的银翘散治疗（“审因论治”）。

下面讨论各种温邪的致病特点。

（一）风热病邪

风热病邪是发生于春冬季节的一种致病因素。春季阳气升发，气候温暖多风，易形成风热病邪，由风热病邪引起的温病为风温，正如叶桂在《三时伏气外感篇》中说：“风温者，春月受风，其气已温。”吴瑭在《温病条辨·上焦篇》第1条自注说：“风温者，初春阳气始升，厥阴行令，风夹温也。”若冬令气候异常，如冬应寒而反暖，亦可产生风热病邪，由冬季风热病邪引起的温病为冬温，实际上冬温是发生于冬季的风温，或者说，冬温是冬季风温的别称。正如王士雄在《温热经纬·三时伏气外感篇》的按语中说：“冬月天暖，所感亦是风温。”陈平伯对风热病邪的致病季节作了说明，他说：“春月风邪用事，冬初气暖多风，故风温之病多见于此”（《温热经纬·陈平伯外感温病篇》自注）。

风热病邪的致病特点如下：

1. 首犯肺卫　风为天之阳气，具轻扬、升散、疏泄特性，而人身肺位最高，由天气所主，故风热病邪入侵，肺经首当其冲，正如叶桂在《三时伏气外感篇》中说：“肺位最高，邪必先伤。”肺主气其合皮毛，肺受邪乘，卫必邪郁。故风热病邪致病，初起症见发热，微恶风寒，头痛，少汗，咳嗽，口微渴，苔薄白，舌边尖红赤，脉浮数等肺卫表证。上述症状是临床上“审证求因”识别风热病邪的主要依据。针对病因治疗则当辛散凉泄肺卫风热病邪，这就是“审因论治”。正如邵新甫在《临证指南医案·风温》案后的按语所说：“风为天之阳气，温乃化热之邪，两阳熏灼，先伤上焦，种种变幻情状，不外手三阴（按：指肺经）为病薮，头胀，汗出，身热，咳嗽，必然并见，当与辛凉轻剂，清解为先。”

2. 化燥伤阴　风热病邪为风与热相合而形成的一种致病因素。风、热均属阳邪范围，其中风性升散，胜湿而化燥；邪热亢盛，则易耗伤阴津。故风、热相搏，两阳熏灼而易劫阴。正如刘完素《宣明论方·燥门》所说：“风能燥湿，热能耗液。”叶桂在《外感温热篇》中亦称：“风夹温热而燥生，清窍必干，为水主之气不能上荣，两阳相劫也。”风热病邪初起以肺经为病变中心，继则留恋于肺胃，这就是陈平伯所说：“人身之中，肺主卫，又胃为卫之本，是以风温外薄，肺胃内应，风温内袭肺胃受病”（《温热经纬·陈平伯外感温病篇》自注）。故风热病邪伤阴，多耗伤肺胃阴津。故针对风热病邪伤阴特性，应遵邵新甫所提出的治禁，即“大忌辛温消散，劫烁清津”（《临证指南医案·风温》案邵按）。

3. 易退易变　风邪善行数变，温邪热变最速，故风热病邪入侵人体，既易消退，又易传变。正气未至大虚者，抗邪有力，风热病邪不能传变内陷，在肺卫阶段即消退而痊愈。正气虚弱，不能御邪深入者，风热病邪则容易内陷生变，例如风热病邪初袭肺卫，而见短暂的发热恶寒表证，旋即出现神志异常等险恶之证，说明肺卫之邪已经逆传心包。正如陆子贤在《六因条辨·风温辨论》中说：“倘治失宜，传变最速，较诸温热，则尤险也。”依据风热病邪容易内陷生变的特性，在临床上要提高警惕，防止逆传心包等险恶证候的出现。

（二）暑热病邪

暑热病邪是由夏季火热之气所化生，致病于夏季的一种致病因素。《说文》称：暑，热也；又称：暍，伤暑也。由此可见，夏季火热之气有暑、热、暍等不同名称。正如王士雄在《温热经纬·内经伏气温热篇》的按语中所说：“《说文》云：暍，伤暑也。《汉书·武帝纪》云：夏大旱，民多暍死。故暑也、热也、暍也，皆夏令一气之名也。”《内经》论述了暑的属性，如《素问·五运行大论》说：“其在天为热，在地为火，其性为暑。”《素问·气交变大论》也说：“岁火太过，炎暑流行。”可知暑为独盛于夏季，纯阳无阴，炎蒸酷烈的火热之气。王士雄对暑的属性作了进一步的说明：“《内经》云：在天为热，在地为火，其性为暑。又云：岁火太过，炎暑流行。盖暑为日气，曰炎暑，曰酷暑，皆指烈日之气而言也。”(《温热经纬·仲景外感热病篇》雄按)暑热病邪的形成无疑与夏季炎热气候条件密切相关，故暑热病邪伤人具有严格的季节性，换句话说，暑热病邪的致病季节主要在炎热的夏季。由暑热病邪引起的外感热病有暑温、中暑等。

暑热病邪有以下致病特点：

1. 伤人急速　暑热亢盛炎烈，伤人急迫，亦犹矢之中人，猝不及防，而发病于顷刻，叶桂所说：“热地如炉，伤人最速。”(《温热经纬·仲景外感热病篇》引叶桂注)即指此而言。人在炎暑气候条件下劳作，极易被暑热病邪伤中而急起发病。暑热病邪感人发病较之其他温邪尤急且速。因此，为预防暑热伤人，必须采取防暑降温措施。

2. 径犯阳明　暑性炎热、酷烈，故其侵袭人体，往往不分表里渐次，即不一定始伤于卫，而渐次传入气分，继则深入营分、血分等，常常超越卫气营血固有层次，造成不同病理损害。因此，暑热病邪致病发病与一般新感温病有所不同，初起很少有卫分病变，或邪留卫分时间短暂，症状轻微，或症状阙如，而是直入阳明气分，出现里热炽盛证候，症见壮热、大汗、头晕面赤、心烦、口渴、脉洪大等。叶桂将这一致病特点概括为“夏暑发自阳明”(《温热经纬·三时伏气外感篇》)。

3. 耗气伤津　暑热酷烈，炎暑流行，能流石灼金，使草萎河涸，自然生态受到严重影响，甚至发生明显改变。这一自然现象联系到人体病理变化，则为津气两伤。暑热病邪为亢盛的阳热之邪，亢阳而伤阴；暑热病邪又属壮盛的火热之气，壮火则食气，而耗损人体元气。故暑热病邪入侵人体，既损伤阴津又耗损元气，症见身热、汗出、口渴、齿燥、神倦、脉虚等，甚则导致津气两脱而危及患者生命。《素问·举痛论》说：“炅则气泄”，“炅则腠理开，荣卫通，汗大泄，故气泄。”指出了暑逼津泄，气随津耗，或气随津脱的暑热致病特点。

4. 闭窍动风　暑为火热之气，与心气相通，即《素问·六节藏象论》所称，心者为“阳中之太阳，通于夏气。”王士雄也说“暑是火邪，心为火脏，邪易入之。”(《温热经纬·三时伏气外感篇》雄按)由此可见，暑热与心有同气相从的关系，故暑热病邪易直入心包，导致机窍阻塞，甚至引动肝风，出现痉厥兼臻等严重症状。暑热闭窍神昏，一般称之为暑厥；暑热闭窍动风，又称为暑痉，或称暑风，或称暑痫。

5. 兼夹湿邪　夏季炎热，天暑下迫，地湿上腾，暑热既盛，湿气又重，土润溽暑，易致暑热相搏，郁阻气分，故叶桂在《三时伏气外感篇》中说：“长夏湿令，暑必兼湿。暑伤气分，湿亦伤气。”暑热夹湿又称暑湿病邪。暑湿病邪的性质与湿热病邪类似，所不同者，暑湿病邪以暑热性质突出为特点。四时温病中的暑湿病是由暑湿病邪所引起，而伏暑则由暑热病邪导致，但常常兼有湿邪为患。由暑湿相搏而成的暑湿病邪有其独特的致病特点，如：易困阻脾胃，弥漫三焦，伤络动血，耗损元气。此外暑湿病邪还可兼夹寒邪致病，这是因为因暑贪凉，恣食生冷，甚至露宿纳凉，而兼感寒邪，形成暑湿内蕴，寒搏肌表的病理变化。

古代医家有关暑的概念向来存在分歧。首先，即暑热夹湿与暑中固有湿邪两种不同学术观点的学术争鸣。湿与热搏而为暑，多为名家定论，如叶桂肯定“暑必兼湿”(《温热经纬·叶香岩三时伏气外感篇》)。章虚谷定义暑的概念是“长夏湿令，湿土与相火合气，乃名为暑。”(《医门棒喝·温暑提纲》)吴瑭也说：“热与湿搏而为暑也。”(《温病条辨·原病篇》)并由此衍生出暑温与湿温两种温病概念的混淆，如云："暑兼湿热，偏于暑之热者为暑温，多手太阴证而宜清；偏于暑之湿者，为湿温，多足太阴证而宜温。"(《温病条辨·上焦篇》第35条)这就是说，暑中有湿邪，依据暑与湿的多少而确定暑温与湿温的概念：暑(热)重湿轻者为暑温；湿重暑(热)轻者则为湿温。若按照吴瑭之说推理，湿温病热重湿轻的临床证型也可称为暑温，这样就混淆了暑温与湿温的界限。王士雄认为暑乃天之热气，纯阳无阴，虽可夹湿，但非必然。他在《温热经纬·仲景外感热病篇》的按语中说道："若谓暑必兼湿，则亢旱之年，湿难必得，况兼湿者可独暑哉？盖湿无定位，分旺四季，风湿、寒湿无不可兼，惟夏季之土为独盛，故热湿多于寒湿。然暑字从日，日为天气，湿字从土，土为地气，霄壤不同，虽可合而为病，究不可谓暑中原有湿也。"他又在《温热经纬·叶香岩外感温热篇》的按语中说："经云：热气大来，火之盛也。阳之动，始于温，盛于暑。盖在天为热，在地为火，其性为暑，是暑即热也，并非二气，虽易兼感，实非暑中必定有湿也。譬如暑与风亦多兼感，岂可谓暑中必有风耶？若谓热与湿合始名为暑，然则寒与风合又将何称？"王士雄又在《温热经纬·叶香岩三时伏气外感篇》的按语中称暑兼湿邪"犹之寒邪夹食，湿证兼风，俱是二病相兼，非谓暑中必有湿也。"王士雄持论公允。

其次，古代医家对暑是否有阴阳之分也存在分歧。暑分阴阳见张景岳《景岳全书·杂证谟·暑证》，云："暑本夏月之热病"，其"阴暑者，因暑而受寒者也。"其"阳暑者，乃因暑而受热者也。"又，张洁古称静而得之为中暑，属阴；动而得之为中热，属阳。王士雄则认为，暑之属性为热，无阴而纯阳，不可妄立阴暑、阳暑之名，他说："如果暑必兼湿，则不可冠以阳字，若知暑为热气，则不可冠以阴字。其实彼所谓阴者，即夏月之伤于寒湿者耳。设之暑有阴阳，则寒亦有阴阳矣。不知寒者水之气，热者火之气也，水火定位，寒热有一定之阴阳，寒邪传变，虽能化热而感于他人也，从无阳寒之说，人身虽有阴火，而六气之中不闻有寒火之名。暑字从日，日为天上之火，寒字从仌，仌地下之水，暑邪易入心经，寒邪先犯膀胱，霄壤不同，各从其类，故寒暑二气，不比风燥湿有可阴可阳之不同也。"(《温热经纬·叶香岩外感温热篇》雄按)王士雄评论因受邪时的动静状态不同而将暑邪强分阴阳云："更有调停其说者，强分动得、静得为阴阳，夫动静惟人，岂能使天上之暑气，随人而判别乎？"(《温热经纬·仲景外感热病篇》雄按)其实所称之"阴暑"，实因畏暑贪凉而趋阴，如坦胸露腹，睡卧湿地，或恣食生冷，而感受寒湿之邪(非暑邪)发病。如王士雄云："因畏热贪凉而生寒湿之病，乃夏月之伤寒也。虽在夏令，实非暑证，昔人以阴暑名之，谬矣。譬如避火而溺于水，拯者但可云出之于水，不可云出之于阴火也"(《温热经纬·叶香岩三时伏气外感篇》雄按)。证诸临床，夏月因暑贪凉而病伤寒者确多，治疗以外散风寒为主，可见王士雄之论甚合实际。

(三)湿热病邪

湿热病邪是湿与热搏形成的一种致病因素。湿热病邪是湿温的致病因素。湿为土之气，弥漫于天地之间，流布于四时之内，故湿热病邪四时存在，湿温病四时均有发生，而以长夏季节为多。长夏气候炎热，湿易蒸动，雨水较多，湿气较重，闷热潮湿，故湿热伤人尤胜。

湿热病邪为湿、热合邪所变生，其中湿为阴邪，而热为阳邪，二者阴阳各异，相互矛盾，相互聚合，形成汪廷珍所称之"半阴半阳"(《温病条辨·下焦篇》第42条汪按)之邪。湿热病邪比单纯的湿邪或单纯的热邪致病更复杂，故薛雪说："热得湿而愈炽，湿得热而愈横，湿热两分其病轻而缓，湿热两合其病重而速。"(《温热经纬·薛生白湿热病篇》)王士雄对湿、热合邪能增强致病作用作了阐释，他说："热得湿则郁遏而不宣，故愈炽；湿得热则蒸腾而上熏，故愈横。两邪相合，为病最多。丹溪有云：湿热为病十居八九，故病之繁且苛者，莫如夏月为最。

以无形之热，蒸动有形之湿，素有湿热之人，易患湿温。"(《温热经纬·薛生白湿热病篇》雄按)由此可见，湿热病邪与其他温邪相比较有其独特的致病作用。

湿热病邪的致病特点如下。

1. 黏腻淹滞，难于速祛　湿邪氤氲黏腻，致病徐缓，人在不知不觉中即受其感染而发病。湿热致病发病缓慢，不似风热病邪、暑热病邪等致病那样发病急骤，也就是说，湿热病邪致病徐缓，是与有热无湿的其他温邪致病相比较而言，而较之内科杂病中的慢性疾病的起病情况又有不同。阴柔湿邪与亢盛阳热交合，如"油入面"，难分难解，不易迅速祛除。故湿热为病，不似伤寒之一汗能解，也不像热邪一清即愈，正如汪廷珍所称湿热证"半阴半阳，其反复变迁，不可穷极，而又氤氲黏腻，不似伤寒之一表即解，温热之一清即愈，施治之法，万绪千端，无容一毫执著。"(《温病条辨·下焦篇》第42条汪按)故湿热致病病程较长，缠绵难愈，瘥后易于复发。又，湿热病邪传变较缓较慢，因为湿热病邪需在气分化燥、化热，方能传入营分、血分。这与有热无湿的其他温邪(如风热病邪、暑热病邪等)的传变相比，则多了湿邪化燥、化热环节及经过，故其传变较缓慢。

2. 邪从外受，脾胃为中心　湿热病邪虽然与其他温邪一样，从外感受而侵袭人体，但经过演变、变化，终以脾胃为病变中心。阳明为水谷之海，太阴为湿土之脏，脾胃同属中土，而湿为土之气，同气相从，故湿热病邪易伤脾胃，并以脾胃为病变中心，正如薛雪称：湿热之邪从表伤者十之一二，从口鼻入者十之八九。阳明为水谷之海，太阴为湿土之脏，故多阳明太阴受病。"(《温热经纬·薛生白湿热病篇》)章虚谷进一步说道：胃为戊土属阳，脾为己土属阴，湿土之气，同类相召，故湿热之邪，始虽外受，终归脾胃。因此，湿热病邪入侵人体发病，初起往往既有恶寒，肢体痛重，身热不扬等湿遏肌表的卫分证候，又有脘痞，腹胀，呕恶，便溏，舌苔厚腻等湿困脾胃、升降失司的气分证候。

3. 困阻清阳，闭郁气机　湿为重浊阴邪，易困遏清阳，如初起湿困肌表，卫阳困阻，而失温煦之职，则有恶寒，肢体痛重；邪正相争，阳郁不伸，虽有发热，而身热不扬；重浊阴湿上冒清空，清阳出(上)窍受阻，则有头重、鼻塞、耳聋、目瞑等。湿为黏腻胶滞之邪，湿热气蒸，三焦弥漫，郁滞气机，气行不畅，甚者湿郁气结，闭塞不通，即吴瑭所说："湿闭清阳道路也。"(《温病条辨·上焦篇》第43条自注)其症轻则胸闷不饥，脘痞腹胀，小便不利，大便不爽，重则脘腹胀满，大便不下，小便不通等。

此外，湿热病邪可衍生为寒湿之邪，而损伤人体阳气。湿邪与寒邪同属阴邪范围，二者存在转化可能。在病邪方面，当湿重热轻时，湿热病邪可向寒湿方面转化；在体质因素方面，六淫伤人皆随人身之气而变，湿邪在体内的转化亦不例外。人身中气不足，脾阳亏虚者，湿邪则随寒邪转化；另有医源性因素，即在治疗中过用寒凉，甚至误用攻下而损伤阳气，使湿随寒化。正如王士雄说："此湿热病之类证，乃寒湿也，故伤人之阳气。或湿热证治不如法，但与清热，失于化湿，亦有此变"(《温热经纬·薛生白湿热病篇》雄按)。

(四)燥热病邪

燥热病邪属燥邪之一，是发生于秋季的一种致病因素。每逢久晴无雨，气候干燥之时，容易产生燥邪。关于燥邪的含义费晋卿作了详细解释，如何廉臣引费晋卿语云："燥者干也，对湿言之也。立秋以后，湿气去而燥气来，初秋尚热，则燥而热。深秋既凉，则燥而凉。以燥为全体，而以热与凉为之用，兼此二义，方见燥字圆活。"(《重订通俗伤寒论·秋燥伤寒》廉勘)燥邪有寒热两种不同属性，其晚秋初凉，天气渐凉，则多产生凉燥(寒燥)病邪，其性有类风寒；早秋承夏，秋阳以曝，则易形成燥热病邪，其性多近风热。可见构成燥邪寒热属性与当时的气候条件及其变化等因素有关。正如俞根初《通俗伤寒论·秋燥伤寒》所说:“秋深初凉,西风肃杀,感之者,多病风燥,此属燥凉,较严冬风寒为轻。若久晴无雨,秋阳以曝,感之者,多病温燥。此属燥热,较暮春风温为重。”人感燥邪为病,统称秋燥。其感受燥热病邪致病者则是秋燥中的温燥;而外感凉燥病邪致病者则为秋燥中的凉燥。本书只讨论属于温病范围的燥热病邪的致病特点。

燥热病邪有以下一些致病特点。

1. 病变以肺经为主　四时主气内应五脏,燥为秋令主气,而肺属燥金,二者相应相从,故燥热病邪从口鼻而入,先犯手太阴肺经,正如何秀山引张石顽语云:“燥在上,必乘肺经”(引《重订通俗伤寒论·秋燥伤寒》何秀山按);叶桂亦称,秋燥“证似春月风温”,“但温邪上受,燥自上伤,理亦相等,均是肺气受病。”(《温热经纬·叶香岩三时伏气外感篇》)燥热犯肺,外则卫受邪郁,而见发热,微恶风寒等,内则肺失清肃而见咳嗽少痰,或干咳无痰,口鼻干燥等。

2. 易伤津液　燥邪本身具有伤津特性,即《素问·阴阳应象大论》所说“燥盛则干。”燥邪与邪热相搏,则更易耗伤人体的津液。燥热病邪,燥伤津液有一定规律,初起以燥伤肺津为主,症见鼻咽干燥,呛咳无痰,口干等;继则燥伤肺胃阴津,症见咳嗽无痰,口渴欲饮,舌苔干燥等。进而燥伤肺、胃、肠道阴津,症见鼻、唇、咽、喉及皮肤干燥,口渴,大便干燥,咳嗽无痰,或少痰,舌干红少苔。有少数病情严重的病例,病邪可深入下焦,而耗伤肝肾阴精,出现真阴耗伤之证。

3. 易从火化　燥郁化火,多上干清窍,出现耳鸣、目赤、龈肿、咽痛、咽肿等,正如叶桂说:“燥火上郁,龈胀、咽痛,当辛凉清上”(《临证指南医案·燥》)。

(五)温热病邪

温热病邪是近年来温病学界在整理温病学理论中对伏寒化温论的新概括。《素问·生气通天论》说:“冬伤于寒,春必病温。”说明寒邪是春季温病致病外因。又,《素问·金匮真言论》说:藏于精者,春不病温,即冬不藏精,阴虚内热体质,易促使寒邪化热发病,说明阴精素虚为春季温病的发病内因,正如柳宝诒在《温热逢源·详注灵枢素问伏气化温诸条》中说:“冬伤于寒,春月病温之由;而冬不藏精,又冬时受寒之由也。”冬季寒邪称为正邪(即当令之邪),一般不致病,即使感染人体,也无明显症状可察,故《灵枢·邪气脏腑病形》篇说:“若有若无,若亡若存;有形无形,莫知其情。”只有冬不藏精的阴虚内热体质,寒邪才得以入侵伏藏化热而发病。由此可见,温热病邪是寒邪化热,发病于春季的一种致病因素。由温热病邪引起的温病是春温。

温热病邪有如下致病特点。

1. 温热内伏,病自里发　温热病邪内郁,或因气候引发,或因新感激发,或由正气亏虚,不能制约邪气,郁极而自发。内蕴里热外发,起病急骤,初病即见里热炽盛证候,其发于气分者,症见灼热、烦渴、尿赤、舌红苔黄而乏津液等;发于营(血)分者,初病即见身热,斑疹,神昏,或有出血倾向,舌绛等。由新感激发者,则兼见表证;伏邪自发者,但见里热燔灼证候,而无表证可察。阴虚火旺之体,里热内炽易成燎原之势,邪热迅速充斥表里气血,证候严重。

2. 里热内迫,动风动血　郁热内蕴,里热蒸迫,既可引动肝风,又可使血络遭受损伤,出现痉厥、神昏、斑疹、出血等。动风症见肢体急剧抽搐,频繁有力;动血则见急性、多部位、多脏器、多窍道出血。

3. 耗损阴津,多肝肾阴伤　温热病邪易伤阴津,于病程后期多耗损肝肾之阴,症见低热，颧赤，口燥咽干，脉虚神倦，或手足蠕动，舌绛不鲜、干枯而萎等。

需要说明的是，《温病学》(5 版)统编教材以前的教材、专著，将温热病邪作为温病致病因素的总称，即相当于今天所称的温邪。因此，应注意将温热病邪与温邪区别开来。现在所称的温热病邪是春季温病致病因素，而温邪则是温病病因的总称。

(六)温毒病邪

《说文》称："毒，厚也。"引申意义则有聚集、偏胜等含义。可见，邪气聚集或偏亢即为毒邪。段玉裁注释："毒兼善恶之辞。"说明"毒"有正负面意义，即善恶两种属性。作为致病因素，应从其负面意义，即害人之物为毒。

温毒病邪是六淫邪气蕴蓄不解而形成属性为温热性质的一类致病因素。致病与时令季节相关，并可引起传染、流行，故又称作温邪时毒。温毒病邪包括风热毒邪、暑热毒邪、湿热毒邪(暑湿毒邪)、燥热毒邪、温热毒邪等。清代医家陈平伯《外感温病篇》所称之风温热毒、风温毒邪等属于温毒病邪范围。

"毒"作为温病的致病因素，最早见于《内经》，《素问・刺法论》指出，"避其毒气"，可令五疫不相染易。东晋郭洪认为温病是疠气兼夹"鬼毒"相注，《外台秘要》引《小品方》云："天行温疫，是毒病之气。"(《外台秘要・卷一・伤寒上》)金人刘完素在解释阴毒、阳毒时称，阳毒是阳热亢极之症。清代医家尤在泾在《金匮要略心典》"百合狐蜮阳毒病证治"的注释中云："毒者，邪气蕴蓄不解之谓。"清代医家邵步清著有《温毒病论》专著。现代不少学者也提出毒寓邪中的见解。可见毒邪是温病的重要致病因素。

温毒病邪有如下致病特点：

1. 攻窜流走　温毒病邪可随经脉流走攻窜，肌腠、筋骨、脏腑等均可受其损害。如外窜肌腠，可出现皮肤丹痧、斑疹；流注经脉，形成结核、包块等。

2. 蕴结壅滞　温毒病邪在攻窜流走中，可使气血壅滞(毒壅气血)，毒瘀互结，于局部出现红肿、疼痛，甚至破溃、糜烂等肿毒特征。如温毒病邪外窜经络、肌腠，皮肤可见痈脓、疮毒；上冲头面，可见头颈、颜面红肿疼痛；下注宗筋阴器，则出现阴囊、睾丸肿胀疼痛；内攻脏腑，可出现内痈(如肺痈、肝痈、肾痈等)。

温毒病邪为六淫邪气蕴蓄不解形成，因此，温毒病邪未脱离六淫邪气范围。临床通过"审证求因"能分辨出不同温毒病邪的六淫属性，且可按"审因论治"进行有针对性的治疗。应特别强调的是，对温毒病邪引起的肿毒证候，还须注重清热解毒治疗。

(七)疠气

《说文》称疠为"恶疾也"。段玉裁注释云："训疠为疠疫，古多借厉为疠。"故中医著作中常称疠气为厉气，或疫疠之气。又因其致病暴戾，发病严重，故又称疠气为戾气。

疠气是六淫邪气中具有强烈传染性，能引起播散、流行的一类致病因素。疠气具有寒热两大不同属性，属于温热性质者，能引起温病的传染与流行。晋代医家王叔和称具有强烈传染性和能引起流行的致病因素为"非时之气"，他在《伤寒序例》中说：凡时行者，春时应暖而反大寒，夏时应热而反大凉，秋时应凉而反大热，冬时应寒而反大温，此非其时而有其气，是以一岁之中，长幼之病多相似者，此则时行之气也。明代医家吴有性，不同意这种观点，他在《温疫论》中指出：温疫之为病，非风、非寒、非暑、非湿，乃天地间别有一种异气所感，这种特异之气吴有性称为"厉气"，即今所称之疠气。他认为疠气不是"四时不正之气"，因为疠气不可以年岁四时为拘，盖非五运六气所能定。吴有性说："疫者，感天地之厉气，在岁运有多寡，在方隅有厚薄，在四时有盛衰。此气之来，无论老少强弱，触之者即病，邪从口鼻而入，则其所客,内不在脏腑,外不在经络,舍于夹脊之内,去表不远,附近于胃,乃表里之分界,是为半表半里,即针经所谓横连募原是也。"自吴有性以后对疠气的研究日渐深入。

疠气具有以下致病特点:

1. 致病暴戾 疠气是一类特殊的致病因素,毒力与致病力极强,其弥散于自然界,人体接触即被感染,不分老幼,众人触之者即病。

2. 多从口鼻而入,病变定位具有特异性 疠气主要从口鼻入侵人体,即吴有性所称之"天受",但也有通过直接接触而感染于人者。不同疠气致病,具有不同的病变定位,即所谓疠气具有专入某脏腑经络,专发为某病的特性。例如暑热疫疠病变多在阳明胃;湿热疫疠病变多在募原;瓜瓤瘟病变在肺胃;蛤蟆瘟病变在脖颈;疙瘩瘟病变在经络等。

3. 具有强烈的传染性,易引起流行 疠气具有极强的感染力,可通过空气、疫水、蚊虫叮咬等不同感染方式,在人群中引起传染以及程度不等的蔓延、流行。

4. 为病严重,病情凶险,复杂多变 疠气致病力强,入侵人体传变迅速,引起症状严重,复杂多变,初起多见寒战,高热,头痛如裂,身痛如杖,蒸蒸汗出,或腹如绞肠,或呕逆胀满,或斑疹显露,或神迷肢厥,舌苔垢腻等严重而凶险的证候。疠气不仅毒力强,且易在体内播散,证候演变迅速,例如湿热疫疠,晨起病变尚在募原,舌苔白厚如积粉而滑腻;午前病邪初入胃府,苔始变黄;午后邪已入胃,全舌变黄;入暮其邪则全入胃肠,舌变焦黑。一日三变,症状复杂多样。

疠气是六淫邪气中具有强烈传染性的一类致病因素,故疠气亦未脱离六淫范畴,仍可按六淫属性进行辨证论治。由于疠气引起温病传染、流行,故应重视和建立相应的防疫措施。

二、发 病

温病学发病学的内容包括发病因素、病邪感染途径、发病类型等。

(一)发病因素

影响温病发生及流行的因素是多方面的,例如人体体质因素、自然因素、社会因素等。

1. 体质因素 温病是在温邪作用下,引起人体阴阳偏盛偏衰,卫气营血及三焦所属脏腑功能紊乱及实质损伤的一种病理状态。温邪入侵,并导致发病,取决于人体的抗病能力,及邪正力量对比。身体健康者,脏腑功能正常,正气内固,抗邪力强,温邪不至于入侵,此即《素问·刺法论》所说:"正气存内,邪不可干。"张景岳在《景岳全书·杂证谟》中说:"瘟疫乃天地之邪气,若人身正气内固,则邪不可干,自不相染。"正气亏虚者,防御力低下,温邪则易于入侵,正如《灵枢·百病始生》说:"风、雨、寒、热,不得虚,邪不能独伤人。卒然逢疾风暴雨而不病者,盖无虚,故邪不能独伤人。此必因虚邪之风,与其身形,两虚相得,乃客其形。"温邪入侵,是否一定发病,或立即发病,除取决于感邪量多少、感邪性质外,人体功能状态,正气强弱盛衰等在发病中起着极为重要的作用。例如阴精素虚体质,则易感受温热病邪。邪舍少阴,郁伏不发,至来春阳气升发,或再感客邪,引动在里伏热而发病,病情颇重。又如,湿热疫疠,从口鼻而入,直趋中道,盘踞募原,至正气耗损,不能制约病邪,邪气张溢而发病,正如吴有性说:"感之浅者,邪不胜正,未能顿发,或遇饥饱劳碌,忧思气怒,正气被伤,邪气始得张溢"(《温疫论·原病》)。人体正气不足,免疫力低下,温病容易在人群中发生与流行。预防措施不力,计划免疫实施情况不佳,均可使人群易染性增加。

2. 自然因素(如环境、地域等) 对温病发生的影响,已在第二章温病具有地域性特点中论述。气候异常对温病发生与流行有着直接关系,非其时而有其气,如骤冷暴热,疾风霪雨，人体不能适应寒暖遽变，则易感温邪而发病，故巢元方《诸病源候论》说：皆因岁时不和，温凉失节，人感乖戾之气而生病，则病气转相染易，乃至灭门，延及外人。自然灾害与温病的发生与流行也密切相关，例如洪涝灾害，疫水泛溢，污染水源，导致温疫发生、流行，故有“大灾之后必有大疫”之说。此外，空气中存在放射性物质，污染性尘粉，刺激性气体，或其他有害物质，对人体免疫功能都会产生明显影响，降低抗病能力，增加温邪染易机会。

3. 社会因素　影响温病发生与流行的社会因素是多方面的，诸如经济条件，营养调配，体育锻炼，卫生习惯，卫生设施，防疫制度等，例如某些经济滞后的发展中国家，人民生活贫困，营养不良，体质虚弱，文化落后，卫生及防疫设施缺少，战争频繁，社会动荡，人口迁徙流动，自然灾害不断发生，常常有传染性温病的发生与流行，如痢疾、疟疾、霍乱等。

(二)温邪感染途径

温邪可通过多途径入侵人体而发病，主要有以下几种：

1. 从呼吸道入侵　被温邪污染的空气，随呼吸进入鼻窍，温邪因而得以侵入肺系引起发病，初起病变多在手太阴肺。古代医家很早就认识到：“一人病气足充一室。”病室空气被温邪污染，足以感染健康人。吴有性称这种途径为“天受”；叶桂称之为“上受”。四时温病中的风温、烂喉痧等是通过呼吸道传染的。

2. 从食道入侵　病邪污染水源、食物，随饮食经食道而入侵人体。由于口气通于胃，故经食道入侵的温邪则直犯胃肠而发病。古代医家很早就认识到了这种感邪途径，例如《诸病源候论·食注候》说：“人有因吉凶坐席饮啖，而有外邪恶毒之气，随食饮入五脏，沉滞在内，流注于外，使人肢体沉重，心腹绞痛，乍瘥乍发，以其因食得之，故谓之食注。”痢疾、霍乱等传染性温病通过食道入侵人体。

3. 从皮毛入侵　某些温邪是通过皮肤、肌腠、经络侵入人体，这就是一般所说的“从肌表而入”。与具有传染性温病患者直接接触，病邪可从皮毛入侵而染易于人。疟疾传染是由雌性按蚊叮咬人体皮肤时，将蚊体内疟邪(疟原虫)经由皮肤而注入人体。属于疫疹范围的流行性斑疹伤寒、地方性斑疹伤寒，则分别由人虱、鼠蚤为媒介，将疫邪(普氏立克次体、莫氏立克次体)经皮肤感染于人体。此外，人体接触疫水，病邪亦可从健康皮肤或破损皮肤入侵人体。总之，温邪从皮毛入侵引起温病发病是一重要感邪途径。

(三)发病类型

发病类型是根据发病时临床表现确定的，一般分为病发于表的新感温病和病发于里的伏邪温病。

1. 新感温病　新感温病又简称“新感”，指感邪后立即发病的一类温病。新感温病的证候特点是，感邪在表，初起即见表证，以发热，恶寒，无汗或少汗，头痛，咳嗽，舌苔薄白，脉浮数等肺卫证候为主，一般无里证出现。新感温病的传变，形式多样，与感邪性质、感邪数量多少、患者体质类型等相关，主要有：①在表不传，自行消退。感邪较轻，正气未至大虚，御邪抗邪力较强者，其邪可郁于表而不传变，或自行消退。②自表入里，渐进传变，即温邪顺沿卫气营血层次渐进深入。③自肺卫内陷心营。指温邪初犯肺卫，旋即径传心营，出现神志异常为主的心营之症。总之，新感温病的传变趋向是自表入里，由浅入深。新感温病病程一般较短。新感温病的治疗，初起病邪在表，一般以解表祛邪为大法，若治疗及时而正确，温邪则从表而外解，预后一般较好。属于新感温病病种较多，如风温、暑温、湿温、秋燥、烂喉痧、大头瘟等。

2. 伏邪温病　又称伏气温病，或简称“伏邪”，指感邪后，邪气伏藏，过时而发的温病，如冬时受邪至来春发病。伏邪温病的发生与体质因素相关，阴虚内热体质（冬不藏精之体），多患伏邪温病，即所谓：冬不藏精，春必病温。伏邪温病证候特点是：发病即见一派里热证候，若无外感引发，一般无表证可察。里热证候主要是灼热、烦躁、口渴、尿赤，或有斑疹隐隐，或舌绛，脉数等。伏邪温病传变方式主要有：①由里达表。伏邪初发，不继续深入，而自里出表，病势随之减轻，病情缓解、好转，预后较好。②进一步深传。伏邪始发于里，继续向里深传，病情随之加重，预后一般较差。伏邪温病病情较重，病程较长。在里伏邪因各种原因不能外透，或透邪不尽，则使病情复杂，反复多变，变证迭起，病难速愈，古代医家将其比喻为抽蕉剥茧，层出不穷。伏邪温病治疗以清、养、透为原则。所谓“清”，指直清里热，针对在里伏热而设，为伏邪温病最主要的治疗原则，如叶桂说：“苦寒直清里热，热伏于阴，苦味坚阴，乃正治也”（叶香岩《三时伏气外感篇》）。所谓“养”，指养阴透邪。伏邪温病患者，本属阴虚体质，又因热邪内郁伤阴，阴伤严重，因此必须养阴以透邪，即古代医家所称养阴托邪。可见“养”主要是针对体质而确立的治疗原则。所谓“透”，指透邪外达。邪气郁伏在里，不能外达，故需领邪、透邪外出。可见“透”也是针对邪气郁伏不达而确立的原则。属于伏邪温病的病种主要有春温、伏暑等（见表4）。

表4 新感与伏邪比较表

	新感	伏邪
发病	感邪后立即发病	感邪后邪气伏藏，过时而发
传变	邪自表解，或自表传里	伏邪自里达表，或入里内陷
证候	初起即见表证，一般无里热证	初发即见里热证，如无外感引发，则无表证
病程	一般病程较短	病程较长，伏邪透出不尽，则病难速愈
病情	病情较伏邪为轻	病情较新感为重
治疗	一般初起以解表为主	初起以直清里热为主，兼以养阴、透邪

典型的新感、伏邪两种不同发病类型，其证候、传变、病程、病情轻重、治疗原则等均不相同。不典型的病例，有时难于鉴别其为新感或伏邪，例如暑温是感受当令暑邪而及时发病的新感温病，但不全具新感温病的典型表现，即初起病变多在阳明气分，少有表证出现，初发证候不与新感温病相同，临床上有可能误认为伏邪温病，故应引起注意。

三、历代医家对温病病因发病的认识

古代医家对温病病因与发病有不同的认识，以下进行简要介绍。

（一）病因方面

最早有“寒邪”致病说，即《素问·生气通天论》说：“冬伤于寒，春必病温。”这可能是温病初发多见恶寒表证，因而推论为寒邪所致。晋代王叔和根据恶寒表证，又推论出春季温病是“寒毒藏于肌肤”，过时而发所形成。其次是“毒气”致病说，《素问·刺法论》提出“避其毒气”，可令五疫不相染易。“时行之气”为王叔和提出。所谓时行之气，指“非其时而有其气”，与气候变化密切相关。其后《肘后备急方》、《诸病源候论》提出“疠气”、“乖戾之气”，说明温病具有传染性、发病暴戾、为病严重。金元时期提出“六淫化火”说，强调温病温热性质属性，为清热方药的应用提供依据。明清时期提出“杂气”致病说，将温病病因学说向前推进了一步。现择要介绍如下。

1. 六淫化火说　六淫化火说为金元时期刘完素倡导。刘完素处于战争频繁，社会动乱，疫病流行时代，所见病例多以发热为主要表现的急性热病，因此强调火热致病说。六淫中除火与暑属性为热以外，其他病邪如风、湿、燥、寒等在病理变化过程中，皆能衍生为热，化生成火，这就是六淫皆从火化之说。例如刘完素称："凡言风者，热也。"(《素问玄机原病式·中风论》)又言："积湿生热"(《素问玄机原病式·火气为病》)。论燥则谓："金燥属秋阴，而其性异于寒湿，而反同于风热也"(《宣明论方·燥门》)。论寒则言其"阳气怫郁，不能宣散"(《宣明论方·伤寒门》)而化热。刘完素不但倡六淫皆从火化，且提出病机演变所产生的证候都属热证，而无阴寒证候，这就是刘完素所说：六经传受，由浅至深俱是热证，非有阴寒之证。刘完素立论六淫化火，目的在于为寒凉清热为主治疗热病提供病因依据。总之，六淫化热、变生热证，以清热为主治疗，突出了刘完素主火热说的学术观点。

2. 杂气说　杂气说为明末医家吴有性首先提出，清代医家戴麟郊、杨璇、刘松峰等宗其说。吴有性处于温疫流行时代，目睹以《伤寒论》方法治疗温病未尝见其不殆，因而提出伤寒与温病有霄壤之隔。温病与伤寒的区别，根本原因在于二者病因不同。提出温疫非感寒所致，而是"杂气"引起。杂气是多种致病因素的总称，包含病原体多种多样。

杂气学说的基本内容可概括为以下几方面：

(1)杂气客观存在：杂气无形可求，无象可见，无声无臭，其来无时，其着无方，众人触之即病。

(2)杂气不属六淫：杂气不同于六淫，即非风、非寒、非暑、非湿，乃天地间别有一种特异之气。专言六淫，不言杂气，则不能概括所有病因。吴有性说："实不知杂气为病，更多于六气为病者百倍。不知六气有限，现在可测，杂气无穷，茫然不可测也。专务六气，不言杂气，焉能包括天下之病欤！"(《温疫论·杂气论》)

(3)杂气不同于时行之气：吴有性指出：病疫之由，昔以为非其时有其气，春应温而反大寒，夏应热而反大凉，秋应凉而反大温，得非时之气，长幼之病相似以为疫，余论则不然。吴有性进一步指出，杂气不可以年岁四时为拘，五运六气所能定。

(4)杂气是多种致病因素的总称：杂气包含病原甚多，疫气即属杂气之一，因其致病力强，胜于它气，发病暴戾，为病颇重，故又名之为疠气。

(5)杂气主要从口鼻而入侵袭人体：吴有性称邪从口鼻而入侵者为"天受"，通过直接接触患者感染而发病者为"传染"。

(6)杂气具有强烈的传染性：杂气传染性强，人体触之即可感染发病，并引起程度不等的流行。吴有性称其流行程度有"盛行之年"、"衰少之年"、"不行之年"等。盛行之年，指温疫流行严重，范围较广；衰少之年，指温疫流行不严重，流行范围不广泛；不行之年，指温疫呈散在发生，未引起广泛流行。

(7)杂气中不同病原体引起不同的疾病：杂气包括多种病原体，不同的病原体引起各种不相同的疾病，正如吴有性在《温疫论·杂气论》中所说："各随其气而为诸病焉。"同一病原体引起的疾病，所见症状相同，不同病原体引起的疾病，其症状各异。如大头瘟流行，则见众人发颐，或众人头面浮肿；如蛤蟆瘟流行，则众人咽痛，或时音哑；如瓜瓤瘟流行，则众人目赤肿痛，或见斑疹，或有疮疥疔肿，或见呕血、暴下等；如疙瘩瘟流行，则众人遍身瘿痃。为病种种，难以枚举。

(8)杂气中不同病原体具有种属感染特异性：杂气中不同病原体对人体及动物的感染，具有选择性，吴有性称这种选择性为"偏中"性。他在《温疫论·论气所伤不同》中云："然牛病而羊不病，鸡病而鸭不病，人病而禽兽不病，究其所伤不同，因其气各异也。”这就是说，能感染牛而使其发病的病原体，则不能感染羊发病；能感染鸡使其发病的病原体，则不能感染鸭发病；能感染人体发病的病原体，则不能感染禽类、兽类动物发病。究其原因，为病原体不同，属性各异，对人体或其他动物有选择性地入侵。

(9)杂气中不同病原体对脏腑经络定位具有特异性：不同的病原体入侵的经络或脏腑不同，这就是吴有性所说：“适有某气专入某脏腑经络，专发为某病”(《温疫论·杂气论》)。病因不同，病变定位则有差异。

杂气传变迅速，传变形式多样复杂。杂气为暴戾之邪，为病严重，证候演变迅速，传变形式不拘一格，例如湿热类温疫，病邪盘踞募原，邪溃则有九种传变。募原外连经络，去表不远，其内近胃腑未及于里，适居经(表)胃(里)交关之所，即半表半里部位。杂气九传始动于募原，有先后表里不同：或但表不里；或表而再表；或但里不表；或里而再里；或表里分传；或表里分传再分传；或表胜于里；或先表后里；或先里后表。上述传变虽曰九种，但大凡不出表里之间，其出表为顺，内陷为逆。只要募原盘踞之伏邪未尽，其传变则不会终止。故在治疗上，需促使盘踞伏邪分离募原，再乘势逐邪外出而解。

寻求治疗杂气特效方药。吴有性认为：温疫因邪而发热，故但治其邪，不治其热，而热自已。又指出：能知以物制气，一病只须一药之到，而病自已，不烦君臣佐使品味加减之劳矣。刘松峰指出：真知其邪在某处，单刀直入批隙导窾。可见重视病因治疗。他们根据病邪所在，主张以早拔去病根为要，乘人气血未乱，肌肉未消，津液未耗，病人不至危殆，投剂不要掣肘。总之以祛邪为第一要义。祛邪方法，吴有性针对病邪盘踞募原，先用达原饮疏利透达，使邪结渐开，分离募原。其邪出表，精气潜入，胃气鼓动，可从战汗而解；其邪传入胃肠，可以承气汤类攻下逐邪。攻下是治邪最根本的方法，吴有性倡急症急攻，勿拘结粪之说，扩大了攻下法应用范围。杨璇针对三焦怫郁之邪，采用轻者清之，重者泻之，多用芩、连、膏、黄(大黄)，使邪热杂气消解。

杂气属性温热，易耗伤阴津。杂气致病，以发热为主症，易耗伤人体阴津，在治疗中应注意保存阴津，禁用温燥方药，病程后期，更应注意滋养阴津。吴有性在《温疫论·解后宜养阴忌投参术》中说：“夫疫乃热病也，邪气内郁，阳气不得宣布，积阳为火，阴血每为热搏，暴解之后，余焰尚在，阴血未复，大忌参芪白术。”

杂气学说的建立，突破了“百病皆生于六气”的传统观点，较准确地揭示了急性传染病的发病原因，丰富和发展了温病病因学说，是温病病因学的一大发展，在温病学形成与发展史上具有重要意义。杂气学说的提出，还揭示了温疫发生与流行的特点，提示人们要重视温疫的预防，控制传播、蔓延。杂气学说提出温疫治疗的新理念、方法及方药，是温病学理论精髓之一，应予珍视，注意继承，加以研究，以期推陈出新，为防治传染病、急性感染性疾病，发挥更大的作用。应该看到，杂气学说是建立在直观分析和推理基础上的认识，受到历史条件和当时科学发展水平限制，即便是有创见性的病因学说，也未得到应有发展。同时杂气学说在“审证求因”、“审因论治”方面，尚未形成独立理论体系，故使杂气在客观上无法脱离六淫范围，临床应用受到限制。

(二)发病方面

伏邪与新感学说是阐明温病发病类型的两种主要学说。

1. 伏邪学说　中医学最早以伏邪学说阐明温病病因发病。《内经》有关论述为伏邪学说的萌芽提供了早期理论依据。如《素问·生气通天论》说：“冬伤于寒，春必病温。”指明了温病为寒邪伏藏逾期而发所致。同时《素问·金匮真言论》指出:“藏于精者,春不病温。”寓有冬不藏精,春必病温之意,即寒邪在冬不藏精条件下郁而化热,至来春发为温病。对“冬不藏精”需要活看,非尽指房室而言,还应包括阴精亏虚体质在内。冬不藏精,春必病温,说明阴精虚损体质是病邪伏藏的内在条件。如邵新甫说:冬伤于寒,春必病温者,重在冬不藏精也。盖烦劳多欲之人,阴精久耗,入春则里气大泄,木火大燃,强阳无制,燔燎之势,直从里发,始见必壮热烦冤,口干舌燥之候矣,故主治以存津液为第一(《临证指南医案·温热》邵按)。又,《素问·刺热》说:“其热病内连肾。”指明伏邪温病病变部位多与肾脏相关联。后汉张仲景《伤寒论》未明确论及伏邪问题,但所称“太阳病发热而渴,不恶寒者,为温病;若发汗已,身灼热者,名曰风温。”被许多学者认为是伏热自里外发的表现及误用辛温发汗所产生的变证。晋代王叔和《平脉篇》提出了“伏邪”之名,并在《伤寒序例》中论及了“寒毒”伏藏部位问题,他称寒毒“中而即病者曰伤寒;不即病者,寒毒藏于肌肤,至春变为温病,至夏变为暑病,暑病者热极重于温也。”寒毒伏藏,在“更感异气”条件下被激发而发病。所称“更感异气”实指再感六淫外邪,如重感于寒,则变为“温疟”;更遇于风则变为“风温”;更遇温热,则变为“温毒”;更遇温气则变为“温疫”。至唐代,对伏藏之邪的认识,已不限于寒邪或寒毒,而扩展至其他外邪,如王焘《外台秘要·温病论病源二首》云:“其冬月温暖之时,人感乖候之气,未遂发病,至春或被积寒所折,毒气不得泄,至天气喧热,温毒始发,则肌肤斑烂也。”指出“乖候之气”伏藏,郁久可化生为温热性质的毒邪而发病,突破了长期以来单一寒邪伏藏的局限,扩大了伏邪温病病因范围。金元时期刘完素指出,冬伏寒邪,不仅“至春变为温病”与“至夏变为暑病”,更有“至秋变为湿温,至冬变为正伤寒”(《伤寒医鉴》引刘完素语)之说,说明伏邪温病四时均可发生,而不限于春、夏二季,扩大了伏邪温病范围。明代王肯堂指出暑邪内伏,逾时而发生“伏暑”,伏邪温病病种不断被扩充。时至清代,有了伏邪温病学说专著,如清代医家柳宝诒的《温热逢源》即是。晚清医家何廉臣指出,凡伏邪皆是伏火。可见伏邪学说代有发展,内容极其丰富。

(1)能伏藏的病邪及伏藏条件:对哪些病邪能够伏藏的认识,是逐渐通过临床观察而明确的,最早《内经》认为寒邪能够伏藏人体逾时而致发病,其后医家多认同其说。明清医家逐渐认识到暑邪及其他病邪在条件具备时也可在人体内伏藏。病邪伏藏条件,多数医家认为肾气亏虚是邪气得以内伏的首要因素。正如柳宝诒说:“本因肾气之虚,始得入而据之。”(《温热逢源·伏温化热郁于少阴不达于阳》)

(2)病邪伏藏部位:历代医家对病邪伏藏部位认识不一,归纳起来大约有这些部位:

肌肤:晋代王叔和认为寒毒藏于肌肤。他指出,寒毒中而即病者为伤寒,中而不即病,寒毒藏于“肌肤”,至春变为温病,至夏变为暑病。

肌骨:隋代巢元方在《诸病源候论·温病候》提出寒邪藏于肌骨,他说:即病者为伤寒,不即病者,寒毒藏于“肌骨”中,至春变为温病。

募原:吴有性早有“邪自口鼻而感,入于‘募原’,伏而未发,不知不觉”(《温疫论·统论疫有九传治法》的论述。其后蒋宝素、俞根初等引申其意,立募原为邪伏部位之说。

邪伏部位随体质而异:清代医家雷丰持这种观点,指出纨绔子弟,肾气亏虚,则邪气伏藏于“少阴”;劳苦体实者,病邪则伏藏于“肌肤”。他说:《经》谓冬伤于寒,春必病温,是训人有伏气之为病也。夫冬伤于寒,甚者即病,则为伤寒,微者不即病,其气伏藏于“肌肤”,或伏藏于少阴,至春阳气开泄,忽因外邪乘之,触动伏气乃发,又不因外邪而触发者,偶亦有之。其藏肌肤者,都是冬令劳苦动作汗出之人;其藏“少阴”者,都是冬不藏精,肾脏内亏之辈，此即古人所谓最虚之处，便是容邪之处（《时病论·冬伤于寒春必病温大意》）。

有关邪伏部位的三纲鼎立说：喻嘉言指出，其冬伤于寒，春必病温，此一大例也，其寒邪伏藏于“肌肤”。喻嘉言认为：“冬伤于寒，藏于肌肤，感春月之温气而始发。肌肤者，阳明胃经之所主也。”（《尚论后篇·温症上篇》）。冬不藏精，春必病温，此一大例也，其邪气伏藏于“少阴”，如喻嘉言指出：“盖以精动则关开而气泄。冬月关开气泄，则寒风得入之矣。关屡开，气屡泄，则寒风屡入之矣。而肾主闭藏者，因是认贼作子，贼亦无门可出，弥甚相安，及至春月，地气上升，肝木用事，木主风，于是吸引肾邪，勃勃内动，而劫其家宝矣。然邪入既深，不能遽出，但觉愦愦无奈。其发热也，全在骨髓之间，自觉极热，而扪之反不烙手，任行表散，汗出而邪不出，徒伤津液，以取危困，其候比之冬伤于寒一例，则倍重矣。”（《尚论后篇·温症中篇》）。既冬伤于寒，又冬不藏精，至春月同时发病，此一大例也，其病邪伏藏于“肌肤”、“少阴”。喻嘉言说：“冬既伤于寒，冬又不藏精，至春月两邪同发，则冬伤于寒者，太阳膀胱主之。冬不藏精者，阴分受邪，少阴肾经主之。与两感伤寒症中，一日太阳受之，即与少阴俱病，则头痛，口干，烦满而渴之例纤毫不差。但伤寒症自外入内，转入转深，故三日传遍六经；温症自内达外，既从太阳户牖而出，势不能传遍他经。表里只在此二经者，为恒也。”（《尚论后篇·温症下篇》）

上述有关邪伏部位的论述，多系根据温病初发时的症状，结合患者体质，以及有关经典著作的论述作出的推断，故不能完全看做病邪实际潜伏部位。

（3）激发因素：病邪伏藏人体内，不一定即刻发病，只有在受到有关因素激发、引动才从体内发出而发病。常见激发因素有：

气候引发：如春季气候转暖，阳气升发，引动伏藏体内郁热而发病。夏季暑热蒸动，也可引动伏热，如何廉臣说：“伏温之邪，由春夏温热之气蒸动而出，此其常也。”（《重印全国名医验案类编·火淫病案》）

再感时令之邪激发：体内伏热因再感六淫外邪激发，其证候既见新邪束表之症，又有里热内炽之症，总为“客寒包火”证。如《重订通俗伤寒论·伏暑伤寒》在论述伏暑病因时说：“夏伤于暑，被湿所遏而蕴伏，至深秋霜降及立冬前后，为外寒搏动而触发，邪伏膜原而在气分者，病浅而轻；邪舍于营而在血分者，病深而重。”

其他因素激发：如饮食不节，或过于劳累，或房室不节，或情志不遂，均可使正气受伤，不能遏制伏邪而发病，如吴有性在《温疫论·原病篇》中说：“感之浅者，邪不胜正，未能顿发，或遇饥饱劳碌，忧思气怒，正气被伤，邪气始得张溢。”吴有性虽未系统提出伏邪学说，但是此论可视为伏邪激发因素。

（4）邪发途径：古人尚有邪发途径的论述，有认为从少阳发出者，有认为从经气之虚处发出者。俞根初说：“伏温内发，新寒外束，有实有虚，实邪多发于少阳、膜原；虚邪多发于少阴、血分阴分。当审其因而分为少阳温病，手少阴温病，足少阴温病，以清界限。”（《重订通俗伤寒论·春温伤寒》）

（5）伏邪传变：伏邪传变一是由里达表，其病情逐渐减轻，愈后较好；二是进一步深传内陷，病情逐渐加重，甚至恶化，预后较差，多为逆证。如柳宝诒说：“伏温由阴而出于阳，于病机为顺。”又说“若病发于阴，而即溃于阴，不达于阳，此病机为逆。”（《温热逢源·伏温阴阳淆乱见证错杂》）

（6）临床表现：伏邪内溃，而见一派里热充斥证候，若无外感六淫引发，则无表邪外束证。

伏热外发，病情缠绵，病程较长，难于速愈。王士雄从舌象、脉证、病程及传变诸方面论述了伏邪温病表现，如云："若伏气温病，自里出表，乃先从血分而后达于气分，故起病之初，往往舌润而无苔垢，但察其脉，软而或弦，或微数，口未渴而心烦恶热，即宜投清解营阴之药，迨邪从气分而发，苔始渐布，然后再清其气分可也。伏邪重者，初起即舌绛咽干，甚有肢冷脉伏之假象，亟宜大清阴分伏邪，继必厚腻黄浊之苔渐生。此伏邪与新邪先后不同处。更有邪伏深沉，不能一齐外出者，虽治之得法，而苔退舌淡之后，逾一二日舌复干绛，苔复黄燥，正如抽蕉剥茧，层出不穷，不比外感温邪，由卫及气，自营而血也。"（《温热经纬·叶香岩外感温热篇》雄按）王士雄所论为伏寒化热，郁久外达证候。伏邪性质、邪伏部位不同，表现各异，如暑邪（或暑湿）内伏，自里外达，与寒邪化热外达证候不同，俞根初论述伏暑证候时说："邪伏膜原，外寒搏束而发者，初起头痛身热，恶寒无汗，体痛肢懈，脘闷恶心，口或渴或不渴，午后较重，胃不欲食，大便或秘或溏，色如红酱，溺黄浊而热，继则状如疟疾，但寒热模糊，不甚分明，或皮肤隐隐见疹，或红或白，甚或但热不寒，热甚于夜，夜多谵语，辗转反侧，烦躁无奈，渴喜冷饮，或呕或呃，天明得汗，身热虽退，而胸腹之热不除，日日如是，速则二四候即解，缓则五七候始除。舌苔初则白腻而厚，或满布如积粉，继则由白转黄，甚则转灰转黑，或粗或干，或焦而起刺，或燥而开裂，此为伏暑之实证，多吉少凶。若邪舍于营，外寒激动而发者，一起即寒少热多，日轻夜重，头痛而晕，目赤唇红，面垢齿燥，心烦恶热，躁扰不宁，口干不喜饮，饮即干呕，咽燥如故，肢虽厥冷，而胸腹灼热如焚，脐间动气跃跃，按之震手，男则腰痛如折，先有梦遗，或临病泄精，女则少腹酸痛，带下如注，或经水不应期而骤至，大便多秘，或解而不多，或溏而不爽，肛门如灼，溺短赤涩，剧则手足瘛疭，昏厥不语，或烦则狂言乱语，静则郑声独语，舌色鲜红起刺，别无苔垢，甚则深红起裂，或嫩红而干光，必俟血分转出气分，苔始渐布薄黄，及上罩薄苔黏腻，或红中起白点，或红中夹黑苔，或红中夹黄黑起刺，此为伏暑之虚证，多凶少吉。其他变证，兼寒者暑邪内郁，则成痎疟，或间一日而发或间二日而发，总多寒轻而热重，终则瘅疟而无寒，夹积者暑毒下陷，则成赤痢，或夹黄脓白涕，或夹青汁黑垢，总多稠黏而无粪，终则下多而亡阴。"（《重订通俗伤寒论·伏暑伤寒》）可见证候复杂多样，较之冬寒内伏化热外出者，有所不同。

（7）治疗原则：寒邪内伏化热，郁而不达，耗伤阴津，故清、养、透为其治疗原则。"清"，指直清里热，针对在里伏热；"养"，指滋养阴津，针对里热伤阴，阴复则可托邪外达；"透"，指领邪外达，针对伏邪郁而不达，有透邪外出作用。正如王履《医经溯洄集·伤寒温病热病说》云："法当清里热为主，而解表兼之（按：此指新感引动伏邪），亦有治里而表自解者。"柳宝诒《温热逢源·伏温从少阴初发证治》说："一面泄热，一面透邪，凡温邪初起，邪未离少阴者，其治法不外是矣。"但是，如系新感引动伏邪，而表证较重者，则当先解其外邪，外邪一解，里热即露，再视邪热程度，里热发出部位，随证论治。如何秀山说："春温兼寒，初用葱豉桔梗汤，辛凉开表，先解其外感，最稳。若不开表，则表寒何由而解。表寒既解，则伏热始可外溃，热从少阳胆经而出者，多发疹点，新加木贼煎加牛蒡、连翘以透疹。热从阳明胃经而出者，多发斑，新加白虎汤加牛蒡、连翘以透斑，疹斑既透，则里热悉从外达，应即身凉脉静而愈。若犹不愈，则胃肠必有积热，先用诸承气汤，急攻之以存津液，病多速愈。此伏气春温实证之治法也。"（《重订通俗伤寒论·春温伤寒》何秀山按）

暑湿自里外达，与寒郁化热外达证的治疗不同。暑湿必由新感引动而发，故必见表证，治疗当先解散表邪，迨表邪解，再视情施治，如在里暑热重于湿邪者，则以清解暑热为主，但若湿重于暑者则以化湿为主。正如俞根初说："邪伏膜原而在气分，先以新加木贼煎，辛凉微散以解外，外邪从微汗而解，渐觉病退，而半日一日之间，寒虽轻而热忽转重，此蕴伏膜原之暑湿，从中而作，固当辨其所传而药之，尤必辨其暑与湿孰轻孰重，传胃而暑重湿轻者，则用新加白虎汤加连翘、牛蒡辛凉透发，从疹而解。传二肠则伏邪依附糟粕，即用枳实导滞汤苦辛通降，从大便而解，解后暂用蒿芩清胆汤，清利三焦使余邪从小便而解，然每有迟一二日热复作，苔复黄腻，伏邪层出不穷，往往经屡次缓下，再四清利，而伏邪始尽，邪虽尽，而气液两伤，终以竹叶石膏汤去石膏，加西洋参、鲜石斛、鲜茅根、青蔗汁，甘凉清养以善后。传脾而湿重热轻者，先用大橘皮汤加茵陈、木通，温化、清渗，使湿热从小便而泄，然脾与胃以膜相连，湿在胃肠之外，热郁在胃肠之中，其湿热黏腻之伏邪，亦多与肠中糟粕相搏，蒸作极黏腻臭秽之溏酱矢，前方酌加枳实导滞丸、更衣丸等缓下之，必俟宿垢下至五六次，或七八次而伏邪始尽，邪既尽，而身犹暮热早凉，阳陷入阴，阴分尚有伏热也，可用清燥养营汤加鳖血柴胡（八分）、生鳖甲（五钱）、青蒿脑（钱半）、地骨皮（五钱）清透阴分郁热，使转出阳分而解。解后则以七鲜育阴汤（鲜生地五钱、鲜石斛四钱、鲜茅根五钱、鲜稻穗二支、鲜雅梨汁、鲜蔗汁各两瓢冲，鲜枇杷叶去毛炒香三钱）滋养阴液以善后。若邪舍于营而在血分，先与加减葳蕤汤加青蒿脑、粉丹皮，滋阴宣气，使津液外达，微微汗出以解表，继即凉血清营以透邪，轻则导赤清心汤，重则犀地清络饮，二方随证加减，若已痉厥并发者，速与羚羊三汁饮，清火息风，开窍透络，定其痉以清神识。若神识虽清，而夜热间有谵语，舌红渐布黄腻，包络痰热未尽者，宜清肃，玳瑁郁金汤去紫金片，加万氏牛黄丸（二颗，药汤调下）。口燥咽干，舌干绛而起裂，热劫津枯者，宜清滋，清燥养营汤去新会皮，加鲜石斛、熟地露、甘蔗汁。心动而悸，脉结代，舌淡而干光，血枯气怯者，宜双补，复脉汤加减。冲气上逆，或呃或厥，或顿咳气促，冲任脉搏，舌胖嫩圆大，阴竭阳厥者，宜潜，坎炁潜龙汤主之。亦有凉泄太过，其人面白唇淡，肢厥便泄，气促自汗，脉沉细，或沉微，舌淡红而无苔，气脱阳亡者，宜温，附子理中汤，加原麦冬、五味子救之。”（《重订通俗伤寒论·伏暑伤寒》）

2. 新感温病说　形成于伏邪学说以后，比较晚近。《素问·六元正纪大论》所说“民疠温病”，一般认为是新感温病。后汉张仲景《伤寒杂病论》说：太阳中热者，暍是也，其人汗出恶风，身热而渴也。后世医家多认为“中暍”为新感。晋代王叔和《伤寒序例》称：其冬月有非节之暖者，名曰冬温。说明冬温是感受冬令非时之暖气（如风热病邪）而发病在当令季节的新感温病。宋代郭雍《伤寒补亡论》指出：冬伤于寒，至春发者谓之温病；冬不伤寒，而春自感风寒、温气而病者，亦谓之温。说明郭雍已认识到春季温病除有冬寒内伏化热，过时而发的伏邪温病外，尚有当令感邪即发病的一类温病，这类温病实为今天所称的新感温病。后世许多医家认为，温病分为伏邪与新感两类实导源于此。明代汪石山说：又有不因冬月伤寒，至春为温病者，此特春温之气，可名曰春温，如冬之伤寒，秋之伤湿，夏之中暑相同。此新感之温病也（引《重订广温热论·论温热本证疗法》）。新感学说的面世，改变了长期以来应用单一伏邪学说阐释温病病因病机的局限。清代温病学派多数医家认可伏邪学说，或既承认新感学说，又赞同伏邪学说，此两种学说并存，可较好阐释不同温病的病因、发病，这些医家有叶桂、吴瑭、王士雄等。

伏邪温病说与新感温病说曾有过激烈的学术争鸣，争论的焦点是：感邪后发病的迟早其时间如何确定。持新感说的医家大有否定伏邪学说之意，如陈平伯在《外感温病篇》中说：非谓冬宜藏而他时可不藏也，即春不病温之语，亦是就近指点，总见里虚者表不固，一切时邪皆易感受。这就是说，里虚者易感邪即病，其病邪不必伏藏过时而发。刘松峰《松峰说疫·瘟疫名义论》称：至于晚发之说，更属不经，夫冬月寒厉之气感之即病，哪容藏于肌肤半年无恙至来岁春夏而始发者乎？此必无之理也。持伏邪论者强调伏邪学说的重要性，认为伏邪温病客观存在，不能否定，否则是悖逆经旨，大逆不道。如雷丰《时病论·四季时病大意》说："《经》谓：冬伤于寒，春必病温，是训人有伏气之为病也。"又说："何刘松峰、陈平伯诸公皆谓无伏气，悖经之罪，其何追乎！"就今天临床实际来看，伏邪学说固不能否定，而新感之说，也大有实践意义，故两种学说皆不能否定，值得深入研究。

（张之文　冯全生）

第四章 温病的辨证

温邪入侵导致人体卫气营血及三焦所属脏腑功能失调及实质损伤，并产生复杂多样的临床症状，这些症状是温病辨证的基础。以卫气营血学说及三焦理论为指导，也就是说以卫、气、营、血及上、中、下焦所属脏腑作为辨证纲领，对患者全部病情进行分析研究，辨析各种症状产生的原因，以及相互之间的关系，判断其病变层次、部位、性质，证候类型，邪正消长，以及病程阶段，病变发展趋势，传变规律等。这个过程就是通常所说的卫气营血辨证和三焦辨证。卫气营血及三焦所属脏腑具有特定生理功能，它们在温邪作用下而失调，产生特有临床症状，这些症状是温病辨证的依据，只有牢固掌握卫、气、营、血及上、中、下焦所属脏腑产生的特异证候，才能对温病进行正确的辨证论治。

一、卫气营血辨证

卫气营血辨证理论是清代温病学大师叶桂首创。叶桂依据温病病机演变具有规律性变化，病程发展具有阶段性特点，结合《内经》及前辈医家有关营卫气血的论述，将营卫气血理论引申发挥，形成了独特的卫气营血辨证学说。

卫气营血辨证的意义在于阐明温病病变浅深层次，确定证候类型及病变性质，确立正确的治疗原则等。

（一）卫气营血辨证源流

叶桂创立卫气营血辨证之前，古医籍中已有关于卫气营血的论述，旨在阐明人体生理功能，仅有少许内容是论述病理变化的。《内经》最早认为营卫气血是水谷化生的精微物质，如《素问·痹论》说：“荣(按：荣与营同)者，水谷之精气也。”并在《灵枢·营卫生会》篇进一步指明营与卫的区分，云其“清者为营，浊者为卫。”《内经》其他篇章论述了气血有关内容，《灵枢·决气》篇说：“上焦开发，宣五谷味，熏肤，充身，泽毛，若雾露之溉，是谓气……中焦受气取汁，变化而赤，是谓血。”营卫气血与五脏六腑有着密切的关系，《难经·三十二难》说：“心者血，肺者气，血为荣，卫为气，相随上下谓之荣卫。”可见，血为心主，气由肺主，血与营同属，气与卫同类，故举气可以赅卫，举荣可以赅血。以上为《内经》从生理方面论述营卫气血的有关内容，而《伤寒杂病论》则从病理角度阐述了营卫气血的变化。如《伤寒杂病论·辨太阳病脉证并治》第53条云：“病常自汗出者，此为荣气和，荣气和者外不谐，以卫气不共荣气谐和故尔，以荣行脉中，卫行脉外，复发其汗，荣卫和则愈，宜桂枝汤。”第54条说：“病人脏无他病，时发热自汗出而不愈者，此卫气不和也，先其时发汗则愈，宜桂枝汤。”第97条说：“太阳病发热汗出者，此为荣弱卫强，故使汗出，欲救邪风者，宜桂枝汤。”第114条论述了“火劫”迫“血”妄行，如云：“太阳中风，以火劫发汗，邪被火热，血气流溢，失其常度。”第119条论述了因用灸法导致“阴血”耗伤，“精血”亏损，如云：“微数之脉慎不可灸。因火为邪，则为烦逆，追虚逐实，血散脉中，火气虽微，内攻有力，焦骨伤筋，血难复也。”元代医家罗天益《卫生宝鉴》

按邪热在“气”、在“血”浅深层次不同而辨证施治，如《卫生宝鉴·卷六·名方类集泻热门》称：“气分热，柴胡饮子、白虎汤；血分热，桃仁承气汤、清凉四顺饮子。”明末吴有性论述了气分、血分病变是浅深轻重不同的两个层次，认为邪在气分正气尚盛，可从战汗顿解；疫邪传留于血分，因阴血耗损，恢复缓慢，故当使邪气从斑透而渐愈。他指出：“凡疫邪留于气分，解以战汗；留于血分，解以发斑。气属阳而轻清，血属阴而重浊。是以邪在气分则易疏透，邪在血分，恒多胶滞。故阳主速而阴主迟，所以从战汗者，可使顿解；从发斑者，当图渐愈”（《温疫论·发斑战汗合论》）。后世医家叶桂创立卫气营血学说，即从此受到启示，如叶桂《温热论》论述其邪始终在气分流连者，可冀战汗透邪，而邪陷营（血）分，心神不安，夜甚不寐，或时有谵语，斑点隐隐，口干反不甚渴饮，舌绛脉数等，则当急急透斑为要。叶桂根据自己的临床观察，结合《内经》、《伤寒杂病论》以及后世其他医家有关论述，创立了卫气营血辨证理论，有效地指导着温病的辨证论治。

（二）卫气营血生理

卫气营血是水谷化生，维持人体生命活动的精微物质，其分布、化生有表里或先后不同。古代医家认为，卫气无形质，行于脉外，分布层次表浅；营血为有形精微，行于脉中，分布层次较深。卫与气，营与血的关系是：其气浮于表者为卫，营之注脉化赤者为血。卫分布于肌表，即《灵枢·营卫生会》篇说：卫在脉外，《素问·痹论》进一步说道，行于皮肤之中，分肉之间，熏于肓膜，散于胸腹。即《灵枢·决气》说：“上焦开发，宣五谷味，熏肤，充身，泽毛，若雾露之溉，是谓气。”气之轻浮于肌表者即为卫，即《灵枢·卫气》篇说：“其浮气之不循经者为卫气。”由此可见，卫、气本质相同，只是分布层次不同而已。营循行脉中，贯注五脏六腑，即《素问·痹论》所说：“营者，水谷之精气也，和调于五脏，洒陈于六腑，乃能入于脉也，故循环上下，贯五脏，络六腑也。”而血则是营之奉心化赤所形成，即《灵枢·邪客》篇说：“营气者，泌其津液，注之于脉，化以为赤，以荣四末，内注五脏六腑，以应刻数。”上述卫气营血表里层次差别，可引申说明温病病变层次、阶段以及病情轻重程度。（见图1-5）

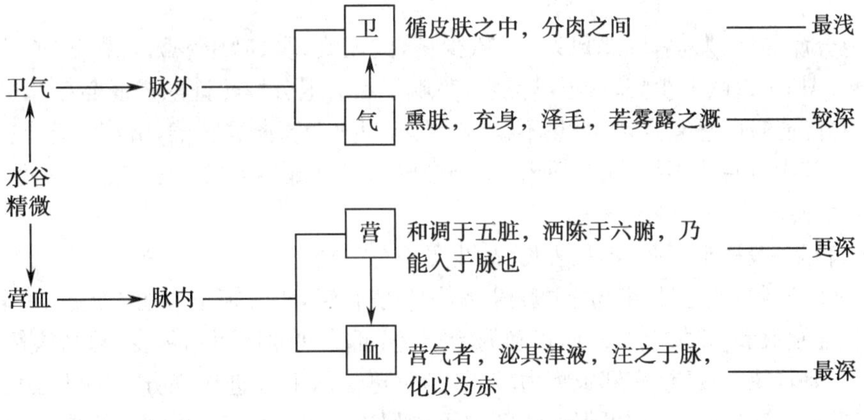

图1-5　卫气营血分布与化生示意图

卫气营血功能各不相同，卫的作用是捍卫肌表。《灵枢·本脏》篇说：“卫气者，所以温分肉，充皮肤，肥腠理，司开合者也。”“卫气和，则分肉解利，皮肤调柔，腠理致密矣。”通过卫气的温养分肉、皮肤、腠理，而使肌表固密，外邪不易入侵，故《素问·生气通天论》说：“阳者，卫外而为固也。”气是脏腑生理活动及整体防御功能的体现。凡外邪入侵，气必聚集病所，与病邪作斗争，即《灵枢·刺节真邪》篇说：虚邪之入于身也深，有所结，气归之。这就是说，病邪结于某处,气必趋达病变部位,以祛邪外出。营血的功能是营养机体,如《灵枢·营气》篇说:“精专者,行于经隧,常营无已,终而复始。”《难经·二十二难》称“血主濡之”,濡即濡养。《灵枢·营卫生会》篇指出,血是奉养人体最精华的物质,如云:“中焦亦并胃中,出上焦之后,此所受气者,泌糟粕,蒸津液,化其精微,上注于肺脉,乃化而为血,以奉生身,莫贵于此。”简言之,卫气的功能主要是捍卫机体,抗御外邪侵袭;营血的作用主要是营养机体。因此,可根据卫气营血功能失调程度,判断出病变性质,明确证候类型。

(三)卫气营血的病理与证候

在温邪作用下,卫气营血发生功能失常甚或实质损伤,产生特异的临床症状,这些症状是温病辨证的要点和依据。

1. 卫分证　温邪从口鼻而入,首先侵犯肺卫,其基本病机变化,一是温邪对机体的作用,即卫受邪郁,肺气失宣。二是正气抗邪,邪正相争。上述两方面病机变化,产生一系列卫分表证,即卫外阳气为温邪所郁,而失温养之职,出现恶寒。卫气受遏,不得泄越,与邪抗争,则见发热。卫阳为温邪抑郁,故虽有恶寒,但较短暂甚或轻微,而以发热为主。卫气郁遏,腠理开合失司,则无汗或少汗。肺卫相通,卫气受郁则肺气失宣,或肺受邪乘,而卫亦受郁,二者相互影响,相互为病,只是有偏于卫或偏于肺之不同。肺气失宣,则咳嗽。邪热上扰清空则头痛。热邪伤津则口渴。此外,尚可见到舌苔薄白,舌边尖红赤,脉浮数等肺卫表证。

总之,卫分证的主要症状是:发热,微恶风寒,头痛,无汗或少汗,咳嗽,口微渴,舌苔薄白,舌边尖红赤,脉浮数。其中以发热与恶寒并见,口微渴为卫分证的辨证要点。发热恶寒可出现于外感风寒证,鉴别在于温病初起有邪热伤津之口渴,因此,将发热、恶寒、口渴作为卫分温病的辨证要点。不同性质温邪(如风热病邪、燥热病邪、湿热病邪等),入侵卫分所产生的临床症状各具特点,例如:

(1)卫分风热证:发热,微恶风寒,鼻塞,流涕,咽痛,扁桃体红肿,头痛,咳嗽,口微渴,舌边尖红赤,舌苔薄白,脉浮数等。其中以发热,微恶风寒,鼻塞,流涕,头痛为卫分风热证的辨证要点。

(2)卫分燥热证:发热,微恶风寒,咳嗽少痰,或无痰,鼻、咽干燥,口渴,舌红,苔白薄欠润,脉浮数。其中以咳嗽少痰,或干咳无痰,鼻咽干燥为卫分燥热证的辨证要点。

(3)卫分湿热证:恶寒发热,身热不扬,少汗,头重如裹,身重肢倦,胸闷脘痞,舌苔白腻,脉濡缓等。其中以身热不扬,头身重着,舌苔白腻为卫分湿热证的辨证要点。多见于湿温初起湿遏卫气证。

暑热病邪一般径犯阳明,不从表伤,故少见卫分表证。

卫分证的转归:卫分证病变层次表浅,病情一般较轻,正气未至大伤,持续时间较短。邪在卫分,若正能敌邪,并加上及时而正确的治疗,温邪受到顿挫而不传变,邪从表解,这是最好的转归。但若感邪较重,病邪致病力较强,则可迅速从卫分进入气分。感邪虽然不重,但是在治疗过程中产生失误,也可促使病邪向更深层次传变,而加重病情。体质虚弱的患者,例如素来心阴亏虚,在表(卫)温邪可不经气分而径传心营(血),出现重险证候。

2. 气分证　形成与以下几种因素有关:一是卫分温邪不解而传入气分。二是某些温邪直犯气分某一病变部位,例如暑热病邪径犯阳明,湿热病邪直入中道等。三是某些伏邪温病,伏邪始从气分发出。四是营分温邪转出至气分。如前所述,气是人体脏腑功能及全身防御功能,故非邪盛而不能入侵。温邪进入气分,使整体气机受郁,而激起正气抗邪。邪正剧争,里热蒸迫,热炽津伤,是气分证的基本病机变化。气分病变广泛,凡温邪不在卫分,又未进入营(血)分都属于气分范围,涉及肺、胃、脾、肠、胆、膜原、胸膈等。气分证的表现随病邪性质、病变部位、证候类型不同而有差异。气分证症状虽然复杂多样,但有其共同特点,这就是既无发热恶寒表证,又无斑疹、舌绛等营(血)分证候,而见壮热,不恶寒,反恶热,汗多,口渴喜饮,尿赤,舌红,苔黄,脉数有力等症状,其中以但发热,不恶寒,口渴,苔黄为其基本表现和辨证要点。气分病变广泛,临床类型较多,其中以阳明胃的病变为常见,且其症状具有典型性和代表性,这就是壮热,不恶寒,但发热,汗多,口渴,饮冷,舌苔黄燥,脉洪大。阳明为十二经脉之海,多气多血,抗邪力强,故邪入阳明,正气奋起抗邪,邪正剧争,里热蒸迫,外而肌腠,内而脏腑,均受其熏灼,故见全身壮热;温邪在里不在表,故但见发热,而不恶寒;里热亢盛,迫其津液外泄,而见多汗;热炽津伤而口渴喜冷饮;气分热盛则见脉洪大;热炽而津伤,故苔黄而燥。总之,热盛阳明的基本病机是:邪正剧争,里热蒸迫,津液受伤。气分范围中的其他脏腑、部位病机变化及辨证,将在三焦辨证中讨论。

风热病邪、暑热病邪、燥热病邪等传入气分,病机变化和临床表现基本相似,故不予分别论述。唯湿热病邪(包括暑湿病邪)深入气分,病机变化较复杂,临床症状特殊。湿热病邪(或暑湿病邪)流连气分,涉及的病变部位主要有:脾、膜原、胆腑、肠腑等,证候类型,临床症状虽然各不相同(详见三焦辨证),但仍可觅出共同之处,这就是发热、脘腹痞满、苔腻等。发热类型及其表现随湿、热之孰轻孰重而异,湿重热轻者,热为湿遏而见身热不扬,热重湿轻者,湿热交蒸而见身热汗出,热虽盛而不为汗衰。湿热郁阻气机,故见脘腹痞满。苔腻为湿热在气分的征象,其邪初入气分,湿多热少,以白苔为主(多为白腻苔),随着湿邪化热,则苔色逐渐由白变黄,至湿热转化成热重湿轻,或湿热俱盛时,则舌苔变为黄腻或黄浊。由此可见,身热、脘腹痞满、苔腻为气分湿热证基本表现,是辨别气分有否湿热内阻的标志,故清代医家薛雪将"始恶寒,后但热不寒,汗出,胸痞,舌白,口渴不引饮。"(《温热经纬·薛生白湿热条辨》)作为湿热证提纲证。薛氏提纲证包括了卫、气分湿热证的主要症状,即湿热郁遏卫表而恶寒;其传入气分,故但恶热,不恶寒;湿邪郁阻气分,故见胸痞,舌苔白腻,口渴不引饮等。气分湿热经过化燥化火等演变而逐渐传入营分或血分,病变与有热无湿的其他温邪所致者相同,故薛雪在提纲证中不予涉及。

气分证的转归:邪在气分,邪气既盛,正气亦未大衰,邪正相持,病邪羁留,此时正气若能奋起抗邪,或经及时而正确的治疗,病邪受挫,可冀邪退病愈;相反,此时期若正气不支,或治疗中有延误,如失治、误治,温邪因而鸱张,遂从气分而深入营分甚或血分,病情渐趋危重恶化。

3. 营分证　形成与以下因素有关:一是气分邪热失于清泄传入营分,或为气分湿热化燥化火,传入营分。二是肺卫温邪乘心营之虚,径陷心营。三是伏邪始自营分发出。四是某些温邪直犯心营,如暑热病邪径犯心营。营阴为水谷化生的有形精微,温邪传入营分,则以营热阴伤为其基本病机变化。同时营分病变也要导致相关内脏(如心脏)产生功能失调。营分病机变化主要有以下四个方面。

(1)营热扰心:心主血属营,营血应心之动而周行全身。营阴受热,循脉过心,扰及心神,则见不同程度神志异常,如心神不安,夜甚不寐,或时有谵语等。

(2)营热窜络:营分受热,热窜血络,则见斑点隐隐。

(3)营热蒸腾:营受热蒸,上潮于口,故见口干反不甚渴饮;营热熏灼,则舌质红绛。

(4)热灼营阴:营分受热,则营阴耗劫,症见身热夜甚,而脉细数。夜为阴,营亦为阴,入夜营阴得天时之助,与邪相争尤甚,故身热夜甚。脉细数,是营阴耗损的征象。

总之，营分温病的基本病机是：营热阴伤，扰神窜络。其临床症状是：身热夜甚，口干，反不甚渴饮，心烦不寐，时有谵语，斑疹隐隐，舌质红绛，脉细数。其中以身热夜甚，心烦，谵语，舌质红绛为辨证要点。确定温邪传入营分的依据，一是发热类型为身热夜甚，既有别于卫分发热与恶寒并见，也不同于气分但恶热而不恶寒。二是神志异常，程度轻者心烦不寐，重者时有谵语。气分病变虽然也可见到神志异常，但无舌质红绛征象。三是舌质红绛，少有苔垢覆盖舌面，叶桂说："其热传营，舌色必绛。"可见舌质红绛是营分证特有表现，是判断邪入营分的主要标志。但是，营分病变在现代中西医结合治疗中，因电解质紊乱被纠正，其邪热虽在营分，而舌质并不红绛，应注意鉴别。

不同性质、类型温邪传入营分，其症状显示不出明显差别，这是因为不同温邪所导致营分的病机变化大体相同。唯有湿热病邪（包括暑湿病邪）只有在气分化燥化火方可传入营分。湿热化燥化火过程中，可能出现邪热虽已进入营分，而气分湿邪尚待燥化，而呈现气营同病，其症既有身热夜甚，时有谵语，斑疹隐隐，舌红绛，脉细数等营热阴伤症状，又有舌苔垢腻，或脘痞、胸闷等气分湿邪郁阻征象。临床上要注意辨别营热阴伤与气分湿阻二者孰轻孰重，明确病变重心偏重于气分或是侧重于营分。

营分温病的转归：营分病变介于气分与血分之间，温邪既可转出气分，又可深逼血分，其转归与营热阴伤程度、治疗是否正确恰当等密切相关。一般而言，温邪初入营分时，营阴未至大伤，犹可透热转气；邪热久炽营分，营阴耗伤较重，若更加失治、误治，其邪则深传血分，使病情加重转危。

4. 血分证　形成与以下因素有关：一是营分邪热未能透转气分而羁留，进而深逼血分。二是卫分或气分邪热未从外解，越期进入血分。三是伏邪自血分发出，始发病变即在血分。

血分证病机变化与营分证相类似，只是血分证比营分证更加严重。血分证的主要病机变化有以下几方面。

（1）迫血妄行：血分热毒损伤血络，经血沸腾，离经妄行，形成多脏腑、多部位、多窍道急性出血，血从不同窍道及腠理毛窍上下、内外泛溢，如呕血、咯血、鼻衄、便血、尿血、阴道出血、汗血、斑疹等。

（2）瘀热互结：血为热搏，瘀热互结，炼血耗血，于脉络内形成广泛瘀血，阻滞血液环周流行，这就是何廉臣所说："因伏火郁蒸血液，血被煎熬而成瘀。"（《重订广温热论·验方妙用·清凉法》）血分瘀热主要表现为唇甲青紫，斑疹紫赤，舌质深绛等。

（3）瘀热扰心：心及血脉均与神志活动变化相关，即《灵枢·本神》篇说："心藏脉，脉舍神。"脉络瘀热内阻，逼扰心神，则见严重神志异常，如躁扰不安，神昏谵语等。

总之，血分证的基本病机变化是动血耗血，瘀热扰心。临床表现是：身热，躁扰不安，神昏谵狂，吐血、衄血、便血、尿血、斑疹密布，舌质深绛等。其中以斑疹及多部位、多脏腑、多窍道（腔道）急性出血及舌质深绛为辨证要点。

血分证是营分证病变进一步加重与发展，脏腑、经络的损害更加严重和广泛，血分证与营分证的鉴别在于以下几点。

（1）血分证有多部位、多脏腑、多窍道急性出血，并有斑疹显露等，而营分证仅有出血倾向，如斑疹隐隐，而无多部位、多脏腑、多腔道出血。

（2）血分证舌质深绛，是由营分证舌质红绛转变加深形成，故血分证舌深绛与营分证舌红绛程度不同。

（3）血分证神志异常比营分证严重，以神志昏狂谵妄为主，而营分证神志异常多为心烦躁扰，或时有谵语。

正因为血分证与营分证有上述区别，故将多部位、多窍道急性出血，以及斑疹密布，舌质深绛等列为血分证的辨证要点。

血分证的转归：血分证病情严重凶险，一般预后较差。但是，血分证中病情较轻的病例，若救治及时而正确，可使热解瘀通，正气渐复，而病趋痊愈。血分热毒极盛者，邪热猖獗，血脉脏腑严重受损，瘀热煎炼，迫血妄行，精血耗竭殆尽，脏气因而衰竭导致患者死亡。（见图1-6）

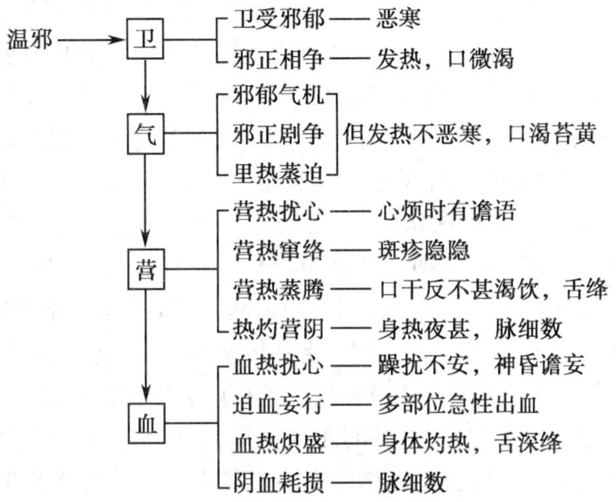

图1-6　卫气营血病机示意图

（四）卫气营血证候的相互传变

1. 传变的含义　传变是指温邪在患者体内的传播、发展变化。温邪在体内的发展变化，必然反映在卫气营血证候变化上，故又称温病的传变为卫气营血证候传变。

2. 影响传变的因素　温病病证传变与否，及其传变方式，受多种因素影响，这些因素主要有：

（1）感邪性质：感邪性质不同，传变有异，例如风热病邪易发生逆传；暑热病邪酷烈，伤人疾速，传变多不分表里渐次；湿热病邪传变较缓慢，多呈渐进性深入。

（2）感邪多少：感染温邪多少影响传变，感邪重者，病情重，传变较迅速；感邪轻者，病情较轻，传变较少，或传变缓慢。

（3）体质因素：传变与患者体质因素有关，不同类型体质，即使感染同一种温邪，传变方式可能不尽相同，例如阴虚火旺体质，易使温邪内炽，而成燎原之势，证候演变迅速，正如吴瑭说："小儿之阴更虚于大人，况暑月乎？一得暑温，不移时，有过卫入营者，盖小儿之脏腑薄也。"（《温病条辨·上焦篇》第33条自注）

（4）治疗情况：传变与治疗情况有关，治疗及时、正确、恰当，可使温邪受到顿挫而不传变；误治或失治可促进温邪传变，使病情趋于严重、恶化。

3. 传变类型　温病卫气营血传变类型主要有以下几种。

（1）自表入里：指温邪循卫气营血层次渐进深入，这就是叶桂所说"大凡看法，卫之后方言气，营之后方言血"的演变程式，因其顺沿卫气营血次序传变，故一般俗称为顺传。古代医家常将传变趋向与预后好坏相联系而确定传变的顺逆，如温邪由表及里传变，病情由轻加重，甚至引起死亡，故称之为逆传，与俗称的顺传概念恰相悖逆。

(2)由里达表：温邪自里达表传变，与自表入里传变方向正好相反，即温邪自血分转出至营分，并由营分转出气分，最后自气分达于卫分而渐解。由于这种传变趋向与良好预后相一致，故古代一些医家称这种传变方式为顺传。伏邪温病多呈这种传变方式。伏邪在自里达表传变过程中，于病程某一阶段还可逆向内陷，如温邪已自营分透转出气分，又可再自气分内陷营分，这种反复可多次出现，乃由邪正消长起伏不断变化所决定。

(3)传变不分表里渐次：指温邪传变不循卫气营血表里层次。典型病例卫气营血病证演变，按由表入里，或自里达表层次有序传变。非典型病例卫气营血病证演变可出现越期或重叠变化，即不遵循卫气营血表里次序传变，如有卫气同病者，气营(血)两燔者，甚至卫气营血俱病者。这种不典型的传变类型，其证候复杂多变，临床上较为多见，故应重视。正如王士雄说："然气血流通，经络贯串，邪之所凑，随处可传，其分其合莫从界限，故临证者，宜审病机而施活变，弗执死法以困生人。"(《分类王孟英医案·风温》某厨案)

4. 古代医家有关顺传与逆传的认识　《素问·玉机真脏论》、《素问·标本病传论》、《灵枢·病传》等，最早论述了疾病的一般传变规律，至于温病的传变，明代医家吴有性《温疫论》论述了温疫九种传变方式，即：①传表不传里；②表而再表(指邪传于表并从表解，而膜原未尽伏邪再传于表)；③传里不传表；④里而里(指邪传于里，里证已解，而膜原未尽伏邪再传于里)；⑤表里分传；⑥表里分传再分传；⑦表胜于里(指传表之邪多，传里之邪少)；⑧先表后里；⑨先里后表。上述九传，不出表里之间，正如吴有性在《温疫论·原病》中说："其迹或从外解，或从内陷，从外解者顺，从内陷者逆。"首次明确提出了温病顺传与逆传的概念。伏邪盘踞，内外隔绝，表气不能通于内，里气难达于外，伏邪不能一时透尽。伏邪不尽则变证迭起，层出不穷，反复难愈，这就是九传的病理基础。继吴有性之后，清代医家叶桂论述了卫气营血传变理论。叶桂论逆传概念明确，而于顺传则未直接点明含义，因而导致了后世有关顺传与逆传的认识分歧。有的学者认为顺沿卫气营血次第的传变为顺传，即自卫及气，由气入营，再从营而血的过程；同时将逆卫气营血层次的传变称为逆传，即自血传营，由营转气，由气透卫的过程。另外一些学者则持相反的意见，即认为温邪从里达表为顺，自表入里为逆。

(1)逆传：新感温病的逆传指温邪自肺卫内陷心营的过程，即叶桂说："温邪上受，首先犯肺，逆传心包。"肺主"气"属"卫"，心主"血"属"营"，故肺和心包的病变与"卫"、"气"、"营"、"血"直接相关，温邪犯肺逆传心包的过程，即包含了自卫气分传入营血分的过程。叶桂所说："大凡看法，卫之后方言气，营之后方言血。"与"温邪上受，首先犯肺，逆传心包"的过程基本是一致的，即病邪从卫分始动而向里传入营血分，其病势走向一致，病情由轻趋重一致，只不过后者是病邪自肺卫径陷心营，演变急剧，前者则是温邪自卫分渐次传入气分、营分、血分，呈渐进性深入。叶桂这两段有关传变方式的论述，符合温邪自外入内的规律，故属于逆传。陈光淞在《温热论笺正》中说："病以退为顺，进为逆，由内达外为顺，由外入内为逆。"为叶桂的论述作了恰如其分的注释。伏邪温病的逆传是温邪自里而发，里而再里的过程，例如伏邪始发于气分，继续深入营血，或始发于营分，再及于血分，正如柳宝诒在《温热逢源·伏温阴阳淆乱见证错杂》中说："若病发于阴，而即溃于阴，不达于阳，此病机为逆。"

(2)顺传：关于顺传叶桂未直接点出，但从《温热论》的论述程序可悟出其本义，叶桂是按如下程序论述的：温邪未传心包，邪尚在肺；其邪始终在气分流连；气病不传血分而邪留三焦；三焦从外解而里结于阳明胃与肠。上述程序代表了新感温病温邪顺传次第，即自肺传至胃肠的过程。王士雄继承叶桂之论，将温邪自肺传之于胃(肠)腑的过程称为顺传，如云："自肺之胃腑，病机欲出而下行，故曰顺"（《王孟英医案·风温》沈裕昆案）。至于伏邪温病顺传，指伏邪自里而发，外达于卫表的过程，如柳宝诒说："伏温由阴出于阳，于病机为顺"（《温热逢源·伏温阴阳淆乱见证错杂》）。伏邪自里外达，其表现正如王士雄说："若伏气温病自里达表，乃先从血分而达于气分，故起病之初，往往舌润而无苔垢，但察其脉，软而或弦，或微数，口未渴而心烦恶热，即宜投以清解营阴之药，迨邪从气分而化，苔始渐布，然后再清其气分可也"（《温热经纬·叶香岩外感温热篇》王士雄按）。近代医家曹炳章说："在气分，在血分，温病最宜分别清楚，治法一乱，本在气分者，则引入血分矣，本在血分者，则深锢莫出矣。此无他，一言以蔽之曰：自内达外则为顺，由外入内则为逆"（《增补评注温病条辨·上焦篇》第41条曹注）。曹炳章有关顺传与逆传的概念可谓要言不烦。（见表5）

表5　卫气营血辨证表

证型	病理	证候	辨证要点	备注
卫	邪郁卫表，肺气失宣；正气抗邪，邪正相争	发热，微恶风寒，头痛，无汗或少汗，咳嗽，口微渴，苔薄白舌边尖红，脉浮数	发热微恶风寒，口微渴	
气	邪正相争，里热蒸迫，热炽津伤	壮热，不恶寒，反恶热，汗多，渴喜冷饮，尿赤，舌红苔黄，脉数有力	壮热，不恶寒，口渴，舌红苔黄	气分范围广泛，以热盛阳明为多见
营	营热阴伤，扰神窜络	身热夜甚，口干反不甚渴饮，心烦不寐，时有谵语，斑疹隐隐，舌红绛，脉细数	身热夜甚，心烦不寐，舌红绛	
血	动血耗血，瘀热内阻	高热，躁扰不安，神昏谵语，吐血，衄血，便血，尿血，斑疹密布，口渴不欲饮，舌深绛	高热，斑疹，急性多部位、多窍道出血，舌质深绛	

二、三焦辨证

三焦辨证为清代医家吴瑭所倡导，吴瑭以三焦为纲，病名为目，对温邪作用下三焦所属脏腑功能失调及实质损伤所产生的复杂多样临床症状进行分析归纳。三焦辨证的意义在于，能确定病变部位及其浅深层次，确定病变类型及证候性质，为治疗原则的确立提供依据。

三焦辨证在于阐明三焦所属脏腑病变部位、病变性质、证候类型等。三焦辨证与脏腑辨证相似而不尽同。三焦辨证不仅能辨别脏腑病机变化、病变性质、证候类型，还能反映温病发生、发展规律以及其证候相互传变，即温病初期、中期、后（末）期所属脏腑或病变部位的病机变化，发展动态等。此外，三焦辨证还可预测病势发展趋向，判断温病预后等。

（一）三焦辨证源流

三焦辨证理论，源于《内经》、《难经》，发展于温病学派，为清代医家吴瑭所倡导。《内经》、《难经》首先用三焦概念将胸腹腔划分为上、中、下三个部位，即胃上口至胸膈为上焦，胃中脘位处中焦，回肠、膀胱居于下焦，如《灵枢·营卫生会》篇说："上焦出于胃上口，并咽以上，贯膈而布胸中。"又说："中焦亦并胃中"，"下焦者，别回肠，注于膀胱而渗入焉。"《难经·三十一难》也说："上焦者，在心下，下鬲，在胃上口。"又说："中焦者，在胃中脘，不上不下。"又说："下焦者，当膀胱上口。"另外，《内经》、《难经》还论述了三焦功能，如《灵枢·营卫生会》篇说："上焦如雾，中焦如沤，下焦如渎。"说明上焦有升散、输布精微功能，中焦有腐熟水谷作用，下焦有渗利、导泄水湿作用。《难经·三十一难》说上焦"主内而不出"，中焦"主腐熟水谷"，下焦"主分别清浊，主出而不内，以传导也。"与《灵枢》所论基本一致。时至汉代，对三焦的研究已不局限于部位及生理方面，开始涉及三焦的病理变化，如东汉张仲景在《金匮要略·五脏风寒积聚病脉证治》中叙述了热在上、中、下焦的病机及证候，如云："热在上焦者，因咳而为肺痿；热在中焦者，则为坚；热在下焦者，则尿血，亦令淋秘不通。"指出肺居上焦，受热而咳，久则成痿。脾胃居中焦，热则大便燥实坚硬。肾与膀胱居下焦，热在下焦，损伤血络，则尿血，小便淋秘不通。《伤寒杂病论·平脉篇》论述了温疫发病机理与三焦相关，如云："上焦怫郁，脏气相熏。"又说："中焦不治，胃气上冲，脾气不转。"又说："下焦不阖，清便下重，令便数难，脐筑湫痛，命将难全。"隋代巢元方《诸病源候论·冷热病诸候》也论述了三焦热证证候，如云："客热者，由人脏腑不调，生于虚热，客于上焦，则胸膈生痰实，口苦口干；客于中焦，则烦心闷满，不能食；客于下焦，则大便难，小便赤涩。"时至金元，温病学有了较大发展，对三焦病机研究日臻深入，例如金元四大家之一的刘完素，从多方面论述了外感疾病、内伤杂病三焦病机变化，值得注意的是，他将三焦病变作为外感热病的分期，即上焦为热病初期，中焦为热病中期，下焦则为热病后期，如他在《素问病机气宜保命集·小儿斑疹论》称斑疹"首尾不可下者，首曰上焦，尾曰下焦。"首曰上焦者，指疾病初期病位在上焦，尾曰下焦者，指疾病后期病位在下焦。时至清代，喻嘉言强调温疫的三焦病变定位，他在《尚论篇·详论温疫以破大惑》中说："然从鼻从口所入之邪，必先注中焦，以次分布上下，故中焦受邪，因而不治，中焦不治，则胃中为浊，营卫不通，血凝不流，其酿变即现中焦，俗称瓜瓤瘟、疙瘩瘟等证，则又阳毒痈脓，阴毒遍身青紫之类也。此三焦定位之邪也。若三焦邪溷为一，内外不通，藏气熏蒸，上焦怫郁，则口烂食断；卫气前通者，因热作使，游行经络脏腑，则为痈脓；营气前通者，因召客邪，嚏出、声嗢、咽塞，热拥不行，则下血如豚肝；然以营卫渐通，故非危候。若上焦之阳，下焦之阴，两不相接，则脾气败于中，难以独运，斯五液注下，下焦不阖，而命难全。伤寒之邪，先行身之背，次行身之前，次行身之侧，繇外廓而入；瘟疫之邪，则直行中道，流布三焦。上焦为清阳，故清阳从之上入；下焦为浊阴，故浊邪从之入下；中焦为阴阳交界，凡清浊之邪，必从此区分。甚者三焦相溷，上行极而下，下行极而上，故声嗢、咽塞、口烂、食龈者，亦复下血如豚肝，非定中上不及下，中下不及上也。"喻嘉言还根据三焦病变，提出分治原则，如云："上焦如雾，升而逐之，兼以解毒，中焦如沤，疏而逐之兼以解毒，下焦如渎，决而逐之，兼以解毒。"（《尚论篇·详论温疫以破大惑》）温病学大师叶桂，在创立卫气营血理论阐明温病病机及作为辨证纲领的同时，还论述了三焦所属脏腑病机变化及其治疗方法。继叶桂之后，著名温病学家吴瑭则以三焦为纲，疾病为目，系统论述了四时温病三焦所属脏腑的病机变化及其辨证论治规律，总结出三焦病证治疗大法、治疗方药，论述了三焦病证传变规律。至此，三焦辨证学说臻于完善。

（二）三焦病变部位划分

三焦病变部位的划分，一般将手太阴肺、手厥阴心包划归于上焦，此外，胸膈及头面、鼻咽等部位也归属于上焦；中焦主要包括阳明胃、肠，足太阴脾，此外，膜原、胆腑等也归属于中焦；下焦主要包括足少阴肾、足厥阴肝，此外，小肠、膀胱也划归于下焦。

以下主要讨论三焦所属脏腑病理变化及其辨证。

（三）三焦的病理与证候

温邪入侵人体，不仅导致卫气营血病理变化，而且要影响及三焦所属脏腑，导致功能失调甚至实质损害，出现复杂多样的临床证候，因此有必要研究与探讨三焦所属脏腑病理变化及辨证的有关问题。

1．邪在上焦　多为温病初起，主要病变部位的病机变化有：

（1）温邪犯肺：肺合皮毛而统卫，其气道与鼻窍相通。故温邪从口鼻而入，首先犯肺，使肺卫同时受邪。温邪犯肺基本病机变化是：外则卫受邪郁，内则肺气失宣。症见发热，微恶风寒，咳嗽，头痛，口微渴，舌边尖红赤，舌苔薄白欠润，脉浮数等。温邪入侵，正气奋起抗邪，故见发热；肺受邪乘，清肃失司，故有咳嗽；肺气失宣，卫气不布，肌肤失于温煦，故有微恶风寒；热则津伤，口失津润，故口渴。其中以发热、微恶风寒、咳嗽为肺卫证候辨证要点。因为发热、微恶风寒，为卫受邪郁标志，而咳嗽则为肺气失宣征象。由此可见，发热、微恶风寒与咳嗽是确定邪在肺卫的依据，是卫气受郁、肺气失宣的特异表现。若温邪自表入里，病变则由肺卫而局限于太阴肺，演变为邪热壅肺、肺气闭郁的病机变化。其症见身热，汗出，咳喘气促，口渴，苔黄，脉数等。温邪自肺卫而传入气分，故有身热而无恶寒；里热壅迫，津液外泄，故汗出；液为热耗，津为汗伤，故有口渴；肺气壅塞、闭郁失宣，故咳喘气促。咳与喘并见与单纯咳嗽不同，因为咳嗽为肺气失宣表现，而咳喘则为肺气壅盛，闭郁失宣征象；苔黄脉数为里热壅盛征象。其中以身热、咳喘、苔黄为辨证要点。因为身热（但恶热不恶寒）、苔黄表明病变部位在气分，而咳喘说明肺热壅盛，肺气闭郁。

（2）湿热阻肺：湿热病邪或暑湿病邪均可犯肺而出现卫受湿遏，肺气失宣病机变化，即吴瑭所说："肺病湿则气不得化。"（《温病条辨·下焦篇》第 42 条自注）吴瑭所说"肺病湿"是指湿犯太阴，其"气不得化"，指肺失宣化。肺气失宣，影响到郁遏卫表湿邪失于宣散。湿热阻肺症见恶寒发热，身热不扬，胸闷，咳嗽，咽痛，苔薄白，脉濡缓等。湿郁卫表则恶寒，热为湿遏而身热不扬。湿热郁肺肃降失司，则胸闷、咳嗽、咽痛。湿热病邪犯肺为疾病的初起，病程日期不长，湿邪化热不著，多为湿重热轻之证，故舌象为白腻苔，其脉象则为濡缓。湿热阻肺，以恶寒，身热不扬，胸闷、咳嗽，苔白腻为辨证要点。

（3）肺化源欲绝：邪热犯肺，病变严重者可导致化源欲绝。化源欲绝指肺不主气，生气之源衰竭的病机变化。肺吸入天气，并与水谷之气相结合，积于胸中，名曰宗气。宗气上出喉咙以司呼吸，通过心脉而布散全身。肺朝百脉，心主血脉，脏腑、经络、四肢、百骸均从其禀受。若肺受邪乘，病变严重者，呼吸失司，清气难入，浊气难出，生气之源告困，脏腑、经络、四肢、百骸失养，则危及患者生命。肺化源欲绝症见喘促、鼻煽、汗出如涌、脉搏散乱，甚则因为血络损伤，而咳唾粉红血水，面色反黑，烦躁欲绝等。正如吴瑭说："汗涌、鼻煽、脉散，皆化源欲绝之征兆也。"（《温病条辨·上焦篇》第 8 条自注）化源欲绝属于重险证候，危及患者生命迅速，病死率高，故吴瑭说："化源绝，乃温病第一死法也。"（《温病条辨·上焦篇》第 11 条自注）

（4）邪陷心包：指温邪内陷，包络机窍阻闭，出现以神志异常为主的营血分证。邪陷心包症见神昏，肢厥，舌謇，舌绛等。邪陷心包途径有以下几种：一是肺病逆传，心包受邪。指温邪犯肺，既不外解，又不内传气分，而径陷心包。二是温邪自卫分渐次传入气分、营分或血分，而及于心包。三是温邪（主要指暑热病邪）径直传入心包。温邪内陷心包，逼乱神明，则见神志异常，如神昏谵语，甚或昏愦不语；心窍为邪热所阻，气血周行郁滞，阳气不能布达，四肢失于温煦，故厥冷不温，一般冷不过肘膝；心主血属营，故邪陷心包，病变不只局限于心包络本身，且营血同时发生病变，如营（血）热蒸腾，而舌变红绛。上述为邪陷心包的典型表现，而临床常见诸多兼夹证，如夹痰、夹瘀，正如何秀山所称，邪陷心包非痰迷心窍，即瘀塞心孔。

夹痰闭窍者，多为平素心虚有痰，外热一陷，里络就闭，出现神昏痰鸣，舌绛苔腻等。瘀热阻窍者，多为血为邪瘀，气为血阻，瘀热互结，闭塞机窍，症见神志如狂，唇黑甲青，舌质紫晦等。邪陷心包以神昏、肢厥、舌绛为辨证要点。

(5)内闭外脱：邪闭心包病变进一步发展可导致内闭外脱。邪热内闭心包，津液为之消灼，阴津耗竭殆尽，不能敛纳阳气，则阴阳离决而脱。同时，心窍与肺脉相通连，若心窍内闭，心气不能与肺气相顺接，也可导致阳气外脱。由邪热内闭心包，阻塞机窍，发展至阳气外脱，是心包病变过程中性质不同的两种证候类型，二者病变严重程度、证候表现都不相同，应注意鉴别。热闭心包，其神昏多兼谵语，为邪热逼乱神明所致，而内闭外脱证，其神昏多为昏愦不语，为心神散佚所致；热闭心包证虽有肢厥，但胸腹仍灼热如焚，为热郁膻中，阳气不能布达四肢所致，而内闭外脱证，其肢体厥冷不温，为阳气散佚，失于温煦所致；热闭心包证营热蒸腾而见舌质红绛，而内闭外脱证，阳气不能荣润舌本，而舌淡而无华。

(6)湿蒙心包：指气分湿热酿蒸成痰浊，蒙蔽心包的病理变化。湿蒙心包症见神志昏蒙，时清时昧，舌苔垢腻，舌质不绛。痰湿蒙蔽机窍，神明受扰，故神志昏蒙。神志昏蒙时清时昧，较邪热内闭心包，逼乱神明，神志昏谵为轻。湿热流连气分，未化燥深入营血分，故不见营血分舌质红绛变化。气分湿邪内阻，故舌苔垢腻，其湿重热轻者为白苔厚腻或厚浊；而热重湿轻者则为黄腻苔或黄浊苔。又，湿蒙心包之神昏，不伴见四肢厥冷，因非邪热深入营血，膻中阳热无阻隔内郁，阳热布达如常，故无肢逆肢厥之象。总之，湿蒙心包以神志时清时昧，舌苔垢腻为辨证要点。

上焦温病的转归：与感邪轻重，正气虚衰程度相关。上焦温病一般有以下几种转归：一是温邪自肺卫外解。温邪在上焦一般为发病初起，其感邪较轻，正气未至大虚，正气抗邪，邪气受挫，不向里深传，有望从表而解。二是化源欲绝。感邪重者，正气较虚，温邪迅速从肺卫发展至肺热壅盛，使肺气大伤，甚者导致化源欲绝而危及患者生命。三是内闭外脱。患者心气素虚，肺卫温邪可乘虚内陷心包，闭塞机窍，若失于开窍，可导致内闭外脱而死亡。故吴瑭指出，温病死状百端，大纲不越五条，“在上焦有二：一曰肺之化源绝者死；二曰心神内闭，内闭外脱者死。”(《温病条辨·上焦篇》第 11 条自注)

2. 邪在中焦　温邪传入中焦一般为温病的中期或极期，病变比较严重，常见证候类型有以下几种。

(1)阳明热炽：指温邪传入阳明胃腑，邪正剧争，里热蒸迫的病机变化。足阳明为燥热之经，多气多血，喻为十二经脉之海，五脏六腑皆受其禀受。阳明气旺，抗邪力强，故非邪盛不能入侵。温邪一旦侵入胃腑，正气奋起抗邪，邪正剧争，里热蒸迫，外而肌肉，内而脏腑，无不受其熏灼，故见身体壮热，大量汗出，心烦，面赤，口渴引饮，脉洪大而数等。熏蒸之热未里结成实，故又称这种病机变化为“散漫浮热”，或“无形热盛”，正如何秀山说：“胃为十二经之海，邪热传入胃经，外而肌腠，内而肝胆，上则心肺，下则小肠膀胱，无不受其熏灼，是以热汗烦渴……但尚为散漫之浮热，未曾结实，邪既离表，不可再汗，既未入腑，不可早下”(《重订通俗伤寒论·六经方论》)。阳明热炽，以壮热，汗多，渴饮，脉洪大为辨证要点。不同性质温邪入侵阳明，其表现存在差异，如暑热内炽阳明，多兼津气两伤；湿热内炽阳明，可兼湿困太阴。临床应注意鉴别。

(2)阳明热结：又称阳明腑实，或热结肠腑，指阳明肠腑邪热结聚，与糟粕相搏，耗伤阴津，肠道传导失司的病机变化。阳明热结症见日晡潮热，神昏谵语，大便秘结，或热结旁流，腹部硬满疼痛，舌苔黄黑而燥，脉沉实有力等。阳明气旺于申酉时，午后阳明之气复得天时之助，与邪剧争，故发热晡时益甚；胃肠邪热扰乱心神，故神昏谵语；肠道热结津伤，传导功能失职，故大便秘结，或因热迫津液从燥结旁流而下利稀水；肠道燥热与糟粕相搏，阻碍气机，故腹部硬满疼痛；阳明热结，腑实津伤，舌苔则变老黄而干燥。脉沉实有力为肠腑热结征象。热结阳明，日久不解，阴津耗竭，至阴竭阳脱而死亡。阳明热结，以潮热、便秘、苔黄黑而燥、脉沉实有力为辨证要点。不同性质温邪入侵阳明胃肠，其症状存在一些差异，其中以湿热病邪郁阻肠道症状尤为特殊（详见“湿热积滞搏结肠腑”）。

肠道热结，羁留不解，肠络受损，血溢肠络，弥漫肠间，蓄积肠腑，症见身热夜甚，神志如狂，大便色黑等，正如吴有性说：“尽因失下，邪热久羁，无由以泄，血为热搏，留于经络，败为紫血，溢于肠间”（《温疫论·蓄血》）。

（3）湿热中阻：指湿热病邪困阻中焦脾胃的病机变化。湿热困阻中焦有湿重热轻，或湿轻热重等湿热偏重程度差别，临床表现各异。湿重热轻者，病变侧重于脾，而见湿邪困脾，气机郁阻证，症见身热不扬，胸脘痞满，泛恶欲呕，舌苔白腻，或白厚，或白苔满布，或白多黄少等。热处湿中，热为湿遏，故虽发热，而身热不扬；湿郁气机，故胸闷脘痞；脾失健运，胃失和降，浊气上逆，故泛恶欲呕；舌苔白腻，或白苔满布，或白多黄少等，均为湿浊偏重征象。湿渐化热，或热重湿轻者，湿热互结，郁阻脾胃，升降失司，症见发热持续不退，虽有汗出，而热势不为汗衰，烦躁不安，脘腹痛满，恶心欲呕，舌苔黄腻或黄浊。里热偏盛，故发热较盛而持续不退；湿热相蒸之汗出，热势不为汗出而衰，故虽有汗出，而发热不退，或汗出热减，继而复热；中焦湿热互结，脾胃升清降浊受阻，脘腹及胃肠气机失于宣展、畅通，故脘腹痛满；脾不升清则胃中浊气上逆，而恶心呕吐；舌苔黄腻或黄浊，均为湿热互结，热邪偏盛的征象。湿热中阻，以身热，脘痞，呕恶，苔腻为辨证要点。

（4）湿热积滞搏结肠腑：指湿热与肠道积滞糟粕相搏，肠道传导失司的病机变化。湿热积滞搏结肠腑症见身热，烦躁，汗出不解，呕恶，脘腹胀满疼痛，大便溏垢不爽，如败酱、如藕泥，或大便胶闭不通，舌苔黄浊或黄腻，脉滑数等。肠腑湿热蒸灼，则身热，汗出，烦躁；湿热积滞郁里，气机不畅，故脘腹胀满疼痛；湿热积滞郁结肠道，肠道传导失常，故大便溏垢不爽，如败酱，如藕泥，或胶闭不通；苔黄腻或黄浊，脉滑数，均为热邪偏重之象。湿热积滞搏结肠腑以身热，脘腹胀满疼痛，大便溏垢不爽，苔黄腻或黄浊为辨证要点。

附：胆和膜原位居中焦，常受邪侵而出现重要病机变化，出现特异证候及常见的临床证型，辨证中不可忽视。

胆经热郁：是指胆热郁滞犯胃，胃失和降的病机变化，症见寒热往来，腹胁胀痛，心烦口苦，呕逆，小溲短赤，苔黄，脉弦数等。足少阳位居半表半里，内寄相火，以助胃中水谷腐熟。若少阳热郁，与相火相搏，出现胆经热炽之候，如寒热往来，心烦口苦，溲赤，脉弦数等。胆热炽盛，干犯胃腑，胃气上逆而呕吐。本证以寒热往来，心烦，口苦，溲赤，脉弦数为辨证要点。

邪伏膜原：指湿热秽浊之邪郁伏膜原的病机变化。症见寒热起伏如疟状，肢体痛重，呕逆胀满，舌苔白厚滑腻如积粉等。膜原外通肌肉，内近胃腑，为三焦之门户，实一身之半表半里。温邪盘踞膜原，形成隔绝之势，表气不能通于内，里气不能达于外。邪气盘踞郁伏，阳气为湿热秽浊所遏，不能布达于表，肌肤失于温煦，故凛凛恶寒，甚则四肢厥逆。阳气受郁，逐渐蕴积，郁极而通，则厥回身热。邪正如此交争于膜原，出入于半表半里，故寒热往来，起伏如疟状。湿热秽浊从膜原外溃，浸渍肌腠，营卫周行郁滞，故肢体疼重。浊邪郁伏盘踞，表里气机不畅，升降受阻，故呕逆胀满。三焦门户为湿邪郁滞，水气停蓄，无由以泄，上泛于舌，故舌苔白厚滑腻如积粉。本证以寒热起伏如疟状，呕逆胀满，舌苔白厚滑腻如积粉为辨证要点。

中焦温病的转归：病在中焦，邪热虽盛，而正气未至大伤，正气奋起抗邪，犹可祛邪外出而解。但若中焦腑实津伤，羁留不解，耗竭真阴，或中焦湿热秽浊偏盛，弥漫上下，阻塞机窍，皆可危及患者生命。正如吴瑭在《温病条辨·上焦篇》第11条自注》中云：中焦死证有二："一为阳明太实，土克水者死。"所谓阳明太实，指严重之腑实证，土克水者，指腑实而津伤，即所谓阳明阳土，未有不克少阴癸水者。又云："二为秽浊塞窍者死。"湿热秽浊，蒸郁而蒙蔽于上，清窍为之壅塞，包括湿蒙心包而神志昏昧不清，湿蔽于目则见目瞑，湿蔽耳窍则见耳聋等；湿浊流下，小肠不克分清泌浊，尿窍不通，湿浊无由以泄，逆而上壅，出入俱废，故曰主死。

3. 邪在下焦　温邪深入下焦，一般为温病的后期，多为邪少虚多之候。温邪深入下焦导致的病机变化及证候类型主要有：

(1)肾精耗损：是指温邪深入下焦，损伤真阴，脏腑、四肢、百骸等形质失于阴精濡养的病机变化。肾精耗损症见低热持续不退，神惫委顿，消瘦无力，口燥咽干，耳聋，手足心热甚于手足背，舌绛不鲜，干枯而萎，脉虚等。上述证候可分为两组，一是真阴耗损，脏腑形质失养方面，其精不养神则神惫委顿、乏力、脉虚，形失精养而消瘦，精乏不能上奉，则耳聋(脱精者耳聋)，口燥咽干，舌绛不鲜干枯而萎等。二是阴虚内热证候，如阴精耗损，阴不维阳，虚阳上亢，则见低热持续，一般入夜较甚，且伴有手足心热甚于手足背等。肾精耗损病变多由中焦病变发展而来，属于病程后期，正如吴瑭在《温病条辨·下焦篇》中所说："温邪久羁中焦，阳明阳土，未有不克少阴癸水者，或已下而阴伤，或未下而阴竭。"迨至阴竭阳脱，生命活动也就停止了。肾精耗损以手足心热甚于手足背，口干咽燥，舌绛不鲜，干枯而萎，脉虚为辨证要点。

(2)虚风内动：是因肾精耗损，肝木失养，而风从内生的病机变化。虚风内动症见神倦，肢厥，耳聋，五心烦热，心中憺憺大动，手指蠕动，甚或瘛疭，舌干绛而萎，脉虚弱等。虚风内动是在肾精虚损的基础上进一步发展所形成，因此，虚风内动证具有肾精虚损的基本表现，如神倦，耳聋，五心烦热，舌干绛而萎，脉虚弱等。同时，肝为风木之脏，依肾水而滋养，若肾精被邪热耗损，则肝失涵养，筋失濡润，而内风化生，症见手指蠕动，甚或瘛疭。此外，肾水枯竭，不能上济心火，则见心悸，憺憺大动。正如吴瑭在《温病条辨·下焦篇》中所说："肾水本虚，不能济肝而后发痉，既痉而水难猝补，心之本体欲失，故憺憺然而大动也。"虚风内动证，以手指蠕动或瘛疭，舌干绛而萎，脉虚为辨证要点。

下焦温病的转归：温邪传至下焦，进入病程晚期，一般为邪少虚多之证，其正气渐复者，至正能敌邪，尚可逐渐痊愈。但阴精耗竭至尽者，阳气失于阴精依附，则阳脱而死亡。所以吴瑭在《温病条辨·下焦篇》中说："无非邪热深入，消灼津液，涸尽而死也。"

(四)三焦证候的相互传变

三焦病机演变过程及证候变化，一般能反映某些病发于表的新感温病(如风温)病程发展阶段，如上焦手太阴肺的病变代表病程初期(如吴瑭说：凡病温者，始于上焦在手太阴)；中焦阳明胃的病变代表病程中期或极期；下焦足少阴肾、足厥阴肝的病变多为病程后期。吴瑭所说始上焦，终下焦，就是指病程发展而言。但是，病邪性质不同，患者体质类型有异，温病发生及病机演变过程不尽相同，故温病不一定都遵循始上焦，终下焦的传变程序，例如暑热病邪直犯心包，湿热病邪直犯中道，困阻脾胃，皆未必始于上焦手太阴。肾精亏虚体质，温热病邪伏藏下焦，始发即病在足少阴，也非始于上焦手太阴。因此王士雄在《增补评注温病条辨·上焦篇》第2条的按语中说：夫温热究三焦者，非谓必始上焦，而渐及于中下也。伏气自内而发，则病起于下者有之，胃为藏垢纳污之所，湿温疫毒，病起于中者有之，暑邪夹湿者，亦犯中焦。又暑属火，而心为火脏，同气相求，邪极易犯，虽始于上焦，亦不能必其在手太阴一经也。

三焦病机演变及证候传变，新感温病一般是从上焦传至中焦，中焦传至下焦。正如吴瑭指出，上焦病不治则传中焦胃与脾也；中焦病不治，即传与下焦肝与肾也。温邪始犯上焦手太阴肺，继则传至中焦阳明胃的过程，被称为顺传。正如王士雄说："自肺之胃腑，病机欲出而下行，故曰顺。"(《分类王孟英医案·风温》)又说："肺、胃、大肠一气相通，温热究三焦，以此一脏二腑为最要。肺开窍于鼻，吸入之邪先犯于肺，肺经不解，则传于胃，谓之顺传。不但脏病传腑为顺，而自上及中，顺流而下，其顺也有不待言者，故温热以大便不闭者为易治，为邪有出路也。若不下传于胃，而内陷心包，不但以脏传脏，其邪由气入营，更进一层矣，故曰逆传。"(《温热经纬·薛生白湿热病篇》王士雄按)顺传的特点是：温邪以脏传腑，正气逐邪外出，病情趋于好转，预后较好。逆传指温邪自手太阴肺传至手厥阴心包的过程，正如王士雄说："自肺之心包，病机渐进而内陷，故曰逆。"(《分类王孟英医案·风温》)温病逆传的特点是：发病急骤，来势凶猛，病情重笃危险，预后差。温病逆传，初病即见短暂恶寒发热，旋即热势骤降，并出现神昏肢厥等严重症状，患者濒于死亡。以上是三焦病机演变及证候传变的一般规律。由于人体是一个有机整体，所感之邪，随处可传，因此，上焦、中焦、下焦病变不是截然划分的，有时相互交错，相互重叠。(见表6)

表6　三焦辨证表

证型	病理		证候	辨证要点
上焦	温邪犯肺	卫受邪郁，肺气失宣	发热，微恶风寒，咳嗽，头痛，口微渴，舌边尖红赤，苔薄白欠润，脉浮数	发热，微恶风寒，咳嗽
		邪热壅肺，肺气闭郁	身热，汗出，咳喘气促，口渴，苔黄，脉数	身热，咳喘，苔黄
		湿热阻肺，肺气失宣	恶寒，发热，身热不扬，胸闷，咳嗽，咽痛，苔黄腻，脉濡缓	恶寒，身热不扬，胸闷，咳嗽，苔白腻
	湿蒙心包	湿热酿痰，蒙蔽心包	神志昏蒙，时清时昧，舌苔垢腻	神志时清时昧，舌苔垢腻
	邪陷心包	邪热内陷，机窍阻闭	神昏，肢厥，舌謇，舌绛	神昏，肢厥，舌绛
中焦	阳明热炽	胃经热炽津伤	壮热，大汗，心烦，面赤，口渴引饮，脉洪大而数	壮热，汗多，渴饮，苔黄燥，脉洪大
	阳明邪结	肠道热结，传导传司	日晡潮热，神昏谵语，大便秘结或热结旁流，腹硬满疼痛，舌苔黄黑燥起刺，脉沉实	潮热，便秘，苔黄黑焦燥起刺，脉沉实
		湿热积滞，搏结肠腑	身热，烦躁，躁闷脘痞，腹痛不食，大便溏垢如败酱，舌赤苔黄腻或黄浊	身热腹痛，大便溏垢，苔黄腻或黄浊
	湿邪困脾	湿邪困脾，升运失司	身热不扬，胸脘痞闷，呕恶，苔白腻，脉濡缓	身热，脘痞，呕恶，苔白腻
下焦	肾精耗损	邪热久羁，耗损肾阴	神惫委顿，消瘦乏力，口燥咽干，耳聋，手足心热甚于手足背，舌绛不鲜，干枯而萎，脉虚	手足心热甚于手足背，口燥咽干，舌不鲜，干枯而萎，脉虚
	虚风内动	肾精虚损，肝失濡养，虚风内动	神倦肢厥，耳聋，五心烦热，心中悸，手指蠕动，或瘛疭，舌干绛而萎	手指蠕动或瘛疭，舌干绛而萎，脉虚

三、卫气营血辨证与三焦辨证的关系

卫气营血辨证与三焦辨证既有联系又有区别，这是因为卫气营血与三焦所属脏腑之间有着密切的联系。

(一)卫气营血与三焦所属脏腑的关系

肺主气属卫，故卫与上焦肺相关；气的范围广泛，既涉及上焦肺，又包括中焦阳明胃肠与足太阴脾；心主血属营，故营血与上焦心包相关；血除与心有密切联系外，尚与肾、肝相关联。肾藏精，精生髓，精髓化血，故精血同源，正如《张氏医通》说：气不耗，归精于肾而为精，精不泄，归精于肝而化清血。可见血与肾、肝关系也十分密切。(见图 1-7)

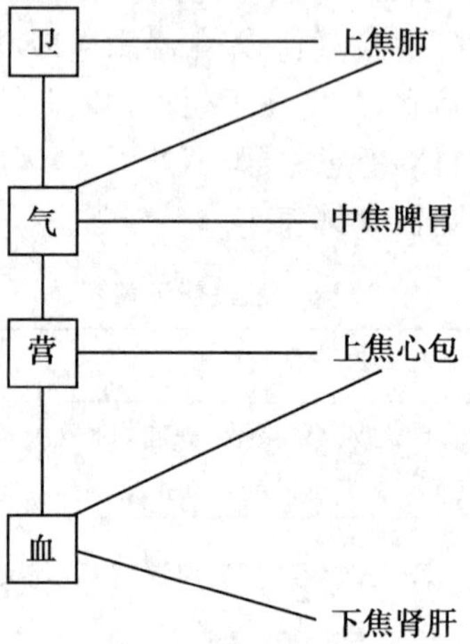

图 1-7　卫气营血与三焦所属脏腑的联系示意图

卫气营血与三焦所属脏腑在生理上的联系，必然反映到病理上的关联。

(二)卫气营血病变与三焦病变既有关系又有区别

上焦手太阴肺的病变相当于邪在卫分，但邪热壅肺而无表证者，则属于气分。邪陷上焦心包的病变，虽然属于营分范围，但其病机变化又与营分病变不完全相同，前者为邪热内陷，包络机窍阻闭，而心神被逼乱，出现严重的神志异常；后者病变主要是营热阴伤，故神志症状不重，为心神受扰所致。中焦足阳明胃、手阳明大肠、足太阴脾的病变属于气分范围，但气分范围病变不仅限于这些脏腑，只要病邪不在卫分，又未深入营血皆属于气分范围，诸如邪在少阳三焦、少阳胆腑以及膜原等病变都属气分病变。如前所述，精血同源，故下焦肝肾病变应划归血分病变范围。但它们与动血耗血，瘀热互结病变有着明显区别，前者为邪热久羁，深入下焦，耗伤肝肾真阴、精血，其证属虚，或邪少虚多；后者为血分邪热炽盛，迫血妄行，病变未必涉及下焦，其证属实，或中有虚候。

(三)卫气营血辨证与三焦辨证的综合运用

卫气营血辨证与三焦辨证既有联系又有区别，故在临床上应将二者结合综合运用。

1. 卫气营血辨证与三焦辨证各有侧重　卫气营血辨证与三焦辨证针对证候各有侧重，卫气营血辨证主要辨析卫气营血病机变化及证候类型、性质等。卫气营血病机变化，虽然不可避免地涉及三焦所属脏腑功能失调，但不是主要的，或仅仅是影响所及，一般未导致严重损害，故卫气营血辨证的任务是辨析卫气营血病机变化，它基本上不具备反映三焦所属脏腑病机变化的功能，因此，卫气营血辨证不能代替三焦辨证。三焦辨证重在揭示三焦所属脏腑功能失常及实质损伤。三焦所属脏腑病变虽然也会影响卫气营血变化，但这种变化同样不是主要的，或者仅仅是涉及而已，故三焦辨证也不能代替卫气营血辨证。因此，不能将卫气营血辨证与三焦辨证相等同和对立，应将二者综合运用。

2. 卫气营血辨证与三焦辨证有机配合运用　从前面所述可知，三焦辨证所揭示的病变部位不能超越卫气营血辨证所提示的病变阶段、范围；卫气营血辨证所揭示的病变阶段、范围，可能涉及三焦辨证所确立的病变部位。故在临床上，一般可先以卫气营血辨证确定病变阶段、浅深、范围、病变性质，再用三焦辨证以确定病变部位、证候类型及性质等，二者相辅运用，经纬交错，可将病变浅深层次、阶段、部位、证候类型及性质，以及病情轻重、病势发展及其转归等辨析清楚、准确，为正确的治疗提供可靠的依据。正如秦伯未在《谦斋医学讲稿·温病一得》中所说：温病从发生到痊愈，以上中下三焦和卫、气、营、血为次序，这次序不是一般的分类法，而是根据脏腑和卫气营血在发病变化过程中生理功能紊乱的客观反映。因此上中下三焦不能离开卫气营血的分辨，卫气营血也不能离开三焦部位。温邪自上焦而中焦而下焦，越来越深，自卫分而气分而营分而血分，越来越重，从病邪的发展可以看到生理的损害。这样临床上要随时制止其发展，并且要使之由深转浅，化重为轻，才能减少恶化的机会。

（张之文　冯全生）

第五章

温 病 诊 法

温病诊断方法不出望、闻、问、切四诊范围。温病临床表现特殊，病程呈阶段性发展、演变，常出现斑疹白痦，舌象具有特征性动态变化，发热为必见之症，易见动风、动血、痉厥、神昏等重险证候。历代医家通过临床观察与研究，逐渐形成和完善了适合温病临床要求，较为完整、系统的诊断方法。

研究温病诊断方法的意义在于为卫气营血辨证、三焦辨证以及四时温病诊断的确立提供依据，例如观察、检查患者舌苔及舌质变化及发展动态，能在一定程度上辨别卫气营血证候阶段、病变层次、病变性质、病情轻重等；同样，仔细检查斑疹色泽、形态、分布等，能在一定程度上判断病势进退，病证顺逆，预后好坏等；根据患者特有临床证候及其他表现，结合发病季节，能对所患温病作出明确诊断，例如根据咽喉肿胀，甚或破溃糜烂，肌肤丹痧密布等特征，即能确立烂喉痧的诊断。治疗能否取得满意疗效，取决于诊断及辨证是否正确，而诊断及辨证的正确，则依赖于诊断方法的正确运用与掌握。由此可见，熟练而正确地掌握温病常用诊法，具有极为重要的意义。不同诊法的使用，所起作用不同，要根据四时温病性质、特点、临床表现，选择相应的诊法。各种诊法在临床上的运用，彼此辅助，相互补充，不可偏废。

一、温病诊法特色

温病具有“急”、“热”、“变”等特点，产生了与之相应的独特诊断方法。所谓“急”，是起病急，且病情重；“热”是指温病患者必具发热，及热象偏重证候；“变”，是指病情变化快，且易内陷生变，常出现斑疹、出血、痉厥、神昏等危重证候。临床医生只有快速、准确作出诊断和辨证，才能正确治疗和避免贻误。温病诊法重视重要症状（如发热、汗出异常、神志异常、痉厥、出血等）的辨别，尤其强调辨斑疹、白痦，辨舌验齿，察辨胸腹等诊法。温病病程具有阶段性变化，温病一切诊法都重视各种症状及体征的动态变化，以判断邪正消长，病势进退，预后顺逆等。综上，温病诊法特色，主要体现在快速迅捷，及时准确；重视辨斑疹、白痦，辨舌验齿；注意病程动态变化。

二、常 用 诊 法

温病常用诊法包括辨舌、验齿，辨斑疹、白痦，辨常见症状，切脉、察胸腹等。

（一）辨舌

舌诊是温病诊法中一项重要内容，为历代医家所重视。熟练而正确地掌握舌诊方法是对临床医生基本技能的要求。早在《内经》、《伤寒论》就有望舌而诊断、辨证外感热病的记载。至 13 世纪已有舌诊专著（如元代《敖氏伤寒金镜录》）问世，而清代张诞先的《伤寒舌鉴》收载 120 余种舌象。至温病学派兴起，舌诊在外感热病的诊断与辨证中得到了迅速推广运用，尤其是叶桂《温热论》对温病舌诊有独到发挥。近代曹炳章著《辨舌指南》附有描制彩舌图120余张，其中主要是温病舌象。至今舌诊已成为温病学理论指导下的一种特殊的诊断方法。吴坤安《伤寒指掌》说：“病之经络、脏腑、营卫气血、表里阴阳，必形于舌。”故舌象每随温病病情的变化而发生变化，因此，察舌在诊断及辨治温病中显得特别重要。

1. 辨舌苔　舌苔变化主要反映卫气分病变。应注意观察颜色、润燥、厚薄等方面的变化。

(1)白苔：有厚薄之分，薄者主表，候卫分之邪，见于温病初起；厚者主里，候气分之邪，多为湿邪为患。

①苔薄白欠润舌边尖红

特征：舌苔薄白，近似正常人舌苔，唯欠滋润，且舌边尖色红。

意义：温邪侵袭肺卫。

提示治疗：如症见发热，微恶风寒，口微渴，咳嗽，脉浮数，宜辛凉解表，方如银翘散；如症见咳嗽，微恶风寒，口微渴，用桑菊饮。

风寒表证亦可见到薄白苔，但质地润泽，舌色正常，与薄白欠润，舌边尖色红之舌象不同，其治疗宜辛温解表，正如叶桂说：舌白而薄者，外感风寒也，当疏散之。

②苔薄白而干

特征：舌苔薄白，干燥乏津，舌边尖红。

意义：邪袭肺卫，津液已伤。《重订通俗伤寒论·六经舌苔》何廉臣勘云：“如初起白薄而燥刺者，温病因感寒而发，肺津已伤也。”何氏所称为新感引动伏邪，病在肺经而言，可参。

提示治疗：辛凉解表，润肺生津。叶桂说：若白干薄者，肺津伤也，加麦冬、花露、芦根汁等轻清之品，为上者上之也。吴坤安称：如白苔虽薄而燥，或舌边舌尖带红，此风热之邪伤于气分，病在太阴手经，津液已少，不可汗，只宜轻清凉解肺分，如前胡、苏子、杏仁、连翘、黄芩、薄荷、桔梗、淡竹叶之类。

③白厚黏腻苔

特征：苔白满布，质地较厚，板贴不松，垢腻润泽。

意义：湿热郁阻气分，湿浊偏盛。

提示治疗：开泄化湿。如症见恶寒少汗，身热不扬，午后较甚，头重如裹，身重肢倦，胸闷脘痞，可用三仁汤；如症无恶寒，但身热不扬，脘连腹胀，大便溏泄等，可用雷氏芳香化浊法，或一加减正气散。叶桂说：再舌上白苔黏腻，吐出浊厚涎沫，口必甜也，为脾瘅病，乃湿热气聚与谷气相搏，土有余也，盈满则上泛，当用省头草芳香辛散以逐之则退。

④苔白厚干燥

特征：苔白满布，厚而干燥。

意义：胃燥津伤，浊结不化。

提示治疗：先当养津，而后降浊。如叶桂说：再舌苔白厚而干燥者，此胃燥气伤也，滋润药中加甘草，令甘守津还之意。章虚谷亦说：苔白而厚，本是浊邪，干燥伤津，则浊结不能化，故当先养津而后降浊也。

⑤苔白腻而舌质红绛

特征：舌苔板贴，色白厚腻，多满布于舌，舌质红绛，或深绛。

意义：湿遏热伏。可为气分湿遏热伏，亦可为营分邪热为气分湿邪阻遏。

提示治疗：当先泄湿透热，如吴坤安说：热因湿邪遏伏，宜泄湿以透热，如犀角(水牛角代)、滑石、茯苓皮、猪苓、薏苡仁、茵陈、黄柏之类。叶桂说:"若白苔绛底者,湿遏热伏也,当先泄湿透热,防其就干也。勿忧之,再从里透于外,则变润矣。"即指此而言。

⑥白苔滑腻厚如积粉

特征:苔如白粉堆积,润泽滑腻,刮之不尽,舌质紫绛。

意义:湿热秽浊郁闭膜原,叶桂说:且见此舌者,病必见凶,需要小心。

提示治疗:开达膜原。如症见寒热往来,寒甚热微,身痛有汗,手足沉重,呕逆胀满者,可用达原饮,或雷氏宣透膜原法,使病邪从表解;如邪不从表解,被驱逐入胃,则舌苔变黄,当用下法,详见黄苔。

⑦白碱苔

特征:舌苔白厚如碱状。

意义:温病胃中宿滞夹秽浊郁伏。

提示治疗:叶桂称:若舌上苔如碱者,胃中宿滞夹浊秽郁伏,当急急开泄,否则闭结中焦,不能从膜原达出矣。

⑧白砂苔(水晶苔)

特征:苔白干硬如砂皮,扪之糙涩,干燥。

意义:邪热迅速化燥入胃,苔色未及转黄。

提示治疗:通腑泻热。吴有性说:白砂苔,舌上白苔,干硬如砂皮,一名水晶苔,乃自白苔之时,津液干燥,邪虽入胃,不能变黄,宜急下之。方如三承气汤。

⑨白滑苔

特征:舌苔白滑,润泽多津,舌边有齿痕,或附有唾沫,或舌淡而舌本微胖。

意义:过用寒凉伤中,中气亏乏。

提示治疗:温中运脾。

⑩白霉苔

特征:满舌生白衣,甚至弥漫到唇颚,或如霉状,或生糜点,或如细碎饭粒。

意义:秽浊内郁,胃气衰败。

提示治疗:芳香化浊,扶助胃气。

总之,白苔薄者主表,厚者主里,润泽者津液未伤,干燥者,为津液已伤,厚浊黏腻者,多兼夹痰湿秽浊。一般说来,白苔主表主湿,病情较轻,而白砂苔则为热结在里,白霉苔虽夹秽浊,但又主胃气衰败,均系里证、重证,它们是白苔中的特殊类型。

此外,应说明的是,在正常情况下,由于口腔的咀嚼、吞咽动作,以及唾液与饮食的冲洗,使舌上丝状乳头间的物质及角化上皮脱落清除,故舌苔仅薄白一层。若食欲减退,进食减少,对舌苔的机械摩擦作用减少,或因发热失水,使唾液分泌减少,影响了舌的自洁作用,可致丝状乳头延长而不脱落,舌苔即变厚。(见图 1-8)

(2)黄苔:是邪热传入气分的标志,应区分其厚薄、润燥、是否兼夹白苔等。

①薄黄不燥

特征:苔薄色黄,舌润不燥,或苔薄微黄,润泽有津。

意义:邪热初入气分,津液未伤。

提示治疗:轻清宣气。如症见身热,心烦懊侬,坐卧不安者,可用栀子豉汤。吴坤安说:黄苔虽主里,如苔薄而滑者,是热邪尚在气分,津液未亡,不妨用柴、葛、芩、翘,或栀、豉、翘、薄之类,轻清泄热透表,邪亦可外达肌分而解也。

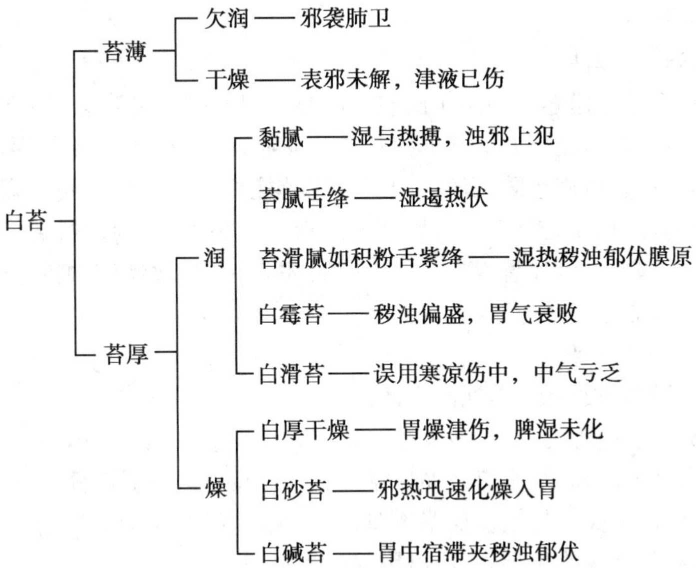

图 1-8 白苔总结示意图

②薄黄而干

特征：舌苔薄黄微干，甚或干燥，或苔心尤甚，一般舌色偏红。

意义：邪热传入气分，津液不同程度受伤。苔薄黄干燥较甚者，为上焦气热灼津。

提示治疗：宜轻清泄热，甘寒生津，苦重之药当禁，正如叶桂说：若虽薄而干，邪虽去而津受伤也，苦重之药当禁，宜甘寒轻剂可也。上焦气热灼津者，宜遵叶桂提出的治疗原则：急用凉膈散，散其无形之热，再看其后转变可也。

③黄白相兼苔

特征：黄白相兼苔可为白多黄少，或黄多白少或黄白参半。

意义：黄白相兼苔一般为邪热初入气分，表邪尚未尽解的征象，正如曹炳章说，舌苔带一分白，病亦带一分表，必苔纯黄无白，邪方离卫入气。

提示治疗：宜宣气达表。吴坤安称：凡舌苔白中带黄，日数虽多，其邪尚在气分流连，可冀战汗而解。

④黄燥苔

特征：舌苔黄燥乏津，舌质红赤。

意义：为阳明热盛征象。

提示治疗：宜辛寒清气，如症见壮热，恶热，汗大出，渴喜冷饮，脉洪大者，方用白虎汤。若阴津耗损者，宜辛寒清气、甘寒生津，即甘寒柔润于辛寒清气之中，方如白虎汤合五汁饮。

⑤老黄苔

特征：苔色深黄，如沉香之色，或如金黄色，焦燥起刺，或有裂纹。

意义：为热结肠腑征象，正如吴有性说，邪毒在胃，有黄苔老而变焦色者。章虚谷也说：阳明实热，舌苔必老黄色，黄兼燥。吴瑭亦称：舌苔老黄，肺胃受浊，气不化津也，甚则黑色，黑，水色也，火极而似水也。又水胜火，大凡五行之极盛，必兼胜己之形。芒刺，苔久不化，热极而起坚硬之刺也。俞根初更清楚地说道：唯黄而燥，黄而糙，乃为里热结实之证。

提示治疗：通腑泻热，可选用调胃承气汤或大小承气汤。

⑥黄浊苔

特征：指舌苔黄而厚浊。

意义：黄浊苔多见于湿热痰浊结于胸脘。湿热与积滞搏结肠腑也可见到黄浊苔。

提示治疗：苦泄邪热，化痰开结。如症见身热面赤，渴喜凉饮，饮不解渴，得水则呕，按之胸下痛，便秘，脉洪滑者可用小陷胸汤加枳实方。叶桂说：再人之体，脘在腹上，其地位处于中，按之痛，或自痛，或痞胀，当用苦泄，以其入腹近也。必验之于舌，或黄或浊，可与小陷胸汤或泻心汤，随证治之。又，如见身热，汗出，脘腹痞满，呕逆，便溏不爽，色黄赤如败酱等胃肠湿热积滞搏结证，方用枳实导滞汤。

⑦黄腻苔

特征：指苔黄满布，板贴细腻，润泽多津。

意义：为气分湿热内蕴征象，一般见于热重湿轻证，或湿热俱盛证，或湿热蕴毒证。

提示治疗：辛开苦降，分解湿热。如症见发热，汗出不解，口渴不欲多饮，脘痞呕恶，心中烦闷，便溏溲赤，可用王氏连朴饮。如湿热蕴毒，症见发热，口渴，胸痞腹胀，肢酸倦怠，咽肿尿赤，或身目发黄者，宜清热化湿解毒，可用甘露消毒丹。

⑧黄厚干燥

特征：舌苔满布，色黄而厚，干燥乏津。

意义：中焦湿浊未化，津液已伤。

提示治疗：清热生津，化湿降浊。

总之，黄苔主里，属实属热，其薄者，病浅，厚者，病深。其润泽者，津液未伤，干燥者津液已伤。黄厚焦燥者为阳明腑实，黄厚干燥者，为中焦浊结，津液已伤。黄腻厚浊者为兼夹湿邪。其黄白相兼者，则为表邪未尽，卫气同病征象。

黄苔的形成，可能由于舌上皮内局灶感染，有脓性炎症细胞渗出，附着于延长的丝状乳头而使舌苔呈黄色。同时，舌局部微生物的产色作用也可能是黄苔形成机制之一。此外，黄苔还与发热导致消化系统功能紊乱，舌丝状乳头增殖，口腔腺体分泌异常等相关。（见图1-9）

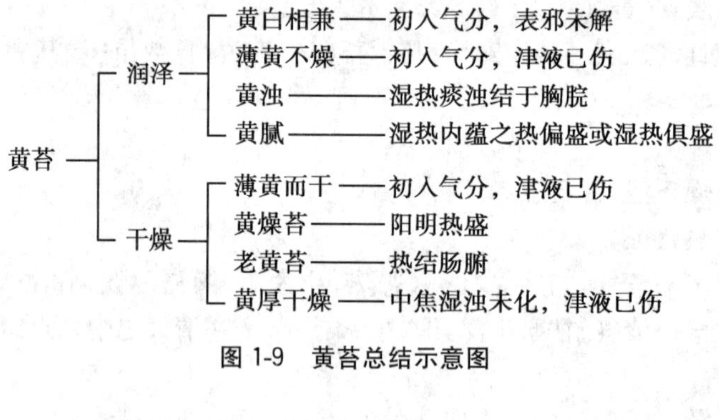

图1-9 黄苔总结示意图

(3)灰苔：多由黄苔转化而来，常与黄苔并见。《辨舌指南·灰色脾经》说："如以青黄和入黑中则为灰色也。"可见灰苔即浅黑苔。温病过程中常见灰燥苔、灰腻苔、灰滑苔三种。

①灰燥苔

特征：苔色灰而质地干燥，甚则焦裂起刺。

意义：热结肠腑。

提示治疗：通腑泻热。如症见阳明腑实表现，可用承气汤。《敖氏伤寒金镜录》云：舌见灰黑而有黑纹者，用大承气汤下之。脉浮渴饮者，用凉膈散解之，十可救其一二。

②灰腻苔

特征：灰苔满布，质地细腻，润泽多津，或有黏涎附着。

意义：温病兼夹痰湿内阻，常伴有胸痞脘闷，渴喜热饮，或吐浊厚涎沫等。

提示治疗：温化痰湿，兼以清热，虽有热邪不可寒凉遏之，方如温胆汤或黄连温胆汤。

③灰滑苔

特征：灰苔满布，光滑多津，上有浊厚涎沫。

意义：温病过用寒凉，中阳受损。

提示治疗：温中散寒。如症见腹满不食，自利不渴，呕吐腹痛，肢冷脉细，可用理中丸。

由此可见，灰苔所反映的病理变化，有寒热虚实及痰湿等区别，须结合全身证候加以辨别。

（4）黑苔：温病中的黑苔，大多由黄苔或灰苔转变而来。温病中出现黑苔，一般说来病情已经较危重。应注意观察黑苔的厚薄、润泽以及舌质的变化。

①黑苔焦燥起刺

特征：黑苔焦燥，干裂起刺，糙涩无津，质地苍老。

意义：热结肠腑，肾阴耗竭，即所谓“土燥水竭”。

提示治疗：急下存阴，如症见潮热谵语，腹胀满，甚则硬痛拒按，大便秘结，可用三承气汤。叶桂说：若燥而中心厚者，土燥水竭，急以咸苦下之。《敖氏伤寒金镜录》云：舌见红色，内有干硬黑色，形如小长舌而有刺者，此热毒炽甚，坚结大肠，金受火制，不能平木故也，调胃承气汤下之。

②黑苔干燥

特征：黑苔干薄无津，燥而无刺。

意义：邪入下焦，耗伤真阴，心火亢盛。

提示治疗：育阴清热。如症见身热，心烦不得卧，脉细数等，可用黄连阿胶汤。叶桂说：舌黑而干，津枯火炽，急急泻南补北。所言泻南者指清泻心火，补北者指滋养肾水。

③苔黑如烟煤隐隐

特征：舌面无明显黑色苔垢，仅见薄薄黑晕，有如烟煤隐隐，或干或润。

意义：其润泽者多为中阳不足，阴寒渐生；其干燥者，为阴津耗伤。

提示治疗：叶桂说：若燥者，甘寒益胃；若润者，甘温扶中。

④舌苔干黑舌质淡白

特征：苔黑而干，舌淡白无华。

意义：多见于湿温病，湿热化燥损伤肠络，大量便血，气随血脱之证。由于病变发展迅速，黑苔未及转化，故仍为黑色，只因其失于津液濡养，故干燥乏津。此时复因气随血脱，舌本失于津气濡养，故骤变淡白无华。

提示治疗：如症见便血不止，面色苍白，汗出肢冷，脉微细，为气不摄血，气随血脱，可用独参汤、参附汤等。

⑤遍舌黑润

特征：舌遍体黑润，无明显苔垢。

意义：为温病兼夹痰湿征象。

提示治疗：若患者胸膈素有伏痰，复感温邪，可兼见发热，胸闷，渴喜热饮等。治疗宜温化痰饮，虽有热邪不可过早寒凉而遏之。

⑥黑苔滑润，舌质不红

特征：苔黑不燥，润滑多津，舌淡不红。

意义：湿温后期，湿胜阳微，阴寒内生，肾阳衰微。

提示治疗：温阳化湿，如用真武汤。

总之，黑苔所反映的病变，以热盛伤阴为多。一般而言，凡黑苔焦燥，厚而起刺者，为腑实阴伤之证；苔薄而枯萎者，为真阴耗竭；滑润者多兼夹痰湿，或为湿温转化为寒湿之证的征象。

现代研究认为，在热性病中，出现黑苔是由于丝状乳头角质突起过长，呈细毛状，在机体内在因子与外来因子，如高热、脱水、炎症、毒素刺激、中枢神经系统及胃肠功能失调、霉菌及产色微生物增殖、血色素及蛋白碎屑分解产物等共同作用下而呈现黑色。（见图 1-10）

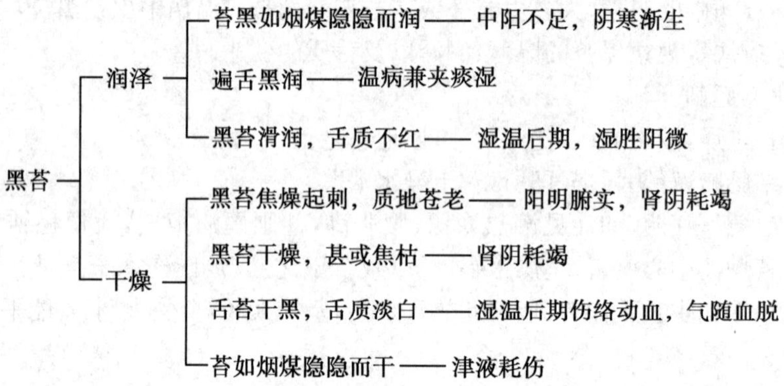

图 1-10 黑苔总结示意图

杨璇《伤寒温疫条辨·二卷》有关伤寒舌苔与温病舌苔在证治方面的区别可供参考，杨璇云："又温病与伤寒舌色不同，伤寒自表传里，舌苔必由白滑而变黄变黑，不似温病热毒，由里达表，一发即是白黄黑诸苔也。故伤寒白苔不可下，黄则下之，温病稍见黄白苔，无论润燥，即以升降散加凉膈散下之。黑则以解毒承气汤下之。下后间有三二日，里证去，舌尚黑者，苔皮未落也，不可再下，务在有下证方可下。"

2. 辨舌质　邪入营血主要反映于舌质的变化。温病病态舌质有红舌、绛舌、紫舌三大类。现分别介绍如下。

(1)红舌：指比正常人舌色更红的舌象，一般为邪热渐入营分的征象。温邪在卫分、气分多为舌边尖红，且罩有苔垢，与邪热入营全舌红赤有所不同。

①舌尖红赤

特征：舌红，舌尖尤甚，且生红刺。

意义：为心火上炎征象。

提示治疗：清心凉营。

②舌红中有裂纹，或中有红点

特征：舌质色红，起裂纹，或有散在红星点点，或满布红点。

意义：热入营分，热毒乘心。

提示治疗：兼见心营热盛者，应清心凉营解毒。如症见全身灼热不退，神昏谵狂，肢厥，脉数，可用清营汤加黄连、金汁等。《敖氏伤寒金镜录》云：舌见红色，更有裂纹如人字形，乃君炎燔灼，热毒炎上，故发裂也，宜用凉膈散治之。

③舌质光红柔嫩

特征：舌质红嫩，望之潮润有津，扪之干燥。

意义：营分邪热初退，津液未复。

治疗：增液生津，方如增液汤。

④淡红而干，其色不荣

特征：比正常舌色更淡，干而乏津，失于荣润。

意义：气血亏损，气伤不能化液。多见于温病后期，邪热已退，而虚损未复之证。

提示治疗：滋养阴血，培补气液。叶桂说：舌淡红无色者，或干而色不荣者，当是胃津伤而气无化液也，当用炙甘草汤，不可用寒凉药。

⑤舌红上罩黏腻苔

特征：舌红荣润，上罩少许点片状黏腻苔垢。

意义：邪热入营，卫气分之邪（湿热病邪）尚未尽解。

提示治疗：泄卫透营，清气化湿。

总之，温病过程中的红舌，类型虽有多种不同，但所反映的病变性质不外虚实两端，其实者热在心营，舌色红赤而鲜明；虚者属气血不足，其舌色淡红而不荣。

(2)绛舌：一般是由红舌转变而来。绛舌与红舌所反映的病变基本相同，只是所候病变更深更重。

①纯绛鲜泽

特征：舌绛不燥，荣润鲜泽，不罩苔垢。

意义：为心包受邪征象。

提示治疗：清心凉营，可用清宫汤，若兼昏谵，语謇，胸腹灼热，四肢厥冷，为热闭心包，宜安宫牛黄丸或紫雪丹或至宝丹。叶天士说：纯绛鲜泽者，包络受病也，宜犀角（水牛角代）、鲜生地、连翘、郁金、石菖蒲等。延之数日，或平素心虚有痰，外热一陷，里络就闭，非菖蒲、郁金等所能开，须用牛黄丸、至宝丹之类以开其闭，恐其昏厥为痉也。吴坤安称：如见舌苔鲜红绛舌，此疫邪入于营分及包络之间，汗下两禁，唯宜清营解毒，逐秽开闭，如犀角（水牛角代）、银花、菖蒲、郁金、西黄（即牛黄）、金汁、人中黄之类，与温热暑证治法相通。

②舌绛而干

特征：舌绛干燥，甚则舌面皱缩，失于荣泽。

意义：为营分邪热化火，火邪劫营征象。

提示治疗：凉血清火，滋养营阴，方如王晋三犀角地黄汤（犀角以水牛角代）加玄参、花粉、紫草、丹参、莲子心、竹叶之类。叶桂说：若舌绛而干燥者，火邪劫营，凉血清火为要。

③绛舌兼有黄白苔

特征：舌质红绛，上罩黄白苔，或黄多白少，或白多黄少。

意义：邪热传营，卫气分之邪尚未尽解。

提示治疗：凉解营热，泄卫清气。

④绛舌上罩黏腻或霉酱苔垢

特征：一是绛舌上附黏涎苔垢，滑腻多津；二是绛舌上罩霉酱苔。

意义：绛舌上附黏腻苔垢者，为邪热入营兼夹痰浊内阻；绛舌上罩霉酱苔垢者，为邪热入营兼夹秽浊之邪。

提示治疗：凉营清心，兼以涤痰化浊，或芳香辟秽。邵仙根称：舌绛黏腻上浮，暑湿酿蒸，痰浊蒙闭心包也，急用芳香逐秽，宣窍涤痰之法，痰多可用西黄（即牛黄）、天竺黄之属。

⑤舌绛光亮如镜

特征：舌质光亮如镜面，干燥无津。

意义：胃阴衰亡。

提示治疗：甘寒养胃，如症见口渴，但欲饮不欲食者，可用益胃汤。叶桂说：舌绛而光亮，胃阴亡也，急用甘凉濡润之品。王士雄说：光绛而胃阴亡者，炙甘草汤去姜、桂，加石斛，以蔗浆易饴糖。

⑥舌绛不鲜干枯而萎

特征：舌色绛而失鲜，舌本干燥枯萎。

意义：邪热深入下焦，耗竭肾阴。章虚谷说：其舌绛不鲜，干枯而萎，肾阴将涸，亦为危证。

提示治疗：填补真阴，叶桂说：其有绛而不鲜，干枯而萎者，肾阴涸也，急以阿胶、鸡子黄、地黄、天冬等救之，缓则恐涸极而无救也。如症见低热面赤，手足心热甚于手足背，口干咽燥，神倦欲眠，或心中震震，脉虚细或结代可用加减复脉汤。

⑦舌中心绛干

特征：舌之中心绛干，且延及舌尖。

意义：胃热心营受灼，津干火盛。

提示治疗：清泄胃热，清心凉营，滋养阴津。叶桂说：其有舌独中心绛干者，此胃热心营受灼也，当于清胃方中，加入清心之品。否则延及于尖，为津干火盛也。王士雄说：舌心是胃之分野，舌尖乃心之外候，心胃两清，即白虎汤加生地、黄连、犀角（水牛角代）、竹叶、莲子心也；津干火盛者，再加西洋参、花粉、梨汁、蔗浆可耳。

总之，绛舌所反映的病候有虚实之分，其纯绛鲜泽及色绛而干燥者，均为心营热盛之征；舌绛光亮如镜或干枯不荣，则为胃肾阴液枯涸征象。对绛舌的观察需注意舌面是否有苔垢附着，其兼有黄苔者为气分之邪未尽解；绛舌上罩黏腻或霉酱苔垢者，则为兼夹痰浊或湿浊之气。

现代研究提示，红绛舌的形成与舌部的炎症、黏膜固有层毛细血管增生、充血、扩张等有关。由于病变发展，又可引起舌黏膜上皮一系列退行性变，如乳头萎缩，上皮剥脱，进一步则造成上皮萎缩，反映了机体代偿功能失调。

(3)紫舌：一般由绛舌发展而来，为营血热毒极甚征象；温病兼夹瘀舌见瘀紫。

①杨梅舌

特征：舌色绛紫，满布棘刺，状如杨梅。

意义：血分热毒极盛，多为动风动血先兆。杨梅舌多见于烂喉痧。

提示治疗：凉血化瘀，清热解毒。

②猪肝舌

特征：舌色紫晦而干，状如猪肝。

意义：肝肾阴竭之危候。叶桂说：若紫而干晦者，肾肝色泛也，难治。章虚谷说：其晦而干者，精血已枯，邪热乘之，故为难治。肾色黑，肝色青，青黑相合而现于舌，变成紫晦，故曰肾肝色泛也。

提示治疗:滋养肝肾。吴坤安称:此肝肾已败,不治。

③紫而瘀暗

特征:舌色紫暗而有瘀痕,潮润多津,或舌紫并有深色点片状瘀斑。

意义:温病兼夹瘀伤蓄血。

提示治疗:于当用方中加入活血化瘀之品。

注意舌紫而瘀暗与酒毒冲心所见舌紫而肿大,或阴寒证出现的舌色淡紫而青滑等相鉴别。

④舌下脉络瘀紫

特征:舌下脉络曲张如囊柱状,色深紫。

意义:温病兼夹瘀血阻滞。

提示治疗:于当用方中加入活血化瘀之品。

总之,紫舌所反映的病变其性质有虚实之别,焦紫起刺,状如杨梅者,为血分热毒极盛征象。紫而瘀暗者为温病夹瘀,属实证;紫晦而干,状如猪肝,为肝肾阴竭,属虚证。

现代研究提示,在热病中出现紫舌的原因是多方面的,如血氧饱和度下降,静脉淤血,血液黏度改变,红细胞数量增多,色素沉着等。紫舌出现,一般病情较重,或热病患者原有肺功能不良、心力衰竭等慢性疾病。

3. 辨舌形态　观察舌体形态变化,对温病的诊断和辨证有一定的意义。

(1)舌体强硬:指舌之本体强直变硬,不能卷曲伸缩。为气液不足,络脉失养,有动风趋势。温邪内陷心包,逼扰神明,舌失主宰,失其灵活而强硬。或因高热伤津,津伤气耗,气液不足,舌之筋脉失养,也可见到舌体强硬。常伴有语言謇涩,含糊不清,或语言不能接续。现代临床观察提示,一些高热脱水患者,每以舌面干燥和舌质发硬为最明显体征,并伴有神情淡漠,烦躁不安,甚则神志模糊。

(2)舌体短缩:指舌之本体收缩变短。为内风扰动,痰浊内阻的征象。

(3)舌卷囊缩:指舌体卷曲,并见阴囊陷缩。为邪入厥阴之证,如吴瑭说:舌卷囊缩,虽同系厥阴见症,要之舌属手,囊属足也。其证多危。

(4)舌体痿软:指舌体痿弱乏力,不能伸缩,或伸不过齿。为肝肾阴精将竭的征象。

(5)舌斜舌颤:指舌体偏斜,颤抖不定,多为肝风内动征象。

(6)舌体胀大:指舌体肿胀,常兼有黄腻苔上罩。多为湿热蕴毒,上泛于舌。舌体肿大,舌色紫晦者,则为酒毒冲心征象。

(7)舌疮:又称舌本烂,指舌本糜烂生疮,如《灵枢·热病》云:"舌本烂,热不已者死。"为邪热化火成毒,不得泄越,使肉腐膜败而为疮。邵仙根称:此湿热邪毒蕴久不宣,蒸腐全血,化为瘀浊。

(8)舌弛纵:指舌体伸出口外,不能内收而言语,每伴流涎不止。《灵枢·寒热病》云:"舌纵涎下"即指此而言。若舌纵而舌色深红,舌体胀满,并有神志不清者,多系痰热之邪逼扰心神,内阻心窍。关于舌体形态变化,清代医家石芾南作了扼要论述,他在《医原·望病须察神气》中说:凡木舌、重舌、舌衄,属心经燥热;舌菌、舌垫,舌肿大塞口,属脾经湿热,夹心火上壅;舌体强硬,多热兼痰;若舌卷短,痿软枯小,则肝肾阴涸而舌因无神气矣。

4. 温病诊舌注意事项　为获取准确舌诊结果,除熟悉和掌握舌诊基础理论、重要舌象临床意义以及注意观察时的光线,患者的姿势、饮食、年龄、体质外,还有以下几方面问题值得重视。

(1)注意舌象动态变化:温病病程发展具有明显阶段性,而舌象每随病程演变而发生变化。不仅要观察舌质舌苔的色泽、厚薄、润燥以及舌体形态等,还要注意观察舌象动态变化。从舌象动态能了解到病变发展演变情况,判断病证顺逆、预后好坏。若不善于将各种舌象进行前后对比,就不能把握病势的进退发展。舌象动态变化,主要反映于舌苔和舌质两个方面。

①苔色变化:由白苔变为黄苔或灰苔,进而变为黑苔,表明温邪自表传里,病情由轻增重。不夹湿的温热类温病,其舌苔由薄白转变为黄白相兼,反映病变由卫分渐次传进气分。邪热初传气分,一般热势不甚,舌苔多现薄黄不燥,若进而转变为黄燥苔则表明气分邪热已炽。湿热类温病之湿邪化热过程,可从苔色变化反映出来,如湿热秽浊盘踞膜原,初病一二日舌苔白厚滑腻如积粉,几乎满布无隙;继则舌根变黄,渐及中心,表明湿热秽浊已经化热,病变始由膜原传入胃腑;进而苔变黑色,为邪热入里尤深。病邪盘踞膜原,病变发展较快者,苔色变化尤为迅速,甚至一日三变,如由白变黄,由黄变黑。又如湿邪困脾,升运失司证,其湿热偏盛偏衰转化,也可从舌象反映出来,如湿邪初困太阴,湿重热轻,其舌苔白厚黏腻;若湿渐化热,舌苔则由白腻转变为黄腻或黄浊等;若湿邪进一步燥化,则舌苔转化为黄燥。这一过程反映了病变由脾而及于胃的动态变化。再如湿邪困脾过用寒凉或误用苦寒攻下,中阳受损,衍生寒湿,舌苔则由白厚黏腻转化为灰滑苔或黑滑苔。另,舌苔厚薄也呈动态变化,如由厚浊变薄,或由板贴化松,一般为邪退征象,如俞根初说:凡舌苔由腻化松,由厚退薄,乃里滞逐渐减少之象,是为真退,即有续生薄白新苔者,尤为苔真退后胃气渐复,谷气渐进之吉兆。如满舌厚苔骤退,舌质仍见朱点,一二日后又续生厚苔,则为邪之假退。此外,舌苔润燥变化,反映温邪伤阴及湿邪化燥动态。温病初起,热势一般不甚,伤阴也不甚,而舌苔不燥,但多欠滋润,甚或乏津。若邪热渐增,阴伤加重,舌苔则逐渐变燥。如气分阳明热炽,舌见黄燥苔,若病变由胃及肠,形成热结津伤,则苔色变为老黄,焦燥起裂,或生芒刺。此时若失于攻下,邪热进而耗竭肾阴,舌苔则转变为焦燥起刺的黑苔,质地干涩苍老。又,湿浊偏盛,则舌苔黏腻,或附有涎沫,或多津润泽。湿邪化热化燥,黏腻苔垢则渐变干燥。其他不一一枚举。

②舌色变化:随着病变向深层次发展,舌色相应加深。邪在卫气分,舌之边尖变为红色。初入营分,全舌变红,苔垢渐退。邪热尽入营分,则全舌变绛。如舌由绛色变为深绛色或紫色,则为邪热深逼血分征象。以上是舌色变化的一般规律,但是也有特殊者,如邪闭心包,舌质多呈纯绛鲜泽,若病变由内闭发展至外脱,舌色则由绛转淡。又如血分热盛迫血,舌呈深绛色或紫色,但若出血过多,至气随血脱时,舌色则变为淡白甚而舌本干瘪。伤阴程度及其动态可从舌质的荣枯变化反映出来,例如初入营分,营阴耗伤不甚严重,舌质尚荣润光泽,若邪热化火,营阴受劫,则舌变干燥乏津。又如邪热久羁,深传下焦,耗竭真阴,则舌变干枯而萎,色绛不鲜等。

(2)注意季节变化对舌象的影响:正常舌象往往随季节不同而发生一些变化,一般认为夏季暑湿较盛,胃纳及脾运呆滞,故舌苔较厚,或有淡黄苔出现;秋季燥气较盛,舌苔多薄而乏津;冬季寒冷,舌苔多较润泽。

(3)注意昼夜时辰对舌象变化的影响:昼夜时辰的变化影响人体阳气的盛衰,也可从舌象变化反映出来。例如辰时为胃气最旺之时,由于胃气蒸发,使舌苔变厚。辰时至午时阳气渐衰,午时至亥时阴气渐盛,胃气蒸发渐弱,故苔垢渐退而变薄,这就是早晨舌苔多较厚,白天(尤其是在进食后)舌苔变薄这一现象的原因之一。可见温病舌象的变化也不排除昼夜时辰的影响，临床时亦需注意。

(4)注意与染苔的鉴别：最常见的是药物染苔，温病过程中患者多有咽喉疼痛，而常用润喉口含药片，常见者有健民咽喉片、草珊瑚含片、西瓜霜口含片、余甘子喉片等，这些药物可将舌苔染成黑色或黄色，通过询问病史，不难作出鉴别。此外，吃枇杷可染成黄苔，食乌梅、橄榄可染成黑苔，吸烟多的人，多见黄浊苔微带黑晕，嗜酒之人亦多见黄浊苔，而舌质常带青紫色，应注意鉴别。

(二)验齿

验齿是温病的特殊诊法之一，为叶桂所创立，受到历代温病学家重视。叶桂说：再温热病，看舌之后，亦须验齿，齿为肾之余，龈为胃之络，热邪不燥胃津，必耗肾液。由于温邪最易耗伤胃津，劫灼肾液，因此验齿能判断邪热之轻重，津液耗伤程度，甚至津液存亡情况。

1. 齿燥　即牙齿干燥，为津液亏损而牙失濡养，或津液不能上承，牙齿失却润泽而干燥乏津。齿燥有以下几种类型。

①齿燥如光石：指齿面光燥，齿本不枯不萎，状如光石。此为胃热津伤，肾液未耗，病情尚轻的征象。或为温病初起，卫阳受郁，表气不通，津液不布所致，一经发散，其表疏而卫气畅通，则津布齿润。

②齿燥如枯骨：指齿面干燥，齿本枯萎而失光泽，状似枯萎骨骼。为肾阴枯涸征象，主预后不良。

③齿燥色黑：指齿面干燥无津，其色焦黑，为邪热深入下焦，耗损肝肾之阴，水不涵木，虚风内动征象，正如吴瑭说：热邪深入下焦，脉沉数，舌干齿黑，手指但觉蠕动，急防痉厥，二甲复脉汤主之。又说：此示人痉厥之渐也。

2. 齿缝流血　所反映的病候有虚实之别，因于胃者病变多属实证，因于肾者病变多为虚证。

①齿缝流血兼齿龈肿痛：指血从齿缝外溢，血色鲜红而量较多，并有牙龈肿胀疼痛，为胃火冲激所致，故属实证。

②齿缝流血齿龈不肿胀疼痛：指血从齿缝浸出，齿龈不肿不痛，多为肾火上炎所致，故属虚证。

3. 齿龈结瓣　指邪热深入血分，损伤血络，血从上溢，凝于齿龈，如干漆，如酱瓣，其色有紫有黄之分，所反映的病变性质各异。

①阳血结瓣：结瓣色紫，形色如干漆，为阳明热盛，迫血上溢所致。

②阴血结瓣：结瓣呈黄色。形色如酱瓣，多为肾阴下竭，邪热上亢，血随亢盛之邪热上溢，结于齿龈所致。阴血结瓣，并同时伴有诸多逆证出现者，则主预后不良。

4. 齿垢　指牙齿根部所积之浊垢，是胃中浊气为胃热所蒸动，结于齿根所致。辨齿垢包括齿垢有无，齿垢形质等。

①辨齿垢有无：齿焦而伴有齿垢者，为火盛而气液未竭；齿焦而无齿垢者主胃肾俱竭。齿焦为肾水枯涸，无齿垢则示胃液耗竭。由此可见，齿焦无垢，还主预后不良。

②辨齿垢形质：齿垢如灰膏者为津气俱亡，胃肾两竭，浊邪用事，病属难治。

(三)辨斑疹白㾦

温病患者在病程中易出现斑疹和白㾦。斑疹和白㾦的出现，能在一定程度上反映患者病变性质、邪正消长、病情顺逆、预后好坏等，故应重视和仔细观察斑疹和白㾦的变化。

1. 辨斑疹　历代医家重视斑疹观察，早在《金匮要略》中就载有阳毒之为病，面赤斑斑如锦纹。揭示了阳毒与斑出的关系，即毒寓斑症之中，这种认识一直延续至今。隋代巢元方《诸病源候论·温病发斑候》指出：夫人冬月触冒寒毒，至春始发，初病在表，虽经发汗、吐、下，其表证不解，毒气不散，故发斑疹。又指出：冬月天时温暖，人感乖戾之气，至春被积寒所折，毒气不得发泄，夏遇暑热，温毒始发出肌肤，斑烂隐疹，如锦纹。晋代葛洪《肘后备急方》载有治疗温毒发斑的黑膏方，该方有凉血（营）解毒、透斑外达的作用。明清时期温病学家，对斑疹的出现倍加重视，对其观察更加仔细，认识更加深化、成熟。明代医家吴有性《温疫论》有发斑及发斑战汗合论两个专章，指出气属阳而轻清，疫邪留于气分解以战汗；而血属阴而重浊，疫邪留血分恒多胶滞，当解以发斑，而求渐愈。奠定了邪在气分解以战汗和邪在血分解以发斑两大邪解途径与方式。吴有性血分斑出邪解论，为后世温病学家提出透斑治法提供了依据。温热大师叶桂认为，斑疹是邪气外露之象，提出“须用纸捻照见胸背两胁”，仔细观察斑疹分布疏密、色泽变化，并结合脉症，判断邪正消长、病证顺逆等。叶桂视斑疹为邪热外解的征象，持斑出热解之说，故邪初传营分而有斑点隐隐时，以“急急透斑为要”，即凉营（血）解毒以透斑。其后余霖著《疫疹一得》一书，被视为斑疹专著。余霖不仅注意观察斑疹色泽变化，更重视斑疹形态，他说：余断生死，则不在斑之大小紫黑，总以其形之松浮紧束为凭耳。至此对斑疹的认识日臻完善。

斑疹的形成：斑疹皆为邪热深入营血分，动血窜络所致，正如章虚谷说：热闭营中，故多成斑疹。其阳明热毒内陷营血，迫血从肌肉外渍，则在皮下形成斑。邪热（多见风热病邪）郁肺内窜营血迫血从肌肤血络而出，则形成疹。故有斑出阳明，疹出太阴之说，如陆子贤说：古人论斑为阳明热毒，点大而色鲜；疹为太阴风热，点小而色红。吴坤安也说：斑由阳明胃热而发，疹因肺受风温而出。由此可见，斑与疹的形成虽然均为热入营血所致，但涉及脏腑有阳明胃与太阴肺的区别，血渍部位有皮下肌肉及肌肤之异。

斑疹发出征兆：斑疹欲发未发之际，症见壮热无汗，闷瞀异常，起卧不安，呕恶，耳聋，肢冷，脉伏或脉躁动等，如邵仙根说：邪热郁伏于中，蒸热为斑，故汗不出，而烦闷呕恶，足冷耳聋，此是斑疹将发之见象，犹天将雨而闷热郁蒸也。脉沉伏，由于邪伏于内，脉道不利所致，寸脉躁动者，伏邪勃发之兆也。此时即应仔细察看患者面部、耳后、项颈、胸腹、胁肋、四肢有无斑疹隐现，若其已经显露，则应观察其色泽、形态、分布及伴随的脉症，以分辨其病变性质、证候顺逆等。

斑与疹在形态上的区别：斑为点大成片，平展于皮肤，有触目之形，而无碍手之质，或稠如绵纹，或稀如蚊迹，压之色不退，斑消不脱屑的皮疹；疹为琐碎小粒，形如粟米，突出于皮肤之上，视之有形，抚之碍手，压之色退，消退后脱屑的皮疹，正如吴坤安说：发疹于皮肤之上，起有颗粒，如粟如粒，以手摸之，有尖刺而触手者也，与斑之平面在肌肉者不同。区别斑疹形态非常清楚。

临床上斑与疹可同时发出，古代医家每举斑赅疹，或举疹赅斑，斑疹并称，今遵俗并称斑疹。

斑疹出现的临床意义：斑疹分阴阳，如俞根初有阳证发斑和阴证发斑之称。另，根据斑疹发于体表和体内不同，又有外斑和内斑分别。现按阳斑、阴斑、内斑，分述如下。

（1）阳斑：根据斑疹色泽、形态、分布疏密及伴见脉症，辨别病情轻重、证候顺逆、预后好坏等。

①辨色泽：根据斑疹色泽，分为红斑、紫斑、黑斑。斑疹色红病情较轻，色紫病情较重，色黑病情犹重，正如雷少逸在《时病论·温毒》中称：“盖温热之毒，抵于阳明，发于肌肉而成斑，

其色红为胃热者轻也；紫为热甚者重也；黑为热极者危也。”又称：“疹亦红轻、紫重、黑危也。”兹分别介绍如次：红斑：红活荣润者，属顺证，为血畅及邪热外达的佳象；色鲜红如胭脂者，为血热炽盛征象，病情较重。紫斑：紫赤如鸡冠花者，为热毒深重表现，病情深重。黑斑：总的说来，斑黑为火毒极盛征象，病情严重凶险。但黑斑表现各异，临床意义有别，例如黑而光亮者，虽属热毒极盛，但气血尚活，依法治之，尚可救治；若黑而隐隐，四旁色赤，为火郁内伏，气血尚活，犹可透发；其黑而晦暗者，则为元气衰败，热毒锢结征象，主预后不良。《重订广温热论·验方妙用·樊开周同何廉臣实验法》说：经血热则（斑）色红；热毒重则（斑）色深红；热毒犹重则（斑）色妖红，艳如胭脂，统名红斑。络血热则色紫，名曰紫斑，络血热而毒瘀则色黑，名曰黑斑，甚则色青如蓝，名曰蓝斑。由此可知，随着斑疹色泽的加深，病情随之加重。

②形态观察：斑疹形态与病情轻重，预后好坏有一定关系，正如余霖说：斑疹一见，苟能细心审量，神明于松浮、紧束之间，决生死于临证之顷。可见，根据斑疹形态，能判断预后生死。斑疹形态大约有以下几种：松浮洋溢：其形犹如泼洒于皮肤之面，为邪毒外泄之象，预后大多良好，属顺证；紧束有根：犹如从皮里钻出，如履透针，如矢贯的，为热毒深伏有根，锢结难出，主预后不良，属逆证；平下坑烂：指斑低于皮肤，呈坑状糜烂，为瘀热锢结，血脉瘀阻，不能外达，主预后不良，正如张石顽《伤寒绪论·卷下》云：“若斑色紫黑而平下坑烂，脉虚小，自利者，不治。”

③详察疏密：从斑疹分布疏密，可分辨出邪毒深重。一般而言，斑疹分布均匀而稀疏，为热毒较轻浅，预后一般较好；斑疹分布稠密而多，融会成片，为热毒深重，预后一般不佳，正如叶桂说，斑疹宜见不宜见多。所称宜见指斑疹稀疏，为邪热外达，所称不宜见多者，因其斑疹多而稠密，为热毒深重征象。

阳斑治疗原则，根据斑疹形成机理而确立。斑属阳明热毒，疹属太阴风热，故治斑宜清胃泄热，凉血化斑；治疹宜宣肺达邪，清营透疹；其夹斑带疹者，则以化斑为主，兼以透疹。如里实壅遏而斑疹蔽伏不透，则宜通下腑实，迨至内壅一通，表气因而疏畅，其热则随斑外透，正如吴有性在《温疫论·发斑》中说：“邪留血分，里气壅闭，则伏邪不得外透而为斑，若下之，内壅一通，则卫气亦从而疏畅，或出表为斑，则毒邪亦从而解矣。”叶霖亦说：若伏气温毒发斑，热毒甚而内结，斑紫烦躁，神昏谵语，便燥鼻煤，若以犀、地、连，扬汤止沸，不能去其病，设欲釜底抽薪，非加大黄不可。盖里气一通，表气亦顺，化炎熇为清凉矣。阳斑治疗禁忌，在斑疹初发之际，不可早用寒凉，庶免邪机冰伏；同时，斑疹不可妄用升提，若误用升提，必致阳热之邪随辛温之气蒸腾上逆，出现神昏、痉厥、吐血、衄血等危重证候。另有一种观点认为，斑疹一经出现，邪热即可外达，故主张辛温升提，以冀斑出热解。升提之品如浮萍、胡荽、西河柳、羌活、防风等，其辛温升发，助热伤阴，迫血妄行，故吴瑭说：若一派辛温刚燥，气受其灾，而移热于血，岂非自造斑疹乎？再时医每于疹已发出，便称放心，不知邪热炽甚之时，正当谨慎，一有疏忽，为害不浅。汪曰桢亦说：俗医必以胡荽、浮萍、樱桃核、西河柳为透法，大谬。实际上，斑疹发出，非邪热透解标志，叶桂说：急急透斑为要，非辛温升提，而是在凉血清热方中，参入清透之品，从风热陷入者加入犀角（水牛角代）、竹叶之属，如从湿热陷入者加入犀角（水牛角代）、花露之品，若兼热毒壅滞，人中黄、金汁也可加入，变辛温升提而为清化透斑。正如汪曰桢说：急急透斑，不过凉血清热解毒。故应正确理解透斑真实含义。

（2）阴斑：指斑色淡红，隐而不显，分布稀疏，胸背微见数点，并有虚寒表现者。阴斑多为过用寒凉，或误用攻下，使中气亏乏，阴寒下伏，无根失守之火上越，聚于胸中，上熏于肺，传之于皮肤所致。正如俞根初在《通俗伤寒论·发斑伤寒》中说：“若先由房劳太过，内伤肾阴，及凉遏太过(如多服凉药、恣食生冷等)内伤脾阳,一经新感寒气,逼其无根失守之火,上熏肺经,浮游于皮肤而发斑点者,此皆谓之阴证发斑,亦谓之虚斑。其形如蚊蚤虱咬痕,稀少而色多淡红,或淡白微红,亦有淡黑色而发于两腰小腹之间者。故发斑必察其虚实寒热四端,为临病求源之首要。”阴斑兼见之阴寒证,如四肢厥冷,口不甚渴,面赤足冷,下利清谷,脉不洪数等。阴斑的治疗,宜引火归原,切忌寒凉清热,否则立见危殆。

(3)内斑:发于体内脏腑之斑称为内斑,如发于肠胃、膈膜等处,肌肤无斑点可见。如吴坤安说:凡温疫时感,每有内斑,其斑发于肠胃嗌膈之间,肌肤间不得而见,其脉短滑,似躁非躁,外证口干目赤,手足指冷,烦躁气急,不欲见火,恶闻人声,耳热面赤,或作寒噤,或作喷嚏,昏不知人,郑声作笑,种种形证,皆内斑之验。治法宜宣通气血,解毒化斑,如连翘、地丁、赤芍、紫草、楂肉、槟榔、净银花、人中黄、白僵蚕、钩藤之类,俾得脉和神清,方为毒化斑解。邵仙根亦说:时毒温疫,口鼻吸受,直行中道,邪伏膜原,毒凝气滞,发为内斑。内斑者,发于躯壳里面,胃肠膈膜之处,外之肌肉皮肤,不见斑点,毫无形迹,犹内痈之类也。此证罕见,时证温疫证中,或有此证。其所见外证,俱是阳明热毒,火邪壅遏于中,气不宣通之候。斑发于内,提透非宜,治法当通邪滞,解毒消斑,清营化热之剂。证虽少见,医者不可不知。盖内斑外无形迹可见,全在察脉辨证,庶无贻误。

观察斑疹应注意几个问题:

(1)观察必须仔细:观察时光线宜明亮,若自然光不足以看清楚、明白时,可借助照明设备,古代限于照明条件,多用纸捻照,现代照明设备先进,应充分利用,细察详辨。同时,要注意全身皮肤检查,特别是对头面、耳后、颈胸、腹胁、四肢、躯干等部位,要逐一检查,只要发现一两个斑点,且能排除蚊叮虫咬之迹,都当视为斑疹始发,不可轻视。

(2)必须结合脉证:阳斑发出,热势下降,神情清爽者,为邪热外达之外解里和佳象,预后较好。但若斑出热不解,或甫出即隐,且见神志昏愦,肢厥,脉伏,则为正不胜邪,毒火内闭险恶之象。正如吴坤安说:凡斑既出,须得脉洪滑有力,手足温者易治;脉微足冷,元气虚弱,难治;斑疹透后,神识宜清,反加昏沉者,难治。

(3)注意动态变化:在色泽方面,斑疹由红变紫,由紫变黑,颜色逐渐加深,为热毒不断加重,预后一般不好;相反,若斑疹色泽由黑变紫,由紫变红,再由红转淡,脉症亦随其逐渐减轻,为热毒渐衰,一般预后较好,正如余霖说:深红者,较淡红为稍重,亦血热之象,凉其血即转淡红。色艳如胭脂,此血热之极,较深红为更恶,必大用凉血,始转深红,再凉其血而淡红矣。说明经过正确治疗,热毒受其顿挫而衰减,斑疹色泽亦发生相应动态变化。在形态变化方面,如斑疹由松浮洋溢,转变为紧束有根,为热毒不断深入,甚至锢结难出,一般预后不良,正如余霖说:务使松活色淡,方可挽回。在斑疹分布疏密方面,如由稀疏朗润,逐渐融合,汇集成片,甚至遍及全身,色泽加深,状如紫茄,为热毒迅速加重充斥营血,病情危重凶险。此外,若斑疹急隐急现,为热毒内闭,欲达不达之象。

2. 辨白痦　白痦,古代又称之为白疹、白痱,现代医学称其为汗痦,认为无临床意义。中医重视白痦观察,从白痦形态、色泽变化,可以帮助证候的辨别。

白痦的含义:白痦是湿热病邪留恋气分,蕴酿淹滞,郁蒸于肌表,出现于皮肤表面的细小白色疱疹。其形如粟米,色类珍珠,突出于皮面,扪之碍手,内有白色透明或半透明的浆液,多分布于颈项、胸腹部,头面四肢可见。白痦消退时有皮屑脱落。

白痦的形成:白痦是湿热在气分郁阻,失于开泄,熏蒸于肺卫而形成。如叶桂称白痦是“湿热伤肺”,“湿郁卫分,汗出不彻之故”。王士雄说:湿热之邪郁于卫分,失于轻清开泄,幸不传他经，而从卫分发痦者，始当清其气分之余邪。由此可见，白痦是由湿热病邪所致，其病变范围在气分，而出现部位在皮肤。

白痦每随发热与汗出而透发，但因湿热病邪黏腻淹滞，故非出一次即能透尽，因此白痦常反复多次透发，即随身热增高，汗出增多，白痦随之透发一批。白痦未发之前，有胸闷不舒，为湿遏热郁气分失于宣展所致，白痦既透之后，由于气机宣达，湿热外透，其胸闷随之缓解。

白痦出现的临床意义：凡有白痦发出，即说明湿热为患，多见于湿温、暑湿、伏暑等温病，正如何廉臣说：温热发痦，每见于夏秋湿温、伏暑之证，春冬温兼湿证亦间有之。观察白痦的色泽形态，能帮助辨别证候顺逆，预后好坏。现按晶痦、枯痦分述如下。

（1）晶痦：如水晶色，晶莹饱绽，颗粒清楚，发热随出而缓减，神情亦随之而清爽，为津气俱足，为正能胜邪，邪气外透之佳象。正如汪曰桢说：其实白如水晶色者，绝无紧要，吾见甚多。杨照藜也说：湿热素盛者多见此证，然在温病中为轻证，不见他患。

（2）枯痦：指白痦空壳无浆，如枯骨色。枯痦出而身热不退，神倦气怯，或神志昏糊，黏汗自出，脉微弱或细数，为津气俱竭，正不胜邪，病邪内陷之险象，正如何廉臣说：热势壮则（白痦）外见，热势缓则（白痦）隐伏，出无定期，甚至连发三五次，若（白痦）干白如枯骨色者大凶，脉必微弱，或细数，神倦气怯，黏汗自出。

白痦的治疗原则：晶痦的治疗，宜透热化湿，宣畅气机；枯痦的治疗需补益元气，滋养阴液，因为白痦的形成为气分湿热所酿，故宜透热化湿，宣畅气机；而枯痦因气液俱竭，危及患者生命，故当益气养阴。正如何廉臣所说：（白痦）初由湿郁皮肤肌腠，汗出不彻之故，白如水晶色者多，但当轻宣肺气，开泄卫分，如五叶芦根汤（按：方出《湿热条辨》）最稳而灵，若久延而伤及气液，白如枯骨者多凶，急用甘润药以滋气液，如麦门冬汤（按：方出《金匮要略》）、清燥救肺汤三类，挽回万一。

治疗白痦的注意事项：白痦是湿热病邪导致机体复杂病机变化的表现之一，并非孤立临床现象，故不能就白痦而单一治疗白痦，要注意观察白痦形态色泽变化，结合脉症而论治。白痦虽然出现在皮肤，但病变不在卫分，治疗不可单纯辛透解表；又，白痦虽然属于气分病变，但非单纯邪热所致，故不可单一清泄里热。正如吴瑭所说：纯辛走表，纯苦清里，皆在所忌。枯痦为气液俱竭，治疗宜滋养气液，但必须湿热已尽，方可投以补剂，以免滋助湿邪。同时，对枯痦的治疗，禁用苦燥温补，以免损伤气液，正如何廉臣说：切忌苦燥温升，耗气液而速其毙。

（四）观察肤色变化

温病患者肤色变化往往是病机病情变化的反映，故应重视对肤色观察。临床上应对患者全身皮肤进行仔细检查，尤其应重视面部肤色变化，因为十二经脉、三百六十五络之气血皆上于面而走空窍，因此，面部肤色变化基本上能代表全身肤色变化。

1. 面赤　指患者面部肤色较正常人红赤。面赤为发热征象之一，故患者面赤，即应想到是否发热，应及时测试体温。一般而言，面赤为火热炎上所致。满面正赤，并有壮热，不恶寒，但恶热，口渴欲饮，苔黄燥，脉洪大，则为阳明热炽表现。若仅见两颧潮红，午后尤甚，出现于病程后期，伴有低热持续难退者，多为真阴耗伤表现。

2. 面垢　指面色垢晦，如被烟熏，或为油腻附着之貌，多为里热或湿热熏蒸之象，正如戴麟郊说：瘟疫主蒸散，散则缓，面色多松缓而垢晦，人受蒸气，则液上溢于面，头目之间多垢滞，或如油腻，或如烟熏，望之可憎者，皆瘟疫之色也。

3. 面黄　指面色较正常人肤色为黄。面色淡黄，并见头痛恶寒，身重疼痛，胸闷不饥，舌白不渴，多为湿温初起，湿遏卫气征象。面目及全身皮肤俱黄，鲜明如橘子色者，系湿热熏蒸，迫其胆汁外溢的征象，多出现于湿温病中。若黄而晦暗，属于阴黄，多为湿热误治转变为寒湿的征象。面色萎黄，面部皮肤缓弛，望之无神，色淡黄而乏光泽，为气虚征象，多见于温病恢复期，脾虚而失健运。

4. 面黑　指面部皮肤变黑，在温病中多为火极似水的征象，正如吴瑭说：面反黑，火极而似水，反兼胜己之化也。多主预后不良。此外，湿温后期，湿邪偏重，转变为寒湿，损伤肾阳，也可见到面黑征象。

5. 面白　是指面色变淡，缺少正常红润色。温病后期面色淡白，多为气虚征象。湿温化燥损伤肠络便血，其血虚未复，亦可见到面色淡白。在温病过程中，面色忽然变为淡白无华，一是大量出血征兆（包括内出血，如暑瘵肺出血），如患者突感心慌烦乱，面色陡然苍白，即应警惕气随血脱出现；二是阳气暴脱征象，多见于邪陷心包，内闭外脱；三是大汗亡阳征象，如过用或误用辛温发汗，汗出不止，或为暑邪发泄太甚，迫其津液外泄，导致大量汗出而亡阳等。

6. 肌肤甲错　温病出现肌肤甲错，多为邪热伤阴，不能滋润肌肤所致，多见于温病后期，正如何廉臣说：温病愈后，身体枯瘦，皮肤甲错，乃热伤其阴，阴液不能滋润皮肤也。

（五）诊胸腹

脏腑内居胸腹，温邪导致脏腑功能失调及实质损伤，必然从胸腹症状反映出来，故古代医家重视检查胸腹，正如何廉臣说：胸腹为五脏六腑之宫城，系阴阳气血之发源，若欲知其脏腑如何，则莫如诊胸腹。

胸腹可分成三个部分，每个部分与相关脏腑经络相联系。一为胸膈，内居心（心包）、肺及膈膜，即上焦分野，古称上停，正如俞根初说：上停名胸，在膈上。二为脘腹，即胸下脐上，属中焦分野，古称中停，正如俞根初说：膈下为胃，横曲如袋，胃下为小肠，为大肠，两旁一为肝胆，一为脾，是为中停，即中焦也。三为下腹或称小腹，即脐下部位，属下焦分野，古称下停，正如俞根初说：脐以下为下停，有膀胱，有冲任，有直肠，男有外肾，女有子宫，即下焦也。诊胸腹方法，一是询问胸腹症状，如是否有胀满、痞闷、疼痛等；二是触扪检查，即用手掌平放于腹部，自上及下触摩。掌力分轻、中、重，犹如诊脉有浮、中、沉。如轻手循抚，自胸上而至脐下，凭感觉而辨其皮肤润燥、寒热，以判断病证寒热属性，如扪之灼手，皮肤潮润有汗者，则为热证；如扪之皮肤干燥而不温者多属寒证。中力触扪，并询问、观察患者是否有触压疼痛感，以察病邪结聚程度，如胸腹自觉不甚疼痛，或有隐痛，按之较疼者，则邪结不盛；若自觉胸腹疼痛，按之痛甚者，为邪结较盛。重力推按，察其胸腹部是否硬满结痛，以辨其病变之虚实，如脘腹疼痛，扪之板硬，按之疼痛，或松手其痛反甚，甚至不可忍者，则为实证；若脘腹悠悠作痛，按之舒缓虚软，多为虚证疼痛。

1. 胸部闷胀　是指胸部窒塞胀满，若兼有壮热，息高，咳喘气促者，多为邪热壅肺；若兼咳唾痰涎者，多为痰湿或痰热结于胸膈。

2. 胸闷脘痞　是指自觉胸闷痞塞，按之不痛，濡软，不板不硬，为湿邪闭郁胸脘气机，清阳不升征象，正如薛雪说：湿蔽清阳则胸痞。吴瑭在解释胸脘痞满时称其为湿闭清阳道路也。多见于湿温初起，湿遏卫气，肺脾气机郁滞之证，并伴有发热恶寒，身热不扬，午后热甚，头痛身重，舌苔白腻，脉濡缓等。

3. 胸部疼痛　是指自觉胸部固定疼痛，或为刺痛，或有压痛，一般为邪热伤肺，肺气不利，瘀血滞络所致，多见发热，咳嗽，咳则牵痛更甚，或有咳痰带血，多见于风温邪伤肺络。

4. 胸胁疼痛 常伴有胁肋胀满，以手指头沿肋骨下缘向上推压，则疼痛加剧，多为痰热郁阻少阳，胆脏邪炽盛的征象，常伴见寒热往来，口苦心烦等。若腹胁胀满，小便不利，呕恶，多为痰湿或痰热郁阻少阳三焦，三焦气机郁滞水液停留之证。

5. 胃脘痛满 是指胃脘部位疼痛或有痞满、胀满，按之痛甚，并见舌苔黄腻或黄浊，为湿热或痰热结于胃之上脘征象。湿邪痰结，郁滞气机，则胃脘痞满或胀满，一般不疼痛，或疼痛不明显；湿热或痰热相结，阻于胃脘，胃气不能通降，则产生疼痛，正如叶桂指出，脘在腹上，按之痛，或自痛，当用苦泄，如小陷胸汤或泻心汤。

6. 脘连腹胀 是指胃脘连及中下腹胀满不适，触叩有膨胀感，一般不疼痛，多为湿困中焦，脾胃升降失司所致，常兼见呕恶，便溏，苔腻等，正如吴瑭所指出，三焦湿郁，升降失司，脘连腹胀，大便不爽，一加减正气散主之。

7. 腹痛阵作 指腹痛呈阵发性发作，发作时疼痛难以忍受，且拒扪拒按，扪按则疼痛加剧，正如俞根初说：胃脘坚痛，甚或有块，痛不可按者，属宿食阻气。腹痛阵作多为湿热或邪热与肠腑宿滞相搏，阻滞肠道气机，肠道传导失司所致。其湿热与肠腑食积糟粕相搏者，常并见大便溏垢不爽，如败酱，如藕泥，甚则大便胶闭不通，舌苔黄浊或黄腻。若系邪热与食积相搏，肠腑气机郁滞，则见腹痛拒按，或痛即欲便，便出不爽，色黄如糜状，便后稍觉松缓，并有嗳腐吞酸，恶闻食气等症。

8. 腹胀硬痛 指腹部胀满疼痛，痛不可按，按之板硬，疼痛尤剧，多为邪结肠腑征象，并见潮热，便秘，甚或神昏谵语等。

9. 少腹硬满疼痛 指少腹部位自觉胀痛，拒按拒压，触之硬满，疼痛增剧，多系下焦蓄血证候，并见神志如狂，大便色黑，小便利，舌质紫绛等。此外，热入血室亦见少腹硬满疼痛，但多出现于月经期中，并见寒热往来，神志异常等。

此外，温病夹气郁，兼瘀血，原有痼疾未愈，也常见胸胁脘腹疼痛。如兼气郁者则见胸膈满痛，如何廉臣说：夹气为无物，为虚邪，舌苔薄白，胸膈满痛，半软而可按。又，胸膈素有瘀伤宿血，夹热而搏者，则胸胁腹肋有固定性疼痛，或如针刺样疼痛，或为锥痛，且多拒按。另，原有胃痛痼疾者，可因患温病而加重疼痛，正如何廉臣说：伏邪自里达表，而发其胃痛痼疾者，多属热痛，则但于治伏邪药中，加乳香、没药止痛，延胡、桃仁以活络，速使其伏邪透发，而胃痛自已。

（六）温病脉诊

脉诊属温病中重要诊法之一，下面介绍常见脉象及其主病。

1. 浮脉、洪脉、数脉、滑脉 为温病常见脉象，其所主病证如下。

(1)浮脉：主表，候卫分病证，如温病初起，邪犯卫表，其脉浮数。脉浮大而芤者，多为阳明热盛而津气已虚。脉浮而促者，多为在里郁热向外透达之象。

(2)洪脉：是浮大洪盛之脉象，主热证、实证，多出现于阳明热盛之证。若洪大而兼芤象，为阳明热盛，津气已伤。若洪大之脉仅见于寸部，则为热盛伤肺征象。

(3)数脉：一般主热证，数而兼浮者，为温邪袭表之象。数而洪大有力，为气分邪热炽盛。数而躁急，不浮不沉，为热郁于里之象。脉数而细者，为热入营血，营阴灼伤之象，或为温病后期，邪热深入下焦，耗伤真阴之象。若脉见虚数，为邪少虚多之虚热之象。

(4)滑脉：为热盛邪实，正气未衰之象。脉滑而弦者，一般为痰热结聚之象。脉濡滑而数者，多系湿热交蒸之象。

2. 濡脉、缓脉、弦脉、沉脉、伏脉　在温病中亦较常见，现分述如下。

(1)濡脉：一般为湿邪为病的征象。脉濡而数者，多为湿热交蒸之象。脉濡缓而小者，多为湿邪偏盛之象。脉濡而细弱无力，常为病久正虚，胃气未复的征象。

(2)缓脉：多出现于湿温病，多为气机失于宣畅征象。此外病久正气已虚，特别是胃气未复者多见缓而无力之脉。

(3)弦脉：脉弦而缓者，多出现于湿温初起，邪遏气机之候。脉弦而数者，多系热郁少阳，胆热炽盛之象。脉弦而滑者，多为温病夹痰之象。脉弦劲而数者，主邪热亢盛，肝风内动之象。

(4)沉脉：一般主里证，多为实邪里结之征。脉沉实有力者，系热结肠腑及下焦蓄血征象。沉脉在温病中也有主虚象者，如脉沉弱，或沉而无力，多为腑有热结，而津液已伤。脉沉细而涩者，多为真阴耗伤征象。

(5)伏脉：主里证。如战汗欲作者，脉伏为其先兆。温病中邪闭心包，内闭外脱，阴阳离决，则脉沉伏难以触及，患者濒于死亡。

(七)辨主要症状

在温邪的作用下人体卫气营血及三焦所属脏腑功能失调，产生复杂多样的临床症状，认真辨识这些症状，能在一定程度上帮助察明病因、辨别病机、确定证候性质等。可见详尽询问、仔细观察、认真比较、注意鉴别温病中的主要症状，是温病诊断与辨证论治所必不可少的。下面介绍几个常见和主要症状的辨别。

1. 发热　是体温升高的表现，患者自感身热时，即应通过体温计测试，确定是否发热。发热时口腔温度超过 37.3℃，腋下温度超过 37℃，肛门温度超过 37.6℃。发热是各种温病必具主症，是人体正气抗邪，邪正相争的全身性反应。在邪正相争中，正气奋起抗邪，若能抵御温邪深入，甚或祛邪外出，则发热随之消退。发热时间较长，羁留不退，会对机体产生危害，主要是热盛伤阴；其次，热势壮盛，也会耗损元气，这就是所谓“壮火食气”。因此应重视和认真对待温病过程中出现的各种形式和类型的发热。

内伤杂病也可出现发热，在讨论发热类型的辨别前，应将内伤发热与温病发热作一般性的鉴别。内伤发热多由阴阳气血失调或虚衰，如阴虚、阳虚、气虚、血虚、气郁、血瘀，以及脏腑功能失常及其损伤，使整体阴阳失衡引起。如张景岳称阴虚发热乃真阴亏损，水不制火也；又称阳虚发热是元阳败竭，火不归原也。内伤发热起病较缓，多呈持续低热，或时作时止，或发有定时，或伴有手足心热，盗汗，或自汗，头晕，神倦，迁延难愈，病程较长。无卫气营血证候演变规律。温病发热起病陡然，发热与恶寒多并现，甚则起病即寒战热炽，具有卫气营血证候演变过程，病程相对较短。

温病发热有虚实之分，初起病变部位较浅，正气一般较盛，病情较轻，多属实证发热。温病中期，正气未至大虚，邪气较盛，邪正剧争，其发热一般多为实证。但也有虚实兼夹之发热，即热盛与阴伤并存，换句话说，为阴液已伤，而邪热犹炽。温病后期发热，多属虚证发热，主要是邪热久羁，深入下焦，灼伤阴津所致。但是，也有阴精既伤，邪火尚炽的虚实兼夹之发热。

温病发热主要有以下几种类型。

(1)发热恶寒：指发热与恶寒并见。温病发热恶寒，其发热较重而恶寒较轻，且恶寒较短暂。临床上凡患者称其恶寒，即应引起重视，应考虑体温可能升高，即时测试体温非常必要。发热恶寒的临床意义：一是温邪侵袭肺卫，卫受邪郁，肺气失宣的征象。其发热的机理正如

《素问·调经论》说:“上焦不通利,则皮肤致密,腠理闭塞,玄府不通,卫气不得泄越,故外热。”吴瑭则从肺受邪郁解释,他说:肺主化气,肺病不能化气,气郁则身亦热也。至于恶寒,是因卫受邪郁,卫气失于温煦所致,王学权在《重庆堂随笔》中说道:热邪首先犯肺,肺主皮毛,热则气张而失清肃之权,腠理反疏,则凛冽恶寒,然多口渴,易汗,脉证与伤寒迥别。二是伏热被风寒激发,形成“客寒包火”证。因在里伏热,被客寒外束,故既有里热外发之身热不退,又有寒郁卫阳之形寒怕冷,正如柳宝诒说:凡阳气内动,寒邪化热而发之证,外虽微有形寒,而里热炽盛,不恶风寒,骨节烦疼,渴热少汗(初起少汗,至阳明即多汗矣)。三是暑热内盛阳明,从里蒸迫,阴津外溢,气随汗泄,卫表暂失阳气温煦。其症多为背心凛凛恶寒,与邪袭肺卫之表证发热恶寒有所不同,从面垢,高热,继而汗大出后,背心随即怯寒等表现可鉴,如张仲景说:太阳中热者,暍是也,其人汗出恶寒,身热而渴也。徐洄溪也指出,凡汗出多之病,无不恶寒者,以其恶寒汗出而误认为寒,妄用热剂,则立危矣。

(2)寒热往来:指热来寒往,寒热交替而作,如疟发之状。其临床意义多为热郁半表半里,枢机不利。正如何廉臣说:寒已而热,热已而汗,寒热往来者,少阳也。半表半里部位,如少阳胆、膜原等。少阳胆热内郁者,其寒热往来多见热盛寒微,伴见口苦,心烦,呕逆,尿赤,脉弦等;膜原湿热秽浊郁闭,其寒热起伏如疟状,其恶寒盛而发热微。

(3)壮热:指热势壮盛,身热恶热。壮热出现多为热盛阳明,里热蒸迫的表现。阳明胃为十二经脉之海,多气多血,五脏六腑皆从其禀受,其抗邪力强,故非邪盛则不能入侵。邪盛入侵阳明,正气抗邪,邪正剧争,里热,蒸迫,外而肌腠,内而脏腑,无不受其熏灼,故见壮热恶热,吴瑭说:温邪之热,与阳明之热相搏,故但恶热也。

(4)日晡潮热:晡,指申时,相当于午后3～5时。日晡潮热指申时热势转盛,为热结肠腑,阳明腑实征象,伴见便秘,或热结旁流,神昏谵语,舌苔老黄,焦燥起芒刺等。下焦瘀热蓄积,可见午后热甚,伴见口干,但欲漱水不欲咽,下腹部硬痛,舌有瘀斑或呈青紫,脉细涩。肾精耗损,阴虚发热,多为低热不退,午后较甚,伴见手足心热,两颧发赤,盗汗,舌绛不鲜,干枯而萎等,注意鉴别。

(5)身热不扬:指身热羁留,而热象不显,即自觉发热不甚,而持续难退,扪诊患者皮肤,初始不觉很热,但扪久则感灼手。其临床意义为湿温初起,湿遏卫气,湿重热轻,热为湿遏,湿蕴热蒸征象。身热不扬,至午后发热较甚,状若阴虚,伴见头身重痛,胸闷脘痞,舌苔白腻,脉濡缓等。其与阴虚发热的鉴别,在于湿热证伴有胸闷,脘痞,苔腻,脉濡缓等,而阴虚发热,则有盗汗,舌光绛无苔,脉细数等。

(6)发热夜甚:指发热至夜增甚,昼轻夜重,其临床意义多为热灼营阴征象,因为夜为阴,营亦为阴,入夜营阴得天时之助,与邪抗争,则发热较甚。此外,瘀热相搏也可能出现发热夜甚,正如吴有性说:至夜独甚者,血未行也。瘀热发热,伴有瘀血征象,如舌有瘀斑、瘀点,或舌质青紫、瘀紫等。

(7)夜热早凉:指至夜发热,天明热解,而热退无汗。夜热早凉多为余热伏于阴分征象。卫气夜行阴分,日行阳分。其夜行阴分,与郁伏阴分之余邪相争则发热,至天明行于阳分,邪正分离,邪正不争,故热退无汗。此外,至夜发热可出现于瘀血证,如吴瑭说:少腹坚满,小便自利,夜热昼凉,大便秘闭,脉沉实者,蓄血也。

(8)低热:指热势低微,其临床意义多为温病后期邪少虚多征象。温病后期,肾精耗损者,低热常伴见手足心热甚于手足背,舌质枯萎等,多出现于春温后期,肾阴亏损证。其胃阴耗损者,低热多伴见但欲饮,不欲食,舌光绛如镜等,如吴瑭说:温病愈后,或一月至一年,面微赤，脉数暮热，常思饮不欲食者，五汁饮主之。又说：此由中焦胃用之阴不降，胃体之阳独亢所致。

2. 汗出异常　人体汗液由水谷化生，从腠理毛窍排泄，以调节人身阴阳平衡。汗出异常能在一定程度上反映温病过程中病理变化，如津液耗伤则汗源不充，腠理开阖失常则汗出不协调等，故观察汗出情况，能帮助了解人体津液盛衰程度，腠理开阖是否正常，正如章虚谷说：测汗者，测之以审津液之存亡，气机之通塞也。

温病汗出异常可有以下几种情况。

(1)无汗：指发热不伴随汗出。其临床意义，一是温病初起，温邪袭表，邪郁腠理，腠理窒塞，津液无由以泄，常伴见发热恶寒，头身疼痛，全身拘急不舒，脉浮等表证，多见于客寒包火证。二是热郁上焦气机，肺气失于宣展，腠理闭阖不开，津液失于敷布，常伴见身热，胸闷懊侬等。三是热入营分，营阴耗伤，而无作汗之源，或热深动血耗血，夺血无汗。前者伴见身热夜盛，烦躁，时有谵语，口干反不甚渴饮，舌绛，脉细数等；后者则见急性多部位出血，神昏谵语，舌深绛等。

(2)时有汗出：指发热增高则有汗出，汗出时而发热渐减，但继而复热。湿热流连气分，湿热相蒸则时有汗出，如吴瑭说：若系中风，汗出则身痛解，而热不作矣；今继而复热者，乃湿热相蒸之汗，湿属阴邪，其气留连，不能因汗而退，故继而复热。

(3)大汗：指通身大量汗出。温病出现大汗，一是气分邪热炽盛，蒸迫津液大量外泄，症见壮热，恶热，渴饮，心烦，脉大等。二是亡阴汗出，即《灵枢·决气》篇说：津脱者，腠理开，汗大泄。亡阴汗出，淋漓不止，唇干齿槁，舌红无津，神志恍惚等。三是亡阳汗出，因阳气败脱，不能固敛阴津，而致大量汗出。亡阳证，其汗出如油，淋漓不止，肢冷，肤凉，面色灰惨，神气衰微，夺气无语，脉沉伏等。徐灵胎对亡阴和亡阳汗出作了比较、鉴别，他说：亡阴之汗，身畏热，手足温，肌热，汗亦热而味咸，口渴喜凉饮，气粗，脉洪实，此其验也；亡阳之汗，身反恶寒，手足冷，肌凉，汗冷而味淡，微黏，口不渴，而喜热饮，气微，脉浮数而空，此其验也。至于寻常之正汗、热汗、邪汗、自汗，又不在二者之列。

(4)战汗：指邪正争战，而见战栗、高热、汗出的过程。战汗是邪气流连气分，邪正相持，正气奋起鼓邪外出的表现。正如戴麟郊《广瘟疫论·战汗》说：战则邪正相争，汗则正逐邪出。

古代文献论述战汗很早，《素问·评热病论》所称之阴阳交颇似战汗表现，如云："有病温者，汗出辄复热，而脉躁疾，不为汗衰，狂言不能食，病名为何？岐伯对曰：病名阴阳交，交者死也。"又说："人所以汗出者，皆生于谷，令邪气交争于骨肉而得汗者，是邪却而精胜也，精胜则当能食而不复热，复热者邪气也。汗者，精气也，今汗出而辄复热者，是邪胜也。"汉代张仲景论述了战汗先兆及其表现、转归，如云：太阳病未解，脉阴阳俱停，必先振栗汗出而解。又在《伤寒杂病论·平脉法第一》中说：病有战而汗出，因得解者，何也？答曰：脉浮而紧，按之反芤，此为本虚，故当战而汗出也。明代吴有性指出凡疫邪留于气分，解以战汗，以冀战汗顿解。清代温热大师叶桂宗吴氏之说，指出：若其邪始终在气分流连者，可冀其战汗透邪。

战汗发生有先兆，如四肢厥冷，爪甲青紫，脉伏等，正如魏柳洲说：脉象忽然双伏或单伏，而四肢厥冷，或爪甲青紫，欲作战也，宜熟记。

战汗的转归：战汗是邪正争战表现形式，存在不同结局与转归，归纳起来大约有以下几种：一是邪退正虚。正邪相争而热炽，炽盛之热，蒸迫腠理，腠理开疏，津液外泄，邪随汗出而外解，津气亦随汗泄而耗伤。症见战栗，汗出肤冷，热势骤退，烦渴顿除，倦卧不语，脉搏虚软和缓,待津气回复,则体温恢复正常。上述表现,首先是体温随着大量汗出而降至正常,甚至正常以下,呈现低体温状态,故全身皮肤发凉,至阳气回复,体温则回升至正常,其伴随的热证证候,如心烦、口渴等亦随体温复常而顿除。神情由烦躁转而为安静嗜睡,倦卧不语。脉象由躁疾转为虚软和缓,即《灵枢·热病》篇说:其得汗而脉静者生。总之,正如戴麟郊所指出的,战汗凡透者,汗必淋漓,汗后身凉,口不渴,舌苔净,二便清,胸腹胁无阻滞结痛,始为全解之战汗。二是邪盛正虚,不能一战而解,当期再战。由于邪气较盛,正气偏虚,虽经奋起抗邪,但不能一战而解,表现战栗而无汗出,停一二日,可望再战汗而邪解。三是正虚邪陷,元气欲脱。邪正争战,正不敌邪,邪热乘机内陷,进而伤津耗气,甚至使津气耗竭而阳气外脱,濒于死亡。症见肤冷汗出,躁扰不卧,脉象急疾。上述表现,首先是肤冷,继而汗出不止,为阳气外脱,不能固护津液所致;同时,出现严重神志异常,即躁扰不能安卧;此外,脉搏出现异常,即见急疾之脉,正如《灵枢·热病》篇说:热病已得汗,而脉尚躁盛,此阴脉之极也,死。所谓阴脉之极,指阴虚之极,阴津耗竭殆尽,故主死。

气分病变发生战汗,除见于温热类温病外,还可见于湿热类温病,主要发生在湿热秽浊郁伏膜原及湿热郁阻三焦等病变。浊邪盘踞膜原,经疏利透达治疗,伏邪松动而渐退,正气奋起祛邪,即可战汗而病解,如吴有性说:必俟其伏邪渐退,表气潜行于内,乃作大战,精气自内由膜中达表,振战止而复热,此时表里相通,故大汗淋漓,衣被湿透,邪从汗解,此名战汗。又,邪留三焦,气郁水停,痰湿内阻,经分消走泄治疗,三焦气机得以宣展,津气输布,正气伸张,与病邪抗争而出现战栗、汗出,病邪即随汗出而外解。叶桂称邪留三焦犹可望其战汗之门户,即指此而言。

邪留气分,当期战汗透邪,法宜益胃。胃中水谷气旺,与邪相并,化而为汗,则邪随汗出而解,故叶桂说:若其邪始终在气分流连者,可冀其战汗透邪,法宜益胃,令邪与汗并,热达腠开,邪从汗出。益胃之法,不是补益胃气,而是灌溉汤水,资助汗源。如湿热秽浊之邪或湿热痰浊之邪盘踞膜原,或邪留三焦,其治疗一方面是疏瀹枢机,在于使邪气松达,另一方面灌溉汤水,如令多饮水饮、米饮等以充养汗源。枢机疏利,气机宣畅,津液充沛,邪与汗俱行,则可望一战而顿解。

战汗的处理:依据战汗不同转归而有所不同,其邪退正虚者,应加强护理,如让患者安舒静卧,以养阳气来复,切忌频频呼唤,使其烦躁,耗其元神。其正不胜邪者,不能一战而解,当期复战,有隔一二日再战汗而解者。故其治疗,仍以益胃为法,以期再战而解。其正虚邪陷,元气欲脱者,当益气敛津,固脱救逆,如戴麟郊说:大抵战汗之脉,以浮为佳,邪出于表也,虚散微濡应有变,煎独参汤待之,以防其脱也。此外有全身战栗而无汗出者,系中气亏微,失于升发托邪,其预后甚差,正如吴有性说:但战而不汗者危,以中气亏微,但能降陷,不能升发也。

(5)病后自汗盗汗:病后自汗,多因表药过剂,耗伤卫气,卫气敛纳津液失司所致;病后盗汗多因温邪深入下焦,耗伤真阴,阴精不能敛纳阳气,虚阳浮越,而致腠理开泄,阴津则随其外溢。在其过程中,可能兼有未尽余邪,徐徐炎蒸,而致汗液自出。

3. 咳嗽 温邪犯肺,导致肺之清肃功能失调,而出现咳嗽。温病咳嗽常有以下几种类型。

(1)咳嗽少痰或干咳无痰:温病初起多见咳嗽少痰,或偶有少量黏痰,或见少许黄稠痰,或干咳无痰,多见于风温初起,邪袭肺卫,肺失清肃,如陈平伯将咳嗽列为风温病提纲症,如称:或恶风,或不恶风,必身热咳嗽烦渴,此风温证之提纲也。风温初起咳嗽,或有少许痰液,从痰之色泽、性状，可帮助鉴别证候之寒热，清代医家何西池云：辨痰之法，古人以黄稠者为热，稀白者为寒，此特言其大概而不泥也。以外感言之，伤风咳嗽，痰随嗽出，停留不久，故未至于黄稠耳。迨火衰气平，咳嗽渐息，痰之出者，半日一口，反而黄稠，缘火不上壅，痰得久留，受其煎炼使然耳。故黄稠之痰，火气尚缓而微，稀白之痰，火气反急而盛也。何西池之论，可供临床参考。至于干咳无痰，则为邪热灼伤肺津所致，多见于风热化火，火灼津伤，正如吴瑭说：咳而无痰，不嗽可知，咳声清高，金音清亮，久咳则哑，偏于火而不兼湿也。除风热病邪外，燥热病邪燥伤肺津，则见干咳无痰，并伴有口咽、鼻窍及皮肤干燥等。

(2)咳唾涎痰：指咳嗽伴有清稀涎痰唾出，多为素有停痰伏饮者，复感温邪，激发引动痰湿所致，正如吴瑭说：既咳且嗽，痰涎复多，咳声重浊。重浊者，土音也，其兼足太阴湿土可知。吴瑭所谓兼足太阴湿土，即指患者中虚（脾虚），内伏痰湿，为温邪引发，出现咳声重浊，唾出较多痰涎。

(3)咳唾脓痰：指咳嗽唾出黄绿色浊痰，气味腥臭。风热犯肺，壅盛不解，使肉腐膜败，其败坏脂膜、腐肉与痰液交融，变为脓痰，随咳嗽而出。多伴见身热持续不退，呼吸急促，胸闷胸痛等。

(4)咳咯痰血：指咳嗽兼咯血痰，少则痰中带血，重则满口血痰，甚或血从鼻窍喷出。咳咯血痰是肺络受伤的征象。风热犯肺，邪袭络伤，常见痰中有血丝、血迹，甚者血痰呈铁锈色，并伴有胸部刺痛等。暑热犯肺，暑逼络伤（暑瘵），血从上溢，咯血量较多，呈鲜红色，甚者口鼻喷血，瘀塞气道，窒息呼吸，出现危重证候。

4. 气息异常　指气息出入失常。肺吸纳天气，与水谷精气结合，积于胸中，名曰宗气。宗气上出喉咙以司呼吸，通过心肺而布运全身，气行则血行。由此可知，肺司呼吸，主一身之气，并推动血液周行（循环）。又，全身脏腑紧密相连，气血相贯，故其他脏腑病机变化，也可影响肺，出现气息异常。温病气息异常有以下几种。

(1)气粗：指气息粗大，疾入疾出，呼吸有声。正如吴瑭说：呼吸俱粗，谓鼻息来去俱粗，其粗也平等，方是实证。若来粗，去不粗，去粗来不粗，或竟不粗，则非阳明实证，当细辨之。粗则喘之渐也。可见气粗多为阳明热盛，肺金受灼，清肃失司所致，故其本在胃，其标在肺。常伴见壮热，但恶热不恶寒，口渴引饮，面赤，汗大出，苔黄，脉洪大等。

(2)喘促：指呼吸气息迫促。邪热壅肺，肺气闭郁，则见喘促息高，伴见高热，汗出烦渴，咳嗽，胸闷胀等。痰热阻肺，腑有热结者，则喘促不宁，便秘潮热，脉右寸实大等。

(3)喘喝欲脱：指气息浅促，出多吸少，甚或张口喝气，系肺之化源欲绝征象。肺不主气，生气之源衰竭，称为化源欲绝。《中藏经·论肺脏虚实寒热生死逆顺脉证》云：肺者，魄之舍也，生气之源，乃五脏之华盖也，外养皮毛，内荣肠胃，与大肠为表里，手太阴阳明是其经也。若肺病而不司呼吸，清气不入，浊气不出，脏腑失养，则见喘促鼻煽，汗出如涌，脉搏散乱，正如吴瑭说：汗涌，鼻煽，脉散，皆化源欲绝之征兆也。化源欲绝可出现于暑热病邪耗伤津气，甚至津气两脱时，症见身热骤降，喘喝欲脱，汗出不止，脉散大等。温邪犯肺，肺络损伤，迫血上溢，瘀塞气道，呼吸出入俱废，而见喘喝欲脱，口鼻涌血，面色青紫，双目直视等。正如吴瑭说：太阴温病，血从上溢，吐粉红血水，脉七八至以上，面反黑者，死不治。又称化源绝乃温病第一死法也。

5. 口渴与口味异常　口渴在温病中常见，多为热盛伤津或津液不布所致。辨别口渴程度，喜饮或不喜饮，或喜热饮等，能帮助判断热势盛衰，津伤程度，或津液失去正常分布等。辨口味，是指辨别患者所述口中感觉滋味，或口中发出的异常气味。口味辨别可以帮助辨证，如确定津伤程度、脾胃虚实、夹湿不夹湿等。

(1)口渴喜冷饮：多系热盛津伤征象。温病初起，邪在卫分，津伤不甚，故口渴较轻，甚或不渴。邪入气分，里热蒸迫，津伤较盛，则口渴喜冷饮，伴见壮热，不恶寒，反恶热，大汗出，面赤，脉洪大者则为阳明热盛征象。若口干，反不甚渴饮者，多为热入营分，营阴蒸腾，上潮于口的征象，伴见身热夜甚，心烦，时有谵语，舌绛，脉细数等。

(2)口渴喜热饮：多为温病兼夹痰湿征象，常伴见胸脘痞闷，咳唾痰涎，舌苔黏涎，或舌苔浊垢而腻等。

(3)口渴不欲饮：多为湿郁不化，脾气不升，津液不布所致，正如薛生白说：热则液不升而口渴，湿则饮内留而不引饮。多出现于湿热类温病，常兼有身热不扬，胸脘痞满，舌苔白腻等。

(4)口苦而渴：口苦口渴并见，多系胆火内郁，津液受伤所致，常伴见寒热往来如疟，心烦，脉弦数等。

(5)口味异常：其口淡乏味，多为胃中津液受伤所致，正如俞根初说：口淡乏味者，胃伤津液也。其口腻无味者，为湿邪偏盛，脾气受困的征象。口甘，常吐出浊厚涎沫者，称为脾瘅，即《素问·奇病论》所说：有病口甘者，此五气之溢也，名曰脾瘅。叶桂云：舌上白苔黏腻，吐出浊厚涎沫，口必甜味也，为脾瘅病。《说文》解瘅为"劳病也。"即口甘为劳倦伤脾，脾虚不运，水谷停聚，与湿热相搏，上泛于口舌所形成。口苦，在温病中亦多出现，一般为胆热蒸迫，胆汁外溢的征象。口臭，秽气喷人，多为胃中积热上干所致，正如余师愚所说：口中臭气，令人难近，使非毒火熏蒸于内，何以口秽喷人乃尔耶？

6. 呕吐　是胃失和降的征象，温病呕吐常见以下几种类型。

(1)恶心呕吐：简称呕恶，指恶心呕吐并作，轻者恶心，欲吐不吐，重者，恶心即吐，呕吐物或为清稀痰涎，或为胃中宿食。其见于温病初起，并见发热恶寒，头身疼痛者，一般为外邪束表，湿邪犯胃。若呕恶而兼寒热如疟，腹胁胀满，舌苔白如积粉而滑腻者，则系湿热秽浊郁伏膜原的征象，因为膜原内近胃口，其秽浊郁阻胃口，致胃气上逆而呕吐，正如邵仙根说：暑秽自口鼻吸受，从上直行中道而走膜原，膜原者，脾与胃以膜相连，为半表半里之界，暑热秽邪，结于膜原，而呕吐寒热。呕恶而兼脘连腹胀，舌苔白腻者，多为湿热中阻，脾胃升降失司所致。呕而兼痞，得汤则吐，并见身热心烦，舌苔黄腻、黄浊者，多为湿热互结中焦，锢塞不通，胃气上逆所致，即邵仙根所说：脾湿胃热，蕴结中宫，格据不开，而作呕吐。其呕吐神迷，小便不通者，为湿浊中阻，流于下焦，小肠不克分清泌浊，浊气因下闭而上壅，冲逆胃腑，蒙蔽心包，而致呕吐，神志昏迷。

(2)呕吐酸腐：指呕吐物为馊腐、酸臭宿食，兼见嗳气，脘腹胀满，甚或腹中疼痛厌食等，为温病兼夹食滞征象，多因饮食伤胃，宿食停积，胃失和降所致。

(3)呕吐清水痰涎：呕吐物为清水痰涎，不夹胃中宿食，为胃中素有痰湿，为温邪引动所致，常伴有脘中痞闷，渴喜热饮，舌苔黏涎，或浊腻；若呕吐酸苦清水，兼见心烦，小溲短赤，舌苔黄，舌质红赤，脉弦数，则为湿热内留，胆火乘胃，胃气上逆所致。

(4)呕吐渴利：指呕吐而有明显口渴，唯凉水可纳，兼见泄泻，肛门灼热，为胃肠积热，逆上注下所致；若兼有潮热便秘，腹满腹痛，舌苔老黄，焦燥起刺者，则为热结胃肠，腑气不通，浊气上逆所致。

(5)喷射呕吐：指呕吐频频，呈喷射状，难于控制，兼见高热不退，头痛，项强，痉厥并作，多出现于暑温或暑湿病中，系热盛动风，肝风冲逆犯胃所致，属于温病急证之一，提示预后不良，临床上见这样的呕吐，应引起警惕和高度重视，并积极抢救。

(6)干呕不止：指但呕不吐，频频而作，多为邪火犯胃，胃气上逆的征象，正如余师愚说：邪入胃则吐，毒犹因吐而得发越。至于干呕则重矣。其症见高热不退，头痛如裂，烦渴引饮，神烦躁扰，甚则神昏谵妄等。胃液受劫，胆火上逆，亦见干呕不止，正如薛生白说：湿热证，四五日，口大渴，胸闷欲绝，干呕不止，脉细数，舌光绛。此外，温病后期，干呕气逆，形体瘦削，舌光红无苔或少苔，为邪热已退，胃阴大伤，胃气上逆所致。

7. 便尿异常　包括尿及粪便的性状、颜色、次数、数量发生改变。

(1)小便色黄：于温病常见。淡黄色示热势较轻，多出现于温病初起；小便短赤说明热势较盛，其出现于气分热炽时期，为热邪煎灼所致。

(2)小便涩少：指溺尿时尿道滞涩，尿流不畅，甚则涓滴难出，灼热疼痛，尿色红赤短少，多为心热下移小肠，注于膀胱，膀胱气化功能失司所致。

(3)小便不通：温病小便不通，一般不属膀胱气化失常所致，即吴瑭说温热之小便不通无膀胱不开证。温病小便不通涉及多方面病机变化，一是火腑热结，津液枯涸，即"热结液干"证，常兼见心烦，舌干红乏津等；二是湿阻小肠，小肠不克分清泌浊证，常见热蒸头胀，神迷呕逆，舌苔白腻等。

(4)大便不通：为肠道传导功能失常所致。其形成因素主要有以下两点：一是肠腑热结，传导失司，大便不通，兼有潮热，甚则昏谵，腹部胀满疼痛，舌苔老黄焦燥起芒刺；二是津枯肠燥，大便艰涩难出，一般出现于温病后期，发热已解，无甚痛苦，唯有口干，舌红少苔等。

(5)热臭稀粪：指粪便较一般粪便热臭，溏垢不成形，并伴见发热，口渴，肛门灼热等，为肠腑积热征象，此即《灵枢·师传》所说，脐以上热，肠中热，则出黄如糜。此外，"热结旁流证"亦泻下稀水粪便，恶臭异常，常兼有腹痛拒按，舌苔老黄焦燥起刺。热结旁流是热结肠腑的特殊类型，即邪热与肠中糟粕搏结，所饮之水从旁流下，即成清稀粪水，恶臭异常。

(6)大便溏垢：指大便稀溏垢浊，排出不爽，其形质如败酱，或如藕泥，为湿热与肠腑宿滞相搏结，胶阻肠道，肠道传导失司所致，常有发热，汗出不解，脘腹痞胀，呕恶，舌苔黄腻或黄浊等。

(7)大便色黑：指粪便颜色黑如土漆，滑爽通利，易于排出。多为肠腑蓄血征象，正如吴瑭说：瘀血溢于肠间，血色久瘀则黑，血性柔润，故大便黑而易也。

8. 神志异常　指意识不同程度丧失，语言错乱，或行为异常等表现，《素问·热论》所称谵言、不知人等即神志异常表现。而《灵枢·热病》篇则称其为智乱，甚则不能言。温病中出现神志异常，多为心神被逼扰所致。

凡温邪扰及心神，或温邪直接侵及心营(血)，皆可出现不同程度的神志异常。温病神志异常有以下几种表现。

(1)烦躁不安：心为热扰而不宁，谓之烦，即如吴坤安说：烦者，心中烦乱不宁，欲睡不稳之状，即反复颠倒，心中懊侬之症也；身为热动而不安，谓之躁。因烦与躁并见者多，故烦躁并称。烦躁是神志异常中最轻者。温病中出现烦躁与下列因素有关，一是胸膈邪热扰心，包括热郁胸膈，或热灼胸膈，扰及心神，而致烦躁，因心居膻中，热郁(灼)胸膈，内扰心神，则出现烦躁不安，懊侬不宁。二是胃肠邪热扰心，症见大热、大烦、大渴、脉洪大。里结胃肠邪热，循胃络而乘心，则见潮热，烦躁，便秘，舌苔老黄，焦燥起芒刺，迨至腑气一通，则烦热顿解。三是邪热初入营分，营热扰心，症见心烦不安，舌绛，口干反不甚渴饮。

(2)神昏谵语：指神志不清，意识丧失，语言错乱，多出现于以下病变中：一是热闭心包，逼乱神明，症见身热肢厥，神昏谵语，舌謇舌绛等。热闭心包病情严重，预后不良，正如吴瑭说，心神内闭，内闭外脱者死。凡见心神内闭，神志异常，即应着手积极抢救。二是营血热炽，扰乱心神。“心藏脉，脉舍神。”(《灵枢·本神》)，营血受热，循脉扰心，而出现神志异常。营热扰心证，其神志异常多为神昏，时有谵语，并伴见身热夜盛，口干，反不甚渴饮，舌绛，脉细数等。血热炽盛证，其神志异常较严重，多见神昏谵语，如狂发狂，并有急性多部位、多脏腑、多窍道出血，舌深绛等。三是热结胃肠，邪热循胃络而乘心，导致神志异常，症见神昏谵语，语声重浊，如在瓮中言，甚者发狂骂詈，不避亲疏，登高而歌，弃衣而走，并有潮热，便秘，腹痛腹胀，舌苔老黄，焦燥起刺。阳明多气多血，为十二经脉之长，抗邪力强，非邪盛不能入侵，一旦邪入阳明，邪正剧争，里热蒸迫，扰及心神，则出现较重之神志异常，故《素问·热论》说：阳明者十二经脉之长也，其血气盛，故不知人。吴坤安也说：凡胃中热极乘心，则神昏发狂。热结胃肠导致的神志异常，与营血热炽所致的神志异常相仿，而其实有异。热结胃肠证，病变在气分，虽有神志异常，但舌质不绛，舌苔焦燥起刺，而热入营血证，在出现神志异常的同时伴有营血分特异征象，即舌质红绛或深绛。以此为区别。

(3)神志昏蒙：指意识模糊，时清时昧，或时有谵语，多为气分湿热酿蒸成痰浊，蒙蔽心包，扰及心神所致。湿蒙心包除见神志昏蒙外，尚可见到身热不扬，舌苔垢腻等。清代医家何秀山指出，湿与浊最能昏人神志，往往于温病初起，即令人神志模糊，烦躁不知所苦，间有神清，而能自主者，梦寐亦多不安，或闭目即有所见，有所见即谵妄之起蒂。若湿热盛，则熏蒸膻中，蒙蔽心包，则神志昏沉，如醉如痴，嗜卧懒动，渴不多饮，好向壁卧，闭目不欲见光明。

(4)昏愦不语：指意识完全丧失，沉迷不语。昏愦不语多见于心神内闭之严重者，如余师愚说：窍因气闭，气因毒滞，心迷而神不清，窍闭而声不出。心窍内闭，一则心气不能与肺主之气相贯通顺接，而呈离脱之势；二则热闭阴伤，阴津不能与阳气相维系，阴阳平衡失调，阴阳离决，而阳气外脱。阳气外脱则心神佚，心神佚则昏愦不能言语，并见全身厥冷，面色苍灰，舌淡无华，脉沉伏难以触及。总之，心神内闭，主不明则十二官危，患者生命受到威胁，濒于死亡。

(5)神志如狂：是指神志不清，妄为如狂。温病中出现神志如狂，主要见于以下几种病变：一是蓄血证。蓄血证有膀胱血蓄、肠腑血蓄的区别，吴有性认为胃肠蓄血多，膀胱蓄血少。胃肠蓄血除有神志如狂外，兼见喜忘，大便色黑等，正如吴坤安说：阳明蓄血发狂，则喜妄，大便黑为辨。膀胱蓄血者，除症见神志如狂外，尚有小腹硬痛，小便自利，正如吴坤安说：太阳蓄血发狂，则小腹硬痛，小便自利为辨。二是热入血室。热入血室是指月经期中受邪，热入胞宫，与血相搏，出现血室血瘀，症见神志如狂、喜忘，即《素问·调经论》所说：“血并于下，气并于上，乱而喜忘。”此外，尚可见到寒热往来，腹胁硬满疼痛等。

(6)瘥后神昏：指温病初愈，神志不清的表现。瘥后神昏多见于以下病变：一是瘀热余邪阻滞心脉。病后正气已虚，余邪留于经脉，与营血相搏，阻碍气血运行。气钝则血滞，心主阻遏，灵气不通，而致神志不清，昏沉迷默。二是余邪留伏心包，扰乱心神，正如余师愚说：言者，心之声也。病中谵妄，乃热扰于心，瘥后多言，余热未净，譬如灭火，其火已息，犹存余焰也。何廉臣亦说：凡温病热证新瘥后，十余日或半月渐至昏沉者，皆缘发汗未尽，余邪在于心包故也。瘥后神昏多见于暑湿、痰热留伏包络。

9．痉厥　痉指抽搐，俗称抽筋，又称动风；厥指神志不清，四肢逆冷。痉与厥常常同时出现，故临床上多痉厥并称。痉厥与足厥阴肝、手厥阴心包病变相关。痉厥有虚实之分，其邪热炽盛，木火相煽，抽搐急剧有力者为实证，又称实风内动，阴精耗损，心肝失济，抽搐徐缓无力者，为虚证，又称虚风内动。

(1)实风内动：表现为抽搐急剧，频繁有力，如见手足搐搦，颈项强直，角弓反张，牙关紧急，两目上视等。实风内动总由热极而风生，其始动因素不同，伴发症状有异，由阳明热盛引动者，兼见壮热，烦渴，汗泄，苔黄，脉洪大等；肺热引动者，专称"金囚木旺"，为肺金受刑，肝木无畏，风从内生，正如雷少逸说：暑风之病，良由暑热极盛，金被火刑，木无所畏，则风从内生。"金囚木旺"引动肝风者兼见高热，咳喘，汗出等。其由心营热盛引动肝风者，兼见热灼心营之症，如昏谵，舌謇，舌绛等。

(2)虚风内动：表现为抽搐徐缓无力，如见手足徐徐搐搦，手指蠕动，或口角颤动，心中憺憺悸动，并见低热，颧红，五心烦热，消瘦，神惫，口干舌燥，耳聋失语，舌绛枯萎等。虚风内动多出现于温病后期，为热邪深入下焦，耗伤阴精，筋失精濡，心失水济所致。

此外，肝风内动可因痰湿留滞经络，气血郁滞，筋脉失于濡养导致，多属半虚半实证，常见于暑温、暑湿后期。

温病痉厥出现，提示病情较重，应引起重视，特别是频繁发作，难于控制者，多属预后不良，应积极救治。

附：筋肉瞤动：指局部筋肉跳动抽掣，出现于伤寒者，多为阳亡而筋肉失于温煦所致。其出现于温病者，则为气血、阴精大伤，筋肉失养引起，正如吴坤安说：此证皆因发汗太过，邪热未解，血气已伤，筋肉失养所致，宜大补气血，人参养营汤之类。

10. 出血　在温病中较常见，多为邪热深入营血分，血热蒸迫，营血沸腾，离经妄行所致。温病出血证多为急性、多部位、多脏器、多窍道出血，血色多鲜红。正如柳宝诒说：凡此皆血为热邪所迫，不安其络，因而上溢下决。温病之出血证与内科杂病血证之出血不尽相同，后者多为局部出血，且多时出时止。温病中也可见到局部出血，则为局部血络损伤所致，比较少见。

(1)急性多部位出血：多部位出血包括咯血、衄血、便血、肌血(皮下出血)、阴道出血等。急性多部位出血常呈阶段性变化，即邪热迫血妄行之初，除有急性出血外，常伴见灼热、神昏谵妄，舌质深绛等。继迫血妄行之后，则出现气随血脱变化。邪热迫血妄行，大量失血，阴血不能固敛元气而致气脱，症见面白无华，肢体厥冷，气息微弱，沉昏不语，舌淡不荣，脉沉伏如丝等，元气外脱更不能摄纳阴血，而致血溢不止。故在临床上凡见到温病患者有急性多部位出血，要注意辨别病程所处阶段，即属热邪迫血妄行之初，抑或气随血脱之后，二者虽俱属出血危急证候，但其处理原则不同，前者应凉血散血，以使阴血归经，后者则以固敛阳气，摄纳阴血为要。若治疗失误，必导致严重后果。

(2)鼻出血：古称衄血，正如《说文》云："衄，鼻出血也。"鼻出血多见于风热郁肺，鼻络损伤，或误用辛温发表，损伤鼻中血络，如吴坤安说：更有温热之证，药宜凉解，误用辛温而动经血亦能致衄，宜清血分，犀角(水牛角代)、连翘、赤芍、牡丹皮、玄参、生地黄、牛膝、茜草根之属，清之解之。如衄后身凉脉静，邪从红汗而解也。

(3)咯血：指血从咳唾而出，为肺出血的征象。多出现于以下病证中：一是风热郁肺，肺络受损，其咯血量不多，色见瘀暗，兼有胸痛，气促等。二是暑逼络伤，血循清窍上溢，初起咳唾粉红血水，继而咯血不止，或血从口鼻溢出，兼见躁扰不安，面色反黑，脉急疾躁动，常因化源速绝而死亡，正如吴瑭说：暑温寒热，舌白不渴，吐血者，名曰暑瘵，为难治。

(4)便血:指肠道出血,多出现于以下病变中:一是肠络损伤,其便血鲜红,正如《灵枢·百病始生》所说:“阴络伤则血内溢,血内溢则后血。”后血即便血。多见于湿温病湿热化火,损伤肠络引起。二是胃肠蓄血之便血,大便色黑,吴有性称其为尽因失下,邪热久羁,无由以泄,血为热搏,留于经络,败为紫血,溢于肠间所致。常兼见少腹硬满疼痛,神昏如狂,舌质紫晦等。

(张之文 冯全生)

第六章

温病的治疗与预防

温病的治疗以辨证为前提，通过辨证明确致病原因，病证类型，证候性质，邪正消长程度，本证与兼证关系，以及患者体质属性等，在其基础上确定治疗原则、方法及方药，才能取得预期疗效。

多数温病具有传染性，并能引起流行，因此，应贯彻预防为主的方针，重视温病预防，防止传染与流行。

本章主要介绍温病治疗原则、治疗方法及有关温病预防方面的知识，包括预防思想，古代医家关于传染与预防的认识，以及预防方法等。

第一节　温病的治疗

一、确立温病治法的依据

温病治疗原则、治疗方法是根据以下几个方面而确定的。

（一）辨明病邪，审因论治

温病是由特异的温邪引起，并造成人体功能失调及实质损伤，因此祛邪是治疗温病的关键。祛邪务早、务快、务尽，正如吴有性说：大凡客邪贵乎早逐，乘人气血未乱，肌肉未消，病人不至危殆，投剂不要掣肘，愈后亦易平复，欲为万全之策者，不过知邪之所在，早拔去病根为要耳。由此可见，及早祛除病邪，可减少病邪对机体的损害，减少并发症的发生，解除患者病痛，有利于健康的恢复。特异的温邪包括风热病邪、暑热病邪、湿热病邪、燥热病邪、伏寒化温的温热病邪、温毒病邪、疠气等，其性质各异，致病后发生的病机变化，证候均不相同，治则治法有异，故审证求因，审因论治，即在辨别出致病原因，病邪性质的基础上，拟订针对病因的特异治疗方法，是取得疗效的可靠保证。

（二）确定证候类型，据证论治

温邪导致的卫气营血及三焦所属脏腑的病机变化，以不同特点、性质的证候类型表现出来，故应根据不同证候类型及其发展变化而确立相应的治疗方法，例如叶桂依据卫气营血病机演变具有阶段性变化，提出了不同病程阶段主要证候类型的治疗原则，如指出：在卫汗之可也，到气才可清气，入营犹可透热转气……入血就恐耗血动血，直须凉血散血。吴瑭根据三焦证候特点，确立了上、中、下焦证候的治疗大法，如云：治上焦如羽（非轻不举）；治中焦如衡（非平不安）；治下焦如权（非重不沉）。指明温病初起，邪在肺卫，病变部位浅，病情轻，宜用质轻如羽，辛散凉泄之品，轻宣上焦气机，清泄上焦邪热。该类方药有轻可去实功效。温邪传入中焦，多属温病中期，正气未致大虚，邪气亦较盛，用药既不能轻清越上，又不可重坠趋下，须直入中焦，犹如使用衡器（秤）须以不偏不倚，持之以平为准。温邪传入下焦，耗竭真阴，以复阴为主要治法，必须以滋腻浓浊之品填补下元，这类方药多属重坠趋下之品，故吴瑭以权锤重坠沉降比喻其治法。此外，吴瑭还提出了补上焦如鉴之空，补中焦如衡之平，补下焦如水之注的比喻。上述治疗原则的概括，在实际运用时，要依据具体病情而有所变化，例如在卫分“汗之可也”，要根据表邪属性，制订针对风热病邪、暑热病邪、湿热病邪、燥热病邪等的具体治法。又如“到气才可清气”，对清气法的认识不应局限清泄气分邪热（如轻清气热、辛寒清气、清热泻火），还应想到气分病变除单纯邪热内炽外，还包括其他复杂多变的证候类型，故气分病证的治疗涉及诸如通下法、化湿法、和解法等。至于营血分的治法，除了叶桂提出的“透热转气”、“凉血散血”外，还涉及开窍法、息风法等。

（三）察明邪正消长，兼顾邪正治疗

温病病机演变过程，实际上是邪正相互斗争的过程，正胜则邪却，正虚则邪陷。故在拟订温病各种治疗方法时，一定要权衡感邪轻重，正气盛衰情况，合理使用祛邪与扶正的方法，根据病情，或先祛邪后扶正，或先扶正后祛邪，或以扶正为主，兼以祛邪，或以祛邪为主，兼顾扶正，务使邪去而正安。正如柳宝诒说：第一为热邪寻出路……至照顾正气，转在第二层。盖气竭则脱，阴涸则死，皆因热邪燔劫而然。用药于祛邪中，参以扶正养阴，必使邪退，而正气乃能立脚。如徒见证治证……虽用药并无大谬，而坐失良机，迨至迁延生变，措手不及，谁之咎欤。一般说来，温邪在卫气分阶段时，以祛邪撤热为主，养阴扶正为辅；邪入营血分时，伤阴逐渐加重，正气受到损害，应由祛邪为主逐渐转移到养阴扶正逐邪外出上来；温病后期真阴耗竭，则以复阴为总司，迨至阴复阳留，正能敌邪，则有生机，可望转危为安。

（四）辨明本证与兼证，兼顾兼证治疗

任何一种温病都有其自身的基本病机变化和基本证候类型，这些证候类型则为该病之本证。除本证以外，常有兼夹证出现，如夹痰、夹瘀、兼夹饮食积滞及气郁等。如素有痰湿的患者，其痰湿与温邪相搏，而见夹痰证；又如素有瘀伤宿血（如跌仆损伤所致）者，复感温邪，与瘀血相结，则见瘀热互结证；病程中忧思气怒，肝气不舒者，则可兼见气郁证；饮食不慎，胃肠糟粕积滞，复感温邪，邪热与宿滞搏结，则兼见饮食积滞。故在辨证论治时，还要查明兼证性质及其与本证主次关系，在治疗本证的同时对兼证必须予以恰当而合理的治疗，如兼以化瘀、豁痰、消积、解郁等。

（五）注意体质类型，因人施治

同一治疗方法，应用于不同类型体质患者，证候类型虽然相同，但所取得的治疗效果则各有差异，说明确立治疗方法还要注意体质因素，因人而异，如在使用清泄气热法于阳虚体质时，只能清凉到十之六七，即不能过用寒凉，以免损伤阳气；但若用之于阴虚火旺者，服药后即使热退身凉，也要提防炉烟虽熄，灰中有火，故应细察精详，若确有余邪未尽，则仍应继续清凉治疗，祛邪务尽，不可早投、误投补剂，助长邪势，而致死灰复燃。

此外，还要注意辨证与辨病相结合，参考现代临床研究新进展，吸取辨病治疗新方法，新措施，以提高疗效。

温病的治疗虽有一定原则和大法，但是临床应用则要根据病情灵活掌握，因为温病病证千变万化，既有规律性，又有特殊性，因此，在确立和使用温病治则、治法时，要随着病机变化而变化，不能固守原则一成不变，必须知常达变，灵活运用。温病虽然总以清热方药应用为主，但不排除温热方药运用，如辛温解表法，虽然应用较少，但非绝对禁忌，如在新感引动伏邪出现“客寒包火”的特定条件下，为先解新邪而使用辛温解表方药也是有的；又如病程中出现阳气暴脱，必须以大辛大热之品，振奋阳气，回阳救逆，以挽厥脱。有时甚至熔多种治法于一炉，如卫气营血同病者，则须卫气营血同治。又如伏邪化热内郁，由新感引动而发，里热、阴伤、伏邪三者并存的病机变化，须采用"清"、"养"、"透"综合性治法。"清"，针对里热，即直接清解里热（清气法）。"养"针对阴伤，指滋养阴津（养阴法），养阴即可托邪。"透"，针对伏邪内郁，即透邪外达，领邪外出。总之，对温病的治疗既要有原则性，又要有一定的灵活性。

二、温病常用治法

温病治法内容丰富多彩，涉及面很广，几乎与中医学中各种治法都相关，只不过温病病机变化的特殊性，如卫气营血、三焦所属脏腑病机变化具有阶段性、动态性，故温病有关治法，又不完全同于中医学中的一般治法。中医临床各学科的治疗，往往需要借鉴温病学的有关内容。

（一）泄卫透表法

泄卫透表法属于解表法范围，又称汗法，即《素问·阴阳应象大论》所说：其在皮者，汗而发之。泄卫透表法指疏泄腠理，透散表邪的治法，适用于邪在卫分证的治疗，具有疏表、发汗、透疹、领邪外达等作用。

依据解表剂的属性，泄卫透表法可分为辛凉解表、辛温解表、辛温凉解三类，现分述如下。

1. 辛凉解表法　指辛散凉泄肺卫温邪的治疗方法。依据卫分温邪性质不同，辛凉解表法分为以下几种。

疏风泄热法：指辛散透风，凉泄肺热的治疗方法，适于风热病邪初袭肺卫证的治疗，症见发热，微恶风寒，无汗，或少汗，口微渴，或伴有咳嗽，咽痛，苔薄白，舌边尖红，脉浮数等。代表方如桑菊饮、银翘散。风邪升散，故应随其性而表散之，正如陈光淞说：风，阳邪，宜表而出之；风热犯肺，肺受热郁，故应凉而泄之。辛散则能透风于热外，凉泄则使邪热不与风邪相搏，风、热分解，热势必孤，其证可解。吴瑭称桑菊饮为辛凉轻剂、银翘散为辛凉平剂、白虎汤为辛凉重剂，吴瑭所称"轻"、"平"、"重"是比较三方透泄作用力度而言。桑菊饮表散力最轻，故称为"轻剂"；吴瑭将白虎汤列于上焦篇，其主药生石膏，辛透寒泄之力最强（即吴瑭所称白虎本为达热出表，邪重，非其力不举），故称为辛凉"重剂"；至于银翘散透泄作用介于桑菊饮与白虎汤之间，故称之为辛凉"平剂"。实际上，白虎汤通过辛透寒泄，透泄气分蕴热外达，属于清气法范围，不属解表类方药（见清气法）。

辛凉清润法：又称疏表润燥法，指辛凉透表，清润肺燥的治疗方法，即以辛凉清润之品，疏解肺卫燥热的治法。辛透凉泄肺卫燥热，甘寒滋润肺金为其基本作用。适用于秋燥初起，燥热犯肺证的治疗，症见发热，微恶风寒，少汗，咳嗽少痰，咳甚则声音嘶哑，咽干痛，鼻燥热，口微渴，舌边尖红，苔薄白而乏津，右脉数大等，代表方如桑杏汤。

2. 辛温解表法　指辛温发散，泄卫透表的治法，该治法能使肌表风寒病邪或寒湿病邪随汗出而透解。根据表证性质不同，辛温解表法可分为以下几种具体的治疗方法。

疏风散寒法：指以微辛微温之品，泄卫透汗，发散风寒的治疗方法。适用于"客寒包火"，而表证较重之证。客寒包火证多出现于伏邪温病，一般为新感风寒引动伏热而形成。风寒表证较重，为先解新邪而应用本法。客寒包火证症见恶寒，发热，身痛拘急，无汗或少汗，口渴，苔薄白，脉浮等，方如葱豉汤。吴瑭称温病禁用辛温发汗治法，他指出从晋唐以降，对温病的治疗皆以《伤寒论》为蓝本，其寒温不分，毫无尺度。吴瑭为了纠正时弊，提出温病忌汗之说，如在《温病条辨·上焦篇》第4条方论云：按温病忌汗，汗之不唯不解，反生他患，盖病在手经，徒伤足太阳无益，病自口鼻吸受而生，徒伤其表亦无益也。又在《温病条辨·上焦篇》第16条自注中说：温病忌汗者，病由口鼻而入，邪不在足太阳之表，故不得伤足太阳经也。吴瑭还在《温病条辨·上焦篇》第25条自注说：按伤寒非汗不解，最喜发汗，伤风亦非汗不解，最忌发汗，只宜解肌。此麻桂异其治，即异其法也。温病亦喜汗解，最忌发汗，只许辛凉解肌，辛温又不可用。妙在导邪外出，俾营卫气血调和，自然得汗，不必强责其汗也。由此可见，吴瑭反对温病辛温发汗的观点非常鲜明。实际上辛温解表于温病不是绝对禁用的一种治法，客寒包火证在温病中客观存在，自然能应用到该治法，并收到良好的治疗效果。

外散表寒内祛暑湿法：指辛温发散以透泄卫分表寒，清热化湿以祛气分暑湿的治疗方法，适用于暑湿内伏，寒湿外搏证，症见头痛，恶寒，身形拘急，发热无汗，口渴心烦，尿短赤，脘痞，苔白腻，脉濡数等，代表方如新加香薷饮。

宣表化湿法：指以芳香辛温之品，疏化肌表湿邪的治疗方法，主治湿邪伤表尚未化热之证（薛雪称为"阴湿伤表证"），症见恶寒，无汗，身重头痛等，方如薛氏阴湿伤表方（薛雪《湿热病篇》方，藿香、羌活、苍术皮、薄荷、牛蒡子）。

3. 辛温凉解法　指辛温与辛凉并用的一种解表法，应用本治法的目的在于增强表散之力，避免凉遏冰伏之弊。主治温病初起表邪较盛或表证寒热属性不明显之证。代表方如张氏银翘散加麻黄方，晚清医家张子培在《春温三字诀·附方》中说：按此证初起，予用此方，每加麻黄一二钱，功效倍捷，但三四日后，舌变红黄，则不可用矣。稍晚于张子培的何廉臣推崇张氏之法，提出桑菊饮加麻黄，如云：最多冬温兼寒，即客寒包火，首先犯肺之证，轻则桑菊饮加麻黄。晋唐以降，解表方剂多见辛温辛凉并用，如葛根橘皮汤（葛根、麻黄、橘皮、杏仁、知母、黄芩、炙甘草）主治冬温未即病，至春被积寒所折，不得发越，至夏得热，春寒已解，冬之温毒始发之证。由于当时温病隶属于伤寒之中，尚未从伤寒体系中分化出来，在病因方面仍袭伤寒成温之说，对表证寒温属性的认识比较模糊，故在使用解表方药时难免有寒热错杂的情况。时至清代，温热大师叶桂提出温病由温邪引起，与由寒邪导致的伤寒，其病因、初发病变部位、表证性质诸方面有区别，故二者治法大异。吴瑭继承其说，从方药上予以规范，指出温邪先受于手经（肺经），寒邪先受于足经（膀胱经），前者应予辛凉解表，后者应予辛温解表，二者泾渭分明，寒温治法有别，不容混淆。从此，辛凉解表与辛温解表两大治法分立。绝对划分解表方药寒凉属性的学术观点，在一定程度上束缚了医生的临床思维。银翘散加麻黄，并非张子培对表证寒温属性认识不清而盲目提出的，而是从实际出发，对温病解表法比较单一而局限了治疗的一大突破。辛温凉解法在祛除表邪、解除表证方面的作用明显，疗效突出，且无过用寒凉而导致的凉遏冰伏之弊，故受到临床医生的重视。

日本现代汉方学家山本严认为，外感热病初起，发热轻恶寒重者为伤寒，多为阳虚或气虚体质所致，宜辛温解表，用《伤寒论》麻黄汤、桂枝汤；起病即见发热重恶寒轻的温病，可能是阴虚、血虚体质所致，宜辛凉解表，用《温病条辨》的银翘散、桑菊饮；其介于二者之间，即发热与恶寒程度均等者，则宜辛温凉解法。山本之说可参。

4. 泄卫透表法与其他治法的配合　泄卫透表法常常与其他治法配合应用，主要配合有以下几种：一是与滋阴法配合，构成滋阴解表，用于阴虚体质感受温邪，邪在肺卫的表证。其证候特点正如丁甘仁说：一因邪郁气闭，一因阴液亏耗，无蒸汗之资料……若进用汗法则阴液素伤，若不用汗法则邪无出路。此时单纯辛凉解表因汗源不充，强发其表，不但不能作汗，反而更伤其阴，故以疏风泄热药与滋阴之品配合，既可防其汗出伤阴，又能滋养阴津以补充汗源，而托邪外达。另，本法又用于伏邪温病阴虚里热而又兼有表证者，正如尤在泾说：温邪之发，阴必先伤，设有当行解散者，必兼滋阴于其中。昔人葱豉汤中加童便，于栀豉汤中加地黄、麦冬，即此意也。滋阴解表代表方剂有俞氏加减葳蕤汤（生葳蕤、生葱白、桔梗、东白薇、淡豆豉、苏薄荷、炙甘草、红枣）。二是与清气法配合，即泄卫透表，清泄里热法，用于卫分表邪未解，而气分里热已炽证，方如银翘白虎汤。三是与清营凉血法配合，用于卫营（血）同病者，方如银翘散去豆豉加细生地、丹皮、大青叶、玄参方，或银翘散加生地、丹皮、赤芍、麦冬方等。

5. 运用泄卫透表法的注意事项　如前所述，泄卫透表法又称为汗法，通过疏泄腠理，发汗以解表。发汗既可令邪与汗并，邪随汗解，又因汗为水谷精微化生，汗出过多又可导致阴津耗伤。因此，使用泄卫透表法时应注意以下问题，以避免副作用的产生。一是要审查卫分表证证候性质，恰当选择与之适应的泄卫透表法，风热病邪宜疏风泄热，燥热病邪宜辛凉清润等。尤其是在使用辛温解表法时，更要掌握好适应证，若误将辛温解表法用于风热卫分表证，因其辛温消灼，劫夺津液，必然导致严重后果，清代医家杨璇喻其为“抱薪投火，轻者必重，重者必死。”（《伤寒温疫条辨·发表为第一关节辨》）二是在使用泄卫透表法时除了注意与其他治法配合应用外，还要根据兼夹证候进行加减变化，如兼湿浊者辅以化湿，夹痰浊者兼以涤痰，兼瘀血者，适当注意化瘀，年老气虚者注意扶助正气等。不一一枚举。三是注意勿失汗、过汗，所谓失汗是指当汗未汗，卫分温邪不能及时祛除，促使病情发生变化，如表邪留恋，病程被迁延，或使表邪传里，病情加重等。所谓误汗是指错误使用或过用泄卫透表法而致汗出过多，耗伤人体津液。四是中病即止，有的卫分表证只需微汗邪解，不必屡用汗法，特别是由新感引发而兼有卫分表证的伏邪温病，在确定先解表邪时，则应权衡表证性质、轻重及其与内伏里热的轻重缓急，恰当、准确选择相应的解表方法及方剂，掌握好方药剂量，防止过汗，耗伤阴津，一旦表证解除，即应转手清泄里热。

泄卫透表法是治疗卫分表证的治法，对表证的认识，古代医家持有不同见解，如温疫学家杨璇即认为温疫表证是里热怫郁所致，虽有表证而实无表邪。余霖也认为，疫毒隐伏，重在清泄里热，当毒热外透，则身忽大热，周身如冰之表证即解。这些医家把清热透表放在比较重要的位置。可供参考。

现代研究提示，本治法具有以下作用：促进汗腺分泌及血管舒张，加快散热，促进体温下降，增强人体免疫功能，有利于清除病原微生物及其毒素，改善全身及局部循环功能，有利于局部炎症消退和人体功能的恢复。

（二）清解气热法

清解气热法属于八法中的清法，指清泄、解除气分无形邪热的治法。清解气热法适于气分无形邪热的治疗。无形邪热是与有形实热相对而言的，有形实热指邪热与湿邪、痰浊、糟粕（食积）等有形之邪相搏结而形成。由此可见，气分之邪，除了无形邪热外还有湿热、痰热、肠腑积热等有形实热，清解气热法只适用于无形邪热的治疗，至于气分湿热、痰热、肠腑结热等的治法，则另立专节讨论（详见祛湿法、通下法等）。清泄气热法的作用一是使气分邪热宣泄出卫分而解，二是将气分蕴热直接清化。气分温病属于病程中的极期，邪正交争激烈，若失治误治，病邪则可迅速深入，而进入营分、血分，出现种种危重证候，如营热阴伤、热陷心包、热盛动风、迫血妄行等，救治困难，预后不佳。因此，通过清解气热治疗，把好气分关，截断病变发展、传变，不使温邪直入营血分，对于提高疗效，改善预后，具有非常重要的意义。

邪热初入气分，首郁上焦气机，邪热不盛，证候较轻。继则热势遽增，或郁阳明，里热蒸迫，热炽而津伤；或邪热内蕴（含伏邪），郁而化火，蕴伏炎蒸。若邪热未深入营血分，而在气分消退，而余邪未尽，其表现与邪热初郁上焦气分相似。根据气分邪热动态变化，以及证候轻重、证候性质、证候类型等，将清解气热法分为轻清宣气法（适于热郁上焦胸膈或余热未尽）、辛寒清气法（适于阳明热炽）、清热泻火法（适于蕴热化火），现分述如下。

1. 轻清宣气法　指轻宣气机，清透邪热的治法，主治邪热初入气分，郁阻上焦胸膈气机，热势不盛的证候，症见身微热，心烦懊侬，胸闷不舒，舌苔薄黄等，代表方如栀子豉汤。王士雄说，所谓清气者，但宜展气化以轻清，如栀芩蒌苇等味是也。王士雄所称“清气”即指轻清宣气。轻清宣气方剂称为清凉薄剂，如吴茭山说，凡气中有热者，当用清凉薄剂。轻清宣气方药多系轻清之品，所谓轻，指药品质轻味薄，有轻可去实之用。《素问·阴阳应象大论》有因其轻而扬之，味厚则泄，薄则通，气薄则发泄等论述，由此可见，“轻”有扬、散、宣、通等作用。所以，王士雄说，唯以轻清，则正气宣布，邪气潜消，窒滞自通。不能将“轻”理解为用药剂量轻，章虚谷说，以吴人（按：指江南地区居民）气质薄弱，故用药多轻淡，是因地制宜之法。王士雄不同意章虚谷之说，他说：或疑此法仅可治南方柔弱之躯，不能治北方刚劲之质，余谓不然。其用药有极轻清平淡者取效更捷。苟能悟其理，则药味分量可权衡轻重，至于治则（按：指轻清宣气）不可移易。“清”，指清泄气热，具有凉解、清泄上焦邪热作用，药如银花、连翘、竹叶等。至于黄连、黄柏、大黄等苦寒沉降之品，药重而过上焦病所，故不属轻清泄热范围。总之，轻清之品，能使初入气分邪热宣泄出卫分而解，或在气分而被清化。

轻清宣气法应用广泛，如风热病邪、暑热病邪等初入气分，郁滞气机均可应用。风热病邪郁阻气分，可用刘完素桔梗散（桔梗、栀子、黄芩、连翘、薄荷、竹叶、甘草），如何廉臣说：兼风者透风于外，刘氏桔梗汤（散）、加味栀子豉汤（引《重订广温热论》，焦山栀、淡豆豉、生甘草、桔梗、生枳壳、苏薄荷、葱白）二方最灵而妙。吴坤安则认为，风热郁阻胸膈，不防用柴、葛、芩、翘，或栀、豉、翘、薄之类，轻清泄热透表，邪亦可外达肌分而解也。又如暑伤上焦气分，可用轻清涤暑法，即轻清芳透，清热涤暑，正如何秀山在《重订通俗伤寒论》的按语中指出的，暑伤上焦气分宜轻清芳透，药如栀子、淡豆豉、连翘、薄荷、通草、滑石、青蒿、淡竹叶、枇杷叶、西瓜翠衣、荷叶边之类。若暑热余邪未尽可用吴瑭《温病条辨》清络饮（鲜荷叶边、鲜银花、西瓜翠衣、鲜扁豆花、丝瓜皮、鲜竹叶心），正如叶霖称其治暑病余邪，此方轻清可服。

2. 辛寒清气法　指辛透寒泄，大清气分邪热的治法。主治热盛阳明，里热蒸迫证候，症见壮热，口渴，汗多，心烦，苔黄燥，脉洪数等，代表方剂为白虎汤。热盛阳明，一则需达热出表而用辛透之品，正如吴瑭说：白虎本为达热出表，邪重，非其力不举；再则，里盛之热非寒泄之品清泄不解，故须清泄里热。因此，辛寒清气法是辛透与寒泄并举的一种治疗方法。

3. 清热泻火法　指以苦寒之品直清里热，降泻邪火的治法。主治气分蕴热化火，或气分伏热化火证，症见身热不退，口苦而渴，烦躁不安，头痛，目赤，小便黄赤，舌红苔黄等。气分蕴热化火，火性炎上，只宜折降，不宜宣透，故治疗方药宜苦寒沉降，如黄芩汤、黄连解毒汤等，正如清代医家俞根初在《通俗伤寒论·六淫病用药法》中说：实火宜泻，轻则栀、芩、连、柏，但用苦寒以清之。何廉臣也说：苦寒直降，即叶天士所谓苦寒直清里热也，黄芩汤较重，《准绳》三黄石膏汤（黄芩、黄连、黄柏、栀子、石膏、知母、玄参、甘草）尤重，当察伏火之浅深、轻重，对证选用。何廉臣之论宜参。

清热泻火法又称苦寒直折法，或泻火解毒法。《史记》有仓公用火齐汤治疗外感热病的记载，火齐汤即三黄汤，为清热泻火之方。唐朝《外台秘要》载崔氏黄连解毒汤，称其作用为直解热毒，除酷热。并谓：余以疗凡大热盛，烦、呕、呻吟、错语、不得眠，皆佳。传与诸人，用之亦效。清代温病学家吴瑭对苦寒方药的应用特别谨慎，认为病在上焦，一般禁用苦寒，恐其引邪深入，直犯中下焦，他说：举世皆以苦能降火，寒能清热，坦然用之无疑，不知苦先入心，其化以燥，服之不应，愈化愈燥。吴瑭并非绝对禁用苦寒方药，他认为在必用之时，为防其化燥伤阴，必以大队甘寒以制之，但令清热化阴，不令化燥伤阴。

4. 清解气热法与其他治法的配合　气分病变部位较广泛，涉及脏腑较多，证候复杂，因此，在运用清解气热法时要注意与其他治法配合应用，主要配合有以下几种：一是与养阴法配合，包括轻清宣气法、辛寒清气法、清热泻火法与养阴法的配合。轻清宣气配合甘寒养阴，其轻清之品，既轻宣肺气、清泄邪热，又可引载甘寒滋润之品于上，以滋润肺燥，用于热郁上焦而有阴伤者，方如沙参麦门冬汤；辛寒清气多与甘寒养阴配合，即甘寒柔润于辛寒清气之中，主治阳明热盛，津液已伤者，方如白虎汤合五汁饮。古代医家重视胃阴存亡在温病中的意义，认为滋养胃阴，既可抑制亢盛之邪热，又能使胃汁流通，俾邪热下行外解，正如王士雄说，凡视温证，必审胃汁之盛衰，如邪渐化热，即当濡润胃腑，俾得流通，邪有出路，液不自伤，斯为善治。清热泻火法常与养阴法配合，用于蕴热化火，阴液已伤者，苦寒之品在于清热泻火，撤热救阴，甘寒滋润之品旨在滋养阴津，抑制亢盛邪火。苦寒与甘寒两组药物合用，称为甘苦合化阴津法，清代医家陈修园谓其为苦甘化阴法，吴瑭称之为甘苦合化阴气法，方如《温病条辨》之冬地三黄汤（麦冬、黄连、苇根汁、玄参、黄柏、银花露、细生地、黄芩、生甘草）主治阳明温病，无汗，实证未剧，不可下，小便不利者。临床运用此法时，要分辨邪火与阴伤之孰轻孰重，权衡苦寒与甘寒药的配伍比例，正如何廉臣说，苦寒复甘寒者，注重在清降实火，甘寒参苦寒者，注重在清滋虚热。二是与化湿法配合。包括轻清宣气法、辛寒清气法、清热泻火法与化湿法的合用，分述如下：轻清宣气法配合化湿法，用于湿热郁阻上焦者，方如新加栀子豉汤（引《重订广温热论》，光杏仁、生苡仁、飞滑石、白通草、浙苓皮、淡香豉、焦栀皮、鲜枇杷叶），何廉臣说，然其气分之所以不清者，湿热居多，痰热次之……总以轻清化气为首要。其清气分湿热如叶氏新加栀子豉汤、加减芦根饮。辛寒清气法与化湿法合用，主治阳明热盛，兼太阴湿阻证，方如白虎加苍术汤。清热泻火法与化湿法合用者多，其苦寒泻火之品，具有双重作用，既清热泻火，又能燥化湿邪，其代表方如连朴饮，主治湿热中阻证，方中苦寒之黄连、栀子，降泄里热，半夏、厚朴、石菖蒲辛开泄化湿浊，合称为辛开苦降法。三是轻清宣气法与化痰法配合，即轻清化痰法，主治胸膈痰热郁阻证，正如何廉臣说，其轻清气分痰热，如陈氏清肺饮（按：指陈耕道《疫痧草》方）或叶氏（按：指叶桂）蒌杏橘贝汤（蒌皮、杏仁、蜜炙橘红、川贝、桔梗、枇杷叶、冬瓜子、冬桑叶）。此皆能清化肺气，通调水道，下输膀胱，俾气分伏热上能从咯痰而出，下能从小便而出。四是与通下法配合。包括轻清宣气法、辛寒清气法、清热泻火法与攻下逐邪法的配合。轻清宣气法配合苦寒通下，其轻清之品在于清泄膈热，其苦寒下夺之品，在于导胸膈邪热从肠腑下行，方如凉膈散；辛寒清气配用苦寒通下，主治阳明热盛，肠腑热结之证，其辛寒之品在于辛透寒泄，大清胃热，透邪外达，苦寒攻下之品，导邪热下行，且随泻下而解，方如白虎承气汤（引《重订通俗伤寒论》，生石膏、大黄、芒硝、甘草、竹叶、知母、鲜荷叶）；清热泻火法与通下法配合，主治肠腑蕴热化火，腑气不通证。该治法清热解毒与苦寒攻下并举，祛邪解热力量强，非大实大热证不能用，方如解毒承气汤（详见通下法）。此外，清解气热法，还可与解表法配合，如辛寒清气与辛凉透表配合，方如新加白虎汤（引《重订通俗伤寒论》，苏薄荷、生石膏、鲜荷叶、陈仓米、白知母、益元散、鲜竹叶、嫩桑枝、活水芦笋），主治伏气温病，至春感受风热病邪或至夏感受暑热病邪而发病者，正如俞根初在《通俗伤寒论·表里皆热证》中说：外透肌腠，内清脏腑，新加白虎汤为主。清解气热法也可与清营泄热法、凉血散血法等配合应用（详见清营凉血法）。

5. 运用清解气热法的注意事项　清解气热法应用广泛，但要严格掌握适应证，不可滥用。一是温邪尚未深入气分者，不宜早用清解气热法，即叶桂所说：到气才可清气。若病邪在表而遽然使用清解气热方药，可使表邪凉遏冰伏，气机郁阻，《伤寒论》称其表不解者，不可与白虎汤，即指此而言。二是素体阳虚者，病变虽在气分，也不可过投寒凉，以免损伤阳气。三是正确掌握白虎汤应用的四大禁忌证。辛寒清气之白虎汤，吴瑭提出了四大禁忌证，称：白虎本为达热出表，若其人脉浮弦而细者，不可予也；脉沉者，不可予也；不渴者，不可予也；汗不出者，不可予也。常须识此，勿令误也。吴瑭所论仅指一般规律，但是临床运用要灵活掌握，如阳明热炽，症见大热、大渴、脉洪大三大主症，虽不具汗出，仍可使用白虎汤，因为通过白虎汤之辛透达邪，可使阳明怫郁之热，随汗透而解，正如张锡纯说：若内蕴有实热，正可助以白虎汤以宣布其热外达。又如证具大热、大渴、大汗三大主症，但其脉不具洪大之象，甚至反见沉数有力者，也可给予白虎汤，其脉沉而有力，当系热邪深陷，其气分素有伤损，不能托邪外出，治以白虎加人参汤，补气即以清热，服后其脉之沉者即起。

现代研究提示，清泄气热法许多方药，具有多方面药效学作用，如有的方药对病原菌、病毒或其他病原微生物，有一定抑制或杀灭作用。不少清热解毒方药，对细菌的内毒素、外毒素有中和、解毒作用。有的方药具有良好的解热、抗炎、抗渗出作用，减轻病理损害。有的方药能调整人体免疫功能，如增强血中白细胞的吞噬功能，提高血清酶活力，提高淋巴母细胞的转化能力，促进抗体生成等。有的方药还具有镇静、升压、强心、止血以及修复机体组织器官等作用。

（三）和解表里法

和解表里法属八法中的和法，广义的和法，正如何廉臣引用戴麟郊语云：凡属表里双解，温凉并用，苦辛分消，补泻兼施，平其复遗，调其气血等方，皆谓之和解法。温病和解表里法是指和解、疏泄、分消半表半里之邪，从枢机外转，不致内陷里结的一种治疗方法。和解表里法的适应范围是，病邪既不在卫分之表，又未结于阳明气分之里，而是介于表里之间的半表半里，如少阳胆、少阳三焦及膜原等。其邪不在卫表，汗之徒伤卫气，病变不属阳明里证，下之徒伤胃气，唯和解表里，能达半表半里之邪外解。和解表里法具有宣展气机，透解邪热等作用。

温病中常用的和解表里法有以下几种，现分述如下。

1. 清泄少阳法　指清泄胆经邪热，和降胃中痰浊的一种治法。主治胆经热盛，胃失和降，液郁为痰证，症见寒热往来，胁痛，口苦，烦渴，溲赤，脘痞，呕恶，苔黄腻，舌质红，脉弦数等。代表方如蒿芩清胆汤。清代医家何秀山在解释蒿芩清胆汤的作用时说：足少阳胆与手少阳三焦，合为一经，其气化一寄于胆中以化水谷，一发于三焦以行腠理，若受湿遏热郁，则三焦之气机不畅，胆中之相火乃炽，故以蒿、芩、竹茹为君，以清泄胆火。胆火炽，必犯胃而液郁为痰，故臣以枳壳、二陈和胃化痰，然必下焦之气机通畅，斯胆中之相火清和，故又佐以碧玉引火下泄，使以赤苓，俾湿热下出，均从膀胱而去。此为和解胆经之良方，凡胸痞作呕，寒热如疟者，投无不效。

2. 分消走泄法　指宣展气机，泄化痰热，使留于三焦之湿热痰浊从表里分消的一种治法。主治痰湿阻遏三焦，气化失司，气郁水停之证。症见寒热往来，胸痞，腹胁胀满，小便短少，舌苔垢腻等，方如温胆汤加减，或如杏、朴、苓等类。该治法重在宣展气机，分消痰湿，虽有热邪不宜骤用寒凉之品以郁滞气机，正如章虚谷说：凡表里之气莫不由三焦升降出入，而水道由三焦而行，故邪初入三焦，或胸胁满闷，或小便不利，此当展其气机，虽温邪不可寒凉遏之。分消走泄法能使气机宣展，枢机疏瀹，正气鼓邪，津液布达，邪随汗泄而解（即叶桂所称犹可望其战汗之门户），或因邪气松透，小便通调，邪随小便外泄。因其邪从表里分消，故又称该法为表里分消法。

3. 开达膜原法　指开泄透达膜原湿热秽浊的一种治法。主治湿热秽浊郁阻膜原证，症见寒热起伏，呕逆胀满，肢体疼重，舌苔白厚滑腻如积粉。代表方如达原饮、雷氏宣透膜原法等。开达膜原法的作用主要有两方面，一是能使郁伏膜原之湿热秽浊松动，正气展布，正气鼓动抗邪，则邪从战汗而顿解；二是湿热秽浊化燥化火，速离膜原而归胃腑，为攻下逐邪提供条件，吴有性称其治法全在后段功夫，即指邪离膜原移于胃肠时的攻下祛邪。

温病与伤寒使用的和解法有所不同，王士雄作了精当比较，可供参考。王士雄说：斯（按：指小柴胡汤）为补正托邪之用，故唯风寒正疟可以按法而投，则参甘姜枣补胃滋营，半夏利其枢，柴芩解其热，病无有不愈矣。即今人于疟发之先，饱啖羊肉酒饭，亦能取效。因风寒自表而受，胃腑空虚，仍能安谷，譬若边衅，可发粮币而命将也。若温热暑湿之时疟，邪自口鼻而受，病从里发，肺胃之气窒塞，先即痞闷恶谷，譬诸内患，必清宫禁而搜伏也。病形虽似，证因迥殊，苟不辨别，而执小柴胡汤为治，则参甘姜枣之温补壅塞助邪，必致液涸神昏（《潜斋医学丛书·医砭·补剂》王士雄按）。王士雄所称之疟，与当今由疟原虫引起的疟疾不同。王士雄认为，风寒在少阳之重证为正伤寒，其轻证则为正疟；温热暑湿之邪在少阳之重证为时感，其轻证则为时疟。正疟与时疟治法不同。何廉臣重申王士雄有关伤寒与温病邪在少阳治法的区别，他强调：若温热暑湿诸证，邪从口鼻而受，肺胃之气先已窒滞，病发即不饥恶谷，脘闷，苔黄，苟不分别，但执此汤（按：指小柴胡汤）奉为圣法，则参甘姜枣温补助邪，骤则液涸神昏，缓则邪留结痞，且有耗伤阴液而成疟痨者，此王孟英阅历有得之言也，用此方（按：指小柴胡汤）者，其审慎之（《重订通俗伤寒论·六经方药·和解剂》何廉臣勘语）。由此可见，邪在少阳，勿论伤寒与温病，虽然都使用和解表里法，但伤寒和解表里方剂，必须配伍补正托邪之药；而温病邪在少阳，多湿热（或痰湿、痰热）中阻，和解表里处方，必须配伍宣展、分消、开泄湿热或痰湿之品，因其中气不虚，故不得配用补中之品，以免助邪为患。

4. 和解表里法与其他治法的配合　和解表里法应用于温邪之在半表半里证，病变偏于表者可与解表法配合应用，病变偏于里者多与攻下法配合应用。病变偏于表者，如邪伏膜原而兼三阳经证（表证），吴有性有达原饮三阳经证加减用药法，如兼太阳经证加羌活，兼阳明经证加葛根，兼少阳经证加柴胡等。病变偏于里者，如膜原伏邪渐传胃腑，达原饮加大黄通下逐邪，或用三消饮。清泄少阳法还可与清营凉肝法同用。少阳胆与厥阴肝互为表里，胆经热炽，深入营血，可致肝经邪热亢盛，正如何廉臣指出，如发自少阳胆经者，必相火炽而营分大热，其舌色必鲜红起刺，烦躁如狂，壮热而渴，不恶寒反恶热，目眩耳聋，口苦干呕，甚或发斑疹，可用犀地桑丹汤[引《重订广温热论》，青蒿脑、黄芩、桑叶、丹皮、栀子、犀角（水牛角代）、生地黄、连翘、紫草、玄参心、菊花、知母、芦根、茅根、嫩桑枝、鲜竹叶]。

5. 运用和解表里法的注意事项　运用和解表里法应注意以下几点：一是分清半表半里之邪的性质，以及具体病变部位，有针对性地选择方药，如伤寒之邪在半表半里，则需和解表里之半，如用小柴胡汤，陈平伯解释小柴胡汤：少阳一经，居半表半里之界，凡伤寒在经之邪，由阳入阴者，每从兹传入，名曰阳枢，不离半表，而不主乎表，故不可发汗，不离半里，而又不主乎里，故不可吐下，唯小柴胡和解一法，为本经的对之方，然病机有偏表偏里之殊，即治法有从阴从阳之异，所以麻桂承气无加减，而小柴胡汤，不可无加减也。总之，往来寒热，为本经必有之证，故柴胡一味，为本方所不减之药，其余则出入加减，随证而施（引《感证辑要·卷一》)。温邪在半表半里,其在少阳三焦者,应分消上下之势,如用温胆汤;其在少阳胆腑者,则应清泄少阳,方用蒿芩清胆汤;其邪在膜原者则宜开达膜原,方如达原饮。二是分消走泄、开达膜原法,用于痰湿或湿热留于三焦或郁伏膜原,均以宣展气机为主,虽有热邪不可寒凉遏之。三是开达膜原法,其方药辛温雄烈,易助热化火,故用至湿开热透之际,即应转手清化,不可守方续用,否则助热化火,灼伤阴津,而有痉厥兼臻之变。正如俞根初说:"若湿已开,热已透,相火炽盛,再投此剂,反助相火愈炽,适劫胆汁,而灼肝阴,酿成火旺生风,痉厥兼臻之变矣"(《重订通俗伤寒论·六经方药·和解剂》)。

柴胡是和解表里法之要药,但叶桂有柴胡劫肝阴之说,影响到温病学派一些医家畏用柴胡,查《临证指南医案》中处方几乎不见柴胡,徐灵胎评论道:古圣凡一病必有一主方,如疟疾小柴胡汤主方也,疟象不同,总以此方加减,或有别症,则不用原方亦可,盖不用柴胡汤而亦可愈者,固有此理,若以为疟而断不可用柴胡,则乱道矣。余向闻此老(按:指叶桂,下同)。治疟,禁用柴胡,耳食之人,相传以为秘法,相戒不用,余以为此乃妄人传说,此老决不至此,今阅此案(按:指《临证指南医案》),无一方用柴胡,乃知此语信然矣,则此老之离经叛道,真出人意表者矣。夫柴胡汤少阳经之主方,凡寒热往来之症,非此不可(《临证指南医案·疟》徐灵胎评)。实际上,温病学派中一些医家在临床上不是绝对禁用柴胡,当用或不当用,要依据病情而决定,如湿热秽浊郁伏膜原,使用柴胡达原饮,能领邪从少阳经达出。暑湿、湿热之邪在少阳,多以青蒿易柴胡,正如何廉臣说:"青蒿脑清芬透络,从少阳胆经领邪外出,虽较疏达腠理之柴胡力缓,而避秽宣络之功,比柴胡尤为胜也,故近世喜用青蒿而畏用柴胡也"(《重订通俗伤寒论·六经方药·和解剂》何廉臣勘语)。

现代研究提示,和解表里法有关方药具有解热、抗菌、消炎、疏泄利胆、调整肠胃功能和人体免疫功能等作用。

(四)祛湿清热法

祛湿清热法指祛除湿邪,清解邪热的治法,用于湿热病邪留于气分病证的治疗。湿热证中,邪热依附于湿邪而存在,湿邪居矛盾主要方面,故清热祛湿法,重在祛除湿邪,使湿去而热孤,邪热即易得到清解,即叶桂所说:湿不去,则热不除。清代医家汪瑟庵称湿热病邪为"半阴半阳"之邪(按:指湿为阴邪,热为阳邪,阴阳各居一半),湿热致病,反复变迁,不可穷极,而又氤氲黏腻,不似伤寒之一表即解,温热之一清即愈,施治之法,万绪千端,无容一毫执著。实际上湿热病邪致病有一定的规律,即湿热在上焦郁遏卫气,在中焦则困阻脾气,在下焦则郁阻膀胱之气,其衍化为寒湿者则损伤下焦肾中阳气。这就是吴瑭所说:其在人身也,上焦与肺合,中焦与脾合,其流于下焦也,与少阳癸水合。湿热致病有规律,故祛湿清热法也有规律可循。祛湿法的作用在于使三焦所属脏腑被湿邪困阻所致之功能失常得以恢复,也就是说,通过调节三焦所属脏腑的气化作用以祛除湿邪,如湿郁上焦者,治以宣肺化湿,湿困中焦者,治以运脾化湿,湿流下焦者,治以淡渗利湿或温阳利水等。正如曹炳章说:湿即气也,气化则湿化,故治法必以化气为主,在上焦则化肺气,在中焦运脾气,在下焦则化膀胱之气。曹炳章之论概括了祛湿与调节脏腑功能的关系。祛湿清热法虽然重视祛湿药的应用,但不能忽略与清热药的有机配合,即在祛湿的同时还要合理配伍清热之品,只有这样才能达到湿热分解,湿除热清的目的。

祛湿清热法用于湿热留于气分的治疗,但不包括湿热留于气分之半表半里证,因为该证型的治疗已在和解表里法中讨论,不再重复。

1. 宣气化湿法　指以轻苦微辛,芳香宣化之品,宣通肺气,透热化湿的治疗方法,主治湿遏卫气，肺气不宣，脾气不运之证，症见发热，微恶寒，午后热甚，胸闷，脘痞，舌苔白腻，脉濡缓等，代表方如三仁汤。吴瑭说：肺病湿则气不得化。故本治法重在宣通肺气。肺合皮毛，肺气得宣，则抑郁卫表之湿邪即被宣化。这就是石寿棠在《医原》中所说，湿去气通，布津于外，自然汗解。同时，本治法因肺气宣通、肃降，水道通调，而郁滞气分之湿邪，则随小便排出，古人喻其为启上闸，开支河，导水势下行之理也。总之，肺主一身之气，轻开上焦肺气，使气化则湿化。治湿之法不利小便，非其治也，为古今治湿之大原则，一般不可违背，故本治法在宣气化湿前提下，尚须佐以淡渗利湿之品。湿邪阻遏上焦，一般出现于湿热类温病初起，多为湿重热轻证，因此，治疗应以化湿为主，一般不配合清热药，或适当配合轻清之品，如竹叶、银花、连翘等。徐灵胎称赞宣气化湿方法，他说：治湿不用燥热之品，皆以芳香淡渗之药，疏肺气而和膀胱，此为良法。

2. 温运化湿法　指燥湿化浊，理气运脾的治法，主治湿浊困脾，升运失司证，症见身热不扬，脘痞腹胀，恶心呕吐，小便混浊，舌苔白腻，脉濡缓等，代表方如一加减正气散或雷氏芳香化浊法。温运化湿法，根据《素问·脏气法时论》、《素问·至真要大论》所谓脾苦湿，急食苦以燥之；湿淫于内，以苦燥之，以淡泄之等论述而制订。该治法方药包括以下几类：一是燥湿药，古人比喻犹如低洼湿处，必得烈日晒之，或以刚燥之土培之，常用药如半夏、苍术、草果等。二是理气药，如陈皮、枳壳、厚朴等，在于宣通气滞，使气机流畅，湿邪即被宣化。三是芳化药，芳化即芳香化浊，药如藿香、佩兰、郁金、石菖蒲等。秽臭赖芳香以化之，故湿郁成秽，必用芳香化浊。四是淡渗药，作用在于为湿邪寻求出路，如茯苓、泽泻、滑石、通草等。上述组方原则及方法，正如华云岫所说：若脾阳不运，湿滞中焦者，用术、朴、姜、半之属以温运之，以苓、泽、腹皮、滑石等渗泻之，亦犹低窳湿处，必得烈日晒之，或以刚燥之土培之，或开沟渠以泄之耳（《临证指南医案·湿》华按）。温运化湿法用于中焦湿浊偏盛证，虽有热邪仍当温运，不可寒凉遏之，故本治法一般不配用清泄邪热之品。正如章虚谷说：三焦升降之气由脾鼓运，中焦和则上下气顺，脾气弱则湿自内生，湿盛而脾不健运，浊壅不行，自觉闷极。虽有热邪，其内湿盛，而舌苔不燥。当先开泄其湿，而后清热，不可投寒凉，以闭其湿也。温运化湿法也可用于中焦寒证的治疗。

3. 燥湿泄热法　又称辛开苦降法，指辛开以燥化脾湿，苦泄以清降胃热的治法。该治法苦辛并进，顺应脾胃升降，故能分解中焦湿热。叶桂说苦以清降，辛以通阳即指此治法而言。燥湿泄热法主治湿邪化热，蕴伏中焦之湿热俱盛证，代表方如半夏泻心汤去人参干姜甘草大枣加枳实生姜方（《温病条辨》方，半夏、黄芩、黄连、枳实、生姜），该方以半夏、生姜、枳实开泄化湿，黄芩、黄连苦泄降热，或用王氏连朴饮（见湿温章）等。本治法针对中焦湿热证，因其湿热俱重，容易化燥伤阴，因此，慎用淡渗利湿之品，避免利尿伤阴。或可选择甘凉、甘淡之芦根、茅根等，因甘凉则能生津，甘淡而能渗湿，兼顾了祛湿与育阴两个方面，而无利湿伤阴之弊。

4. 分利湿邪法　指以淡渗利尿之品，渗利湿热病邪的治疗方法，主治湿中蕴热，阻于下焦，小便不利或小便不通之证，症见小便短少，或小便不通，热蒸头胀，身痛，呕逆神迷等症，代表方如茯苓皮汤。淡渗之品性多寒凉，不仅渗湿，且可清泄湿中蕴热，本治法以淡渗为主，寓清于利，一般勿需配合其他清热之品，但下焦邪热偏重者又在例外。

5. 祛湿清热法与其他治法的配合　祛湿清热法常与以下治法配合应用，一是与开窍法配合，主治湿热酿痰，蒙蔽心包证，方如菖蒲郁金汤。二是与通下法配合，主治胃肠湿热与糟粕相搏结，腑气不通证，方如枳实导滞汤。

6. 运用祛湿清热法的注意事项 运用祛湿清热法应注意以下几点：一是辨别湿邪与邪热轻重，合理调配祛湿与清热两组药物，湿重热轻者，则以开泄祛湿为主，热重湿轻者，则以苦泄邪热为主。二是注意辨别湿热在上焦、中焦、下焦所属脏腑部位，有针对性地选用不同祛湿清热治法。三是中焦湿邪偏重者，虽有热邪亦当以温运为主，不可早用寒凉郁遏气机，影响湿邪运化。四是在使用温运化湿法过程中，注意湿邪化燥化火趋势，如出现化燥伤阴，即不可再用温运。五是素体阴液亏损（如阴虚湿热证）者应慎用本治法，以免祛湿而伤阴。该证用药总以化湿而不伤阴，滋阴而不碍湿为原则。

（五）通下逐邪法

通下逐邪法属八法中的下法，即通导、攻逐、泻下肠腑实邪结聚的治疗方法，主治肠腑实邪结聚证，包括热结、湿热积滞搏结、瘀热蓄结等，该治法有泻下热结，荡涤宿滞，破逐瘀血蓄结等作用。通下逐邪法为逐邪外出的主要方法，其中尤以通腑泻热法应用最为广泛，取效明显，正如柳宝诒说：胃为五脏六腑之海，位居中土，最善容纳……温热病热结肠腑，得攻下而解者，十居六七。

依据肠腑实邪结聚性质，及其部位不同，通下逐邪法分为以下几种具体治法。

1. 通腑泻热法 指以苦寒泻下之品攻逐肠腑实热结聚的治法，主治热结肠腑，腑气不通证，症见日晡潮热，谵语，大便秘结，或热结旁流，或腹胀满，甚则硬痛拒按，舌苔老黄，或焦黑起刺，脉沉实，代表方如调胃承气汤。热结肠腑以通腑泻热为基本治法，正如王士雄说，移其邪由腑出，正是病之出路。此即所谓阳明之邪仍假阳明为出路。该治法不以攻逐燥粪为目的，而重在泻下热结，故选择方药勿须枳实、厚朴等行气宽满，而调胃承气汤则为最适合的方剂，为该治法的代表方剂。正如叶霖说：未成糟粕，故无用枳、朴之去留滞。大承气汤、小承气汤也属通腑泻热法常用方剂，主要用于热结而有腹部胀满疼痛者。

2. 导滞通便法 古代医家又称之为"缓下食滞"法，指通导肠腑积滞，缓下湿热郁结的治法，主治湿热积滞搏结肠腑证，症见身热，脘腹痞满，恶心呕逆，便溏不爽，或如败酱，或如藕泥，舌苔黄浊等，代表方如枳实导滞汤、陆氏润字丸（引《三世医验》，酒大黄、半夏、前胡、山楂、天花粉、白术、陈皮、枳实、槟榔。此方善治湿热食积，胸满不食，腹痛便秘）、小陷胸汤合朴黄丸（半夏、瓜蒌、黄连、川厚朴、陈皮、大黄、广木香）等。本治法的特点是轻下频下，消导积滞与泻下湿热郁积并举，能使湿热积滞缓消渐散。

3. 通腑破结法 指攻逐破散肠腑或下焦瘀血蓄结的一种治法，主治胃肠或下焦瘀血蓄结证，症见身热，如狂发狂，腹硬满疼痛，或少腹硬满急痛，小便自利，大便秘结，或色黑而易，舌质瘀暗等，代表方剂如吴氏桃仁承气汤。吴有性认为，胃肠蓄血多，膀胱蓄血少。阳明腑实，尽因失下，邪热久羁，无由以泄，血为热搏，留于经络，败为紫血，溢于肠胃，腐为黑血，便色如漆，故吴有性主张"从胃治"（按：指攻下治疗）。

4. 通下解毒法 指清热解毒与苦寒攻下并举的治疗方法，主治邪热亢盛，化火成毒，搏结肠腑的大热大实之证，症见身热不退，大便秘结，腹硬满疼痛，舌卷囊缩，循衣摸床，小便赤涩，舌苔焦黄起刺，脉沉实有力，方如杨氏解毒承气汤（引《伤寒温疫条辨》，白僵蚕、蝉蜕、黄连、黄芩、栀子、枳实、厚朴、大黄、黄柏、芒硝）、俞氏解毒承气汤（引《重订通俗伤寒论》，银花、栀子、黄连、黄柏、连翘、黄芩、枳实、大黄、西瓜硝、金汁、白头蚯蚓、生绿豆、雪水。峻下三焦火毒）、时氏解毒承气汤（引《时氏处方学》，忍冬藤、蒲公英、川黄柏、生大黄、粉丹皮、细木通、酒黄芩、净芒硝、广陈皮、连翘壳、炒山栀、小川连）、梁玉瑜传十全苦寒救补丹[引《重订广温热论》，生石膏、青子芩、生大黄、川黄连、白犀角（水牛角代）、厚朴、枳实、芒硝、生黄柏、知母]。

5. 通下逐邪法与其他治法的配合　通下逐邪法常与其他治法配合应用，主要有以下几种：一是与辛寒清气法配合，主治阳明热盛，腑有热结，方如白虎承气汤（见清气法）；二是与养阴法合用，主治津液已伤，腑气不通证，方如增液承气汤、吴有性养营承气汤（知母、当归、芍药、生地黄、大黄、枳实、厚朴）、《千金方》生地黄汤（鲜生地、生大黄、生甘草、红枣、芒硝）、吴瑭护胃承气汤（生大黄、玄参、生地、丹皮、知母、麦冬）等；三是通腑泻热法与益气法配合，主治热结肠腑，元气已伤，方如参黄汤（人参、大黄）；四是与养阴益气法配合，主治热结肠腑，气阴两伤，方如新加黄龙汤；五是通腑破结法与凉血化瘀法合用，主治肠腑瘀热闭急，经脉血液瘀滞之证，方如俞氏桃仁承气汤[引《重订通俗伤寒论》，桃仁、大黄、芒硝、甘草、犀角（水牛角代）、生地黄、蒲黄、五灵脂]等；六是与凉血散血法合用，主治阳明热结，邪热已侵入血分，方如拔萃犀角地黄汤[引《重订通俗伤寒论》，犀角（水牛角代）、生地黄、生大黄、川连、黄芩]。此外，通下逐邪法还可与化痰开结法合用，如承气合小陷胸汤（《温病条辨》，生大黄、厚朴、枳实、半夏、瓜蒌皮、黄连），主治痰热结胸，兼腑有热结，正如吴瑭说：温病三焦俱急，大热，大渴，舌燥，脉不浮而躁甚，舌色金黄，痰涎壅甚，不可单行承气者，承气合小陷胸汤主之。又如吴瑭宣白承气汤，主治痰热阻肺腑有热结。通下逐邪法也可与开窍法合用，如热入心包兼阳明腑实证，可用吴瑭牛黄承气汤，或俞根初犀连承气汤[犀角（水牛角代）汁、川连、枳实、鲜生地汁、生大黄、真金汁]。通下逐邪法与通泻火腑法合用，如导赤承气汤，主治阳明腑实，兼小肠热结证。

6. 运用通下逐邪法的注意事项　运用通下逐邪法应注意以下几点：一是里热未曾结实，不宜早用攻下；二是应用攻下方药之后邪气复聚者，可再三攻下，务使邪尽，特别是湿热积滞搏结肠腑，常需反复攻下，下至热退、苔净、大便成形为止，但是在多次使用攻下法时，一定要注意正气情况，掌握好攻下适度，避免耗损正气；三是平素体虚者，或在温病过程中正气被耗损者，如津液损伤或气阴两伤等，不宜单一使用攻下法，当攻补兼施，使邪去而正不受伤；四是温病后期津枯肠燥出现大便干结，禁用苦寒攻下治疗。

现代研究提示，通下逐邪法具有增强胃肠蠕动，改善肠管血液循环，降低毛细血管通透性，抗菌，消炎，排除肠道或全身的毒素，促进新陈代谢等作用。同时，通过对肠道的局部刺激，引起全身反应，能增强机体免疫力，有的还具有利胆、利尿、抗血栓形成等作用。

（六）清营凉血法

清营凉血法属于八法中的清法，指清泄营热，滋养营阴，凉血解毒，散瘀通络的治法。清营凉血法适于热入营血，营热阴伤，或热盛迫血妄行证。清营凉血法具有清泄营热，滋养营阴，凉血解毒，化瘀通络等作用。营、血分病变无本质区别，仅是严重程度存在差异而已，故在治法上二者多有联系，因此将其合并讨论。

清营凉血法分为以下几种，现分述如下。

1. 清营泄热法　指凉营养阴，透邪外达的治疗方法，即在凉解营热（如水牛角），滋养营阴（如用玄参、生地、麦冬）基础上，伍以轻清之品（如用银花、连翘、竹叶），使初入营分邪热透转气分而解的治疗方法，主治营热阴伤之证，症见身热夜甚，心烦躁扰，或时有谵语，口干，反不甚渴饮，肌肤斑点隐隐，舌质红绛，脉细数等，代表方剂如清营汤。叶桂称清营泄热法为透热转气法，如云：入营犹可透热转气。章虚谷亦说：故虽入营，犹可开达，转出气分而解。何廉臣更明确指出：乍入营分，神烦少寐，脉数舌红，犹可透营泄热，仍转气分而解。本治法所用轻清之品，不是清泄气热，而是透泄营分郁热，转出气分而解，与后面讨论的气营（血）两清

法所用清泄气热药的作用不同，应注意区别。（见图1-11）

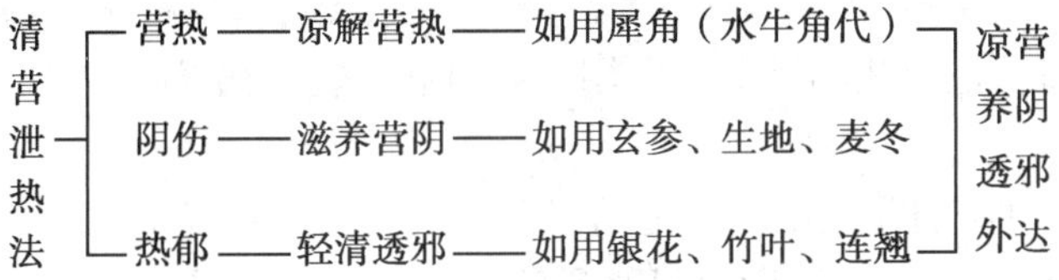

图1-11　清营泄热法治疗作用示意图

2. 凉血散血法　为叶桂提出的重要治法，他说：入血犹恐耗血动血，直须凉血散血。凉血散血法指凉血养阴，散瘀通络的治法，主治血热炽盛，迫血妄行，离经为瘀，阴血耗损证，症见身热，躁扰不安，甚或狂乱谵妄，斑点密布，急性多部位、多脏腑、多窍道出血，如衄血，咯血，呕血，便血，尿血，口鼻喷血，阴道出血等，舌质深绛或紫绛。代表方如犀角地黄汤。邪热入血分，血热不除则血不归经，故该治法将凉解血热置于首位，而以犀角（水牛角代）为主药；瘀血不去，新血妄行，故又配以化瘀通络之品，如丹皮、赤芍等；阴津不复，新血不生，故需配用滋养阴津之品，以化生阴血，常用生地黄。温病阴血耗伤，不宜直接滋补阴血，而是通过滋养阴津而化生阴血，与内科杂病滋补阴血治法不同。犀角地黄汤即陈延之《小品方》之芍药地黄汤，其云：芍药地黄汤疗伤寒及温病，应发汗而不发之，内瘀有蓄血者，及衄血，吐血不尽，内余瘀血，面黄，大便黑者，此主消化瘀血。芍药地黄汤在《千金方》中称为犀角地黄汤。（见图1-12）

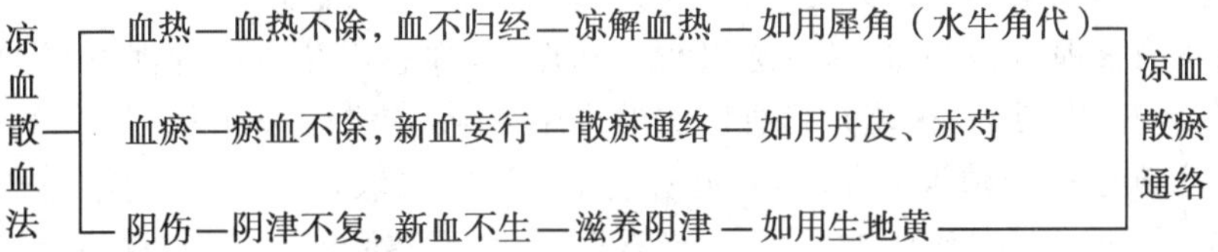

图1-12　凉血散血法治疗作用示意图

3. 气营（血）两清法　指清营凉血法与清解气热法配合应用的一种治疗方法，主治气营两燔或气血两燔证。气营（血）两清具有两清气营或两清气血作用。气营（血）两清之适应证有气营两燔与气血两燔不同，故本治法有气营两清与气血两清的区别。

气营两清法：指辛寒清气与清营泄热合用的治疗方法，主治阳明气分热炽，营热阴伤证，症见壮热，口渴，烦躁，斑疹，苔黄舌绛等，方如白虎加生地黄汤（引《重订广温热论》，生石膏、白知母、生甘草、粳米、鲜生地、热童便），或玉女煎去牛膝熟地加细生地元参方，或化斑汤等。这些方剂中生石膏、知母的应用在于清泄气分蕴热，与清营泄热法中银花、连翘、竹叶等轻清之品透泄营分邪热转出气分而解的作用不同。

气血两清法：主要指清泄气分邪热与凉血散瘀合用的一种治法，主治气血两燔证，症见身壮热，大汗出，口渴，甚或头痛如裂，身痛如被杖，神昏谵妄，斑疹显露，急性多部位、多脏腑、多窍道出血，如衄血，咯血，便血，尿血，呕血，阴道出血，舌苔黄燥，舌质红绛等，代表方剂有白虎汤合犀角地黄汤、清瘟败毒饮、凉营清气汤等。此外，气血两清法还有清热泻火法与凉血散血法合用，主治气热化火，深逼血分之气血两燔证，方剂如《景岳全书·古方八阵》之芩连犀角地黄汤。

4. 清营凉血法与其他治法的配合　营血分病变多见动风、闭窍，故清营凉血法常与息风法、开窍法配合运用，如清营泄热法与息风法配合，治疗营热动风证，方如羚羊清营汤（引《重订通俗伤寒论·伤寒转痉》何廉臣勘语，羚羊角、金银花、生栀子、鲜生地、青连翘、淡竹沥）调下紫雪丹。清营泄热法与开窍法合用，用于热陷营分，内闭心包，方如清营汤加安宫牛黄丸等。

5. 运用清营凉血法的注意事项　运用清营凉血法应注意以下几点：一是邪热未入营血不能早用清营凉血法。二是邪入营血而兼湿郁气机者不宜应用清营凉血法。因湿邪黏腻复用阴柔滋腻，助长湿邪，而加重病情，使病深难解，故吴瑭在《温病条辨·上焦篇》第 30 条论述清营汤（清营泄热法代表方剂）的禁忌证时说："舌苔白滑者，不可与也。"舌白滑说明气分有湿浊留滞，此时即便邪热已进入营分也不可使用清营汤。三是凉血散血法只宜施于热盛迫血妄行之初，不可用于气随血脱之后。邪热迫血妄行而呈急性出血，若失血过多，则气随血脱。气脱而不摄血，则血溢不止。气不摄血虽然也呈急性出血，但病机已经转变为气不摄血，故不能再用凉血散血，而耗散元气，加速败脱进程，而难挽回，此时只宜益气摄血或温阳摄血，迨至阳气回复，而司摄纳，则阴血固摄而血溢自止。

现代研究提示，清营凉血法某些方药具有抗感染、抗炎、中和内毒素、增加外周血管血流量、改善微循环、减轻血管内弥散性微血栓形成、镇静、强心等作用。

（七）开窍息风法

开窍息风法指开通心窍，苏醒神志，平息肝风，控制痉厥的治疗方法。开窍息风法包括开窍和息风两类治法，适用于邪闭心包，以及热盛动风或虚风内动证的治疗。窍闭与动风为邪犯厥阴所致，窍闭、动风常常并见，因此，将开窍与息风两法合并讨论。

开窍法具有清泄心包邪热，芳香透络利窍的作用，而息风法则有凉泄肝经邪热，滋养肝肾阴精，控制痉厥的作用。根据开窍息风法的作用不同，本法治法分为以下几类。

1. 清心开窍法　指清泄心包邪热，芳香透络利窍的治法，主治温邪内陷心包，机窍阻闭出现的神志异常证，症见身热，神昏谵语，或昏愦不语，舌謇肢厥，舌质红绛或舌绛鲜泽，脉细数等。代表方如安宫牛黄丸、紫雪丹、至宝丹等。上述三方均体现了陈平伯所说"泄热透络"作用。"泄热"指清泄心包邪热，安宫牛黄丸中牛黄、犀角（水牛角代）、黄连、山栀、黄芩等属之；"透络"指芳香透络利窍，或称芳香开窍，陈平伯说，闭者宜开，以香开辛散为务，即指此而言，安宫牛黄丸中麝香、郁金、冰片、雄黄（吴瑭称其为四香）等属之。紫雪丹、至宝丹方剂结构大体如此。上述开窍三方，清泄心包邪热作用程度有差异，其中安宫牛黄丸最强，紫雪丹次之，至宝丹再次之。安宫牛黄丸长于清泄邪热，紫雪丹兼能息风通便，至宝丹长于芳香辟秽。临床上要根据证候情况，注意选择。

2. 豁痰开窍法　指清化湿热，涤痰开窍的治法，主治湿热酿蒸痰浊，蒙蔽心包证，症见发热，神志昏蒙，时清时昧，时有谵语，舌质红，舌苔白腻或黄腻黄浊等，代表方如菖蒲郁金汤。

3. 化瘀开窍法　指清泄心包邪热，化瘀透络利窍的治法，主治瘀热互结，内陷包络，阻闭机窍，逼乱神明证，症见昏迷不省人事，或谵语狂乱，目瞪口呆，四肢厥冷，斑疹紫黑，唇指（趾）青紫，舌质瘀暗等，代表方如犀珀至宝丹〔引《重订广温热论》，犀角（水牛角代）、羚羊角、广郁金、琥珀、炒山甲、连翘心、石菖蒲、蟾酥、辰砂、真玳瑁、麝香、血竭、藏红花、桂枝尖、粉丹皮、猪心血〕，何廉臣称此丹大剂通瘀，直达心窍，又能上清脑络，下降浊阴，专治一切时邪内陷血分，瘀塞心房，不省人事，昏厥如尸，目瞪口呆，四肢厥冷等证。此外，也可用俞根初犀地清络饮调入牛黄膏（刘完素方，西牛黄、郁金、丹皮、梅片、辰砂、生甘草），或犀地三汁饮〔引

《重订通俗伤寒论》，犀角（水牛角代）、连翘、白薇、皂刺、羚羊角、郁金、竺黄、丹皮、竹沥、石菖蒲、藕汁]。清代医家何秀山在《重订通俗伤寒论》中指出，邪闭包络神昏，非痰迷心窍即瘀塞心孔，可见瘀热闭窍是血分温病中极其重要的证候类型，故开窍化瘀在开窍法中占有重要地位。

4. 凉肝息风法　指清热凉肝，平息肝风，控制痉厥的治法，主治温病邪热内炽，肝风内动证。阳明热盛引动肝风者，症见壮热，大汗出，口渴饮冷，肢体抽搐，舌质红，苔黄燥，脉弦数，代表方如犀羚白虎汤[引《重订通俗伤寒论》，生石膏、知母、菊花、钩藤、生甘草、生粳米荷叶包、犀角（水牛角代）、羚羊角]加桑叶、丹皮、童便，或白虎汤加天麻、羚羊角、瓜蒌、川贝等；肺经热盛引动肝风，雷丰称之为"金囚木旺"，即肺金受刑，木无所畏，风从内生，方如雷丰清离定巽法（连翘、竹叶、生地黄、玄参、菊花、桑叶、钩藤、木瓜），或何廉臣提出的以桑菊饮加钩藤、桑枝、竹沥、竺黄、鲜石菖蒲；肝经热盛引动肝风者，症见身热壮盛，头晕胀痛，手足躁扰，甚则狂乱神昏，痉厥，颈项强直，角弓反张，舌干绛，脉弦数，代表方如羚角钩藤汤；心营热盛引动肝风者，症见身热，心烦，时有谵语，斑点隐隐，痉厥，舌绛，脉弦细而数，代表方如羚羊镇痉汤[陆定圃《冷庐医话》，犀角（水牛角代）、羚羊角、鲜生地、银花、连翘、菊花、莲子、甘草]。

5. 滋阴息风法　指滋养阴精，潜镇风阳的治法，主治温病后期，阴精耗伤，肝失濡养，虚风内动证，症见指（趾）蠕动，口角颤动，甚或瘛疭，肢厥神倦，舌绛干萎，脉虚细等，代表方如大定风珠、俞根初阿胶鸡子黄汤（阿胶、白芍、石决明、钩藤、大生地、生牡蛎、络石藤、茯神木、鸡子黄）等。

6. 开窍息风法与其他治法的配合　开窍息风法常与以下治法相配合：一是开窍法与清营泄热法或凉血散血法配合，如热入营血分，包络机窍阻闭，安宫牛黄丸，或紫雪丹，或至宝丹，或犀珀至宝丹等与清营汤或犀角地黄汤合用。二是凉肝息风法与开窍法合用，心肝同源，两厥阴同气，木火相煽，易痉厥兼臻，神昏动风，常以羚角钩藤汤、羚羊镇痉汤等与安宫牛黄丸，或紫雪丹，或至宝丹等同用。三是滋阴息风法与开窍法合用，主治虚风内动，兼有内闭外脱者。滋阴息风法与益气固脱法合用，用于虚风内动，元气时时欲脱者，如大定风珠加人参等。

7. 运用开窍息风法的注意事项　使用开窍息风法应注意以下事项：一是临床症状未见痉厥者，不可早用开窍息风法。二是开窍法用于窍闭神昏证，以开通机窍为急，但若窍闭而引致阳气外脱者，虽有神志昏愦，不得使用开窍法，则以固敛阳气为要。三是动风有虚实之分，实证动风应以祛邪撤热为主，邪热一撤则肝风自息，尤其是小儿体脆神怯，最易引动肝风，即便是在卫气阶段也可能出现，因此要注意掌握、区分祛邪撤热与平息肝风之间的主次关系，那种单一使用息风药以冀肝风平息的治法是片面的。虚风内动因于肾精亏虚，其治疗应以养阴为本，息风为标，正如薛生白说，投剂以息风为标，养阴为本。实证动风多用羚羊角、菊花、钩藤等凉肝息风药，虚风内动则多用牡蛎、鳖甲、龟甲等滋阴潜镇药。应注意二者在选择药物上的区别。虫类息风药如蜈蚣、全蝎等，有较好的息风作用，但要注意掌握用量，过多使用可导致阴津耗伤。

现代研究提示，开窍息风方药大致有解热、减轻脑水肿、降低颅内压、纠正电解质紊乱、镇静、强心等作用。

（八）滋阴生津法

滋阴生津法属八法中的补法，指以生津养阴之品，滋补人体阴液的治疗方法。温邪是亢盛的阳热之邪，最易耗损人体阴津，体内阴津耗竭殆尽，生命活动也就停止了，因此，对温病的治疗，必须处处保养阴津，正如吴瑭说：夫春温、夏热、秋燥，所伤皆阴液也，学者苟能时时预护提防，岂有精竭人亡之虞。又说：留得一分津液，便有一分生理。温病伤阴有一定规律，初起热势一般不盛，伤阴不重，所伤多为肺津，或肺胃之阴；中期邪正剧争，里热炽盛，伤阴较重，多伤胃中阴津；后期因邪热久羁，深入下焦，而耗伤肾精，或肝肾之阴，多为少虚多实证。温病初起，邪在肺卫，津液未致大伤，不宜专事养阴，只要在解表方药中，适当佐以生津之品，即能资助汗源，令邪与汗并，邪随汗解。温病中期，热炽而阴伤，阴伤则热更炽，故要特别注意邪热与阴伤的主次关系，一般在清解邪热的同时，即要适当配伍养阴之品，因为养阴即所以制约邪火。温病后期，肾精耗损，邪少虚多，则以填补真阴为主，即吴瑭所说，扶正以敌邪，正胜则生矣。

由于温病伤阴程度及部位不同，养阴生津法分为以下几种。

1. 滋养肺胃法　指以甘凉濡润之品滋养肺胃阴津的治疗方法，主治温病肺胃津伤证。该治法包括两组药，一是甘寒之品，如沙参、麦冬、玉竹、天花粉等，重在滋养胃中阴津；二是轻清凉泄之品，如冬桑叶、竹叶等，在于轻清上越，既清肺热，又引载甘寒之品上行，以滋润肺燥，此即叶桂所说，若苔薄白而干，肺津伤也，加麦冬、银花露、芦根汁等轻清之品，为上者上之也。两组药合用共奏清养肺胃阴津之功。正如曹炳章指出的，燥伤胃阴与燥伤肺阴同法（按：指甘寒养阴治法），鄙论所谓救胃即所以救肺也，盖肺属金，阳明亦为燥金，故用药无甚大异，不过治肺则引以轻清药，治胃则引以稍重药耳（见《增补评注温病条辨·中焦篇》第100条曹评）。代表方剂如沙参麦冬汤，主治邪热基本消退，而肺胃阴津耗伤证，症见低热，或不发热，喉咽干燥，口渴，干咳少痰，或干呕不思食，舌苔干燥，或舌光红少苔等。俞根初清燥救肺汤（引《重订通俗伤寒论》，冬桑叶、杏仁、冰糖、石膏、麦冬、柿霜、南沙参、生甘草、鸡子白、秋梨皮）主治肺胃热盛而阴津耗伤证，症见发热，口渴，汗出，咳嗽，痰少而黏，大便干燥，小便短少，舌质红苔薄黄而干，脉细数有力。俞根初二冬二母散（引《重订通俗伤寒论》，二冬、二母、南北沙参、梨汁、竹沥、姜汁）或吴坤安经验方（引《伤寒指掌》，南沙参、麦冬、地骨皮、知母、贝母、石斛、茯苓、杏仁、桑皮、蔗浆汁、梨汁），主治肺胃阴伤而病变偏于肺者，症见干咳，无痰，或有少许黏痰，大便干，喉咽干燥，小便短少，舌干红少苔或无苔。

2. 滋养胃阴法　是极为重要的治疗方法，因为胃为十二经脉之海，五脏六腑皆禀受于胃，胃阴复则十二经之阴皆可恢复，故董废翁在《西塘感症》中说道，胃中津液不竭，其人必不死。王士雄更是强调，凡视温证，必审胃汁之盛衰，如邪渐化热，即当濡润胃腑，使胃汁流通，则邪有出路。滋养胃阴是指以甘寒濡润之品或酸甘敛津之品，滋养胃中津液的治疗方法。主治热退而胃阴已伤的证候，症见不发热，口渴，但欲饮，不欲食，大便干燥，小便短少，舌光绛无苔，或舌干红少苔。吴瑭说：欲复其阴非甘凉不可。吴瑭所说甘凉即甘寒，其甘寒养胃方有如五汁饮（引《温病条辨》，梨汁、荸荠汁、鲜苇根汁、麦冬汁、藕汁）、玉竹麦门冬汤（引《温病条辨》，玉竹、麦冬、沙参、生甘草）、牛乳饮（引《温病条辨》）、雪梨浆（引《温病条辨》，以甜水梨大者一枚，薄切，新汲凉水内浸半日，时时频饮）、益胃汤（引《温病条辨》，沙参、麦冬、冰糖、细生地、玉竹）等。其中五汁饮、玉竹麦门冬汤主治燥伤胃阴（见《温病条辨·中焦篇》第100条），牛乳饮主治胃液干燥，外感已净者，雪梨浆主治胃阴伤而口渴甚者，益胃汤主治阳明温病，下后汗出，胃阴耗伤者。其酸甘敛阴方如麦冬麻仁汤（引《温病条辨》，麦冬、麻仁、白芍、首乌、乌梅肉、知母），主治疟伤胃阴，或薛生白《湿热条辨》第28条方（人参、麦冬、石斛、木瓜、生甘草、生谷芽、鲜莲子），主治湿热证开泄下夺，胃阴不布，元神大亏证。

3. 滋液润肠法　指以甘寒、咸寒之品，生津增液，润肠通便的治法，主治邪热已解，津枯肠燥证，症见大便秘结，咽干口燥，舌红而干等，代表方如增液汤，吴瑭称该方以补药之体（按：指养阴）作泻药之用（按：指润肠通便），既可攻实，又能防虚。或用雪羹加味煎（引《重订广温热论》，淡海蜇、大荸荠、鲜地黄汁、玄参、瓜蒌仁、雅梨汁、白蜜、姜汁、鲜冬瓜皮子），或薛生白《湿热条辨》第35条方（鲜生地、芦根、生首乌、鲜稻根）。

4. 填补真阴法　指以咸寒滋润之品，或酸甘敛津之品，滋填下焦肾精的治疗方法，主治邪热久羁，深入下焦，劫灼真阴，邪少虚多证，症见低热不退，面赤，手足心热甚于手足背，口干咽燥，神倦，舌绛少苔，或干绛枯萎等。代表方如加减复脉汤，吴瑭称，温病深入下焦劫阴，必以救阴为急务。又称复脉汤为热邪劫阴之总司也。还指出，以复脉汤复其津液，阴复则阳留，庶可不致于死也。此外燥伤肝肾之阴可用专翕大生膏（引《温病条辨》，人参、茯苓、龟甲、乌骨鸡、鳖甲、牡蛎、鲍鱼、海参、白芍、五味子、麦冬、羊腰子、猪脊髓、鸡子黄、阿胶、莲子、芡实、熟地黄、沙苑蒺藜、白蜜、枸杞子）、集灵膏（引《温热经纬》，人参、枸杞、二冬、二地、怀牛膝），王士雄说，余谓峻滋肝肾之阴，无出此方之右者。

5. 滋阴生津法与其他治法的配合　滋阴生津法常与下列治法配合，一是与解表法合用，主治阴虚感邪，病在肺卫者，方如俞氏加减葳蕤汤（见本章泄卫透表法）。二是与清泄气热法配合，方如五汁饮合白虎汤，即甘寒柔润于辛寒清气中，主治胃热津伤证；《千金方》生地黄煎（生玉竹、天花粉、地骨皮、茯神、生石膏、知母、生地汁、麦冬汁、竹沥、姜汁、白蜜）主治肺胃阴伤，余邪未尽，痰热恋肺证；又如竹叶石膏汤（《伤寒论》，竹叶、生石膏、半夏、麦冬、人参、甘草、粳米）主治温病后期余邪未尽，气阴两伤证，何廉臣说，徐洄溪谓大病后必有留热，治宜清养，独推仲景竹叶石膏汤为善后要方。此法又称为清补法，即张景岳所说，阴虚者宜补而兼清。三是与通下法配合，用于热结津伤证，方如增液承气汤，详见本章通下逐邪法。四是与息风法配合，用于肝肾阴伤，水不涵木，虚风内动证，方如大定风珠，详见本章开窍息风法。此外，滋阴生津法还与益气法配合，方如三才汤（引《温病条辨》，人参、地黄、天冬），主治温病阴液元气两虚，寝不安，食不甘，神识不清者。

6. 运用滋阴生津法的注意事项　运用滋阴生津法应注意以下几点：一是温病伤阴呈渐进性，邪热与阴伤往往并存，故要权衡邪热与阴伤孰轻孰重，以及病情轻重缓急，注意养阴生津与清泄邪热配合比例。一般而言，上焦温病以清邪为主，养阴为辅，或先清后养；中焦温病热盛与阴伤多兼见，应视情养阴与清热并用；下焦温病邪少虚多，则以填补真阴为主。正如吴瑭说：在上焦以清为主，清邪之后继以养阴；下焦以存阴为主，存阴之先，若邪尚有余，必先搜邪。二是气分蕴热化火，阴津未致大伤时，不可滥用或早用或纯用甘寒滋腻，以免郁阻气机，使蕴热内闭不达，正如何廉臣说，凡温热病之宜于苦寒者，切忌早用甘寒，盖因苦寒为清，甘寒为滋，自时医以鲜地、鲜斛、玄参、麦冬等之清滋法认作清泄法，于是热益壮，神益昏，其弊由甘寒清滋之药，得大热煎熬，其膏液化为胶涎，结于脘中，反致伏火不得从里而清泄，从此为闭、为厥、为痉、为癫，甚则为内闭外脱，变证蜂起者，多由于此（《重订广温热论·清凉法·苦寒直降》）。三是邪热亢盛而阴液已伤者，一般忌用本法，若有必要应用时，应与清泄邪热之品配合。四是湿邪燥化未尽，而阴液已伤（阴虚湿热）者，在使用本治法时，选择药物要注意滋阴而不碍湿，化湿而不伤耗阴津。

现代研究提示，滋阴生津法方药有以下作用，补充电解质和多种营养，抑制病原微生物，中和毒素，调节机体的反应能力和免疫功能，促进损伤修复，兴奋垂体-肾上腺皮质功能，改善微循环和凝血功能，防止血管内弥散性凝血，促进胃肠蠕动，调节神经系统功能等。此外，还可能有强心和调节血压的作用。

(九)固脱法

固脱法属八法中的补法,指固摄阴津,敛纳元气,回阳救逆的治法,主治温病亡阴脱变,或津气两脱,或阳气败亡证等。温病出现脱证,首先是患者体质素虚,感邪太盛所致,如在上焦有肺之化源欲绝,津气两脱,或邪闭心包,内闭外脱;在中焦多为阳明腑实,土燥水竭,阴竭气脱;在下焦多为真阴耗竭,亡阴脱变。其次是在病程中汗下治疗太过,使阴液骤损,阴损及阳,而致气阴两脱,或阳气败脱。

温病中常用的固脱法有以下几种。

1. 益气敛津法　指补益元气,敛摄阴津的救治方法,主治津气两脱证,症见身热骤退,汗多气短,鼻翼煽动,舌光少苔,脉散大无力等,代表方如生脉散。人身元气因汗而外泄,人身阴津因热而内耗,气虚不能摄津,阴伤不能敛纳元气,为气阴两脱的病机特点,故益气敛津治法体现了益气之中必佐养阴,摄阴之内必固元气,务使阴潜阳固,平秘而不脱的原则。

2. 滋阴固脱法　吴瑭称之为镇摄法,指滋养真阴,摄纳元气,不使阴阳离决而脱的治法,主治温病后期,真阴耗竭殆尽,元气欲脱证,即《灵枢·本神》篇所说:是故五脏主藏精者也,不可伤,伤则失守而阴虚,阴虚则无气,无气则死矣。症见虚汗自出,中无所主,神志恍惚,口渴,舌光红无津,脉沉细而数,按之无力。代表方救逆汤(引《温病条辨》,炙甘草、干地黄、生白芍、麦门冬、阿胶、生龙骨、生牡蛎)。阴竭阳脱证不可纯用辛热、甘温之品以振奋阳气,因为阳脱原于阴竭,故务必滋阴潜阳(阴中求阳),方能收到阴复阳留,阴敛阳潜,阴阳相济,密秘不脱之治疗效果。

3. 回阳救逆法　指以辛热、甘温之品振奋阳气,使阳气不致骤然败脱的救治方法,主治阳气暴脱证,症见骤然肢体厥冷,冷汗淋漓,神倦气弱,面色惨淡,舌淡而润,脉沉伏等,代表方如参附龙牡汤,也可用冯楚瞻《锦囊》全真一气汤(引《重订通俗伤寒论·真阴下竭虚阳上脱例》,别直参、麦冬、五味子、熟地、白术、附片、酒蒸怀牛膝)。阳气暴脱证,多为误用辛温发散,大汗外泄,或攻下太过,阴液骤夺,致无根失守之火飞越于上,而呈欲脱之势,正如俞根初所说,舌红短,面青,目合口开,手不握固,音嘶气促,甚则冷汗淋漓,手足逆冷,二便自遗,气息俱微,是为龙雷暴动之脱证,若兼有虚寒者,面色唇色多淡白无华,甚则青暗,必不红润,亦有四肢清冷,而两颧独红,是为虚火上炎之戴阳证,非温补不可。

4. 回阳化瘀固脱法　指以甘温、辛热之品振奋阳气,以活血化瘀之品疏通气血之路,使阳气回复,气血周行,脏腑功能复常,阴阳平秘不脱的治疗方法,主治阳气败脱,气血失于鼓运周行,血脉瘀滞证,症见神识不清,面色紫暗,四肢逆冷,爪甲青紫,斑疹色紫,脉沉伏而涩等,代表方如王氏急救回阳汤(引《医林改错》,人参、附子、干姜、白术、甘草、桃仁、红花),该方一方面振奋阳气,以冀阳气回复,另一方面疏通气血之路,以使气血畅行。迨至阳回气通,气行血行,生命则可挽回。

5. 固脱法与其他治法的配合　固脱法有时需要与其他治法配合使用,如邪闭心包而呈内闭外脱时(内闭与外脱并存),固脱法常与开窍法配合应用。

6. 运用固脱法的注意事项　运用固脱法应注意以下几点:一是脱证病情危急,故用药必须迅速及时;二是掌握好用药剂量,给药次数,给药时间,应随时依据病情变化作适当、相应的调整;三是使用固脱法已经奏效,阳气回复,则应审视有无邪火复炽因素潜在,应根据具体病情作恰当处理。

现代研究提示,固脱方药具有不同程度的强心、抗休克等作用。

(十)外治法

外治法用于外感热病首见于《伤寒论》,如该书中有火熏、水潠、猪胆汁蜜煎导等,后世代有发展,以补充内治法之不足。外治法是通过皮肤、窍道给药,或采用针刺治疗,以缓解温病中的某些证候。由于人体经络相连,气血相贯,腧穴、窍道相通,故通过皮肤、腧穴或某些窍道给药,或针刺某些腧穴,可以调节人体脏腑功能,起到一定治疗作用,某些特殊病证,口服汤药困难,适当辅以外治法,常能快捷奏效。清代医家吴师机在《理瀹骈文》中说道:谓温病传变至速,非膏药所能及。不知汤丸不能一日数服,而膏与药可一日数易,只在用之心灵手敏耳。可见采用外治法取得疗效在于使用恰当。

温病中常用的外治法有以下几种。

1. 汤浴法　指煎取汤药以沐浴身体的一种外治法,辅治卫分表证无汗,或发热不退,或疹出不畅之证。通过汤浴可起到疏泄腠理、透疹、散热等作用。如以芫荽煎汤擦浴,可治疗麻疹隐而不透;又如高热无汗(汗闭),可用荆芥、薄荷煎汤擦浴全身皮肤,能达到腠理疏泄,汗出热退之效。又如以紫苏叶、葱白浸酒,以帛绵渍之,遍擦胸腹、四肢,可以疏通气血之路,用于血热瘀滞证。此外,《理瀹骈文》有用天水散、白虎汤等煎汤洗浴皮肤的方法,可参。

2. 灌肠法　古称导泻法,即以制备好的灌肠液通过肛管灌入结肠而起治疗作用的方法,主要用于危重患者,或口服汤药困难患者的治疗。灌肠剂的选择要依据辨证确定,导法有虚实寒热之分别,如津枯者,蜜加盐熬,名蜜导,或猪胆汁和蜜熬成锭,蘸皂角末塞肛门,名胆导。湿热痰浊固结者,以姜汁、麻油浸瓜蒌根导。现代应用灌肠法于中医急证逐渐增多,如以白头翁汤灌肠液治疗痢疾,以白虎汤加苇茎灌肠液治疗风温肺胃热盛证,用泻下通瘀灌肠液治疗因感染引起的急性肾功能衰竭等。灌肠液的制备,必须过滤去渣,保持温度38.5℃左右。灌肠时,患者取侧卧(左侧卧为宜),肛管插入20～30cm,将药液灌入,药液保留时间及灌肠次数依据病情确定。

3. 敷药法　指用膏药、擦剂、熨贴剂等在病变部位或穴位作外敷,主治温病局部热毒壅滞证,也用于全身证候的治疗。如将帛绵浸渍汤药,贴敷患处者,有《千金翼方》升麻拓丹汤,即以升麻、漏芦、芒硝、黄芩、栀子等煎汤令冷,渍拓患处,常令湿为佳,治疗丹毒肿痛。又如以三黄二香散、水仙膏外敷温毒肿痛。《理瀹骈文》清阳膏是主治风温、温证头痛发热,不恶寒而口渴者;热病、温疫、温毒风热上攻头面、腮颊,耳前后肿盛,寒热交作,口干舌燥,或兼咽喉痛者。方法是将膏药贴于太阳、风池、风门、膻中等穴。清阳膏由薄荷、荆芥穗、羌活、防风、连翘、牛蒡子、天花粉、玄参、黄芩、黑山栀、大黄、朴硝、生地黄、天门冬、知母、桑白皮、地骨皮、黄柏、郁金、甘遂、丹参、苦参、贝母、黄连、川芎、白芷、天麻、独活、前胡、柴胡、丹皮、赤芍、当归、秦艽、紫苏、香附、蔓荆子、干葛、升麻、藁本、细辛、桔梗、枳壳、橘红、半夏、胆南星、大青叶、山豆根、山慈菇、杏仁、桃仁、龙胆草、蒲黄、紫草、葶苈、忍冬藤、大戟、芫花、白丑头、生甘草、木通、五倍子、猪苓、泽泻、车前子、瓜蒌仁、皂荚、石决明、木鳖仁、蓖麻仁、白芍、生山甲、白僵蚕、蝉蜕、全蝎、犀角(现以水牛角代)、羚羊角、发团、红花、白术、官桂、蛇蜕、川乌、白附子、滑石、生姜、葱白、韭白、大蒜头、槐枝、柳枝、白菊花、白凤仙草、苍耳草、益母草、马齿苋、诸葛草、紫花地丁、芭蕉叶、竹叶、桃枝、芙蓉叶、侧柏叶、九节菖蒲等炼膏而成。

4. 搐鼻法　指将药末抹入鼻孔少许,刺激鼻黏膜,使其打喷嚏,以宣通气道的治疗方法,有解肌、通窍的作用,可用于某些表证、窍闭神昏证的治疗。如吴师机说:大凡上焦之病,以药研末,搐鼻取嚏发散为第一捷法,不独通关,急救用闻药也。连嚏数十次,则腠理自松,即解肌也。又指出,大头瘟及时毒红肿疼痛,用延胡索、川芎、藜芦、踯躅花等研末搐鼻,以嚏出脓血痰涎为度；时感及湿温等用辟温散，即苍术、细辛、大黄、贯众、姜厚朴、法半夏、川芎、藿香、羌活、柴胡、前胡、生甘草、防风、白草蔻仁、香薷、广木香、丁香、雄黄、桔梗、朱砂、皂角等研末搐鼻。以上可供临床参考。现代临床常用皂角、冰片按6∶1比例研细，取少许纳入鼻中以令喷嚏，可治疗因鼻塞引起的呼吸不畅，或因高热所致头痛等。搐鼻法因其开关通窍，可使神志苏醒，用于气机阻遏，机窍蒙蔽证的治疗。如通关散（猪牙皂、细辛等分为末）搐鼻治疗暑秽神昏耳聋；又如用卧龙丹（清代太医院配方）搐鼻治疗烂喉痧喉关腐烂，气机阻塞，神志不清者，该方以麝香、冰片、猪牙皂、细辛、闹羊花、灯草炭、牛黄共研细末而成。现代临床常以蟾酥、冰片、雄黄各2g，细辛3g、牛黄1g，研细纳入鼻中取嚏，治疗中暑昏迷，牙关紧闭等。

5. 针刺法　可以泄热、开窍、止痛，于温病应用较多，详见针灸学有关内容。

6. 外治法与其他治法的配合　外治法多为温病辅助治法，故必须与其他治法配合应用方能取得更好疗效。外治法主要与内服方药配合使用，如敷药法治疗肿毒，常与清热解毒方药合用；搐鼻法常与解表方药或开窍方药合用等，不一一枚举。

7. 运用外治法的注意事项　外治方药对皮肤或黏膜有一定的刺激，或含有少许毒性药物，因此，在使用外治方药时，必须注意剂量，用药时间和使用方法等，以免出现毒副作用，造成对人体的损害。

三、温病兼夹证的治疗

温病过程中，容易出现一些兼夹证，如夹痰、夹瘀、夹食滞、夹气郁等，它们虽然不是导致温病病机变化的主要因素，但是，它们的存在，对于温病的病机演变、发展、预后产生重要影响，因此应重视兼夹证的辨证与治疗。下面讨论几种主要兼夹证的治疗。

（一）夹痰饮

痰饮同源，皆为体内津液失于正常布化形成，其稠浊者为痰，清稀者为饮。温病过程中痰饮的形成主要有以下几种因素：一是患者宿有停痰留饮，感受温邪后，邪热与痰饮相搏，而阻遏气机。二是温病过程中，肺、脾、肾功能失司，如肺失通调肃降，脾失运化，肾失开合等，使三焦气化不利，津液停宿，产生痰湿痰饮。三是邪热久羁，煎熬津液为痰，痰热互结。常用治法有：

1. 行气化痰法　指宣展气机，温化痰湿的治法，主治温病过程中痰湿阻遏中焦气机证，症见胸脘痞闷，泛恶欲吐，渴喜热饮，胃脘拒按，舌苔黏腻。可兼用温胆汤。其痰湿偏盛者，虽有热邪，一般不宜早用寒凉，以免阻遏气机，影响痰湿的宣化。若其邪热偏盛者，仍当清化痰热，方如桔梗汤（方出刘完素，何廉臣《重订广温热论》改散剂为汤剂，方药组成：桔梗、薄荷、栀子、黄芩、连翘、竹叶）加橘红、瓜蒌、贝母（引《重订通俗伤寒论》）。

2. 开窍化痰法　指开通心窍，清化痰热的治法，主治温邪夹痰内闭心包证，症见神昏如迷，口吐涎沫，舌苔黏腻等，方用加味导痰汤（引《重订通俗伤寒论》，枳实、茯苓、陈皮、瓜蒌皮、马兜铃、川贝母、石菖蒲根叶、枇杷叶、通草）加安宫牛黄丸。

3. 清化热痰法　指清热与化痰并用，以使痰热分解的治疗方法，主治温病痰热互结证，其临床表现视痰热所在部位而异，如痰热结胸则症见发热，胸下按痛，咳痰不爽，痰色白稠或黄稠，舌苔黄腻或黄浊，方如小陷胸汤；如痰热阻肺，症见身热，咳喘，胸痛，口渴，咯唾黄浊痰，脉滑数等，方如麻杏石甘汤加半夏、莱菔子、白芥子、枳壳、桔梗等；又如痰热阻于肝经，引动肝风，症见灼热，肢体抽搐，甚至角弓反张，喉间痰声辘辘，舌苔黄腻，舌质红绛，脉滑数等，方如羚角钩藤汤加竺黄、竹沥等。

何廉臣在《通俗伤寒论·伤寒夹证·夹痰伤寒》的勘语中详细论述了温病夹痰的治疗，可供参考。何廉臣说：凡夹痰证，必先分辨六淫以施治，如冒风邪而生痰，痰因肺津郁结而化，仍当从肺管咳出，肺位最高，风为阳邪，当用辛凉轻剂，吴氏桑菊饮加减（冬桑叶、菊花、薄荷、桔梗、橘红、瓜蒌皮、杏仁、生萝卜、饴糖），重则张氏银翘麻黄汤（引张子培《春温三字诀》，银花、连翘、麻黄、薄荷、牛蒡子、橘红、桔梗、生甘草）。若风已化热，热蒸胃液已成痰，佐以清胃之品，知母、花粉、萝卜汁、竹沥汁等是也。又说：若郁而化火，热盛痰壅，当用加味麻杏石甘汤（蜜炙麻黄、杏仁、生石膏、生甘草、瓜蒌皮、竹沥、半夏、橘红、枳实）。如暑邪从口鼻吸受，伤肺犯胃，津液郁结而化痰，痰因火动，当用辛凉重剂，竹叶石膏汤（竹叶、生石膏、半夏、西洋参、生甘草、陈仓米、荷叶）加枳实、竹沥。如湿郁于中，脾胃气滞，郁结为痰，治必运脾清胃，藿朴二陈汤加减（藿梗、厚朴、半夏、陈皮、佩兰、茯苓、竹茹、枳实、滑石）。又说：如感秋燥而伤肺，灼津液而化黏痰，当用辛凉重剂，陆氏桑杏蒌贝汤加减，或用五汁饮。

（二）夹食滞

温病夹食滞之形成，多为病中脾运失健，而有食滞内停，或病前已有饮食内伤，未消化之食物停宿。温病夹食滞的证治，何廉臣作了很好的论述，他说：凡治外感夹食，先辨舌苔，夹食者苔必白厚，根兼黄腻，或黄白相兼而必厚；次察胸脘，夹食者胸脘必痞满，且必拒按，按之坚痛，虽舌赤神昏，胸下拒按，即不可投凉润及早用苦寒（引《重订通俗伤寒论·伤寒夹证·夹食伤寒》何廉臣勘语）。不同温邪与食滞相搏，所在部位不同，治法有异。风热袭表而有食积者，症见发热，微恶风寒，咽痛，咳嗽，呃逆，胸膈脘满，舌苔薄白，苔根垢腻，脉浮数，可用葱豉桔梗汤（鲜葱白、苦桔梗、焦三楂、淡豆豉、苏薄荷、青连翘、生甘草、鲜淡竹叶）加枳壳、莱菔子。风热郁阻胸膈而胃中夹有宿滞者，症见身热，心烦，懊侬，胸膈痞满，呃逆，有败卵味，厌食，食少，苔微腻，可用栀子豉汤加枳实、生萝卜汁、淡竹沥、生姜汁。若风热郁阻胸膈，夹肠道食滞者，症见发热，心烦，脘腹痞满，大便不爽，便下困难，舌苔垢腻，脉滑数，可用枳实栀子豉汤合陆氏润字丸（方出陆养愚《三世医验》，此引《重订通俗伤寒论》，半夏、橘红、牙皂、杏仁、前胡、枳实、楂肉、炙甘草、槟榔、生大黄）。湿温湿遏卫气而胃中夹有食滞者，症见身热，恶寒，发热午后较甚，胸闷脘痞，呃逆食臭，舌苔白腻，脉滑微数，可用三仁汤加保和丸。其湿热与肠中积滞相搏者可用枳实导滞汤，轻下频下。暑热夹食滞者症见发热，心烦，口渴，尿短赤，呃逆、食少，舌红赤，苔黄微腻，可用陆氏青蒿二香汤加减（引《重订通俗伤寒论·伤寒夹证·夹食伤寒》何廉臣勘语，青蒿脑、藿香、香薷、厚朴、扁豆花、木瓜、六一散、西瓜翠衣、嫩桑枝）。燥热病邪兼夹食滞者，症见发热，口渴，口咽干燥，咳嗽，少痰，或咳痰而黏，食少，厌食，呃逆，舌红苔少，苔根微腻，可用陆氏桑杏蒌贝汤加减（引《重订通俗伤寒论·伤寒夹证·夹食伤寒》何廉臣勘语，冬桑叶、杏仁、瓜蒌皮、川贝母、薄荷、牛蒡子、生枳壳、桔梗、甘草、枇杷叶）。

（三）夹气郁

温病过程中夹气郁指因情志失调，引起气机郁滞，而出现胸胁满闷，或气胀，时时叹息，嗳气，泛恶不思饮食，当在治疗方中加入解郁理气，疏肝运脾之品。何廉臣在《重订广温热论·温热夹症疗法》中说道：温热证夹气郁者，初起时症悉同，而脉多沉，手足冷，呕逆，胸满，颇类夹食。但夹食为有物，为实邪，舌苔厚白而微黄，胸膈满痛不可按，按亦不移。夹气为无物，为虚邪，舌苔白薄，胸膈满痛，半软而可按。先宜宣通其郁，然后解表清里，自无不效。若不舒郁而徒发表，则里气不能外达，而难于彻汗。遽用清下，则上气不宣，多致痞逆。唯解表药中加苏梗、青皮、郁金、香附之类，以宣其气，则表易解。于清里药中加瓜蒌、川贝，以舒其郁，则里易和。但川贝母虽为舒郁要药，而力薄性缓，必用至五钱一两，方能奏效，若加四磨饮子则尤捷。

(四)夹瘀血

温病夹瘀血是指温病患者素有外伤或患有其他瘀血性疾病，而致瘀热互结，或为妇女患者，适逢月经来潮，温邪内陷血室，而致瘀热宿血。至于温病过程中因邪热深入血分，损伤血络，血溢经脉，离经为瘀，或邪热煎炼阴血为瘀，或因温病后期，脏器衰弱，鼓动气血周行无力，而致血行不畅为瘀等属于温病固有病机变化，不属温病兼夹证，其治法已在前面相关章节论述，此处不予重复。正如何秀山在《重订通俗伤寒论·伤寒夹证·夹血伤寒》按语所说：伤寒(按：此指广义伤寒，含温病)夹气证固多，夹血证亦不鲜，或素因内伤、跌仆，或素因郁怒伤肝，及妇人停经血证，皆先有瘀积在内，因感时病，引动痼疾，谓之夹血。温病夹瘀血的表现，何秀山说：其证必有痛处定而不移，或胸脘痛，或胸胁痛，或大腹痛，或少腹痛，或腰胁痛，或肢臂痛。

温病夹瘀血的治疗要根据瘀血部位不同而辨证论治。温邪夹瘀，初起在表者，卫分表证悉具，其胸腹、胁肋、四肢，痛不可按而拒手，其脉或芤或涩，其解表方药中必兼消瘀，如酌加红花、桃仁、归尾、赤芍、延胡索、山楂之类一二味即可，重则加炒穿山甲、酒炒䗪虫等。若瘀伤宿血与邪热搏结于胸胁腹肋，症见胸腹胁肋结痛，甚则神思如狂，宜清热逐瘀兼行，方如千金犀角地黄汤加味[犀角(水牛角代)、鲜生地、赤芍、丹皮、丹参、郁金、天花粉、桃仁、生藕汁]，重则再调下失笑散以奏速效。消一身经络之瘀可用王氏身痛逐瘀汤(羌活、秦艽、川芎、红花、香附、当归、怀牛膝、酒炒地龙、桃仁、没药、炙甘草、陈酒、童便)。其他不一一列举。

四、温病瘥后调理

温病瘥后时段是指温邪消退，发热已解，脏腑器官、气血津液进入自身修复及功能恢复时期，此时应保持精神愉快，情绪稳定，防止忧思气怒，避免过早从事体力劳动或剧烈运动，注意饮食质量，一般不宜进食坚硬生冷，或早进油腻和辛辣酒浆，不宜过早性生活，以免真气进一步内损。除上述一般性调理外，其药物调理也属重要环节，不可忽视。

(一)病后体虚的调治

温病瘥后，体质较虚，是因为在病程中，邪正斗争，耗伤了人体阴津气血，因此，虽然病邪已退，而正气一时难于恢复，表现为体力、体质虚弱，若仅仅依赖机体阴阳自稳平衡功能趋于正常，一则恢复缓慢，再则可能使病情反复，迁延，故必须依赖药物作适当调理。

1. 滋养气液　是温病恢复期常用的治法，因为温病初愈大多具有阴液元气两伤，症见精神委顿，寝不安，倦语不思食，或食不甘味，口干咽燥，唇齿皆干，舌干少津等，可用薛氏生脉汤(人参、麦冬、石斛、木瓜、生甘草、生谷芽、鲜莲子)、三才汤(人参、天冬、干地黄)。

2. 滋养胃肠阴津　温病瘥后，不少病例具有胃肠阴津耗损而致肠道津液枯涸，大便秘结，常并见口干咽燥，或唇裂，舌光红少苔，可用增液汤、加味雪羹煎。

3. 补益气血　温病迁延不愈，深入下焦，多耗伤精血，损及元气，故瘥后多有精血气液两虚，症见面色少华，倦怠懒语，声音低怯，舌质淡红，脉虚无力，可用集灵膏。

(二)余邪未尽的治疗

温病热解，不一定邪气已尽，常有因正虚而致病邪留伏不显，此时应注意审其邪气之多少，正气虚损之程度，合理使用扶正祛邪治法。

1. 滋养气阴，清除余邪　温病热退，气液两虚，而温邪余留未尽，症见低热持久不退，口干唇燥，不思食，或有泛恶不适，舌光红少苔，脉细数，可用竹叶石膏汤。

2. 芳香醒胃，轻清涤邪　湿热类温病在热退之后，常常有湿热余邪困扰脾胃，症见脘闷不畅，知饥不食，舌苔薄白微腻，方用薛氏五叶芦根汤(方见湿温章)。

3. 益气健脾，运化湿邪　温病瘥后，脾失健运，湿邪中阻不化，症见肢倦乏力，饮食不香，大便溏薄，甚或有轻度浮肿，有苔薄白微腻，脉虚弱，可用参苓白术散加豆卷、泽泻等。

4. 温补脾肾，运化水湿　湿热类温病在病程中或因过用寒凉，或误用攻下，或因患者体质本属阳虚，在病变发展中，湿邪发生转化，若湿从寒化，则演变为寒湿，寒湿病邪损伤脾肾阳气，出现脾肾阳虚，水湿不化证，症见形寒肢冷，神倦乏力，心悸头眩，面浮肢肿，小便短少，舌淡苔白，脉沉细，方用真武汤。

(三)温病复证的治疗

温病复证又称复病、病复等，现通称复发，《诸病源候论·伤寒病诸候》说：复者，谓复病如初也。复证是指温病瘥后，余邪未尽(叶桂《温热论》称其为炉烟虽熄，灰中有火也)，正气未复(气血津液尚未平复，脏腑气机尚未恢复至正常状态)，患者失于调理，不善摄身，正气受到损伤，在正不制邪的情况下，邪气始得张溢，而旧病复发，或复感外邪使原病复作，正如何廉臣在《重订广温热论·热复证疗法》中说：温热复证，有复至再三者，皆由病人不讲卫生，病家不知看护所致。引起温病复证原因有以下几种。

1. 劳复　指温病瘥后，未得到合理而充分的休息，过早从事体力或脑力劳动，或剧烈活动，导致元气损伤，邪热复作，正如《伤寒指掌·瘥后劳复》说：伤寒(按：指广义伤寒，含温病)瘥后，元气未复，余邪未清，稍加劳动，其热复作。又说：既经复热，必有余火余邪结于中。劳复证多见发热，心烦懊侬，胸闷脘痞，或胸胁不舒，口苦，食少纳呆，苔薄黄，脉微数，治宜清宣余邪，宣展气机，方用栀子豉汤。若兼呕恶，可加半夏、竹茹，如兼口渴舌红，可加天花粉、竹叶等。如兼食滞而有脘闷嗳气者可加山楂、神曲、麦芽等。

劳复证有中气虚弱而邪热复作者，症见发热微觉畏寒，四肢倦怠，少气懒言，气难接续，舌润少苔，脉虚，可用补中益气汤加轻清宣透之品，扶正以托邪外出。肾精耗损，而邪热复作者，症见发热，五心烦热，颧红盗汗，口干舌燥，或心悸失眠，舌红少苔，脉细数，可用加减复脉汤，以养阴清热。

2. 食复　胃为后天之本，营卫生化之源，胃气强则营卫调和，邪不易犯，但若胃气虚弱，则气血不足，而诸病复至。若胃气滞，则饮食难消，邪从内生。故饮食不当，可致温邪复作。温病瘥后，脾气虚弱，运化无力，胃气未复，受纳受限，此时若饮食不当，如进食生冷，或坚硬食物，或进食不洁食品，或早进油腻肥甘，过饮酒浆，可损伤脾胃，内生积滞，余邪与之相搏，而致旧病复发，正如《伤寒指掌·瘥后食复》说：伤寒热退之后，胃气虚，余邪未尽，若纳谷太骤，则运化不及，余邪假食滞而复作也。食复常症见发热头痛，嗳腐吞酸，烦闷不纳，轻则日暮微烦，脉象滞缓，重则烦渴谵语，大便秘结，腹胀满，苔垢腻，脉沉实或脉滑数，宜和胃消食，化滞清热，方用香砂枳术丸加减，或用大柴胡汤。

3. 色复　又称房劳复。温病瘥后，精血元气多虚，若过早进行性生活，可导致真气内损，邪气复炽，正如《重订通俗伤寒论·伤寒房复》引钱天来说：男女一交之后，自然元气空虚，余邪错杂于精气……之中，入而浸深于脏腑筋骨脉络腧穴之间，则正气因邪而益虚，邪气因虚而益盛。钱天来将色复之机理论述得非常清楚。色复多症见发热，午后为盛，精神委惫，两颧发赤，手足心热，腰脊酸楚，脉细数等，方用六味地黄汤加味，滋肾填精，清透余邪。

4. 感复 指温邪瘥后，余邪未尽，又感新邪，而导致病邪复发。《重订通俗伤寒论·伤寒感复》说：瘥后伏热未尽，复感新邪，其病复作。感复症见头痛发热，恶风或恶寒，或口渴舌燥，或兼咳嗽，舌红苔薄白，脉浮，当根据新感之邪的性质，选用疏解表邪方药。如俞根初在《通俗伤寒论·伤寒感复》中说道：感寒身热恶寒者，葱豉葛根汤（葱白、淡豆豉、生葛根）加薄荷、连翘壳，寒重骨疼者，加羌活、苏叶，偏于热重者加花粉、知母，咳嗽者加光杏仁、前胡、桔梗。兼风热重者，银翘散、桑菊饮、桑杏汤，随证酌用。邪郁于内，见烦躁者，荷杏石甘汤（苏薄荷、光杏仁、石膏、知母、生甘草、细辛、鲜竹叶）或葱豉白虎汤（鲜葱白、豆豉、石膏、知母、细辛、生甘草、粳米、荷叶）。营分有伏热者，七味葱白汤（淡豆豉、生葛根、鲜生地、麦冬、葱白、生姜、百劳水）。俞根初之论可供参考。

此外，温病瘥后，尚可出现遗证，即由于病后余邪未尽，调理失当，或误治失治，或因病情过重，导致某些证候或症状久不消失，甚至终生不消失。关于遗证的治疗参见有关康复专著，本书不作专章讨论。

第二节 温病的预防

温病属急性外感热病，发病急，病情重，其中不少四时温病具有传染性、流行性，严重危害人群健康，威胁患者生命，因此，自古以来，对温病的预防特别重视，我国古代医家"治未病"的思想，指导温病预防尤显得具有重要意义。我国将"预防为主"作为卫生方针之一，大力开展以除害灭病为中心的群众性爱国卫生运动，积极推广预防接种，使鼠疫、天花等烈性传染病得到控制、消灭，其他严重危害人民健康的传染病，如脊髓灰质炎、流行性脑脊髓膜炎、霍乱、疟疾、猩红热、流行性出血热、致病性钩端螺旋体病等，其发病率大幅度下降。但是，应该看到，目前由于全球性气候变暖，大气污染，人口迁徙流动，细菌耐药性的产生及增强，新致病微生物的出现，给预防工作带来了相当的难度，某些已被控制甚至消灭的传染病，又开始发生与流行，还出现前所未有或未见的传染病流行，因此，在新的历史时期，要特别重视传染病的预防。中医温病学积累了丰富的防治传染病的理论与经验，应进一步深入发掘，包括民间行之有效的预防方法，应用于温病的预防。

一、预防思想的确立

中医学早在两千多年前就提出了"治未病"，奠定了关于疾病的预防思想，正如《素问·四气调神大论》说：圣人不治已病治未病，不治已乱治未乱，此之谓也。夫病已成而后药之，乱已成而后治之，譬犹渴而穿井，斗而铸锥，不亦晚乎？说明古代医家强调无病早防。特别是对温疫的预防，一是重视正气对防止病原入侵所起的重要作用，二是避免与病原接触，正如《素问·刺法论》说：五疫之至，皆相染易，无问大小病状相似，不施救疗，如何可得不相移易者？岐伯曰：不相染者，正气存内邪不可干，避其毒气，天牝从来，复得其往，气出于脑，即不邪干。说明人体正气强盛，可以防止病邪入侵，但是正气的御邪入侵不是绝对的，因此又提出人体还要设法避免与病邪接触，使病邪无以入侵。《内经》这种观点至今仍不失其现实意义。

二、古人对传染与预防的认识

温病的预防是针对传染与流行而言的，古代医家通过大量实践，积累了丰富的防治经验和理论。早在《汉书》中就有传染的概念，如云：天行疫疠，人相传染。刘完素在《伤寒标本心法类萃》中则称疫疠为“传染”，并有传染专节论述。其后逐渐认识到，温病的传染途径有呼吸道、消化道及皮肤接触传染等，温病的传播媒体则有空气（天气）、不洁食物、疫水，以及蚊、蝇、老鼠等。明代医家虞抟《医学正传》论述了通过空气传染疾病，如云：其侍奉亲密之人，或同气连枝之属，熏陶日久，受其恶气，多遭传染。明代医家张景岳《景岳全书·杂证谟》说：正气以通于鼻，鼻通于脑，毒入脑中，则流布诸经，令人相染矣。吴有性《温疫论》提出杂气（含疠气）“从口鼻而入”，并称邪之所着，有天受，有传染。其后叶桂提出“温邪上受”，再后陈耕道在《疫痧草·辨论疫气感染》中云：家有疫痧人，吸受病人之毒而发者，为传染。以上所论均为通过空气而传染疾病。通过消化道传染，古代医家称之为“食注”，如隋代巢元方《诸病源候论·食注候》云：人有因吉凶坐席饮啖，而有外邪恶毒之气，随食饮入五脏，沉滞在内，流注于外，使人肢体沉重，心腹绞痛，乍瘥乍发，以其因饮食得之，故谓之食注。《千金方》也指出霍乱皆因饮食传染，非关鬼神所致。病邪通过体表皮肤传染古代也多有论述，如《灵枢·百病始生》篇云：故虚邪之中人也，始于皮肤，皮肤缓则腠理开，开则邪从毛发入。隋代巢元方《诸病源候论·蛊毒病诸候·射工候》提出了水毒病、射工病是由于人行水上及以水洗浴而感邪所致。北宋《太平圣惠方》称：刀箭所伤，针疮所裂，冒触风寒毒气外邪，从外所中，始则伤于血脉，又则攻于脏腑。说明皮肤创伤可以感染病邪发病。薛雪在《湿热病篇》中说道：湿热之邪从表伤者十之一二，从口鼻入者十之八九。论述了病邪从口入、从鼻入、从皮肤而入等途径，颇为全面。

以昆虫、动物为媒介传播疾病的记载，如《诸病源候论·蛊毒病诸候·沙虱候》提出：山内水间有沙虱，其虫甚细，不可见人，入水浴及汲水澡浴，此虫着身，及阴雨日行草间亦着人，便钻入皮里。其诊法，初得时，皮上正赤，如小豆黍粟，以手摩赤上痛如刺，过三日之后，令百节疼痛，寒热，赤上发疮，此虫渐入至骨，则杀人。可见视“沙虱”为传染媒体。汪期莲《瘟疫汇编》记载：忆昔年入夏，瘟疫大行，有红头青蝇千百为群，凡入人家，必有患瘟而死亡者。指出了瘟疫发病及流行与苍蝇密切相关。动物作为传染媒介引起传染病的传染与流行的记载，如宋代彭乘《续墨客挥犀》有鼠涎（唾液）滴器中，食之者得黄疾，通身如蜡，针药所不能疗。张杲《医说》也说：鼠泪滴器中，食之得黄疾。贾铭《饮食须知》中说：鼠类有小毒，食中误食，令人目黄成疸。以上说明，老鼠的分泌物（如唾液、粪尿等）污染了食物或水源，人接触（包括食入）后，则被所带病邪染易而发病。例如现代医学之自然疫源性急性传染病致病性钩端螺旋体病，就是由带菌之鼠尿污染了食物或水源而导致该病的传染与流行，其症状有发热和黄疸，与古代文献所载颇有符合之处。清代洪雅存《北江诗话》说：时赵州有怪鼠，白日入人家，即伏地呕血死。人染其气，亦无不殒者。此似指鼠疫由老鼠传染而发病的记载。

基于对传染病传染途径、环节有了一定的认识，因而在防止温病的发生与流行方面采取了诸多措施。现叙述如后。

（一）注意环境卫生及个人卫生

我国是一个有悠久历史的文明古国，很早就有清扫庭院、打扫室内外卫生的记载，如早在商代青铜器上已有洒扫人的形象铭文。周代《礼记·内则》说：凡内外，鸡初鸣，洒扫室堂及庭。历代重视疏通城市沟渠，建立排水系统，如在河北易县出土的战国时代燕国下都的陶质阴沟管道，为我国早期的地下排水设施。出土的汉代文物中有“箕帚俑”，说明在汉代已有从事城市清扫工作的专职人员。《后汉书·张让传》记载有毕岚“作翻车渴乌施于桥西，用洒南北郊路”，说明当时已有抽水洒水设备，用以洒水于路面，防止尘土飞扬，保持道路清洁，减少空气污染。在殷墟甲古文中有“溷”字，“溷”即为厕所、猪圈，而后汉邯郸淳《笑林》载有“都厕”，即城市设有公共厕所，以利粪便管理，减少传染病的发生。在甲骨文中有“井”字，说明至少在商代已广泛使用水井，至周代，已使用砖块垒井壁，并设有井栏、井盖，甚至有定期进行“浚井改水”，或用药物进行井水消毒。清代王士雄《霍乱论》载有：平日即留意或疏浚河道，毋使积污，或广凿井泉，毋使饮浊，直可登寿域。此是对饮水及水源的科学管理措施。饮水方面，提倡不喝生水，如《吕氏春秋·本味篇》提出饮水必须“九沸九度”。宋代庄绰在《鸡肋篇》中说道：纵细民在道路上，亦必饮煎水。在食品卫生方面，古人要求食用新鲜食品，不食用腐败变质食物，如《论语·乡党》中说：鱼馁而肉败不食，色恶不食，恶臭不食。在汉代王充的《论衡》中明确提出，饮食不洁净，天之大恶也。其要求非常严格，对防止消化道传染病的传染与流行具有重要意义。在个人卫生方面，战国时代的大诗人屈原在《楚辞·渔父》中有“新沐者必弹冠，新沐者必振衣”的记载，可见当时人已能重视个人卫生。元代郭金玉《静思集》载有“南州牙刷寄来日，去腻涤烦一金值。”表明当时已有植毛牙刷为人使用的习惯。唐代已有不准随地吐痰的要求，如《备急千金要方》载有“常习不唾地”，以保持环境卫生，以预防呼吸道传染病的发生。又，《马可波罗游记》载有：元制规定，向大汉献食者，皆用绢由蒙口鼻(类似口罩)，以防止唾沫污染食品。上述良好的卫生习惯，对预防温病的传播、流行具有重要意义。

(二)驱杀蚊蝇虫害预防疾病

在预防由昆虫、小动物作为媒体引起的传染病方面，古代采取了许多行之有效的方法，如在周代就设有类似当今除害防疫的专职人员，专事药物驱杀虫害。敦煌石窟中有一幅殷人熏火防疫图，形象地描绘了殷商时代即以火燎、烟熏以杀虫、防疫的生动情景。明代赵学敏《本草纲目拾遗》将蝇、蚊、虱、蚤、臭虫列为夏日五大害，为人们驱杀的对象。为防止苍蝇污染食物，南宋陈元靓《岁时广记》引《岁时杂记》云：都人端午做罩子，以木为骨，用色纱糊之以罩食。说明古代早已普遍使用了食罩防蝇、防尘。在诸多古代本草著作中载有百部、藜芦、苦楝子、藁本等药物具有杀蝇、灭蝇作用。又载有草乌、皂荚等药物灭蛆。在周代以前，已采用药草烟熏驱蚊，如《月令辑要》引《千金·月金》所载：浮萍阴干和雄黄些许，烧烟去蚊。在汉代已广泛使用蚊帐防蚊。南宋时，南昌地区已有专门从事“货蚊药以自给”的商店，说明当时以蚊药驱蚊已较普遍。古人早已知道常洗浴、更衣可有效地消灭虱子及其虫卵(虮子)，如《淮南子》说：汤沐具而虮虱相吊。历代本草书中记载了不少杀灭虱子、虮子的药物，如雄黄、草蒿、藜芦、牛扁、百部、白矾、轻粉等。还载有以菖蒲、芸草驱杀跳蚤，用楝花米、黄柏、木瓜、荞麦秸、百部、雄黄、辣蓼、浮萍、菖蒲等驱杀臭虫。

(三)严格预防隔离措施

为“避其毒气”，古代采取了许多严格的隔离预防措施，据史籍记载，晋朝就有“朝臣家有时疫染易三人以上者身虽无疾，百日不得入宫。”说明不仅要与患者隔离，而且还要对已与患者接触但尚未发病之人隔离。明代萧大享《夷俗记》记载内蒙古地区有这样的习俗，即“凡患豆疮(按：指天花)，无论父母、兄弟、妻子，俱一切避匿不相见”。在汉代对传染病采取集中隔离治疗，颇似今日之传染病医院。清初设有“查痘章京”职，以专事检查京城天花患者，一有发现，即令其迁出四五十里以外，以防其在京城流行、蔓延。此时已开始对外来海船进行海关检疫，以防痘疮(按：指天花)传入我国境内。此外，熊立品《瘟疫传症汇编》提出了勿接触患者任何物品，以免受到传染，如云：当合境延门，时气大发，瘟疫盛，递相传染之际，毋近病人床榻，染其秽污；毋凭死者尸棺，触其臭恶；毋食病家时菜，毋拾死人衣物等。

（四）注意方药预防

古代医家重视方药预防温疫，早在《山海经》就有预防疫病的食物、药物记载，如称：箴鱼食之无疫疾。《素问·刺法论》提出服用小金丹预防疫疾，如云：又一法，小金丹方：辰砂二两，水磨雄黄一两，叶子雌黄一两，紫金半两，同入合中，外固了，地一尺筑地实，不用炉，不须药制，用火二十斤煅之也，七日终，候冷七日取，次日出合子，埋药地中七日，取出顺日研之三日，炼白沙蜜为丸，如梧桐子大，每日望东吸日华气一口，冰水下一丸，和气咽之，服十粒，无疫干也。隋代巢元方《诸病源候论》在“时气令不相染易候”及“温病令人不相染易候”等篇中多次提出“预服药及为法术以防之”。唐朝孙思邈《备急千金要方》认为：天地有斯瘴疠，还以天地所生之物防备之。晋代《肘后备急方》、唐代《备急千金要方》、《外台秘要》等书，列有不少辟温方药，以预防温病发生，如有雄黄丸、赤散、太乙流金散、雄黄散、杀鬼烧药、虎头杀鬼丸、金牙散等，或制成药囊佩戴，或烧熏，或内服。元代滑寿主张用消毒保婴丹、代天宣化丸预防麻疹的发病。

（五）早期的预防接种术

预防接种是预防温疫发生与流行的最有效的方法，我国至少在明代以前就已发明了种痘法预防天花，开创了世界人工免疫的先河，为1798年英国人琴纳发明牛痘疫苗预防天花奠定了基础，对保证人民健康，作出了巨大贡献，是医学科学史上一项重大成就。据《医宗金鉴》所载，当时采用的人痘接种术，有痘衣法、痘浆法、旱苗法、水苗法等。

（六）调养精神增强抗病力

人的精神情志活动与人体的生理病理变化密切相关，强烈、持续的精神刺激，能引起人体阴阳失调，气血失和而导致外邪入侵发生疾病，因此，要求人们保持情志舒畅，以固敛正气，防止温邪入侵。正如《素问·上古天真论》说：恬惔虚无，真气从之，精神内守，病安从来。《素问·生气通天论》也说：清静则肉腠闭拒，虽有大风苛毒，弗之能害。同时，要注意保护体内阴精，以抗御温邪入候，《素问·金匮真言论》说：夫精者，身之本也，故藏于精者，春不病温，即是此义。此外，人身要适应自然界气候的变化，避免寒冷、炎暑、雨露等因素对人体的侵袭，故《素问·移精变气论》说：失四时之从，逆寒暑之宜，贼风数至，虚邪朝夕，内至五脏骨髓，外伤空窍肌肤，所以小病必甚，大病必死。

三、温病的预防方法

现代流行病学研究认为，传染病的发生与传播必须具备三个基本环节，即传染源、传播途径和易感人群。这三个环节也影响温病的发生与流行。针对这三个环节，要采取综合性预防措施，如经常开展爱国卫生运动，发动群众除“四害”，保护水源，无害化处理粪便、污水废气垃圾，搞好饮食卫生等。一旦发生疫情，除应立即上报有关部门外，还要积极有效地治疗现有患者，并采取各种防疫措施，以减少或杜绝形成流行。

下面介绍具有中医特色的预防措施。

（一）锻炼身体增强抗病力

加强身体锻炼，增强体质，固敛正气，是减少、防止温邪入侵的重要措施。汉代医家华佗根据“户枢不蠹，流水不腐”的道理，创造了“五禽戏”，模仿熊、虎、鹿、猿、鸟五种动物生动活泼的姿态来锻炼身体，因为动则谷气得消，血脉流通，病不得生，譬如户枢终不朽也。现代被广大群众采纳和运用的气功、太极拳、八段锦、保健按摩及其他武术运动等，能促使血脉流通，气机调畅，关节疏利，体质、正气增强，提高抗病能力，防止温邪的入侵和温病的发生。

(二)讲究卫生

首先是注意环境卫生,保持工作及生活环境的整洁卫生,居室要空气流通,阳光充足,温度、湿度适宜。养成良好的个人卫生习惯,如不随地吐痰,饭前便后洗手,不吸烟,不酗酒,不食用腐败变质食物,正如《金匮要略》所说:秽饭、馁肉、臭鱼,食之皆伤人。又说:六畜自死,皆疫死,则有毒,不可食之。此外不可过食辛辣刺激性强的食物。

(三)顺应气候变化

古人根据人体与环境统一的原则,"天人相应规律",总结出一套善于适应自然变化的防病养生方法。如《素问·四气调神大论》提到在一年四季中,要根据气候的变化,采取不同的生活方式,适应自然变化规律。人类生活于自然界,与自然环境息息相关,如果自然环境发生了变化,并超越了人体的适应能力,则会导致温病的发生甚至流行。人们在日常生活中,要根据气候的变化,如气温的升降,而调整衣被和室内温度及湿度,并合理安排不同季节的作息时间。冬日不可受寒,但不宜保暖过度。夏日不可受暑,但不宜因暑贪凉,恣食生冷,或袒胸露宿而受寒湿。小儿体脆神怯,脏腑娇嫩,老人正气虚弱,适应外界气候变化较差,尤应引起重视。顺应四时气候变化,是人体保存正气,防病养生的重要措施,如果有所忽视,则会降低人体抵御外邪(尤其是温邪)入侵的能力,而罹患疾病。

(四)勿耗正气

肾精是抵御温邪入侵的精微物质,应多加珍惜,勿使亏耗,以免损伤元气,影响健康。古人特别重视节制性生活,因为人身之血与髓,至命门化为精,如果不能节制房事,施泄多而伤精,精伤则阳气受损,正气下降,不能有效防御温邪入侵,故《内经》有"藏于精者,春不病温"之说。古代医家提出性生活应遵守春一、夏三、秋二、冬藏的要求与限制,以避免阴精亏少,降低防疫能力。除了节制性生活外,还要保持心情舒畅,情绪稳定。中医学认为形神合一,即精神方面的变化,能够影响人体健康。七情是人们对客观外界事物的反应,属正常的精神活动范围,但是如果长期的精神刺激或突然的剧烈精神创伤超过了生理活动调节能力,就会引起体内阴阳气血失调,脏腑经络功能紊乱,而导致温邪的入侵。

(五)及时诊治控制传播

对于具有传染性的温病患者,必须做到"三早",即早期发现,早期隔离,早期治疗。医务人员必须熟悉四时温病的特点及其流行季节,在临床中提高警惕,一旦发现可疑患者,应即时隔离,尽快明确诊断,对疫情要向有关防疫部门报告,使防疫部门及时掌握疫情,而采取积极预防措施。患者在隔离期间,应避免与健康人或其他疾病患者接触,如需接触时,应采取一定的措施,如戴口罩及隔离帽,穿隔离衣、鞋等。在隔离病室及其周围进行消毒处理,患者的排泄物(如痰液、呕吐物、粪便)及血液不可随便向外排放,应集中作消毒处理。对患者早期、及时、有效地治疗,不仅能使患者早期治愈,恢复健康,更重要的在于能控制温病的传播,防止其流行。在人群中要针对当时流行温病的传染方式、途径,采取不同的预防措施,如系通过呼吸道传染者,可在流行期间进行室内空气消毒,保持公共场所空气流通,尽量避免或少去公共场所,必须外出时,要戴口罩。对通过消化道传染的温病,要特别重视饮食卫生及环境卫生,不饮生水,管好水源及粪便,注意食具消毒,消灭苍蝇虫害,防止病从口入。对于通过蚊子、跳蚤、虱子、鼠类动物传播的温病,要采取各种防虫、驱虫、杀虫或捕杀鼠类等措施,防止这些昆虫或动物传播疾病。

(六)药物预防

药物预防是指在温病流行期间,在一定范围对易感人群使用药物予以保护,以冀预防传染及流行。例如对呼吸道传染病，可进行空气消毒预防，如在流行性感冒流行期间以食醋按每立方米空间2～10ml加清水一倍，在居室煮沸熏1小时。又如燃烧苍术、艾叶以烟熏室内，可预防腮腺炎、水痘、猩红热、流行性感冒等。用药物滴鼻或喷入咽部也可用于呼吸道传染温病的预防，如以食醋用冷开水稀释后滴鼻可预防流行性感冒、流行性脑脊髓膜炎。或用白芷3g、冰片1.5g、防风3g，共研细末，取少量吹入两侧鼻窍，或置于口罩内，也有预防作用。服药预防也是常采用的方法，可用单味药，或采用复方预防，如在流行性感冒流行期间，以银花、连翘、野菊花、桉树叶、贯众、蒲公英、大青叶等煎成大锅汤，让易感人群服用。在流行性脑脊髓膜炎流行期间可选用大蒜、银花、连翘、千里光、贯众、野菊花、蒲公英、鲜狗肝菜、鲜鬼针草等煎汤服用预防。在流行性乙型脑炎流行期间可选用大青叶、板蓝根、牛筋草等煎汤服用预防。在肠伤寒（属湿温范围）流行期间可选用黄连、黄柏等煎汤服用预防。在猩红热（烂喉痧）流行期间可选用黄芩、忍冬藤等煎汤服用预防。在麻疹流行期间可选用紫草、丝瓜子、贯众、胎盘粉等预防，在甲型肝炎流行期间可选用糯稻根、茵陈预防。在菌痢（痢疾）流行期间可选用马齿苋、大蒜、食醋预防。药物预防方剂甚多，不一一列举。

（张之文　冯全生）

第二篇　温病证治

第一部分　四时温病

第一章　风　温

风温是感受风热病邪引起，以发热、微恶风寒、咳嗽、口微渴等肺卫症状为特征，多发生于冬春二季的急性外感热病。发生于冬季的风温又称为冬温。

风温是感受风热病邪而致的新感温病，其特点是初起以肺卫为病变中心，在素体虚弱或感邪较重时，易逆传心包，出现谵语、舌謇、肢厥等危重证候。其发病以冬春季节为主。

风温病名首见于张仲景《伤寒论》。其后众多医家对其加以探讨，使之不断完善。在清代以前，大多将其作为伏气温病加以论述，清以后才将之纳入新感温病，并形成专篇专著。张仲景在《伤寒论》中说：太阳病发热而渴，不恶寒者为温病。若发汗已，身灼热者，名曰风温。风温为病，脉阴阳俱浮，自汗出，身重，多眠睡，鼻息必鼾，语言难出。张仲景所论，实为伤寒误下后的坏证。晋代王叔和师承张仲景之意，并在病因认识上有所发展，如“若更感异气变为他病者，当依后坏病证而治之”又说：“阳脉浮滑，阴脉濡弱者，更遇于风，变为风温。”(《伤寒例》)认为风温乃伤寒未愈，复遇风邪而成，指出风温是伏气温病病机演变过程更感风邪所致。其后宋代庞安常在前人基础上提出了新的看法。他在《伤寒总病论》中说：病人素伤于风，因复伤于热，风热相搏，则发为风温。四肢不收，头痛身热，常自汗出不解。治法在少阴厥阴，不可发汗，汗出则谵语。同时代而稍后的朱肱观点与庞安常相同，认为其人素伤于风，因复伤于热，风热相搏，即发风温。并对风温症状、治则、方药作了阐述。庞、朱二氏提出的有关风温病因、症状、治则的认识，较前人有所发展。许叔微赞同王叔和观点，但又脱离了王叔和将其作为伤寒坏证痕迹的束缚，并强调其流行性，他在《伤寒发微论·论风温证》中指出：阳脉浮滑，脉濡弱，更遇于风，变为风温。大的温气大行，更遇风邪，则有是证。其与王叔和建立在伤寒基础上的“更感异气”比较，是一大发展。至清代，叶桂在《三时伏气外感篇》中提出“风温者，春月受风，其气已温”，正式明确了风温是感受时令风温之邪而致的新感温病，并从病机特点、传变、治则等方面进行深入阐述。其后，陈平伯著风温专著《外感温病篇》，对风温的病因病机常变证治等进行了系统论述。清代其他医家如吴瑭、吴坤安、王士雄、柳宝诒等对风温因证脉治的进一步阐述与补充，使风温的理论和辨证论治体系逐步完善和成熟。

根据风温的发病季节和临床表现，西医学多种肺系急性传染病和感染性疾病，如大叶性肺炎、病毒性肺炎、急性支气管炎、流行性感冒等，属于风温范围，可参考本病辨证论治。

一、病 因 病 机

风热病邪为风温的致病因素。春季最易形成风热病邪，因立春以后，阳气渐旺，风木当令，气候转暖，阳气升发，阳动为风，使整个自然界生机盎然，欣欣向荣，即春三月此为发陈，天地俱生，万物以荣(《素问·四气调神大论》)，在这种温暖多风的季节环境中，易于衍生出一种既带风邪致病特点，又有温热特性的致病病邪，即风热病邪。正如叶桂所说：春月受风其气已温。吴瑭所言风温者，初春阳气始升，厥阴行令，风夹温也。另外，冬季虽属寒气当令，但若气候反常，应寒反暖，或初冬气候多风，也可导致风温病邪形成，使人感之即病，如吴坤安所说，凡天时晴暖，感其气者，即是风温之邪。

当人体素禀不足，或正气虚弱，或阴分有亏，或卫外不固，或起居不慎，寒温失调之时，风热病邪就会乘虚而入，侵袭人体而导致风温病发生。

风热病邪属阳属热，其性升散疏泄，多从口鼻皮毛而入。《素问·太阴阳明论》说：伤于风者上先受之。肺居高位，为五脏六腑之华盖，外邪入侵，多先犯之，所以本病初起以邪犯肺卫，病在上焦肺经者居多。如吴瑭所说：凡病温者始于上焦在手太阴(《温病条辨·上焦篇》)。由于肺主气属卫，与皮毛相合，卫气敷布于皮毛，故风温病邪外侵，肺卫首先受其影响，卫气闭郁，肺气失宣，故有发热微恶寒，咳嗽等表现，肺卫之邪感邪不甚，经及时治疗，则可终止病情发展，获得早日痊愈。若感邪较重，或肺卫之邪不解，则其传变趋势有二：一是传于胃，二是传于心包。邪热在肺卫不解，由卫入气，则顺传于胃，多呈阳明热炽的病理表现：壮热、汗出、口渴、苔黄燥、脉洪大等。邪在肺卫不解，或感邪重，在人体心气不足，心阴素亏或治疗失当等因素下则邪传于心包，叶桂称之为“逆传心包”，出现机窍闭塞之证，如神昏谵语等，甚则内闭外脱。在风温病病变发展过程中，若邪热壅肺，可出现痰热喘急，热入血络则可外发红疹等。病变后期，多呈现肺胃阴伤的病理变化。

对于温病卫气营血传变，历代有关医家认识不一，叶桂“温邪上受，首先犯肺，逆传心包”，只点明了传于心包者为逆，而不明言顺传为何，导致了种种争议。归纳起来，大致有两种看法，一是认为逆传即指由肺卫传至心包，此叶桂已点明，而顺传则是沿卫气营血方向渐进性的由表向里传变。二是认为逆传是沿卫气营血方向由表向里传变发展，其病情逐渐加重。心包属于营分，传于心包即传入营分，故称为逆传。顺传则是逆卫气营血方向由里及表的传变发展，其病情逐渐减轻。以上两种观点各有依据，后一种认识更能解释伏气温病的传变。(见图 2-1)

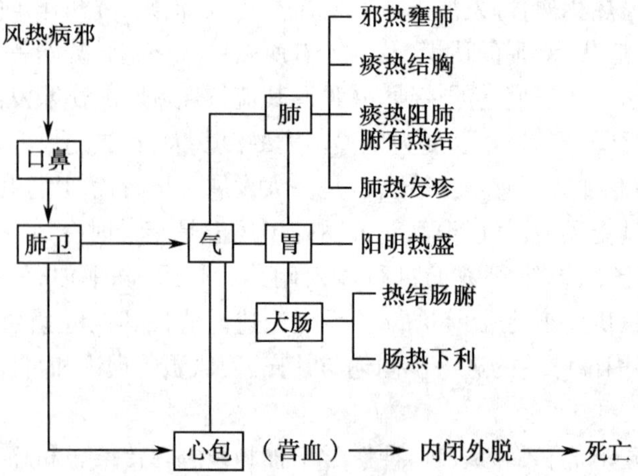

图 2-1 风温病理演变示意图

二、诊 断 依 据

(一)发病季节

冬春季节发生的外感热病，应考虑本病的可能性。

(二)临床特点

风温的临床特点，是诊断本病的主要依据。主要特点有：

1. 初起有发热，微恶风寒，咳嗽，口微渴，脉浮数等肺卫表证；少数病例出现短暂的肺卫表证后即神昏肢厥，可能为本病逆传心包的表现，应引起警惕和重视。

2. 若病情继续发展，病邪由肺卫传入气分，可出现肺胃大肠等病变及其证候，如邪热壅肺、阳明热炽、肠热下利等。

3. 后期多呈肺胃阴伤之象，如低热、干咳、口渴、纳差、干呕、舌燥等。

(三)实验室检查

如大叶性肺炎符合本病表现的，其血常规示白细胞总数增高，中性粒细胞增多，核左移，胸X线片提示肺部高密度影等。

三、类 病 鉴 别

风温应与春温、感冒、麻疹、肺痈等相鉴别。

(一)与春温鉴别

风温与春温两者均可发生于春季，但风温是感受风热病邪引起，其初起以肺卫表热证为主要表现，如发热，微恶风寒，咳嗽，口微渴，舌苔薄白，舌边尖红，脉浮数等；其病变以肺经为中心；后期易伤肺胃阴津。春温则是感受温热病邪引起，初起即见里热炽盛之候，如身灼热，烦渴，甚则神昏，痉厥，斑疹等。若为新感引发，可兼有恶寒表证，但仍以里热证候为主。春温初发其病变可在气分，或在营分，春温病情较重，病情缠绵，病程较长，后期易伤肝肾之阴。

(二)与感冒鉴别

风寒感冒乃风寒之邪外袭肌表所致，证属表寒，表现恶寒重，发热轻，身痛，项强，口不渴，无汗，苔白而舌不红，脉浮而不数等；若风邪偏胜伤卫，可见汗出恶风，脉浮缓等。与风温易于鉴别。

风热感冒与风温都是感受风热病邪引起，但风热感冒以卫气功能失常、清窍不利的恶寒发热、头痛、流涕、咳嗽、咽痛、喷嚏等为主要表现，全身症状较风温轻，病程短，呈自限性，一般数日即愈，很少传变，且一年四季皆可发生。而风温症状较重，易于传变，具有流行性，多见于冬春二季。

(三)与麻疹鉴别

风温与麻疹都可发生于冬春季节，初起皆可见肺卫证候，如发热、恶风、头痛、咳嗽等。但麻疹以小儿为多，且常伴有两眼发红，怕光，眼泪汪汪等；发病2～3日，约90%的患者于口腔两侧颊黏膜靠第1臼齿处可见麻疹黏膜斑(koplik斑)，易于鉴别。

(四)与肺痈鉴别

肺痈也以肺经为病变中心，其初期症状重，常见寒战高热，持续不退，咯浊痰。病程第2周后出现邪热化毒蕴肺，肉腐成脓，出现咳吐腥臭脓血痰，X线检查肺部可见大片边缘模糊、密度较均匀的致密影，也可见空洞。与风温不难鉴别。

四、辨证论治

(一)辨析要点

1. 风温以手太阴肺为病变，初起即见发热、恶寒、咳嗽等肺卫表证，少有骤然寒战高热者；继则邪热壅肺，症见身热、咳喘、汗出、口渴，其损伤肺络者兼见胸痛、咯吐血痰，其引动肝风者，则兼见抽搐；肺经病变严重者，可致化源速绝，而见汗涌、鼻煽、脉散大等急重证候。本病肺经病变及其症状变化复杂多样，应重视肺经病变不同阶段证候的辨析。

2. 重视肺经病变与相关脏腑病变所产生证候的联系与区别。如肺热移胃，症见壮热、汗泄、口渴、脉洪大；肺热移肠，其热结者可见潮热、便秘，热迫大肠者下利色黄热臭，肺经邪热波及营分，窜扰血络者，则见肌肤红疹等。此外，可见灼津为痰，结于胸膈胃脘而见胸脘痞闷，按之疼痛等。

3. 邪由肺卫传入肺、胃、肠腑气分，其热势虽盛，但若不出现神志异常，一般病情较轻。本病出现神昏谵语，多为肺病逆传所致，应注意辨别其性质是内闭心包抑或内闭外脱。此外，神志异常也可出现于心包病变以外的其他证候中，但程度较轻，不伴见舌质绛等。

(二)治则及注意事项

1. 初起邪在肺卫宜辛散凉泄，透邪外达；其表邪已解，肺经邪热壅盛者，宜清热宣肺平喘。

2. 肺经邪热灼津为痰，结于胸膈胃脘者，宜辛开苦降，使痰热分解而易清化。

3. 肺经邪热里传胃肠，其在阳明之经者，犹可辛透寒泄，达邪出表；其下迫肠腑，下利热臭者，宜苦寒清热止利，其热结而腑气不通者则宜苦寒攻下，导热下行而解；后期肺胃阴伤者宜甘寒滋养肺胃之阴。

4. 邪传心包，机窍内闭者以开通为急；其阳气外脱者，以固敛阳气为要。

5. 本病初起大忌辛温消散，因为辛温发汗，一则劫夺心液，二则耗散心阳，而致昏谵；又，温病最善伤阴，发汗则加重阴伤，加速病情变化，正如邵新甫说：“风为天之阳气，温乃化热之邪，两阳熏灼先伤上焦，种种变幻情状，不外手三阴为病薮，头胀、汗出、身热、咳嗽并见，当与辛凉轻剂，清解为先，大忌辛温消散，劫灼清津。”(《临证指南医案·风温》邵新甫按)此外，本病初起也不可重用寒凉，以免冰伏卫气，阻碍气机，邪热难于外达，反致传变内陷。

(三)分型论治

1. 邪袭肺卫

(1)证候：发热，微恶风寒，无汗或少汗，头痛，咳嗽，口微渴，苔薄白，舌边尖红，脉浮数。

(2)分析：此为风热犯肺，卫受邪郁，肺气失宣证。风温初起，风热之邪外袭于卫，内干于肺，而致肺卫功能失常。由于卫气闭郁，开合失常，故少汗或无汗；卫受邪郁，温养失职，故恶寒。正邪相争故见发热。头为诸阳之会，卫气郁阻，经气不利，故头痛。肺主气属卫，鼻气通于肺，卫气被郁，肺气失于宣畅，故咳嗽。风热之邪属阳属热，易于伤津，其初起津伤不甚，故口渴较微。苔薄白、舌边尖红、脉浮数均为邪在卫表的征象。

(3)辨证要点：发热，微恶寒，口微渴与咳嗽为本证辨证着眼点，因为发热，微恶寒，口微渴为风热病邪在卫分征象，咳嗽则为肺气失宣所致，故合参两组症状，即能辨明邪袭肺卫的病变性质。

(4)治法选方：辛凉解表，宣肺泄热。方选银翘散或桑菊饮。

若邪犯肺卫，以卫气闭郁为主要病机变化，以发热，微恶寒，头身痛，咽痛，口微渴为主要表现者，宜先用银翘散。

银翘散(《温病条辨》)：连翘　银花　苦桔梗　竹叶　生甘草　荆芥穗　淡豆豉　牛蒡子

上杵为散，鲜苇根汤煎，香气大出即取服，勿过煮。肺药取轻清，过煮则味厚而入中焦矣。病重约二时一服，日三服，夜一服；轻者三时一服，日二服，夜一服，夜不解者作再服。

本方辛凉解表，宣肺泄热。吴瑭云：本方谨遵《内经》风淫于内，治以辛凉，佐以苦甘；热淫于内，治以咸寒，佐以甘苦之训。又宗喻嘉言芳香逐秽之说，用东垣清心凉膈散，辛凉苦甘。病初起，去入里之黄芩，勿犯中焦；加银花辛凉，芥穗芳香，散热解毒，牛蒡子辛平润肺，解热散结，除风利咽，皆手太阴药也……纯然清肃上焦，不犯中下。吴瑭据此而创立银翘散。吴瑭又云：太阴风温……但热不恶寒而渴者辛凉平剂银翘散主之(《温病条辨・上焦篇》)。方中银花、连翘、竹叶性凉质轻，轻清宣透，驱除肺卫之邪热，配合豆豉、荆芥穗味辛性温，善散表邪，正如吴瑭说：治上焦如羽(非轻不举)。寓少量辛温药于清凉之剂中，以增强辛散透邪之力，两者相合，共奏辛散凉泄之功。桔梗、牛蒡子、甘草宣肺止咳，解毒利咽。鲜苇根甘凉生津。总之，本方体现了宣透原则，有轻可去实之能，无开门缉盗之弊，后世列为主治风温初起之代表方剂。

临床运用本方时要随证加减。若恶寒已解，可去荆芥穗、豆豉等表药。若口渴较甚，可加天花粉、石斛以生津清热。若邪热化火，可加青蒿、虎杖、鸭跖草等清热泻火。兼夹温毒而有颈肿、咽痛者，可加马勃、玄参以解毒消肿。因肺失清肃而咳嗽较甚者，可加杏仁、橘红、川贝、瓜蒌等，以宣肺利气，化痰止咳。肺热盛而咯脓稠痰者，可加黄芩、鱼腥草等清肺化痰。鼻衄者去荆芥穗、豆豉，加白茅根。若见胸膈满闷者，可加藿香、郁金。若热盛津伤，小便短少者，可加苦寒之知母、黄芩、栀子与甘寒之麦冬、生地等，共奏甘苦合化阴气之功。

若风热病邪侵袭肺卫，以肺气失宣为主要病机变化，以咳嗽为主要症状者，则宜先用桑菊饮。

桑菊饮(《温病条辨》)：杏仁　连翘　薄荷　桑叶　菊花　苦桔梗　生甘草　苇根

水二杯，煮取一杯，日二服。

本方以桑叶、菊花、薄荷辛凉轻清，疏散风热。连翘、苦桔梗、生甘草、杏仁苦甘泄热，宣肃止咳化痰。苇根清热解毒，生津止渴。诸药相配，使肺气宣，卫气通，则咳止热退。

本方临床应用需随证加减。如恶寒已解，而身热壮盛，气粗如喘者，乃邪热已由卫分进入气分，为里热炽盛之证，可加石膏、知母清泄气分邪热。若咳咯黄稠痰，为肺经痰热较盛，宜加黄芩、鱼腥草清泄肺热。口渴较甚，为热盛伤津较重，可加天花粉清热生津。

银翘散与桑菊饮可根据情况两者配合使用。

吴瑭分别称桑菊饮、银翘散、白虎汤为辛凉轻剂、辛凉平剂、辛凉重剂，吴瑭所称之“轻”、“平”、“重”即轻、中、重程度，其确定是依据三方透邪外达力度，白虎汤虽然是用于气分病的处方，但透邪外达作用与银翘散、桑菊饮是一致的，正如吴瑭说：白虎本为达热出表。又称：邪重，非其力不举。可见白虎汤透邪力最强，因其辛透寒泄，大清气分邪热，故称辛凉重剂。用于卫分证的桑菊饮、银翘散，前者解表力较弱，主要用其清肃肺气，故曰辛凉轻剂，后者辛透凉泄，透泄力较前者为甚，但又逊于白虎汤，介于二者之间，故称为辛凉平剂。

风温初起，禁用辛温发汗，吴瑭指出，温病忌汗，汗之不唯不解，反生他患。盖病在手经，徒伤足太阳无益，病自口鼻吸受而生，徒发其表亦无益也。且汗为心液，心阳受伤，必有神明内乱，谵语癫狂，内闭外脱之变。又说：汗乃五液之一，未始不伤阴也……温病最善伤阴，用药又复伤阴，岂非为贼立帜乎？说明风热病邪属阳属热，易于伤津，再发其汗，则加重阴伤。

同时，汗出亦可耗伤心阳，加重病势，促进逆传心包。以上是言其一般规律。实际上临床应用辛温与辛凉两类解表方药不是截然划分的，若表证较重，银翘散、桑菊饮都可加入辛温的麻黄、防风等，如邵步青在《四时病机·五卷》中说：麻黄、防风解表药也，风热之在皮肤者，得之由汗而泄。清代医家张子培在《春温三字诀·附方》论银翘散时说：按此证初起，予用此方，每加麻黄一二钱，功效倍捷，但三四日后，舌变红黄，则不可用矣。何廉臣宗张子培法，指出最多冬温兼寒，即客寒包火，首先犯肺之证，轻则桑菊饮加麻黄。

风温初起，只宜辛透凉泄，不可骤用寒凉重剂，否则冰伏卫气，阻遏病邪外解，导致病邪流连，或内攻传里。

2. 邪热壅肺

(1)证候：身热，汗出，烦渴，咳喘，或咯痰黄稠，或带血，或痰呈铁锈色，胸闷，胸痛，舌红苔黄，脉数。

(2)分析：此为风热之邪入里，邪热壅肺的气分证。邪热入里，里热蒸迫，津液外泄，故见身热，汗出，烦渴；邪热壅肺，肺气郁闭，故咳喘；肺气郁闭，络脉不通，故胸闷、胸痛；邪热炼液为痰，故有黄稠痰；若邪热伤及肺络，还可痰中带血，或痰呈铁锈色。舌红苔黄、脉数为气分热盛之征。

(3)辨证要点：咳喘与身热、汗出、烦渴为辨证要点。咳喘说明肺气壅塞，身热、汗出、烦渴为气分邪热炽盛。

(4)治法选方：清热宣肺平喘。方选麻杏石甘汤。

麻杏石甘汤(《伤寒论》)：麻黄(去节)　杏仁(去皮尖研细)　石膏　甘草

水八杯，先煮麻黄，减二杯，去沫，纳诸药，煮取三杯，先服一杯，以喉亮为度。

本方以麻黄、杏仁开宣肺气，石膏辛淡性寒，质重而气轻清，合麻、杏宣气分之郁热，甘草甘以缓急，调和诸药。石膏、麻黄一清一疏，寒温并用，使肺气开而热郁泄。如柯韵伯说：盖以石膏清其里热，有汗者，得麻黄疏泄，则壅者亦宣，无汗者，得麻黄疏泄，而闭者亦开。

临床应用时，可根据病情加减。若肺热灼痰，痰色黄稠，可加川贝、瓜蒌、竹沥。若痰涎壅盛，迫肺气急者，可加葶苈子、苏子。胸满者，可加郁金、枇杷叶。若肺热炽盛，高热、气粗、咳喘、汗出量多者，可加蒲公英、银花、连翘、鱼腥草等清热解毒之品。若邪热灼肺，络伤肉腐，兼见胸痛，咳吐脓臭痰者，可加薏苡仁、冬瓜子、芦根、桃仁等化痰逐瘀排脓。

关于麻黄与石膏用量比例，一般石膏为麻黄的5～10倍(麻黄常用剂量在10g以下)。若发热，喘而汗出者，通常麻黄用量偏小，石膏与麻黄剂量比可加大。若身热，无汗而喘者，石膏与麻黄之剂量可同时加大。

麻杏石甘汤加减治疗高热咳喘在现代内科、儿科中得到广泛应用，常收到满意效果，若辅以穿琥宁注射液、清开灵注射液等静脉滴注，则对感染控制更为理想。

3. 痰热结胸

(1)证候：身热，面赤，渴喜凉饮，饮不得解，得水则呕，按之胸下痛，便秘，苔黄滑，脉洪滑。

(2)分析：此为邪热内传，痰热结于胸膈胃脘，气机失于通降之证。邪热炽盛，故身热、面赤。邪热伤津，故渴饮凉饮。邪热炼液为痰，与邪热交结于胸膈胃脘，阻滞气机，津不上承，故饮不得解。气机失于通降，胃气上逆，故得水则呕。胸中气滞，故按之胸下痛。腑气不通故便秘。苔黄滑、脉洪滑乃痰热之征。

(3)辨证要点：胸脘痞闷，按之疼痛为本证特有表现，是辨证着眼处，正如曹炳章说：扼要处全在得汤则吐，胸下痛数句。上述证候结合气分热盛表现，即可辨明本证病变性质。

（4）治法选方：清热化痰开结。方选小陷胸汤加枳实汤。

小陷胸汤加枳实汤（《温病条辨》）：黄连　瓜蒌　枳实　半夏

急流水五杯，煮取二杯，分二次服。

本方以黄连苦寒清热，以瓜蒌辛开行气，宽胸化痰，其与半夏相配，则共奏化痰之功，与枳实相配，则增强开结之力。四药合用，辛开苦降，清热化痰，使痰热分离而邪解。

若呕恶较甚者，乃痰热内阻，胃失和降，可加姜汁、竹茹以宣通胃气，清化痰热。若便秘较甚者，为痰热内阻，腑失通降，宜加重枳实用量。

4．痰热阻肺，腑有热结

（1）证候：潮热，便秘，痰涎壅盛，喘促不宁，苔黄腻或黄滑，脉右寸实大。

（2）分析：此为肺经痰热壅阻，肠腑热结，腑气不通之证。肺与大肠相表里，肺气不降则肺津不能下润大肠，大便秘结难解，邪热与肠腑糟粕搏结而并见潮热、便秘、腹胀、腹痛。肺气不降，痰涎上壅，则上见喘促不宁，痰涎壅盛。脉滑实，右寸实大，苔黄滑或黄腻，为痰热征象。

（3）辨证要点：痰喘与潮热便秘是本证特有症状，为辨证着眼点。痰喘说明痰热阻肺，潮热、便秘说明腑有热结。

（4）治法选方：宣肺化痰，泻热攻下。方选宣白承气汤。

宣白承气汤（《温病条辨》）：生石膏　生大黄　杏仁　瓜蒌皮

水五杯，煮取二杯，先服一杯，不知再服。

本方以石膏清泄肺热，以杏仁、瓜蒌皮宣肺化痰，生大黄攻下腑实，共奏宣肺化痰、通腑泻热之功，体现了脏腑同治。正如吴瑭所说：其因肺气不降，而里证又实者，必喘促寸实，则以杏仁、石膏宣肺气之痹，以大黄逐肠胃之结，此脏腑合治法也（《温病条辨·中焦篇》）。

在临床实践中，一些肺系感染性疾病在高热、咳喘的同时常伴有便秘，此时要注意通腑治疗，常因腑气得通则邪热得泄，而高热、咳喘缓解。否则，邪无出路，逼其入营入血，加速病变发展。

注意本证与邪热壅肺证的鉴别。邪热壅肺虽然也有发热、咳喘，但病变仅限于肺，不具阳明腑实兼证。

5．肺热发疹

（1）证候：身热，咳嗽，胸闷，肌肤发疹，疹点红润，苔薄白，舌质红，脉数。

（2）分析：此乃肺经气分邪热波及营分，窜扰血络之证。邪热内郁于肺不得外解，故身热、咳嗽、胸闷。肺热波及营分，窜入血络，则外发红疹。苔薄白、舌红、脉数为邪热入里之征。

（3）辨证要点：肌肤红疹为本证特有表现，结合身热、咳嗽、胸闷等肺热证候，即可辨明其病变性质。

（4）治法选方：宣肺泄热，凉营透疹。方选银翘散去豆豉加细生地丹皮大青叶倍元参方。

银翘散去豆豉加细生地丹皮大青叶倍玄参方（《温病条辨》）：连翘　银花　苦桔梗　薄荷　甘草　荆芥穗　牛蒡子　细生地　丹皮　大青叶　玄参

本方以银翘散为基础，因系肺热发疹，邪热未在卫分，故银翘散去解表之豆豉，以凉解邪热，透邪达外。肺热已涉及营分而发疹，故加细生地、丹皮、大青叶、玄参凉营养阴。全方具有宣肺达邪，凉营透疹之效。

本方荆芥穗为透邪外达之用，在于透疹不在解表。

本证为肺热发疹，只宜宣肺达邪，凉营透疹，不可妄用辛温升提，正如吴瑭所说：若一派辛温刚燥，气受其灾，而移热于血，岂非自造斑疹乎？时医每以疹已发出，便称放心，不知邪热炽甚之时，正当谨慎，一有疏忽，为害不浅。石寿棠说：若误用升麻、柴胡、葛根、羌活、白芷、当归、西河柳诸品，直升阳明少阳，使热血上循清道则衄，过升则下竭上厥。肺为华盖，受热毒蒸浮则呛咳，心位正阳，受升提之蒸迫则昏痉。另外，在疹子将出未出之际，不可用大寒之剂，以冰凝其肺气，邪无外达之机，必返归于心，而致神昏瞀乱。同时，也不可妄用滋补，以滋助邪气，壅遏气机，使邪无出路而内攻。

6. 肺热移肠

(1)证候：身热，咳嗽，口渴，下利色黄热臭，肛门灼热，腹不硬痛，苔黄脉数。

(2)分析：此证乃肺胃邪热下迫大肠之证。肺、胃、大肠一气相通，肺胃热炽，下移肠中，传导失常，故见身热下利。邪热蕴积，肠中糟粕为邪热所蒸，腐化为糜，下迫大肠，故下利色黄热臭，肛门灼热。由于未成燥粪内结，故腹无硬满之感。苔黄、脉数为内热之象。

(3)辨证要点：本证虽为肺热移肠，但以大肠为主要病变部位，故以肛门灼热，下利热臭为主要辨证要点。

(4)治法选方：苦寒清热止利。方选葛根芩连汤。

葛根芩连汤(《伤寒论》)：葛根　甘草　黄芩　黄连

上四味以水八升，先煮葛根，减二升，纳诸药，煮取二升，去滓，分温再服。

本证虽热在肠腑，但无燥屎，故不可攻下，下则肠中津液必伤，如邵步青说：仍是无形之热蕴蓄于中，非实满之邪盘结于内，故用葛根之升，不任硝黄之下逐也。故用黄连、黄芩苦寒泄热坚阴，使热不下迫，则利可止。甘草甘缓，缓和下迫之势。葛根甘辛而凉，鼓舞胃气以通阳明之津，具有清热止利之功。四药配合，使肠热清，而便利止。

7. 阳明热盛

(1)证候：壮热，恶热，大汗出，渴喜冷饮，苔黄而燥，脉浮洪，或滑数。

(2)分析：此为胃经热盛，里热蒸迫证。胃属土，主肌肉，为水谷之海，营卫之源。阳明为多气多血之经，正气最盛。邪气不盛者，不能入于阳明，传入阳明之邪，皆亢盛之热邪，故正邪剧争，里热蒸迫，外而肌腠，内而脏腑，无不受其熏灼，故见壮热恶热。热盛于里迫津外泄，则大汗不已。热盛伤津引水相救，故燥渴引饮。苔黄燥、脉浮洪或滑数皆为里热炽盛之象。

(3)辨证要点：壮热(大热)、口渴(大渴)、汗泄(大汗)、脉浮洪(脉大)俗称"四大"症，为本证辨证要点。

(4)治法选方：清热保津。方选白虎汤。

白虎汤(《伤寒论》)：生石膏　知母　生甘草　白粳米

水八杯，煮取三杯，分温三服，病退，减后服，不知再作服。

本方辛寒之石膏为主药，能清能散，伍知母之苦润，既清阳明独胜之热，又能生津滋燥，甘草、粳米调和中宫，养胃生津。

临床应用时要随证加减，如兼肺热壅盛者，可加杏仁、瓜蒌皮、银花、鱼腥草清热化痰解毒。引动肝风抽搐者，可加水牛角、羚羊角、钩藤、菊花凉肝息风。口渴甚者，为胃阴大伤，津干火炽，白虎汤可与五汁饮合用，或加西洋参、天花粉、梨汁、蔗浆汁滋阴养胃。胃热炽盛，燔灼心营者，兼见心烦、昏谵，舌独中心绛干，可加水牛角、生地、黄连、竹叶、莲子心以两清心胃。若兼腑气不通，可加大黄、玄明粉，正如何秀山说：一清胃经之燥热，一泻胃腑之实火。

吴瑭在论述白虎汤时，提出应用四禁：白虎本为达热出表，若其人脉浮弦而细者，不可与也；脉沉者，不可与也；不渴者，不可与也；汗不出者不可与也。《伤寒论》也说：其外不解者，不可与白虎汤。脉浮及外不解说明有表证；脉弦细，说明阴不足；脉沉，说明邪在里，提示正气不足；不渴、汗不出则说明非阳明热盛之候。结合临床实际，应用白虎汤时要把握一个基本原则，即表邪未解，而里热未盛者，一般不用白虎汤。至于兼有表证及里虚阴伤，则可根据病情加减使用，正如何秀山说："兼风加桑叶、薄荷。兼寒加葱白、豆豉。兼暑加青蒿、香薷。兼湿加苍术、川朴。气虚液枯者，加人参、麦冬。血虚火旺者，加鲜地、丹皮。痰多气滞者，加半夏、橘红。络痹筋挛者，加羚角、桂枝。火旺生风者，加犀、羚、桑、菊。火实便秘者，加芩、连、硝、黄。唯食积化火，宜用大黄。"张锡纯也指出，其脉沉而有力，当系热邪深陷，其气分素有伤损，不能托邪外出，治以白虎加人参汤，补气即以清热，服后其脉之沉者即起，而有力者亦化为和平矣。又说：其汗不出者，若内蕴有实热，正可助以白虎汤以宣布其热外达……服后即汗出而愈。上述何、张二氏之论可参。

8. 阳明热结

(1)证候：日晡潮热，时有谵语，大便秘结，或纯利恶臭稀水，肛门灼热，腹部胀满硬痛，苔黄而燥，或焦黄，甚则灰黑而燥裂，脉沉有力。

(2)分析：本证乃因气分邪热与肠中糟粕相结而形成的阳明腑实证。邪热内结，里热熏蒸，故日晡潮热。邪热循胃之大络上扰心神，故时有谵语。肠中燥屎内结，腑气不通，故便秘，腹部胀满硬痛。大便虽结，热迫于中，津液下夺，旁趋而出，称为"热结旁流"，表现为下利稀水，恶臭异常，肛门灼热。苔黄而燥或焦黄，甚则灰黑而燥裂，脉沉有力，皆邪热聚结，津液耗伤之象。

(3)辨证要点：以潮热便秘或热结旁流、腹部胀满硬痛为辨证关键。

(4)治法选方：软坚攻下泻热。方选调胃承气汤。

调胃承气汤(《伤寒论》)：甘草(炙)　芒硝　大黄(去皮，酒洗)

以上三味，以水三升，煮二物至一升，去滓，纳芒硝，更上微火煮一二沸，温顿服之，以调胃气。

本证里热已结聚，则非白虎辛凉之剂可治。热结肠中，又非芩、连苦寒泻火所宜，只能以攻下之品泻下实热，故以大黄、芒硝泻热通腑。甘草缓硝、黄下行之性。三药相配，使郁热结滞因泻下而解。

本方应用时要随证加减，如腹胀满较甚者，加枳实、厚朴理气行气。若伤阴较甚，口燥唇裂，舌苔焦裂或苔黑而燥者，为"土燥水竭"，可加玄参、生地、麦冬生津养阴。若热毒较盛，可加黄芩、黄连、栀子、黄柏(解毒承气汤)，既苦寒攻下，又清热解毒。

本证调胃承气汤、大承气汤、小承气汤皆可随证选用。三方皆为《伤寒论》方，大承气汤攻下最猛，常用于燥结坚实，腹满痛拒按而正气未衰之人，但须中病即止。若虽有热结，但燥结不盛，以痞满为主要表现者，则选用小承气汤，方以枳、朴行气除满消痞。而调胃承气汤用于以热结为主，腑实不甚，肠有积热，胃气不和者，其攻下之力在三方中最缓。吴瑭在《温病条辨・上焦篇》中对三承气汤作了简要概述，他说：大承气者，合四药而观之，可谓无坚不破，无微不入，故曰大也。非真正实热蔽痼，气血俱结者，不可用也。若去入阴之芒硝，则云小矣。去枳、朴之攻气结，加甘草以和中，则云调胃矣。

9. 热陷心包

(1)证候：神昏谵语，甚则昏愦不语，身体灼热，四肢厥冷，舌謇，舌色鲜泽，脉细数。

(2)分析:热陷心包,扰乱心神,机窍阻闭,为本病基本病机。由于心神被扰,机窍阻闭,故见神昏谵语,甚或昏愦不语,舌謇。邪热内盛,故身体灼热,而四肢厥冷。心包热盛,心营耗伤,故舌色鲜绛而光泽,且脉细数。

(3)辨证要点:昏谵、舌绛为本证辨证要点。因舌绛为热入营分征象,昏谵则为邪闭心包表现。

(4)治法选方:清心开窍。方选清宫汤送服紫雪丹,或安宫牛黄丸,或至宝丹。

清宫汤(《温病条辨》):玄参心　莲子心　竹叶卷心　连翘　犀角(水牛角代)　连心麦冬

本方以犀角(水牛角代)凉营泄热,玄参心、莲子心、连心麦冬清心滋液,竹叶心、连翘心轻清泄热,使入心营之热透转气分而解。

紫雪丹(引《温病条辨》):滑石　石膏　寒水石　磁石　羚羊角　木香　犀角(水牛角代)　沉香　丁香　升麻　玄参　炙甘草　朴硝　辰砂　麝香

本方石膏、寒水石、滑石、犀角(水牛角代)、玄参、升麻清热解毒。邪热内壅,气机怫郁,秽浊内生,故用木香、丁香、沉香、麝香芳香辟秽,行气开窍。麝香在全方中用量极轻,尚有开窍苏神之功。紫雪丹除有清心开窍作用外,因方中羚羊角能凉肝息风,朴硝能泻热通腑,故对于热盛神昏兼动风便秘者最为适宜。

安宫牛黄丸(引《温病条辨》):牛黄　郁金　犀角(水牛角代)　黄连　朱砂　冰片　麝香　珍珠　栀子　黄芩　雄黄　金箔

脉虚者人参汤下,脉实者银花、薄荷汤下,每服一丸。兼治飞尸猝厥,五痫中恶,大人小儿痉厥之因于热者。大人病重体实者,日再服,甚至日三服。小儿服半丸,不知再服半丸。

方中麝香、冰片、郁金开窍苏神。黄连、黄芩、山栀、犀角(水牛角代)泻火解毒。牛黄、雄黄豁痰开窍。朱砂、金箔、珍珠重坠劫痰而镇固。本方适用于火毒偏盛而内陷心包、机窍阻闭者。故吴瑭指出:此芳香化浊而利诸窍,咸寒保肾而安心体,苦寒通火腑而泻心用之方也。

至宝丹(引《温病条辨》):犀角(水牛角代)　朱砂　琥珀　玳瑁　牛黄　麝香　安息香

方中犀角(水牛角代)、玳瑁清热解毒。牛黄、朱砂、琥珀重镇安神,重坠劫痰。麝香、冰片、安息香开窍苏神。本方适用于浊痰内闭较甚者。

紫雪丹、安宫牛黄丸、至宝丹合称温病三宝。吴瑭认为:大抵安宫牛黄丸最凉,紫雪丹次之,至宝丹再次之。在临床应用时,若热闭心包而兼热盛动风者,可以清宫汤送服紫雪丹。若热邪极盛,可以清宫汤送服安宫牛黄丸。若痰闭而秽浊重者宜清宫汤送服至宝丹。若大便秘结,腹部按之硬痛,舌绛而苔黄燥脉数沉实,为热入心包,阳明腑实之证,可以生大黄末煎汤送服安宫牛黄丸,或直接以大黄末与化开之安宫牛黄丸同服,共奏清心开窍,攻下腑实之功。

10. 内闭外脱

(1)证候:身热,神志昏愦不语,倦卧,或兼汗多气短,脉细无力,或兼面色苍白,汗出淋漓,四肢厥冷,脉微细欲绝。

(2)分析:此证为邪热内闭心包,气阴外脱或阳气外脱之危候。由于邪热闭阻心包,故身热、昏愦不语。气阴两伤,正气欲脱,失于固摄,故倦卧汗多、气短、脉细无力。若阳气暴脱,则见面色苍白、汗出淋漓、四肢厥冷、脉微欲绝。

(3)辨证要点:身热、神昏与大汗、肢厥、脉微为辨证要点。身热、神昏为邪热内闭之象,而大汗、肢厥、脉微则为阳气外脱之候。将两组症状合参,即能将本证病变性质辨析清楚。

(4)治法选方：应根据病变程度辨证施治，热闭心包与气阴两脱并见者，宜清心开窍，益气敛阴并举。方选生脉散送服安宫牛黄丸或紫雪丹、至宝丹。

生脉散(引《温病条辨》)：人参　麦冬　五味子

水三杯，煮取八分二杯，分二次服，渣再煎服，脉不敛再作服，以脉敛为度。也可用生脉注射液。

方中人参大补元气，配合麦冬、五味子酸甘敛阴，使元气得固，汗液得敛，正如吴瑭说，生脉散酸甘化阴，守阴所以留阳，汗自止也。以人参为君，所以补肺中元气也。

对于本证型必要时应用中西医结合积极救治。先予大剂量生脉注射液静脉推注，同时配合抗感染、升压、强心等措施。

热闭心包与阳气暴脱并存者，治宜清心开窍，回阳救逆，方用参附汤送服安宫牛黄丸或紫雪丹或至宝丹。

参附汤(《妇人良方》)：人参　熟附子

人参另炖，熟附子加姜、枣水煎，取汁合服。

本方以人参大补元气，附子回阳救逆。全方具有回阳、益气、固脱之效。

内闭外脱，心神散佚者其热闭心包症状消失，唯见阳气暴脱之候，如面色苍白，四肢厥冷，神志昏愦，气短脉微，宜单用参附汤回阳救逆，或用参附注射液、独参针、黄芪注射液等。

11. 余热未尽，肺胃阴伤

(1)证候：身热不甚，或不发热，口干舌燥而渴，或干咳不已，痰少而黏，舌红少苔，脉细。

(2)分析：此乃风温后期，余热未尽肺胃阴伤之证。余热未尽或已尽，故身热不甚或不发热，肺胃津液未复，津不上承，故口干舌燥而渴。肺津耗伤，肺失润养，故痰少而黏。舌红少苔、脉细乃肺胃津伤之象。

(3)辨证要点：干咳、口渴、舌红少苔等肺胃阴伤症状为辨证要点。

(4)治法选方：清养肺胃津液，轻清未尽余邪。方选沙参麦门冬汤。

沙参麦冬汤(《温病条辨》)：沙参　玉竹　生甘草　冬桑叶　麦冬　生扁豆　天花粉

水五杯，煮取二杯，日再服。久热久咳者，加地骨皮。

本方以沙参、麦门冬、天花粉、玉竹甘凉柔润，滋养肺胃之阴。扁豆、甘草和养胃气。冬桑叶轻宣上焦燥热，诸药共奏养阴和胃、润肺止咳之功。

(张之文　冯全生)

第二章

春　温

春温是由冬令感受寒邪，郁伏化热，发于春季的一种伏邪温病。其临床特点是：发病急，病情重，变化快，病程长，初起即以高热、烦渴、溲赤等里热证候为主要表现，严重者很快出现神昏、痉厥、斑疹、出血等症。部分患者经抢救脱险后，可留有痴呆、抽搐等后遗症。本病多发生于春季，有的也可出现于冬春或春夏之交。

由于本病初起即见里热证候，故历代医家大多将之归属于伏气温病范围。《素问·阴阳应象大论》有"冬伤于寒，春必病温"之论，即是伏寒化温理论先导；《素问·金匮真言论》所说"藏于精者，春不病温"是最早从体质因素方面指出阴精不足乃是伏寒化温的条件。后世医家在此基础上对本病的认识有所发展。如东汉张仲景《伤寒论》记载"太阳病发热而渴，不恶寒者为温病。"即描述了伏热外发的主要临床症状。晋代王叔和在《伤寒例》中首次提出邪伏肌肤这一有关邪气伏藏部位的论述，他说："冬时严寒……中而即病者，名曰伤寒，不即病者，寒毒藏于肌肤，至春变为温病。"其后，隋代巢元方等《诸病源候论》、唐代孙思邈《备急千金要方》、王焘《外台秘要》等对伏邪温病病因的认识，已经突破单一的伏寒化温之说，但就春温而言，却仍本《内经》"冬伤于寒，春必病温"立论。时至宋代，郭雍最早提出"春温"这一病名，正如他在《伤寒补亡论》中说：然春温之病，古无专治之法，温疫之法兼之也。但其所论之春温，还包含了春季"自感风寒温气"及"春有非常之气，中人为疫"等发生在春季的其他外感温热病证。到了元代，王安道在其《医经溯洄集》中才明确将春温局限于伏气温病范围，并确定了以"清里热"为主的治疗原则。清代，随着温病学说的发展，对春温的认识也日渐深刻和丰富。在这个过程中，叶天士、俞根初、雷少逸、王士雄等著名医家皆有重要贡献，尤其是晚清柳宝诒所著《温热逢源》更是集历代医家论述之大成，对春温病的因证脉治作了更为系统全面的总结。如今凡论春温者，莫不参阅该书。但须指出的是，历代医家和学者对春温病的病因病机也存在着不同的认识，其中主要集中于新感抑或伏邪、伏邪属性、邪伏部位及外发途径等方面。对这些分歧，只有通过大量实践和研究，才会逐步取得较为一致的认识，而在此以前，不宜轻率地对其中某个方面作出否定。本书基于古今多数医家和学者的认识，将春温纳入伏气温病范围予以讨论。

根据春温的发病季节和临床特征，西医学中的重型流感、流行性脑脊髓膜炎以及其他化脓性脑膜炎、败血症等，属于春温范围，可参考本病予以辨证论治。

一、病 因 病 机

1. 致病外因是伏寒化温的温热病邪。《灵枢·邪气脏腑病形》说："正邪之中人也微，先见于色，不知于身，若有若无，若亡若存，有形无形，莫知其情。"所谓正邪即是从时令旺方而来者，如冬令以寒为正邪，其中人也微，故人不觉；若正气充足者，也不至伏藏，反之，寒气便伏匿体内，甚至逐渐化为温热之邪，至春季而发病，即为春温。但若冬令感寒重者，即中即病，也不至伏藏成温。故近代医家张锡纯说：是以寒气之中人也，其重者即时成病，即冬令之伤寒也。其轻者，微受寒侵，不能即病，由皮肤内侵，潜伏于三焦脂膜中，阻塞气化之升降流通，即能暗生内热。迨至内热积而益深，又兼春回阳生触发其热，或更薄受外感以激发其热，是以其热自内暴发而成温病，即后世方书所谓伏气成温也。显然寒邪内伏化热，是春温发病的外因。

2. 致病内因是患者肾气亏虚。至于春温发病的内因，早在《内经》即有“冬不藏精，春必病温”之说。清代医家柳宝诒在《温热逢源》中也指出：经曰冬伤于寒，春必病温。又曰：冬不藏精，春必病温。分而言之，则一言其邪之实，一言其正之虚。合而言之，则唯其冬不藏精而肾气先虚，寒邪乃得而伤之。显然，肾气先虚则是其内在因素。但此处所言肾气先虚，就一般而论，当以阴精亏损为主，而肾阳之亏损者，也不能完全排除。故柳宝诒进一步说：寒邪潜伏少阴，寒必伤阳；肾阳既弱，则不能蒸化而鼓动之。每见有温邪初发而肾阳先馁，因之邪机冰伏，欲达不达，辗转之间，邪即内陷，不可挽救，此最难着手之危证。若在小儿稚阴稚阳之体，则更为突出，一旦呵护失当，或为阴伤，或为阳损，甚或阴阳皆虚，则更易感寒而伏藏，至春而温发，更是变证蜂起，甚至不可挽救。即使救治脱险，部分患者尚可留有后遗之症。故对机体内在因素的认识，既应重视阴精不足这一主要因素，但也不能忽视阳气亏损在春温发病过程中的重要地位。

寒邪伏于体内何处，历来医家看法不一。有的从邪气特征考虑，认为寒邪入内，当伏少阴寒水之脏；有的则认为当因体质而异，劳作体健之人，正气相对较盛，寒邪多伏于肌肤、膜原、三焦、胆腑等部位，若在禀赋素弱之体，则寒邪伏之较深，如在少阴、厥阴等处。以上看法，皆有其合理内涵，值得进一步研究。而从临床角度来理解这个问题，则一般多在春温发病之初，以里热首先发于何处来判断邪气所伏部位。如里热首先发于少阳，则寒邪所伏即在少阳。这种看法虽然不一定准确，但对辨证施治有一定指导意义，故当前仍为多数医家习用。

春温虽为伏寒化热所致，但其发病却离不开诱发因素。其中尤以天时因素至关重要。春季阳气升发，机体顺应自然而阳气内动，即或是阳气本弱之人，此时机体阳气也相对较盛，更何况阴虚阳盛之体，内阳一旦发动，冬令所伏之寒也即迅速化热外发。正如柳宝诒所说：逮春时阳气内动，则寒邪化热而出。此乃春阳诱发，一般称为“伏热自发”。另有一种情况则是，春令寒邪本已化热，于将发未发之际，却因感受风热或风寒之邪而诱发者，一般则称为“新感引动伏邪”，初发病时除有里热炽盛之外尚兼有短暂的恶寒等卫表证候。除此而外，饥饱劳碌、房室不慎、忧思烦恼等导致机体抗病能力削弱，正不制邪，也可诱使伏热迅速由里外发。

春温在病机及病理转归上具有以下特点：①伏热充斥于里，一旦外发，即可表现一派里热证候。里热外发因人体感邪轻重、正虚程度的不同，可有发于气分和发于营分之别。同时，如因新感引动，病发初期可兼见风热或风寒表证。因其内热炽盛，外邪则可迅速化热入里，故表证一般为时甚短。②先已正气不足，加之在伏寒化热的过程中，更是暗耗正气，正不胜邪，故伏热一旦外发，大多病情危重，变化迅速。若因邪伏深沉，不得一齐外出，虽治之得当，也难尽透，故病情多有反复，犹如抽蕉剥茧，缠绵难愈，致使病程延长。③温病后期，大多阴精受损，而本病不特在后期，即在病发不久，伏热也可迅速耗损阴精，发生诸多肝肾精血亏损之证，或邪毒内陷，阴竭阳脱，乃致阴阳离决，迅速导致患者死亡。即使救治生还，也因肝、肾、心、脑、经脉之气血阴阳过度损伤，而后遗痴呆、抽搐等难愈之症。④在不同个体，由于正气之盛衰、感邪之轻重、邪伏之浅深等因素均有所不同，故春温初发之际，里热证候表现，有在气、在营、在血之别，而证候的转归，则有顺逆之异。一般说来，病发于气分而止于气分，邪热未再深入，且能透达于外，属顺；病发于营分，而伏热尚可由营转气，具有外透之机，亦为顺；若邪热深伏营血，不得外出，甚至变证蜂起者，则为逆，预后不佳。总之，本病因系伏热内发，故其转归应以由里达外，由深及浅，即由血及营，由营及气，进而外达者，为顺。反之，由气及营，自营而血，邪热步步内逼，正气时时见亏，乃至内闭外脱，或邪陷正衰者，皆为逆。（见图2-2）

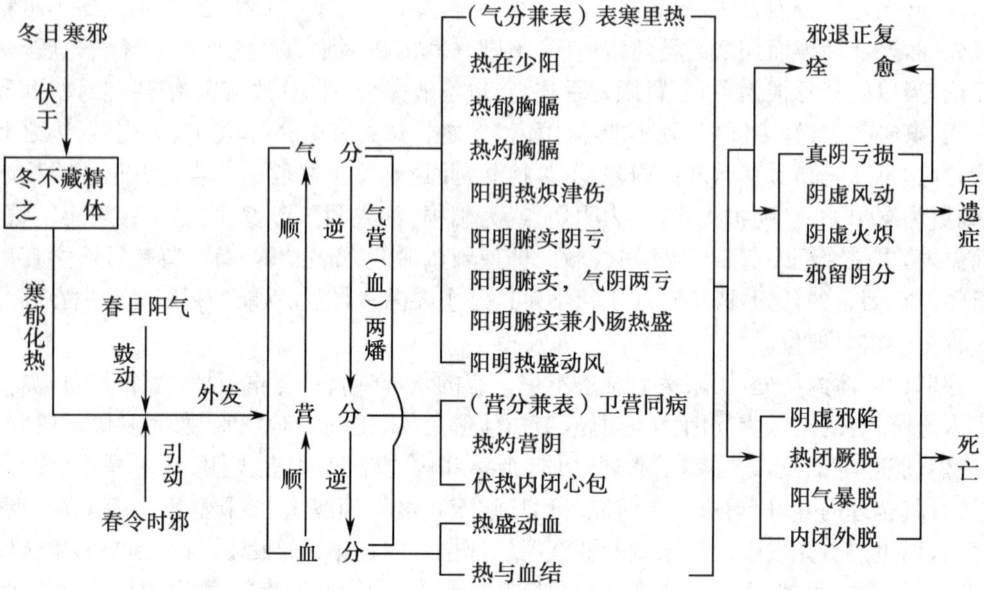

图2-2 春温病理演变示意图

二、诊断依据

（一）发病季节

凡发于春季，或冬春及春夏之交的急性热病，皆应考虑本病的可能性。尤其对发于这个季节，并具有流行性的这类疾病更应高度警惕。

（二）临床特点

1. 发病即见高热、口渴、尿赤等里热证候，或同时见到头痛、身痛、呕吐、项强、烦躁不安。少数病例可伴见恶寒等表证，但为时甚短。有的病例（如暴发型流行性脑脊髓膜炎）起病即可见到神昏、惊厥或厥脱等危象。

2. 有些病例于发病之后，于皮肤、黏膜很快出现瘀点、瘀斑及斑疹，以及脑膜刺激征，如布氏征、克氏征阳性，小儿前囟隆起等。

（三）实验室检查

凡西医学中疑属本病的疾病，如流行性脑脊髓膜炎、败血症等，可进行相应的实验室检查，以有助其诊断。

三、类病鉴别

春温应与发于春季的风温及春季多见之感冒相鉴别。

(一)与风温鉴别

见“风温·类病鉴别”。

(二)与感冒鉴别

西医学中的重型流行性感冒属于春温范畴,不在鉴别之列。这里需要鉴别的是轻型流感和普通感冒。春温若为新感引发者可伴见恶寒、无汗或少汗等表证,易与这类感冒相混淆,但感冒不特发于春季,四季皆可发生,以咳嗽、喷嚏、流涕、咽痛等肺卫证候为主,恶寒消失后,其发热等症亦随之减轻,一般5～7天即愈。春温则特发于春季,发病急,病情重,以突发高热、烦渴、尿赤等里热炽盛证候为主,短暂的恶寒消失后,里热证候反而羁留不解,病程明显长于感冒,甚至很快出现神昏、斑疹、惊厥或厥脱等症。

四、辨证论治

(一)辨析要点

1. 首先应辨析伏热外发的部位。发于气分者,高热、不恶寒、烦渴、尿赤、苔黄;发于营分者,身热夜甚、心烦、谵语、舌质红绛;发于血分者,斑疹显现、多部位及多窍道急性出血、舌质深绛;若发于气营(血),则气营(血)诸症同现。热闭心包则神昏。肝风内动则抽搐。

2. 春温若系新感引发者,应辨析新感外邪之属性。若为风寒,一般兼见恶寒、头痛项强、肢体酸痛;若为风热,则见微恶风寒、咳嗽、咽痛。

3. 春温伏热内发,最易损伤正气而险象环生,故尤须注重辨析邪正之间的关系,若热势虽烈,而正气损伤较轻者,一般预后尚可;但若正气,尤其是真阴真阳亏损较甚,则可迅速出现内闭外脱、虚风内动、正衰邪陷等证,甚至阴阳离决而导致死亡。

(二)治则及注意事项

1. 春温病无论热伏何处,总以清泄里热为其基本治疗原则。因其邪热在里,如在气分、在营分,尚须注重透邪外出,使伏热由阴出阳,由深出浅,由里达外,而不致羁留于原发之处,或步步深陷于内。

2. 春温病若系新感引动,表证尚在者,原则上应先解外,而后清里。如叶天士说:若因外邪先受,引动在里伏热,必先辛凉以解新邪,继进苦寒,以清里热。但必要时,也可使用表里双解法;或因里热特炽,也有治里而表自解者。而解表法的应用,又当根据外邪性质作出适当选择,是风寒客表者,宜用辛温解表;是风热客表者,宜用辛凉解表。但须注意,切忌大剂辛温发汗,恐过汗反致心阴心阳耗散,或真阴灼竭而发生昏愦等变证。

3. 春温病热势燎原,最易灼伤阴液,阴液一伤,往往变证蜂起,故其治疗,又当步步顾护阴液。

4. 在整个治疗过程中,除尽早尽快地使用清(热)、养(阴)、透(邪)三法以外,尚须根据病情,灵活掌握和运用。例如,出现阳虚欲脱时,则不可固执养阴一法,而当取固护正气这一基本思路,改用回阳固脱。又如透邪外出,一般先用轻清宣透之品,但若热结肠腑,则当咸寒攻下,亦不失为引邪外出之法。至若神昏、斑疹、抽搐,则当配以开窍、凉血、息风;兼食、兼痰、兼瘀,又当参用消食、化痰、活血。更有邪气深伏,病邪层出不尽,则应锲而不舍,随机应变,或清或透,或扶正达邪,务使邪尽正复,不留后患。

5. 春温病乃伏热外发所致,证候变化殊甚,亦有舌脉之象与证候不符者,正如柳宝诒所说:然邪深伏下焦,而舌底不见紫绛者,亦间有之。迨邪热郁极而发,脉之细弱者,忽变浮大弦数;舌之淡白者,倏变灰黑干绛,则势已燎原,不可向迩。至此而始图挽救,恐热邪炽盛,脏腑枯烂,虽有焦头烂额之客,而已无及矣。对这种情况,可根据证情,试用“截断法”。此法虽有一定争议,但对春温这一证候变化较快的温病来说,先于舌脉之变,进行积极探索治疗实为必要。

(三)分型论治

1. 热在少阳

(1)证候:身热,口苦而渴,干呕,心烦,小便短赤,胸胁满闷不舒,舌红苔黄,脉弦数。

(2)分析:此为春温热在少阳胆腑之气分证。热伏少阳胆腑,病在气分,故身热而不恶寒。胆热上扰,故口苦心烦。胆热犯胃,胃失和降,故干呕。热盛伤津故口渴,小便短赤。热郁胆腑,少阳经枢机不利,故胸胁满闷不舒。胆腑热伏,故舌红苔黄,脉弦数。

(3)辨证要点:身热,口苦干呕,心烦为本证辨证要点。因其身热不恶寒,说明病在气分;身热与口苦,干呕,心烦同见,则为热在少阳胆腑之明证。

(4)治法选方:清泄胆热,宣郁透邪。方选黄芩汤加豆豉玄参方。

黄芩汤加豆豉玄参方(《温热逢源》):黄芩　赤芍药　甘草　大枣　淡豆豉　玄参

水五杯,煮取八分,三杯。温服一杯,日再服,夜一服。

本方以《伤寒论》黄芩汤加豆豉、玄参而成。黄芩汤治伤寒邪热内陷少阳下利,其证虽与春温伏热内发在邪气的来路方面有所不同,但二者皆为热在少阳,故以该方作为治疗春温热在少阳之正方。正如叶桂在《三时伏气外感篇》说:春温一证,由冬令收藏未固,昔人以冬寒内伏,藏于少阴,入春发于少阳,以春木内应肝胆也。寒邪深伏,已经化热,昔贤以黄芩汤为主方,苦寒直清里热,热伏于阴,苦味坚阴,乃正治也。但该方虽能直清里热,却无透邪之力;虽能苦以坚阴,但养阴之品似嫌不足。故柳宝诒谓:愚意不若用黄芩汤加豆豉、玄参,为至当不易之法。从整个处方来看,用黄芩苦寒直折少阳之热,芍药、甘草、大枣酸甘化阴,以生津液;更有玄参养阴清热,豆豉宣郁透热。全方“清”、“养”、“透”三法悉具,且能径达少阳病所,故可作为春温热在少阳胆腑之代表方剂。

临床应用时,可随证加减。如伴见头痛、恶寒等表证,可加葱白、桑叶、蝉蜕、薄荷等,以透解表邪;若见往来寒热,胸胁胀闷,心烦明显等胆经热郁之象,可去大枣,酌加柴胡、龙胆草,以疏解胆经郁热;若呕吐较甚,可加龙胆草、黄连、竹茹、代赭石,以两清胆胃,降逆止呕;兼大便不通者,可加少许生大黄,以引热下行。

2. 热郁胸膈

(1)证候:身热不甚,胸膈热闷,心烦懊侬,坐卧不安,欲呕不得呕,苔薄黄不燥,脉数。

(2)分析:此为春温热郁胸膈之气分证。其热在气不在卫,故脉数,身热不恶寒。里热虽郁于胸膈,但其热未炽,故身热不盛。津液尚未明显受损,故苔黄不燥。无形之热未与有形之邪相合,故舌苔不厚。热郁胸膈,气机不展,故胸膈热闷。胸膈之位,上关于心,下关于胃,故胸膈之热上扰于心,则心烦懊侬,坐卧不安;下干于胃,则欲呕不得呕。

(3)辨证要点:身热不甚,胸膈热闷,心烦懊侬为本证辨证要点。临床若见胸膈痞满,心中结痛者,须按之软而不硬。若按之硬者,为有形之热结,不属本证。

(4)治法选方:清宣胸膈郁热。方选栀子豉汤。

栀子豉汤(《伤寒论》):栀子(擘)　香豉(绵裹)

上二味,以水四升,先煮栀子,得二升半,内豉,煮取一升半,去滓,分为二服,温进一服。

本方栀子苦寒以清解胸膈之热;豆豉辛散,以透邪外达。二药合用轻清宣透胸膈之郁热,使之外达。

临床应用时，若外有表邪相加，可加葱白、薄荷；若兼津伤口渴，可加天花粉生津止渴；若兼气逆呕恶，可加枇杷叶、姜竹茹和胃降逆；若气逆咳嗽，可加杏仁、枇杷叶、牛蒡子宣肺止咳；若热郁较甚，可加黄芩以直折其热。

《伤寒论》原方中，栀子为生用，若胃气弱者，服后易作吐，可改为炒用，以制其弊。个别病例，于服药后发生呕吐而病解者，乃胸膈郁热随吐而出，故病解，并非本方专事涌吐。

栀子豉汤代表一个治疗法度，方虽简但嫌其力度不够，故除栀子豉汤外，古代医家应用的其他方药亦可参考，如：

①刘河间桔梗散（引《素问病机气宜保命集·解利伤寒论》）：薄荷　黄芩　甘草　山栀仁　桔梗　连翘　竹叶

刘河间说：如身热脉洪，无汗多渴者，是热在上焦，积于胸中，宜桔梗散。如症见口舌生疮，大便干结者，可加大黄导热下行。咽喉疼痛，甚或干痛者，可加射干、玄参清咽解毒。如咽痒干咳，可加蝉蜕、牛蒡子等清咽止咳。如咳吐脓痰，色黄而黏，或白痰黏稠，频咳不止，咳出不爽，皆为肺热化火，酿成邪毒，宜加鱼腥草、岩白菜、全瓜蒌、杏仁等清肺解毒，化痰肃肺。如口渴引饮，汗出较多，为邪入阳明，可加生石膏、知母等清泄阳明胃热。

②王孟英指出，用栀子、黄芩、瓜蒌、苇茎等药，他说：所谓清气者，但宜展气化以轻清，如栀子、芩、蒌、苇等味是也。

③吴坤安指出：不妨用柴、葛、芩、翘、薄之类，轻清泄热透表，邪亦可外达肌分而解也。

④加味栀子豉汤（引《重订广温热论》）：焦山栀　淡豆豉　生甘草　桔梗　生枳壳　苏薄荷　葱白

3. 热灼胸膈

（1）证候：身热不已，烦躁不安，胸膈灼热如焚，唇焦咽燥，口渴或便秘，舌红苔黄，或黄白欠润，脉滑数。

（2）分析：此为春温热灼胸膈之气分证。与前证相比较，虽同为热在胸膈，但前证之邪热较轻，本证之邪热较甚。正因其热邪燔灼，熏灼胸膈，故身热不已，胸膈如焚，舌红苔黄，脉滑数。胸膈炽热犯及心胃，津液受损，则烦躁不安，口渴唇焦，咽燥。腑气不降则大便秘结。

（3）辨证要点：身热不已，胸膈如焚，烦躁口渴为其辨证要点。

（4）治法选方：宜清膈热。方选凉膈散。

凉膈散（《太平惠民和剂局方》）：炒山栀　薄荷叶　黄芩　连翘　川大黄（酒浸）　芒硝　甘草

上为粗末，入竹叶、蜜少许，水煎，去滓，食后服。小儿服量酌减。得利下，住服。

《素问·至真要大论》说：热淫于内，治以咸寒，佐以苦甘。本方取芒硝、大黄之咸寒，荡热于中；连翘、山栀、黄芩之苦寒，泄热于上；甘草、蜂蜜之甘，以缓其急。诸药合用，咸寒苦甘，正合经旨。且连翘、竹叶、薄荷轻清宣泄，硝黄通腑泻热，合而用之，上能宣透，下能导泄，则胸膈自清，诸证悉除，故方名“凉膈”。本方之硝、黄是“以下为清”，“下”仅是手段，是导胸膈无形之热以下行，并非专为便秘而设，故凡春温但见热灼胸膈，无论有无便秘，皆可使用本方。

本方及“风温”章所介绍的银翘散，皆为“煮散”剂。煮散是一种或数种药物经粉碎，混匀而制成的粗末状内服散剂。使用时加水煎煮，去渣取汁服用。煮散剂早在东汉张仲景《伤寒杂病论》中即有所记载，至宋代则是其临床应用的极盛时期，正如宋代沈括《梦溪笔谈》所说：

古方用汤最多，用丸殊少。近世用汤者殊少，应汤皆用煮散。本剂型值得进一步研究，应用于温病临床治疗。

4. 阳明热炽津伤

(1)证候：壮热，面赤，汗多，心烦，渴喜凉饮，舌红苔黄而燥，脉洪大或滑数。

(2)分析：此为春温阳明热炽津伤之气分证。陆九芝说：温病热自内燔，其最重者，只有阳明经腑两证。虽不能说"只有"二字，但亦足见阳明热势之甚。本证乃阳明经证。阳明为多气多血之经，正气能与邪热剧烈抗争，故见壮热，舌红，脉洪大或滑数。邪热循阳明经上蒸于面，则面赤。热盛迫津外泄，则汗多。热扰心神则烦。热炽津伤则渴喜凉饮，苔黄而燥。

(3)辨证要点：舌红苔黄燥，壮热口渴，汗多，脉洪大为本证辨证要点。

(4)治法选方：清热生津透邪。方选白虎汤加味。

白虎汤(见"风温·阳明热盛")

白虎汤加味，即是在辛寒清热保津的白虎汤基础上加麦冬、石斛、天花粉、芦根之类，或更加玄参以增强生津之力，连翘、蝉蜕以外透阳明之炽热。诸药合用，共奏清热生津透邪之功。

临床之际，若兼肺热，可加竹叶、牛蒡子；若见炽热化火，可加少量芩、连；若有热毒，可加银花、大青叶、板蓝根。若服方后，症见无汗、脉细弱，可加人参、生地黄。

5. 阳明腑实阴亏

(1)证候：身热，便秘，腹满时痛，口干唇裂，舌苔焦燥，脉沉细。

(2)分析：此为春温阳明腑实阴亏之气分证。春温最易伤阴，故阳明腑实亦多见阴亏之象。阳明腑热外蒸则身热。热在大肠则肠中燥屎不行而便秘。燥热结聚，气机阻滞则腹满时痛。口干唇裂，舌苔焦燥，脉沉细则为腑实阴亏之明证。

(3)辨证要点：身热便秘，腹满时痛，脉沉细为本证辨证要点。身热便秘说明阳明腑实已成。腹满时痛而无坚硬拒按之征，说明肠中虽有燥屎，但尚未坚结。脉沉细而非沉实有力，说明肠中阴液已明显亏损。

(4)治法选方：增液滋阴，攻下腑实。方选增液承气汤。

增液承气汤(《温病条辨》)：玄参　麦冬(连心)　细生地　大黄　芒硝

水八杯，煮取三杯，先服一杯，不知再服。

本方即增液汤加硝、黄而成。吴瑭认为：温病之不大便，不出热结、液干二者之外。热结液干之大实证，则用大承气；偏于热结而液不干者，旁流是也，则用调胃承气；偏于液干多，而热结少者，则用增液。本证为阳明腑实阴亏，故方取增液汤之玄参、麦冬、生地以养阴润肠，增水行舟。更加大黄、芒硝以泻热软坚，攻下腑实。

如服本方后，大便虽通而热未退，或退而未尽，口燥咽干，舌苔干黄，或金黄色，脉沉实有力，此为热邪复聚，可以本方去芒硝，加牡丹皮、知母以撤其热。

6. 阳明腑实，气阴两亏

(1)证候：身热，便秘，腹部硬满胀痛，口干咽燥，倦怠少气，撮空摸床，肢体震颤，目不了了，苔干黄或焦黑，脉沉弱或沉细。

(2)分析：此为春温阳明腑实气阴两亏之气分证。阳明腑实，肠中热与燥屎相结则身热，便秘，腹硬满胀痛，苔干黄或焦黑；热耗气阴，则口干咽燥，倦怠少气；元气虚衰，神无所主，则撮空摸床，肢体震颤，目不了了，脉沉弱或沉细。

(3)辨证要点：身热，便秘，腹部硬满胀痛，少气，舌干，脉虚为其辨证要点。本证与前证相比较，虽均为虚实互见，但本证肠中热结更甚，故腹部硬满胀痛甚过前证之腹满时痛；前证仅为阴亏，而本证却是气阴俱亏，故本证出现少气，撮空，目不了了等诸多危重证候。

(4)治法选方：补气增液，攻下热结。方选新加黄龙汤。

新加黄龙汤(《温病条辨》)：细生地　生甘草　人参　生大黄　芒硝　玄参　麦冬(连心)　当归　海参(洗)　姜汁

水八杯，煮取三杯。先用一杯，冲参汁、姜汁，顿服之。如腹中有响声，或转矢气者，为欲便也，候一二时不便，再如前法服一杯。候二十四刻不便，再服第三杯。如服一杯即得便，止后服。

本方由陶节庵《伤寒六书》黄龙汤加减变化而成。原方为伤寒热结气血两虚而设，吴瑭则于该方去枳、朴，加麦冬、生地、玄参、海参制成新加黄龙汤。全方以大黄、芒硝泻热软坚，攻下燥屎，为阳明腑实结热寻一出路；以人参、甘草大补元气；麦冬、玄参、当归滋阴润燥；海参滋补阴液，咸寒软坚；少量姜汁宣通胃气，以代枳、朴之用，既除阳明气机之结滞，又无耗气伤阴之弊，诸药合用共成扶正攻下，邪正合治之剂。

此证极为危险，而治疗又甚为棘手，阳明热结，本应攻下，但攻之则几微之气不胜；元神将脱，本应滋补，但补之则邪热愈炽，故本证若治不及时，或治不得当，常可致阴竭阳脱而死亡。唯以本方以治之，方可险中求生。服药后，若大便见通，乃邪退正存之佳兆，可停用本方，改用大队滋阴益气之剂，如益胃汤加人参，以企逐步向愈。若便仍不解，可继服本方，或加用蜜煎导法，使燥热早出一时，而多留一分气阴。

7. 阳明腑实兼小肠热盛

(1)证候：身热，便秘，腹满，小便涓滴不畅，溺时疼痛，尿色深黄，或红赤，心烦口渴，舌红，脉沉实，左尺牢坚。

(2)分析：此为春温阳明腑实兼小肠热盛之气分证。阳明腑实则身热，便秘，腹满。热盛津伤，水不上承，则心烦，口渴，舌红。小肠邪热注于膀胱，水腑不通，则小便涓滴赤痛，脉沉实。《内经》以左尺候小肠，今小肠热盛，故左尺牢坚。

(3)辨证要点：身热，便秘，小便涓滴赤痛为本证辨证要点。

(4)治法选方：攻下腑实，清泄小肠。方选导赤承气汤。

导赤承气汤(《温病条辨》)：赤芍　细生地　生大黄　黄连　黄柏　芒硝

水五杯，煮取二杯，先服一杯，不下再服。

本方以导赤散、调胃承气汤加减组合而成，故名导赤承气汤。方以赤芍、生地凉血养阴；大黄、芒硝攻下大肠热结；黄连、黄柏清泄小肠火热。此为二肠同治之法，大小肠之热去，则膀胱之热亦解，二便自然通利。

临床若见小便赤色有血，可加白茅根、小蓟；口渴甚者，可加玄参、芦根、天花粉。

以上为春温常见之气分证候。下面介绍气分兼表和气分兼里两个证型。

8. 表寒里热

(1)证候：发热恶寒，无汗或少汗，头项强痛，肢体酸痛，腹胀，大便干燥，唇焦，舌苔黄燥，脉滑数或弦数。

(2)分析：此为春温表寒里热之气分兼表证。内有气分伏热，外有新感风寒相加即成本证。热壅阳明，胃肠气机不畅，则腹胀，大便干燥，唇焦，苔黄燥，脉滑数或弦数。风寒困于卫表，腠理闭塞，则发热恶寒，无汗或少汗。经脉为风寒所阻，则头项强痛，肢体酸痛。

(3)辨证要点：发热，恶寒，腹胀便干，苔黄燥，脉滑数或弦数，为本证辨证要点。

(4)治法选方:疏解风寒,清热通腑。方选增损双解散。

增损双解散(《伤寒温疫条辨》):僵蚕(酒炒) 滑石 蝉蜕 姜黄 防风 薄荷叶 荆芥穗 当归 白芍药 黄连 连翘 山栀 甘草 黄芩 桔梗 大黄(酒浸) 芒硝(冲服) 石膏

水煎,加蜜三匙,黄酒半杯,和匀冷服。

本方由《宣明论方》双解散增损而成。方中以荆芥、防风、薄荷叶、蝉蜕疏解表寒;僵蚕、姜黄、当归、白芍通络和营;黄连、黄芩、山栀、连翘、石膏清透里热;硝、黄通腑;桔梗以调升降之机,滑石以导热从小便而去;甘草和中。

9. 阳明热盛动风

(1)证候:高热,烦渴,手足躁动,甚则狂乱,神昏惊厥,或见颈项强直,角弓反张,舌红苔黄燥,脉弦数,或舌红绛,脉细弦数。

(2)分析:此为阳明热盛动风之气分兼里证。阳明经热炽盛,则见高热烦渴,舌红苔黄燥。炽热灼伤经脉,内动肝风,则手足躁扰,四肢逆冷,或颈项强直,角弓反张,脉弦数。阳明热扰心神,则神昏狂乱。若阳明热盛犯里,伤及营血,则舌红绛,脉细弦数。

(3)辨证要点:高热,烦渴,痉厥为本证辨证要点。高热烦渴说明阳明经热炽盛。痉厥说明热盛引动肝风。

(4)治法选方:清热息风。方选羚角钩藤汤加味。

羚角钩藤汤加味方:羚角片(先煎) 霜桑叶 京川贝(去心) 鲜生地 双钩藤(后下) 滁菊花 茯神木 生白芍 生甘草 鲜竹茹(与羚角片先煎代水) 生石膏(先煎) 知母

本方为《通俗伤寒论》羚角钩藤汤加石膏、知母而成。方中以大剂石膏、知母大清阳明经热;羚角、钩藤、菊花、桑叶凉肝息风止痉,且桑、菊轻清宣透,以使里热外达;生地、白芍、甘草酸甘化阴,清热滋液缓急;川贝、竹茹清热化痰通络;茯神安神定惊。诸药合用,则使阳明经热得以清透,肝风得以平息。

临床应用时,若见神昏较重者,可加用紫雪丹或安宫牛黄丸;若高热不退,阴伤较甚者,可加玄参、麦冬、石斛等养阴滋液之品。

10. 热灼营阴

(1)证候:身热夜甚,心烦躁扰,时有谵语,夜寐不安,口干反不甚渴饮,斑疹隐隐,舌绛而干,无苔或有少许薄苔,脉细数。

(2)分析:此为春温热灼营阴之营分证。热在营中,营阴亏损,则身热夜甚,舌绛而干,脉细数。营气蒸腾,则口干反不甚渴饮。营热窜扰血络,则成斑疹隐隐。营气通于心,营热扰心则心烦躁扰,时有谵语,夜寐不安。本证若见于春温始发之时,乃为营分伏热外发所致;若见于春温气分热盛之后,则是气分热邪内陷所为。

(3)辨证要点:身热夜甚,心烦谵语,斑疹隐隐,舌绛而干为本证辨证要点。

(4)治法选方:清营泄热,透热转气。方选清营汤。

清营汤(《温病条辨》):犀角(水牛角代) 生地黄 玄参 竹叶心 麦冬 丹参 黄连 银花 连翘(连心用)

水八杯,煮取三杯,日三服。

本方以犀角(水牛角代)、黄连清营分之热;生地、玄参、麦冬、丹参清营热,养营阴;银花、连翘、竹叶心轻清宣透,使营分邪热转出气分而解,以合叶桂"入营犹可透热转气"之旨。全方"清"、"养"、"透"三法俱备,营热得清,营阴得养,营邪得透,其病自除。

使用本方，应注意观察舌象。吴瑭说：舌（苔）白滑者不可与也。舌绛苔白滑，不唯热重，湿亦重矣，湿重忌柔润，用之邪必难解。故须舌绛而干，无苔或仅有少许薄而乏津之苔，方可用之。

临床若见神昏谵语，舌謇肢厥者，可加用安宫牛黄丸，或紫雪丹；痉厥者可加用羚羊角、钩藤，或再兼用紫雪丹；斑疹显现，吐衄便血者，可去银花、连翘、竹叶心，加丹皮、赤芍；若兼有表证者，可加淡豆豉、牛蒡、薄荷；兼气分热炽者，可加石膏、知母。

以上为春温营分证，下面再介绍两个与营分证有关的证型。

11. 卫营同病

（1）证候：发热，微恶风寒，咽痛，咳嗽，肌肤斑疹隐隐，口渴，心烦躁扰，甚或时有谵语，舌红绛，苔黄白相兼，脉弦数。

（2）分析：此为春温外感引动营分伏热之卫营同病证。风热客表，肺卫失宣，则发热微恶风寒，咽痛，咳嗽。营分伏热因外邪引发，则发热口渴，心烦躁扰，甚或时有谵语。营热损及脉络，则见斑疹隐隐。舌红绛，苔白黄相兼，脉弦数，俱为卫营同病之征。

（3）辨证要点：发热，微恶风寒，斑疹隐隐，舌红绛为本证辨证要点。发热，微恶风寒，说明外有风热之邪客于卫表；斑疹隐隐，舌红绛，说明营分伏热已现。二者结合，则为卫营同病。

（4）治法选方：泄卫透营。方选银翘散去豆豉加细生地丹皮大青叶倍玄参方。

银翘散去豆豉加细生地丹皮大青叶倍玄参方（《温病条辨》）：银花　连翘　苦桔梗　薄荷　竹叶　生甘草　荆芥穗　牛蒡子　细生地　大青叶　丹皮　玄参

鲜芦根水煎，取汁煮上药。

银翘散方义见“风温”章。去豆豉者，畏其温。倍玄参者，意在清营为重。方中以银翘散泄卫透表；生地、玄参、丹皮、大青叶清泄营热，再得银翘散中轻清宣透之竹叶、薄荷则可清营透营。诸药合用，共奏泄卫透营之功。

12. 气营（血）两燔

（1）证候：壮热，烦渴，目赤，头痛，呕吐，夜寐不安，斑疹隐隐，甚或狂躁谵妄，斑疹外现，吐血、衄血、便血，舌绛或深绛，苔黄或黄燥，脉数。

（2）分析：此为春温热炽气营（血）之气营（血）两燔证。气分热炽，则壮热，烦渴，苔黄或黄燥。火热炎上，则目赤、头痛、呕吐。营分热炽，则舌绛。营热窜扰心神，则夜寐不安，狂躁谵语。营热窜扰血络，则见斑疹隐隐。若血热同燔，灼伤血络，迫血妄行，则见斑疹外露，多部位、多窍道出血，舌色深绛。脉数则为气营（血）两燔之征。

（3）辨证要点：壮热烦渴，斑疹隐隐，或斑疹外露，舌绛或深绛为本证辨证要点。壮热，烦渴为热在气分；舌绛斑疹隐隐，为热在营分；舌色深绛，斑疹外露，为热及血分。

（4）治法选方：气营（血）两清。方选玉女煎去牛膝熟地加细生地玄参方，或化斑汤、清瘟败毒饮。

玉女煎去牛膝熟地加细生地玄参方（《温病条辨》）：生石膏　知母　细生地　玄参　麦冬

水八杯，煮取三杯，分二次服。渣再取一钟服。

本方是《景岳全书》玉女煎加减而成。景岳方原治少阴阴精不足，阳明火热有余之牙痛证。吴瑭改制而治温病气营（血）两燔证。吴瑭虑及原方牛膝趋下，不利透热外达，故去而舍之。熟地甘温稠重，既不利于清热，又不利于达邪，故改用细生地，取其轻而不重，凉而不温之义。加玄参者，取其壮水制火，预防咽痛失血等证候。全方以石膏、知母清气泄热，生地、玄参、麦冬清营。诸药合用，则两清气营（血）之热。

化斑汤（《温病条辨》）：石膏　知母　生甘草　玄参　犀角（水牛角代）　白粳米

水八杯，煮取三杯，日三服。渣再煎一盅，夜一服。

此热淫于内，治以咸寒，佐以苦甘法也。乃仲景白虎汤加犀角（水牛角代）、玄参而成。方用白虎大清阳明气热，犀角（水牛角代）、玄参清营凉血解毒。气营（血）之热得以清透，何愁斑疹等症不除，故方名曰“化斑”。

临床应用时，可酌加丹皮、赤芍、大青叶凉血散血，竹茹、蝉蜕清热化斑解毒。

清瘟败毒饮（《疫疹一得》）：生石膏　生地　犀角（水牛角代）　真川连　栀子　桔梗　黄芩　赤芍　玄参　连翘　知母　甘草　牡丹皮　鲜竹叶

先煮石膏数沸，后下诸药，犀角（水牛角代）磨汁和服。

本方由白虎汤、犀角地黄汤、黄连解毒汤、刘完素桔梗散四方合成。方中石膏、知母辛寒清气，黄芩、黄连、栀子、连翘苦寒泻火解毒，犀角（水牛角代）、生地、丹皮、芍药、玄参清营凉血解毒。竹叶清心除烦，与连翘相配，犹可透热转气。甘草、桔梗解毒利咽。

临床应用本方，若见头痛如劈，可加菊花；咽喉肿痛可加牛蒡子、射干、山豆根；口中秽气喷人，可加佩兰、金银花、金汁；头面肿大，或腮肿颈肿，可加金银花、板蓝根、僵蚕、紫草；喘促、胸满，可加杏仁、枇杷叶、瓜蒌；骨节疼痛，腰痛，可加黄柏、木通；小便淋涩可加滑石、通草；大便不通，可加大黄；泻下稀水，或溏垢臭秽，或有脓血，可加金银花、白头翁、苦参；抽搐筋惕，可加龙胆草、菊花、羚羊角、桑枝。

以上三方皆为气营（血）两清之剂。凡气营（血）两燔之证，不可专治一边，应二者兼治，其中又当清气为主，因气热得清，营（血）之热方可顺势外透而解，无怪乎上述三方皆重用石膏，尤其是清瘟败毒饮，余师愚说：此大寒解毒之剂，重用石膏则甚者先平，而诸经之火自无不安矣。该方虽为四方合成，但仍以白虎汤清解阳明气热为主。

13. 热盛动血

（1）证候：身体灼热，躁扰不安，甚或昏狂谵妄，斑疹密布，色深红，甚或紫黑，或吐衄便血，舌质深绛，脉数。

（2）分析：此为春温热盛动血之血分证。血分热毒炽盛，迫血妄行，而外溢肌肤，则身体灼热，斑疹密布，色深红甚或紫黑。心主血，血热扰心，则躁扰不安，甚或昏狂谵妄。热伤阳络，则血上溢而为吐血、衄血。热伤阴络，则血下溢而为便血、溺血。舌色深绛，脉数皆为热在血分之征象。本证为营热内侵所致，或为热伏血分而发，前者为病进，后者之发病则更为急暴凶险。

（3）辨证要点：身体灼热，斑疹密布，多部位、多窍道出血，舌色深绛为本证辨证要点。

（4）治法选方：凉血散血，清热解毒。方选犀角地黄汤。

犀角地黄汤（引《温病条辨》）：干地黄　生白芍　牡丹皮　犀角（水牛角代）

水五杯，煮取二杯，分二次服，渣再煮一杯服。

叶桂说：入血就恐耗血动血，直须凉血散血。本证热在血分，故方以犀角（水牛角代）清热凉血解毒；生地协助犀角（水牛角代）清血热，并能养阴生津；芍药养阴和营泄热；丹皮凉血散血。诸药合用，凉血之中兼有养阴，则热清血宁而无耗血之虑；凉血之中兼有散血，则出血止而无留瘀之弊。

临床应用时，方中白芍药可改为有养阴和营泄热，凉血散血作用的赤芍药。但若阴伤较甚，则当仍用生白芍。如见神昏谵妄明显者，可加服安宫牛黄丸；热毒重而热势高者，可加大青叶、知母、黄连；斑疹紫黑，可选加大青叶、桃仁、红花、玄参、丹参、紫草；吐血加醋炒大黄、竹茹、黄连；衄血加白茅根、侧柏叶、牛膝；便血加银花、槐花、地榆；溺血加白茅根、小蓟。

14. 热与血结

(1)证候：身热，神志如狂，时清时乱，口干而漱水不欲咽，舌色绛紫而暗或有瘀斑，脉沉实或涩。或兼见胸中痛，胸腹硬满拒按；或兼见胸胁满，连及少腹硬满刺痛；或兼见少腹坚满，按之疼痛，大便结或色黑而易解，小便自利。

(2)分析：此为春温热与血结之血分证。热在血中，血因热而稠、而滞、而瘀，是导致本证的主要原因。但若其人素有瘀伤蓄血，或妇人患春温经水适来，热与血搏，亦可导致本证。因其血分有热，故身热。热与血结，瘀热上干于心神，则神志如狂，时清时乱。热盛伤津，则口干思水，热在血中，营血蒸腾于上，则不欲饮水，故但欲以水漱口而不欲咽下。舌色绛紫而暗或有瘀斑，脉沉实或涩者，皆血中热邪与血相结之明证。若热与血结于上焦，则胸中痛，胸腹硬满拒按。热与血结于少阳之络脉，则胸胁满连及少腹硬满刺痛。热与血结于下焦，则少腹坚满，按之疼痛，大便结或色黑易解，小便自利。

(3)辨证要点：身热，神志如狂，局部疼痛拒按，舌紫绛而暗为本证辨证要点，并结合其他兼有症状，以明确热瘀相结的具体部位。

(4)治法选方：凉血解毒，活血化瘀。热与血结于上者，方选犀角地黄汤加味；热与血结于少阳者，方选小柴胡汤加减；热与血结于下焦者，方选桃仁承气汤。

犀角地黄汤加味：犀角（水牛角代）　生地黄　赤芍　牡丹皮　生大黄（后下）　桃仁　红花　枳实

本方即犀角地黄汤加味而成。方中以犀角地黄汤凉血散血，清热解毒；桃仁、红花活血化瘀；枳实宣通气机，以利血行；大黄清热活血，且能引导瘀热下行。

小柴胡汤加减：柴胡　黄芩　半夏　桃仁　山楂　牡丹皮　生地黄　犀角（水牛角代）

本方即《伤寒论》小柴胡汤加减而成。方中以犀角（水牛角代）、生地、黄芩清热凉血解毒；桃仁、牡丹皮、山楂活血通络；柴胡、半夏、黄芩运转少阳枢机。诸药合用，共奏凉血解毒，活血化瘀，疏利少阳之功。

桃仁承气汤（引《温病条辨》）：生大黄　芒硝　桃仁　芍药　牡丹皮　当归

水八杯，煮取三杯，先服一杯，得下止后服，不知，再服。

本方即《伤寒论》桃核承气汤去桂枝、甘草加白芍、丹皮、当归而成。方以大黄、芒硝泻热逐瘀，丹皮、赤芍、桃仁凉血化瘀，当归活血养血，润肠通便。

服用本方后，若大便通利，乃热瘀俱出之象，可停服，然后观其脉证，决定下一步治疗措施；若闭结太甚，大便仍不通利，则非抵当汤不可，然不可轻用，但又是不得不备之法。

15. 真阴亏损

(1)证候：身热不甚，日久不退，午后面部潮红，颧赤，手足心热甚于手足背，咽干齿黑，或心悸，或神倦耳聋，视物不清，舌质干绛，甚则紫暗痿软，脉虚软，或结代。

(2)分析：此为春温后期真阴亏损之证。春温最易伤阴，尤其是病已步入后期之时，虽然伏热已少，但肝肾真阴在整个病变过程中已为热邪所耗，终成邪少虚多，甚至纯虚无邪之候。真阴亏损，虚热内生，故身热不甚，日久不退，潮热颧赤，手足心热甚于手足背。肾精亏损，不能上荣，则咽干齿黑。肝肾精血不足，不能上承耳目，则耳聋，视物不清。肝肾亏耗，精不化气，神失所养，则神倦心悸。精血亏损，血脉不畅，则舌干绛，甚至紫暗痿软，脉虚软，或结代。

(3)辨证要点:身热不甚,手足心热甚于手足背,舌干绛为本证辨证要点。身热不甚,手足心热甚于手足背,说明阴虚内热;舌干绛,说明肝肾阴精亏损。

(4)治法选方:滋养肝肾,养阴润燥。方选加减复脉汤。

加减复脉汤(《温病条辨》):炙甘草　干地黄　生白芍　麦冬(不去心)　阿胶　麻仁

水八杯,煮取八分,分三次服。剧者,加甘草至30g,地黄24g,白芍24g,麦冬21g,日三夜一服。

本方由《伤寒论》炙甘草汤去参、桂、姜、枣、酒,加白芍而成。吴瑭谓:加减复脉汤为热邪劫阴之总司,或在少阴或在厥阴,均宜复脉。方中白芍、地黄、阿胶、麦冬滋养肝肾精血;炙甘草、麻仁扶正润燥。诸药合用,共奏滋养肝肾、养阴扶正润燥之功。正如吴瑭所说:在仲景当日,治伤于寒者之脉结代,自有取于参、桂、姜、枣以复脉中之阳,今伤于温者之阳亢阴竭,不得再补其阳也。用古法而不拘用古方,医者之化裁也。本方所针对的是真阴亏损,若壮火尚盛者,不得与之,恐滋腻恋邪故也。

服用本方后,舌上津回则生。在临床应用本方时,若兼见汗出,心中空虚,震震悸动者,乃心气亦受损伤,当去麻仁加生龙骨、生牡蛎,组成滋阴镇摄之救逆汤。若脉虚大欲散者,乃虚衰至极,当更加人参以益气固脱。若兼见大便微溏者,乃阴液下泄,有亡阴之虑,当去麻仁加生牡蛎,组成滋阴固涩之一甲复脉汤。若兼见手指蠕动者,乃虚风内动,当急防痉厥,加生牡蛎、生鳖甲,组成滋阴潜阳之二甲复脉汤。

16. 阴虚风动

(1)证候:手足蠕动,甚或瘛疭,口角颤动,两目上视,或斜视,筋惕肉瞤,心中憺憺大动,甚则心中作痛,时时欲脱,形消神倦,齿黑唇裂,舌干绛少苔或光绛无苔,或焦干紫晦,如猪肝样,脉虚弱或细促。

(2)分析:此为春温后期阴虚风动之证。本证多见于春温后期,乃伏热久羁,劫伤真阴,水不涵木所致。经云:诸风掉眩,皆属于肝。肝为风木之脏,赖肾中真阴以涵养,真阴被劫,则肝失涵养而虚风内动。肝藏血主筋,热灼肝肾精血,筋脉失于濡养,则手足蠕动,甚或瘛疭,口角颤动,两目上视,或斜视,筋惕肉瞤。真阴亏损,不能上济,心失所养,则心中憺憺大动,甚则心之络脉拘急而心中作痛。神失所养则倦怠。若阴竭至极,阳气欲越,则见时时欲脱之状。阴血皆亏,肌肤失养,则形体消瘦。齿黑唇裂,舌干绛少苔或光绛无苔,或焦干紫晦,如猪肝样,脉虚弱或急促,更是肝肾阴亏之明证。本证如进一步发展,则可成为阴竭阳越,阴阳离决之候。

(3)辨证要点:手足蠕动,甚或瘛疭,心中憺憺大动,舌干绛为本证辨证要点。

本证之风动,与热极生风不同,热极之风,手足抽搐,其势甚为急剧,且兼灼热、肢厥、神昏等实热炽盛之候。本证之风状,却是手足蠕动,甚或瘛疭,心中憺憺大动,并有一系列阴虚见症。故二者不难鉴别。

(4)治法选方:滋养肝肾,潜阳息风。方选三甲复脉汤。若兼见阴竭阳越,时时欲脱之候,则当滋阴固脱,潜阳息风,方选大定风珠。

三甲复脉汤(《温病条辨》):炙甘草　干地黄　生白芍　麦冬(不去心)　阿胶　生鳖甲　生龟甲　生牡蛎　麻仁

水八杯,煮取八分,分三次服。

本方即加减复脉汤加牡蛎、龟甲、鳖甲"三甲"而成,故名三甲复脉汤。本证之风动,乃真阴亏损所致,其治疗正如薛雪所说:投剂以息风为标,养阴为本。故方用加减复脉滋养肝肾之阴，以治其本；以三甲潜镇风阳，以治其标。

大定风珠（《温病条辨》）：生白芍　阿胶　生龟甲　干地黄　麻仁　五味子　生牡蛎　麦冬（连心）　炙甘草　鸡子黄　生鳖甲

水八杯，煮取三杯，去渣，再入鸡子黄，搅令相得，分三次服。

本方即三甲复脉汤中麦冬增量，麻仁、炙甘草、"三甲"减量，再加五味子、鸡子黄而成。方用地黄、麦冬、麻仁、阿胶滋养肝肾，牡蛎、龟甲、鳖甲育阴潜阳，五味子、白芍、炙甘草酸甘化阴，补阴敛阳，再用鸡子黄滋养心肾，以增强滋阴息风留阳之效。正如吴瑭所说：全方以大队浓浊填阴塞隙，介属潜阳镇定；以鸡子黄一味，从足太阴，下安足三阴，上济手三阴，使上下交合，阴得安其位，斯阳可立根基，俾阴阳有眷属一家之义，庶可不致绝脱欤。

本方为治疗虚风内动，阴竭至极，阳气欲越之重剂，临床须以邪热已去纯属阴虚风动者为宜。若壮火尚盛者，不可与之；若喘者，加人参；自汗加龙骨、人参、浮小麦；心悸，加伏神、人参、小麦。

17. 阴虚火炽

（1）证候：身热，心中烦不得卧，舌红苔黄或薄黑而干，脉细数。

（2）分析：此为春温后期阴虚火炽之证。前述两证，以纯属阴虚而无邪火为特征，本证则是既有真阴亏损，又有邪火炽盛，亦即吴瑭所谓：少阴温病真阴欲竭，壮火复炽之证。邪火炽于心，则心火亢炽于上。肾阴被劫，则真阴亏损于下。在下之阴愈亏，则在上之阳愈亢。在上之阳愈亢，则在下之阴愈亏。邪热扰于上，则身热。上下水火不相既济，则心烦不得卧。舌红苔黄或薄黑而干，脉细数皆为阴虚火炽之明证。本证临床证候虽然不复杂，但阳亢不入于阴，阴虚不受阳纳，心肾之阴阳各自为道，不相交互，故本证仍属春温后期之危重证候，切勿掉以轻心。

（3）辨证要点：身热，心烦不得卧，舌红脉细数为本证辨证要点。

（4）治法选方：清热降火，育阴安神。方选黄连阿胶汤。

黄连阿胶汤（引《温病条辨》）：黄连　黄芩　阿胶　白芍　鸡子黄

水八杯，先煮三物，取三杯，去滓，纳胶烊尽，再纳鸡子黄，搅令相得，日三服。

本方以黄连、黄芩苦寒直折邪火而坚真阴，芍药、阿胶滋养肝肾之阴而抑亢阳，鸡子黄奠安中焦，交通上下。诸药合用，使肾阴复而水能上济，心之邪火得清而心火得以下降，阴阳水火交互，则诸症自愈。

18. 邪留阴分

（1）证候：夜热早凉，热退无汗，能食形瘦，舌红苔少，脉沉细略数。

（2）分析：此为春温后期余邪留于阴分之证。人体卫气日行于阳，夜行于阴，余邪留于阴分，卫气夜入阴分与邪相争则身热。天明卫气出于阳，不与邪争则早凉。邪气仍留阴分而未外达，故身热虽退而无汗。病在阴分，脾胃无病故能食。精血被劫，不能充养肌肤，故形瘦。邪留阴分，阴津亏乏，则舌红少苔，脉沉细略数。

（3）辨证要点：夜热早凉，舌红苔少为本证辨证要点。

（4）治法选方：滋阴清热，搜邪透络。方选青蒿鳖甲汤。

青蒿鳖甲汤（《温病条辨》）：青蒿　鳖甲　细生地　知母　牡丹皮

水五杯，煮取二杯，日再服。

本方载于《温病条辨·下焦篇》。吴瑭说：邪气深伏阴分，混处气血之中，不能纯用养阴，又非壮火，更不得任用苦燥。故本方以生地、丹皮、知母滋阴清热，生津润燥；鳖甲、青蒿二药，前者引后者入于阴分，后者引前者出于阳分，二者和合，搜剔阴分伏热，使之透达于外。正如吴瑭所说：青蒿不能直入阴分，有鳖甲领之入也。鳖甲不能独出阳分，有青蒿领之出也。全方诸药共奏滋阴清热，搜邪透络之功，热去阴复，其病自愈。

19. 阳虚邪陷

(1)证候：体温骤降，大汗淋漓，面色苍白，四肢厥冷，唇指发绀，呼吸不匀，或初起神志尚清，旋即神昏，烦扰躁动无力，舌质淡紫，苔灰黑而滑，脉伏数或散乱无根，或微细欲绝。

(2)分析：此为春温阳虚邪陷之邪陷正衰证。多见于休克型流行性脑脊髓膜炎。春温伏邪久羁，阴损及阳，或患者素体阳虚，邪热内陷，则体温骤降至正常以下。心阳暴脱，则冷汗大出，面色苍白。心阳虚脱且邪热内陷，则旋即神昏。正气大虚，神明无主，则躁动烦扰无力。心阳外越，则宗气乱，故呼吸不匀。阳气不能达于四末，则肢厥。阳气虚脱推动无力，则血运不畅，而唇指发绀，舌色淡紫而暗。阳虚邪陷，则苔灰黑而滑，脉沉伏而数。阳气散亡，则脉散乱无根，或微细欲绝。

(3)辨证要点：体温骤降，大汗神昏，脉微为本证辨证要点。

(4)治法选方：急宜回阳固脱，助以化瘀开窍。方选参附龙牡汤加味，送服至宝丹。同时可静脉注射参附注射液，以及给予抗休克方面的西医药疗法。

参附龙牡汤加味：人参　炮附子　生龙骨　生牡蛎　肉桂　干姜　丹参　桃仁　红花　赤芍

本方以《验方》参附龙牡汤加味而成。方中人参、附子、肉桂、干姜回阳救逆固脱，龙骨、牡蛎收敛浮阳，丹参、桃仁、红花、赤芍散血化瘀。配服至宝丹者，意在回阳固脱，顾护正气的基础上，以之开窍醒神，使内陷之邪热亦可得以解除。

20. 热闭厥脱

(1)证候：起病急骤，面色苍白，四肢不温，身出冷汗，呼吸微弱，斑疹密布，或融合成片，指趾青紫，皮肤可见花纹，舌暗微紫，脉微细。

(2)分析：此为春温热闭厥脱之邪陷正衰证。热毒内闭，耗损气阴，气阴欲脱，血运不畅，故面色苍白，冷汗自出，四肢不温，呼吸微弱，指趾青紫，皮肤出现花纹，舌色暗而微紫，脉微细。热毒内陷，迅速内闭营血，迫血内渍皮下，形成斑疹，甚则融合成片。

(3)辨证要点：斑疹密布，冷汗，肢厥，脉微为本证辨证要点。斑疹说明热毒内闭营血；冷汗，肢厥，脉微说明气阴欲脱。

(4)治法选方：清营凉血，化瘀解毒，益气敛阴，生脉固脱。方选清瘟败毒饮合生脉散。

清瘟败毒饮(见本章“气营两燔”)。

生脉散(见“风温·内闭外脱”)。

清瘟败毒饮清营凉血，化瘀解毒；生脉散益气敛阴，生脉固脱。两方合用，是为邪正兼顾之剂，故能解其热闭，救其厥脱。

21. 阳气暴脱

(1)证候：突然热势下降，四肢冰冷，面色青灰，冷汗，皮肤花纹，斑疹成片，色紫暗，肢端青紫，呼吸弱，脉微欲绝。

(2)分析：此为春温阳气暴脱之邪陷正衰证。春温热毒内陷营血，阳气暴脱，则突然热势下降，体温降至正常以下，肢冷，面色青灰，冷汗，呼吸微弱，脉微欲绝。热毒迫血妄行，渍于皮下，则成斑疹密布，甚则成片，成块。阳气脱，血行滞，则斑疹色紫暗，皮肤出现花纹，肢端青紫。阳气外脱，无所依附，故脉微细欲绝。

(3)辨证要点:热势骤降,冷汗肢厥,斑疹紫暗,脉微绝为本证辨证要点。

春温之高热,以逐渐下降至正常体温为顺证。若骤然降至正常以下,且伴见正气虚脱之证,则患者生命危在顷刻,此时切莫以为高热已退,而高枕无忧,反而应该提高警惕,防生逆变。

本证及前述阳虚邪陷,热闭厥脱证,皆为热毒内陷,正气大虚之证,但是它们亦有所不同,阳虚邪陷者,重点在心阳暴脱,故见神志迅速昏迷;热闭厥脱者,重点在热毒内闭营血,故见斑疹密布,融合成片;而本证重点在阳气暴脱,故见四肢冰冷,脉微细欲绝。

(4)治法选方:急宜回阳救逆,益气生脉。方选回阳急救汤。

回阳急救汤(《伤寒六书》):熟附子　干姜　肉桂　人参　白术(炒)　茯苓　陈皮　炙甘草　五味子　半夏

水二盅,姜三片,煎之,临服入麝香调服。

本方即四逆汤合六君子汤加五味子、肉桂、麝香而成。何秀山说:此为回阳救逆,益气生脉之第一方。方中以四逆汤回阳救逆;六君子汤补益脾胃,和中益气;更加肉桂以益阳消阴,温运血行;五味子与人参相伍,则可益气生脉固脱;尤其妙在加入麝香,芳香辛窜,斩关直入,可助参、附、姜、桂以速奏殊效,且因其芳香,尚可使内陷之热毒得以外透。诸药合用,则邪陷正衰阳脱之危象可得解除。若服本方后,手足温和者,乃阳回之兆,可停服本方,再观其脉证以治之,故作者在方后特别提示:中病以手足温和即止,不得多服。若阳回之后,热毒尚在,再服则恐另生他变。

临床应用本方时,若去茯苓,加麦冬、龙骨、牡蛎,则益气、生脉、固脱之功更较原方为优。

春温除以上常见证型外,在病变过程中,尚可出现伏热内闭心包以及内闭外脱之证,其辨证论治方法与风温相应证型相同,兹不重复。

(谢贻智　冯全生)

第三章

暑温

暑温是感受暑热病邪所致，发于夏季，且起病即以阳明气分热盛证候为主的急性外感热病。其临床特点是：发病急骤，往往起病即见壮热、汗多、烦渴、面赤、脉洪大等阳明气分热盛证候；病变过程中极易伤津耗气；变化多端而迅速，易出现闭窍动风及津气欲脱等危重证候。本病大部分患者可获痊愈，但其变证，如神昏、抽搐、厥脱等，证情凶险，若治不及时或处理不当，易致死亡。也有部分患者，虽经救治而幸存，但遗有痴呆、耳聋、瘫痪、肢体强直、手足拘挛、言语不利或失语失明等症，其中有的经过调治，可获恢复或症状改善，有的则可能成为终身遗患。本病有明显的季节性，一般发生在农历夏至至立秋这一时段。

暑温的病名，确立于清代。在此之前，有关暑温的论述一直隶属于暑病范畴。早在《内经》就有了关于暑病的记载，如《素问·热论》载曰："凡病伤寒而成温者，先夏至日者为病温，后夏至日者为病暑。"认为暑病是由冬令感寒，伏藏体内，发于夏季的一种伏气温病。《素问·生气通天论》则进一步描述了暑病的临床表现，指出："因于暑，汗，烦则喘喝，静则多言，体若燔炭，汗出而散。"汉代张仲景指出了暑病的病因、主要症状和治疗方法，如《金匮要略·痉湿暍病脉证治》说："太阳中热者，暍是也。汗出恶寒，身热而渴者，白虎加人参汤主之。""中热"和"暍"，尤在泾在其《金匮要略心典》中解释为："中暍即中暑，暑亦六淫之一"；"中热亦即中暑，暍即暑之气也。"故仲景所称中热、中暍，即为暑病。西晋王叔和《伤寒例》说："暑病者，热极重于温也。"对暑病的病理性质有了进一步的认识。并且这一看法，也代表了晋、隋、唐时期多数医家的见解。迨至宋元，对暑病的认识和分类有了进一步的深化。如《太平惠民和剂局方》即有"中暑"、"伤暑"、"冒暑"、"伏暑"之别，并列具了相应的治疗方药。杨士瀛的《仁斋直指方·暑》则明确指出："暑气自口鼻而入"，而非冬令感寒伏匿体内；其病在三焦肠胃之间，因"心包络与胃口相应"，故可传入心包络，而出现神志异常。朱丹溪在其《丹溪心法·中暑》中亦明确指出："夏暑乃夏月炎暑也，盛热之气也"，亦非冬月伏寒所化。明代戴思恭《证治要诀·中暑》在病理上提出了"有暑即有痰"的观点。张元素、张景岳则将暑病分为阳暑和阴暑。至清代，对本病的认识则更臻准确、全面和系统。如喻嘉言指出："盖暑病乃夏月新受之病，岂有冬月伏寒春时不发，至夏始发之理乎？"力主暑病当属新感而非伏气。至于集本病之大成者，当是吴鞠通。他将暑病之偏于热者命名为"暑温"，从而首次确立了"暑温"这一病名，曰："暑温者，正夏之时，暑病之偏于热者也。""形似伤寒，但右脉洪大而数，左脉反小于右，口渴甚，面赤，汗大出者名曰暑温。"并在其《温病条辨》中，对本病的病因病机、变证转归、治法方药以及与湿温等病的鉴别，均作出详细论述，不仅开创了本病作为一个独立病种而被系统研究的新时代，而且奠定了本病的辨证论治体系。此后，程芝田《医法心传》提出本病与霍乱、痢疾、风温等，"俱能传染，谓之杂疫"的见解，从流行病学角度更加丰富了对本病的认识。

根据暑温的发病季节和临床特征，西医学中的流行性乙型脑炎，以及其他发生于夏季的传染病如登革热和登革出血热、钩端螺旋体病、流行性感冒等，属于暑温范围，可参考本病予以辨证论治。

一、病 因 病 机

暑温病的外因是感受暑热病邪。夏季暑气当令，暑热病邪活跃，一旦侵入人体即可发生暑温。正如雷少逸所说：夏伤于暑者，谓夏季小暑大暑之令，伤于暑也。

暑温病的内因是人体正气不足。炎夏之际，人若正气素亏，或劳倦太过，或汗泄过多，津气耗伤，机体抗御外邪能力低下，暑热病邪便可乘虚而入，导致本病发生。正如王安道所说：暑热者，夏之令也，大行于天地之间，人或劳倦，或饥饿，元气亏乏，不足以御天令之亢热，于是受伤而为病。

暑温病的病机具有以下三个特点。

1. 多初发阳明　暑热病邪由口鼻而入，先犯肺卫，但因其性酷烈，传变迅速，故能迅即传入阳明，所以本病往往一病即见壮热、烦渴、面赤、汗多等阳明气分热盛证候。此即吴鞠通何以本证为暑温之提纲，叶天士何谓“夏暑发自阳明”之故。

2. 易耗伤津气　经曰：“壮火食气”，故暑热炽盛，不仅灼津耗液，亦可损耗正气。暑热迫津外泄，汗出太过，不仅津丢液失，正气亦可随之外泄，致使正气再度耗损，所以本病又极易出现津亏气耗，甚至发生津气欲脱之危候。

3. 易闭窍动风动血　暑性炎热，本性属火，火气通于心，故暑热最易内陷心营，再加之暑热煎熬津液为痰，故可迅速出现痰热闭窍之神昏；暑热引动肝风，风火相煽，故又极易发生暑热动风之痉厥。此即所谓“窍闭风动”。此证有的发生于病变过程中，由气分迅速内陷而成；有的则因病邪猖獗，而又恰逢人体正气不足，尤其在小儿娇嫩之体，邪气得以直中厥阴，则于起病之时即可见到。

本病后期，邪气渐退，正气未复，故多见正虚邪恋或津气两虚之证。部分病例，在病变过程中，神昏、痉厥持续时间较长，则可因其痰热蛰伏心包、痰瘀阻滞经脉，而于大病瘥后留有后遗之症。（见图 2-3）

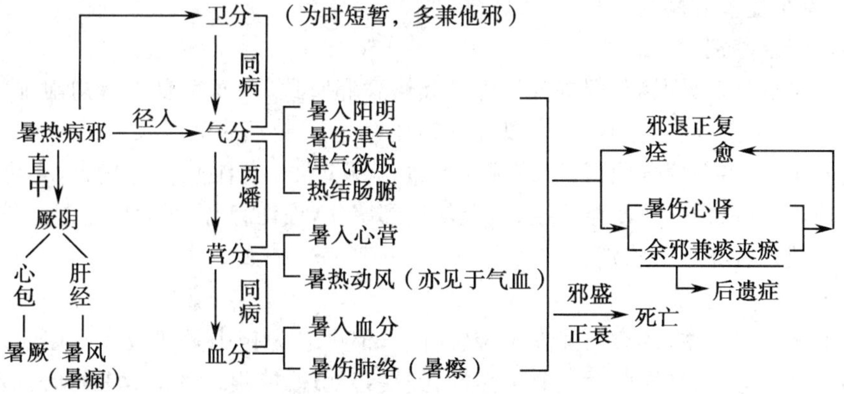

图 2-3　暑温病理演变示意图

二、诊 断 依 据

（一）发病季节

夏季（农历夏至至立秋，公历 6～8 月）发生的急性外感热病应考虑本病的可能。尤其对发于这个季节,并具有流行性的这类疾病更应高度警惕。同时,高温的地理环境,也要考虑暑温发生的可能性。

(二)临床特点

1. 发病急骤,初起即见壮热、烦渴、汗大出、脉洪大等阳明气分热盛证候。少数病例可见发热、恶寒、无汗、咽痛、身痛、苔薄白、脉浮数等肺卫表证,但为时短暂,很快便邪气内传阳明,而见阳明气分热盛证候。

2. 病情变化较快,可以由气分而迅速深入营、血。而有的病例则在出现短暂的肺卫表证后,即可迅速出现神昏、肢厥、抽搐等窍闭动风之证;或由阳明气分而迅速转变为高热、肢厥、大汗、昏愦、脉微等暑热内闭,正气外脱之候;或热退而即见汗出不止、气短喘息、脉散大等津气欲脱之象。凡此诸多变证,在本病部分病例,尤其是小儿及正虚之人的病变过程中,往往是突然发生,应当引起高度重视和警惕。

(三)实验室检查

凡西医学中疑属本病的疾病,如流行性乙型脑炎、钩端螺旋体病等,可进行相应的实验室检查,对本病诊断有重要参考意义。

三、类 病 鉴 别

暑温应与暑湿、湿温、中暑,疟疾、疫毒痢相鉴别。

(一)与暑湿鉴别

二者均发生于夏季,但暑温为暑热病邪所致,暑湿则是暑湿病邪所致,故后者除有暑热见症外,必有胸痞、身重、苔腻、脉濡等湿邪郁阻之象;初起邪气在卫表逗留时间较长,寒热、身痛等卫表证候亦较明显;邪入气分之后,大多留连,或困阻脾胃,或壅滞肺络,或弥漫三焦,均有不同程度的湿邪郁阻证候。而暑温大多起病即见气分证候,且以阳明热盛为主,所涉脏腑较为局限。再就是,暑湿很少发生津气亏损,邪犯心包,窍闭动风之证,即使发生,亦较轻微,但若出现黄疸、咯血,其证亦甚凶险。再从发病季节和气候来看,暑温多发于盛夏酷暑之时,暑湿多见于夏季或夏秋之交,雨水较多之际。

(二)与湿温鉴别

二者都是夏季常见温病,但湿温为感受湿热病邪所致,多发于夏末秋初雨湿较盛,气候炎热之时;发病较缓,起病之时,卫表以湿重热轻为主,且持续时间较长;入气,则以湿热困阻脾胃为病变中心,多在气分羁留,以致缠绵难愈,病程较长;若湿热化燥化火,亦可深入营血和损伤阴液,以肠络损伤致便血为主;若湿热病邪寒化,损伤脾肾阳气,则是湿温较为独特的病理变化。故二者亦不难鉴别。

(三)与中暑鉴别

二者均发生于夏季,都有可能发生神志昏迷,但中暑为猝中暑热或暑湿秽浊之气所致,病发之前无高热等症,神昏肢厥具有突然性,经妥善处理,能很快苏醒,醒后即使有困倦等轻微不适,亦能很快恢复正常。而暑温之神昏却发生于高热极盛之时,神昏之前已经经历过一段时间的暑热病变过程,故其出现往往不如中暑陡然,其苏醒亦较困难,醒后,暑温的原发症状依然存在。

(四)与疟疾鉴别

疟疾中的暑疟、瘴疟发于夏季或夏秋之交,严重时,亦有高热、神昏、抽搐,易与暑温混淆。但暑疟和瘴疟多具反复发作,高热烦渴随汗出而退的特点,外周血及骨髓涂片可发现疟原虫，故与暑温亦不难鉴别。

（五）与疫毒痢鉴别

疫毒痢亦多见于夏季或夏秋之交，临床上也具有起病急骤、动风、窍闭，甚至内闭外脱等特点，与暑温往往不易鉴别。除疫毒痢的厥脱出现更具暴发性而外，二者主要靠实验室检查，方能作出鉴别。

四、辨证论治

（一）辨析要点

1. 辨识表证　本病发病急骤，传变迅速，卫表证候大多非常短暂，易被忽视，而少数病例出现明显表证，往往又易误诊为一般暑月感冒（见"暑湿·附·冒暑"）。故于夏季，特别是，当有暑温流行之时，若见发热，恶寒，身痛，苔薄白，脉浮数等肺卫证候者，应予高度警惕，并考虑暑温表证之可能，以免漏诊。但若证见高热，背部恶寒，汗出烦渴，脉洪大者，则又不可因其背部恶寒而误诊为暑温表证。其背部恶寒，实乃暑温阳明热盛，汗出太多，阳气随汗而泄所致。

2. 辨析气阴损耗程度　本病最易损耗气阴，导致多种凶险变证，故对气阴耗损程度应予高度重视。凡口渴引饮，舌干少津即为津伤；神倦脉虚即为气耗，二者同见，即为津伤气耗。如进而出现消渴不已，或渴不咽水，舌光绛而干，脉细数，则为肝肾真阴受灼。兼见咳血，则为肺阴灼伤，络脉受损；兼见心烦不眠，则为心阴亏损，心神不宁；若汗出淋漓，喘喝脉散，则为元气欲脱。

3. 辨析窍闭风动之先兆　本病之神昏、抽搐往往突然发生，为了掌握治疗上的主动，故对其先兆应详加辨析。凡见嗜睡，进而沉睡，或烦躁不寐，静而多言者，均为神昏之兆；手足不时微微抽动，惊惕肉瞤，项强者，则应防其风动。

（二）治则及注意事项

1. 本病的基本治法是清暑泄热。"夏暑发自阳明"，本病初起，阳明气热大甚，应以辛寒之剂，清泄暑热；如进而暑热伤津，则用甘寒之剂，清热生津；若暑热去而津气大伤，则宜甘酸之剂，益气敛津。叶桂引张凤逵所说：暑病首用辛凉，继用甘寒，再用酸泄酸敛，不必用下。可谓总结了本病气分阶段不同时期的治疗大法。但须指出的是，其所谓首用辛凉是指辛凉重剂，即辛寒清气之法，非指辛凉解表；本病易耗气伤津，很少形成腑实之证，故一般不必使用下法，否则徒伤津气，但若出现腑实见症，又当急予攻下。

2. 若暑邪入营，宜清营透热；入血直须凉血散血；若有神昏、痉厥之变，其治虽与风温相同，但尤宜早投清心开窍，息风救逆之剂，若稍有迟疑，则恐不治。

3. 病变后期，出现津气两虚或兼余邪留恋者，则应益气养阴或兼清余邪，以为善后之策。

4. 本病部分病例传变甚为迅猛，必要时亦可试用"截断法"。如初见发热恶寒，苔薄脉浮等卫表证候时，即予两清表里；或病在气分之际，即加营血之药，以"截断"其病势发展。

（三）分型论治

1. 暑入阳明

（1）证候：壮热汗多，口渴心烦，头痛且晕，面赤气粗，或背微恶寒，苔黄燥，脉洪数或洪大而芤。

（2）分析：此为暑温暑热充斥阳明之气分证。阳明暑热之邪燔灼，邪热蒸腾于外则身体壮热，热逼津液外泄则汗多，热耗津液则口渴。暑热与心火同气，心为暑热所迫则心烦不宁。邪热上蒸，则头痛且晕，面部红赤。热壅气机则气粗。苔黄燥，脉洪数皆为阳明暑热炽盛之象。若热盛汗多，不仅津液受伤，阳气亦随之外泄，致使气阴两耗，故背恶寒，脉洪大而芤。本证之头痛恶寒，颇似邪在肌表之证，但邪在肌表的头痛恶寒，必无汗或少汗、苔薄脉浮，亦不至燥渴气粗，故二者不难鉴别。

(3)辨证要点：大热，大汗，大渴，脉洪数为本证辨证要点，若兼背微恶寒，脉洪大而芤，则为本证兼有津气耗伤之征。

(4)治法选方：清泄暑热。方选白虎汤。若兼津气耗伤者，则当兼用益气生津，方选白虎加人参汤。

白虎汤(见"风温·阳明热盛")。

本方临床应用时，可加西瓜翠衣、荷叶、竹叶等，以增强其清暑泄热之力。若见卫气同病，可与银翘散合用；若再兼湿邪者，可于银翘散、白虎汤合方之中，去掉豆豉、牛蒡，加入香薷、藿香、佩兰、六一散。若见嗜睡，可加鲜菖蒲、郁金。

白虎加人参汤(引《温病条辨》)：生石膏(研)　知母　甘草　白粳米　人参

水八杯，煮取三杯，分三次温服。病退，减后服，不知再作服。

本方即白虎汤加人参而成。方中以白虎汤清泄暑热，人参益气生津。气得益而津自固，故加用人参，尚可固护津液，以防其进一步外泄。临床应用时，若见呕逆者，可加半夏以降逆止呕。

2. 暑伤津气

(1)证候：身热心烦，小便短黄，口渴汗出，气短而促，肢倦神疲，苔黄干燥，脉虚无力。

(2)分析：此为暑温暑热内郁，津气两伤之气分证。暑热内郁阳明，则身热心烦，汗出。暑热伤津则口渴，小便短黄，苔黄燥。暑热伤气，肺气受损，则气短而促。元气亏损则肢倦神疲，脉虚无力。由此可见，本证暑热邪气较前证轻，但其津气损伤却较前证为重。

(3)辨证要点：身热，汗多，口渴，气短，神疲，脉虚为本证辨证要点。

(4)治法选方：清热涤暑，益气生津。方选王氏清暑益气汤。

王氏清暑益气汤(《温热经纬》)：西洋参　石斛　麦门冬　黄连　竹叶　荷梗　知母　甘草　粳米　西瓜翠衣

原方出自薛生白《湿热病篇》第38条王孟英评注，但未著剂量及方名。方中以黄连、竹叶、荷梗、西瓜翠衣清热涤暑，西洋参、石斛、麦冬、甘草、粳米益气生津。而知母与西瓜翠衣既可清暑热，又能生津液。

本方与白虎加人参汤皆能清暑泄热，益气生津，但本方以甘寒药物为主，白虎加人参汤以辛寒药物为主，故前者重在益气生津，后者重在清暑泄热。再以益气与生津而论，则前方重在生津，后者重在益气。

本方与东垣清暑益气汤，二者虽然方名一样，"但东垣之方，虽有清暑之名而无清暑之实。"王孟英的这段评语固然有其偏激的一面，但针对本证来说，王氏所制之方实较东垣贴切。不过，本方之黄连，为苦寒之药，虽为清涤暑热而设，但恐有伤津化燥之弊，故只宜少用。亦如汪日桢所说：此方较东垣之方为妥，然黄连尚宜酌用。

本方为清补合剂，为邪不甚而偏于正虚者设，临床应用时，可根据暑热邪气与津气耗损两个方面的轻重而灵活使用。若暑热较甚，可加重清热涤暑之药；若正虚较甚，可加重益气生津之品。若久热不退，可去黄连、知母，加白薇、蝉蜕、地骨皮。

3. 津气欲脱

(1)证候:身热已退,汗出不止,喘喝欲脱,脉散大。

(2)分析:此为气分暑热已去,津气欲脱之证。暑热已去者,本应逐步向愈,但若病变过程中,暑热耗伤津气过甚,则可于邪退之时,而体温骤然降至正常以下。气不固津则汗出不止。汗出不止则津益伤而气愈耗,津气大损,则致肺不主气,化源欲绝而见气短喘息,呼多吸少,喝喝有声之候。津液内虚,阳气外浮,则脉形散大。正如吴瑭所说:汗多而脉散大,其为阳气发泄太甚,内虚不司留恋可知。汗涌、鼻煽、脉散,皆化源欲绝之征兆也。而化源绝,乃温病第一死法。故本证之预后甚差。

本证为津气大虚,化源欲绝所致,属亡阴之脱证,与阳气衰微所致之亡阳脱证而见汗出,肢冷,脉微欲绝者大不相同,临床亦不难鉴别。

(3)辨证要点:身热已退,汗涌,鼻煽,脉散为本证辨证要点。

(4)治法选方:补敛津气,扶正固脱。方选生脉散。必要时应中西医结合积极救治。

生脉散(见"风温·内闭外脱")。

本方纯属补敛,若暑热邪气未尽者,切勿妄投。正如徐灵胎所说:生脉散是伤暑之后,存津液之方也。用此方者,须详审其邪之有无,不可徇俗而谓治暑之剂也。否则,每用此方,收住邪气,杀人无算。这种经验,确实值得注意。但若邪热尚盛,津气大亏者,可改用白虎加人参汤。若汗出过多,有阳气衰微之象者,可用本方加附子、生龙骨、生牡蛎,或径用参附龙牡汤亦可。

吴瑭在方后服法中说:"脉不敛再作服,以脉敛为度。"脉敛者,是散大之脉得以收敛而充实,亦是津气欲脱这一病理现象得以纠正之佳兆,故也可以之作为判断疗效的一个重要指征。

暑热初入阳明,用白虎汤,是辛寒清气之法;暑伤津气,用王氏清暑益气汤,是甘寒清热益气生津之法;本证暑热已去,津气欲脱,用生脉散,则是甘酸敛津益气固脱之法。暑温气分之治,亦即前引张凤逵所说:首用辛凉,继用甘寒,再用酸泄酸敛。治疗步骤相当清晰,足见张凤逵之说,对临床具有重要的指导作用。

4. 热结肠腑

(1)证候:身灼热,日晡为甚,腹胀满硬痛,谵语狂乱,大便秘结或热结旁流,循衣摸床,舌卷囊缩,舌红,苔黄燥裂或焦黑起刺,脉沉数。

(2)分析:此为暑温热结肠腑之气分证。暑热与肠中糟粕相结,灼伤津液,传导失常,则大便秘结。燥屎不行,气机阻滞,则腹胀满硬痛。阳明经气旺于申、酉,今阳明腑实已成,故身灼热,日晡尤甚。若肠中热结较甚,肠液下迫,则见下利臭水纯清之"热结旁流"。腑气不通,暑热及肠中浊气循胃之大络而上干神明,神不守舍则见谵语狂乱,循衣摸床。热犯厥阴,则舌卷囊缩。舌红,苔黄燥裂或焦黑起刺,脉沉数,皆为热结阳明津伤之象。

(3)辨证要点:身灼热,日晡为甚,腹胀满硬痛,大便秘结或热结旁流,神志昏乱为本证辨证要点。

(4)治法选方:宜急下存阴,用通腑泻热,清热解毒之法。方选解毒承气汤。

解毒承气汤(《伤寒温疫条辨》):黄连　黄芩　黄柏　山栀　枳实(麸炒)　厚朴(姜汁炒)　生大黄(酒洗、后下)　芒硝(兑入)　白僵蚕(酒炒)　蝉蜕

本方为黄连解毒汤合大承气汤加味而成。方中以大承气汤通腑泻热,急下存阴;黄连解毒汤清热解毒;僵蚕、蝉蜕透邪外达,息风止痉。诸药合用,则热结肠腑之证可除,而津液

自保。

张凤逵说：暑病"不必用下。"但暑温热结肠腑者，则当早用下法，导热外出，否则痉厥立现，危在顷刻。故学古而不可泥于古。

临床应用时，若见本证兼有气虚者，可加人参；热毒炽盛，可去僵蚕，加大青叶、生石膏；肝风内动者，可加羚羊角、钩藤。

5. 暑入心营

(1)证候：灼热烦躁，夜寐不安，时有谵语或昏愦不语，舌謇肢厥，舌红绛，脉细数；或猝然昏倒，不知人事，身热肢厥，气粗如喘，牙关微紧或口开默不作声，舌绛脉数。

(2)分析：此为暑温暑入营分，内闭心包之证。经曰："暑气通于心"，故暑温病最易由气及营，出现暑入心营之证，而见灼热烦躁，夜寐不安，时有谵语，舌红绛、脉细数等症。若营分热盛进而内闭心包，则神志异常更为明显，出现谵语狂言不休或昏愦不语。心窍闭塞，机窍不灵，则见舌謇。阳气为暑热内闭，则见肢厥。若暑热之邪未经卫气而猝然直犯心营，内闭心包，以致陡发神昏肢厥者，名曰"暑厥"。因其清窍为猝中之暑热所闭，故起病即陡见神昏猝倒。热郁气机，则身热而手足反见厥冷。暑热入营，蒸迫于内，则呼吸粗大如喘，舌绛脉数。清窍闭塞，心神失灵，则牙关微紧或口开而默不作声。本证之突然昏倒，不省人事，口噤不语，颇似中风，但中风可见口眼㖞斜，半身不遂，而本证则无此见症，且本证见于夏暑炎热之令，而中风四时皆可发生，故二者又不难区别。

(3)辨证要点：灼热烦躁，夜寐不安，时有谵语，舌绛脉细数为本证辨证要点。若于夏月炎暑之令，突发身热气粗，神昏肢厥，舌绛者，则为暑厥。

(4)治法选方：暑入心营，宜清营泄热，方选清营汤；若更见暑热内闭心窍者，宜于清营泄热的基础上，加用清心开窍之法，方选清营汤加服安宫牛黄丸或紫雪丹。暑厥则当急予清心开窍，涤暑泄热，方选安宫牛黄丸或紫雪丹，并可结合针刺人中、十宣、曲泽、合谷等穴以清泄暑热，苏醒神志。若喉间痰鸣，肢厥较甚者，不宜早用寒凉，如牛黄、紫雪之类，恐其遏伏暑邪故也，可选用至宝丹、行军散或红灵丹。如神清厥回之后，病犹未除，可投以清营养阴或清暑涤热之剂。

清营汤(见"春温·热灼营阴")。

安宫牛黄丸(见"风温·热陷心包")。

紫雪丹(见"风温·热陷心包")。

至宝丹(见"风温·热陷心包")。

行军散(《重订霍乱论》)：牛黄　麝香　珍珠　冰片　硼砂　明雄黄(飞净)　火硝　飞金

各研极细末，再合研匀，瓷瓶密收，以蜡封固。每次服 0.6～0.9g。

方中雄黄用量独重，以之辟秽解毒；硼砂、牛黄、火硝泄热破结，清心解毒；麝香、冰片开窍辟秽；珍珠、飞金重镇安神。诸药合用，有辟秽开窍解毒之功。

红灵丹(《重订霍乱论》)：朱砂　牙硝　雄黄(飞)　硼砂　礞石(煅)　冰片　麝香　飞金

各研极细末，再合研匀，瓷瓶紧贮，以蜡封口，毋使泄气。每次服 0.1g，或作搐鼻用。

方中以麝香、冰片开窍，雄黄、牙硝、硼砂辟秽解毒，礞石清热化痰，朱砂、飞金重镇安神。全方共奏开窍安神，解毒辟秽之效。

6. 暑热动风

(1)证候：身灼热，四肢抽搐，甚则角弓反张，牙关紧闭，神志不清，或喉有痰壅，脉弦数或弦滑。

(2)分析:此为暑温暑热引动肝风之证。暑热炽盛,故身体灼热。暑热内陷厥阴,引动肝风,则见四肢抽搐,角弓反张,牙关紧闭。风火相煽,扰乱心神,则见神志不清。脉弦数,为热盛引动肝风之兆。魏玉璜谓:木热则脂流,未有肝火盛而不生痰者。今风动痰生,痰随火热而上壅,则喉间痰鸣,脉弦滑。

本证为暑热引动肝风,故又称谓"暑风"。本证既可见于暑温的病变过程中,亦可因猝中暑热之邪而突然发生,这在小儿尤为多见。吴瑭说:小儿暑温,身热,猝然痉厥,名曰暑痫。其所说暑痫亦即暑风。然暑痫又非专指小儿暑热动风之证,也包括成人,故吴瑭又有"大人暑痫"之说。可见暑痫、暑风、暑热动风三者名异而实同。

(3)辨证要点:身灼热,抽搐,神昏为本证辨证要点。

(4)治法选方:清泄暑热,息风解痉。方选羚角钩藤汤。

羚角钩藤汤(《通俗伤寒论》):羚角片(先煎)　霜桑叶　京川贝(去心)　鲜生地　双钩藤(后入)　滁菊花　茯神木　生白芍　生甘草　鲜竹茹(与羚角片先煎代水)

方中以羚角、钩藤、桑叶、菊花清热凉肝息风;茯神安神镇惊;生地、白芍、甘草酸甘化阴,清热滋液缓急;川贝、竹茹清热化痰通络。诸药合用,清热凉肝,息风止痉。

临床应用时,如见阳明暑热炽盛,可与白虎汤合用;暑热结于肠腑,大便不通,可加大黄、芒硝、全瓜蒌;营(血)分热炽,可与清营汤或犀角地黄汤合用;暑热内闭心包,症见谵语或昏愦不语,舌謇肢厥者,急加紫雪丹;热毒炽盛,可加板蓝根、大青叶;喉间痰鸣,可加胆南星、鲜竹沥、天竺黄,或与猴枣散合用;抽搐较甚,可加鲜地龙、全蝎、蜈蚣、僵蚕、蝉蜕。

7. 暑入血分

(1)证候:灼热躁扰,神昏谵妄,斑疹密布,色呈紫黑,吐血、衄血、便血,或兼见四肢抽搐,角弓反张,喉间痰声辘辘,舌绛苔焦。

(2)分析:此为暑温暑热病邪燔灼血分之证。血分暑热燔炽,则身灼热,舌绛苔焦。血热伤络及迫血妄行,则迅速出现斑疹密布,色呈紫黑及多部位出血等症。血热内陷心包,则躁扰不安,神志谵妄。血热引动肝风,则可兼见四肢抽搐,角弓反张。风动痰生,痰浊随火热上壅,则见痰响喉间。

(3)辨证要点:身灼热,斑疹密布,多部位出血,舌色深绛为本证辨证要点。在此基础上,见神昏则为血热内陷心包;见抽搐则为血热引动肝风。

(4)治法选方:凉血解毒,清心开窍。方选神犀丹合安宫牛黄丸。

神犀丹(《温热经纬》):乌犀角尖(水牛角代,磨汁)　石菖蒲　黄芩　鲜生地汁　金银花(鲜者捣汁用尤良)　金汁　连翘　板蓝根(如无,用飞净青黛代之)　香豉　玄参　天花粉　紫草

各药生晒研细,忌用火炒,以犀角(水牛角代)、地黄汁、金汁和捣为丸。切勿加蜜。如难丸,可将香豉煮烂。每重9g,凉开水化服,日二次,小儿减半。如无金汁,可加人中黄,研入。

安宫牛黄丸(见"风温·热陷心包")。

本证病势危重,故方选神犀丹。方中以犀角(水牛角代)、玄参、生地、紫草、金汁凉血解毒,银花、连翘、黄芩、板蓝根清热解毒,天花粉清热生津,石菖蒲芳香开窍,豆豉透斑达邪以外出。本方实为凉血解毒尤其是解毒之大剂。唯恐清心开窍之力不及,故加服安宫牛黄丸以助之。

临床应用时,若见热盛动风,可以羚角钩藤汤合用,或再加止痉散。若喉中痰涎壅盛,可

加天竺黄、胆南星、鲜竹沥，或再加猴枣散。

8. 暑伤肺络

(1)证候：骤然咯血，衄血，咳嗽气促，头目不清，灼热烦渴，舌红苔黄，脉数。

(2)分析：此为暑热损伤肺络之证。暑热蒸迫，消灼津液，则灼热烦渴，头目不清，舌红苔黄、脉数。热壅于肺，肺失清肃，则咳嗽，气粗，喘促胸闷，进而肺络受损，阳络伤则血上溢，故骤然咯血、衄血，甚而大量咯血，口鼻涌血，迅速出现气随血脱之危象。同时，由于离经之血壅阻气道，致使咳喘胸闷加重，甚至窒息而亡。本证之出血虽为骤然而致，但暑热壅肺，热伤脉络之病机在先，故出血之前，往往可见突发心慌，面色陡变苍白，息急(每分钟28～30次)，脉促(每分钟120次以上)等先兆症状，此时即应高度警惕，及早采取综合性急救措施。

本证之发热，咳嗽，咯血，与痨瘵相似，故亦有“暑瘵”之称。本证为暑热所致，而《温病条辨》所载：暑温寒热，舌白不渴，吐血者，名曰暑瘵。却是暑湿所致。故二者虽同为暑瘵，但其病机则不容混淆。另外，两种“暑瘵”与“痨瘵”之间也有根本差别。痨瘵是感受瘵虫所致，四季皆可发病，常伴阴虚内热证候，且病程较长。暑瘵却是感受暑热或暑湿所致，夏季发病，病发急剧，必见暑热或暑湿证候，病程较短而病势凶险。故暑瘵亦不可与痨瘵相混。

(3)辨证要点：发热，咯血，衄血为本证辨证要点。

(4)治法选方：凉血解毒，清络宣肺。方选犀角地黄汤合银翘散。

犀角地黄汤(见“春温·热盛动血”)。

银翘散(见“风温·邪袭肺卫”)。

方以犀角地黄汤清热解毒，凉血止血；银翘散清宣肺络，因无表证，该方豆豉、荆芥、薄荷应去之。

本证之治，正如雷丰所说：清暑热以保肺，清络热以止血。故石膏、知母、黄连、黄芩、栀子等清暑涤热，泻火解毒之品，及白茅根、玄参、侧柏叶炭、藕节炭等清泄络热，凉血止血之药亦可酌情加入。如此加减应用，其方颇似清瘟败毒饮，故治本证亦可径用该方，唯其桔梗性升，当去之。若出血较甚，可加云南白药、三七粉等。若见气随血脱，可用独参汤或参附汤，同时结合西医疗法抢救。如因暑湿伤肺而吐衄咳喘者，苔必白滑，口多不渴，可改用清络饮加杏仁苡仁滑石汤，暑湿去，肺气复，则吐衄咳喘亦随之而愈。若滥用凉血止血之药，反有滞留湿邪之弊。

9. 暑伤心肾

(1)证候：心热烦躁，消渴不已，麻痹，舌红绛，苔黄黑干燥，脉细数。

(2)分析：此为暑温余邪未净，心肾两伤之证。本证见于暑温后期。暑温余邪上助心火，则心火亢炽，而心热烦躁。肾阴为暑热所伤，肾水难以上济于心，则心火愈炽，心火愈炽则肾水愈伤，肾水愈伤则心火愈炽，以至形成恶性循环，而心热烦躁尤甚。肾水不能上济于心，则心火独亢于上，加之余热未净，津液难复，故消渴不已。肾阴不足，水不涵木，肝阴亏虚不能濡养筋脉，则肢体麻痹。舌红绛，苔黄黑干燥，脉细数，皆为余热未净，心火亢炽，肾水不足之候。

(3)辨证要点：心热烦躁，消渴，舌绛而干为本证辨证要点。

(4)治法选方：清心泻火，滋肾养阴。方选连梅汤。

连梅汤(《温病条辨》)：黄连　乌梅(去核)　麦冬(连心)　生地　阿胶(烊)

水五杯，煎取二杯，分两次服。脉虚大而芤者加人参。

本方是由《伤寒论》黄连阿胶汤去黄芩、芍药、鸡子黄，加乌梅、麦冬、生地而成。方以黄连清心火之亢盛，阿胶、生地、乌梅、麦冬滋肾阴之不足。且乌梅与黄连合用，则酸苦以泄热；

与生地合用，则酸甘以化阴，故吴瑭称本方为“酸甘化阴，酸苦泄热法。”使心火及余热得泄，肾水得复，则诸恙自愈。

临床应用时，如见脉虚大而芤者，乃气阴两伤，正气浮而不敛，应加人参以益气；若口渴甚者，可加鲜石斛、天花粉；若心热烦躁神迷甚者，应先予紫雪丹，使暑热邪气得除，然后再予连梅汤。若见舌灰消渴，心下板实，呕恶下利者，乃土败木乘，正虚邪盛，上下格拒之危候，切勿以其消渴而妄投本方，应改用酸苦泄热，辅正驱邪的椒梅汤，以“冀其转关耳”。

10. 余邪兼痰夹瘀

(1)证候：身热不甚，久留不退，神情呆钝，终日昏睡，或痴呆不语，手足拘挛，肢体强直。

(2)分析：此为暑温余邪未净，痰瘀留滞之证。本证见于暑温后期。其痰、瘀乃为前期病变过程之中逐渐形成。痰为热煎津液，瘀为热熬血液而就。余热未尽，故见低热不退。余邪夹痰瘀留伏心之包络，闭阻心窍，则神情呆钝，终日昏睡，或痴呆不语。痰瘀留滞经络，筋脉不利，则手足拘挛，肢体强直。

(3)辨证要点：低热不退，神情呆钝，手足拘挛为本证辨证要点。

(4)治法选方：清透余热，豁痰祛瘀搜络。以心包络见症为主者，方选加减茶竹灯心煎送服厥证返魂丹；以经络见症为主者，方选三甲散加减。

加减茶竹灯心煎(《重订广温热论》)：白薇　天竺黄　细牙茶　鲜竹叶□朱砂染灯心　石菖蒲　郁金　皂角刺

方以白薇、细牙茶、竹叶、灯心轻透余邪，导热下行；竺黄、石菖蒲、皂角刺清化热痰，豁痰开窍；郁金行气解郁化瘀；朱砂镇心辟秽。

厥证返魂丹(《重订广温热论》)：飞辰砂　明雄黄　生玳瑁　麝香　白芥子

上药同研细如粉，于瓷器中熔安息香和丸，如绿豆大。每次服 5 丸，用童便化下，小儿服 1 丸。

方中麝香、安息香、白芥子开窍搜痰，辰砂、雄黄、玳瑁辟秽解毒镇心，童便清热降火化瘀。故本方与前方相合，能共奏清透余邪，豁痰祛瘀搜络之功，而用于痰热留伏心之包络者。

三甲散加减(《湿热病篇》)：醉地鳖虫　醋炒鳖甲　土炒穿山甲　生僵蚕　柴胡　桃仁泥

薛雪《湿热病篇》第 34 条载：宜仿吴又可三甲散。显然本方即由该方加减而成。但薛雪之方，既无方名亦无剂量，现列方名仅供参考。方用异类灵动之物，鳖甲滋阴入络搜邪，柴胡行气透邪，配合鳖甲领阴分余热尽出于外；地鳖虫入血，用桃仁引之，俾血分之邪尽泄于下；山甲入络，用僵蚕引之，俾络中之邪亦经风化而尽散。故本方用于暑温后期气钝血滞，及瘀留经络所致之神情呆钝，手足拘挛，肢体强直等症，能有络通邪解之效。

本证大多数患者均可恢复健康。但少数患者，由于在病变过程中，脏腑阴阳气血津液损伤较为严重，或仍有痰瘀阻滞心包、经络，而留有后遗之症。临床上，一般仍可使用本方化裁以治：如见痴呆失语，吞咽困难，喉中痰鸣，可加胆星、竺黄、鲜竹沥；痴呆失语，瘫痪，可与补阳还五汤合方加减；肢体强直，手足挛急，低热，可加青蒿、鲜生地、玄参、川牛膝、川木瓜、秦艽、路路通、伸筋草；筋肉瞤动，肢体震颤，本方去柴胡、穿山甲，再配以四物汤和大定风珠。

当然，对暑温后遗症的治疗，在辨证论治的基础上，还可采用其他方药。但须充分考虑其治疗难度，除予内服药物外，尚应配合针刺、按摩、外给药物等外治之法，以期治愈或尽量减轻症状。

(谢贻智)

第四章

暑　湿

暑湿是感受暑湿病邪所致，发于夏末秋初，且以暑热见症为主，兼具湿邪郁阻证候的急性外感热病。其临床特征是：发病急骤，病发之时，除有暑热见症外，必有胸痞、身重、苔腻、脉濡等湿邪郁阻症状；在病变过程中，其邪既可留连气分而致病情缠绵难解，又可迅速内传营血而突见黄疸、出血等危症，乃至险象环生，威胁患者生命。本病多发生于农历大暑至秋分这一时段。

将暑湿作为专病论述较晚。清代之前，虽然有暑湿的提法，但皆从暑而兼湿立论。如宋代陈无择《三因极一病证方论·暑湿风温论治》载："暑者，六气之一，能与风、湿并合为病……故有暑湿、风温之病。""冒暑毒，加以着湿，或汗未干即浴，皆成暑湿。"金代张元素《医学启源》认为："在大暑至秋分之间，为太阴湿土之位，所发暑病多兼湿。"及至清代，亦有不少医家仍本此说，认为夏令暑气既盛，湿气亦重，"热为湿搏而为暑"，甚至认为"暑必兼湿"，遂将暑湿作为暑温病暑而兼湿的一类证候纳入暑温范畴予以讨论。其实，暑温是由感受暑热病邪所致，该邪的特性是火热，故王孟英说："暑令湿盛，必多兼感，故曰夹，犹之寒邪夹湿，湿证兼风，俱是二病相兼，非谓暑中必有湿也。"而俞根初则在王孟英之先，于《通俗伤寒论》中首立暑湿伤寒专节，认为暑湿兼有外寒、内寒者，乃是"先受湿，继受暑，复感暴寒而触发，亦有外感暑湿，内伤生冷而得者，夏月最多，初秋亦有。"直接提出了"外感暑湿"这一病因，而使本病有别于暑热病邪所致之暑温。近代，何廉臣则在《重印全国名医验案类编》列暑湿为专病，将之作为一个独立的疾病看待。曹炳章在《暑病证治要略》中把暑湿分为十三症，系统地描述了暑湿病的因证脉治，并指出："病之繁而且苛者，莫如夏月暑湿为最甚。"至此，暑湿病的理论和辨证论治体系渐趋完善和成熟。

根据暑湿的发病季节和临床表现，西医学中发于夏末秋初的上呼吸道感染、急性胃肠炎、钩端螺旋体病、夏季热及流行性乙型脑炎等急性传染病和感染性疾病，属于暑湿范围，可参考本病予以辨证论治。

一、病 因 病 机

本病发生的外在因素是感受暑湿病邪。这种病邪产生于夏末秋初，气候炎热，雨湿较多这一特定气象条件。若该年不具备这一条件，雨湿较少，暑气特酷，则可能滋生暑热病邪而发为暑温。或该年仅在初秋具此条件，则可能夏发暑温而秋发暑湿。暑湿病邪一旦产生，便具有暑邪炎热酷烈、传变迅速和湿邪重浊，易犯中焦、弥漫三焦、病势缠绵的双重特点。可见，暑湿病邪是一种具有暑、湿二邪性质，并仅产生于特定气象条件的独特的外感温邪。因而该邪致人以病，既有暑热见症，又有湿邪郁阻的症状；在病变过程中，该邪既可留连气分而致病情缠绵难解，又可化燥化火，损伤血络，或郁结化毒，毒损肝经而迅速出现出血、黄疸等凶险之症。

本病发生的内在因素是正气虚弱，尤其是脾胃虚弱，元气不足。炎暑湿盛之际，人体脾胃运化功能呆滞，若再加之饮食不节，劳伤正气，脾胃及正气更见虚弱，则为暑湿病邪的侵入提供可乘之机。亦如曹炳章所说：人在此气交之中，受其炎蒸，元气强者，三焦精气足，或可抗邪；元气虚者，三焦精气不足，无隙可避。可见正气亏虚是本病损其脾胃，乘暑天而作病也。

本病初起，肺先受邪，病在上焦肺卫，气失调畅，外则邪困肌肤，内则邪阻肺络，故有身热，微恶风寒、头胀、胸闷、身重肢酸等表现。正如叶桂在《临证指南医案》中所说：暑湿伤气，肺先受病，诸气皆痹。又如其说：暑湿皆客气邪也，原无质，故初起头胀胸闷，但伤上焦气分耳。若邪由卫传气，则大多留连于此而致病情缠绵，且病变所涉部位亦较广泛，或壅滞肺络，或干犯胃肠，或弥漫三焦，但更为多见的是暑湿困阻中焦。若其邪化燥化火，则可迅速内传营血，出现高热、神昏、出血等症，尤其是肺络受损而见咳血、咯血，或邪郁成毒，毒入肝经而突现黄疸者，更是本病易于发生的凶险之症。若暑湿病邪日久不去，则可导致元气更伤，阴液暗耗，出现身热不退、自汗、口渴、神疲、肢倦等症。恢复期可见暑湿余邪蒙绕清窍的病机变化，出现头目不清、昏胀不适等症。

此外，若夏令贪凉饮冷，或触冒风雨者，则可于病发之初出现暑湿兼寒的表现。（见图2-4）

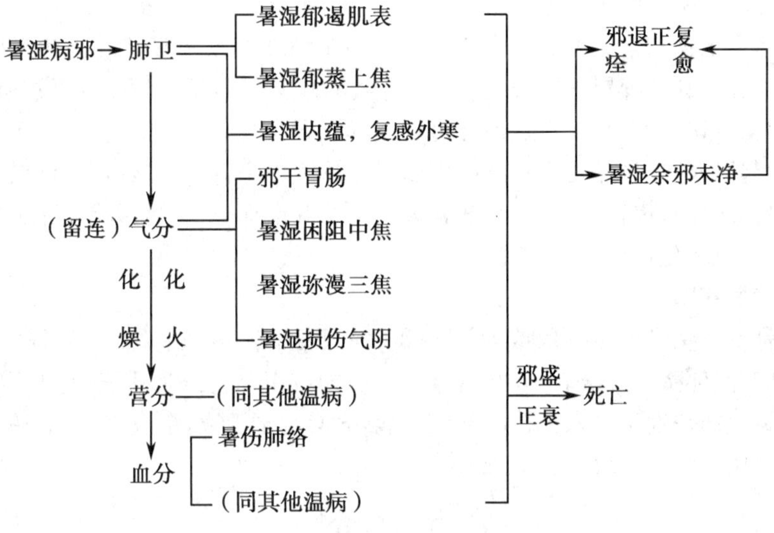

图2-4　暑湿病理演变示意图

二、诊断依据

（一）发病季节

夏末秋初（农历大暑至秋分，公历7～9月），气候炎热，雨湿较盛之时发生的急性外感热病，应考虑本病的可能性。尤其对发生于这段时间，并具有流行性的这类疾病更应高度警惕。

（二）临床特点

1. 发病之前，若有素禀虚弱之体质，脾胃受损之病史，以及劳倦、溽暑冒雨、贪凉饮冷等诱发因素存在，可能有助于诊断。

2. 起病急骤，初起以寒热，身痛，脘痞，苔腻为主要表现。

3. 若病情进一步发展，邪气由卫传入气分，则以发热，心烦，尿黄等暑热内盛症状较为突出，同时具有脘痞，苔腻等湿邪郁阻症状。在此阶段，大多病势缠绵，邪气可涉及胃肠、中焦、三焦等部位，而发生相应病变，如邪干胃肠、困阻中焦、弥漫三焦等。

4. 有的病例，其病可迅速深入营血，届时除有一般营血见症外，多以黄疸、出血为其特征，且甚为凶险，可能危及患者生命。

5. 属于本病范围的钩端螺旋体病则以寒热、全身酸痛、疲倦乏力三个主要症状及眼红、踹内（腓肠肌）压痛、浅表淋巴结肿大三个体征为其典型表现。

（三）实验室检查

凡西医学中疑属本病的疾病，如钩端螺旋体病、流行性乙型脑炎等，可进行相应的实验室检查，对本病诊断有重要参考意义。

三、类 病 鉴 别

暑湿应与暑温、湿温、伏暑相鉴别。

（一）与暑温鉴别

见“暑温·类病鉴别”。

（二）与湿温鉴别

二者皆是夏末秋初常见温病。湿温为感受湿热病邪所致，起病缓慢，初起以恶寒、身热不扬为特征；入气，则以脾胃功能失调为病变中心；湿热氤氲，留连气分，故发热难退，病势缠绵；湿热久羁虽可化火而内入营血，但亦可寒化而伤及阳气。暑湿却为感受暑湿病邪所致，起病急骤，初起以寒热、身痛为主；入气，则以暑热见症为主，兼具湿邪郁阻证候；虽多见暑湿困阻中焦，但其病变部位较为广泛，且病程大多不及湿温绵长；若暑湿化燥化火内入营血，则易出现咯血、黄疸等危重证候。

（三）与伏暑鉴别

伏暑乃是夏季感受暑热病邪或暑湿病邪郁伏，发于秋冬季节的伏气温病，故其发病迅速，起病即见暑湿郁蒸气分或暑热内炽营血之证，即或由新感外邪引发，但其卫表之证却甚为短暂。而暑湿却是发于夏末秋初的新感温病，病必起于卫表，渐及气分，而后方入营血，病程演化的层次比较清晰。故二者不难区分。

四、辨 证 论 治

（一）辨析要点

1. 辨病位　暑湿初起，邪困肌表，当以身热较甚，微恶风寒，身痛，苔腻为主要辨证依据。入气则病变所涉及部位较广，须仔细区别邪气所犯何位，如邪干胃肠，则发热腹痛，呕吐，泻下臭秽，舌红苔腻；困阻中焦，则壮热，汗出，烦渴，脘痞呕恶，苔腻脉洪；弥漫三焦，则身热，耳聋头眩，胸闷脘痞，大便溏臭，小便短赤，苔腻脉滑数。

2. 辨吉凶　暑湿大多留连气分，病势缠绵，邪气久羁不去亦可耗气伤津，但经适当治疗，大多预后尚可。即使深入营血，一般不及暑温凶险，但若损伤肺络，出现咯血，咳喘，烦躁，或暑湿化毒，毒犯肝经，出现黄疸，神昏，多处出血者，则属危重证候。不过，对咯血和黄疸亦当细辨端详，如邪尚在气，仅是暑湿壅滞肺络而见咳痰带血，血量很少，或仅为暑湿蒸迫肝胆，黄疸不深，神志清楚者，经过适当治疗，大多亦不至于更趋严重。

(二)治则及注意事项

1. 暑湿病以暑热见症为主,兼见湿邪郁阻证候为其临床特征,故其治疗应以清暑泄热为主,同时兼以宣化湿邪。概言之,则当清暑化湿。

2. 本病初起,邪在肺卫,宜清暑化湿,透表祛邪。若复感外寒者,则宜适当加用辛温散寒之法,但须注意,勿使过汗,以免气随津脱。

3. 病至气分,应视其不同病位,在清暑化湿的基础上,适当调整治法。如邪干胃肠,宜清泄暑热,化气利湿;困阻中焦,宜重在清阳明暑热,兼化太阴湿邪;弥漫三焦,宜清暑利湿,宣通三焦。若暑湿损伤气阴,则当清暑化湿以除暑湿邪气,培元和中以补益气阴。

4. 暑湿化燥化火而深入营血者,一般可参照暑温营血证治。若见咯血及多处出血者,宜清热泻火,凉血止血,但若出血量多,须防气随血脱,急用益气固脱。若再现黄疸、神昏,急予清热解毒,退黄开窍,止血化瘀,并可结合西医急救方法,予以积极救治。

5. 本病恢复期,若余邪未尽,仍有低热者,宜清化其余邪,切勿骤用补益,以免留邪为患。

(三)分型论治

1. 暑湿郁遏肌表

(1)证候:身热,微恶风寒,头痛胀重,身体肢节酸楚,无汗或微汗,脘痞,口不渴,舌尖红,苔白腻或微黄腻,脉浮滑数或濡数。

(2)分析:此为暑湿郁遏肌表之卫分证。暑湿初犯,闭阻卫分,邪正交争则恶寒发热,因其暑性炎热,故表现为身热较高而微恶风寒。暑湿郁遏肌表,则身体肢节酸楚,无汗或微汗。清阳为暑湿闭阻,则头痛胀重。湿郁于内,气机不畅则脘痞,口不渴。舌尖红,苔白腻或微黄腻,脉浮滑数或濡数皆为暑湿犯及肌表,病在卫分之象。

(3)辨证要点:身热,微恶风寒,肢体酸楚,苔腻为本证辨证要点。

(4)治法选方:透表祛邪,涤暑化湿。方选卫分宣湿饮。

卫分宣湿饮(《暑病证治要略》):西香薷　全青蒿　滑石　浙茯苓　通草　苦杏仁　淡竹叶　鲜冬瓜皮　鲜荷叶

方中香薷解表发汗利湿,青蒿清解暑热,二药又皆芳香之品,相合而用,则可透达肌表暑湿;再配杏仁宣通上焦,荷叶芳香涤暑,则更助其宣透之力;滑石、茯苓、通草、淡竹叶、冬瓜皮清暑利湿。诸药合用,共奏透表祛邪,涤暑化湿之功。因仅微恶风寒,故方中辛温之香薷不宜重用。为保芳香透达之效,全方煎煮时间不宜过长,青蒿亦当后下。

2. 暑湿郁蒸上焦

(1)证候:发热,汗出,心烦,目赤,咳嗽,胸闷脘痞,肢体酸痛,小便短赤,舌红,苔薄腻而黄,脉数。

(2)分析:此为暑湿郁蒸上焦之证。叶桂在《临证指南医案》中说:暑湿从口鼻吸而受,必先犯肺,乃上焦病。因暑热偏盛,迫津外泄,故发热,汗出。暑热炎上,则心烦,目赤。暑湿郁蒸上焦,肺失宣降则咳嗽。湿阻气机,则胸闷脘痞。湿渍肌腠,则肢体酸痛。暑热灼津则小便短赤。舌红苔薄腻而黄,脉数亦皆暑湿郁蒸,暑热偏盛所致。

(3)辨证要点:发热,汗出,咳嗽,胸闷脘痞,舌红苔薄腻为本证辨证要点。

(4)治法选方:轻清涤暑,芳香化湿。方选加减银翘散。

加减银翘散(成都中医药大学方):金银花　连翘　黄芩　栀子　通草　藿香　白茅根　水芦根

方中金银花、连翘轻清涤暑，黄芩、栀子清热保肺，藿香芳香化湿，通草淡渗利湿，白茅根、水芦根生津利湿。全方辛凉微苦，能使暑湿得解，上焦廓清，诸症自除。

卫分宣湿饮与加减银翘散皆为暑湿初犯而设，但前者意在宣透肌表，适用于暑湿郁遏肌表，暑热之象较轻，以发热，微恶风寒，无汗，或仅微汗，身体肢节酸楚为主要临床表现者；后者侧重于轻清上焦暑热，适用于暑湿郁蒸上焦，暑热偏盛，以发热，汗出，咳嗽，胸闷为主要临床表现者。

3. 暑湿内蕴，复感外寒

(1)证候：发热无汗，恶寒，甚则寒战，身体拘急，胸脘痞闷，心中烦，时有呕恶，苔薄腻，脉浮弦。

(2)分析：此为先受暑湿复感外寒之证。由于暑湿内蕴，寒邪外束，则表里俱受其害。其病多因避暑乘凉，外招寒气所致。外寒闭塞腠理，卫气不通，则发热恶寒，无汗，身形拘急。邪正剧争，故甚则寒战。暑湿扰于心，则心烦不安。湿阻气机，升降失常，则胸脘痞闷，时有呕恶。苔薄腻，脉浮弦皆为暑湿内蕴，外寒束表之征。

(3)辨证要点：发热恶寒，无汗，脘闷心烦，苔腻为本证辨证要点。

(4)治法选方：疏表散寒，涤暑化湿。方选新加香薷饮。

新加香薷饮(《温病条辨》)：香薷　银花　鲜扁豆花　厚朴　连翘

水五杯，煮取二杯，先服一杯，得汗止后服，不汗再服，服尽不汗，再作服。

本方为《太平惠民和剂局方》所载香薷散去白扁豆，加鲜扁豆花、银花、连翘而成。方中香薷辛温芳香，既可发表散寒，又可芳化除湿，正如李时珍所说：本品乃夏月发汗之药，犹冬月之麻黄。厚朴苦温，燥湿行气以泻痞满；鲜扁豆花芳香涤暑化湿；银花、连翘辛凉涤暑。诸药合用，集辛温辛凉于一方，熔散寒、化湿、清暑于一炉，再加之全方多为轻清宣达之品，故用于暑湿初起，外寒束表，内蕴暑湿者最为适宜。

临床应用时，须注意领会吴瑭在方后服法中所强调的三个要点。其一，服药后应“得汗”。这是因为寒邪束表，故须服药“得汗”，以使寒邪外达。即使服药之前患者已见微汗，但若外寒未去，仍有发热恶寒者，仍可服用本方，疏泄卫表以“得汗”，使之从汗而解。其二，“不汗再服，服尽不汗，再作服”。不仅再次强调本证须从汗解，同时还指出，若不汗者，在证候未变的前提下，仍应使用本方，不可妄用或妄加辛温发散之品内服强发其汗，以免大汗耗伤津气，或辛温内助暑热。为此，临床之际，对“服尽不汗”者，除应再服本方外，可考虑使用生姜、葱白等煎汤取汁，外搽胸背四肢，以外治之法宣达卫表，助其得汗。其三，“得汗止后服”。即是说，汗出应适度，过汗则可伤津耗气，甚至发生气随津脱之危候。正如吴瑭所说：服香薷饮，微得汗，不可再服……屡虚其表，致令厥脱也。

吴瑭制方，以花易豆者，是恶其呆滞。但若临床之际，无花可用时，可改用鲜扁豆皮，或用生扁豆皮亦可，切勿妄用扁豆。若见头痛甚者，可加蔓荆子；发热甚者，可加青蒿、大青叶；咽痛者，可加青果；尿短黄者，可加竹叶、芦根、滑石。若里之暑湿较甚，身热烦躁，口渴便溏者，可加黄连。

4. 邪干胃肠

(1)证候：发热，腹痛，心烦躁扰，口渴喜饮，呕恶频作，大便溏泄，泻下急迫秽臭，小便短赤，舌红，苔腻，脉濡数。

(2)分析：此为暑湿邪干胃肠之气分证。本证大多骤然发生，乃暑湿邪气，直趋中道，干犯胃肠所致。但亦有卫分之邪内传而致者。暑湿邪干胃肠，正邪交争则发热。扰动心神则心烦躁扰。升降失司，清浊相干，则吐泻并作。暑湿俱盛，则泻势急迫，所下秽臭。暑热及吐泻皆可伤津，津伤及暑热内蕴则口渴喜饮，小便短赤。胃肠气机被暑湿所阻故腹痛。舌红苔腻，脉濡数皆为暑湿俱盛之征。

(3)辨证要点：发热，吐泻频作，口渴，舌红苔腻为本证辨证要点。本证发热、吐泻俱甚，极易伤阴化燥而内入营血，临床应予警惕。

(4)治法选方：清解暑热，化气利湿。方选桂苓甘露饮。

桂苓甘露饮(《宣明论方》)：茯苓　甘草　白术(炙)　泽泻　官桂(去皮)　石膏　寒水石　滑石　猪苓

为末，每服9g，温汤调，新汲水亦得，生姜汤尤良。小儿每服3g，用如上法。

本方由五苓散合六一散再加石膏、寒水石而成。方以五苓散化气利水，六一散及二石清暑利湿。诸药共奏清解暑热，化气利湿之功，使中道胃肠暑湿俱去，升降有序，清浊泌别则诸证自愈。《古方选注》谓：消暑在于消湿去热，故用五苓散去湿，三石解热，湿热即去，一若新秋甘露降而暑气潜消。故方以"甘露"命名。

临床应用时，可根据原方药物比例，改散为汤。若见呕吐较剧者，可加竹茹共煎，再加生姜汁数滴于药液中，其效尤良。小便短少者，可加车前草。四肢酸楚，筋脉拘急者，可加川木瓜、白芍。

5. 暑湿困阻中焦

(1)证候：壮热，汗出，面赤恶热，气粗息促，肢体酸楚，心烦，口渴，小便短赤，脘痞呕恶，舌红赤，苔黄腻，脉洪大。

(2)分析：此为暑湿困阻中焦之证。中焦为阳明太阴所主，暑热炽于阳明，胃热蒸腾，故见壮热，烦渴，汗出，面赤恶热，脉洪大及气粗息促，小便短赤等症。湿阻太阴脾土，脾湿不运则肢体酸楚。暑湿中阻，气机闭郁，胃气上逆则脘痞呕恶。舌红赤，苔黄腻乃为暑湿中阻，暑热偏盛之象。证以阳明暑热为主，太阴脾湿为次，故脉见洪大而不濡。

(3)辨证要点：壮热，烦渴，汗多，脘痞身重，苔黄腻，脉洪大为本证辨证要点。

(4)治法选方：清暑化湿。方选苍术白虎汤加减方。

苍术白虎汤加减方(《重订通俗伤寒论》)：苍术　生石膏　白豆蔻　滑石　知母　草果仁　荷叶　竹叶卷心

方以石膏、知母清阳明暑热，苍术燥太阴脾湿，滑石、荷叶、竹叶卷心清暑利湿，草果仁、白豆蔻芳香化湿。诸药合用，以使阳明暑热得去，太阴脾湿得化，则中焦不为暑湿所困。

临床之际，若暑热炽盛，热势不衰者，可加银花、连翘、栀子；肢体酸楚甚者，可加桑枝、汉防己；热盛动风者，可加白僵蚕、蝉蜕、菊花、地龙。若兼鼻衄、痰中带血，可加生地、丹皮、茜草根、白茅根。若阳明暑热较甚，而太阴湿阻较轻者，当去草果仁、白豆蔻，或径用白虎加术汤即可。否则，恐有化火化燥之虑。

6. 暑湿弥漫三焦

(1)证候：身热面赤，耳聋，头眩晕，咳痰带血，不甚渴饮，胸闷脘痞，恶心呕吐，大便溏臭，小便短赤，舌红赤，苔黄腻，脉滑数。

(2)分析：此为暑湿弥漫三焦之证。暑湿外蒸则身热。暑湿犯及上焦，上迫头面清窍则面赤，眩晕，耳聋。肺居上焦主气，为暑湿所犯，气不利而络受损，故胸闷，咯痰带血。暑湿郁阻中焦，升降失司，则脘腹痞闷，不甚渴饮，恶心呕吐。暑湿迫于下焦，小肠泌别失职，大肠传导失常，则小便短赤，大便溏臭。舌红赤，苔黄腻，脉滑数，皆暑湿内盛，邪在气分之征。

本证之耳聋，正如叶桂所说：湿乃重浊之邪，热乃熏蒸之气，热处湿中，蒸淫之气上迫清窍，耳为失聪，不与少阳耳聋同例。少阳耳聋是胆热上冲所致，必有往来寒热，口苦咽干，脉弦等症，故与本证显然不同。另外，春温肾阴亏损之耳聋，乃精亏不能上荣耳窍所致，属虚证，与本证邪实之耳聋，自有天壤之别。本证之大便溏臭，与热结旁流之下利清水臭秽者亦应有别。“热结旁流”是有形之燥热内结，必见脐腹疼痛拒按，按之坚硬有块，谵妄，舌燥，脉沉实等症；而本证为无形之暑湿下迫，自无前者见症，故二者亦不难分辨。

本证与邪干胃肠和暑湿困阻中焦，三者俱为暑湿气分之证，但病变部位却有不同。邪干胃肠者，以胃肠不和，吐泻急迫为其特征；暑湿困阻中焦者，以阳明太阴病变为其见症；本证则是上、中、下三焦俱受其害，正如吴瑭所说：蔓延三焦，则邪不在一经一腑矣。故本证除有中焦脾胃、下焦大小肠之见症外，复有胸闷耳聋、咳痰咯血之上焦见症。

（3）辨证要点：身热面赤，耳聋，胸闷脘痞，大便溏臭，小便短赤，苔黄腻为本证辨证要点。

（4）治法选方：清暑利湿，宣通三焦。方选三石汤。

三石汤（《温病条辨》）：飞滑石　生石膏　寒水石　杏仁　竹茹（炒）　金银花（花露更妙）　金汁（冲）　白通草

水五杯，煮成二杯，分两次温服。

本方以杏仁宣开上焦肺气以达膀胱，气化则暑湿易化；石膏、竹茹清泄中焦暑热；滑石、寒水石、通草清泄下焦暑湿；银花、金汁涤暑解毒。诸药共奏清宣三焦暑湿之功。

临床应用时，若见心烦，胸闷较甚者，可加栀子皮、竹叶心；痰多带血者，可加川贝、竹沥、白茅根；小便赤痛明显者，可加车前草（鲜品尤佳）、薏苡仁。

7. 暑湿损伤气阴

（1）证候：身热自汗，心烦口渴，胸闷气短，四肢困倦，神疲乏力，小便短赤，大便溏薄，苔腻，脉大无力或濡滑带数。

（2）分析：此为暑湿损伤气阴之气分证。是邪不甚而偏于正虚之候。本证多为平素中气不足，复感暑湿，或暑湿久羁气分，损伤中气所致。暑湿郁蒸故身热，心烦，溲黄。中虚复为暑湿所困，则肢倦，便溏。气虚津耗，则胸闷气短，神疲，口渴，自汗。苔腻乃湿盛之象，脉大无力为气阴不足，濡滑带数是暑湿内困之征。

（3）辨证要点：身热，口渴，自汗，神疲，苔腻，脉虚为本证辨证要点。身热、苔腻为暑湿内郁，渴、汗、神疲、脉虚为气阴损耗。临证之际应注意，本证之热、渴、自汗与阳明郁热之热、渴、汗出是有区别的。正如薛雪所说：同一热渴自汗而脉虚神倦，便是中气受伤而非阳明郁热。

（4）治法选方：清暑化湿，培元和中。方选东垣清暑益气汤。

东垣清暑益气汤（《脾胃论》）：黄芪　苍术　升麻　人参　白术（炒）　橘皮　六曲　泽泻　麦冬　当归　炙甘草　黄柏　葛根　青皮　五味子　姜枣煎。

方中黄芪、人参、白术、大枣、麦冬、五味、炙甘草培元以益气阴；青皮、橘皮、六曲、生姜、苍术、泽泻理气运脾除湿以和中；升麻、葛根升清以降浊，使中焦升降有序而气倍益；当归养血而和阴，黄柏泻火清暑而保气阴。全方药味虽多，但其清暑化湿，培元和中之法却丝毫未乱，尤其妙在着眼于助运和中以除湿浊，培元扶中以益气阴，中焦气阴得复则暑湿邪气无所遁逃。故对暑湿损伤气阴，尤其是暑湿不甚而中气不足者，正是本方用武之地。

王孟英认为，东垣之方，虽有清暑之名而无清暑之实。实质上是针对暑温而言。故因暑温而致津气两伤者，当用王氏清暑益气汤；若系暑湿而致气阴损伤者，则以东垣之方更为贴切，如用王氏之方，必有助湿困脾，更损中气之弊。

8. 暑伤肺络

(1)证候：灼热烦渴，咳嗽气喘，咯血或痰中带血丝，烦躁喘促，舌红，苔黄而干，脉细数。

(2)分析：此为暑湿化燥化火，内陷血分，肺络受损之证。暑湿化火，伤津耗液，故身灼热而烦渴。火热迫肺，则咳喘息促。上扰心神，则烦躁。损伤肺络，则咯血或痰中带血，甚至口鼻血涌。舌红，苔黄而干，脉细数皆为暑湿化火伤阴之象。

(3)辨证要点：灼热，咳喘，咯血，舌红苔干为本证辨证要点。

(4)治法选方：凉血安络，清火保肺。方选犀角地黄汤合黄连解毒汤加味。出血甚时，可中西医结合抢救。

犀角地黄汤合黄连解毒汤加味：干地黄　生白芍　牡丹皮　犀角（水牛角代）　黄连　黄芩　黄柏　栀子（劈）　金银花　藕节　白及　白茅根

方中黄连解毒汤清热解毒，直折暑湿所化之火；犀角地黄汤凉血散血，清络止血，且无留瘀之患。加银花以助前方折火保肺之力；藕节、白及、白茅根以援后方凉血宁络之功。两方加味，合而为一，凉血以安络，清火以保肺，则咯血危候可解。

临床应用时，可加三七粉、云南白药以增强止血散血作用。

9. 余邪未净

(1)证候：低热，口渴不甚，头目不清，昏眩微胀，舌淡红，苔薄白。

(2)分析：此为气分暑湿余邪未净之证。因其余邪未净，故见低热。病变过程中的津液损伤尚未恢复，故微见口渴。暑湿余邪上干清阳，故头目不清，昏眩微胀。暑湿余邪客留上焦气分，故舌淡红，苔薄白。

(3)辨证要点：低热，头目不清，昏眩微胀，苔薄白为本证辨证要点。

(4)治法选方：清化暑湿余邪。方选清络饮。

清络饮（《温病条辨》）：鲜荷叶边　鲜银花　西瓜翠衣　鲜扁豆花　丝瓜皮　鲜竹叶心
水二杯，煎取一杯，日二服。

方以鲜银花、西瓜翠衣辛凉解暑，且后者尚可生津解渴，导暑热由小便而去；竹叶心清心利水道，亦令暑湿从下而泄；鲜扁豆花，鲜荷叶芳香清暑化湿，荷叶用边者乃取其舒散之意；丝瓜皮则可清肺络之暑湿。

本方辛凉芳香，为善后廓清之剂，本证用之总可获效。正如吴瑭所说：既曰余邪，不可用重剂明矣，只以芳香轻药，清肺络中余邪足矣。故方曰“清络”。本方俱采夏季鲜活之品，以成清化暑湿微邪之剂，故临床应用时，也可不必局限于暑湿余邪未净之证。亦如吴瑭于方后所说：凡暑伤肺经气分之轻证，皆可用之。若兼见咳而无痰，咳声清高者，可加甘草、桔梗、甜杏仁、麦冬、知母；若见小便短黄者，可加杏仁、薏苡仁、滑石。若于夏令常以本方代茶，还有预防暑病之效。

【附】冒暑　暑秽

(一)冒暑

冒暑即夏月感冒。乃由夏月外感暑热湿邪或内有暑湿蕴郁，复感寒邪所致。其临床特点为：以肺胃见症为主，病情较轻，病程较短，极少传变，预后良好。常见类型有以下两种。

1. 暑热夹湿，郁阻肺卫

(1)证候：发热恶寒，汗出，咳嗽，头晕或见呕恶泄泻，苔白腻，脉濡数。

(2)分析：此为外感暑热湿邪所致。暑湿困阻卫表，则发热恶寒。暑热而致腠理开泄，则汗出，唯湿夹其中，湿性黏腻，不为汗解，故虽汗出而外受之暑热湿邪仍不能去，寒热诸症仍在。卫表闭郁，肺气失宣，故见咳嗽。暑湿上蒸，故头晕。若暑湿内犯脾胃，中焦升降失常，则呕恶吐泻。苔白腻，脉濡数，乃为暑热湿邪侵犯之征。

(3)治法选方：涤暑清热，化湿宣肺。方选雷氏清凉涤暑法。

雷氏清凉涤暑法(《时病论》)：滑石(水飞) 生甘草 通草 青蒿 白扁豆 连翘(去心) 白茯苓 西瓜翠衣

方以青蒿、连翘、扁豆、西瓜翠衣清暑泄热，滑石、甘草、茯苓、通草利湿兼能泄热。

临床应用时，须加杏仁、瓜蒌皮以宣肺止咳，且与上方诸药合和，方能体现涤暑清热，化湿宣肺之法。若呕吐较甚者，可加半夏；泄泻较甚者，可加冬瓜皮。

2. 暑湿内蕴，寒邪束表

(1)证候：发热恶寒，头痛，无汗，鼻塞，流涕，咽痛，身形拘急，胸痞心烦，舌苔薄腻。

(2)分析：此为内有暑湿而复感寒邪所致。寒束卫表，肺气失宣，故发热恶寒，头痛无汗，鼻塞，流涕，咽痛，身形拘急。湿阻气机，则胸痞苔腻。暑热扰心，则心烦。证属暑、湿、寒三气交感，自与单纯感受寒邪或暑湿者不同。与先受暑湿病邪，复感外寒之证亦有所不同，因彼为暑湿病的一种证型，能传变，此为夏月感冒的一种证型，极少传变，故二者在概念上不容混淆。

(3)治法选方：疏表散寒，涤暑化湿。方选新加香薷饮加味。

新加香薷饮(见"暑湿·暑湿内蕴，复感外寒")。

方以新加香薷饮散寒、化湿、涤暑，加板蓝根、桔梗、青果以宣肺利咽。

临床应用时，若湿邪较甚者，可加藿香、佩兰、滑石、通草；暑与热较甚者，可加荷叶、青蒿、西瓜翠衣。

(二)暑秽

暑秽是夏月感受暑湿秽浊之气所致，且以猝然闷乱、烦躁为主要临床表现的病证。俗称"发痧"。

(1)证候：猝发头痛且胀，烦躁呕恶，胸脘痞闷，肤热有汗，甚则神昏耳聋，苔白腻或黄腻。

(2)分析：暑湿秽浊之气，困阻气机，故胸脘痞闷，烦躁呕恶。阻遏清阳，故头痛且胀。暑湿郁蒸，则肤热有汗，但其热不甚，汗亦不畅。秽浊之气蒙蔽清窍，则神昏耳聋。暑热重者，则见黄腻之苔；湿秽重者，则见白腻之苔。

(3)治法选方：芳香辟秽，化湿涤浊。方选藿香正气液(水)。神昏者，可选用通关散吹鼻取嚏，并配服玉枢丹辟秽开窍。此外，尚可使用刮痧等外治法。

通关散(《丹溪心法附余》)：猪牙 皂角 细辛

各等分，研极细末，和匀，吹少许入鼻中取嚏。

方中皂角上宣肺气以通鼻，下导肠气以通便，本方以之搐鼻取嚏，即可宣肺开窍。肺主一身之气，肺气宣通则周身之气畅通。细辛能通诸窍而化痰秽，二药合用，则机窍畅利而神志自清。

(谢贻智)

第五章

湿　温

湿温是感受湿热病邪所致，发于夏末秋初，且以脾胃为病变中心的急性外感热病。其临床特点是：发病较缓，病势缠绵，病程较长；初起以恶寒少汗，身热不扬，头重如裹，身重肢倦，胸闷脘痞，苔腻脉缓为主要表现；虽一般俱有卫气营血浅深层次的病理演变过程，但常以脾胃为病变中心而稽留气分；后期可有湿热化燥伤阴或湿盛伤阳两种不同转归。本病多发于夏末秋初，雨湿较盛，气候炎热之时。

湿温病的病名最早见于《难经·五十八难》，曰："伤寒有五：有中风，有伤寒，有湿温，有热病，有温病"，并载其脉象为"阳濡而弱，阴小而急。"足见当时已经认识到湿温是"广义伤寒"，即"外感热病"中的一个独立的病种。此后，迄至金元，对有关湿温病的因、证、脉、治亦不乏论述。如晋代王叔和在《脉经》中指出其病因是"尝伤于湿，因而中暍，湿热相搏"，主证是"两胫逆冷，腹满叉胸，头目痛苦，妄言"而"治在足太阴，不可发汗"。汉代张仲景的半夏泻心汤等方中，芩、连与姜、夏同用，则为后世治疗气分湿温所师法。宋代朱肱《伤寒类证活人书》还进一步指出汗之"必不能言，耳聋，不知痛所在，身青面色变，名曰重暍"，而治疗湿温则以"白虎加苍术汤主之"。金代刘河间《伤寒标本心法类萃》所创制的天水散（即六一散）等方，开清热利湿之法门，为湿温的治疗提供了基本方法。但这段时间内，对湿温的论述毕竟仅局限于对热病（含暑病）夹湿的证治认识。清代叶天士《外感温热篇》虽将温病分为风温和湿温两大类别，但湿温仍是作为湿热类温病的总称，尚不是一个独立的温病病种。迨至薛生白《湿热病篇》问世，及叶、薛之后的吴鞠通《温病条辨》立湿温为专病，方才确立本病辨证论治体系，并将之作为一个独立的温病病种展现于世。

根据湿温病的发病季节和临床表现，西医学中发于夏末秋初的伤寒、副伤寒、沙门菌属感染、某些肠道病毒感染等，属于湿温范围，可参考本病予以辨证论治。

一、病 因 病 机

外感湿热病邪是湿温病的主要致病因素。该病邪四季皆可产生，而以夏末秋初气候炎热，雨湿较多之时，更易滋生，中人以病。正如雷丰所说：论湿温在夏末秋初者，与《内经》"秋伤于湿"之训颇不龃龉；又与四时之气，大暑至白露，湿土主气，亦属符节。吴坤安亦指出：凡暑月淫雨之后，日气煦照，湿浊上蒸，人在湿浊蒸腾之中，骤发而重者，均为湿温。故本病又具有明显的季节性。

本病的发生，除因外感湿热病邪之外，尚与机体脾胃功能状态有着密切关系。在湿热交蒸的季节，人体脾胃功能大多较为呆滞，内湿易于留困，若素禀脾胃虚弱，或因饮食不节，劳倦过度，则脾胃更易受损，以致内湿停聚。此时，若感受外来之湿热病邪，邪气便可乘虚而入，与内湿相合而酿发本病。正如薛雪所说：太阴内伤，湿饮停聚，客邪再至，内外相引，故病湿热。此皆先有内伤，再感客邪，或先因于湿，再因饥劳而病者，亦属内伤夹湿，标本同病。

反之，若湿热之证，不夹内伤，中气实者，其病必微。

湿温病的病机具有以下三个特征。

1. 以脾胃为病变中心。湿热病邪侵犯人体多由口鼻而入，由肌表而伤者仅占少数。正如薛雪所说：湿热之邪，从表伤者，十之一二，由口鼻入者，十之八九。口鼻者，居于上，邪由上受，则直趋中道而归于脾胃。再加之湿为土之气，而脏腑之中，脾为湿土之脏，胃为水谷之海，同属中土，湿土之气同类相召，内外相引，故湿热病邪侵犯人体，又多阳明太阴受病，而以脾胃为病变中心，并根据脾胃阳气的盛衰强弱而转化。中气实则病在阳明，中气虚则病在太阴。亦即章虚谷所注：外邪伤人，必随人身之气而变。若素体中阳偏虚者，则邪从湿化而病变偏于太阴脾，发为湿重热轻；素体中阳偏旺者，则邪从热化而病变偏于阳明胃，发为热重湿轻。若中阳之盛衰无明显偏颇，则发为湿热并重之证。薛雪曾谓：病在二经之表者，多兼少阳三焦；病在二经之里者，每兼厥阴风木。二经，即太阴、阳明二经。仍是以脾胃为病变中心来审视本病的病理变化。同时，亦可由此而知，本病的病变中心虽在脾胃，但湿热病邪之为病，亦可出现较为复杂的证候。

2. 以气机郁阻为主要病理。湿为重浊阴邪，具有闭阻之性，而湿温初起，又往往湿重于热，故当湿热病邪初犯人体之际，大多困郁卫、气，而见卫阳受困，胸脘气机受阻之证。待其进入气分，湿得热蒸而愈横，热得湿遏而愈炽，湿热氤氲，则可导致脾胃枢机不利、三焦气化升降失司、膜原阳气被郁、神窍壅塞、小肠泌别及大肠传导失职等气机闭郁，清阳困阻之证。而当湿热病邪化燥化火伤阴，深入营血之时，则与其他温病的病机基本相同。但若湿热病邪从阴而化，以致寒湿困脾，或湿胜阳微者，则是湿温病不同于其他温病的一种独特的病理机转。此乃湿为阴邪，不仅能困阻阳气，而且能因久困阳气而致阳气损伤，故凡湿重热轻者，多致邪从寒化，而见此转归。

3. 以气分为主要病变阶段。湿邪黏滞，与热胶合，更是如油入面，黏腻淹滞，留连难解，故湿温大多病程较长，缠绵难愈，瘥后亦易复发。其间，尤以湿热病邪长期稽留气分更为突出。即使气分之邪得以逐渐消除，病程进入恢复期，往往仍有余邪留滞，或因邪气于气分稽留过久而同见脾胃损伤，须经适当调治，使邪气尽去，正气恢复，其病方可渐愈。由此更可见本病之缠绵难解。但若热重湿轻，湿热病邪从阳而化者，邪气亦可迅速内传营血，而见神昏、动血、生风等危急证候。其中，又以肠络损伤，迫血下溢多见，甚至气随血脱。（见图 2-5）

二、诊 断 依 据

（一）发病季节

夏末秋初（农历大暑至白露，公历 7 月下旬～9 月上旬），气候炎热，雨湿较多之时发生的急性外感热病，应考虑本病的可能性。尤其对发生于这段时间，并具有流行性的这类疾病更应高度警惕。发生在其他季节，有湿热表现的疾病，虽可从湿温论治，但一般不称作湿温。

（二）临床特点

1. 发病之前，若素禀脾胃虚弱，且有饮食不节、劳倦过度等诱发因素存在，可能有助于诊断。

2. 起病徐缓，始恶寒，身热不扬，午后热象较显，身重肢倦，头痛如裹，胸脘痞闷，口不渴或渴不引饮，苔白腻。

3. 若邪气进入气分，则但热不寒，身热缠绵，虽汗不解，持续难退，且以脾胃证候显著。

4. 病势缠绵，传变较慢，以气分阶段的时间持续较久而致整个病程较长。在气分阶段易发白痦。后期，除与其他温病的临床表现基本相同外，易见便血，亦可出现阴盛阳微证候。

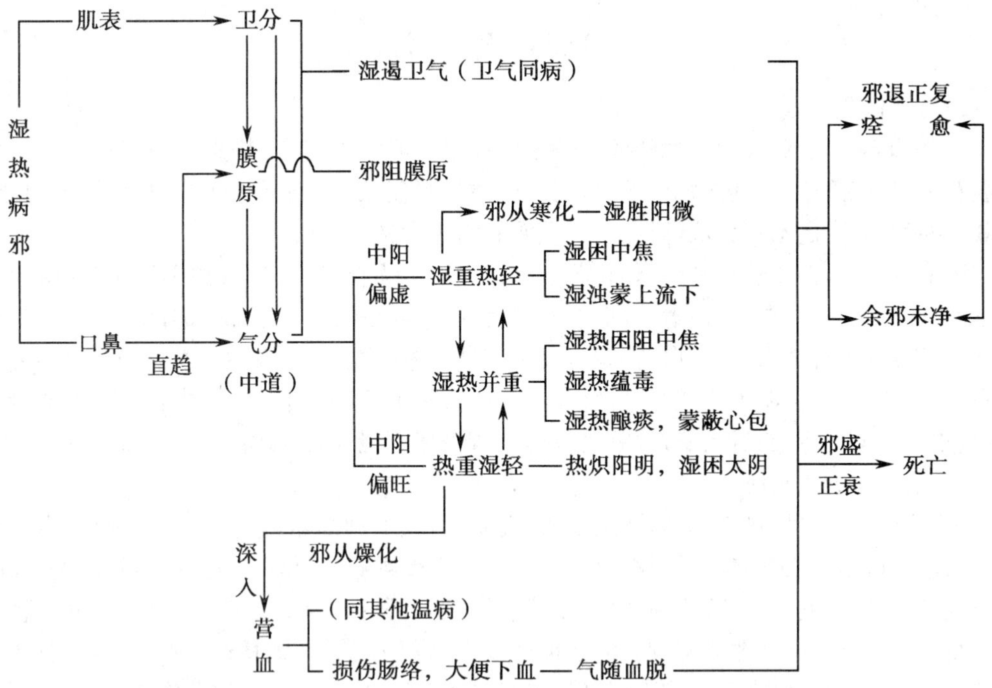

图 2-5　湿温病理演变示意图

5. 本病脉象虽无定体，或洪或缓，或伏或细，各随证见，不拘一格，但以濡缓或濡数较为多见。

(三)实验室检查

凡西医学中疑属本病的疾病，如伤寒、副伤寒、沙门菌属感染、某些肠道病毒感染，可进行相应的实验室检查，对本病诊断有重要参考意义。

三、类 病 鉴 别

湿温应与暑湿、湿阻、疟疾、内伤发热相鉴别。

(一)与暑湿鉴别

见“暑湿·类病鉴别”。

(二)与湿阻鉴别

二者均见于夏季雨水较多之时，但湿阻为湿邪阻滞脾胃所致，虽然也可见到身重肢倦，脘腹胀满，饮食无味，便溏，苔腻脉濡等类似湿温的临床表现，但一般不发热，或仅有低热，更无卫气营血的演变过程。

(三)与内伤发热鉴别

湿温病程较长，午后身热较甚，缠绵难解，“状若阴虚”，故易误诊为阴虚型内伤发热。但湿温为夏末秋初外感湿热病邪而发，初起有表证，并有身重，胸脘痞闷，苔腻脉濡等湿热郁遏证候。而阴虚型内伤发热乃属内伤杂病，四季皆可发生，如未兼感外邪，绝无表证可言，其热虽亦热于午后，但多间断发生，并有咽干，口燥，五心烦热，盗汗，舌红苔少，脉细数等阴虚火旺见症。

四、辨证论治

(一)辨析要点

1. 辨湿与热之偏重　湿为阴邪,热为阳邪,湿重者中阳偏衰,热重者中阳偏旺。所以,湿温邪在卫、气阶段,尤其在气分阶段,无论证情怎样复杂,辨别湿与热的孰重孰轻,对于把握其主要病机,决定治疗大法,具有十分重要的临床意义。

湿重热轻者,多见热势不扬,朝轻暮重,头身重痛,大便溏,小便混浊不清,渴不引饮,或竟不渴,口淡无味,苔白腻、白滑,或白如积粉,舌质略红等证候。正如何廉臣在《重订广温热论》中所说:其舌苔必白腻,或白滑而厚,或白苔带灰兼黏腻浮滑,或白带黑点而黏腻,甚或白苔满布,厚如积粉,板贴不松。脉息模糊不清,或沉细似无,断续不匀。神多沉困嗜睡,症必凛凛恶寒,甚至足冷,头目胀痛,昏重,如裹如蒙,身痛不能屈伸,身重不能转侧,小便短涩黄热,大便溏而不爽或水泻。

热重湿轻者,多见热势较高,汗出不解,大便秘,或下利黏垢,秽臭难近,小便短赤,渴不多饮,口苦,口秽,苔黄厚腻,舌质红等证候。亦如何廉臣所云:其舌苔必黄腻,舌之边尖红紫欠津,或底白罩黄混浊不清,或纯黄白,或黄色燥刺,或苔白底绛,或黄中带黑,浮滑黏腻,或白苔渐黄而灰黑。脉息数滞不调。症必神烦口渴,渴不引饮,甚则耳聋干呕,面色红黄黑混,口气秽浊,余则前论诸症或现或不现,但必胸腹热满,按之灼手,甚或按之作痛。

总之,湿重热轻者,多见于素禀脾虚,中阳不足之人,多表现湿邪蕴脾,困阻清阳的证候,热象多不显著;热重湿轻者,多见于中阳偏旺之人,多表现阳明热盛伤津的证候,而湿象较轻。舌苔的变化,往往能够较为直接地反映湿与热的多寡,而何廉臣对舌苔的记载较为详细,可供临床参考。若湿与热无明显偏盛者,则谓湿热并重。

2. 辨邪在三焦的所属部位　湿温虽以脾胃为病变中心,但湿有蒙上流下的特点,故临床之际,应当辨别湿热偏于三焦何部。

偏于上焦者,多见恶寒发热,头胀重,胸痞闷,或因湿热酿痰而蒙蔽心包,轻者神志淡漠,甚则时有昏蒙谵语。

偏于中焦者,多见脘腹胀满,恶心呕吐,便溏不爽,知饥不食,四肢倦怠。

偏于下焦者,多见小便不利,或小便不通而兼热蒸头胀,或大便不通,腹满,或下利黏垢。

3. 辨卫气营血浅深层次　湿温与其他温病一样,仍有卫气营血浅深层次之分,唯其卫分与气分阶段的界限很难截然划分,初起往往卫气同病,湿邪偏盛,继则邪气完全进入气分。此时,湿热胶合,最难分解,稽留时间最长,证候亦最复杂,待其化燥伤阴,邪气方才深入营血。营血阶段的辨证与其他温病基本相同。故对湿温的辨证,除当辨其卫气营血外,关键还在于掌握气分阶段的辨证,其中又须特别注重辨别湿与热的偏重,及邪在三焦的部位所在。

4. 辨别证候虚实的转化　一般而言,湿温的整个病程中,除后期邪退正虚外,其他各个阶段,大多以邪实为主。但临床亦有邪实阶段,由实证骤然转化为虚证的情况,如气分湿郁过久,阳气受损而致的"湿胜阳微";血热妄行,出血过多而致的"气随血脱"。对这类情况的辨别,关键在其即将发生之前,从面容、神态、体温、呼吸、舌苔、脉象等方面把握其先机。如叶桂曾指出:且吾吴湿邪害人最广,如面色白者,须要顾其阳气,湿胜则阳微也,法应清凉,然到十分之六七,即不可过于寒凉,恐成功反弃,何以故耶?湿热一去,阳亦衰微也。他还说:舌黄或浊,须要有地之黄,若光滑者,乃无形湿热中有虚象。即是从面色和舌苔表现来辨别湿温可能由实证转为虚证,或实证之中已伏虚象的例证。又如病变过程中,若身热骤降,突见面色苍白，神情委顿，呼吸急促，脉象细微短促者，即为湿温由实转虚之变证，应予高度重视。

(二)治则及注意事项

1. 卫、气阶段，治以祛湿清热。湿热病邪由外而受，始于卫表，稽留气分，然后化燥入里，内传营血。营血之治，法同其他温病。故对湿温的治疗，可以说，就是对其病在卫、气，尤其是气分阶段的治疗。在此期间，湿与热胶着，正如吴瑭所说：若徒清热则湿不退，徒祛湿则热愈炽，唯将祛湿与清热二法合而为一，既祛其湿，又清其热，务使湿热分解，互不相搏。湿热病邪之中，尤以湿性缠绵，湿不去则热不除，故于祛湿清热法中，更应注重祛湿，湿去热孤，其热则易清解。当然，还须根据证情而定，若热重湿轻，则应清热为主，热去湿亦孤矣。

若就祛湿而言，湿郁上焦者，宜以宣肺化湿为主，酌加芳化，以使卫表湿邪得以宣透；湿阻中焦者，宜以温运化湿为主，酌选苦温、辛开、芳香之品，以使中阳得展而湿浊得除；湿留下焦者，宜以淡渗利湿为主，以使湿浊从膀胱而泄。三焦虽有上、中、下之分，但实为一个整体，故上述三焦分治之法，又须相互参合而用。如宣肺与温运同用，以淡渗佐之，是为湿邪寻求出路；温运化湿虽为培崇中阳而设，但仍须佐以宣肺，此乃脾气散津，上归于肺，亦如何廉臣所谓：肺主一身之气，气化则脾湿自化；而淡渗之法，又须宣肺，温运以为佐，使中、上二焦得以开泄，则下焦之湿方可得以畅泄。故《临证指南医案》说：若湿阻上焦者，用开肺气，佐淡渗，通膀胱，是即启上闸，开支河，导水势下行之理也；若脾阳不运，湿滞中焦者，用术、朴、姜、半之属以温运之，以苓、泽、腹皮、滑石等渗泄之，亦犹低窳湿处，必得烈日晒之，或以刚燥之土培之，或开沟渠以泄之耳。《温热论笺正》亦说：通利小便，使三焦弥漫之湿得达膀胱以去，而阴霾湿浊之气既消，则热邪自透，阳气得通矣。若就清热而言，热在上焦者，宜轻清泄热；热在中焦者，宜苦寒泄热或辛寒清热；热在下焦者，宜苦寒或甘寒清导。而治疗湿温所选清热之品，总以既能清热，又能燥湿或导利湿邪者为佳。

至于祛湿与清热孰为主次，则须根据证情，权衡湿与热之偏重而定。邪在卫表，病在上焦者，多为湿重热轻，当以宣肺化湿为主，佐以轻清泄热，慎勿早投寒凉，否则阳气被郁，不利于湿邪的宣透。但若卫气同病，湿渐化热，则应配以寒凉清气。若邪传气分，病在中焦，湿重热轻者，应以苦温芳化为主，佐以苦寒泄热；湿热并重者，则宜辛开湿邪与苦寒泄热并进，亦即苦辛通降，调气畅中，分消湿热之法，此时，芳香之品亦可酌情加入；热重湿轻者，则宜辛寒或苦寒清气为主，佐以苦温芳化。若病在下焦，湿重热轻者，当以淡渗为主，佐以清热，反之，则以清热为主；湿热并重者，则当清热除湿并举。

2. 营、血阶段，治以清营凉血。湿热病邪从阳化火，深陷营、血，其治法与其他温病相同，当以清营、凉血为主，不可再用祛湿之法。

3. 兼证、变证，随机策应以治之。若湿热酿痰，且夹痰浊犯及上焦，心神受其蔽扰而见神识昏蒙者，不可一见神昏便以为病及营血，其治仍当清热化湿，兼以豁痰开蔽。若湿热夹滞，已具可下之证者，则当攻下以去其湿热积滞，切勿囿于湿温初起的忌下之律，以致贻误病机。但攻下之剂不宜峻猛，恐伤中阳而致洞泄厥脱，一般可用轻法频下。若见气随血脱之变者，则应益气固脱。若见湿胜阳微者，则当扶阳逐湿。

4. 正确理解“三禁”。所谓三禁，即禁汗、禁下、禁滋腻，是针对湿温初起的治疗所提出的治法禁忌。如误用辛温发汗，则致湿热蒸腾而上蒙清窍；攻下过早，则徒伤中阳；擅投滋腻，则湿热锢结不解。故吴瑭说：汗之则神昏耳聋，甚则目瞑不欲言，下之则洞泄，润之则病深不解。但若日久证情有变，即不可固守“三禁”，如湿热化燥，内结阳明及前述湿热夹滞者，则不可不下；而阴液已伤者，则又不可不用滋润。否则，岂有不误病机之嫌。

（三）分型论治

1. 湿遏卫气

（1）证候：恶寒少汗，身热不扬，午后热甚，头痛如裹，身重肢倦，胸闷不饥，面色淡黄，口不渴，苔白腻，脉濡缓。

（2）分析：此为湿温初起，卫气同病，湿重热轻之证。湿遏卫阳，腠理开合失常，故见恶寒少汗。湿郁于表，卫气不得宣泄则发热，但热为湿遏，故身热不扬。午后属阴，湿为阴邪，旺于阴分，故午后正邪交争较甚而身热亦较午前明显。湿郁卫表，清阳被阻，则头痛。《内经》谓：因于湿，首如裹。湿性重着，故其头痛多有沉重如裹如蒙的感觉，不比风寒在表或邪热上蒸之痛而且剧。湿邪留滞肌肉，则身重疼痛，肢体倦怠。湿阻中焦，气机升降不畅，即吴瑭所说：湿闭清阳道路，故胸脘痞闷不知饥。湿重热轻，气机被湿邪所困，故面色淡黄，口不渴，苔白腻，脉濡缓。

本证发热恶寒，头痛身疼，有似风寒束表，但脉不浮紧而见濡缓，且有胸脘痞闷，苔白腻等湿阻气分见症，则非伤寒表证。本证胸闷，脘痞，不知饥，有似食滞里证，但苔不垢腻而见白腻，脉不滑实而见濡缓，且无嗳腐食臭等症，则非食滞伤中。本证午后热甚，有似阴虚之状，但两颧不红而见面色淡黄，且无细数之脉及五心烦热，舌红苔少等阴虚内热见症，则显然不是阴虚之证。

（3）辨证要点：恶寒，身热不扬，午后热甚，胸闷脘痞，苔白腻为本证辨证要点。

（4）治法选方：宣化表里之湿。若表湿较甚者，方选藿朴夏苓汤；湿中蕴热，里湿较甚者，方选三仁汤。忌用汗、下、滋腻。

藿朴夏苓汤（《医原》）：藿香　半夏　赤苓　杏仁　生薏苡仁　白蔻仁　猪苓　泽泻　淡豆豉　厚朴

方以杏仁宣肺利气，藿香、淡豆豉芳化宣透，厚朴、半夏、蔻仁苦温芳化燥湿，赤苓、猪苓，苡仁淡渗利湿。综观全方，以轻宣肺气，芳化透表为主，佐以苦温、淡渗，不仅能使表里之湿，由内外分解，且更有助于表湿的透解，故适用于湿邪偏于卫表，湿重热轻之证。

临床应用时，若见恶寒无汗，可加苍术皮、香薷、葱白；头痛身痛较甚者，可加羌活。

三仁汤（《温病条辨》）：杏仁　飞滑石　白通草　白蔻仁　竹叶　厚朴　生薏仁　半夏

方以杏仁宣肺利气，蔻仁、厚朴、半夏苦温芳化燥湿，苡仁、滑石、通草利湿泄热，竹叶轻清宣透郁热。全方共奏宣畅气机，清利湿热之功。其中，杏仁、半夏、厚朴、蔻仁用量均较前方为重，竹叶、滑石又能凉泄湿中之热，故本方更适用于里湿偏重，湿中蕴热之证。

以上二方，均集宣肺化湿、温运化湿、淡渗利湿于一方，均有开上、畅中、渗下之品，故皆能宣化表里之湿而用于湿温初起，湿遏卫气之证。不过，藿朴夏苓汤有藿香、豆豉之芳化透表，故用于表湿较甚者较为适宜；三仁汤无藿香、豆豉，而有竹叶、滑石，故用于里湿偏盛，湿中蕴热者。

2. 邪阻膜原

（1）证候：寒热往来如疟状，寒甚热微，身痛有汗，手足沉重，呕逆胀满，舌苔白厚腻浊，或如积粉，脉缓。

（2）分析：此为湿温初起，邪阻膜原，病在半表半里，湿浊偏盛之证。膜原者，外通肌肉，内近胃腑，即三焦之门户，实一身之半表半里。故湿热病邪上受，由卫入气，直趋中道，势必途经膜原，若邪气阻遏于此，即发为本证。邪阻膜原，表里之气失和，阳气被邪阻遏，不能布达肌表则恶寒，至阳气渐积，郁极而通则恶寒消失而发热汗出，邪正如此反复交争，故寒热往来如疟状。因湿浊偏盛而热遏不宣，故恶寒较甚而发热较微。膜原之湿浊，外渍肌肉经络，阳气郁而不伸，故身痛，手足沉重；内犯脾胃，中焦气机失调，故呕逆胀满。舌苔白厚浊腻，或如积粉，脉缓，更为湿浊偏盛之征象。

本证见症颇似伤寒少阳病，二者同属半表半里，皆有往来寒热，但彼为热郁少阳，且见胸胁苦满，口苦咽干，目眩，苔薄，脉弦，故与本证不难鉴别。

(3)辨证要点：寒热如疟，寒甚热微，舌苔白厚浊腻为本证辨证要点。

(4)治法选方：疏利透达膜原湿浊。方选达原饮，或雷氏宣透膜原法、薛氏《湿热病篇》第8条方。

达原饮(《温疫论》)：槟榔　厚朴　草果　知母　芍药　黄芩　甘草

方以厚朴除湿散满；草果芳香辟秽，宣透湿浊；槟榔破结，使邪速溃，且三药同行，可直达膜原湿浊盘踞之地，并逐之外出。然证本湿浊偏盛而热郁其间，若过用温燥，犹恐助热伤津，故以黄芩清热、知母润燥、芍药敛阴。而甘草既能制厚朴等三药之猛，又能缓黄芩等三药之寒，则为调和之品。

雷氏宣透膜原法(《时病论》)：厚朴(姜制)　槟榔　草果仁(煨)　黄芩(酒炒)　粉甘草　藿香叶　半夏(姜制)

本方与上方相较，在前方厚朴、槟榔、草果三药辛烈温燥湿浊的基础上，再辅以藿香、半夏、生姜芳香温运，以助其温燥及宣化透达之力；且生姜、半夏与甘草为伍，畅气和中，以降呕逆；少佐黄芩以清湿中蕴热；去知母、芍药者，乃虑其滋润酸敛。故本方用于本证，似更合拍。

薛氏《湿热病篇》第8条方：柴胡　厚朴　槟榔　草果　藿香　苍术　半夏　干菖蒲　六一散(包)

薛雪谓：湿热证，寒热如疟，湿热阻遏膜原，宜柴胡、厚朴、槟榔、草果、藿香、苍术、半夏、干菖蒲、六一散等味。薛氏制方，乃仿又可达原饮之例，故仍保留厚朴、槟榔、草果三药，另加柴胡和解表里；藿香、苍术、半夏、干菖蒲苦温芳化湿浊，以助"三药"开达膜原湿浊；六一散利湿泄热，与柴胡一道，引膜原溃散之邪，从外而透，从下而去。故本方较之前二方，更为全面适用。

本证湿浊郁结较甚，病位亦较深隐，非一般化湿之剂所能为功，唯以吴又可达原饮为基础方，直达其巢穴，使邪气溃败，速离膜原，方可邪去病除。但以上三方，药多温燥，应用时，须酌情调控剂量，或适当化裁，服药后，中病即止，一旦湿开热透，热势转甚，即当随机策应，慎勿助热劫津而徒生他变。

本证是湿温初发的又一类型。湿浊阻于膜原，邪不在经，汗之则徒伤表气；邪不在里，下之则徒伤胃气；湿浊用事，润之则徒恋邪气。故本证亦当禁汗、禁下、禁滋腻。

3. 湿困中焦

(1)证候：身热不扬，脘闷腹胀，大便不爽或溏泄，恶心呕吐，口不渴或渴不引饮，或身痛，苔白腻，脉象濡缓或模糊。

(2)分析：此为湿困中焦，病在气分，湿重热轻之证。湿热病邪由卫入气，则但热不寒。湿中蕴热，热遏不宣，故身热不扬。湿困中焦，气机不畅，腑气不降，故脘闷腹胀，大便不爽。湿邪下趋肠道，则大便溏泄，亦即《内经》所云：湿胜则濡泻。脾不升而胃不降，湿浊上逆，故恶心呕吐。湿浊内盛，故口不渴。气不布津，则虽渴而不欲饮。湿走经络则身痛，脉象模糊。苔白腻，脉濡缓，皆为湿浊较甚的征象。

(3)辨证要点:身热不扬,脘闷腹胀,苔白腻为本证辨证要点。

(4)治法选方:温运化湿,佐以淡渗利湿。方选雷氏芳香化浊法、一加减正气散或二加减正气散。若湿郁微有化热之象者,方选三加减正气散。

雷氏芳香化浊法(《时病论》):藿香叶　佩兰叶　陈广皮　制半夏　大腹皮(酒洗)　厚朴(姜汁炒)　鲜荷叶

一加减正气散(《温病条辨》):藿香梗　厚朴　杏仁　茯苓皮　广皮　神曲　麦芽　绵茵陈　大腹皮

水五杯,煮二杯,再服。

《局方》藿香正气散本为外感风寒,内伤湿浊而设,本方即由该方去紫苏、生姜、白芷之辛温散表,桔梗之升提,白术、大枣、甘草之壅滞,加杏仁、神曲、麦芽、茵陈而成。

方中藿梗、广皮、厚朴、茯苓理气化湿,大腹皮泻湿满,杏仁宣肺气而利大肠,神曲、麦芽升降脾胃之气,茵陈宣湿郁而动生发之机。藿香但用梗,取其走中不走外也。茯苓但用皮,以诸皮皆凉,泻湿热独胜也。故本方可用于本证而见湿郁不化,升降失司,以脘连腹胀,大便不爽为主要表现者。

二加减正气散(《温病条辨》):藿香梗　广皮　厚朴　茯苓皮　木防己　大豆黄卷　川通草　薏苡仁

水八杯,煮三杯,三次服。

方以藿梗、广皮、厚朴、茯苓四药共奏理气化湿之功,更加豆卷化湿中蕴热而醒脾胃,通草、苡仁利小便即所以实大便,防己宣通经络之湿。故本方可用于本证而见湿趋大肠,横走经络,且以脘闷便溏,身痛苔白腻、脉象模糊为主要表现者。

三加减正气散(《温病条辨》):藿香(连梗叶)　茯苓皮　厚朴　广皮　杏仁　滑石

水五杯,煮取二杯,再服。

方中仍以藿梗等四药理气化湿,再加滑石渗湿泄热于下,藿香叶透热于外,杏仁利肺气,气化则湿热俱化。故本方可用于本证而见湿郁化热,且以脘闷,身热不扬,苔白腻微黄为其主要表现者。

4. 湿浊蒙上流下

(1)证候:神识如蒙,头胀,呕逆,渴不多饮,小便不通,苔白腻,脉濡;或少腹硬满,大便不通,苔垢腻。

(2)分析:此为湿温病在气分,湿重热轻,湿浊蒙上流下之证。本证多由中焦湿浊久困而致,如薛雪所说:湿多热少,则蒙上流下。湿浊下流,小肠失于分清泌浊则小便不通;肠道气机为下流之湿浊所阻,传导失常,则少腹硬满,大便不通。湿浊无从下出而反上攻,浊气犯胃则呕逆;清阳被阻则头胀;湿浊蒙蔽清窍,则神识如蒙。湿阻于内而气不布津,故渴不多饮或渴不欲饮。苔白腻或垢腻,脉濡,亦皆湿重热轻之明证。本证小便不通,与膀胱气化失司之小便不通,必兼少腹急结者不同。大便不通,与燥屎内结之大便不通,必有日晡潮热,腹部硬满疼痛拒按,苔黄厚焦燥,脉沉实有力等阳明腑实见症者自有不同。神识如蒙,但意识犹尚清楚,与热入心包之神志昏迷而意识不清,以及湿热酿痰,蒙蔽心包之神识昏蒙,必有脉滑,且无大便或小便不通亦有所别。

(3)辨证要点:小便不通,或大便不通,甚或神识如蒙,苔白腻或垢腻为本证辨证要点。

(4)治法选方:以小便不通为主者,淡渗利湿,方选茯苓皮汤;以大便不通为主者,宣通气机,清化湿浊,方选宣清导浊汤。如见神识如蒙,当配服苏合香丸或安宫牛黄丸以开窍。

茯苓皮汤(《温病条辨》):茯苓皮　生薏仁　猪苓　大腹皮　白通草　淡竹叶

水八杯,煮取三杯,分三次服。

方以茯苓皮、生薏仁、猪苓、通草、淡竹叶淡渗利湿,且茯苓皮、淡竹叶微凉兼泄郁热;大腹皮理气化湿。诸药合力,使湿浊由小便而去,下焦通利则中、上二焦之疾亦可自除。

宣清导浊汤(《温病条辨》):猪苓　茯苓　寒水石　晚蚕沙　皂荚子

水五杯,煮成二杯,分二次服,以大便通快为度。

方中猪苓、茯苓、寒水石利湿清热,以化无形之气;蚕沙、皂荚子化湿除秽,以逐有形之湿,迨浊化气畅则大便通快,而在上之神窍被蒙亦可随之而解。

苏合香丸(《太平惠民和剂局方》):白术　青木香　乌犀屑(水牛角代)　香附(炒去毛)　朱砂(研水飞)　诃黎勒(煨去皮)　白檀香　安息香(研为末用无灰酒熬膏)　沉香　麝香(研)　丁香　荜茇　龙脑(研)　苏合香(入安息香内)　熏陆香(别研)

为细末,入研药匀,用安息香膏并炼白蜜合剂,每服旋丸如梧桐子大,早服取井华水,温凉任意,化服四丸,老人小儿可服一丸,温酒化服亦得,并空心服之。

方用苏合香、安息香、麝香、龙脑开窍辟秽而透彻内外上下;犀角(水牛角代)清心解毒,朱砂镇心安神;沉香、木香、檀香、香附、丁香、熏陆香(即乳香)、荜茇除脏腑气血之郁滞;白术健脾以助众香从中宫而布运四方;诃黎勒温敛而防香药耗气。诸药相合,乃具芳香化浊,辟秽开窍之力。此方为温开之剂,用于湿重热轻,湿浊上蒙清窍者较为合拍。若热偏甚者,当改用安宫牛黄丸。

安宫牛黄丸(见“风温·热陷心包”)。

5. 湿热困阻中焦

(1)证候:发热汗出不解,口渴不欲多饮,脘痞呕恶,心中烦闷,便溏色黄,小便短赤,苔黄腻,脉濡数。

(2)分析:此为湿热困阻中焦,脾胃升降失常,病在气分,湿热并重之证。本证多由湿困中焦,郁而化热所致。因其里热渐盛,热蒸湿动,则发热汗出,且其热势明显高于湿重热轻之证,但因湿与热胶着难化,故虽汗出而热不能解。热蒸津伤,津液不能上承则口渴,但湿阻于内则所饮不多。湿热中阻,气机不畅则脘痞。胃失和降,热蒸湿浊上逆则呕吐恶心;熏扰心胸则心烦而闷。脾失升运,湿浊协热下迫,小肠泌别失职,则小便短赤而便溏色黄。苔黄腻,脉濡数,皆为湿热俱盛之征。

(3)辨证要点:身热汗出不解,脘痞呕恶,心中烦闷,苔黄腻为本证辨证要点。

(4)治法选方:辛开苦降,清化湿热。方选王氏连朴饮。

王氏连朴饮(《霍乱论》):川黄连(姜汁炒)　制厚朴　石菖蒲　制半夏　淡豆豉　炒山栀　芦根

方中黄连、山栀苦寒降泄湿中之热,厚朴、半夏辛开运化热中之湿,苦辛并进,既顺脾胃升降之性,又能分解中焦互结之湿热,故谓之“辛开苦降”。再以淡豆豉配合山栀宣透蕴热,石菖蒲芳香化浊,协助厚朴、半夏醒脾化湿。芦根引导湿热从小便而去,且能生津止渴。

6. 湿热蕴毒

(1)证候:发热口渴,胸闷腹胀,肢酸倦怠,咽喉肿痛,小便黄赤,或身目发黄,苔黄而腻,脉滑数。

(2)分析:此为湿热交蒸,蕴酿成毒,弥漫上下,充斥气分之证。热毒伤津则发热口渴。湿热阻于中焦,气机不展则胸闷腹胀,肢酸倦怠。热毒壅上则咽喉肿痛。湿热蕴下则小便黄赤。若湿热阻于肝胆，胆汁外溢则身目发黄。苔黄腻，脉滑数，则为湿热蕴蒸，热势渐盛之象。

(3)辨证要点：发热口渴，胸闷腹胀，咽喉肿痛，苔黄腻为本证辨证要点。

(4)治法选方：清热化湿解毒。方选甘露消毒丹。

甘露消毒丹(引《温热经纬》)：飞滑石　绵茵陈　淡黄芩　石菖蒲　川贝母　木通　藿香　射干　连翘　薄荷　白蔻仁

各药晒燥，生研极细，见火则药性变热。每服三钱(9g)，开水调服，日二次。或以神曲糊丸，如弹子大，开水化服亦可。亦可将上药改为煎剂，剂量酌减。

本方又名普济解疫丹，王孟英谓之为治疗湿温、时疫邪在气分的主方。方中用黄芩、连翘、薄荷清热透邪；藿香、蔻仁、石菖蒲芳香化浊以畅中；茵陈、滑石、木通渗湿泄热以导下；射干、川贝宣肺利气以开上，与黄芩、连翘相配，更有解毒利咽之功。

7. 湿热酿痰、蒙蔽心包

(1)证候：身热不退，朝轻暮重，神识昏蒙，似清似昧，或时清时昧，时或谵语，舌苔黄腻，脉濡滑而数。

(2)分析：此为湿温病在气分，湿热酿痰、蒙蔽心包之证。气分湿热郁蒸，故身热不退，朝轻暮重。湿热酿痰，湿热夹痰浊而上蒙心包，心神受其蔽扰，故见神识昏蒙，其特征为神志似清似昧，呈昏糊状态，或时清时昧，或时有谵语，甚至似睡如昏，但呼之能应。苔黄腻，脉濡滑而数，则是湿热酿痰之征。

本证神识昏蒙，与其他神志异常，如神昏谵语及昏愦不语等，其病因病机和临床特征均有所不同，可参阅"常用诊法"。

(3)辨证要点：身热不退，朝轻暮重，神识昏蒙，苔黄腻为本证辨证要点。

(4)治法选方：清热化湿，豁痰开蔽。方选菖蒲郁金汤，若湿浊偏重者，送服苏合香丸；热偏重者，送服至宝丹。

菖蒲郁金汤(《温病全书》)：鲜石菖蒲　广郁金　炒山栀　青连翘　细木通　鲜竹叶　粉丹皮　淡竹沥(冲)　灯心　玉枢丹(冲服)

方用石菖蒲、郁金、玉枢丹芳香化浊，辟秽开蔽；鲜竹叶、连翘、山栀与竹沥相伍，清热化痰；木通、灯心导湿热下行；丹皮辛苦微寒，入心包"除烦热"，"治神志不足"以安其正。方中药物多用鲜、青者，乃取其鲜活灵动之性，以利湿热痰浊之化解。

苏合香丸(见前"湿浊蒙上流下")。

至宝丹(见"风温·热陷心包")。

8. 热炽阳明，湿困太阴

(1)证候：高热汗出，面赤气粗，口渴欲饮，脘痞身重，苔黄微腻，脉滑数。

(2)分析：此为湿温病在气分，热重湿轻，热炽阳明，湿困太阴之证。因其阳明热炽，胃热蒸迫，故见高热汗出，面赤气粗。热甚津伤，故口渴欲饮。太阴湿困，脾气郁滞，故见脘痞身重。苔黄微腻，脉滑数，乃为热重湿轻之象。

(3)辨证要点：高热，汗出，口渴，脘痞，苔黄微腻为本证辨证要点。

(4)治法选方：辛寒清泄阳明，佐以苦温燥化太阴。方选白虎加苍术汤。

白虎加苍术汤(《类证活人书》)：石膏　知母　甘草(炙)　粳米　苍术

方以白虎汤清阳明胃热，苍术燥太阴脾湿。本证以阳明热炽为主，最要防其化燥化火，故石膏用量较重而苍术用量较轻。临床应用时，若见湿象较著者，亦不必加重苍术剂量，但可酌加鲜藿香、厚朴芳化理气，芦根清热利湿而不伤津。

9. 湿热化燥，深入营血

(1)证候：身灼热，心烦躁扰，甚或神昏谵语，斑疹显现，或上下出血，或便下鲜血，舌红绛或干绛。

(2)分析：此为湿热化燥化火，深入营血之证。营血热炽，伤阴动血，故见身灼热，斑疹，出血，舌红绛或干绛。血热扰心闭窍，则心烦躁扰，神昏谵语。由于湿温邪气尚在气分之时，乃以脾胃为病变中心，邪从燥化之时又偏重于阳明，故一旦湿热化燥，则极易损伤肠络，迫血下溢，而见便下鲜血。本证若突见大量失血，有可能骤发气随血脱之变，应予高度警惕。

(3)辨证要点：身灼热，烦躁，急性多部位、多窍道出血，或便下鲜血，舌绛为本证辨证要点。

(4)治法选方：清营凉血解毒。方选犀角地黄汤，若神昏谵语者，送服安宫牛黄丸。若气随血脱者，改用益气固脱，方选独参汤。若气脱阳亡者，改用固阳复阴，方选四逆加人参汤。虚脱控制后，仍有少量便血，脾胃虚寒，阴血亏虚者，可改用扶阳益阴、养血止血，方选黄土汤。必要时，可中西医结合救治。

犀角地黄汤(见“春温·热盛动血”)。

薛雪认为，本证须大进凉血解毒之剂。故临床应用时，可加连翘、紫草、茜根、银花等清热凉血解毒之品。

安宫牛黄丸(见“风温·热陷心包”)。

独参汤(引《十药神书》)：人参(去芦)

每剂用水二盏，枣五枚，煎取一盏，细呷之。

方以大剂人参益气固脱，少佐大枣壮心神而挽其逸散。故本方用于气随血脱，证见出血不止，骤然热退身凉，汗出肢冷，脉细欲绝者，往往能取得气固血止之效。若神昏者，可予鼻饲。若用本方针剂，其效更速。

四逆加人参汤(《伤寒论》)：附子　干姜　炙甘草　人参

气脱阳亡者，乃因出血不止，或突然大出血所致。临床表现为骤然热退，大汗淋漓，面色苍白，四肢厥冷，神志昏愦，脉微欲绝。证属阴竭阳脱，如单独复阳，非但不能收效，且能促其阴阳离决而亡，故于四逆汤中加入一味人参，以回阳复阴。临床应用时，干姜可炮焦，以取温经止血之效。

黄土汤(《金匮要略》)：甘草　干地黄　白术　附子(炮)　黄芩　阿胶　灶中黄土

方以灶心黄土温脾止血，合白术、炮附子温阳健脾，脾健则血得统摄而渐止；配阿胶、干地黄养血止血；黄芩苦寒坚阴，既能制术、附之过于温燥，又能清肠道之余热；甘草调和诸药，亦能甘缓和中。全方温阳而不伤阴，养血而不碍阳，具有扶阳益阴，养血止血之效。故可用于阳气回复，虚脱控制之后，脾胃虚寒，阴血亏虚，证见便血少量，血色黯淡，面色㿠白，四肢欠温，神疲体倦，舌淡无华，脉沉细无力者。

10. 湿从寒化

(1)证候：脘腹胀满，大便不爽，或溏泄，食少无味，苔白腻，或白腻而滑，脉缓或右缓。

(2)分析：此为湿温病在气分，湿从寒化之证。多由湿困中焦，湿重热轻，湿郁伤阳，进而寒化所致，病位仍在中焦，以脾胃升降失司为其主要病理变化。寒湿困阻中焦，气机不畅，腑气不降，故脘腹胀满，大便不爽。脾阳不升，湿浊下趋则大便溏泄。脾失健运，胃气不降则食少无味。苔白腻或白腻而滑，脉缓皆为寒湿困脾之征。脾湿上郁于肺，则见右缓之脉。

(3)辨证要点:脘腹胀满,大便不爽或溏泄,苔白腻为本证辨证要点。

(4)治法选方:温运脾阳,燥湿理气健胃。方选四加减正气散或五加减正气散。

四加减正气散(《温病条辨》):藿香梗 厚朴 茯苓 广皮 草果 楂肉(炒) 神曲

水五杯,煮三杯,滓再煮一杯,三次服。

方以藿梗、厚朴、广皮、茯苓理气化湿;草果苦温燥湿,温运脾阳,楂肉、神曲急运中宫而助草果之力,使脾湿不致上郁于肺。故可用于本证而见寒湿困脾,且以苔白滑,脉右缓为其主要表现者。尤以舌苔白腻而滑为其运用指征。

五加减正气散(《温病条辨》):藿香梗 广皮 茯苓块 厚朴 大腹皮 谷芽 苍术

水五杯,煮二杯,日再服。

方中仍以藿梗等四药理气化湿,另加大腹皮运脾气,谷芽升胃气,苍术燥脾湿。故可用于本证而见脾胃升降功能俱伤,且以脘闷,便溏,脉缓为其主要表现者。尤以大便溏泄为其运用指征。

11. 湿胜阳微

(1)证候:身冷,汗泄,胸痞,口渴,苔白腻,脉沉细。

(2)分析:湿胜阳微者,乃湿温之变证,多由素体中阳偏虚,湿从寒化而更伤中阳,日久脾虚及肾所致。再则,如王孟英所说:湿热证治不如法,但与清热,失于化湿,亦有此变。脾肾阳虚,但有寒湿而无邪热,故见身冷,脉沉细。卫外不固则汗泄。肾虚不能蒸化,脾虚不能升运,则津液不得上承而见口渴。寒湿内阻,则胸痞,苔白腻。

(3)辨证要点:身冷,胸痞,苔白腻,脉沉细为本证辨证要点。王孟英指出:本证固属阴证,宜温,还须察其二便,如溲赤且短,便热极臭者,仍是湿热蕴伏之阳证,虽露虚寒之假象,不可轻投温补也。实属经验之谈,可供辨证参考。

(4)治法选方:补气扶阳逐湿。方选薛氏扶阳逐湿汤。若肾阳衰微,水湿内盛者,宜改用温阳利水,方选真武汤。

薛氏扶阳逐湿汤(引《温热经纬》):人参 附子 益智仁 白术 茯苓

本方出自薛雪《湿热病篇》第25条,原无方名及药物剂量。薛氏自注云:此条湿邪伤阳,理合扶阳逐湿。故以之名方。方中人参、附子、益智仁补气温阳,以扶脾肾阳气之虚衰;佐以白术、茯苓健脾助运,以化内阻之湿。

寒湿证本宜温通不宜温补,故章虚谷有“当加厚朴、半夏或干姜,恐参、术太壅气”之说。但本证以脾肾阳气虚衰为主,寒湿次之,故可使用参、术以为权宜之计。

真武汤(《伤寒论》):茯苓 芍药 白术 生姜 附子(炮去皮)

方中附子大辛大热,温肾助阳以消寒;生姜温散水气;茯苓、白术健脾利水,导水下行;芍药和里,敛阴和阳。合为温肾散寒,健脾利水之剂。故可用于肾阳衰微,水湿内盛而见形寒神疲,心悸气短,头目昏眩,少腹拘急,小便不利,甚或面浮肢肿,舌质淡胖,脉沉细或沉迟者。

本方与前方,皆为湿温湿胜阳微而设。但前方适用于脾肾阳气虚衰为主,寒湿次之,更无水湿内停者;若其人素体肾阳不足,或因前证进一步发展,而致肾阳衰微,水湿内盛者,则以本方为宜。

12. 余邪未净

(1)证候:身热已退,脘中微闷,知饥不食,苔薄腻,脉濡。

(2)分析:此为气分余邪未净之证。此时,湿热病邪悉减,邪热已退,故不发热。余湿留困,故见脘中微闷,苔薄腻,脉濡。余湿蒙绕,胃气不舒,脾气未醒,故虽知饥而不欲纳食。

(3)辨证要点：脘中微闷，知饥不食为本证辨证要点。

(4)治法选方：轻清芳化，涤除余邪。方选薛氏五叶芦根汤。

薛氏五叶芦根汤(《湿热病篇》)：藿香叶　薄荷叶　鲜荷叶　枇杷叶　佩兰叶　芦根尖　冬瓜仁

方出薛雪《湿热病篇》第9条，方名为后加，仅供参考。原文自注云：此湿热已解，余邪蒙蔽清阳，胃气不舒。宜用极轻清之品，以宣上焦阳气。若投味重之剂，是与病情不相涉矣。故方用藿香叶、佩兰叶、鲜荷叶芳香化浊，醒脾舒胃以畅中；薄荷叶、枇杷叶轻清肃肺以宣上，上焦肺气得化则中焦余湿自化。再用芦根、冬瓜仁宣导湿热余邪从下而出。藿香等五药用叶及芦根用尖者，乃取其宣畅气机，轻透余邪之功。全方轻清灵活，乃湿温气分湿热悉减，病已进入恢复阶段，余邪尤以湿邪未净之良方。

同是恢复期，若于气分阶段，热重湿轻，邪从燥化，过耗气阴，于邪退之后，症见身热已退，神疲倦语，不思食，小便短少频数，唇齿干，舌红苔少者，为胃阴受损，脾肺气弱之征，自与余邪未净者有别，唯宜益养肺胃津气，方选薛氏参麦汤。

薛氏参麦汤(《湿热病篇》)：人参　麦冬　石斛　木瓜　生甘草　生谷芽　鲜莲子

本方出自薛雪《湿热病篇》第28条，方名仍为后加。王孟英谓：此为肺胃气液两虚之证，故宜清补，不但阴腻不可用，且与脾虚之宜于守补温运者亦异。故方以参、麦、石斛、甘草补元气而养胃津，木瓜、谷芽和胃化湿而醒脾胃，鲜莲子健脾养心。诸药甘平，补而不腻，故王旭高说：此生津养胃一法，清补元气，体气薄弱者最宜仿此。

(谢贻智)

第六章

伏　暑

伏暑是夏季感受暑湿病邪或暑热病邪，伏于体内，后为秋冬时令之邪所引发，且以起病即见暑湿或暑热里证为特征的一种伏邪温病。其临床特点是：发病急骤，病情深重，病程缠绵；初起即有高热、心烦、口渴、脘痞、苔腻等暑湿郁蒸气分见症，或高热、烦躁、口干不甚渴饮、舌绛苔少等暑热内炽营分见症；严重者，可很快出现尿闭、出血斑、神昏、抽搐、厥脱等危重证候。有的患者经救治脱险后，可留有震颤、瘫痪等后遗症。本病发于深秋冬月。鉴于发病季节有秋冬迟早的不同，引发本病的外邪性质亦有所差异，故本病又有晚发、伏暑晚发、伏暑秋发、冬月伏暑、伏暑伤寒之称。

伏暑属伏气温病范畴。《素问·生气通天论》谓："夏伤于暑，秋必痎疟。"即是暑邪伏而为病的最早记载和理论依据。此后，对本病的病因病机、临床表现和治疗方法亦不乏记载。如宋代《太平惠民和剂局方》谓："丈夫妇人伏暑，发热作渴，呕吐恶心，黄连一味为丸。"但其所称伏暑，实为病因，而非病名。又如，明代李梴《医学入门》(公元1575年)谓："伏暑，即冒暑久而藏伏三焦肠胃之间。热伤气而不伤形，旬月莫觉，变出寒热不定，霍乱吐泻，膨胀中满，疟痢烦渴，腹痛下血等症。"不仅讨论了暑邪所伏部位，及其病机和临床表现，而且更重要的还是，首次提出了伏暑病名，并试图对其概念予以界定。至于明代王肯堂《证治准绳》(公元1602年)所载："暑邪久伏而发者，名曰伏暑。"因其概念表述较为简明，后人将之作为本病病名的正式确立者。到了清代，许多温病学家，如周扬俊、俞根初、吴鞠通、吴坤安、陆子贤等，对本病皆设专论，对其因、证、脉、治作出更加深入的研究，从而使伏暑在理论和治疗上渐臻完善。

根据本病的发病季节和临床特征，西医学中的流行性出血热、散发性脑炎等疾病与之相似，可归属伏暑范围，并参考本病予以辨证论治。

一、病 因 病 机

伏暑病的外因是夏月感受暑湿或暑热病邪。但外邪能在体内伏匿，并于秋冬发为本病，则与人体正气不足这一内在因素，及邪正双方的力量对比密切相关。正如吴瑭《温病条辨》所谓：长夏盛暑，气壮者不受也；稍弱者，但头晕片刻，或半日而已；次则即病。其不即病而内舍于骨髓，外舍于分肉之间者，气虚者也。盖气虚不能传送暑邪外出，必待秋凉金气相搏而后出也。金气本所以退烦暑，金欲退之，而暑无所藏，故伏暑病发也。其有气虚甚者，虽金风亦不能击之使出，必待深秋大凉，初冬微寒相逼而出，故尤重也。即着重指出，正气在人体感受暑邪之时作出的多种反应中所起到的重要作用。正气盛者，不受邪；稍弱者，可能有短暂的不适；再弱者，便于夏季即感即病。唯正气更弱者，不能即时奋起与邪相争，则邪气得以内藏。而雷丰《时病论》则从邪气方面指出外感暑邪何以伏匿的道理，曰：伏天所受之暑者，其邪盛，患于当时；其邪微，发于秋后。可见，只有当正气较弱，邪气较微的情况下，正弱而不能及时驱邪外出，邪微而不致立即致病，邪正双方处于相对平衡状态，邪气才得以伏藏而不出现症状。至秋冬之季，阳气内藏，腠理致密，所伏之邪更是无由外泄。但是，随着时间的推移，体内伏邪亦在不断暗耗正气，邪正双方亦渐失去平衡，一旦秋冬感受时令之邪，体内阳气受其激惹，起而抗御之时，所伏之邪乘正气无力制服之机，亦随之而起，遂发为伏暑。一般说来，邪伏愈深，所发愈晚，其病愈重，亦如吴瑭所谓：霜未降而发者少轻，霜既降而发者则重，冬日发者尤重。吴瑭又谓：伏暑一病，子、午、丑、未之年为多也。以子午君火司天，暑本于火也；丑未湿土司天，暑得湿则留也。据临床观察，本病的发生，确实也存在着这样的差异，即某些年份较为多发，而某些年份又较为少见。很可能岁运与邪盛、邪微之间的确存在某些关系，或者还有别的原因，均有待进一步研究。

伏暑发病，因其所伏邪气和邪气所伏部位不同，可分为两大类。一类是夏季感受暑湿病邪，伏于气分而发，其病变则以气分暑湿郁蒸为主；一类是夏季感受暑热病邪，伏于营分而发，或因素体阳盛，所伏暑湿病邪"随人身之气而变"，化燥化火，深入营分而后发，其病变则以营分暑热炽盛为主。无论哪一类，皆须外感秋冬时令之邪引动，故其初起必兼卫表证候，分别表现为卫气同病或卫营同病。待卫表证候消失之后，发于气分者，多见暑湿郁阻少阳，进而转入脾胃，并根据中焦阳气的盛衰强弱而发生变化，若中阳偏虚者，多见湿重暑轻；若中阳偏旺者，多见暑重湿轻。无论湿邪多少，唯其性质黏滞，往往致使病情缠绵难解。若内有胃肠积滞者，则中焦暑湿每与积滞胶结而阻于肠道。若气分热结津伤，则可导致小便泉源枯竭。若气分暑湿化燥伤阴，则可内陷营血。而发于营分者，表解之后，热灼心营之状更为突出，若心营之热下移小肠，则为心营小肠同病。营热进而深入血分，热瘀互结，则可内闭心包，横伤脉络，迫血妄行；若下阻肾络，水道不通，则致尿毒攻心、动风。后期，虽诸邪皆退，但因肾气大伤，则可出现固摄无权等病理变化。无论哪一类伏暑外发，因其伏邪早已暗耗正气，故于邪气骤退之时，均可出现明显的正虚之象。甚至当邪正交争正盛之时，或因正气不敌，或因脉络为热瘀所阻，致使脏腑失养而骤见正气虚脱之候。

一般而言，伏暑与春温一样，均系伏邪内发，应以自里出外为顺，反之则逆。但在病变过程中亦常见到邪正反复抗争，病势反复进退的情况，如发于气分而后内陷营血，继又由营出气，或先发于营，后出于气，继又反入营中，更致病情缠绵难愈。故王孟英说：其状正如抽蕉剥茧，层出不穷。即便如此，最终仍以伏邪由里出外者为顺，若深陷不出，则有可能威胁患者生命。（见图 2-6）

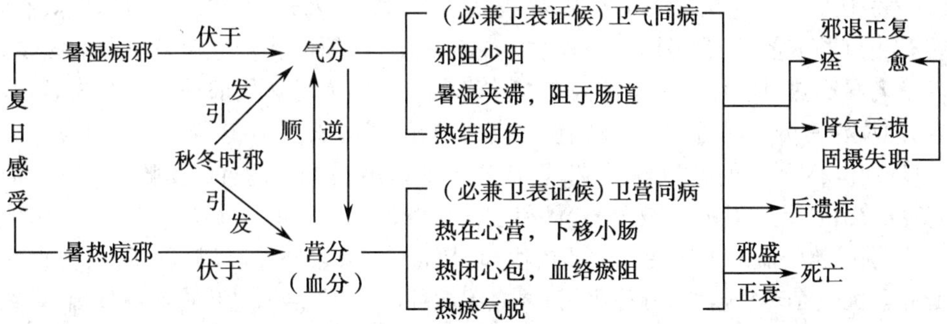

图 2-6　伏暑病理演变示意图

二、诊 断 依 据

(一)发病季节

凡在深秋冬月(农历寒露前后至大寒前后,公历10月～次年1月)发生的急性热病,均应考虑本病的可能性。

(二)临床特点

1. 起病急骤,初起即见暑湿或暑热里证。发于气分者,为暑湿内发,起病即见高热,心烦,口渴,脘痞,舌红苔腻等暑湿郁蒸证候;发于营分者,为暑热内发,起病即见高热,烦躁,口干不甚渴饮,舌绛苔少等暑热炽盛证候。无论发于气分还是营分,初起之时必兼卫表证候,但卫表证候一般为时短暂,甚至不经治疗即可消失而呈现一派里热证候。

2. 病势重而缠绵。表证消失后,有的患者可迅速出现尿少尿闭、出血斑、神昏、抽搐、厥脱等危重证候。待邪退之后,可见多尿、遗尿等肾虚之象。然后,逐步进入恢复阶段。整个病程约1～2个月,最短者亦近1个月。

(三)实验室检查

凡西医学中属于伏暑的疾病,如流行性出血热、散发性脑炎等,可进行相应实验室检查,有助于诊断。

三、类 病 鉴 别

伏暑应与暑温、暑湿、湿温、秋燥、风温相鉴别。

(一)与暑温、暑湿、湿温鉴别

暑温发于夏季暑气当令之时,暑湿发于夏季或夏秋之交,湿温发于夏末秋初,而伏暑发于深秋或冬季,故它们之间不难鉴别。

(二)与秋燥、风温鉴别

秋燥可见于深秋,风温亦可见于冬季,但二者皆系新感温病,早期均有明显的肺卫表证,病变重心亦在肺卫,若邪气尚未内传,则不表现里热证候。而伏暑乃是伏邪内发,初起虽有外邪相加,但表证为时短暂,且同时具有明显的里热证候,故可鉴别。

四、辨 证 论 治

(一)辨析要点

1. 辨别伏邪性质　伏暑乃伏气温病,发病之初即有伏邪外发之证。若见高热、心烦、口渴、脘痞、舌红苔腻者,即为暑湿伏邪外发。既为暑湿,就须进一步分辨暑与湿的多少,及病理机转。若见高热、烦躁、口干不甚渴饮、舌绛苔少者,即为暑热伏邪外发。既为暑热,则传变迅速,故应注意分辨是否有入血动血、热瘀搏结、闭窍动风、伤阴耗气等病理变化。

2. 辨别伏邪所发部位　暑湿伏邪发于气分,其病多在少阳、脾胃、肠腑。暑热伏邪发于营分,其病多在心包、小肠,并波及肝、肾和全身脉络。

3. 辨别脏腑气血阴阳病变　伏邪久伏,暗耗正气,骤然外发,病势迅猛,往往很快损伤多个脏腑。尤其是热瘀搏结,脉络阻滞,气血津液环流不畅,再加之热迫血液外出,更致脏腑失养,甚至衰竭而发生阴阳气血外脱之候。故临床尤须察微知著,注意辨别脏腑气血阴阳的病变状况。

4. 辨别外邪性质　伏邪外发皆须外邪引动,深秋冬日,虽以风寒多见,但亦不乏风热之邪，故对外邪性质，必须详加分辨。

（二）治则及注意事项

1. 本病初起，或为卫气同病，或为卫营同病，皆须两解表里，但重点仍在清泄伏邪。

2. 表证消失后，邪在气分者，暑与湿有孰多孰少之分，故其治疗大法与暑湿、湿温之气分证治基本相同；而邪在营血者，又大体与暑温营血证治相同。故吴瑭说：伏暑、暑温、湿温，证本一源，前后互参，不可偏执。吴瑭所云暑温，实已包含暑湿，故其所称应与暑温互参者，还含有与暑湿互参之意。总之，治病当以明确病机为要，不可为病名所扣定。

3. 本病多有小便改变及出血斑的发生。小便短少不利者，可见于气、营、血各阶段，若为气分热结阴伤，治当滋阴生津，泻火解毒；若为心营小肠同病，治当清心凉营，导热通腑；若因热瘀内阻肾络而见尿闭者，急予凉血化瘀，泄浊解毒。小便频数量多者，则见于本病后期，乃病变过程中肾气受损所致，治当益肾缩尿。出血斑是由出血点融合而成，多见于皮肤、黏膜，乃血分热瘀交结，脉络损伤，迫血妄行所致，治当凉血化瘀。甚者，往往因其出血和瘀阻，导致脏腑失养衰竭，出现气阴两脱或阳气外脱，则应益气养阴或回阳固脱。必要时，应中西医结合，积极予以救治。

4. 本病部分患者，于大病瘥后，留有震颤、瘫痪等后遗症，可参阅暑温后遗症及春温“虚风内动”，予以调治。

（三）分型论治

1. 卫气同病

（1）证候：发热，恶风寒，头痛，周身酸痛，无汗或少汗，心烦口渴，小便短赤，脘痞，苔腻，脉濡数。

（2）分析：此为暑湿内郁气分，时邪犯表，卫气同病之证。因其暑湿内郁，故见心烦口渴，小便短赤，脘痞，苔腻，脉濡数。若为风寒时邪束表，则兼恶寒发热，头痛，周身酸痛，无汗。若系风热时邪外袭，则兼发热，微恶风寒，头痛，无汗或少汗，咳嗽，咽红。

（3）辨证要点：发热恶寒，心烦口渴，脘痞，苔腻为本证辨证要点。

（4）治法选方：清暑化湿解表。若内有暑湿，外有风热者，宜清暑化湿，辛凉解表，方选银翘散加杏仁、滑石、薏苡仁、白通草；若内有暑湿，外有风寒者，宜清暑化湿，散寒解表，方选黄连香薷饮。

银翘散（见“风温·邪袭肺卫”）。

银翘散加杏仁、滑石、薏苡仁、白通草者，服如银翘散法。

方以银翘散辛凉透解卫表风热，且能兼涤暑热；杏仁轻宣肺气，肺主一身之气，肺气化则湿邪亦化；滑石、苡仁、通草清暑利湿。诸药合用，则表里之邪各得分解。

临床应用时，若见胸闷，可加郁金、香豉；呕而痰多者，可加半夏、茯苓；里热较甚者，可加山栀、黄芩。

黄连香薷饮（《类证活人书》）：黄连（酒炒） 香薷（去土） 厚朴（姜制） （一方有扁豆、甘草）

清水煎，入酒少许，冷服（一作热服）。

方以香薷外解表寒，黄连内清里热，厚朴理气化湿，入酒少许者，以助药力。本方与新加香薷饮均为外散表寒，内清暑湿，表里双解之剂，但新加香薷饮所治为外寒与暑湿均等之证，而本方所治，则为里之暑湿较甚者。

临床应用时，若见湿阻较甚，可酌加郁金、半夏、佩兰、荷叶；若见暑热较甚，可酌加山栀、银花、连翘、竹叶、寒水石。

2. 卫营同病

(1)证候:发热,微恶风寒,头痛,无汗或少汗,心烦不寐,口干不甚渴饮,舌赤或红绛,少苔,脉浮细数。

(2)分析:此为暑热内郁营分,风热袭表,卫营同病之证。暑热灼伤心营,营阴受损,故见心烦不寐,口干不甚渴饮,舌赤或红绛,少苔,脉细数。风热外袭,故见发热,微恶寒,头痛,无汗或少汗,脉浮。若为风寒时邪引动者,除有营分暑热见症外,尚可兼见发热恶寒,无汗,头痛,一身酸痛等风寒束表证候。

(3)辨证要点:发热,恶寒,心烦口渴,舌红绛少苔为本证辨证要点。

(4)治法选方:若为风热时邪引动者,宜清营泄热,辛凉解表,方选银翘散加生地丹皮赤芍麦冬方;若为风寒时邪引动者,宜清营泄热,散寒解表,方选加减葳蕤汤。

银翘散加生地丹皮赤芍麦冬方(《温病条辨》):连翘 银花 苦桔梗 薄荷 竹叶 生甘草 芥穗 淡豆豉 牛蒡子 生地 丹皮 赤芍 麦冬

服法如前(见"风温·邪袭肺卫")。

方以银翘散辛凉解表,疏解卫表之邪,加丹皮、赤芍凉营泄热,生地、麦冬清营滋液。

加减葳蕤汤(《通俗伤寒论》):生葳蕤 生葱白 桔梗 白薇 淡豆豉 薄荷 炙甘草 红枣

方以生葳蕤滋养营阴,白薇咸寒清泄营热,配甘草、大枣甘润增液,以助葳蕤养阴;葱白、淡豆豉(《肘后备急方》葱豉汤)散寒解表,配薄荷、桔梗以助其疏风透表之力。诸药合用,则有清营养阴,解表散寒之效。

临床应用时,若见营分暑热较甚,可去桔梗、甘草、大枣,加生地、丹皮、赤芍;若外寒较甚,也可酌加荆芥、防风,但须控制剂量,以免温燥伤阴。

3. 邪阻少阳

(1)证候:寒热似疟,口渴心烦,脘痞,身热午后较甚,入暮尤剧,天明得汗诸症稍减,但胸腹灼热不除,苔黄白而腻,脉弦数。

(2)分析:此为暑湿郁阻少阳,病在气分,暑重湿轻之证。邪阻少阳,枢机不利,故寒热往来似疟,且因暑重湿轻,其寒热之状往往又以热甚寒微为其特征。暑湿内蒸,故口渴心烦,脘痞,苔腻。此与伤寒邪在少阳,寒热往来,苔薄不腻且无脘痞者,自有不同。湿为阴邪,旺于阴分,而午后及暮夜属阴,邪正相争较剧,所以午后身热较甚且暮夜尤剧,此与阳明腑实之日晡潮热亦有所不同。暑为阳邪,旺于阳分,天明阳气渐旺,暑热欲蒸迫外出,腠理得天时阳气所助而开泄,故见汗出,身热下降,诸症稍减。但因湿邪郁遏,邪气不得尽解,故虽诸症稍减而胸腹灼热不除。此与疟疾之汗后诸症若失而反复发作者,显有区别。苔黄白而腻,脉弦数,更是暑湿郁阻少阳之明证。

(3)辨证要点:寒热似疟,脘痞苔腻,身热午后较重,入暮尤剧,天明得汗,诸症稍减,但胸腹灼热始终不除为本证辨证要点。

(4)治法选方:清泄少阳,分消湿热。方选蒿芩清胆汤。

蒿芩清胆汤(《通俗伤寒论》):青蒿 黄芩 淡竹茹 枳壳 仙半夏 陈皮 赤茯苓 碧玉散(包)

方以青蒿、黄芩清泄少阳暑热而利枢机,竹茹、枳壳、半夏、陈皮辛开和胃,化湿理气,赤苓、碧玉散清利湿热。暑湿去,枢机利,则诸症自愈。

4. 暑湿夹滞,阻于肠道

(1)证候:身热稽留,胸腹灼热,呕恶,便溏不爽,色黄如酱,苔黄垢腻,脉滑数。

(2)分析:此为伏暑病在气分,暑湿夹滞,阻于肠道之证。暑湿积滞阻于肠道,故大便溏而不爽,色黄如酱。胃肠暑湿积滞交结郁蒸,故身热稽留,胸腹灼热。肠失传导之常,胃气亦失下行而反上逆,浊气上攻,故见呕吐恶心。苔黄垢腻,脉滑数,均为里有暑湿积滞之征象。

(3)辨证要点:胸腹灼热,便溏不爽,色黄如酱,苔黄垢腻为本证辨证要点。

(4)治法选方:导滞通下,清热化湿。方选枳实导滞汤。

枳实导滞汤(《通俗伤寒论》):枳实 生大黄(酒洗) 山楂 槟榔 川朴 川连 六曲 连翘 紫草 木通 甘草

方以大黄、枳实、厚朴、槟榔推荡积滞,且能泻热理气化湿,山楂、神曲消导和中,黄连、连翘、紫草清热解毒,木通利湿,甘草调和诸药。全方共奏苦辛通降以清化湿热,导滞通下之功。

邪滞肠道,非攻下不去,暑湿内郁又必须清化湿热,所以本证宜用上方。若投三承气汤之苦寒攻下或咸寒软坚,虽能祛实,但无化湿之功,不仅不合病情,反而因其势峻、行速,而徒伤正气。本证暑湿积滞胶着肠道,又非一次导下即能尽除,往往于下后不久,热复作,苔复黄腻,大便仍见溏垢不爽。而本方具有因势利导的作用,且其制剂较轻,故每遇此邪气重聚之征,仍可反复用之,直至暑湿积滞尽消为度。亦即"轻法频下"之义。叶桂《外感温热篇》说:伤寒邪热在里,劫烁津液,下之宜猛;此多湿邪内搏,下之宜轻。伤寒大便溏为邪已尽,不可再下;湿温病大便溏为邪未尽,必大便硬,慎不可下也,以粪燥为无湿矣。即从大便变化,给出本方应用指征。

5. 热结阴伤

(1)证候:小便短少不利,身热,口渴,无汗,舌干红,苔黄燥,脉细数。

(2)分析:此为暑湿化燥,气分热结阴伤之证。内热炽盛,蒸腾于外,故见身热。热灼阴伤,津液干涸,故口渴、无汗、小便短少不利。舌干红,苔黄燥,脉细数,皆为气分热结阴伤之象。本证小便短少不利,非膀胱气化失司,乃阴伤液涸,源泉枯竭所致;无汗亦非外邪束表,腠理闭塞,而是津液枯涸,无作汗之源,宜详辨之。

(3)辨证要点:小便短少不利,舌干红,苔黄燥为本证辨证要点。

(4)治法选方:滋阴生津,泻火解毒。方选冬地三黄汤。

冬地三黄汤(引《温病条辨》):麦冬 黄连 苇根汁(冲) 银花露(冲) 细生地 黄芩 元参 黄柏 生甘草

水八杯,煮取三杯,分三次服,以便得利为度。

方以麦冬、生地、玄参滋养生津;三黄苦寒清泄余热;银花露、苇根汁与麦冬相配,甘凉滋润,轻清肃上,以助肺气之布化,肺主一身之气,气化则津生;生甘草甘平清热生津,与冬、地、三黄等为伍,则成"甘苦合化阴气"之法。

吴瑭谓:大凡小便不通,有责之膀胱不开者,有责之上游结热者,有责之肺气不化者。温热之小便不通,无膀胱不开证,皆上游(指小肠而言)热结,与肺气不化而然也。小肠火腑,故以三黄苦药通之;热结则液干,故以甘寒润之;金受火刑,化气维艰,故倍用麦冬以化之。本证之小便不利,重在阴伤,故以甘寒滋润生津为主,而苦寒之药用量极轻者,乃是虑其化燥伤阴之弊。同时,吴瑭还指出:温病小便不利者,淡渗不可与也,忌五苓八正辈。其意亦在滋水以救小便,切不可强利之。待源泉充足,小便自然通利,故方后服法还特意指出:"以便得利为度。”

6. 热在心营，下移小肠

(1)证候：身热夜甚，心烦不寐，口干不甚渴饮，小便短赤热痛，舌绛，脉细数。

(2)分析：此为暑热内炽心营，心营之热又同时下移小肠之证。热灼营阴，故身热夜甚，口干不甚渴饮，舌绛，脉细数。热扰心神，故心烦不寐。心与小肠相表里，心营热邪下移小肠，故见小便短赤热痛。本证为心营小肠同病，与单纯营分证的区别点，就在有无小肠热盛见症。

(3)辨证要点：身热夜甚，心烦不寐，小便短赤热痛，舌绛为本证辨证要点。

(4)治法选方：清心凉营，佐以导热通腑。方选导赤清心汤。

导赤清心汤(《通俗伤寒论》)：鲜生地　朱茯神　细木通　原麦冬(辰砂染)　粉丹皮　益元散(包煎)　淡竹叶　莲子心　灯心(辰砂染)　莹白童便(冲)

方中生地、丹皮、麦冬清营养阴，朱茯神、莲子心、灯心清心安神，佐以木通、竹叶、益元散、童便清导小肠腑热。心营清，火腑利，则诸症自可痊愈。故导赤清心，既是本方之功效，亦为本方之方名。

临床应用时，若见心营热盛，可酌加黄连、赤芍、玄参、水牛角等，以增强清营凉营之力。

7. 热闭心包，血络瘀阻

(1)证候：身热灼手，入夜尤甚，神昏谵语，口干而漱水不欲咽，皮肤、黏膜出血斑进行性扩大，斑色青紫，舌色深绛无苔，望之若干，扪之尚润，或紫晦而润。

(2)分析：此为血分热瘀，闭塞心包，阻滞脉络之证。邪热内炽营血，故身热灼手，入夜尤甚。邪热炼血为瘀，热瘀交结，闭塞心包则神昏谵语，阻滞脉络则脉络受损，再加之血热迫血妄行，故迅见皮肤、黏膜出血，且由出血点融合为出血斑，并不断扩大，斑色青紫。热蒸营阴，血络瘀滞，故口干而漱水不欲咽下，舌色深绛无苔，望之若干而扪之尚润，或紫晦而润。

本证与瘀热蓄于下焦均有神志异常，但彼有少腹坚满，大便色黑，故二者亦不难区别。

(3)辨证要点：身热夜甚，神昏谵语，皮肤黏膜出血斑，舌绛无苔为本证辨证要点。

(4)治法选方：凉血化瘀，开窍通络。方选犀地清络饮。若症情严重，可送服犀珀至宝丹。

犀地清络饮(《通俗伤寒论》)：犀角(水牛角代)汁(冲)　粉丹皮　青连翘(带心)　淡竹沥(和匀)　鲜生地　生赤芍　原桃仁(去皮)　生姜汁(同冲)

先用鲜茅根、灯心，煎汤代水，鲜石菖蒲汁两匙冲。

本方系犀角地黄汤加味而成。血分热瘀交结，故用犀角地黄汤以凉血散血；更加桃仁、茅根活血凉血，推陈致新；连翘、灯心清心解热；竹沥、生姜、石菖蒲三汁涤痰开窍。诸药合用，则有凉血化瘀，开窍通络之功。

犀珀至宝丹(《重订广温热论》)：白犀角(水牛角代)　羚羊角　广郁金　琥珀　炒山甲　连翘心　石菖蒲　蟾酥　飞辰砂　玳瑁　麝香　血竭　藏红花　桂枝尖　粉丹皮

上药研细，猪心血为丸，金箔为衣，每丸计重1.5g，成人每次服一丸，小儿每次服半丸，婴儿每服四分之一丸。

方以白犀角(水牛角代)、玳瑁、连翘、丹皮、蟾酥清热解毒，羚羊角凉肝息风，琥珀、金箔、辰砂重镇安神，郁金、石菖蒲、麝香开窍苏神，山甲、血竭、红花、桂枝化瘀通络。猪心血，入心养心。全方大剂凉血化瘀，开窍通络，故于本证症情严重者，多与前方配合使用，以助其力。

8. 热瘀气脱

(1)证候：身热面赤，皮肤、黏膜瘀斑，心烦躁扰，四肢厥冷，汗出不止，舌色暗绛，脉虚数。

(2)分析：此为血分热瘀，气阴两脱之证。血分暑热，熬炼血液而成瘀，热与瘀结，致使脉络损伤，血热妄行，故身热面赤，舌色暗绛，皮肤及黏膜出现出血斑，且斑色紫暗。热瘀上干心神，故心烦躁扰。热瘀阻滞脉络，气血津液环流不畅，加之出血损耗，以致脏腑失养衰竭而气阴两脱，故四肢厥冷，汗出不止。脉虚乃脏腑衰竭，脉数为血分暑热尚盛。

若因血分热瘀，脏腑衰竭而心肾之阳大衰，阳气外脱者，则见肢厥大汗，息微神疲，倦卧唇青，面色青灰，舌淡暗，脉微。

(3)辨证要点：身热，出血斑，肢厥，大汗，脉虚数为本证辨证要点。

(4)治法选方：热瘀互结，气阴两脱者，急宜凉血化瘀，益气养阴固脱，方选犀角地黄汤合生脉散。若为阳气外脱者，则当急予益气回阳固脱，兼以化瘀通络，方选四逆加人参汤，再加丹参、桃仁、赤芍；或以参附针 10～20ml 加入 50%葡萄糖水 30～40ml 静脉推注 1～2 次，其后视情况以参附针 40～80ml 加入 10%葡萄糖水 250～500ml 静滴，每日 1～2 次。待阳回之后，再随证治之。

犀角地黄汤(见“春温·热盛动血”)。

生脉散(见“风温·内闭外脱”)。

四逆加人参汤(《伤寒论》)：制附子　干姜　炙甘草　人参

水煎，温服。

方以附子、干姜、炙甘草回阳救逆，人参益气固脱。四味共奏益气回阳固脱之功。

9. 肾气亏损，固摄失职

(1)证候：小便频数量多，甚至遗尿，口渴引饮，腰酸肢软，头晕耳鸣，舌淡，脉沉弱。

(2)分析：此为病变后期，邪气已退，肾虚不固之证。肾虚不固，膀胱失约，故小便频数量多，甚至遗尿。肾阳虚弱，气化失司，津液不能上承，故口渴引饮。腰为肾府，脑为髓海，肾主骨生髓，故肾虚则腰酸肢软，头晕耳鸣。舌淡，脉沉弱亦为肾虚之象。

(3)辨证要点：小便频数量多，舌淡，脉沉弱为本证辨证要点。

(4)治法选方：温阳化气，益肾缩尿。方选右归丸合缩泉丸。

右归丸(《景岳全书》)：熟地　炒山药　枸杞子(微炒)　鹿角胶(炒珠)　制菟丝子　杜仲(姜汁炒)　山茱萸(微炒)　当归(便溏勿用)　肉桂　制附子

为细末，先将熟地蒸烂杵膏，加炼蜜为丸，弹子大，每服二至三丸，白汤送下。

方以熟地、山药、萸肉、枸杞培补肾阴，桂、附温养肾阳，鹿胶、菟丝、杜仲、当归强肾益精。诸药合用，则可温补肾阳。

缩泉丸(《妇人良方》)：乌药　益智仁

等分。为末，酒煎山药末为糊，丸桐子大，每服七十丸，盐水或米饮下。

方用益智仁温补脾肾，固精气，涩小便；乌药助膀胱气化而止小便频数；山药健脾补肾。故本方用于肾虚小便失约者，正合其制。

临床应用时，以上两方，皆可变丸为汤。症情稳定之后，再改为丸剂服用，以巩固疗效。

(谢贻智)

第七章

秋　燥

秋燥是秋季感受燥热病邪所引起，以肺系为病变中心，津气干燥为基本特征的急性外感热病。其临床特点是：以肺系为病变中心，以口、鼻、唇、咽及皮肤干燥为主要表现；在病变过程中，燥邪易化火伤阴，损伤肺络，但一般病情较轻、较少传变、易于痊愈。本病发于秋季。

秋燥病名，最早见于喻嘉言《医门法律·秋燥论》。但有关燥气致病，早在《内经》即有记载。《素问·至真要大论》所载“清气大来，燥之胜也”，《素问·气交变大论》所载“岁金太过，燥气流行”，“岁木不及，燥乃大行”，即已认识到燥气能够致病，并与岁运、时令气候变化密切相关。《素问·六元正纪大论》说：“凡此阳明司天之政……三之气，天政布，凉乃行，燥热交合，燥极而泽，民病寒热。”《素问·阴阳应象大论》又有“燥胜则干”的记载，即初步指出燥气致病的临床特点。而《素问·至真要大论》所说“燥者濡之”，“燥化于天，治以辛寒，佐以苦甘”，则为燥气为病确立了治疗大法。

汉、唐时代，困于《内经》病机十九条中未提及燥气为病，故医家对秋令燥气为病较少论述。直至金元，刘河间在《素问玄机原病式》中，才针对《素问·至真要大论》病机十九条所缺燥气致病条文，补充了一条“诸涩枯涸，干劲皴揭，皆属于燥。”概括了外感和内生燥气的致病特点。而同时代的医家，却大多仅从内燥立论。自明代李梴指出燥有内、外之分后，才引起医家对外感燥邪致病的重视。喻嘉言《医门法律》立“秋燥”为专论，不仅确立了秋燥病名，而且开始了对秋燥病的深入研究和系统论述。喻嘉言根据临床实际，指出《内经》“秋伤于湿”，当为“秋伤于燥”，并指出：“燥金虽为秋令，虽属阴经，然异于寒湿，同于火热。”“凡秋月燥病，误认为湿治者，操刃之事也。”治疗上则针对燥热伤肺这一特点，创制了著名的清燥救肺汤，为后世治疗温燥垂范。对秋燥的性质，明清医家亦有不同认识。喻嘉言认为燥气“同于火热”，沈明宗却认为“燥属次寒”（何廉臣《重印全国名医验案类编·燥淫病案》），而俞根初、吴鞠通、王孟英、费晋卿等医家则认为秋燥有温、凉两类。俞根初在《重订通俗伤寒论·秋燥伤寒》中指出：“秋深初凉，西风肃杀，感之者多病风燥，此属燥凉，较严冬风寒为轻。若久晴无雨，秋阳以曝，感之者多病温燥，此属燥热，较之暮春风温为重。”可见燥而偏寒者是为凉燥，燥而偏热者是为温燥。本章所论之秋燥，实指温燥而言。

根据秋燥的发病季节和临床表现，西医学中发于秋季的上呼吸道感染、急性支气管炎及某些肺部感染等疾病，出现秋燥见症时，当属秋燥范围，可参考本病辨证论治。

一、病 因 病 机

秋燥病的致病因素是外感燥热病邪。燥热病邪滋生于秋阳以曝，久晴无雨之时。若机体正气不足，或摄护失慎，防御能力下降，燥热病邪遂从口鼻而入，致人以病。秋日燥金主令，内合于肺；肺亦属金，其气燥，同气相求，故燥气入内，首先犯肺。正如叶桂所说：温自上受，燥自上伤，理亦相等，均是肺气受病。喻嘉言亦谓：燥气先伤于上焦华盖。肺主气属卫，肺为燥热病邪所伤，燥与热皆可损伤人体津气，其中尤以燥邪为甚，故本病初起即见肺卫津气干燥之候。而其他温病，在其病变过程中，当热盛而津伤不显之时，则不一定明显地表现出津液亏耗的症状。这也是秋燥与其他温病的主要区别所在。肺卫燥热之邪不解，则可由卫及气，出现燥干清窍、燥热伤肺、肺燥肠热、络伤咳血、肺燥肠闭等，以肺气燥热为主，邪干上、中二焦的证候；在气分证的后期，燥热渐退，津气未复，则多见肺胃阴伤之象。由此可见，燥伤阴津乃是贯穿病程始终的基本病理改变。本病一般不内传营血或深陷下焦，较少出现危重病例，大多病在卫、气阶段或上、中二焦即可告愈。但若感邪较重，或素体较弱，或治疗失当，也可出现气血两燔之证，或造成肝肾精血亏损。（见图 2-7）

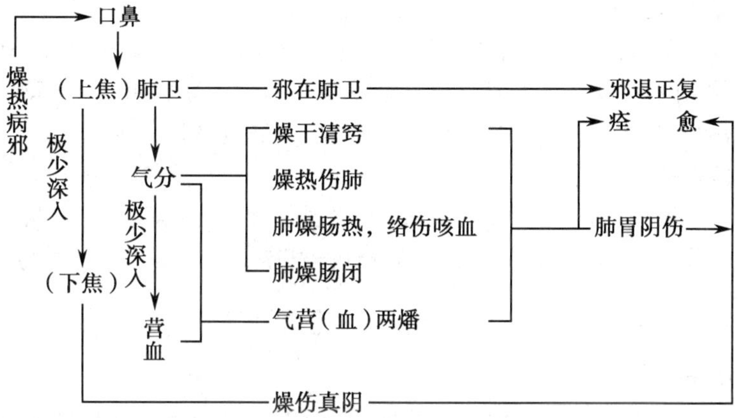

图 2-7　秋燥病理演变示意图

二、诊 断 依 据

（一）发病季节

农历立秋之后秋分之前（公历 8 月上旬～9 月下旬），久晴无雨，秋阳过盛之时发生的急性外感热病，应考虑本病的可能性。而秋分之后小雪之前（公历 10 月上旬～11 月下旬），多为本病之凉燥发病季节。

（二）临床特点

1. 初起除有发热恶寒，咳嗽，脉浮等肺卫见症外，必有口、鼻、咽、唇及皮肤等处干燥的表现。其中，温燥则发热较重，恶寒较轻，少汗，口干口渴，咽干咽痛，干咳无痰或少痰，苔薄白乏津，舌边尖红，右脉浮数而大；凉燥则发热较轻，恶寒显著，无汗，咽干唇燥但不作渴，咳嗽痰稀，苔薄白欠润，舌质正常，脉浮不数，或弦。

2. 中期以肺气燥热见症为主，可出现上、中二焦的病变及证候，如燥干清窍、肺燥肠热等。

3. 后期多呈肺胃阴伤之象，如低热干咳，口渴纳差，口、鼻、咽、唇干燥乏津，舌干红少苔等。

4. 整个病程的病变重心在肺，以燥伤阴津为主要见症，病情一般较轻，传变较少，很少出现营血或下焦证候。

（三）实验室检查

凡西医学中属于秋燥范畴的疾病，如发于秋季的上呼吸道感染、急性支气管炎及某些肺部感染性疾病，可进行相应的实验室检查，有助于诊断。

三、类病鉴别

秋燥应与风温、风寒感冒、伏暑等鉴别。

(一)与风温鉴别

风温初起的临床表现与秋燥(温燥)相近,皆有发热恶寒,咳嗽口渴,脉浮数等肺卫见症。但秋燥发于秋季,初起必伴有口、鼻、咽、唇及皮肤等处干燥的表现,病程中易致肺燥阴伤、肺络受损,少见营血或下焦证候,病情一般较风温为轻。风温发于冬春二季,初起虽然肺卫风热证候明显,但津气干燥见症却不突出,病程中易于形成痰热阻肺和逆传心营之变。

(二)与风寒感冒鉴别

风寒感冒多发于深秋至次年孟春气候寒冷之时,以发热,恶寒,无汗,头痛,肢节疼痛等风寒束表,卫阳被郁的症状为主。这些临床表现虽与秋燥之凉燥相近,但凉燥见于深秋初冬气候干燥之时,初起必伴有唇干、鼻燥、咽干等津气干燥的症状。

(三)与伏暑鉴别

伏暑虽亦发于秋季,初起也有卫表见症,但以所伏之气分暑湿或营分暑热证候为主,无清窍津气干燥之象,且其病情较重,表证消失较快,里热变证较多。故秋燥与伏暑不难区别。

四、辨证论治

(一)辨析要点

1. 初起应辨温燥凉燥 本章所论之秋燥,虽实指温燥而言,但燥邪的性质毕竟有偏寒偏热之分,所以当其初犯肺卫之时,在证候表现上,也必然有温燥凉燥之别。临床之际,可着眼于发病时气候的温热寒凉,发热恶寒的孰轻孰重,口渴与否,痰质的稀稠,舌质的变化,对二者作出辨别。一般说来,温燥恶寒较轻,不久即可随汗消失,鼻中必有燥热感,痰稠而胶结,口渴,舌边尖红赤,津液的劫伤较凉燥为甚;而凉燥恶寒较重,持续时间亦较长,鼻鸣而塞,或流清涕,痰质清稀,口不作渴,舌质正常。当其化热进入气分之后则与温燥气分证候相同,故二者的鉴别,应在初起阶段。

2. 中期应辨燥热所伤部位 肺卫不解,内传气分,肺脏必然首当其冲,出现干咳不已,心烦口渴,舌质干红等肺气燥热之象,甚至肺络受损而见咳血。肺与大肠相表里,燥热下移大肠,则见大便泄泻;或肺不布津于肠,则见大便秘结。若燥热聚于上焦,上干头目清窍,则见耳鸣、目赤、咽痛。故应根据其临床特点,详细分辨燥热所伤部位。

3. 后期应辨邪正多寡 一般而论,秋燥当于气分而愈。在气分证之后期,多呈邪少虚多之候。虚在肺胃阴伤。邪气渐退,则身热渐微。若反见热势不退,则是邪气尚盛,应防其进一步化火伤阴。若终成营血或下焦肝肾之变,则与其他纯热无湿类温病的相应证候辨析相同。

(二)治则及注意事项

燥邪为病,最易伤津。《素问·至真要大论》曰:燥者润之。故治疗秋燥当以滋润之法为其基本治疗原则。但在不同阶段和不同部位,其具体治法又有所不同。

1. 初起邪在肺卫,宜辛凉甘润,透邪外出。若为秋燥之凉燥,则宜辛开温润,透邪外出。

2. 中期邪聚上焦,燥干清窍者,宜清散上焦气热,润燥利窍。若燥热化火伤及肺阴者,宜清肺润燥养阴。若肺燥肠热,络伤咳血者,宜润肺清肠,清热止血。若肺燥肠闭津亏而致便秘者,宜肃肺润肠通便。

3. 本病后期，燥热已退，肺胃阴伤未复者，宜甘寒生津，滋养肺胃之阴。

4. 少数病例，在病程中，若出现营血证候者，则须清营凉血；出现肝肾真阴亏损者，又当滋养真阴，填补精血。

5. 俞根初认为，秋燥先伤肺津，次伤胃液，终伤肝血肾精。指出了秋燥不同阶段的病理特点。而古方书所载，上燥治气，中燥增液，下燥治血，则是针对本病不同阶段和所伤部位病理特点，归纳出的基本治疗规律和原则。所谓"上燥治气"，乃是燥邪上受，首犯肺卫，肺主气，肺津为燥邪所伤，则肺气宣肃失司，治宜辛以宣肺透邪，润以制燥保肺。故何廉臣所谓上燥治气，吴氏桑杏汤主之，以及叶桂所说燥自上伤，是肺气受病，当以辛凉甘润之方，气燥自平而愈，皆有助于对"上燥治气"这一治疗原则的理解。"中燥增液"，则指燥热病邪由卫及气，由上焦而至中焦，损伤肺胃津液，治当甘凉濡润，以复其津。"下燥治血"，乃指少数病例，若最终演变为燥热损伤下焦肝肾精血者，治用甘咸柔润，以养血填精。

6. 燥与火虽然皆可伤阴耗液，但燥邪的性质毕竟不同于火邪。燥邪的主要特点是干燥，而火邪却以炎上和急迫为其特性，故有"治燥不同治火"之说。治火当用苦寒，治燥则宜柔润；火郁可以发之，燥胜则宜濡之；治火可用直折，治燥只宜滋润。正如何廉臣所说：燥与火不同，火为实证，热盛阳亢，身热多汗，法宜苦寒夺其实而泻其热；燥为虚证，阴亏失润，肌肤熯燥，法宜甘寒养其阴而润其燥。汪瑟庵亦谓：燥证路径无多，故方法甚简，首用辛凉，继用甘凉，与温热相似，但温热传至中焦，间有当用苦寒者，燥证则唯喜柔润，最忌苦燥，断无用之之理。对秋燥的治疗颇具指导意义。但何、汪之说，仅是言其大法，切勿胶柱以持。当燥邪化火较为明显之际，少投苦寒之品亦是在所必须。

（三）分型论治

1. 邪在肺卫

（1）证候：发热，微恶风寒，少汗，干咳或痰少而黏，咳甚则声音嘶哑，咽干痛，鼻燥热，口微渴，舌边尖红，苔薄白而乏津，右脉数大。

（2）分析：此为燥热上受，秋燥初起，邪在肺卫之证。肺卫受邪，卫气失和，则发热，微恶风寒，少汗。肺气失于宣降，则出现咳嗽。燥热伤及肺津，则干咳喉痒，痰少而黏，咳甚而声音嘶哑，咽干，鼻燥，口微渴。舌边尖红，苔薄白乏津，右脉数大，更是燥热犯及上焦肺卫之明证。

（3）辨证要点：发热，微恶风寒，干咳或痰少而黏，咽干鼻燥，舌边尖红，苔薄白乏津，右脉数大为本证辨证要点。

（4）治法选方：辛凉甘润，轻透肺卫。方选桑杏汤。

桑杏汤（《温病条辨》）：桑叶　杏仁　沙参　象贝　香豉　栀皮　梨皮

水二杯，煮取一杯，顿服之。重者再作服。

方中桑叶、香豉辛凉轻宣透邪于外，杏仁、象贝降肺化痰止咳，栀皮质轻以肃上焦之热，沙参、梨皮甘寒生津以润肺燥。病在上，故诸药用量及气、味俱轻，重则必过病所。全方辛凉甘润合用，使邪去而津液不伤，津复而肺气自平，故用于秋燥初起，燥热犯及上焦肺卫者最为适宜。

临床应用时，若见咽部红肿干痛明显者，可加牛蒡子、桔梗、甘草；咳痰黄稠者，可加瓜蒌皮、天竺黄；咳甚胸痛者，可加瓜蒌、橘络；痰中带血，鼻燥衄血者，可加白茅根、藕节；发热较重者，可加银花、连翘；表闭较甚者，可加薄荷；大便燥结者，可加紫菀、郁李仁、胡麻仁。

如在深秋气候干燥之时，证见发热恶寒，头痛，无汗，鼻塞，咽干唇燥，咳嗽稀痰，苔薄白欠润而舌质正常者，乃属凉燥之邪侵袭肺卫。邪束于表，则发热恶寒，头痛无汗；邪郁于肺，肺气不利，则鼻塞，咳嗽稀痰。咽干唇燥，苔薄白欠润，则是燥伤于上，津气干燥所致，也是本证与一般风寒外感的区别所在。治宜辛开温润，疏表透邪。方选杏苏散。

杏苏散（引《温病条辨》）：苏叶　半夏　茯苓　前胡　苦桔梗　枳壳　甘草　生姜　大枣　橘皮　杏仁

水煎服。

方以苏叶、前胡辛散透表，杏仁宣肺润燥，枳壳、桔梗、陈皮、茯苓、半夏、甘草宣降肺气，化痰止咳，佐以姜、枣调和营卫。全方苦温甘辛合用，透散而不致过汗，辛温而不燥烈，润燥而不滞腻，用于凉燥之证，正为合拍。

临床应用时，若咽干口燥较著者，可去半夏；腠理闭塞较甚，无汗身痛者，可加葱白、防风。现代医家蒲辅周治疗凉燥的经验亦可借鉴。他说："凉燥既是凉气，要当小小的伤寒医治，若误用润药，越吃越燥，玉竹、花粉一类的药不行。吴氏用杏苏散，使人明白须解表，但尚觉黏滞。我的经验是：不见热象，初起用三拗汤，见口渴等热象者，用麻杏石甘汤，加一点前胡、射干、芦根、竹叶。"

2. 燥干清窍

（1）证候：发热，口渴，耳鸣，目赤，龈肿，咽痛，苔薄黄而干，脉数。

（2）分析：此为燥热内入气分，上干头目清窍之证。卫表之邪未解，内入上焦气分，燥热上干头目、清窍，故见耳鸣、目赤、龈肿、咽痛等症。燥热内盛，津液受伤，则发热，口渴，苔薄黄而干，脉数。

（3）辨证要点：耳鸣，目赤，龈肿，咽痛为本证辨证要点。

（4）治法选方：轻清宣透上焦气分燥热为主，兼以润燥利咽。方选翘荷汤。

翘荷汤（《温病条辨》）：薄荷　连翘　生甘草　黑栀皮　桔梗　绿豆皮

水二杯，煮取一杯，顿服之。日服二剂。甚者日三。

方中薄荷辛凉宣透，以清头目而利诸窍；连翘、黑栀皮、绿豆皮轻清趋上，以清上焦气分燥热；桔梗、甘草辛散甘缓，以宣透润燥利咽。诸药合用，使上焦气分燥热得解，则诸窍自宁。

临床应用时，原方之后所附加减法，可供参考："耳鸣者，加羚羊角、苦丁茶；目赤者，加鲜菊叶、苦丁茶、夏枯草；咽痛者，加牛蒡子、黄芩。"但须注意，本证当禁用苦重之品，以免化燥伤阴和药过病所。

3. 燥热伤肺

（1）证候：发热，口渴，心烦，干咳无痰，气逆而喘，胸满胁痛，咽干，鼻燥，舌边尖红赤，苔薄白而燥或薄黄而燥，脉数。

（2）分析：此为病在气分，燥热伤肺之证。燥热壅肺，故见身热，口渴，心烦，脉数。肺受燥热所伤而失清肃之令，故见干咳气喘。热壅气滞则络脉不通，燥伤津液则络脉失濡，故见胸满胁痛。燥热在上，故咽干，鼻燥，舌边尖红赤，苔薄白而燥或薄黄而燥。

（3）辨证要点：身热，口渴，干咳气喘，舌边尖红赤，苔薄而燥为本证辨证要点。

（4）治法选方：清肺泄热，养阴润燥。方选清燥救肺汤。

清燥救肺汤（《医门法律》）：冬桑叶　石膏　人参　甘草　胡麻仁（炒研）　真阿胶　麦门冬（去心）　杏仁（去皮尖，麸炒）　枇杷叶（刷去毛，蜜涂炙黄）

水一碗，煮六分，频频二三次温服。

方中桑叶辛凉轻宣燥热，石膏辛寒清肺泄热，人参、甘草、胡麻仁、阿胶、麦冬甘润养阴，杏仁、枇杷叶宣降肺气。诸药合和、辛凉甘润，则有清肺润燥之功。频频二三次服者，以“沃焦救焚，不厌其频，庶克有济耳。”

临床应用时，若肌表尚有邪热，可去阿胶加薄荷叶、连翘、牛蒡子；痰多者，可加贝母、竹沥、瓜蒌皮；阴伤过甚或血枯者，可加生地黄；热甚者，可加水牛角、羚羊角或牛黄；咳痰带血者，可加侧柏叶、旱莲草；胸闷者，可加梨汁、郁金汁；气喘甚者，可加苏子；呕逆者，可加竹茹、鲜莱菔汁；声音嘶哑者，可加凤凰衣。对燥热伤肺之证，苦寒降火之药，尤在所忌。盖肺金自至于燥，所存阴气，不过一线耳。倘更以苦寒下其气，伤其胃，其人尚有生理乎？另外，蒲辅周所说：“温燥言其秋后久晴无雨，秋阳过盛，人感之咳嗽咽痛，宜润。我看不必用清燥救肺汤全方，仿清燥救肺汤，多用玉竹、芦根、枇杷叶、花粉。连、芩、栀等，苦化燥，不宜多用，多则伤津化火。”亦可作为临床应用本方之参考。

4. 肺燥肠热，络伤咳血

(1)证候：初起时喉痒干咳，继则咳甚而痰黏带血，胸胁疼痛，腹部灼热，大便泄泻，舌红，苔薄黄而干，脉数。

(2)分析：此为病在气分，肺燥肠热，络伤咳血之证。初起燥热伤肺，故喉痒干咳。继而内壅之燥热化火，肺络受损，故咳甚且痰黏带血，胸胁疼痛。肺与大肠相表里，肺中燥热下趋大肠，肠中热壅，迫津外泄，故见腹中灼热如焚，泻下稀水恶臭，肛门热痛。燥则气结，通行失畅，故甚者可见腹痛而泻，艰涩难行，似痢非痢。这与虚寒泻下清水不同，与肠热下利之葛根芩连汤证亦有所不同。舌红，苔黄而干，脉数，皆系气分燥热之征，故本证之咳血，切勿视为热入血分，迫血妄行所致。

(3)辨证要点：干咳，痰黏带血，腹中灼热，泄泻水样为本证辨证要点。

(4)治法选方：润肺清肠，清热止血。方选阿胶黄芩汤。

阿胶黄芩汤(《通俗伤寒论》)：陈阿胶　青子芩　甜杏仁　生桑皮　生白芍　生甘草　鲜车前草　甘蔗梢

先用生糯米，开水泡取汁，代水煎药。

本方为俞根初所创，专为肺燥肠热而设。方中陈阿胶、甜杏仁、生桑皮、甘蔗梢、生糯米养血生津，肃肺止咳，以上宁肺络而下濡大肠；且阿胶尚能止血，对络伤出血者，尤为合拍；再以黄芩、芍药、甘草酸苦泄热坚阴，以治其利；且芍、甘相配，又能酸甘化阴，缓急止痛；鲜车前草既可养肺止咳，又能引导肺与大肠之热从小肠而去。故诸药合用，则有润肺清肠，泄热止血之效。

临床应用时，若见咳血较多者，可加白茅根、侧柏叶、焦山栀、京墨；泻利较甚者，可加葛根、黄连；咳甚痰多者，可加枇杷叶、冬瓜仁、竹沥、贝母；胸胁痛甚者，可加郁金汁、丝瓜络、鲜橘叶。

5. 肺燥肠闭

(1)证候：咳嗽不爽而多痰，胸满腹胀，大便秘结，舌红而干。

(2)分析：此为病在气分，肺燥肠闭之证。肺受燥伤，宣降失司，故咳而不爽。输布失职，则津液停聚而为胸满痰多。肺气不降，则津不下布，大肠失濡，传导失常，故糟粕停滞而为腹满便秘。舌红而干则为燥热津亏之兆。

本证与前证肺燥肠热皆为上下同病，但前者为燥热化火，故上伤肺络而干咳出血，下逼肠液而便泻稀水；本证乃燥热气结，气结则津液不布，故上为液聚而痰多，下为津枯而肠闭。

本证与阳明腑实皆有大便秘结，但彼为胃肠邪热与肠中糟粕相结，故无咳嗽痰多等肺系见症；本证为肺不布津而肠中液亏，故无日晡潮热，谵语神昏，腹部硬满作痛，苔黄而燥或焦黑等邪热与糟粕结聚之证。

(3)辨证要点：咳嗽不爽，痰多，便秘，舌红而干为本证辨证要点。

(4)治法选方：肃肺化痰，润肠通便。方选五仁橘皮汤。

五仁橘皮汤(《通俗伤寒论》)：甜杏仁(研细)　松子仁　郁李仁(杵)　原桃仁(杵)　柏子仁(杵)　橘皮(蜜炙)

方中甜杏仁、郁李仁、松子仁、原桃仁、柏子仁五仁均富含油脂，具润肠通便之功；其中杏仁、桃仁尚能宣肃肺气，止咳化痰，再与行气除胀化痰之橘皮相伍，则可使气机下达，津液布敷于肠，更有助于大便的排出。全方肃肺化痰，润肠通便，故能起到上下相兼，肺肠同治的效果。方中用原桃仁者，但欲取其润肠而不欲其破瘀；橘皮之蜜炙者，以其炙后润而不燥，对燥热之证，方可适宜。

临床应用时，若欲增其润肠之功者，可加瓜蒌仁、火麻仁；欲急下者，可加玄明粉、白蜜；欲开肺气，恢复肺之输布津液者，可加前胡、紫菀；夹滞者，可加枳实导滞丸(绢布包同煎)；夹痰者，可加礞石滚痰丸(绢布包同煎)；夹饮者，可加控涎丹；夹火者，可加当归芦荟丸。

6. 肺胃阴伤

(1)证候：身热已退，或身有微热，干咳或痰少，口、鼻、咽、唇干燥乏津，口渴，舌干红少苔，脉细数。

(2)分析：此为气分后期，燥热渐退，肺胃阴伤，邪少虚多之证。燥热已净或未净，故身热退或尚有微热。虽然病已步入恢复阶段，但在前期病变过程中所耗伤的肺胃阴津尚未恢复，肺阴不足则干咳或少痰，鼻、咽干燥；胃阴不足则口渴，口、唇干燥。邪去而肺胃阴伤未复，故舌干红少苔，脉细数。

(3)辨证要点：干咳，口渴，舌干红少苔为本证辨证要点。

(4)治法选方：清养肺胃津液，轻清未净余邪。方选沙参麦冬汤，津伤甚者合五汁饮。

沙参麦冬汤(见“风温·余热未净，肺胃阴伤”)。

五汁饮(《温病条辨》)：梨汁　荸荠汁　鲜苇根汁　麦冬汁　藕汁(或用蔗汁)

临时斟酌多少，和匀凉服；不甚喜凉者，重汤炖温服。

方中五物甘寒，皆用鲜汁，皆有生津养液，润燥止渴之功。故凡温病，证见肺胃阴伤，口中燥渴，咳唾白沫黏滞不快者，均可用之。如属津伤而邪热尚甚者，应与清热之方合用。

临床应用以上二方时，若兼肠燥便秘者，可加鲜生地、鲜何首乌、鲜石斛、火麻仁以润肠通便。

7. 邪入气营

(1)证候：身热，口渴，烦躁不安，甚或吐血、咯血、衄血，苔黄燥，舌绛，脉数。

(2)分析：此为气营(血)两燔之证。本证多因气分燥热之邪未罢而病及营血所致。阳明气分热盛，故见身热，口渴，苔黄燥，脉数。热入营血，扰及心神，迫血妄行，故见烦躁不安，吐血、咯血、衄血，舌绛。

(3)辨证要点：身热，口渴，出血，舌绛苔黄燥为本证辨证要点。

(4)治法选方：清气凉营(血)。方选玉女煎去牛膝熟地加细生地元参方。

玉女煎去牛膝熟地加细生地元参方(见“春温·气营两燔”)。

8. 燥伤真阴

(1)证候：昼凉夜热，口渴，或干咳，或不咳，甚则痉厥，舌干绛，脉虚。

(2)分析:此为病在下焦,燥热耗伤真阴,邪少虚多之证。燥热未净,真阴已伤,故见昼凉夜热。肾阴耗伤,津液不能上承,故口渴。肾水不能上沃肺金,故干咳。水不涵木,虚风内动,故见痉厥。舌干绛,脉虚皆为真阴耗伤之象。

(3)辨证要点:昼凉夜热,舌干绛,脉虚为本证辨证要点。

(4)治法选方:滋养肝肾,潜镇虚风。方选三甲复脉汤或小复脉汤。

三甲复脉汤(见"春温·阴虚风动")。

小复脉汤(《温热经纬》):麦冬　炙甘草　鲜竹叶　北枣肉　枸杞子

为细末,每服五钱,糯米汤盏半,煎至一盏温服,不能服者,帛系渍点口中,如加人参更妙。

方中麦冬、炙甘草、枸杞子滋补心肾;枣肉、糯米润养心肺而下滋肾水,以使心肾相交。鲜竹叶凉心益气,且能轻泄余热。故本方用于身热不甚,日久不退,心悸,舌干绛,脉虚软或结代等燥热劫伤心肾真阴,邪少虚多之证较为适宜。临床之际,若加人参,则其复脉之功更著。

秋燥病邪内传营血或深陷下焦者,一般较为少见。但若病情已至于此,则当随证转手以治之。正如叶桂所说:秋燥一证,气分先受,治肺为急,若延绵数十日之久,病必入血分,又非轻浮肺药可治,须审体质证端。古谓治病当活泼泼地,如盘走珠耳。

(谢贻智)

第二部分 温 疫

第一章 疫 黄

疫黄是指感受湿热疫毒引起，以身黄、目黄、小便黄为特征的外感热病。本病一般呈散发性，但亦可呈流行性，全年均可发病。

疫黄是感受湿热疫毒而致的具有传染性的外感热病，其特点是以肝胆病变为中心，胆液疏泄失常为重点的病证。感受疫毒较重时，可以逆传心包，引动肝风，闭郁肾与膀胱，出现昏迷、抽搐、癃闭等危重证候。因其以身黄、目黄、小便黄为主症，本病又称黄疸、黄瘅、发黄、黄家；因其发黄且有传染性，本病亦称瘟黄、疫疸、疫黄。因疫黄概括了本病的主因湿热疫毒，主症发黄，故本书以“疫黄”为病名。本病一年四季都可发病，多呈散发性，但在集体单位或少数地区，也可引起流行。

《素问·平人气象论》谓：“溺黄赤安卧者，黄疸……目黄者，曰黄疸。”明确了黄疸的含义。《灵枢·论疾诊尺》对黄疸临床有“面色微黄，齿垢黄，爪甲上黄……安卧，小便黄赤，脉小而涩……不嗜食”等症状的描述，与当今对疫黄的临床观察相一致。《素问·六元正纪大论》对黄疸的病因，提出了“溽暑湿热相搏……民病黄疸”的立论。

汉代张仲景《金匮要略》对黄疸列有专章讨论，病因上强调湿与热，谓：“脾家必黄，瘀热以行”，“黄家所得，从湿得之”。因此，治疗上重视除湿热，提出“诸病黄家，但利其小便”，在《伤寒论》和《金匮要略》里，创立了茵陈蒿汤、茵陈五苓散、麻黄连翘赤小豆汤、栀子柏皮汤、栀子大黄汤等许多治黄疸的方剂，为黄疸的辨证论治奠定了基础。

隋代巢元方《诸病源候论·黄疸诸候》中，不仅表述了黄疸的各种临床证候，对重证疫黄已有深刻认识，将其称为“急黄候”，谓：“脾病有热，谷气郁蒸，因为热毒所加，故猝然发黄，心满气喘，命在顷刻，故云急黄也。”唐代孙思邈《千金翼方·黄疸》开始认识到疫黄属于一种传染性的“时行热病，多必内瘀著黄”。《外台秘要》收集了许多治黄的简便验方。宋代赵佶《圣济总录》首次提出了肝胆受损之说，立有肝黄、胆黄证，对包括疫黄在内的三十六黄的症状描述极详，已注意从出血状况、气息、脉象、爪甲颜色、眼神及神志等方面辨识疫黄的危候。

金元时期，《丹溪心法》针对《金匮要略》五疸之说，提出“疸不分其五，同是湿热。”《卫生宝鉴》鉴于黄疸《诸病源候论》分二十八候，《圣济总录》分九疸三十六黄，繁琐的分类难于掌握，提出了阳黄、阴黄的概念，使黄疸的分类简单而精当。成无己《伤寒明理论》对湿亦发黄，热亦发黄进行了辨别，谓：“湿家之黄，身黄如烟熏黄，虽黄而色暗不明，至于热盛之黄，必身黄如橘子色，甚者勃勃出染著衣，正黄如檗汁，是其正黄色也。”明代张介宾《景岳全书·黄疸》提出“黄疸之大要有四，曰阳黄、曰阴黄、曰表邪发黄、曰胆黄。”“阳黄证……即所谓湿热证也。”“阴黄证，则全非湿热，而总由血气之败。”在病机理论方面，第一个明确阐述了黄疸与胆腑的关系，指出：“胆黄证……皆因伤胆，盖胆伤则胆气败而胆液泄，故为此证。”

清代沈金鳌《杂病源流犀烛·诸疸源流》明确提出了疫黄（瘟黄）的病因是“天行疫疠”，病情凶险，“杀人最急”。黄元御《四圣心源》对黄疸的病机有进一步的认识，认为黄疸“其病起于湿土，而成于风木”。说明黄疸病变的脏腑与脾肝有密切关系。钱静湖《辨证奇闻》指出肝疸的病机是由于“肝气之郁”。《临证指南医案》也认为黄疸的产生是由于“瘀热在里，胆热液泄”所致。

根据感受疫毒而发黄的含义，西医学的病毒性肝炎（黄疸型肝炎、重症肝炎等）、钩端螺旋体病的黄疸出血型属疫黄范畴。虽不属中医疫黄，对有黄疸特征的胆囊炎、胆石症、溶血性黄疸等，本章的辨证论治亦有参考意义。

一、病因病机

湿热疫毒导致疫黄，这是历代医家的共识。早在《素问·六元正纪大论》就记载“湿热相薄……民病黄瘅。”晚至清代《杂病源流犀烛·诸疸源流》亦谓：“天行疫疠，以致发黄。”湿热疫毒的感受多从口鼻肌肤由外入里，人在气交之中，或因田间收割，或因下河捕鱼游泳，接触湿热疫毒，或因生活不慎，食入沾染疫毒的食物，如蛤蜊、毛蚶等。现在认为，甚至有因治疗而误将疫毒带入肌肤内，如使用沾有疫毒的针头、血液、生物制品等，但仍以食入疫毒，接触疫水为主要途径。

脾为湿土，湿热疫毒由口鼻肌肤入侵，首犯脾土，困阻脾胃，升降失司，故出现纳呆、呕恶、疲乏等脾胃不运之证。土壅则木郁，肝胆失于疏泄，肝胆之余气胆液随之疏泄失常，胆液浸淫肌肤、眼目而为黄疸。湿热疫毒壅盛，可以内陷营血，逆传心包，下淫肾与膀胱而现出血、躁扰昏迷、抽搐、尿闭等。故黄疸的病位在胆，而与肝脾密切相关。即《四圣心源》谓：“其病起于湿，而成于风木，甚者可及心与肾。”基本病机为土壅木郁，胆热液泄。病理性质，初起以肝脾湿热疫毒为主，故为实证，疫毒久羁伤正，则虚实兼夹，病势发展为肝脾血瘀，肝肾阴阳衰竭。（见图 2-8）

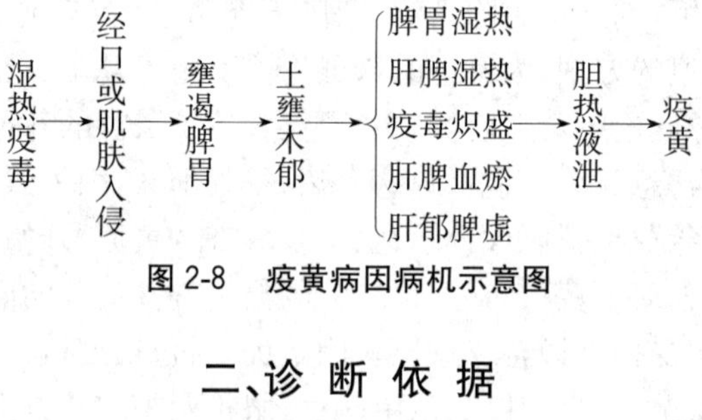

图 2-8　疫黄病因病机示意图

二、诊断依据

1. 有与疫黄接触史，或夏秋季节接触疫水史。

2. 有疲乏，纳呆，呕恶，腹胀或高热，乏力，全身酸痛，腓肠肌疼痛的临床证候。

3. 目黄、身黄、小便黄，其中目黄是最早出现，最晚消失的指征，最有诊断价值。

4. 肝脏可肿大或缩小，可有触叩痛，脾脏可肿大；可出现腹水，亦可有下肢浮肿。或有腹股沟或腋下淋巴结肿大等。

5. 实验室检查示黄疸指数、血清胆红素升高，或肝功能有损害。或血清免疫学检查，钩端螺旋体抗体效价有 4 倍以上增加。

三、类 病 鉴 别

疫黄应与非疫黄，以及黄胖病、萎黄、风气目黄、瓜果黄等鉴别。

（一）与非疫黄鉴别

黄疸有因疫毒所致与非疫毒所致两种情况，因疫毒所致者称疫黄，因醇酒厚味、砂石（结石）、虫体等非疫毒所致者称非疫黄。非疫黄不具传染性，不呈流行性；非疫黄有明显的寒战高热，右上腹疼痛与压痛，疼痛彻引右肩背，多因醇酒厚味所诱发，通过 B 超或 X 线检查常可发现砂石（结石）、虫体，以此可鉴别出非疫黄。

（二）与萎黄鉴别

萎黄又称虚黄，多由脾胃虚弱，气血生化不足，或大病失血之后，气血亏耗而成。与黄疸的区别在两目不黄，面及肌肤萎黄少泽，小便通利不黄，必有头晕心悸，气短乏力等症。

（三）与黄胖病鉴别

黄胖病在有些地区又称桑叶黄、懒黄病，由钩虫耗噬气血所致。其肤色面容淡黄而虚浮，两目不黄，有赤脚下菜地的历史，善食易饥，嗜食异物，头晕心悸，气短乏力，与疫黄较易区别。《杂病源流犀烛·黄胖》谓："黄胖宿病也，与黄疸暴病不同。盖黄疸眼目皆黄，无肿状；黄胖多肿，色黄中带白，眼目如故，或洋洋少神……好食生米茶叶土炭之类。"

（四）与风气目黄鉴别

风气目黄是由风气自阳明入胃上至目，风气不得外泄所致。与疫黄的区别在于只见目黄而身不黄，目黄以睑裂处，白睛暴露处较突出，黄色不匀，表面略凸，无其他见症，多见于肥胖者及老年人，为球结膜下的脂肪沉积。《医学纲目·黄疸》指出："经云目黄者曰黄疸。然亦有目黄而身不黄者，风气自阳明入胃，循脉而上致目眦，其人肥，风气不得外泄，则为热中而目黄。"

（五）与瓜果黄鉴别

过食含胡萝卜素的胡萝卜、南瓜、菠菜、柑橘、木瓜等，致胡萝卜素潴留沉着，可出现皮肤发黄。其与疫黄的区别在于发黄部位多在手掌、足底、前额及鼻等处皮肤，而眼目不黄，亦无其他症状。

四、辨 证 论 治

（一）辨析要点

1. 辨病情轻重　黄疸色泽深浅的变化是病情轻重转化的重要标志。如黄疸逐渐加深，提示病势加重；黄疸逐渐变浅淡，表明病情好转。黄疸色泽鲜明，神清气爽，为顺证，病轻；颜色晦滞，烦躁不宁，为逆证，病重。

2. 辨虚实主次　湿热疫毒致疫黄，病理性质属实，或因病情日久，或体质素虚，虚实兼夹亦不鲜见，应辨别虚实主次。一般初病属实，久病属虚。身热，黄色鲜明，苔腻属实；无热，黄色晦暗，舌淡或舌光红属虚。实证中脘痞呕恶，纳呆身重者湿重；发热明显，舌红苔黄者热重；胁下积块，舌质瘀暗者瘀重。虚证中头晕疲乏，舌质淡者气虚；口干咽燥，舌质光红者阴虚。

(二)治则及注意事项

1. 除湿退黄 《金匮要略·黄疸病脉证并治》谓:“诸病黄家,但利其小便。”自此以后,历代医家将化湿利小便作为治疫黄的通则。采用芳香化湿、淡渗利湿等方法去除湿邪,湿去则不再壅遏中焦,改变土壅木郁的病理状态,则肝胆疏泄有权,胆液复循常道,无外溢之害,疫黄自退。

2. 解毒退黄 疫毒是疫黄的主因,疫毒与湿混合,则加重了疫黄的病理进程,故除了除湿之外,现代治疫黄更重解疫毒,多采用清热解毒、凉血解毒、泻下解毒等法治疗。

3. 治血退黄 《金匮要略·黄疸病脉证并治》谓黄疸为“瘀热以行”,后世认为“瘀热发黄,瘀血发黄”,故治血亦为治疫黄的重要法则。在疫毒入营血,或有出血征象时,除湿解毒中佐以凉血止血之法;病程日久,或有瘀血征象时,除湿解毒中佐以养血化瘀之法。

4. 治疫黄应注意权衡祛邪与扶正的关系。祛邪即是保护正气,祛疫毒、除湿热应彻底,否则余邪留滞,病情缠绵,贻害无穷。但湿易伤阳,热易伤阴,再加除湿退黄的苦寒之品更易损伤脾胃,故祛邪之时视湿热之微盛而酌用苦寒之轻重,不可恣意重用苦寒而戕害正气。湿热基本清除则以疏肝健脾为主,佐以清热利湿。湿热疫毒已清,则以疏肝、健脾、补肾调理善后。

(三)分型论治

1. 脾胃湿热

(1)证候:目睛、肌肤不黄或隐隐发黄,恶寒发热,脘腹痞满,纳呆呕恶,四肢困重或肌肉微疼,疲乏欲卧,小便黄,舌红苔黄腻,脉濡稍数。

(2)分析:本证为湿热疫毒侵犯脾胃,疫黄初起之证。湿热疫毒阻滞脾胃,肝胆初受郁滞,胆液有外泄之虑,欲泄未泄之际则目睛、肌肤尚不发黄,或始泄而量少,故目睛、肌肤隐隐发黄,甚至仅现血中胆红素高于正常值。湿热侵犯阳明太阴,阳为湿遏而恶寒,湿热外达则发热。脾胃为湿热疫毒所阻,升降失司,故脘腹痞满,纳呆呕恶。脾主肌肉、四肢,脾胃为湿热所壅滞,故现四肢困重,肌肉微疼,疲乏欲卧。小便黄,舌红苔黄腻,脉濡数为湿热之征象。

(3)辨证要点:本证有似感冒夹湿状,但无鼻塞、咳嗽等肺气不宣之症。而目睛微黄,脘痞纳呆,四肢困重疲乏为本证辨证要点。

(4)治法选方:解毒退黄,清化湿热,方选甘露消毒丹。

甘露消毒丹(方见湿温章)。

方中茵陈、滑石、木通除湿退黄;黄芩、连翘、薄荷、射干、贝母清热解毒;藿香、石菖蒲、蔻仁芳香化浊,调畅气机,共奏清热解毒,除湿退黄之功。

临床应用时,热重于湿而见发热甚者,加石膏、黄连;湿重于热而见身热不扬,加苡仁、淡竹叶。脘腹胀满者,加枳实、厚朴。呕恶者,加黄连、苏叶、竹茹。身重肌肉疼痛者,加大豆黄卷、茯苓皮、苍术。

2. 肝脾湿热

(1)证候:目黄、身黄鲜明,或有肌肤瘙痒,右胁胀痛,胁下可触及肿块,轻压痛,口苦或口腻,恶心厌油,大便秘结或黏滞不爽,小便深黄,或兼发热,倦怠乏力,舌红苔黄厚腻,脉弦数或滑数。

(2)分析:本证为肝脾湿热,胆液外泄之证。湿热由脾胃而及肝胆,胆液不循常道而浸淫目睛、肌肤、膀胱,故目黄、身黄、小便黄,黄色鲜明为阳热之征。疫黄浸渍肌肤,营卫不和,故或有肌肤瘙痒。湿困阳明太阴,故倦怠乏力,恶心厌油。热淫于上则口苦口腻。肝胆疏泄失职,气血郁滞,故右胁胀痛,甚者有肿块、压痛。湿热积滞大肠,传导失职,故大便秘结或黏滞不爽。舌红苔黄厚腻,脉弦数或滑数,为肝胆湿热之征。

(3)辨证要点:目黄、身黄鲜明,右胁胀痛、压痛,脉弦数为本证辨证要点。

(4)治法选方:清肝利胆、除湿退黄。方选茵陈蒿汤合龙胆泻肝汤加减。

茵陈蒿汤(《金匮要略》):茵陈蒿 山栀 大黄

龙胆泻肝汤(《兰室秘藏》):龙胆草 泽泻 木通 车前子 当归 柴胡 生地 栀子 黄芩

茵陈蒿汤中茵陈清热除湿退黄,栀子、大黄导湿热从二便出,湿去黄退。龙胆泻肝汤中龙胆草、栀子、黄芩清利肝胆之湿热;泽泻、木通、车前子导湿从小便出;柴胡疏肝理气;当归、生地调血,全方合用清肝胆湿热,与茵陈蒿汤合用则疏肝利胆,除湿退黄。

临床应用时,发黄明显者,加连翘、草河车、虎杖清热解毒退黄。肌肤瘙痒者,加地肤子除湿止痒。胁肋胀痛,加香附、郁金、延胡索疏肝解郁。有出血倾向者,重用生地,加丹皮、紫草、白茅根、茜草凉血止血。倦怠乏力者,加苍术、茯苓健脾除湿。口腻者,加白蔻、佩兰芳香化湿。

临床应用时,茵陈为退黄主药,《本草图经》谓:"茵陈为君,随佐使之寒热而理黄证之阴阳也",故用量宜重,传统多先煎,现代主张后下。大黄泻瘀热,便秘者用生大黄,便通后用制大黄。热重于湿者,极易导致瘀热互结,腑气不通而耗伤阴液,此时须重视护阴,在清热通腑中加入玄参、麦冬之类养阴之品。

3. 疫毒炽盛

(1)证候:目、身发黄迅速加深,黄色如金,发热或高热,烦躁谵妄,甚则昏迷、抽搐,可见肌肤瘀斑,或吐衄下血,身秽臭熏人,极度困倦,呕恶频作,脘腹胀满,下肢浮肿,小便量少而深黄。舌质红绛,苔黄或黄厚而燥,或焦黄起刺,脉弦数或洪数。

(2)分析:本证为疫毒暴烈,弥漫三焦的危重证,相似于西医学的暴发性肝炎和亚急性肝坏死。疫毒侵犯肝体,肝用失职,胆汁泛溢,故身、目、小便俱黄,疫毒猛烈则胆热液泄甚,故黄疸迅速加深。疫毒内炽则高热,内陷心包则烦躁、谵妄、昏迷,引动肝风则抽搐。热煎营血,血行失常,故肌肤瘀斑,或吐衄下血。疫毒壅遏脾胃,胃失和降,腑气不通,秽气不泄,故身秽臭熏人,困倦呕恶,脘腹胀满。热灼下焦,肾与膀胱受累,故小便量少而下肢浮肿。舌绛苔黄,脉数为疫毒炽盛之征。

(3)辨证要点:黄疸迅速加深,烦躁谵妄,肌肤瘀斑,身秽熏人,呕恶频繁,尿少肢浮,即起病急,传变快,病情险为本证辨证要点。

(4)治法选方:败毒退黄。方选清瘟败毒饮合犀角散加减。

清瘟败毒饮(方见春温章)。

犀角散(《备急千金要方》):犀角(水牛角代) 黄连 升麻 山栀 茵陈

清瘟败毒饮为白虎汤、凉膈散、黄连解毒汤及犀角地黄汤四方组合而成。方中黄芩、黄连、栀子、连翘、桔梗、甘草泻火解毒;犀角(水牛角代)、生地、丹皮、玄参、赤芍清营凉血解毒。犀角散中犀角(水牛角代)、升麻凉营解毒;黄连、山栀、茵陈清热除湿退黄。两方合化,具有清瘟败毒、凉营开窍、除湿退黄之功效。

临床应用时,黄疸深重,加白花蛇舌草、虎杖、满天星、金钱草解毒除湿退黄。高热便秘,加大黄、芒硝通腑泻热。烦躁谵妄,加服安宫牛黄丸、至宝丹。头痛抽搐者,加羚羊角、钩藤平肝息风。吐衄下血者，加白茅根、花蕊石、茜草根、地榆凉血止血；肌肤瘀斑者，加三七、丹参、蒲黄化瘀止血。脘腹胀满者，加厚朴、大腹皮行气消胀。小便不利，腹水肢肿者，加冬葵子、木通、车前仁分利小便。若腓肠肌疼痛者，加防己、木瓜、牛膝祛湿通络。

疫毒炽盛，病险多变，治不宜缓，宜多法并用，清热解毒、清气凉营、凉血散血、除湿退黄诸法不可或缺，应共冶于一炉，方可救急。

4. 肝脾血瘀

(1)证候：身、目黄而晦暗，面色晦滞或黧黑，面颈上胸赤丝红缕，掌赤，胁下有积块，五心烦热，疲乏倦卧不能眠，纳呆食少，腹胀泄泻，舌暗有瘀斑，脉沉细而弦。

(2)分析：本证为疫毒迁延，肝脾气滞血瘀之证。湿热疫毒迁延不愈，久蕴则瘀滞血脉，故见赤缕红斑，掌赤；瘀于肝脾则胁下有积块。疫毒虽留而大势已减，胆液夹瘀血浸淫，故肌肤黄而晦暗。湿热郁滞，脾胃不运，故纳呆食少，腹胀泄泻。久病耗伤气阴，故五心烦热，疲乏倦怠不能眠。舌暗有瘀斑，脉沉细而弦，为肝脾血瘀之征。

(3)辨证要点：肌肤黄而晦或黧黑，肌肤有赤缕红斑，疲乏纳呆，舌质瘀暗为本证辨证要点。

(4)治法选方：行气活血，化湿退黄。方选茵陈五苓散合膈下逐瘀汤。

茵陈五苓散(《金匮要略》)：茵陈　桂枝　茯苓　白术　泽泻　猪苓

膈下逐瘀汤(《医林改错》)：当归　川芎　五灵脂　桃仁　丹皮　赤芍　乌药　延胡索　甘草　香附　红花　枳壳

茵陈五苓散中茵陈、泽泻、猪苓除湿退黄；茯苓、白术健脾益气除湿；桂枝温阳化气以去湿。膈下逐瘀汤中五灵脂、当归、川芎、桃仁、丹皮、赤芍、红花、延胡索活血化瘀；香附、枳壳、乌药疏肝理气。两方合用有行气活血化瘀，健脾除湿退黄之功效。

临床应用时，气虚疲乏者，加党参、黄芪健脾益气。阴虚烦热者，去桂枝、泽泻，加北沙参、生地、地骨皮养阴清热。脘腹胀满，加厚朴、木香行气宽满。纳呆食少，加鸡内金、焦三仙、藿香梗消食醒脾。衄血者，加三七、炒蒲黄、白茅根散血止血。胁下胀痛或有癥块，选加香橼、三棱、莪术、炮山甲、地鳖虫行气活血、散瘀消积。

本证以血瘀为主，但尚有疫毒余邪及正气亏虚，故活血化瘀之中，应兼及清理余邪，补益扶正。活血化瘀之中加行气之药，气行则血行。清湿热之时，寒凉不可太过，以免伤害正气。补益正气时，应视气虚、阴虚而分别用益气、养阴之法。

5. 肝郁脾虚

(1)证候：疫黄消退，常胁痛隐隐，身倦乏力，痞满纳呆，腹胀便溏，舌淡苔薄白或白腻，脉弦缓。

(2)分析：本证为湿热疫毒虽除，肝郁脾虚尚待康复之证。经治疗后虽邪气已除，但经湿热疫毒伤害后的肝脾功能尚未恢复。肝郁不疏，故胁痛隐隐。脾气亏虚，故身倦乏力。脾胃失健，故痞满纳呆，腹胀便溏。舌淡苔白，脉弦缓为肝郁脾虚之征。

(3)辨证要点：疫黄虽退，尚留胁痛脘痞，腹胀便溏，身倦乏力为本证辨证要点。

(4)治法选方：疏肝健脾。方选逍遥散。

逍遥散(《太平惠民和剂局方》)：柴胡　白芍　当归　白术　茯苓　甘草　薄荷　煨姜　水煎服。

方中柴胡、薄荷疏肝解郁；当归、白芍养血柔肝；茯苓、白术、甘草健脾益气除湿；煨姜和胃。全方具有疏肝健脾，理气调血，除湿和胃之功效。

临床应用时，胁肋疼痛者，加香附、郁金、延胡索疏肝理气。身倦乏力者，加党参、黄芪健脾益气。痞满纳呆者，加枳壳、陈皮、半夏和胃开痞。便溏者，加山药、泽泻健脾去湿。腹胀者，加厚朴、大腹皮行气宽胀。若身目微黄，疫毒欲尽未净，可加茵陈少许。有低热者，加丹皮、山栀清肝热。四肢欠温，有寒象者，加桂枝温阳散寒。若两目干涩，舌红少苔者，加生地、制首乌、北沙参、麦冬补肝血养肝阴。

（李耀光）

第二章

疫　疹

疫疹是感受疫疠毒邪引起以皮肤发斑疹为特征的传染性疾病。临床出现高热、斑疹、出血，甚至身痛、吐泻、厥脱、癃闭等证候。本病起病急，传变快，有较强的传染性与流行性，是典型的瘟疫类病证，严重威胁疫区人们的生命健康。疫疹的发病有较强的季节性，以夏秋季最多，部分疫疹亦可散发于四季。

中医对出疹和发斑性疾病的认识，历史悠久。早在《素问·至真要大论》就记载了出疹疾病，认为与气候的运气变化有关，谓："少阳司天，客胜则丹胗（疹）外发。"汉代张仲景首先论述了斑疹疾病的病因为"毒"邪致病。其所著《金匮要略·百合狐惑阴阳毒病脉证治》说："阳毒之为病，面赤斑斑如锦文，咽喉痛，唾脓血……阴毒之为病，面目青，身痛如被杖。"所描述的临床表现，与当今认识疫疹具有发斑、出血、身痛等临床证候十分相似。晋代王叔和《脉经》论述了疫疹（阳毒为病、阴毒为病）还可见到"烦闷不安，狂言，或走或见鬼"，"短气不得息，呕逆，唇青面黑，四肢厥冷"等症状。斑疹相提并论，见于隋代巢元方《诸病源候论·伤寒斑疮候》："毒既未散而表已虚，热毒乘虚出于皮肤，所以发斑疮隐疹如锦文，重者喉口身体皆成疮也。"金元时期，《丹溪心法》列有"斑疹"章节，认为"斑属风热夹痰而作，自里而发于外……疹属热与痰在肺。"提出斑宜微汗散之，疹宜清肺火，降浊或解散。

明清时期的温病学家，对温病斑疹倍加重视，认识也逐渐深化。吴又可《温疫论》对发斑、发斑战汗列专章讨论；指出发斑疹有"伏邪不得外透"与"毒邪亦从而外解"两种机制，主张疫邪留于气分，解以战汗，留于血分，解以发斑，并指出"斑毒内陷则危"。清代吴坤安《伤寒指掌·斑疹》谓："凡温疫时感，每有'内斑'。其血发于肠胃嗌膈之间，肌肤间不得而见。"所指"内斑"，系内脏表面瘀斑而言，或为发斑证合并内出血较多者，可见当时对发斑已有相当细致的观察。叶天士《外感温热篇》对斑疹的病因、辨证、预后等都作了论述，认为"斑疹皆是邪气外露之象"，"又宜见而不宜见多"。并且指出"斑疹不独温疫所有，且有虚实之迥别也"，应加以鉴别；主张治疗斑疹"急急透斑为要"。清代不同医家对斑和疹的病因、病位、病情轻重及其治法等的认识有一些差异，这些差异扩展了我们对疫疹认识的视野。如叶天士《外感温热篇》谓："斑属血者恒多，疹属气者不少"；陆子贤《六因条辨》谓："斑为阳明热毒，疹为太阴风热，总属温热所化，发泄于外"；吴坤安《伤寒指掌》谓："斑由阳明胃热而发，疹因肺受风温而生"，故斑宜清胃泄热、凉血化斑，疹应宣肺达邪，清营透疹。

西医学的急性发疹性传染病，如麻疹、水痘、天花（均与中医病名一致）等，传统属中医疫疹范畴。发疹性传染病中的登革热、登革出血热、斑疹伤寒、流行性出血热的部分证候符合疫疹临床特征，可参考疫疹辨证论治。

一、病因病机

疫疠毒邪是疫疹的主要病因。疫疠毒邪又称疫气、疠气、戾气，即属吴有性所称"杂气"

之一，区别于寻常的风、寒、暑、湿、燥、火六淫之毒，具有较强的传染性和流行性。吴有性《温疫论》说："夫温疫之为病，非风、非寒、非暑、非湿，乃天地间别有一种异气所感。""杂气为病，更多于六气。"但疫疠毒邪常兼风、热、湿邪共同为病而成疫疹。陈平伯《外感温病篇》说："温疫……邪由募原入胃者，或兼风热入于经络，则有疹矣。"疫毒如夹风热、暑热者，除发疫疹外，尚具有风温、暑温的特征。"春夏之间，湿病俱发疹为甚"(《外感温热篇》)，疫毒如夹湿邪为主者，疫疹具有湿温的特征。

疫疠毒邪能侵袭机体并引发疫疹，还与人体的正气不足有关。《温疫论·原病》指出："本气充满，邪不易入；本气适逢亏欠，呼吸之间，外邪因而乘之。"说明了正气强弱在疫疹发病上的意义。正气与邪气的关系，疫疠毒邪是致病的主要因素，倘若疫疠毒邪太盛，超过人体抗病能力，"无论老少强弱，触之者即病"，且"感之深者，中而即发，感之浅者……未能顿发"(《温疫论·原病》)。正气强弱是邪气入侵的条件，正气强盛，"邪不易入"或"胃本不虚，偶染邪气，不能入胃"(《疫疹一得》)，正气虚衰，则邪因而乘之。

余师愚将斑疹列为热疫范畴，说："热疫不是伤寒，伤寒不发斑疹"(《疫疹一得》)。既为热疫，疫疹病理性质属热属实。"瘟既曰毒，其为火也明矣……以是知火者疹之根，疹者火之苗也"(《疫疹一得》)。斑疹虽发于肌肤经络，其病变部位却在脏腑，此即有诸内形诸外也，《外感温热篇》谓："斑疹皆是邪气外露之象"，即反映了疫疹的病位所在。脾(胃)主肌肉，肺主皮毛，温邪上受，疫毒自口鼻而入，上犯肺卫则外发疹子，深入胃腑，波及营血则外发为斑。古有"斑为阳明热毒，疹为太阴风热"之说，即认为斑疹的病变脏腑是肺脾。如疫毒太甚，或治疗失误，疫毒乘虚而入，则可充斥于表里上下，波及于十二经。逆传心包，神明失主而见神昏谵语，或郁冒直视；内郁阳气，则热深厥深；内陷厥阴，肝不主筋而见动风搐搦；直犯于脾，运化失司，则腹痛、吐泻；穷及于肾，膀胱气化失常则少尿、多尿。总之，疫疹毒邪太甚则变证蜂起，种种危证毕现。(见图 2-9)

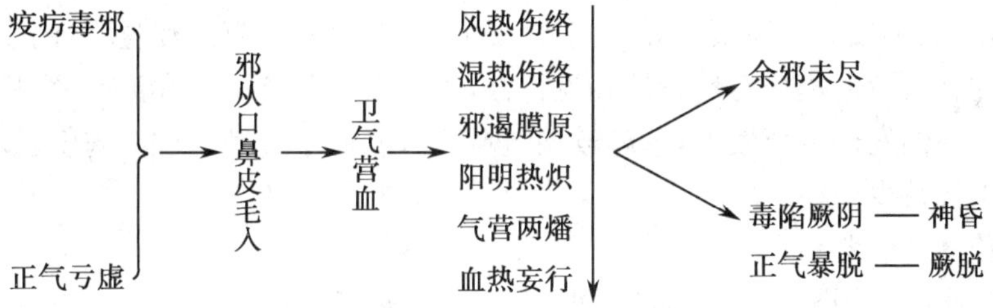

图 2-9 疫疹病因病机示意图

二、诊断依据

(一)发病季节

疫疹发病一般有季节特征，"疫者感天地之疠气……在四时有盛衰"(《温疫论》)。如属疫疹范畴的流行性斑疹伤寒多发于冬春季节；流行性出血热多见于秋冬季节(10 月～次年 1 月)，也有见于春夏(5～6 月)者；登革热、登革出血热、地方性斑疹伤寒则多发于夏秋季。

(二)流行地域

"疫者……在方隅有厚薄"(《温疫论》)，疫疹的流行具有地区性。如属疫疹范畴的流行性出血热主要流行于我国、朝鲜、日本、东欧、北欧、南美等二十余个国家；流行性斑疹伤寒主要见于非洲；登革热流行于热带、亚热带地区，我国东南沿海各省曾有流行。

(三)有接触史

疫疹有传染性,“无论老少强弱,触之者皆病”(《温疫论》),凡与疫疹患者有接触,而患相同病证者,应考虑传染所致。

(四)临床特点

一般起病急骤,传变迅速,症状复杂,病情凶险。初起虽有恶寒发热卫分证候,但迅速出现邪热充斥表里,憎寒壮热,头痛身疼,周身关节疼痛,肌肤发斑疹等气营(血)两燔的证候。病情变化较快,可出现热陷心包、厥脱、尿闭等危重证候。总之,高热、斑疹、头身痛为疫疹的中心证候,部分疫疹患者尚有恶心、呕吐、无尿等症状。

(五)实验室检查

如流行性出血热可见血常规白细胞总数增高,其中淋巴细胞增多,小便中可见蛋白、红细胞、白细胞、管型等;流行性斑疹伤寒与地方性斑疹伤寒,外斐试验常呈强阳性或中等阳性;登革热患者血常规白细胞总数明显减少,中性粒细胞百分比也降低,有明显核左移现象。

注意,如作出流行性出血热等西医学传染病的诊断后,应按传染病管理,及时作出疫情报告和采取对应的预防措施。

三、类 病 鉴 别

疫疹应与内伤发斑、药物斑疹相鉴别。

(一)与内伤发斑鉴别

病因方面,疫疹为外感疫疠毒邪,内伤发斑为七情、饮食、劳倦等内伤因素;发病方式上,疫疹为急性起病,内伤发斑起病缓慢;疫疹除部分患者有反复或再次发病外,一般无反复发作,如流行性出血热感染后可获得持久的免疫力,两次发病极少见,而内伤发斑多指西医学的过敏性紫癜、血小板减少性紫癜等,一般都反复发作;疫疹都有高热过程,内伤发斑一般无发热,或偶有断续发热;疫疹有传染性和流行性,内伤发斑无传染性和流行性;疫疹之斑疹较小、色泽较红,内伤发斑斑疹较大,色泽较淡,较稀疏;属血小板减少性的内伤发斑,周围血象和骨髓象血小板减少。

(二)与药物斑疹鉴别

特异性体质因服用某些中西药物,如抗生素、磺胺、解热镇痛药、蟾酥、蜈蚣、穿心莲、六神丸等,可引起药物性斑疹,疫疹应与之鉴别。药物斑疹有明显的服药史,全身症状除有发热外,其他症状一般较疫疹轻。

风温、春温、湿温及烂喉痧、麻疹、水痘等亦可发斑疹,宜根据发病季节、各病的特有症状、斑疹形态、疾病传变规律等予以鉴别。

四、辨 证 论 治

(一)辨析要点

1. 辨疫疹病位　首先辨卫气营血。叶天士说:“斑属血者恒多,疹属气者不少。”若病变初起而见恶寒发热,或少量疹子,为病在卫分;若夹斑带疹,或斑疹较多,或见出血证,或见烦躁神昏,为病在气营或营血分。再辨有关脏腑。疫疹初起,寒热身痛,病关于肺;高热汗出,腹胀便秘,或呕吐泄泻,病在脾胃;两目上视,手足抽搐,病及于肝;烦躁谵妄,撮空摸床,或嗜睡昏迷，病在心；骨节烦疼，出现少尿、无尿或多尿，病及于肾。

2. 辨风热湿热　疫疠毒邪或兼风热，或兼湿热，应予辨别。“风夹温热而燥生，清窍必干”（《外感温热篇》）。若热势发扬，高热口渴，唇燥舌干，小便短少，大便秘结，疫疹多兼风热或暑热。若热势不甚，身热不扬，一身重滞，胸脘痞满，口渴不欲饮，舌苔腻浊，疫毒多兼夹湿热。

3. 辨疫毒微盛　从疫疹的色泽、形态、疏密、枯荣等可辨别疫毒的微甚。斑疹色浅较润，疫毒轻微；色深而不荣，疫毒较重。形态松活浮于皮面，疫毒较轻；形态紧束，如履透针，如矢贯的，此邪毒锢结，疫毒深重。斑疹稀疏，疫毒较轻浅；斑疹稠密，甚至融合成片者，疫毒深重。另外，若伴见厥脱、动风、昏迷者，疫疠毒邪深重。

（二）治则及注意事项

1. 清解热毒，透疹化斑是治疗疫疹的通则。

2. 病证初起，以疹为主者，辛凉开达，疏风清热为先。风重而热郁者，辛散佐以清透；热重而风轻者，清透佐以辛散；若夹湿热者，辛凉之中佐以化湿之品。

3. 以斑为主者，清热解毒，凉血化斑为先。夹斑带疹，气营两清；紫斑、黑斑，凉血清营，解毒化斑；血热妄行，凉血止血。

4. 邪热在肺，宣肺透疹；邪遏膜原，疏利透达，辟秽化浊；热炽阳明，清胃解毒；热极生风，平肝息风；热陷心包，清心开窍。

5. 热极阴亏，清热养阴并举，清热以护其阴，养阴以滋其润。肺阴伤者，养阴润肺；胃津亡者，主以甘寒滋润；肾水亏者，滋补肝肾。疫毒亢极，正气暴脱者，益气固脱，回阳救逆；余邪未尽，气阴两伤者，清泄余热，益气养阴。

6. 透疹化斑，应用辛凉，忌用辛温，以免火上浇油，助邪为患。汪曰桢说：“急急透斑，不过凉血清热解毒，俗医必以胡荽、浮萍、樱桃核、西河柳为透法，大谬”（《温热经纬》）。

（三）分型论治

1. 风热伤络

(1)证候：发热，微恶风寒，头痛咳嗽，突起肌肤红疹，发无定处，以头面四肢为多，舌尖红，苔薄白或微黄，脉浮数。

(2)分析：本证见于疫疹初起，风热郁肺，从血络而发。疫毒夹风热犯于皮毛，卫气被郁，故发热、微恶风寒。风热上扰清空，故头痛。风热犯肺，肺气不宣，气机上逆则咳嗽。邪走皮肤，疫毒从孙络而出则外发红疹。四肢头面属阳，风善行而数变，故发疹突然，发无定处，而以头面四肢为多。舌尖红，苔薄白或微黄，脉浮数为风热之征。

(3)辨证要点：肌肤红疹初起，发热，微恶寒，脉浮数为本证辨证要点。

(4)治法选方：疏散风热，宣肺透疹。方选银翘散去豆豉加细生地丹皮大青叶倍玄参方。

银翘散去豆豉加细生地丹皮大青叶倍玄参方（方见风温）。

方中荆芥、薄荷、竹叶疏风清热；银花、连翘、牛蒡子、大青叶、甘草清热解毒；生地、玄参、丹皮清络中之热；桔梗宣肺透邪，全方合用清解疫毒，疏风清热，清络透疹。

临床应用时，发热恶寒重者，加防风、蝉蜕疏风透邪。皮肤瘙痒甚者，加僵蚕、白蒺藜祛风止痒。疹出较多者，加紫草清络中之热。咳嗽者，加桑白皮、杏仁清肺降气。津伤口渴者，加花粉、麦冬生津止渴。

风热伤络，只宜辛凉宣透，不可用辛温透疹之品，如胡荽、浮萍、西河柳之类都属禁用之例。

2. 湿热伤络

(1)证候:发热微恶风,无汗或少汗,头身重痛,胸脘痞满,四肢倦怠,口渴不欲饮,肌肤发红疹,从胸背渐次于四肢,舌边尖红,苔黄微腻,脉濡数。

(2)分析:此为暑湿疫毒郁于肺卫,邪从血络而出之证。暑湿疫毒侵犯卫气分,致卫阳郁遏,正邪相争,故发热微恶风,无汗或少汗。湿滞经络,故头身疼痛,四肢倦怠。湿归太阴,中阳被郁,故胸脘痞满。暑热伤津则渴,湿中于中故不欲饮。湿热疫毒伤于血络,故肌肤发疹,从胸背渐次于四肢。舌边尖红,苔黄微腻,脉濡数,为暑湿之征象。

(3)辨证要点:身发红疹而见发热,胸脘痞满,苔黄微腻,为本证辨证要点。

(4)治法选方:清暑化湿,解肌透疹。方选新加香薷饮合柴葛解肌汤。

新加香薷饮(方见暑湿)。

柴葛解肌汤(《医学心悟》):柴胡　葛根　甘草　芍药　黄芩　知母　生地　丹皮　贝母

新加香薷饮中银花、连翘、鲜扁豆花辛凉透达,涤暑清热;香薷辛温燥湿,解表透邪;厚朴苦温燥湿,全方合用清暑化湿,辛凉透邪。程氏柴葛解肌汤中柴胡、葛根解肌透疹;黄芩清热燥湿;生地、芍药、丹皮清热凉血;贝母、甘草散结解毒。两方相合则清暑化湿,解肌透表。

临床应用时,若见肌肉、关节疼痛较甚者,加秦艽、桑枝、薏苡仁祛风除湿。若高热、口渴、多汗者,去香薷、柴胡,加石膏、天花粉清热生津。

本证为暑湿热为患,清暑时不应碍湿,故柴葛解肌汤中之生地不用,但在化湿时勿过用辛燥之品。

3. 邪遏膜原

(1)证候:畏寒或寒战,壮热,继而但热不寒,头痛且重,面目红赤,疹粒呈现,肢体沉重酸楚,纳呆,胸脘痞闷,呃逆或呕吐,秽气喷人,腹满胀痛,腹泻或便秘,小便短赤,舌红绛,苔白厚腻浊,或白如积粉,脉濡数。

(2)分析:此为湿热秽浊疫毒郁遏膜原之证。秽浊疫毒遏于膜原,困阻气机,阳气郁遏则发热,不能外达则凛凛恶寒,故有寒战、壮热之证。阳气郁遏,渐积而通,故继而但热不寒。邪热上攻,则头痛、面红目赤。邪热疫毒侵扰营分血络,则疹粒显现。湿热滞于经络,故头身重滞。膜原附近于胃,湿热阻滞脾胃气机,传化失常,故见纳呆、胸脘痞闷、呕逆或呕吐、秽气喷人,腹部胀痛,腹泻或便秘。疫毒蕴结下焦则小便短赤。舌红绛,苔白腻、厚浊或白如积粉,脉濡数,均为湿热疫毒郁遏膜原之象。

(3)辨证要点:身寒壮热,继而但热不寒,脘痞口秽,舌绛苔白腻,脉濡数为本证辨证要点。

(4)治法选方:疏利透达,辟秽化浊。方选达原饮加减。

达原饮(见湿温)。

方中草果辛香辟秽,宣透伏郁之邪,厚朴除湿散满,槟榔散结破邪,三药相伍,直达疫毒盘结之处,"使邪气溃败,速离募原",从而使邪去病解;黄芩清热燥湿;知母、芍药清热养阴,兼制草果、厚朴、槟榔之燥;甘草调和诸药。

临床应用时,可加丹皮、紫草凉血通络。疹出过多,加银花、连翘、大青叶清解疫毒。热甚者,加青蒿、柴胡清热。呕恶甚者,加法半夏、竹茹降逆止呕。大便秘结者加大黄、芒硝通腑泻热。小便短赤者,加滑石、通草淡渗利湿。

"暑湿之邪在募原者,治必使其邪热溃散"(《温热经纬》)。恶寒发热,头疼身痛为湿热阻滞经络，邪正交争于半表半里，不可认为伤寒表证，而以麻黄、桂枝之类强发其汗，邪在膜原不在肌表，汗之徒伤正气，热亦不解。本证若误用白虎，但清其热，不能破膜原之邪结，犹扬汤止沸，病亦不能解。若非热结便秘者，不可用下法，下之徒伤胃气，邪亦不能解。

4. 阳明热炽

(1)证候：壮热日晡益甚，口渴引饮，烦躁不宁，或腹满便秘，斑色红赤，甚或紫黑，初见于胸膺部，迅速发展至背、腹及四肢等处，舌红苔黄燥，甚或干裂，脉洪大或沉实。

(2)分析：此为疫毒热炽阳明，斑从肌肉而出之证。暑热疫毒直入阳明，或由肺卫内传阳明，阳明为多气多血之经，邪正交争，阳明热炽，故壮热日晡益甚。热盛伤津则口渴引水自救。胃络通心，热扰心神，故烦躁不宁。热结腑实则腹胀便秘。脾胃主肌肉、四肢，邪从肌肤透发则发斑疹，由胸膺而后布及腹背四肢。舌红苔黄燥，脉洪大，为阳明气分热盛之征。

(3)辨证要点：斑疹中以斑为主，壮热，烦渴，脉洪大为本证的辨证要点。

(4)治法选方：清胃解毒，凉血化斑。方选化斑汤。

化斑汤(方见春温)。

方中石膏、知母、甘草、粳米即为白虎汤，辛寒清气，直折阳明之热；以水牛角代犀角，解毒、凉血、化斑；玄参滋阴清热，全方合用有清胃解毒，凉血化斑的作用。

临床应用时，若斑色紫黑，或斑出较多，为热毒极甚，加大青叶、丹皮解毒凉血。若斑出热不解者，胃津大伤，加梨皮、蔗浆，甚者加生地、麦冬养阴生津。腹满便秘者，为阳明腑实，加大黄、芒硝通腑泻热。

阳明腑实，热毒极甚，亦可选用凉膈散泻火通便，泄毒化斑。凉膈散上清下泻以凉膈热，热去则斑毒自解。凉膈散清泻里热甚于化斑汤，化斑汤解毒凉血养阴强于凉膈散。热势炽盛，阳明腑实者，以凉膈散为主加减，若斑疹多见，阳明经实者，以化斑汤为主加减。

发斑虽是邪气外达之象，但毕竟是热毒炽盛所致，不可一见发斑便认为邪毒将解，而必须正视热毒炽盛之本质，积极清解疫毒，凉血化斑。若斑出稠密，斑色紫黑，或一出即隐，或斑出热不解，皆是热毒极盛之象，应密切关注可能逆传心包，内陷厥阴等危候。

5. 气营(血)两燔

(1)证候：壮热，头痛如劈，骨节烦痛，身如被杖，两目昏瞀，口渴引饮，或狂躁谵妄，或惊厥抽搐，或吐血衄血，斑色深紫，疏密不匀，舌绛苔焦，或生芒刺，脉浮大而数，或沉细而数。

(2)分析：本证为疫毒充斥内外，气营(血)两燔之证。足太阳之脉从头走足，足阳明之脉夹鼻络于目循于面，疫毒浮越于太阳阳明，毒参阳位，故头痛如劈，两目昏瞀，或颜面眼目潮红充血。骨与腰背肾经所属，淫热流于肾经，故骨节烦疼，身如被杖。毒火内扰手厥阴心包，神明不安，故烦躁谵妄。毒火炽盛胃腑，故口渴引饮。毒火引动肝风，可伴惊厥抽风。热毒炽盛，灼伤血络，血渗肌肤而出则斑色紫黑、疏密不匀，血从清窍而出则吐血衄血。舌绛苔焦或生芒刺，脉浮大而数，为邪毒炽盛之征，脉沉细而数则示毒热深沉于里。

(3)辨证要点：斑色深紫，壮热，头痛如劈，身如被杖，口渴引饮，舌绛苔焦为本证辨证要点。

(4)治法选方：清气凉营，解毒化斑。方选清瘟败毒饮加减。

清瘟败毒饮(方见春温)。

本方系在清气凉营的化斑汤基础上，加黄连、黄芩、连翘、栀子清热解毒，加生地、丹皮、赤芍清热凉血组成,则清热解毒、清气凉营、解毒化斑更全面,疗效更宏。

临床应用时,壮热,头痛如劈,两目昏瞀,重用石膏、玄参,加用菊花清火彻热。骨节烦疼,身痛如被杖,加用黄柏清肾经之热。若斑出热不畅,兼腹满便秘,脉数有力,加生大黄、芒硝通腑泻热。若斑色深紫,胃热炽盛,气血郁滞不行,加红花、归尾、紫草通络透斑。咽痛较甚者,加山豆根、板蓝根、马勃清热利咽。神昏谵语者,配合醒脑静、清开灵、至宝丹等清心开窍。惊厥抽搐者,去桔梗,加羚羊角、钩藤、全蝎息风止惊。

6. 血热妄行

(1)证候:身热,心烦失眠,斑疹融合成片,颜色紫赤,或兼鼻衄、齿衄、便血、经血过多,舌深绛紫暗,脉数。

(2)分析:心主神明,血脉为心所主,疫毒侵入血分,热扰心神,故身热,心烦不眠。热迫血行,血行乖其常,外渗肌肤,浸淫窍隧,故发斑疹、齿衄、便血等症。斑疹成片,颜色紫赤,为热毒极甚之象。舌深绛紫暗,脉细数,为血分实热之征。

(3)辨证要点:斑疹成片,颜色紫暗,鼻衄,齿衄,舌深绛为本证辨证要点。

(4)治法选方:清热解毒,凉血止血。方选犀角地黄汤。

犀角地黄汤(方见春温)。

方中犀角(水牛角代)清热解毒,凉血化斑;生地、丹皮、白芍凉血散血。

临床应用时,可加黄连解毒汤以增强清热解毒之力。若见吐血、衄血者,加侧柏叶、旱莲草、白茅根、紫珠草、大黄;便血者,加地榆、槐花、茜草根;尿血者,加白茅根、大蓟、小蓟、生蒲黄等增强凉血止血之力。斑色紫暗,舌有瘀斑者,加大黄、桃仁、红花以凉血散血。耗血太过,阴伤明显者,加地骨皮、知母、麦冬、玄参等养阴清热。心烦不眠,加焦栀、夜交藤清心安神。

血热妄行发斑,为实斑阳斑,切忌误作虚斑阴斑,而误投益气温阳,引火归原之药,“实火误补亦死”(《外感温热篇》)。

7. 毒陷厥阴

(1)证候:身灼热,肢厥,神昏谵语,或昏愦不语,颈项强直,牙关紧闭,两目上视,手足抽搐,呕吐频作,斑疹紫黑,舌质红绛,脉细数。

(2)分析:本证为疫疠热毒内陷手足厥阴之证。疫毒内陷手厥阴心包,热闭神窍,故神昏谵语或昏愦不语。内陷足厥阴肝,引动肝风,故颈项强直,牙关紧闭,两目上视,手足抽搐。肝火犯胃,胃气上逆,故呕吐频作,甚至呈喷射状呕吐。疫毒入营,故发斑疹而紫黑。疫毒闭郁阳气,阳气积聚则身灼热,阳不达外则肢厥。舌红绛,脉细数为营热炽盛之征。

(3)辨证要点:斑疹而见神昏谵语,或手足抽搐为本证辨证要点。

(4)治法选方:清热解毒,清心开窍,镇肝息风。方选清宫汤加羚角钩藤汤,合用安宫牛黄丸或至宝丹。

清宫汤(方见风温)。

羚角钩藤汤(方见春温)。

安宫牛黄丸(方见风温)。

至宝丹(方见风温)。

清宫汤中犀角(水牛角代)清热解毒,清心凉营;玄参心补心液,麦冬心滋肾水,莲子心交通心肾,合用则滋阴清心;连翘心退心热,竹叶心通窍清心。吴鞠通谓:“火能令人昏,水能令人清”,全方合用有清心增液,辟秽解毒开窍之功能。羚角钩藤汤中羚角、钩藤、桑叶、菊花凉肝息风定痉；竹茹通络，清泄肝胆之热，且能降逆止呕；川贝凉心解郁，茯神宁心安神；生地、芍药、甘草酸肝化阴，滋阴以缓肝急。全方合用凉肝息风，增液舒筋缓急。安宫牛黄丸或至宝丹，清热解毒，清心开窍。

临床应用时，若热闭气机，身热肢冷，阳明证少者，即“温热之厥，手厥阴病也”（《温病条辨·上焦篇》），以安宫牛黄丸、醒脑静、清开灵等芳香开闭。若阳明热积，神迷肢厥，腹满便秘，加大黄、芒硝通腑泻热。若热竭肾水，尿量极少，加知母、龟甲、阿胶咸寒以滋肾水。

8. 正气暴脱

（1）证候：身热骤降，面色苍白，气短息微，大汗不止，四肢湿冷，心烦不安或神昏，斑疹晦暗或突然隐退，或见各种出血，舌质淡，脉微欲绝。

（2）分析：本证为暑湿疫毒亢极，炅则气泄，阳气暴脱，或因出血、出汗过多，气随津血外脱之证。正不胜邪，邪毒内陷则身热骤降，斑疹晦暗或突然隐退。阳气外脱则面色苍白，气短息微，大汗不止，四肢湿冷。心阳衰弱，神不守舍则心烦不安，或神志昏迷。舌淡，脉微欲绝为气脱之征。

（3）辨证要点：身热骤降，气短息微，大汗不止，四肢湿冷，脉微欲绝为本证辨证要点。

（4）治法选方：益气固脱，回阳救逆。方选生脉散合四逆汤加减。

生脉散（方见风温）。

四逆汤（《伤寒论》）：熟附子　干姜　甘草

生脉散中人参、麦冬益气生津，五味子敛阴固脱。四逆汤中附子、干姜、甘草回阳救逆。两方合用，益气回阳，救逆固脱。

临床应用时，应配合选用丽参针、参附针、生脉针静脉缓慢注射或静脉滴注。如冷汗淋漓，加龙骨、牡蛎、山萸肉敛汗固脱。若脉急疾，躁扰不卧，内闭外脱者，送服安宫牛黄丸清热解毒，豁痰开窍。

9. 余邪未尽

（1）证候：斑疹渐退，低热，头目不清，倦怠乏力，脘痞纳呆，小便短少，舌苔未净，脉细微数。

（2）分析：本证为经治疗后邪气大退而尚未净，正气渐复而未全复之证，多见于疫疹将愈之期。暑湿疫毒大解，故斑疹渐退。余邪未净，故尚有低热。气阴已伤，故头目不清，疲倦乏力，小便短少。湿浊未净，胃气未复，故有脘痞纳呆。舌苔未净，为余邪尚存之征；脉细微数为气阴未复之象。

（3）辨证要点：热势已退而有低热，斑疹已退而有余疹，疲倦乏力，舌苔未净，脉细微数为本证辨证要点。

（4）治法选方：清解余邪，益气养阴。方选竹叶石膏汤、五叶芦根汤。

竹叶石膏汤（《伤寒论》）：竹叶　石膏　半夏　麦冬　人参　甘草　粳米

方中竹叶、石膏清解余热，人参、麦冬、甘草、粳米益气生津，半夏和胃降逆。

临床应用时，以太子参替换人参。若低热不退，加白薇、地骨皮以清热。若口渴津伤甚者，去半夏，加石斛、天花粉、沙参、玉竹之类生津止渴。汗多少气者，以西洋参代替人参，以加强益气养阴之功。

若湿热已解，余邪蒙蔽清阳者，宜薛氏五叶芦根汤。

薛氏五叶芦根汤（方见湿温章）。

薛氏五叶芦根汤为轻清之品，清热而化湿浊。方中藿香、佩兰芳香化浊，和胃醒脾，薄荷、荷叶、冬瓜仁、枇杷叶清泄透热，芦根清热除湿，生津止渴。

临床应用时，若心烦懊侬，加焦山栀清心除烦。若口渴津伤，加西瓜汁、苇根汁清热生津。纳呆者，加山楂、谷麦芽扶脾开胃。脘痞苔腻者，加茯苓、半夏、通草健脾除湿。

本证属余邪未净，祛邪法当轻散，不宜苦寒重剂重劫正气。正气渐复之际，扶正当以甘寒益气生津，不宜咸寒滋阴以敛邪，也不宜甘温益气以伤阴。

（李耀光）

第三章

疫　　痢

疫痢指疫毒时邪所致以腹痛腹泻、里急后重、下痢脓血为主症，具有起病急，传染性强的病证。

根据临床特征，或对病因的认识，文献上疫痢又有肠澼、滞下、下痢、脓血痢、赤白痢、五色痢、血痢、噤口痢、痢疾等名称，而以痢疾的称谓较为普遍。明清温病学派早先提出“疫痢”名称，多指疫与痢相兼，本书根据此病病因为温热疫毒时邪，且具有传染性，故以疫痢为名。

疫痢一年四季都可发生，但夏秋季为多。

在秦汉时代，对痢疾已有初步认识。《内经》称本病为“肠澼”，“注泄赤白”，已经认识到痢疾发病与饮食不节，外感热淫、风湿有关。《素问·太阴阳明论》谓：“饮食不节，起居不时，阴受之……下为飧泄，久为肠澼。”《素问·至真要大论》谓：“岁少阳在泉，火淫所胜，民病注泄赤白，腹痛溺赤，甚则血便。”《素问·六元正纪大论》谓：“太阳司天之政，四之气，风湿交争，民病注下赤白。”汉代张仲景《金匮要略》将痢疾与泄泻统称下利，但认为“圊脓血，以有热故也。”治疗上创制了清热燥湿、解毒凉血的白头翁汤和温涩固下的桃花汤，至今仍为医家喜用。华佗《中藏经》已认识到疫痢（肠澼）出现转筋、脉极数、脉悬绝等脉证时，其预后极差，称为“死”证。

晋至唐代，对痢疾的病因病机和治疗的认识均有发展。东晋葛洪《肘后备急方》始以“痢”称本病，以区别于一般泄泻。隋代巢元方《诸病源候论·痢病诸候》记载了二十一种痢病候，其中多数属今疫痢病证。在病因方面，宗《内经》之旨，认为由岁时寒暑不调，外受风邪，或夹冷热之气，或饮食起居无常引起；病机方面，已认识到与脾胃大小肠之血气不和有关。唐代孙思邈《备急千金要方》不仅收载了许多治痢方药，还提出了“暴痢”与“久下（痢）”的概念，并根据大便的特征，认为“大凡痢有四种，谓冷、热、疳、蛊。冷则白，热则赤，疳则赤白相杂……蛊则纯痢瘀血。”

宋元时期，在病因病机和辨证论治方面的认识渐趋成熟。病因方面，已认识到疫痢具有传染性。《丹溪心法》谓：“时疫作痢，一方、一家之内，上下传染相似。”病机方面，已认识到疫痢是由于肠胃积毒、积滞所形成。宋代《仁斋直指方》谓：“痢出于积滞。积，物积也。滞，气滞也。”《济生方》开始以“痢疾”称本病，也认为“殊不知痢疾多因饮食停滞于肠胃所致。”刘河间《宣明论方·痢门》谓：“痢毒，五脏窘毒而不散……郁化成痢。”辨证方面，不再局限于痢色白者为寒，赤者为热之说，主张“然辨痢色以明寒热者，更当审其饮食药物之色……当以脉证别之”（《素问玄机原病式·热类》）。治疗方面，针对积滞肠胃，主张通因通用，调气行血治疗痢疾。刘河间谓：“必先导涤肠胃，次正根本，然后辨其风冷暑湿而为治法”，“行血则便脓自愈，调气则后重自除。”

明清时代，对疫痢的认识日臻完善。对疫痢的发病季节，程曦说：“其实痢疾虽有风、寒、湿、热之殊，然总发于夏秋之令，而冬春罕见是病”（《时病论》）。明代王肯堂对金元以前诸家关于痢疾的理论进行了总结，并加以提高。《证治准绳·滞下》谓："自其五色分五脏者言，则可见湿热之中，具有五邪之相夹；自其上逆下传气血者言，则可见五脏六腑十二经脉之气血，诸邪皆得伤之；而为痢之赤白，本自其湿热为病者言，则可见由来致成湿热之故非一端；自其分痢有虚实者言，则可见凡在痢病者中，所有之证……悉有虚实之殊。"治疗方面，以清热除湿为主流。清代喻嘉言《医门法律·痢疾》谓："治痢用通因通用之法，亦有金针。盖火湿热之邪，奔迫而出，止宜用苦寒药。"《顾松园医镜·痢》提出了治痢四忌："一忌温补"、"一忌大下"、"一忌发汗"、"一忌利小便"，而唯清热一法无忌。在清代还撰写出一些痢疾专著，如孔毓礼的《痢症大全》、吴道源的《痢症汇参》等，可见明清时代，对痢疾的认识已臻全面。

根据定义，疫痢主要指西医学的急性细菌性痢疾，也包括慢性细菌性痢疾，急慢性阿米巴痢疾。有些疾病虽不属疫痢范畴，但具有腹痛、泻下脓血的临床特征，如非特异性溃疡性结肠炎、过敏性结肠炎等，亦可参考疫痢辨证论治。

一、病 因 病 机

湿热疫毒是疫痢的主要病因。缪仲淳《先醒斋医学广笔记·痢》谓："时行疫痢……此是时气使然，因世人禀赋渐薄，积感湿蒸厉气所致。"本病虽四季皆有，但有较强的季节性，多发于夏秋季。夏秋季的时气为湿热，人在气交之中，感受湿热疫毒即病疫痢，这是历代医家的共识。《景岳全书·杂证谟·痢疾》谓："痢疾之病，多发于夏秋之交，古法相传，皆谓炎暑大行，相火司令，酷热之毒，蓄积为痢，今人所宗，皆此一类。"《松峰说疫》谓："如疟痢……霍乱等疾，众人所患皆同者，皆有厉气以行乎其间。"湿热疫毒反映了病因的湿热属性与传染性。

寒湿疫毒，《症因脉治》称"寒湿时行"，是疫痢的又一病因。疫疠若与寒湿相合，即成为寒湿疫毒。此寒湿可因感受天气所致。《松峰说疫·疫病有三种论》谓："寒疫……天气忽热，众人毛窍方开，倏而暴寒，被冷气所逼……系天作之孽，众人所病皆同。"但寒湿多因人为。《医宗必读》谓痢"病起夏秋……因热求凉，过吞生冷，由于人也。"

正气不足，肠胃不和是疫痢的重要诱因。正气不足，肠胃不和为湿热疫毒、寒湿疫毒乘虚侵袭机体创造了条件，古代文献对此颇多论述。《济生方》谓："脾胃不充，大肠虚弱，而风冷暑湿之邪，得以乘间而入，故为痢疾。"《脾胃论·肠澼下血论》谓："时值长夏，湿热大盛，正当客气胜而主气弱，故肠澼之病甚。"《症因脉治》谓："寒湿时行，内气不足，乘虚感人……而痢下赤白之症作矣。"正气不足，肠胃不和，或因于体质素虚所致，更多则由于啖食不洁瓜果蔬菜，恣饮生冷，过食肥甘，或风餐露宿等，"饮食起居失其宜，运动劳役过其度"(《济生方》)所致，正不胜邪而疫毒乘虚而入。

疫痢之病位，尽管《内经》、《医宗必读》等有"脾肾"之论，但本病病位以大肠为主。《症因脉治》谓："按经文……不曰脾澼、肾澼，而曰肠澼，则知痢症当以肠字为主矣。"《金匮钩玄》亦说："其下痢出于大肠传送之道，了不干于肾气。"但在病变过程中，疫痢常可影响及脾胃心肾等脏腑。大肠与脾胃同属关于水谷运化的脾系，故疫痢常伴有脾胃证候。若湿热疫毒过于酷烈，逆传心包，则病及于心而出现神明紊乱之候。若疫毒旁及于肾，或病程迁延，久亦穷必及肾，而现滑脱不禁等肾候。

疫痢的基本病机是湿热、寒湿、疫毒之邪壅塞肠中，使肠道传导失司，气血凝滞，脂腐络伤，而为腹痛，里急后重，下利脓血。因其邪气壅塞肠中为病机核心，故古称"滞下"。《证治准绳·滞下》谓："今肠胃有邪，则营卫运行至此，其机为之阻不能施化，故卫气郁而不舒，营血泣而不行，于是饮食积痰停于胃，糟粕留于肠，与所郁气泣血之积相夹成滞下病矣。"《痢症大全·论诸色》谓:“夫痢者,熏蒸腐败秽积之病也。”因其邪积肠中,故病理性质为“外感之实证腑证也”(《症因脉治》)。但有湿热与寒湿之分,以湿热为多,寒湿较少。刘河间谓:“脏腑泻痢,其证多种,大抵从风湿热论,是知寒少而热多。”因热伤阴,寒与湿俱伤阳,疫痢日久,会由实转虚,或虚实兼夹。(见图 2-10)

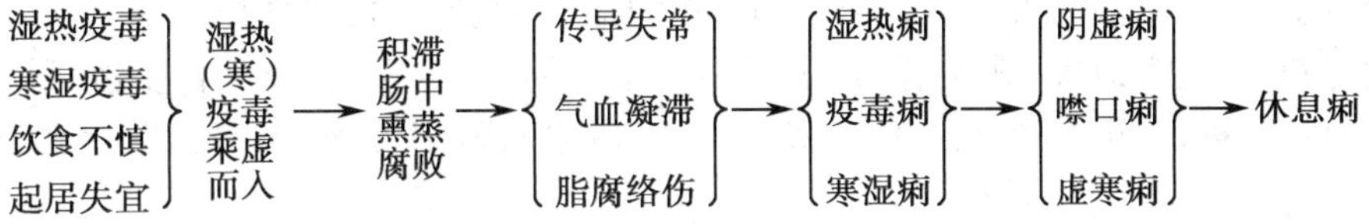

图 2-10 疫痢病因病机示意图

二、诊 断 依 据

1. 夏秋季节突然发病,或有饮食不洁,吞食生冷瓜果史,或有与痢疾患者接触史。

2. 具有大便次数增多,频欲登圊而量少不爽,腹痛,里急后重,大便带赤白脓血的证候特征。《局方发挥》谓:“滞下……或脓或血,或脓血相杂,或肠垢,或无糟粕,或糟粕相混,虽有痛、不痛、大痛之异,然皆里急后重,逼迫恼人。”

3. 实验室检查 菌痢者大便镜检白细胞每高倍视野为 15 个以上,可见红细胞,大便或结肠渗出物细菌培养阳性。阿米巴痢疾者,大便镜检或结肠黏膜镜检可见阿米巴滋养体。

三、类 病 鉴 别

(一)与泄泻鉴别

《金匮要略》将泄泻与痢疾统称下利,两病在发病季节、发病病因、病位等方面都有相似处。泄泻为排便次数增多,量亦多,大便呈稀溏或水样,一般无里急后重;而疫痢则大便量少,甚至无便,以赤白脓血为主,大便不爽,明显的里急后重。泄泻的腹痛多与肠鸣腹胀同时出现,泻后痛减;疫痢的腹痛多与里急后重同时出现,下痢后腹痛不减。

(二)与肠风便血鉴别

疫痢虽然有时可见纯红血便,但伴有腹痛,里急后重;肠风便血之下血清而色鲜,肛门射血如线或点滴不已,但无腹痛、里急后重。《痢症大全·辨似痢非痢》说:“痢必里急后重,杂证便血无里急后重;痢必发于夏秋,似痢非痢四季皆有。”

(三)与虚坐努责鉴别

气虚下陷之人,亦可见大便下坠,或数至圊而不能便,称虚坐努责,与疫痢之里急后重病状相似,但二者一实一虚,较易鉴别。《痢症大全·辨似痢非痢》谓:“似痢之里急后重,与真痢之里急后重,其轻重缓急自是不同。似痢只是拘急难解,未必若真痢之迸迫无度也。且因劳倦气虚下陷者,症必倦怠少气,脉必大缓而软。”

(四)与暑温鉴别

疫痢中之疫毒内陷,可出现高热、神昏、痉厥等证,从发病季节与临床征象看,与暑温相似。当夏秋季见高热、神昏等症时,除考虑暑温外,亦应想到疫毒痢之可能。疫毒痢一般应有腹痛、里急后重、便下赤白脓血,即使尚未出现赤白脓血,经清洁灌肠后亦会发现脓血便,或选取大便黏液或肛拭子镜检,可见大量白细胞、脓细胞、红细胞,以此可与暑温相鉴别。

四、辨证论治

(一)辨析要点

1. 察虚实 实证多属新病,发病暴急,病程短;虚证多久病,发病缓,病程较长。实证腹痛,里急后重甚,脓血多而大便少;虚证腹痛、里急后重较轻,大便多而脓血少。实证多形体壮实,面容苍赤,素纵口腹,脉实有力;虚证多素禀薄弱,面容青白,或恣食生冷,脉虚无力。《医学入门》谓:痢疾“更当以痛之缓急,按之可否,脏之阴阳,腹之胀与不胀,脉之有力无力分虚实也。”

2. 辨寒热 身热、口渴、舌红,脉数属热;畏寒,口和,舌淡,脉沉迟属寒。肛门灼热者热,无灼热者寒。大便血色鲜红者多热,血色晦滞者多寒;血色浓厚者多热,血色清淡者多寒;赤甚至于紫黑,若浓厚者乃热极,若紫黑清淡,乃脏腑腐败,属虚寒。大便浓稠,臭秽属热;大便浅淡不臭,或腥臭者属寒。

3. 析脏腑疫痢病位 在大肠,若伴见腹胀呕逆,神疲体倦,病及于脾。下痢无度,滑脱不禁者,累及于肾。若见神昏痉厥,病及于心肝。

(二)治则及注意事项

1. 祛邪开壅 疫痢为患,无论虚实,肠中总有湿热疫毒,或寒湿、冷积、饮食积滞肠中,致大肠传导不畅,故祛邪开壅为疫痢的第一治则。常采用除湿、清热、散寒、解毒及消食、导滞、通腑等法配合应用,以祛邪毒,开散壅滞。刘河间认为在祛邪之中佐以辛散之品,有助宣通郁滞。《素问玄机原病式·热类》谓:“夫治诸痢者,莫若以辛苦寒药治之,或微加辛热佐之则可。盖辛热能发散,开通郁结,苦能燥湿,寒能清热,使气宣平而已。”

2. 调气和血 疫痢必因邪气壅滞,阻碍肠中气血,络脉损伤,脂膜腐败所致,故调气和血是治疫痢的又一重要原则。自刘河间提出“行血则便脓自愈,调气则后重自除”的治疗原则后,后世奉为治疫痢不易之经典。沈毓礼《痢症大全》对调气和血的应用有所发挥,谓:“河间所云和血者,不过红花归芍等以养血凉血而已,所云调气者,不过木香槟朴以顺气破气而已。而余则更有进焉,血虚者则补而和之,血瘀者则行而和之,血热者则凉而和之,血寒者则温而和之,血脱者则固而和之,斯尽和血之义也。气虚者则补而调之,气实者则破而调之,气陷者则升而调之,气上者则降而调之,气热者则寒而调之,气寒者则温而调之,斯尽调气之义也。”

3. 忌用分利 疫痢为邪气壅塞肠中,而非小肠清浊不分,故一般不用分利法,分利不仅于事无补,反有加重阴伤与邪气壅塞之弊。《类证治裁》谓:“忌分利,痢因热邪胶滞,津液枯涩,若用五苓等分利其水,则津液愈枯,涩滞愈甚,缠绵不止,第清热导滞,则痢自愈,小便自清。”

4. 慎用收涩 疫痢为实证,当通因通用,若误用收涩之剂,则关门留寇,邪气郁结不解,而使病势缠绵,成为久痢与休息痢之因。故初病,体壮气实之人,戒用收涩之剂。倘若衰老病后之人,若下痢滑脱不禁,元气有欲脱之虑,亦可暂用收涩之剂,以留人治病。

(三)分型论治

1. 湿热痢

(1)证候:腹痛,里急后重,下痢赤白黏冻,肛门灼热,小便灼热,或有身热,口渴,苔腻微黄,脉滑数。

(2)分析:湿热之邪壅滞肠中,气机不畅,传导失常,故腹痛,里急后重。湿热壅滞,熏蒸腐败肠络脂膜，络伤脂腐，遂下赤白黏冻脓血。湿热下注，则肛门灼热，小便短赤灼热。热势外扬则身热，热伤阴津则口渴。苔黄腻脉滑数，为湿热疫毒征象。

(3)辨证要点：肛门灼热，小便短赤，舌苔黄腻为本证辨证要点。

(4)治法选方：清热除湿，调气行血。方选芍药汤。

芍药汤(《素问病机气宜保命集》)：黄芩　芍药　甘草　黄连　大黄　槟榔　当归　木香　肉桂

水煎服。

本方具有清热除湿，调气行血的作用。方中黄芩、黄连苦以燥湿，寒以清热；木香、槟榔行气以通滞；当归、芍药和营敛阴；大黄则功兼清热、导滞、行血的作用；肉桂反佐，取其辛以散结之意，甘草解毒，且调和诸药。

临床应用时，若热毒较甚，下痢或如鱼脑，稠黏而秽，大便焦黄热臭，加用银花、白头翁、地锦草、铁苋菜增强清热解毒之功。若便中下血较多，加生地、地榆、丹皮凉血止血。若腹胀痛，加枳实行气导滞，甚者加用调胃承气汤。若夹食滞，加山楂消食行瘀。若自汗身热，面垢渴饮，加荷叶、六一散清热退暑。

《时病论》谓芍药汤"可治初起之痢，而无外感最宜。若有寒热外感之见症者，便推人参败毒散为第一，历尝试之，屡治屡验。"人参败毒散治痢，由喻嘉言提倡，称为逆流挽舟法。喻嘉言认为疫痢由夏秋外感暑湿热，三气交蒸互结而成，因其邪由外入，应"先解其外，后调其内，首用辛凉以解其表，次用苦寒以清其里，一二剂愈矣。失于表者，外邪但从里出，不死不休，故虽百日之远，仍用逆流挽舟之法，引其邪而出于外"(《医门法律·痢疾论》)。

湿热痢为实热证，应以苦寒清热燥湿解毒为治，忌用温中厚肠之药，以免为火热立帜。芍药汤中用肉桂反佐，用量宜轻。喻氏逆流挽舟之人参败毒散偏于温，应用时应加留意，有外感时可仿其意，去羌、独，加银花、薄荷、葛根以解表去邪。喻嘉言极力推崇方中之人参，谓"盖借人参之大力，而后能力挽之耳。"但若非久痢或虚人夹外感，不必借人参以托邪外出。

2. 疫毒痢

(1)证候：发病急骤，痢下鲜紫脓血，腹痛，里急后重频繁。常伴寒战壮热，口渴，汗出喘息，头痛烦躁，甚则神昏抽搐，精神委靡，面色青灰，四肢厥冷，舌质红绛，苔黄燥，脉滑数或沉伏。

(2)分析：疫痢皆与疫毒有关，所谓疫毒痢指疫毒病邪特别甚，且常陷心营，引动肝风的痢证。疫毒极甚，伤人最速，故发病急骤，进展迅速，有时甚至下痢脓血主症尚未出现，即见内陷心营等证。疫毒内甚，故腹痛，里急后重，下痢赤白脓血甚于湿热痢。疫毒与正气交争，故寒战壮热。热迫津泄则汗出，热甚伤津故口渴。肺与大肠相表里，湿热疫毒上迫于肺，肺气失宣降，故气息喘促或气息不均。疫毒上攻清窍则头痛剧烈，内扰心营则烦躁，蒙蔽心包则神昏。热动肝风则抽搐。疫毒闭阻阳气不能外达，则热深厥深，而见面色青灰，精神委靡，四肢厥冷。舌红绛，苔黄燥，脉滑数为疫毒炽盛之象，脉沉伏欲绝则为疫毒闭阻气机，阳气郁遏不达之脉象。

(3)辨证要点：本证以起病急骤，痢证剧烈，高热烦躁，或神昏痉厥，即急、重、热、险为辨证要点。

(4)治法选方：清热解毒，凉血理气。方选白头翁汤合茜根汤加减。

白头翁汤(《伤寒论》)：白头翁　秦皮　黄连　黄柏

茜根汤(《济生方》)：茜根　升麻　犀角(水牛角代)　地榆　白芍　当归　黄连　枳壳

白头翁汤中白头翁凉血解毒；黄连、黄柏、秦皮清热燥湿。茜根汤中犀角(水牛角代)、升麻凉血解毒；黄连清热燥湿；茜根、地榆、白芍、当归和血止血；枳壳理气导滞。两方合用，则有清热燥湿，凉血解毒，理气行滞的功效。

临床应用时，尚可加银花、马齿苋、贯众、丹皮以加强清热凉血解毒。里急后重甚者，加大黄、木香行滞导积。高热口渴，加石膏、知母清热生津。气息喘促，加桑白皮、杏仁、葶苈子泻肺平喘。若头痛剧烈，加龙胆草、夏枯草、川牛膝清泄上逆之疫毒。抽搐者，加羚羊角、钩藤、石决明平肝息风。烦躁者，加栀子、连翘清心除烦。神昏者，加神犀丹或紫雪丹清营凉血开窍。下痢较少，热毒内闭，热深厥深者，加大承气汤通腑泻热。若下痢过度，元气欲脱者，应益气固脱，选用独参汤、生脉散、参附汤。

本证疫毒极重，应通因通用，重视应用大黄，或配合大承气汤，通腑泻下疫毒秽浊，促邪外泄。

3. 寒湿痢

(1)证候：腹痛，里急后重，下痢赤白黏冻，白多赤少，或如冻胶，或如鼻涕，口淡乏味，身重脘痞，苔白脉迟。

(2)分析：寒湿疫毒滞于肠中，传导失司，故腹痛，里急后重。疫毒损伤肠络脂膜，故下痢赤白黏冻，寒蚀黏膜，故白多赤少。寒湿中阻，运化失常，故口淡乏味，脘痞纳呆。湿困肌肉则一身重困。苔白脉迟，为寒湿内盛之象。

(3)辨证要点：下痢白多赤少，或纯白黏冻，苔白脉迟缓，为本证辨证要点。《时病论》谓："寒痢亦有赤色者，不可不别，总之以脉迟苔白为据。"

(4)治法选方：散寒除湿，调气和血。方选平胃散合千金痢方。

平胃散(《太平惠民和剂局方》)：苍术　厚朴　陈皮　甘草

千金痢方(《备急千金要方》：当归　桂心　干姜　附子

平胃散中苍术健脾燥湿；厚朴、陈皮理气行滞；甘草和中。千金痢方中当归、桂心和血；桂心、干姜、附子散寒开结。两方合用有散寒除湿，调气和血，开结行滞的功效。

临床应用时，腹痛者，加白芍和营缓急止痛。里急后重者，加木香、槟榔理气行滞。

虽然湿热痢较多，寒湿痢亦可见，临床应当分辨，寒湿痢当温化寒湿，慎用苦寒之品。《医门法律·痢疾论》谓："凡治痢不分标本先后，概用苦寒者，医之罪也。"

4. 阴虚痢

(1)证候：腹痛，里急后重，下痢赤白脓血，色多鲜红，痢多稠黏，夜热不寐，心烦口渴，舌质红绛少苔，或舌光红乏津，脉细数。

(2)分析：本证为下痢过度耗伤阴津，或湿热痢过用辛燥之品，或阴虚之人罹患疫痢所致。由于湿热之邪壅滞肠中，故有腹痛，里急后重，下痢脓血的疫痢主症。阴虚多热，故痢色鲜红。阴津不足，故下痢稠黏。阴虚之火扰动心神，故夜热不寐，心烦不安。胃阴不足则口渴。舌绛少苔，或舌光红乏津，脉细数，均为阴血亏损之征。

(3)辨证要点：下痢稠黏，色多鲜红，夜热不寐，舌红少苔，脉细数，为本证辨证要点。

(4)治法选方：清肠养阴。方选驻车丸。

驻车丸(《备急千金要方》)：黄连　阿胶　当归　干姜

水煎服。

方中黄连苦寒清肠止痢；阿胶、当归养阴和血；干姜辛开散结。全方合用有清肠养阴治痢之功效。

临床应用时，可加白芍、甘草酸甘化阴，和营止痛。下痢鲜血较多，加丹皮、旱莲、地榆凉血止血。下痢稠黏，加生地、玄参养阴增液。湿热亦甚，而见口苦，肛门灼热，加黄柏、秦皮清解湿热。夜热不寐，加夜交藤养阴安神。心烦不安，加山栀清心除烦。口干者，加麦冬、花粉养阴生津。

阴虚痢的治疗，应注意既要清解肠中湿热以祛邪，又要养阴凉血生津以固本。湿热甚者，则清肠为主，养阴为辅；阴虚甚者，则养阴为主，清肠为辅。一般慎用辛温香燥之品，以免重竭其阴。沈毓礼说："慎勿与香燥，如白术、木香、厚朴、吴萸、肉桂之属。"张石顽说："切戒攻积之药"，都是意在保护阴津。驻车丸中之干姜应炮用，用量宜轻。

5. 噤口痢

(1)证候：下痢赤白脓血，腹痛，里急后重，胸膈痞满，呕恶频繁，饮食难入，舌红苔黄，脉洪大急滑。或下痢赤白脓血，呕恶不饥，形衰神疲，舌淡，脉缓无力。

(2)分析：噤口痢有实证与虚证之分。实证为湿热疫毒太盛，熏蒸于口，胃气不降而上逆，故呕恶频繁，饮食难入。邪气犯胃，故胸膈痞满。疫毒壅盛，影响大肠传导，伤及气血，故腹痛，里急后重，下痢赤白脓血。舌红苔黄，脉洪大急滑，均为湿热疫毒有余之象。虚证多由脾胃素虚，或久痢无度，或过用攻下，以致脾胃虚弱，胃失和降，故呕恶不饥。脾胃气虚，故形衰神疲。残邪未尽，壅于肠中，故下痢赤白脓血，腹痛，里急后重。舌淡，脉缓弱无力，为气虚之征。

(3)辨证要点：下痢伴不能纳食，或汤药入口即吐，为噤口痢辨证要点。舌红苔黄，脉急滑为实证。形衰神疲，舌淡脉弱为虚证。

(4)治法选方：实证泄热和胃，苦辛通降。方选加减泻心汤。虚证健脾和胃，降逆止呕。方选六君子汤。

加减泻心汤(《温病条辨》)：黄连　黄芩　干姜　银花　山楂炭　木香　白芍

水煎服。

本方苦辛通降，泄热和胃。方中黄连、黄芩清热燥湿，味苦而降，与干姜之辛开为伍，则辛开苦降，顺其脾胃升清降浊之机；银花清热解毒；山楂行血积，木香通气滞；白芍敛阴柔肝，使脾胃不受肝木之克，且有缓急止痛之功。全方合用，则疫毒解，气血行，邪气不再熏蒸于胃，胃能纳食，痢证亦治。

临床应用时，可加枇杷叶、竹茹降逆和胃。舌苔厚浊者，加半夏燥湿和胃。倘呕吐较甚，汤药不入，先用玉枢丹降逆止呕，再予前方。《丹溪心法》谓："噤口痢者……人参二分，姜汁炒黄连一分为末，浓煎，终日细细呷之，如吐则再服，但得一呷，下咽便开。"此亦是苦辛通降之法。

六君子汤(《医学正传》)：人参　炙甘草　茯苓　白术　陈皮　制半夏

水煎服。

方中参、苓、术、草即为四君子汤，健脾益胃；陈皮、半夏燥湿和胃降逆。全方合用有健脾和胃，降逆止呕之功效。

临床应用时，可加石菖蒲、姜汁以醒脾开胃。若下痢脓血，肠中有余邪，加黄连、炮姜即成加味连理汤，以六君健脾益胃扶正，黄连苦寒清解余邪，炮姜辛开去壅滞。若下痢过度，呕吐频繁，舌红绛而干，乃胃中之气阴耗伤，可选用《温病条辨》之人参乌梅汤。以人参、山药益气阴；乌梅、木瓜、甘草酸甘化阴以护脾胃；莲子清心养胃，镇逆止呕，为治噤口痢之要药。全方合用则养阴益胃，降逆止呕。

治噤口痢，汤药难下，每次服药量不可过多，应少量多次服用，即“终日细细呷之”。噤口痢之病机大虚大实，应分清虚实治疗。《痢症大全》谓：“大抵初病噤口，为热瘀在胃口，故宜苦燥。若久痢口噤不食，此胃气告匮，非比初痢噤口，尚有浊气可破，积沫可驱，惟大剂参术，佐以茯苓、炙甘草、藿香、木香、煨干葛之属，大补胃气，兼行津液乃可耳。”

6. 虚寒痢

(1)证候：下痢稀薄，带有白冻，甚至滑脱不禁，或腹部隐痛，食少神疲，畏寒肢冷，舌淡苔薄，脉细弱。

(2)分析：本证为脾肾素虚之人，感受寒湿疫毒，或湿热痢日久，过用苦寒损伤阳气所致。寒湿疫毒滞留肠中，影响传导，损伤肠络，故下痢稀薄带有白冻。脾虚下陷，肾失固摄，故下痢甚至滑脱不禁。寒盛中虚，肠中失于温养，故腹部隐痛。脾不运化，气血化生不足，故食少神疲。阳虚不能温煦，故畏寒肢冷。舌淡苔薄，脉细弱为虚寒之象。

(3)辨证要点：下痢白冻，神疲畏寒，舌淡苔白为本证辨证要点。

(4)治法选方：补虚温中，涩肠固脱。方选真人养脏汤。

真人养脏汤(《和剂局方》)：诃子　罂粟壳　肉豆蔻　白术　人参　木香　官桂　炙甘草　当归　白芍

水煎服。

方中参、术、草益气健脾；官桂温中散寒；木香理气；当归、白芍行血；诃子、罂粟壳、肉豆蔻涩肠固脱。全方合用，补虚温中，调和气血，涩肠固脱。

临证应用时，气虚神疲者，加黄芪甘温益气。肢冷畏寒者，加干姜、附子温中散寒。若下痢白冻较多，而非滑脱不禁，减用收涩之品。若邪少虚多，滑脱不禁者，尚可选加赤石脂、禹余粮，或乌梅、五味子以增强收涩之力。

虚寒痢的本质是虚人患疫痢，扶正之中应佐以祛邪，调和气血之品，不可滥用收涩。若非邪毒已尽，或滑脱不禁者，不可纯用收涩，否则有关门留寇之弊。其邪多为寒湿疫毒，治应温化，不可用苦寒之品。

7. 休息痢

(1)证候：下痢发作与休止交替进行，发作时经治疗获得暂时缓解，不久因饮食劳倦又复发，如是反复不已。发作时腹痛，里急后重，下痢赤白脓血。休止时或如常人，或伴倦怠嗜卧，腹胀纳呆。苔腻，脉弦或濡软。

(2)分析：本证多由疫痢初起，收涩太早，邪留于中，或痢时调摄不当，不慎饮食所致。本质是寒热虚实互见，散寒则增热，清热则添寒，补虚则碍邪，泻实则愈虚，故缠绵反复，时作时止。当饮食劳倦不慎时，正气低下，邪犯肠中，故见腹痛，里急后重，便下赤白脓血而疫痢复发。经治疗后邪气暂时被抑制，故疫痢休止。若虚证不甚，疫痢暂止时则似常人。若气虚较甚，无论疫痢发作与休止，皆见倦怠嗜卧，腹胀纳呆等虚象。苔腻，脉弦为邪气稽滞之征，脉濡软则为气虚之象。

(3)辨证要点：疫痢时作时止，反复交替为本证辨证要点。《痢症大全》谓：“时作时止曰休息痢，痢久不止曰久痢。”

(4)治法选方：补虚泻实，温中清肠。方选乌梅丸。

乌梅丸(《伤寒论》)：乌梅　细辛　干姜　黄连　黄柏　蜀椒　桂枝　附子　人参　当归

水煎服。

方中黄连、黄柏苦寒清热燥湿；干姜、桂枝、细辛、蜀椒温中散寒，与黄连、黄柏配伍则辛苦通降以散滞邪；当归调血，人参益气扶正，乌梅涩肠止痢。全方合用，攻补兼施、寒热并用，治疫痢而复正气。

临床应用时，若苔黄腻，湿热较甚，减用细辛、附子，加黄芩、秦皮清热除湿。若苔白腻，下痢白冻，减用黄柏。里急后重者，加木香、槟榔调气行滞。若倦怠嗜卧，纳呆腹胀，中虚较甚，可用连理汤加山楂治疗，取理中汤温中补虚，黄连清肠，山楂消食行血。

休息痢当视虚实寒热轻重调理，方药或热或寒，或补或消，应有主次，兼而用之，不可顾此失彼。

（李耀光）

第四章

疟　疾

疟疾是感受疟邪引起的以寒战、壮热、头痛、汗出，并休作有时为主要特征的急性外感热病。

疟疾以寒战、壮热较甚，甚至发生昏迷，或多年缠绵难已，患者甚为痛苦，故称疟疾。《儒门事亲》谓："夫疟犹酷虐之虐也"，《医学入门》谓："疟有凌虐之状"，均提示以病状痛苦而命名疟疾。疟疾具有一定的流行区域，多在夏秋季发病。

我国对疟疾病的认识很早，殷商时代的甲骨文中就有象形的"疟"字。早在《内经》中列有"疟论篇"、"刺疟篇"专门讨论，在"四气调神大论"、"生气通天论"、"金匮真言论"等许多篇章对疟疾也有论述。《内经》对疟疾的病因病机、临床证候、治疗等作了比较系统的论述。对疟疾的发作，描述非常生动，谓："疟之始发也，先起于毫毛，伸欠乃作，寒栗鼓颔，腰脊俱痛，寒去则内外皆热，头痛如破，渴欲冷饮"（《素问・疟论》）。对疟疾的各种临床证候，如寒疟、温疟、瘅疟、风疟、日作疟、间日疟、间二日疟、肺疟、心疟、肝疟、脾疟、肾疟等的临床表现及治疗都作了论述。指出疟疾的病因为"疟气"，乃"风寒之气不常也"，病机是疟气导致"阴阳上下交争，虚实更作，阴阳相移"，疟气"并于阳则阳盛，并于阴则阴盛，阴盛则寒，阳盛则热"（《素问・疟论》）。并强调应在疟疾发作之前提前治疗，"凡刺疟先发，如食顷乃可以治，过之则失时也"（《素问・刺疟》）。可以说《内经》的论述，奠定了疟疾的理论基础。《神农本草经》首先记载了有治疗疟疾功效的药物如恒山（即常山）、蜀漆等。

汉代《金匮要略》也列有"疟病脉证并治"专篇讨论，已经认识到疟疾久不愈会发展为"疟母"，并对疟疾开始用方药进行辨证治，温疟用白虎加桂枝汤、寒疟用蜀漆散、疟母用鳖甲煎丸主治。晋代《肘后备急方・治寒热诸疟》记载用"青蒿一握，以水二升渍，绞取汁尽服之。"明确地把青蒿作为治疟要药，而且还认识到青蒿不宜高温久煎，要绞汁服用。

隋代《诸病源候论・劳疟候》已认识到疟疾日久会耗伤人正气，谓："凡疟积久不瘥者，则表里俱虚，客邪未散，真气不复。"是书首先提出了"瘴疟"概念，指出"此病生于岭南，带山瘴之气，其状发寒热，休作有时，皆由感溪源岭瘴湿毒气故也，其病重于伤暑之疟"（《诸病源候论・山瘴疟候》）。对瘴疟的病因、多发地区及其临床特征都作了论述。唐代盛行用截疟方治疗疟疾，如《备急千金要方》、《外台秘要》搜集了许多以常山、蜀漆、乌梅为主的截疟方，为后世研究本病积累了资料。

宋代陈无择《三因极一病证方论・疟叙论》首先提出了"疟备内、外、不内外三因"的理论，认为疟疾的发生"外则感四气，内则动七情，饮食、饥饱、房室、劳逸，皆能致疟"，并分别列有证治内容。金元时期之《儒门事亲》喜用吐、下、汗三法治疗疟疾，对瘴疟的传染性及严重后果有充分认识。谓："余亲见泰和六年丙寅（公元 1206 年），征南师旅大举，到明年军回，是岁瘴疠杀人，莫知其数，昏瞀懊侬，十死八九，皆火之化也。次岁疟病大作，侯王官吏皆病，轻者旬月，甚者弥年。"《丹溪心法》说："疟病感虚者，须以人参、白术一二贴托住其气，不使下陷，后使他药。"对虚人发疟，主张扶正祛邪，并广泛应用常山、槟榔、草果之类治疗疟疾。

明代《证治要诀》提出了正疟与如疟的概念，认为"诸病皆有寒热"，如伤寒、劳病、失血、痰饮、癥瘕等皆可具有类如疟疾的寒热往来，应与疟疾相鉴别。谓："外有伤寒，往来寒热如疟，劳病往来寒热亦如疟，谓之如疟，非真疟也……与正疟自不同"，"寒热发作有期者疟也，无期者诸病也"。《医学入门·疟》对疟疾辨证论治的论述甚详，主张分阴阳、辨寒热、明六经、别异气以作为辨证、立法、处方之依据。《万病回春》完善了疟疾的治疗原则，指出"人壮盛者宜早截也"，"人虚者截补兼用也"，"疟疾不愈者截而后补也"。张介宾《景岳全书》批驳了"无痰不成疟"、"伤食成疟"之说，明确提出"疟疾之作……无非外邪为之本，岂果因食因痰有能成疟者耶?"

清代中叶以后，随着温病学说的发展，不少医家把疟疾列入温病范畴进行讨论。叶天士《三时伏气外感篇》指出"疟之为病，因暑而发者居多。"《临证指南医案·疟》所载的一批疟疾病案为后世提供了宝贵的经验。吴有性《温疫论》中制订的达原饮，"使邪气溃散，速离募原"，在疟疾的治疗方剂中具有代表性与实用性。至此，对疟疾的证治益臻完备。

新中国成立后，对疟疾开展群众性的防治研究工作，系统地发掘整理了有关疟疾的理、法、方、药，尤其是青蒿素的治疟研究，取得了显著成果，大大地丰富和提高了中医治疟的方法与效果。

西医学中的各类疟疾，间日疟、恶性疟疾、脑型疟疾、慢性疟疾，以及由疟疾引起的脾大，均可参考本病辨证论治。

一、病 因 病 机

疟疾的病因是疟邪，《内经》称为疟气。现代认为疟邪是疟疾的原发病因，疟邪经按蚊传播感染于人。同时，外感风、寒、暑、湿、热是疟疾发病的重要因素。感受外邪则"腠理开发"，为疟邪侵入创造了条件，成为疟疾的重要诱因。故《素问·疟论》谓："疟疾皆生于风"，"夏伤于暑，秋必痎疟"，"瘅疟者，风寒舍于皮肤之内，分肉之间而发"。风、寒、暑、湿、热也是疟疾的伴发因素，疟邪随所夹的风寒暑湿的不同，而有温疟、暑疟、寒疟、湿疟之分，如所夹的外邪比较特异，为岚瘴溪毒之邪则为瘴疟。

人们的情志劳倦，痰食内滞，起居不慎可以协同疟邪，成为疟疾的内在原因。《三因极一病证方论》说："夫疟备之因，外感则四气，内则动七情，饮食、饥饱、房室、劳逸，皆能致之。"《医贯》说："无痰不成疟，无食不成疟，深得致疟之因。"情志劳倦，起居不慎，正气内虚则易受邪，痰食内滞，阻滞气机则妨碍正气祛除疟邪。疟邪与情志劳倦，痰食阻滞的关系，疟邪是疟疾的主要病因，情志劳倦、痰食阻滞则是促使疟疾发病和加重的因素。正如《景岳全书》所说："禀质薄弱，或劳倦过伤者，尤易感邪，此所以受邪有浅深而为病有轻重也。""有不慎饮食而更甚者，有不慎劳役而增病者，总之无非外邪为之本，岂果因食因痰而能成疟者耶?"

疟邪侵入人体后伏藏于半表半里，即伤寒学说所称少阳部位，温病学说所称膜原部位，疟邪居于此易入于里也易出于表。疟邪潜伏于半表半里，是否引起发病，决定于正气的状态与疟邪的盛衰。当人体正气有不适时，或疟邪较盛时，疟邪出入于表里，与营卫相搏则发病，疟疾处于发作期；当正气较盛，或疟邪较弱时，正气遏制疟邪不得出入于表里营卫间，即正气与疟邪相离，疟疾处于休止期。正胜邪伏则寒热休止，正邪交争则寒热互作。故《素问·疟论》说：疟气与"卫气相离，故病得休；(与)卫气集，则复病也。"疟疾发作期的基本病机是正邪相搏及由此而引起的阴阳虚实变化，即《素问·疟论》说："阴阳上下交争，虚实更作，阴阳相移。"疟邪的出入使机体阴阳发生变化，邪之所在，则邪实正虚，故"疟气者，并于阳则阳盛，并于阴则阴盛，阴盛则寒，阳盛则热"(《素问·疟论》)。同时，营卫出入与疟邪抗争也使机体阴阳发生变化。疟邪由少阳入于里时，卫阳入于阴(阳并于阴)，正与疟交争于里，则表卫阳虚而阴盛，故现寒栗鼓颔；疟邪出于表时，正气复出于阳(阴并于阳)，正与疟交争于表，则表阳盛里阴虚，故现内外皆热。

疟疾的发作是正邪抗争，疟疾所以定时发作，因人体的营卫规律地运行，即卫气昼行于阳，夜行于阴，营卫与疟邪相离相合从而规律地出现，故疟疾定时发作。疟疾休作时间及疟发的迟早，与疟邪伏藏的深浅、部位有关。如邪留浅者，多为一日发、间日发；邪留深者，为三日发。疟发移早，为邪在阳分；疟发移迟，为邪在阴分。邪伏较深者，发作间隔时间较长，但亦每每迁延难愈。

疟疾的病机转化决定于感受疟邪的轻重、兼夹时邪的性质及人体正气的强弱等因素。正气强，感邪轻，兼夹时邪不突出，疟发的部位以少阳半表半里为主，这就是常见的正疟；若兼夹温邪、暑邪，正邪抗争较甚，热象较甚，成为温疟、暑疟；若兼夹湿邪、寒邪，正邪抗争而热象不著，成为湿疟、寒疟。疟邪居少阳半表半里，或横连膜原，病变多及于卫气分。若感受疟邪较甚，复受暑热、瘴毒之邪，邪势猖獗，病变可以波及肝胆，犯于手足厥阴，累及营血而出现神昏惊厥等险候，此多见于暑疟、瘴疟。疟疾经久不愈，每由少阳而伤及脾胃，健运失职，聚津成痰。邪阻日久，气血津液运行不畅，气滞、痰凝、血瘀阻滞于肝脾，结为癥瘕，名曰疟母。疟疾反复发作，耗伤气血，以致正虚邪恋，病情愈益迁延，每遇劳而发，成为劳疟。(见图 2-11)

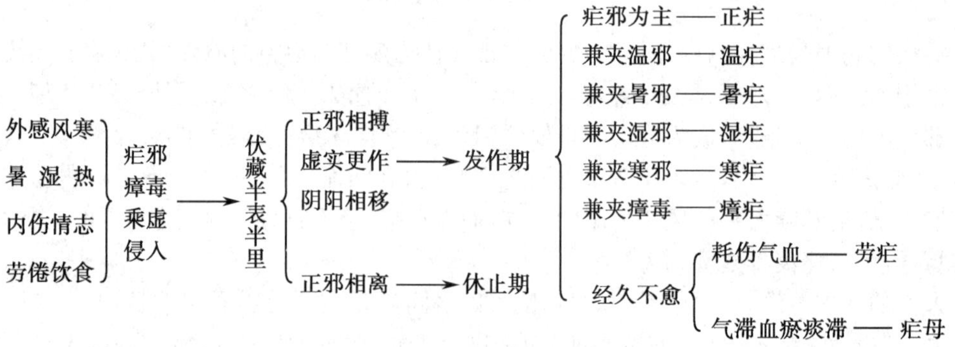

图 2-11 疟疾病因病机示意图

二、诊断依据

(一)发病季节

本病一年四季都可发生，但以夏秋季发病为多见。《景岳全书》认为"疟发在夏至后秋分前者，病在阳分，其病浅；发在秋分后冬至前者，病在阴分，其病深。"故夏秋季节，不明原因的寒热，应考虑疟疾的可能。

(二)发病地区

疟疾具有一定的流行区域，虽间日疟全国各地都有，但以南方诸省为多，尤其是瘴疟多发于岭南地区及我国西南部。东垣、丹溪谓："吴楚闽广之人患疟至多"(转引自《医门法律·疟证论》)。有医家认为"南人不以患疟为意，北人则畏之，北人而在南方发者尤畏之。"故在流行季节，有在疫区居住或旅游史，或半月内有输血史，发现原因不明的发热时，应考虑本病的可能。

(三)临床特点

本病发作时，以寒战、高热、汗出、热退依次规律地发生为特点。《素问·疟论》说："疟之始发也，先起于毫毛，伸欠乃作，寒栗鼓颔，腰脊俱痛，寒去则内外皆热，头痛如破，渴欲冷饮。""疟者之寒，汤火不能温也，及其热，冰水不能寒也。"发作具有周期性，或每日一发，或间日一发，或三日一发。发作具有定时性，当发之日按时发作，休作准时。《金匮要略》认为"疟脉自弦"。

(四)实验室检查

寒热初发时，血液涂片查到疟原虫是最可靠的诊断依据。若一次查不出，应在发作过程中反复检查，必要时进行骨髓涂片检查，其阳性率较血液涂片为高。发病在1周以上者，也可采用血清学诊断方法，如间接荧光抗体(IFA)试验阳性者亦可诊断。

三、类 病 鉴 别

(一)与时行感冒鉴别

时行感冒早期症状与疟疾相似，均有寒战、高热。但时行感冒寒战较轻，多为恶寒，热甚于寒，发热常为持续性，无疟疾休作有时的典型规律。时行感冒一般有肺卫症状，如鼻塞，喷嚏，流涕，喉咽痒痛，身体酸楚，头痛等；而疟疾在发作间隙期一般无症状。时行感冒多在冬春季流行，流行地区可在全国各地；疟疾多在夏秋季流行，我国南方多于北方。

(二)与湿温鉴别

湿疟与湿温相似，均有身热及湿阻气分的症状，如身重，胸脘痞闷，呕恶等。但湿温起病缓慢，少见寒战，且发热不定时，无周期性，病程中可出现白瘖，以此可资鉴别。西医学中，属于湿温范畴的肠伤寒病，白细胞总数及中性粒细胞减少，血或骨髓培养伤寒杆菌阳性，肥达试验(伤寒血清凝集试验)"O"抗体1∶80以上，"H"抗体1∶160以上，疟疾不具备这些特征。

(三)与暑湿鉴别

暑疟与暑湿相似，均发病于夏季或夏秋之交。有胸痞，身痛，苔腻等症，暑湿少有寒战，无周期性的发作。西医学中，属于暑湿范畴的钩端螺旋体病，临床类似疟疾，但其寒战不显著，多持续发热，或寒热无规律，常伴全身酸痛，尤其是有腓肠肌痛和压痛明显，结膜充血，腹股沟淋巴结肿大的临床特点，在发病经过上有与疫水接触的历史，实验室检查，各种血清免疫学试验易得阳性结果，钩端螺旋体的血培养阳性。

四、辨 证 论 治

(一)辨析要点

1. 辨寒热偏盛　寒热的偏盛，决定疟疾的类型。如寒战、高热等疟证较典型者为正疟。以热盛于寒，以热为主者，为温疟、暑疟。寒盛于热，以寒为主者为寒疟。

2. 辨邪正盛衰　根据病情轻重、病程长短等情况辨别邪正盛衰。一般病程较短，间日发作，病情较轻，为正气未衰。若疟疾每日发作，或间二日发作，体温过高或过低，伴有神志谵妄昏迷、头痛呕吐等症者，病情较重，为疟邪较盛或为瘴疟所致。若病程较长，反复发作，为邪势渐衰而正气亦虚，多见于劳疟。

3. 辨兼夹证 根据对兼夹证候的辨识，以了解是否夹有风、寒、暑、湿、痰、食、瘀等病邪，如暑疟、湿疟、寒疟、疟母等疟证，都与兼夹病邪有关。

(二)治则及注意事项

1. 总的治疗原则是祛邪截疟。祛邪是针对病因，选择具有祛除疟邪较特异的方药治疗，这是治疗疟疾的根本措施。截疟是掌握治疗时机，堵截、截断疟疾的发作。《素问·刺疟》谓："先发如食顷，乃可以治。"现认为治疗时间，以症状发作前2小时为宜。

2. 注意权衡祛邪与扶正的关系。疟疾初期，正气未衰，邪气较盛，应以祛邪为主，祛邪即是护正。若疟发多日，正虚邪实，则标本兼顾，祛邪与扶正并举。若病程日久，正虚较甚，而疟犹未清除，但已不如初病时之肆虐，应以扶正为主，佐以祛邪。

3. 注意治疗兼夹病邪，祛邪截疟中应视情况佐以清热解毒，除瘴辟秽，清暑、散寒、化湿、祛痰、化瘀、消食等治法，才能取得较好的疗效。

(三)分型论治

1. 正疟

(1)证候：初起肢体酸楚，呵欠乏力，继则畏寒战栗，寒罢则发热，很快通体灼热，头痛面赤，口渴心烦，数小时后汗出淋漓，发热骤退，诸症消失，或稍觉头昏神疲，舌红苔薄白或薄黄，脉弦。

(2)分析：此为疟邪伏于少阳半表半里，出入于营卫间，与营卫相搏所致。疟邪入与营阴相争，阳并于阴，阴盛阳虚，阳气被遏，故肢体酸楚，呵欠乏力，阳气遏郁甚则畏寒战栗。疟邪出与卫争，阴并于阳，阳盛阴虚，阳盛则外热，阴虚则内热，故外内皆热，头痛面赤。至正胜邪却，疟邪伏藏，营卫运行正常，则汗出热退，诸症消失。疟居少阳，故"疟脉自弦"，弦紧主寒盛，弦数主热盛。邪热尚轻，故苔薄白，若邪热较甚，则舌红苔薄黄。

(3)辨证要点：其一，寒热定时休作。其二，呵欠、寒栗、高热、汗出热退依次出现。

(4)治法选方：祛邪截疟，和解表里。方选小柴胡汤加减。

小柴胡汤(《伤寒论》)：柴胡 黄芩 党参 半夏 甘草 生姜 大枣

水煎服，日三服。

小柴胡汤为和解少阳之代表方，方中柴胡解少阳半表之邪，黄芩清少阳半里之邪，二味协同和解少阳半表半里。正气一虚，邪气乘之，故以党参、甘草、大枣和中而预壮里气，助正达邪。足少阳胆木多犯胃而呕逆，故以半夏、生姜和胃降逆。

临床应用时，须加入具有祛疟邪作用的常山、槟榔、草果之类药品，用于祛邪截疟组方才臻完善。若口渴、汗多，热势著者，去草果，加青蒿、马鞭草截疟，加石膏、知母、天花粉清热生津。如寒象较著，骨节酸痛者，加桂枝、羌活解表散寒。兼有痰湿阻滞，胸脘痞闷，呕吐者，去参、草、枣，加苍术、藿香、厚朴、陈皮燥湿和胃。

本证虽属正疟，也有偏寒、偏热的不同，应从寒热的轻重、持续时间及舌苔进行辨证加减用药。方中常山为截疟要药，但易致呕吐，应注意炮制，先用酒浸炒透，并与半夏、陈皮同用，药宜温服，忌热服，即可避免呕吐副作用。

2. 温疟

(1)证候：发病经过与正疟相似，但热盛而寒微，或但热而无寒，少气烦冤，手足热而欲呕，头痛，骨节烦痛，口渴引饮，舌红苔黄，脉弦数。

(2)分析：温疟亦称瘅疟，为素体阳热偏盛之人患疟疾，或兼感暑热病邪所致。邪正相争以阳热偏盛为主，故见热盛寒微或但热无寒。壮火食气，气伤则少气烦冤。热灼胃阴，胃气不降则欲作呕吐。胃津伤则口渴引饮。火热上攻则头痛，内灼筋骨则骨节烦疼。舌红苔黄，脉弦数皆为热盛之象。

(3)辨证要点：在确定疟疾的前提下，热盛寒微，舌红苔黄，脉弦数为本证的辨证要点。

(4)治法选方：清热和解，达邪祛疟。方选白虎加桂枝汤。

白虎加桂枝汤(《金匮要略》)：知母　甘草　石膏　粳米　桂枝

水煎温服，日三次。

方中石膏辛寒，辛能解肌达邪，寒能胜热，知母苦润，苦以泻火，润以滋燥，二味协同应用，擅能清热润燥。火热伤气，故以甘草、粳米甘平益气护正。桂枝辛散引白虎而出入营卫，善彻内外之热。

临床应用时，应加入柴胡、青蒿和解少阳，透邪达外以祛疟。如里热甚，大便秘结不行，舌苔黄腻者，可加大黄以泻火通便。如胸闷泛恶，舌苔黄腻，夹湿热者，可加黄连、滑石、茯苓以清热化湿。痰多者，加瓜蒌、枳实、竹茹、陈皮以化痰理气。若但热不寒，口渴引饮，时时欲呕，为内外热盛伤津，可去桂枝加西洋参、北沙参、麦冬、生地以清热生津，即有白虎加人参汤(方见暑温章)方意。如疟久邪恋，阴液亏耗，形体消瘦，热势虽不盛但热退时无汗，舌光红而干，脉细数者，为阴虚较甚，去桂枝，加鳖甲、生地、丹皮滋阴清热，即有青蒿鳖甲汤(方见春温章)方意，以青蒿透解疟邪，邪去热自退，以生地、知母、鳖甲滋阴，阴复则水制火。若疟疾与痢疾合病，下痢赤白者，加白头翁、秦皮、黄连清热燥湿，解毒治痢。

本证有别于正疟之偏热者，热更甚或但热不寒，本质为阳热之体或兼暑热病邪，故治疗重点在清热，清热中佐以和解祛邪，清热药宜多，剂量宜大，甚至可一日两剂。

3. 暑疟

(1)证候：寒热定时发作，寒轻热重，热后汗出淋漓，汗后诸症消退，伴口渴引饮，面垢齿燥，胸闷泛恶，尿黄赤，舌苔黄白而腻，脉弦数。

(2)分析：本证为疟邪夹暑热或暑湿病邪所致。疟邪为病，故有疟疾之寒热时作，汗出热退，休作有时等基本证候。暑为亢热之邪，故热重寒轻。热则伤津，故口渴引饮，唇齿干燥，尿黄赤。暑多夹湿，故面垢，胸闷泛恶。舌苔黄白而腻，脉弦数，为夹暑湿之象。

(3)辨证要点：疟疾基本证候，兼热重寒轻，面垢齿燥，胸闷泛恶为本证辨证要点。热重寒轻，可与正疟鉴别；面垢齿燥，胸闷泛恶，可与温疟鉴别。

(4)治法选方：清暑化湿截疟。方选蒿芩清胆汤加减。

蒿芩清胆汤(方见伏暑章)。

方中青蒿、黄芩清暑泄热化湿，和解祛邪。碧玉散则功专清暑化湿。半夏、陈皮、茯苓、竹茹和胃化湿止呕，枳壳利气机以助化湿。

临床应用时，加入马鞭草、蜀漆以协同青蒿则祛邪截疟之力更宏。若热势较盛，暑热重而湿较轻，去半夏、陈皮之燥，加石膏、知母清热养阴。若热退后汗出不止，加北沙参、麦冬、牡蛎益气养阴敛汗。

暑多夹湿，治疗本证应清暑化湿，但应注意权衡暑与湿的轻重。若暑未必夹湿时，则着重在清暑，稍佐淡渗以助泄热，慎用苦温燥湿之品以防助热。暑热最易耗气伤阴，若此则应清暑益气养阴中加祛邪截疟之品。

4. 湿疟

(1)证候：寒热定时发作，身热不扬，汗出不畅，胸脘痞闷，呕恶纳呆，疲乏困重，口渴不欲饮，便溏，舌苔滑腻，脉弦缓。

(2)分析:湿疟为疟邪夹湿之证。疟邪为患,故寒热定时发作。湿性黏滞,故身热不扬,汗出不畅。脾为湿土,感湿则同气相召,内困于脾,故胸脘痞闷,呕恶纳呆,大便溏薄。湿热阻于经络,故疲乏困重。湿阻气机,津不上潮,故口渴不欲饮。舌苔滑腻,脉弦缓,为疟疾夹湿之征。

(3)辨证要点:在确诊疟疾的前提下,身热不扬,汗出不畅,身体困重,呕逆胀满为本证的辨证要点。温疟、暑疟夹湿时亦可出现胸闷泛恶,但温疟、暑疟为疟夹温邪、暑邪为主,热重湿轻。湿疟则疟夹湿为主,"此热少湿多之证"(《温病条辨·中焦篇》),身热不扬,汗出不畅可与温疟夹湿、暑疟夹湿相鉴别。

(4)治法选方:燥湿化浊,祛邪截疟。方选厚朴草果汤加减。

厚朴草果汤(《温病条辨》):厚朴　杏仁　草果　陈皮　半夏　茯苓

水五杯,煮取二杯,分二次,温服。

方中草果祛邪截疟,厚朴、陈皮、半夏苦温燥湿,茯苓淡渗利湿,杏仁宣降气机以助燥湿。

临床应用时,应加入擅长祛邪截疟的常山、马鞭草,则祛邪截疟力量更强。如呕恶者,加生姜、竹茹和胃止呕。小便少者,加薏苡仁、车前仁分利小便。身体疼重者,加羌活、紫苏除湿通络。

疟疾兼见胸痞纳呆,泛恶欲呕等中焦见症,为夹湿热、暑湿所致。湿热偏于热者(如温病、暑疟),多病在胃,胃为阳土,救胃必用甘寒苦寒之剂,如白虎加桂枝汤、蒿芩清胆汤之例;湿热偏于湿者(如湿疟),多病在脾,脾为阴土,救脾必用甘温苦辛之剂,如厚朴草果汤是也。

5. 寒疟

(1)证候:寒热定时而发,寒多热少,头痛,肢体疼痛,口不渴或喜热饮,胸胁痞闷,欲吐不吐,舌质淡红,舌苔薄白,脉弦紧。

(2)分析:寒疟又称牡疟,系阳虚之体患疟,或疟邪兼感寒邪为病。疟邪为病故寒热定时而作。素体阳虚,或疟兼寒邪,故寒多热少,口不渴或喜热饮。寒邪滞于经络,故头痛、肢体疼痛。疟居少阳之经,气机不畅,故胸胁痞闷,欲吐不吐。舌淡苔白,脉弦紧为疟邪夹寒内郁之象。

(3)辨证要点:在诊断疟疾的前提下,寒多热少,舌苔薄白,脉弦紧为本证的辨证要点。

(4)治法选方:散寒截疟,和解祛邪。方选柴胡桂姜汤加减。

柴胡桂姜汤(《伤寒论》):柴胡　桂枝　黄芩　干姜　煅牡蛎　炙甘草　天花粉

水煎,分三次服。

柴胡桂姜汤即小柴胡汤化裁而成,方以柴胡、黄芩和解表里,桂枝、干姜、甘草温阳达邪,花粉、牡蛎散疟邪之结。

临床应用时,加入草果、槟榔、常山则祛邪截疟之力更强。如寒邪较甚,但寒不热,甚至寒战者,可去黄芩,仿《金匮要略》牡蛎汤(牡蛎、麻黄、甘草、蜀漆)意,加入麻黄、蜀漆散寒通阳,祛邪截疟。如伴倦怠嗜卧,但寒不热,气虚者去黄芩,加人参益气。如肢体畏寒,大便溏薄,脾肾阳虚者,用附子理中汤合蜀漆散治疗,以附子理中汤振奋脾肾之阳,以蜀漆散(《金匮要略》,蜀漆、云母、龙骨)祛邪截疟。如脘腹胀满,胸痞不舒,苔腻脉滑,夹食积痰湿者,参用常山草果饮(《症因脉治》,常山、草果、陈皮、半夏、厚朴、苍术、甘草)以加强化痰消食,燥湿截疟的作用。头痛较甚者,加白蒺藜、川芎祛风止痛。肢体疼痛者,加羌活、秦艽祛风散寒,通络止痛。

本证虽为寒疟,亦应具备疟疾寒热基本证候,纯寒无热证者较少见,不过是寒多热少而已，但也有别于正疟之偏寒者。本证为阳虚之体患疟疾，或疟邪夹寒湿所致，病势较正疟为重，故祛邪截疟中应重视温阳与散寒，若热象一旦清除，则应撤减苦寒之黄芩，以免助寒伤阳。

6. 热瘴疟

(1)证候：热盛寒微或壮热不寒，出汗，肢体烦疼，面红目赤，烦渴欲饮，胸闷呕吐，尿赤便秘，头痛，神昏谵语，痉厥，或有黄疸，舌质红绛，苔黄腻或垢黑，脉洪数或弦数。

(2)分析：本证为感受山岚热毒疟疠之邪所致。岚瘴热毒充斥表里，故热盛寒微，或壮热不寒，甚或热遏气机，热深厥深而见肢厥。热淫于外，故肢体烦疼。热毒上攻头面，故头痛、面红目赤。热毒上蒙心窍，故神昏谵语。热毒内蕴中焦，故胸闷呕恶。热毒由少阳而横犯厥阴，木火相煽，热极风生，故肢体抽搐发痉。热毒疟邪稽于少阳，胆汁失于疏泄而浸溢肌肤，故见黄疸。热则伤津，故见烦渴引饮，小便短赤，大便秘结。舌绛苔黄黑，脉弦数，均为热毒壅盛之象。

(3)辨证要点：本证为岚瘴热毒充斥表里上下之证，故以起病急，进展快，病情重，高热而伴见神昏、痉厥、舌质红绛、脉弦数有力等为本证辨证要点。

(4)治法选方：清热解毒，辟秽除瘴。方选清瘴汤加减，或用青蒿素。

清瘴汤(经验方)：青蒿　柴胡　茯苓　知母　陈皮　半夏　黄芩　黄连　枳实　常山　竹茹　益元散(布包)

水煎服，日三服。

方中青蒿、常山、柴胡和解少阳，祛邪截疟。黄芩、黄连、知母、生甘草清热燥湿解毒。半夏、陈皮、茯苓、枳实、竹茹清胆和胃。滑石助茯苓淡渗利湿。诸药合用有清热解毒，辟秽化浊，祛邪截疟之功效。

临床应用时，热盛伤津较甚者，加生地、玄参、石斛以养阴生津。如大便秘结，舌苔垢黑，加生大黄、芒硝以通腑泻热。剧烈头痛或抽搐者，加羚羊角、石决明、钩藤以平肝潜阳，息风止痉。如呕吐剧烈，加服玉枢丹辟秽降逆。神昏谵语者，急用紫雪丹或至宝丹清心开窍。壮热甚者，加用石膏、人工牛黄或安宫牛黄丸清热泻火。

瘴疟含西医学所称的恶性疟疾，尤以热瘴病情险恶多变，是较易造成死亡的一种病证，应采取综合性措施积极救治。如辅以西医支持疗法、抗休克、抗惊厥、纠正颅内高压等治疗，中医在于控制高热、痉厥等，用药量要重，服药要勤，每日可用至两剂，尤其应重视选用青蒿素及其衍生物制剂祛邪截疟治疗，中西医结合治疗，可望使病情得到控制并进而痊愈。青蒿素及其衍生物制剂是新中国成立后自行研制的新型抗疟药，对恶性疟疾疗效确切，对间日疟、三日疟、卵型疟亦同样效果好。

7. 冷瘴疟

(1)证候：寒甚热微，或但寒不热，或呕吐泄泻，甚则神昏不语，苔白厚腻，脉弦滑。

(2)分析：本证为感受山岚瘴毒寒湿疟疠之邪，或素体阳虚，瘴毒湿浊从寒化所致。疟疠瘴毒为病，故有疟疾寒热之证。岚瘴冷毒，或邪从寒化，故寒甚热微，或但热不寒。瘴毒上蒙心窍则神昏不语，内困中焦，脾胃升降失司，故呕吐腹泻。脉弦滑为疟邪之脉，苔白厚腻为瘴毒寒湿之象。

(3)辨证要点：以山岚瘴疟流行地域，起病急骤，病情重笃，寒甚热微，神昏不语为本证辨证要点。

(4)治法选方：散寒辟秽，解毒化浊，方选不换金正气散加味。

不换金正气散(《太平惠民和剂局方》):厚朴 藿香 甘草 半夏 苍术 陈皮

各等分为粗末。每服三钱,加生姜三片,大枣二枚,水煎,食前服。

本方以藿香芳香化浊;苍术、厚朴、陈皮、半夏燥湿运脾,和胃降逆;甘草、生姜、大枣调和营卫。

临床应用时,加佩兰、菖蒲协同藿香芳香化浊;加草果、槟榔祛邪截疟,全方合用有解毒除瘴,芳香化浊之功效。若神昏不语者,加苏合香丸芳香开窍。呕吐不止,加玉枢丹化浊降逆。腹泻不止,加茯苓、葛根、干姜温中升阳,分利湿浊。若四肢厥冷,脉微欲绝,加附子、干姜温散阴寒,回阳救逆。

寒瘴重于寒疟,不仅寒甚热微,而且易出现神昏肢厥等重危证,治疗重点在除瘴辟秽,防止邪蒙心窍等重危证的发生,在散寒辟秽化浊之时,亦应配合应用青蒿素及其衍生物类制剂,以加强祛邪截疟。

8. 劳疟

(1)证候:疟疾日久不愈,小劳即发,或瘥后复发,寒热时作,面色㿠白,倦怠嗜卧,头目眩晕,或胁下结成痞块,触之可得,舌质淡胖,脉细弱。

(2)分析:本证为疟久不愈,耗伤气血,正虚邪留之证。疟邪稽留,故寒热时作。疟邪酷虐,久必耗伤正气,若再劳伐其气,则虚其虚,正不控疟,故小劳即发,愈发正愈虚,正愈虚疟愈发,故反复不已,日久不愈。气血耗伤,故面色㿠白,倦怠嗜卧。清窍失养,则头目眩晕。气不行血则瘀滞,气不布津则生痰湿,气滞血瘀痰阻结于肝胆之分野,故胁下结成痞块,触之可得。舌质淡胖,脉细弱为正虚之象。

(3)辨证要点:疟久不愈,遇劳即发,面色㿠白,倦怠嗜卧等气血亏虚之象为本证辨证要点。

(4)治法选方:补益正气,扶正祛邪。方选祛劳汤合何人饮加减。

祛劳汤(《圣济总录》):常山 青蒿 柴胡 知母 鳖甲 甘草 枳壳 肉桂

水煎服。

何人饮(《景岳全书》):何首乌 人参 当归 陈皮 煨姜

水煎,或酒、水同煎,于疟发前二时服。

祛劳汤中常山、青蒿、柴胡擅长祛邪截疟,何人饮中人参、首乌、当归擅长补益气血,两方合化,扶正祛邪,相得益彰。知母、鳖甲滋阴清热,生姜、肉桂温阳散寒,共治于一方,则寒热兼顾,阴阳俱补。辅以枳壳、陈皮则补而不滞。

临床应用时,加入马鞭草有助于祛邪截疟。气血虚极者,可与八珍汤、十全大补汤化裁,加强补气养血之力。气短懒言,肛门下坠者,加黄芪、升麻益气举陷。口干咽燥,手足心热,阴虚甚者,去当归、生姜、肉桂等温燥之品,加乌梅、白芍养阴生津。胸脘痞闷,大便不实,苔白腻者,去首乌、鳖甲之滋腻,加草果、半夏燥湿化浊。

本证为正虚邪留,以正虚为主,但应辨别气血阴阳亏虚的层次,随证加减。阴血亏虚者,慎用温燥之品;阳气亏虚者,养阴清热当慎。正气亏虚不耐祛邪者,可先扶正,待正气有一定恢复时再扶正祛邪并举。

9. 疟母

(1)证候:疟疾反复发作,终年不愈,胁下结成痞块,胀痛不舒,面色晦暗,舌见瘀斑,脉弦而涩。

(2)分析:此为疟邪久居少阳,肝胆气郁不疏,发展至气滞、痰凝、血瘀互结于胁下之证。

胁为肝胆之分野，气、血、痰互结于此，故胁下结成痞块。气滞而不疏，故胀痛不适。血瘀而不行，故面色晦暗。舌见瘀斑，脉弦而涩为疟邪与痰瘀互结之征。

(3)辨证要点：有久疟病史，左胁下有痞块为本证辨证要点。

(4)治法选方：涤痰散瘀，祛疟消癖，调补气血。方选鳖甲煎丸。

鳖甲煎丸(《金匮要略》)：炙鳖甲 射干 黄芩 鼠妇 桂枝 干姜 大黄 石韦 厚朴 紫葳 阿胶珠 柴胡 烧蜣螂(熬) 芍药 丹皮 炒䗪虫 炒葶苈子 半夏 人参 瞿麦 桃仁 赤硝 炙蜂房

上二十三味，为细末。取煅灶下灰一斗，清酒一斛，五斗浸灰，俟酒尽一半，著鳖甲于中，煮令泛烂如胶漆，绞取汁，内诸药煎为丸，如梧子大。空心服七丸，日三服。

方中鳖甲除邪养正，入肝络而搜邪，软坚散结而消癖，滋阴养血而扶正，为治疟母之主药。辅以鼠妇、蜣螂、䗪虫、蜂房等虫类之品入络搜剔以祛邪；大黄、赤硝、丹皮、桃仁、紫葳破血散结；半夏、葶苈子、石韦、瞿麦、射干祛痰利水导邪外出；厚朴理气，气利则痰瘀行而积自消；桂枝、干姜与大黄、黄芩、柴胡配伍，寒热并用，和解少阳。大队破瘀祛痰之品必戕正气，故以人参、芍药、阿胶珠养气血以扶正。此方体现寒热并用，攻补兼施，峻药缓攻之法。

临床应用时，若正气较强，尚可酌加海藻、浙贝母、大戟、常山以祛痰截疟。

疟母的消散须假以时日，不能一蹴而就，一般以丸剂缓消，不作汤剂涤荡，但可配伍补益气血之剂煎汤送服丸剂。

(李耀光)

第五章

大　头　瘟

大头瘟是感受风热时毒，以致头面焮赤肿痛，伴咽喉耳颊肿痛，全身憎寒壮热为特征的急性外感热病。

因本病以头面肿大疼痛为主症，且具有一定的传染性与流行性之瘟疫特征，故称为大头瘟。本病多发于冬春季节。

关于本病的病名，历代文献记载不一。文献中有大头风、大头伤寒、大头天行、抱头火丹、大头瘟、大头温、虾蟆瘟等名称，这是根据其临床特征，或对其病因、病性的认识而做出的命名。如《通俗伤寒论·大头伤寒》谓："风温将发，更感时毒，乃天行之疠气，感其气而发毒，故名大头天行病；状如伤寒，故名大头伤寒；病多互相传染，长幼相似，故通称大头瘟。"

本病始在隋代巢元方《诸病源候论》"丹毒病诸候"、"肿病诸候"中有类似本病临床表现的记述。唐代孙思邈《千金翼方·疮痈》有"阳气大发，消脑流项，名曰脑烁疽，其色不乐，项痛如刺"，"肉中忽有赤如朱涂，赤色大者如掌"的记载，应包括本病在内。金元时期，刘河间《素问病机气宜保命集》对本病的特征性进行了描述，称本病为"大头病"。《丹溪心法》已把本病列为瘟疫范畴，称"大头天行病，此为湿气在高巅之上"，治疗上"切勿用降药"。俞震《古今医案按》记载了金元时期泰和二年（公元 1201 年）四月本病流行，"俗云大头伤寒，染之多不救"，李东垣制"普济消毒饮"，广施其方而全活甚众的史实。明代陶华《伤寒全生集》指出本病的病因"一曰时毒，一曰疫毒，盖天行疫毒之气，人感之而为大头伤风也"，治疗上宜"退热消毒"。张景岳《景岳全书·瘟疫》始称本病为"大头瘟"，认为系"天行邪毒客于三阳之经"所致，然病理性质上有"表里虚实之辨"，主张"内火未盛者，先当解散"，"时气盛行宜清火解毒"，"若时毒内外俱实，当双解"表里。清代俞根初在《通俗伤寒论》中，指出本病乃感受"天行之疠气"所致。吴鞠通《温病条辨·上焦篇》将本病归于"温毒"之中，认为"温毒……俗名大头瘟、虾蟆瘟"，"治法总不能出李东垣普济消毒饮之外"，并主张"温毒外肿"，可用水仙膏外敷。至此，对大头瘟的病因病机、证治的认识臻于完善。

本病近代较少见，西医学的颜面丹毒等可参考大头瘟辨证论治。

一、病 因 病 机

本病的致病因素是风热时毒。《伤寒全生集·辨大头伤风》谓："大头者，一曰时毒，一曰疫毒，盖天行疫毒之气，人感之而为大头伤风。"所谓时毒，为四时不正之气，大头瘟多发于冬春季节，即春应温而反寒，冬应寒而反温，人感冬春不正之气而病，且此气偏风、温、热，具有传染性，故《温病条辨》称"温毒"，《伤寒全生集》称"疫毒"。罹患大头瘟，还与不良卫生习惯有关。如平素习惯挖耳、挖鼻及头面不洁等，风热时毒遂从耳鼻挖伤处或头面不洁处乘虚侵袭。

风热时毒循三阳经上攻头面，碍气灼营，邪气与气血壅结不散，成为大头肿毒的基本病机。如《诸病源候论·诸肿候》所说："肿之生也，皆由风邪、寒热、毒气客于经络，使血涩不通，壅结皆成肿也。"气血为邪毒所壅遏，津血不畅，必形成气滞、血瘀、痰滞，又反作用于病变处，使壅结益盛而红赤肿大。邪气与气血壅结之处，即是病变的所在，病变部位以头面三阳经所布之处为主，但与肺、胃、心、肝均有联系。风热时毒与气血壅结不散，病理性质属热属实，具有瘟疫按卫气营血、上中下三焦传变的病理规律。病变初起，病情较轻，仅犯皮毛，以肺卫为病。随着病变进程，邪聚不散，壅结不解，热毒化火，充斥表里，发生传变，则病势由轻渐重，由经及腑，入气及营，而见毒盛肺胃、热结胃肠、内陷心营等证，随着热毒耗气伤阴日甚，后期则见气阴耗伤证。（见图 2-12）

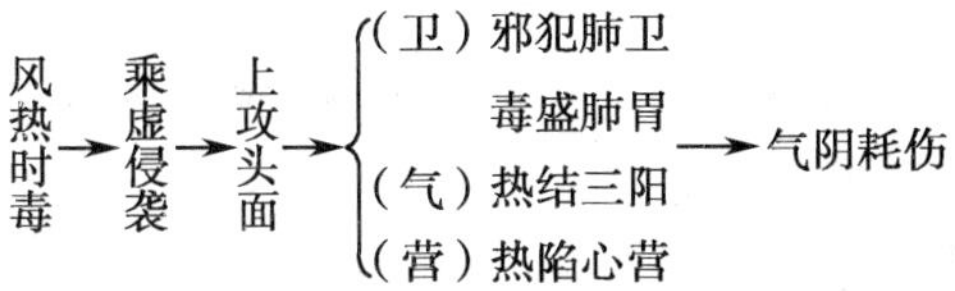

图 2-12　大头瘟病因病机示意图

二、诊断依据

1. 具有特殊的临床表现，起病急，憎寒壮热，继而头面焮赤肿胀，呈斑块状鲜红突起。局部灼热疼痛，皮肤发硬，表面光亮，界线清楚。一般先由鼻旁、面颊肿起，向眼、耳、面部蔓延，甚则波及头皮。严重者出现水疱。

2. 多发于冬春两季。

3. 可有挖耳、挖鼻，头面部外伤的病史。

三、类病鉴别

大头瘟应与痄腮、发颐、面疣风毒、漆疮等鉴别。

（一）与痄腮鉴别

两者都多见于冬春季节，亦有头面部腮、颈肿胀等相似处，但从发病年龄、肿胀部位、肌肤色泽等方面比较，二者易于鉴别。痄腮以儿童罹患为多，且以一侧或两侧腮肿为特征，其肿胀以耳垂为中心的漫肿，与健康皮肤间没有明显界限，皮肤紧张而不红，并发睾丸肿痛时，白细胞总数及中性多核细胞增多。

（二）与发颐鉴别

两病都有憎寒壮热，面颊红肿热痛等，但发病的经过、肿痛部位有区别。大头瘟首发病即在头面部，发颐乃由伤寒或温病余邪热聚于少阳、阳明，为继发病。大头瘟虽可三阳发病，但以面颊阳明为重点，而发颐以少阳为重点，常为单侧，初起颐颔处下颌角疼痛，肿如核桃，开口困难，成脓时疼痛加剧，红赤肿胀，可波及同侧耳前、耳后及颊部，脓肿溃破后可从内颊部流出，与大头瘟不难鉴别。

（三）与面疣风毒鉴别

两病皆发病突然，以面部焮热红肿为特征，但面疣风毒红肿界线不明显，一般无恶寒、发热，与大头瘟相异。

（四）与漆疮鉴别

漆疮可有面部红肿，但界线不明显，灼热发痒，但无疼痛发热，且漆疮有与油漆、生漆接触史，发病部位也不局限于头面部。

四、辨 证 论 治

（一）辨析要点

1. 辨病变部位　《伤寒全生集·辨大头伤风》谓："盖此毒先肿鼻，次肿于耳，从耳至头上络脑后结块。"先肿于鼻额，以至于面目甚肿者，此属阳明；若发于耳之上下前后并头目者，此属少阳；若发于前额、头顶及脑后项下者，此属太阳；若发于头、耳、目、鼻者，为三阳俱病。

2. 辨肿痛特征　肿胀处发硬，肌肤焮红灼热者，热毒较甚。肿胀伴疱疹糜烂者，热邪夹湿毒秽浊。

3. 辨伴发症　恶寒发热者，病在卫分；憎寒壮热，或但热不寒，烦躁口渴者，病在气分；神昏谵语，肌肤有瘀斑者，为热入营血。

（二）治则及注意事项

1. 本病为风热时毒壅结气血所致，故疏风清热、清瘟败毒、散结消肿为本病的治疗通则。

2. 清热解毒应根据病变的阶段性而各有重点。如邪偏卫表，宜疏风透邪为主，兼以解毒消肿；如毒壅肺胃，宜清热解毒为主，兼以疏风消肿；如局部红肿严重，宜清瘟败毒，散结消肿。《景岳全书·瘟疫》谓："内火未盛者，先当解散……若时气盛行，宜清火解毒……时毒内外俱实，当双解"表里。此外，据病情还可配合通腑、凉膈、清心、养阴等法治疗。

3. 大头瘟固然不能因恶寒、憎寒而用辛温之品，但即使清热也不能寒凉太过，以免内伤正气，清凉中应体现疏邪透解热毒的精神，使邪气不致壅结不解。《伤寒全生集·辨大头伤风》谓："大抵治法不宜太峻，峻攻则邪气不伏，而反攻内，必伤人也。且头面空虚之分，既著空处，则无所不至也，治法当先缓后急，则邪伏也。先缓者，宜退热消毒……候其大便热结，以大黄下之，拔其毒根，此先缓之法也。"另外，病在高巅之上，"切勿用降药"（《丹溪心法》），误用降药则引邪深入，反增治疗难度。

（三）分型论治

1. 邪犯肺卫

(1)证候：恶寒发热，热势不甚，无汗或少汗头痛，头面红肿，全身酸楚，目赤，咽痛，口渴，舌苔薄黄，脉浮数。

(2)分析：此为风热时毒侵犯肺卫之轻证。邪毒犯卫，卫气与之交争，故恶寒发热，头身酸楚疼痛。邪气初犯，证情尚轻，故热势不甚。咽喉为呼吸之门户，温邪上受，邪毒犯肺，故咽喉疼痛。邪热伤津，故口渴。头面为诸阳之合，热毒上攻，故头面红肿、目赤。舌苔薄黄，脉浮数是风热时毒在卫表之征。

(3)辨证要点：本证以头面红肿伴恶寒发热，苔薄黄、脉浮为辨证要点。头面红肿为大头瘟必具之征，恶寒发热，苔薄脉浮，提示邪毒尚在肺卫。

(4)治法选方：疏风透表，宣肺利咽。方选加味葱豉桔梗汤。

葱豉桔梗汤（《通俗伤寒论》）：鲜葱白　淡豆豉　苦桔梗　薄荷　焦山栀　连翘　甘草　淡竹叶

水煎服。

方中葱白、淡豆豉辛散，解表透邪于外；桔梗、薄荷、甘草宣肺利咽；焦山栀、连翘、淡竹叶清解热毒。

临床应用时，一般加入蝉蜕以祛风，银花、牛蒡子、大青叶清热解毒，即成加味葱豉桔梗汤，使组方更全面，疏风清热解毒之力更强。若无汗者，加荆芥疏风解表。口渴者，加天花粉、麦冬生津止渴。

2. 毒盛肺胃

(1)证候：壮热口渴，烦躁不安，头面焮肿疼痛，咽喉疼痛加剧，舌红苔黄，脉数实。

(2)分析：本证为热毒炽盛于肺胃。胃为多气多血之海，热毒充斥于肺胃，正邪剧争，气分热盛，故身壮热。热盛伤津故口渴。胃络通心，邪热循经上扰心神，故烦躁不安。阳明胃络起布于面，热毒循经上攻，故头面焮肿疼痛。热毒充斥于肺，呼吸之门户益受其害，故咽喉疼痛加剧。舌红苔黄，脉数实，皆为气分热毒炽盛之征象。

(3)辨证要点：头面焮肿疼痛，壮热口渴，烦躁不安，脉数实为本证的辨证要点。头面肿痛较甚，且发红灼热，说明热毒甚。壮热口渴，烦躁不安，脉数实支持热毒充斥肺胃的辨证。

(4)治法选方：清热解毒，疏风消肿。方选普济消毒饮。

普济消毒饮(录自《证治准绳》)：黄芩　黄连　陈皮　甘草　玄参　连翘　薄荷　马勃　板蓝根　鼠粘子　僵蚕　升麻　柴胡　桔梗

水煎服。

方中鼠粘子、薄荷、僵蚕、柴胡疏散风邪；黄芩、黄连、甘草、连翘、升麻、马勃、板蓝根清热解毒消肿；玄参滋阴降火；陈皮理气，疏通壅滞；桔梗利咽。全方合用体现清热解毒，疏风消肿的治疗法则。

临床应用时，吴鞠通主张去柴胡、升麻，初起一二日者还应去芩、连，三四日者方可加入。其所著《温病条辨·上焦篇》谓：大头瘟"治法总不能出李东垣普济消毒饮之外。其方之妙，妙在以凉膈散为主，而加宣化轻气之马勃、僵蚕、银花，得清之去实之妙；再加玄参、牛蒡子、板蓝根，败毒而利肺气，补肾以上济邪火；去柴胡、升麻者，以升腾飞越太过之病，不当再用升也……去黄芩、黄连者，病初起未至中焦，不得先用里药，故犯中焦也。"吴鞠通对普济消毒饮的分析非常精辟，其加减应用亦有一定的参考价值。若壮热者，加银花、石膏清热解毒。口渴者，加天花粉、知母清热生津。烦躁不安者，加焦山栀、淡竹叶清心除烦。

若里热未结，大便不燥，无腑实证者，不当用硝、黄之类攻里。李东垣谓："身半以上天之气也，身半以下地之气也。此虽邪热客于心肺之间，上攻头面为肿盛，以承气泻之，泻胃之实热，是诛罚无过"(转自《证治准绳》)。

3. 热结三阳

(1)证候：身热如焚，气粗而促，烦躁口渴，咽痛，目赤，头面及两耳上下前后赤肿疼痛，大便秘结，小便热赤短少，舌赤苔黄，脉数。

(2)分析：本证为毒壅肺胃，热结于里，延及三阳俱病。风热时毒由阳明胃而及太阳、少阳，邪热壅结，故头面及两耳上下前后红肿疼痛。毒热壅盛，三阳热结，故身热如焚而烦躁。热迫于肺，故气粗而喘。热结津伤，故口渴、便秘、小便短赤。肺胃热毒上攻，故咽痛、目赤。舌赤苔黄，脉数，是热毒炽盛之象。

(3)辨证要点：本证以大头红肿疼痛范围广。由颜面而及头、耳等部位，大便秘结为辨证要点。广泛的病变反映三阳俱病，大便秘结，说明由经及腑，阳明腑实已具。

(4)治法选方：清透热毒，攻下热结。方选通圣消毒散。

通圣消毒散(《证治准绳》)：防风　川芎　白芷　银花　连翘　牛蒡子　焦山栀　滑石　芒硝　酒炒生大黄　苦桔梗　生甘草　犀角(水牛角代)　大青叶　薄荷　鲜葱白　淡豆豉

以活水芦笋、鲜紫背浮萍煎汤代水煎药。重则日服二剂，夜服一剂。

方中防风、白芷、薄荷、葱白、淡豆豉、浮萍辛散透邪于外；大黄、芒硝通腑泻热于下；滑石、芦笋导热从小便渗泄；银花、连翘、大青叶、犀角（水牛角代）、焦山栀清解热毒；牛蒡子、桔梗、甘草解毒利咽。因本证热毒壅盛，表里俱热，经腑俱病，故全方合用，从表里上下多途径地分消走泄其热毒，急挫其势，防止热毒进一步蔓延内陷。

临床应用时，气粗喘促，可加麻绒、杏仁、石膏清肺平喘。口渴者，加花粉、麦冬生津止渴。咽喉疼痛，加玄参、马勃、僵蚕清热利咽。如面上燎疱，宛如火烫，痛不可忍，或破流脂水者，选加黄连、石膏、紫草、紫花地丁、土茯苓、苡仁清热除湿解毒。

4. 热陷心营

(1)证候：头面部红肿灼热，发热夜甚，心烦不寐，间有谵语神昏，皮肤有瘀斑，舌红绛，苔黄燥，脉细数。

(2)分析：本证为热毒炽盛，由气分内陷营血所致。头面部红肿灼热，为风热时毒仍壅结于三阳。由气入营，营血热炽，故发热夜甚。心主营，热入营血，内扰心神，故心烦不寐，甚则神不主事而见谵语、神昏。营血被热毒灼煎，故皮肤有瘀斑。舌红绛，脉细数均为热陷心营之征象。

(3)辨证要点：发热夜甚、心烦不寐，皮肤有瘀斑，舌质红绛为本证辨证要点。

(4)治法选方：清营凉血，解毒化斑。方选化斑解毒汤。

化斑解毒汤（《医宗金鉴》）：升麻　生石膏　连翘　牛蒡子　人中黄　黄连　知母　玄参

水煎服。

方中玄参清营凉血，石膏、知母、人中黄、黄连清气分之火；连翘、牛蒡子、升麻解热毒。全方合用，气营两清，解毒化斑。

临床应用时，烦躁不安，加牛黄、栀子清心除烦。神昏谵语者，加安宫牛黄丸、至宝丹清心开窍。偶见惊惕，或手足搐搦者，加羚羊角、钩藤平肝息风。夜热甚，加生地、麦冬、青蒿养阴清热。皮肤瘀斑，加丹皮、丹参、水牛角凉血化斑。咽喉红肿疼痛，加山豆根、射干、僵蚕解毒利咽，亦可以六神丸含化。

热毒内陷心营，仍应清热解毒为主，清热解毒中加入清营凉血之品，以透营转气，不使邪热继续内陷。若烦躁不安，有“走黄”趋势者，有人主张提前使用安宫牛黄丸、紫雪丹、至宝丹之类，以预防热毒蒙蔽心窍，亦有参考意义。

5. 气阴耗伤

(1)证候：头面部焮肿减退，发热或不发热，神疲乏力，不思饮食，唇口干燥，眼目干涩，舌红少津，无苔或少苔，脉细微数。

(2)分析：本证为大头瘟欲愈之际，余毒未尽，气阴已伤。热毒已被控制，余毒未尽，故头面焮肿减退欲消。发热为余热未尽。神疲乏力，为壮火食气后之气虚不足。胃阴亏虚，故不饥不食。唇、口、眼、目干燥，为热毒耗伤阴津，津亏不润所致。舌红少津，无苔或少苔，脉细微数，为气阴不足之象。

(3)辨证要点：神疲口干，舌红少津为本证辨证要点。

(4)治法选方：清解余邪，益气养阴。方选竹叶石膏汤、七鲜育阴汤。

若余毒未尽，头面尚有残余红肿，用竹叶石膏汤。

竹叶石膏汤（方见疫疹）。

方中竹叶、石膏清解余热；人参、麦冬、粳米、甘草益气养阴；半夏和胃醒脾。临床应用时，人参可改用西洋参。清解余邪，尚可加银花、连翘。阴伤较甚，去半夏加花粉生津。

若头面红肿已消退，已无热象者，用七鲜育阴汤。

七鲜育阴汤(《重订通俗伤寒论》)：鲜生地 鲜石斛 鲜茅根 鲜稻穗 鲜雅梨汁 鲜蔗汁(冲服) 鲜枇杷叶(去毛炒香)

水煎服。

方以生地、石斛、茅根、蔗汁甘寒滋养胃阴；鲜稻穗(可用生谷芽代)养胃气；枇杷叶和降胃气。临床应用时，可加北沙参、粳米益气养阴。

本证为大头瘟向愈之证，应权衡余毒与气阴两伤的程度。刚进入恢复期，于清解余毒中佐以益气养阴之品，若余邪已去，不必清解热毒，径以益气养阴为治。益气药多甘温，应伍以甘寒养阴之品以制其温。

五、对 症 处 理

(一)耳前耳后硬肿

耳前后硬肿，灼热疼痛，为热毒壅结气血，可外敷水仙花膏或三黄二香散。

水仙花膏(《温病条辨》)：水仙花根，不拘多少，剥去老赤皮与根须，入石臼捣如膏，敷肿处，中留一孔出热气，干则易之，以肌肤上生黍米大小黄疮为度。

大头瘟敷水仙花膏后，皮间有小黄疮如黍米者，不可再敷水仙花膏，过敷则痛甚而烂，此时可以三黄二香散外敷。

三黄二香散(《温病条辨》)：黄连 黄柏 生大黄 乳香 没药

研极细末，初用细茶汁调敷，干则易之，继用香油调敷。

水仙花膏能拔毒外出，使毒邪不致深入脏腑伤人，三黄二香散能泻火定痛，且不烂皮肤，二方各有妙处。

(二)水疱糜烂

部分头面赤肿严重者，在肿痛处可出现疱疹或糜烂。水疱较小者，用如意金黄散，以银花煎水调末外敷。水疱较大或糜烂者，用青黛散20～30g，以花生油调匀外涂，或用本品7.5g，凡士林300g调成膏涂于纱布上贴之。

青黛散：青黛 黄柏 石膏 滑石

共为细末，外用。

(三)咽喉肿痛

大头瘟常伴咽喉肿痛，此时可用冰硼散或西瓜霜吹喉。

冰硼散(《外科正宗》)：冰片 玄明粉 甘草 硼砂

共为极细末，吹喉。

(李耀光)

第六章

烂　喉　痧

烂喉痧是感受温热时毒所致，以咽喉肿痛糜烂，肌肤丹痧密布为特征，多发生于冬春二季的急性外感热病。本病属于温毒范畴。其临床特点是：具有强烈的传染性，易引起流行；以肺胃为病变中心，以起病急、变化快，初有发热恶寒，迅即出现咽喉肿痛糜烂，肌肤丹痧密布为主要表现；易出现热毒充斥气营（血）、内陷心包等险重证候，甚至内闭外脱，危及患者生命；后期多见余毒伤阴。其发病以冬春季节为主。以 2～10 岁小儿最易罹患。

鉴于本病具有上述特点，前代医家从不同角度出发，而命以不同名称，以至本病具有多种病名。有因其咽喉糜烂、肌肤丹痧，而命为"烂喉痧"、"烂喉丹痧"者；有因其肌肤丹痧赤若涂丹，而命为"疳痧"、"丹痧"者；有因其温热时毒之性甚厉，而命为"温毒喉痧"者；有因其发病与时令气候变化密切相关，而命为"时喉痧"者；有因其具有强烈传染性，而命为"疫喉痧"、"疫喉"、"疫毒痧"、"疫痧"者。

清代以前，未见烂喉痧病名的记载。但与本病临床特征相似的记载，却可溯至东汉张仲景《金匮要略》所描述的"阳毒"为病，及隋代巢元方等《诸病源候论》所载之"丹毒"，唐代孙思邈《千金翼方》所载之"丹疹"。而清代叶天士（公元 1667—1746 年）《临证指南医案·卷五·疫门》所载数案"喉痛，丹疹，舌如朱，神躁暮昏"，则极似本病。虽然叶天士未能将之命为烂喉痧，但却从临床角度支持了部分学者认为本病是 18 世纪初从国外传入我国的看法。也正是从这一时期之后，有关本病的专著渐丰。如陈耕道的《疫痧草》（公元 1801 年）、金德鉴的《烂喉疳痧辑要》（公元 1867 年）、夏云的《疫喉浅论》（公元 1874 年）等，对本病的因、证、脉、治均作出较为系统的论述。

根据本病的发病季节和临床特征，西医学中的猩红热与之酷似，可参考本病予以辨证施治。

一、病 因 病 机

温热时毒是烂喉痧的致病病因。该邪具有明显的季节性和强烈的传染性，故又称为疫毒。正如陈耕道所说：近年发痧，大半烂喉，且复重险，何也？感疫毒也。温热时毒主要产生于冬春二季气候反常之时。即丁甘仁所说：时疫喉痧，由来久矣。壬寅春起，寒暖无常，天时不正，屡见盛行。独称时疫烂喉丹痧者何也？因其症发于夏秋者少，冬春者多。乃冬不藏精，冬应寒而反温，春犹寒禁，春应温而反冷，经所谓非其时而有其气，酿成疫疠之邪也。而社会动乱、自然灾害、环境污染等因素，则有利于该邪的滋生和传播。当人体正气不足，或脏腑气血阴阳失调，尤其是阳旺阴弱之体，或起居不慎，寒温失度之际，该邪乘虚而入，侵袭人体，即可发为本病。

温热时毒侵犯人体，乃从口鼻而入。其传播方式有二：一为感染，即直接感受天时不正之气所生温热时毒，又称天受；二为传染，即与患者或带有温热时毒的人接触而感受温热时毒。亦即陈耕道所云:其人正气适亏,口鼻受其毒而发者为感染;家有疫痧人,吸受病人之毒而发者为传染。所致虽殊,其毒则一也。

温热时毒由口鼻进入人体之后,因口气通于胃,鼻气通于肺,故首先犯及肺胃,并以肺胃为病变中心。肺合皮毛,胃主肌肉,咽喉为肺胃之门户。时毒壅阻肺胃,内外充斥,即可外郁卫气,上壅咽喉,窜扰血络,逼及营血,由初起的憎寒发热,咽喉疼痛,很快发展为壮热烦渴,咽喉红肿糜烂;由肌肤丹痧隐现,而迅即丹痧密布。正如何廉臣所指出的:疫痧时气,吸从口鼻,并入肺经气分则喉烂,并入胃经血分则发痧。若时毒较轻者,邪在肺胃即可外解。若时毒甚而剧者,则可直犯心包,内陷营血,以致包络内闭,或气营(血)同燔,出现咽喉大片糜烂,阻塞气道,丹痧紫赤重叠或发而不畅,神昏不语等重险局面,甚至突见汗出肢冷,脉微欲绝,内闭外脱而致患者死亡。陈耕道说:疫毒直干肺脏,而咽烂气秽,盛者直陷心包,而神昏不救,瞬息之间,人命遂夭殂。以及《疫痧至要论》所说:喉痧至危之证,重则不过三四日。皆明确指出本病病机传变和病情变化之迅急、险恶。若时毒渐去,病程进入后期,则多见余毒未净,而阴津大亏之候。甚或正虚毒盛,尚有余焰复炽及遗毒为患之虞。(见图 2-13)

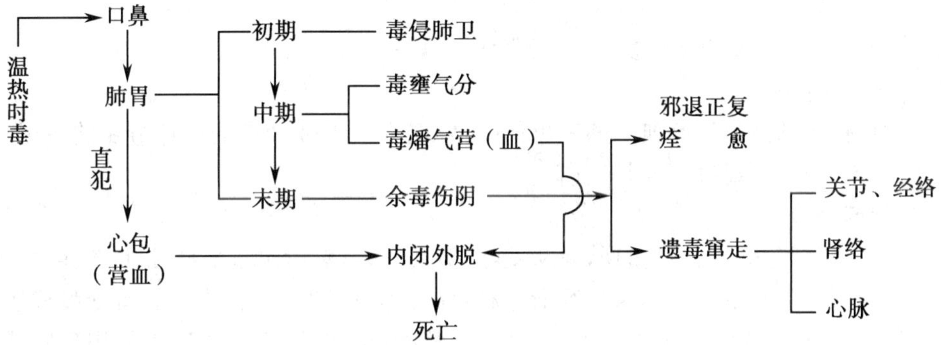

图 2-13 烂喉痧病理演变示意图

二、诊 断 依 据

(一)发病季节

冬春季节发生的急性外感热病应考虑本病的可能性。尤其是有与本病患者接触史者,更应考虑其可能性。

(二)临床特点

1. 大多骤然发病,初起憎寒发热,头痛,呕吐,咽喉红肿疼痛,进而局部糜烂。严重者,起病即见壮热。小儿可能发生惊厥或谵妄。

2. 多数患者在发病后 12～24 小时内出现丹疹,偶尔可延缓到两天以后。最早见于腋下、腹股沟及颈部,一般 24 小时内遍布全身。皮疹为弥漫性猩红色小点,点疹之间呈一片红晕。其细碎者为痧,片状者为丹,故有丹疹、丹痧之称。有的点疹间仍可见到小片正常皮肤。在皮肤皱褶处或受压部位,如颈、腋下、腹股沟、臀部和大腿内侧,皮疹较密,其色较深。肘窝等关节皮肤折叠皱痕处,皮疹往往聚成明显的横切线,压之不褪色,偶可夹杂针头大小的出血点。疹子本身是很细的丘疹,抚之有沙纸感,或似俗称之“鸡皮疙瘩”。用手指或手掌紧压后,可使皮肤红晕隐退,暂显苍白,历时十数秒才恢复原状。皮疹旺盛时,腹及手脚背可见粟粒样疱疹,陈耕道《疫痧草》谓之为“毒泡”,很像夏季气候炎热时的汗疹,但其色鲜红。面部一般不见点状红疹，额及面颊之红晕，使口之周围反显苍白，形成“环口苍白圈”。

在出疹期间，大都继续发热。一般情况下，当丹痧遍布全身后，发热便逐渐告退。

丹痧从初现到消退，约经时1周。消退后，即开始脱屑，首见于面部，次及躯干，然后到四肢及手脚背，第3周遍及全身。躯干和手可能大片脱屑。沿爪甲处的微细脱屑最后出现。整个脱屑之多少及持续时间之长短与皮疹轻重有关。病情特重者，脱屑期可拖延到病程的第6周才全部结束。脱屑后，皮肤无色斑痕迹。

3. 病的初期，舌苔灰白，舌红肿大，舌上可见众多珠状突起，其色亦白，故有白草莓舌之称。丹痧发生后的第3～4天，舌苔脱落，露出生牛肉样舌面，舌上遍布红肿的珠状突起，很像成熟的草莓，称为草莓舌或杨梅舌，一般在9天左右消退。本病半数以上患者能见此舌象，可作为诊断参考。

(三)实验室检查

西医学中的猩红热与本病酷似，可作相应实验室检查，以有助于诊断。

三、类病鉴别

烂喉痧应与白喉、麻疹、风疹、药疹等鉴别。

(一)与白喉鉴别

白喉虽有咽喉肿痛，但有典型的白色伪膜，较之本病咽喉糜烂的白色分泌物不易擦掉，且无丹痧外现，面颊不显红晕而是苍白。

(二)与麻疹鉴别

麻疹的皮疹于起病后三日出现，先从发际、头面开始，然后遍布全身，最后手足心均现疹点，皮疹之间可见正常皮肤。疹点呈逐渐分布，先疏后密，通常三日出齐。有糠秕样脱屑及棕色斑痕。90%的患者于发病2～3日，可于口腔两侧颊黏膜靠第1臼齿处出现麻疹黏膜斑。无咽喉糜烂。

(三)与风疹鉴别

虽其疹子初现及出齐时间与烂喉痧相近，但疹色淡红，稀疏均匀，皮肤有瘙痒感。发热等全身症状轻微。疹子收没较快，一般2～3日即可隐退，无脱屑。

(四)与药疹鉴别

药疹四季皆可发生，有最近用药史，无杨梅舌，一般无咽喉红肿糜烂。

故烂喉痧与白喉、麻疹、风疹、药疹等不难区别。

四、辨证论治

(一)辨析要点

1. 辨初中末三期　烂喉痧以外感温热时毒为病因，而时毒之邪不仅具有攻窜、壅滞之性，且远较一般温热病邪厉烈。故本病初起即可见到咽喉肿痛，肌肤丹痧隐现等时毒壅滞咽喉，窜及血络之证，并迅速发展为咽喉糜烂，丹痧密布。而其肺卫证候，也往往为时甚短，时毒迅即内传，壅遏肺胃，充斥内外，或为卫气同病，或为气营(血)两燔。所以对本病的辨析，固然当以卫、气、营、血为辨，但往往因其界限不甚清晰，而又有初、中、末三期之辨。初期，以肺卫证候或卫气同病为特征；中期，以气分证候或气营(血)两燔为特征；末期，以余毒未净，阴津大亏为特征。其中，以中期为本病之极盛时期，病情最为重笃，时毒内闭心包，甚至内闭外脱等险恶之证，也大多见于此期。

2. 辨顺逆 烂喉痧起病骤急，病情重、传变快，若时毒甚剧者，尚可危及患者生命，所以为了掌握治疗的主动权，辨其证候之顺逆甚为重要。一般说来，当从察痧、视喉、观神、切脉及呼吸、热势六个方面予以辨识。凡痧疹颗粒分明，颜色红活，咽喉浅表糜烂，神情清爽，随着疹子的出齐而身热渐趋正常，呼吸亦归平稳，脉浮数有力者，系正气较盛，能使时毒透达，属于顺证；若痧疹稠密重叠，颜色紫赤，或急现急隐，咽喉糜烂较深，或大片糜烂，呼吸不利，神昏谵语，体温骤然降于正常之下，脉细数无力者，则为正不胜邪，邪毒内陷，属于逆证。

(二)治则及注意事项

1. 基本治疗方法 清泄热毒。夏云说：烂喉痧以三焦相火为发源，以肺胃二经为战场，以吸受疫疠之气为贼渠。疫疠之气，充斥三焦，猝然而发，咽喉一腐，遍身皮肤紫赤，如斑如痧，并无颗粒之分，世所谓疫喉痧是也。必须以凉营清热救阴之品，日夜频进，大作汤液，直待营阴来复，而外热始清。是疫喉痧亦当以清透化毒，凉营泄热之法为正治，不必分治喉治痧之先后也。为了强调清泄热毒这一基本治法，夏云还特别指出：疫喉痧治法全重乎清也，而始终法程不离乎清透、清化、清凉攻下、清热育阴之旨也。若参入败毒之品更妙。

2. 初期治疗方法 辛凉清透。本病初期，无论邪在肺卫，或卫气同病，只要表气不畅者，皆当透邪外出为第一要法。据金德鉴《烂喉痹痧辑要·叶天士医案附录》载：“雍正癸丑年间以来有烂喉痧一证。医家见其热火甚也，投以犀、羚、芩、连、栀、膏之类，辄至隐伏昏闭，或烂喉废食。延俟不治，或便泻内陷，转倏凶危，医者束手，病家委之于命。孰知初起之时，频进解肌散表，温毒外达多有生者，《内经》所谓微者逆之，甚者从之。火热之甚，寒凉强遏，多致不救，良可慨也。”嗣后，夏云则明确指出：“首当辛凉解表。治疫入手之大关头，唯在善取其汗，有汗则生，无汗则死，可不慎哉。”丁甘仁亦谓：“烂喉丹痧以畅汗为第一要义。”所谓畅汗，是以汗出通畅与否作为是否表气已畅，热达腠开，营卫已和的一个标志。所以又有得汗则安的说法。但临床之际，又不可把汗出作为目的，而肆以辛温升托，强取其汗。否则，必有助热伤阴之灾。本病初期之治，亦如陈耕道所说：邪在表者，疏而达之，火不内炽，其痧稀热轻，其神清，而咽喉不烂，先透后清，是常理也。但其病因毕竟是温热时毒，温热之性更甚于一般温热病邪，若里热较重而表证较轻者，单行解表则里热更炽，纯以清里则表证无由而解，故陈耕道又说：“疫痧重者，疏散清化，宜并进之。表邪未解，疏散固不可少，疫火内炽，清化岂可或缓。”所以本病初期的治疗，又不可单执疏透一法，而应以辛凉清透，使邪从汗透而热随汗泄，表里兼顾，更为适宜。

3. 中期治疗方法 泻火解毒，清营凉血。病至中期，正是时毒炽盛之际，泻火解毒乃为正治。但邪有在气、在营、在血之分。偏于气分者，侧重清气；偏于营血者，侧重清营凉血；气营(血)两燔者，则当清气凉营(血)并施。除此而外，中期之治，有四个问题应予注意：其一，因病已离表，辛透之品不宜再用。若仍执辛散开透之方，则火愈炽，肿势方增，腐亦滋蔓，以致滴水下咽，痛如刀割，炎势燎原，杀人最暴。其二，若时毒内结阳明而为腑实者，尤当苦寒攻下，釜底抽薪，待腑气通畅，痧火自熄，咽喉亦愈。其三，若见神昏谵语，乃时毒内陷心包之象，喉痧重险之候，须急予清心开窍。其四，尤须注意正气存亡。倘正气不支，邪毒内陷，必成内闭外脱之势。若时毒内闭心包气阴两虚者，应急予清心开窍，益气敛阴；若时毒内闭心包与阳气外脱并见者，应急予清心开窍，回阳救逆。稍有迟疑，尤恐不治。

4. 后期治疗方法 滋阴生津，清解余毒。此时时毒邪气虽已大减，但尚有余邪，且阴液已在前期病程中大量耗损，故其治疗，应当邪正两顾。其中，尤须注意除邪务尽，以免死灰复燃，或遗毒另滋他患。

(三)分型论治

1. 毒侵肺卫

(1)证候:初起憎寒发热,继则壮热烦渴,咽喉红肿疼痛,甚或溃烂,肌肤丹痧隐隐可见,舌红赤,见白色珠状突起,苔白而干,脉浮数。

(2)分析:此为病变初期,时毒外袭肌表,内侵肺胃之证。温热时毒由口鼻而入,外袭肌表,卫阳受郁,邪正相争,则憎寒发热,苔白而干,脉浮数。内侵肺胃,咽喉为肺胃之门户,肺胃热毒上壅,则咽喉红肿疼痛。时毒逼及营血,外窜肌肤血络,则丹痧隐约。舌红赤,上见白色珠状突起,即习称"白草莓舌"者,乃时毒内郁之征,亦是本病初起与一般温病可资辨别之处。若肺胃热毒较甚者,则见壮热烦渴,咽喉糜烂。

(3)辨证要点:憎寒发热,咽喉红肿疼痛,肌肤丹痧隐约,白草莓舌为本证辨证要点。

(4)治法选方:肌表邪郁较甚者,治以疏表宣肺,泄热解毒,方选清咽汤内服,玉钥匙吹喉;肺胃热毒较甚者,治以透表泄热,解毒利咽,兼以凉营透疹,方选清咽栀豉汤。

清咽汤(《疫喉浅论》):荆芥 防风 桔梗 杏仁 甘草 枳壳 鲜浮萍 前胡 牛蒡子 白僵蚕 橄榄 薄荷

方以荆、防、薄、浮辛散疏表透邪,枳、桔、杏、前宣泄肺气以助表邪外达,僵蚕、牛蒡、橄榄、甘草清热解毒利咽。全方重在透解,故未用苦寒,以免冰伏邪气外透之机。

玉钥匙(引《证治准绳》):焰硝 硼砂 脑子(即"冰片") 白僵蚕

右(上)为末,研匀,以竹管吹五分(1.5g)许入喉中。

本方为喉科常用外治药,具清热利咽,消肿定痛之效。方以焰硝软坚散结解毒;硼砂清热化痰,解毒防腐;冰片开结散郁,清热止痛防腐;僵蚕祛风散结解痉。对热毒壅结咽喉,红肿疼痛而尚未糜烂者,用之较为适宜。

清咽栀豉汤(《疫喉浅论》):生山栀 香豆豉 香银花 苏薄荷 牛蒡子 粉甘草 蝉衣 白僵蚕 乌犀角(水牛角代,磨汁) 连翘壳 苦桔梗 马勃 芦根 灯心 竹叶

水二钟,煎八分服。

方中豆豉、薄荷、牛蒡、蝉衣、桔梗透表宣肺,银、翘、山栀清热解毒,僵蚕、马勃、甘、桔开结利咽,犀角(现用水牛角代)凉营解毒以透疹,芦根生津护液,灯心、竹叶导热下行。全方清透结合,颇合本病初期毒侵肺卫病机,故为医家习用。

临床之际,若见表郁较重者,可酌加荆、防;若见热毒不甚者,可不用水牛角而改用橄榄。

2. 毒壅气分

(1)证候:壮热,口渴,烦躁,咽喉红肿糜烂,肌肤丹痧显露,舌红赤有珠,苔黄燥,脉洪数。

(2)分析:此为病变中期,时毒内壅气分之证。本证多由前证发展而来。此时卫表证候消失,时毒之邪已壅结气分。气分热盛,故见壮热烦渴。肺胃热毒,继续上壅咽喉,膜腐肉败,则咽喉红肿糜烂;进一步内逼营血,外窜肌肤血络,则肌肤丹痧显露。舌红赤有珠,苔黄燥,脉洪数均为气分温热时毒壅盛之征,故本证营血热象虽较前证更为明显,但其主要病位却仍在气分。

(3)辨证要点:壮热烦渴,咽喉糜烂,丹痧显露,脉洪数为本证辨证要点。

(4)治法选方:清气解毒,凉营退疹。方选余氏清心凉膈散加味内服,锡类散吹喉。

余氏清心凉膈散加味:连翘 黄芩(酒炒) 山栀 薄荷 石膏 桔梗 甘草 竹叶 生地 丹皮 赤芍 紫草

本方即《温热经纬》所载余霖清心凉膈散加生地、赤芍、丹皮、紫草而成。而余氏清心凉

膈散又是由《局方》凉膈散去硝、黄加石膏、桔梗而成。

本方以连翘、黄芩、竹叶、山栀清泄气分热毒；薄荷、竹叶、桔梗、甘草轻宣上焦肺气；石膏则可两清肺胃炽热，故其用量亦较他药为重。诸药合用，直入肺胃，先捣气分时毒窝巢之害，再用生地、丹皮、赤芍、紫草以撤内逼营血之热，而使全方共奏清气解毒，凉营退疹之功。

临床应用时，若见大便燥结者，当釜底抽薪，《局方》凉膈散中的硝、黄仍可加入本方之中。

锡类散（引《金匮翼》）：象牙屑（焙）　珍珠（制）　青黛（飞）　冰片　壁钱（泥壁上者）　牛黄　指甲（焙）

共研细末，密装瓷瓶，勿使泄气，每用少许吹于患处。

本方乃喉科常用外治药。方以青黛、冰片、壁钱、牛黄清热解毒，象牙屑、珍珠、指甲去腐生新，故可用于热毒所致之咽喉糜烂。若肿而未烂者，仍以玉钥匙较为合适。

3. 毒燔气营（血）

（1）证候：咽喉红肿糜烂，甚则气道阻塞，声哑气急，丹痧密布，红晕如斑，赤紫成片，壮热，汗多，口渴，烦躁，舌绛干燥，遍起芒刺，状如杨梅，脉细数。

（2）分析：此为病变中期，时毒燔灼气营（血）之证。气分时毒炽盛，则见壮热烦渴，汗出溱溱；营（血）分及咽喉热毒亦炽，故咽喉糜烂及肌肤丹痧均较前证尤甚。杨梅舌，脉细数，皆热灼营阴之象。本证与前证虽同属病变中期，但较前证更深一层，也更为险重。此时，若热毒内闭心包，则可出现神昏谵语；若正气不支，内闭外脱，则可骤见冷汗淋漓，肢厥脉微，甚至造成死亡。

（3）辨证要点：咽喉糜烂，气急，丹痧密布，赤紫成片，壮热烦渴，杨梅舌，脉细数为本证辨证要点。

（4）治法选方：清气凉营（血），解毒救阴。方选凉营清气汤。

凉营清气汤（《丁甘仁医案》）：犀角尖（水牛角代，磨冲）　鲜石斛　黑栀　牡丹皮　鲜生地　薄荷叶　川雅连　京赤芍　京玄参　生石膏　生甘草　连翘壳　鲜竹叶　茅芦根（去心节）　金汁（冲服）

本方以白虎汤、清营汤、犀角地黄汤为主加减组合而成。方中用石膏、栀子、连翘、薄荷、黄连、竹叶清泄气分热毒；犀角（水牛角代）、生地、丹皮、赤芍、金汁凉营（血）解毒；玄参、石斛、茅根、芦根甘寒救阴。全方诸药，共奏气营（血）两清，解毒生津之效。

临床应用时，若见神昏谵语者，当冲服安宫牛黄丸或紫雪丹；若见痰多者，可加鲜竹沥、珠黄散；若见内闭外脱者，当参“风温·内闭外脱”以治之。

珠黄散（《太平惠民和剂局方》）：珍珠（豆腐制）　西黄

研为极细末，无声为度，密贮勿泄气。

方以珍珠化痰安神；牛黄清热解毒，豁痰定惊。全方虽仅两味药物，但其清热解毒化痰之力却甚为专一。

4. 余毒伤阴

（1）证候：咽喉糜烂渐减，但仍疼痛，丹痧渐退，皮肤脱屑，壮热已去，唯午后低热，口干唇燥，舌红而干，脉细数。

（2）分析：此为病变末期，余毒未净，阴津耗伤之证。时毒大减，故丹痧渐退，咽腐渐减，壮热已去。因其余毒尚存，肺胃阴津已伤，故咽喉仍有疼痛，腐烂仍未痊愈，午后还有低热，口干唇燥，皮肤脱屑。舌红而干，脉细数，亦是余毒未净，阴津耗伤之明证。

本病从丹痧出齐，高热渐退之时开始，即进入末期，亦即恢复阶段。在此期间，出现以上临床表现者，皆为顺证。若丹痧出齐之后，烂喉不减，饮食不增，身热不止，或止而复燃，重现高热，或遗毒窜走心、肾脉络，而见心悸气短或尿血浮肿者，因其正衰毒盛，是为逆，皆属难治之证。

(3)辨证要点：壮热已去，午后低热，丹痧渐退，喉烂渐减为本证辨证要点。

(4)治法选方：滋阴生津，兼清余毒。方选清咽养营汤。

清咽养营汤(《疫喉浅论》)：西洋参　大生地　抱木茯神　大麦冬　大白芍　嘉定花粉　天门冬　玄参　肥知母　炙甘草

水四钟，煎六分，兑蔗浆一钟温服。余毒仍盛者加乌犀角(水牛角代)。

夏云曰：终宜甘寒救阴。若阴液不复则余热不易清退，故其所制本方，主以洋参、二冬、玄参、生地、蔗浆甘寒生津，芍药、甘草酸甘化阴，共奏救阴之效；再以知母、花粉清热而不伤阴者，肃清余毒；茯神调养心神，主明则肺胃诸脏亦安。全方法宗清滋，药选甘寒，故为丹痧末期调养之良方。

五、对 症 处 理

(一)咽喉肿痛

用土牛膝根洗净，捣取自然汁，重汤炖温，频频噙漱咽喉；或用射干，不拘多少，开水绞汁，加醋少许，噙漱；或用金嗓子喉宝(含片)，1次1片含于口中，每日6次。

(二)闷痧

据夏云《疫喉浅论》载：闷痧之证，最为凶恶，咽喉腐溃，汤饮难受，壮热神烦，遍身紫赤，颗粒无分，肢凉脉伏，舌苔灰白，垢腻满布，面青目瞪，口紧流涎，指甲色青，胸满气粗，搐搦谵语，自利溲短，以上等证，百无一生。可速用通关散搐鼻取嚏，以开其闭，随用苏薄荷一钱(3g)、连翘一钱五分(4.5g)、天花粉三钱(9g)、象贝母三钱(9g)、川郁金一钱五分(4.5g)、鲜浮萍三钱(9g)(汗多者去)，煎汤，磨入玉枢丹一枚，和匀频灌之，候形色稍转再酌进汤剂为要。如无以上诸般闭象，不宜轻用搐鼻取嚏辛燥之药，玉枢丹亦不宜轻投也。

(三)关节痹痛

丹痧出齐后，出现关节红肿，游走疼痛，舌红苔少，脉细数者，为遗毒窜走关节，经络痹阻所致。可用四妙丸加味以治之。

(四)尿少浮肿

丹痧出齐后，出现尿少，尿血，颜面肢体浮肿，头晕，头痛，舌红，脉细数者，为遗毒窜走肾络，耗伤肾阴，肾络瘀阻，水瘀互结所致。可用猪苓汤合小蓟饮子加减以治之。

(五)心悸

丹痧出齐后，出现心悸，气短，胸闷，神疲，汗出，舌红苔少，脉细数无力者，为遗毒窜走心脉，心气心阴受损，血脉瘀滞所致。可用《温病条辨》救逆人参汤加味以治之。

(谢贻智)

第七章

霍　乱

霍乱是感受时行疫疠之邪，经口入胃肠，引起以急性、频繁剧烈吐泻为特征的病证，可伴有发热、腹痛或不痛的症状。

霍乱是以临床特征命名的病证，霍有霍（忽）然，倏忽快速之意，指发病急骤、迅速；乱有变乱之意，指病情严重，患者因频繁吐泻，反复不宁而呈现“挥霍撩乱”之貌。《医宗必读》谓：“霍乱者，挥霍变乱，起于仓促。”《景岳全书》谓：“霍乱一证，以其上吐下泻，反复不宁而挥霍撩乱，故曰霍乱。”“起于仓促”突出了急性发病，“挥霍撩乱”反映了因频繁吐泻而受折磨的痛苦状态。本病为时行病，具有季节性，虽一年四季均可为病，但总以夏秋季为多。本病为感受疫疠之邪所致，具有很强的传染性。按照病因、证候特点、传染性等因素，本病在文献上尚有寒霍乱、热霍乱、干霍乱、转筋霍乱、搅肠痧、吊脚痧、痧胀、时行霍乱等名称。

早在秦汉以前，《内经》就有关于霍乱的论述。《内经》认为霍乱的病因为运气反常，“岁土不及”，“土郁之发”（《素问·气交变大论》）。民病霍乱，病变部位在足太阴脾，病机是由于清浊相干，脾胃的升降功能发生紊乱。如《灵枢·经脉》篇谓：“足太阴……厥气上逆则霍乱。”《灵枢·五乱》篇谓：“清气在阴，浊气在阳，营气顺脉，卫气逆行。清浊相干……乱于肠胃，则为霍乱。”《内经》的论述，奠定了霍乱的理论基础。

汉代张仲景《金匮要略·禽兽鱼虫禁忌并治》谓：“驴马肉合猪肉食之成霍乱”，“兔肉著干姜食之成霍乱”，第一次指出了饮食因素可以引起霍乱。《伤寒论·辨霍乱病脉证并治》谓：“呕吐而利名为霍乱”，指出了霍乱病的特征，并对霍乱的寒多、热多、亡阴、亡阳证分别用理中丸、五苓散、通脉四逆加猪胆汁汤、四逆加人参汤救治，开创了对霍乱的辨证论治和急救方法。

隋唐时代，对霍乱的认识有了较大进展。《诸病源候论·霍乱病诸候》指出霍乱的病因是温凉不调，发病与“因过饮食”，“饮酒食肉腥脍生冷过度，因居处不节”等因素有关，病机则是“阴阳清浊二气有相干乱之时，其乱在于肠胃之间”所致，临床上“其先有心痛者则先吐，先腹痛者则先利，心腹并痛者，则吐利俱发。”《诸病源候论》还首先提出了腹痛烦乱不吐利的“干霍乱”之名。《备急千金要方·霍乱》明确指出“霍乱之为病也，皆因食饮，非关鬼神”，还观察到了“霍乱吐多者必转筋……下多者，霍乱而惊悸。”《三因极一病证方论》对霍乱转筋的病机认识进一步深化，谓：“转筋者，以阳明养宗筋，属胃与大肠，今暴下暴吐，津液顿亡……宗筋失养，必致挛缩。”指出转筋即是由于吐泻，大量津液亡失，筋脉失于濡养所致。

金元时期，医家多主张霍乱是热证。《素问病机气宜保命集》说：“转筋吐泻者，其气有三，一曰火，二曰风，三曰湿”，“三焦为水谷传化之道路，热气甚则传化失常，而吐泻霍乱，火性躁动故也。”《儒门事亲》也谈，霍乱是由于“火盛过极，土怒发焉”，治疗上主张“先可用淡剂流其湿，辛凉以退其风，咸苦以解其暍，冰水以救其内涸，大忌食粟米粥，饮者立死。”

明代《证治准绳》对霍乱的预后已有深刻的认识。指出“霍乱遍身转筋，肚痛，四肢厥冷欲绝者，其脉洪大易治，脉微囊缩舌卷不治。霍乱之后，阳气已脱，或遗尿而不知，或气少而不语，或膏汗如珠，或大躁欲入水，或四肢不收，皆不可治也。”《景岳全书》认为霍乱“此寒邪伤脏之病也”，寒邪有外受风寒，有不慎口腹。有水土气冷，有误中沙气阴毒，“总之皆寒湿伤脾之证。”张景岳主张寒邪伤脏，纠正了刘河间关于霍乱系“火性躁动”的片面性，使霍乱的病因学说臻于完善。张景岳还认为“干霍乱证，最为危候……若不速治，多致暴死。”

清代是霍乱的理论和实践取得重大进展的时期，此期出现了《随息居重订霍乱论》、《霍乱燃犀说》、《痧症全书》等有关霍乱的专著，对霍乱的病因病机、辨证论治作了系统论述。这一时期，对域外传来的烈性霍乱（为讨论方便称真性霍乱）有充分的认识。《痧症全书·序》记载了“嘉庆庚辰秋，人多吐泻之疾，次年辛巳，其病更剧，不移时而殒者比比皆是，此症始自广东，今岁福建，台湾患者尤多，或云自舶趠风来。”不仅认识到本病的酷烈，还认识到先由沿海诸省发病，缘由“舶趠”来自域外，故王孟英又称本病为“番痧”，“乃疫疠之最剧者。”王孟英对本病的传染性、流行季节也有论述。谓：“余自髫年，即见此证流行，死亡接踵，嗣后留心察勘，凡霍乱盛行……自夏末秋初而起，直至立冬后始息。”病理性质上，认为“热霍乱流行似疫，世之所同也。寒霍乱偶有所伤，人之所独也。”

根据文献所讨论的临床特征，中医霍乱病包括了西医传染病学中由霍乱弧菌引起的霍乱、由埃尔托弧菌引起的副霍乱，也包括急性胃肠炎、细菌性食物中毒等疾病。为了掌握疾病的属性和严重程度，现中医界将西医学的霍乱、副霍乱病称为“真霍乱”，将急性胃肠炎、细菌性食物中毒称为“类霍乱”，近代《痧疫指迷》又分别称为“时行霍乱”与“寻常霍乱”。本书重点讨论真霍乱，但类霍乱也可参照辨证论治。

一、病因病机

霍乱是一种烈性传染病，其原因是感受一种迥异于一般六淫的疫疠毒邪，其邪为害甚烈，传染性极强，故又称“异气”、“秽气”、“臭毒”。《随息居重订霍乱论》谓：“触犯臭秽而腹痛呕逆……更有感恶毒异气而骤发。”《痧症全书》谓：“先吐泻而心腹绞痛者，其痧从秽气发者多”，“痧者疠气也。”霍乱在历史上曾发生过数次世界大流行，可能与疫疠的消长与运气太过不及的变化有关。《素问·气交变大论》谓：“岁土不及，风乃大行……民病飧泄霍乱。”《素问·六元正纪大论》谓：“土郁之发……呕吐霍乱”，“太阴所至，为中满霍乱吐下。”疫疠毒邪得以肆虐流行，与人口稠密，交通发达，水源污染直接相关，疫疠借患者的流动而播散。《医学纲目》说：霍乱证“或因饮水，或伤水毒。”《随息居重订霍乱论》说：“人烟繁萃，地气愈热，室庐稠密，秽气愈盛，附廓之河，藏垢纳污，水皆恶浊不堪……霍乱、臭毒、番痧诸证盛行。”

外感风寒湿热是霍乱的又一病因。夏秋之际，暑湿蒸腾，人在气交之中，若调摄不慎，极易感受暑湿病邪，或因贪凉露宿而感受寒湿之邪，风寒暑湿侵袭而为霍乱。《医学入门·霍乱》谓：“此疾夏秋惟甚……标因外感四气，或日间感热，夜间受冷，或内素郁热，外又感寒。”因病发于夏秋，风寒暑湿中以暑湿为主，故王孟英谓：“热霍乱流行似疫，世之所同也。寒霍乱偶有所伤，人之所独也。”徐洄溪亦有寒霍乱百不得一之说。

饮食所伤是霍乱的重要病因。或因饮食不洁，食物被疫疠水毒污染，或误进腐馊变质的食物，或饱食过度，或恣食生冷瓜果等饮食因素皆可成为霍乱。《备急千金要方·霍乱》谓：“大凡霍乱皆中食脍酪，及饱食杂物过度，不能自裁，夜卧失复，不善将息所致。”《丹溪心法》也说：“人于夏月多食瓜果，多饮冷乘风，以至食留不化……遂成霍乱。”

霍乱的病位在脾胃大小肠。《灵枢·五乱》篇说：“乱于肠胃，则为霍乱。”《景岳全书·霍乱》谓："霍乱一证……邪在脾胃。"脾胃大小肠的气机相互协调地升降运动，共同完成饮食的受纳、运化、吸收和废物排泄，当这一功能受到邪气的干扰，"乱于肠胃"，便会发生吐泻等病证。霍乱的发生，或酷烈的疫疠毒邪直犯胃肠，或"风、寒、暑、热，饮食生冷杂糅交病于中"（《时病论》），致胃肠"冷热不调"（《医学纲目》），"阴阳乖隔"（《备急千金要方》），正常的胃肠气机升降运动被破坏，"中焦脾土失运，当升不升，当降不降"（《医学入门》），胃气逆于上而为呕吐，脾气陷于下而为泄泻。故清浊相干，升降逆乱，正不堪邪，一任邪之挥霍撩乱于脾胃大小肠间，为霍乱的基本病机。霍乱的病理性质有寒热之分，决定于患者的体质与受邪因素。如为阳盛之体，或感暑湿秽浊之邪，则邪从热化，成为热霍乱。若素体阳虚，或食冷乘风，或感受寒湿秽浊之邪，则邪从寒化，成为寒霍乱。霍乱的病势是由实转虚，虚实夹杂。疾病之初，邪气乱于肠胃，以邪实为主，甚至邪气闭塞气机，上下不通，发为"干霍乱"，病情尤重，都是邪实所致。随着剧烈吐泻，大量阴津的耗竭，病情转化为正虚，轻则伤津耗液，甚则亡阴亡阳。疾病中后期，虽正气严重受损，但邪气未尽去，故为虚实夹杂，以正虚为主。（见图 2-14）

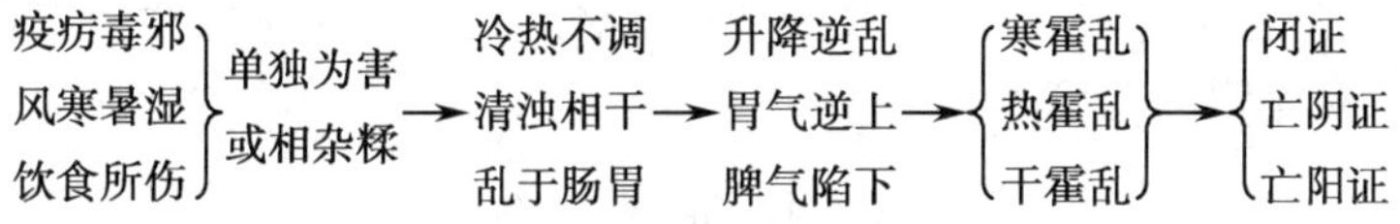

图 2-14　霍乱病因病机示意图

二、诊 断 依 据

（一）发病季节

本病一年四季均可发生，但以夏秋季为多，真性霍乱发生于 5～10 月，高峰期在 7～9 月间，以 9 月为甚。

（二）临床特点

1. 起病急骤。一般无前驱症状，突然发生吐泻，可先泻后吐，或先吐后泻，或吐泻同时发生，吐泻内容或为米泔水样，或为黄色水样，或为清水样，伴腹痛或不痛。

2. 病势凶险。为剧烈吐泻，吐泻次数多，吐泻量大，每日吐泻次数至少 4 次以上，甚至难以计数，吐泻量可达体重的两倍。病情转变快，剧烈吐泻后迅即出现伤津耗液，甚至亡阴亡阳证。如皮肤松弛，目眶凹陷，指螺皱瘪，或下肢痉挛转筋，甚至汗出肤冷，口唇发绀，血压下降，神志不清。

3. 有暴饮暴食或食不洁饮食的经过，或集体发生，或具有一定的区域性，呈流行性。若吐泻虽不严重，但来自霍乱疫区，或有与患者密切接触史者，应考虑本病的可能。

（三）实验室检查

大便培养（＋）。血清凝集试验，6 周内未接受预防接种者，血清凝集效价在第 2 周达 1∶100以上；已进行预防接种者，血清凝集效价在 1∶200 以上，或者凝集效价递升者。

三、类 病 鉴 别

（一）与呕吐鉴别

发生于夏秋季的呕吐，应与霍乱鉴别。呕吐多有恶心等前驱症，霍乱则无前驱症状。呕吐患者一般不伴泄泻，呕吐程度不及霍乱严重，霍乱则吐泻并重，呕吐呈喷射状，呕吐量大，呕吐物始为胃内容物，以后为米泔水样或清水样。

(二)与泄泻鉴别

发生于夏秋季的泄泻应与霍乱鉴别，虽都可有饮食不洁的病史，但泄泻以大便稀薄为主或水样便，一般不伴呕吐。而霍乱则吐泻并重，泻下的次数、泻下的量远甚于泄泻病，且泻下物多为米泔水样或洗肉水样，很少大便。

(三)与一般吐泻鉴别

因外邪、饮食或久病迁延，有时亦可形成呕吐伴泄泻，或泄泻伴呕吐，此种一般吐泻须与霍乱吐泻交作相鉴别。鉴别点在于霍乱的吐泻程度远重于一般吐泻。《霍乱论·病情》说："霍乱者，挥霍闷乱成于顷刻，变动不安之谓也。若上不能纳，下不能禁之久病，但名吐利，不得谓之霍乱也。"

(四)与痢疾鉴别

痢疾的发病季节与霍乱相同，均在夏秋之季为多，严重者亦可发病急骤，排便次数增多，或伴呕吐，腹痛。但痢疾所泻之物为赤白脓血，霍乱所泻之物无脓血，而为米泔水样或洗肉水样便；痢疾有里急后重，霍乱无里急后重；痢疾偶伴呕吐，而霍乱吐泻频繁，甚至因吐泻而致"躁扰烦乱"(《伤寒明理论》)。

四、辨证论治

(一)辨析要点

1. 辨真霍乱与类霍乱　一般类霍乱吐泻轻，病情轻；真霍乱吐泻重，病情重。若呕吐仅见恶心，或吐出物为食物残渣，为类霍乱；呕吐剧烈，吐出物为米泔水样或清水样，为真霍乱。泄泻次数少，泄泻物为黄色稀便，或混有黏液，气味秽臭，便后无畅快感，为类霍乱；泄泻频繁量多，泄泻物呈米泔水样或洗肉水样，粪便不臭秽，或呈鱼腥味，便后畅快感明显，为真霍乱。一般先吐后泻病较轻，先泻后吐病较重。类霍乱病程较短，一般1～4天；真霍乱病程稍长，一般5～7天。

2. 辨干霍乱与湿霍乱　《医学入门》谓："一种湿霍乱，有声有物；一种干霍乱，有声无物。"若见腹中绞痛，欲吐不得吐，欲泻不得泻，为干霍乱。而能呕吐、泻出内容物者为湿霍乱。干霍乱病情重于湿霍乱。《医宗必读》谓："干霍乱者，心腹胀满搅痛，欲吐不吐，欲泻不泻，躁扰昏愦，俗名搅肠痧。"《景岳全书》谓："干霍乱证，最为危候……盖邪浅者，易于行动，故即见吐利。邪深者，阴阳格拒，气道不通，故为此证。"

3. 辨寒热真假　弄清寒霍乱、热霍乱，是辨析霍乱的重要内容。由于频繁剧烈的吐泻及病邪的酷烈，会使得一些症状体征发生变异，形成假象，须对寒热真假仔细辨识。如肢冷脉伏一般出现于寒证，但热极似阴也可有相同表现。《霍乱论·病情》谓：伤暑霍乱，甚或手足厥冷，少气，唇面爪甲皆青，腹痛自汗，六脉皆伏，而察其吐泻酸秽，泻下臭恶，小便黄赤热短，或吐泻皆系清水，而泻出如火……皆是热伏厥阴也，热极似阴。"口渴烦躁一般出现于热证，但真寒假热亦可出现相似症状。《霍乱论·病情》谓："虚冷甚于内则反逼其阳于外矣，故其外候每多假热之象。或烦躁去衣而欲坐地，或面赤喜冷而不欲咽，或脉大虚弦而不任按，是皆元气耗散，虚阳失守。"辨寒热真假，以吐泻物的性质、气味为依据较有参考价值。吐泻物清稀，无臭秽属寒；吐泻物色黄黏涎，秽臭难闻为热。再结合病史、症状、体征综合分析，会正确地判断寒热真假。《素问玄机原病式》谓："大法吐泻烦渴为热，不渴为寒或热，吐泻始得之，亦有不渴者，若亡津液过多，则亦躁而渴也。但寒者脉当沉细而迟，热者脉当实火而数，或损气亡阴过极，则亦不能实数而反迟缓，虽尔亦为热矣。”

4. 辨津亏程度 频繁地吐泻，大量的津液丢失，必然发生津伤液耗。津液有润泽肌肤，濡养筋脉的作用，观察肌肤之枯荣，肢体有无抽搐转筋等状况，可以判断津液亡失程度。若肌肤干燥松弛，两目凹陷，指螺皱瘪，肢体抽搐，两脚转筋，甚则阴囊收缩，反映肌肤失润，筋脉失养严重，津液亡失太多。若肌肤弹性尚可，无明显螺瘪目陷，两脚无转筋，说明肌肤、筋脉失养不重，津液亡失较轻。

5. 辨闭证脱证 霍乱之闭证与脱证多相似，均可出现腹中或胀或痛，颠倒不安，甚则神昏不省，四肢如冰，两手无脉等相似症，若闭脱不辨，则祸不旋踵。《痧疫指迷》谓：“但脱证汗多，闭证汗少；闭证神识多于迷蒙，脱证神识多于清爽；闭证小便短涩赤黄，脱证小便清长不热(按：因大量吐泻，霍乱脱证未必小便清长)；脱证舌苔多于宣润而和，闭证舌苔不拘或黄或白，必黏腻浑浊；闭证之脉，忽然便无，脱证之脉，渐次而绝。以此数款辨之，似可无所逃情。”

6. 辨亡阴亡阳 脱证有亡阴亡阳之别，亦当分辨。亡阴证为皮肤松弛，目眶内陷，指螺皱瘪，心烦口渴，舌干绛红，脉细数；亡阳证为面色苍白，汗出肢冷，唇甲青紫，声嘶息微，脉细欲绝，血压下降。无论亡阴亡阳，均表明证情已发展到危重阶段。

(二)治则及注意事项

1. 急则治标，辟秽解毒 霍乱为危急症，治不及时，会危及患者生命，故“转筋霍乱者，治法如用兵之急，不可缓也”(《素问玄机原病式》)。霍乱由疫毒壅塞中焦，阴阳乖隔，升降逆乱所致，故急则治标，辟秽解毒，祛风散寒，清热化湿以宣通气机，恢复胃肠升降功能为首要治则。

2. 重视救逆，益阴扶阳 《痧症全书》谓：“痧无补法”，系强调霍乱由疫毒为病，重在祛邪。事实上霍乱剧烈吐泻，大量津液亡失，“所泻皆五脏之津液”(《霍乱论》)，正气极度受累，亡阴亡阳是死亡的病理基础，故重视救逆，有条件者应尽快快速补液，益阴扶阳，是霍乱的又一重要治则。

3. 一法为主，反佐以治 “寒者热之，热者寒之”，为一般寒热证的治则。而霍乱常因风寒暑湿，饮食生冷杂糅于中焦，胃肠处于一种寒热互结，清浊相干，阴阳痞隔的矛盾对立状态，不可企求单纯地清热或散寒以治，常须一法为主，反佐以治。如辛开苦降，寒热并用才能开痞去结，顺畅中焦。《医宗必读》谓：霍乱“由脾土郁极，不得发起，以致火热内扰，不可过于攻，过攻则脾愈虚。不可过于热，过热则火愈炽。不可过于寒，过寒则火必捍格。须反佐以治，火可散。”

4. 内外同治，诸法并举 霍乱发病急骤，变化迅速，抢救措施不必拘泥于口服给药，应内外同治，诸法并举。如汤剂与丹、丸剂并用；内服药与肌内、静脉注射并用；药物与针刺放血、刮痧、探吐等法并举；中医与西医结合救治，不仅能争取到抢救时间，还能极大地提高抢救效果。

5. 重治病因，忌用收涩 霍乱剧烈吐泻，大量亡津失液，宜急止之，但止之之法重在治疗病因，忌用强力收涩之法以止吐泻。《霍乱论》谓：“止，非通因塞用之谓也。”《痧症全书》亦谓：“宜驱不宜止。”霍乱为邪气乱于肠胃，只能祛其邪气，疫疠者辟秽解毒，湿者分利阴阳，热者清其暑火，寒者散其风寒，食者消其积滞，邪去正安，不止吐泻而吐泻自停，若强为收涩，镇吐止泻，则只有留邪之憾。

(三)分型论治

1. 寒霍乱

(1)证候：恶寒发热，发热较轻，骤发吐泻交作，吐出物为清水样或如米泔水样，泻出物为淡黄色稀便，甚则如米泔水样，不甚秽臭，腹部冷痛，喜按喜温，口不渴或渴喜热饮，头身疼痛，胸脘痞闷，舌苔白而浊腻，脉象濡弱。

(2)分析：此为内伤生冷，外感风寒，寒邪犯中，升降逆乱之证。寒邪犯表，营卫不和，故恶寒发热，头身疼痛，寒遏卫阳则寒重而热轻。寒湿秽浊之邪壅滞中焦，气机不宣则胸脘痞闷。胃肠升降逆乱，胃不降浊而上逆，脾不升清而下陷则吐泻交作。寒主收引，得热则散，故腹部疼痛，喜按喜温。寒湿凝滞，故口不渴或渴喜热饮。舌苔白而浊腻，脉濡弱为寒湿之征象。

(3)辨证要点：吐泻物澄澈清冷，不甚秽臭，舌苔白腻，脉象濡弱为辨证要点。寒不化物，故"诸病水液，澄澈清冷，皆属于寒。"

(4)治法选方：芳香化湿，温中散寒。方选藿香正气散或附子理中丸。

藿香正气散(《太平惠民和剂局方》)：藿香　苏叶　白芷　大腹皮　茯苓　白术(土炒)　半夏曲　陈皮　厚朴(姜制)　桔梗　炙甘草

为末，每服9～12g，姜二片，枣一枚，水煎服。

本方芳香化浊，解表和中。方中藿香芳香化浊，辟秽止呕，兼治表里为主药；紫苏、白芷解表散邪；厚朴、大腹皮燥湿宽满；桔梗、陈皮、半夏升降气机；茯苓、白术、甘草益脾除湿以辅正气。

临床应用时，泄泻甚者，加木瓜去湿和胃。呕吐甚者，加吴茱萸降逆止呕；腹痛甚者，加小茴香散寒止痛；伤食者，加建曲、山楂消食。

若吐利不止，四肢清冷，腹中冷痛，倦怠乏力，阳虚阴寒内盛者，宜选附子理中丸。

附子理中丸(《阎氏小儿方论》)：人参　干姜　炙甘草　白术　制附子

为细末，炼蜜为丸，每丸10g，每服一丸，水100ml化开，煎七分，稍热服。

本方以附子、干姜散阴寒；人参、白术、炙甘草健脾益气，以复中气升清降浊之功能。

临床应用时，常变丸剂为汤剂。呕吐甚者，去白术之甘壅，加生姜、半夏、苏叶和胃降逆。脉象沉伏者，加丁香、吴茱萸、肉桂温中降逆。若见心烦口渴，舌苔黄者，为寒热错杂，加黄连以配干姜，则寒热并用，苦辛通降。若手足厥逆，转筋拘急者，重用附子以散阴寒，加吴茱萸、木瓜以和络缓急。若大汗淋漓，四肢厥冷，脉微欲绝，为阳气既虚，阴津亦不足，宜用通脉四逆汤急通其阳以散阴寒，并加猪胆汁、童便以益其阴。张志聪《伤寒论集注》云："霍乱之证，至汗出而厥，四肢拘急，脉微欲绝。乃唯阴无阳，用四逆汤不必言矣。又加猪胆汁、人尿者，津液竭而阴血亦虚，不当但助其阳，更当滋益其阴之意。"《伤寒论》通脉四逆加猪胆汁汤中无人尿，张志聪据白通加猪胆汁汤意，加人尿亦可。

寒湿霍乱治当芳香化浊，温中散寒，"若误投清暑之剂，而更助其阴，则顷刻亡阳莫挽矣"(《随息居重订霍乱论》)。

2. 热霍乱

(1)证候：发热较重，骤起吐泻，甚则呕吐如喷，吐出物酸腐热臭，混有食物或黏液，泻出物呈黄水样，甚则如米泔水样，热臭难闻，头身疼痛，心烦口渴，腹中绞痛阵作，甚则转筋，小便黄赤灼热，舌苔黄腻，脉濡数。

(2)分析：此为疫疠毒气，暑湿秽浊之邪直犯中道，撩乱中焦之证。中焦为气机升降之道路，胃气以下行为顺，脾气以升举为职，今疫毒秽浊之邪直趋中道，撩乱气机，升降逆乱，故暴作吐泻。暑热疫毒属火，火性急迫，气机逆乱为甚，故吐如喷，泻如注。热性化物而糜，腐物而臭，故吐泻物皆酸腐臭秽难闻，或浊如米泔水样，故《素问·至真要大论》谓："诸转反戾，水液浑浊，皆属于热……诸呕吐酸，暴注下迫，皆属于热。”热邪燥灼于筋，故腹中绞痛，甚则转筋。暑热秽浊邪气，由外入内，邪犯卫阳，故有发热，头身疼痛之症。邪热内留，津液损伤，遂见心烦口渴，小便黄赤灼热。舌苔黄腻，脉濡数，为暑热湿浊之象。

(3)辨证要点：吐泻物酸腐臭秽，身热心烦，舌苔黄腻，脉象濡数为本证辨证要点。

(4)治法选方：清热化湿，芳香化浊。方选蚕矢汤或燃照汤加减。

蚕矢汤(《随息居重订霍乱论》)：晚蚕沙 木瓜 苡仁 大豆黄卷 黄连 制半夏 酒炒黄芩 通草 吴茱萸 炒山栀

阴阳水煎，稍凉徐徐服之。

方中蚕沙善能化胃肠湿浊，兼能通络舒筋。《霍乱燃犀说》谓：“《金匮》以鸡矢治霍乱转筋……取少胜风湿以领浊气下趋也。蚕沙既引浊下趋，又能化浊使之归清，性较鸡矢更优，故余以为霍乱转筋之主药，颇奏功效。”苡仁、豆卷、通草淡渗分利，使湿浊自下而去；黄连、黄芩、山栀以清热燥湿；木瓜协蚕沙而舒筋通络；半夏、吴茱萸苦温燥湿，和胃降逆，与芩连山栀为伍，共奏辛开苦泄之功，脾土郁结得开，气机升降之机自能恢复。《本草纲目》以阴阳水治霍乱吐利，阴阳水即由新汲水与百沸汤各半组成。李时珍谓：“霍乱吐利之病，饮此即定者，分其阴阳，使得和平也。”

临床应用时，若寒热交作，头身疼痛，为湿热内伏，外感风寒，可加香薷、藿香解表和胃。烦渴甚者，加石膏、花粉清热生津。呕吐甚者，加竹茹和胃降逆。转筋者，重用木瓜舒筋通络。

若脘腹胀满，湿浊壅阻甚者，可用燃照汤。

燃照汤(《随息居重订霍乱论》)：滑石 炒豆豉 焦山栀 酒炒黄芩 佩兰 制厚朴 制半夏 白蔻仁 水煎服。

方中黄芩、山栀、滑石、豆豉清暑泄热；佩兰、半夏、厚朴、白蔻仁化湿辟秽。

临床应用时，如脘闷吐甚，汤药难进，可先服玉枢丹以辟秽止呕，俟呕吐稍止再进汤药。若夹食滞者，加建曲、炒麦芽消食导滞。若发热较甚，甚或手足厥冷，六脉沉伏，但胸腹灼热，吐泻臭秽之真热假寒证时，应予白虎汤、竹叶石膏汤、甘露消毒丹等配合应用，以增强清热透邪之功效。

热霍乱的治疗重在清热化浊，纵或体虚之人，亦当补清并用，不可进丁桂姜附之剂，若热深厥深而误投温剂，则更促命期。

3. 干霍乱

(1)证候：猝然腹中绞痛如锥刺刀割，腹肌板硬，腹虽痛极而欲吐不吐，欲泻不泻，烦躁闷乱，遍体壮热，甚则面色青惨，四肢逆冷，头汗如雨，舌淡苔白，脉象沉伏或弦劲。

(2)分析：此证亦称绞肠痧，毒秽证，为疫毒秽浊壅阻中焦，气机窒塞，气血失其宣畅之证。毒秽骤入，阻塞中焦升降之逆，升降格拒，上下不通，故骤然欲吐不吐，欲泻不泻。邪气凝滞于脉络，郁遏于经隧，气血不通，故腹板硬剧痛。浊邪壅闭，热格于上，扰乱心神则烦躁闷乱，热格于外则遍体壮热。若气机窒塞，阳气不得宣通于外，则反现热深厥深，面色青惨，四肢逆冷，头汗如雨。舌淡苔白，脉象沉伏，为毒邪内盛，闭阻阳气之征，若脉弦劲有力则为邪毒壅盛之象。

(3)辨证要点：欲吐不吐，欲泻不泻，腹中绞痛为本证辨证要点。

(4)治法选方：辟秽解毒，宣利气机。方选玉枢丹或行军散加减。

玉枢丹(方见暑湿)。

方中雄黄、朱砂、五倍子、山慈菇辟秽解毒；千金霜、大戟泻下逐浊；麝香开窍以宣气机。

行军散(《霍乱论》)：西牛黄　麝香　珍珠　冰片　硼砂　雄黄　火硝　金箔

共为细末，每服0.3～0.6g，凉开水调下。

方中雄黄、硼砂、牛黄辟秽解毒；火硝泻热破结；麝香、冰片、珍珠芳香走窜，开窍辟秽；金箔重镇安神，诸药合用，具有辟秽解毒，清心开窍之功。

玉枢丹与行军散功效相似，都有辟秽解毒，宣利气机的作用，可以相互代用。玉枢丹泻浊力量强于行军散，行军散清热解毒强于玉枢丹，故玉枢丹多用于呕吐不止，或欲吐不吐，欲泻不泻之症，行军散多用于泻下腹痛之症。

临床应用时，若腹胀较甚，欲便不能可用厚朴汤(良姜、厚朴、朴硝、大黄、槟榔、枳壳)送服行军散或玉枢丹，增强其破气散结之力，促使秽浊下泄。若小便不通，加用冬葵子、滑石利尿通浊。吐泻畅通，病势已减者，可用蚕矢汤或藿香正气散善后。

4. 闭证

(1)证候：刚刚吐泻，或尚未吐泻，便觉手脚发麻，胸口满闷，腹中板硬或胀或痛，旋即头目昏蒙，神识不清，或神情躁扰，口噤难言，面色灰垢或紫胀，目睛泛红，甚则四肢厥冷，舌苔黏腻，脉沉伏。

(2)分析：此为毒邪犯脏，脏气闭塞，经腧不通之证。疫疠毒秽之邪，侵犯中焦，升降逆乱，故吐泻交作。邪气壅阻，闭塞气机，气血不畅，故胸口满闷，腹中胀痛。清窍被蒙，故头目昏蒙，或神识不清，或神情躁扰而口噤难言。经腧不利，故手足麻木，甚则四肢厥冷。面垢目赤，舌苔黏腻为湿热毒秽之象，两手脉伏为气机窒塞之征。

(3)辨证要点：神识昏蒙，面垢苔腻，脉沉伏为本证辨证要点。神识昏蒙为心不主神明，闭证的主要依据，面垢苔腻反映机窍被蒙，系疫疠毒秽所致，脉沉伏再次支持邪闭气机。

(4)治法选方：芳香辟秽，开窍宣闭。方选太乙紫金丹。

太乙紫金丹(《痧疫指迷》)：山慈菇　川文蛤　红芽大戟　安息香　苏合香油　冰片　千金霜　血琥珀　麝香　檀香　雄黄

十一味共研极细末，研匀，浓糯米饮杵，丸如绿豆大，外以飞真金为衣，每服一钱左右，凉开水下。

本方解毒辟秽，芳香开窍。方中雄黄、山慈菇、文蛤、琥珀解毒辟秽；红芽大戟、千金霜通利二便以泻浊；安息香、苏合香油、檀香、冰片、麝香芳香开窍。诸药合用，薛一瓢称其比苏合香丸而不热，较至宝丹而不凉，兼玉枢丹之解毒，备二方之开窍，洵济生之仙品。

本证亦可用玉枢丹、行军散、至宝丹辟秽开窍。若泻下物不臭秽，小便清白，虽渴而不欲多饮，舌苔灰白而润，为感受阴毒之寒闭。《痧疫指迷》谓："热闭宜用八宝丹、红灵丹、紫雪丹；阴闭宜用霹雳散、蟾酥丸、回阳膏之类……仓促之际，恐难辨别，不若用玉枢丹、太乙紫金丹，不问寒热，均可无碍。"

闭证为气机闭塞，治疗以开窍宣闭为急，切莫以神识不清，四肢厥冷而误用益气回阳之剂，用之则犯实实之戒，祸不旋踵。

5. 亡阴证

(1)证候：吐泻不止，吐泻物如米泔水样，疲软无力，目眶凹陷，指螺皱瘪，声嘶，面色㿠白，心烦，口渴引饮，呼吸短促，尿少尿闭，舌质干红，脉象细数。

(2)分析：本证为因吐泻而致亡阴之证。吐泻并作不止，吐泻物如米泔水样，为疫疠毒秽乱于肠胃，霍乱之特有临床表现。因吐泻不止而阴津大量亡失，津液不足以充润肌肤，故目眶凹陷，指螺皱瘪。肾主水，大量津亡而穷及于肾，肾水不足则少尿或尿闭，足少阴之络过咽喉，络脉失养则声嘶，肾不纳气则呼吸短促。津亏引水自救则口渴引饮。心阴不足，虚火扰心则心烦。阴损及气，气阴两虚，故面色皖白，身软神疲。舌质干红，脉象细数为亡阴失液之征。

(3)辨证要点：大量吐泻后，目眶凹陷，指螺皱瘪，舌质干红，脉象细数为本证辨证要点。

(4)治法选方：益气养阴，生津救逆。方选生脉散或大定风珠加减。

若处于气随阴脱，呼吸短促的紧急状态，宜用生脉散益气救阴。

生脉散(方见风温)。

方中人参益气固脱，麦冬、五味子养阴敛正，合用则气阴双补，敛阴固脱。临床应用时，可加西洋参、生地以增益气养阴的功效。

若阴液耗甚，神倦瘛疭，脉气虚弱，时时欲脱者，宜用大定风珠。

大定风珠(方见春温)。

方中生地、白芍、阿胶、五味子、麦冬、麻仁等大队养阴之品以填精滋液；龟甲、鳖甲、牡蛎潜息欲动之风；鸡子黄血肉有情之品，与甘草一道镇定中焦，通彻上下，交通心肾，合阿胶能预息内风之震动。

临床应用时，虚烦者加酸枣仁宁心安神。声嘶者，加诃子固肾开音。转筋者，加乌梅、木瓜养阴舒筋。口渴者，亦可加乌梅、木瓜生津止渴。喘促者，加西洋参益气固脱。

亡阴证应养阴固脱，若误为亡阳证而用姜附回阳，将焚竭残阴，阴脱更速。

6. 亡阳证

(1)证候：吐泻过剧，四肢厥冷，汗出身凉，呼吸微弱，语声低怯，畏寒蜷卧，精神委靡，舌质淡白，脉象沉细，甚则细微欲绝。

(2)分析：吐泻过剧为寒湿疫疠乱于肠胃，升降逆乱所致。阴阳互根，过度吐泻则气随阴脱，阳随阴亡。阳气暴脱，阴寒内盛，阳衰不能温煦，故四肢厥冷，畏寒蜷卧。阳气飞越，不能卫外而为固，故汗出身凉。阳衰气弱，则精神委靡，语声低怯。阳亡于外，气不归根，故呼吸微弱。舌淡苔白，脉沉细欲绝，为阳气亡失，阴阳分离之危候。

(3)辨证要点：四肢厥冷，汗出身凉，呼吸微弱，舌淡脉沉细欲绝为本证辨证要点。

(4)治法选方：益气固脱，回阳救逆。方选通脉四逆汤或参附汤加减。

若阴寒内盛，阳气、血脉不相接续，四肢厥冷，脉微欲绝者，宜用通脉四逆汤。

通脉四逆汤(《伤寒论》)：炙甘草　干姜　生附子

以水500ml，煮取200ml，去滓，分两次温服。

方中以附子、干姜回阳救逆；甘草益气救中。本方即四逆汤重用附子、甘草、干姜而成，其方名异于四逆汤而名通脉者，注家认为四逆汤治四肢逆冷，阴阳气不相顺接便为厥，厥者为阳气虚，以四逆汤益真阳，使其阳气相接续则厥逆自愈。里寒过甚，不独气不相顺接，并脉亦不相顺接，其证过剧，故用四逆汤而加大各药剂量，散寒通阳力量更强，如是则能脉通厥回。

临床应用时，若兼见面赤烦躁，为阴寒盛于下而格阳于上，仿白通汤意加葱白通行阳气，解散寒凝。若下泻不止，干呕烦躁，厥逆无脉，为阴寒极甚，阳无所附而欲上脱之证，仿白通加猪胆汁汤之意，加葱白、猪胆汁、人尿反佐以治，以防病情对热药之格拒。张志聪《伤寒论集注》则认为胆具精汁，可以滋少阴而济烦渴，人尿乃入胃之饮，水精四布，五经并行，可以滋中土而和其厥逆，中土得济则烦呕自除。因吐泻过剧，阴阳俱不足，白通以通阳，猪胆以滋阴，阴阳兼顾，张志聪之说亦有参考意义。

若汗出身凉，气息微弱，脉微欲绝者，宜用参附汤。

参附汤（方见风温）。

方中人参大补元气，附子温壮真阳，二药合用，力专效宏，是益气回阳救脱的著名方剂。临床应用时，如大汗不止，加山茱萸敛汗固脱。

脱证与闭证有相似症状，应细加辨别，脱证只能固脱救逆，或益气回阳，或养阴益气，若误用闭证之药，如太乙紫金丹、至宝丹、苏合香丸之类以开窍，则陷患者于死地。

五、对 症 处 理

（一）频繁吐泻

若对频繁吐泻不急止之，则有伤津耗气，亡阴亡阳之虑，急证处理可选下列方法。

药物治疗：除辨证用药外，多选用丹剂类药物急治，如急救回生丹（《医学衷中参西录》，朱砂、甘草、冰片、薄荷冰）、红灵丹（上海中医学院验方：朱砂、麝香、朴硝、硼砂、冰片、雄黄、礞石）、行军散等，此类丹药多芳香，辟秽化浊药力强，见效迅速。

针灸治疗：取穴委中（双）、曲泽（双）、十宣等穴，用三棱针急刺疾出，放出紫血，或用毫针行泻法。寒霍乱者，加用神阙隔盐灸 20～40 壮，并用艾条灸关元、百会等穴。

（二）干霍乱

吐泻虽能耗气伤阴，但邪气尚有借吐泻而泄之机，若欲吐不吐，欲泻不泻，烦躁闷乱，面色青惨，气机窒塞，邪气闭郁，为害更甚，急证处理可选下列方法。

搐鼻取嚏：任选皂角末、通关散、行军散、红灵丹少许吹鼻取嚏，亦可用生大蒜瓣 1～2 枚，捣汁滴鼻取嚏，嚏出则气机得以宣畅。

探吐：用食盐一撮，放刀头上，用火炙透，再以阴阳水或童便和服催吐，涌吐亦为宣畅气机之法。《景岳全书》谓："先用盐汤探而吐之，一以去其滞隔，一以通其清气，但以清气得升，然后浊气得降，从泻而出，斯不至害。"

刮痧：凡肩、颈、脊背、两肘弯、两膝弯等处，均宜以瓷勺边缘或厚边青铜钱，蘸清油自上向下刮之，待锭出红紫色斑点为止。刮痧有疏通经络，解毒散邪之效。

针刺放血：令患者俯卧，以手蘸温水，轻轻急拍患者膝弯（委中处），直待红筋起，以三棱针疾刺出血，以通经散邪。刮痧与针刺放血，亦适于治频繁吐泻。

药物治疗：干霍乱亦可用玉枢丹、行军散、红灵丹、急救回生丹等以辟秽治疗。

（三）转筋

针刺治疗：针刺承山、委中、阳陵泉、曲池、尺泽等穴。

按摩治疗：用烧酒 200ml，化入樟脑 15g，用手蘸酒用力摩擦患者转筋处。

药物治疗：用木瓜 100g，吴茱萸、乌梅各 10g，煎水内服，以生津舒筋。

（四）闭证

神识昏蒙，牙关紧急，目闭不语，两手无脉，急用凉开水调服太乙紫金丹、行军散、急救回生丹、至宝丹、紫雪丹等开窍；寒湿秽浊蒙窍，则以苏合香丸开窍。亦可配合针刺人中、十宣放血、刮痧治疗。

（五）气脱

气息微弱，冷汗淋漓，脉微欲绝者，急以独参汤益气固脱。神昏者，置好醋 1000ml，于患者面前，将烧红之铁器频淬醋内，令患者闻其气，可使神志苏醒。

(六)津脱

肌肤松弛,指螺皱瘪,目眶凹陷,少尿无尿,唇舌绛红而干者,急以淡盐汤、阴阳水、西瓜汁、绿豆汤、雪梨浆、五汁饮等,任选1～2种,少量频饮。最好结合西医方法,从静脉迅速纠正水、电解质、酸碱平衡失调。

(七)亡阳

四肢逆冷,身凉汗出,脉微欲绝者,以艾炷隔姜灸关元、气海穴;外用回阳膏(又名硫黄散)贴神阙穴;或捣生附子60g,贴涌泉穴以回阳固脱。内服参附汤、四逆汤;或用参附针、参附青针加入5%葡萄糖氯化钠液体内静脉滴注或缓缓推注。

(李耀光)

第三篇　现代疾病证治

第一章

流行性感冒

流行性感冒(influenza,简称流感)是由流感病毒引起的急性呼吸道传染病。主要通过空气飞沫传播,具有高度传染性。临床上以急起高热、乏力、剧烈头痛、全身肌肉酸痛等全身中毒症状明显而呼吸道症状较轻为特征,病程短,有自限性。老年人和伴有慢性呼吸道疾病或心脏病的患者可出现肺部或肺外并发症。本病多发于冬春季节,大流行时则无明显季节性。中医认为本病为感受疫疠之邪所致,根据其发病季节及临床特点将其归属于“风温”、“冬温”、“春温”、“暑病”、“秋燥”范畴。当其在一定范围引起流行时又称“时行感冒”或“温疫”。

一、病 因 病 理

流感病毒属正黏病毒科,系 RNA 病毒,其颗粒呈球形或细长形。用补体结合试验可将其区分为甲、乙、丙 3 型。尤以甲型极易变异,往往造成暴发、流行和大流行。病毒对干燥、紫外线照射、乙醚、甲醛、升汞、氯等化学制剂都非常敏感,在温度低的环境下病毒较为稳定,4℃可存活 1 月余,对高热抵抗力低,加热至 56℃数分钟即丧失致病性。带有流感病毒颗粒的飞沫,吸入呼吸道后,借病毒的神经氨酸酶和血凝素的作用侵入上皮细胞,继而进入细胞内,病毒的核蛋白与上皮细胞核蛋白结合,在核内组成 RNA 型的可溶性抗原,并从核内渗出至胞质周围,复制的子代病毒扩散感染至附近细胞,使大量呼吸道纤毛上皮细胞感染、变性、坏死和脱落,产生炎症反应。

中医认为本病病因主要是外感疫疠之邪兼夹时令之气,发病则与肺卫调节功能失常、气候影响、体质因素有密切关系。当季节转换,气候突变,寒暖失常之时,疫疠之邪随着不同季节之时气入侵而发病,如冬季多为风寒之邪;春季多为风热之邪;夏季多为暑湿;秋季每兼燥气为病。除外季节对发病的影响,由于体质之不同,可引起对外邪感受的差异。如素体阳虚者,易感风寒;阴虚者,易感风热、燥热;痰湿偏盛者,则易兼感外湿,凡此皆当加以识别。疫疠之邪兼夹时令之气经皮毛、口鼻而入,肺卫首当其冲,卫阳被遏,营卫失和,正邪相争,可见恶寒、发热等卫表证;外邪犯肺,肺气失宣,则见咳嗽、鼻塞等肺经见证,体质较强者,疫疠之邪仅袭于肺卫,而多以表证为主,可出现风寒、风热、暑湿、燥热等各种不同证候类型。若失治、误治或感邪较重或年老体弱,抗病能力差,外邪可由表入里,传入气分,以邪热壅肺证候表现最为常见。肺与大肠相表里,气分阶段,也可见到痰热阻肺,腑有热结或肺热移肠的证候表现;深入营分,可见逆传心包或内闭外脱之证。

二、临 床 表 现

流感潜伏期较短,约 1～3 天。临床上可分为单纯型流感,肺炎型(肺部并发症),中毒型(肺外并发症)3 种类型。

(一)单纯型流感

此型为最多。临床上急起高热，全身症状较重而呼吸道症状轻微或不明显，表现为畏寒，发热，头痛，乏力，全身酸痛。体温可达39℃～40℃，一般持续2～3天渐退，在全身症状和发热消退时，鼻塞、流涕、咽痛、干咳等上呼吸道症状较显著。此属外邪入侵，肺卫失宣，证候表现主要有风热型，风寒型，暑湿型，燥热型。

(二)肺炎型

根据病因可分为3种情况，原发性流感病毒肺炎；继发性细菌性肺炎；流感病毒与细菌混合性肺炎。临床可出现高热不退、气急、紫绀、阵咳、咯血等症状，部分患者可出现食欲不振、恶心、便秘或腹泻等消化道症状。病程可长达3～4周。若合并金黄色葡萄球菌感染，易发生脓胸、气胸；如并发肺炎球菌感染，肺可呈大叶或小叶实变；继发链球菌、肺炎杆菌感染，则多表现为间质性肺炎。以上均为邪入气分，热壅肺经所致。证候多表现为邪热壅肺；痰热阻肺，腑有热结；肺热移肠等。

(三)中毒型

可分为两种情况。一种系甲型或乙型流感的肝脏、神经系统并发症。临床上在急性呼吸道感染热退数日后出现恶心、呕吐，继而嗜睡、昏迷、惊厥等神经系统症状。此为邪热内陷，逆传心包，热盛动风所致，证候表现多为气营同病。另一种是中毒休克综合征，多在流感后出现，伴有呼吸衰竭，胸X线片可显示成人呼吸窘迫综合征，但肺炎病变不明显。此为邪热闭遏于内，气阴两伤或阳气暴脱所致。证候表现多为内闭外脱。

三、诊断要点

(一)流行病学资料

本病一年四季均可发生流行，但以冬春季节多见，我国上海和南方一些地区夏秋季也是流感活动的高峰。流感流行可呈散发、暴发、大流行甚至世界大流行。人群对流感病毒普遍易感，一般以5～20岁的年龄组发病率较高。当流感流行时依据接触史或集体发病史及典型的症状和体征较易诊断。

(二)证候特点

急起发热，恶寒，头痛，全身酸痛，鼻塞，流涕，咽痛，咳嗽等。

(三)实验室检查

血象见白细胞总数减少，淋巴细胞相对增加，嗜酸性粒细胞消失。合并细菌性感染时，白细胞总数与中性粒细胞增多；免疫荧光技术或ELISA法检测抗原，有助于早期诊断；单克隆抗体检测抗原，能鉴定甲、乙型流感。应用血凝抑制试验或补体结合试验，测定急性期或恢复期血清中的抗体，如有4倍以上增长，则为阳性，有助于回顾性诊断和流行病学调查。

四、一般处理

按呼吸道传染病隔离治疗，卧床休息，多饮水，进易消化食物。高热，中毒症状较重者，可予输液与物理降温，及时处理并发症。抗病毒治疗，可选用金刚烷胺盐酸盐，但必须在发病的最初1～2天给药，方能有效。不良反应有口干、失眠等，肾功能不全者或65岁以上老年患者慎用。同类药物也可选用金刚乙胺等。

五、辨证治疗

外感疫疠之邪，初起以肺卫为病变中心，解表祛邪为本病的基本法则。根据感邪性质差异，风热袭表，宜辛凉解表，宣肺透热；风寒袭表，宜疏风散寒，解表透邪；暑湿困表，则宜透表清暑，化湿泄热；燥热袭表，宜解表润燥，清热肃肺。表邪不解，邪传气分者，则宜清气泄热；热毒内陷，气营同病，则宜清气凉营；内闭外脱者，又宜益气养阴、敛肺固脱为先，一旦脱止，即配合祛邪开闭。

(一)风热袭表

1. 证候　发热，微恶风寒，汗出不畅，头痛，身痛，咽喉红肿疼痛，舌边尖红，苔薄微黄，脉浮数。

2. 治法　辛凉解表，宣肺透热。

3. 方药

主方　银翘散加减：银花 15g，连翘 10g，竹叶 6g，薄荷 6g，荆芥 6g，桔梗 10g，芦根 20g，贯众 10g，板蓝根 15g。水煎服，每日 2 剂。若头痛较甚者，加桑叶 10g、菊花 10g；咽喉红肿疼痛甚者，去荆芥，加马勃 10g、玄参 10g；高热渴甚者，加葛根 15g、黄芩 10g、生石膏 30g。

中成药　羚翘解毒片，口服，每次 4～6 片，每日 2 次；风热感冒冲剂，口服，每次 10g，每日 3 次。

(二)风寒袭表

1. 证候　发热，恶寒重，无汗，头痛，肢体疼痛，鼻塞喷嚏，苔薄白，脉浮或浮紧。

2. 治法　疏风散寒，解表透邪。

3. 方药

主方　荆防败毒散加减：荆芥 10g，防风 10g，羌活 10g，独活 10g，柴胡 10g，川芎 6g，桔梗 10g，枳壳 10g，甘草 3g，生姜 3 片。水煎服，每日 1 剂。若体质较虚者，去荆芥、防风，加党参 10g；口渴者，加黄芩 10g、葛根 15g；胸闷不舒，纳呆腹泻者，加半夏 10g、陈皮 10g、苍术 6g、厚朴 10g。

中成药　外感风寒冲剂，口服，每次 12g，每日 3 次。

(三)暑湿困表

1. 证候　发热恶寒，无汗或少汗，头痛，四肢困倦，心烦口渴，小便短赤，大便溏泄，苔薄黄微腻，脉濡数。

2. 治法　透表清暑，化湿泄热。

3. 方药

主方　新加香薷饮加减：银花 15g，扁豆 10g，厚朴 10g，香薷 3g，连翘 10g，青蒿 10g，藿香 10g。水煎服，每日 1 剂。若脘痞，不思饮食者，加荷叶 10g、佩兰 10g；呕吐者，加半夏 10g、竹茹 10g；肢体重痛甚者，加木瓜 10g，苡仁 20g。

中成药　藿香正气水，口服，每次 10ml，每日 2 次。

(四)燥热袭表

1. 证候　发热微恶风寒，头痛，无汗，咽干，鼻塞而燥或干咳少痰，舌红少津，脉略数。

2. 治法　解表润燥，清热肃肺。

3. 方药

主方　桑杏汤加减：桑叶 10g，杏仁 10g，浙贝母 10g，山栀皮 6g，沙参 15g，菊花 10g。水煎服，每日 1 剂。若咽干鼻燥者，可加麦冬 10g、天花粉 10g。

中成药　川贝枇杷膏，口服，每次 10ml，每日 2 次。

（五）邪热壅肺

1. 证候　高热，烦渴，汗出，咳嗽，气促，胸痛，舌红苔黄，脉数。

2. 治法　清气泄热，宣肺止咳。

3. 方药

主方　麻杏石甘汤合千金苇茎汤加减：麻黄 6g，杏仁 10g，生石膏 30g，苇茎 30g，桃仁 6g，冬瓜仁 20g，鱼腥草 15g，黄芩 10g，浙贝母 10g。水煎服，每日 1 剂。若高热，烦渴，汗多者，加知母 10g，天花粉 15g；痰中带血者，加茜草 10g、大蓟 10g、小蓟 10g；腹胀便秘者，加生大黄 10g、芒硝 10g。

中成药　痰热清注射液 20～30ml 加入 10％葡萄糖注射液 250ml 中，静脉滴注，每日 1 次。

（六）肺热及肠

1. 证候　身热，咳嗽，下利色黄热臭，肛门灼热，口渴，苔黄，脉数。

2. 治法　清泄肺肠。

3. 方药

主方　葛根芩连汤加减：葛根 20g，黄芩 10g，黄连 6g，杏仁 10g，薏苡仁 30g，鱼腥草 15g，木瓜 10g，甘草 3g。水煎服，每日 1 剂。若咳嗽较甚者，加银花 15g、桑叶 10g、桔梗 10g；腹痛明显者，加白芍 20g、木香 6g；四肢烦痛者，加防己 15g、秦艽 10g；呕吐者，加竹茹 10g、半夏 10g。

中成药　香连片，口服，每次 4 片，每日 3 次。

（七）痰热阻肺，腑有热结

1. 证候　喘促不宁，痰涎壅盛，潮热便秘，苔黄腻或黄滑，脉滑数或实大。

2. 治法　宣肺化痰，泄热攻下。

3. 方药

主方　宣白承气汤加味：生石膏 30g，生大黄 10g，杏仁 10g，瓜蒌皮 15g，黄芩 10g，鱼腥草 15g。水煎服，每日 1 剂。若咳甚胸闷者，加浙贝母 10g、郁金 10g；咳甚胸痛，咳腥臭脓痰者，加芦根 30g、薏苡仁 30g、冬瓜仁 20g、桃仁 10g。

中成药　复方鱼腥草片，口服，每次 4～6 片，每日 3 次。

（八）热毒内陷，气营同病

1. 证候　高热不退，烦躁不安，时有谵语，甚或昏迷，颈项强直，儿童多有抽搐，舌红绛，无苔或苔黄，脉细数。

2. 治法　清气凉营，泻火解毒。

3. 方药

主方　白虎汤合清营汤加减：生石膏 30g，知母 10g，银花 15g，连翘 10g，水牛角 60g，竹叶 10g，黄连 6g，丹参 10g，玄参 10g，大青叶 15g。水煎服，每日 1 剂。若痰热盛而神识模糊，时有谵语者，加竹沥 10g、石菖蒲 10g、郁金 10g；四肢抽搐者，加羚羊角 5g、钩藤 30g；大便秘结者加生大黄 10g。

中成药　醒脑静注射液 10～20ml，加入 10％葡萄糖注射液 250ml 中，静脉滴注，每日 1～2 次；安宫牛黄丸 1 粒，温开水化开，先服一半，不知再服，必要时 12 小时后重复给药。

（九）内闭外脱

1. 证候　热退，躁扰不安或神昏，时见抽搐，喘喝欲脱，汗多气短，脉细无力，甚则面色苍白，四肢厥冷，汗出淋漓，舌红少津，脉微细欲绝。

2. 治法　急以益气养阴固脱，兼以祛邪开闭。

3. 方药

主方　生脉散合参附汤加味：人参 10g，麦冬 10g，五味子 6g，附片 10g，黄芪 20g。水煎 2 次分 3 次服，脉不敛再服，以脉敛为度，一旦脱止，应根据具体表现辨证以祛邪开闭。若呼吸急促者，加杏仁 10g、银花 10g、连翘 10g、瓜蒌 10g；喉间痰鸣者，加葶苈子 10g、浙贝母 10g、杏仁 10g；若神昏者，加石菖蒲 10g、郁金 10g。

中成药　生脉注射液 20ml 加入 5%葡萄糖注射液 500ml 中，静脉滴注，或参附注射液 20ml 加入 5%葡萄糖注射液 500ml 中，静脉滴注，醒脉静注射液 20ml 加入 10%葡萄糖注射液 250ml 中，静脉滴注。每日 1～2 次。安宫牛黄丸每次 0.5～1 粒，每日 1～2 次。

六、其他疗法

(一)验方

1. 连须葱白 1 根，生姜 5 片，橘皮 6g，红糖 30g；羌活 10g，防风 10g，紫苏 10g，生姜 3 片，苍耳子 10g。以上 2 方，任选 1 方，水煎服，每日 1 剂。适用于风寒感冒。

2. 薄荷 6g，鲜芦根 30g，金银花 15g，板蓝根 30g；野菊花 10g，四季青 10g，鱼腥草 30g，淡竹叶 10g。以上 2 方，任选 1 方，水煎服，每日 1 剂。适用于风热感冒。

3. 岗梅根 30g，板蓝根 30g，土牛膝 15g，水煎服，每日 1 剂。适用于各型感冒的预防。

(二)针灸疗法

1. 针刺　对高热恶寒者，针合谷、风池、曲池、大椎，用泻法，留针 10 分钟左右，每日 2 次；剧烈咳嗽，针天突、列缺，留针 20 分钟，每日 3 次。

2. 放血　严重高热者，可以十宣放血，或用三棱针快速刺入大椎，少商(双侧)点刺放血 3～5 滴，大椎拔罐，合谷针刺用泻法，强刺激不留针，一般放血 1 次，严重者放血 2～3 次。

(三)饮食疗法

1. 三菜汤　金针菜 6g，芫荽 100g，淀粉 100g，鸡蛋 2 个，韭黄 50g，胡椒粉、五粉、盐、味精、醋各适量。水 1500ml 烧开，先放金针菜，然后按顺序将上述原料加入，煮沸 3 分钟，放入鸡蛋拌成蛋花，每次服 200ml，晚餐后服。适用于风寒感冒。

2. 豆腐鲜芦根粥　鲜芦根 200g，去渣取汁加入粳米 100g，豆腐 250g，油、盐适量。共煮粥，温热服食，每日 1 次。适用于风热感冒。

3. 藿香粥　先水煎藿香 30g，10 分钟，去渣取汁备用，将粳米 100g 煮粥，然后加藿香汁，再煮 1～2 沸即可。凉后服食，每日 1 次。适用于夏季暑热感冒。

4. 润喉利咽饮　苹果 1 个，雪梨 1 个，青果 2 个，分别切片，齐放锅内煎煮 30 分钟，加入白糖 50g 即成，适量饮，可食苹果和梨。适用于燥热感冒。

七、康复与预防

1. 流感一般预后好，经治疗发热持续 2～3 天后渐退，但上呼吸道感染症状较显著，症状消失后，仍感软弱无力，精神差，体力恢复缓慢。老年人和伴有慢性呼吸道疾病或心脏病患者要高度警惕肺部并发症及肺外并发症。特别是原发性病毒性肺炎，抗菌药物治疗无效，病死率较高。

2. 早期发现，快速诊断流感，及时报告和隔离治疗患者，可减少传播，降低发病率，控制流行。

3. 切断传播途径。流行期间应减少大型集会和集体活动，接触者应戴口罩。室内可用食醋熏蒸法进行空气消毒（食醋 5ml，加水 5ml，放入沙锅或铅锅内，置炉子上）。或烟熏消毒（苍术 10g，石菖蒲 10g，艾叶 10g，放瓦罐内燃烧）。

4. 保护易感人群。流感疫苗接种后半年至 1 年左右可预防同型流感，发病率可降低 50%～70%；金刚烷胺盐酸盐预防甲型流感有一定效果，乙型流感则无效；中药预防流感有显著效果，如鬼针草、岗梅根、板蓝根各等份煎水代茶饮或用贯众、板蓝根、大青叶、甘草煎水代茶饮。

5. 加强身体锻炼，增强正气卫外能力，可根据不同的年龄和体质情况，进行各种体育活动，养成经常性户外活动习惯。

八、临 床 报 道

1. 赵东英观察抗流感合剂（组方：薄荷、黄连各 6g，连翘、荆芥、青蒿、板蓝根、大青叶、柴胡、黄芩各 10g，黄芪 15g，麻黄 6g，青风藤 12g，鱼腥草 30g）对冬春时节北方地区流感的疗效。选择 80 例流感患者，随机分为治疗组和对照组，治疗组给予抗流感合剂，对照组予双黄连颗粒（无糖型），以 3 天为一疗程，结果发现治疗组明显优于对照组，显愈率 73%，退热平均起效时间为 3.26 小时，平均退热时间为 26.96 小时，治疗前和治疗后 72 小时两组患者血清白细胞因子 IL-1、IL-6 及 TNF-α 的含量差异具统计学意义，抗流感合剂能明显降低患者血清白细胞因子 IL-1、IL-6 及 TNF-α 的含量。〔赵东英．抗流感合剂治疗流行性感冒的临床研究[J]. 浙江中医杂志，2006，41(6)：326〕

2. 刘南等应用寒温并用法治疗 27 例甲型 H1N1 流感患者。流感表证期用基础方银翘柴桂汤（组方：金银花 15g，连翘 15g，柴胡 10g，桂枝 10g，黄芩 10g，重楼 20g，桔梗 10g，白芍 10g，玄参 15g，甘草 6g），流感里证期用基础方白虎清解汤〔组方：石膏（先煎）30g，麻黄 10g，杏仁 10g，鱼腥草 20g，黄芩 10g，苇茎 15，瓜蒌仁 15g，薏苡仁 30g，桃仁 10g，甘草 6g〕。结果 24 例患者显效（体温在 12～48 小时恢复正常，咳嗽等症状明显好转或消失，血常规 3 天内恢复正常）。〔刘南，左俊岭，王保华等．寒温并用法治疗甲型 H1N1 流感 27 例临床观察[J]. 河南中医，2010，30(7)：667〕

（赵国荣　杨钦河　张朝曦）

第二章

流行性腮腺炎

流行性腮腺炎(epidemic parotitis mumps)是腮腺炎病毒引起的急性呼吸道传染病,通过飞沫传播。其病变以腮腺非化脓性炎症为主,也可延及各种腺体或神经系统及心、肝、肾等器官。临床上以发热、倦怠、咽痛、头痛、腮腺肿痛为特点。本病多发于冬春季节。中医认为是感受风热时毒所致,属于"温毒"范畴,因其特殊的临床表现,又称"痄腮"、"虾蟆瘟"等。

一、病 因 病 理

腮腺炎病毒通过借飞沫和密切接触,侵入口腔黏膜和鼻黏膜,大量增殖进入血循环,引起第 1 次病毒血症,经血流累及腮腺及其他一些器官,在其中增殖复制,然后再次进入血循环,引起第 2 次病毒血症,并可侵犯第 1 次未受波及的一些脏器。腮腺非化脓性炎症为本病的病理特征,腺体周围组织充血、水肿,间质有浆液纤维性渗出及淋巴细胞浸润。腺管上皮呈水肿、坏死,管腔中充满坏死细胞及渗出物,使唾液中的淀粉酶排出受阻,经淋巴进入血流再从尿中排出。除腮腺外,颌下腺、睾丸、卵巢、胰腺、乳腺、胸腺、甲状腺也可受累。除此以外,脑、脑膜、肝、心肌、肾脏也常累及,临床出现相应症状。

中医认为本病的发生,主要是外感风热时毒所致。当人体正气不足时,易感邪发病,毒邪从口鼻而入,首先侵犯肺卫,故有恶寒发热、头痛、轻咳;足少阳之脉起于目内眦,上抵头角下耳后,绕耳而行,毒邪壅阻少阳经脉,郁而不散,气血运行受阻,凝聚局部,故耳下腮部漫肿疼痛;邪在肺卫不解,传入气分,可表现多种不同的证候类型。常见的是邪热入里,热毒炽盛,见壮热烦渴,头痛,腮腺硬肿疼痛,呕吐;也可见邪热入里,热结肠腑,见壮热烦渴,恶心呕吐,大便秘结,腮部漫肿;少阳与厥阴相表里,足厥阴肝经之脉下绕阴器,邪毒循少阳、厥阴经下行,攻窜睾腹,可见少腹疼痛,睾丸肿痛;少数气分之邪不解,传至营血,陷入心包,神明扰乱,可致高热,神昏谵语,惊厥等。

二、临 床 表 现

少数病例可有短暂(数小时至 2 天)前驱期,表现为倦怠,纳差,肌肉酸痛,咽炎,结膜炎等。大多数起病较急,表现有发热、畏寒、头痛、咽痛、食欲不振、全身不适等,1～2 天后咽部肿痛,为毒袭肺卫,邪郁肌表。随之腮肿逐渐明显,张口咀嚼及吃酸性食物时胀痛更甚,恶寒消失,体温上升达 39℃以上,甚至 40℃,伴烦渴、头痛、呕吐或腹胀腹痛、大便秘结或少腹疼痛、睾丸肿痛,为邪入气分,热毒壅滞或热结肠腑或攻窜睾腹所致。小儿腮腺炎常见严重并发症有脑膜炎、脑膜脑炎,一般在腮腺肿大后 1 周内出现高热、嗜睡、神昏、抽搐等,为热毒内陷心包,气营两燔所致。

三、诊断要点

(一)流行病学资料

本病全年均可发生,但以冬春季为高峰,可呈流行或散发。在流行季节,有接触史的5~15岁儿童为易感人群,成人中亦可发生,6个月以下婴儿很少发病。

(二)证候特点

腮腺肿大,先由一侧开始,以耳垂为中心,向前、向下发展,边缘不清,局部皮肤紧张发亮,具有弹性感,表面灼热并有触痛,全身症状有发热、倦怠、全身不适、纳差或恶心呕吐等。

(三)实验室检查

白细胞总数正常或稍有增加,淋巴细胞相对增多;90%的患者疾病早期有血清淀粉酶增高;血清学检查,补体结合试验效价高于1∶200或双份血清效价上升4倍以上有诊断意义。酶联免疫吸附法及间接荧光免疫检测IgM抗体,可作早期诊断。

四、一般处理

按呼吸道传染病常规隔离治疗,卧床休息,注意口腔清洁,饮食以清淡流质、软食为宜,避免酸性食物,保证液体摄入量。对脑炎、脑膜炎、胰腺炎、睾丸炎等并发症可对症治疗。一般抗生素及磺胺药对本病无效,目前尚缺乏抗腮腺炎病毒的药物,中医中药对本病有较好疗效。对重症或并发脑膜脑炎时,可考虑短期使用肾上腺皮质激素。高热、头痛、呕吐可予对症处理包括使用脱水剂。

五、辨证治疗

本病为感受风热时毒所致,初起毒袭肺卫,治以透表泄表,散结消肿;传入气分,治疗原则以清热解毒、软坚消肿为主,视其病变部分,可有所偏重,热结肠腑者,辅以通下积滞;攻窜睾腹,则宜清泻肝胆,行气通络;热毒内陷,气营两燔,则宜清热解毒,凉营开窍。

(一)毒袭肺卫

1. 证候　畏寒发热,头痛,轻咳,耳下腮部酸痛,咀嚼不便,继之一侧或两侧腮部肿胀疼痛,边缘不清,舌苔薄白微黄,脉浮数。

2. 治法　透表泄热,散结消肿。

3. 方药

主方　银翘散加减:银花10g,连翘10g,桔梗10g,牛蒡子10g,薄荷6g,黄芩10g,板蓝根15g,夏枯草10g,甘草6g。水煎服,每日1剂或2剂。若咽喉疼痛者,加马勃10g、玄参15g;咳嗽较重者,加杏仁10g、浙贝10g;恶心呕吐者,加半夏10g、藿香10g。

中成药　维C银翘片,口服,每次3片,每日3次;板蓝根注射液,肌内注射,每次2ml,每日2次。

(二)邪入气分,热毒壅滞

1. 证候　高热,头痛,烦躁,口渴,食欲不振,或伴呕吐,腮部漫肿,灼热疼痛,咽喉红肿,吞咽咀嚼不便,小便黄赤,舌红苔黄,脉滑数。

2. 治法　清热解毒,软坚消肿。

3. 方药

主方　普济消毒饮加减:黄芩10g,连翘10g,玄参10g,牛蒡子10g,板蓝根20g,僵蚕

10g，桔梗10g，薄荷6g，夏枯草15g，蒲公英15g。水煎服，每日1剂。若腮部漫肿，硬结不散者，加山慈姑10g、浙贝10g；呕吐甚，苔黄腻者，加白蔻仁6g、藿香10g、石菖蒲10g。

中成药　清开灵注射液30ml加入10%葡萄糖注射液500ml，静脉滴注，每日1～2次。

(三)邪入气分，热结肠腑

1. 证候　腮部肿痛，壮热烦渴，腹胀腹痛，腹壁拘急拒按，恶心呕吐，大便秘结，舌质红苔黄或黄腻，脉数。

2. 治法　清热解毒，通下积滞。

3. 方药

主方　大黄牡丹皮汤加减：大黄10g，桃仁10g，延胡索10g，牡丹皮10g，板蓝根20g，连翘15g，冬瓜仁20g，败酱草20g。水煎服，每日1剂。若高热不退者，加生石膏30g、大青叶20g；腮肿硬结不散者，加山慈姑10g、夏枯草15g、浙贝10g。

中成药　羚羊清肺丸，口服，每次1丸，每日3次

(四)邪入气分，攻窜睾腹

1. 证候　腮部肿胀或不肿，发热，呕吐，少腹疼痛，睾丸肿痛，舌红苔黄，脉弦数。

2. 治法　清泻肝胆，行气通络。

3. 方药

主方　龙胆泻肝汤加减：龙胆草10g，板蓝根20g，栀子10g，黄芩10g，木通10g，车前子15g，当归10g，赤芍10g，川楝子10g，延胡索10g。水煎服，每日1剂。若睾丸胀痛甚者，加橘核20g，枳实10g；高热不退者，加生石膏30g，大青叶20g。

中成药　抗病毒口服液，每次10～20ml，每日2～3次，饭后服用。

(五)热毒内陷心包，气营两燔

1. 证候　壮热，头痛，烦躁，头项强硬，嗜睡或神昏、抽搐，舌红绛、苔黄，脉数。

2. 治法　清热解毒，凉营开窍。

3. 方药

主方　清营汤合普济消毒饮加减：水牛角30g，生地15g，玄参15g，丹参10g，麦冬10g，连翘15g，板蓝根30g，黄芩10g。水煎服，每日1剂。若腮肿硬痛者，加夏枯草15g、赤芍15g；抽搐者，加僵蚕10g、钩藤30g、羚羊角粉1g冲服。

中成药　醒脑静注射液16～20ml，加入5%葡萄糖注射液250ml中静脉滴注，每日1～2次，或用醒脑静注射液8ml加入50%葡萄糖注射液40ml中静脉注射，每日2次。

六、其他疗法

(一)验方

1. 解毒汤　连翘10g，防风10g，银花15g，黄芩10g，夏枯草10g，大青叶15g，荆芥10g，淡竹叶10g，甘草6g。水煎服，每日1剂。用于腮腺炎的预防和初起治疗。

2. 外敷方1　金黄散30g，芙蓉叶30g研末，菊花9g浸汁加蜜糖适量拌和外敷患部。

3. 外敷方2　蒲公英20g，鸭跖草15g，水仙花根20g，马齿苋20g，捣烂外敷患部。

(二)针灸疗法

1. 针刺　取患侧颊车、翳风、腮腺刺激点(位于颊车与翳风连线的中点)，疾刺疾出，每日1次。

2. 耳针　在皮质下、颊、腮腺相应位置找压痛点，针压痛点，施强刺激手法，留针约20分

钟，每5分钟捻转1次，每日耳针1次。

(三)饮食疗法

1. 银花赤小豆羹　银花10g(包煎)，赤小豆30g，共煮至熟烂，捞出银花渣，吃豆羹，每日2次，连吃2天。适用于温毒在表者。

2. 玄参三花粉　玄参15g，银花10g，菊花10g，红花3g，水煎，取汁，兑入适量冰糖，作饮料饮服。适用于气分热毒炽盛者。

3. 霸王花猪肉汤　霸王花50g，瘦猪肉250g，杏仁25g，蜜枣5枚，加水3500ml，文火煲3小时，加盐调味即成。适用于腮腺炎病后调养。

七、康复与预防

1. 一般患者经治疗预后多良好，个别可伴严重并发症，如重型脑膜炎及心肌炎等，需积极抢救处理。

2. 早期患者和隐性感染者为本病的传染源。腮腺肿大前7日至肿后9日均有传染性。一般丙种球蛋白及胎盘球蛋白均无预防作用。可应用板蓝根30g，水煎服，每日1剂，连服6天，作为预防。

3. 对于易感人群，可注射腮腺炎病毒减毒活疫苗，也可采用喷鼻或气雾吸入法，方法简便且易被接受。处于潜伏期者亦可接种疫苗，以期减轻症状。

八、临 床 报 道

1. 黄巧智应用自拟清瘟解毒汤治疗36例流行性腮腺炎，组方：金银花15～30g，连翘10～20g，板蓝根45～60g，大青叶20～30g，蒲公英30g，紫花地丁15～30g，夏枯草15～30g，玄参15～30g，伴发热、全身不适者，加柴胡、防风、薄荷，伴咽喉肿痛加牛蒡子，并加大玄参剂量。同时用仙人掌捣烂加冰片适量外敷。以肿胀、疼痛、发热、全身不适及伴见症状消失为治愈标准。结果显示，2天治愈者13例，3天治愈者20例，4天治愈者2例，5天治愈者1例，平均治愈天数为3.5天。〔黄巧智．清瘟解毒汤治疗流行性腮腺炎36例[J]．中医研究，2003，16(4)：49〕

2. 钱玉萍报道应用和解少阳、清热解毒法治疗流行性腮腺炎156例，自拟方：柴胡、黄芩各10～18g，板蓝根15～25g，蒲公英10～15g，赤芍、连翘、桔梗各6～12g，制半夏3～9g，生甘草3～6g。对照组124例予服小儿抗病毒口服液。患儿肿胀的腮腺部位敷金黄膏，合并颌下腺炎者，加服西药阿莫西林克拉维酸颗粒，或头孢克洛分散片，对照组若体温超过38.5℃者予西药退热药，6天为一疗程。结果表明，治疗组总有效率为97.44%，对照组总有效率为87.10%，两组数据具有统计学意义($P<0.05$)，治疗组疗效优于对照组。〔钱玉萍．和解少阳清热解毒法治疗流行性腮腺炎156例[J]．浙江中医杂志，2006，41(4)：197〕

(赵国荣　张朝曦)

第三章

麻　　疹

麻疹(measles)是由麻疹病毒所引起的发疹性急性传染病。多发生在冬春季节,其他季节亦有散发。临床上以发热、流涕、咳嗽、眼结膜充血,典型的麻疹黏膜斑(Koplik's斑),以及出疹期的特殊斑丘疹等为其特征。疹子稍隆起,扪之碍手,状如麻粒,故名麻疹。本病中西医名称相同,均称麻疹,各地亦有“麻子”、“痧子”、“疹子”等俗称。中医认为本病是由于感受麻毒时邪所致,病邪主要侵犯肺胃,属于温病范围。

一、病因病理

麻疹病毒从上呼吸道及眼结膜等处侵入人体,产生病毒血症,引起发热、咳嗽、全身不适等。病毒侵入皮肤、黏膜,在真皮和表皮细胞内增殖,引起皮疹。麻疹病毒感染后,常引起病人对其他病原的免疫反应显著降低,机体防御功能减弱,故易继发细菌和其他病毒感染,引起肺炎、喉炎、脑炎等。一次患病,终身免疫。

中医认为本病是感受麻毒时邪所致。小儿稚嫩之体,气血未充,最易感邪而致病。麻毒时邪具有风热病邪类似的致病特点。麻毒时邪从口鼻而入,因肺主皮毛,开窍于鼻,故邪先侵于肺,肺卫失宣,故麻毒犯肺,首先出现肺卫症状,如发热、咳嗽、喷嚏、流涕等。脾开窍于口,主肌肉四肢,麻毒时邪蕴于脾,其性上达外透,上熏于口腔,故在疹前期可先见于口腔黏膜有粟状疹点,即麻疹黏膜斑。麻毒与气血相搏,正气驱邪外出,麻毒由里达表,外发肌肤而出疹。麻毒由表入里,由肺及胃,导致肺胃蕴热。如肺热下移大肠,则有腹痛、腹泻。疹透之后,毒随疹泄,疹渐消退,往往热去津亏,肺胃阴伤。麻疹患儿若能顺利通过上述3期,则称为顺证,预后为佳。

若素体禀赋不足,多病体弱,或邪毒太盛,或治疗护理不当,正气不支,邪毒不能外发,可致麻毒郁闭,甚则内陷。若麻毒郁闭于肺,肺失宣降,热邪灼津为痰,阻塞肺窍,上逆而为喘咳。若麻毒壅盛,化热化火,循经上攻咽喉,则咽肿灼痛,气憋声嘶。若麻毒内陷营血,闭阻心包,引动肝风,则神昏抽搐。若正不胜邪,可出现内闭外脱等危证。

二、临床表现

潜伏期为6～12天,一般10天。病程有一定规律性,一般经过如下几个阶段。

(一)前驱期

约3～5天。临床表现有发热,伴全身不适,食欲不振,头痛,咳嗽,喷嚏,流涕,流泪,畏光,结膜充血,幼儿可伴有腹泻、呕吐等症,呈现特殊的“麻疹面貌”。2～3天后约有90%病例口腔两侧颊黏膜近第1臼齿处可见麻疹黏膜斑,此斑为麻疹所特有,是麻疹早期诊断最可靠的体征。为麻毒时邪初犯人体,肺卫失宣,而见肺卫表证;麻毒侵犯脾胃,脾失健运,胃失和降,上熏口腔,故见吐泻,口腔粟状疹点。

（二）出疹期

约2～5天。在起病后3～4天开始出疹，疹点先起自发际、耳后，继则遍布全身，至手足心。皮疹初为细小淡红色斑丘疹，散在，继而增多，呈鲜红色，以后融合成暗红色，疹间仍保留正常皮肤。一般皮疹为充血性，压之退色。随着皮疹透发，全身毒血症状加重，出现高热，精神委靡，嗜睡或烦躁不安，咳嗽增剧，结膜更加红肿畏光，面部浮肿。全身浅表淋巴结及肝脾可轻度肿大，重症者肺部常可听到干湿啰音。为麻毒时邪由表入里，肺胃热盛，邪热郁肺，胃热炽盛，内窜营分，从皮肤、血络外发。

（三）恢复期

皮疹出齐后，全身症状及呼吸道症状迅速减轻，体温同时下降，咳嗽渐减，精神、饮食好转。皮疹按出疹先后顺序消退，消退后可见糠麸样脱屑和色素沉着，约经2～3周后消失。无合并症的麻疹全病程约为10～14天。麻毒为阳毒，易耗伤气阴，故可见糠状脱屑。疹透毒泄，邪去正复，故身凉气爽咳减纳增。

（四）常见并发症

1. 肺炎　多见于出疹期，是麻疹最常见的并发症，也是引起麻疹死亡的主要原因。发生肺炎时，皮疹虽消退而体温再度上升或持续不退，呼吸困难，发绀，肺部可闻湿啰音或实变征。为麻毒郁闭于肺，肺失宣降，邪毒化火，灼津为痰，阻塞肺窍所致。

2. 喉炎　疹出不透，咽喉肿痛，犬吠样咳嗽，声音嘶哑，吸气性呼吸困难，危重者烦躁不安，面色青紫，甚至窒息而死。为肺胃热毒循经上攻咽喉，故见咽喉肿痛，声音嘶哑；肺胃热盛，灼津为痰，阻塞气道，故呼吸困难，烦躁不安。

3. 脑炎　大多于出疹后第2～第8天出现高热，昏迷，抽搐，甚至出现呼吸衰竭等症状。约半数以上患儿可以完全康复，1/3遗留智力障碍、癫痫、痉挛性瘫痪等后遗症。为麻毒炽盛，化火内陷，引动肝风，闭阻心窍，故见高热、神昏、抽搐等症。

三、诊断要点

（一）流行病学资料

在流行季节，未患过麻疹者有麻疹接触史。由于近年来普遍接种麻疹疫苗，患者症状多不典型，因此麻疹发病季节及接触史在诊断上有重要参考价值。

（二）证候特点

上呼吸道炎症及眼结膜炎症，为麻疹前驱期的重要症状。如查见麻疹黏膜斑即可确诊。出疹后根据皮疹特点，糠麸脱屑，色素沉着等亦可确诊。

（三）实验室检查

白细胞总数前驱期正常或稍增多，出疹期稍减少。前驱期、出疹期患儿鼻咽分泌物、血液、尿液可分离出麻疹病毒。

四、一般处理

患儿应隔离治疗至出疹后第5天；如并发肺炎，须延长至出疹后10天。保持室内清洁、安静，空气新鲜流通，温度适宜，避免冷空气直接刺激，光线应稍暗些，衣服宜宽大、柔软保暖；应注意皮肤、五官的清洁护理。给予易消化清淡饮食，忌食油腻燥热之品，注意补充水分。高热不退时，不可滥用冷敷或强烈退热药，以免妨碍出疹，必要时可用芫荽、浮萍等煎水擦浴。

目前西医尚无特效治疗，应发挥中医优势进行积极治疗。

五、辨证治疗

在本病辨证中，要观察病变过程中的顺逆证。顺证者发热不甚，常有微汗，咳嗽而气不促。3～4天后开始出疹，先见于耳后发际，渐次延及头面、颈部，而后急速蔓延至胸背腹部、四肢，终达于手足心与鼻准，疹色红润而有光泽，分布均匀，无其他合并证候。疹点约在3天内透发完毕，嗣后依次回没，热退咳减，精神转佳，胃纳渐增，渐趋康复。逆证者呈急起高热，咳嗽剧烈，呼吸急促，甚则张口抬肩，口唇青紫，或声嘶痰鸣，疹出不畅或疹出即没，疹色深紫、晦暗或黑色，或色泽无华，形成斑块，舌干绛起刺，或见神昏谵语、惊厥动风，或见四肢厥冷，脉微欲绝。

麻疹前驱期(出疹前期)邪在肺卫，病变部位多在上焦肺经，肺与大肠相表里，肺热可下移大肠。出疹期麻毒由表入里，里热渐盛，深入气分。恢复期麻毒随疹出而外泄，主要以肺胃阴伤或余热未清为主。麻毒炽盛，闭郁于肺可致热毒郁肺证；肺胃热毒循经上攻咽喉，闭阻喉关可致热毒攻喉证；麻毒过盛，不得外透，下移大肠可致热移大肠证；麻毒内陷，蕴郁化火，蒙蔽心包，扰乱神明，引动肝风，迫血妄行可致毒陷营血证；若麻毒过盛，患儿体弱而正气不支，则可发展为阳气虚脱证，若治疗不当，预后多属不良。

前人认为“麻为阳毒，以透为顺”，顺证麻疹的治疗原则为辛凉透表，清热解毒，养阴清热，根据不同阶段分别施治。疹前期以辛凉透表、清宣肺卫为主，贵在透疹，切忌苦寒通下，以防麻毒内陷而生他变；出疹期治以清热解毒，佐以透疹，忌用大辛大热，以免助邪化火，灼伤阴津；恢复期当须养阴生津，清解余热，忌用大苦大寒，以防伤及脾胃。逆证麻疹总的治疗原则为清热解毒。热毒郁肺者，佐以宣肺平喘；热移大肠者，佐以透疹止利；热毒攻喉者，佐以利咽消肿；毒陷营血者，佐以凉血开窍；气阴两虚者，治以益气生津，扶正透疹；出现阳气虚脱者之险证时，急以益气回阳。

顺证证治

(一)前驱期(出疹前期)

1. 证候 发热，咳嗽，喷嚏，流涕，流泪，眼结膜充血，畏光，全身不适，纳呆，幼儿可伴有腹泻、呕吐，口腔颊黏膜查见麻疹黏膜斑，舌红、苔薄白，脉浮数，或指纹红浮。

2. 治法 辛凉宣透。

3. 方药

主方 银翘散加减：银花12g，连翘12g，桔梗8g，薄荷6g(后下)，淡竹叶10g，甘草3g，荆芥10g，淡豆豉6g，牛蒡子10g，芦根12g。水煎服，每日2剂。若表证较重，恶寒无汗者，加升麻6g、葛根12g、防风8g；兼表寒外束，疹透不利者，加苏叶8g、麻黄6g、西河柳10g；目赤流泪者，加菊花12g、桑叶10g；咽喉痛甚者，加蝉蜕5g、僵蚕6g、射干10g；阴津不足者，加天花粉10g、生地黄12g、麦冬12g、石斛12g；血热较甚者，去淡豆豉、荆芥，加紫草10g、藏红花10g、牡丹皮10g、赤芍10g；气虚不能托疹外透者，加党参15g、黄芪15g。

中成药 维C银翘片，每次4粒，每日3次。

(二)出疹期

1. 证候 发热，疹出齐后体温逐渐下降。皮疹，先见于耳后、面部，逐渐分布全身，约3天左右出齐。皮疹呈玫瑰色斑丘疹，可互相融合，舌红、苔薄黄，脉数。小儿指纹红紫。

2. 治法 清热解毒透疹。

3. 方药

主方　清解透表汤：西河柳 10g，蝉蜕 3g，葛根 10g，升麻 5g，连翘 10g，银花 10g，紫草根 10g，桑叶 10g，甘草 3g，浮萍 10g，荆芥 5g。水煎服，每日 2 剂。若高热烦渴者，加石膏 15g、知母 12g；咳嗽较剧者，加杏仁 10g、前胡 10g、桑白皮 10g、桔梗 8g；热毒炽盛，皮疹深红或紫红，呈云头大片者，去荆芥，加大青叶 12g、板蓝根 15g、赤芍 10g、牡丹皮 10g；若皮疹透发不畅，或当出不出，或出而又没，可用西河柳 10g、芫荽 10g、浮萍 12g、紫苏 10g，煎水熏洗或擦浴。

中成药　清开灵注射液 20～30ml，加入 5%或 10%葡萄糖注射液 250ml 中，静脉滴注，每日 1 次；注射用双黄连每次每公斤体重 60mg，加入 5%或 10%葡萄糖注射液 250ml 中，静脉滴注，每日 1 次。

(三)恢复期

1. 证候　皮疹按透发先后次序逐渐消退，呈糠麸脱屑，体温同时下降，或低热，干咳，纳呆，舌光红，无苔，脉细数。

2. 治法　甘凉养阴，轻清余邪。

3. 方药

主方　沙参麦冬汤加减：沙参 15g，麦冬 10g，桑叶 10g，天花粉 10g，扁豆 10g，芦根 20g，青蒿 10g，白薇 10g。水煎服，每日 1 剂。若肺阴受伤，干咳不止者，加川贝母 8g、瓜蒌皮 10g、百合 12g；气虚乏力者，加太子参 15g、黄芪 15g；纳差者，加谷麦芽各 15g、鸡内金 10g；此期多伤阴津，故可用鲜荸荠 100g、胡萝卜 100g、甘蔗 150g、白茅根 30g、鲜芦根 30g，煎水代茶食服。

中成药　生脉注射液 20～60ml，加入 5%葡萄糖溶液 250～500ml 中，静脉滴注，每日 1 次。

逆证证治

(四)热毒郁肺

1. 证候　壮热不退，咳嗽频剧，喘急痰鸣，面目红赤，涕泪俱无，唇舌干燥，鼻翼煽动，烦躁不宁，唇周青紫，皮疹深红而紫，云头大片，或突然隐没，或隐伏难出，舌质红、苔黄，脉滑数。

2. 治法　清热透疹，宣肺平喘。

3. 方药

主方　麻杏石甘汤加味：麻黄 6g，杏仁 10g，石膏 30g，甘草 6g，黄芩 10g，连翘 12g，桔梗 10g，紫草 12g，板蓝根 15g。水煎服，每日 2 剂。若痰盛者，加苏子 10g、葶苈子 10g；便秘者，加瓜蒌仁 10g，火麻仁 12g；热毒深重，疹红而紫，呈云头大片者，加赤芍 10g、大青叶 15g；表气郁闭，疹出不畅者，加薄荷 6g(后下)、牛蒡子 10g、蝉蜕 5g。

中成药　板蓝根冲剂，每次 1～2 袋，每日 3 次。

(五)热移大肠

1. 证候　疹出不透，泻利频作，黄赤热臭，肛门灼热，小便短赤，腹痛，口渴，舌红，苔黄，脉数。

2. 治法　清热止利，透疹达邪。

3. 方药

主方　葛根芩连汤加味：葛根 15g，黄芩 8g，黄连 5g，升麻 6g，西河柳 10g，防风 10g，甘草 3g,银花 10g,浮萍 10g,蝉蜕 3g。水煎服,每日 2 剂。若伴有恶心呕吐者,加姜竹茹 10g、苏叶 6g;腹痛较甚者,加白芍 10g;腹泻黏腻,赤白相兼,里急后重者,加白头翁 10g、秦皮 10g。

中成药　清热祛湿冲剂,每次 10g,每日 3 次;腹可安似乎更合适,口服,一次 4 片,一日 3 次。

(六)热毒攻喉

1. 证候　疹出不透,咽喉肿痛,咳嗽气急,声音嘶哑,状如犬吠,呼吸困难,面色青紫,甚或窒息,舌红、苔黄,脉数。

2. 治法　清热解毒,利咽消肿。

3. 方药

主方　普济消毒饮加减:玄参 12g,桔梗 8g,甘草 6g,牛蒡子 10g,贝母 10g,射干 10g,板蓝根 20g,僵蚕 8g,连翘 10g,岗梅根 20g,黄芩 10g。水煎服,每日 2 剂。若咳嗽气促者,加苏子 8g、葶苈子 10g;大便秘结者,加大黄 8g(后下)、北杏仁 10g。

中成药　六神丸,按年龄大小服用,口服每日 3 次,1 岁每服 1 粒,每加 1 岁加服 1 粒,成人量每次 10 粒;同时应配合外治法局部用药,如冰硼散涂舌或吹喉,或用双料喉风散喷喉。

如呼吸高度困难,有窒息的可能时,应随时作气管切开术予以抢救。

(七)毒陷营血

1. 证候　高热,烦渴,谵妄,神昏,甚或抽搐,疹色紫暗,稠密成片,或见呕血、衄血、便血、尿血等,舌质红绛甚则干绛起刺,脉细数。

2. 治法　清心开窍,凉血止血。

3. 方药

主方　清宫汤合犀角地黄汤加减:水牛角 30g,生地 25g,生石膏 30g,知母 15g,甘草 6g,玄参 12g,赤芍 10g,牡丹皮 10g,淡竹叶 10g,连翘 12g,紫草 10g,麦冬 15g。水煎服,每日 2 剂。若神昏谵语或抽搐者,可合用安宫牛黄丸 1 粒或紫雪丹 1 支;大便秘结者,加大黄 12g(后下);吐血、衄血者,加白茅根 30g、侧柏叶 15g、旱莲草 15g;便血者,加地榆 15g、槐花 12g;尿血者,加白茅根 30g、小蓟 12g。

中成药　醒脑静注射液 10～20ml 加入 5%或 10%葡萄糖注射液 500ml 中静脉滴注,每日 1～2 次。

(八)气阴两虚

1. 证候　身热不退,口渴多汗,疹出不透,干咳气促,气短懒言,咽干舌燥,皮疹隐退,舌红干少津,脉细数或结代。

2. 治法　益气生津,扶正透疹。

3. 方药

主方　生脉散加味:西洋参 10g(另炖),麦冬 12g,五味子 6g,竹叶 10g,石斛 12g,天花粉 12g,葛根 12g,甘草 3g。水煎服,每日 1 剂。若干咳少痰者,加浙贝 12g、沙参 15g、瓜蒌仁 12g;若大便干结者,加火麻仁 15g、北杏仁 12g。

中成药　参麦注射液 20ml 加入 5%葡萄糖注射液 250ml 中静脉滴注,每日 1 次;丽参注射液 5～10ml 加入 50%葡萄糖注射液 40ml,静脉注射,每日 1～2 次。

(九)阳气虚脱

1. 证候 体温骤降,汗出不止,气息短促,四肢厥冷,面色苍白,神情倦怠,或嗜睡,疹色淡白,隐而不透,或疹点骤然隐陷,舌质淡白,脉微欲绝。

2. 治法 益气回阳。

3. 方药

主方 参附龙牡汤:人参10g(另炖),炮附子9g,生龙骨30g,生牡蛎30g,干姜6g。水煎服,每日1~2剂。若因阳气衰弱,疹点隐而不透,或骤然隐陷者,可在上方基础上加升麻3g、葛根15g等升阳举陷,使疹能顺畅外透。

中成药 可选用丽参针、参麦针静脉滴注或静脉注射,用法用量参考气阴两虚证;亦可用参附针10~20ml,加入5%葡萄糖注射液250ml中,静脉滴注,每日1~2次。

六、其 他 疗 法

(一)验方

1. 清肺解毒汤 麻黄6g,杏仁10g,生石膏20g,甘草3g,银花12g,连翘10g,板蓝根15g,法半夏8g。

2. 桑葛汤 葛根30g,桑皮15g,大青叶15g,薄荷10g,黄芩10g,紫草10g,银花10g,甘草3g。

(二)针刺疗法

高热者,可针刺大椎、合谷、风池、曲池,或十宣放血。并发喉炎者,针刺天突、合谷、少商、商阳等穴。

(三)饮食疗法

1. 荸荠30g,胡萝卜30g,芫荽10g。水煎服,每日1次,适用于症状较轻者。

2. 鲜荸荠100g,鲜芦根60g,胡萝卜100g,甘蔗250g。煎汤代茶。

七、康复与预防

1. 无合并症的麻疹全过程通常为10~14天,经治疗痊愈后,可获终身免疫。麻疹的并发症,大多见于出疹期,最常见并发症有肺炎、心血管功能不全、喉炎、脑炎等,必须引起高度警惕,必要时采取中西医结合治疗措施,及时抢救,使患者康复。

2. 发现患者应及时隔离治疗,一般要到出疹后5天方可解除,有并发症者应延长隔离期至出疹后10天。流行期间,易感儿童不要到公共场所,减少感染机会。对未感儿童普遍进行"麻疹减毒活疫苗"的预防接种,每次0.2ml,皮下注射。3~5年后再接种一次。

3. 流行期间可用中药预防:紫草30g,甘草3g,水煎服,每日1次,连用7天。

八、临 床 报 道

1. 朱修身等报道中西医结合治疗麻疹合并肺炎50例,方用宣透清解汤:麻黄3g,杏仁、荆芥各4g,石膏10g,升麻、甘草各2g,葛根、连翘各6g,西河柳8g。热甚加黄芩、鱼腥草、浮萍;高热抽搐加羚羊角粉、僵蚕;喘甚加葶苈子、前胡;咳嗽加桑白皮、桔梗;咽痛加马勃、射干;疹点红赤及紫绀成片加生地、牡丹皮;正气虚弱,无力透疹加人参、黄芪。疹前期合并肺炎加大葛根、麻黄、荆芥用量,加黄芪、黄精、当归、赤芍;出疹期及恢复期合并肺炎加西洋参、生地、麦冬、牡丹皮、赤芍、羚羊角粉。外周血象高用青霉素钠盐80万U,肌内注射,每日2

次。结果：痊愈46例，占92%；好转3例，占6%；无效1例，占2%。〔朱修身，王占云．中西医结合治疗麻疹合并肺炎50例[J]．中医研究，1994，(2)：30-31〕

2. 胡兰清报道用清解透表汤加清开灵注射液治疗麻疹46例，疗效显著。清解透表汤用于麻疹出疹期，选用金银花、连翘、白茅根、芦根、葛根、蝉蜕、牛蒡子、升麻、紫草，疹点紫暗、融合成片者加赤芍、牡丹皮、生地，咳嗽痰黄黏者加黄芩、鱼腥草、苦杏仁，壮热烦渴者加生石膏、栀子、知母。结果：46例均痊愈，体温恢复正常时间平均为2.03天，皮疹消失时间平均为6天。〔胡兰清．清解透表汤加清开灵注射液治疗麻疹46例[J]．新中医，2000，32(3)：49〕

（史志云　张朝曦）

第四章

风　疹

风疹(rubella,german measles)是由风疹病毒所引起的急性传染病。风疹病毒经呼吸道感染,病毒于出疹前5～7天存在于鼻、咽分泌物及血液中,出疹后即不易分离出病毒。临床上以发热,上呼吸道轻度炎症,全身散在红色斑丘疹及耳后、枕部淋巴结肿大为特征。本病多发生冬春之际,以5岁以下的小儿多见。中医认为是感受风热病邪所致,对风疹的认识早有记载,也称“风瘾”、“风痧”、“隐疹”,属于“风温”、“冬温”等温病范畴。

一、病因病理

风疹病毒通过呼吸道飞沫散播传染,或由患者的口、鼻、眼分泌物直接传染,感染后造成上呼吸道炎症,产生病毒血症并淋巴结肿胀,由于真皮上层的毛细血管充血及轻微炎性渗液,导致皮疹。出疹后,血液内很快出现中和抗体,毒血症状也随之消失。感染一次后,不论症状轻重,大多获终身免疫。

中医认为本病的发生,主要是外感风热病邪。风热病邪由口鼻而入,侵袭肺卫,卫气被郁,肺气失宣,故见发热恶风,咳嗽,流涕等肺卫表证。进而邪热内蕴于肺(胃),与气血相搏,外发肌肤,而见皮疹。皮疹外达,则病邪得以外泄而解。病有轻重之分,轻者只伤肺卫,重者可内传入里,燔灼气分,扰及营血,而见高热烦渴,疹点鲜红或紫暗,或融合成片。邪毒搏于气血,瘀滞郁结,则可见耳后、枕部淋巴结肿大。

二、临床表现

(一)前驱期

多为1天,症状一般较轻,低度至中度发热,头痛,疲乏,纳食减少,咳嗽,喷嚏,流涕,咽痛,眼结膜充血,耳后、颈部及枕部淋巴结肿大,有轻度压痛。少数伴有呕吐、腹泻。为风热病邪侵袭肺卫,卫气被遏,肺失宣降,故可见发热恶风、咳嗽流涕等肺卫表证,风热病邪与气血相搏,瘀滞郁结,则可见淋巴结肿痛。

(二)出疹期

通常在发热第1～第2天出疹,始于面部,迅速向下蔓延,一天内可满布躯干、四肢,但手掌及足跖大多无疹。皮疹呈浅红色细小斑丘疹,躯干背部可融合成片,并有瘙痒。皮疹一般出至第3天消退,疹退后可有小糠麸状脱屑,但不明显,无色素沉着。出疹期全身症状可继续存在,但不加重,疹退后全身症状也随之消失。为风热病邪郁于肺胃,热盛内蕴,内窜营络,外发肌肤而见皮疹。并可见气分热盛之证,如壮热,烦渴,舌红、苔黄,脉数等;亦可见热扰营血之候,如疹色艳红或紫暗,或融合成片等。

三、诊 断 要 点

1. 流行病学资料

在发病季节有与风疹患者接触史。

2. 证候特点

初起有发热及上呼吸道感染等症状，出疹迅速、消退亦快的出疹特点，无色素沉着，耳后、枕部及颈后淋巴结肿大等有助诊断。

3. 实验室检查

白细胞总数降低，出现异性淋巴细胞及浆细胞，发病后1周内血沉快；出疹前1周到疹后5天从鼻、咽分泌物及血中分离出风疹病毒；恢复期血中有特异性抗体。

四、一 般 处 理

注意休息，给予流质、半流质易于消化饮食，忌辛燥刺激食品。高热头痛者可用解热止痛剂，或物理降温，如冰敷、酒精拭浴；咽痛者可用复方硼砂溶液漱口；咳嗽者用祛痰止咳药，如复方川贝止咳露、伤风止咳糖浆等；皮肤发痒时用1%氧化锌溶液拭擦；眼结膜炎者，应及时用0.25%氯霉素眼药水滴眼。

五、辨 证 治 疗

本病病因为感受风热病邪，主要病机为邪毒与气血相搏，外泄肌肤所致。若见轻微发热，精神安宁，疹色淡红，分布均匀，病程在3～4天之内者为轻；若见壮热烦渴，疹色鲜红或紫暗，分布密集，出疹持续5～7天才见消退，病程较长者为重。邪轻病浅，一般只伤肺卫；若病情发展，邪热内郁于肺，波及营分，窜入血络，则可致肺热发疹；风疹后期，余邪未净，而肺胃津液受伤。少数患儿，邪毒炽盛，也可入营犯血。

本病治疗原则为疏风清热解毒。邪在肺卫者，治以疏风清热透表；肺热发疹者，治以清热宣肺透疹；肺胃阴伤者，治以滋养肺胃阴津。

（一）邪郁肺卫

1. 证候　发热，微恶风寒，头痛，喷嚏，流涕，咳嗽，咽痛，咽腭部可见红色斑疹，耳后、枕部及颈后淋巴结肿大，有轻度压痛，舌边尖红、苔薄白或薄黄，脉浮数。

2. 治法　疏风清热，宣肺透表。

3. 方药

主方　银翘散加减：银花9g，连翘9g，竹叶6g，牛蒡子9g，桔梗9g，薄荷3g（后下），荆芥6g，防风6g，蝉蜕6g，桑叶9g，夏枯草9g。水煎服，每日2剂。若咽痛者，加土牛膝12g、岗梅根30g；口渴者，加天花粉12g、芦根12g；呕吐者，加竹茹9g、法半夏9g；咳甚痰多者，去荆芥，加前胡9g、浙贝母9g。

中成药　维C银翘片，每次2～3粒，每日3次；抗病毒口服液，每次1支，每日3次。

（二）肺热发疹

1. 证候　发热，咳嗽，胸闷，咽痛，目赤，口干渴，皮肤红疹，舌红、苔黄，脉数。

2. 治法　清热解毒，宣肺透疹。

3. 方药

主方　银翘散去豆豉，加细生地、牡丹皮、大青叶、玄参方：银花10g，连翘10g，生地

15g，牡丹皮10g，大青叶12g，玄参12g，竹叶9g，牛蒡子10g，桔梗10g，薄荷5g(后下)，蝉蜕6g，紫草10g。水煎服，每日2剂。若热毒较甚，疹色紫红而黑者，加板蓝根15g、赤芍10g、紫花地丁10g；大便干结者，加大黄10g(后下)；口渴甚者，加天花粉12g、生石膏15g；小便短赤者，加滑石15g、车前子10g。

中成药　清开灵口服液，每次1～2支，每日3次；清开灵注射液30～40ml，加入5%葡萄糖注射液500ml中，静脉滴注，每日1次。

(三)肺胃阴伤

1. 证候　身热不甚，或不发热，干咳不已或痰少而黏，口舌干燥而渴，舌红苔少，脉细。

2. 治法　滋养肺胃，生津润燥。

3. 方药

主方　沙参麦冬汤加减：沙参12g，麦冬12g，玉竹9g，桑叶10g，北杏仁10g，天花粉10g，甘草3g，地骨皮10g，太子参15g。水煎服，每日1剂。若低热者，加青蒿6g(后下)、银柴胡10g；若大便干结者，加火麻仁12g(打)、玄参15g；纳差者，加谷芽15g、麦芽15g、鸡内金10g。

中成药　养阴清肺膏，口服，一次10～20ml，一次3次。

六、其 他 疗 法

(一)验方

1. 蝉蜕饮　蝉蜕6g，银花9g，连翘9g，竹叶6g，灯心草3扎，薄荷3g(后下)，芦根12g，甘草3g。

2. 透疹凉解汤　桑叶9g，菊花9g，蝉蜕6g，连翘9g，牛蒡子9g，紫花地丁9g，赤芍9g，黄连6g，红花6g。

(二)针刺疗法

对高热者，可针刺合谷、大椎、曲池等穴，用针刺泻法；也可点针中冲穴放血。

(三)饮食疗法

1. 鲜芦根30～60g，竹叶心30g。煎水代茶，功能清热化湿，适用于风疹轻症。

2. 绿豆粥　绿豆30g，先煮至熟，再加入粳米30g，煮成粥加糖食之。功能清热解毒，除烦止渴，适用于病后余热未清者。

七、康复与预防

1. 患者临床经过良好，一般症状较轻，疹退后全身症状也随之消失，身体康复，预后良好。感染一次以后，不论症状轻重，大多获终身免疫。

2. 患者应隔离治疗至出疹后5天。风疹流行期间，易感儿童不宜去公共场所，避免与风疹患者接触。

3. 妊娠3个月内的孕妇，应避免与风疹患者接触，若有接触，则应于接触患者5天内肌内注射胎盘球蛋白作被动免疫。

八、临 床 报 道

1. 曹旗报道用普济消毒饮加减治疗风疹淋巴结肿大36例，并以口服病毒唑治疗35例为对照组。疗效标准为淋巴结肿大消失，无压痛或疼痛为痊愈，否则为未愈。基本方为：黄芩、象贝、丝瓜络、连翘各15g，僵蚕3g，桔梗10g，陈皮、牡丹皮、赤芍各12g，红花、莪术各6g，发热者加知母15g，生石膏20g，疹发不畅者加蝉蜕10g、薄荷(后下)5g，皮疹色深者加生地10g，口渴心烦者加芦根10g。对照组发热者(口腔体温>38.5℃)成人口服复方阿司匹林片，小儿口服诺林退热液。结果显示治疗组治愈率为80.56%，对照组为31.43%，治疗组疗效明显优于对照组($P<0.05$)。〔曹旗．普济消毒饮加减治疗风疹淋巴结肿大36例——附病毒唑治疗35例对照[J]．浙江中医杂志，2003.(3)：107〕

2. 禹永明报道用穿琥宁合银翘散治疗风疹78例，并与西药治疗63例为对照组。西药采用三氮唑核苷注射液，并口服盐酸吗啉胍片、维生素C片、扑尔敏片。两组高热者均予对症处理。疗效标准按《国家标准应用·中医内科疾病诊疗常规·风疹》评定。结果经统计学分析显示：总有效率两组差异无统计学意义($P>0.05$)，治愈率治疗组高于对照组，差异有统计学意义($P<0.05$)。治疗组开始退热和完全退热时间均显著短于对照组，$P<0.01$；治疗组开始退疹和完全退疹时间均显著短于对照组，$P<0.01$。〔禹永明．穿琥宁合银翘散治疗风疹78例[J]．江苏中医药，2005，26(5)：24～25〕

(史志云　张朝曦)

第五章

幼儿急疹

幼儿急疹(exanthem subitum)是婴幼儿时期发生的一种急性出疹性传染病。临床以突起发热,持续高热3~4天后,热退出疹,疹点为红色粟粒状小红疹,散布全身,并很快消退为主要特点。本病多发于冬春季节,好发于6~18个月的婴幼儿,6个月以内和2岁以上的小儿较少发病。传染性不强,多为散发,偶见流行。古称为"奶麻"、"奶疹"。中医认为是感受风热病邪,属"风温"、"冬温"范畴。

一、病因病理

幼儿急疹病原体为一种病毒,但迄今尚未分离成功。传染源为患儿及亚临床发病者,可经空气飞沫传播。感染后可获终身免疫,预后佳。

中医认为本病的发生,主要是外感风热病邪,而且与婴幼儿正气不足有密切关系。外感风热病邪,正气不足,卫外失固,风热病邪由口鼻侵犯人体,首伤肺卫,卫气被遏,肺气失宣,正邪交争于卫表,故初起见有肺卫表证,如发热、咳嗽、流涕等,但时间短暂。继而邪郁化热,由表入里,邪热蕴郁肺胃,气分热盛,故见高热、烦渴,或伴有呕吐、泄泻等症。风热病邪蕴郁肺胃数日,与气血相搏,托毒外泄,而发于肌肤,则见热退疹出。

二、临床表现

(一)发热期

起病急,表证短暂,之后出现发热,数小时即可见高热,持续3~4天骤降,体温虽高但精神尚好。起病初期常伴有咳嗽、流涕、结膜及咽部充血等,高热期常伴有呕吐、腹泻、食欲不振等消化道症状,枕部、颈部及耳后淋巴结轻度肿大。少数患儿有烦躁、睡眠不宁或出现惊厥,惊厥为时短暂,呈全身性抽搐。为风热病邪自肺卫而入,由表入里,蕴郁于肺胃,即卫气同病,既有卫表症状,如咳嗽、流涕、目赤、咽红等;又见气分热盛之证,如高热、烦躁、舌红、苔黄等。热邪炽盛,内扰心肝,引起肝风,则见惊厥。

(二)出疹期

高热持续3~4天左右,多数患儿体温骤降,少数为渐退,热退疹出,疹为斑丘疹,玫瑰色,不规则,形小,最先见于颈部与躯干,很快波及全身,而面部、肘及膝以下稀少或无疹,于24小时内出齐,1~2日疹退,不留任何痕迹,无脱屑或色素沉着。为邪热内蕴肺胃,与气血相搏,正气托毒外达,故邪去热清,疹毒随之透出。若皮疹稀疏均匀,表示邪热不盛;若皮疹融合较多,说明邪热较重。

三、诊断要点

(一)流行病学资料

在流行季节,2岁以下小儿有突然发热,可能有幼儿急疹接触史。

(二)证候特点

起病急,高热,但精神好,伴有咳嗽、腹泻,偶见惊厥。高热持续3～4天,热退疹出,皮疹为玫瑰色斑丘疹,躯干多,面部及四肢远端少,24小时内迅速波及全身,1～2天内消退,无落屑及色素沉着,颈、枕、耳后淋巴结可轻度肿大。

(三)实验室检查

白细胞总数减少,淋巴细胞增多。

四、一般处理

安静休息,多喝水,饮食清淡,富营养,易消化。对高热患儿应及时处理,如用头部冷敷物理降温,或肌内注射退热针;惊厥时用镇静剂,如肌内注射苯巴比妥等。

五、辨证治疗

幼儿急疹在古代一些麻科专书中已有辨析。如《麻科活人全书·正麻奶麻风隐不同》中说:“奶麻者……不可认作时行麻疹,妄行汤剂。”由于本病皮疹形似麻疹,故又称“假麻”。

本病病因为感受风热病邪,病机为邪郁肌表,与气血相搏,外泄肌肤所致。本病初起邪袭肺卫;进一步发展,可深入气分,热蕴肺胃,或邪热炽盛,引动肝风;后期邪热随皮疹外透,多表现为肺胃阴伤、余热未清之证。

幼儿急疹的治疗原则,出疹前以疏散风热为主,方选银翘散加减;热蕴肺胃,治以清热宣肺保津,方选白虎汤合麻杏石甘汤加减;若见热盛动风,治以清热息风,方用羚角钩藤汤加减;热透肌肤,治以清热解毒凉血,方选化斑汤加减。热退后,皮疹发出,病已渐入痊愈阶段,可煎服菊花、竹叶、鲜芦根、鲜石斛等轻清之剂,以清热生津。

(一)邪袭肺卫

1. 证候　发热,微恶风寒,咳嗽,流涕,目赤,咽红,口微渴,舌边尖红,苔薄白,脉浮数。

2. 治法　辛凉解表,宣肺泄热。

3. 方药

主方　银翘散加减:银花9g,连翘9g,桔梗9g,竹叶10g,牛蒡子9g,薄荷5g(后下),大青叶12g,蝉蜕6g,甘草3g。水煎服,每日2剂。若咽痛明显者,加岗梅根15g、玄参10g、僵蚕6g;大便秘结者,加大黄6g(后下);目赤者,加菊花10g、夏枯草8g。

中成药　抗病毒口服液,每次1支,每日3次;维C银翘片,每次2～3片,每日3次;清开灵口服液,每次1支,每日3次。

(二)热蕴肺胃

1. 证候　高热,咳嗽,甚则喘促鼻煽,纳呆呕吐,目赤,咽痛,烦躁,小便黄,舌红,苔薄黄,脉滑数或洪数。

2. 治法　清热宣肺保津。

3. 方药

主方　白虎汤合麻杏石甘汤加减:生石膏15g(先煎),知母9g,麻黄6g,北杏仁9g,甘草

3g，黄芩10g，银花10g，芦根15g，鱼腥草15g。水煎服，每日2剂。若咳嗽甚者，加桑白皮10g、瓜蒌皮10g；口渴者，加石斛9g、天花粉10g；颈及耳后淋巴结肿大明显者，加浙贝母10g、夏枯草9g。

中成药 柴胡注射液，每次2ml，肌内注射；清开灵注射液20ml，加入5%葡萄糖注射液250ml中，静脉滴注，每日1～2次。

(三)热盛动风

1. 证候 高热，惊厥，呈全身性抽搐，哭闹不安，时有呕吐，小便黄，舌红、苔黄，脉弦数。

2. 治法 清热息风。

3. 方药

主方 羚角钩藤汤加减：羚羊角片3g(先煎)，钩藤9g，地龙9g，菊花9g，白芍9g，甘草3g，蚤休9g，生地15g，川贝9g，桑叶9g，黄芩9g。水煎服，每日2剂。若烦躁不安者，加柏子仁9g、远志3g；呕吐者，加竹茹9g、苏梗9g；大便秘结者，加大黄9g(后下)、芒硝9g(冲服)。

中成药 羚羊角粉，每次半支，每日2～3次；醒脑静注射液，每次2～4ml，加入25%葡萄糖注射液20ml，静脉缓注，每日1～2次。

(四)热透肌肤

1. 证候 热退身凉，全身出现玫瑰色小丘疹，躯干明显，压之退色，无痒感，疹出后1～2天消退，不留瘢痕，不脱糠屑，舌红、苔黄，脉细数。

2. 治法 清热解毒凉血。

3. 方药

主方 化斑汤加减：生石膏15g，知母9g，连翘9g，牡丹皮9g，生地12g，赤芍9g，玄参12g，竹叶6g，大青叶12g，甘草3g。水煎服，每日1剂。若大便干结者，加大黄9g(后下)、芒硝6g(冲服)；口渴明显者，加天花粉9g、芦根12g；咳嗽者，加浙贝母9g、北杏仁9g、瓜蒌皮9g。

中成药 板蓝根冲剂，每次1/2～1袋，每日3次；清热生津口服液，每次1支，每日2～3次。

六、其他疗法

(一)验方

1. 解毒防风汤 防风25g，地骨皮12g，黄芩10g，白芍10g，荆芥6g，枳壳6g，牛蒡子6g，共为粗末，每服10g，水煎服。

2. 化毒汤 紫草10g，升麻10g，甘草10g，加糯米一小撮，水煎服。

3. 青萍汤 浮萍9g，白芍6g，甘草3g，大枣3枚，生姜6g，牡丹皮6g，水煎热服。

(二)针灸疗法

对高热患儿，取合谷、曲池，一般不留针，或中冲、十宣放血；对惊厥患儿取人中、内关、太冲、涌泉，中强刺激。

七、康复与预防

1. 患儿经治疗，热退疹出，疹消后，身体可完全康复。感染后可获永久性免疫，绝少有二次发病者。

2. 隔离患者至出疹后5天，若为可疑患者，应隔离观察7～10天。在流行期间，勿带婴幼儿上街，不去公共场所。

八、临床报道

1. 王虹倩等报道用中药治疗幼儿急疹40例，取得满意效果。发热期用银翘散加减：金银花、连翘各10g，薄荷、荆芥、桔梗、甘草各5g，牛蒡子7g，大青叶、板蓝根各6g；出疹期用清解散：连翘、牡丹皮、紫草、赤芍、水牛角各10g，生地黄、黄连、玄参各8g，疗效标准以国家中医药管理局1994年发布的中医病证诊断疗效标准为依据。结果显示40例幼儿急诊中，发热期12例和出疹期28例均全部治愈。〔王虹倩，林海峰，金巍．中药治疗幼儿急疹40例[J]．中医药学报，2000，(4)：30〕

2. 高慧等报道用自拟赛诸葛汤治疗幼儿急疹30例，并设置30例对照组。赛诸葛汤组方：金银花、连翘、赤芍、白芍各6g，柴胡、升麻、葛根、牛蒡子、蝉蜕、薄荷(后下)、生甘草各3g，对照组30例均采用利巴韦林8mg/(kg·d)及双黄连口服液治疗，12例静脉点滴青霉素或头孢菌素，8例口服抗生素，6例加用地塞米松点滴。两组均以4天为1疗程，体温>38.5℃口服布洛芬混悬液等措施。疗效标准以国家中医药管理局1994年发布的中医病证诊断疗效标准为依据。结果显示两组全部治愈，无并发症，但中药组热退疹出快于对照组，差异具统计学意义($P<0.05$)。〔高慧，朱杰．赛诸葛汤治疗幼儿急疹30例临床观察[J]．中医儿科杂志，2006，2(6)：42～44〕

(史志云　张朝曦)

第六章

水痘与带状疱疹

水痘与带状疱疹(varicella and herpeszoster)是水痘-带状疱疹病毒所引起的急性出疹性传染病。临床上以发热,皮肤、黏膜分批出现迅速发展的斑疹、丘疹、疱疹与结痂为主要特点。水痘因其疱疹明亮如水,形态椭圆,状如豆粒,故称水痘。中医亦称水痘,又称水疱,水痘多见于小儿。带状疱疹由于皮肤有红斑、水疱,累累如串珠状,每缠腰而发,故中医亦称缠腰火丹,又名火带疱、蛇丹、蜘蛛疱等,多见于成人。本病一年四季皆可发生,但以冬春季为多见,中医认为是感受风热时毒、湿热病邪所致,病邪主要侵犯肺、脾、肝,属于温病范畴。

一、病 因 病 理

水痘-带状疱疹病毒主要由呼吸道侵入人体,首先在呼吸道黏膜上生长繁殖,继而进入血液,引起病毒血症及全身病变。主要病理变化限于表皮细胞层,细胞变性,胞浆及胞核均出现水肿,形成囊状细胞,胞浆分裂形成多核巨细胞。囊状细胞或多核巨细胞液化,组织液渗入,即形成水疱。继发感染后,可变为脓疱。

中医认为本病的发生主要是感受风热时毒或湿热病邪所引起。病邪由口鼻入侵人体,首先侵犯上焦肺卫,而见发热、恶风寒、头痛、四肢酸痛等卫气郁闭的证候表现;肺卫相通,卫气郁闭,则肺气失宣,故见咳嗽、流涕等;时毒、湿毒内蕴,外发肌表,则见皮肤初见红色疹点,继则发展为丘疹,旋又成为疱疹而形成水痘。若邪毒尚轻,病在卫表者,则疱疹稀疏,点粒分明,全身症状轻浅;若邪毒炽盛,蕴伏营血则痘疹稠密,色呈红紫,多伴有壮热、烦躁等。若毒热内盛,郁久化火,内陷厥阴,则出现惊厥、抽搐等重症。

二、临 床 表 现

(一)前驱期

起病时可有低热或中等度发热,全身不适,常伴有恶心、呕吐、纳呆、咳嗽、喷嚏等症状。为风热时毒侵袭肺卫,卫表失和,肺气失宣;或湿热病邪郁遏卫气,气机受阻,脾失健运,胃失和降所致。

(二)出疹期

初起为红色斑疹,数小时后变为丘疹,再数小时后变为疱疹,常伴瘙痒,1～3 天即可干缩结痂,痂盖脱落后不留瘢痕。痘疹形态多为椭圆形,位在表浅,壁薄易破;带状疱疹密集成簇,呈带状排列,疱壁紧张发亮,周围有红晕,各群之间皮肤正常。水痘皮疹先见于躯干,其次是头部及四肢近端皮肤,分布呈向心性,以躯干部较多;带状疱疹多沿一侧肋间神经或三叉神经分布,也可见于颈、腹、腰及四肢,为热毒内蕴,外发肌表所致。若热毒较轻,病在卫气,则痘疹稀疏,色泽红润,疱内浆液清亮;若热毒较重,则痘疹大而稠密,色赤紫,疱浆较混浊。

三、诊 断 要 点

(一)流行病学资料

有水痘流行史及有水痘、带状疱疹接触史。

(二)证候特点

初起有轻度发热、咳嗽，继则出现红色斑疹、丘疹，很快变为基底红润的大小不等疱疹，以躯干为多，四肢少见，痂盖脱落后不留瘢痕。

(三)实验室检查

白细胞总数正常或轻度增加。非典型者，可在疱疹基底刮取物检查核内包涵体，电镜下观察病毒颗粒，可迅速作出诊断。血清补体结合试验阳性亦可确诊。

四、一 般 处 理

加强皮肤清洁护理，防止抓破疱疹，勤换衣服，避免继发细菌感染。发热期应卧床休息，给予易消化流质饮食，供应充足水分。皮肤瘙痒者，可局部搽紫金锭或炉甘石洗剂，口服抗组胺药物。疱疹破裂者，可用青黛散外扑，或涂1%甲紫、新霉素软膏。有继发感染，可选用抗菌药物。

五、辨 证 治 疗

本病在辨治时应分清病情轻重。若发热不高，流涕，咳少，疹小如绿豆，色红润，内含水液清亮者为轻；壮热烦渴，皮疹根盘红晕范围较大，疱浆混浊，甚则神昏，抽搐者为重。同时应注意皮疹的分布情况，邪浅证轻，皮疹分布稀疏，躯干较多，四肢较少；若毒热炽盛，皮疹形大，分布稠密，口、眼、鼻等处黏膜也有疱疹发出。

本病总的治疗原则是清热解毒。轻证以肺卫受邪为主，治以疏风清热解毒；表解而热毒炽盛者，治以清热解毒，佐以利湿；热迫营血者，治以清热凉血解毒；对邪毒内陷之变证，治以清热解毒，镇痉开窍；后期毒热已去，气阴不足者，治以益气养阴为主。

(一)邪郁卫气

1. 证候　发热，微恶风寒，鼻塞流涕，或咳嗽，喷嚏，周身不适，皮疹尚稀少，舌淡红或边尖红，苔薄白，脉浮数。

2. 治法　疏风透邪，清热解毒。

3. 方药

主方　银翘散加减：银花12g，连翘9g，牛蒡子9g，薄荷3g(后下)，葛根15g，蝉蜕6g，桔梗9g，大青叶12g，甘草3g，滑石15g。水煎服，每日2剂。若皮疹瘙痒甚者，加防风9g、浮萍9g、土茯苓12g；口干渴者，加天花粉12g、腊梅花6g；乳蛾肿痛者，加马勃6g、山豆根9g。

中成药　板蓝根冲剂，每次1～2包，每日3次；银连漱口液漱口，每日3～4次；七厘散，每次1.2g(儿童用量酌减)，每日1次，5天为一疗程，用温开水或蜂蜜水冲服。

(二)热毒炽盛

1. 证候　高热烦躁，口渴口苦，面红目赤，或口舌溃烂，痘疹稠密，疱浆混浊，疹色紫赤或紫暗，或伴有牙龈肿痛，大便干结，小便短赤，舌红，苔黄燥，脉数或弦数。

2. 治法　清热解毒祛湿。

3. 方药

主方 龙胆泻肝汤加减：龙胆草 9g，栀子 9g，黄芩 9g，柴胡 9g，生地 15g，车前子 12g，泽泻 9g，木通 9g，板蓝根 15g，紫草 9g，甘草 6g。水煎服，每日 2 剂。若口渴汗多，气分证明显者，加石膏 30g、知母 12g；大便秘结者，加大黄 9g(后下)、芒硝 9g(冲服)；瘙痒甚者，加僵蚕 9g、蝉蜕 6g；唇燥口干，津液耗伤明显者，加玄参 15g、麦冬 15g、芦根 20g；龈肿口疮，疱浆混浊者，加黄连 6g、紫花地丁 12g。

中成药 六神丸：6 个月～2 岁，每次 2～4 粒；2～6 岁，每次 5～7 粒，6～12 岁，每次 8～10粒，成人每次 10 粒，每日 3 次；炉甘石洗剂外搽，每日 3～4 次；水疱溃破者，可用青黛散外扑。

(三)热迫营血

1. 证候 身热夜甚，心烦躁扰，疱内出血，皮肤瘀斑显现，舌质红绛，脉细数。

2. 治法 清热凉血解毒。

3. 方药

主方 化斑汤加减：水牛角 30g，玄参 15g，石膏 20g，知母 12g，牡丹皮 10g，板蓝根 20g，大青叶 15g，紫花地丁 12g。水煎服，每日 1～2 剂。若见苔黄浊腻，胸脘痞闷，疱起反复者，加生薏仁 15g、猪苓 12g、车前草 15g；疹色紫黑成片溃烂者，加紫草 12g、赤芍 10g；手足抽搐者，加钩藤 12g、地龙 10g。

中成药 清开灵注射液 20～40ml，加入 5%葡萄糖注射液 250ml 中，静脉滴注，每日 1 次；昏迷、抽搐者，可用醒脑静注射液 20～40ml，加入 5%葡萄糖注射液 250ml 中，静脉滴注，每日 1 次。

(四)邪毒内陷

1. 证候 疱疹已消退，出现壮热不退，神志模糊，口渴烦躁，甚则神昏、抽搐，舌质红绛，脉数疾。

2. 治法 清热解毒，凉血泻火。

3. 方药

主方 清瘟败毒饮加减：水牛角 30g，黄芩 12g，黄连 10g，生石膏 30g(先煎)，生地 20g，栀子 10g，赤芍 10g，牡丹皮 10g，知母 12g，连翘 12g，竹叶 12g，甘草 6g。水煎服，每日 1～2 剂。若见抽搐者，加羚羊角 10g、钩藤 12g、地龙 10g；大便秘结者，加大黄 10g(后下)；喘咳气急者，加瓜蒌皮 10g、桑白皮 12g、葶苈子 10g。

中成药 牛黄解毒片，每次 2～3 片，每日 3 次；安宫牛黄丸，每次半粒，每日 2 次。

(五)毒热已去，气阴不足

1. 证候 水痘结痂脱落，神困肢倦，口干唇燥，食纳不佳，舌红苔少，脉细数。

2. 治法 益气养阴。

3. 方药

主方 生脉散加味：太子参 15g，麦冬 12g，五味子 9g，石斛 10g，天花粉 12g，甘草 6g，白术 10g，砂仁 3g(后下)。水煎服，每日 1 剂。若纳呆者，加鸡内金 10g、布渣叶 10g；大便秘结者，加火麻仁 12g、郁李仁 10g；皮肤瘙痒者，加蝉蜕 3g、白蒺藜 10g、地肤子 10g。

中成药 生脉饮口服液，每次 10ml，每日 3 次；参麦注射液 20～40ml，加入 5%葡萄糖注射液 250ml 中，静脉滴注，每日 1 次。

六、其 他 疗 法

(一)验方

1. 银石汤　银花 30g，石膏 30g，玄参 15g，紫草 15g，泽泻 15g，薄荷 9g，荆芥 6g。用治水痘。

2. 四味胶囊　龙胆草 50g，板蓝根 50g，延胡索 50g，当归 100g。每粒含生药 0.5g，每次 2～6 粒，每日 3 次，儿童、病情轻者减量。治疗带状疱疹。

(二)针灸疗法

1. 体针取内关、曲池、阳陵泉、三阴交等穴。上身加合谷；下身加足三里；面部加四白、睛明。入针后提插捻转，留针 20～30 分钟，每日 1 次。

2. 耳针带状疱疹疼痛者，取肝区、神门穴，埋针，直至疼痛消失。

3. 砭针配合雄黄酒治疗带状疱疹。常规消毒疱疹周围，用三棱针沿疱疹周围轻划 1 周，以皮肤轻微出血为度，再用棉枝蘸雄黄药酒(雄黄少许研成细末，酒水各半调和)外涂疱疹，每日 3～5 次。

(三)饮食疗法

1. 生芦根粥　鲜芦根 30g，红米 50g，以水 1500ml 煎芦根，取汁 1000ml，纳米于汁中，煮粥食之。

2. 沙参粥　沙参 20g，麦冬 10～15g，粳米 100g，冰糖适量。先将沙参、麦冬放入沙锅中煎汁去渣，再与粳米同煮成粥，放入冰糖调服。适用于病后气阴未复，少气乏力等症。

七、康复与预防

1. 水痘以 1～4 岁小儿易罹患，一般预后良好，绝大多数经治疗后能治愈。在免疫缺陷或接受细胞毒药物治疗者，症状严重，甚至可危及生命。带状疱疹多见于成人，一般经治疗后，多能治愈康复。

2. 在水痘流行期间，易感儿应少去公共场所，减少传染机会。患儿本身应隔离至疱疹全部结痂为止。集体儿童机构发现患儿即应用曝晒、煮沸等消毒被褥用品，保持居室通风。

3. 对体弱或患其他疾病正在应用肾上腺皮质激素等免疫抑制剂治疗的患儿，于接触水痘后可用丙种球蛋白、胎盘球蛋白、带状疱疹球蛋白或水痘痊愈后血清作肌内注射，以增强免疫功能。

八、临 床 报 道

1. 舒灯红报道，治疗水痘常用基本方：薄荷、淡竹叶各 5g，牛蒡子、连翘各 6g，滑石 12g，生薏仁 15g，芦根、银花、板蓝根各 10g。咳嗽加苦杏仁 5g；壮热口渴加生石膏 15g，天花粉 6g；口舌生疮加黄连 2g；皮肤作痒加蝉蜕 5g；根盘红晕明显者加赤芍 5g；疱浆混浊加紫花地丁 10g；脓痂用麻油调搽加料青黛散(青黛 60g，煅石膏、滑石各 120g，黄柏 30g，冰片、黄连各 15g，研细末，和匀)；大便干结加玄参 6g，大黄 3～5g，枳壳 3g；血热阴伤加生地 10g。每日 1 剂，水煎 2 次分服，轻证服 2～3 剂，重证服 3～5 剂。〔舒灯红．治疗水痘一得[J]．江苏中医杂志，1989，(6)：9〕

2. 曹宁等应用鱼腥草注射液治疗 100 例小儿水痘患者，男 58 例，女 52 例，在休息、对症、炉甘石洗剂外涂等一般治疗基础上予鱼腥草注射液治疗，症状轻者 4～6ml，分 2 次肌内注射，重症者20～40ml静滴，疗程3～5天，经治疗4～5天基本痊愈。〔曹宁，常猛．鱼腥草注射液治疗水痘的临床观察[J]．青海医学杂志，2002，(32)：57〕

3. 谢剑新用疱疹净治疗带状疱疹，取板蓝根、土贝母、贯众各30g，加水2000ml，先武火，后文火煎至800ml，过滤去渣；再加水1000ml，以文火煎至700ml，去渣；将两次药液合煎至沸待冷至50℃。另取水杨酸粉15g、甘油100ml和香精适量，加入95%乙醇溶液1300ml，然后再加入上述50℃之药液，以1000转/分的速度搅拌至淡黄透明时装瓶备用。每日以消毒棉蘸药搽皮损区3～4次，至痊愈为度。结果：痊愈103例，显效15例，无效1例，总有效率为99.2%。〔谢剑新．中药疱疹净治疗带状疱疹119例[J]．陕西中医，1988，(12)：545〕

4. 商庆涛等在中医辨证分型中，把带状疱疹分为肝胆湿热型和肝郁血虚型，分别应用龙胆泻肝汤和逍遥散加味对症治疗，七日一疗程内服。外治方面，应用雄黄20g，白巩10g，冰片6g，研细末贮藏瓶内，用白酒或米醋调成糊状，涂于患处，每日换药两次。其在诊治过程中，抓住本质，或以祛邪为主，或扶正祛邪同施，获得了良好疗效。〔商庆涛，荆兆玲，王桂娟．带状疱疹的中医治疗[J]．社区医学杂志，2006，(4)：50〕

(史志云　沈　强)

第七章

急性出血性结膜炎

急性出血性结膜炎(acute hemorrhagic conjunctivitis，AHC)，又称为流行性结膜炎(epidemic hemorrhagic conjunctivitis)或流行性红眼病，是由微小的核酸病毒引起的急性眼部传染病，通过眼分泌物污染的手、物品感染传播。其病变主要是结膜下出血，角膜损害，临床以自觉症状明显，眼部有剧烈的异物感、刺痛、畏光、流泪等为主要特点。本病多流行于夏秋季节，中医认为是感受疫疠毒邪所致，属于胞睑和白睛疾病的范畴，根据其传染性强、出血严重的特点，又称"天行赤眼"。

一、病 因 病 理

本病病原呈多样性，主要为微小核酸病毒，最常见的是肠道病毒70型，其次为柯萨奇病毒A组24型和腺病毒3、7、8、11、19型的变异株。病毒通过直接或间接接触眼分泌物进入人体发生感染或引起传播。病毒于局部黏膜或淋巴组织中繁殖，并由局部排出，同时出现局部症状，继而病毒又侵入局部淋巴结，并由此进入血循环导致病毒血症。

中医认为本病发生，主要是外感疫疠毒邪，而且与肺火素旺之体质有密切关系，夏秋季节，天气炎热，疫疠之邪易侵入人体，内外之邪，交攻于目。在五轮学说中白睛属气轮，内应肺与大肠，疫疠毒邪外侵，初起多表现肺经风热；病邪进一步入里，多为肺经热盛；角膜五轮学中属风轮，内应于肝，肺经病变及肝，出现角膜病损，多为肝火旺盛。

二、临 床 表 现

(一)轻型

起病急，在稍感眼不适1～2小时后眼部开始发红，异物感，刺痛，羞明，流泪及分泌物增多，眼睑红肿，睑结膜及球结膜高度充血水肿，裂隙灯下观察到细小点状结膜下出血，可伴见上呼吸道感染症状，病程约1周，无角膜损害。为疫疠初犯人体，证候表现为肺经风热。

(二)中型

自觉症状明显，强烈的异物感，刺痛，羞明，流泪，分泌物由水样浆液性变为黏液脓性，睑及穹隆部结膜有明显的滤泡增生，球结膜明显水肿，高出于角膜面，裂隙灯下观察结膜下出血扩大呈点状，角膜上皮细胞细小状脱落，荧光素染色后裂隙灯下为散在或群集排列的绿色细小点状着色，多伴有耳前淋巴结肿大、压痛。病程约1～2周，角膜损害常与结膜炎同时消退。为疫疠毒邪入里，证候表现肺经热盛或肝火旺盛。

(三)重型

局部症状较中型更重，结膜下出血遍及全部球结膜，角膜损害仍可持续数月或1～2年，且易复发，但最终可痊愈而不留瘢痕。证候表现肺经热盛或肝火旺盛；若结膜炎消退后，角膜损害迁延不愈反复发作者，证候表现多为阴虚邪留。

三、诊 断 要 点

(一)流行病学资料

本病多在夏秋季节流行,流行地区95%的病人在接触后24小时内发病。婴幼儿一般不患此病,即便传染,症状也轻微。

(二)证候特点

眼部剧烈的异物感、刺痛、畏光、流泪,眼睑红肿,结膜高度充血水肿,耳前淋巴结肿大、压痛。

(三)实验室检查

血常规检查:周围血象白细胞计数大多正常;血清免疫学检查,采取双份血清测定特异性抗体水平,如恢复期抗体水平比早期上升4倍以上,则有极大诊断意义;病毒分离有诊断参考价值。

四、一 般 处 理

患者应按传染病常规隔离治疗,急性期卧床休息,伴见上呼吸道感染症状的给予对症处理;局部处理也很重要,用生理盐水或2%硼酸液冲洗眼内分泌物,保持结膜囊清洁;每日冷敷眼部2~3次,每次20~30分钟,可减轻症状,但并发角膜炎者不作冷敷;西医对本病目前尚缺乏特效治疗,使用药物种类较多,但疗效不确切,可用4%盐酸吗啉双胍、0.1%疱疹净和0.2%阿糖胞苷等点眼,1~2小时一次;严重型合并色素膜炎者,局部适当使用肾上腺糖皮质激素可减轻炎症反应,但轻、中型病例不必使用。

五、辨 证 治 疗

本病系疫疠毒邪所致,以清热泄毒为总治则。初起表现为肺经风热,宜疏风清热;病邪入里,肺经热盛,宜清肺解毒明目;若肝火旺盛,宜清肝泻火明目;病情日久,反复发作,则可阴虚邪留,宜祛邪以善其后。

(一)肺经风热

1. 证候　急性起病,眼部发红、不适、刺痛、羞明、流泪,有水样分泌物,舌边尖红,苔薄白或薄黄,脉浮数。

2. 治法　疏风清热。

3. 方药

主方　桑菊饮加减:杏仁10g,连翘10g,薄荷、桑叶、菊花各15g,黄芩10g,桔梗6g,甘草3g。水煎服,每日1剂。若睑球结膜高度充血水肿,加桑白皮10g、银花15g;分泌物多、色白者,加泽泻10g,色黄者,加栀子10g;裂隙灯下观察到细小点状结膜下出血者,加生地15g、紫草10g。

中成药　鱼腥草眼药水,滴眼,每次2~3滴,每日5次。

(二)肺经热盛

1. 证候　眼部强烈的异物感,刺痛羞明,流泪,有脓性黏液分泌物,睑穹隆部结膜滤泡增生,球结膜明显水肿,高出于角膜面,结膜下出血扩大呈点状、片状,角膜上皮细胞点状脱落,耳前淋巴结肿大、压痛,口干饮水,舌红苔黄,脉数。

2. 治法　清肺解毒明目。

3. 方药

主方　泻肺饮加减：石膏 20g，赤芍 10g，黄芩 10g，桑白皮 10g，枳壳 6g，木通 6g，连翘 10g，栀子 10g，白芷 10g，菊花 10g，羌活 6g，甘草 3g。水煎服，每日 1 剂。若角膜病损重者，加龙胆草 10g、决明子 10g；若结膜下出血甚者，去羌活，加生地 15g、牡丹皮 10g、紫草 10g；若红肿、痛甚者，加银花 15g、蒲公英 15g；若便秘者，加大黄 10g。

中成药　风火眼药，先用点眼棒蘸凉开水，再蘸药点入眼角内，闭目，使药布于全目，每日 3 次，点后避风，忌食辛辣刺激食物。

(三)肝火旺盛

1. 证候　眼结膜下出血遍及全部球结膜，角膜损害广泛而持久，眼部强烈异物感、刺痛、羞明、流泪，有脓性分泌物，口干口苦喜冷饮，舌红，苔黄，脉弦数。

2. 治法　清肝泻火明目。

3. 方药

主方　龙胆泻肝汤加减：龙胆草 10g，柴胡 10g，黄芩 10g，栀子 10g，当归 10g，菊花 10g，决明子 10g，车前子 10g，防风 10g，甘草 3g，滑石 12g，牡丹皮 10g，赤芍 15g。水煎服，每日 1 剂。结膜红肿甚者，加桑白皮 10g、枳壳 10g；口渴甚者，加大黄 10g；眼内灼热感者，加地骨皮 10g。

中成药　光明眼药，每管 0.4g，每日 3 次。用玻璃棒取冷开水略润蘸药，点于眼角内，闭目片刻。

(四)阴虚邪留

1. 证候　病情日久，反复发作，角膜病灶渐愈，眼内干涩不适，舌红少津，脉细或数。

2. 治法　滋阴祛邪。

3. 方药

主方　地黄汤加减：生地黄 12g，熟地黄 12g，石斛 10g，枳壳 9g，牛膝 10g，当归身 10g，羌活 10g，杏仁 10g，防风 10g。每日 1 剂，水煎服。若颧红、五心烦热、干咳属血瘀者，加丹参 10g、牡丹皮 10g；若晨起有分泌物者，加桑白皮 10g。

中成药　石斛夜光丸，口服，每次 1 丸，每日 2 次。

六、其 他 疗 法

(一)验方

1. 野菊花 15g，蒲公英 15g，夏枯草 15g。

2. 白茅根 30g，菊花 15g，夏枯草 15g。

(二)针灸疗法

1. 针刺　取合谷、曲池、睛明、瞳子髎，每日针 1 次。

2. 外治　斑蝥液(斑蝥 10 个，浸于 95%乙醇溶液 30ml，10～15 日即成)，棉球浸 0.5ml 液体，贴于双侧内关穴或太阳穴，保护好周围皮肤，起泡后即将药物撤去。

(三)饮食疗法

1. 荸荠豆浆饮　豆浆 1000ml，荸荠 150g，白糖 60g。荸荠去皮，压取汁与豆浆混合，加入白糖，煮数沸即成。可供 2 人 1 次服，7 天为 1 疗程。功能清热解毒，适用于目赤肿痛、烦渴患者的辅助治疗。

2. 藕节糖水　藕节 100g，红糖 50g，藕节水煎 20 分钟，加入红糖再煎 5 分钟即成，代茶频饮，功能清热、凉血、止血，适用于结膜下出血遍及全部球结膜患者的辅助治疗。

七、康复与预防

1. 一般轻型患者，无角膜损害，病程约1周可完全康复，重型患者角膜损害可持续数月或1～2年，且易复发，但最终可痊愈而不留瘢痕。

2. 本病能广泛流行，控制传染源在于早期发现，严格隔离及治疗患者，对患者用过的手巾、手帕、脸盆等用具，要进行消毒。

3. 切断传播途径在于加强公共场所的卫生管理，禁止患者到公用浴池、游泳池；眼科门诊应严格器械消毒，以防交叉感染。

4. 对易感人群可用菊花、银花、大青叶煎水代茶饮，以作预防。

八、临 床 报 道

1. 郑晓明报道，耳尖点刺放血治疗450例流行性出血性结膜炎，治疗1次痊愈者132例，占29.3%，治疗2次痊愈者257例，占57.1%；经3次治疗痊愈者53例，占11.8%；治疗4次痊愈者7例，占1.6%；治疗5次痊愈者1例，占0.2%。单眼发病23例经1次治疗后全部痊愈。〔郑晓明．耳尖点刺放血治疗流行性结膜炎．中国中医眼科杂志，1995，(2)：92〕

2. 张洪波报道，以自拟疏风清目汤内服和外用滴眼治疗流行性出血性结膜炎183例，治愈165例，治愈率为90.2%。西药对照组60例，治愈24例，治愈率为40%，两组治愈率有显著性差异($P<0.01$)，提示中药疏风清目汤疗效优于西药疗效。〔张洪波．疏风清目汤治疗流行性出血热结膜炎183例．新中医，1996，28(1)：29〕

3. 周首邦根据患者年龄、体质、病情轻重等情况使用清开灵注射液20～60ml加入5%氯化钠注射液500ml静滴，每日1次，同时使用0.25%氯霉素眼药水与0.5%醋酸可的松眼药水交替点眼，每小时1次，8天基本治愈，治愈率约为84.8%。〔周首邦．清开灵治疗急性流行性结膜炎[J]．时珍国医国药，2000，(11)：534〕

4. 严玲自拟银翘桑菊汤(组成：银花、连翘、桑白皮、野菊花、大青叶、夏枯草、谷精草珠、赤芍、白蒺藜各12g，薄荷(后下)、甘草各6g)根据患者具体症状加减，每日1剂，水煎两次分服，治愈率达98.8%。〔严玲．银翘桑菊汤为主治疗流行性结膜炎94例[J]．四川中医，2003，(21)：87〕

(赵国荣　沈　强)

第八章

流行性出血热

流行性出血热(epidemic hemorrhagic fever,EHF)属于病毒性出血热中的肾综合征出血热(hemorrhagic fever with syndrome,HFRS),是由汉坦病毒引起的自然疫源性疾病,鼠为主要传染源。流行性出血热可以通过虫媒、呼吸道、消化道、接触等多种途径传播。其病变主要是全身小血管和毛细血管广泛性损害。临床上以发热、出血、肾损害3大主要特征以及发热期、低血压休克期、少尿期、多尿期和恢复期5期经过为主要特点。本病多发于冬季及4～6月,全年可散发。中医认为是感受温热疫毒所致,属于"冬温时疫"、"伏气温疫"等范畴;根据其临床特点,又称"疫毒发斑"、"疫疹"、"疫斑"等。

一、病 因 病 理

本病传播途径及发病机制迄今尚未完全阐明,汉坦病毒可能通过虫媒传播、呼吸道传播、消化道传播,及接触多种途径侵入人体,经一定潜伏期后发病,从而出现发热和中毒症状,并显示异常免疫反应,表现为体液免疫反应亢进,补体下降,细胞免疫反应受抑制,循环免疫复合物迅速形成。免疫复合物广泛沉积于组织内,引起组织免疫病理损伤,导致低血压休克、广泛出血、急性肾衰竭等一系列病理生理变化。

中医认为本病发生,主要是外感温热疫毒,人体平素肾阴亏虚,脾胃不足,加之冬春气候反常,雨水较多,也是导致外邪侵袭而发病的重要因素。发热期,温热疫毒初感,先犯卫表,邪正相争,而见恶寒,发热,头身痛;但为时短暂,温邪迅速入里,故病人就诊时多见卫气或气营同病。若因热毒内炽,气机闭郁,易发厥逆,或热厥夹瘀,或水热瘀结,严重者邪伤气阴,正气虚败,阳气衰竭而呈现高热骤退,身出冷汗,疲乏无力,肢冷脉伏,进入低血压休克期。病情进一步发展则为少尿期,此期热结血瘀,尿少尿闭,毒无出路,变证丛生;轻则湿热结聚,膀胱气化不利而少腹满,小便赤涩或水血蓄积,水道不通则少腹刺痛,肌肤衄血或肾阴亏耗而尿少尿闭,唇焦齿槁,皮肤干燥,精神恍惚;也可出现肾阳衰败,气化无能而尿少;重则邪陷厥阴,心肝受病而神昏,痉厥,抽搐或水无出路,水饮壅肺而胸满喘急,痰涎壅盛。少尿期过后,进入多尿期,此期肾络瘀阻不通,腰部刺痛,瘀斑,尿多而涩滞;若阳虚水湿内停可见面肢浮肿,尿多清长;邪去正虚,肾气不固,膀胱失约则腰酸肢软,尿频量多。进入恢复期,正气不足,诸脏俱虚,因体质类型有别,感邪轻重不同,病理状况亦不一,以肾阴亏损最常见与突出,亦可见胃阴未复,脾气不足之证。

二、临 床 表 现

(一)发热期

起病急骤,有恶寒发热,头痛,腰痛,眼眶痛,食欲不振,恶心呕吐,腹胀腹泻,为温热疫毒之邪初犯于表,卫气被郁,证候表现卫气郁阻,经脉不利,多见于流行性出血热轻型患者初起阶段；发病后不久，恶寒消失，体温急骤上升，初起即高热，颜面及眼眶区明显充血，有出血点或出血斑，此为气分热毒炽盛，扰及心营，血热炽盛，络伤出血，证候表现气营同病或气血同病，多见于流行性出血热重型患者发热期。

（二）低血压期

一般于病程4～6天出现，也可出现于发热期，高热，皮肤潮红温暖，烦躁不安，呼吸短促，手足冷，为热毒内阻，气机闭郁，证候表现热厥夹瘀；重则血压骤然下降，热退，出汗多，尿量减少，呼吸急促，脉搏细数，甚则烦躁不安，谵语，摸空，证候表现分别为气阴耗竭；正虚阳亡；内闭外脱。

（三）少尿期

多出现于病程第5～第7天。尿量明显减少，24小时内少于400ml，甚至发生尿闭，24小时尿量少于50ml，严重者可出现尿毒症、酸中毒、高钾血症、高血容量综合征并引起心力衰竭，肺水肿等。证候表现分别为湿热结聚；水血蓄积；肾阴亏耗；肾阳衰败；水饮壅肺；邪陷厥阴。

（四）多尿期

多出现于病程10～12天。表现多尿和夜尿症，每日排出3000～6000ml低比重尿液，甚至可达10 000ml以上，可出现水和电解质紊乱，低钾血症，代谢紊乱，证候表现分别为肾气失固；肾络瘀阻；阳虚湿困。

（五）恢复期

一般在病程第4周开始恢复，尿量正常，可见乏力软弱，食欲差，腰酸头晕耳鸣。证候表现分别为余邪未尽，肾阴亏虚；脾气不足；肺胃阴虚。

流行性出血热整个病程约1～2个月，以上各期并非每一个病人都有，轻型或非典型病例可缺少低血压期或少尿期，临床根据病情轻重可分轻型、中型、重型、危重型。

三、诊 断 要 点

（一）流行病学资料

汉坦病毒属感染主要分布在亚洲，我国疫情最重。除新疆以外，我国其余29个省市和自治区均有病例报告。目前我国的流行趋势是老疫区病例逐渐减少，新疫区则不断增多。本病四季皆可发病，但有明显的发病高峰季节。黑线姬鼠传播者，以11月～次年1月为高峰期，5～7月为小高峰期；家鼠传播者以3～5月为高峰期；林区姬鼠为传染源者流行高峰在夏季。本病相隔数年有一次大流行。人群分布，以男性青壮年农民和工人发病较多。其他人群亦发病，不同人群发病的多少与接触传染源的机会多少有关。

（二）证候特点

起病急，发热，头痛，眼眶痛，腰痛，球结膜水肿、充血、出血，酒醉貌，软腭、腋下有出血点，肋椎角有叩击痛。

（三）实验室检查

血常规检查：白细胞总数增高，淋巴细胞增多，并有异常淋巴细胞，血小板下降；尿常规检查：有蛋白、红细胞、白细胞、管型等；间接免疫荧光试验，酶联免疫吸附试验，固相放射免疫试验等血清学方法检测特异IgM阳性，有确诊价值的PCR直接检测病毒抗原，敏感性可大大提高。

四、一 般 处 理

患者应卧床休息，就地治疗，给高热量、高维生素半流质饮食。补充足够液体。早期给予肾上腺激素，对降热、减轻中毒症状有一定效果。也可给予免疫抑制剂，减少抗体产生和免疫复合物形成。纠正酸中毒，针对休克给予血管活性药物。少尿期液体要严格控制，并给予利尿合剂。抗病毒药可选择病毒唑。

五、辨 证 治 疗

本病由感受温热疫毒所引起，且极易致瘀，总的治疗原则为清热解毒化瘀。然证有在气在营之分。若是气分兼表，宜辛凉宣透，解毒祛邪；若气营同病，则气营两清，解毒泄热；热厥夹瘀，宜清热解毒，凉血化瘀；气阴耗竭或正虚阳亡，治以养阴敛汗，益气固脱，或回阳救逆；内闭外脱者，则宜益气固脱开闭；若毒无出路，变证丛生，根据具体病情而采用清热解毒，淡渗利尿；滋阴生津，泻火解毒；化气利水，破瘀通下；滋阴养肾，清热利尿；温肾祛湿利尿；泻肺平喘，逐水利尿；凉肝息风，清心解毒等法。多尿期多为肾气不固，故常采用温补肾气，固摄膀胱；活血祛瘀，益气复肾，通阳益气，健脾祛湿等法。进入恢复期，余邪未尽，诸脏俱虚，则以清热生津，益气和胃；滋阴养肾，佐以清火；健脾益气；甘寒生津益胃等以善其后。

（一）邪在卫气

1. 证候　恶寒，发热，头、腰、眼眶疼痛，食欲不振，恶心呕吐，腹痛腹泻，舌苔薄白稍腻或黄腻，脉数。

2. 治法　辛凉宣透，解毒祛邪。

3. 方药

主方　银翘散加减：银花 20g，连翘 10g，竹叶 6g，黄芩 10g，玄参 10g，薄荷 10g，苇根 10g，茅根 20g，藿香 10g，佩兰 10g。水煎服，每日 1 剂。若腹胀明显者加厚朴 10g、大腹皮 10g；若脘痞，泛呕，湿阻证明显者，加半夏 10g、滑石 10g；若小便短赤者，加薏苡仁 30g、白通草 6g；若复见发热，恶寒，无汗，身痛较重者，加香薷 10g；若呕而痰多，加半夏 10g、茯苓 10g，心烦口渴，溲赤，热甚者，加山栀 10g、黄芩 10g。

中成药　柴胡注射液，每次 2～4ml，每日 1～2 次。

（二）气营同病

1. 证候　高热，口渴引饮，面红目赤，颈胸潮红，小便短赤，恶心呕吐，腹痛，烦躁不安，神志恍惚，皮肤斑疹隐隐，甚或鼻衄、咯血、便血，舌质红或胀，苔黄或黄燥、焦黑，脉数。

2. 治法　气营两清，解毒泄热。

3. 方药

主方　清瘟败毒饮：石膏 30g，知母 10g，水牛角 30g，牡丹皮 10g，玄参 10g，板蓝根 30g，生地 15g，黄芩 10g，栀子 10g，银花 15g，甘草 6g。每日 1 剂，水煎 2 次，分次饮。若大便秘结，加大黄 10g；便溏不爽者，加枳实 10g、大黄 10g、槟榔 10g。

中成药　清开灵注射液 20～40ml，加入 5%葡萄糖注射液 250ml，静脉点滴，每日 1～2 次。

（三）热厥夹瘀

1. 证候　面赤壮热，渴欲冷饮，瘀斑衄血，烦躁不安，气息短促，手足冷，胸腹热，尿赤，舌红，苔黄燥，脉沉细数。

2. 治法　清热解毒，凉血化瘀。

3. 方药

主方　白虎汤合生脉散加减：石膏 30g，知母 10g，板蓝根 20g，生地 20g，玄参 10g，西洋参 6g，麦冬 10g，五味子 3g。每日 1 剂，水煎，分 2 次服。腹胀便秘腑实者，加大黄 10g、芒硝 10g；恶心呕吐者，加石菖蒲 10g、郁金 10g；狂躁，脉细数者，重用西洋参 10g。

中成药　参麦注射液 2～4ml 加入 50％葡萄糖注射液 60ml 推注，每日 1 次；配合清开灵注射液 20～60ml，加入 5％葡萄糖注射液 250ml 中点滴，每日 1 次。

(四)气阴耗竭

1. 证候　身热骤降，烦躁不安，颧红，气息短促，口干不欲饮，出黏汗，舌质红，少津，脉细数无力或模糊不清。

2. 治法　养阴敛汗，益气固脱。

3. 方药

主方　生脉散加味：西洋参 6g，麦冬 10g，五味子 6g，生地 15g，煅龙骨 30g，煅牡蛎 30g。每日 1 剂，水煎，分 2 次服。若皮肤黏膜瘀斑或鼻衄、尿血者，加丹参 10g、牡丹皮 10g、赤芍 20g；恶心，呕吐者，加石菖蒲 10g、郁金 10g。

中成药　生脉注射液 8ml，加入 50％葡萄糖注射液 60ml 静推，每日 2～3 次。

(五)正虚阳亡

1. 证候　面色苍白，唇绀，不发热，四肢厥冷，冷汗淋漓，气息微弱或浅促，舌质淡，脉微细或沉伏。

2. 治法　回阳救逆。

3. 方药

主方　四逆汤加味：红参 6g，附片 6g，干姜 3g，生龙骨 30g，生牡蛎 30g，炙甘草 6g，每日 1 剂，水煎，分 2 次服。若唇面指端紫绀，舌质紫暗，加丹参 10g、赤芍 30g、红花 6g、川芎 6g；若气息短促，汗出多者，加五味子 6g、麦冬 10g。

中成药　参附注射液 2～4ml，加入 50％葡萄糖注射液 40ml 静推，每日 2～3 次。

(六)内闭外脱

1. 证候　面色苍白，指端青紫，四肢不温，气息微弱，冷汗出，谵语，撮空理线或烦躁不安，脉沉微细。

2. 治法　益气固脱开闭。

3. 方药

主方　生脉散合安宫牛黄丸：西洋参 6g，麦冬 10g，五味子 6g，煎水待温送服安宫牛黄丸 1 丸。若汗出多者，加龙骨 30g、牡蛎 30g；或斑色赤紫者，加大青叶 20g、玄参 10g、丹参 10g、紫草 10g。

中成药　醒脑静 20～40ml，加入 5％葡萄糖注射液 250ml 中静滴，每日 1 次；配合参麦注射液 8ml，加入 50％葡萄糖注射液 60ml 中静脉推注。

(七)湿热结聚

1. 证候　少腹胀满，水便赤涩量少，欲解不得，甚则尿闭不通，或有血尿，舌红胖大苔黄腻，脉滑数。

2. 治法　清热解毒，淡渗利尿。

3. 方药

主方　导赤承气汤加减：木通 10g，白茅根 30g，竹叶 6g，生地 15g，大黄 10g，芒硝 10g，丹参 10g。每日 1 剂，水煎，分 2 次服。若血尿者，加牡丹皮 10g、茜草 10g、凤尾草 15g。

中成药　丹参注射液 20～40ml，加入 5%葡萄糖注射液 250ml 中静滴，每日 1～2 次。

（八）热结阴伤

1. 证候　小便短少不利，身热，口渴，无汗，舌干红，苔黄燥，脉细数。

2. 治法　滋阴生津，泻火解毒。

3. 方药

主方　冬地三黄汤：麦冬 10g，生地 15g，黄连 3g，玄参 10g，黄柏 6g，黄芩 10g，银花 10g，甘草 6g。每日 1 剂，水煎，分 2 次服。若口渴甚者，加芦根 30g、天花粉 10g。

中成药　养阴增液注射液 200ml 静脉滴注，每日 2 次。

（九）水血蓄积

1. 证候　少尿尿闭，口渴多饮，面唇晦暗，少腹刺痛，肌肤衄血，尿有膜状物，面浮肢肿，舌暗紫或有瘀斑瘀点，脉细涩。

2. 治法　化气利水，破瘀通下。

3. 方药

主方　桃核承气汤合五苓散加减：桃仁 10g，红花 6g，大黄 10g，芒硝 10g，茯苓 20g，猪苓 15g，泽泻 10g，白术 10g，桂枝 6g。每日 1 剂，水煎，分 2 次服。若血尿者，加白茅根 30g、牡丹皮 15g、赤芍 30g、生地 10g。

中成药　丹参注射液 20～40ml，加入 5%葡萄糖注射液 250ml 中静滴，每日 1～2 次。

（十）肾阴亏耗

1. 证候　尿少尿闭，唇焦齿槁，皮肤干燥，烦渴欲饮，两目昏瞀，精神恍惚，舌红而肿，苔薄黄燥，脉沉细数。

2. 治法　滋阴养肾，清热利尿。

3. 方药

主方　知柏地黄汤加减：知母 10g，黄柏 6g，生地 20g，牡丹皮 10g，玄参 10g，茯苓 20g，猪苓 10g，泽泻 10g。每日 1 剂，水煎，分 2 次服。若腰背部大片瘀斑，血尿者，加赤芍 30g、桃仁 10g、白茅根 30g。

中成药　知柏地黄丸每次 9g，口服，温开水送服，每日 2～3 次；配合丹参注射液 20～40ml 加入 5%葡萄糖注射液 250ml 中静脉点滴，每日 1～2 次。

（十一）肾阳衰败

1. 证候　胃寒倦卧，腰酸腿软，尿少或淋沥不畅，舌淡胖有齿痕，苔白腻，脉沉无力。

2. 治法　温肾祛湿利尿。

3. 方药

主方　济生肾气丸加减：附片 6g，桂枝 6g，生地 30g，山萸肉 10g，怀山药 20g，牛膝 10g，茯苓 20g，猪苓 10g，车前子 10g。每日 1 剂，水煎，分 2 次服。若神疲乏力甚者，加防己 15g、黄芪 20g。

中成药　济生肾气丸 9g，口服，温开水送服，每日 2～3 次；配合丹参注射液 20～40ml 加入 5%葡萄糖注射液 250ml 中静脉点滴，每日 2 次。

(十二)水饮壅肺

1. 证候 胸满喘急,痰涎壅盛,烦躁不安,小便涩少或尿闭,舌胖苔黄厚或黄腻,脉弦数或滑数。

2. 治法 泻肺平喘,逐水利尿。

3. 方药

主方 葶苈大枣泻肺汤加味:葶苈子 10g,大枣 10 枚,车前子 10g,茯苓 10g,杏仁 10g,瓜蒌 10g,桔梗 10g,桃仁 10g,猪苓 10g。每日 1 剂,水煎,分 2 次服。若咳喘咯血者,加白茅根 30g、牡丹皮 10g;腹胀便秘者,加大黄 10g、芒硝 10g;痰多气急烦躁者,加竹叶 10g、浙贝 10g。

中成药 丹参注射液 20~40ml 加入 5%葡萄糖注射液 250ml,静脉点滴,每日 2 次。

(十三)邪陷厥阴

1. 证候 尿少尿闭,神昏谵语,惊厥抽搐,头痛呕吐,舌质红绛,苔黄而干裂,脉弦细数。

2. 治法 凉肝息风,清心解毒。

3. 方药

主方 羚角钩藤汤加减:羚羊角 6g,钩藤 15g,菊花 10g,竹叶 10g,麦冬 10g,茯苓 15g,猪苓 10g,白茅根 30g,牡丹皮 10g。每日 1 剂,水煎分 2 次服。若呕吐甚者,加石菖蒲 10g、郁金 10g;口味腥臭,瘀斑瘀丝者,加黄连 3g、赤芍 30g、牡丹皮 10g。

中成药 醒脑静注射液每次 20~40ml 加入 5%葡萄糖注射液 250ml 中静脉滴注,每日 1~2 次;或每次 6~8ml 加入 50%葡萄糖注射液 40~60ml,静脉推注,每日 2~3 次。

(十四)肾气不固

1. 证候 尿频量多,甚而遗尿,口渴引饮,腰酸肢软,头晕耳鸣,舌淡苔白,脉沉弱。

2. 治法 温补肾气,固摄膀胱。

3. 方药

主方 金匮肾气丸加减:附片 10g,肉桂 3g,熟地 30g,怀山药 30g,山萸肉 10g,茯苓 10g,牡丹皮 10g,补骨脂 10g,益智仁 10g,煅龙骨 30g,煅牡蛎 30g。每日 1 剂,水煎,分 2 次服。若口渴甚者,加天花粉 15g、玉竹 10g;腰酸痛者,加牛膝 10g、续断 10g。

中成药 肾气丸口服,每次 9g,温开水或盐汤送服,每日 2~3 次;或缩泉丸口服,每次 9g,温开水送服,每天 2~3 次。

(十五)肾络瘀阻

1. 证候 腰部刺痛不移,或有大片瘀斑,尿量多而有涩滞感,舌质暗紫或有瘀点,脉细涩。

2. 治法 活血祛瘀,益气固肾。

3. 方药

主方 桂枝茯苓丸合缩泉丸加味:桂枝 10g,桃仁 10g,茯苓 10g,牡丹皮 10g,赤芍 15g,益智仁 6g,怀山药 15g,乌药 10g,当归 10g,红花 6g。每日 1 剂,水煎,分 2 次服。若食少便溏者,加扁豆 10g、砂仁 6g、莲子肉 10g;若尿多涩滞感明显,加薏苡仁 30g、豆卷 15g,因势利导,扶正祛邪,收效更捷。

中成药 丹参注射液 20~40ml,加入 5%葡萄糖注射液 250ml 中静脉点滴,每天 1~2 次。

(十六)阳虚湿困

1. 证候　身困纳呆,面肢浮肿,尿多而清长,舌淡胖有齿痕,苔白腻,脉滑。

2. 治法　通阳益气,健脾祛湿。

3. 方药

主方　六君子汤合五苓散加减:红参 6g,黄芪 15g,白术 10g,茯苓 15g,陈皮 10g,法半夏 10g,桂枝 6g,猪苓 10g,泽泻 10g。每日 1 剂,水煎分 2 次服。若腰酸,头昏耳鸣者,加仙茅 10g、仙灵脾 10g、熟地 10g、枸杞子 10g。

中成药　济生肾气丸,口服,每次 9g,温开水送服,每日 2 次;补中益气丸,口服,每次 9g,温开水送服,每日 2 次。

(十七)余邪未尽

1. 证候　低热不退,少气多汗,心胸烦闷,干咳频呕,口干思饮,舌红少苔,脉虚数。

2. 治法　清热生津,益气和胃。

3. 方药

主方　竹叶石膏汤加减:竹叶 6g,石膏 20g,党参 20g,麦冬 10g,法半夏 10g,知母 10g。每日 1 剂,水煎分 2 次服。若食少纳呆者,加扁豆 10g、怀山药 20g;若干咳甚者,加荷叶 10g、西瓜翠衣 6g、石斛 10g。

中成药　五叶参茶,每次 1 小包,每日 3～4 次。

(十八)肾阴亏虚

1. 证候　腰酸倦怠,头昏耳鸣,口渴舌燥,手足心热,舌红少津,脉细数。

2. 治法　滋阴养肾,佐以清火。

3. 方药

主方　六味地黄丸加减:生地 30g,山茱萸 10g,怀山药 20g,茯苓 10g,牡丹皮 10g,首乌 10g,女贞子 10g,知母 10g,黄柏 6g。每日 1 剂,水煎,分 2 次服。若心烦失眠者,加黄连 3g、乌梅 10g;若乏力纳差者,加白参 6g、扁豆 10g。

中成药　六味地黄丸,每次 9g,口服,温开水或盐汤送服,每天 2 次。

(十九)脾气亏虚

1. 证候　食少便溏,少气懒言,自汗,舌淡苔白或白腻,脉虚而缓。

2. 治法　健脾益气。

3. 方药

主方　参苓白术散加减:党参 10g,白术 10g,茯苓 10g,怀山药 20g,莲子肉 10g,砂仁 6g,桔梗 10g,法半夏 10g,甘草 6g。每日 1 剂,水煎,分 2 次服。若兼胸脘满闷或身面浮肿者,加厚朴 10g、大腹皮 10g、猪苓 10g。

中成药　健脾丸,每次 9g,口服,温开水送服,每日 2 次。

(二十)胃阴不足

1. 证候　口干,食少,汗出,舌质红嫩少苔,脉细数。

2. 治法　甘寒生津益胃。

3. 方药

主方　益胃汤加味:沙参 10g,生地 15g,麦冬 10g,玉竹 10g,扁豆 10g,甘草 6g。每日 1 剂,水煎,分 2 次服。若干咳少痰者,加桑叶 10g、天花粉 10g;若大便干结者,加玄参 30g。

六、其 他 疗 法

(一)验方

1. 解毒汤　板蓝根 30g,连翘 15g,生石膏 30g,玄参 18g,竹叶 15g,知母 15g,牡丹皮 12g,丹参 15g,白茅根 60g,甘草 3g。

2. 解毒升压汤　栀子 15g,生石膏 30g,生大黄 15g,枳实 15g,牡丹皮 15g,丹参 30g,玄参 30g,黄精 30g,桂枝 6g。

3. 活血生脉散　西洋参 10g,麦冬 10g,五味子 6g,丹参 30g,生地 9g,麦冬 10g,玉竹 15g,山药 15g,五味子 9g,竹茹 9g,山楂 9g,连翘 15g,白茅根 30g,生甘草 6g,补骨脂 9g,牡蛎 9g。

(二)药透疗法

1. 解毒方　板蓝根 30g,大青叶 30g,黄芩 9g,蒲公英 9g,金银花 9g,菖蒲 9g,大蓟 9g,车前子 9g,泽泻 9g,在肾区透热,或在肾区进行超短波透热,可起扩张血管,脱水,镇静,解痛作用。

2. 活血方　丹参 30g,桃仁 10g,佩兰 10g,赤芍 30g,忍冬藤 30g,车前子 10g,桂枝 6g,木香 6g,细辛 3g,装入沙袋,煎煮后置肾区热敷。可起扩张血管,利尿,提高肾功能作用。

(三)针灸疗法

对发热期患者,针刺大椎、足三里、曲池等;休克期,刺涌泉、人中、合谷;少尿期,刺中极、膀胱俞、阴陵泉;多尿期,刺气海、中极、肾俞、大椎。

(四)外贴疗法

1. 外贴方Ⅰ号　麝香 1g,大葱 13 根,热食盐半斤,热敷脐部以促进利尿。

2. 外贴方Ⅱ号　车前草 30g,大葱 13 根,麦麸 30g,麝香 1g,外敷脐部利尿。

(五)饮食疗法

1. 石膏绿豆粥　鲜竹叶 30g,鲜芦根 100g,石膏 30g,共煎取汁,再加绿豆 30g、粳米 100g,共煮为稀粥,调入砂糖待凉分服。功能清热生津,适用于流行性出血热发热期。

2. 西瓜排骨汤　将 1/8 个大西瓜果皮洗净,削去翠衣,切成丁块备用。排骨 120g,加入水 8 杯,用大火煮沸后,加入切好的西瓜果皮,再用小火煮 10 分钟,待凉加适量盐即可食用。功能清热止渴利尿。适用于流行性出血热少尿期的辅助治疗。

3. 扁豆粥　白扁豆 25g,粳米 100g,淘洗干净后,共煮为稀粥,粥成后调入红糖再稍煮片刻即可。功能健脾渗湿,适用于流行性出血热恢复期脾气亏虚,运化失职患者。

4. 玉竹猪瘦肉汤　玉竹 30g,猪瘦肉 100g,洗净后,共入锅中,以清水 4 碗煮至 2 碗,用食盐、味精调好味,饮汤食猪瘦肉。功能甘寒滋润,适用于恢复期胃阴不足患者。

七、康复与预防

1. 流行性出血热把好休克、出血、肾衰竭、感染四关,可望取得满意效果,病人恢复后,需继续休息 1～2 个月,病情重者,休息时间宜更长,体力活动需逐渐增加。

2. 结合爱国卫生运动,广泛发动群众开展以灭鼠为重点的综合性预防工作,在恙螨较多的地方可用 1%～2%敌敌畏喷洒;加强食品卫生,防止鼠类排泄物污染食品和食具,剩饭剩菜必须加热后方可食用;对发热病人的血尿和宿主动物尸体及其排泄物等,均应进行消毒处理,以防污染环境。

3. 加强个人与集体防护措施，接种疫苗。目前有灭活疫苗、基因疫苗，对出血热病毒感染有明显保护作用。

八、临 床 报 道

1. 张先勇认为流行性出血热具有火毒壅盛、阳明腑实、气脱津伤、血瘀4大特点，采用通下四法治疗该病482例，并与卫生部推广的科技成果“抗过敏疗法”治疗病人135例进行对照，两者均取得较好效果，前者治愈率达97.5%，后者为97%。〔张先勇．通下四法治疗流行性出血热482例临床分析[J]．湖南中医学院学报，1995，15(4)：26〕

2. 邓自耀报道将流行性出血热分为5期，发热期、低血压期、少尿期，以清热解毒、凉血化瘀为法，方用银翘散加味：金银花30g，连翘50g，生甘草10g，桔梗10g，野菊花15g，麦冬30g，北沙参30g，丹参30g，土牛膝15g，白茅根30g；多尿期及恢复期，以滋肾固本、清利余热为法，方用六味地黄汤加味：山茱萸30g，生山药50g，牡丹皮10g，泽泻10g，生地黄30g，生薏苡仁30g，麦冬30g，乌梅6g，太子参30g，连翘30g，滑石30g。适当应用西药对症处理。结果15例均治愈，疗程最短14天，最长25天，平均16.6天。〔邓自耀．中西医结合治疗流行性出血热15例[J]．广西中医药，1996，19(1)：16〕

3. 冯玉然等报道用竹叶石膏汤为主治疗流行性出血热34例，基本方为：淡竹叶15g，生石膏35g，法半夏10g，党参15g，麦冬12g，粳米15g，甘草4g。具体处方根据患者症状加减，全部治愈，疗程最短7天，最长18天，对有条件的18例患者在3个月至1年内进行随访，未见复发。〔冯玉然，常加伦．竹叶石膏汤为主治疗流行性出血热34例[J]．河南中医药学刊，2000，(15)：52〕

4. 吴维凯用黄芪注射液治疗40例流行性出血热发热期，基本治愈，对照组40例，出现不良反应10例，治疗组出现不良反应3例。治疗方法为黄芪注射液30ml加入10%葡萄糖注射液500ml中，每日静滴1次，疗程为5～7天。〔吴维凯．黄芪注射液治疗流行性出血热40例疗效观察[J]．哈尔滨医药，2001，21(4)：10〕

(赵国荣　童光东　沈　强)

第九章

登革热与登革出血热

登革热(Dengue fever)是由登革病毒所引起，经伊蚊传播的急性传染病。其临床特征为突起发热，全身肌肉、骨骼和关节疼痛，出皮疹，淋巴结肿大及白细胞减少，病死率较低。而登革出血热是登革热的一种严重类型。临床特征为发热2～3天之后突然加重，发生出血和休克，血小板减少，白细胞增高，病死率高。

本病多发于夏秋季，发病急骤，传变迅速，多呈广泛流行，故中医可将之归属于“温疫”的范畴。另有俗称本病为“断骨热”、“蝶鞍热”和“红疹”等，是根据本病的某些临床表现而定的。

一、病因病理

登革病毒通过伊蚊叮咬进入人体，在网状内皮系统增殖至一定数量后进入血液循环(第1次病毒血症)，然后再定位于网状内皮系统和淋巴组织中复制至一定程度，再释放于血液中，引起第2次病毒血症。体液中的抗登革病毒抗体可促进登革病毒在网状内皮细胞内复制，并可与登革病毒形成免疫复合物，激活补体系统，导致血管通透性增加；同时抑制骨髓中的白细胞和血小板系统，导致白细胞及血小板减少，引起出血倾向。

中医认为本病的发生乃因素体正气不足，阳盛阴亏，抗邪能力低下，复感疫疠毒邪而致病。疫疠毒邪从肌肤入侵，先犯卫气或侵犯膜原；疫疠毒邪夹湿热秽浊阻遏中焦，则出现运化功能异常。疫毒炽盛则内传营血，耗损营阴，扰乱心神，故见烦躁，神志昏蒙；疫毒灼伤血络，则出现斑疹；迫血妄行则出现各种出血证，且因血不循经，瘀滞脉络而致毒瘀交结；疫毒内闭心脑则神志昏迷。若因邪热亢盛引动肝风而见痉厥。病程中若因疫毒亢盛，耗伤元气或因出血过多，气随血脱，则可致厥脱。病变后期，疫毒渐退，每表现为余邪留恋。概而言之，本病的病机为：疫毒内侵，毒盛致热，热毒壅盛，迫血妄行，毒瘀交结，津液、气血耗伤，心、肝、肾、脑、胃肠等脏腑功能失常或实质损害而出现一系列病证。

二、临床表现

登革热潜伏期3～15天，一般5～8天，常见临床表现有发热、恶寒、头痛、全身疼痛、疲乏不适、胃纳差等。主要临床特征为突然起病、迅速高热、“三红征”(颜面潮红、颈红、胸背红)、多样性皮疹、束臂试验阳性、白细胞和血小板减少等。根据临床症状的严重程度可分为3种类型。

(一)典型登革热

突然起病，恶寒，迅速高热(一般24～36小时内体温可达39℃～40℃)，少数呈双峰热，头痛、眼球或眶后痛，全身肌肉、骨关节疼痛，腰痛，少数患者出现腹痛。患者极度疲乏、纳差，颜面潮红，结合膜充血，胸背皮肤潮红，表浅淋巴结肿大，束臂试验阳性。白细胞和血小板减少或正常。热程通常为 3～7 日退热，部分病人在四肢、胸背可出现多形性皮疹，少数有出血倾向。一般发热时间短，有轻度头痛及全身痛，皮疹少，无合并症者，可诊为轻型典型登革热。为疫疠毒邪外袭，郁遏卫气，阻于经络，内窜营分所致。

(二)登革出血热

具有典型登革热的临床表现，2～3 日后于四肢、面部、腋窝、黏膜可见散在性出血点，迅速融合成瘀斑，病情进展后有鼻衄，牙龈出血，消化道、子宫、阴道、泌尿道等一个以上器官出血，形成气血两燔严重证候。常见肝肿大而极少黄疸，红细胞容积增高 20%以上(由于血浆外溢，脱水而造成血液浓缩，浓缩程度越重者病情越重)，血小板低于 $100\times10^9/L$。为疫疠毒邪炽盛，内传营血，迫血妄行，毒瘀交结所致。

(三)登革休克综合征

登革出血热病人少数在持续发热或退热后病情突然恶化，出现皮肤变冷、湿润，烦躁不安，嘴唇发绀，脉搏快而弱，脉压低(脉压差在 20mmHg 或以下)，血压下降甚至不能测出等正气暴脱表现。休克期一般很短，如不及时抢救，可于 12～24 小时内死亡，病程中还可出现脑水肿，预后严重。但如能及时正确处理，渡过危险期后可迅速恢复。为本病严重阶段，由于出血过多，气随血脱，正气暴脱所致。

三、诊 断 要 点

(一)流行病学资料

本病在东南亚呈地方性流行，在夏秋两季，伊蚊容易孳生的地区更要注意。在本病流行季节、流行地区出现大量高热病例时，应想到本病。

(二)证候特点

主要为急性发病、高热、全身疼痛、皮疹、出血、淋巴结肿大。

(三)实验室检查

1. 白细胞大多显著减少，从病程第 2 天开始降低，第 4～第 5 天降至最低，至退热后 1 周才恢复正常。分类中性粒细胞也减少。部分病例血小板减少，束臂试验也可阳性。部分病例有蛋白尿和红细胞尿。脑型病例脑脊液压力升高，白细胞和蛋白质正常或轻度增加，糖和氯化物正常。

2. 血清学检查　单份血清补体结合试验滴度超过 1/32，红细胞凝集抑制试验滴度超过 1/1280 者有诊断意义。双份血清，恢复期抗体滴度比急性期升高 4 倍以上者，可以确诊为登革热。此外，ELISA 法检测特异性 IgM 抗体亦有助于诊断。

3. 逆转录聚合酶反应敏感性明显高于病毒分离，可用于早期快速诊断登革热病毒感染及血清型鉴别。

4. 血液病毒分离阳性。

四、一 般 处 理

患者应隔离于防蚊病室至完全退热，卧床休息，注意口腔和皮肤清洁，保持大便通畅。高热时先用物理降温。由于止痛退热药往往可在 G-6PD 缺乏的患者中诱发溶血，应谨慎使用，可用柴胡注射液 2～4ml 肌内注射，或口服新雪丹 1 支。非必要时不滥用静脉补液，因脑水肿患者往往发生于静脉补液过程中。有出血倾向者可选用安络血、止血敏、维生素 C 及维生素 K 等止血药，中药可选用田七末、云南白药等，上消化道出血可口服紫地合剂 50～

100ml,每日3次。脑水肿患者应及时使用脱水剂及激素。

目前,西医尚缺乏较佳对因治疗方法,应发挥中医中药优势,积极治疗。

五、辨 证 治 疗

疫疠毒邪,先犯卫气,用透表解肌、清暑化湿、卫气同治;邪困中焦者用清热化湿;邪遏膜原者用疏利透达,辟秽化浊治疗;邪热燔灼气营(血)者,用清气凉营(血)解毒;瘀毒交结者用凉血化瘀解毒治疗;若邪陷心包,引动肝风者用清心开窍,镇痉息风治疗;正气不支,真气暴脱者,用益气固脱治疗;后期余邪未净者用清除余邪治疗。

(一)卫气同病

1. 证候　发热恶寒,无汗或少汗,头痛,身骨疼痛,颜面潮红,四肢倦怠,口微渴,舌边尖红,苔白或黄,脉浮数或濡数。

2. 治法　清暑化湿,透表解肌。

3. 方药

主方　新加香薷饮合柴葛解肌汤加减:葛根15g,金银花12g,连翘10g,柴胡10g,黄芩10g,淡竹叶10g,香薷6g,甘草6g,白扁豆15g。水煎服,每日2剂。若见肌肉、关节疼痛较甚者,可酌加秦艽10g、桑枝20g、薏苡仁25g;若热盛,汗多,口渴者,宜去香薷,加生石膏30g、知母12g、天花粉12g。

中成药　九味羌活冲剂5g,一天3次;抗病毒口服液1支,一天3次。

(二)邪困中焦

1. 证候　壮热,烦渴,汗多,面红目赤,脘痞身重,恶心呕吐,尿赤,舌红苔腻,脉洪数。

2. 治法　清热化湿。

3. 方药

主方　白虎加苍术汤加减:生石膏30g,知母12g,苍术10g,薏苡仁30g,芦根30g,滑石30g,甘草6g。水煎服,每日2剂。若呕吐较甚者可加竹茹12g、藿香12g、苏叶12g;腹胀加大腹皮12g;身重痛加川木瓜12g、蚕沙(包煎)12g。

中成药　抗病毒口服液1支,一天3次。

(三)邪遏膜原

1. 证候　畏寒(或寒战)壮热,继而但热不恶寒,头痛而重,面目红赤,肢体沉重酸楚,纳呆,胸脘满闷,呃逆或呕吐,秽气喷人,腹满胀痛,腹泻或便秘,小便短赤,舌赤,苔白厚腻浊或白如积粉,脉濡数。

2. 治法　疏利透达,辟秽化浊。

3. 方药

主方　达原饮加减:槟榔6g,黄芩10g,白芍10g,青蒿(后下)10g,知母10g,厚朴6g,草果2g,制半夏6g,金银花12g。水煎服,每日2次。若大便秘结者,加大黄(后下)10g;呕吐甚者,加藿香10g、竹茹15g、生姜3片。

中成药　小柴胡冲剂1小包,一天3次。柴胡针2ml,一天2次肌内注射。

(四)气营(血)两燔

1. 证候　壮热,头痛如劈,周身肌肉、骨节疼痛如被杖,口渴,恶心呕吐,烦躁不安,甚或昏谵,肌肤斑疹,衄血、吐血、便血、尿血,妇女子宫、阴道出血,舌红绛,苔黄,脉数。

2. 治法　清气凉血解毒。

3. 方药

主方　清瘟败毒饮加减：水牛角（先煎）30g，生石膏 60g，生地黄 20g，黄连 10g，栀子 10g，黄芩 10g，知母 12g，赤芍 10g，玄参 12g，连翘 10g，甘草 5g，牡丹皮 6g。水煎服，每日 2 剂。若热盛动风者，加钩藤 15g、地龙 10g；若出血严重者，加茜根 10g、侧柏叶 12g。

中成药　穿琥宁 500mg，加入 250ml 液体中静滴，一天 1 次。

（五）瘀毒交结

1. 证候　发热或身热已退，头晕乏力，纳呆欲呕，腹痛拒按，肌肤瘀斑，便下脓血或并见其他出血证，舌暗红，苔少，脉细涩。

2. 治法　凉血化瘀解毒。

3. 方药

主方　血府逐瘀汤加减：桃仁 10g，红花 6g，生地黄 12g，赤芍 10g，丹参 12g，牡丹皮 6g，大黄（后下）10g，白花蛇舌草 30g，青蒿（后下）10g，枳壳 6g，紫珠草 15g。水煎服，每日 2 剂。若腹痛甚者，加川楝子 15g、田七 10g、延胡索 12g；呕吐者，加竹茹 15g、法半夏 10g。

中成药　清开灵注射液 40ml，加入 5％葡萄糖注射液 500ml 中静滴，一天 1 次。

（六）邪陷心包，引动肝风

1. 证候　身灼热，肢厥，神昏谵语，颈项强直，牙关紧闭，两目上视，手足抽搐，呕吐频作，舌质红绛，脉细数。

2. 治法　清心开窍，镇痉息风。

3. 方药

主方　清宫汤加味送服安宫牛黄丸或紫雪丹：水牛角（先煎）30g，羚羊角骨（先煎）30g，竹叶卷心 12g，连翘 12g，金银花 12g，知母 12g，麦冬 12g，玄参 15g，丹参 15g，赤芍 12g，天竺黄 12g，钩藤 12g。水煎服，每日 2 剂。若热盛动风明显者，加菊花 12g、地龙 10g；呕吐不止者，加黄连 8g、竹茹 15g。

中成药　安宫牛黄丸 1 个或紫雪丹 1 支。并可配合用醒脑静注射液 20～40ml 加入 5％葡萄糖注射液 500ml 中静滴。

（七）正气暴脱

1. 证候　身热骤降，面色苍白，气短息微，大汗不止，四肢湿冷，烦躁不安或神昏谵语，肌肤斑疹或见各种出血，血压下降，舌质淡红，脉微欲绝。

2. 治法　益气固脱。

3. 方药

主方　生脉散合四逆汤加减：红参（另煎兑入）15～30g，麦冬 15g，五味子 6g，熟附子 10g，干姜 10g，肉桂 3g。水煎服，每日 2 剂。若大汗亡阳者，加龙骨 30g、煅牡蛎 30g。

中成药　生脉注射液 20～40ml 加入 5％葡萄糖注射液 250ml 中静滴。

（八）余邪未净

1. 证候　低热，头目不清，疲倦乏力，脘痞纳呆，小便短少，舌苔未净，脉细略数而弱。

2. 治法　清涤余邪。

3. 方药

主方　薛氏五叶芦根汤加减：藿香 10g，薄荷叶 10g，荷叶 10g，枇杷叶 10g，佩兰 10g，芦根 15g，冬瓜皮 12g，扁豆花 10g。水煎服，每日 1 剂。若纳呆腹胀者，加砂仁（后下）6g、谷芽 30g；低热不退者，加青蒿（后下）6g、知母 12g。

六、其他疗法

（一）应急措施

1. 高热

（1）中成药

新雪丹，每6小时服1支。

安宫牛黄丸，每服半粒，每日1～3次，适于高热伴神志异常者。

紫雪丹，每服1～1.5g，每日2～3次，适于高热伴痉厥者。

（2）注射剂

柴胡注射液，每次2～4ml，肌内注射，每日2次。

蒿甲醚注射液，每次2ml，肌内注射，每日1～2次。

醒脑静注射液，每次4ml，肌内注射，每日2～3次；或每次20～40ml，加入5%葡萄糖氯化钠注射液500ml，静脉滴注，每日1～2次。

清开灵20～40ml，加入5%葡萄糖注射液250ml中静滴，一天1次。

2. 出血

（1）紫地合剂（紫珠草、地稔各等份，浓缩成1∶2）每次50～100ml，口服，每日3～4次。

（2）云南白药，每次0.15～0.5g，口服，每4～6小时1次。

（3）鼻衄者，可用消毒棉球蘸上马勃粉填塞鼻腔。

（二）验方

1. 白花蛇舌草30g，知母15g，葛根30g，柴胡10g，成人每日2～3剂，小儿酌减。

2. 青蒿25～30g，微煎。成人每日1～3剂，小儿酌减。适用于一般典型登革热。

七、康复与预防

一般治疗：急性期应卧床休息，给予流质或半流质饮食，在有防蚊设备的病室中隔离到完全退热为止，不易过早下地活动，防止病情加重。对于大汗或腹泻者应注意多喝水补充血容量。保持皮肤和口腔清洁。

灭蚊、防蚊是本病的主要预防措施。流行期间可用板蓝根30g，牛筋草30g，地胆头30g，甘草3g。水煎服，每日1剂。

八、临床报道

1. 梁仁运用温病卫气营血辨证治疗登革热136例，全部4～4.5天治愈。主要分如下几种证型辨治：①邪遏膜原用达原饮加减，透达膜原：厚朴、藿香、槟榔、法半夏各10g，柴胡、黄芩各12g，甘草3g。②气分兼卫用三消饮加减：柴胡、黄芩各12g，葛根、板蓝根各20g，金银花15g，生石膏40g，知母、羌活、藿香各10g，甘草3g。③胃热亢盛用白虎银翘汤加减：生石膏45g，金银花、连翘各15g，板蓝根25g，葛根20g，知母、竹叶、黄芩各12g，甘草3g，新雪丹2g（先服）。④气营（血）两燔用清瘟败毒饮加减，以清热解毒，凉血救阴：水牛角、生石膏（均先煎）各50g，知母、牡丹皮、赤芍、连翘、黄柏、竹叶、黄芩、黄连各12g，玄参、生地、金银花各15g，栀子10g，板蓝根25g，甘草3g，新雪丹2支（先冲服），高热抽搐者加安宫牛黄丸或紫雪丹等冲服。⑤津气暴脱用加味生脉散，补敛津气，回阳救逆：红参（另炖）、山萸肉、五味子各10g，熟附子、麦冬各12g，阿胶15g（烊化），煅龙骨、煅牡蛎各20g。⑥善后则根据不同情况选用清泄余热、养阴生津、健脾化湿、滋阴养血等治疗。〔梁仁．登革热治验摘介[J]．新中医，1983，(4)：26～28〕

2．王乃春用加减甘露消毒丹治疗登革热属湿热型16例，全部治愈。方药：青蒿、石菖蒲、板蓝根、藿香、蔻仁、射干、木通各12g，法半夏、薄荷、黄芩各10g，甘草3g，滑石30g。〔王乃春．登革热治验摘介[J]．新中医，1983，(4)：26〕

3．翟洪报道用宣毒化湿、清营凉血的中药汤剂，配合板蓝根注射液肌内注射，治疗登革热20例，结果全部治愈，体温最快恢复正常8小时，最迟64小时，24小时内体温恢复正常者12例。中药组方：蒲公英15g，土茯苓20g，藿香10g，法半夏10g，木瓜12g，水牛角20g(先煎)，银花12g，连翘12g，牡丹皮10g，紫草15g，大青叶12g，紫花地丁15g。15岁以下患者，减量1/3。每日1剂，清水1200ml煎至600ml，分2次服。认为登革热发病状况及传变规律与一般的温病不同。登革热发病之始，即卫、气、营、血兼见。且本地发病者常夹湿邪较重，故选用宣毒化湿、清营凉血的方剂效果较好，治疗中尽量少用滋腻药。〔翟洪．中医药治疗登革热20例报告[J]．中医杂志，1996，(4)：233〕

4．卢倩华自拟清热解毒法，具体方药：板蓝根10g，银花8g，连翘8g，杭菊花6g，芦根6g，竹叶6g，甘草5g，薄荷5g(后下)。水煎服，每日1剂，6岁以下分2次服用。风热积滞者加神曲5g，山楂8g，麦芽10g，枳壳6g；气营两燔者加葛根15g，红条紫草8g，荆芥6g，西河柳10g；血分热盛者加藕节炭8g，白茅根10g，生地10g，玄参8g。2天为一疗程，随病情变化辨证分析改变方药，1个疗程治愈2例，2个疗程治愈18例，3个疗程治愈者3例，治愈率达100%。〔卢倩华．清热解毒法治疗小儿登革热23例[J]．广东中医药，2003(24)：896〕

（钟嘉熙　沈　强）

第十章

病毒性脑膜脑炎

病毒性脑膜脑炎(viral meningoencephalitis)为病毒侵犯脑膜、脑实质引起的炎症病变，最常见的是肠道病毒，其他为单纯疱疹病毒、腮腺炎病毒、腺病毒等，临床常见不同程度的发热、精神异常、意识障碍、抽搐、颅神经损害、锥体束损害等。四季皆可见到，但以夏秋季节更为常见，常为散发性，又称散发性病毒性脑膜脑炎等。根据本病特点，可归属中医温病的“暑湿”或“伏暑”范畴。

一、病 因 病 理

病毒性脑膜脑炎病理损伤机制主要有两种：一种是病毒直接侵犯中枢神经系统所引起，这从一些研究者曾在病人脑脊液中分离出致病病毒等可资证实；另一种则是中枢神经系统对病毒发生变态反应所致，并非病毒直接感染，这从一些病理研究中发现有变态反应性脑炎的改变可获依据。总之，本病发生可能与病毒直接感染及免疫机制参与的变态反应两种因素有关，其确切的发病机制尚待进一步探索。

中医认为本病多与感受暑湿病邪有关。暑为火邪，易耗伤津气，湿性黏滞，暑湿合邪为患，往往缠绵难解。初起暑湿蕴蒸，邪阻少阳三焦，继则化火，上冲于脑，可见头痛如裂，并见不同程度发热。热盛则可引动肝风而见抽搐。暑湿酿痰蒙蔽心包而见神昏、谵语。暑湿亦可阻滞经络而见瘫痪。后期往往耗伤津气，津不柔筋则行走不利，心神清窍失养则见痴呆、失语、木僵等。由于痰湿难于速尽，故治疗不及时容易缠绵难愈。

二、临 床 表 现

本病呈急性或亚急性起病。部分病人在发病前有恶寒、发热、鼻塞、流涕等“感冒”病史或恶心、呕吐、腹痛、腹泻等消化道病史。发病后常有不同程度的发热、头痛，脑脊液呈无菌性脑膜炎改变。尚有意识或认知障碍(包括神志、定向、判断、记忆等障碍)、精神或行为失常、痉挛发作、肢体瘫痪、木僵、失语、失用等，也可出现巴宾斯基征阳性等锥体束征。部分病人出现颅内高压或见颅内占位体征等。暑湿蕴蒸，郁阻少阳三焦，可见消化道症状；或暑湿酿痰蒙蔽心包，导致神志方面改变；后期则耗伤津气，筋脉、清窍失养，故见痴呆、失语、木僵等后遗症。

三、诊 断 要 点

(一)流行病学资料

常为散发，夏秋季节多见。

(二)证候特点

急性或亚急性起病，出现发热、头痛，伴或不伴不同程度的精神症状及意识障碍，或出现神经系统弥漫性或局限性损害的症状体征，如抽搐、颅神经损害、肢体瘫痪、失语、病理反射阳性、脑膜刺激征阳性等。

(三)实验室检查

脑脊液白细胞及蛋白量轻度增高或在正常范围，脑电图检查为弥漫性异常或一侧局灶性变化，排除其他脑部病变者可临床诊断为本病。但确诊须做病毒分离、基因检测及有关抗体滴度测定。

四、一 般 处 理

一般应卧床休息，补充热量、液体，做好口腔清洁，防止压疮。高热病人必须降温，一般以物理降温为主，亦可用常规退热药。抽搐给予相应抗惊厥治疗，如出现呼吸衰竭，除给氧外，应注意分析原因，采取针对性措施，如脑水肿、脑疝引起者，需给脱水剂、皮质激素、呼吸兴奋剂等。呼吸道堵塞者应及早排除，必要时气管切开。

五、辨 证 治 疗

本病初起，暑湿容易蕴蒸阻滞少阳，此时宜清泄少阳，分消暑湿；如暑湿蕴蒸化热，燔灼气营，可用气营两清法；如化火化热，闭阻心窍则用清心开窍治疗；如暑湿酿痰，内蒙心包，当用清热化湿，豁痰开窍；后期损伤正气，气阴两伤者可用清热生津；肝肾阴亏、虚风内动者则用补益肝肾，养阴息风治疗。病后可因痰瘀阻络，出现肢体麻痹或瘫痪等后遗症，可用化瘀通络治疗。

(一)暑湿蕴蒸，阻滞少阳

1. 证候　寒热往来，热重寒轻，头痛，周身不适，呕吐，口干口苦，舌红苔腻，脉濡数或滑数。

2. 治法　清泄少阳，分消暑湿。

3. 方药

主方　蒿芩清胆汤加减：青蒿(后下)10g，黄芩 15g，法半夏 12g，枳实 10g，陈皮 6g，茯苓 15g，大青叶 15g，滑石 30g，金银花 15g，蒲公英 30g，甘草 6g。水煎服，每日 2 剂。头痛剧烈加白蒺藜 12g，苍耳子 12g，葛根 30g；热毒较重者加板蓝根 30g，金银花 15g，蒲公英 30g，水牛角(先煎)30g；呕吐不止加用薛氏止呕散(川黄连、苏叶少许，泡开水慢慢呷服)。

中成药　抗病毒口服液 1 支，一天 3 次。双黄连粉针 3g，加入 5%葡萄糖注射液 500ml 中静滴。

(二)气营两燔

1. 证候　高热，头痛，烦躁不安，口渴引饮，神昏谵语，或肢体瘫痪、抽搐，项背强直，舌红苔黄，脉数或洪大。

2. 治法　气营两清。

3. 方药

主方　清瘟败毒饮加减：生石膏(先煎)30g，知母 12g，黄芩 15g，黄连 6g，山栀子 12g，板蓝根 30g，淡竹叶 12g，生地黄 15g，玄参 15g，甘草 6g，水牛角(先煎)30g。水煎服，每日 2 剂。神昏谵语者加安宫牛黄丸 1 丸，大便秘结者加生大黄(后下)6g。

中成药　高热抽搐者加紫雪丹 1 支。或用醒脑静注射液 20ml 加入 5%葡萄糖注射液 250ml 中静滴。

(三)湿热酿痰,蒙蔽心包

1. 证候　身热绵绵不退,嗜睡或昏睡,喉间痰鸣,或神呆寡言或木僵,行为异常,舌苔腻浊,脉滑。

2. 治法　清热化湿,豁痰开窍。

3. 方药

主方　菖蒲郁金汤加减:石菖蒲 12g,郁金 12g,山栀子 12g,连翘 15g,灯心草 15g,滑石 30g,法半夏 12g,天竺黄 12g,淡竹叶 12g。水煎服,每日 2 剂。若痰浊壅盛者加胆星 10g、僵蚕 10g;如热偏重而邪热炽盛者,加至宝丹 1 粒。

中成药　若痰浊较甚,清窍蒙蔽,神昏较重者,可加用苏合香丸或至宝丹,1 丸,一天 1～2 次。痰热闭窍可用安宫牛黄丸 1 丸,一天 1～2 次痰热清注射液 20ml 加入 5%葡萄糖注射液 250ml 中静滴。如喉间痰涌而有窒塞气道之虞者,急用猴枣散 1 支,一天 3 次,以化痰浊。若见身热骤降,面色苍白,大汗淋漓,呼吸喘促,四肢厥冷,脉微欲绝者为正气虚脱,可用生脉注射液 20～30ml 加入 5%～10%葡萄糖注射液 500ml 中静滴。

(四)热入心包

1. 证候　身热,呼吸气粗,神昏谵语,喉间痰鸣,舌謇肢厥,舌质红绛,苔黄燥或少苔,脉滑数或细数。

2. 治法　清心开窍。

3. 方药

主方　清宫汤加减:水牛角(先煎)30g,玄参 15g,生地黄 15g,麦冬 12g,竹叶心 12g,连翘 15g,金银花 15g,莲子心 3g,竹沥汁 10ml(兑服)。水煎服,每日 2 剂。若大便秘结者,加大黄(后下)10g;热盛动风者,加羚羊角骨 20g、钩藤 15g、菊花 12g。

中成药　安宫牛黄丸 1 丸。亦可用醒脑静注射液 20ml 加入 5%葡萄糖注射液 500ml 中静滴,一天 1～2 次。

(五)气阴两伤

1. 证候　低热自汗,口干唇燥,神疲乏力,胃纳差,舌红少苔,脉细数。

2. 治法　清热生津,益气和胃。

3. 方药

主方　竹叶石膏汤加减:淡竹叶 12g,生石膏 30g,法半夏 12g,麦冬 12g,太子参 15g,石斛 12g,天花粉 12g,怀山药 30g。水煎服,每日 1 剂。若呕吐者,加竹茹 12g、枇杷叶 12g;腹胀纳呆者,加布渣叶 12g、谷芽 30g。

中成药　西洋参口服液 1 支,一天 3 次。生脉注射液 20ml 加入 5%葡萄糖注射液 250ml 中静滴。

(六)肝肾阴亏

1. 证候　五心烦热,腰酸耳鸣,手足麻痹,手足颤动,智力减退,口干舌燥,舌绛、苔少,脉细。

2. 治法　补益肝肾,养阴息风。

3. 方药

主方　三甲复脉汤加减:生牡蛎(先煎)30g,鳖甲(先煎)30g,龟甲(先煎)30g,麦冬 12g,生地黄 15g,白芍 15g,女贞子 15g,旱莲草 15g,炙甘草 10g。水煎服,每日 1 剂。若气虚自汗者,加人参 8g、浮小麦 30g;心悸者,加太子参 30g、五味子 10g、茯神 10g。

中成药 六味地黄饮 1 支，一天 3 次。

(七)痰瘀阻络

1. 证候 神疲气短，吞咽困难，或喉中痰鸣，肢体麻痹，行走不稳或瘫痪，或二便失禁，舌苔白浊，脉滑。

2. 治法 化痰通络。

3. 方药

主方 涤痰汤合三甲散加减：党参 15g，茯苓 15g，枳实 10g，法半夏 12g，制胆星 12g，橘络 10g，石菖蒲 12g，郁金 12g，竹茹 12g，僵蚕 12g，䗪虫 6g，丹参 15g，地龙 12g，桃仁 10g，甘草 6g。水煎服，每日 1 剂。若痴呆失语者，加益智仁 12g、川牛膝 12g、赤芍 12g；若肢体强直、手足挛急者，加川木瓜 15g、路路通 15g、鸡血藤 30g。

中成药 猴枣散 1 支，一天 2 次。三七通舒胶囊 2 粒，每天 3 次。

六、其 他 疗 法

1. 本病急性期应尽量加用一些中药注射液，以加强抗病毒作用，常用的有大青叶或板蓝根注射液 2～4ml，一天 2 次，肌内注射。或可用双黄连粉针 3g，加入 5%葡萄糖注射液 500ml 中静滴，一天 1～2 次，或可用清开灵注射液 40ml 加入 5%葡萄糖注射液 500ml 中静滴，1 天 1～2 次，昏迷者可用醒脑静注射液 20ml 加入 5%葡萄糖注射液 500ml 中静滴。

2. 后遗症可配合针灸治疗

智力障碍选穴：内关，涌泉，大椎，百会，风池。

失语：金津，玉液，哑门，廉泉，涌泉。

面瘫或流涎：地仓，颊车。

吞咽困难：中脘，照海。

上肢麻痹：肩髃，曲池，手三里，外关，合谷。

下肢麻痹：环跳，阳陵泉，承山，委中，足三里，照海。

治法：每次选 5～7 穴，用中刺激手法，并加用梅花针叩刺项背、腰骶、四肢部。

七、康复与预防

注意保暖，补充水分，及时更换汗湿衣服，防止受凉，保持口腔和皮肤清洁，进食清淡、易消化的饮食。及时进行肢体康复锻炼。

平时多锻炼，提高抗病能力，预防感冒与肠道感染，一旦发现应及时有效地治疗，防止其恶化。灭蚊、防蚊，预防接种乙型脑炎疫苗。中药预防可用金银花 30g，板蓝根 30g，紫花地丁 20g，煎水代茶饮服。

八、临 床 报 道

1. 马千红报道醒脑静注射液辅助治疗腮腺炎病毒性脑膜脑炎疗效良好。在统一基本治疗的基础上，采用随机分组对照法，将 136 例并发脑膜脑炎的腮腺炎患儿分为醒脑静组(治疗组)71 例，对照组 65 例，进行疗效对比分析。结果治疗组治愈 65 例，好转 6 例，平均住院日 12.1 天；对照组治愈 48 例，好转 17 例，平均住院日 18.3 天。两组疗效差异有显著性($P<0.05$)。提示醒脑静注射液具有开窍醒脑、清热解毒、行气活血作用，辅助治疗腮腺炎病毒性脑膜脑炎具有较好的疗效。〔马千红．醒脑静辅助治疗腮腺炎病毒性脑膜脑炎疗

效观察[J]. 常州实用医学,2008,24(4):245〕

2. 冯步珍报道中西医结合治疗散发性脑炎49例,气血两燔型用清瘟败毒饮加减:生石膏30～90g、水牛角、金银花各30g,连翘15g,栀子、牡丹皮、赤芍、天竺黄、郁金、菖蒲各10g,胆南星、全蝎各6g,蜈蚣2g。痰迷心窍型用涤痰汤加减:半夏、陈皮、远志、郁金、僵蚕、栀子、天竺黄各10g,胆南星6g,茯苓、菖蒲各15g。随症加减,日1剂,水煎服。酌用肾上腺皮质激素、甘露醇、维生素、细胞活性药、抗生素、止痉,对症及支持疗法。用15日,结果:治愈43例,好转4例,死亡2例,总有效率95.92%。〔冯步珍,夏俊杰. 中西医结合治疗散发性脑炎49例[J]. 长春中医学院学报,1998,(1):20〕

3. 王爱民用甘露消毒丹为主治疗散发性脑炎16例,方用藿香、茵陈、滑石(包)各15g,炒黄芩12g,菖蒲、木通各9g,射干、连翘、薄荷、白蔻仁各6g。湿困脾阳去射干、连翘,加淡豆豉、杏仁;呕逆加玉枢丹;湿热去薄荷、射干,黄芩加量,加黄连、栀子;烦躁抽搐去射干、薄荷、木通,加郁金;精神异常加水牛角、钩藤、天麻;阴伤加生地、玄参、麦冬等。日1剂水煎服,并用20%甘露醇静滴,日1～4次,必要时加地塞米松10～20mg,日1次。结果:治愈13例,好转3例。〔王爱民. 甘露消毒丹为主方治疗散发性脑炎16例[J]. 江苏中医,1997,(7):12～13〕

4. 陈建华报道用大剂量清开灵注射液,治疗急性病毒性脑炎的疗效观察,治疗组41例,用清开灵注射液20ml,加入10%葡萄糖注射液500ml,静滴,日1次,10日为一疗程,疗程间隔3～5日。对照组40例,用地塞米松10～40mg,静滴,日1次,用5～7天;症状好转后改口服并逐渐减量。结果两组分别痊愈36例、33例,好转4例、6例,无效各1例。平均治愈时间治疗组短于对照组($P<0.01$)。〔陈建华. 大剂量清开灵治疗急性病毒性脑炎的疗效观察[J]. 中西医结合实用临床急救,1996,(11):506〕

(钟嘉熙　吴智兵)

第十一章

流行性乙型脑炎

流行性乙型脑炎(epidemic encephalitis B,简称乙脑)是由乙脑病毒所引起,以中枢神经系统病变为主的急性传染病,主要通过蚊虫传播,流行于夏秋季节,多发于儿童。临床上以发病急骤,高热,意识障碍,抽搐,病理反射及脑膜刺激征等为主要特点。常发生呼吸衰竭,并留下神经系统后遗症。本病多属中医“暑温”范畴。

一、病 因 病 理

人被感染的蚊虫叮咬后,病毒即侵入人体,在网状内皮系统内繁殖,继而进入血循环,形成病毒血症。若人体防御功能减退,病毒可突破血-脑脊液屏障侵入中枢神经系统,导致脑炎发生。

根据本病的发病季节和临床表现,中医可将本病归于“暑温”范畴。这主要是由于人体正气内虚(特别是小儿脏腑娇嫩,气血未充),更易感受暑热病邪而致病。本病虽然一般也按卫气营血传变规律发展,但由于暑为阳邪,其性酷烈,伤人最快,且极易化火,内陷心营,引动肝风。所以病程中卫气营血各阶段往往没有明显界限,故许多患者在病初即表现为阳明气分热盛的证候,与“夏暑发自阳明”之说相符。有的患者甚至起病即见到神昏、痉厥等危重证候。暑为火热之邪,易伤人体津气,严重者出现津气欲脱甚至内闭外脱等危证。夏季雨水较多,天暑下迫,地湿上蒸,暑热病邪每易夹湿为患,则易困阻中焦或弥漫三焦,辨治又当注意。当湿邪化燥化火后亦可进入营血分。后期由于气阴受伤、清窍筋脉失却润养,或痰湿阻滞,清窍、筋脉不通,往往可留下神呆、耳聋、失语、瘫痪等后遗症。

二、临 床 表 现

(一)初期(发病第1～第3日)

高热,头痛,呕吐,不同程度的意识障碍,如嗜睡或烦躁,小儿可有腹泻。为暑热病邪侵入卫气,胃热气逆,上扰心脑所致。

(二)极期(发病第4～第10日)

高热,热度高低与病情成正比,意识障碍,从嗜睡、昏睡至昏迷程度不一,惊厥或抽搐;呼吸衰竭,表现呼吸深浅不齐、间歇、暂停;颈项强直,剧烈头痛,呕吐,血压升高,脉搏变慢,婴幼儿仅有前囟隆起。为热毒炽盛,气营(血)两燔,内陷心营,引动肝风所致。

(三)恢复期

体温下降趋于正常,极期症状逐渐消失。个别病人可有低热、失语、多汗、瘫痪、精神异常、肢体痉挛等,经积极治疗多于6个月内恢复。如超过6个月尚未恢复者,即成后遗症。为邪热渐去,气阴亏损,或痰浊阻于脉络,筋脉失养所致。

三、诊 断 要 点

(一)流行病学资料

明显的流行季节、流行地区等,夏秋季节,热带、亚热带、温带地区多发。

(二)证候特点

高热、头痛、呕吐、意识障碍、抽搐、脑膜刺激征及病理反射等。

(三)实验室检查

血象白细胞数及分类中性粒细胞增高,脑脊液压力升高、蛋白常增高、细胞数轻度增高、糖与氯化物正常;血清学检查乙脑补体结合试验特异性高,但补体结合抗体出现较晚,不能作早期诊断之用。近年来有特异性 IgM 抗体检查、荧光抗体检测血及脑脊液抗原等,作为早期特异性检查方法,有待进一步探讨。

四、一 般 处 理

患者应隔离于防蚊设备之病室,保持安静阴凉,注意补充热量、液体,做好口腔清洁,防止压疮。高热病人必须降温,常采用物理降温为主,药物为辅,如冰敷、酒精拭浴,寒战者可用温水拭浴。冷盐水或冻大黄煎水灌肠退热效果也极佳,且可帮助排泄肠腔毒物。亦可使用常规药物退热,必要时作亚冬眠疗法,并用抗生素防治继发感染。对惊厥病人镇痉药应用宜早不宜迟,用量要足,以达迅速控制发作的目的。常用地西泮量:成人 10～20mg/次(小儿 0.1～0.3mg/kg·次,不超过 10mg/次),缓慢静注;水合氯醛:成人 1～2g/次,小儿 100mg/岁·次(一次不超过 1g)鼻饲或保留灌肠;或用亚冬眠疗法。

呼吸衰竭是乙脑主要致死原因,处理除给氧外,应注意分析原因,采取针对性措施。如脑水肿、脑疝引起者,需给脱水剂、皮质激素、呼吸兴奋剂及山莨菪碱、阿托品等。呼吸道阻塞者应及早排除,必要时行气管切开。

目前西医尚无对因治疗的较佳方法,应中西医结合积极救治。

五、辨 证 治 疗

本病起病急,病情重,宜采用中西医结合救治。初起即见卫气同病,可用清气透表,解毒泄热方法治疗;气分热盛者用清气泄热;若邪热内结胸膈,则用清泄膈热治疗;邪热炽盛,燔灼气营(血)者,则用清气凉营(血),解毒化斑治疗;热灼营阴者用清营泄热,解毒养阴治疗;邪热太盛,内闭心包而出现神昏谵语者用清心开窍治疗;若邪气太盛,正气不支,成内闭外脱者,治以开窍固脱;邪热炽盛,迫血妄行而见全身各部位出血者,用清热解毒,凉血活血治疗;邪热炽盛,引动肝风而致抽搐者,可用清热解毒,凉肝息风治疗。

(一)卫气同病

1. 证候　突然起病,发热微恶风寒,少汗,头痛,颈项稍强,恶心呕吐,口渴心烦,偶有惊厥,舌红苔薄黄,脉浮数。

2. 治法　清透邪热。

3. 方药

主方　银翘散合清络饮加减:金银花 12g,连翘 12g,鲜荷叶 30g,淡竹叶 15g,薄荷(后下)6g,扁豆花 12g,芦根 30g,葛根 30g,夏枯草 15g,板蓝根 30g。水煎服,每日 2 剂。若见身重、脘痞、苔腻等为兼夹湿邪,可加入藿香 12g、佩兰 12g、大豆卷 30g、滑石 30g、甘草 6g 等芳化淡渗之品，以解暑湿之邪。

中成药　抗病毒口服液，每次1支，一天3次。

（二）邪在气分

1. 证候　壮热，面红目赤，烦躁，汗多，头痛，气促，口渴，舌红、苔黄燥，脉洪数。

2. 治法　清气泄热。

3. 方药

主方　白虎汤加减：生石膏（先煎）30g，知母12g，淡竹叶15g，板蓝根30g，大青叶15g，天花粉12g，葛根30g，连翘12g，夏枯草15g，甘草6g。水煎服，每日2剂。若见胸闷脘痞，身体困重，舌苔腻者为兼夹湿邪，可加扁豆花12g、大豆卷30g、鲜荷叶30g、滑石30g等淡渗利湿之品；若头痛明显，项强，胸闷痞满呕吐，下利稀水，小便短赤等为暑湿弥漫三焦，可用三石汤加减清热利湿，宣通三焦。

中成药　双黄连粉针3g，加入0.9%氯化钠或5%葡萄糖注射液500ml中静脉滴注，每日1～2次。清开灵注射液20ml，加入5%葡萄糖注射液250ml中静脉滴注，每日1～2次。

（三）胃肠热结

1. 证候　潮热，便秘，腹满硬痛，时有谵语，头痛，项强，舌红，苔黄老或焦燥起刺，脉沉实。

2. 治法　攻下腑实，通腑泄热。

3. 方药

主方　大承气汤加减：生大黄（后下）10g，芒硝（冲）10g，虎杖30g，蒲公英30g，大青叶15g，板蓝根30g，救必应12g等。水煎服，每日2剂。若口干咽干唇裂，舌苔焦黑燥裂，则可加玄参20g、生地30g、麦冬15g等以增液润下。

中成药　便秘通1支，一天3次。一清胶囊2粒，每日3次。

（四）气营（血）两燔

1. 证候　壮热不退，口渴心烦，汗多气促，头痛如裂，呕吐频频，烦躁不安，或嗜睡，或神昏谵语，颈项强直，时时抽搐，舌质红绛，苔黄糙，脉细数或弦数。

2. 治法　清气凉营解毒。

3. 方药

主方　清瘟败毒饮合羚角钩藤汤加减：水牛角（先煎）30g，生地20g，生石膏（先煎）30g，知母12g，板蓝根30g，大青叶15g，野菊花15g，川黄连6g，连翘15g，牡丹皮10g，羚羊角骨（先煎）15g，钩藤12g等。水煎服，每日2剂。

中成药　若病情较重者可配合清心开窍之安宫牛黄丸、紫雪丹等。高热神昏、痰多者可选用安宫牛黄丸1/2～1丸/次，每日2次，冷开水化开内服或鼻饲或点舌；若高热、抽搐者可选用紫雪丹，1支/次，2～3次/日。若呕吐不止者可用薛氏止呕散：川黄连、苏叶少许，泡白开水频频呷服。本证亦可用清开灵注射液40ml加入0.9%氯化钠溶液或5%葡萄糖注射液500ml中静滴，一天1次；醒脑静注射液20ml，加入5%葡萄糖注射液250ml中静滴，每日1～2次。

（五）内闭外脱

1. 证候　壮热，肢厥，神昏，惊厥，面色苍白，口唇青紫或灰暗，眼鼻干燥无津，或全身体温急骤下降，大汗淋漓，呼吸细微，气息不匀，舌质瘀暗，脉微欲绝。

2. 治法　开闭固脱。

3. 方药

主方　参附龙牡汤送服至宝丹或安宫牛黄丸：高丽参或红参 10g(另煎兑入)，熟附子 10g，龙骨 30g，牡蛎 30g。久煎服，每日 2 剂。

中成药　至宝丹 1 丸或安宫牛黄丸 1 丸。若热势不高，喉间痰涌，苔腻，属痰浊较甚者，开闭可选用苏合香丸 1 丸以代安宫牛黄丸或至宝丹。参附注射液或丽参注射液 20ml 加入 5%葡萄糖注射液 500ml 中静滴，一天 1～2 次；参麦针 20～40ml 加入 5%葡萄糖注射液 250ml 静滴，每日 1～2 次，或与参附注射液交替使用。

(六)正虚邪恋

1. 证候　低热不退或五心烦热，神疲心悸，夜寐不宁，纳少，舌红少津，苔少或无苔，脉细弱或细数。

2. 治法　益气养阴，祛除余邪。

3. 方药

主方　加减复脉汤加减：生地 15g，麦冬 12g，玄参 15g，石斛 12g，白芍 15g，知母 12g，牡丹皮 10g，太子参 15g，炙甘草 6g 等。水煎服，每日 1 剂。若余邪伏于阴分而低热不退，可加青蒿(后下)6g、地骨皮 30g、鳖甲(先煎)30g 等。

中成药　生脉注射液 20ml 加入 5%葡萄糖注射液 250ml 中静滴，一天 1 次。

(七)痰瘀内阻

1. 证候　神志痴呆，精神异常，言语障碍，肢体废用，肌肉萎缩，舌质暗红，脉细软或细涩。

2. 治法　化痰通络，养血逐瘀。

3. 方药

主方　补阳还五汤加减：黄芪 30g，桃仁 10g，赤芍 12g，郁金 12g，石菖蒲 12g，天竺黄 12g，白僵蚕 12g，鳖甲(先煎)30g 等。水煎服，每日 1 剂。若肢体废用较重者可加白附子 10g、乌梢蛇 12g、白芥子 10g 等祛瘀通络。

中成药　丹参注射液 20ml 加入 5%葡萄糖注射液 500ml 中静滴，一天 1 次。复方血栓通胶囊 3 粒，每日 3 次。益脑胶囊 2 粒，每日 3 次。

六、其他疗法

后遗症期可参考病毒性脑膜脑炎的治疗。

七、康复与预防

注意饮食和营养，高热、昏迷、惊厥患者易失水，故宜补足量液体，及时更换衣服，防止着凉。康复可采用理疗、针灸、按摩、推拿等辨证治疗，以促进智力及肢体功能恢复。

乙脑的预防须采取综合措施，其中关键是抓好灭蚊与疫苗预防接种。发现乙脑病人应立即上报及隔离治疗。中药预防可用牛筋草 60g 煎水代茶饮服；或用大青叶 30g，板蓝根 30g，甘草 3g，煎水代茶饮服。

八、临床报道

1. 李书魁等用中西医结合治疗重型流行性乙型脑炎 42 例，治疗组用：藿香 10～12g，生石膏 15～50g，金银花 9～30g，连翘 6～15g，栀子、菖蒲、郁金各 3～9g，知母 4～10g，板蓝根

10～30g，甘草 3～6g。高热加水牛角、黄芩、羚羊角粉；抽搐加钩藤、僵蚕、全蝎；痰多加天竺黄、鲜竹沥；湿盛加薏苡仁、茯苓；腹胀便秘加大黄、芒硝；阴虚加玄参、麦冬、生地；气血虚加人参或党参、当归。每日 1 剂，水煎，分 3～4 次服或鼻饲。对照组 42 例，均采用物理降温、吸氧，高热时用复方氨基比林肌内注射。每日用病毒唑 0.2～0.5g，地塞米松 2～8mg，青霉素钠 200 万～560 万 U，胞二磷胆碱 0.25～0.5g，三磷酸腺苷 10～40mg 静滴。20％甘露醇 1～2g/kg，日 4～6 次静注。抽搐者用 10％水合氯醛灌肠，或地西泮、苯巴比妥钠或复方氯丙嗪等。呼吸衰竭用可拉明、洛贝林、东莨菪碱。痰多时吸痰，及时纠正酸碱失衡和水、电解质紊乱。结果：两组分别痊愈 30、18 例，好转 10、13 例，无效 2、11 例，总有效率 95.24％、73.81％（$P<0.01$）。本组疗程及降温时间均短于对照组（$P<0.05$）。〔李书魁，李志伟．中西医结合治疗重型流行性乙型脑炎 42 例疗效观察[J]．中西医结合实用临床急救，1996，(9)：410～411〕

2. 樊婷婷报道中药敷脐控制乙脑高热收效良好。采用生石膏 90g，白矾 15g，栀子 30g，芦根 45g，黄柏 20g，蟾酥 15g，研成粉状。取 5～10g 调成糊状外敷脐部，用纱布覆盖，胶布固定，每日换药 2～3 次，体温连续 5 天低于 37.2℃停用。39 例患者中，30 例体温连续 5 天有效控制在 38.5℃以下，有效率为 76.9％。〔樊婷婷．中药敷脐控制乙脑高热 39 例[J]．中国民间疗法，2010，(8)：23〕

3. 于新芳等用病毒唑和安宫牛黄丸治疗流行性乙型脑炎 52 例。方法：病毒唑 10～15mg/kg，加入 10％葡萄糖注射液 300～500ml 静滴，每日 1 次，安宫牛黄丸 50～100mg/(kg・d)2 次或 8 小时 1 次口服或鼻饲，用 3 日。与对照组 51 例，均常规治疗和护理。结果：两组分别痊愈 49 例(94.24％)、40(78.44％)例（$P<0.05$），有后遗症分别为 2、8 例，死亡分别为 1、3 例。〔于新芳，王丽娟．病毒唑和安宫牛黄丸治疗流行性乙型脑炎疗效观察[J]．中西医结合实用临床急救，1996，(3)：452～453〕

4. 陈杰治疗流行性乙型脑炎 30 例，用白虎汤合大承气汤加减：生石膏 50g，知母、大黄各 10g，生甘草、玄明粉、枳实、厚朴各 6g。惊厥加钩藤、僵蚕；无汗加蝉蜕、香薷；湿遏痰鸣加菖蒲、郁金；呕甚加代赭石、半夏；热势渐升加黄芩、栀子；高热昏迷加至宝丹或紫雪丹；热盛闭窍、神志不清加安宫牛黄丸。每日 1～4 剂水煎服或鼻饲。两组结果分别治愈：27、20 例，病残 2、7 例，死亡 1、3 例。〔陈杰．中西医结合治疗流行性乙型脑炎 30 例[J]．山东中医杂志，1997，(1)：27〕

（钟嘉熙　吴智兵）

第十二章

脊髓灰质炎

脊髓灰质炎(poliomyelitis)是由脊髓灰质炎病毒引起的急性传染病。其传播途径是通过污染的食物、用具、玩具、手等,并经口传播,病初亦可通过飞沫传播。病变主要在脊髓前角灰质部分。临床特点为发热,咽痛,肢体疼痛,头痛或无菌性脑脊髓膜炎表现,少数病例出现肢体弛缓性瘫痪。因多见于小儿,故称“小儿麻痹症”。本病终年可见,而以夏秋季为多,可散发或流行。本病曾在我国发病率较高,自 20 世纪 60 年代大面积应用脊髓灰质炎疫苗以来,发病率大幅度下降。1988 年第 41 届世界卫生大会提出在 2000 年前消灭本病,我国亦提出相应的行动目标,目前本病在我国基本绝迹。中医认为本病是感受暑湿热毒所致,属于“暑湿”或“暑温”、“伏暑”、“软脚瘟”、“痿疫”等范畴。

一、病 因 病 理

脊髓灰质炎病毒自咽部及肠道黏膜侵入人体后,即在扁桃体、咽壁淋巴组织、肠壁集合淋巴组织等处繁殖,此期如能产生足量特异性抗体,将病毒消除,即形成隐性感染。如果免疫应答未能将局部病毒清除,病毒即可经淋巴进入血循环,形成第 1 次病毒血症。病毒通过血流到达全身单核吞噬细胞系统,进一步增殖后再度进入血循环,形成第 2 次病毒血症,出现前驱症状,若此时机体产生的特异性抗体足以将病毒中和,则疾病到此停止,形成顿挫型。若机体缺乏免疫力,则病毒可通过血-脑脊液屏障,侵入神经系统,轻者不发生瘫痪,重则发展成瘫痪。

中医认为本病的发生,主要是外感暑湿热毒,但人体正气不足是导致外邪侵袭而发病的重要因素。夏秋季节,人若正气素亏如小儿正气不足,或受寒、劳累、创伤而津伤气耗,则抗御外邪入侵的能力下降,暑湿热毒可乘虚袭入人体而发病。初起邪从口而入,暑湿交蒸,故而发热;暑湿郁表,肌腠失和,则头痛,倦怠,全身不适;肺气不畅,则咽痛,咳嗽;暑湿阻于中焦脾胃,运化失降,气机升降悖逆则出现恶心,呕吐,腹泻等症。其后病情发展与否,则视人体正气强弱,病邪轻重而异。若人体正气较盛,病邪较轻,正能胜邪,则病变即可由此而解,不再发展,数日痊愈。若正气不能抗邪外出,深入气分,则湿热交蒸,缠绵不解,病变中心在气分,气分湿热蒸腾,则高热,汗多;湿热痹阻经络,气失通畅,则头痛,颈、背、四肢肌肉疼痛显著;湿热浸淫筋脉,阻滞气血,使筋脉弛缓不用,而致不能起坐和翻身,肢体瘫痪,尤以下肢多见;暑湿热毒未退,而津气两伤,则见高热头痛,心烦,口渴,自汗,神疲肢倦,脉虚无力;也可因暑湿热毒解后,正气耗散过甚,津液不能内守而外泄太甚,身无热象,汗出不止,喘喝欲脱,脉细数;气分之邪不解,也可内陷心营,表现为高热,烦躁不安,嗜睡或昏迷,惊厥;最后热伤津气,筋脉失养,而逐渐出现正虚现象。若邪去正复,则麻痹肢体可逐渐恢复;如迁延日久,气血耗伤,肌肉不荣,久则肝肾亏虚,筋脉枯萎,肢体痿废变形,留下肢体瘫痪之后遗症。

二、临床表现

(一)前驱期

发热,乏力,多汗,全身不适。为暑湿热毒初犯人体,侵袭卫气,以中焦脾胃为病变中心,可见恶心、呕吐、纳差、腹泻等症;兼上焦肺卫见症如咽痛、咳嗽、恶寒等。

(二)瘫痪前期

高热,头痛,颈强直,克尼格征和布鲁津斯基征阳性,同时伴颈、背、四肢肌肉疼痛。为湿热郁蒸气分,痹阻筋脉,郁遏清阳所致。

(三)瘫痪期

大约1%～2%患者起病后3～4日呈第2次发热,发热后1～2日可发生瘫痪。大都5～10日出现不同部位瘫痪,并逐渐加重,体温正常后瘫痪停止进展。根据病变部位分为4型:①脊髓型:发热,四肢瘫痪,尤以下肢多见,不能起坐翻身,或伴咳嗽无力,或便秘,或尿潴留或尿失禁。为湿热浸淫经脉,阻滞气血;②延髓型:身热退,汗出不止,呼吸浅弱不规则,双吸气,甚至呼吸暂停,脉细数,心律不齐,血压下降,为津气耗伤过甚,而致欲脱之候;③脑型:身热,反复不退,头胀痛,烦躁不安,嗜睡或昏迷,惊厥。为暑湿蒙蔽心包;④混合型:脊髓型与延髓型同时存在,较多见。表现为身热,心烦,口渴多汗,不能起坐翻身,四肢瘫痪,呼吸浅弱,脉细数,此为暑热未退,津气两伤。

(四)恢复期

肢体功能逐渐恢复,肢体麻痹,痿软无力,容易汗出,为气虚不能运血,血凝瘀滞所致。

(五)后遗症期

瘫痪日久,肌肉萎缩,肢体躯干畸形,脊柱前凸,马蹄足内翻或外翻,此为肝肾亏虚,经脉闭塞,精血不能濡筋养骨所致。

三、诊断要点

(一)流行病学资料

本病在温带地区,夏秋季发病显著高于冬春季,在热带及亚热带地区则无明显季节性。发病以6个月～5岁小儿最为多见。随着在小儿中普遍应用疫苗,使小儿感染机会减少,发病率降低,轻型病例增加。发病年龄有增高趋势。

(二)证候特点

发热、咽痛、多汗、烦躁头痛、呕吐、颈背四肢疼痛应怀疑本病,当分布不规则的弛缓性瘫痪出现时,诊断即可基本成立。

(三)实验室检查

血常规检查:白细胞大多正常;脑脊液检查:瘫痪前期脑脊液呈病毒性脑膜炎改变;病毒分离:第1周咽拭或粪便均可分离到病毒;血清学检查:免疫荧光法检测特异性IgM抗体,有快速诊断价值。

四、一般处理

按呼吸道、消化道传染病常规隔离治疗卧床休息,避免不必要的注射和手术等疼痛刺激,注意营养和水、电解质平衡,吞咽困难者可鼻饲。高热烦躁,可适量应用镇静剂;症状严重者可用糖皮质激素或球蛋白;呼吸中枢麻痹时用呼吸中枢兴奋剂,如山梗菜碱、回苏灵;瘫瘓期可选用地巴唑、新斯的明等促神经传导药或神经营养剂。目前西医无对因治疗的较好方法，应中西医结合积极救治。

五、辨证治疗

本病多为暑湿热毒为患，总的治疗原则为清暑化湿。初起多卫气同病，治以疏表泄热，清利暑湿；如表邪已解，湿热郁蒸气分，则宜清热化湿，宣气通络；因湿热内蕴，脉络痹阻，又宜清热化湿，舒筋活络；如气分之邪不解，暑湿蒙蔽心包，则宜清暑祛湿，化浊开蔽；如暑湿热毒未退，而津气两伤，则须清热涤暑，益气生津。若暑湿热毒已解，而正气耗散过甚，又宜益气敛津，生脉固脱；恢复期气虚血滞或邪去正虚，则宜益气活血，祛瘀通络或补益气血，滋补肝肾。

(一)暑湿外侵，卫气同病(前驱期)

1. 证候　发热，头痛，咽痛，咳嗽，全身不适，纳差，恶心呕吐，便溏，苔黄腻，脉濡数。

2. 治法　疏表泄热，清利暑湿。

3. 方药

主方　三仁汤加减：杏仁10g，薏苡仁20g，蔻仁6g，竹叶10g，厚朴10g，滑石10g，连翘10g。水煎分2次服，每日1剂。若热偏重见高热，烦渴者，加石膏20g、知母10g；若腹泻便溏者，加葛根15g、黄芩10g；若便秘不通者，加大黄6g、枳实10g；若舌苔厚腻脘痞，纳呆者，加苍术3g、法半夏10g；咳嗽咽痛明显者，加银花15g、桑叶10g。

中成药　维C银翘片，每次2片，每日3次；藿香正气丸，每次1包，每日3次。

(二)湿热郁蒸气分(瘫痪前期)

1. 证候　高热，汗多，头身疼痛，项强直，烦躁不安，舌苔黄腻，脉象滑数。

2. 治法　清热化湿，宣气通络。

3. 方药

主方　甘露消毒丹加减：黄芩10g，滑石10g，石菖蒲10g，藿香10g，连翘10g，忍冬藤10g，丝瓜络10g。水煎，分2次服，每日1剂。若咳嗽未除加杏仁10g；兼呕吐，腹泻加蔻仁6g、法半夏10g、竹茹15g。

中成药　清开灵注射液30ml加入10%葡萄糖注射液500ml，静脉点滴，每日1～2次。

(三)湿热内蕴，筋络痹阻(瘫痪期脊髓型)

1. 证候　四肢瘫痪，痿软无力，不能起坐和翻身，或伴咳嗽无力，或便秘，尿潴留或尿失禁，舌苔黄腻，脉滑。

2. 治法　清热化湿，舒筋活络。

3. 方药

主方　宣痹汤加减：防己10g，杏仁10g，滑石10g，连翘10g，山栀子10g，薏苡仁20g，半夏10g，晚蚕沙10g，赤小豆15g。水煎，分2次服，每日1剂。若湿热酿痰，阻塞气道，呼吸不利，加石菖蒲10g、郁金10g、浙贝10g；湿热渐清，津气亏虚者，加生地30g、石斛10g、西洋参6g。

中成药　四妙丸，每次服5g，每日2次。

(四)湿热蒙蔽心包(瘫痪期脑型)

1. 证候　身热，反复不退，头胀痛，烦躁不安，嗜睡或昏迷，惊厥，舌红苔腻，脉弦数或滑数。

2. 治法　清热祛湿，化浊开蔽。

3. 方药

主方　菖蒲郁金汤加减：菖蒲 10g，郁金 10g，栀子 10g，连翘 10g，滑石 10g，竹沥 10g，牡丹皮 10g。水煎，送服至宝丹或苏合香丸。病重者，隔日再服。若惊厥抽搐者，加羚羊角 3g、钩藤 10g。

中成药　醒脑静注射液 30ml，加入 5%葡萄糖注射液 500ml，静脉点滴，每日 1～2 次。

(五)暑热未退，津气两伤(瘫痪期混合型)

1. 证候　身热，心烦，口渴多汗，四肢瘫痪，神疲，脉虚无力。

2. 治法　清热涤湿，益气生津。

3. 方药

主方　王氏清暑益气汤加减：西洋参 10g，石斛 10g，麦冬 10g，黄连 3g，知母 10g，竹叶 10g。水煎分 2 次服，每日 1 剂。若暑热较重，加石膏 20g；若下肢瘫痪明显，加秦艽 10g、牛膝 10g；若心悸，气短者加黄芪 15g、五味子 6g。

中成药　生脉注射液 40ml，加入 10%葡萄糖注射液 500ml，静脉点滴，每日 1 次；清开灵注射液 30ml，加入 10%葡萄糖注射液 500ml，静脉点滴，每日 1 次。

(六)津气欲脱(瘫痪期延髓型)

1. 证候　身热退，汗出不止，呼吸浅弱不规则，双吸气，甚至呼吸暂停，脉散大。

2. 治法　益气敛津，生脉固脱。

3. 方药

主方　生脉散加减：红参 10g，麦冬 10g，五味子 3g，200ml 水，煎液 100ml，分 2 次服，脉不敛者，渣再煎服，以脉敛为度。若喉中有痰者，加杏仁 10g、浙贝 10g；若便秘者，加大黄 6g；若四肢不温者，加附片 6g、牛膝 10g、山萸肉 10g；若汗多者加龙骨 20g、牡蛎 20g。

中成药　生脉注射液 60ml，加入 10%葡萄糖注射液 500ml，静脉点滴，每日 1 次。

(七)气虚血滞(恢复期)

1. 证候　肢体麻痹，痿软无力，面色萎黄，易汗出，舌淡苔白，脉弱无力或涩。

2. 治法　益气活血，祛瘀通络。

3. 方药

主方　补阳还五汤加减：黄芪 30g，当归尾 10g，地龙 10g，桃仁 10g，红花 6g，赤芍 20g，川芎 6g。每日 1 剂，水煎，分 2 次服。若上肢瘫痪为主者，加桂枝 6g、桑枝 10g；下肢瘫痪为主者，加牛膝 10g、续断 10g；动则汗出者加西洋参 6g、麦冬 10g。

中成药　大活络丸，每次 1 丸，白开水送服，每日 2 次。

(八)邪去正虚(后遗症期)

1. 证候　瘫痪日久，患侧肢体痿废不用，肌肉明显萎缩，骨骼及脊柱呈歪斜凸出，丧失活动能力。

2. 治法　补益气血，滋补肝肾。

3. 方药

主方　七宝美髯丹加减：黄芪 20g，党参 10g，熟地 15g，当归 10g，牛膝 10g，肉苁蓉 10g，巴戟天 10g，仙灵脾 10g，补骨脂 10g。每日 1 剂，水煎，分 2 次服。若形寒肢冷者，加附片 6g、桂枝 10g；上肢痿废不用为主者，加桂枝 6g、羌活 6g、桑枝 10g；下肢痿废不用为主者，加续断 10g、桑寄生 10g、杜仲 10g。

中成药 虎潜丸，每日 1 丸，盐开水送服，每日 2 次。

六、其 他 疗 法

（一）验方

1. 麻痹合剂 乌蛇 90g，当归 15g，西红花 15g，独活 15g。先将乌蛇用沙炒黑（用酒洗过），其余药烈日下晒干，共为细末，装瓶备用。服法，一日 3 次，黄酒为引。6 个月～1 岁 1 次服 0.94g；1～2 岁服 1.57g；2 岁以上服 3.125g。适用于恢复期气虚血瘀。

2. 加味黄芪桂枝五物汤 黄芪 30g，桂枝 10g，杭芍 15g，生姜 6g，大枣 6g，蜈蚣 3 条，全虫 6g，以水 2000ml，煎至 1000ml，早晚空腹，每日 1 剂。适用于恢复期气虚血瘀。

（二）针灸疗法

1. 针刺 不能独坐或站者，取肾俞、大肠俞、秩边、承扶、委中、承山、昆仑、环跳、阳陵泉、悬钟；不能提腿或跨步者，取髀关、伏兔、足三里、昆仑、环跳、下巨虚、解溪；下肢不能外展，足踝不能背屈者，取环跳、风市、阳陵泉、悬钟、五墟、足三里、下巨虚、解溪；下肢不能内收者，取阴廉、五里、阴包、箕门、血海、阴陵泉、三阴交；足下垂者，取足三里、下巨虚、解溪、冲阳；足内翻者，取阳陵泉、悬钟、昆仑、足临泣；足跟不着地者，取委中、承山、昆仑、跟平。上述取穴均不留针，每日或隔日 1 次，10～15 天为 1 个疗程，休息 7 天。

2. 穴位注射 当归注射液或丹参注射液，每次 0.5～1ml，每次 3～4 个穴位，每周注射 1～2 次。或用弥可保 1ml，双侧足三里注射，10 天一疗程。

3. 瘫痪肌肉按摩 每日 1 次，每次 15～30 分钟，15 次为一疗程，休息 1 周，必要时再作第 2 个疗程，可连续作 2～4 个疗程。

（三）饮食疗法

1. 清热荷叶汤 柠檬 4 片，猪瘦肉 120g，薏苡仁 10g，鸡内金 6g，上药加适量清水在锅内煮 10 分钟后，放荷叶 3 块，猪肉煮熟，调味后便可饮用。功能清暑消热，适用于前驱期及瘫痪前期暑湿内蕴之发热，汗多，纳差，头身重痛，苔黄腻，脉洪大。

2. 绿豆老鸭汤 绿豆 120g，老鸭 1 只，土茯苓 24g，将老鸭、绿豆、土茯苓一起放锅内，清水 5 碗，约煮 3 小时，调味即可。功能清暑利湿解毒，适用于脊髓灰质炎各期辅助食疗。

七、康复与预防

1. 一般患者经 3～6 日后热退康复，成无瘫痪型。大约 1%～2%的患者在 5～10 日内出现不同部位的瘫痪，并逐渐加重，发热退，瘫痪不再发展，应尽早配合针灸推拿等治疗，以促进瘫痪恢复。

2. 粪-口传播是本病的主要传播方式。隐性感染者及无瘫痪型病例约占 90%，且不易被发现，在本病的传播中起重要作用，抓好饮水、食物、粪便的卫生管理，经常搞好环境卫生，消灭苍蝇，可以切断脊髓灰质炎的传播途径，是防止传播、感染的重要手段。

3. 对易感人群口服脊髓灰质炎疫苗免疫效果良好。口服疫苗对象以 2 个月～7 周岁小儿为宜，宜在冬季进行，因此时肠道病毒较少，可避免发生干扰。未服过疫苗而与患者有密切接触的 5 岁以内小儿、孕妇或先天性免疫缺陷的儿童，应及早肌内注射丙种球蛋白（0.3～0.5ml/kg）或胎盘球蛋白（6～9ml），每日 1 次，连用 2 日。

八、临 床 报 道

1. 林学锋等报道经络导平针灸治疗脊髓灰质炎综合征的方法。共收治 62 例患者，按肌力不同随机分为单纯药物组(对照组)、药物加经络导平组(治疗组)治疗。治疗组比对照组疗程明显缩短($\chi^2=6.36, P<0.05$)。证明药物联合经络导平治疗有利于脊髓灰质炎综合征患儿康复。〔林学锋,黄新芳,柯艳梅. 经络导平治疗类脊髓灰质炎综合征[J]. 中国临床康复,2003,7(10):1599〕

2. 武明钦报道,自拟处方治疗小儿麻痹53例,取得较好疗效。辨证分为3型:肾虚型,滋补肝肾,通经活络,以三才封髓活络丹(天门冬15g,熟地20g,党参15g,防风10g,白芷8g,川木瓜20g,桑寄生20g,鹿茸3g,生麻黄5g,乌梢蛇20g,川牛膝20g)研细过筛,每次1包,一日2次;脾肾两虚型,两调脾肾,宣通经脉,以脾肾两补通痹散(炒白术15g,党参15g,茯苓15g,熟地15g,鹿茸3g,乌贼骨20g,鸡内金15g,枸杞子20g,生麻黄8g,乌梢蛇20g)研细分25包,每次1包,一日2次;肺肾两虚型,滋补肺肾,通经活络,以金水两全通经散(熟地20g,枸杞子15g,杏仁10g,鹿茸3g,乌贼骨20g,乌梢蛇15g,地龙15g,鸡血藤20g)2岁量分成30包,每次1包,一天2次。〔武明钦. 中医治疗小儿麻痹53例疗效总结[J]. 河南中医,1989,(11):34〕

3. 胡义保等报道,辨证论治脊髓灰质炎268例,并针刺手足阳明经及按摩,痊愈65例,显效97例,有效94例,无效12例,总有效率为95.5%。对湿热阻络型(瘫痪期)施以四妙散加味(苍术、忍冬藤、独活、木瓜、川芎、丹参、川牛膝各10g,薏苡仁15g,黄柏6g);气虚血滞型(恢复期)施以补阳还五汤加味(黄芪15g,赤芍、丹参、鸡血藤、桑寄生、当归、怀牛膝各10g,地龙5g)。〔胡义保,王健民,范刚启,等. 辨证论治脊髓灰质炎268例疗效观察[J]. 甘肃中医,1992,(2):15〕

4. 金福报道,多年诊治小儿麻痹证,皆以"暑湿痿痹"命名,文中分析病因病机及辨证施治,阐述早期诊断要点,按病程分"初热期"、"痛痹期"、"瘫痪期"、"枯萎期"进行治疗,每期列主症、治则及方药,按病机指明证候特征并附病案2例。〔金福. 诊治小儿麻痹证之我见[J]. 云南中医杂志,1994,(6):15〕

(赵国荣　吴智兵)

第十三章

传染性单核细胞增多症

传染性单核细胞增多症(infectious mononucleosis)是EB病毒所致的急性传染病。其临床特征为发热、咽峡炎、淋巴结肿大、周围血液中淋巴细胞增多并出现异常淋巴细胞,血清中可测得嗜异性凝集素及EB病毒抗体。本病多呈散发性,亦可引起流行。全年均可发生,但以秋冬及初春病例较多。一次得病后可有持久的免疫力,第2次发病罕见。根据本病特点,中医可归于"湿温"或"伏暑"范畴。

一、病因病理

本病的发病原理尚未完全明了。有人从免疫病理解释其发病原理,EB病毒由传染源经密切接触传给易感者,在其鼻咽部淋巴组织内繁殖,然后侵入血液循环导致病毒血症,继而累及淋巴网状系统的各组织和脏器。根据少数病例的尸检资料,本病的病理特征是各淋巴网状组织的良性增生。肝脏有各种单核细胞浸润、局限性坏死、星形细胞增生等,偶呈肉芽肿性演变。脾肿大,淋巴结肿大。心肌、肾、肾上腺、皮肤、中枢神经系统等处的血管周围均可有轻重不等的单核细胞集结,并出现局限性病灶。

中医认为本病的发生,主要是感受湿热或暑湿病邪所致。初起多卫气同病。湿热或暑湿困阻,故见发热、恶寒、疲乏、纳呆、恶心、便溏,湿侵肌表则见肌肉酸痛,舌红苔腻、脉缓等均为湿困之象。继而病邪化热,病情加重,表现为高热不退,或弛张热、不规则发热,咽红咽痛,咳嗽痰黄,头痛,眼球后痛,口渴,恶心腹胀,纳呆等湿热俱盛的表现。或可化热化火,内逼营血而见皮疹显露,鼻衄,尿血等。湿热内阻化为痰瘀,则可成为积聚。

二、临床表现

(一)潜伏期

约5～15天不等。起病或急或缓,近半数有前驱症状,如乏力、纳呆、头痛、恶寒、便溏等,可历时数天。为暑湿或湿热困阻卫气,卫阳被遏,气机受阻所致。

(二)典型症状期

发热高低不一,自38℃至40℃以上,伴恶寒或寒战,肌肉酸痛,眼球后痛,相对缓脉,多汗等。大部分患者有颈淋巴结肿大,以左侧颈后尤为常见,腋下及腹股沟次之。半数以上患者有咽痛、咽红、吞咽疼痛。脾肿大一般属轻度,肝大仅见10%的病例,食欲不振和恶心常见,可有呕吐和腹部不适。10%左右于病程1～2周时出现多形性皮疹,大多见于躯干部,1周内隐退,最常见者为丘疹及斑丘疹,也可呈猩红热样或麻疹样,偶见出血性皮疹。为湿热病邪逐渐化热,内蕴气分,故见发热,咽峡炎等;湿热内阻,痰瘀交结,故见淋巴结肿大或脾肿大;湿热化火化燥,内窜营分,从肌肤皮毛发出而见皮疹。

三、诊 断 要 点

(一)流行病学资料

多呈散发,也可引起流行,多见于儿童及青少年。全年均有发病,以晚秋至初春为多。

(二)证候特点

特殊综合征(发热、咽痛和颈淋巴结肿大)。典型血象和嗜异性凝集试验阳性。因嗜异性凝集试验有时在第3周后始升达有意义的水平,故1～2次阴性不能排除本病。EB病毒抗体的测定也有助于诊断。

(三)实验室检查

1. 周围血象　病初白细胞计数可在正常范围或稍偏低,发病后10～20天白细胞总数常有升高,一般为$(10\sim20)\times10^9/L$,偶可达$(30\sim60)\times10^9/L$,第3周恢复正常。分类中各种单核细胞合计在50%～60%以上,其绝对值在$1.0\times10^9/L$以上有重要意义。异常淋巴细胞自病起数日内即可出现。目前,PCR技术能快速检测出EB病毒。

2. 嗜异性凝集试验　是特异性和具有诊断价值的一种试验,但必须经豚鼠肾吸收后效价在1∶32以上方可认为阳性;第1周的阳性率约为40%,第2及第3周各可达60%及80%以上,恢复期迅速下降。约10%的病例始终呈阴性。逐周测定而效价上升数倍者对诊断更有帮助。

四、一 般 处 理

急性期应卧床休息,尤其是并发肝炎时。对肿痛的淋巴结可作局部冷敷。抗生素对本病无效,有人报道若给予氨苄青霉素,约95%患者可出现多形性皮疹,故一般不宜使用。如咽喉部严重水肿者应使用皮质激素,也可考虑应用于心肌炎、心包炎、血小板减少性紫癜、溶血性贫血以及中枢神经系统并发症。

五、辨 证 治 疗

本病主要由于感受湿热或暑湿病邪所致,初起多邪遏卫气,可用芳香宣化,表里双解法治疗;继而邪阻膜原,可用疏利透达膜原湿浊;若湿热蕴毒者,可用清热解毒化湿治疗;湿热化火,燔灼气营,则用气营两清;若见湿热内蕴,气滞肝郁者,可用清热化湿,疏理肝气治疗。

(一)湿热遏阻卫气

1. 证候　恶寒,身热不扬,头痛沉重,咽痛,身重肢倦,胸闷脘痞,便溏,舌苔白腻,脉濡缓。

2. 治法　芳香宣化,表里双解。

3. 方药

主方　藿朴夏苓汤加减:藿香16g,佩兰10g,法半夏10g,茯苓12g,北杏仁10g,生薏苡仁15g,猪苓10g,荷叶15g,竹叶12g,枇杷叶12g,浙贝母12g,甘草6g。水煎服,每日2剂。若高热汗少,可加青蒿(后下)6g;肢体烦疼者加秦艽10g,威灵仙12g;头痛较甚者加白蒺藜12g。

中成药　藿香正气丸1支,3次。

(二)邪阻膜原

1. 证候　寒热往来如疟状,寒甚热微,身痛有汗,咽痛,手足沉重疼痛,呕逆胀满,舌苔白厚腻浊,或如积粉,脉缓。

2. 治法　疏利透达膜原湿浊。

3. 方药

主方　达原饮加减:槟榔6g,厚朴6g,草果仁6g,知母12g,白芍15g,黄芩12g,柴胡12g,北杏仁10g,浙贝母12g,生薏苡仁15g,法半夏10g,淡竹茹12g,甘草6g。水煎服,每日2剂。身痛、手足沉重疼痛较甚者,加秦艽12g、蚕沙12g、威灵仙12g;咽痛甚者,加射干10g。

中成药　小柴胡冲剂1小包,每日3次。

(三)湿热蕴毒

1. 证候　发热口渴,胸闷腹胀,咽喉肿痛,肢酸倦怠,小便黄赤,或见身目发黄,苔黄而腻,脉滑数。

2. 治法　清热解毒化湿。

3. 方药

主方　甘露消毒丹加减:滑石30g,绵茵陈30g,黄芩12g,川贝母10g,藿香12g,射干10g,连翘12g,生薏苡仁30g,金钱草30g,夏枯草30g,甘草6g。水煎服,每日2剂。若咽喉肿痛甚者,加山豆根10g、岗梅根30g;身目发黄者,加山栀子10g、车前草30g、大黄10g。

中成药　银黄含片,2小时1片含服。双黄连粉针3g,加入5%葡萄糖注射液500ml中静滴。茵栀黄口服液10ml,每日3次。

(四)气营两燔

1. 证候　高热汗出,面赤气粗,口渴欲饮,脘痞身重,咽痛难忍,皮肤出疹或见衄血,舌绛红苔黄微腻,脉滑数。

2. 治法　气营两清。

3. 方药

主方　清瘟败毒饮加减:生石膏30g,生地黄15g,水牛角(先煎)30g,大青叶15g,板蓝根30g,玄参15g,荷叶15g,连翘12g,茜根12g,白茅根30g,竹叶12g,甘草6g。水煎服,每日2剂。若口渴甚者,加知母12g、天花粉15g;皮疹密布者,加赤芍10g、牡丹皮10g。湿重者加滑石30g,土茯苓15g。

中成药　清开灵注射液40ml,加入5%葡萄糖注射液500ml中静滴,一天1次。

(五)湿热内蕴,气滞肝郁

1. 证候　身热汗出,胁肋胀痛,胸闷腹胀,恶心嗳气,纳谷不香,小便黄赤,舌边红苔腻,脉弦。

2. 治法　清热化湿,疏理肝气。

3. 方药

主方　茵陈蒿汤合柴胡疏肝散加减:绵茵陈30g,栀子12g,柴胡12g,白芍15g,郁金12g,猪苓12g,夏枯草30g,浙贝母12g,甘草6g。水煎服,每日2剂。若胸胁胀痛甚,加川楝子15g、延胡索12g;呕吐者,加竹茹15g、枇杷叶12g。

中成药　小柴胡冲剂1小包,一天3次。

六、其他疗法

(一)验方

1. 解毒通瘀汤　水牛角粉 60g,生石膏、茵陈、板蓝根各 30g,生地 25g,赤芍、丹皮、玄参各 15g,黄连、栀仁、麦冬、大枣各 10g,虎杖、双花、连翘各 20g,生姜 3 片。

2. 热毒净方　黄芪 12g,青黛、紫草、丹皮、黄芩各 9g,莪术、当归各 10g,桃仁 6g。每日 1 剂,7～10 天为 1 个疗程。

(二)灌肠疗法

黄春霞等用加味五味消毒饮内服加保留灌肠治疗。药物组成:金银花 10～15g,野菊花 10g,蒲公英 10g,紫花地丁 10g,紫背天葵 10g,板蓝根 10～15g,大青叶 10～15g,川贝母 8g。牡丹皮 10g,夏枯草 10g。热重加连翘、黄芩,淋巴结肿大加白僵蚕,肝脾肿大加鳖甲,恶心呕吐加茵陈、焦三仙,皮疹加紫草、蝉蜕等。煎取 450ml。取 300ml 分 3 次温服,余 150ml 放置冷却后分 2 次高位保留灌肠。7 天为 1 个疗程。[黄春霞,张爱武,赵燕娥. 加味五味消毒饮内服加保留灌肠给药治疗传染性单核细胞增多症 28 例[J]. 中华实用中西医杂志,2004,17(4):55]

七、康复与预防

发病初期应卧床休息 2～3 周,给予清淡、易消化、高蛋白、高维生素的流食或半流质饮食,注意补充水分。保持皮肤和手的清洁,剪短指甲,勿搔抓皮肤,防止皮肤破溃感染,并及时更换衣服。

急性期患者应进行呼吸道隔离。其呼吸道分泌物及痰杯应用漂白粉或煮沸消毒。因病毒血症可长达数月,病后至少 6 个月不能参加献血。中药方面可选用以下中成药 1～2 项进行预防:抗病毒口服液 1 支,每日 3 次;清开灵口服液 1 支,每日 3 次;板蓝根片 4 片,每日 3 次。

八、临床报道

1. 刘力戈报道用中药治疗传染性单核细胞增多症 123 例,方用:黄芪、青黛、紫草、牡丹皮、黄芩、莪术、当归、桃仁等,每日 1 剂,水煎至 100ml,分 2～3 次口服,7 天为 1 个疗程。中药组 27 例与西药组 17 例疗效比较,两组在平均退热天数,肺部啰音消失时间及住院天数上存在显著性差异($P<0.05$ 或 0.01),中药组平均天数明显短于西药组。认为本病目前尚无特异疗法,中医证属温病范畴,证属毒热伤阴。系温热邪毒侵袭人体而致脏腑功能失调,邪毒郁肺,肺气闭阻。该药不仅清热解毒、截断病邪,而且补气活血化瘀改善局部微循环,减少炎性渗出。〔刘力戈,阎田玉,韩瑞珠,等. 中药治疗传染性单核细胞增多症 123 例疗效观察[J]. 中医杂志,1996,(5):422〕

2. 喻树珍报道用双黄连治疗儿童传染性单核细胞增多症 24 例,双黄连 60mg/(kg·d),溶于 10%葡萄糖注射液中,配制成 0.6%～1.2%溶液静脉缓慢滴入,每日 1 次,疗程5～10 天。对照组 25 例,用病毒唑治疗。结果:治疗组在退热、肿大淋巴结开始消肿、咽部症状消失及平均住院时间,治疗组均显著优于对照组($P<0.05$～0.01),认为可能与双黄连具有较强的抗病毒作用有关;同时双黄连可诱发抗体的免疫调节功能,从而抑制病毒复制,增强机体非特异性免疫功能,增强人体抗病毒能力,从而有利于疾病恢复。〔喻树珍,陈申义. 双黄连治疗儿童传染性单核细胞增多症[J]. 中国中医急症,1997,(6):29〕

(钟嘉熙　吴智兵)

第十四章

病毒性心肌炎

病毒性心肌炎(viral myocarditis)是病毒感染引起的以心肌炎性病变为主要表现的疾病。其病变主要在心肌细胞,轻者呈局灶性病变,可无症状;重者大片心肌细胞水肿、坏死,可导致心律失常、心力衰竭、猝死。临床上以1～3周发热、咽痛等症状之后,出现心悸、胸闷或胸痛,以及特异性的心肌酶增高和心电图改变为主要特点。本病多发于夏秋季节,中医认为多与感受湿热毒、时行毒、温毒等邪气有关,属于"心悸"、"怔忡"、"胸痹"等范畴。

一、病 因 病 理

病毒性心肌炎病因以柯萨奇病毒、埃可病毒、脊髓灰质炎病毒、流感病毒、肠道病毒等为常见。一般因病毒感染出现发热、全身酸痛、咽痛、腹痛或腹泻等上呼吸道或消化道的症状;数周之后心肌细胞受感染,出现水肿、坏死,而发生心律失常、胸闷胸痛,甚至心力衰竭、心源性休克或心跳骤停而猝死,也有心肌细胞慢性炎症病变,难于修复而呈心脏受累症状并持续较长时间。

中医认为本病的发生,是因为正气不足,邪毒侵袭,由表入里,由肺卫入心营,耗气伤阴,而致心气心阴不足,气阴虚衰,累及肺、脾、肾三脏功能失调,形成血瘀、痰湿之证;若阴损及阳,也可出现阳虚气脱或阴阳两虚之证。本病的发生发展过程,一般可见由实转虚、由热转寒、外感内伤相关联的演变规律。

二、临 床 表 现

(一)急性期

发热持续1～3周后,即有上呼吸道或消化道感染症状,随之出现心悸、胸闷、心前区隐痛,严重时有心律失常甚至心力衰竭表现,如气促气喘、倚息不得卧、口唇青紫、烦躁不安、四肢厥冷、自汗不止等。多为邪毒由表侵袭,波及心营,在发热、恶寒表证之后,出现低热或发热不明显,而心悸、胸闷胸痛明显,或动则气喘气促;甚则热毒凌心,心阳鼓动无力,出现倚息不得卧,口唇青紫;更甚者阳虚厥脱,而见烦躁不安,四肢厥冷,自汗不止,脉微细数等。

(二)慢性期

病程3～6个月后,心悸气短,胸闷,自汗而动则尤甚,神疲乏力;或心悸,胸痛,痛有定处,动则气促微喘,甚则唇甲青紫;或有腹胀痞闷,下肢轻度浮肿,病情反复,时轻时重。多为久病耗伤阳气,气虚无力鼓动血脉,出现心悸气短,神疲乏力;血脉瘀滞出现心悸胸痛,痛有定处;阳气虚衰、水湿停聚,出现腹胀痞闷,下肢浮肿,心悸气喘等。

(三)后遗症期

病程6～12个月以后,稍事活动或运动即出现胸闷、心慌、气短乏力,休息后症状可以缓解,但反复难愈。伴见面色㿠白,四肢欠温,腰膝酸软,大便溏烂等。皆为气虚日久,阳气受损，元阳不足，导致心、脾、肾阳虚弱，出现上述证候表现。

三、诊断要点

（一）病史

多有明显的上呼吸道或消化道病毒感染病史，如发热、恶寒、咽痛，或腹痛、腹泻等。

（二）证候特点

病毒感染后，出现心悸、胸闷、胸痛。听诊心率或快或慢，心尖区第一心音减低或分裂，或心音呈胎心音样，可闻及舒张期杂音或Ⅲ级以下收缩期吹风样杂音；叩诊心界扩大或暂时性扩大。有心律失常表现，如房性或室性早搏、房室传导阻滞、心房颤动、病态窦房结综合征等。

（三）实验室检查

谷草转氨酶、乳酸脱氢酶、肌酸激酶增高；血沉增快。心电图最常见非特异性的 ST 段移位，T 波平坦、双相或倒置，QT 间期延长，低电压等。急性病例在 1 周内，取双份血清测定病毒抗体滴度，以后第 2～第 3 周内第 2 次测定，滴度增高 4 倍以上或首次滴度大于 640U 者，有诊断意义。

四、一般处理

病人应注意休息甚至卧床休息，休息是避免加重心脏负荷的最佳方法。心肌炎急性期应休息 3 个月，重症心肌炎患者，尤其是有明显的心律失常及心功能不全者，更应严格卧床休息。对因治疗目前化学药物抗病毒疗效尚不确切，而中医清热解毒化湿方剂在临床疗效方面显示出较好的前景。保护心肌细胞的代谢是治疗的重要手段之一，一般可选择三磷酸腺苷、辅酶 A、肌苷、维生素 C 等。激素治疗一般主张在急性期 10 天之后，或者针对有严重心力衰竭、心律失常及休克患者。中医的益气养阴、温阳化湿、祛痰通络等方药，对调节免疫功能、促进心肌细胞恢复功能更有独到之处，而且临床不良反应少，可根据病情辨证使用。对合并心力衰竭、心源性休克及心律严重失常患者，应中西医结合积极抢救治疗。

五、辨证治疗

本病的中医辨证治疗，抓住正气不足，感受湿热毒、时行毒或温毒等邪毒侵袭的病因病机变化，区别不同的证候类型以辨证选方用药，前期针对热毒痰瘀，后期针对阴津亏损和阳气耗伤。

初起多见邪袭肺卫，热毒凌心，出现邪毒在表的证候表现，同时也见有心悸心慌、胸闷气促等热毒凌心的症状，治宜清热解毒，养心透邪；若热毒不解，炼津成痰，可出现痰热结胸的证候，如发热伴有胸闷脘痞、胸痛心悸、气短乏力等，治宜清热化痰，开结通阳；热邪久郁，灼伤血络，则可见瘀热阻络的证候表现，出现低热不退、心悸胸痛、舌暗脉涩等，治宜凉血化瘀，通络宁心。这些是急性期的辨治要点。病程进入慢性期，可因久病耗气伤阴，出现气耗阴虚的证候表现，如热退而心悸自汗、胸闷气短、神疲、口干、舌红少苔、脉细数等，治宜益气养阴，宁心安神；病情进一步发展，也可出现阴阳两虚之证，如心悸怔忡、心烦难寐、动则气喘、舌淡、脉沉细等，治宜温阳益气，滋阴养心；病变的危重阶段，可见阳虚气脱，如心动悸不安、倚息不得平卧、汗出不止、四肢厥冷等，治宜回阳救逆，益气固脱。

(一)邪袭肺卫,热毒凌心

1. 证候　发热或恶寒,头身酸痛,鼻塞咽痛,咳嗽咳痰或腹痛腹泻,伴见心悸心慌,胸闷气短,舌红苔薄黄或腻,脉细数或结代。

2. 治疗　清热解毒,养心透邪。

3. 方药

主方　银翘散加减:银花 15g,连翘 12g,荆芥穗 9g,薄荷 9g(后下),竹叶 12g,桔梗 8g,贯众 12g,黄芩 15g,柏子仁 12g,麦冬 12g,甘草 6g。水煎服,每日 2 剂。若发热较高者,加石膏 30g(先煎)、知母 15g;咽喉肿痛明显者,加岗梅根 30g、马勃 12g、山豆根 9g;腹痛腹泻症状较重者,加藿香 12g、葛根 20g、川连 10g、木香 9g(后下),去薄荷、桔梗;胸闷欲呕、苔腻者,加法半夏 12g、竹茹 12g、苏梗 12g,去桔梗、竹叶;胸闷胸痛者,加丹参 12g、薤白 10g、降香 9g、枳壳 10g。

中成药　抗病毒口服液,每次 1～2 支,每日 3～4 次;清开灵口服液,每次 1～2 支,每日 3～4 次。

(二)痰热结胸

1. 证候　发热,胸闷脘痞,胸痛心悸,气短乏力,头晕目眩,舌淡红而舌体胖,舌苔黄腻,脉滑数或结代。

2. 治法　清热化痰,开结通阳。

3. 方药

主方　小陷胸加枳实汤加味:黄连 10g,瓜蒌 12g,法半夏 12g,枳实 10g,薤白 10g,菖蒲 9g,郁金 10g,茯苓 18g,生姜 3 片。水煎服,每日 2 剂。若气促气喘、不能平卧者,加葶苈子 12g、桂枝 9g、丹参 15g;胸脘痞满、按之疼痛而大便干结者,去菖蒲、郁金,加大黄 9g(后下)、厚朴 9g;心烦口渴、饮水则呕者,加竹茹 12g、苏梗 10g、藿香 12g;头晕头痛、目眩者,加钩藤 12g、菊花 12g、蔓荆子 12g;心慌心悸明显者,加丹参 15g、远志 9g。

中成药　复方银黄口服液,每次 10ml,每日 3 次;配以复方丹参滴丸,每次 10 粒,每日3 次。

(三)瘀热阻络

1. 证候　低热不退,心悸,胸闷刺痛,痛有定处,唇甲紫暗,气促微喘,舌质暗红,或有瘀点、瘀斑,苔薄白或薄黄而干,脉细涩结代。

2. 治法　凉血化瘀,通络宁心。

3. 方药

主方　血府逐瘀汤加减:桃仁 12g,红花 10g,赤芍 15g,生地 20g,丹参 15g,菖蒲 12g,郁金 10g,枳壳 10g,黄芩 15g,川芎 9g,甘草 6g。水煎服,每日 2 剂。若午后低热持续伴汗出者,加青蒿 12g(后下)、柴胡 10g;若气促气喘、汗出较多、口干不饮、舌淡暗、苔白润者,加北黄芪 20g、太子参 15g、云茯苓 20g;若脘痞腹满、大便干结色黑者,加大黄 8g(后下)、厚朴 9g,并以枳实 10g 易枳壳。

中成药　云南白药,每次 1.5～2g 冲服,每日 2～3 次;通心络胶囊,每次 2 粒,每日 3 次。

(四)气耗阴虚

1. 证候　病程日久,心悸气短,胸闷自汗,动则尤甚,神疲乏力,口干心烦,多梦或失眠,咽干不适,舌淡红少苔而干,脉细数或结代。

2. 治法　益气养阴，宁心安神。

3. 方药

主方　生脉散合炙甘草汤加减：党参 15g，麦冬 15g，五味子 9g，阿胶 10g（烊化），干地黄 20g，白芍 15g，桂枝 9g，火麻仁 15g，生姜 3 片，大枣 5 枚，炙甘草 10g。水煎服，每日 2 剂。若汗多难止、气促气喘者，加北黄芪 20g、葶苈子 10g；若夜热早凉、热退无汗者，加青蒿 12g（后下）、鳖甲 20g（先煎）、知母 15g；若纳呆、口淡、大便溏烂者，加白术 12g、茯苓 25g；若心悸心慌、动惕不安者，加柏子仁 12g、酸枣仁 10g、龙骨 30g（先煎）。

中成药　洋参胶囊，每次 2 粒，每日 3 次；滋心阴口服液，每次 10ml，每日 2～3 次。

（五）阴阳两虚

1. 证候　面色皖白，心悸怔忡，气短乏力，心烦难寐，动则气喘，口干纳呆，四肢欠温，腰酸膝软，大便溏泄，舌淡苔薄白，脉沉细或结代。

2. 治法　温阳益气，滋阴养心。

3. 方药

主方　参附养荣汤加减：党参 15g，熟附子 9g，当归 10g，生地 20g，桂枝 10g，干姜 6g，白芍 15g，麦冬 15g，川芎 6g，北黄芪 18g，炙甘草 10g。水煎服，每日 2 剂。若胸闷胸痛明显者，加郁金 12g、延胡索 12g、丹参 15g；若腹满腹胀、纳差、口淡者，加白术 10g、云茯苓 25g、厚朴 9g；若口渴、心烦、入夜难寐者，去干姜、桂枝，加知母 15g、鳖甲 20g（先煎）、莲子心 12g；若动则心中澹澹大动者，加龙骨 30g、牡蛎 30g、鳖甲 30g。

中成药　桂附八味丸，每次 3g，每日 2 次。

（六）阳虚气脱

1. 证候　心动悸不安，气促气喘，倚息不得平卧，心烦躁动，自汗不止，口唇青紫，四肢厥冷，舌淡暗，脉微细代或脉微欲绝。

2. 治法　回阳救逆，益气固脱。

3. 方药

主方　参附龙牡汤加味：高丽参 10g（或红参 15g），熟附子（先煎）10g，龙骨 30g，牡蛎 30g，炙甘草 10g。水煎即服，再煎再服，以汗止、肢温、面色转红润、脉复为度。若晕厥不醒、肢冷、遗溺者，乃属邪闭心窍，内闭外脱，宜急以至宝丹或苏合香丸化开鼻饲，或以点舌给药，再予汤药。

中成药　丽参注射液 5～10ml，加入 50%葡萄糖注射液 40ml，静脉推注，再用参附注射液 10～20ml 加入 10%葡萄糖注射液 250ml，静脉滴注。

六、其 他 疗 法

（一）验方

1. 病毒性心肌炎急性期方　银花、板蓝根各 30g，连翘、大青叶、生地、麦冬、芦根各 18g，牡丹皮、玄参各 12g。

2. 病毒性心肌炎慢性期方　茯苓、肉桂、白术、炙甘草、莲子肉各 12g，党参 15g。

（二）针灸疗法

1. 体针　主穴取内关、巨阙、膻中，配穴取足三里、郄门、神门、心俞、通里等穴。其中巨阙、膻中宜用温针法；内关穴的进针，宜将针尖向心刺入，使针感循经上行，愈近心区，疗效愈显。病毒性心肌炎急性期出现厥脱时，加针刺人中、十宣；慢性期心动过速者，取侠白、手三里;心动过缓者,取通里、内关;阵发性房颤,加阴郄。

2. 耳针　取心、胸、肺、皮质下、神门、肝、肾、胆等穴。进针后捻转半分钟,再留针 10～20 分钟,或者用王不留行子压于穴位,胶布固定,每日用手指捏压 2～3 次,以耳部有痛感为度;心悸发作时,也可随即捏压。

(三)饮食疗法

1. 银耳太子参炖冰糖　银耳 15g,太子参 25g,冰糖适量,加水半杯,炖 1 小时,待温服食。功能益气养阴、宁心安神,适用于病毒性心肌炎气阴两虚患者。

2. 双仁粥　酸枣仁 10g,柏子仁 10g,红枣 5 枚,粳米 50g。洗净加水煮成稀粥,用少量红糖调味服食。功能宁心安神、健脾和胃,适用于病毒性心肌炎各期患者。

3. 莲子猪心汤　猪心半个切小块,莲子 30g,太子参 18g,桂圆肉 15g。洗净加水煮,以莲子松烂为度,待温服食。功能益气清心宁神,适用于病毒性心肌炎心悸、烦躁不寐的患者。

七、康复与预防

一般患者经过积极治疗,大多症状缓解,临床治愈。但急性期患者应严格卧床休息,以减轻心脏负荷,防止病情恶化或转为慢性及后遗症,预防严重心律失常和心力衰竭等并发症的发生。

预防本病关键在于预防病毒感染。病毒在心脏中常处于潜伏状态,而在受凉、过劳、营养不良,诱发上呼吸道或消化道感染时,往往容易发生本病。因此,养成良好的卫生习惯、加强营养、积极锻炼、居住环境通风向阳,对预防本病发生有重要意义。

增强体质,提高抗病能力,在病情缓解期或缓解后,可经常服用生脉饮、丹参丸、宁心宝、复心片等中成药,有助于病变心肌细胞的完全恢复或控制病情复发。

八、临 床 报 道

1. 王瑞华等报道以清心复率汤治疗急性病毒性心肌炎 60 例,治疗组、对照组(60 例)均予西医常规疗法,卧床休息,静脉滴注极化液、维生素 C、果糖二磷酸,口服辅酶 Q,治疗组在对照组基础上给予清心复律汤水煎服。药物组成:生地黄、麦冬、苦参、虎杖、丹参各 10～24g,太子参 10～30g,炙甘草 10～30g,当归、瓜蒌各 10～15g。加减:发热加金银花、连翘、大青叶、板蓝根;热盛加生石膏、知母、黄连、水牛角;便秘加火麻仁、玄参、大黄;兼痰浊者加贝母、桔梗、姜竹茹;喘息加苏子、葶苈子、杏仁;湿盛加泽泻、车前子、薏苡仁;气滞加降香、郁金、延胡索;血瘀加川芎、桃仁、红花;气虚加西洋参、黄芪;阳虚加制附子、桂枝、细辛、淫羊藿;肝阳上亢加钩藤、菊花、刺蒺藜、牛膝、决明子;失眠多梦加炒酸枣仁、柏子仁、炙远志;心悸甚者加磁石、生龙骨、生牡蛎。水煎 2 次,分早晚两次空腹温服,每日 1 剂,15 天为 1 个疗程。重症患者吸氧,合理应用激素,纠正心律失常、心功能不全。连续 2 个疗程观察疗效。结果:治疗组总有效率为 93.33%,对照组总有效率为 81.67%,两组总有效率比较有显著性差异($P<0.05$)。〔王瑞华,王振洲. 清心复律汤治疗急性病毒性心肌炎 60 例[J]. 世界中医药,2010,5(4):256〕

2. 张莉等系统评价了参麦注射液治疗小儿病毒性心肌炎的疗效。通过计算机检索 CBM(1981—2009.11)、CNKI(1980—2009.11)、VIP(1989—2009.11)、Cochrane 图书馆(2010 年第 1 期)、PubMed(1966—2009)、EMbase(1966—2009)等数据库,全面搜集有关参麦注射液治疗小儿病毒性心肌炎的随机对照试验(RCT)和半随机对照试验,质量评价参照

Cochrane 系统评价员手册 5.0.1 标准，数据分析采用 RevMan5.0 软件。结果共纳入 15 个 RCT，但研究质量均不高。纳入文献均未提及隐蔽分组及盲法。Meta 分析结果显示：①常规治疗＋参麦注射液组的总有效率[*RR*＝1.16，95％CI(1.07，1.25)]、心电图改善率[*RR*＝1.55，95％CI(1.25，1.93)]及在降低 CK 和 CK-MB 方面均优于单纯常规治疗，但在降低 AST 方面两组差异无统计学意义。②常规治疗＋参麦注射液组的总有效率[*RR*＝1.12，95％CI(1.01，1.25)]、心电图改善率[*RR*＝1.35，95％CI(1.07，1.70)]，及在降低 CK、AST 方面均优于西药＋常规组，但在降低 CK-MB 方面，两组差异无统计学意义。③常规治疗下参麦注射液＋西药组的总有效率[*RR*＝1.26，95％CI(1.12，1.42)]及在降低 CB-MB 和 LDH-1 优于常规治疗＋西药组。有 4 个研究报告了参麦注射液治疗后的不良反应，主要为轻微皮疹以及脸红、胸闷，无严重不良反应事件报道。分析现有临床证据表明，参麦注射液治疗小儿病毒性心肌炎有一定效果，可提高总有效率，降低心肌酶，提高心电图改善率。〔张莉，王保和，胡晶等．参麦注射液治疗小儿病毒性心肌炎的系统评价[J]．中国循证医学杂志，2010，10(6)：700〕

（林培政　吴智兵）

第十五章

病毒性肝炎

病毒性肝炎(viral hepatitis)是由多种肝炎病毒引起的一类常见传染病。经肠道传播的有甲型、戊型两种肝炎;经肠道外传播的有乙型、丙型、丁型等肝炎。主要通过污染的食物、血制品、注射器、外科器械及日常密切接触而传播。其病变主要累及肝脏。临床上以乏力、食欲减退、恶心、呕吐、肝肿大及肝功能损害为主要表现。部分病人可有黄疸和发热,隐性感染较常见。本病一年四季均可发生,但以春秋两季为多见。中医认为是感受湿热疫毒之邪所致,属"湿温"、"黄疸"、"胁痛"、"肝着"等范畴,当其在一定范围引起流行时,又称"瘟黄"。

一、病因病理

肝炎病毒通过粪-口途径或通过输血、血浆、血制品或病毒污染的注射器针头、针灸用针进入人体而发生感染致病或引起传播。病毒性肝炎的发病机制颇为复杂。甲型肝炎病毒对肝细胞有直接杀伤作用,但甲型肝炎的发病也可能有免疫病理参与;乙型肝炎病毒感染人体后,其所引起的肝脏和其他脏器病变,以及疾病的发生、发展,并非病毒本身所致,而是与人体的免疫状态有一定的关系。免疫反应强烈的患者可能发生急性重症肝炎(暴发型肝炎);细胞免疫低下者,感染乙型肝炎病毒后易演变成慢性肝炎或携带者;免疫功能正常且侵及肝细胞的病毒量较多时,临床多为一般的急性黄疸型肝炎;目前对丙型病毒性肝炎肝细胞损害的机制,多倾向于细胞毒性T细胞介导的细胞免疫反应,抗体依赖性细胞毒效应也可能参与其中;丁型病毒性肝炎很可能既有丁型肝炎病毒对肝细胞的直接致病作用,也有宿主免疫反应介导;戊型肝炎病毒没有直接细胞致病性,而戊型病毒性肝炎肝细胞损害可能由细胞免疫反应所介导。各型病毒性肝炎的病理变化主要有肝细胞呈弥散性变性、坏死、再生,以及间质细胞的增生和炎性细胞的浸润。根据病变轻重以及病程经过,可分为急性、慢性和重症肝炎3种类型。

中医认为本病的发生有内因与外因两个方面。外因主要为感受湿热疫毒之邪,其内侵是引起病毒性肝炎的始动原因。湿热疫毒既有湿和热的共性特征,又有疫毒的特殊性。极易内扰血分,损伤人体正气,使病情缠绵难愈。内因则与正气不足有关,而饮食不节,劳倦内伤,损及脾胃;或情志不畅、肝气郁滞;或禀赋薄弱,素体亏虚等均可导致正气不足,成为湿热疫毒内侵发病的内在因素。湿热疫毒与正气不足二者常相互关联,互为因果。本病初起湿热疫毒蕴结中焦,脾失健运,胃失和降而见纳呆、食少、恶心、呕吐、脘腹胀满;湿邪困脾,脾气不运,则见肢体困倦、乏力;湿热交蒸肝胆,肝失疏泄,胆汁外溢,浸渍肌肤,下流膀胱,而致面目肌肤小便俱黄;肝失条达,气机郁滞,脉络失和,则致两胁疼痛。此可见于急性病毒性肝炎黄疸型、无黄疸型、淤胆型。急性期失治、误治或反复感邪等原因,更由于湿热疫毒所独有的致病特点及感邪者正气的亏虚,使一部分患者的病情迁延转成慢性。其病理变化主要责之于正虚邪恋,临床常见肝郁脾虚、脾虚血亏、寒湿阻遏、肝肾阴虚、气滞血瘀等。疫疠之邪其性暴戾，若感邪较重，极易蕴毒化火伤阴，且传变迅速，易致毒热内攻，弥漫三焦，郁蒸肝胆，伤及营血，内陷心包，蒙蔽清窍，则发为急黄重症。

二、临 床 表 现

(一)急性黄疸型肝炎

多数起病较缓，主要症状为乏力，食欲减退，恶心呕吐，肝区胀痛，腹胀，腹泻或便秘，继而小便颜色加深，巩膜及皮肤先后出现黄染。为湿热疫毒内蕴中焦，熏蒸肝胆，肝失疏泄，胆汁外溢，浸淫肌肤，下流膀胱，可见热重于湿、湿重于热、湿热并重的证候。

(二)急性无黄疸型肝炎

本型较黄疸型为多。大多起病缓慢，主要症状为乏力，食欲不振，腹胀，肝区疼痛，部分有恶心呕吐，头昏，头痛，肝功能损害不如黄疸型显著。一部分病例并无明显症状。为湿热疫毒内侵机体，留阻中焦，脾失健运，肝失条达，临床常见湿邪困脾，肝胆湿热，肝气郁结等证。

(三)慢性肝炎

急性肝炎病人迁延不愈，病程超过半年，少数病例可无明显病史。主要表现有乏力，食欲不振，肝区隐痛，腹胀，部分病人有皮肤黝黑、蜘蛛痣、肝掌等。为湿热疫毒蕴结不解，阻遏气机，深伏血分，日久导致本虚标实、正虚邪恋之证，常见肝胆湿热，寒湿阻遏，肝郁脾虚，脾虚血亏，肝肾阴虚，气滞血瘀等。

(四)重症肝炎

急性重症肝炎通常以急性黄疸型肝炎起病，病情在 10 天内迅速恶化；亚急性重症肝炎病程超过 10 天；慢性重症肝炎有慢性肝炎病史。重症肝炎的主要症状有黄疸迅速或进行性加深，出血，腹水，烦躁，谵妄，嗜睡以至昏迷，抽搐等。为湿热疫毒充斥三焦，交蒸内外，熏灼肝胆，深入营血，内陷心包，多见热毒炽盛，热毒内陷等证候。

(五)淤胆型肝炎

临床上以梗阻性黄疸为主要表现，可在急性或慢性肝炎基础上发病，常有胁痛、皮肤瘙痒、大便秘结或呈灰白色、口干口苦、肝脏肿大等，而乏力、恶心、呕吐等消化道症状较轻。为湿热疫毒与痰瘀胶结，胆道被阻，胆汁内淤，不循常道，外溢肌肤所致。多见肝胆瘀热或胆热炽盛等证。

三、诊 断 要 点

(一)流行病学资料

与病毒性肝炎病人有密切接触史，或半年内曾接受输血、血液制品及消毒不严格的药物注射、免疫接种、针刺治疗等。

(二)证候特点

近期内出现乏力，食欲减退，恶心，呕吐，厌油，腹胀，小便黄，或黄疸，肝区痛，肝脏肿大并有压痛等。

(三)实验室检查

1. 血象白细胞总数正常或稍低，淋巴细胞相对增多，血小板在部分慢性肝炎患者中可减少。

2. 肝功能试验黄疸指数、胆红素在黄疸型肝炎中均明显升高，血清谷丙转氨酶(ALT)

及谷草转氨酶(AST)在肝炎潜伏期、发病初期及隐性感染者均可升高。

3. 血清免疫学检查测定各型病毒性肝炎抗原、抗体可明确诊断。

4. 肝脏活组织检查对确诊各型病毒性肝炎有很大价值。

四、一般处理

患者应按病毒性肝炎常规隔离治疗。卧床休息,合理营养,避免饮酒、过度劳累和使用对肝脏有损害的药物。急性肝炎可给予高渗葡萄糖注射液、维生素C、门冬氨酸钾镁等,对急性黄疸型乙型肝炎不宜用糖皮质激素治疗。慢性病毒性肝炎西医目前尚缺少特效治疗方法。选用抗病毒药物、免疫调节剂,如干扰素、阿昔洛韦、病毒唑等可能起一定作用,但需注意其不良反应。

五、辨证治疗

病毒性肝炎的治疗应以辨病与辨证相结合,在确定诊断的基础上辨证论治。本病为感受湿热疫毒之邪所致,故清热化湿解毒为本病的基本法则。急性期湿热疫毒内蕴,有热重于湿、湿重于热、湿热并重之不同,分别给予清热化湿,解毒退黄;利湿化浊,清热退黄;清利湿热,解毒退黄。若湿邪困脾,则宜和中化湿;邪袭肝郁,治以清解邪毒,疏肝理气;若肝胆瘀热,又当清热化瘀,利胆退黄。慢性期病情反复迁延,正虚邪恋,虚实夹杂,又常采用清利肝胆湿热;温化寒湿,利胆退黄;疏肝解郁,健脾助运;健脾温中,补养气血;养阴柔肝;活血化瘀,疏肝退黄等法。若感邪重,湿热疫毒内攻,充斥三焦,伤及营血,内陷心包,蒙蔽清窍,则须采用清热利湿解毒,泻火凉血退黄;清热解毒,凉血开窍;化湿泄浊,活血开窍等诸法。

(一)湿热蕴结,热重于湿

1. 证候 面目周身俱黄,其色鲜明,小便深黄,烦热,胸闷脘痞,恶心欲呕,厌油纳差,口苦口干喜冷饮,胁腹胀满,大便秘结,舌红、苔黄或黄腻,脉弦数或滑数。

2. 治法 清热利湿,解毒退黄。

3. 方药

主方 茵陈蒿汤加味:茵陈30g,栀子10g,大黄10g,田基黄15g,黄芩10g,板蓝根30g,半枝莲15g,金钱草30g。水煎服,每日1剂。若胁肋胀痛明显者,加柴胡10g、川楝子10g;小便黄而短赤者,加车前草15g、生薏苡仁15g、玉米须20g;心烦口苦甚者,加连翘10g、生地15g;呕吐明显者,加姜半夏10g、竹茹10g;发热口苦甚者,加龙胆草10g、黄柏10g、贯众15g。

中成药 茵栀黄注射液10~20ml加入10%葡萄糖注射液250ml中静脉点滴,每日1次,或每日2~4ml,肌内注射。

(二)湿热蕴结,湿重于热

1. 证候 身目色黄而不光亮,小便短黄,头身困重,胸脘痞满,恶心、呕吐,口渴不欲饮,食少,便溏,舌苔厚腻或黄白相兼,脉弦或濡缓。

2. 治法 利湿化浊,清热退黄。

3. 方药

主方 茵陈四苓汤加味:茵陈20g,猪苓10g,泽泻10g,茯苓15g,白术10g,生薏苡仁15g,郁金10g。水煎服,每日1剂。若呕吐甚者加半夏10g、竹茹10g;腹胀者,加厚朴10g、大腹皮15g、枳壳10g;便溏尿少、口中甜者,加苍术6g、佩兰10g、石菖蒲10g;胁痛明显者,加柴胡 10g、香附 10g。

中成药　复方益肝丸，口服，每次 4g，每日 3 次。

（三）湿热并重

1. 证候　面目周身俱黄，小便深黄，心烦，口干喜饮，恶心呕吐，纳差，便溏或便秘，腹胀胁痛，倦怠乏力，舌边略红，苔黄腻或厚浊，脉弦滑或弦数。

2. 治法　清热利湿退黄。

3. 方药

主方　甘露消毒丹加减：茵陈 30g，黄芩 10g，连翘 10g，白蔻仁 6g，藿香 10g，石菖蒲 10g，木通 10g，滑石 15g，板蓝根 20g，贯众 15g。水煎服，每日 1 剂。若腹胀食少者，加厚朴 10g、枳壳 10g、生麦芽 30g；大便秘结者，加大黄 10g、枳实 10g、厚朴 10g；胁痛明显者，加郁金 10g、川楝子 10g。

中成药　苦黄注射液，每次 40～60ml 加入 10%葡萄糖注射液 250ml 中静脉滴注，每日 1 次。

（四）湿邪困脾

1. 证候　肢体困倦，脘痞泛恶，口淡不渴，厌油纳呆，腹胀，便溏，胁肋隐痛，小便短浊，舌苔白腻或厚浊，脉弦缓或濡缓。

2. 治法　化湿和中。

3. 方药

主方　平胃散加减：苍术 10g，厚朴 10g，陈皮 10g，茯苓 15g，半夏 10g，藿香 10g，生薏苡仁 20g，猪苓 15g。水煎服，每日 1 剂。若舌苔黄腻、口苦咽干者，加黄芩 10g、黄连 3g、龙胆草 6g；胃气上逆，泛恶频繁者，加石菖蒲 10g、白蔻仁 6g；口淡乏味明显者，加佩兰 10g、砂仁 6g；胁痛且胀者，加香附 10g、郁金 10g、延胡索 10g；大便溏薄者，加车前子 20g、白术 10g、泽泻 10g。

中成药　藿香正气水，口服，每次 10ml，每日 2 次；或藿香正气丸，口服，每次 3g，每日 2 次。

（五）邪袭肝郁

1. 证候　胁肋胀痛较著，走窜不定，疼痛每因情志变动而增减，胸闷腹胀，嗳气，恶心，纳谷不香，舌苔薄，脉弦。

2. 治法　清解邪毒，疏肝理气。

3. 方药

主方　柴胡疏肝散加减：柴胡 10g，香附 10g，枳实 10g，川芎 6g，白芍 20g，郁金 10g，川楝子 10g。水煎服，每日 1 剂。若气郁化火，症见烦热口渴，舌红苔黄者，加牡丹皮 10g、栀子 10g、板蓝根 15g、蒲公英 15g；肝气横逆，脾运失常而见肠鸣、腹泻者，加茯苓 20g、白术 10g；胃失和降而见恶心、呕吐者，加旋覆花 10g、半夏 10g、生姜 6g；口苦甚者，加黄芩 10g、龙胆草 6g。

中成药　益肝灵片，口服，每次 2 片，每日 3 次；齐墩果酸片，口服，每次 3 片，每日 3 次。

（六）肝胆瘀热

1. 证候　身目发黄，其色鲜明，持续不退，皮肤瘙痒，小便黄短，口渴喜饮，食少，厌油，泛恶，胁痛，便秘或便溏，色灰白，舌苔黄糙，脉弦或弦数。

2. 治法　清热化瘀，利胆退黄。

3. 方药

主方　大柴胡汤加减：柴胡10g，黄芩10g，丹参10g，郁金10g，枳实10g，茵陈30g，金钱草15g，大黄10g，赤芍20g。水煎服，每日1剂。若胁痛明显者，加川楝子10g、延胡索10g；腹胀甚者，加厚朴10g、大腹皮10g；恶心甚者，加姜竹茹10g、半夏10g、连翘10g；便秘数日不行者，加玄明粉10g（兑服）。

中成药　茵栀黄注射液10～20ml加入10%葡萄糖注射液250ml中静脉滴注，每日1～2次。

（七）肝胆湿热

1. 证候　胁痛口苦，脘闷纳呆，恶心呕吐，厌油腻，身目黄或无黄，小便黄短，大便黏腻不爽，舌苔黄腻，脉弦数。

2. 治法　清利肝胆湿热。

3. 方药

主方　龙胆泻肝汤加减：龙胆草10g，柴胡10g，黄芩10g，栀子10g，木通6g，泽泻10g，车前子10g，川楝子10g，延胡索10g，木香10g。水煎服，每日1剂。若兼胃肠燥热，大便不通者，加大黄10g、芒硝10g；右胁胀痛甚者，加郁金10g、香附10g；口苦喜呕者，加竹茹10g、连翘10g、半夏10g。

中成药　乙肝清热解毒冲剂，口服，每次20g，每日3次。

（八）寒湿阻遏

1. 证候　面色不华或色黄晦暗，脘闷腹胀，纳差，便溏，小便自利，形寒肢冷，胁肋隐痛，倦怠乏力，舌质淡胖、苔白腻或白滑，脉沉细无力。

2. 治法　温化寒湿，利胆退黄。

3. 方药

主方　茵陈术附汤加味：茵陈20g，白术10g，附片10g，干姜6g，茯苓15g，泽泻10g，甘草6g。水煎服，每日1剂。若湿阻气滞，腹胀较甚者，加厚朴10g、木香6g、大腹皮10g；恶心呕吐者，加半夏10g、藿香10g、白蔻仁6g；黄疸消退缓慢者，加赤芍15g、丹参15g、虎杖30g。

中成药　朝阳丸，口服，每次3g，每日1次。

（九）肝郁脾虚

1. 证候　胁肋胀满或疼痛，胸闷善太息，精神抑郁，脘痞腹胀，午后为甚，口淡乏味，纳少便溏，神疲乏力，舌淡苔白，脉弦缓。

2. 治法　疏肝解郁，健脾助运。

3. 方药

主方　柴芍六君子汤加味：柴胡10g，白芍10g，党参10g，茯苓15g，白术10g，陈皮10g，半夏10g，怀山药20g，炙甘草6g。水煎服，每日1剂。若胸胁胀痛者，加香附10g、郁金10g、川楝子10g；身、目、小便黄者，加茵陈15g、鸡内金10g、金钱草15g；烦躁易怒、口苦、舌红、脉弦数者，加栀子10g、牡丹皮10g、龙胆草10g；失眠多梦者，加合欢皮20g、酸枣仁15g。

中成药　舒肝冲剂，口服，每次10g，每日2次。

（十）脾虚血亏

1. 证候　面目肌肤发黄，其色浅淡，纳呆，便溏，小便黄，肢软乏力，心悸气短，舌淡苔薄，脉濡细。

2. 治法　健脾温中，补益气血。

3. 方药

主方　小建中汤加减：白芍30g，桂枝10g，黄芪20g，党参10g，饴糖30g（兑服），甘草6g。水煎服，每日1剂。若腹胀纳呆甚者，加鸡内金10g、炒麦芽15g；两胁隐痛且胀者，加香附10g、延胡索10g；身目黄而晦暗者，加仙灵脾10g、仙茅10g。

中成药　归脾丸，口服，每次9g，每日2次。

（十一）肝肾阴亏

1. 证候　胁痛隐隐，劳累尤甚，头晕耳鸣，两目干涩，口燥咽干，失眠多梦，五心烦热，腰膝酸软，形体消瘦，舌红少苔或有裂纹、花剥，脉细数。

2. 治法　养血柔肝，滋阴补肾。

3. 方药

主方　一贯煎加减：生地15g，枸杞子10g，沙参15g，麦冬10g，石斛10g，川楝子10g，牡丹皮10g，木瓜10g，甘草6g。水煎服，每日1剂。若胁痛明显者，加郁金10g、延胡索10g；大便干结者，加火麻仁15g、柏子仁15g；失眠者，加酸枣仁20g、合欢皮15g；气阴两虚，午后低热者，加太子参20g、鳖甲20g、地骨皮15g；齿衄、鼻衄者，加白茅根30g、茜草根15g。

中成药　六味地黄丸，口服，每次9g，每日2次；杞菊地黄丸，口服，每次9g，每日2次。

（十二）肝郁血瘀

1. 证候　胁肋刺痛，或胁下有积块，身目发黄，其色晦暗，口唇紫暗，面部、颈部、前胸可见赤纹丝缕，舌质紫暗，或有瘀斑瘀点，脉沉细涩。

2. 治法　活血化瘀，疏肝退黄。

3. 方药

主方　鳖甲煎丸加减：鳖甲15g，䗪虫10g，大黄10g，桃仁10g，丹参15g，柴胡10g，厚朴10g，茵陈15g，泽兰10g，姜黄10g，生地15g，当归10g，白芍15g。水煎服，每日1剂。若脘腹胀满，纳呆神倦便溏者，加人参10g、茯苓20g、枳壳10g、麦芽20g；面色萎黄，头晕，心悸者，加熟地10g、枸杞子10g、制首乌10g；口干，舌红，衄血者，加牡丹皮10g、茜草根15g、生地炭10g。

中成药　复肝康冲剂，口服，每次10g，每日3次；大黄䗪虫丸，口服，每次6g，每日2次。

（十三）湿热内盛，弥漫三焦

1. 证候　身目发黄，色深鲜明，日趋严重，腹部膨隆，小便黄短，头目昏沉，肢体困重，恶心呕吐，无食欲，大便秘结或黏滞不爽，舌质红绛，苔黄褐厚燥或黄腻垢浊，脉洪大或滑数。

2. 治法　清热利湿，除瘟退黄。

3. 方药

主方　清瘟败毒饮合茯苓皮汤加减：茵陈30g，黄连10g，黄芩10g，黄柏10g，连翘10g，玄参15g，牡丹皮10g，赤芍15g，知母10g，茯苓15g，猪苓15g，通草6g。水煎服，每日1剂。若高热，口渴者，加生石膏30g、水牛角30g；大便秘结者，加大黄10g、枳实10g；神识昏蒙，时清时昧者，加石菖蒲10g、郁金10g。

中成药　苦黄注射液40～60ml加入10%葡萄糖注射液250ml中静脉滴注，每日1次。

（十四）热毒炽盛

1. 证候　急起身目发黄、小便黄且迅速加深，烦躁不安，呕吐频繁，脘腹胀满，疼痛拒按，大便秘结，舌红苔黄糙，脉弦数或洪大。

2. 治法　清热泻火，解毒退黄。

3. 方药

主方　茵陈蒿汤合黄连解毒汤加味：茵陈 30g，栀子 10g，大黄 10g，黄连 10g，黄芩 10g，黄柏 10g，银花 15g，生地 15g，蒲公英 15g，板蓝根 20g。水煎服，每日 1 剂。若高热、烦躁，皮肤发斑，衄血者，加水牛角 30g、牡丹皮 10g、赤芍 15g、玄参 15g；腹胀膨隆，小便短赤者，加白茅根 30g、泽兰 10g、厚朴 10g。

中成药　清开灵注射液 40～60ml 加入 10%葡萄糖注射液 500ml 中静脉滴注，每日 1 次。

（十五）热毒内陷

1. 证候　起病急骤，黄疸迅速加深，衄血、便血，皮下瘀斑，尿闭，烦躁不安，甚则狂乱，抽搐，神情恍惚或神昏谵语，舌质红绛、苔少或黄厚而浊，脉弦滑数。

2. 治法　清热解毒，凉血开窍。

3. 方药

主方　犀角散加减：水牛角 50g，黄连 10g，茵陈 30g，栀子 10g，生地 30g，玄参 15g，牡丹皮 10g，虎杖 20g，大青叶 15g，紫草 10g。水煎服或鼻饲，每日 1 剂。若出血甚者，加三七粉 6g 冲服，或加用云南白药；尿少尿闭者，加猪苓 15g、滑石 20g、车前子 15g；抽搐者，加紫雪丹 3g 冲服；神昏者，加安宫牛黄丸 3g，鼻饲。

中成药　醒脑静注射液 16～20ml 加入 5%葡萄糖注射液 500ml 中静脉滴注，每日 2 次，或清开灵注射液 40～60ml 加入 10%葡萄糖注射液 500ml 中静脉滴注，每日 1 次。

六、其 他 疗 法

（一）验方

1. 降酶方　板蓝根 15g，银花 15g，蒲公英 15g，紫草 10g，黄芩 10g，茵陈 10g。水煎服，每日 1 剂。适用于谷丙转氨酶升高。

2. e 抗原转阴方　黄毛耳草 10g，白花蛇舌草 15g，半边莲 15g，仙鹤草 10g，薏苡仁 15g，白头翁 10g，鸡内金 10g，大黄 10g。水煎服，每日 1 剂。适用于 e 抗原阳性。

3. 虎茵汤　虎杖 30g，茵陈 30g，大枣 30g。水煎服，每日 1 剂。适用于治疗急慢性肝炎，亦用于预防。

（二）针灸疗法

1. 对恶心呕吐者，可针刺内关、大陵或耳穴神门。

2. 对腹胀者，可针灸关元、中脘、天枢、大横、气海等穴。

3. 对肝区疼痛者，针刺期门、章门、行间、丘墟、涌泉、阳陵泉。

（三）饮食疗法

1. 茵陈绿豆汤　茵陈 120g，先用水煎，当水耗去一半时，将药液滤出，加入绿豆 120g 用药液熬煮绿豆，熟后当饭吃。功能清热，利湿退黄。适用于黄疸型肝炎湿热内蕴之证。

2. 玉米须饮　玉米须 100g，山药 50g，加水煎 1 小时，取汁 1 碗，每天服 1 次，连服 30 天为 1 疗程。功能利尿，泄热，平肝，利胆。适用于慢性肝炎的辅助治疗。

3. 丹参粥　丹参 30g，先用水煎，去渣取汁，加入糯米 50g、红糖 50g 及水 500ml，同煮为稠粥。每天服 1 次，10 天为一疗程。功能活血祛瘀。适用于慢性肝炎有肝掌、蜘蛛痣者的辅助治疗。

4. 泥鳅汤　鲜泥鳅 10 条洗净，去肠杂，切段（勿去鱼骨）放入锅中，加水及适量的姜、葱、花椒、盐、酱油，煮 2 小时，至肉熟汤醇即成。每次喝 1 碗鱼汤，吃些鱼肉，可隔日食 1 次。功能营养滋补护肝。适用于病毒性肝炎各期患者。

七、康复与预防

1. 急性病毒性肝炎经积极治疗，绝大多数病人都可以恢复健康，预后大多良好，尤其是甲型肝炎、戊型肝炎。但急性乙型肝炎约有 10%发展为慢性肝炎，急性丙型肝炎约 26%～55%转为慢性肝炎。慢性肝炎少数可发展为肝硬化，并与原发性肝细胞癌有密切关系。

2. 采取以切断传播途径为重点的综合性预防措施，抓好饮水、食物、粪便的卫生管理，对切断甲型肝炎、戊型肝炎的传播有重要意义；对乙型和丙型肝炎，重点在于防止通过血液和体液的传播，各种医疗及预防注射应实行一人一针一管，对带血清的污染物严格消毒处理，透析病房加强卫生管理，血液制品应予严格检测。

3. 对易感人群应进行甲肝疫苗、乙肝疫苗接种；对与急性起病的甲型肝炎病人接触的易感人群，接触后 1 周内应用人血丙种球蛋白，有相当保护作用，对乙肝无效；在流行期间可进行预防服药，用茵陈 30g，板蓝根 30g，生甘草 10g；或决明子 15g，贯众 15g，生甘草 10g；或茵陈 30g，凤尾草 30g。任择 1 方，水煎服，连服 3～7 日。

八、临 床 报 道

1. 刘亚敏采用汉密尔顿抑郁量表（HAMD）和汉密尔顿焦虑量表（HAMA）对 97 例 HBeAg 阳性慢性乙型肝炎患者进行评定，其中焦虑抑郁状态的慢性乙型肝炎患者 42 例，无焦虑抑郁状态的慢性乙型肝炎患者 55 例，均以补肾清毒方配合拉米夫定治疗 6 个月。观察两组治疗前后血清 HBV-DNA、HBeAg 及 ALT 的变化。结果焦虑抑郁状态慢性乙型肝炎患者与无焦虑抑郁状态慢性乙型肝炎患者治疗后血清 HBV-DNA 无显著性差异（$P>0.05$），而两组患者治疗后 HBeAg 及 ALT 具有显著性差异（$P<0.05$）。提出焦虑抑郁状态对慢性乙型肝炎患者 HBeAg 阴转及 ALT 的恢复正常具有直接影响。〔刘亚敏，沈强，彭皓均，等．焦虑抑郁状态对慢性乙型肝炎患者血清 HBV-DNA、HBeAg 及 ALT 的影响[J]. 中西医结合肝病杂志，2009，19(5)：261〕

2. 黄永将 90 例慢性乙型肝炎患者随机分为治疗组（补肾清毒方）、对照 1 组（拉米夫定）、对照 2 组（补肾清毒方联用拉米夫定），治疗 6 个月。观察 3 组治疗前后血清 HBV DNA、HBeAg 及 ALT 的变化。经治疗后，治疗组 HBV DNA 转阴率低于对照组；治疗组 HBeAg/抗-HBe 血清学转换率、ALT 复常率均低于对照 2 组。提出在抗病毒治疗同时，积极采用补肾清毒法以提高人体免疫系统自发清除病毒的能力，从而有效控制慢性乙肝的进一步发展。〔黄永，刘亚敏，沈强，等．补肾清毒方治疗慢性乙肝的临床观察[J]. 新中医，2010，42(3)：31〕

3. 王玉宝等报道运用清热化湿活血法治疗急性乙型肝炎，配合肝泰乐、维生素，疗效明显优于对照组（茵栀黄注射液、强力宁注射液、转移因子配肝泰乐、维生素）。经治 20 周后表面抗原阴转率占 49.23%，对照组占 18.75%；平均住院天数为 33.5 天，对照组平均为 39 天；肝功能恢复正常平均天数也明显优于对照组。〔王玉宝，陈旭昭．清热化湿活血法治疗急性乙型肝炎 130 例疗效观察[J]. 天津中医，1996，13(1)：15〕

4. 阎培峰等报道用益肝解毒胶囊治疗急性乙型病毒性肝炎（组成：茵陈、败酱草、大青叶、鸡骨草各 30g，白花蛇舌草 40g，黄芪、虎杖、丹参、土茯苓各 20g，柴胡、白术、女贞子各

15g，蟾蜍皮、淫羊藿各5g。以上为一剂量，水煎浓缩，制粉装0号胶囊，30粒相当于一剂量中药)，每次口服5粒，每日服3次，3个月为一疗程，服药1个疗程HBeAg转阴者612例，占51%，服药2个疗程HBeAg转阴者449例，占37.4%。总有效率为88.4%。〔阎培峰，杨锦华．益肝解毒胶囊治疗急性乙肝HBeAg转阴1200例[J]．山东中医杂志，1996，15(1)：14〕

5. 夏成田等用乙肝康泰胶囊(含苦味叶下珠24%，蚂蚁15%，麻黄4.5%，大黄4.5%，白花蛇舌草15%，黄芪15%，虎杖7%，山豆根15%)治疗(空腹口服，每次4粒，含生药2g，每日3次)慢性乙型肝炎104例，并设对照组(益肝灵、肌苷、复方树舌片、肝泰乐等1～2种口服)99例。两组均不用其他抗病毒、免疫调节药物，3个月为一疗程。治疗2个疗程后，治疗组近期临床治愈81例，占77.88%，好转14例，占13.46%，无效9例，总有效率91.34%。对照组近期临床治愈3例，占3.03%，好转35例，占35.35%，无效61例，占61.62%，总有效率38.35%，两组比较有显著性差异($P<0.05$)。〔夏成田，等．乙肝康泰胶囊治疗慢性乙型肝炎104例[J]．中国中西医结合杂志，1995，(2)：116〕

6. 俞文军自拟益尔肝汤(丹参、茯苓、女贞子、茵陈各15g，虎杖、败酱草各30g，柴胡、郁金、白术各10g，甘草5g)治疗(每日1剂，水煎2次，各150ml，分早晚服)丙型肝炎40例，并设对照组(肝泰乐、益肝灵口服，能量合剂加门冬氨酸钾镁注射液20ml静滴，每日1次)38例。治疗组显效33例，有效7例，血清ALT恢复正常天数为(18.7±4.3)天，住院天数为(20.4±5.1)天；对照组显效15例，有效21例，无效2例，血清ALT恢复正常天数为(38.9±6.5)天，住院天数为(39.4±8.2)天。两组上述指标经统计学处理有非常显著性差异($P<0.01$)。〔俞文军．益尔肝汤治疗丙型肝炎40例[J]．新中医，1995，(8)：46〕

(赵国荣　杨钦河　彭皓均)

第十六章

艾 滋 病

艾滋病又称获得性免疫缺陷综合征(acquired immune deficiency syndrome,AIDS),是由人类免疫缺陷病毒(HIV)引起,主要通过性接触、母婴或血制品传播。本病是以侵犯辅助性T淋巴细胞(T4)为主,造成细胞免疫功能缺损为基本特征的传染病。艾滋病自1981年在美国发现首例病人后,发病人数迅速增多,病死率极高,蔓延速度快且涉及范围广,被称为“20世纪瘟疫”,已受到全世界卫生界和各国政府的重视。

艾滋病是新近发现的传染病,中医历代文献没有记载。但从国内外应用中医药治疗本病的实践和研究中可将本病列入“瘟疫”、“温毒”、“伏气温病”、“劳损证”、“积聚”等病范围中辨证论治。

一、病 因 病 理

艾滋病是人体免疫系统严重破坏的获得性疾病之一。确切的发病机制尚未完全清楚。一般认为是HIV选择性感染带T标记的T细胞亚群及持续地感染脑细胞。HIV侵入T4细胞后,借逆转录酶将RNA转录为DNA,使该细胞成为带有HIV遗传信息的感染细胞。此后,病毒或呈“睡眠”状态,对靶细胞互不干扰,甚至持续多年,成为典型带病毒状态;或进入“活动”状态,利用宿主细胞增殖,形成大量新病毒并再次侵入新的靶细胞,如此周而复始,艾滋病毒不断增殖扩散,T4细胞不断死亡。这样使主要负责产生大多数特异性人体免疫应答的T淋巴细胞亚群受到损害,并几乎涉及所有免疫系统及各分支,使免疫功能日趋低下,而免疫系统每一次承受的刺激(病毒或细菌感染),均可加重免疫机制的耗损。当有机会感染时更为显著,如此恶性循环乃至死亡。

中医现代研究认为,艾滋病的发病是由于“正气虚”和“疫毒”相互作用导致的病理过程。《素问·评热病论》指出:“正气存内,邪不可干;邪之所凑,其气必虚。”艾滋病之病因,不外“正虚”、“伏邪”两端。若因恣情纵欲,耗伤真阴,致正气亏虚;或因交媾之时,疫毒乘人体一时之虚而入侵;或疫疠毒邪通过血液及其制品传播;或由母体传至婴儿。

对本病病理,中医目前有两种认识:一是认为本病属“伏气温病”范畴。由于房室过度、同性恋、吸毒等导致肾精受损,不能生化卫气,卫气不固,疫疠毒邪乘虚内侵,伏于血分,舍于营分。如人体正气不甚亏损时则不发病,若正气不足以抵抗疫疠毒邪则可导致人体卫气营血及其所属脏腑的功能失调和实质损害,临床表现为由里达表的病理变化。临床或表现为气分热盛、气营(血)两燔;或因新感引动伏邪,表现为卫气同病、卫营(血)同病。另一种认为本病属虚损为病,复感外邪。临床表现为气血阴阳虚衰,发病主要涉及肺、脾、肾三脏。早期在肺,中期在脾,晚期在肾,尤其是后期或因瘀血,或复感外邪,导致虚实夹杂,正气日亏,正不胜邪的病理变化,最后因邪盛正衰,酿成阴阳离决的凶险结局。

二、临 床 表 现

感染 HIV 并不一定发展为艾滋病。据资料报道，经过追踪 1～4 年，有 4%～19%发展成为艾滋病，另有 25%出现提示艾滋病相关疾病的症状。

本病临床表现可分为 4 个阶段(不包括母婴传播)：

(一)急性感染期

大约有 20%感染者，经血循环或生殖感染 HIV 后，2～6 周内发生急性症状，通常表现为单核细胞综合征：发热、体温波动于 38℃～40℃；颈部及腋窝淋巴结肿大，全身出现地图样红色皮疹，10 余天自然消失，易被忽略，经 3 个月左右血清 HIV 抗体阳性。本期表现不能估计艾滋病的发展和预后。此期或属中医卫气不固，新感引动伏邪，卫气同病；或因气分肺热壅盛波及营血。

(二)无症状期(潜伏期)

一般 2～10 年，平均 5 年，除 HIV 抗体阳性外，无任何症状和体征，实验室检查细胞免疫功能，有一部分病人尚在正常范围，亦有部分病人低下。此期属中医正盛邪微，疫疠毒邪，潜伏于里。

(三)持续淋巴结肿大期

主要表现是慢性淋巴结综合征。全身淋巴结增大，每个肿大直径在 1cm 以上，具有质地硬、数量多、持续时间长(数月至数年)等特点。临床开始有一些症状和细胞免疫功能的变化。此期属中医痰热互结，流窜经络。

(四)艾滋病合并其他感染期

出现原因不明发热，消瘦(体重下降 10%以上)和腹泻，同时出现各种条件致病菌的感染，如卡氏肺囊虫性肺炎和其他病毒、真菌、细菌等感染。有一些患者则表现对某些恶性肿瘤的易感性增高。如卡波济肉瘤(Kaposi's)、非 Hodgkin's 淋巴肉瘤等。由于巨噬细胞可以将 HIV 带到中枢神经系统，患者可以出现精神神经的病变，如痴呆、脊髓炎或脑膜炎等。此期属中医正气亏虚，复感外邪或伤于肺或伤于脾，还可认为是伏邪从血分传至营分、气分。

中医防治艾滋病的研究，目前大多着眼于 1～3 阶段的临床表现为主，到艾滋病合并其他感染，临床表现极为复杂，治疗十分困难，往往是病人死亡的主要原因。

对艾滋病早期临床症状的中医认识，归纳有以下方面。

1. 发热　急性感染期的发热，可为外感引动伏邪，亦可为伏邪久郁，热自里发。外感引动者，卫阳被遏，正邪相争则发热，发热多伴有恶风寒，咽红疼痛等症。若热自里发，可见气分热盛或营分热盛证候。艾滋病合并其他感染期的发热多是脏腑功能失调，气血不足，机体阴阳平衡失调所致，表现为气虚发热，阴虚发热，气阴两虚发热；亦可见于伏邪发于气分、营分的发热。

2. 神疲乏力　机体进行性极度疲乏，是气虚与精夺之故。肾虚则神疲腰酸，脾气虚则纳呆乏力，肺气虚则少气喘促。

3. 咳喘　或因外邪所袭，客于肺卫、肺气不宣；或因脏腑功能失调，肺失肃降而见咳喘短气，呼吸困难。

4. 咽痛　外邪入侵，郁结咽喉而疼痛；或因瘀血、痰浊结于咽中，阻碍气道而致。

5. 吞咽困难　气滞血瘀，痰瘀互结，食管不利则吞咽困难、胸膈痞满。

6. 纳呆恶心　脾不健运或痰阻中焦，故食欲减退，恶心欲吐。

7. 腹泻下痢 脾虚运化失职可致腹泻。湿热蕴结大肠，血分受累，气机受阻而见下痢。

8. 出血 可见咳血、衄血、呕血、便血、尿血等。或因脾气虚弱，血失统摄；或因疫毒化火，迫血妄行；或因肾阴亏损，相火妄动而成血尿；或瘀血内阻，血运不畅，致血不循经而发生出血。

9. 惊悸、失眠 可因心血不足，心阳衰弱、水饮内行和瘀血阻络而发生。

10. 抽搐 可因津血亏损或热邪炽盛、灼伤津液，使筋脉失养所致。

11. 癫痫 正气内虚，气血失和，痰火上扰，气血凝滞而发。

12. 痴呆 或因精血亏损、神失所养或痰浊蒙闭心神所致。

13. 肿块 多见于肝脾肿大及肿瘤、瘰疬等，多为瘀血气滞或痰火内结所致。

14. 瘀斑 见皮肤、舌、唇等处瘀斑。或因疫毒内伏营分，灼伤血络；或因气血运行不畅，导致气滞血瘀。

15. 舌象 舌质红绛多为邪在气、营；舌质淡多为脏腑气血亏虚。舌苔白腻多为脾失健运、湿浊内停；舌苔黄腻多见湿热中阻。

艾滋病临床症状甚多，五脏六腑均可涉及，而临床表现各有侧重，多以肺、脾、肾三脏为主。脏腑气血亏虚，功能失调，则常导致病理产物如痰浊、瘀血形成，并临床表现为“癥□瘕”、“积聚”等病证，致使病情加重，症状趋于复杂化。

三、诊断要点

(一)流行病学资料

艾滋病患者与无症状 HIV 感染者都是传染源。两者的比例大约是 1∶50～1∶100，他们的血液、精液、宫颈分泌液和其他体液均可分离到病毒，并往往终身携带。

本病传播途径的特点是多样化。性接触(包括肛门性交与阴道性交)是最常见的途径，多见于妓女、宿娼者和同性恋者。滥用污染注射器与针头，是静脉药瘾者感受的途径。输液带 HIV 的血液(包括血液成分)及其制品(如Ⅷ因子)，也是常见的传播方式。器官与骨髓移植、人工授精，亦可传播本病。母婴传播往往是多环节的，可能与胎盘传播、分娩过程经产道传播或哺乳期传播有关。

全世界至少 173 个国家与地区均有本病的存在或流行。自 1981 年 6 月首次确认艾滋病到 2005 年底，全球共有 3860 万名艾滋病病毒感染者，当年新增艾滋病病毒感染者 410 万人，另有 280 万人死于艾滋病，25 年间全球累计有 6500 万人感染艾滋病毒。2007 年，全球防治艾滋病的努力取得了显著进展，艾滋病流行首次呈现缓和局势，新增艾滋病毒感染者的数量以及因艾滋病死亡的人数都出现下降；但全球艾滋病患者的总数也仍然居高不下。2007 年全球新增艾滋病毒感染者 270 万，因艾滋病死亡的人数为 200 万。

他们分别有吸毒史、性乱史、输液可能被 HIV 污染的血制品史。这说明我国艾滋病流行形式相当严峻，有效控制其扩散已是一个非常紧迫的公共卫生问题。

(二)证候特点

反复发热或长期发热而原因不明，时间超过 1 个月；体重减轻≥标准体重的 10%；反复慢性腹泻超过 1 个月；或者持续咳嗽超过 1 个月，伴见反复发作的带状疱疹，或全身瘙痒性皮炎；口咽部白色念珠菌感染，或慢性进行性单纯疱疹感染；全身淋巴结肿大等。

(三)实验室检查

目前多用酶联免疫吸附试验做血清抗-HIV 检测的筛选试验。如两次均为阳性，再用免疫印迹法复核。复核血清抗-HIV阳性，则有诊断价值。在病毒学检查上，近年用聚合酶链反应(PCR)检测宿主细胞的HIVcDNA，可提高检测的阳性率。在免疫学检查中，外周血淋巴细胞中，TH细胞进行性减少至＜0.4×10^9/L(正常为0.8×10^9/L)，而抑制性T细胞(TS)正常或相对增多，TH/TS比例由(1.5～2.0)：1降至(0.7～0.9)：1或更低。IgA与IgG增多，而IgM变化不明显。自然杀伤细胞的杀伤活性下降等均有助于本病诊断，但无特异性。

本病需要鉴别的疾病甚多。艾滋病表现的发热、消瘦、疲乏、无力等须与其他感染性疾病如结核，自身免疫性疾病如红斑性狼疮、结缔组织疾病，血液病的某些症状相鉴别。艾滋病的淋巴结肿大，须与能引起淋巴结肿大的卡波济肉瘤、霍奇金病、血液病等相鉴别。尤其要注意和良性淋巴结综合征相鉴别。艾滋病可通过性接触传播，须与梅毒、淋病等传统性病相鉴别。艾滋病的皮疹、瘀斑须与白血病的皮肤症状相鉴别。艾滋病的血液学与免疫学改变，有时须与单核细胞增多症及使用免疫抑制剂或其他引起免疫抑制的疾病相鉴别。

四、一 般 处 理

当本病确诊后，对病人要做好思想工作，防止意外事故或者逃避监测等事件发生。医护人员应立即向当地卫生防疫机构报告疫情。对艾滋病病人，应采取隔离措施，并送往指定医疗机构进行治疗。要注意不得将病人和感染者的姓名、地址等有关情况公布或传播。

对医学观察的病人，要实行人道主义精神，积极进行治疗和处理。贫血严重时立即输血；严重脱水者给予输液，保持水和电解质平衡；高热者给予柴胡注射剂、清开灵注射液等对症处理。

对艾滋病病人或感染者的分泌物、排泄物及其所接触过可能造成污染的用品和环境，应进行严格消毒。凡进行艾滋病血清学检查，必须使用一次性注射器，其他治疗器械应严格消毒，杜绝医源性感染。医务人员和家属要做好自我防护。

五、辨 证 治 疗

艾滋病临床表现十分复杂，中医药辨证治疗虽然积累了一些经验，有较好的前景，但目前的治疗仍处在探索阶段。国内外资料表明，中医药防治艾滋病，应从早期着手，根据临床表现，审证求因，治病求本。本病病机为本虚标实。临床中应按急则治其标、缓则治其本的原则论治。

(一)肺热壅盛

1. 证候　发热，咳嗽，气促，痰稠而黄，汗出口渴，咽喉肿痛，舌红苔黄干，脉滑数。

2. 治法　清热泄肺。

3. 方药

主方　加减普济消毒饮：银花12g，连翘12g，板蓝根15g，千里光15g，蚤休15g，甘草6g，天冬12g，麦冬12g，玄参15g，薄荷5g。清水煎服，每日1剂。若痰黏稠难出者，加瓜蒌壳15g、浙贝母12g；若喘促甚者，加海浮石30g、海蛤壳15g。

(二)气营(血)两燔

1. 证候　壮热，烦躁，口渴，汗出，神昏，发斑，吐衄，舌红绛，脉洪数。

2. 治疗　清热解毒，凉血救阴。

3. 方药

主方　清瘟败毒饮：黄连 12g，黄芩 12g，栀子 12g，连翘 12g，石膏 30g(先煎)，知母 10g，甘草 6g，淡竹叶 10g，水牛角 30g(先煎)，生地黄 25g，牡丹皮 12g，赤芍 12g，玄参 15g。清水煎服，每日 1～2 剂。若神昏谵语者，加服安宫牛黄丸，每次 1 丸，每日 2～3 次。

中成药　清开灵注射液，静脉滴注，每次以 40～60ml，加入 10%葡萄糖注射液 500ml 中点滴，每日 1 次。亦可肌内注射，每次 4ml，每日 2～3 次。

(三)脾虚血亏

1. 证候　消瘦，倦怠，无力，纳呆，腹泻，肌肤发斑，舌淡红苔薄，脉细缓。

2. 治法　健脾益气补血。

3. 方药

主方　归脾汤与补中益气汤合方：党参 15g，黄芪 30g，白术 10g，当归 12g，川芎 10g，熟地 25g，炙甘草 10g，陈皮 6g，升麻 3g 等。清水煎服，每日 1～2 剂。若肌肤发斑者，加仙鹤草 15g、紫珠草 30g；若纳呆者，加山楂 15g、麦芽 30g。

中成药　归脾丸，每次 6g，每日服 2～3 次。

(四)气阴两虚

1. 证候　神疲，少气，消瘦，纳差，口干，或咳嗽痰少，干咳无痰，舌红苔少，脉细弱。

2. 治法　益气养阴。

3. 方药

主方　生脉散加味：党参 15g，麦冬 10g，五味子 10g，杏仁 12g，阿胶 15g(熔化)，胡麻仁 12g，生地黄 25g，知母 10g。若咳嗽不已，加百部 12g、款冬花 12g。清水煎服，每日 1～2 剂。若神疲少气者，加黄芪 30g、西洋参 10g(另炖)。

(五)肝肾阴虚

1. 证候　头眩耳鸣，腰膝酸痛，盗汗低热，五心烦热，倦怠神疲，舌红苔少，脉细数。

2. 治法　滋补肝肾，滋阴降火。

3. 方药

主方　六味地黄丸加味：熟地黄 25g，山萸肉 12g，怀山药 30g，茯苓 15g，牡丹皮 12g，泽泻 12g，枸杞子 15g，菟丝子 15g，知母 10g，旱莲草 25g。清水煎服，每日 1 剂。若盗汗梦遗者，加龟甲 30g(先煎)、黄柏 12g；若潮热较甚者，加银柴胡 10g、白薇 12g、地骨皮 12g。

中成药　知柏八味丸，每次 6g，每日 2 次。

(六)瘀血内阻

1. 证候　胸胁刺痛，腹中或胁下积块，疼痛拒按，固定不移或腹胀且痛，大便色黑，舌紫暗，脉沉弦。

2. 治法　益气养血，行气化瘀。

3. 方药

主方　血府逐瘀汤加减：党参 15g，当归 10g，川芎 10g，赤芍 12g，柴胡 10g，枳壳 10g，香附 12g，丹参 15g。清水煎服，每日 1～2 剂。若癥瘕久积不散者，加穿山甲 15g(炮)、鳖甲 30g(先煎)。

中成药　复方丹参注射液 8～16ml，加入 5%～10%葡萄糖注射液 500ml，静脉滴注。亦可用川芎嗪注射液 4～6ml，加入 5%～10%葡萄糖注射液 500ml，静脉滴注。或用西黄丸。

六、其 他 疗 法

(一)经验用药

1. 天花粉蛋白　其学名为 GLQ233，是中国产的葫芦科植物瓜蒌根块中提取的纯蛋白。中国科学院精制的"天花粉蛋白"含有 19 种氨基酸，分子量为 2400，临床静脉滴注 500μg/kg，无明显毒副作用。1985 年首先在美国使用，现普及各国。在实验研究中发现。它能从关键的免疫系统细胞(淋巴细胞、单核细胞、巨噬细胞)中，有选择性地消除病毒而不损伤健康细胞。亦有报道观察到本药能直接抑制病人血中的 HIV。

2. 甘草甜素　为甘草中提取的一种成分，又名甘草酸、甘草皂苷。日本学者证明，在试管内，甘草甜素能抑制单纯疱疹病毒(HSV)、水痘-带状疱疹病毒(VZV)，还证明在小鼠体内具有诱导干扰素作用，因此本药属于免疫增强剂，能提高机体免疫功能。我国学者制成口服粉剂，装入胶囊供临床使用。实验研究发现 1∶20 的制剂，对 HIV 有明显的抑制作用，其抑制率达 78.81%。用法，每次服 1～2 丸，每日 3 次(口服生药量 40～80mg)，亦可用至每日 150～200mg。疗程连续使用 1～2 年。

3. 八味黄芪片　由黄芪、党参、五味子、甘草、灵芝、女贞子、刺五加等药组成，适用于各期艾滋病病人，具有增强免疫功能的作用。

4. 生脉饮　由人参、麦冬、五味子组成，每天 1 剂，分 2 次服，对 HIV 感染者有效率为 43.75%。

(二)针灸疗法

有学者认为，艾滋病属中医"卫气"虚弱，故采用增强"卫气"的穴位和手法。取穴：足三里、膏肓俞、外关、列缺、合谷、曲池、大椎等，采用平补平泻手法。在急性感染未出现前，艾滋病病人多属虚寒证(痰清稀、水泻等)，应予补肺气，暖中焦。取穴：足三里、关元、肺俞、脾俞，采用补法，并多用艾条悬灸。有部分卡波济肉瘤或卡氏肺囊虫肺炎也能改善；少数病人作 T 淋巴细胞测定，也有所提高。

(三)饮食疗法

针对消灭 HIV 及恢复受感染后免疫功能低下的病理变化，按中医整体观点，采用扶正和祛邪的治疗大法。根据中药实验研究，可作为提供饮食疗法的线索。如银花、连翘、板蓝根、大青叶等均有抗多种病毒的功效，可制成清热解毒饮料；又如人参、灵芝、云芝、香菇、薏苡仁、茯苓等均有提高 T 淋巴细胞功能和促进淋巴细胞转化的功效，可配成汤料，对本病有辅助治疗的作用。

七、康复与预防

鉴于目前仍未能研制出能够治愈艾滋病药物的现实，因此提出有效的康复措施为时尚早。主要是鼓励患者跟疾病作斗争的勇气，正确地对待疾病，保持良好的心理状态；社会上不歧视、不排斥，尽量给予同情和温暖；选择适合自身条件的体育锻炼方式，增强身体素质，特别是气功、八段锦、五禽戏、针灸、按摩等具有保健功能的手段，均可提高患者生活质量和延长生命。

预防 HIV 感染的关键是防止接触艾滋病病人血液、精液、尿、粪便，唾液、宫颈和阴道分泌物。目前对艾滋病的预防措施是：防止与艾滋病病人的性接触；提倡使用避孕套；不共用牙刷、剃须刀或其他可能被血液污染的物品；控制血液及血制品的质量，减少不必要的输血或针刺；女性艾滋病病人或 HIV 抗体阳性的妇女应避免怀孕；艾滋病病人的血液、尿液、分泌物、排泄物等应消毒处理，可用 0.5％次氯酸钠，家庭或农村可用 1∶10 漂白粉消毒等。

八、临 床 报 道

1. 美国余娟和我国陈可冀合作治疗艾滋病是我国医生经治的第 1 例。治疗分 3 个阶段：第 1 阶段清热凉血、祛湿解毒，方用甘露消毒饮；第 2 阶段益气养阴，用生脉饮；第 3 阶段扶正固本，气血双补，取得了缓解症状、延长生命的疗效。其他同时发病而未用中医治疗的艾滋病伙伴均已死亡。〔余娟，陈可冀．中医药治疗艾滋病的临床观察[J]．中西医结合杂志，1988，(2)：710〕

2. 郭晓辉等从中医理论角度，阐述近年来中医药治疗艾滋病的研究进展。本病病因大多数学者已经得到一致认同，认为外因是邪毒入侵，内因是正气亏损；由于学者的观点不同，病机认识也不一，部分学者认为本病疫毒之邪和瘀血痰浊内结是标，脏腑气血亏损是本。在艾滋病中医药治疗研究中包括了单味中药的筛选及有效成分的分析、固定的方剂研究以及针灸防治。总结出中医药通过增强机体免疫功能，抑制艾滋病病毒，减轻临床症状等方面提高艾滋病患者的生存质量。[郭晓辉，谢世平，彭勃，等．艾滋病中医药治疗的研究进展[J]．光明中医，2010，(3)：534-535]

3. 潘金丽用升阳益胃汤治疗艾滋病腹泻伴发热 10 例，临床治愈 6 例，显效 2 例，有效 1 例，无效 1 例，取得较好的疗效。〔潘金丽．升阳益胃汤治疗艾滋病腹泻伴发热 10 例[J]．中医研究，2009，1(22)：45～46〕

4. 张成太等观察益爱康胶囊合姜枣红糖茶治疗艾滋病慢性腹泻的疗效，采用益爱康胶囊合姜枣红糖茶每日 1 剂，1 个月为 1 个疗程，治疗艾滋病慢性腹泻 48 例，并设西药治疗对照组 48 例对比。结果显示，治疗组总有效率 91.7％，明显优于西药治疗对照组的 61％。〔张成太，邢艳丽，郭会军．益爱康胶囊合姜枣红糖茶治疗艾滋病慢性腹泻 48 例[J]．中国中医药，2009，7(10)：22～23〕

（彭胜权　刘亚敏）

第十七章

白　喉

白喉(diphtheria)是由白喉杆菌引起的急性呼吸道传染病。病变以白喉杆菌外毒素引起的上呼吸道组织坏死和急性假膜性炎症为主。主要由飞沫传染,亦可经玩具、衣服、用具间接的方式传播。临床以咽、喉、鼻等处假膜形成,和全身中毒症状如发热、乏力、恶心呕吐、头痛,严重者可并发心肌炎和神经瘫痪为主要特点。本病多发于秋、冬和初春季节。中医认为本病是感受疫毒时邪所致,属于"温毒"等范畴。根据其临床特点,又称"喉缠风"、"锁喉风"、"喉痹"、"白缠喉"。

一、病 因 病 理

白喉杆菌随飞沫侵入上呼吸道黏膜,如机体抵抗力降低,即在局部黏膜上皮细胞中迅速生长繁殖,同时产生外毒素,通过细菌和外毒素综合作用,引起组织坏死和急性假膜性炎症。坏死脱落的上皮细胞与纤维性渗出物、细菌、炎症细胞混合凝结形成本病特有的灰白色假膜;外毒素经淋巴和血液吸收进入全身血液循环,引起全身中毒症状。假膜越大,外毒素吸收越多,病情越重。外毒素吸收导致全身毒血症状,以心肌和周围神经受累为著。心肌表现为脂肪变性、玻璃样及颗粒样变性,心肌纤维断裂并累及传导系统。周围神经受累以运动神经为主。此外,肾脏可呈混浊肿胀,肾小管上皮细胞脱落,肾上腺退行性变,肝细胞脂肪变性等。

中医认为本病的发生,主要是外感疫毒时邪,而且与素体阴虚,肺胃积热关系密切。秋末至初春,久晴不雨,气候过于干燥的情况下,疫毒时邪易由口鼻、咽、喉、乳蛾而入,若扩展至气道,往往阻碍呼吸;本病虽急重凶险,但在病情上仍有轻重之别。一般轻型早期,毒邪郁于肌表,仅出现风热表证;继而毒邪由表入里,进入气分,邪毒内盛,多表现为里热证候;热邪伤阴,络脉失常,可致吞咽不利,声哑气促;疫毒进一步烁津成痰壅于喉间气道,影响肺气清肃,则出现发热气急、声音嘶哑、咳如犬状等痰浊壅盛证候,甚则出现面色苍白、痰鸣唇绀、吸气困难等肺气闭塞之证;毒邪内侵也可累及于心,出现心气不足,心阳虚等危候。

二、临 床 表 现

按病变部位不同可分 4 种:①咽白喉,②喉白喉,③鼻白喉,④其他部位白喉。其中以咽白喉最为常见,占发病人数 80%,根据假膜范围大小及中毒状轻重可分为下列 4 型。

(一)轻型

低热,轻微咽痛,扁桃体红肿,假膜呈点状或小片状,局限于扁桃体上。为毒侵肌表,卫气被郁,属风热表证。

(二)普通型

全身不适,发热,乏力,纳差,呕吐,咽部疼痛,扁桃体明显肿大,并有片状灰白色假膜附着，边界清楚，表面光滑，不易剥落，颈部淋巴结肿大伴压痛。为邪毒内盛，或化燥伤阴，或烁津成痰，证属气分，或阴虚燥热，或痰浊闭塞。

（三）重型

高热，极度乏力，面色苍白，厌食恶心，呕吐，咽部疼痛，吞咽时加重，假膜常呈灰黄色或灰黑色，脉细数，严重者血压下降。为气分热毒炽盛，或气分热毒未解，营分热毒又盛，或毒邪侵及于心，证属毒侵气分，或气营两燔，或心气不足。

（四）极重型

起病急骤，高热，烦躁不安，呼吸急促，面色苍白，唇指发绀，脉细数，血压下降，伪膜范围广，严重者出现坏死和出血，扁桃体及咽部高度肿胀，颈淋巴结肿大，周围软组织明显水肿，形成所谓“牛颈”。为热毒深入营血，或热毒内闭，累及心阳，阳气外脱，证属气营（血）两燔，或心阳虚衰。

喉白喉多为咽白喉向下蔓延所致。临床上除咽白喉的症状外，突出表现为梗阻症状。初起声音嘶哑，犬吠样咳嗽，呼吸急促，梗阻严重时，鼻翼煽动，三凹征阳性，口周发绀，烦躁不安，假膜脱落可引起窒息，全身发绀及昏迷，证候表现多为痰浊闭喉。如不及时气管切开，常因窒息缺氧而死亡；鼻白喉全身中毒症状多轻微，其他部位白喉较少见。

三、诊断要点

（一）流行病学资料

白喉过去基本上是一种儿童传染病。近年来由于实施计划免疫，使发病人数明显下降，发病年龄后移。一年四季均可发病，以秋冬季多发，尤其居住拥挤、卫生条件差则更易造成流行。

（二）证候特点

发热，咽痛，扁桃体、咽喉部有典型假膜，且不易与黏膜下组织分离等。

（三）实验室检查

血常规检查：白细胞总数一般在 $10\times10^9/L\sim20\times10^9$ 之间，中性粒细胞百分比增高；鼻、咽等拭子培养及涂片检查可找到白喉杆菌，毒力试验呈阳性即可确诊。

四、一般处理

患者应按呼吸道传染病隔离治疗，卧床休息至少 2 周，并发心肌炎者卧床休息时间应更长，给以足够的热量，饮食以流质为主，防止水、电解质紊乱。烦躁不安者可适当给予地西泮、鲁米那镇静，作好口腔护理，保持室内通风和 60% 的相对湿度为宜。应尽早使用白喉抗毒素，但用前必须作皮试，预防过敏反应；抗生素可选用青霉素、红霉素、头孢菌素。

五、辨证治疗

本病系疫毒时邪，治疗重在清泄邪毒。初起毒邪侵袭卫表，宜疏风清热，解毒利咽；时毒入里，毒侵气分，宜逐痰通闭，辟秽解毒；阴虚燥热，宜清热养阴，解毒利咽；毒入营血，气营两燔，侧重于气营两清；若极重型，见毒邪入心，心气不足，宜益气养心解毒；如心阳虚衰，则宜温振心阳；恢复期肺胃阴伤，以清养肺胃为主。

（一）毒郁卫表

1. 证候　发热恶寒，头身痛，流涕，咽痛咽红，乳蛾肿大，可见点状或小片白色伪膜，舌边尖红，苔薄微黄，脉浮数。

2. 治法　疏风清热，解毒利咽。

3. 方药

主方　银翘散加减：银花 15g，连翘 10g，淡竹叶 10g，牛蒡子 10g，薄荷 6g，桔梗 10g，桑叶 10g，蝉蜕 10g，土牛膝 10g，山豆根 10g，玄参 10g。水煎服，每日 1 剂。若微咳者，加杏仁 10g、菊花 10g；若口渴明显者，加芦根 20g、生地 10g。白喉初起虽有表证，切忌辛温发汗，临床用药时不可不知。

中成药　银翘解毒丸，口服，每次 9g，每天 2 次；或羚翘解毒丸，口服，每次 9g，每日 2 次。

(二)毒侵气分

1. 证候　高热微汗，面红目赤，口渴心烦，咽红肿痛明显，乳蛾肿大，并附有片状灰白色假膜附着，或纳差，呕吐，小便短赤，舌红苔黄，脉洪数。

2. 治法　清热解毒。

3. 方药

主方　神仙活命饮加减：石膏 30g(先煎)，黄连 5g，黄柏 10g，山栀 10g，板蓝根 15g，银花 15g，玄参 10g，土牛膝 10g，生甘草 6g，僵蚕 10g。水煎服 g，每日 1 剂。若口渴甚，舌红少苔，阴伤较甚，加生地 15g、麦冬 10g、天花粉 10g；若纳差，呕吐，加黄芩 10g、竹茹 10g、芦根 30g。

中成药　银黄口服液，每次 10～20ml，每天 3 次；一清胶囊，口服，每次 2 粒，每日 3 次。

(三)痰浊闭喉

1. 证候　声嘶痰鸣，鼻翼煽动，吸气困难，张口抬肩，面白唇绀，咳声如吠，烦躁汗出，舌红苔浊，脉濡数。

2. 治法　逐痰通闭，辟秽解毒。

3. 方药

主方　清气化痰丸合黄连解毒汤加减：胆南星 6g，杏仁 10g，法半夏 10g，瓜蒌仁 10g，枳实 10g，黄连 6g，黄芩 10g，栀子 10g，土牛膝 15g，桔梗 10g，甘草 6g。水煎服，每天 1 剂。若呛咳，咳痰不利者，加浙贝 10g、天花粉 10g、茯苓 10g；若恶心呕吐者，加竹茹 10g、郁金 10g。

中成药　雄黄解毒丸，每服 7 丸，热茶水送下，几分钟后可引起呕吐，使假膜和痰液吐出，呼吸道通畅。

(四)阴虚躁热

1. 证候　低热，鼻干唇燥，咽喉微痛，乳蛾肿大，可见点状或小片状白色伪膜，心烦不安，小便短赤，口渴欲冷，舌红少苔，脉细数。

2. 治法　清热养阴，解毒利咽。

3. 方药

主方　养阴清肺汤加减：生地 15g，玄参 15g，麦冬 10g，银花 15g，土牛膝 10g，浙贝 10g，牡丹皮 10g，桔梗 10g，甘草 6g。水煎服，每日 1 剂。若干咳者，加杏仁 10g、沙参 10g、瓜蒌仁 10g、天花粉 10g；咽喉疼痛甚者，用锡类散或冰硼散吹患处或含服青果；大便干结者，加胡麻仁 10g、松子仁 10g。

中成药　西瓜霜润喉片，含服，每小时 2～4 片，每日 4 次。

(五)气营两燔

1. 证候　高热，头痛，烦躁不安，口气恶臭，咽喉肿痛，颈肿如“牛颈”，咽喉伪膜满布，溃烂出血，舌质红赤，苔黄，脉数。

2. 治法　气管(血)两清，解毒利咽。

3. 方药

主方　清瘟败毒饮加减：石膏30g，知母10g，生地15g，玄参10g，牡丹皮10g，赤芍15g，土牛膝10g，板蓝根15g，岗梅根15g，连翘10g，黄连3g，栀子10g，桔梗10g，甘草6g。水煎服，每日1剂。若口气恶臭，大便秘结者，加大黄10g；咳嗽声嘶者，加瓜蒌10g、鱼腥草15g、浙贝10g；颈肿者，加夏枯草15g、牡蛎15g；咳血、衄血者，加白茅根30g、侧柏叶10g。

中成药　清开灵注射液，每次40～60ml，加入10%葡萄糖注射液500ml中点滴，每日2～3次。

(六)毒邪入心，心气不足

1. 证候　心悸，神疲乏力，面色苍白，咽痛明显，假膜迅速扩大，厚而色灰白，脉细数无力或结代。

2. 治法　益气养心解毒。

3. 方药

主方　独参汤合五味消毒饮加味：红参6g，野菊花15g，紫花地丁15g，银花15g，蒲公英15g，天葵子10g，土牛膝10g，玄参10g。水煎服，每日1剂。若烦躁汗多者，加麦冬10g、五味子6g；脉结代者，加炙甘草15g。

中成药　参麦注射液，每次16～20ml，加入5%～10%葡萄糖注射液250～500ml中滴注，每日1～2次；或高丽参注射液，每次12～20ml，加入5%～10%葡萄糖注射液500ml中点滴，每日1～2次。

(七)心阳虚衰

1. 证候　心悸，面色苍白，唇绀，四肢不温，血压下降，假膜延及口腔黏膜，咽痛不明显，乳蛾、咽部高度肿胀。脉细数或脉缓无力。

2. 治法　温振心阳。

3. 方药

主方　四逆汤加味：附片10g，干姜6g，甘草6g，玄参10g，土牛膝10g。水煎服，每日1剂，危势控制后，仍按病情辨证施治。若见舌红少苔，脉细数者，加白参6g、麦冬10g；汗出多者，加五味子5g、牡蛎15g、龙骨15g；若衄血、斑疹者，加牡丹皮10g、白茅根30g、生地10g、赤芍15g；颈肿者，加夏枯草15g、浙贝10g。

中成药　参附注射液，每次12～16ml，加至5%～10%葡萄糖注射液250～500ml中点滴，每日1～2次。

(八)肺胃阴伤

1. 证候　高热已退，或有微热，口燥虚烦，咽干微痛，疲乏纳少，舌红少苔，脉细数。

2. 治法　清养肺胃。

3. 方药

主方　沙参麦冬汤加减：沙参10g，麦冬10g，玉竹10g，天花粉10g，扁豆10g，怀山药15g，人参叶10g，甘草6g。水煎服，每日1剂。若口干咽痛仍较甚者，加玄参10g、岗梅根15g、土牛膝10g；心烦不寐者，加五味子6g、柏子仁20g；口渴甚者，加乌梅10g、石斛10g。

中成药　健民咽喉片，含服，每次 2～4 片，每隔 1 小时 1 次；西瓜霜润喉片，口含，每小时含化 2～4 片。

六、其 他 疗 法

(一)验方

1. 万桉合剂　万年青叶 45g，鲜柳叶、桉叶各 100g，车前草、野菊花各 50g。水煎成 250ml，每次服用 50ml，每日 3 次。

2. 抗白喉合剂　竹叶、石膏、麦冬、山豆根、射干、牛膝各 15g，生地、玄参各 20g，白芍、黄柏、丹参、连翘各 10g，甘草 3g。水煎成 250ml，每次 50ml，每日 3 次。

3. 瓜子金制剂　瓜子金 60g(水浸透)，鲜人奶或牛奶 20ml，二者搅拌捣烂榨汁含咽。

(二)敷贴疗法

1. 大蒜几瓣，雄黄少许。将大蒜捣烂如泥，撒上少许雄黄拌匀，敷于合谷穴，起泡后，去黄水，病即愈。适用于咽白喉轻型。

2. 朱砂、马豆肉各 1.5g，碾末和匀，将适量药末撒在胶布上，分贴于大椎、印堂、定喘、廉泉、天突等穴位，贴足 8～12 小时，再行撕下。局部起泡者，可用消毒针头刺破放水，外搽甲紫。

(三)饮食疗法

1. 白喉饮　葱白 7 根，萝卜 200g，芦根 25g。将上药洗净水煎，分数次当茶喝。功能清热解毒利咽，适用于白喉各型的辅助治疗。

2. 双果利喉饮　罗汉果 30g，青果 4 枚。水煎，取汁 500～800ml，加入冰糖 50g 即成。当茶饮，每天服 1 次。功效清咽利喉，化痰止痛。适用于白喉毒侵气分及痰浊闭塞型患者的辅助治疗。

3. 沙参麦冬猪瘦肉汤　沙参 20g，麦冬 12g，猪瘦肉 100g。将前二味洗净，猪瘦肉切片，共入锅中，加水 3 碗煎至 1 碗，入食盐，味精调好味。饮汤食肉。功能甘寒滋润，清补肺胃，适用于白喉肺胃阴伤型患者的辅助治疗。

七、康复与预防

1. 一般患者经积极治疗，身体可完全康复，本病治疗越早，预后越好，临床类型越重，年龄越小预后越差；重症患者可并发心肌炎，过早活动易诱发心衰死亡；并发末梢神经麻痹，一般可在数周或数月内恢复，大多不留后遗症。

2. 本病传染源为病人和带菌者，对这二者都应及早隔离治疗，带菌者隔离至细菌培养 3 次阴性。病人隔离至症状消失，连续 2 次咽拭子培养阴性为止。密切接触者检疫 7 天。

3. 病人用品或接触物品及排泄物应彻底消毒，是切断白喉的传播途径，防止传播、感染的重要手段。

4. 3～5 月龄婴儿，每月接受百、白、破三联疫苗 1 针，共 3 针为初免。1 岁半至 2 岁时再加强 1 针，7 岁和 15 岁时各接种精制白喉、破伤风二联类毒素 1 次，以加强免疫持久性。流行地区可采用中草药预防，常用的有：土牛膝 20g，水煎服，每日 1 剂，连服 5～7 日；或鲜卤地菊全草 30～50g，水煎服，每日 1 剂，连服 5～7 日。

八、临 床 报 道

1. 文明峰用复方巴豆丸外敷印堂穴治疗白喉，疗效显著，药物配制：巴豆肉 2 份，乌梅肉、朱砂各1份，将巴豆及乌梅捣烂，加入朱砂混合搅匀，制成绿豆大小丸备用。先在患儿头额部涂少量鸡蛋清，取1粒巴豆丸置于印堂穴上，用胶布加压固定，敷巾8小时后，出现红晕或水泡，用冷水冲洗冷敷后，再涂鸡蛋清并在印堂穴上垫小棉片，另换药丸外贴。用药6～8小时，可见咽喉肿胀减轻，呼吸改善；12～18小时，咽部假膜开始渐次脱落；24小时左右即可进半流饮食。在治疗期间，除补液及黄连水漱口外，不用中西药，一般3～4天假膜完全脱落，肿胀消退，体质渐复，13例患者全部治愈，无并发症出现。〔文明峰．复方巴豆丸外敷治疗白喉13例[J]．湖北中医杂志，1994，(6)：43〕

2．何明汉采用单味马鞭草煎剂治疗咽白喉30例，治愈率为96.7%；与白喉抗毒素加抗生素综合治疗咽白喉42例比较，$P>0.05$，无显著性差异。〔何明汉．马鞭草煎剂治疗白喉30例[J]．陕西中医，1990，(7)：305〕

3．雷永乐采用银花藤、一点红各15g，土牛膝、山大颜各30g，治疗白喉34例，与青霉素与抗毒素治疗34例作为对照，结果体温正常天数，主要症状消失天数、细菌阴转天数治疗组与对照组无显著性差异($P>0.05$)；假膜完全脱落天数，白喉汤组为3.1天，对照组为4.2天，$P<0.01$，两组比较，有非常显著的差异。〔雷永乐．白喉汤治白喉34例疗效观察[J]．新中医，1985，(2)：26〕

4．龚家林采用鲜瓜子金15～30g，加鲜奶10～20ml搅拌捣烂榨汁频含咽，配朱砂、生巴豆各1.5g碾末和匀贴大椎、印堂、定喘、廉泉、天突等穴位，共治疗30例，仅4例加用青霉素，治愈28例，2例效果不理想行气管切开。〔龚家林．中草药治疗白喉30例疗效观察[J]．新中医，1982，(2)：20〕

(赵国荣　刘亚敏)

第十八章

猩 红 热

猩红热(scarlet fever)主要是A组乙型链球菌引起的急性呼吸道传染病。通过呼吸道飞沫传播,偶可经污染的书籍、玩具、生活用具、饮料、食物传染,也可经破损的皮肤或产道而传播。其病变主要在咽部或其他部位,以局部化脓性炎症、全身毒血症为主,少部分患者可出现变态反应性病变,如肾小球肾炎、风湿性关节炎、风湿性全心炎。临床上以发热、咽峡炎、全身弥漫性红疹,疹退后脱皮为主要特点。本病全年均可发病,但冬春季节明显多于夏秋季。中医认为是感受温热时毒所致。属于中医温病"烂喉痧"、"丹痧"等范畴。当其在一定范围引起流行,又称"疫喉痧"或"时喉痧"。

一、病 因 病 理

A组乙型球菌通过呼吸道飞沫或污染的用具食物或破损皮肤侵入咽部或其他部位,其M蛋白和细菌荚膜都有抗白细胞吞噬作用,在局部增殖并导致化脓性炎症反应,还可经淋巴或直接侵犯附近组织引起炎症,甚至脓肿;其外毒素进入血循环,引起全身毒血症;红疹毒素可使皮肤充血、水肿,上皮细胞增殖,白细胞浸润,形成典型的猩红热皮疹,最后表皮死亡脱落引起脱皮;少数恢复期出现变态反应性风湿病及急性肾小球肾炎。

中医认为本病的发生,主要是外感温热时毒,而且与人体正气不足或脏腑气血阴阳失调等因素有关。温热时毒自口鼻而入,肺胃首先受病,咽喉为肺胃之门户,皮毛与肌肉分别为肺胃所主。热毒充斥肺胃,肺气不宣,卫受邪郁,则发热恶寒;肺胃热毒上攻,故咽喉红肿疼痛,甚则糜烂;肺胃热毒窜扰血络,则肌肤丹痧密布。感邪重者,邪毒不仅可内陷营血,出现气营两燔的重证,而且可迅速内陷心包,病情甚为凶险,甚至因内闭外脱而死亡,多见于脓毒型和中毒型患者;后期阴津受损,余邪未尽,每有余毒伤阴之虞;恢复期少数患者可出现时毒流注关节、肾络、心脉,而致经络瘀阻,肾络瘀阻,血脉瘀滞等不同病理转归。

二、临 床 表 现

(一)普通型

典型的临床表现可分为3期。①前驱期:起病急骤,畏冷发热、咽痛、头痛、全身不适,体温多在39℃左右。为温热时毒外袭肌表,内侵肺胃,卫受邪郁,证候表现为毒侵肺卫。②出疹期:皮疹于起病24小时左右出现,始于耳后、颈部,沿胸部、躯干、四肢顺序蔓延,皮疹最盛时体温亦最高,发热达40℃以上,口周苍白圈,草莓样舌。为表邪已解,气分热盛,证候表现毒壅气分。③脱屑期:病后1周左右开始脱屑,咽喉腐烂渐减,口干唇燥,舌红或有午后低热,为邪毒已减,余邪未净,证候表现为余毒伤阴。

(二)脓毒型

发热40℃以上,皮疹,头痛咽痛,咽部及扁桃体明显充血、水肿、溃疡,可引起化脓性中耳炎、乳突炎、颈淋巴结炎，失治、误治可发展为败血症，出现弛张热，皮疹增多，持续时间可达3～5周。为表邪已解，气分热盛，热毒壅结，上攻咽喉，外窜肌肤、血络，证候表现为毒壅气分。

(三)中毒型

高热可达40℃以上，头痛、呕吐严重，可出现程度不等的意识障碍，皮疹多呈出血性且增多，很快出现血压下降及中毒性休克，皮疹退色或隐约可见。近年来由于抗生素的早期与广泛运用，引起链球菌的变异与早期被抑制，证候特点趋向于轻症化，脓毒型与中毒型病例已很少见。中毒型证候表现为毒燔营血或邪毒内陷或心气欲脱。

(四)并发症

变态反应性并发症以急性肾小球肾炎较多见，常发生于病期3周时。还可见风湿性全心炎或风湿性关节炎，大小关节均可受累。证候表现为经络瘀阻、肾络瘀阻、血脉瘀滞。

三、诊 断 要 点

(一)流行病学资料

本病全年皆可发病，以温带、冬春季节发病较多。5～15岁为好发年龄。

(二)证候特点

发热、咽痛，并出现猩红热样皮疹。

(三)实验室检查

血中白细胞数增高，可达(10～20)×10^9/L，中性粒细胞占80%以上，出疹后嗜酸性粒细胞可达5%～10%；咽拭子或伤口外细菌培养，如有A组链球菌生长，可确诊。

四、一 般 处 理

患者应按呼吸道传染病常规隔离治疗，卧床休息，予以营养清淡、易消化食物，忌食辛辣刺激之品及鱼腥海鲜，多喝开水；注意口腔卫生，咽痛严重可用银连含漱合剂含漱或温开水漱口或选择西瓜霜含片，严重者影响进食可予静脉补液；早期合用青霉素G可缩短病程，减少并发症，对青霉素过敏者可选用红霉素、螺旋霉素、林可霉素及头孢菌素；对中毒型伴休克者，依治疗中毒休克的原则补充血容量，纠正酸中毒，给氧、输新鲜血等。

五、辨 证 治 疗

本病为温热时毒所致，治疗重在清泄热毒，如夏春农的《疫喉浅论·疫喉痧论治》云："疫喉痧治法全重乎清也，而始终法程不离乎清透、清化、清凉攻下，清热育阴之旨也。"初期毒侵肺卫，治宜透表泄热，清咽解毒；中期病邪传里，毒壅气分，宜清气解毒；若入营血，侧重于清气凉营，解毒救阴；邪毒内陷，则宜清营凉血息风；心气欲脱，又需益气固脱。后期余毒伤阴宜生津，清涤余毒。本病也可出现时毒流注关节、心脉、肾络，根据具体病情分别采用清利关节；活血化瘀；活血解毒；通络利水；兼养心气诸法。

(一)毒侵肺卫

1. 证候　突然发热，恶寒头痛，咽喉红肿疼痛，或有白腐糜烂，肌肤丹痧隐现，苔白或有珠状突起，舌红，脉浮数。

2. 治法　透表泄热，清咽解毒。

3. 方药

主方　清咽栀豉汤加减：栀子 10g，银花 30g，牛蒡子 10g，薄荷 6g，蝉蜕 10g，白僵蚕 10g，连翘 10g，马勃 10g，芦根 30g，桔梗 10g，甘草 6g。水煎服，每日 1 剂。若咳嗽呕吐胸闷、苔白腻者，加竹茹 10g、菊花 10g、灯心草 10g、淡竹叶 10g；若面赤口渴、尿黄便干者，加石膏 30g、黄芩 10g、大黄 10g。

中成药　银翘解毒丸，每次 1～2 丸，每日 2～3 次；清瘟解毒丸，每次 2 丸，每日 2～3 次。

（二）毒壅气分

1. 证候　壮热，口渴引饮，烦躁，咽喉红肿腐烂，肌肤丹痧显露，舌红赤有珠，苔白或苔黄燥，脉洪数。

2. 治法　清气解毒。

3. 方药

主方　余氏清心凉膈散加减：连翘 10g，黄芩 10g，山栀 10g，薄荷 6g，石膏 30g，桔梗 10g，板蓝根 30g，岗梅根 15g，甘草 6g。水煎服，每日 1 剂。兼大便秘结者，加大黄 10g、芒硝 10g；丹痧显现色赤紫者，加紫草 10g、牡丹皮 10g、赤芍 30g、生地 15g、玄参 10g。

中成药　清火片，每日 6 片，每日 2～3 次；瓜霜退热灵，每次 3～4 粒，一日 3～4 次。

（三）毒燔气营

1. 证候　咽喉红肿腐烂，丹痧密布，红晕如斑，赤紫成片，壮热，头痛，烦躁口渴，甚则昏谵，舌绛干燥，遍起芒刺，状如杨梅，脉数或细数。

2. 治法　清气凉营，解毒救阴。

3. 方药

主方　凉营清气汤加味：水牛角 30g，鲜石斛 15g，牡丹皮 10g，鲜生地 30g，薄荷 6g，黄连 3g，玄参 10g，石膏 30g，甘草 6g，连翘 10g，竹叶 10g，芦根 30g，白茅根 20g，大青叶 15g。水煎服，每日 1 剂，不能口服者可鼻饲给药。兼痰多者加竹沥冲服；咽喉糜烂有脓点者，加蒲公英 15g、紫花地丁 10g；神昏谵语者，可合用安宫牛黄丸 1 粒。

中成药　清开灵注射液，静脉滴注，每次 40～60ml，加入 10%葡萄糖注射液 500ml 中点滴，每日 1 次。

（四）邪毒内陷

1. 证候　壮热不已，神昏谵语，惊搐躁动，皮疹紫红，甚或见瘀点、瘀斑，口干唇燥，舌红绛，脉细数。

2. 治法　清营凉血，镇惊息风。

3. 方药

主方　清营汤加减送服安宫牛黄丸：水牛角 30g，生地 30g，黄连 3g，丹参 10g，赤芍 30g，麦冬 10g，紫草 10g，玄参 15g，牡丹皮 15g。水煎服，每日 1 剂，待凉冲化安宫牛黄丸 1 丸，分 2 次服。若抽搐较盛者，安宫牛黄丸易紫雪丹；若痰热盛者加竹沥 10g、瓜蒌皮 10g；窍闭甚者加石菖蒲 10g。

中成药　醒脑静注射液 16～20ml，加入 5%葡萄糖注射液 250ml 中滴注，每日 1～2 次。

（五）心气欲脱

1. 证候　高热骤退，四肢厥冷，汗出不止，心悸，疹色暗淡或隐约，神情淡漠，甚或昏睡不醒，舌质暗红，脉细数无力或结代。

2. 治法　益气固脱。

3. 方药

主方 生脉散：红参 6g，麦冬 10g，五味子 6g。水煎频服或鼻饲，每日 1～2 剂。汗出不止者，加牡蛎 15g、龙骨 30g、浮小麦 30g，四肢冰凉，舌淡者加附片 10g；高热不退者，加水牛角 30g(刨片先煎)、银花 15g，连翘 10g。

中成药 参麦注射液 16～20ml，加入 5%～10%葡萄糖注射液 250～500ml 中静脉点滴，每日 1～2 次。

(六)余毒伤阴

1. 证候 壮热已除，惟午后低热，口干唇燥，咽喉腐烂渐减，但仍疼痛，皮肤干燥脱屑，舌红少津，脉细数。

2. 治法 养阴生津，清涤余毒。

3. 方药

主方 清咽养营汤加减：西洋参 6g，生地 15g，茯苓 10g，麦冬 10g，白芍 15g，天花粉 10g，玄参 10g，天冬 10g，知母 10g，甘草 6g。水煎服，每日 1 剂。若喉干咽燥较甚者，加乌梅 10g、橄榄 10g；心烦失眠者加柏子仁 30g、酸枣仁 30g；咽喉仍腐烂者加大青叶 15g、桔梗 10g、岗梅根 15g、土牛膝 10g。

中成药 西瓜霜润喉片，每次 2～4 片含服，每隔 1 小时 1 次；或草珊瑚含片，每次 1～2 片含服，每日 10～20 片。

(七)毒流关节，经络瘀阻

1. 证候 烂喉痧后，关节红肿，游走疼痛，舌红苔黄，脉滑或舌红少苔，脉细数。

2. 治法 清利关节，活血化瘀。

3. 方药

主方 三妙丸加味：黄柏 10g，苍术 6g，牛膝 15g，生薏苡仁 30g，木瓜 10g，防己 10g，桑枝 10g，赤芍 15g，丹参 10g，桃仁 10g。水煎服，每日 1 剂。若红肿热痛较甚者，加肿节风 10g、连翘 10g、银花 15g；若口干心烦，腰膝酸软无力，舌红少苔，脉细数，加石斛 10g、玉竹 10g、桑寄生 15g、杜仲 10g、续断 10g。

中成药 追风活络丸，每次 3 粒，每天 3 次；或小活络丸，每次 1 丸，每日 2 次。

(八)毒流下焦，肾络瘀阻

1. 证候 尿少或血尿，头面、双足浮肿，腰痛，舌红苔黄，脉数。

2. 治法 活血解毒，通络利水。

3. 方药

主方 猪苓汤合小蓟饮子加减：赤芍 15g，小蓟 10g，蒲公英 20g，猪苓 10g，木通 10g，茯苓 10g，泽泻 10g，益母草 15g，山栀 10g。水煎服，每日 1 剂。若口干咽燥、舌红少苔者，加阿胶 10(烊化)、生地 15g；腰痛甚、小便混浊者，加土茯苓 20g、萆薢 10g、黄柏 10g；若头晕目眩、失眠、腰酸者，加菊花 10g、钩藤 15g、石决明 10g；血尿甚者加白茅根 30g、石韦 10g、藕节 10g。

中成药 五苓丸，每次 9g，每天 2 次；或知柏地黄丸，每次 9g，空腹温开水送服，每日 2 次。

(九)毒流心脉，血脉瘀滞

1. 证候 心悸怔悸，短气喘息，神疲汗多，胸闷不舒，舌质暗、苔薄白，脉细弱。

2. 治法 解毒活血，兼养心气。

3. 方药

主方　血府逐瘀汤合五味子汤加减：当归 10g，川芎 6g，赤芍 15g，牛膝 10g，红参 6g，黄芪 15g，五味子 6g，麦冬 10g，柴胡 10g，连翘 10g。水煎服，每日 1 剂。若心胸胀满、痰多者，加枳实 10g、法半夏 10g、陈皮 10g、竹茹 10g；善惊易恐、多梦易醒者，加远志 10g、茯苓 10g、酸枣仁 20g；若心烦失眠、口干微热、盗汗者，加玄参 10g、生地 15g、黄连 3g。

中成药　心宝丸，每次 1～2 丸，每日 1～3 次；或心可舒片，每次 4 片，每日 3 次，1 个月为一疗程。

六、其他疗法

（一）验方

1. 流行期间用大青叶 15g，板蓝根 15g，岗梅根 15g，土牛膝 15g，水煎服，每天 3 剂，连服 5～7 天。

2. 发热期用板蓝根 15g，连翘 10g，牛蒡子 10g，马勃 10g，黄芩 10g，桔梗 10g，银花 20g，甘草 6g，煎服。

3. 热退后用生地 15g，麦冬 10g，天花粉 10g，白芍 15g，玄参 15g，知母 10g，桔梗 10g，茯苓 10g，煎服。

（二）针灸疗法

1. 针刺高热者，针合谷、风池、曲池、大椎，用泻法，留针 10 分钟左右，每日 2 次，以助退热；咽痛甚者，可行少商放血，并针天突、列缺，留针 20 分钟，每日 3 次。

2. 耳针并发肾小球肾炎、风湿性心脏病、风湿性关节炎者，选肾、脾、神门、皮质下、内分泌，每次取 2～3 穴，留针 20～30 分钟或埋针。

（三）饮食疗法

1. 双果利喉饮　罗汉果 30g，青果 4 枚，水煎取汁 500～800ml，加入冰糖即成。当茶饮，每天服 1 次。功能为清热解毒，清咽利喉。适用于猩红热初期、极期咽喉肿痛糜烂者。

2. 润喉利咽饮　苹果 1 个，雪梨 1 个，青果 2 个，分别切片，齐放锅内煎煮半小时，加入白糖即成。食苹果、梨及汁。功能清热利咽，生津止渴。适用于猩红热余毒伤阴咽喉疼痛者。

3. 青龙白虎汤　橄榄 5 枚，白萝卜 200g，切成小块，同橄榄共煮汤饮。每日 3 次，用量不限。功能为清热解毒。适用于猩红热初期及中期咽喉肿痛糜烂者。

七、康复与预防

1. 一般患者经治疗，体温退至正常后进入恢复期，普通型脱皮可持续 1～2 周，脓毒型可持续 3～5 周，身体可完全康复。但病情较重的患者要高度警惕并发症发生，约在病期 3 周时，并发急性肾小球肾炎、风湿性全心炎、风湿性关节炎。

2. 对可疑患者应尽早治疗，并予以呼吸道隔离，咽拭子培养阴转后方可解除隔离。对带菌者也应进行治疗，以清除传染源。

3. 流行时应避免到拥挤的公共场所，减少飞沫传播病原而致感染机会，改善环境和注意个人卫生则可避免伤口污染，降低皮肤、伤口感染的发生率。

4. 对易感染人群，目前尚无理想菌苗可用，流行期间可用大青叶、板蓝根、岗梅根、土牛膝各 15g，水煎服，连服 5～7 天，有较好的预防效果。

八、临 床 报 道

1. 李国琼以银翘散加减凉营清气汤及清咽养营汤治疗不同证型猩红热，31 例均于 2～5 天内治愈，治愈率 100%。〔李国琼．31 例猩红热证治体会[J]．云南中医中药．2001，22(4)：14〕

2. 李惠敏报道治疗猩红热中毒型，相当于中医烂喉丹痧邪入营血型，以清营汤加减，以求速清营血分热毒，透邪外达，以缓解热毒炎热之势及内陷之危。临床上，中医如论治得法，则效如桴鼓。〔李惠敏．猩红热中医论治初探[J]．天津中医学院学报，1994，(1)：20〕

3. 王幼芳报道以猩红热Ⅰ号(蛇舌草 30g，板蓝根 15g，连翘 12g，山豆根 9g，黄芩 9g，牛蒡子 9g，桔梗 9g，马勃 6g，土牛膝 15g，银花 9g，甘草 4.5g)，及猩红热Ⅱ号(北沙参 12g，生地 12g，麦冬 9g，天花粉 9g，白芍 9g，玄参 9g，茯苓 9g，桔梗 9g，知母 9g，甘草 3g)治疗 279 例猩红热患者无一例死亡，退热时间平均 2～3 天，自觉症状随着热退而好转。(彭胜权．岭南温病研究与临床[M]．广州：广东高等教育出版社，1991)

(赵国荣　刘亚敏)

第十九章

百　日　咳

百日咳(pertussis,whooping cough)是由百日咳杆菌引起的小儿急性呼吸道传染病,通过飞沫经呼吸道传播。其主要病变自鼻咽部至细支气管黏膜上皮细胞的基底部及肺泡间质,以炎细胞浸润,上皮细胞坏死、脱落为主,极少波及肺泡。临床上以病初类似感冒,退热后咳嗽加重,阵发性、痉挛性发作,昼轻夜重,白细胞总数与淋巴细胞明显升高为主要特点。本病多发于冬春季节,全年均可散发。中医认为是感受时行疫疠痰毒所致,属于"顿咳"、"鹭鸶咳"、"鸡咳"等范畴,当其在一定范围引起流行时,又称"疫咳"、"时行顿呛"、"天哮呛"等。

一、病因病理

百日咳杆菌通过飞沫经呼吸道进入人体,首先黏附在咽喉至细支气管黏膜的纤毛上皮细胞表面,继之,细菌繁殖并产生多种毒素麻痹纤毛,使其蛋白合成降低,上皮细胞坏死、脱落。同时黏液分泌增多、排出受阻,潴留的分泌物不断刺激呼吸道神经末梢,反射性引起痉挛性咳嗽;由于长期咳嗽刺激呼吸中枢,形成持续性兴奋灶,每遇某些刺激因素如冷风、烟雾等,也可引起痉咳发作。

中医认为本病的发生,主要是外感时行疫疠痰毒,而且与小儿肺常不足有密切关系。春冬季节,天气寒冷或应寒反暖,影响肺卫宣发肃降,时行疫疠痰毒更易入侵肺系而发病。肺为娇脏,主气而行清宣肃降之令,时行疫疠痰毒从口鼻而入,阻于肺系,病之初起,可见肺卫表证,继而导致肺气不宣,酿液成痰,痰阻气逆以致顿咳,必待痰涎吐出,气机得畅,咳嗽方可暂时缓解。痉咳发作时,由于气机失调,除肺气受损外,常常影响他脏。邪犯于胃,胃气上逆则见呕吐;邪犯于肝,肝失条达而横逆则两胁作痛;气逆于上,致血络受伤,可见衄血,目睛出血,痰中带血;另外,婴幼儿脏腑娇嫩,卫外功能低下,极易复感外邪而见痰热阻肺或湿痰闭肺,或邪陷生变而见痰热内闭心包,出见神昏痉厥等;后期久咳伤气,多见肺脾气虚表现。脾气虚甚,可见中气下陷而出现疝气、脱肛等。久咳也可伤阴,而见肺阴耗伤之证。

二、临床表现

(一)卡他期

有咳嗽、流涕、喷嚏、轻度发热等,类似感冒。为时行疫疠痰毒初袭肺卫,肺卫失宣,由于体质不同或者兼感他邪,证候表现有风寒束肺,风热袭肺之异。

(二)痉咳期

阵发性、痉挛性咳嗽为本期特点。咳嗽伴有高音调的鸡鸣样吼声,双手握拳屈肘,两眼圆睁,面红目赤,涕泪交流,唇色紫绀,舌伸齿外,弯腰曲背,缩成一团,痛苦万状,多伴随黏痰咳出或胃内容物吐出而得缓解,不久又复发作。时间久则眼睑及颜面浮肿,球结膜充血,鼻衄或痰中带血。如无继发感染,一般无发热。为时疫之邪在肺未解,炼液成痰,阻于肺系气道，肺气闭塞不通，证候表现复杂多样，或寒痰凝肺，或痰热阻肺，或湿痰闭肺，或肝火犯肺等。重症病例可反复抽搐，意识障碍，甚至昏迷，伴有脑膜刺激征或病理反射等神经系统异常表现。为痰热蒙蔽心窍，引动肝风所致。新生儿和婴幼儿常无典型痉咳，而表现阵发性屏气，鼻翼煽动，紫绀，窒息，四肢冷，脉微细。证候表现为心阳虚衰，不及时抢救，可窒息死亡。

（三）恢复期

约 2～3 周，阵发性痉咳逐渐减轻或停止，鸡鸣样吸气声消失，咳嗽也逐渐消失，精神、食欲及其他症状也逐渐恢复正常。此期可见疲乏困倦、纳呆、汗出、低热、咽干等肺脾两虚，余邪未尽或肺阴耗伤的证候表现。

三、诊 断 要 点

（一）流行病学资料

春季或春夏之交，2 周内有百日咳患儿接触史。

（二）证候特点

病初类似感冒，热退后咳嗽加重，病情反复时间长，痉挛发作伴鸡鸣样吼声颇具特征。以冬春或春夏之交多见，好发于婴幼儿。

（三）实验室检查

白细胞总数和淋巴细胞计数明显升高；胸透肺部常缺乏阳性体征；细菌培养阳性可确诊；血清学检查，酶联免疫吸附试验百日咳 IgM 抗体阳性，有早期诊断价值。

四、一 般 处 理

患者应按呼吸道传染病常规隔离治疗，卧床休息，注意保持呼吸道通畅，痉咳时可采取头低位，从下而上拍背以利痰液引流，对幼婴儿，应加强夜间护理，一旦发生窒息即行人工呼吸，吸痰，吸氧，镇静止痉，用时需注意心率和血压。百日咳脑病时可用脱水剂，有低钙、低血糖时，予以对症治疗。抗生素可选择红霉素、氨苄青霉素、卡那霉素、复方磺胺甲噁唑等药物，但需在卡他期或痉咳期早期使用，方可收到治疗效果，至痉咳期使用抗生素只能缩短排菌期及预防继发感染。

五、辨 证 治 疗

本病系感受疫疠痰毒所致。根据体质差异，表现为寒痰、热痰、湿痰之不同。初起若风寒外束，宜疏风散寒，降逆化痰止咳；若风热袭肺，则宜疏风清热，宣肺化痰止咳；病情深入，寒痰凝肺，宜温肺化痰，降逆止咳；痰热阻肺，宜清肺泄热，祛痰止咳；湿痰闭肺，宜清化痰湿，止咳平喘；肝火犯肺，宜清肝泻肺；若邪入营血，则见邪闭心包，引动肝风，宜豁痰开窍，清热息风；心阳虚衰，宜温阳益气固脱；恢复期肺脾两虚，余邪未尽，则以益气健脾，养肺止咳为主。

（一）风寒外束

1. 证候　恶寒微热，鼻涕清稀，阵咳声浊或声如鸡鸣，痰白清稀，舌淡红、苔白，脉浮紧。

2. 治法　疏风散寒，降逆化痰止咳。

3. 方药

主方　金沸草散加减：旋覆花 10g，前胡 10g，荆芥 10g，细辛 3g，法半夏 10g，杏仁 10g，生姜 6g，甘草 6g，大枣 3 枚。水煎服，每日 1 剂。若咳剧而喘者，加紫菀 10g、葶苈子 10g；痰多者，加白芥子10g、射干10g；咳剧呕吐者，加苏叶6g、陈皮10g、茯苓10g。

中成药　痰咳净，含服，每次0.2g，每日3～6次。

（二）风热袭肺

1. 证候　发热恶风，鼻塞流涕，阵咳痰稠，咳声高亢；常伴呕恶，面赤咽红，舌边尖红、苔薄黄或黄白相同，脉浮数。

2. 治法　疏风清热，宣肺化痰止咳。

3. 方药

主方　桑菊饮加味：桑叶10g，菊花10g，桔梗10g，连翘10g，杏仁10g，薄荷6g，桑白皮10g，枇杷叶10g，百部10g，前胡10g，甘草6g。水煎服，每日1剂。若咳喘声如鸡鸣者，加紫菀10g、葶苈子10g、浙贝母10g；呕恶者，加法半夏10g、陈皮10g、茯苓10g；痰难咳者，加瓜蒌仁10g、胆南星6g；口干咽痛者，加玄参10g、岗梅根15g。

中成药　蛇胆川贝口服液，口服，每次10ml，每日3次；牛黄蛇胆川贝液，口服，每次10ml，每日3次。

（三）寒痰凝肺

1. 证候　阵咳而尾有鸡鸣样吼声，痰清稀，涕泪交加，颜面浮肿，舌淡红、苔白腻，脉紧。

2. 治法　温肺化痰，降逆止咳。

3. 方药

主方　小青龙汤加味：麻黄6g，桔梗10g，白芍15g，桂枝6g，干姜5g，细辛3g，法半夏10g，五味子6g，百部10g，矮地茶15g。水煎服，每日1剂。若咳后呕恶者，加杏仁10g、苏叶10g、陈皮10g、茯苓10g；喉中鸡鸣样声明显者，加射干10g、紫菀10g、款冬花10g。

中成药　桂龙咳喘宁胶囊，口服，每次5粒，每日3次。

（四）痰热阻肺

1. 证候　咳嗽阵作，发作时咳嗽连声不断，并呈面红目赤、握拳弯腰之状，剧咳之后，喉间发出鸡鸣样吼声，必待咳吐大量痰涎，咳嗽方得暂止，口渴欲饮，舌红、苔黄腻，脉滑数。

2. 治法　清肺泄热，祛痰止咳。

3. 方药

主方　桑白皮汤加减：桑白皮10g，半夏10g，苏子10g，鱼腥草15g，杏仁10g，浙贝母10g，黄芩10g，栀子10g，矮地茶20g，百部10g。水煎服，每日1剂。若咳喘痰多，面浮者，加葶苈子10g；发热者，加生石膏30g、麻黄10g；痰中带血者，加白茅根15g、侧柏叶10g；痰黏咳出不爽者，加瓜蒌仁10g、胆南星6g；声嘶喉干者，加木蝴蝶10g、胖大海10g、桔梗10g。

中成药　祛痰灵口服液，口服，每次30ml，每日3次；止咳橘红口服液，口服，每次10ml，每日3次。

（五）湿痰闭肺

1. 证候　痉咳喘促，痰涎壅盛，痰液白黏，纳呆神疲，舌质淡胖，苔白厚腻，脉濡数或滑数。

2. 治法　清化痰湿，止咳平喘。

3. 方药

主方　二陈汤加味：陈皮10g，半夏10g，茯苓15g，苏子10g，葶苈子10g，杏仁10g，白术10g，甘草6g。水煎服，每日1剂。若呕恶者，加苍术6g、石菖蒲10g；夜间咳甚者，加莱菔子10g、山楂10g；大便稀溏者，加干姜6g；胸胁满闷者，加白芥子10g、旋覆花10g。

中成药　桂龙咳喘宁胶囊，口服，每次 5 粒，每日 3 次；咳特灵，口服，每次 1 粒，每日 3 次。

（六）肝火犯肺

1. 证候　咳嗽气逆，咳则连声，胸胁串痛，性急易怒，烦热口苦，咽喉干燥，目红耳赤，舌质红苔薄黄，脉弦数。

2. 治法　清肝泻肺。

3. 方药

主方　黛蛤散合泻白散加减：青黛 6g，海蛤壳 10g，桑白皮 10g，地骨皮 15g，山栀子 10g，浙贝母 10g，黄芩 10g，枇杷叶 10g，百部 10g，紫菀 10g。水煎服，每日 1 剂。若咳吐鲜血或痰带血丝者，加白茅根 30g、藕节 15g、仙鹤草 30g；咽痛明显者，加玄参 10g、马勃 10g、射干 10g。

中成药　牛黄蛇胆川贝液，口服，每次 10ml，每日 3 次。

（七）邪闭心包，引动肝风

1. 证候　剧咳不已，痰黏难咳，喉中如鸡鸣，气闭而面色紫红，肌肉瘛疭，甚则项强肢抽，昏迷，舌红绛，脉数或细数。

2. 治法　豁痰开窍，清热息风。

3. 方药

主方　羚角钩藤汤合安宫牛黄丸：羚羊角 6g，钩藤 30g，桑叶 10g，浙贝母 10g，玄参 10g，胆南星 6g，菊花 10g，白芍 30g，竹茹 10g，甘草 6g。水煎服，每日 1 剂，送服安宫牛黄丸半粒，不知再服。若昏迷较深、苔腻者，加石菖蒲 10g、郁金 10g；咳痰带血者，加水牛角 30g、生地 15g、牡丹皮 10g；痰多难咳者，竹茹 10g 改为竹沥 10g，加瓜蒌仁 10g、桔梗 10g。

中成药　猴枣散，口服，每次 0.3g，每日 2～3 次；醒脑静注射液，每次 20ml 加入 5%葡萄糖注射液 250ml 中静脉滴注，每日 1～2 次。

（八）心阳虚衰

1. 证候　喘急痰鸣，鼻翼煽动，气闭而面颊、口唇紫绀，汗出不止，肤冷，四肢欠温，舌质紫暗，脉微而弱。

2. 治法　温阳益气固脱。

3. 方药

主方　参附汤加味：红参 10g，附片 10g，干姜 6g，细辛 3g。水煎服，频频代茶饮，阳回之后据原证酌情辨治。若大汗淋漓者，加龙骨 30g、牡蛎 30g；紫绀者，加丹参 15g；面目浮肿者，加葶苈子 10g、海蛤壳 15g；呕恶者，加陈皮 10g、半夏 10g、茯苓 10g。

中成药　参附注射液，每次 4～6ml，加入 50%葡萄糖注射液 40ml 中静脉注射，每日 2～3 次；或每次 12～16ml，加入 10%葡萄糖注射液 250～500ml 中静脉滴注，每日 1～2 次。

（九）肺脾两虚，余邪未尽

1. 证候　阵咳已解，但咳嗽未止，咳而无力，痰稀而白，面色苍白，神疲乏力，纳呆，舌体伴色淡红、苔白，脉虚。

2. 治法　益气健脾，养肺止咳。

3. 方药

主方　人参五味子汤加减：党参 10g，白术 10g，茯苓 15g，杏仁 10g，五味子 6g，麦冬 10g，百部 10g，紫菀 10g，马兜铃 10g，甘草 6g。水煎服，每日 1 剂。若自汗气短者，加黄芪

20g、浮小麦30g、煅牡蛎30g；纳呆者，加砂仁6g、麦芽15g、怀山药15g、法半夏10g；便溏者，加薏苡仁30g、白扁豆15g；痰多者，加陈皮10g、半夏10g、白芥子10g。

中成药 固本咳喘片，口服，每次4～5片，每日3次。

(十)肺阴耗伤

1. 证候 咳久痰少而黏，咽干声嘶，心烦盗汗，手足心热，口干舌燥，舌红少苔，脉细数。

2. 治法 养阴润肺，止咳化痰。

3. 方药

主方 二冬二母汤加味：麦冬10g，天冬10g，知母10g，川贝母10g，桔梗10g，杏仁10g，沙参15g，天花粉10g，桑叶10g，甘草6g。水煎服，每日1剂。若口干舌燥甚者，加生地15g、百合10g；咳甚者，加百部10g、紫菀10g、款冬花10g；痰黏不利者，加海蛤粉10g、瓜蒌仁10g；痰带血丝者，加白及10g、茜草15g、藕节10g。

中成药 康尔止咳剂，口服，每次15ml，每日3次；百合固金口服液，口服，每次20ml，每日3次。

六、其他疗法

(一)验方

1. 百部方 百部10g，木蝴蝶6g，玄参12g，鱼腥草30g。水煎服，每日1剂。用于治疗百日咳偏热者。

2. 紫菀散方 紫菀10g，款冬花10g，百部10g。水煎服，每日1剂。用于治疗百日咳之寒热不明显者。

3. 单味百部 有止咳、抑制百日咳杆菌的功效。单味或以百部为主的复方煎服，治疗百日咳疗效显著。单味百部10～30g，水煎服，每日3次，7～10天为一疗程。

(二)针灸疗法

1. 针刺 主穴：肺俞、合谷。痰多者配丰隆；咽痒者配天突；胸闷胁痛者配内关、膻中；体弱者配肾俞、脾俞。

2. 灯火灸 咳剧，喉中作声如鸡鸣者，用灯草1根，一端蘸上少量麻油，以拇、食二指持之，露出浸油灯草2～3cm长，点燃后对准肺俞、合谷穴位点灸。

(三)饮食疗法

1. 三子止咳饮 白芥子、莱菔子、苏子各9g，水煎，取汁，加白糖即可饮用。每天1次，7天为一疗程。功能降气豁痰，止咳定喘。适用于百日咳痰喘咳嗽，气短，厌食等症。

2. 二仁止咳粥 甜杏仁10g，银杏仁10枚，粳米100g，共煮粥，加白糖适量以调味。每天服1次，连服10天为一疗程。功能宣肺止咳，化痰定喘。适用于百日咳之寒痰凝肺、湿痰闭肺等各型的辅助治疗。

3. 五宝止咳粥 花生仁30g，银杏仁5枚，西瓜子仁15g，糖50g，粳米50g。共煮粥，趁温热服食，每天1次，连服5～10天为一疗程。功能润肺止咳定喘。适用于百日咳恢复期肺阴耗伤型的辅助治疗。

4. 小儿久咳不止饮 大蒜20g，蜂蜜15g。将大蒜剥瓣去皮捣烂，倒入沸水1小杯，浸泡1小时，过滤去渣调入蜂蜜，分2次服用，每日1剂。功能润肺消炎，祛痰止咳。适用于百日咳久咳不止，夜不能寐之患儿。

七、康复与预防

1. 一般成年人及年长儿童患百日咳经积极治疗，并发症少，身体可完全康复。但婴儿并发症较多且严重，病死率高；部分呼吸系统并发症患者，日后可导致支气管扩张；少数患者由于剧咳时腹腔压力增高，可致脐疝、腹股沟疝、直肠脱垂等。

2. 本病患者或感染者为惟一传染源，尤以第1周传染性最强。故对本病患者严格执行呼吸道隔离，管理好传染源是重要的预防环节，隔离期自起病开始，为期7周。

3. 保持室内空气清新、温暖及湿润，充分利用日光照射，也可用中药（苍术30g，艾叶10g，枫球30g）烟熏或醋熏空气消毒；对患者呼吸道分泌物应随时消毒处理，可以切断百日咳的传播途径，防止百日咳传播及感染。

4. 对易感人群应进行三联菌苗皮下注射，每月1次，共3次。流行季节可提前至出生后1个月接种，注射后保护作用约3～4年。发病季节也可采用中药预防，常用中草药有：杠板归全草30g；水煎加红糖适量内服或鱼腥草30g，水煎服，每日1次，连服1周。

八、临 床 报 道

1. 李喜梅用清燥救肺汤加减（桑白皮9g，生石膏15g，党参6g，炙枇杷叶7g，黄芩5g，杏仁7g，麦门冬7g，川贝母7g，桔梗7g，炙百部7g，厚朴7g，甘草3g）配合红霉素、酚妥拉明、西地兰对症治疗小儿百日咳30例，其中治疗组总有效率为93.3%，对照组总有效率为83.3%；治疗组临床症状、体征消失时间为7.1天，对照组平均为9.3天；治疗组血常规恢复时间平均为6.5天，对照组平均为8.9天。两组比较有显著性差异（$P<0.05$）。〔李喜梅．清燥救肺汤加减治疗小儿百日咳30例[J]．甘肃中医[J]，2010，23(5)：41〕

2. 陈根生用旋桑百地汤（旋覆花6g，桑白皮10g，百部12g，地龙6g，沙参10g，川贝母6g，橘络5g，甘草3g）每天1剂，水煎2次，每次约180ml服用治疗小儿百日咳60例。结果：痊愈51例，好转8例，无效1例，总有效率98%。〔陈根生．旋桑百地汤治疗小儿百日咳60例[J]．吉林中医药，2000，(5)：42〕

3. 魏丽芳等采用中药百日咳合剂（蜈蚣3g，百部10g，杏仁4g，白术6g，茯苓6g，半夏6g，紫菀10g，川贝母10g，瓜蒌仁10g，橘红6g，丹参10g）每日1剂，早晚煎服。配合红霉素，山莨菪碱片及对症吸氧、吸痰，治疗50例，全部治愈，短者2天，长者6天即可显出疗效。其中3天左右显效者占多数。〔魏丽芳，孙丽华，王晓丽，等．中西医结合治疗百日咳50例疗效观察[J]．中医药信息，1995，12(5)：47〕

4. 沈茂庚报道用麻杏蜈灵汤（麻黄6g，甘草6g，代赭石18g，百部10g，葶苈子10g，姜半夏10g，杏仁10g，威灵仙10g，桑白皮10g，制蜈蚣3g）治疗百日咳85例。结果：治愈83例，无效2例，治愈率为97.65%。〔沈茂庚．麻杏蜈灵汤治疗百日咳85例[J]．浙江中医杂志，1995，30(9)：402〕

（赵国荣　杨钦河　刘亚敏）

第二十章

流行性脑脊髓膜炎

流行性脑脊髓膜炎(epidemic cerebrospinal meningitis)是由脑膜炎双球菌(属奈瑟菌属)引起的化脓性脑膜炎,简称“流脑”。以突起高热、头痛、呕吐、皮肤黏膜瘀点和脑膜刺激征为主要表现。本病属中医学中的春温、温疫等范畴。

一、病 因 病 理

脑膜炎双球菌侵入鼻咽部后,成为带菌状态,大多数人不出现症状而最后由于获得免疫力而自愈。一些人免疫力低下时,病原菌可侵入血循环而成暂时性菌血症,此时多数仍可不治而愈,仅少数可发展为败血症。在败血症期间,病原菌在血液和毛细血管内皮细胞中迅速繁殖,同时释放出内毒素,严重者导致内毒素休克。皮肤微循环障碍可引起皮肤瘀点瘀斑。脑微循环障碍可导致脑缺氧、脑水肿甚至出现脑疝等一系列表现。其他脏器的微循环障碍可导致肺水肿、心肌损害,肾上腺出血、坏死等,形成临床上的重症型。病原菌亦可经血循环而侵入脑脊髓膜,引起化脓性炎症,出现脑膜刺激征和脑脊液的变化。

中医认为,本病的发病,乃由于人体正气内虚,里热内蕴,复感温热病邪而引起。邪由口鼻而入,因病邪毒力极盛,故初起即见卫气同病。温热之邪,极易化火化毒,传变急速,故很快出现内迫气营,或热盛迫血,或引动肝风或内闭心包等危重证候,甚至出现内闭外脱、阴阳离决而死亡。少儿脏腑娇嫩,气血未充,容易感邪而致病,故本病以儿童为多。

二、临 床 表 现

(一)普通型

1. 前驱期(上呼吸道感染期)　可有咽痛、鼻咽部黏膜充血及分泌物增多,亦可无明显症状。为温热病邪由口鼻而入,邪犯肺卫所致。

2. 败血症期　突起寒战、高热、呕吐,乏力及肌肉酸痛,神志淡漠,皮肤或黏膜可发现皮疹或出血瘀斑,瘀斑处取标本涂片可找到病原菌。一些病人病情可仅发展到本期为止而不发展到脑膜炎期。为温热病邪化火化毒,疫毒传里,气营(血)两燔所致。

3. 脑膜炎期　本期症状可与败血症期症状同时出现,少数可无败血症期表现。本期以高热、头痛、喷射性呕吐,嗜睡或惊厥,颈项强直,脑膜刺激征阳性等为特点。为热毒炽盛,引动肝风,内陷心脑所致。

4. 恢复期　经治疗后病人体温逐渐下降至正常,皮肤瘀点瘀斑消失,大瘀斑中央坏死部位可形成溃疡,后结痂而愈;症状逐渐好转,神经系统检查正常。约10%病人可出现口唇疱疹。病人一般在1～3周内可痊愈。为本病后期,余邪渐清,机体逐渐康复。

(二)暴发型(重症型)

起病更为急骤、凶险,病死率高。分为如下3型:

1. 败血症休克型(旧称华佛综合征) 起病突然,寒战高热,数小时后即可出现循环衰竭的表现,如面色苍白,口唇发绀,四肢末端发凉,全身皮肤出现瘀点瘀斑,融合成片,脉搏细促,血压下降甚至不能测出。脑膜刺激征大多不明显,脑脊液正常或细胞数轻度增加。实验室检查多有 DIC 证据。为疫毒炽盛,正气暴脱的表现。

2. 脑膜脑炎型 起病后迅速出现脑膜脑炎的证候表现,如高热、剧烈头痛、喷射性呕吐、烦躁、惊厥,可迅速陷入昏迷,甚至发展为脑疝。本型病人也常可发现瘀斑。为疫毒极盛,内陷厥阴,而致动风窍闭。

3. 混合型 兼有上述两种重证型的临床表现,病情最为凶险,病死率最高。

(三)轻型

往往只表现为上呼吸道感染症状,极仔细检查方发现少量细小出血点,头痛和脑膜刺激征轻微,脑脊液变化少,神志始终清楚。

三、诊断要点

(一)流行病学资料

本病多在冬季流行,儿童多发,流行时成人不少见,应予注意。

(二)证候特点

突然发热、头痛,喷射样呕吐,皮肤瘀点,神志改变,脑膜刺激征阳性。散发及不典型病例的确诊需结合实验室检查。

(三)实验室检查

血象白细胞总数大多数升高明显,中性粒细胞亦升高;脑脊液呈化脓性改变,脑脊液压力升高,外观混浊,呈米汤样或脓样,白细胞数显著增高,蛋白质明显增加,糖和氯化物降低;皮肤瘀点及脑脊液沉渣涂片可找到病原菌,脑脊液及血培养有病原菌生长;免疫学检查,如乳胶凝集、荧光免疫、反向血凝、对流免疫电泳、酶联免疫吸附等试验均可帮助诊断。

四、一般处理

病人应卧床休息,保持病室安静、空气流通。流质饮食,加强支持疗法,注意液体及电解质的补充。密切注意病情变化,昏迷病人应防止肺部感染及压疮的发生。休克病人应迅速扩充血容量,并注意纠正休克所致代谢性酸中毒,血压仍不能稳定时应选择使用血管活性药物,为了解除微血管痉挛,一般多先使用扩血管药物如 α 受体阻滞剂、β 受体兴奋剂、抗胆碱能药等,亦可配合使用大剂量皮质激素。出现 DIC 时应早期使用肝素。每次剂量为 0.5～1mg/kg,加于 10%葡萄糖注射液 40ml 内作静脉推注或置于 100ml 注射液内作静脉滴注。每 4～6 小时重复 1 次,多数用 1～2 次即可见效,出血减少。使用肝素后可输新鲜血液或血浆以补充被消耗的凝血因子,同时给予呼吸兴奋剂。呼吸停止时立即作人工呼吸、气管插管或气管切开,进行正压呼吸。

病因治疗以磺胺嘧啶为首选药物。成人每 4～6 小时口服 1g,首剂加倍,同时服等量碳酸氢钠。不能口服者可用等量 20%磺胺嘧啶钠适当稀释后静脉滴注。青霉素 G 对病原菌高度敏感,但不易透过血-脑脊液屏障。在炎症时脑膜通透性可增加,大剂量亦可使脑脊液达到有效浓度。一般剂量为 20 万 U/(kg·d),每 2 小时静脉推注青霉素 G 钠盐 100 万 U 或作静脉持续滴注。氯霉素对脑膜炎球菌有良好的抗菌活性,且易通过血-脑脊液屏障,剂量成人每日 2～3g,儿童 50mg/kg,每次加入 10%葡萄糖注射液内静脉滴注,症状好转后改为口服或肌内注射，疗程5～7日，但须注意其对骨髓造血功能的抑制作用，故一般不作首选。头孢菌素包括头孢呋辛、头孢塞肟或头孢曲松，此类药物对脑膜炎球菌抗菌活性强，易透过血-脑脊液屏障，且不良反应小。但由于其疗效与青霉素G相似，且价格昂贵，故仅适用于不能用青霉素G或氯霉素的病人。

五、辨证治疗

本病起病急骤，传变迅速。初起多见卫气同病，可用清热解毒、卫气同治；卫分之邪往往很快消失而进入气分，或者邪热可直入气分，则用清气泄热的方法治疗；若邪热内结胃肠，出现潮热、便秘，则用攻下腑实、通腑泄热；邪热燔灼气营或气血，为本病极期，可用清气凉营（血）解毒的方法治疗；邪热炽盛，正气不支，可出现内闭外脱，则用开闭固脱法治疗；后期可见正虚邪恋，用益气养阴、祛除余邪；本病常因痰瘀内阻而留下痴呆、肢体废用等后遗症，可用化痰通络、养血逐瘀治疗，亦可辅以针灸、按摩等手段进行功能恢复。

（一）卫气同病

1. 证候　恶寒，高热，头痛，项强，呕吐，口渴，舌红，苔白或黄，脉浮数。

2. 治法　清气透表，解毒泄热。

3. 方药

主方　银翘散合白虎汤加减：金银花15g，连翘15g，板蓝根30g，淡竹叶15g，芦根30g，龙胆草12g，葛根30g，生石膏（先煎）30g，知母12g，甘草6g。水煎服，每日2剂。若见皮肤斑疹可加玄参20g，牡丹皮10g，生地黄20g，大青叶15g等；呕吐可加淡竹茹12g，法半夏12g。

中成药　强力银翘片4片，一天3次。

（二）气分热盛

1. 证候　高热，头痛，口渴，呕吐，面赤，汗出，烦躁，舌红，苔黄，脉洪数。

2. 治法　清气泄热。

3. 方药

主方　白虎汤合黄连解毒汤加减：生石膏（先煎）30g，知母12g，大青叶15g，千里光15g，黄连6g，黄芩15g，黄柏15g，栀子10g，板蓝根30g。水煎服，每日2剂。若呕吐者加淡竹茹12g，芦根30g，法半夏12g等；大便秘结不通者加大黄（后下）6g；颈项强直者加葛根30g，地龙12g。

中成药　双黄连粉针3g，加入5%葡萄糖注射液500ml中静滴，一天1次。

（三）热结胸膈

1. 证候　高热，头痛，烦躁，口渴，面赤唇焦，胸膈灼热如焚，口唇疱疹，便秘尿赤，舌红苔黄，脉滑数。

2. 治法　清泄膈热。

3. 方药

主方　凉膈散加减：大黄（后下）6g，芒硝（冲）6g，黄芩15g，山栀子12g，穿心莲15g，千里光30g，薄荷（后下）6g，连翘15g，野菊花15g，板蓝根30g，甘草6g。水煎服，每日2剂。若口渴，苔焦较甚者加天花粉15g，芦根30g；呕吐者加淡竹茹12g，枇杷叶12g；热毒较甚，口唇起疱疹者加蚤休12g，大青叶15g等。

中成药　双黄连粉针3g，加入5%葡萄糖注射液500ml中静滴，一天1次。

(四)气营(血)两燔

1. 证候　高热不退，头痛如劈，呕吐频繁，颈项强直，烦躁不安，高热，谵妄，惊厥，斑疹密布；舌绛，苔黄，脉数。

2. 治法　清气凉营(血)，解毒化斑。

3. 方药

主方　清瘟败毒饮：生石膏(先煎)30g，生地黄 20g，水牛角(先煎)30g，黄连 6g，大青叶 15g，板蓝根 30g，知母 12g，玄参 20g，牡丹皮 6g，赤芍 12g，甘草 6g。水煎服，每日 2 剂。若大便秘结可加大黄(后下)6g，芒硝(冲)4.5g；手足抽搐加羚羊角粉 1.5g 冲服，钩藤 12g，地龙 12g；昏迷者可加石菖蒲 12g，竹沥汁 10ml；或加安宫牛黄丸 1 丸，每天 1～2 次，冷开水化开鼻饲；亦可用醒脑静注射液 20ml，加入 5%葡萄糖注射液 500ml 中静滴。

中成药　清开灵注射液 40ml，加入 5%葡萄糖注射液 500ml 中静滴，一天 1 次。

(五)热灼营阴

1. 证候　身热夜甚，心烦不寐，甚或谵语，斑疹隐隐；舌质红绛，少苔或无苔，脉细数。

2. 治法　清营泄热，解毒养阴。

3. 方药

主方　清营汤加减：水牛角(先煎)30g，生地黄 20g，玄参 20g，竹叶 12g，麦冬 12g，丹参 15g，黄连 6g，金银花 15g，连翘 15g。水煎服，每日 2 剂。壮热烦渴，气分热盛者，加生石膏(先煎)30g，知母 12g，天花粉 12g，葛根 30g 等；神昏谵语者加安宫牛黄丸或至宝丹等；热盛动风，四肢抽搐者加羚羊角粉(冲)1.5g，钩藤 12g，紫雪丹 1 支冲服。

中成药　清开灵注射液 40ml，加入 5%葡萄糖注射液 500ml 中静滴，一天 1 次。

(六)热闭心包

1. 证候　高热，肢厥，昏愦不醒，身热，躁扰，甚则谵妄、痉厥，舌质红绛或舌謇，脉数。

2. 治法　清心开窍。

3. 方药

主方　清宫汤加减：水牛角(先煎)30g，玄参 20g，莲子心 3g，竹叶心 12g，连翘 15g，麦冬 12g，板蓝根 30g。水煎服，每日 2 剂。若大便秘结者，加大黄(后下)10g，安宫牛黄丸 1 丸；热盛动风者，加钩藤 15g、蚤休 12g。

中成药　安宫牛黄丸 1 丸，一天 2 次。昏迷病人可用鼻饲进药。痰多者加用猴枣散。应急处理可用醒脑静注射液 4ml 肌内注射，一日 2～3 次，或 10～20ml，加入 5%葡萄糖注射液 500ml 中静滴。

(七)内闭外脱

1. 证候　急起高热，头痛，呕吐，肌肤斑纹成片，口唇及四指末端紫绀，神昏谵妄，或高热骤退，身出冷汗，呼吸微弱，昏迷不醒，脉微欲绝或脉细数无力。

2. 治法　开窍固脱。

3. 方药

主方　生脉散加味安宫牛黄丸：人参(炖服)10g，麦冬 12g，五味子 10g，牡蛎(先煎)30g，龙骨(先煎)30g 等。水煎服，每日 2 剂。手足厥冷者加熟附子 10g(先煎)；注意若正气回复，神志清醒后则应以祛邪为主，辨证使用清热解毒及活血祛瘀药物。

中成药　安宫牛黄丸 1 丸，一天 2～3 次鼻饲。可配合使用醒脑静注射液 10～20ml 加入 5%葡萄糖注射液 500ml 中静滴。

(八)热盛迫血

1. 证候　身热夜甚,肌肤斑疹显现,或见吐衄、便血、咯血,舌质绛红,脉细数。

2. 治法　清热解毒,凉血活血。

3. 方药

主方　犀角地黄汤加味:水牛角(先煎)30g,生地黄 20g,狗肝菜 30g,赤芍 12g,牡丹皮 6g,紫草 12g,大青叶 15g,蚤休 15g。水煎服,每日 2 剂。若咯血、衄血者加白茅根 30g,侧柏叶 12g,紫珠草 30g 等;便血加地榆 15g,槐花 12g。

中成药　紫地宁血散 1 支,一天 3 次。清开灵注射液 40ml 加入 5%葡萄糖注射液 500ml 中静滴。

(九)热盛动风

1. 证候　高热,头痛,颈强,躁扰不安,惊厥抽搐,甚则角弓反张,舌红赤,苔黄,脉弦数。

2. 治法　清热解毒,凉肝息风。

3. 方药

主方　羚角钩藤汤加减:羚羊角粉(冲)1.5g,钩藤 12g,地龙 12g,野菊花 15g,茯苓 15g,浙贝母 12g,白芍 15g,竹沥汁(兑)10g,板蓝根 30g,蚤休 12g。水煎服,每日 2 剂。若痰热壅盛者,加胆星 10g、僵蚕 8g;头痛剧烈者,加白蒺藜 12g、葛根 30g。

中成药　安宫牛黄丸或紫雪丹,或合用醒脑静注射液 10～20ml 加入 5%葡萄糖注射液 500ml 中静滴。止痉亦可配合针灸,常用穴位如人中、合谷、十宣等,强刺激不留针。

六、其 他 疗 法

(一)针灸治疗

1. 耳针治疗　取皮质下、交感、神门、脑干、肾上腺、心、肝、肾、小肠,伴有上肢瘫痪者加肩、肘、腕;下肢瘫痪者加髋、膝、踝。每次选用 4～6 穴,针刺或用王不留行贴压。每日按压刺激 2～3 次。

2. 头针　取顶颞前斜线、顶旁 1 线、顶旁 2 线、颞前线、枕下旁线。毫针刺激,留针 30 分钟,每日 1 次。

3. 穴位注射　取风池、大椎、肾俞、曲池、手三里、足三里、阳陵泉、承山等穴。每日选 2～3 穴,用维生素 B_{12} 注射,每穴注入 0.5～1ml。每日 1 次。

(二)早期进行推拿、按摩及肢体功能康复锻炼

七、康复与预防

应卧床休息,保持病室安静、空气流通。进食清淡、易消化的半流质或流质饮食,昏迷者宜鼻饲,及时补充足够水分,并定时换下湿衣,保持口腔、皮肤清洁,防止角膜溃疡形成。经常变换体位以防压疮发生。防止呕吐物吸入。

保持室内空气新鲜清洁,经常开门窗通风或喷洒空气清洁剂,常晒被褥。注意保暖,预防感冒。及时隔离病人,小儿要按时进行预防接种流脑疫苗。在流脑流行季节,尽量少去公共场所,一旦出现不明原因的高热、出血点,或头痛、呕吐、抽搐等情况时,应立即送医院就诊。

八、临 床 报 道

1. 湖北中医学院以自制流脑注射液治疗流脑疗效显著,成分有龙胆草 15g,板蓝根

30g，钩藤 30g，金银花 15g，甘草 9g。适用于各型流脑，可单独应用，亦可与抗生素、磺胺等同用，可肌内注射或静脉注射。〔湖北中医学院．流脑注射液的组成与应用[J]．新医药通讯，1971，(1)：18〕

2. 福建省中医研究所流脑治疗研究小组报道用中西医结合治疗流脑 178 例，疗效显著。中医以温病卫气营血辨证，卫分证以银翘散、桑菊饮为主加减，气分证以白虎汤加减，凉膈散、蒿芩清胆汤为主加减，营分证以清营汤送服神犀丹为主，气营两燔证用清瘟败毒饮，血分证以犀角地黄汤为主方，开窍祛邪用安宫牛黄丸、紫雪丹等。〔福建省中医研究所．中西医协作治疗流行性脑脊髓膜炎 178 例总结报告[J]．福建中医药，1995，(5)：15〕

3. 广东省郁南县卫生战线用清瘟败毒饮为主方，治疗流脑 100 例，治愈 98 例，2 例死亡属于闭证型。主要症状消失时间：发热平均 2 天，头痛平均 1.6 天，呕吐平均 1.1 天。治疗时间 2～8 天，平均 4.1 天。〔广东省郁南县卫生战线．中草药治疗流行性脑脊髓膜炎 100 例总结[J]．新医学，1972，(2)：30〕

4. 陈宗报道用丹参注射液治疗流脑早期弥漫性血管内凝血取得较好疗效。方法是在 8 小时内用丹参注射液 1～3 剂，12 岁以上每剂用 16ml，12 岁以下每剂减半，加入 5%葡萄糖注射液 1000ml 中静脉滴注。〔陈宗．丹参注射对流脑早期弥漫性血管内凝血治疗的初步观察[J]．天津医药，1979，(5)：229〕

5. 魏稼报道用针刺方法治疗 28 例普通型流脑，不用任何药物，其中 26 例治愈。取穴以合谷、曲池等穴为主，头痛、呕吐剧烈加太冲，内关；颈项强加外关；昏迷、抽搐加人中。另用蒸馏水 2ml 注于阴陵泉，可预防脑水肿及强心利尿。针刺要求有较强针感，留针，间歇运针。〔魏稼．关于流行性脑脊髓膜炎的针刺治疗体会[J]．中医杂志，1982，(1)：56〕

（钟嘉熙　刘亚敏）

第二十一章

细菌性痢疾

细菌性痢疾(bacillary dysentery),简称菌痢,是由痢疾杆菌引起的以结肠弥漫性炎症为主要病变,以畏寒、发热、腹痛、腹泻、脓血便和里急后重为主要临床表现的肠道传染病。本病在我国全年可见散发流行,但以夏秋季多见。在特殊情况下亦可造成流行。

中医文献中类似本病的描述有"肠澼"、"下利"、"滞下"、"痢疾"等说法,可见对"痢疾"已早有认识,但其所指范围较广。除本病外,尚包括阿米巴痢疾及其他一些结肠病变。

一、病 因 病 理

痢疾杆菌由口入侵,未被胃酸杀灭的痢疾杆菌进入肠道,吸附和侵袭大肠黏膜上皮细胞,并在其中繁殖,其毒素造成黏膜的破坏、坏死及脱落,并形成浅溃疡,同时毒素可使肠壁通透性增加,导致病初的水样腹泻。脓血样便则与局部炎症坏死及溃疡脱落等有关。毒素作用于肠壁自主神经使其调节功能紊乱,肠蠕动失调及产生痉挛,故可发生腹痛、里急后重等特有表现。腹泻严重时可发生代谢性酸中毒、电解质平衡失调及脱水等。

中毒性菌痢多见于小儿。可能是小儿神经系统发育尚未健全,在痢疾杆菌内毒素作用下引起强烈反应,故常在肠道症状未出现前即发生感染中毒性休克等严重症状。

中医认为,本病乃感受湿热病邪所致,夏秋之季,气候炎热,湿气较重,容易产生湿热病邪。当人体脾胃失调,或饮食不洁,则病邪易从口入而致病。若其人脾阳素虚,寒湿内生,或贪凉饮冷,兼夹寒湿,则病易从湿化而成寒湿痢,进一步发展为虚寒痢。若其人平素胃火较盛,加上湿热蕴蒸,则病易从热化而为湿热痢。初起卫气同病,继而气血同病。若邪毒太盛,或年老体弱,或小儿稚嫩之体,则病邪容易内陷心包而出现神昏谵语、痉厥抽搐等,甚至发展为内闭外脱,危及生命。若病邪壅滞于胃,气机闭塞不通,可成噤口痢。若下痢日久,时作时止,谓之休息痢。久痢则势必伤阴或伤阳,或者阴阳两伤。

二、临 床 表 现

(一)急性菌痢

1. 轻型　体温不高,腹痛腹泻症状轻微,里急后重不明显,无脓血便。易误诊为一般肠炎,病程数日,可不治而愈,或转成慢性。为湿热病邪侵犯胃肠,气机阻滞,胃肠功能失调所致。

2. 普通型　恶寒发热,腹痛腹泻,大便初为稀便,很快转为脓血样黏液便。全腹压痛,左下腹为甚。一般1～2周后缓解或自愈,也可转为慢性。腹泻严重者可有代谢性酸中毒、电解质紊乱等。为湿热壅滞肠道,气机不畅,灼伤肠络所致。

3. 中毒型　骤然发病,高热,惊厥,嗜睡或昏迷,迅速出现休克、呼吸衰竭等严重表现,往往因消化道症状不明显而误诊。肛门拭子检查取样镜检可发现大量红、白细胞。根据临床表现又可分以下3型：

(1)休克型：以周围循环衰竭表现为主，如面色苍白，四肢厥冷，脉搏细数，心音低弱，血压下降。

(2)脑型：以脑缺氧、脑水肿、呼吸衰竭表现为主，如反复惊厥，嗜睡或昏迷，脑疝时瞳孔大小不等，对光反射迟钝，呼吸不规则甚至呼吸暂停。

(3)混合型：同时具备上二型表现。为热毒炽盛，邪入营血，扰乱心神，引动肝风所致。

(二)慢性菌痢

病程在两个月以上、迁延不愈者称为慢性菌痢。临床表现为腹胀，便秘与腹泻可交替出现，常有大便不爽，间有黏液甚至脓血便，左下腹常有压痛。可分为以下两型。

1. 急性发作型　在慢性过程中，由于抵抗力降低，或某种原因诱发，可造成急性发作，但其程度不如急性菌痢严重，疗效比急性菌痢为差。

2. 慢性隐匿型　为隐性带菌者。临床上虽无症状，但有重要的流行病学意义。

三、诊断要点

(一)流行病学资料

根据流行病学资料，接触史及饮食不洁史。多在夏秋季发病，多为散发，亦有局部地区流行。

(二)证候特点

急起发热，腹痛、腹泻，里急后重，脓血便。

(三)实验室检查

1. 血象　白细胞总数及中性粒细胞增高。

2. 粪便检查　粪便镜检有大量红、白细胞。大便培养有痢疾杆菌。一般诊断不难。小儿中毒性菌痢常因肠道症状不明显而不易早期诊断。故在流行季节，凡见患儿突起高热、惊厥、昏迷、呼吸、循环衰竭者，均需警惕，应尽早用肛门拭子采样，进行大便检查。

四、一般处理

按消化道传染病隔离治疗至连续2次粪便培养阴性。流质或半流质饮食，勿进牛奶等易致腹胀的食品及刺激性和多渣的食物。有脱水、酸中毒、电解质紊乱时应及时补充、纠正。腹痛剧烈时，可用阿托品、山莨菪碱等止痉药。高热、惊厥者可用物理降温或适当使用退热药，无效时可用亚冬眠疗法：氯丙嗪及异丙嗪各用1～2mg/kg，肌内注射，先2～4小时注射1次，稳定后每4～6小时1次，共用3～4次，并辅以物理降温，争取短时间内将体温降至36℃～37℃，冬眠时间一般不超过12～24小时。惊厥不止者可静脉注射地西泮10mg。若出现循环衰竭表现时应及时补充血容量，使用血管舒张剂解除微血管痉挛，常用山莨菪碱10～20mg静脉注射，10分钟左右重复使用直至血压回升、面色转红、四肢温暖，其他如阿托品、多巴胺等也可选用。若出现颅内高压、呼吸衰竭时应及时脱水，适当使用呼吸兴奋剂。

病原治疗可用复方新诺明4片/日，分2次服，小儿酌减；呋喃唑酮0.1g/次，每日4次，小儿每日量10mg/kg，分4次服。中毒型菌痢等病情较重者可用庆大霉素、氨苄青霉素等静脉用药。由于耐药菌株越来越多，且可对多种药物耐药(如近年试管药敏试验，对氯霉素、链霉素、四环素族的耐药率大都在90%以上)，所以应重视疗效确实、不良反应少、尚未发现耐药现象的中医中药治疗。

五、辨证治疗

湿热病邪所致的湿热痢，初起多卫气同病，可用解表清里，燥湿止痢；化热入里，则形成气血同病，下痢赤白，或血便，里急后重，治以清热祛湿，调气行血；热毒炽盛，邪闭心包，则可用清热解毒，清心开窍；邪气大盛，正气不支则形成内闭外脱，危及生命，可用开闭固脱救治。病邪壅滞于胃，气机闭塞不通，可成噤口痢，可用和胃降浊，祛邪安正治疗；若下痢日久，时作时止，谓之休息痢，休息痢发作时可用清肠化浊治疗，平时则用健脾化湿调理；久痢既可伤阴，也可伤阳。伤阴为主者用滋阴养血、清热止痢，伤阳者用温阳益气、涩肠止泻治疗。

（一）湿热痢

1. 卫气同病

（1）证候　发热恶寒，头痛身重，腹痛腹泻，里急后重，大便黏滞，肛门灼热重坠，舌边尖红，脉濡数。

（2）治法　解表清里，燥湿止痢。

（3）方药

主方　葛根黄芩黄连汤加味：葛根 30g，黄芩 15g，黄连 15g，刺苋菜根 30g，火炭母 15g，金银花 15g，连翘 15g，荆芥（后下）6g，甘草 6g。水煎服，每日 2 剂。腹痛明显加白芍 15g，救必应 12g；呕吐者加制半夏 12g，姜竹茹 12g；里急后重明显者加广木香（后下）6g，白头翁 30g。

中成药　葛根芩连片 4 片，一天 3 次。双黄连粉针 3g，加入 500ml 液体中静滴，一天 1 次。

2. 气血同病

（1）证候　身热，口渴，烦躁，腹痛，下痢赤白，或血便，里急后重，肛门灼热，小便短赤，舌质红赤，苔黄腻，脉滑数或弦数。

（2）治法　清热祛湿，调气行血。

（3）方药

主方　芍药汤加减：黄连 10g，黄芩 15g，当归 6g，赤芍 12g，广木香（后下）6g，槟榔 10g，火炭母 30g，凤尾草 30g，牡丹皮 6g，地榆 12g，穿心莲 30g。水煎服，每日 2 剂。若腹痛较剧者可加救必应 12g，川楝子 12g；热毒较重者可加白头翁 30g，苦参 15g 等；小便短赤加车前草 30g。

中成药　穿心莲片 3～4 片，一天 3 次。穿琥宁注射液 500mg，加入 5%～10%葡萄糖注射液 500ml 中静滴，一天 1 次。

3. 火毒炽盛，邪闭心包

（1）证候　急起高热，头痛呕吐，烦躁不安，口干口渴，腹部剧痛，下痢脓血或见惊厥抽搐，嗜睡昏迷，舌质红赤，脉弦数。

（2）治法　清热解毒，清心开窍。

（3）方药

主方　白头翁汤合黄连解毒汤合紫雪丹加减：白头翁 30g，黄连 10g，黄芩 15g，黄柏 15g，秦皮 12g，赤芍 12g，牡丹皮 6g，本证病情危重，汤药要一天 1～3 次，昏迷者可用鼻饲给药。

中成药　紫雪丹 1 支，一天 2 次。清开灵注射液 40ml，加入 5%～10%葡萄糖注射液

500ml 中静滴，一天 1 次。

4. 内闭外脱

(1)证候　高热骤降，神志昏迷，四肢厥冷，汗出不止，呼吸急促或节律不均匀，或见白痢脓血；舌暗而干，脉细数或微欲绝。

(2)治法　开闭固脱。

(3)方药

主方　参附汤，冲服安宫牛黄丸：人参 10～30g，制附子 10～15g，煎汤灌服。

中成药　安宫牛黄丸 1 丸，化服。本证急救时可用鼻饲给药，尚可用生脉注射液 20～50ml 加入 5%～10%葡萄糖注射液 500ml 中静滴。若脱证解除后仍按原病证辨证治疗。

(二)噤口痢

1. 证候　精神疲乏，不思饮食，恶心呕吐，下痢赤白，苔腻浊，脉濡或弦。

2. 治法　和胃降浊，祛邪安正。

3. 方药

主方　开噤散加减：黄连 10g，石菖蒲 12g，丹参 15g，石莲子 12g，茯苓 15g，陈皮 6g，冬瓜皮 30g，陈米 30g，荷叶蒂 30g。水煎服，每日 1 剂。若中气大伤，极度疲乏，可原方不去人参；如口燥咽干，舌质红赤而干，少苔或无苔，脉细数为胃阴大伤，可加石斛 15g，麦冬 10g，天花粉 12g，五味子 6g；湿热胸脘痞闷，苔腻浊而厚者，可加佩兰 12g 等。

中成药　玉枢丹 1～1.5g，磨开，温水冲服。

(三)寒湿痢

1. 证候　腹痛隐隐，得热痛减，胸脘痞闷，口淡，饮食无味，大便清稀，微微腥臭，肛门重坠，或下痢色白如胶冻样，或如蛋清样，里急后重，小便清，四肢困倦，舌质淡红，苔白滑，脉濡缓。

2. 治法　温中散寒，化湿止痢。

3. 方药

主方　雷氏温化湿邪法加减：藿香 12g，蔻仁 6g，厚朴 6g，陈皮 6g，苍术 10g，生姜 3 片，木香(后下)6g，九里香 10g。水煎服，每日 1 剂。亦可配合腹部热敷，或艾灸足三里、气海等穴。

中成药　理中丸 9g，一天 2～3 次。

(四)休息痢

1. 证候　下痢时发时止，经年不愈，发作时则腹痛里急，大便黏滞，平时形体虚羸，脉象濡软，舌淡红苔腻。

2. 治法　清肠化浊(发作期)；健脾化湿(休止期)。

3. 方药

主方　黄芩汤合香连丸加减(发作期)：黄芩 12g，白芍 15g，木香(后下)6g，鸡骨香 15g，黄连 6g，藿香 12g，佩兰 12g，甘草 6g。健脾丸合香连丸加减(休止期)：党参 15g，白术 10g，茯苓 15g，木香(后下)6g，陈皮 6g，砂仁(后下)6g，山药 15g，麦芽 30g，山楂 12g，黄连 6g，甘草 6g。水煎服，每日 1 剂。平时亦可配合针灸治疗，如足三里直接艾灸，半个月 1 次，隔盐灸，一日 1～2 次。耳针取大肠、交感、神门或敏感点。

中成药　香连丸 8g，一天 3 次。

(五)久痢伤阴

1. 证候 久痢不止，午后潮热，手足心热，舌质嫩红少苔，脉细数。

2. 治法 滋阴养血，清热止痢。

3. 方药

主方 加减黄连阿胶汤：黄芩15g，黄连6g，阿胶(烊化)12g，生地15g，白芍15g等。水煎服，每日1剂。若口渴舌干咽燥者加乌梅10g；午后潮热者加银柴胡12g，白薇10g，青蒿(后下)6g；里急后重，下痢赤白仍重者加苦参12g，白头翁30g。

中成药 香连丸8g，阿胶(烊化)10g，一天2～3次。

(六)久痢伤阳

1. 证候 下痢迁延日久不愈，腹中时而隐痛，喜热喜按，神倦，纳食不香；肠鸣辘辘，大便稀溏，如白冻如蛋清，或紫暗，次数较频，或五更腹痛腹泻，甚则滑泄失禁，面色苍白，四肢不温，舌质淡白，苔白，脉细软。

2. 治法 温阳益气，涩肠止泻。

3. 方药

主方 真人养脏汤加减：白芍15g，党参15g，当归6g，白术10g，肉桂(焗)3g，豆蔻(后下)6g，诃子10g，罂粟壳10g，甘草6g。水煎服，每日1次。若久痢脱肛者加黄芪30g，升麻10g；滑泄较甚者加赤石脂15g，禹余粮15g；腹痛喜暖喜按者加高良姜6g，吴茱萸10g等。

中成药 理中丸9g，一天3次。

六、其 他 疗 法

验方

1. 马齿苋、鸡眼草、刺苋头、地锦草，凤尾草等选1～2味，各30～60g水煎服，一日1～2剂。

2. 生大蒜嚼服每次6～8瓣，一日3次；或用其5%～10%水浸液100ml保留灌肠，一日1次，1周为一疗程。

3. 番石榴叶(嫩叶为佳)30g水煎服，一日1～2剂。

七、康复与预防

一般治疗：卧床休息、消化道隔离。避免过度劳累，勿使腹部受凉，勿食生冷饮食。给予易消化、高热量、高维生素饮食。对于高热、腹痛、失水者给予退热、止痉、口服含盐米汤。慢性细菌性痢疾患者，可从以下几个方面进行调理，促进恢复。①饮食注意少吃生冷，病情较重者应食用少油、少渣、高蛋白、高维生素食物，如豆浆、蛋汤、瘦肉末、菜泥等，以设法改善全身营养状况。②不要过于劳累，腹部要注意保暖，防止着凉感冒，否则会降低身体抵抗力而使病情加重。要进行力所能及的各种体育锻练，以增强体质，如散步、体操、气功、打太极拳等。③一般采用中西医结合的方法治疗。为提高疗效，也可采取保留灌肠的方法给药，每天治疗1次，一般在便后进行。

早期发现病人和带菌者，并及时隔离和彻底治疗，加强环境卫生，注意饮食和个人卫生，大力开展爱国卫生运动，做好饮食、水源、粪便管理和消灭苍蝇等“三管一灭”工作。防止病从口入。如有流行，可用“单方验方”办法任选一种预防。

八、临 床 报 道

1. 曾救凡用“仙槟汤”治疗急性细菌性痢疾 50 例，方中含仙鹤草、山楂各 30g，槟榔 20g，白芍 10g，陈皮、防风各 9g。湿甚者加苍术、厚朴；热重者加黄连、黄芩；里寒加干姜、附子；夹食加莱菔子、神曲；表寒加藿香、苏叶；表热加连翘、薄荷；兼暑加香薷饮或六一散；脾虚加白术、扁豆、粳米。日 1 剂，水煎服，儿童酌减，停用其他药。结果：均治愈。〔曾救凡．仙槟汤治疗急性菌痢疾 150 例．浙江中医杂志，1997，32(10)：477〕

2. 刘云霞用四黄散治疗急性细菌性痢疾 55 例，组方：黄芩 15g，黄柏 12g，黄连 6g，大黄 10g。日 1 剂，水煎服。对照组 32 例，用庆大霉素 24 万 U(或氨苄青霉素 5g)，加入 5%葡萄糖氯化钠注射液 500ml，静滴，日 1 次。5～7 日为一疗程。结果：两组分别治愈 50、23 例，好转 4、7 例，无效 1、2 例，总有效率 98.2%、93.8%($P<0.05$)，治疗组湿热痢疗效优于寒湿痢($P<0.05$)。〔刘云霞，徐舰．四黄散治疗急性细菌性痢疾 55 例．湖南中医药导报，1997，(1)：26-27.〕

3. 高金堂用白马银黄汤治疗急性菌痢 36 例，处方：白头翁、银花、山楂各 15g，马齿苋 60g(鲜品可用 150g)，黄连、牡丹皮、白芍各 10g，黄柏、秦皮各 12g，木香 9g，生甘草 3g。日 1 剂，水煎服。结果：痊愈 30 例，显效 5 例，无效 1 例，总有效率 97.2%。〔高金堂．白马银黄汤治疗急性菌痢 36 例．中国乡村医生，1997，(7)：30～31〕

4. 李瑾用归芍汤治疗急性细菌性痢疾 50 例，方含：当归、白芍、黄芩、葛根、枳壳、木香、槟榔、莱菔子各 10g，甘草 6g。湿热痢用原方；疫毒痢加白头翁；寒湿痢加炮姜、白蔻仁；阴虚痢莱菔子减量，加沙参、麦冬。日 1 剂，水煎服。结果均治愈。〔李瑾．归芍汤治疗急性细菌性痢疾 50 例．陕西中医，1997，(7)：312〕

5. 蔡美云用抗痢煎治疗急性菌痢 145 例，方用马齿苋、红藤、薏苡仁各 15g，白头翁、秦皮、枳壳、白芍、五灵脂、车前子各 10g，黄连 5g，煨木香 6g。表证发热加金银花、连翘、葛根、荆芥；里急后重甚加香附、乌药、大腹皮；痢下赤白少加地榆、藕节炭、焦山楂、牡丹皮；白多赤少加藿香、佩兰、苍术、白术、炮姜等。日 1 剂，水煎取液 200ml，服 3 次，儿童及老人剂量酌减。结果：治愈 103 例，占 71.04%；好转 40 例，占 27.58%；无效 2 例，占 1.38%，总有效率 98.62%。〔蔡美云．抗痢煎治疗急性菌痢 145 例．实用中医药杂志，1996，(1)：7〕

（钟嘉熙　杨德福）

第二十二章

伤　寒

伤寒(typhid fever)是由伤寒杆菌引起的急性肠道传染病，通过污染的食物及水源传播。其病变主要在网状内皮系统，以肠道淋巴组织的增生与坏死为主，故又称为肠伤寒。临床上以持续发热、特殊的全身中毒症状、相对缓脉、脾肿大、玫瑰疹、白细胞减少、嗜酸性粒细胞减少或消失为主要特点。本病多发于夏秋季节，中医认为是感受湿热、暑热病邪所致，属于"湿温"、"暑湿"或"暑温"等范畴；当其在一定范围引起流行时，又称"温疫"或"湿热疫"。

一、病 因 病 理

伤寒杆菌通过直接或间接污染饮水或食物，进入人体消化道发生感染致病或引起传播。伤寒杆菌进入消化道后，大部分可被胃酸杀死，未杀灭的细菌则进入小肠，通过肠黏膜侵入肠道淋巴组织及肠系膜淋巴结进行繁殖，再由胸导管进入血液循环，第 1 次菌血症临床症状不明显。细菌随血流进入肝、脾、胆囊及骨髓中继续大量繁殖，再次进入血流，引起第 2 次严重的菌血症，释放大量的内毒素而产生明显的临床症状。并且，细菌可随胆汁进入肠道，故病程的第 2、第 3 周粪便中有大量细菌排出。

中医认为本病的发生，主要是外感湿热或暑湿病邪，而且与人体脾胃功能失调有密切关系。夏秋季节，气候炎热，多雨潮湿，天暑下迫，地湿上蒸，容易形成暑湿或湿热病邪致病；夏日暑盛热甚，人们往往贪凉饮冷，饮食不节或不洁，暑湿、湿热病邪更易入侵人体而发病。湿邪重浊黏腻，其与暑或热合，胶着难解，蕴蒸不化，故其发生一般起病较缓、传变较慢、病势缠绵、病程较长。人体胃主受纳，为燥土；脾主运化，属湿土。"湿土之气同类相召，故湿热之邪始虽外受，终归脾胃"，因此其病变以中焦脾胃为重心，常留恋气分时间较长。若人体的阳气旺，邪随火化而归阳明胃，则出现热重于湿的证候表现；若阳气虚，邪随湿化而归太阴脾，则出现湿重于热的证候表现。热重于湿，可化燥化火，灼伤肠络，出血便血；湿重于热，因郁日久，损伤阳气，甚可出现湿胜阳微的不同转归。

二、临 床 表 现

(一)初期

全身不适，体倦乏力，恶寒发热，可伴有咽痛、咳嗽。症状逐渐加重，体温呈阶梯上升，一周内可达 40℃左右，并出现头痛，食欲减退，表情淡漠，相对缓脉。为湿热病邪初犯人体，侵袭卫气，证候表现湿重热轻。

(二)极期

病程第 2 周后，恶寒不明显，全身中毒症状明显加重，发热持续不退，呈稽留热或弛张热型，可持续 1～2 周。临床还可见到病人对外界刺激反应迟钝，呈无欲状，或重听、耳聋，甚则谵妄或昏迷；腹胀腹泻或腹痛，或见黑便或暗红血便；出玫瑰疹，肝脾肿大，右下腹压痛等。

为湿热病邪逐渐化热，湿热并重，留恋气分，或蒙蔽心包，或化火深入营血，证候表现复杂多样，病情较重。

（三）缓解期

病程的第3～第4周，一般患者体温逐渐下降，其他症状也减轻，病情好转。但也有少数患者在此阶段出现肠穿孔、出血等并发症，又见发热不解，少气懒言，汗出肢冷，或腹痛拒按，或便下鲜血，甚则大汗不止，神昏痉厥而死亡。为湿热病邪久恋气分，化火成毒，蕴结肠道，灼伤肠络出血便血；或因失血过多，气随血脱，而成厥脱之势。

（四）恢复期

病程第4周后，体温退至正常，食欲好转，其他症状也逐渐消失，为湿热病邪渐退。也可见有低热不退、口干纳呆、少气乏力等正虚邪恋的证候表现。

伤寒的临床表现复杂多样，临床过程差异大，可分为轻型、暴发型、迁延型、逍遥型、复发型及再燃等。根据WHO报道，重型占25%，复发型占5%，非典型与症状不全者占80%，与20年前相比，差异很大，但病死率有所降低。近年来，国内不典型轻症病例增多，典型的持续热型减少，而代之以弛张热、不规则热型；而全身酸痛、重听等一般症状及胃肠道、呼吸道、神经系统症状等均明显减少；脾肿大和玫瑰疹的检出率降低，而肝肿大明显增多。

三、诊断要点

（一）流行病学资料

在流行季节（夏秋季）、流行地区，青壮年好发。

（二）证候特点

持续发热1周以上，全身中毒症状，玫瑰疹，肝脾肿大，相对缓脉等。

（三）实验室检查

白细胞总数减少或正常，嗜酸性粒细胞减少或消失；肥达反应阳性，且每周复查有明显递增趋势；细菌培养，血培养在第1周内阳性率高，大便培养从第2周开始可见阳性结果，骨髓培养阳性率比血培养更高，而且时间持久。

四、一般处理

患者应按消化道传染病常规隔离治疗，卧床休息，予易消化、高热量的流质或半流质饮食。注意观察体温、脉搏、血压、腹部及大便情况等变化。高热病人必须降温，常采用物理降温方法为主，如冰敷、酒精擦浴，伴有恶寒者予温水酒精拭浴；冰冻生理盐水或冰冻大黄煎液灌汤，也有明显降温作用。调整水、电解质的平衡，防止高热伤阴耗气而致厥脱。抗生素可选择氯霉素、复方磺胺甲基异噁唑、氨苄青霉素或喹诺酮类药物，但须注意菌株的敏感性，以及骨髓抑制、过敏反应、肝肾损害等不良反应。

五、辨证治疗

伤寒的中医辨证治疗，首先应辨析其湿与热之孰轻孰重。初起多见湿重热轻、邪遏卫气，卫气同病，既有湿郁卫表的表证，又有湿郁气分，脾湿不运的里证；湿邪久郁不化，进而化热，呈现湿热并重、邪入气分，热象进一步明显，邪气进一步深入；湿热困郁于里，久郁蕴毒，熏蒸肝胆，可发黄疸。湿热困阻，病变以脾胃为中心，邪困于脾者，偏于湿重，邪郁于胃者，偏于热重。邪气困阻中焦日久，多见热重于湿；湿热困阻中焦，可波及上下，而成弥漫三焦之势;湿热久郁不解,向上熏蒸,可蒙蔽心包,影响心神,而见神志昏蒙,时昧时清;湿热久郁可化火化燥,灼伤肠络,以致便血下血;便血不止,血失过多,可导致气随血脱之危象。湿热胶结,难于速清速愈,病程较长,缠绵难愈。病至后期,往往出现余邪留恋、气阴两伤之候。整个病变过程,证候复杂,但总不离湿热轻重的转化。

对伤寒的中医治疗,总以分解湿热,使湿去热孤为原则,诚如吴瑭《温病条辨》所云:"徒清热则湿不退,徒祛湿则热愈炽"。因此,既要祛湿,又要清热,必须根据病位(脏腑)上、中、下,因势利导,针对湿热之孰轻孰重,拟定相应的治法方药,如湿郁卫表者,当宣化透邪;湿热在气分者,可清化湿热;或兼以解毒,或分利三焦,或豁痰开窍。若湿化燥、伤络出血,则应凉血止血。至于气随血脱之变证,应谨守病机,另立治法救治。病至后期,余邪未清、气阴两虚,则宜轻清涤邪,酌加益气养阴。除了组方用药,还需根据病情,辨证选择中成药或验方验药,综合治疗。

(一)湿重热轻,邪遏卫气

1. 证候　发热恶寒,头身重痛,体倦纳呆,口淡不渴,体温逐日渐高,午后为甚,少汗或无汗,胸闷腹胀,便秘或便溏,舌淡红苔白腻,脉濡或缓。

2. 治法　清热透表,芳香化湿。

3. 方药

主方　藿朴夏苓汤加减:藿香 10g,淡豆豉 10g,厚朴 10g,法半夏 6g,茯苓 10g,杏仁 10g,薏苡仁 10g,白蔻仁 6g,黄芩 10g,连翘 10g。水煎服,每日 2 剂。若便溏泄泻者,加苍术 6g、车前草 12g;便秘不通者,加大黄 6g(后下)、枳实 9g;恶心呕吐者,加姜竹茹 10g、苏梗 10g。

中成药　复方穿心莲片,每次 4 粒,每日 3 次;藿香正气口服液,每次 10ml,每日 3~4 次。

(二)湿热并重,邪入气分

1. 证候　高热稽留,有汗不解,恶心呕吐,脘痞腹胀,心烦纳呆,渴不多饮,神情呆滞,重听或耳聋,便溏不爽,小便黄短,舌红苔黄腻,脉濡或滑数。

2. 治法　清热祛湿并举。

3. 方药

主方　王氏连朴饮加减:黄连 6g,黄芩 12g,连翘 12g,厚朴 9g,法半夏 9g,石菖蒲 9g,茵陈 18g,滑石 20g,大黄 9g,枳实 9g。水煎 2 次,分 2 次服,每日 2 剂。若高热不退、汗少或无汗者,加青蒿 9g(后下)、石膏 30g(先煎);若见外发白痦者,加薏苡仁 20g、竹叶 12g;大便溏泄者,加葛根 20g、车前草 15g;大便秘结不通者,方中大黄改后下,再加芒硝 6g(冲);呕吐甚者,加鲜藿香 10g、姜竹茹 12g;神志昏蒙、时清时昧者,加竹沥 12g、天竺黄 9g,至宝丹 1 支(冲服)。

中成药　清开灵注射液 30~40ml,加入 10%葡萄糖注射液 500ml,静脉点滴,每日 1~2 次。

(三)湿热困郁,蕴毒发黄

1. 证候　高热烦渴,身目发黄,胸胁痞胀,倦怠纳呆,咽痛咳嗽,小便短赤,便秘或泻而不爽,肛门灼热,舌红苔黄浊腻,脉滑数。

2. 治法　清热祛湿,化浊解毒。

3. 方药

主方　甘露消毒丹加减:滑石 30g,茵陈 20g,黄芩 15g,石菖蒲 12g,连翘 12g,射干 9g,

藿香 10g，川贝母 8g，白蔻仁 8g，土茯苓 30g，虎杖 18g。水煎服，每日 2 剂。若呕吐者，加竹茹 12g、法半夏 12g；胸腹胀痛不适者，加郁金 10g、素馨花 8g；大便溏泄不爽、灼热腐臭者，加秦皮 12g、白头翁 12g、火炭母 20g。

中成药 双黄连粉针 3g，加 0.9%氯化钠注射液或 5%葡萄糖注射液 500ml，静脉点滴，每日 1～2 次；清肝利胆口服液，每次 1～2 支，每日 3 次。

(四)热重于湿，困阻中焦

1. 证候 壮热汗出，心烦口渴，渴喜冷饮，胸脘痞闷，呕恶纳呆，大便秘结，小便短赤，舌红苔黄而干，脉洪数或滑数。

2. 治法 清热解毒，佐以化湿。

3. 方药

主方 白虎加苍术汤加减：石膏 30g(先煎)，知母 12g，黄芩 10g，苍术 10g，通草 6g，芦根 30g，银花 15g，大黄 9g(后下)，枳实 9g，黄连 6g。水煎服，每日 2 剂。若汗少或无汗者，加青蒿(后下)12g、连翘 12g；高热抽搐者，加羚羊角 6g(先煎)、钩藤 10g、地龙 10g。

中成药 紫雪丹每次 1～2 次，凉开水冲服，每日 2～3 次。

(五)湿热弥漫三焦

1. 证候 身热不退，面赤耳聋，胸闷腹胀，脘痞纳呆，口干口苦，便溏或下利血便，小便短赤，舌红苔黄腻，脉滑数。

2. 治法 清利湿热，宣泄三焦。

3. 方药

主方 三石汤加减：滑石 30g，生石膏 30g(先煎)，寒水石 15g，杏仁 12g，竹茹 12g，银花 15g，白通草 8g，黄芩 12g，山栀子 12g，甘草 6g。水煎服，每日 2 剂。若神情淡漠、重听者，可加石菖蒲 10g、郁金 10g、苍耳子 9g；下利脓血者，加白头翁 12g、秦皮 12g、凤尾草 15g；恶心呕吐者，加藿香 10g、法半夏 10g；咽痛咳嗽者，加桔梗 6g、岗梅根 20g、浙贝母 10g。

中成药 银黄口服液，每次 2 支，每日 3～4 次。

(六)湿热蒙蔽清窍

1. 证候 身热，汗多，神情淡漠，耳鸣重听，间有谵语，甚或神志昏蒙，时清时昧，舌红赤，苔黄浊腻，脉濡滑数。

2. 治法 清热化湿，豁痰开窍。

3. 方药

主方 菖蒲郁金汤加减：石菖蒲 10g，郁金 9g，山栀子 12g，连翘 12g，竹叶 12g，滑石 30g，牡丹皮 10g，淡竹沥 10g，紫金锭 1.5g(冲)。水煎服，每日 2 剂。若神志昏迷者，加至宝丹 1 支冲服；呕逆神昏、小便不通者，加土茯苓 30g、猪苓 15g、大腹皮 12g；神昏、手足躁动抽搐者，加羚羊角 6g(先煎)、钩藤 12g、地龙 12g；高热神昏、喉中痰鸣者，加用安宫牛黄丸 1 粒(凉开水冲化)。

中成药 醒脑静注射液 20～30ml，加入 5%～10%葡萄糖注射液 250～500ml 中静脉点滴，每日 1～2 次。

(七)湿热化燥，伤络便血

1. 证候 身热灼热，神情烦躁，咽干口燥，便下鲜血或暗红血水，或柏油样黑便，小便短赤，舌红苔黄干，或舌绛无苔，脉弦细数。

2. 治法 清热解毒，凉血止血。

3. 方药

主方　犀角地黄汤加减：水牛角30g(刨片先煎)，生地30g，赤芍15g，牡丹皮12g，紫珠草15g，地榆炭12g，侧柏叶15g，大黄10g，茜草根12g。水煎服，每日2剂。若高热狂躁、脉弦实滑数者，加黄连12g、黄芩12g、山栀子12g。

中成药　紫地宁血散，每日2支，温开水冲服，每日3～4次；云南白药，每次2～3g冲服，每日3次。

(八)便血不止，气随血脱

1. 证候　身热渐退，烦躁不安，便下鲜血，量多难止，面色苍白，汗出肢冷，舌淡无华，脉微细弱。

2. 治法　益气固脱，摄血止血。

3. 方药

主方　独参汤合黄土汤加减：高丽参9g(或红参12g，另炖频服)，干地黄30g，白术10g，熟附子12g，阿胶10g(烊化)，黄芩12g，灶心黄土15g，地榆炭15g，侧柏炭15g，炙甘草9g。水煎服，每日2剂。若见高热不退者，可加水牛角30g(刨片先煎)、银花炭15g、连翘12g、大青叶20g。

中成药　丽参注射液4～6ml，加入50%葡萄糖注射液40ml，静脉注射，接用丽参注射液20ml加入10%葡萄糖注射液250ml，静脉点滴；或用参附注射液20ml，加入5%葡萄糖注射液500ml，静脉点滴。

(九)余邪留恋，气阴两伤

1. 证候　低热，胸腹痞闷，口干喜饮，或气逆欲呕，知饥不食，体倦乏力，舌红苔少而干，脉虚数或细数。

2. 治法　清养气阴，泻除余邪。

3. 方药

主方　竹叶石膏汤加减：竹叶10g，石膏(先煎)24g，麦冬10g，法半夏9g，太子参15g，粳米15g，藿香叶10g，鲜芦根15g，甘草6g。水煎服，每日1剂。若便溏腹胀者，加火炭母20g、凤尾草20g、陈皮8g；纳呆、嗳气者，加鸡内金6g、谷芽10g、神曲9g。

中成药　五叶参茶，每次1小包，每日3～4次。

六、其他疗法

(一)验方

1. 新地榆汤　地榆12g，穿心莲20g，如意花根15g，一枝黄花15g。

2. 凤尾草合剂　凤尾草30g，鱼腥草30g，茵陈15g，苏梗12g。加水600ml，煎至150ml，每次服50ml，每日2～3次。小儿酌减。

(二)针灸疗法

1. 对高热、头痛者，取合谷、风池、曲池等穴，用针刺泻法，以助退热止痛。

2. 穴位注射对高热烦躁或神志时清时昧者，取双侧曲池、内关穴，一侧穴位注射柴胡注射液各1ml，另一侧注射非那根注射液各1ml(12.5mg)。

(三)饮食疗法

1. 竹叶荷叶茶　鲜荷叶、鲜竹叶、鲜扁豆花、鲜藿香各10g，加水煮沸后取液去渣，兑入适量蜂蜜即可。代茶频饮，功能清热化湿，适用于伤寒各期患者的辅助治疗。

2. 紫草绿豆汤 紫草、绿豆各30g，加水先煎紫草，并2次煎液(去渣)煮绿豆，至豆粒酥烂为度，入白糖调味，待凉分服。功能清热利湿、凉血止血，适用于湿热化燥、伤络便血的患者。

3. 葛莲羹 葛根粉100g，莲子20g，荷梗20g。将鲜荷梗切段加水煮取汤，另莲子煮熟透后，再加入荷梗汤和葛根粉，熬成稀糊羹，加糖调味分次食用。功能清热生津、宽中行气，适用于伤寒后期余邪留恋、气阴两虚的患者。

七、康复与预防

1. 一般患者经治疗，体温退至正常后1～2周，身体可完全康复。但在病程的第2、第3周，要高度警惕肠出血、肠穿孔、伤寒性肝炎、中毒性心肌炎、溶血尿毒综合征等严重并发症。

2. 伤寒病后带菌者约2%，是延续流行传播的重要原因。单纯使用抗生素对慢性带菌者效果不满意，加上香连丸等中药配合使用，可提高慢性带菌者的阴转率。

3. 抓好饮水、食物、粪便的卫生管理，注意饮食卫生习惯，可以切断伤寒的传播途径，是防止传播、感染的重要手段。

4. 对易感人群应进行疫苗预防接种。在流行区、发病季节，对易感人群也可采用服中药方法预防，常用中草药肠热散(黄连、银花、沙参、连翘、白芍、香薷、地骨皮、柴胡、荆芥、陈皮、甘草)定期煎服。

八、临 床 报 道

1. 李德俭用中医药治疗伤寒35例，认为中医辨证仅有湿热并重与热重于湿两型，用王氏连朴饮加减为基本方治疗。处方组成为黄连、栀子各10g，厚朴、法半夏、淡豆豉、石菖蒲各12g，芦根15g。若热重于湿者，加黄芩12g、车前子30g、滑石30g；白痦外发者，加薏苡仁30g、竹叶12g；胸脘胀满者，加草果、白蔻仁各12g；呕吐者，加藿香15g、竹茹12g；腹泻者，去淡豆豉、芦根，加茯苓12g、薏苡仁30g；大便隐血者，加地榆炭20g、茜草根12g。为防止复发，一般用药4周，症状完全缓解后，再服香连丸2周，实验室检查结果正常，才停止治疗。〔李德俭．王氏连朴饮加减治疗伤寒与副伤寒35例疗效观察[J]．浙江中医杂志，1985，(6)：25〕

2. 罗端德等报道，用200%的水杨梅煎剂，每次口服30ml，每天3次，同时服用三甲氧苄氨嘧啶(TMP)，每次0.1g，每天2次，治疗伤寒33例，平均用药后5.19天体温降至正常，其退热效果与磺胺甲噁唑(SMZ)加TMP的对照组基本相同($P>0.05$)，说明200%的水杨梅煎剂90ml，治疗伤寒具有相当于SMZ 2g的作用。并通过实验证明，水杨梅制剂对伤寒杆菌在体外抑菌试验中，具有中度抑菌作用；在体内保护试验中，对鼠伤寒杆菌也具有抑菌作用。〔罗端德，王心禾．水杨梅及TMP治疗伤寒的疗效观察及其作用机理的探讨[J]．湖北科技情报，1982，(5)：1〕

3. 周人熙等报道，运用自拟"伤寒解毒饮"治疗伤寒、副伤寒病，进行临床观察。伤寒解毒饮由黄连、生石膏、旱莲草、生地榆、马齿苋、知母、滑石、薏苡仁、白蔻仁、杏仁、栀子、藿香等组成。临床治疗结果满意，共治疗伤寒、副伤寒160例，痊愈156例。作者认为该方中诸多药物具有抗伤寒杆菌、增强机体免疫功能等作用，其临床疗效完全不亚于西药，而且观察病例中甚少发生并发症。〔周人熙，宋大昭，魏丽芸．伤寒解毒饮治疗伤寒、副伤寒160例[J]．中国中医急症，1996，(2)：80〕

4. 王学东报道，近年来临床发现伤寒菌株变异、耐药菌株增加、毒血症加重特点，其临床特点和传变规律已超出中医“湿温”的范畴。作者主张伤寒应以“伏气温病”论治，强调以扭转截断原则治疗，突出治未病、通腑泄浊解毒、育阴扶正等治疗法则，方可以挽生机。〔王学东．肠伤寒从“伏气温病”论治[J]. 上海中医药杂志，1990，(12)：36〕

5. 缪登山报道，作者临床治疗观察的 580 例伤寒患者中，有 214 例初起即见气营分症状或营血分症状，湿邪致病的症状反而不明显；作者还同时分析了当地防疫站的 1700 例伤寒病案资料，认为普通型伤寒与中医湿温病有一定差异，不能与其画等号。其治疗主张在化湿的基础上，一定要重视凉血止血和通下药物的运用。〔缪登山．治疗 51 例肠伤寒的体会[J]. 江西中医杂志，1996，(1)：17〕

（林培政　杨德福）

第二十三章

布氏杆菌病

布氏杆菌病(Brucellosis)又称波状热,系布氏杆菌引起的急性或慢性传染病。人类由于接触病畜(羊、牛、猪)及其分泌物,或食用染菌的食物而得病。临床以长期发热,多汗,关节痛,睾丸炎或卵巢炎,肝脾肿大等为特点。根据本病的临床特点,目前多将其归属于中医之湿温或湿热痹证的范畴。

一、病 因 病 理

布氏杆菌病的致病菌大量存在于病畜的流产胎畜、羊水、胎器中,直接或间接接触这些污染物均可受感染。病原菌主要从接触处的破损皮肤侵入人体,亦可从消化道、呼吸道黏膜、眼结膜及性器官黏膜等处侵入人体。致病菌侵入人体后,在局部淋巴结内繁殖,达相当数量后,可冲破淋巴结屏障而侵入血液循环。由于此时细菌及其产生的内毒素同时侵入,故可出现菌血症、毒血症等一系列急性症状。病原菌随血循环至全身网状内皮系统如肝、脾、骨髓、淋巴结等处形成新的感染灶。各感染灶中的病原菌又可多次进入血循环而导致复发。活菌体及其破碎之菌体、内毒素等均可作为特异抗原而引起各种变态反应性病变,主要为血管系统和滑膜系统。由于抗菌药物和抗体不易进入病菌寄生的网状内皮细胞内,故本病常较难根治。

中医认为,本病乃感受湿热病邪所致。人体正气内虚,则易感邪而致病。初起湿遏卫气,故见发热恶寒,头痛不适。脾胃最易受累,故初起即见中焦运化失司,气机受阻,清阳不升,肌腠开泄,故见汗出。湿热蕴蒸,留恋气分,内迫营血,故可见斑疹,甚则咳血、衄血、便血、尿血。湿性重浊黏滞,湿热胶结,更难速除,久之可乘虚入络,循经伤及诸脏及关节。心气受损,气血瘀滞,则见心悸;肺气受伤,肺失肃降则咳嗽;流注关节,脉络失和则红肿疼痛;上干清窍,则头痛;流注下焦,男子则阴囊肿痛,女子则带下、少腹胀痛;乘及肝脾,气血凝滞结于胁下而成积证。

二、临 床 表 现

(一)急性期

起病多缓慢,少数亦可急骤起病。

1. 发热　典型者为波浪型,每次发热数周,间歇数天至2周无热期后,发热又起,如此反复数次。其他热型大多为弛张热,也可呈不规则热及持续低热。出汗特多为本病突出症状,可浸湿衣被,出汗与热退相伴,但全身中毒症状多不明显,患者甚至能坚持工作。

2. 关节痛　主要见于大关节,常呈游走性,部分患者可有关节红肿,偶见化脓。也可有滑膜炎、腱鞘炎或大腿肌肉痉挛性疼痛。

3. 生殖系统症状　男性患者中约20%～40%可发生睾丸炎或附睾炎,睾丸肿大多为单侧。女性患者可发生卵巢炎、输卵管炎或子宫内膜炎，偶可导致孕妇流产。

4. 神经系统症状　主要为神经痛，乃神经根或神经干病变所致，以腰骶神经根受累为多，肋间神经与坐骨神经亦易受侵犯。偶可发生脑膜炎、脑膜脑炎及脊髓炎等。

5. 淋巴结与肝脾肿大　淋巴结肿大主要见于颈部及腋下，肝脾肿大约见于半数病例。

湿热病邪侵犯人体，湿热蕴蒸，留恋气分，肌腠开泄，故发热、多汗；湿热流注关节，气血凝滞胁下，故关节痛，淋巴结、肝脾肿大；湿热流注下焦，故见睾丸炎、卵巢炎等。

（二）慢性期

可由急性期发展而来，亦可缺乏急性期病史而直接表现为慢性。本期表现无特异，常见有疲乏、出汗、头痛、低热、抑郁、烦躁、失眠、肌肉和关节酸痛等。肝、脾、淋巴结亦可肿大。为邪热久留，气阴两伤，或气血凝滞所致。

三、诊 断 要 点

（一）流行病学资料

在流行区域，有牲畜接触史或饮用未经严格消毒的牛羊奶者，有重要参考意义。

（二）证候特点

发热，多汗，关节痛，睾丸炎或卵巢炎，神经痛，肝脾及淋巴结肿大，或出现类似神经官能症而有骨、关节痛，或有低热者应考虑本病的诊断（急性期或慢性期）。确诊则有赖于实验室特异性检查。

（三）实验室检查

1. 白细胞总数正常或偏低，淋巴细胞相对增多。分离病原体，急性期血培养阳性率可达 80%，慢性期则较低。骨髓培养阳性率高于血培养。

2. 血清凝集试验，效价 1：100 以上有诊断意义，病程中效价 4 倍以上增加更有诊断意义。补体结合试验特异性强，持续时间长，故慢性期阳性率也高，效价 1：10（＋＋）为阳性。2-巯基乙醚试验、加热凝集试验和半胱氨酸凝集试验可用以鉴别菌苗接种后的阳性血清凝集试验和本病病人的阳性血清凝集试验。如经过加热或加入二巯基乙醇或半胱氨酸处理后，凝集试验仍为阳性，则提示为现症病人，如转阴性则提示菌苗反应。

其他尚有用间接血凝、沉淀试验、间接荧光试验等方法检测抗体。

四、一 般 处 理

急性期以控制感染为主。目前认为利福平疗效较佳，常用量每日 600～1200mg，或可用四环素或氯霉素，常与链霉素联合运用，可提高疗效和减少耐药性的产生。复方磺胺甲基异噁唑亦有较好疗效。

慢性期可配合菌苗、水解素或溶菌素疗法，均从小剂量开始，视反应情况逐日增加剂量，10～15 日为一疗程，疗效以静脉注射为佳。首次剂量、菌苗为 25 万菌体/日，水解素和溶菌素为 1%，1ml/d。疗程结束时，菌苗可达 1.5 亿菌体/日，后两者可增至 2ml/d。菌苗注射可引起全身性反应如寒战、高热、大汗、全身关节痛等。

五、辨 证 治 疗

本病多为湿热病邪所致。初起湿热遏阻卫气，可用芳香化湿，清热透邪；湿热蕴蒸气分者用清气泄热，燥湿止痛；若湿热阻滞筋脉，出现周身关节烦痛者可用清利湿热，化瘀通络法治疗;湿热化燥化火,燔灼气营(血),则用清气凉营(血)治疗;神昏谵语者可如安宫牛黄丸清心开窍;若见胁肋胀痛,肝脾肿大,或睾丸肿痛,或妇人带下黄稠而臭者,为气滞肝郁所致,宜用疏肝理气,活血止痛治疗;若邪热久留,损伤气阴者,用补益气阴,柔肝宁心治疗。

(一)湿热遏阻卫气

1. 证候　身热不扬或间歇发热,恶寒或汗出恶风,头痛,身痛,胸脘痞闷,或见腹痛,纳呆,恶心呕吐,舌边尖红,苔白腻,脉濡或弦滑。

2. 治法　芳香化浊,清热透邪。

3. 方药

主方　三仁汤加减:杏仁 10g,白蔻仁(后下)6g,川厚朴 10g,法半夏 12g,通草 6g,滑石(先煎)30g,淡竹叶 12g,绵茵陈 30g,连翘 15g,藿香 12g,葛根 15g。水煎服,每日 2 剂。若身体疼痛较剧可加秦艽 12g,川木瓜 12g,威灵仙 12g;呕吐者加淡竹茹 15g,佩兰 12g。

中成药　藿香正气丸 1 丸,一天 3 次。

(二)湿热蕴蒸气分

1. 证候　高热,汗多,口渴,肌肉酸痛,或见关节红肿疼痛,舌红苔黄,脉数。

2. 治法　清气泄热,燥湿止痛。

3. 方药

主方　白虎加苍术汤合三妙散:生石膏(先煎)30g,知母 12g,苍术 10g,黄柏 15g,怀牛膝 15g 等。水煎服,每日 2 剂。若四肢痛甚者加秦艽 12g,生薏仁 30g,川木瓜 12g;若少腹胀痛,睾丸肿痛,或女子带下黄稠者,可加延胡索 10g,川楝子 12g,樗根白皮 12g,川萆薢 30g。

中成药　用二妙丸 9g,一天 2～3 次。

(三)湿热阻滞筋脉

1. 证候　身热,汗出,头痛,烦躁,周身骨节烦痛,舌苔黄腻,脉弦数。

2. 治法　清利湿热,化瘀通络。

3. 方药

主方　宣痹汤加减:防己 12g,连翘 15g,滑石(先煎)30g,生薏仁 30g,晚蚕沙(包煎)12g,山栀子 12g,片姜黄 12g,苍术 10g,桃仁 10g 等。水煎服,每日 1 剂。若睾丸肿痛,少腹胀痛者加延胡索 12g,川楝子 12g,香附 10g 等;若久病体虚,口淡不渴者去山栀子、连翘,加当归 6g,桂枝 6g,白术 15g,黄芪 20g。

中成药　用三妙丸 9g,一天 2～3 次。

(四)气营(血)两燔

1. 证候　高热,汗出,口渴,咳嗽,甚则咯血,鼻衄,便血,肢节烦疼,舌红赤,苔黄,脉数。

2. 治法　清气凉营(血)。

3. 方药

主方　玉女煎加减:生石膏(先煎)30g,知母 12g,白茅根 30g,侧柏叶 12g,大青叶 15g,牛膝 12g,生地黄 20g,玄参 20g,桑枝 30g,秦艽 12g 等。水煎服,每日 2 剂。

中成药　若见神昏谵语者加用安宫牛黄丸 1 丸,一天 1～2 次或紫雪丹 1 支,一天 2～3 次;消化道出血者加用紫地宁血散 1 支,一天 3 次。

(五)肝郁气滞

1. 证候　往来寒热或低热不退,胁肋疼痛,肝脾肿大,或少腹胀痛,睾丸肿痛或妇人带下黄稠而臭，舌边红苔黄白相兼，脉弦。

2. 治法　疏肝理气，活血止痛。

3. 方药

主方　柴胡疏肝散加减：柴胡 12g，陈皮 6g，白芍 12g，赤芍 12g，枳壳 10g，川芎 6g，香附 6g，延胡索 10g，川楝子 12g 等。水煎服，每日 1 剂。若瘀滞较重，肝脾肿大，胸胁刺痛较甚者，加丹参 15g，蒲黄（包煎）10g，郁金 12g；面色萎黄者，去川芎加茵陈 30g，郁金 12g，麦芽 30g；睾丸肿痛者加荔枝核 12g，小茴香 3g；妇女带下黄稠者加黄柏 15g，白果 12g，苦参 10g。

中成药　用小柴胡冲剂 1 小包，一天 3 次。柴胡注射液 2～4ml，肌内注射，一天 2 次。

（六）邪热久留，气阴两伤

1. 证候　低热或无热，疲乏，盗汗，心烦失眠，筋脉拘急钝痛，舌红少苔，脉细数。

2. 治法　补益气液，柔肝宁心。

3. 方药

主方　生脉散合阿胶鸡子黄汤加减：太子参 20g，麦冬 10g，五味子 6g，阿胶（烊化）12g，白芍 15g，生地黄 20g，茯神 15g，络石藤 30g，生牡蛎 30g，双钩藤 15g，石决明（先煎）30g，炙甘草 6g 等。水煎服，每日 1 剂。若失眠严重者加夜交藤 30g，柏子仁 15g，酸枣仁 12g；自汗较多者加煅龙骨（先煎）30g，浮小麦 30g；久病气虚较重者太子参可用人参 10g（另炖）代替。

中成药　生脉注射液 20～40ml，加入 5％～10％葡萄糖注射液 500ml 中，静滴，一天 1 次。

六、其 他 疗 法

主要用于慢性期单纯关节及神经痛者。

1. 针刺或当归注射液等穴位注射　穴位可选用：上肢：肩髃，曲池；下肢：阳陵泉，阴陵泉；肩背：肩中俞，肩外俞，阿是穴；腰部：肾俞，阿是穴。

2. 耳针　关节及神经痛可取相应部位加内分泌，肾上腺，皮质下，肾，神门等。每天 1 次。

其他尚可配合理疗、药浴等，对治疗均有帮助。

七、康复与预防

患者应卧床休息，注意水及营养的补充，给予足量维生素 B 族和维生素 C，以及易于消化的饮食。高热者可同时应用解热镇痛剂。慢性期关节疼痛明显者，肢体活动障碍，可用物理疗法，如热疗、中药熏蒸及针灸等。

及时检出并隔离病畜，严格按兽医卫生措施处理。急性期病人应隔离至症状消失，血、尿培养阴性。畜产品应加强卫生监督，乳品、肉类等要严格消毒。从事牲畜业、屠宰业及有关畜皮、毛、乳、肉加工人员工作时要穿工作服，戴口罩、帽子、手套，工作后要洗手消毒。凡有可能感染本病原人员均应进行接种。目前多采用 M-104 冻活菌苗皮上划痕接种法。免疫期 1 年。每年须加强接种 1 次。健康牲畜应进行定期自动免疫。

八、临 床 报 道

1. 生永夫报道用中医辨证治疗慢性布鲁氏菌病 150 例，分为气虚血亏、肝肾阴虚、血瘀、湿热 4 型，分别用中药治疗。如气虚血亏者用补气养血，祛瘀通络，方以自拟双补汤加减：黄芪30g，党参25g，当归30g，丹参15g，川芎10g，红花15g，赤芍10g，地龙10g，白花蛇舌草10g，大枣7枚，甘草10g。肝肾阴虚型治以滋补肝肾，祛瘀通络，方以独活寄生汤加减：独活15g，桑寄生15g，秦艽15g，当归25g，丹参25g，牛膝15g，续断15g，地龙10g，赤芍10g，白花蛇舌草10g。血瘀型治以活血止痛，祛瘀通络，方以身痛逐瘀汤加减：桃仁15g，红花15g，川芎10g，秦艽15g，桂枝15g，苍术15g，丹参30g，黄芪25g，赤芍10g，地龙10g，白花蛇舌草10g。湿热型治以清热除湿，祛瘀通络，方以宣痹汤加减：防己15g，杏仁15g，连翘15g，滑石25g，生薏仁25g，姜黄10g，海桐皮15g，黄芪15g，白花蛇舌草25g，赤芍10g，地龙10g。全部病例均连续治疗30天为一疗程，一般治疗1～2个疗程。结果临床治愈59例，基本治愈54例，好转25例，无效12例，总有效率92%。〔生永夫，胡素华．中医辨证治疗慢性布鲁氏菌病150例[J]．中医杂志，1996，(5)：292〕

2. 马丁用大补元煎治疗慢性布鲁氏菌病43例，用杜仲、山药、怀牛膝、鸡血藤各15g，党参16g，枸杞子、川断、黄精、当归、穿山甲、女贞子、山萸肉各12g，熟地、桑寄生、甘草各10g，日1剂水煎服，15日为一疗程。用2个疗程，22例随访1年，结果：分别治愈19、7例，基本治愈16、12例，好转8、3例。〔马丁，张铎，孙承恩，等．大补元煎治疗慢性布氏菌病43例[J]，陕西中医，1997(5)：197-198〕

（钟嘉熙　杨德福）

第二十四章

恙　虫　病

恙虫病(tsutsugamushi disease)是由恙虫病立克次体(又称东方立克次体)引起的一种自然疫源性疾病。临床上以发热,皮疹,焦痂及局部淋巴结肿大为主要特点。本病多发生于夏秋季节,患者常因纳凉、游泳、野营露宿而坐卧于草地、野外,被恙虫幼虫(恙螨)叮咬传染而得病。中医认为是感受暑热、湿热病邪所致,属于"暑温"、"伏暑"、"湿温"范畴。

一、病 因 病 理

鼠类是本病的主要传染源,恙虫幼虫(恙螨)是传染本病的媒介。受染的恙虫幼虫叮咬人后,局部发生丘疹、焦痂及溃疡,病原体直接或经淋巴系统侵入血流,然后到达其他器官,在血管内皮细胞和网状内皮系统内生长繁殖,产生毒素,出现全身毒血症状。在幼螨叮咬处,由于恙螨唾液与立克次体繁殖对局部的损害,引起小血管炎和血栓形成,局部皮肤充血、水肿,形成小丘疹,继而形成水疱,然后发生坏死和出血,形成特有的黑色痂皮,称为焦痂。

中医认为本病是感受暑湿或湿热病邪而成。夏秋季节,气候炎热,雨水较多,天暑下迫,地湿上蒸,暑湿及湿热病邪易形成并侵犯人体。正气虚弱,尤其是脾胃虚弱,元气不足,是本病发生的内在因素,正如《湿热病篇》指出:"太阴内伤,湿饮停聚,客邪再至,内外相引,故病湿热。"在湿热偏盛的季节,脾胃运化功能呆滞,容易导致内湿留困。如恣食生冷,饮食不节,或劳倦过度,损伤脾胃,均可使运化失常,湿饮内聚。一旦脾胃失调,内湿留滞,外来之暑湿、湿热病邪与脾胃内湿"同类相召"而侵入人体,发为本病。初起遏阻卫气,卫阳被遏,卫气不得宣泄,故见发热恶寒;湿热客于肌腠,故身痛不适;湿阻中焦,气机升降不畅,故见纳呆疲乏等。继而湿热郁阻少阳,枢机不利,则可见寒热往来,脘痞心烦等。湿热蕴蒸气分不解,可见持续发热不退。湿热弥漫三焦,上蒸头面,蒙蔽清窍,则见面赤、耳聋;阻于中焦,气机升降失调,故脘腹痞闷而不甚渴饮;蕴结下焦,小肠泌别失职,大肠传导失司,则小便短赤而大便溏臭。若湿邪化热化火,亦可入侵营血分,出现烦躁、出血等症;或者邪热内闭心包而见神昏谵妄,甚则昏迷不醒;热盛动风亦可出现抽搐等症。

二、临 床 表 现

(一)前驱期

起病较急,症见发热恶寒,头痛,全身酸痛,疲乏思睡,食欲减退,恶心呕吐,咳嗽胸闷等。为暑湿、湿热病邪侵犯卫气,卫阳被遏,气机失畅所致。

(二)症状典型期

高热持续不退,体温达 39℃～40℃以上,颜面潮红,结膜充血。约 80%患者可查见焦痂,呈圆形或椭圆形,大小不一,直径约 4～10cm 不一,焦黑色,边缘隆起,周围有红晕,如无继发感染,则不痛不痒,无渗液,以湿润及气味较浓的部位如腋窝、腹股沟、会阴、肛门等处多见。焦痂附近的局部淋巴结肿大明显，全身浅表淋巴结肿大亦不少见，肿大淋巴结有压痛，移动性好。大多数患者在病程第4～第6日出现暗红色斑丘疹，严重者可为出血性，多见于胸、背、腹部及四肢，面部极少见，手掌、足底缺如。其他可见肝脾肿大等。湿热蕴蒸，弥漫三焦，故见高热、结膜充血等；湿热内侵，痰瘀互结，流注全身，则见焦痂、淋巴结肿大；热毒壅滞，窜于营血，从肌肤血络发出而致皮疹。

（三）恢复期

发病第3周后发热逐渐减退，症状减轻，逐渐恢复健康。为湿热病邪渐退，正能胜邪的表现。

三、诊断要点

（一）流行病学资料

近期去过流行地区、草地、野外等鼠类活动区。

（二）证候特点

发热，寒战，发现焦痂或溃疡，淋巴结肿大，皮疹，肝脾肿大等。

（三）实验室检查

病程初期白细胞计数大多正常或减少。从第2周起，白细胞计数可稍增加。血沉正常或轻度增快。外斐反应或恙虫病立克次体补体结合反应阳性可确诊，必要时可作动物接种分离病原体。

四、一般处理

病人应卧床休息，每日应供应足够的水量、适量的食盐（每日4～6g）与易消化的饮食。高热及毒血症状严重者酌情输液，补充高热量及高维生素。氯霉素、四环素族抗生素对本病有效，服药后大部分病人的热度在1～2日内下降至正常。剂量成人每日1.5～2g，分3～4次口服，亦可选用强力霉素，成人量0.2g/d。甲氧苄氨嘧啶（TMP）也可与上述抗生素并用，成人剂量0.2g/d，分2次服。值得注意的是上述抗生素都仅能抑制立克次体的繁殖，而不能直接杀灭。彻底清除病原体尚须人体的免疫功能。中医中药整体调治对增强人体抗病能力，减轻病毒血症及清除病原体等方面具有重要作用。

五、辨证治疗

本病是感受暑湿或湿热病邪所致。辨证时应辨析湿与热之孰轻孰重。湿重于热者，多身热不扬，头重身痛，渴不引饮或口淡不渴，胸闷不饥，脘腹胀满，大便溏，小便混浊不清，苔白腻或白滑；热重于湿者，多热势较高，汗出不解，头痛较剧，口苦，渴不多饮，胸腹灼热，大便秘结或下利黏垢，小便短赤，苔黄厚腻等。只有辨明湿与热之轻重程度，方能确定化湿与清热方药的配伍原则。本病病变部位以气分为主，初起遏阻卫气，则可见发热恶寒，头痛，纳呆，苔白腻等症；继则暑湿或湿热蕴蒸气分，可见邪郁少阳、湿热蕴蒸、弥漫三焦等证。若湿邪化热化火，亦可侵入营血分，出现热入心营、内闭心包，引动肝风等重证。

本病治疗原则以祛湿清热为主，吴鞠通认为："徒清热则湿不退，徒祛湿则热愈炽"，在临床运用上，必须根据病机，合理运用。若临床表现为湿重于热者，应以祛湿为主，兼以清热；若热重于湿者，应以清热为主，佐以祛湿；湿热并重者，则祛湿清热并举。湿热化燥化火入心营者，治以清营泄热，清心开窍；热感动风者，治以清热息风。

(一)邪遏卫气

1. 证候　发热恶寒,头痛身痛,纳呆疲乏,胸闷咳嗽,舌边尖红,苔白腻,脉濡缓。

2. 治法　芳香化湿,透表清热。

3. 方药

主方　三仁汤加减:北杏仁 10g,滑石 20g,白通草 10g,黄芩 12g,白蔻仁 10g,淡竹叶 10g,厚朴 10g,生苡仁 30g,法半夏 10g。水煎服,每日 1 剂。若头痛较剧者加菊花 12g、白蒺藜 12g;身痛身重甚者加葛根 15g、防风 10g、秦艽 15g;恶心呕吐者加藿香 12g、佩兰 10g、竹茹 12g;胸闷脘痞者加枳壳 12g、郁金 12g。

中成药　藿香正气口服液,每次 10ml,每日 3 次。

(二)邪郁少阳

1. 证候　寒热往来,心烦口渴,脘痞,恶心呕吐,小便短赤,舌质红、苔黄腻,脉弦数。

2. 治法　清泄少阳,分消湿热。

3. 方药

主方　蒿芩清胆汤加减:青蒿 10g(后下),黄芩 12g,法半夏 10g,竹茹 15g,茯苓 15g,枳壳 12g,柴胡 12g,连翘 12g,甘草 6g。水煎服,每日 2 剂。若大便秘结者加大黄 10g(后下)、芒硝 10g(冲服);口渴甚者加生石膏 30g(先煎)、天花粉 15g;嗳酸泛腐,纳呆者加山楂 12g、神曲 12g、谷芽 30g。

中成药　小柴胡冲剂,每次 1～2 包,每日 3 次;清热祛暑冲剂,每次 10～15g,每日 3 次。

(三)湿热蕴蒸

1. 证候　发热口渴,胸闷腹胀,肢酸倦怠,咽喉肿痛,眼红流泪,皮疹,舌红、苔黄腻,脉滑数。

2. 治法　清热解毒,祛湿化浊。

3. 方药

主方　甘露消毒丹加减:黄芩 12g,茵陈 15g,滑石 30g,连翘 12g,石菖蒲 12g,射干 10g,浙贝母 12g,菊花 12g,大青叶 15g,藿香 10g,夏枯草 12g,甘草 6g。水煎服,每日 2 剂。若大便溏泄者加火炭母 20g、白头翁 12g、葛根 15g;皮疹明显者加牡丹皮 10g、玄参 15g、紫草 12g;呕吐者加竹茹 12g、苏梗 12g、黄连 8g。

中成药　新清宁片,每次 4～6 片,每日 3 次;双黄连粉针 3g,加入 0.9%氯化钠注射液 500ml 中,静脉滴注,每日 1～2 次。

(四)湿热弥漫三焦

1. 证候　身热持续不退,面赤,耳聋或重听,胸闷脘痞,咳嗽或咳痰带血,恶心呕吐,大便溏臭,小便短赤,舌红赤,苔黄腻,脉滑数。

2. 治法　清利湿热,宣通三焦。

3. 方药

主方　三石汤加减:滑石 30g,生石膏 30g(先煎),寒水石 30g,北杏仁 12g,竹茹 15g,银花 15g,通草 10g,板蓝根 30g,黄芩 15g,连翘 12g。水煎服,每日 2 剂。若咳咯血痰者,加白茅根 30g、侧柏叶 15g;心烦胸闷较甚者,加山栀子 10g、竹叶心 10g;小便赤痛明显者,加车前草 20g、生苡仁 30g。

中成药　西黄丸,每次 1 丸,每日 2 次;六神丸,每次 10 粒,每日 3 次。

(五)热入心营

1. 证候　灼热烦躁,皮疹,剧烈头痛,时有谵妄,甚或昏迷,舌红绛、少苔,脉细数。

2. 治法　清营泄热,清心开窍。

3. 方药

主方　清营汤加减:水牛角 30g(先煎),银花 15g,连翘 12g,生地 15g,丹参 15g,黄连 10g,竹叶心 10g,麦冬 12g,甘草 6g。水煎服,每日 2 剂。若皮疹明显者,加紫草 12g、大青叶 15g;热势较高者,加生石膏 30g(先煎)、知母 12g;大便秘结者,加大黄 12g(后下)。

中成药　安宫牛黄丸,每次 1 丸,每日 2 次;瓜霜退热灵,成人每次 4 粒,每日 3 次;安脑牛黄丸,每次 4 丸,每日 2～3 次。

(六)热盛动风

1. 证候　高热,四肢抽搐,甚则角弓反张,神志不清,或喉中痰壅,舌红赤、苔黄,脉弦数。

2. 治法　清热解毒,息风定痉。

3. 方药

主方　羚角钩藤汤加减:羚羊角 5g(先煎),桑叶 12g,生地 20g,钩藤 12g(后下),菊花 12g,白芍 15g,生石膏 30g(先煎),知母 12g,甘草 6g,蚤休 10g,地龙 12g。水煎服,每日 2 剂。若恶心呕吐者,加竹茹 15g、法半夏 10g;口渴甚者,加天花粉 15g;高热不退者,加柴胡 12g、青蒿 10g(后下);神昏谵语者,加服安宫牛黄丸 1 粒。

中成药　羚羊角粉,每次 1 支,每日 3 次;紫雪丹,每次 1 瓶,每日 2 次。

六、其 他 疗 法

(一)验方

1. 白花蛇舌草 20g,白茅根 30g,车前草 30g,崩大碗 30g,水煎服,每日 1 剂。

2. 大青叶 15g,崩大碗 15g,狗肝菜 15g,白花蛇舌草 30g,水煎服,每日 1 剂。

(二)针灸疗法

1. 针刺　对高热、头痛、身痛者,取大椎、合谷、曲池等穴,用强刺激,每日 2 次;或十宣放血。

2. 穴位注射　对高热烦躁、四肢抽搐者,取双侧合谷、曲池穴,两侧各取一穴位,注射柴胡注射液、非那根注射液各 1ml。

七、康复与预防

1. 本病系一种自然疫源性传染病,经治疗后,体温下降至正常后 1 周,症状减轻,逐渐恢复健康。少数病人要注意心肌炎、支气管肺炎、心力衰竭、出血现象等并发症。

2. 大力开展以除害灭病为中心的灭鼠运动,消灭鼠类储存宿主。

3. 在疫区工作应穿紧身衣裤及鞋袜等,在身体暴露部分涂抹驱虫剂以防恙螨叮咬。如被恙螨叮咬可立即用消毒针挑去再涂酒精或搽紫金锭可防止感染本病。

八、临 床 报 道

1. 史志云治疗恙虫病 2 例,辨证为暑湿郁阻少阳和暑湿弥漫三焦,治疗以清暑化湿为主,并配以和解少阳,宣通三焦,用蒿芩清胆汤加减,基本方:青蒿(后下)、青天葵各 10g,竹茄、枳壳各 12g，黄芩、柴胡、茯苓、生地各 15g，水牛角（先煎）30g。皮疹明显者，加牡丹皮 10g、大青叶 15g；头痛者，加白蒺藜、菊花各 12g；周身骨痛者，加葛根 20g、秦艽 15g、防风 10g；大便秘结者，加火麻仁、秦艽各 15g，大黄 10g（后下）；暑湿较盛者，加薏苡仁、滑石各 30g，扁豆花 12g。同时用氯霉素 1g/d，静脉滴注。经中西医结合治疗，2 例病人均痊愈出院。〔史志云．中西医结合治疗恙虫病 2 例报告[J]．中国医学文摘-内科分册（英文版），1994，(11)：101〕

2．徐延新报道，用加味白虎汤为主治疗恙虫病 102 例，均获治愈。药用：石膏、滑石各 24g，知母、黄芩、藿香、扁豆、厚朴、蔻仁各 10g，生地、郁金、菖蒲各 15g。湿温加苍术。水煎服，日 2 剂。并用双黄连注射液 3.6g，加入 5%葡萄糖氯化钠注射液 500ml，静滴，每日 1 次，7 日为一疗程。伴有并发症，血象偏高者，用穿琥宁注射液 16ml，加入 5%葡萄糖氯化钠注射液 500ml，静滴，每日 1 次；高热、昏迷者，用清开灵注射液 80ml，加入 5%葡萄糖氯化钠注射液 500ml，静滴，日 2 次。〔徐延新．加味白虎汤为主治疗恙虫病 102 例[J]．中西医结合实用临床急救，1997，(2)：69〕

（史志云　杨德福）

第二十五章

钩端螺旋体病

钩端螺旋体病(leptospirosis)简称钩体病,是致病性钩端螺旋体引起的动物源性传染病。鼠类和猪是其主要传染源。传染途径是通过污染的疫水、土壤、食物经破损皮肤及消化道黏膜进入人体传播。其病变基础是全身毛细血管损伤,重者有明显内脏器官损害。临床上以起病急骤,高热,腓肠肌压痛,表浅淋巴结肿大为主要特点。本病多发于7~9月。中医认为是感受暑湿、暑热病邪所致,属于"暑湿"、"暑温"等范畴,由于该病的季节特点,又称"打谷黄"、"稻谷黄",当其在一定范围引起流行时,也称"稻瘟病"、"瘟黄"。

一、病 因 病 理

钩端螺旋体自皮肤破损处或经口腔、胃、肠道等各种黏膜侵入人体内,经淋巴管或小血管至血循环和全身各脏器,迅速繁殖引起菌血症,可在感染1周内引起严重感染中毒症状,以及肝、肾、肺、肌肉和中枢神经系统等病变。此外,淋巴结、心肌及横纹肌可有间质性炎症,细胞肿胀、点状出血及坏死,尤以腓肠肌受累显著。钩端螺旋体病病理病变的突出特点,是机体器官功能障碍的严重程度,与组织形态变化轻微的不一致性。

中医认为本病的发生,主要是感受暑热或暑湿病邪,但人体正气不足是导致外邪侵袭而发病的重要因素。夏季暑热旺盛,湿气亦重,在此环境中,人若正气素亏或劳倦过度或赤身在水中活动,暑热或暑湿之邪易侵袭而发病。初起暑湿外遏卫表,内阻气机,可出现短暂的卫分表证或卫气同病。但大多迅速消失,而转入但热不寒的气分阶段,也有起病即属气分者。随着病情发展,暑湿疫邪郁蒸于里,弥漫三焦,累及脏腑,则变证丛生,危候迭出。如暑热炽盛,燔灼肺金,可伤及肺络,因大量咯血,失血过多易致气随血脱;暑湿蕴蒸,酿成热毒,充斥气血,内熏肝胆,胆汁外溢,则发为黄疸;暑湿炽盛,充斥三焦,影响气化,水液输布失常,可致少尿、尿闭或血尿;暑湿化燥化火,入营动血,内陷厥阴,肝风内动。上述证候及时得到治疗,可进入恢复期,而成余邪未清,气伤津亏之证。

二、临 床 表 现

(一)早期(钩体血症期)

多数病人起病急骤,伴恶寒、头痛、全身乏力,眼结膜充血,腓肠肌压痛,全身表浅淋巴结肿大。为暑湿或暑热病邪初犯人体,内阻气机,证候表现多为暑湿在卫。

(二)中期(器官损伤期)

按不同临床表现,可分为5型:①流感伤寒型:发热,恶寒,鼻塞,咽痛,咳嗽,头身重痛,目赤,心烦,口渴,为暑湿外遏内阻,气机不畅,证候表现邪遏卫气;②肺出血型:发热,咳嗽,咯血痰,甚则咯血不断,口唇发绀,面色苍白,心慌,烦躁,为暑热伤肺,或暑伤肺络,或暑入血分或津气欲脱,证候表现复杂,病情较重;③黄疸出血型:病后3~7天出现黄疸,伴有不同程度的出血，为暑湿蕴蒸，充斥气血，内熏肝胆，证候表现暑湿蕴毒；④肾功能衰竭型：蛋白尿，少尿，尿闭，血尿，氮质血症，酸中毒，为暑湿瘀阻肾络，水道不利，证候表现湿热结聚，肾络瘀阻；⑤脑膜脑炎型：剧烈头痛，全身酸痛，呕吐，烦躁不安，神志不清，颈项强直，为暑热入营，内陷心包，清窍闭阻，证候表现为热入心包，肝风内动，或湿热酿痰，蒙蔽心包。

(三)恢复期(或后发症期)

一般患者热退后，各种症状逐渐消退，但也有少数患者退热后经几日或3个月左右，再次发热，一般38℃～38.5℃。为里热已退，余邪未清，而成气伤津亏之证。

三、诊 断 要 点

(一)流行病学资料

本病流行于全世界各大洲，在我国多发于秋收水稻和暴水或洪水泛滥期(6～10月)，易感者在近期(20天)内曾参加收割水稻或接触过可能有钩体污染的疫水，感染者男性占80%以上。

(二)证候特点

典型病例可归纳为3大症状：发热，身痛，全身乏力；三体征：眼结膜充血，腓肠肌疼痛压痛，淋巴结肿大。

(三)实验室检查

血常规：无黄疸病例，白细胞总数和中性粒细胞数正常或轻度升高，黄疸病例白细胞计数大多增高，最多可达$70\times10^9/L$，出血患者可有贫血及血小板减少。尿常规：有轻度蛋白尿、白细胞、红细胞或管型出现。病原学检查：可采集血液、脑脊液、尿液进行培养，可获得钩体。血清学试验：凝集溶解试验、酶联免疫吸附试验、间接红细胞溶解试验有较高的特异性和灵敏性，乳胶凝集试验、反向间接血凝试验、间接荧光抗体染色试验、PCR法检测可对疾病作出早期诊断。

钩端螺旋体病临床表现非常复杂，因而早期诊断较困难，容易漏诊、误诊，临床确诊需有阳性的病原学或血清学检查结果，并结合流行病学资料、早期临床特点等方面进行综合分析。

四、一 般 处 理

患者应及时隔离治疗，早期卧床休息。给予高热量、富含维生素B和维生素C以及容易消化食物，并保持水、电解质和酸碱平衡；出血严重者应立即输血并及时应用止血剂，肝功能损害者应保肝治疗，避免使用损害肝脏药物；青霉素早期使用，有提高退热、缩短病程、防止和减轻黄疸和出血功效，但需避免发生赫氏反应。咪唑酸酯及甲唑醇治疗本病也有较好效果，主要反应有赫氏反应、消化道症状、皮疹等。

五、辨 证 治 疗

本病为暑湿或暑热病邪所致，初起可为暑湿在卫，治宜透达表邪，涤暑化湿，也可邪遏卫气，则宜清暑透邪；病邪入里，则变证丛生，危候迭出，暑湿蕴毒，熏蒸肝胆，宜清热解毒，凉血退黄；暑湿弥漫三焦，宜清泄暑湿，宣通三焦；暑热炽盛，燔灼肺金，轻则清暑保肺，重则清暑解毒，凉血散血；如失血过多可致津气欲脱，宜益气敛津，生脉固脱；也可湿热结聚，肾络瘀阻，治宜清热化湿，化瘀通腑；热入心包，肝风内动，宜清营开窍，凉肝息风；湿热酿痰，蒙蔽心包,则需清热化湿,豁痰开窍,余邪未清,可酌予清泄余邪,兼益气生津之品。

(一)暑湿在卫

1. 证候 身热,微恶寒,头身重痛,小腿肌肉酸痛,无汗或微汗,脘痞,口不渴,舌红,苔白腻或黄腻,脉浮滑数或濡数。

2. 治法 透邪达表,涤暑化湿。

3. 方药

主方 卫分宣浊饮加减:香薷 6g,银花 30g,连翘 10g,滑石 10g,茯苓 15g,通草 6g,杏仁 10g,荷叶 10g,竹叶 10g,扁豆 10g。水煎服,每日 1 剂。若呕恶者加苡仁 30g、藿香 10g;头痛甚者加蔓荆子 10g;发热甚者加青蒿 10g、大青叶 15g,咽痛者加青果 10g;肌肉酸痛,下肢尤甚者加防己 10g、秦艽 10g、片姜黄 10g。

中成药 苍薷丸,每次 6g,每日 2~3 次;或鲜藿香露,每次 60ml,白开水稀释后饮服,每日 2~3 次。

(二)邪遏卫气

1. 证候 发热,微恶寒,头身痛,目赤咽痛,咳嗽,或痰带血丝,或恶心呕吐,腹泻,苔黄或黄白相兼,脉浮数。

2. 治法 清暑透邪。

3. 方药

主方 银翘散合甘露消毒丹加减:银花 15g,连翘 10g,竹叶 10g,桔梗 10g,藿香 6g,薄荷 6g,黄芩 10g,滑石 10g,芦根 30g,射干 10g,防己 1g,秦艽 10g。水煎服,每日 1 剂。若呕恶甚,苔厚腻者,加苡仁 30g、白蔻仁 6g、扁豆 10g;若表闭,显著无汗身痛者,加香薷 6g;痰中带血者,加杏仁 10g、白茅根 30g;暑热偏重,高热烦躁者,去藿香、滑石,加石膏 30g、知母 10g。

中成药 银翘解毒丸,每次 1~2 丸,每日 2~3 次;柴胡注射液,每次 2ml,肌内注射,必要时可重复给药 1 次。

(三)暑湿蕴毒,熏蒸肝胆

1. 证候 面目肌肤发黄,尿黄,高热,全身酸痛乏力,腿痛,常伴衄血,齿龈出血,便血,尿血,皮肤斑疹,甚则神昏谵语。舌红或降,苔黄,脉弦数。

2. 治法 清热解毒,凉血退黄。

3. 方药

主方 茵陈蒿汤合清瘟败毒饮加减:水牛角 30g,生地 15g,牡丹皮 10g,黄连 6g,茵陈 30g,山栀 10g,赤芍 20g,连翘 10g,石膏 30g,玄参 10g,知母 10g。水煎服,每日 1~2 剂。若尿少短赤者,加白茅根 30g、芦根 30g;神昏谵语者,加安宫牛黄丸 1 丸,用水化开,先服一半,不知再服;大便干结者,加生大黄;恶心呕吐者,加石菖蒲 10g、郁金 10g;出血甚者加茜根 15g、三七粉 3g。

中成药 茵栀黄注射液 40~100ml,加入 5%葡萄糖注射液 500ml 中静脉滴注,每日 1 次;另用大黄粉,每次 3g 口服,每日 2~3 次;高热神昏者,清开灵注射液,每次 40~60ml,加入 10%葡萄糖注射液 500ml 中静滴,每日 1 次。

(四)暑湿弥漫三焦

1. 证候 高热,面红目赤,头痛,烦躁不安,胸闷脘痞,恶心呕吐,大便溏臭或下利稀水,腰腿酸疼,小便短赤,甚则尿闭不通,舌质红,苔黄腻,脉滑数。

2. 治法　清泄暑湿，宜通三焦。

3. 方药

主方　三石汤加减：滑石15g，生石膏30g，寒水石10g，杏仁10g，银花10g，通草6g，白茅根30g，黄芩10g，藿香10g，石菖蒲10g。水煎服，每日1剂。若小便闭而不通者，加茯苓皮15g、冬瓜皮15g、车前草10g；若胸闷，心烦者，加栀子皮10g、竹叶10g；若咳嗽咳痰者加浙贝10g、竹茹10g；有出血倾向者，加牡丹皮10g、茜草10g、赤芍15g；腹痛腹泻明显者，加葛根15g、黄连6g。

中成药　六一散，每次10g，温开水调下，每日3次；或桂苓甘露散，每次10g，温开水调下，每日2次。

（五）暑伤肺络

1. 证候　灼热烦渴，咳嗽气急，痰中带血丝，甚则咯血，烦躁喘促，目赤，舌红苔黄或黄腻，脉滑数或弦数。

2. 治法　清暑保肺。

3. 方药

主方　清络饮加减：银翘15g，荷叶10g，竹叶10g，西瓜翠衣6g，丝瓜络6g，杏仁10g，鱼腥草10g，薏苡仁15g，黄芩10g，生地15g，牡丹皮10g，侧柏叶10g，白茅根30g。若咯血较多者，加茜根、白及10g、三七粉3g；若咳嗽较剧者，加桑白皮10g、浙贝10g；若高热、烦渴、大汗者，加石膏30g、知母10g、黄连3g。

中成药　穿琥宁注射液，每次6ml，加入5倍量的5%葡萄糖注射液稀释静滴，每日1～2次。

（六）暑入血分

1. 证候　灼热躁扰，咯血或衄血，吐血，便血，皮肤、黏膜瘀点或瘀斑，色呈紫黑，舌绛苔焦。

2. 治法　清暑解毒，凉血散血。

3. 方药

主方　神犀丹加减：水牛角30g，石菖蒲10g，黄芩10g，连翘10g，银花30g，板蓝根30g，玄参10g，天花粉10g，紫草10g，生地30g，牡丹皮10g，茜草10g。水煎服，每日1剂。若动风抽搐者，加羚羊角6g、钩藤15g；神昏者，加安宫牛黄丸1丸，用前药化开，先服1半，不知再服；痰涎壅盛者加胆星3g、天竺黄3g、竹茹10g；气分热盛高热，苔黄者加石膏30g、知母10g；身目发黄，小便黄者，加茵陈15g、栀子10g；血尿者加白茅根30g、小蓟10g。

中成药　紫地宁血散，每次8g，凉开水调服，一日3～4次；清开灵注射液，每次40～60ml，加入10%葡萄糖注射液500ml中静滴，每日1次。

（七）津气欲脱

1. 证候　面色苍白或青灰，口唇发绀，汗出不止，喘喝欲脱，脉微细欲绝或散大。

2. 治法　益气敛津，生脉固脱。

3. 方药

主方　生脉散：红参10g，麦冬10g，五味子6g。若汗出多而不止，加煅龙骨30g、煅牡蛎30g；口渴甚者，加生地30g、天花粉10g；四肢厥冷，冷汗淋漓者，加附片10g、干姜3g；唇面指端紫绀，舌质紫暗者加丹参10g、赤芍20g、川芎6g；喉中痰鸣者，加浙贝10g、葶苈子10g、杏仁10g。

中成药 参麦注射液，每次16～20ml，加入5%～10%葡萄糖注射液250～500ml中滴注，每日1～2次；或参附注射液，每次12～16ml，加入5%～10%葡萄糖注射液250～500ml中静滴，每日1～2次。

（八）湿热结聚，肾络瘀阻

1. 证候 小便赤涩量少，甚则尿闭不通，或有血尿，少腹胀满，便秘，腰腹刺痛，恶心呕吐，口干不欲饮，舌质红，苔黑燥或黄厚腻，脉滑数或涩滞。

2. 治法 清热利湿，化瘀通腑。

3. 方药

主方 导赤散合桃核承气汤加减：生地15g，竹叶10g，大黄10g，芒硝10g，木通10g，白茅根30g，桃仁10g，丹参10g。水煎服，每日1剂。若唇焦齿槁，皮肤干燥，烦渴欲饮者，加知母10g、黄柏6g、玄参10g、麦冬10g；恶心呕吐，头痛神昏者加菖蒲10g、郁金10g；腰背部大片瘀斑，血尿甚者加水牛角30g、赤芍15g。

中成药 抗肾衰冲剂，每次15g，开水冲服，每日3次；五苓丸，每次9g，每天2次。

（九）热入心包，肝风内动

1. 证候 高热不退，头痛如劈，项强，四肢拘急抽搐，烦躁不安，甚则神昏谵语，舌质红绛，少苔或无苔，脉弦细或细数。

2. 治法 清营开窍，凉肝息风。

3. 方药

主方 清营汤合羚角钩藤汤加减：水牛角30g，羚羊角6g，连翘10g，竹叶10g，钩藤15g，玄参10g，麦冬10g，菊花10g，茯苓10g，生地10g，竹茹10g，牡丹皮10g。水煎服，每日1剂。若痰涎壅盛，抽搐较甚者，加天竺黄3g、僵蚕10g、地龙6g；大便秘结者，加大黄10g、芒硝10g；神昏谵语甚者，冲服安宫牛黄丸1粒；若突然大汗淋漓，四肢厥冷，气息短促，脉微欲绝者，急用独参汤频频送服安宫牛黄丸。

中成药 醒脑静注射液，每次16～20ml，加入5%葡萄糖注射液250ml中静滴，每日1～2次；或清开灵注射液，每次40～60ml，加入10%葡萄糖注射液500ml中静滴，每日1次。

（十）湿热酿痰，蒙蔽心包

1. 证候 身热不退，朝轻暮重，头痛，神志昏蒙，时而谵语，舌苔黄腻，脉滑数或濡数。

2. 治法 清热化湿，豁痰开窍。

3. 方药

主方 菖蒲郁金汤加减：石菖蒲10g，郁金10g，山栀10g，竹茹10g，牡丹皮10g，木通10g，竹叶10g，连翘10g，黄芩10g，玉枢丹1.5g。水煎服，每日1剂。若痉厥抽搐者，加蜈蚣6条、地龙10g、僵蚕10g；便秘或便溏不爽者，加大黄10g、枳实10g；脘痞胸闷，恶心呕吐者，加藿香10g、荷梗10g。

中成药 猴枣散，每次0.3g，鼻饲或口服，每2～3次；清开灵注射液，每次40ml，加入10%葡萄糖注射液500ml中静滴，每日1次。

（十一）余邪伤肺

1. 证候 低热不退，咳嗽少痰，痰中带血，胸闷气短，动则汗出，口干不渴，舌略红苔白，脉细数。

2. 治法 清泄余邪，兼益气生津。

3. 方药

主方 清络饮加减:银花10g,荷叶10g,竹叶10g,扁豆10g,丝瓜络10g,西洋参6g,麦冬10g,怀山药15g,甘草6g。水煎服,每日1剂。若轻微咳嗽者,加法半夏10g、茯苓10g、杏仁10g;若腹胀者,加枳实10g、厚朴10g;纳差甚者,加麦芽15g、山楂10g;尿黄少,苔腻者,加薏苡仁20g、滑石10g,杏仁10g。

中成药 金银花露,每次60ml,每日2~5次。

六、其 他 疗 法

(一)验方

1. 银翘合剂 银花15g,连翘15g,黄芩10g,栀子10g,通草6g,藿香10g,白茅根30g,水芦根30g。水煎成250ml,每次50ml,每日3次。

2. 银花15g,连翘10g,黄柏6g,黄芩10g,大黄10g,板蓝根30g。加水800ml,煎至150ml,每次服150ml,每日1次。小儿酌减。

(二)针灸疗法

1. 针刺 高热者,取风池、大椎、合谷、曲池;头痛者,加针太阳;并发眼部疾患,加承泣、睛明、肝俞;腓肠肌疼痛者,刺承山、丰隆。

2. 穴位敷贴 对出血明显者,用大蒜泥敷双足涌泉穴。

(三)饮食疗法

1. 荷叶冬瓜汤 鲜荷叶1/3张,鲜冬瓜500g,食盐少许,共煮为鲜汤。代茶频饮,功能清暑利湿,宣通三焦,适用于暑湿弥漫三焦患者。

2. 石膏薏苡仁粥 生石膏30g,生薏苡仁30g,砂仁5g,粳米100g。先将石膏加水煎汁,去渣入薏苡仁、粳米同煮为稀粥,后入砂仁,粥成调入少量砂糖,每日分2次食用。具有清暑化湿功能,适用于钩端螺旋体各型患者的辅助治疗。

3. 加味绿豆粥 绿豆30g,薏苡仁30g,杏仁10g,粳米100g。共煮为稀粥,每日1~2次,连服数日。能够清暑利湿、宣通三焦,适用于钩端螺旋体肾衰型,流感伤寒型患者的辅助治疗。

七、康复与预防

1. 一般患者经治疗,热退后各种症状逐渐消退,身体可完全康复。但少数患者热退后几日到3个月左右,可出现后发热,眼并发症,神经系统并发症,胫前热,一般采取对症治疗,可取得缓解,但脑内闭塞性动脉炎,必须争取尽早治疗,否则可能遗留不同程度后遗症。

2. 钩端螺旋体病属自然疫源性疾病,许多动物均可带菌,故需管好猪、犬、羊、牛等家畜,并大力灭鼠,发现病人及时隔离,并对排泄物如尿、痰进行消毒,切断疫源。

3. 抓好水源、食物、粪便的卫生管理,对污染的水源可用漂白粉进行喷洒消毒,防止带菌老鼠的排泄物污染食物,可以切断钩端螺旋体病的传播途径,防止传播。

4. 对易感人群采用多价菌苗接种,其免疫力可维持1年左右;在流行区和流行季节,禁止在疫水中游泳、涉水、捕鱼,并防止皮肤破损,减少感染机会;也可采用服中药方法预防,常用中草药有:土茯苓30g,千里光30g,水煎服,连服1周;或滑石15g,生甘草6g,银花15g,连翘15g,贯众15g,每日1剂,早晚2次分服,连服5天。

八、临 床 报 道

1. 张霞等把钩端螺旋体病性脑脉管炎患者40例分成中医组16例，西药组24例治疗，对比研究，中医组：①复方丹参注射液，每日8～16g加入10%葡萄糖注射液100～200ml，静脉滴注。②补阳还五汤加减，一日1剂，分次频服。③针刺，取曲池、合谷、肩髃、环跳、阳陵泉、足三里，上下肢穴位交替应用，每次取穴1～2个，一日1次。西药组：青霉素抗感染；5%碳酸氢钠静滴；腺苷、辅酶、维生素B_{12}及能量合剂等综合治疗。结果：①痊愈：中药治疗组6例，西药对照组4例；②好转：中药治疗组6例，西药对照组11例；③无效：中药治疗组无，西药对照组9例。两组疗效对比，统计学处理有非常显著性差异，说明中药治疗比西药治疗为优。〔张霞，彭兆麟．中医综合疗法治疗钩端螺旋体病性脑脉管炎临床观察[J]．湖北中医杂志，1992，(1)：20〕

2. 方显明用清暑化湿解毒汤(金银花20g，连翘15g，滑石15g，薏苡仁15g，茵陈15g，黄芩10g，藿香6g，葛根18g，佩兰10g，薄荷5g，生甘草6g)每日1剂，水煎取300ml，分3次温服，治疗钩端螺旋体病，尤以卫气同病及邪在气分者疗效佳。也可加减运用，若热毒炽盛者，加大青叶、千里光、七叶一枝花；湿浊偏胜者，加土茯苓、白蔻仁；有黄疸者，加栀子、虎杖、田基黄；咳血、衄血者，加黄连、大黄，紫珠；神昏痉厥者，加菖蒲、郁金，并送服安宫牛黄丸和紫雪丹。〔方显明．清暑化湿解毒汤治疗钩端螺旋体病[J]．广西中医药，1992，(1)：45〕

3. 侯翊生报道，治疗钩体病以温病学卫气营血理论为指导，根据临床表现与病理机制上的不同，分热偏盛型和湿偏盛型。热偏盛型：病在卫分，以银翘散加减；病在气分，以白虎汤加减，黄疸湿盛者加茵陈蒿汤；病在气血，以清瘟败毒饮加减；湿偏盛型：以三仁汤加味，陷入营血，仍以清瘟败毒饮治疗。西药：配合青霉素，加皮质激素防止赫氏反应。共治疗220例，治愈214例，占97.5%，死亡6例，占2.5%。〔侯翊生．钩端螺旋体病综述——附中西医结合治疗220例临床分析[J]．实用中西医结合杂志，1994，(4)：212〕

（赵国荣　童光东　杨德福）

第二十六章 血吸虫病

血吸虫病(schistosomiasis)是血吸虫寄生于人体所引起的疾病。人类血吸虫可分为日本血吸虫、埃及血吸虫、曼氏血吸虫和间播血吸虫4种。我国流行的人类血吸虫病系由日本血吸虫侵入人体,寄生于门静脉系统而引起的疾病。急性期主要病变为虫卵嗜酸性脓肿与肉芽肿,临床主要表现有发热、腹痛、腹泻、肝肿大及压痛、嗜酸性粒细胞显著增多;晚期则以纤维阻塞性病变为主,可发展为肝硬化,伴明显的门脉高压症、巨脾与腹水等。

根据本病的病因及临床表现,中医多将其归属"蛊毒"、"水毒病"范畴。亦有根据本病急性期和晚期的不同临床表现,将急性期归于"暑湿"或"湿温"论治,而将晚期归于"癥瘕"(或称"积聚")论治。

一、病因病理

日本血吸虫病的病理变化主要由虫卵引起。除部分虫卵自肠道随粪便排出体外,大部分虫卵沉积于结肠壁、肝脏,一小部分在小肠内。虫卵在组织内大量堆积,可因变态反应而产生肉芽肿,肉芽肿除有组织坏死外,在早期病变中有大量单核细胞与中性粒细胞浸润,产生抗体。感染血吸虫后所获的"部分免疫力"是一种伴随免疫力,对已寄生体内的成虫不起作用,但对再感染有一定的免疫力。现已证明,血吸虫表皮内含有红细胞ABO抗原,由于其抗原伪装,逃避免疫作用,故血吸虫能长期寄生下去。

结肠的急性期病变为黏膜的充血、水肿,黏膜下可见多个黄褐色颗粒溃破后形成溃疡,排出脓血便。慢性期由于纤维组织增生,导致肠腔狭窄或引起息肉样增生等一系列病理变化。

肝脏的病变早期为肝肿大,表面可见粟粒状黄色颗粒,晚期因纤维组织增生,主要引起纤维-阻塞性病变,发展成为肝硬化、门脉高压症、巨脾及腹水等。

中医认为,本病乃感受"蛊毒"或"水毒"所致,由于其具有湿热性质,故本病急性期类似暑湿或湿温的表现,多发于夏季或夏秋之间,接触疫水后即可感染"蛊毒"。邪从皮肤腠理而入,首先侵袭肺卫,故初起可见发热、恶寒、咳嗽,或有皮肤风疹、瘙痒等见症;若邪郁少阳则见寒热似疟,朝轻暮重,胁痛等;湿热内蕴脾胃,或下迫大肠则见腹痛、腹泻,甚则便下脓血;湿热酿痰、内蒙清窍,则可见神蒙、呆滞。

"蛊毒"伏于体内,日久阻滞气血,瘀血结聚而成癥块,胁下刺痛,青筋显露;气滞不通,水湿不化,内停而成腹胀、肢肿;最后可损耗阴津、阳气。

二、临床表现

由于损害部位及人体反应性的不同,各阶段的病理变化不同,以及人体可反复感染血吸虫,故本病临床表现比较复杂。一般可分以下几种类型:

(一)急性血吸虫病

多数发生在无免疫力的人群,自接触疫水至出现全身症状长短不一,一般以1个月左右最多见,临床症状以发热、过敏反应、腹痛腹泻、肝脾肿大等为主。

1. 发热　患者一般均有发热,以间歇热为最常见,呈锯齿状体温曲线,上午体温大都正常,下午及晚上发热明显,后半夜汗出热退。常伴有畏冷和相对缓脉,发热可持续1个月至数月不等。

2. 过敏反应　有荨麻疹、血管神经性水肿、淋巴结肿大等,血嗜酸性粒细胞常显著增多,具有诊断价值。

3. 腹部症状　半数以上患者可有腹痛、腹泻,部分甚至排脓血黏便,每天3～5次,里急后重不明显,有时腹泻与便秘交替,重症患者腹部有压痛和柔韧感,甚至有腹水形成,类似结核性腹膜炎。

4. 肝脾肿大　90%以上的患者肝脏肿大,左叶尤为显著,伴有不同程度压痛。由于血吸虫卵肉芽肿位于门静脉区,并不直接损害肝细胞,故黄疸甚为少见,半数以上患者有轻度脾肿大。

5. 肺部症状　肺部异位损害在急性血吸虫病中较为常见,患者可出现轻度咳嗽或伴胸痛,肺部偶可闻干湿啰音。为邪毒侵入人体,邪热犯肺,内蕴胃肠,或下迫大肠,郁结肝脾所致。

(二)慢性血吸虫病

指感染5个月以上,持续有各种不同的症状者,多为流行区成年居民,既往多有反复感染史,但不一定有急性期证候表现。

1. 无症状患者　患者可无症状表现及阳性体征,仅于粪便普查或因其他疾病就医时发现,其健康情况和劳动力可不受影响。慢性患者以无症状者为多。

2. 有症状患者　常见症状为腹痛,腹泻,重者有脓血便,伴里急后重,类似慢性菌痢,症状时发时愈。患者常有肝脾肿大。为湿毒久积体内,气滞不通,阻滞气血,或瘀毒结聚所致。

(三)晚期血吸虫病

主要指血吸虫病性肝硬化和儿童生长发育障碍而言。一般情况较差,患者常有长期腹痛、腹泻,食后饱胀、食欲下降、乏力、消瘦、劳动力减退的症状,部分患者可有低热。临床可分巨脾、腹水和侏儒3型。

1. 巨脾型　最多见。脾脏进行性肿大,可达脐部以下,质地坚硬,脾功能亢进,晚期多伴有食管下端静脉曲张。当静脉破裂大出血时,脾脏明显缩小。为湿毒阻滞气血,瘀血结聚胁下所致。

2. 腹水型　腹水显著,是晚期血吸虫病肝功能失代偿的表现。肝脾可肿大,腹壁静脉曲张,少数患者于脐周可听到连续性静脉杂音即克·鲍综合征。常伴有下肢浮肿,可因食管静脉或内痔静脉曲张破裂而发生大量呕血或便血;亦常并发肝性脑病恶病质或感染而危及生命。为久病气滞不通,水湿不化,内停腹部所致。

3. 侏儒型　现已少见,由于儿童期反复多次感染,致使其生长发育迟缓,身材呈比例矮小,性器官不发育,缺乏第二性征,抵抗力差。其智力尚不减退。X线检查:长骨骨骼细小、骨骺闭合延迟、骨骺线粗糙不规则,骨质钙化不足,女性骨盆呈漏斗状。为湿热酿痰,内蒙清窍所致。

上述各型可有交叉存在的现象。

(四)异常损害

较少见,以肺与脑为主。肺型血吸虫病多见于急性期,呼吸道症状及体征大都较轻,X线胸片可见散在的粟粒样阴影,以中下肺野为多。脑型血吸虫病的急性期如同脑炎表现,慢性期主要症状为癫痫发作,尤以局限性癫痫为多见,并不伴有发热等全身症状。其他极少见的异位损害尚有皮肤、脊髓、生殖器官及心包等。

三、诊断要点

(一)流行病学资料

感染季节在夏秋季,有接触疫水史。

(二)证候特点

有尾蚴皮炎史者,出现发热、荨麻疹,血象中嗜酸性粒细胞显著增多,肝肿大与压痛及腹痛、腹泻等典型症状,应考虑急性血吸虫病的诊断。凡流行区有长期不明原因腹痛、腹泻或便血,肝脾肿大者应考虑慢性血吸虫病的可能。巨脾、腹水、腹内痞块、肠梗阻、上消化道出血及侏儒等患者,则应怀疑晚期血吸虫病。

(三)实验室检查

1. 粪便检查　直接涂片检查阳性率不高。一般采用粪便沉淀后毛蚴孵化法,须三送三检,即每天送检1次,连续3次。

2. 直肠黏膜活组织检查　直肠镜检查常见黏膜有棕黄色颗粒、浅表溃疡、瘢痕、息肉、充血、水肿等病变。自病变处取米粒大小的黏膜直接置于二玻片之间在显镜下检查,发现血吸虫卵的阳性率很高。

3. 免疫学检查

(1)皮内试验用成虫抗原1∶8000,0.03ml作皮内注射,15分钟后观察反应,皮丘直径大于0.8cm者为阳性。方法简便,但有假阴性与假阳性反应,故多用于普查病人。本法对肺吸虫病与肝吸虫病等有交叉反应。

(2)环卵沉淀试验(COPT)将血吸虫卵或用甲醛处理(防止卵壳破裂)减压冰冻干燥虫卵悬液1滴(含50～100个),置载玻片上,与等量病人血清混合,加盖玻片,石蜡密封,置37℃孵育24与48小时后,在低倍显微镜下观察虫卵周围有无出现沉淀反应。环沉率在5%以上者为阳性,1%～4%者为可疑。本法有较高敏感性与特异性。

(3)间接血凝试验(PHA)取冻干虫卵粉提取虫卵抗原吸附于经戊二醛化与鞣化的人O型红细胞致敏,加病人血清呈明显凝集者为阳性,特异性与敏感性均较高。本法操作简便,抗原致敏红细胞冻干后置冰箱内可保存2年以上。

(4)酶联免疫吸附试验以纯化的成虫抗原与过氧化物酶或碱和特异的测定方法,阳性率可达95%以上。

此外尚有尾蚴膜试验,由于阳性钉螺与尾蚴供应困难,未能大规模推广应用。

四、一般处理

急性血吸虫病患者有发热者应卧床休息,加强支持疗法。一般不必加用激素治疗。治疗血吸虫病的药物主要有青蒿素及其复方制剂、吡喹酮、呋喃丙胺、硝硫氰胺等。目前青蒿素及其复方制剂为首选药物。另可用南瓜子粉80g,一天3次口服,7～14天为一疗程。晚期腹水出现时应予低盐、高蛋白饮食,并酌用利尿剂。巨脾型患者为降低门脉高压、消除脾功能亢进,可作脾切除加大网膜腹膜后固定术。

五、辨证治疗

中医辨证论治对本病急性期改善症状,减轻驱虫剂的毒副作用以及增强患者抗病能力有很好作用。晚期病人应用扶正祛邪\化瘀通络等法,对改善营养,纠正贫血,改善体质,增强抗病能力,消除腹水等有极好效果。

本病急性期邪毒侵袭肺卫,治以疏风清热,宣肺透邪;邪郁少阳者用和解少阳,清利湿热;邪蕴中焦者用清热祛湿,疏理中焦;脾虚肝郁者用疏肝健脾治疗。慢性期或后期可出现湿热滞肠、腹痛下痢,经久不愈,可用清肠化浊,和络止痢;若瘀血内阻,胁下痞块者,可用化瘀通络,攻积软坚治疗。若水湿内停,腹胀如鼓者可用通阳利水法治疗。若病久损伤肝肾,阴虚低热等可用滋养肝肾,养阴清热。如肾阳亏虚者则用强壮肾阳,补益精血法治疗。

(一)急性期

1. 邪袭肺卫

(1)证候　发热微恶风寒,咳嗽,汗出,身发风疹瘙痒,舌边尖红,苔薄,脉浮数。

(2)治法　疏风清热,宣肺透邪。

(3)方药

主方　银翘散加减:金银花 12g,连翘 12g,淡竹叶 12g,荆芥(后下)6g,防风 12g,牛蒡子 12g,薄荷(后下)6g,杏仁 10g,蝉蜕 6g,芦根 30g,甘草 6g。水煎服,每日 2 剂。若淋巴结肿大者,可加夏枯草 15g,浙贝母 12g;咳咯血痰者,加白茅根 30g,侧柏叶 12g,茜根 12g;兼有腹痛,腹泻者,可加葛根 30g,救必应 12g,黄连 6g。

中成药　强力银翘片 3 片,一天 3 次。

2. 邪郁少阳

(1)证候　寒热似疟,午后热重,入暮尤剧,天明得汗热减,心烦口渴,胸腹灼热,脘痞恶心,舌边尖红,苔黄腻浊,脉弦数。

(2)治法　和解少阳,清利湿热。

(3)方药

主方　蒿芩清胆汤加减:青蒿(后下)6g,黄芩 15g,竹茹 12g,法半夏 12g,枳壳 10g,陈皮 6g,茯苓 15g,滑石 30g,甘草 6g,大青叶 15g。水煎服,每日 2 剂。若口渴心烦,胸腹灼热较甚者,可加栀子 10g,黄连 6g;脘痞,胸闷、纳呆,苔腻较明显者,可加藿香 12g,佩兰 12g,白蔻仁 6g。

中成药　小柴胡冲剂 1 小包,一天 3 次。

3. 邪蕴中焦

(1)证候　发热缠绵不解,困倦呆滞,恶心欲呕,脘痞纳呆,腹痛,便溏,或便下脓血,舌苔黄腻,脉滑数。

(2)治法　清热祛湿,疏理中焦。

(3)方药

主方　王氏连朴饮加减:黄连 6g,厚朴 6g,石菖蒲 12g,白头翁 30g,火炭母 30g,法半夏 12g,山栀子 6g,芦根 30g,南瓜子 30g,土茵陈 30g。水煎服,每日 2 剂。若便下脓血者,加秦皮 12g,刺苋菜 30g;如见黄疸者,可加田基黄 30g,金钱草 30g;心烦尿赤者,加车前子 12g,

鸭趾草 30g；胁下痞痛加柴胡 12g，赤芍 12g，郁金 12g；淋巴结肿大者加夏枯草 30g，浙贝母 12g。

中成药　藿香正气丸 1 支，一天 3 次。

4. 肝郁脾虚

(1)证候　胁肋胀痛，腹痛便溏，疲倦乏力，纳呆，或见往来寒热；舌质淡红，脉弦细。

(2)治法　疏肝健脾。

(3)方药

主方　逍遥散加减：柴胡 12g，白芍 12g，茯苓 15g，白术 10g，广木香(后下)6g，枳壳 10g，延胡索 10g，川楝子 12g，郁金 12g。水煎服，每日 1 剂。若胁痛较剧者，可加青皮 6g；脾虚疲乏纳呆便溏较突出者，可加党参 15g，北黄芪 30g，或千斤拔 30g，牛大力 30g。

中成药　小柴胡冲剂 1 小包，一天 3 次。

(二)慢性期或后期

1. 湿热滞肠

(1)证候　腹痛下痢，时作时止，经久不愈，大便夹有脓血、黏液，形瘦体弱，纳呆，神疲，面黄虚浮，舌淡苔腻，脉细弱。

(2)治法　清肠化浊，和络止痢。

(3)方药

主方　黄芩汤合香连丸加减：黄连 6g，吴茱萸 6g，广木香 6g，黄芩 15g，白芍 15g，白头翁 30g，秦皮 12g，南瓜子 15g，叶下珠 30g，马齿苋 30g，甘草 6g。水煎服，每日 1 剂。若便血甚者，加地榆 12g，槐花 10g；气虚较甚，神疲，纳呆，面色萎黄虚浮，形瘦体弱者，亦可酌加党参 15g，白术 10g。

中成药　香连丸 3～6g，一天 2～3 次。

2. 瘀血内阻

(1)证候　面色黧黑，胸胁胀痛或刺痛，胁下痞块，形体消瘦；舌质有瘀斑，脉细涩。

(2)治法　化瘀通络，攻积软坚。

(3)方药

主方　膈下逐瘀汤加减：五灵脂 6g，当归尾 6g，桃仁 10g，牡丹皮 6g，赤芍 12g，延胡索 10g，香附 6g，红花 6g，枳壳 10g，生牡蛎(先煎)30g，穿山甲(先煎)30g。水煎服，每日 1 剂。若伴腹水、浮肿者，加泽泻 12g，薏苡仁 30g，猪苓 15g；纳呆、腹胀者，加麦芽 30g，山楂 12g，布渣叶 30g，鸡内金 6g。

中成药　田七胶囊 2 片，一天 3 次。

3. 水湿内停

(1)证候　腹胀如鼓，青筋显露，下肢浮肿，四肢欠温，纳呆，便溏，舌苔白腻，脉濡或滑。

(2)治法　通阳利水。

(3)方药

主方　五苓散加减：茯苓 15g，猪苓 15g，泽泻 12g，桂枝 6g，白术 10g，排钱草 30g，丹参 15g。水煎服，每日 1 剂。若腹胀较甚者，加大腹皮 12g，厚朴 6g；胁下痞块较大者，加穿山甲(先煎)30g，生牡蛎(先煎)30g；纳呆、疲乏，肢倦，懒言，气虚较甚者，可加黄芪 30g，党参 15g，或牛大力 30g，千斤拔 30g，白背叶根 30g。

中成药　五苓丸 9g，一天 3 次。

4. 肝肾阴虚

(1)证候 午后低热或五心烦热，神疲，消瘦，胁痛腹胀，腰酸膝软，头晕耳鸣眼花，舌质略红，苔少或无苔，脉弦细略数。

(2)治法 滋养肝肾。

(3)方药

主方 杞菊地黄汤加减：熟地黄30g，山萸肉12g，怀山药30g，粉丹皮6g，茯苓15g，泽泻12g，枸杞子12g，菊花15g，白芍15g，鳖甲(先煎)30g，生牡蛎(先煎)30g。水煎服，每日1剂。若胁肋胀痛者，加川楝子12g，延胡索10g；潮热不退者，加银柴胡12g，地骨皮30g；腹水者，加大腹皮15g，猪苓15g。

中成药 杞菊地黄丸8g，一天3次。

5. 肾阳亏虚

(1)证候 形寒肢冷，面色皖白，胁痛腹胀，腰膝酸软，或形体短小，发育不全，舌胖而淡，脉沉细。

(2)治法 强壮肾阳，补益精血。

(3)方药

主方 右归丸加减：熟地黄30g，山萸肉12g，怀山药30g，枸杞子12g，菟丝子12g，鹿角胶(烊化)10g，杜仲12g，熟附子10g，肉桂(焗服)3g。水煎服，每日1剂。若倦怠懒言，纳呆者，加党参15g，严重者加人参10g，另炖服；形体短小，发育不全者，加巴戟天12g，肉苁蓉12g，紫河车12g，或可制成丸剂常服。

中成药 右归丸8g，一天3次。

六、其 他 疗 法

1. 南瓜子去壳去油粉剂有杀虫、退热及改善各种症状作用。杀幼虫作用强于成虫，多用于急性期，成人每次服80g，每日3次，连服4周，儿童酌减。不良反应有头晕、腹泻、食欲减退。

2. 枫杨叶有杀虫、退热、缩小肝脾、增加食欲及消腹水作用。用于各期病人，成人用鲜叶250g，加水500g，煮沸30～60分钟，每日1剂，分3次服，20～30天为一疗程。不良反应有轻度头晕、头痛、口干。

3. 排钱草有活血化瘀、利水消肿作用，对缩小肝脾有一定疗效。用于慢性期及晚期病人。成人用干根30g，加水3碗，煎至1碗，一次服，隔天1剂，7剂为一疗程。停7～14天，再行第2、第3疗程，不良反应有轻度恶心呕吐、四肢无力。

4. 复方槟榔丸有杀虫、活血化瘀及改善各种症状作用。适用于各期病人。

制服法：槟榔7500g，制雄黄500g，榧子肉1500g，茜根1500g，红藤1500g，除红藤外，共研细末，用红藤煎水泛丸，如胡椒大小，用蜂蜡360g为衣。每次服10g，每日2次，餐前1～2小时温开水送服，20天为一疗程，总量400g。不良反应有轻度头晕、头痛、恶心呕吐等。

七、康复与预防

(一)护理

急性期宜卧床休息，进食易消化富有营养的食物；慢性期及晚期病人，宜补充蛋白质及护肝治疗，防止进食粗纤维及硬食物，以免损伤食管下段及胃底静脉导致大出血。

(二)控制传染源

认真做好流行区病人畜的普查治工作。病牛治疗可用硝硫氰胺或硝硫苯酯混悬液按水牛1.5mg/kg、黄牛2mg/kg一次静脉注射有良好疗效。

(三)切断传播途径

灭螺是关键,应摸清螺情,根据具体情况选用单种灭螺方法,反复灭螺。常用灭螺方法有:①物理灭螺法。主要是改变钉螺孳生环境,促进钉螺死亡。如配合农田水利建设,开新沟、填旧沟,改水田为旱地,筑坝、围垦或以平整土地,铲草积肥,用沤、烧的办法消灭钉螺。②药物灭螺。可用五氯酚钠、氯硝柳胺等药物,但对鱼类有毒性作用。另可选用茶子饼、辣蓼、桉树叶、海南飞机草等沤水浸泡或喷洒。

严格粪便管理,防止污染水源,严格做到人畜粪便无害化。

保护水源,改善用水条件,必要时用漂白粉消毒15分钟后即可使用。

(四)保护易感人群

尽量避免非生产性接触疫水,严禁在有钉螺的河沟中游泳或洗澡。必须接触疫水作业应加强个人防护措施。以脂肪酸为基质,经加碱皂化后,加氯硝柳胺和松节油剂成防护剂,具有强大杀死尾蚴作用。用1%氯硝柳胺碱性溶液浸渍衣裤,亦有预防作用。另外蒿甲醚和青蒿琥酯这两种药物都能有效地杀灭宿主体内的童虫,可用于人群接触疫水后的预防。人群接触疫水7～15天,首次服用蒿甲醚6mg/kg,15天服用一次,脱离疫水后7～15天加服一次。保护率60%～100%。人群接触疫水后7天服用青蒿琥酯6mg/kg一次,以后每7天服用一次,脱离接触疫水后加服一次。保护率为90%～100%。

八、临 床 报 道

(一)急性期

1. 宋远忠报道用复方乌柴雄黄汤:乌梅30g,柴胡15g,黄连、白芍、川楝子、大黄各13g,党参10g,干姜8.5g,黄柏、附子、细辛、桂枝、雄黄各5g,当归、花椒各3g,水煎,日2次。治疗急性期133例,全部治愈,平均疗程10.62天。〔宋远忠.中医药治疗血吸虫500例的疗效观察[J].北京中医,1985,(4):28～29〕

2. 何承烈报道用清脾饮加味:白术、茯苓、厚朴、青皮、柴胡、知母各10g,黄芩、甘草、草果各6g,高热加银花、连翘;便脓血加白头翁、秦皮;肝区叩痛加川楝子、延胡索;腹胀纳呆加枳壳、焦三仙;干咳加沙参、仙鹤草;腹泻、腹胀、肠鸣加车前子、泽泻。治疗急性期13例,经8～13天治疗,全部治愈。〔何承烈.清脾饮加味治疗急性血吸虫病13例[J].四川中医,1987,(12):16〕

(二)慢性期及晚期

1. 朱明烈报道用健脾软肝汤(柴胡、白术、五灵脂、茯苓、地龙、丹参各15g,青皮、枳壳、蒲黄各12g,茜根10g,炙鳖甲20g,内金8g,白根30g,甘草5g)随证加味,水煎2次,分3次服,连服15～30天,症状好转后,米糊为丸如绿豆大,15～20g/次,3次/日。共治83例血吸虫病肝硬化,结果全部症状及体征消失,肝功能正常。〔朱明烈.健脾软肝汤治疗血吸虫病肝硬化83例[J].湖北中医杂志,1988,(4):27〕

2. 赵建玲等应用鼠日本血吸虫病模型,第7周用吡喹酮杀虫后喂以中药制剂,分别于用药不同阶段对肝组织相应变化进行光镜、电镜观察。结果:感染血吸虫后,光镜下肝细胞变性坏死程度与胶原纤维分布明显。经中药制剂治疗后,肝组织病变明显减轻。电镜观察感染未治疗组贮脂细胞、枯否细胞增多，胶原纤维分布广泛。经中药制剂治疗组，上述细胞及胶原纤维相应减少。〔赵建玲，屈明，张凡，等．中药制剂对血吸虫性肝纤维化病理及超微结构的影响[J]. 河北北方学院学报，2008，(2)：25〕

3. 邹琏秋报道用中医分型治疗晚期吸虫病肝硬化腹水 54 例。作者将本病分为脾湿肿满型，治以健脾化湿，方用胃苓汤加减；气滞血瘀型，治以疏肝健脾、活血化瘀、软坚消痞，方用膈下逐瘀汤加减；脾肾阳虚型，治以温肾健脾利水，方用真武汤合五苓散加减；肝肾阴虚型，治以滋肾养肝，佐以健脾活血，方用一贯煎合六味地黄汤加减。各型均配合补充能量、护肝、抗感染、利尿等治疗。结果：显效 15 例，好转 30 例，无效 9 例，总有效率为 83.3%。〔邹琏秋．晚期血吸虫病肝硬化腹水之证治[J]. 湖南中医杂志，1989，(5)：13-15〕

4. 陈亚军自拟健脾软肝汤配合西药治疗血吸虫病肝硬化 50 例，方用生黄芪 30g，太子参、炙鳖甲各 20g，焦白术、云茯苓、桃仁各 12g，炙甘草、陈皮各 5g，紫丹参、麦芽各 15g，生大黄、土鳖甲、鸡内金、蒜各 10g。随症加减，日 1 剂水煎服。可配合西药对症治疗。结果显效 38 例，有效 12 例。〔陈亚军．自拟健脾软肝汤配合西药治疗血呼虫病肝硬化 50 例[J]. 安徽中医临床杂志，1997，(3)：129〕

（钟嘉熙　林兴栋）

第二十七章

急性扁桃体炎

急性扁桃体炎(acute tonsillitis)是发生于腭扁桃体的非特异性急性炎症,往往伴有一定程度的咽部黏膜及其他淋巴组织的炎症,但主要表现为腭扁桃体的炎症。临床表现以咽部两旁红肿疼痛为主。中医对发生于喉关两侧红肿胀大的病证,因其形似蚕蛾,故称之为"乳蛾"、"喉蛾"。乳蛾有单、双蛾之分,张景岳指出:肿于咽之两旁者为双蛾,肿于一边者为单蛾。急性扁桃体炎多因风热邪毒侵犯而引起,其发病较急,属风热实证,故称之为"风热乳蛾"。本病多发于儿童及青年。在季节更替、气温变化时容易发病,尤以春、秋两季多见。中医药对本病有较好的疗效。

一、病 因 病 理

急性扁桃体炎主要由细菌感染引起,也有不少由细菌与病毒混合感染所致。致病菌主要为乙型溶血性链球菌,其余如葡萄球菌、肺炎双球菌和腺病毒等也可引起本病。近年来亦有发现厌氧菌感染者。正常人的咽部及扁桃体隐窝内存在有这些病原体,机体抵抗力正常时不致发生疾病,而当受凉、潮湿、劳累过度、烟酒过度以及有害气体刺激,上呼吸道有慢性病灶存在等因素,均可使机体抗病力降低,使存在于机体内的病原体大量繁殖,外界的病原体也乘虚侵入,从而使扁桃体发生急性炎症。其病理表现大致可分为充血性与化脓性两类。急性充血性扁桃体炎症仅限于黏膜表面,隐窝内及实质无明显炎症改变;急性化脓性扁桃体炎炎症始于隐窝,继而进入扁桃体内发生多发性脓肿,其黏膜表面可见黄白色,甚至可融合成膜状。本病具有传染性,主要通过飞沫或直接接触传染,传染潜伏期约2～4天。通常呈散发性,偶有暴发流行,多发生于集体生活者,如部队、学校、工厂等。

中医认为咽喉为肺胃所属,为肺胃之门户。正如郑梅涧《重楼玉钥》所说:"喉者空虚,主气息出入呼吸,为肺气之道也;咽者咽也,主通利水谷,为胃之系。"风热邪毒外侵,多从口鼻、体表而入,肺卫首当其冲。风热邪毒循肺经上逆,搏结于喉核,致使脉络受阻,肌膜受灼,喉核红肿胀痛而为病。卫表风热化火传里,进入肺、胃气分,导致肺、胃气分邪热炽盛,上灼咽喉,使喉核红肿更甚。亦有平素过食辛辣炙煿、烟酒过度,致肺胃蕴热,热毒上攻咽喉而发生本病。正如《济生方·咽喉门》所说:"多食炙煿,过饮热酒,致胸膈壅滞,热毒之气不得宣泄,咽喉为之病焉。"胃经邪热进一步搏结,亦可出现胃腑实热证;热毒腐肉,则可导致喉核成痈化脓;如邪毒过盛,正气不支,热毒亦可逆传心包,或深入营血,从而引起更严重的病变;故本病病变主要由风热邪毒所致,属实证、热证,病变以上、中二焦及卫、气分为主。

二、临 床 表 现

本病可分为急性充血性扁桃体炎和急性化脓性扁桃体炎两个类型,其临床表现各有不同。

(一)急性充血性扁桃体炎

病变较轻,其症状与一般急性咽炎相似,有咽痛、低热及其他轻度全身症状。检查时可见扁桃体及腭舌弓表面黏膜充血肿胀,扁桃体实质无显著增大,表面也无渗出物。此为风热之邪侵犯肺卫,风热邪毒上灼咽喉而引起的证候。

(二)急性化脓性扁桃体炎

本型起病较急,局部和全身症状都较重,咽痛剧烈,吞咽困难,疼痛常散射至耳部。下颌角淋巴结肿大,有时感到头转动不便。全身症状常有恶寒,高热,全身不适,头痛,背部及四肢酸痛,食欲不振或便秘等。幼儿可因高热而抽搐,呕吐或昏睡。检查时可见扁桃体肿大,周围充血,隐窝口有黄白色脓点,脓点相连可形成假膜,但不超出扁桃体范围,易于拭去,不留出血创面。如扁桃体实质内有化脓病变,可在表面看到黄白色突起。此为邪热化火入里,进入肺胃气分,火热邪毒搏结咽喉,而见喉核红肿、灼热疼痛等证。火毒搏结不解,腐肉成脓,而致喉核成痈化脓等病变。若热毒之邪进一步深入。亦可内传营血或逆传心包,引起严重的全身病变。本病若无并发症发生,一般经1周左右,各种症状可逐渐消退复原。

三、诊断要点

(一)病史

起病急。急性充血性扁桃体炎病情轻,病程短,一般为3~4天。急性化脓性扁桃体炎病情较重,病程较长;如为溶血性链球菌感染所致的急性扁桃体炎,有较强的传染性,可引起流行。

(二)证候特点

咽痛,剧烈时伴吞咽困难,咽痛常放射到耳部。急性充血性扁桃体炎仅有低热及其他轻微全身症状;急性化脓性扁桃体炎局部及全身症状都较重,畏寒,发热(体温38℃~40℃),头痛,四肢酸痛,便秘,胃纳差;婴儿可发生腹泻,呕吐,昏睡,抽搐等。检查见扁桃体充血肿大,周围充血,或有脓栓、脓苔、化脓滤泡;颌下淋巴结肿大、压痛。

(三)实验室检查

血常规检查常见白细胞总数及中性粒白细胞增高。尿常规检查可见暂时性蛋白尿。脓苔涂片可找到大量链球菌、葡萄球菌。

并注意排除咽白喉、猩红热、溃疡膜性咽峡炎、血液病及其他传染病。

四、一般处理

1. 患者应卧床休息,尽量隔离,多饮水,通大便,食用易消化、富于营养的半流质饮食。高热、头痛、四肢酸痛可服退热止痛剂,便秘应予轻泻剂。

2. 一般急性充血性扁桃体炎可用中药治疗,急性化脓性扁桃体可采用中西医结合治疗。西医治疗以抗菌消炎为主,青霉素为首选抗生素,每次40万~80万U,每日2次肌内注射;或每日用160万~240万U,加入5%葡萄糖注射液500ml静脉滴注,疗程约4~7日。如治疗2~3日无效,则可改用其他抗生素,如林可霉素、羟氨苄青霉素等,或用磺胺类药物,或按细菌培养的药敏试验选用抗生素。亦可酌情使用可的松激素。

3. 局部可用复方硼砂溶液或1∶5000呋喃西林液漱口;或用杜灭芬喉片、碘喉片等含化;冰硼散或锡类散喷咽喉等。

4. 如多次反复的化脓性扁桃体炎,特别是已有并发症者,应待急性炎症消退后施行扁桃体切除术。

五、辨证治疗

本病主要由风热邪毒侵袭人体所致。风热邪毒首先从口鼻而入，侵袭肺卫；卫表风热化火传里，进入肺、胃气分；气分邪热搏结不解，可腐肉化脓，甚至逆传心包，或深入营血，引起更严重的病变。本病病邪始终以热毒为主，故以清热解毒为大法。风热之邪初起，侵犯肺卫，上灼咽喉，则应治以疏风清热，解毒利咽，使风热之邪从卫表而解。风热邪毒内传肺胃气分，肺胃热盛，火毒伤咽者，则应以清泄肺胃邪热，解毒利咽，消肿止痛为治。若见热结腑实者，则应兼清热攻下；若热盛腐肉化脓者，则应兼清热排脓。若热毒之邪逆传心包者，应急予清心开窍；邪热深入营血者，则应按温病营血分病辨治。

(一)肺卫风热，上灼咽喉

1. 证候　咽部疼痛，逐渐加剧，吞咽或咳嗽时疼痛更甚，吞咽不便，咽喉干燥灼热感，喉核红肿，连及周围咽部。并见恶寒发热，头痛鼻塞，体倦，咳嗽有痰，舌边尖红，苔薄白或微黄，脉浮数。

2. 治法　疏风清热，解毒利咽。

3. 方药

主方　疏风清热汤加减：荆芥 10g，防风 10g，牛蒡子 10g，银花 12g，连翘 12g，桔梗 12g，黄芩 12g，浙贝 12g，赤芍 12g，天花粉 15g，板蓝根 30g，甘草 6g。水煎服，每日 1 剂。

中成药　上清丸(片)，大蜜丸每次 1 丸，每日 1～2 次；片剂每次 4 片，每日 3 次。复方板蓝根片(冲剂)，片剂每次 3 片，每日 3 次；冲剂每次 1 包，每日 2～3 次。双料喉风散或冰硼散、锡类散吹喉，每次吹药少许，每隔 1～2 小时 1 次。润喉丸、清金开音片、草珊瑚含片等，每次 1～2 片(丸)含服，每隔 1～2 小时 1 次。

(二)肺胃热盛，火毒伤咽

1. 证候　咽部疼痛剧烈，痛连耳根及颌下，吞咽困难，有堵塞感，或有声嘶。喉核红肿，表面或有黄白色脓点，逐渐连成伪膜；甚或见咽峡红肿，颌下有肿核，压痛明显。全身症见高热，口渴引饮，咳嗽痰稠黄，口臭，腹胀，大便秘结，小便黄赤，舌质红，苔黄厚，脉洪数有力。

2. 治法　泄热解毒，利咽消肿。

3. 方药

主方　清咽利膈汤加减：银花 15g，连翘 15g，玄参 15g，瓜蒌仁 15g，桔梗 12g，黄芩 12g，栀子 12g，牛蒡子 12g，板蓝根 30g，岗梅根 30g，蒲公英 30g，甘草 6g。水煎服，每日 1 剂。大便秘结者加生大黄 10g(后下)；持续高热者加生石膏 30g，天竺黄 15g；喉核有白腐点或伪膜者，加马勃 10g，鱼腥草 30g；颌下肿核疼痛加射干、浙贝各 12g。若热毒深入营血，引起营血分病变，则按温病邪入营血分辨治，可选用清瘟败毒饮加减。亦可酌情选用紫雪丹、安宫牛黄丸之类。

中成药　牛黄解毒丸(片)，大蜜丸每次 1～2 丸，每日 2～3 次；片剂每次 2～3 片，每日 2～3 次。清开灵口服液，每次 1 支，每日 2～3 次；病情严重者用清开灵注射液 30～40ml，加入 10%葡萄糖注射液 500ml，静脉点滴，每日 1～2 次。吹喉与含服参见上述。如咽喉肿痛甚，亦可用六神丸含服，1 岁每次 1 粒，2 岁每次 2 粒，3 岁每次 3～4 粒，4～8 岁每次 5～6 粒，9～15 岁每次 8～9 粒，成人 10 粒，每日 3 次。

六、其 他 疗 法

(一)验方

1. 消蛾合剂　蒲公英、夏枯草、连翘、板蓝根各 10g,前胡、桔梗、黄芩各 5g,甘草 3g(以上为小儿剂量,成人可加倍)。水煎服,每日 1 剂。发热甚加石膏 30g,知母、栀子各 10g;大便秘结加大黄(后下)、芒硝(熔化)各 10g;头痛甚可加荆芥(后下)、薄荷(后下)各 10g。

2. 咽喉消肿汤　银花 30g,山豆根 12g,硼砂(化服)1.5g,生甘草 9g。水煎服,每日 1～2 剂。儿童酌减。喉核肿痛甚脓成者,可以皂角刺 50g 煎水趁热入壶内,张口热熏咽喉,一日连续 3～5 次,熏后再吹锡类散。大便秘结者加大黄、芒硝各 10g;恶寒发热者加荆芥、防风各 10g;口干舌燥、脉细数者加玄参、生地各 20g。

3. 野菊花、羊蹄草、白花蛇舌草、地胆头、崩大碗、茅根各 30g,水煎服,一日 1 剂。

(二)针灸疗法

1. 体针　选取合谷、内庭、曲池为主穴,天突、少泽、鱼际、内关为配穴。每次选取 3～4 穴,用强刺激,泻法,每天可针 1～2 次。

2. 耳针　取扁桃体区压痛点埋针或贴耳珠,埋针期间病人可自行按摩,以加强刺激。

3. 穴位注射　取脾俞、曲池,每穴注射柴胡注射液 0.5～1ml;或注射 10%葡萄糖注射液 2ml。

4. 放血疗法　在耳轮 1、2、3 上用三棱针刺 1～2 分深,放血 1～2 滴;或在耳壳背部找出表浅小静脉,用三棱针刺破,放血 2～5 滴;或针刺少商、商阳,放血 1～2 滴。

(三)饮食疗法

丝瓜速溶饮　经霜老丝瓜 1 条,洗净,去子,切碎,加水适量,煎煮 1 小时,去渣。继续以小文火煎煮,浓缩至较稠黏将要干锅时,停火待冷,拌入干燥的白糖 500g,把煎液吸净,混匀,晒干,压碎,装瓶备用。每次 10g,以沸水冲化,不拘时代茶饮。可治疗急慢性扁桃体炎、咽喉炎等。

(四)其他外治法

1. 含漱　可用内服之中药渣再煎,取药液含漱。亦可用银花、桔梗各 12g,甘草 6g 煎水含漱;或用岗梅根、木患子根各 30g,煎水含漱。

2. 超声雾化喷喉　可用板蓝根注射液或清开灵注射液等超声雾化吸入。

七、康复与预防

(一)康复

急性扁桃体炎可引起局部及全身的并发病,其中如急性风湿热、急性关节炎、心肌炎、急性血管球性肾炎等较为常见且对身体危害较大,故对本病应及时治疗,治疗时注意室内空气流通,冷暖适中,饮食清淡易于消化之品,使之早日康复,以防止并发病的发生。一般无并发病者,1 周左右可恢复,亦有拖延到 2～3 周才痊愈者。

(二)预防

对本病的预防,应从多方面进行,主要有如下几方面:

1. 改善工作和生活的卫生条件,搞好环境卫生,保持工作场所与卧室的空气流通。光线充足,温湿适度。减少空气中的尘埃和化学气体,以免刺激咽喉黏膜。

2. 积极锻炼身体,增强体质,提高机体抵抗力。重视搞好个人卫生,注意口腔卫生。在链球菌感染流行时，尽量避免去人口密集场所。

3. 注重饮食卫生，对从事食品工作人员应严格检查身体，患有急性扁桃体炎或带菌者应予积极治疗。餐具要彻底消毒，不食用腐烂与辛辣煎炸食物，戒除烟、酒。

4. 对急性扁桃体炎患者要尽可能隔离，以免传染别人。

5. 积极治疗慢性扁桃体炎，有适应证者，必要时应作手术切除。并应积极治疗口腔、鼻腔的慢性疾病。

6. 多服用清凉润肺饮料，如荸荠、白茅根、竹蔗煎水内服；或用玄参、生地、麦冬煎水内服。

八、临床报道

1. 金涛等用加味桃仁承气汤治疗急性化脓性扁桃体炎 64 例，并设西药治疗组 51 例对照。中药组用加味桃仁承气汤：桃仁、桔梗各 12g，炒大黄、皂角刺、生甘草、芒硝(冲)各 10g，桂枝 6g，蒲公英 20g，银花、浙贝、土牛膝、板蓝根各 15g。每日 1 剂，煎 2 次取浓汁 500ml，少量频服慢咽，儿童药量酌减，高热抽搐加用紫雪丹。西药组用青霉素或其他抗生素。两组患者于入院初均予静脉输液(5%葡萄糖注射液或 5%葡萄糖氯化钠注射液)。治疗结果中药组治愈 60 例，无效 4 例；西药组治愈 42 例，无效 9 例。两组比较，差异无显著意义($P>0.05$)。但两组治愈病例中的退热天数，中药组平均 1.84 天，西药组平均 3.05 天；平均治愈日数分别为 2.35 天、3.65 天。中药组明显优于西药组($P<0.01$)。〔金涛，吴家清．加味桃仁承气汤治疗急性化脓性扁桃体炎 64 例[J]. 湖北中医杂志，1992，(6)：15〕

2. 吴心芳等将 100 例急性扁桃体炎患儿分为治疗组和对照组各 50 例，治疗组采用消扁汤治疗，对照组采用抗生素治疗，两组均治疗 5 天后比较疗效。拟消扁汤方剂组成：黄芩 3～9g，胖大海 3～9g，芦根 3～9g，银花 3～12g，连翘 3～12g，炒牛蒡 3～6g，败酱草 3～6g，板蓝根 3～9g，蝉蜕 3～6g，玄参 3～9g，陈皮 3～6g，薄荷(后下)3～6g，生甘草 3～6g。咳嗽痰多加杏仁 3～6g、枇杷叶 3～9g，咽痛较剧加川楝子 3～6g，发热加石膏 3～10g。结果治疗组治愈率为 90.0%，优于对照组(78.0%)，两组比较差异有统计学意义($P<0.05$)。〔吴心芳，武丽萍．消扁汤治疗小儿急性扁桃体炎 50 例[J]. 宁夏医学杂志，2009，(7)：31〕

3. 安珂取青霉素皮试液 0.1ml 耳穴皮内注射，80 例患者治疗 3 次，痊愈 61 例，显效 16 例，好转 3 例，表明其疗效确切。〔安珂．耳穴注射微量青霉素治疗急性扁桃体炎 80 例疗效观察[J]. 甘肃中医学院学报，2002，(4)：17〕

4. 刘树鸾等用三棱针刺血治疗急性扁桃体 1108 例，其法依次选取耳根→翳风→扁桃→扶突→肩井→肩髃→曲池→温溜→合谷→商阳，常规消毒后，以左手提起穴位附近皮肤，右手持三棱针快速点刺深约 0.1～0.3cm，并挤压皮肤使之出血，每穴约 0.5～1ml 为宜，每日 1 次。1108 例中治愈 938 例，占 85%；显效 170 例，占 15%；总有效率 100%。〔刘树鸾，刘松江，刘雨．三棱针刺血治疗急性扁桃体炎 1108 例[J]. 中国针灸，1994，(5)：28〕

5. 刘克昌以中成药银黄颗粒、双料喉风散治疗急性扁桃体炎 240 例，发热加用银翘解毒丸。治愈 188 例，好转 40 例，无效 12 例。总有效率 95%。〔刘克昌．中成药在治疗急性扁桃体炎中的应用[J]. 中外医疗，2010，(5)：133〕

(杜同仿　林兴栋)

第二十八章

急 性 咽 炎

急性咽炎(acute pharyngitis)是咽黏膜及黏膜下组织和淋巴组织的急性炎症,常为上呼吸道感染的一部分,多由急性鼻炎向下蔓延所致,部分患者开始即发生于咽部。病变常波及整个咽腔,也可局限于鼻咽、口咽、喉咽的一部分。常发生于春夏之交。中医将本病归属于风热喉痹。喉痹是指由多种原因引起咽喉出现红肿疼痛及阻塞的病证。风热喉痹是指因感受风热之邪而致咽部红肿疼痛的病证,属于急性实热证,又称为风热喉、红喉。中医对本病治疗积累了丰富的经验,具有较好的疗效。

一、病 因 病 理

急性咽炎主要由病毒、细菌感染和理化因素引起。病毒主要通过飞沫与密切接触而传染,其中以柯萨奇病毒、腺病毒、副流感病毒引起者最多,咽痛较重;其次为鼻病毒、流感病毒等。细菌主要以链球菌、葡萄球菌和肺炎双球菌为主,其中以 A 组乙型链球菌引起的最为严重。细菌或毒素进入血液,甚或发生远处器官的化脓性病变,称为急性脓毒性咽炎。此外,高温、粉尘、烟雾、刺激性气体等均可引起咽部急性炎症。本病的发病常有一定的诱因,如机体抵抗力减弱,受冷受湿,工作生活环境恶劣或患有其他疾病等。发病时咽部黏膜充血、肿胀,黏液腺分泌物增多,有浆液渗出。黏膜表面复有黏液性分泌物,黏膜肿胀增厚,咽壁淋巴组织亦充血肿胀。

中医认为,咽喉为经脉循行交会之处,气体及饮食出入之要道,在外易受风、热、湿、疫等邪气的侵袭,在内与肺、胃、脾、肾、肝的关系较为密切,其病理表现多为火热上炎,故古代有"咽喉诸病,皆属于火"之说。风热之邪,多从口鼻而入,咽喉则首当其冲,风热邪毒侵犯,伤及咽部,此时邪在肺卫,证情尚浅,而出现咽部微红、微肿、微痛,干燥灼热感,因邪尚在表,正邪相争,故可见发热恶风;风热犯肺,肺失宣降,则可出现咳嗽有痰之证。病情进一步发展,则风热之邪化火传里,火热壅盛于肺胃,上灼咽喉,则出现咽喉红肿焮痛;火热邪毒结于颌下,则颌下起核块;火热炽盛于阳明,故可见高热口渴、大便秘结等证;火热灼烁津液,则可见痰黄黏稠之证。本病病邪以风火热毒为主,病位偏重于上、中二焦,病变以卫、气分为重心。如不及时治疗或治之失当,亦有少数病人邪热可进一步深入营血,逆传心包,引动肝风,出现神昏抽搐等证。

二、临 床 表 现

本病一般起病较急,初起时咽部干燥、灼热、粗糙、微痛,并可伴有轻度全身不适、恶寒、发热、头痛、四肢酸痛、食欲不振等全身症状。此为风热之邪从口鼻而入,邪热搏结于咽部,故见咽痛;风热之邪侵犯卫表,故见恶寒、发热等表证。病变进一步发展,咽痛逐渐加重,以致吞咽不利,往往吞咽唾液比进食时咽痛更为明显。咽痛可放射到两侧耳部及颈部,严重者有时头部转动亦感困难。如因吞咽不便而导致黏液积留于喉咽部，常引起咳嗽；如炎症侵及喉部，则咳嗽更重，并伴声嘶；如软腭及悬雍垂发生明显肿胀时，说话常呈鼻音；如炎症侵及咽鼓管，可致听力减退。如为脓毒性咽炎，则全身及局部症状都较严重。咽部检查可见咽部黏膜充血肿胀，呈深红色，分泌物增多，腭弓、悬雍垂充血水肿，咽后壁淋巴滤泡和咽侧索肿大充血。细菌感染者，间或在淋巴滤泡中央出现黄白色点状渗出物。颌下淋巴结有时肿大，并有压痛。严重者，可累及会厌及会厌襞而发生水肿。此为风热邪毒由卫入气，肺胃热盛，上灼咽喉，而出现上述证候。

三、诊断要点

（一）病史

起病较急，初起见咽部干燥、灼热，继有疼痛，吞咽时加重。

（二）证候特点

全身症状轻重不一，轻者仅有低热、乏力，重者有高热、头痛、全身酸痛等。咽部黏膜充血、肿胀，腭弓、悬雍垂充血水肿，咽后壁淋巴滤泡及咽侧索红肿。有时肿胀的淋巴滤泡表面有黄白色点状渗出物，甚至融合成假膜。颌下淋巴结可肿大及压痛。

（三）实验室检查

若为细菌感染，可有白细胞增高。如需进一步明确致病因素，可进行咽培养和抗体测定。

四、一般处理

1. 一般可卧床休息，多饮水及进流质饮食，注意保持大便通畅。

2. 咽部可用复方硼砂液或温生理盐水含漱。或用中药煎剂含漱，处方为银花、连翘各15g，板蓝根30g，桔梗12g，甘草5g。加水3碗，煎取1碗，候温含漱，每小时含漱一次。亦可含服杜灭芬喉片、碘喉片、薄荷喉片等。

3. 如炎症侵入喉部，可用熏气疗法。可将沸水盛于小盆中，加入熏气药剂（如复方安息香酊），俯首吸其蒸汽。或将上含漱药方加入薄荷10g（后下），加水3000ml，煎取2000ml左右，连药渣一起倒入盆中，俯首吸其蒸汽。每次5～15分钟，每日3次。

4. 感染较重者，可采用中西医结合治疗。如为细菌感染，兼用抗生素治疗，如青霉素每日40万～80万U，分2次肌内注射，疗程约4～6日。亦可选用先锋霉素及磺胺类药。如为病毒感染，可兼用抗病毒药，如金刚烷胺，每次0.1g，一日3次口服，连服3～5日（不超过10天）。

五、辨证治疗

本病主要由风热邪毒上犯咽喉为病。初起多表现为风热犯表的卫分证候，故应治之以清热利咽、疏风透表，以导风热之邪从卫表而解。若卫表失治，或内热邪毒炽盛，或素有肺、胃蕴热，内外火热交炽，导致邪入气分，热毒侵犯肺胃气分，上灼咽喉为患，治当以清解肺胃热毒，利咽化痰为主。若热毒偏重于肺者，则侧重于清宣肺热；若热毒炽盛于胃者，则偏重于清泻胃火；若热结腑实者，多辅以通腑泄热，导热从大便而出。若热毒进一步深入营血者，多表现为气营两燔的病变，则应以清热凉营，解毒利咽为治；如有邪传心包者，可兼以清心开窍。至后期恢复阶段，如邪热退而肺胃津伤未复者，可用甘寒利咽，清养肺胃之阴，以助机体恢复。

(一)风热袭表,上犯咽喉

1. 证候　发热恶风,咽部微红微肿微痛,干燥灼热感,吞咽不利,头痛,咳嗽有痰,舌质淡红或边尖略红,苔薄白而干或微黄,脉浮数。

2. 治法　清热透表,利咽止痛。

3. 方药

主方　银翘散加减:银花 15g,连翘 15g,牛蒡子 10g,荆芥 10g,桔梗 12g,板蓝根 30g,岗梅根 30g,芦根 30g,薄荷 6g(后下),甘草 6g。水煎服,每日 1 剂。如表证较重,恶寒明显,可加防风 12g。

中成药　银翘解毒片,每次 4 片,每日 3 次。喉疾灵胶囊,每次 4 粒,每日 3 次内服。双料喉风散,每 1～2 小时吹喉一次。草珊瑚含片,每 2 小时含服 1～2 片。

(二)肺胃热盛,上灼咽喉

1. 证候　咽喉红肿、疼痛加剧,吞咽困难,咽间如有物阻塞感,咳嗽,痰黄而黏稠,头痛,高热,口干渴饮,颈部或有结核,按之疼痛,或见大便秘结,小便黄赤,舌质红,苔薄黄而干,脉弦数。

2. 治法　清热解毒,利咽化痰。

3. 方药

主方　普济消毒饮加减:黄芩 12g,玄参 12g,牛蒡子 12g,僵蚕 10g,桔梗 12g,射干 12g,连翘 15g,薄荷 6g(后下),甘草 6g,板蓝根 30g,岗梅根 30g。水煎服,每日 1 剂,分 1～2 次服。如痰多稠黄难咳,加天竺黄、浙贝各 15g;如咳嗽甚加北杏、百部、前胡各 12g;如高热口渴引饮,加生石膏 30g,知母 12g;如颈部结核,加浙贝 15g,猫爪草、风栗壳各 30g;如大便秘结加大黄(后下)12g,元明粉 9g(冲服)。若热毒深入营血,引起营血分病变者,可按温病邪入营血分辨治,具体可选用清瘟败毒饮加减,并可酌情加用安宫牛黄丸。

中成药　清开灵口服液,每次 1 支,每日 2～3 次。牛黄解毒片,每次 3 片,每日 3 次。亦可选用草珊瑚含片、六神丸之类含服。或用双料喉风散、西瓜霜喷剂之类吹喉。

六、其 他 疗 法

(一)验方

1. 利咽煎　银花、菊花、玄参各 9g,马勃、甘草各 3g,木蝴蝶 1.5g。水煎服,每日 1 剂,主治风热喉痹。如表证重,见憎寒壮热者,加荆芥、防风、薄荷(后下)各 10g;并见声嘶音哑,咽部黏膜充血水肿者,加僵蚕、蝉蜕各 10g;并见咳嗽痰多者,选加浙贝母、牛蒡子、射干、桔梗各 10g;发热者酌加广东土牛膝 15g,黄芩 10g,或黄连 5g,山栀子 10g;并见便秘者,加大黄、玄明粉(冲服)各 10g,全瓜蒌 20g。

2. 火炭母、土牛膝根、岗梅根各 60g,水煎服。

3. 青果(鲜者为佳)1 枚,用冷开水洗净,含于口中,咽其汁,每日数次。

(二)针灸疗法

1. 体针　选合谷、内庭、曲池为主穴,天突、少泽、内关为配穴。每次选 3～4 穴,强刺激泻法,每天可针 1～2 次。

2. 耳针　取咽喉区压痛点,埋针或贴耳珠 3～6 天。留针期间病人可自行按摩,以加强刺激。

(三)饮食疗法

1. 清咽饮 乌梅肉、生甘草、沙参、麦冬、桔梗、玄参各等份,捣碎混匀。每用15g,放入保温杯内,以沸水冲泡,盖严温浸1小时。代茶频饮,每日3次。治疗急慢性咽炎、喉炎。

2. 荸荠汁 鲜荸荠洗净去皮,切碎,用洁净纱布绞取汁液。不定量冷饮。亦可酌加冰糖。可治急慢性咽炎、喉炎。

3. 鲜姜萝卜汁 白萝卜100g,生姜50g,分别洗净,切碎,以洁净纱布绞汁。两液混匀,频频含咽。治疗急性咽喉炎,失音、喉痛等症。

七、康复与预防

(一)康复

急性咽炎经合理调治大多可获痊愈。预后良好。但如失治或治之不当,亦可引起一些并发症,如传染向上蔓延,可发生急性中耳炎、急性鼻炎、急性鼻窦炎;向下发展则可发生急性喉炎、气管-支气管炎、肺炎等。急性脓毒性咽炎可能并发急性肾炎、风湿热及败血症等。故对本病应及早治疗,使之早日康复,以免引起更严重的病变。

(二)预防

对本病的预防,主要是加强锻炼身体,增强体质,以提高身体抵抗力;注意口腔卫生,对口咽附近组织的疾病及时加以治疗;平时注意调节生活及饮食,避免过食辛辣煎炒刺激性食物,戒除烟酒,避免过于大声及持久说话、唱歌;并可适当服用清咽润喉饮料,可选用岗梅根、茅根、竹蔗、沙参、麦冬、玉竹之类煎水内服。

八、临 床 报 道

1. 陈小仙等用新六味汤治疗急性咽炎81例,并设对照组。基本方:薄荷、荆芥、防风、生甘草、僵蚕、连翘。对照组用复方草珊瑚含片治疗。结果:治疗组治愈71例,好转9例,无效1例,总有效率为99%;对照组治愈43例,好转12例,无效22例,总有效率71%。〔陈小仙,陈一芝,陈一芳,等. 急性咽炎中药治疗81例疗效观察[J]. 中国现代中医学杂志,2006,(7):2〕

2. 杨汉明等用普鲁卡因、维生素 B_{12}、地塞米松3种注射液混合后作双侧手三里穴注射治疗急性咽炎、急性扁桃体炎共300例,其中男性267例,女性33例,属急性咽炎181例,急性扁桃体炎119例。其法取5ml注射器抽取2%普鲁卡因注射液2ml,维生素 B_{12} 注射液500μg,地塞米松注射液1ml(2mg),混合后备用。将注射针头垂直刺入手三里穴位,待有针感后回抽无血,成人每穴注射2ml,小孩用量酌减,双侧手三里穴注射之后休息10分钟方可离去。每日注射1次,3次为一疗程。如注射治疗一次无效者,即改用其他疗法。治疗效果:痊愈(经治疗1~3次后症状全部消失者)269例,有效(经治疗1~3次后症状基本消失者)26例,无效(治疗1次后症状无减轻或加重者)5例;总有效率98.33%。〔杨汉明,苏水华. 手三里穴注射治疗急性咽炎急性扁桃体炎观察[J]. 新中医,1994,(5):31〕

3. 杨军英以雾化吸入治疗急性咽炎的患者并设对照组,对照组应用庆大霉素8万U和地塞米松5mg;治疗组除应用相同剂量的庆大霉素和地塞米松外加用咽立爽3粒(75mg)。治疗组66例,治愈30例(45.5%),显效26例(39.4%),有效8例(12.1%),无效2例(3.0%)。对照组70例,治愈18例(25.7%),显效24例(34.3%),有效24例(34.3%),无效4例(5.7%)。〔杨军英. 雾化吸入治疗急性咽炎的临床观察[J]. 中华现代中西医杂志,

2005,(13):3〕

4. 尹泉等将急性咽炎患者分为两组。治疗组 100 例,仅用清咽汤,每日 1 剂,水煎分两次服,5 天为一疗程。对照组 30 例,口服阿莫西林 0.5g,每日两次;口含草珊瑚含片,每次 1 片,每日两次,5 天为一疗程。结果:治疗组的总有效率高于对照组($P<0.05$)。〔尹泉,高岩.清咽汤治疗急性咽炎临床验证[J].中国民康医学,2007,(12):19〕

（杜同仿　林兴栋）

第二十九章

急性气管-支气管炎

急性气管-支气管炎(acute tracheobro-nehitis)是因病毒、细菌感染,物理、化学性刺激或过敏反应等,对气管-支气管所造成的急性炎症。以咳嗽咳痰为主要临床表现。本病一年四季均可发生,而以冬春气候寒冷多变时较为多见。可发生于任何年龄,而以小儿及老年人较易发生。中医把本病列为外感咳嗽,认为主要是外感六淫之邪,侵袭于肺,使肺失清肃,而发为咳嗽。根据感邪性质的不同,具体又可参考伤寒、风温、秋燥等进行辨证论治。中医中药治疗本病有相当好的疗效,具有相当的优势。

一、病 因 病 理

本病主要由感染、理化刺激、过敏反应 3 大因素所致。某些病毒、细菌、霉菌或支原体侵入呼吸道的黏膜上皮细胞,破坏了黏膜上皮的完整性,降低呼吸道的防御功能,造成气管、支气管壁的病理损害,管壁黏膜充血水肿,纤毛上皮细胞损伤脱落,黏液腺体肥大而分泌物增加,并有淋巴细胞和中性粒细胞浸润,从而引起急性气管-支气管炎。冷湿空气、粉尘、烟雾、有害气体等理化刺激因素可以影响人体或呼吸道局部的正常生理功能,破坏纤毛上皮,降低支气管的自洁-排除功能,降低吞噬细胞的吞噬作用,从而给病毒、细菌的感染造成机会,并加重支气管炎的病理改变。过敏反应也可以认为是一种特殊的刺激作用,当致敏原进入过敏的机体后,机体产生相应的抗体,具有特异性,当再次与致敏原接触时,即引起抗原抗体的反应,从而引起支气管黏膜的炎性反应。上述这 3 种致病因素往往是互相联系、互相影响的,并且与身体抗病能力低下有重要关系。如理化刺激可以降低呼吸道的抵抗力,使其分泌物增多,从而为细菌、病毒的侵入提供了条件。感染又可引起过敏反应,而过敏反应又进一步降低了机体抗病力,更有利于病毒、细菌的感染。同时,过敏也使机体适应性降低,加强了理化刺激的作用。急性气管-支气管炎的病理改变是可逆的,炎症消退后,气管-支气管黏膜的结构和功能恢复正常。但是,如上述病因持续或反复作用,支气管壁的损害进一步加重,就会逐渐形成慢性支气管炎。

中医认为本病主要属于肺系疾患,正如张景岳所说,咳证虽多,无非肺病。肺主气,司呼吸,为五脏之华盖,上连喉咙,开窍于鼻,外合皮毛,司皮肤腠理之开合,与外界有直接的接触。而肺又为娇脏,既畏风寒,又恶燥热,六淫邪气侵袭人体,皆可伤肺而引起咳嗽,正如刘河间所说的,寒暑燥湿风火之气,皆令人咳。其中尤以风寒燥热的关系最为密切。外感邪气或从口鼻而进,或从皮毛而入,肺卫受邪,则肺气壅遏,清肃之令失常,宣降功能失司,痰液因而滋生,呼吸之道受阻,肺气出入不畅,从而引起咳嗽。此外,平素嗜烟酗酒,嗜食辛辣助火之品,致湿热内盛,灼津生痰,痰热壅肺,肺气上逆,亦可发生咳嗽、吐痰等症。外感是本病最主要的发病因素,但因感邪性质的不同和人体体质阴阳偏盛的差异,在证候表现上有风寒、风热、湿热、燥火的不同。本病属于新感,证属实证,病位在肺,病变主要在卫分气分,很少深入营血分。若能及时调治，绝大多数可获痊愈。但如调治失当或反复发作就有可能转成慢性，由肺再累及他脏，变成内伤咳嗽。

二、临 床 表 现

开始发病时往往先有上呼吸道感染症状，如鼻塞、喷嚏、咽痛、声嘶等，全身症状较轻，仅有轻度畏寒、发热、头痛、全身酸疼等。咳嗽开始不很重，多呈刺激性干咳、痰少、咽痒，或伴有胸骨后闷痛感。此时病变多偏于表，为风寒或风热之邪侵犯卫表，而出现风寒束表或风热犯表，肺卫失宣的卫分证候。大约1～2天后咳嗽逐渐加重，痰液增多，开始为黏液性或稀薄痰液，以后转为黏液脓性黄痰，偶可伴有血丝。较重的病例在晨起、晚睡体位改变时，或吸入冷空气，或体力活动后，出现阵发性咳嗽。有些甚至终日咳嗽。当伴发支气管痉挛时，可出现哮鸣和气喘。发热与全身不适一般3～5天消退。当有黏液分泌物在大支气管时，可有粗的干性啰音，咳嗽后消失。当有水样分泌物积留在小支气管时，则在肺底可听到湿性啰音。此为表邪由卫入气，肺失宣肃，病变多偏重于气分，或表现为卫气同病。表邪化热入里，痰热壅盛于肺，而出现咳嗽、痰多而黄稠难咳等证候；如燥热之邪化火入里，燥火伤肺，可出现干咳声嘶等证候。如邪热痰湿阻塞气道，肺失肃降，肺气上逆，则可出现气喘哮鸣。本病引起的咳嗽一般可延长至1周至数周，但很少超过1个月。

三、诊 断 要 点

（一）病史

有上呼吸道感染史。既往无慢性支气管炎史。病程在1个月以内。

（二）证候特点

有急性上呼吸道感染症状：鼻塞、流涕、咽痛、声音嘶哑，全身症状轻微。有气管-支气管炎症表现：早期刺激性干咳，2～3天后出现少量黏液痰，最后转为多量黏液脓性痰；如伴有支气管痉挛，可有喘鸣和气急。全身症状在4～5天内消退，咳嗽可延至数周。一般无明显肺部阳性体征，某些病例可闻及干、湿性啰音，伴有支气管痉挛时可听到哮鸣音。

（三）实验室检查

X线胸片大多正常，或肺纹理增粗、增多。血液白细胞计数一般正常，细菌感染时可升高，痰涂片或培养可发现病原菌。

四、一 般 处 理

有全身症状时应适当休息，注意保暖，多饮温开水。刺激性咳嗽时宜用蒸汽吸入，或用生理盐水超声雾化吸入；可适当选用止咳化痰的中成药；如伴有支气管痉挛时，可选用珠贝定喘丸、咳喘顺气丸之类。如有细菌性感染则适当加用抗生素，如先锋Ⅵ号0.5g，每日4次口服，亦可静脉注射。交沙霉素400mg，每日4次口服。环丙氟哌酸0.5g，每日2次口服。丁胺卡那霉素200mg，每日2次肌内注射，亦可静脉注射。其他如青霉素、强力霉素等亦可使用。此外，对诱发急性支气管炎的疾病，应积极同时治疗。

五、辨 证 治 疗

本病主要由外感六淫之邪侵袭肺系所致。病变性质则因感受不同的邪气，再加上体质阴阳偏盛的差异，而有风寒、风热、燥热、凉燥4个主要证型。肺主气，外合皮毛，故本病主要表现在卫分、气分。根据这一特点，本病在治疗上以宣肺泄邪为大法。风寒外束肺卫，肺气不宣者，应疏风散寒，宣肺止咳；若外束风寒，内有郁热者，则应外解风寒，内清郁热。风热犯表，肺失宣肃者，应疏风清热，宣肺化痰；如风热之邪炽盛者，则应以清泻肺火为主；如痰热壅盛于肺者，则应兼清热化痰；如湿热壅盛者，则应兼清化湿热。燥热伤肺者，应清肺润燥，止咳化痰；如燥热化火，灼伤肺阴者，则应清燥泻火，润肺止咳。气候寒凉而又干旱无雨之时，因凉风燥气侵袭肺卫而致咳嗽者，则应疏风宣肺，润燥止咳，注意疏风勿过用辛温，润燥勿过用寒凉。本病如调治失当波及其他脏腑而变成内伤咳嗽，则按内科内伤咳嗽论治。

(一)风寒咳嗽

1. 证候　咳嗽，痰白而稀薄，常伴鼻塞声重，流清涕，打喷嚏，头痛，周身酸痛，恶寒发热，无汗，舌苔薄白，脉浮或浮紧。

2. 治法　疏风散寒，宣肺止咳。

3. 方药

主方　三拗汤加味：麻黄6g，陈皮6g，甘草6g，北杏12g，桔梗12g，前胡12g，荆芥10g，白前10g，苏叶10g，生姜3片。水煎服，每日1剂。若伴有气喘者，苏叶改为苏子，再加射干10g；若外束风寒、内有郁热，伴有咽喉肿痛，舌质边尖偏红者，加射干10g，鱼腥草、板蓝根各30g。

中成药　通宣理肺丸，每次2丸，每日3次。

(二)风热咳嗽

1. 证候　咳嗽声粗，咳痰不爽，痰黄稠或黏稠，口干咽痛，或伴声嘶，发热恶风，头痛，鼻流黄涕等，舌边尖红苔薄黄，脉浮数或浮滑。

2. 治法　疏风清热，宣肺化痰。

3. 方药

主方　桑菊饮加减：桑叶12g，菊花12g，连翘12g，北杏12g，桔梗12g，前胡12g，浙贝12g，牛蒡子10g，薄荷6g(后下)，甘草6g，鱼腥草30g，芦根30g。水煎服，每日1剂。若邪热入里，表证不明显，以咳嗽、咳痰黄稠为主者，可减去菊花、薄荷、牛蒡子等表药，加黄芩12g、天竺黄15g；伴见咽喉肿痛者，加板蓝根、岗梅根各30g；若火热炽盛，症见咳嗽气喘、身热、口渴者，合用麻杏石甘汤；若湿热内盛，痰多而黄稠难咳，舌苔黄腻者，加薏苡仁、滑石、冬瓜仁各30g，白蔻仁6g(后下)以清化湿热。

中成药　桑菊感冒片，每次5片，日3次。清开灵口服液，一次1支，一日3次。祛痰灵口服液，一次1支，一日3次。

(三)燥热咳嗽

1. 证候　干咳无痰，或痰少而稠黏，不易咳出，或痰中夹有血丝，鼻燥唇干，口干咽痛，初起时可有畏风、身热等表证，舌边尖红，苔薄黄少津，脉细数。

2. 治法　清肺润燥，止咳化痰。

3. 方药

主方　桑杏汤加减：桑叶12g，北杏12g，北沙参12g，浙贝12g，麦冬12g，瓜蒌皮12g，百部12g，山栀子6g，梨皮6g，龙脷叶15g。水煎服，日1剂。若燥火犯肺，症见面红咽干，口渴引饮，舌红少津，加生石膏30g、天花粉18g、知母15g。

中成药　罗汉果冲剂，每次1包，日2～3次，开水冲服。蛇胆川贝口服液，每次15毫升，日2～3次。

(四)凉燥咳嗽

1. 证候　咳嗽咽痒，痰少或干咳无痰，口鼻干燥，可伴恶风无汗、发热头痛等表证，舌质淡红，苔薄白而干，脉浮或浮紧。

2. 治法　疏风宣肺，润燥止咳。

3. 方药

主方　止嗽散加减：荆芥 10g，白前 10g，紫菀 10g，川贝 10g，北杏 12g，百部 12g，桔梗 12g，龙脷叶 12g，陈皮 6g，甘草 6g。水煎服，每日 1 剂。若表证明显，恶风寒而无汗者，加苏叶 10g；若素体阴虚，舌边尖红而苔少者加北沙参、玉竹各 15g；若内夹燥热，症见口干口苦，咽干咽痛，加鱼腥草、岗梅根各 30g。

六、其 他 疗 法

(一)验方

1. 东风橘 18g，紫苏叶 6g，生姜 3 片(或加鹅不食草 15g)。水煎服，一日 1 剂。适用于风寒咳嗽。

2. 苏叶、杏仁、法半夏、前胡、橘红各 10g，茯苓 15g，陈皮、桔梗各 7.5g，炙甘草 5g，生姜 3 片。水煎服，每日 1 剂，分 2 次温服。适用于风寒咳嗽。

3. 扁柏叶、茅根各 30g，桑叶 15g。水煎服。风热较重者加穿心莲 9g，羊蹄草 12g。适用于风热咳嗽。

4. 枇杷叶、崩大碗各 30g，桑叶、土麦冬、石仙桃、龙脷叶各 15g。水煎服。适用于燥热咳嗽。

5. 沙参、天冬、前胡、炙杷叶各 15g，茯苓、橘红、川贝、苏叶、紫菀、冬花、半夏曲各 10g，桔梗 7.5g，生姜 3 片。水煎服，每日 1 剂，分 2 次温服。适用于秋季感冒咳嗽，外感风寒而内有阴虚肺燥者。

6. 鲜藿香、黄芩、六一散(包)、鲜佩兰、茯苓、杏仁各 9g，瓜蒌皮 18g，陈皮、枳壳各 4.5g，鲜荷叶 1 大张(剪碎)。水煎服，每日 1 剂，分 2 次服。适用于伏暑湿邪夹气郁之咳嗽。

7. 芦根、瓜蒌各 12g，桑叶、黄芩、桔梗、杏仁各 9g，前胡 6g，贝母 3g，羚羊角粉 0.3g。每日 1 剂，水煎服。适用于小儿急性支气管炎属痰热壅肺者。用治成人则剂量酌加。发热甚加银花 9g，连翘 6g，鱼腥草 10g；大便秘结加大黄 5g(后下)；咽喉肿痛加岗梅根 15g，射干 5g。

(二)针灸疗法

1. 体针主穴取肺俞、合谷、列缺。风寒咳嗽加风池、风门；风热咳嗽加大椎、鱼际、少商。手法用泻法，每日 1～2 次，还可在背部配用拔火罐治疗。

2. 耳针取肺、气管、神门、肾上腺。手法用中强刺激，留针 30 分钟，并可用耳穴埋针或耳穴压豆法。

(三)饮食疗法

1. 糖、红枣各 30g，生姜 45g。水 3 碗煎服，服后汗出为佳，适用于伤风咳嗽。

2. 雪梨 120g，生姜 30g，共捣汁去渣，加蜜 120g，共煎数沸，入瓷器内封固，不拘时服。主治咳嗽痰喘。

3. 藕汁、梨汁、白果汁各 60g，铜锅内熬成膏，随意服之。主治咳嗽痰喘。

4. 青葱白四茎，饴糖 45g，鸭蛋 1～2 个(去黄用白)。先将前 2 味用水两杯煮一二沸，去葱白，余汤倾于碗中，兑入鸭蛋白，搅匀，分3次温服。治感冒咳嗽音哑，或咽喉胀痛。

七、康复与预防

（一）康复

急性气管-支气管炎预后良好，病愈后其受损害的黏膜结构可以完全恢复正常。因此，对本病要及时治疗，以减少转变为慢性支气管炎的机会。治疗期间要注意休息，避免过度劳累，饮食宜清洁、富营养，禁忌吸烟饮酒及贪凉饮冷，有过敏史者忌接触过敏原，并注意保持居室空气清新。

（二）预防

对本病的预防要注重于增强体质，注意防寒卫生，加强劳动保护。

1. 经常参加体育活动，加强耐寒锻炼，以增强身体的抵抗力。

2. 注意气候变化，适时增减衣服。活动后大量汗出时，不要骤然除去衣服；雨淋之后及时换衣或服姜汤之类，以防风邪入侵。

3. 加强环境保护，做好劳动保护，注意通风，防尘，降温，防止粉尘、有害气体和酸雾外逸，消除空气污染，以免危害健康。

4. 避免过食燥热或生冷食物，不要吸烟或过度饮酒。

八、临 床 报 道

1. 吴萍等将符合诊断条件的患者120例随机分为治疗组与对照组，两组分别静脉用清开灵注射液60ml，鱼腥草注射液100ml，每日1次。结果，治疗组临床疗效优于对照组。两组中医证候疗效相当。〔吴萍，张晔，石磊．清开灵注射液治疗慢性支气管炎急性发作（痰热证）疗效观察[J]．中华现代中西医杂志，2005，(21)：3〕

2. 王利等采用麻杏石甘汤加味治疗宁夏地区秋冬季急性支气管炎69例。结果痊愈52例，有效15例，无效2例，总有效率97.10%。〔王利，胡园．麻杏石甘汤加味治疗急性支气管炎69例[J]．时珍国医国药，2008，(5)：19〕

3. 毛新龙随机将前来就诊的298例急性气管、支气管炎病人分蝉龙止嗽散治疗组150例和西药常规治疗对照组148例进行疗效比较。结果：治疗组临床治愈率90.0%，总有效率97.3%；对照组临床治愈率64.9%，总有效率83.8%。两组临床治愈率比较经卡方检验差异有显著性（$P<0.05$）。蝉龙止嗽散组成：蝉蜕5～15g，地龙5～15g，百部5～20g，白前5～15g，陈皮5～10g，紫菀5～15g，桔梗5～10g，荆芥5～10g，甘草5～10g。辨证加减法：若属风寒袭肺，症见咳嗽声重，气急咽痒，咳痰稀薄色白，恶寒身楚，鼻塞流清涕，舌淡苔薄白，脉浮紧者，合三拗汤或麻黄汤治之；若属风热犯肺，症见咳嗽频剧，咳痰黄黏，喉燥咽痛，口干口渴，发热恶寒，舌质红苔薄黄，脉浮数者，合用清金化痰汤治之；若属风燥伤肺，症见干咳连声，痰少而黏，口唇干燥、口干咽痛，舌质红苔薄黄而少津，脉浮数者。合用桑杏汤治之；若属痰湿阻肺，症见咳嗽痰多，咳声重浊，痰白黏腻，胸脘痞闷，呕恶纳差，舌苔白腻，脉濡滑者，合用二陈汤与三子养亲汤治之；若属痰热郁肺，症见咳嗽气粗，痰多色黄，咳吐不爽，或吐热腥味痰，兼有面赤身热，口干欲呕，舌质红，苔黄腻，脉滑数者合用清金化痰汤治之。〔毛新龙．蝉龙止嗽散加减治疗急性气管、支气管炎临床观察[J]．中国热带医学，2007，(6)：7〕

4. 韦伟用穴位敷贴加电磁疗治疗急性支气管炎96例。其法以复方白芥子粉（白芥子、甘遂、细辛）加姜汁调成糊状，做成直径2～3cm大小的圆饼，敷贴于大椎、肺俞（双）或身柱、风门（双）。如有气喘加定喘穴，肺部有啰音则加敷啰音闻及处。两组穴位交替敷贴，并于敷药处加一低频电磁疗机磁头，磁场强弱以能耐受为宜，每穴治疗5～10分钟左右。每日治疗1次，3次为一疗程。治疗结果：痊愈72例（占75%），显效11例（占12%），好转9例（占9%），无效4例（占4%），总有效率96%。治疗次数最多14次，最少3次，平均6.5次。〔韦伟．穴位敷贴加电磁疗治疗急性支气管炎96例[J]．上海针灸杂志，1994，(6)：260～261〕

5. 陶履冰等用气管炎散穴位敷贴治疗急性支气管炎200例。用白芥子、延胡索各6g，甘遂、牙皂、生川乌、桂枝各4g，花椒2g，公丁香1g，共研细末，用黄酒或60%乙醇溶液调和，每次用5g，分6等份，置胶布上，分别敷贴于天突、膻中、肺俞（双）、膏肓（双），2～3小时后取掉，每2天敷贴1次，3次为一疗程，治疗期间停用其他中西药物。治疗效果，其化痰、止咳的有效率分别为100%及93.5%，临床控制率为69.5%，短期治疗无止喘作用。〔陶履冰，胡永如，蔡忠仁．气管炎散穴位敷贴治疗急性支气管炎200例[J]．江苏中医，1993，(8)：29〕

（杜同仿　林兴栋）

第三十章

肺　　炎

肺炎(pneumonia)是由各种原因引起肺脏组织炎性病变的疾病。按病因分类有感染性肺炎、过敏性肺炎、放射性肺炎、化学性肺炎等。本章主要讨论的是常见由病原体感染所引起的肺炎,其临床表现以发热、咳嗽、胸闷、胸痛等为特点。本病多发生于冬春季节,也可见于其他季节骤变寒热之时,中医认为是由于感受六淫邪气所致,一般以风热病邪为常见。本病属于“风温”、“咳嗽”、“胸痛”等范畴。

一、病 因 病 理

致病病原体通过空气传播,吸入人体的上呼吸道而进入肺组织,或者由上呼吸道感染后继发肺组织的感染,发生肺组织的炎症改变,如充血、水肿、渗出等,出现发热、咳嗽、胸痛、咳痰、气促等临床症状。

中医认为外感风热病邪或六淫邪气化生热毒,侵袭肺卫,外闭腠理,肺气不宣,失于肃降,肺气上逆则作咳嗽;正邪相争,故见发热,或兼恶寒;气机不畅,郁于胸膈,故有胸闷、胸痛、气促;肺脏布津受阻,加之邪热煎熬,炼津成痰,可见咳痰。其病机传变,一般可见邪热在卫、在气、在营血;也可伤阴及阳,阴阳俱损,而致厥脱。临床常见邪袭肺卫、肺胃热盛、痰热蕴肺、肺热发疹等卫分证、气分证、卫气同病或气营同病等证候表现。

二、临 床 表 现

(一)肺炎球菌肺炎

往往起病急,突发寒战高热、咳嗽、胸痛、咳铁锈色痰。血象白细胞明显增高;X线检查示肺叶或肺段实变;痰涂片检查,可见成对或短链状排列的革兰阳性球菌,以及大量中性粒细胞。多见于风热病邪致病,风性善行数变,故起病急,突发寒战高热、咳嗽、胸痛,一般伴见汗出、面赤、口干口渴、舌红、苔黄、脉洪数等。

(二)病毒性肺炎

起病或急或缓,病程较长,常见发热、恶寒、头痛、咳嗽。血象白细胞增高不明显,而分类淋巴细胞增高明显;X线检查示肺部有斑点状或片状均匀阴影;痰液PCR检查常见呼吸道病毒反应阳性;血清抗体可见病毒IgM阳性。往往因风热夹湿或湿热病邪致病,起病不如风热病邪急骤,有发热、恶寒、头痛、咳嗽,还有胸闷或脘痞、痰多欲呕或干咳日久难愈、口干不欲多饮、汗出而低热持续,舌红、苔黄腻或白腻,脉濡或滑数。

(三)肺炎支原体肺炎

起病缓慢,低热或高热,或有恶寒、咳嗽、咳痰少,或有头痛、耳痛。血象白细胞增高或正常;X线检查呈现肺部一侧或两侧间质性或小叶性炎症反应阴影,且以下肺多见;血清冷凝集试验阳性;痰液支原体PCR检查阳性。也常见风热夹湿或湿热病邪致病,起病较缓,病程较长，初起或低热或高热，时伴恶寒汗出、胸闷困倦、干咳少痰而难愈，或有耳痛头痛，舌红苔腻、脉滑数或濡缓。

（四）军团菌肺炎

持续高热，肌肉酸痛，精神委靡，咳嗽，腹泻，相对缓脉。血象白细胞增高；X线检查见有双侧多肺叶段浸润阴影；血清间接荧光抗体试验>1∶128。多为湿热或暑湿病邪致病，起病即有发热或高热，汗出而热持续不退，身重肢痛，神疲困倦，咳嗽咳痰，胸闷胸痛，大便溏泄，舌红、苔白腻或黄腻，脉缓或滑数。

（五）葡萄球菌肺炎

起病即寒战高热，咳嗽频而咯脓血痰，呼吸急促，全身中毒症状明显。血象白细胞明显增高，且见核左移；X线检查见有肺部多发性炎症阴影，进展迅速，早期可见有空洞、脓胸或肺气囊样改变；痰涂片可见大量革兰阳性葡萄球菌及脓细胞，痰培养为金黄色葡萄球菌。多为风热或湿热化火成毒，热毒炽盛，起病即有高热、寒战、面赤头痛、汗出、口渴、咳嗽、气促、咳痰带脓血、大便干结、小便黄赤，舌红、苔黄干，脉洪数等。

三、诊断要点

（一）病史

往往多见有上呼吸道感染的病史，如咽喉炎、气管炎等。

（二）证候特点

发热、咳嗽、胸痛、气促或发绀等症状为最常见。肺部听诊，早期呼吸音减弱，如有大片实变时，可闻支气管肺泡呼吸音或细小湿性啰音，触诊语颤增强，叩诊呈浊音；病变延及胸膜时，可闻及胸膜摩擦音；并发胸腔积液时，叩诊浊音范围扩大，听诊呼吸音消失。其症状表现和体征的特点，是各种病原微生物所致肺部炎症病变的典型表现。

（三）实验室检查

细菌感染时，白细胞总数和中性粒细胞显著增加，年老体弱患者有时白细胞总数不增加或反而下降，但中性粒细胞增加；病毒感染时，白细胞总数不增加或稍下降，但淋巴细胞增加。X线检查，在病变初期无异常改变或可见局限于一个肺段的淡薄、均匀阴影；实变期可见大片均匀致密阴影，分布于肺叶、肺段，大多呈片状；病变消散时为不规则阴影。

四、一般处理

患者应予卧床休息，予易消化、高热量的半流质饮食，注意房间的空气流通及保暖。气促气喘者，适当给予氧气吸入，保持呼吸道通畅和湿润；及时观察体温、脉搏、呼吸、血压等变化。高热病人必须降温处理，予物理降温为主，如冰敷、冰冻生理盐水或冰冻大黄液灌肠、酒精拭浴，伴恶寒明显者予温水酒精拭浴；同时应注意补充液体，维持水、电解质与酸碱平衡，防止高热耗气伤阴、厥脱。细菌感染病情严重者，可根据药敏试验选择敏感抗生素使用，如肺炎球菌肺炎、葡萄球菌肺炎等可用青霉素或头孢类抗生素；军团菌肺炎或支原体肺炎可用红霉素类。

五、辨证治疗

肺炎多由风热病邪引起，从上感受，以肺为病变中心。初起多见邪袭肺卫，遏郁卫表，不得宣泄，症见恶寒、发热、头身痛、咳嗽等，宜宣泄肺卫、透邪解表；邪气不解，深入气分，而成邪热壅肺，出现身热、汗出、咳嗽气促、咳痰胸痛等，宜清热化痰、宣肺止咳；肺主皮毛，邪气深入，波及营血，可见肺热发疹，出现身热、咳嗽、胸闷气促、肌肤红疹，治宜宣肺泄热、凉营透疹；气分邪热不解，深入营血，除见身热咳嗽之外，尚可出现烦躁咯血痰、或鼻衄，则应以清营泄热、凉血止血为治；心肺同居上焦，肺热久郁，劫阴伤阳，可致心阳虚衰，出现热骤退、汗不止、面白喘促、肢冷脉微之危重证候，应予益气回阳、摄阴固脱以救治。肺炎的后期往往是邪去津伤，出现肺胃阴伤之干咳少痰、口舌干燥、多饮而纳差、舌红少苔、脉细数等，当以清养肺胃，调理善后。除了辨证选方用药，还可配合使用中成药，危重证候可采用静脉给药的中成药制剂，或者中西医结合积极救治。

(一)邪袭肺卫

1. 证候　发热，微恶风寒，无汗或少汗，头身痛，咳嗽，无痰或少痰，口干或口微渴，舌边尖红，苔薄黄或薄白而干，脉浮滑数。

2. 治法　辛凉解表，宣肺泄热。

3. 方药

主方　银翘散加减：银花 15g，连翘 12g，薄荷 8g(后下)，荆芥穗 8g，牛蒡子 10g，桔梗 8g，竹叶 10g，杏仁 12g，黄芩 15g，甘草 6g，芦根 15g。水煎服，每日 2 剂。若发热较高、面赤、汗多者，加生石膏 30g(先煎)、青蒿 15g(后下)；咳嗽较甚、咳痰黄稠者，加瓜蒌 15g、前胡 12g、浙贝 12g；若大便干结、咽喉痛甚者，可加大黄 8g(后下)、枳实 10g、岗梅根 20g。

中成药　强力银翘片，每次 4 粒，每天 3～4 次；感冒清丸，每次 4 粒，每天 3 次。

(二)邪热壅肺

1. 证候　身热，汗出，烦渴，咳嗽气促，咳痰黄稠，或痰带血丝，或痰呈铁锈色，胸闷胸痛，舌红苔黄，脉滑数或洪数。

2. 治法　清热化痰，宣肺止咳。

3. 方药

主方　麻杏石甘汤合千金苇茎汤加减：麻黄 9g，杏仁 12g，生石膏 30g(先煎)，桃仁 12g，冬瓜仁 20g，苇茎 15g，黄芩 15g，鱼腥草 30g，知母 15g，川贝 9g，瓜蒌 15g，甘草 6g。水煎服，每日 2 剂。若胸闷胸痛较甚者，加郁金 12g、延胡索 12g；若邪热郁久，成毒化脓而咳腥臭脓痰者，加薏苡仁 20g、银花 15g、连翘 12g；若咯血痰者，加焦山栀子 12g、赤芍 15g、仙鹤草 20g；若潮热便秘、痰涎壅盛、喘促不宁者，加大黄 8g(后下)、枳实 10g；若下利色黄热臭、肛门灼热、腹不硬满而痛者，去冬瓜仁、生石膏、瓜蒌、知母、麻黄，加黄连 12g、黄柏 15g、葛根 30g、车前草 20g。

中成药　清开灵注射液 50ml，加入 5%或 10%葡萄糖注射液 500ml 中，静脉点滴，每日 1～2 次；或者选用双黄连干冻粉针 3g，加入 0.9%氯化钠或 5%葡萄糖氯化钠注射液 500ml 中，静脉点滴，每日 1～2 次。

(三)肺热发疹

1. 证候　身热，咳嗽，胸闷，气促，肌肤红疹，疹点鲜润，舌红，苔薄黄干，脉数。

2. 治法　宣肺泄热，凉营透疹。

3. 方药

主方　银翘散合清营汤加减：银花 15g，连翘 12g，杏仁 12g，薄荷 12g(后下)，牛蒡子 12g，细生地 25g，玄参 25g，麦冬 15g，赤芍 15g，红条紫草 15g，桔梗 8g，甘草 6g。水煎服，每日 2 剂。若疹点成片呈斑状，去薄荷，加水牛角 20g(刨片，先煎)、大青叶 30g；若大便秘结者，加大黄 9g(后下)；若咳嗽频伴气促气喘者，加葶苈子 12g、瓜蒌 12g、枳壳 10g。

中成药 清开灵注射液 50ml，加入 5%或 10%葡萄糖注射液 500ml 中，静脉点滴，每日 1～2 次。

(四)热入营血

1. 证候 身热夜甚，烦躁不安，咳嗽甚，咯血丝痰，或咳痰血量多，或鼻衄，舌红绛少苔，脉细数或弦数。

2. 治法 清营泄热，凉血止血。

3. 方药

主方 清营汤加减：水牛角 30g(刨片，先煎)，生地 25g，玄参 25g，麦冬 15g，竹叶卷心 12g，银花 15g，连翘 12g，黄芩 15g，杏仁 12g，桑叶 12g，鱼腥草 30g，甘草 6g。水煎服，每日 2 剂。若时有谵语，或昏愦不语者，可加莲子心 6g，并送至宝丹或安宫牛黄丸；若高热、抽搐者，加羚羊角粉 3g(冲服)、钩藤 12g，并送服紫雪丹；若痰中血量较多、鼻衄或齿衄者，加侧柏叶 12g、茜草炭 10g、小蓟炭 10g。

中成药 醒脑静注射液 20ml，加入 5%葡萄糖注射液 250ml，静脉点滴，每日 1～2 次。

(五)心阳虚衰

1. 证候 发热骤退，汗出不止，虚烦躁扰，气短喘促，面色苍白，四肢厥冷，脉微细欲绝。

2. 治法 益气回阳，摄阴固脱。

3. 方药

主方 参附汤加减：高丽参 10g，熟附子 12g，生姜 5 片，大枣 6 枚。水煎服，病情急重，即煎即服，服之再煎。若阴阳两脱，肢冷大汗淋漓、舌红绛而干者，加麦冬 30g、五味子 10g、西洋参 10g；若口唇青紫、皮肤色暗有瘀者，加丹参 30g、赤芍 20g；汗出不止者，加煅龙骨 30g、煅牡蛎 30g。

中成药 参附注射液 10ml，加 50%葡萄糖注射液 40ml，静脉推注，或加入 10%葡萄糖注射液 250ml 中，静脉滴注；阴阳两脱者，用生脉注射液 10～30ml，加 5%～10%葡萄糖注射液 250ml 中，静脉点滴。

(六)肺胃阴伤

1. 证候 热退或低热，干咳痰少而稠，口舌干燥而渴，多饮而纳差，舌干红少苔，脉细或数。

2. 治法 清养肺胃，涤除余邪。

3. 方药

主方 沙参麦冬汤加减：沙参 20g，玉竹 20g，桑叶 12g，麦冬 15g，生扁豆 20g，石斛 18g，杏仁 10g，芦根 20g，竹叶 10g，甘草 6g。水煎服，每日 2 剂。若低热持续难退者，加知母 18g、地骨皮 15g、桑白皮 15g；若咳嗽、咳痰黄稠者，加浙贝 12g、瓜蒌 12g、葶苈子 12g；知饥不欲食者，加谷芽 20g、麦芽 20g、神曲 9g。

中成药 西洋参茶，每次 1 小包冲服，每日 2～3 次；也可选用五叶参茶代之。

六、其他疗法

(一)验方

鱼腥草 30g，野荞麦根 30g。水煎服，每日 2～4 次。

（二）针灸疗法

1. 针刺　取天突、丰隆、肺俞、列缺穴，用强刺激 2～3 分钟，或留针 20 分钟，间断中度刺激，每日 1 次，7 天为一疗程。

2. 耳针　取支气管、肺、交感、神门穴点，用王不留行籽贴压，每日换 1 次，连续 5 天。

3. 穴位注射　用柴胡注射液，分别对合谷、曲池、大椎、风池穴注射 0.5～1ml，有较好退热效果。

（三）饮食疗法

1. 桑菊杏仁饮　桑叶、菊花、杏仁各 10g，洗净加清水 3 碗，煮沸 10 分钟，去渣取汁，加入适量白糖拌匀，待温分次代茶饮。功能清热宣肺、化痰止咳，适用于肺炎初起邪袭肺卫的辅助治疗。

2. 鱼腥草猪肺汤　鱼腥草 60g，猪肺 150g，洗净，猪肺切块，放入沙锅加水煮半小时，用食盐调味食服。功能清热止咳除痰，适用于各证型患者的辅助治疗。

3. 桑叶沙参粥　桑叶 15g，沙参 30g，粳米 50g，洗净加水慢火煮成稀粥，加少量冰糖调味食服。功能润燥清肺，适用于肺炎后期肺胃阴虚患者的辅助治疗。

七、康复与预防

1. 一般患者经治疗，体温退至正常后 1～2 周，复查 X 线可见肺部阴影全部或大部分吸收，患者完全康复。支原体肺炎患者的病程一般较长，病灶吸收慢，咳嗽日久。体弱年老者，要注意防止合并休克的发生及心、肺功能衰竭，一旦发生应及时中西医结合积极抢救治疗。

2. 康复期注意多饮水和进食水果，充分休息和保暖，防止受寒感冒使病情反复和加重。

3. 避免过度劳累，注意保暖和保持室内空气流通，戒烟及预防上呼吸道感染、流行性感冒，是防止肺炎的主要措施。

八、临 床 报 道

1. 戴长林等临床用清肺饮（金银花、连翘、金荞麦、杏仁、柴胡、桔梗、桃仁、大黄）治疗肺炎 126 例，总有效率达到 94.5%。并且进行细菌敏感测试，其结果表明，清肺饮对肺炎双球菌和大肠杆菌均有抑菌和杀菌作用，尤其对肺炎双球菌作用明显。作者强调该方组成特点是突出清热解毒和通腑泻热并举，指出对肺炎的治疗，重在清热解毒与通腑并用，这也符合肺与大肠相表里的生理、病理特点。〔戴长林，曹贵珠．清肺饮治疗肺炎临床观察和实验研究[J]．中西医结合实用临床急救，1996，(5)：194〕

2. 施欣红用“马英注射液”（马鞭草、蒲公英、黄芩等提取的注射剂），每日 200ml 静脉滴注，治疗大叶性肺炎 40 例，通过观察统计，其治疗总有效率为 95%；一般临床报道认为青霉素治疗大叶性肺炎的有效率为 88%。其实验观察表明，“马英注射液”对金黄色葡萄球菌有直接杀伤作用。〔施欣红．马英注射液治疗大叶性肺炎的疗效观察．中国中西医结合杂志[J]，1989，(10)：554〕

3. 对于军团菌肺炎，张洪春等认为中医临床治疗与研究报道不多，目前为止也无中草药对嗜肺军团菌有直接杀伤的报道。但是，作者通过运用中医温病卫气营血辨证治疗军团菌肺炎 20 例，进行临床观察，取得比较满意的疗效。因而认为中草药对改善患者的全身毒血症状，预防全身脏器功能衰竭具有肯定的疗效，是西药所不能取代的。〔张洪春，晁恩祥．浅谈用中医药治疗军团菌肺炎的体会[J]．北京中医药大学学报，1996，(2)：26〕

4. 阎田玉认为病毒性肺炎的病理改变是微循环严重障碍、DIC、ARDS(急性呼吸窘迫综合征)和血液呼吸功能障碍等,这与中医血瘀证的病理变化是基本一致的。作者运用“莪术静脉注射液”,治疗小儿呼吸道合胞病毒肺炎 45 例,全部治愈。因此,认为活血化瘀是治疗合胞病毒性肺炎最重要的治法之一。〔阎田玉. 莪术静脉注射液治疗小儿呼吸道合胞病毒感染及其作用原理的研究[J]. 中国中西医结合杂志,1992,(12):711〕

5. 杨周瑞等观察了复方蒿芩液对老年肺炎的抗炎、促炎介质的免疫调节作用及其临床疗效。将 100 例老年肺炎患者随机分为两组,对照组 50 例给予头孢唑林注射剂 4g,静滴,每日 1 次;治疗组 50 例,在对照组治疗基础上加用复方蒿芩液,每日 1 剂。两组疗程均为 14 天。结果治疗组有效率占 92.00%,明显高于对照组的 68.00%。治疗后第 7、第 14 天抗炎介质 IL-4、IL-10 逐渐升高,促炎介质 IL-6、IL-8、TNF-α 逐渐降低。因而认为复方蒿芩液通过双向免疫调节,减少促炎介质(IL-6、IL-8、TNF-α)的合成和释放,并增加抗炎介质(IL-4、IL-10)合成和释放,达到快速有效治愈老年肺炎的目的。(杨周瑞,孔德智,谭锦培,等. 复方蒿芩液对老年肺炎的双向免疫调节作用及临床疗效[J]. 中医研究,2008,21(12):26~28)

(林培政 于征淼)

第三十一章

急性胆囊炎

急性胆囊炎(acute cholecytitis)是由细菌感染、浓缩的胆汁或反流入胆囊的胰液刺激所引起的胆囊急性炎症疾病。临床上以右上腹持续性疼痛和压痛伴见阵发性加剧,发热,恶心、呕吐,轻度黄疸,白细胞增多等为主要特点。本病全年可见,多发于饮食肥腻或饮食不洁及不节之后。中医认为本病是肝失疏泄、湿热蕴结、气滞血瘀,导致胆腑通降失司,胆汁排泄不畅引起,属于“胁痛”、“黄疸”、“胆胀”等范畴。

一、病 因 病 理

对急性胆囊炎的发病机制至今了解仍很不够。一般认为细菌逆行感染、浓缩胆汁中的高浓度胆盐刺激、饮食过饱及胆固醇和被卵脂酶 A 脱脂形成的溶血卵磷脂的刺激,以及反流入胆囊的胰液刺激,引起胆道梗阻、胆汁淤滞、胆囊缺血及黏膜损伤是病变的主要原因。主要病理表现为胆囊壁充血、水肿,胆汁随着胆盐及胆色素等被吸收而代之以炎症渗出,逐渐变成浆液性、脓样或血性物;其炎症进展较快,可迅速发展至坏疽或穿孔。

中医认为本病的发生,与肝、胆、脾胃功能失调,以及情志失调、饮食不洁不节、寒温不适等有密切关系。暴怒或忧思久郁,或过食油腻、煎炸烧烤食物,或天气过寒过热等,导致肝胆失于疏泄,气机不畅,气郁化火;肝胆疏泄失常或饮食不洁不节,又使脾胃运化失司,湿从中生,与火热互结,壅滞气血,甚至成毒化脓。

二、临 床 表 现

(一)卡他型

低热,右上腹中度疼痛及压痛,食欲减退,泄泻或便秘。若伴胆管梗阻者,胆囊区压痛及反跳痛明显,且有右肩胛区放射痛。由于肝胆气郁,脾失健运,升降失常,导致腹痛伴恶心欲呕,纳呆,大便溏泄或秘结;并可见肝胆气郁化火之低热、口苦等证候表现。

(二)化脓型

高热,恶寒或寒战,右上腹疼痛持续难忍,胆囊区压痛和反跳痛明显,严重时全腹痛及广泛压痛,有时可扪及膨大而有压痛的胆囊。多为痰湿火热互结,壅滞气血,久蕴成毒化脓,而致高热寒战,或寒热往来,纳呆,呕吐,腹痛拒按,大便秘结,小便黄短,舌红苔黄,脉弦数或滑数。

(三)合并胆石症型

反复右上腹隐痛或胀痛,因饮食油腻,诱发急性持续腹痛加剧,或伴有发热恶寒,巩膜轻度到中度黄染,小便浓茶色,全身皮肤黄染,大便泄泻或便秘。肝胆湿热蕴结,横逆熏蒸,而致发热恶寒,腹胀腹痛,食下肥腻更甚,纳呆恶心,目黄,肌肤发黄,溲黄便溏,舌红苔黄腻,脉滑数。

三、诊 断 要 点

(一)病史

多有慢性右上腹胀痛病史，或有过食肥、高脂高蛋白饮食后诱发腹痛加剧的发病经过。

(二)证候特点

右上腹或中上腹疼痛，程度较剧而持久，疼痛呈阵发性加剧和向右肩放射，且多发生于夜间，或在饱食尤其是过食高脂肪、高蛋白质食物之后发生；多伴有厌食、恶心呕吐、发热寒战等，严重者可发生感染中毒性休克。检查见患者急性面容，腹式呼吸受阻而呈呼吸表浅不规则，皮肤巩膜黄染；右上腹部稍膨隆，胆囊区压痛、反跳痛及肌紧张，墨菲征阳性，有些可在右肋缘下触及肿大的胆囊。

(三)实验室检查

白细胞计数多轻度增高，一般不超过 $15\times10^9/L$，若超过 $20\times10^9/L$ 及明显核左移者，提示病情严重；血清胆红素、转氨酶、碱性磷酸酶、γ-谷氨酰转肽酶增高；B 型超声波检查了解胆囊大小、囊壁厚度及光滑度，可快速准确判断炎症程度和有无结石；必要时行 CT 检查。

四、一 般 处 理

患者应予卧床休息，清淡半流质饮食，严重呕吐者予禁食或鼻饲流质饮食，注意静脉补充营养、水及电解质。注意观察体温、脉搏、血压及腹部情况变化。高热患者必须降温处理，常采用物理降温方法为主，如冰敷、酒精拭浴，有寒战或恶寒者宜温水酒精拭浴；冰冻大黄液灌肠，既有降温作用，也有较好的解痉、促进排泄毒素的作用。腹痛较剧者，可选用阿托品、度冷丁等解痉镇痛药物。可选择氨苄青霉素或头孢类抗生素和氨基糖苷类抗生素联合使用。注意适当使用通便中西药，保持大便通畅，对减轻症状、缓解病情有较好作用。

五、辨 证 治 疗

急性胆囊炎的中医辨证治疗，针对肝胆疏泄功能失常和脾胃升降运化功能失调为主选方用药。肝喜条达主疏泄，肝失疏泄则气机郁结，影响胆汁分泌排泄，排泄不畅，形成瘀滞；肝胆疏泄失调，影响脾胃气机升降、运化失常，食饮停聚，酿成湿热蕴结；湿热交结，一方面熏蒸肝胆，一方面又可壅滞气血，郁而化火，成毒酿脓。总之，病位在肝胆脾胃；病机是气机失调，疏泄不畅，升降运化障碍。六腑以通为顺，胆为奇恒之腑，疏泄受阻，气机郁结，瘀滞不通，不通则痛，右上腹疼痛是其临床证候特征之一。治疗方面抓住其病因病机，以疏泄肝胆、调整气机、清热利湿、化瘀解毒为主要原则，通降止痛则顺，清热解毒祛邪为治。

(一)肝郁气滞

1. 证候　右上腹或胁部胀痛，或有阵发性加剧，痛引肩背，纳呆，口干口苦，大便或秘或溏，小便黄，舌质淡红，舌苔白干或微黄，脉弦紧或弦细。

2. 治法　疏肝解郁，行气止痛。

3. 方药

主方　四逆散加味：柴胡 12g，白芍 15g，枳实 12g，郁金 12g，延胡索 12g，木香 10g(后下)，黄芩 15g，茵陈 20g，甘草 6g。水煎服，每日 2 剂。若恶心呕吐者，加陈皮 9g、法半夏 12g、旋覆花 10g(包煎)；大便秘结不通者，加大黄 9g(后下)、芒硝 6g(冲服)；腹部绞痛、目黄、肌肤黄、小便如茶者，加金钱草 30g、车前草 30g、丹参 20g；恶心伴嗳腐吞酸者，加乌贼骨

12g、瓦楞子 15g、谷芽 15g、麦芽 15g；若伴恶寒、发热者，加青蒿 15g(后下)、山栀子 12g、连翘 12g。

中成药 金佛止痛丸，每次 1～2 支，每日 2～3 次。

(二)胆滞血瘀

1. 证候 右胁或右上腹部刺痛，痛处固定不移，胁下痞满或有积块，面色黧黑，口唇紫暗，大便溏烂，小便黄或如浓茶，舌质暗紫或有瘀点、瘀斑，舌苔白干或少苔，脉沉涩或弦细。

2. 治法 活血祛瘀，利胆止痛。

3. 方药

主方 桃红四物汤合失笑散加减：桃仁 12g，红花 10g，柴胡 12g，川芎 10g，生地黄 20g，赤芍 15g，五灵脂 10g，延胡索 12g，乌药 10g，茵陈 30g，青皮 9g，甘草 6g。水煎服，每日 2 剂。若大便秘结色黑者，加大黄 9g(后下)、枳实 12g；恶心呕吐者，加黄芩 15g、竹茹 12g、法半夏 12g；发热不退者，加金银花 15g、连翘 12g、黄芩 15g；腹胀痞满者，加厚朴 9g、大腹皮 10g；身目黄染、小便如浓茶者，加金钱草 30g、黄柏 15g。

中成药 消炎利胆片，每次 4～6 片，每日 3 次。

(三)湿热蕴结

1. 证候 高热寒战，或寒热往来，右上腹持续胀痛，及痞满拒按，伴有沉重感，痛引肩背，身目黄染，恶心呕吐，口苦咽干，大便秘结，小便如浓茶，舌质红，苔黄腻，脉弦滑数。

2. 治法 清热化湿，疏肝利胆。

3. 方药

主方 大柴胡汤合茵陈蒿汤及蒿芩清胆汤化裁：青蒿 15g(后下)，黄芩 15g，柴胡 12g，茵陈 30g，栀子 12g，法半夏 12g，郁金 12g，大黄 10g(后下)，枳实 12g，蒲公英 30g，赤芍 15g，土茯苓 20g，甘草 6g。水煎服，每日 2 剂。若右胁下痛剧者，去法半夏、栀子，加川楝子 12g、延胡索 12g；若高热持续、不恶寒而汗多者，去青蒿、赤芍、法半夏，加石膏 30g(先煎)、知母 15g、连翘 12g；若大便溏烂者，去大黄、枳实，加车前草 30g、黄连 10g；右胁下扪及肿块、压痛拒按者，去土茯苓、青蒿、栀子，加五灵脂 12g、桃仁 12g；若胁下钻痛，时阵发加剧时缓解，伴恶心呕吐者，去蒲公英、土茯苓、青蒿、栀子，加川椒 10g、乌梅 12g、干姜 8g。

中成药 清肝利胆口服液，每次服 10～20ml，每日 3～4 次。

(四)热毒成脓

1. 证候 寒战高热，身目黄染，右胁剧痛不已，腹胀满痛且拒按，甚或神昏谵语，四肢厥冷，口渴汗多，大便干结，小便短赤，舌质红绛，舌苔黄燥，脉滑数或弦细数。

2. 治法 清热解毒，凉营利胆。

3. 方药

主方 清营汤加茵陈蒿汤合五味消毒饮化裁：金银花 15g，连翘 12g，水牛角 30g(刨片，先煎)，生地 30g，玄参 20g，麦冬 15g，茵陈 30g，大黄 10g，黄柏 15g，栀子 12g，蒲公英 20g，紫花地丁 20g。水煎服，每日 2 剂。若身热夜甚、神昏谵语者，加服安宫牛黄丸或紫雪丹；若大汗淋漓不止、四肢不温者，加炖服西洋参 15g；若湿热盛，而见寒热往来、口渴不欲饮、大便溏、苔黄浊腻者，去生地黄、玄参、麦冬，加青蒿 15g(后下)、黄芩 15g、厚朴 10g；若高热持续、不恶寒者，加生石膏 30g(先煎)、知母 15g。

中成药 清开灵注射液 40～50ml，加入 5%～10%葡萄糖注射液 500ml，静脉滴注，每日 1～2 次。

六、其 他 疗 法

(一)验方

1. 疏肝利胆汤　柴胡10g,枳壳10g,赤芍12g,黄芩10g,黄连8g,大黄10g,鸡内金10g,郁金10g,木香10g(后下),厚朴10g,山楂10g,甘草6g。

2. 金钱草汤　金钱草60g,蒲公英30g,虎杖15g,生大黄10g,柴胡8g,甘草6g。

(二)针灸疗法

1. 针刺　取阳陵泉、阴陵泉、足三里、太冲、内关、期门等穴,深刺,予强刺激,以解痉止痛。

2. 耳针　取胆、肝、神门、交感、大肠、三焦等穴,埋针。

3. 穴位注射　用维生素K_3 8mg,分别注入双侧胆囊穴;也可用氯丙嗪25mg、阿托品0.5mg,分别在双侧胆俞穴和双侧阳陵泉穴注射。

(三)饮食疗法

1. 茵陈绿豆汤　茵陈120g,绿豆60g。先用水煎茵陈,当水耗去一半时,将药汤滤出,再用药汤煮绿豆,煮至绿豆熟烂后,待温分次服食。功能清热利胆祛湿,适用于急性胆囊炎湿热蕴结患者的辅助治疗。

2. 茵陈蚬肉汤　茵陈60g,蚬肉20g。先用水煎茵陈,当水沸后15分钟,将药汤滤出,用药汤煮蚬肉,调味后服食。功能利胆祛湿,适用于各型胆囊炎患者的辅助治疗。

3. 公英双花汤　蒲公英30g,金银花50g,鲜白花蛇舌草90g。洗净加水煮沸20分钟,去渣取汤,加少量白糖调味,分次饮服。功能清热解毒、散结泻火,适用于急性胆囊炎热毒成脓患者的辅助治疗。

七、康复与预防

1. 一般患者经治疗,疼痛缓解,体温退至正常后1～2周,大部分可恢复。但合并有胆道结石者,要注意病情复发。年老患者及感染严重者,要高度警惕感染中毒性休克。

2. 患者应注意节制饮食,以清淡为主,忌油腻肥甘厚味之品,保持大便通畅,是预防病情复发和加重的重要措施。

3. 平时加强锻炼,增强体质,心情舒畅,避免精神刺激、忧郁与暴怒,戒烟、酒,饮食有节,是预防急性胆囊炎、慢性胆囊炎急性发作或胆石症合并急性胆囊炎的有效措施。积极治疗胆道结石及慢性胆囊炎,也是预防急性胆囊炎的主要手段。

八、临 床 报 道

1. 张东风等把急性胆囊炎按其发作机制分为湿热侵胆、胆气郁结、胆胃不和3期,根据辨病与辨证相结合的原则分3期序贯治疗,分别予清热利胆汤(苦参、柴胡、黄芩、栀子、生大黄、龙胆草、枳实、牡丹皮、赤白芍、延胡索、蒲公英、车前子、甘草)、开郁散结汤(柴胡、白芍、香附、陈皮、广木香、炒枳壳、川楝子、胆南星等)、调中畅胆汤(木香、砂仁、枳壳、法半夏等)。上3方按顺序依次服用,治疗60例进行临床观察,结果治愈47例,好转11例,无效2例。作者认为治疗急性胆囊炎的关键三步骤是:其一,急性期首祛其火;其二,行气豁痰,复其常运;其三,调理中焦,以固根本。〔张东风,吴西兰.序贯治疗急性胆囊炎60例[J].河南中医,1996,(6):372〕

2. 陈敏报道用大剂量芍药甘草汤(白芍 60～90g、甘草 15～30g)，治疗急性胆囊炎 36 例，临床观察总有效率达到 94.4%。并且通过实验研究证明，白芍所含的芍药苷和甘草含的甘草次酸以及甘草甜素，具有协同作用，对多种致病菌有抑制作用，还有明显的解痉、止痛、解毒、促进胆汁分泌排泄的功效。〔陈敏．大剂量芍药甘草汤为主治疗胆囊炎 36 例[J]．实用中医药杂志，1995，(4)：10〕

3. 李栩报道，用胆囊Ⅰ号直肠点滴治疗急性胆囊炎，临床观察 80 例，取得满意效果。胆囊Ⅰ号由茵陈、郁金、龙胆草、皂角刺、柴胡、生大黄等组成，取生药研末煎煮，取汁 1500ml，每次用 250ml 直肠点滴，每日 2～3 次。治疗结果分析显示，总有效率达 93.75%。〔李栩堂．胆囊Ⅰ号煮散剂直肠点滴治疗急性胆囊炎 80 例[J]．中国医药学报，1987，(4)：37〕

4. 赵春明观察了中药大柴胡合茵陈蒿汤加味治疗急性胆囊炎的疗效。将 102 例急性胆囊炎患者随机分成两组，对照组给予西医常规治疗，治疗组在西医常规治疗的基础上加服中药大柴胡汤合茵陈蒿汤加味。结果治疗组疗效优于对照组，因而认为大柴胡汤合茵陈蒿汤加味治疗急性胆囊炎疗效卓著，值得临床推广应用。(赵春明．大柴胡汤合茵陈蒿汤加味为主治疗急性胆囊炎 62 例[J]．光明中医，2010，(4)：640～641)

(林培政　于征淼)

第三十二章

急性胃肠炎

急性胃肠炎(acute gastroenteritis)包括急性胃炎和急性肠炎，多由细菌或细菌毒素、病毒感染、化学或物理性刺激等原因引起胃肠黏膜急性炎症病变所致。往往因食用受污染的饮食物、酗酒、肥腻厚味饱餐过度，或者食用损害胃肠黏膜的食物和药物而发病。若是进食被细菌或细菌毒素污染的食物致病者，常有饮食不洁或腐败食物病史或集体发病的特点，而且多有胃黏膜炎症所致的腹痛、恶心、呕吐及肠黏膜炎症所致的少腹痛、腹泻、脱水等症状并见，故称急性胃肠炎。严重者可引起休克、酸中毒、消化道出血等并发症。本病常年可见，多发于夏秋季节，中医认为是外感时邪及饮食不洁所致，属于“霍乱”、“呕吐”、“泄泻”或“湿阻”等范畴。

一、病 因 病 理

本病发生的原因，是致病微生物感染或是其毒素作用，或者是理化因素直接作用于胃、肠黏膜，引起胃肠黏膜的急性充血、水肿、渗出等炎症病理变化，导致胃肠功能紊乱，消化、吸收、排泄失常，出现恶心、呕吐、腹痛、腹泻以及发热等临床症状；或者外周血象白细胞增高，大便常规检查见有白细胞、红细胞。呕吐剧烈或腹泻严重者，往往会导致水电解质紊乱、酸碱平衡失调，或者血容量减少导致脱水、休克等临床表现。

中医认为本病的发生，主要是时邪外感与饮食不洁(节)损伤脾胃，运化失常所致。时邪包括不同季节的风寒暑湿之邪，或者食物不洁的秽浊之气，侵袭脾胃；过于暴饮暴食损伤脾胃，均可导致脾胃受纳、腐熟、运化失常，气机不畅，升降失调，清浊不分，出现腹痛、腹胀、恶心、呕吐、腹泻等证候表现。若频频呕吐腹泻，中阳下陷，失于温运，阳随阴泄，也可出现厥脱证候。

二、临 床 表 现

(一)急性胃炎

起病较急，症状轻重不一，多有上腹部不适、疼痛、食欲减退、恶心、呕吐等表现。常见的细菌性单纯性胃炎，多在食后短时间内突然发病，潜伏期短(葡萄球菌为 1～6 小时，沙门菌属 4～24 小时，嗜盐菌为 9～12 小时)。多见寒湿直中或暑湿之邪等直趋中道，入侵阳明胃或太阴脾，中焦气机逆乱，运化失司，升降失常，故出现突发上腹不适，或胀或痛，纳呆脘痞，恶心呕吐等。

(二)急性肠炎

突发中下腹痛，伴见腹泻，或如水样，或如蛋花样，有时也可见有呕吐、恶心，或恶寒发热等。也为寒湿或暑湿之邪等侵犯阳明，大肠传导失司，谷道壅滞，清浊不分，故出现少腹胀痛或闷痛，或腹中肠鸣，痛甚便溏泄泻，或便意频频，泻下如水等。

若因急性细菌感染所致的急性胃炎，常并发肠炎，腹泻症状明显，并称急性胃肠炎，属急性食物中毒之一类型。症状严重者可见有恶寒发热，吐泻频繁交作，腹痛难忍，甚至全身中毒症状明显。多为暑湿秽疠之邪或寒湿秽浊之邪格拒中焦，横逆壅塞，升降逆乱，故突发腹痛，吐泻不止，发热恶寒，甚至痉挛拘急等。

三、诊断要点

(一)病史

多有饮食不洁(节)史，起病较急，往往有集体发病的特点。

(二)证候特点

恶心呕吐，腹胀腹痛，腹泻水样或酸臭溏烂，有时伴见恶寒发热。

(三)实验室检查

可见外周血象白细胞增高；大便常规检查为质软或稀便，如炎症累及结肠见有黏液或脓血便，少数病例有脂肪泻。

(四)鉴别诊断

急性胃肠炎有些酷似急性阑尾炎的腹痛，除有呕吐、腹泻、发热，也有右下腹压痛，需与急性阑尾炎作鉴别。腹痛、腹泻症状严重，甚至里急后重者，需与急性细菌性痢疾作鉴别。

四、一般处理

患者应予适当休息，补充液体和能量，进食易消化的流质饮食。症状严重者，可适当选用抗生素等药物。呕吐腹泻剧烈，有脱水、水电解质平衡紊乱或酸碱中毒者，应积极予静脉补充液体、水电解质、能量等；若血容量降低、休克者，按抗休克积极处理。

五、辨证治疗

本病的中医辨证治疗，针对其外感时邪或饮食不洁(节)所因，病位所在脾胃(肠)，病机为运化升降失常，还要辨别其时邪是寒是热，是暑是湿，有无兼夹食滞等，立法处方用药治疗。若因寒湿内蕴，多见恶心呕吐、腹胀肠鸣、泄泻清稀、身重头痛、苔白润等，治宜解表散寒、芳香化湿；暑湿熏蒸，多见腹痛腹泻、下利臭秽、肛门灼热、大便黄褐如果酱、心烦口渴等，治宜清利暑湿、和中化浊；胃肠积滞，多见呕吐酸臭、口淡厌食、大便酸臭、泻后腹痛减轻等，治则消导和中、行气化滞；湿热阻滞，多见发热、腹痛、恶心呕吐、口干口苦、泻下热臭、舌红苔黄腻等，治则清热化湿、消滞和中。对寒湿、湿热、暑湿以及积滞的辨别，除了从证候表现的不同来识别，还要从时邪与季节相关来辨认。一般来说，秋冬季以寒湿所伤为多，春夏季多见湿热或暑湿为患；至于胃肠积滞，则多见食滞所伤，与饮食不洁(节)关系密切，也应从病史、饮食史来识别，方可做到辨证准确，治疗选方用药有的放矢。

(一)寒湿内蕴

1. 证候　恶心呕吐，腹胀肠鸣，泄泻清稀，身重困倦，胸闷脘痞，头痛或四肢不温，或恶寒，舌淡红苔白润，脉濡。

2. 治法　解表散寒，芳香化湿。

3. 方药

主方　藿香正气散加减：藿香 10g，紫苏叶 10g，厚朴 8g，炒白术 10g，茯苓 15g，大腹皮 12g，陈皮 6g，法半夏 12g，生姜 3 片，木香 6g。水煎服，每日 2 剂。若恶寒者，加荆芥 10g(后下)；腹痛甚者，干姜 9g 易生姜；腹泻甚、小便短少者，加车前草 20g、薏苡仁 20g；嗳腐吞酸者，加布渣叶 15g、神曲 9g。

中成药　藿香正气丸，每次 1 支(小瓶)，每日 3 次；藿香正气口服液也可选用，每次 10ml，每日 3～4 次。

(二)暑湿熏蒸

1. 证候　腹痛腹泻，泻下臭秽，肛门灼热，大便黄褐或如果酱，脘闷恶心，口渴心烦，呕吐腐臭，小便短赤，舌红苔黄厚腻，脉濡滑而数。

2. 治法　清利暑湿，和中化浊。

3. 方药

主方　王氏连朴饮加减：姜汁炒黄连 9g，厚朴 6g，法半夏 9g，山栀子 12g，淡吴茱萸 6g，藿香 10g，滑石 20g，石斛 15g，荷梗 12g，芦根 20g。水煎服，每日 2 剂。若伴见发热、头痛、面赤、口苦者，加黄芩 15g、生石膏 30g(先煎)、金银花 15g；呕吐甚者，加竹茹 12g、生姜 3 片；腹泻黄水样且次数频繁者，加黄芩 15g、黄柏 15g、火炭母 30g；若腹痛甚、腹痛即泻者，加青皮 6g、木香 6g(后下)。

中成药　腹可安片，每次 4～6 片，每日 3～4 次；黄连素片，每次 200～300mg，每日 3 次。

(三)胃肠积滞

1. 证候　呕吐酸腐食物，嗳腐吞酸，脘痞腹胀闷痛，大便酸臭，泻后腹痛减轻，口淡厌食，舌淡红苔厚腻，脉弦或沉滑。

2. 治法　消导和中，行气化滞。

3. 方药

主方　保和丸加减：陈皮 9g，法半夏 9g，茯苓 20g，连翘 12g，枳实 12g，莱菔子 15g，山楂 15g，神曲 10g，白术 8g。水煎服，每日 2 剂。若伤食生冷瓜菜者，加肉桂 3g，或干姜 6g、黄连 6g；伤食虾蟹等河鲜、海鲜者，加紫苏叶 10g(鲜者更佳)、生姜 5 片；伤食面米类食品者，加麦芽 15g、谷芽 15g，且重用莱菔子至 25g；因伤食肉类肥腻食物者，加布渣叶 15g、鸡内金 8g，且重用山楂至 25g；若泻下臭秽、泻而不爽、肛门灼热者，加大黄 5g(后下)、厚朴 6g。

中成药　保济丸 1 支(瓶)，每次 1～2 支，每日 3～4 次，温开水送服。

(四)湿热阻滞

1. 证候　发热，腹痛，恶心呕吐，胸闷烦热，口干口苦，泄泻便黄热臭，溲黄涩痛，舌红苔黄腻，脉滑数。

2. 治法　清热化湿，消滞和中。

3. 方药

主方　葛根芩连汤加味：黄连 10g，黄芩 15g，葛根 20g，黄柏 12g，穿心莲 10g，火炭母 20g，陈皮 10g，车前草 20g，藿香 10g，甘草 6g。水煎服，每日 2 剂。若腹痛较甚伴两胁胀痛者，加白芍 12g、救必应 20g；若湿热化毒，发热甚、泻下臭秽及肛门灼热、小便黄短热痛者，加金银花 15g、连翘 12g、蒲公英 20g；若呕吐频繁者，加竹茹 12g、法半夏 10g、生姜 3 片；若口渴引饮、面赤汗多、舌苔黄干者，方中去陈皮、车前草，加生石膏 20g(先煎)、天花粉 15g、芦根 20g。

中成药　黄连素片，每次 200～300mg，每日 3～4 次。

六、其 他 疗 法

(一)验方

1. 凤尾草汤　凤尾草 30g,火炭母 30g,车前草 30g。

2. 黄连汤　黄连 12g,藿香 12g,穿心莲 10g,生姜 5 片。

(二)针灸疗法

1. 体针法　取中脘、天枢、内关、上巨虚、足三里穴。如偏湿热者加曲池、合谷;如为寒湿者加灸关元、神阙。操作:垂直进针入中脘穴 1.5 寸左右,得气留针 3 分钟,退至皮下,再用横刺角度向上脘透刺 1.5 寸左右;复将针退至皮下,直刺建里穴,留针 3 分钟,再退至皮下,横刺阴郄、梁门穴,深约 1.5 寸。

2. 耳针法　取肺、胃、大肠、小肠等穴。每日针 1 次,每次选用 2～3 穴,捻转中、强刺激,留针 20～30 分钟。

3. 刺络放血法　取曲泽、委中 2 穴。由于患者吐泻失水较多,上述 2 穴处静脉不显时,可反复屈伸肘、膝关节,并用手轻轻拍打肘弯或腘窝,使其静脉充盈显露,以便刺络放血。

4. 艾灸法　艾灸气海、关元、神阙,对脱水重症能起到扶正固本,防止虚脱作用。

(三)饮食疗法

1. 火炭母猪红汤　鲜火炭母 60g,猪血块 90g,加清水 3 碗煲汤,煮至 1 碗,加食盐调味,饮汤吃猪红,每天 1 次。功能清热利湿、通滞止泻,适用于湿热积滞型的辅助治疗。

2. 加味苡仁绿豆粥　薏苡仁 30g,绿豆 30g,藿香 5g,扁豆 30g,陈皮 5g,粳米 100g。薏苡仁、绿豆、扁豆、粳米淘洗净,加清水共煮熬为稀粥;另将藿香、陈皮煎取少许药汁,加入粥中和匀,用少许盐或糖调味饮食。功能清暑化湿、和胃止泻,适用于暑湿熏蒸型患者。

3. 姜茶　生姜 15g,乌龙茶叶 15g。生姜洗净切细丝,与茶叶一起放入杯中,加开水盖好 15 分钟,分 2 次温服。功能温中散寒、和中止呕、利尿止泻,适用于寒湿内蕴型患者。

七、康复与预防

1. 一般患者经过治疗,呕吐、泄泻、腹胀腹痛可较快控制缓解,注意休息与饮食调理,身体能完全康复。但发热较甚、腹痛明显、吐泻频繁者,要注意水电解质紊乱、酸中毒、休克等严重并发症的发生。

2. 注意饮食卫生,不吃腐败变质的饮食物及不干净的蔬菜瓜果,忌暴饮暴食、过食肥腻厚味,是预防急性胃肠炎的重要措施。

八、临 床 报 道

1. 杨福章认为急性胃肠炎多由中焦元气素亏,外感风寒暑湿之邪,或饮食不洁,过食辛辣、生冷,损伤脾胃,以致运化失职,脾失健运,胃失和降,浊阴内阻,清浊相干,乱于胃肠而成。用三仁汤加味治疗急性胃肠炎 300 例,取得满意效果。方药:杏仁 10g,白蔻仁 10g,薏苡仁 30g,滑石 15g,竹叶 10g,厚朴 15g,通草 15g,法半夏 10g,木瓜 15g,石韦 20g,白芍 15g,神曲 20g,焦山楂 15g,甘草 5g。水煎服,每日 1 剂,每剂煎 3 次,共得药汁 600ml,分 3 次服用,对于呕吐频繁者可随时饮用。临床治疗 300 例观察结果,服药 2 剂痊愈 60 例,服药 4 剂痊愈 140 例,服药 6 剂痊愈 31 例,服药 8 剂,症状明显好转 19 例,有效率 100%。〔杨福章.三仁汤加味治疗急性胃肠炎 300 例[J]. 实用中医内科杂志,1995,(1):12〕

2. 茅允兰用“清肠Ⅰ号”合剂治疗急性胃肠炎、急性细菌性痢疾共53例，同时以西药组36例进行对照。清肠Ⅰ号组口服“清肠Ⅰ号”合剂，其方由黄连3g，黄芩10g，白芍15g，白头翁15g，木香5g，槟榔10g，葛根15g，苍术10g，厚朴10g，甘草3g组成。制成合剂，每瓶200ml，相当生药2剂，每次口服50ml，每日2次，严重者每日3次，4天为一疗程。西药组痢特灵每次0.1g，每日4次；TMP每次0.2g，每日3次；庆大霉素肌内注射每次8万U，每日2次；或静注每日24万U，以上西药任选两种联合使用，4天为一疗程。治疗结果，清肠Ⅰ号组53例，治愈47例，好转4例，无效2例；西药组36例，治愈30例，好转5例，无效1例。两组总疗效无显著性差异($P>0.05$)。〔茅允兰．“清肠Ⅰ号”合剂治疗急性胃肠炎、急性细菌痢疾临床观察[J]．湖南中医学院学报，1989，(2)：80〕

3. 汪朝晖等观察了调胃消滞丸治疗急性胃肠炎(食滞湿阻证)的临床疗效。将226例急性胃肠炎患者采用分层区组随机、单盲、阳性药平行对照、多中心临床试验方法。治疗组167例，用调胃消滞丸，每次1袋，每日2次，口服；对照组59例，用藿香正气丸，每次1袋，每日3次，口服；3天为一疗程。结果表明调胃消滞丸治疗急性胃肠炎(食滞湿阻证)疗效确切，同时安全性良好。〔汪朝晖，陈丹曼，杨忠奇，等．调胃消滞丸治疗急性胃肠炎(食滞湿阻证)的临床研究[J]．湖北中医杂志，2009，31(4)：15～16〕

(林培政　于征淼)

第三十三章

急性阑尾炎

急性阑尾炎(acute appendicitis)是常见外科疾病,发病率居各种急腹症的首位,可发生于任何年龄,但多见于青壮年。本病主要由阑尾腔内梗阻和细菌感染引起。由于阑尾的血液供应较差,故当发生本病之后易出现阑尾的缺血坏死,甚至穿孔。本病的病情变化多端,诊断较困难,故应详询病史,仔细检查,才能及早准确诊断,及早治疗,防止并发症,提高治愈率。中医将本病归属于肠痈范围,早在《黄帝内经》中就已提出了肠痈的病名及其发病原因,汉代张仲景《伤寒杂病论》就已全面论述了肠痈的病因、证候、治则、方药。后世医家在此基础上颇多补充发挥,大大丰富了中医治疗本病的方法与内容,为中西医结合治疗本病提供了有利的条件。

一、病 因 病 理

急性阑尾炎常由阑尾管腔阻塞和细菌感染所引起。由于阑尾管腔细窄,开口狭小,管壁内有丰富的淋巴组织,系膜短使阑尾卷曲等,使其管腔易于阻塞,食物残渣、粪石、异物、蛔虫、肿瘤等也常造成阑尾管腔阻塞。管腔阻塞后,阑尾黏膜分泌黏液积聚,腔内压力增高,血运受阻,有利于细菌侵入和繁殖,从而形成急性炎症。此外,胃肠道疾病影响亦可引起急性阑尾炎。其病变发展过程可表现为 4 种不同的阶段,因而其病理变化可分为 4 种类型。一是急性单纯性阑尾炎,在病变早期,阑尾轻度肿胀,浆膜充血,腔内有少量渗液。二是急性化脓性阑尾炎,又称蜂窝织性阑尾炎。阑尾明显肿胀,浆膜高度充血,有脓性渗出物附着。阑尾黏膜的溃疡面加大,管壁有小脓肿形成,腔内有积脓。阑尾周围的腹腔内出现稀薄脓性渗液,形成局限性腹膜炎。三是坏疽性及穿孔性阑尾炎,阑尾管壁出现坏死或部分坏死,呈暗紫或灰黑色,管腔常有黑褐色或紫红色臭脓。如管腔梗阻又合并管壁坏死时,2/3 的病例可发生穿孔,穿孔后如感染继续扩散,可引起急性弥漫性腹膜炎。四是阑尾周围脓肿,急性阑尾炎出现化脓坏疽时,大网膜可移至右下腹部,将阑尾包裹并形成粘连,出现炎性肿块或形成阑尾周围脓肿。

中医认为阑尾属于大肠,大肠为六腑之一,主传化水谷,以通为用,故大肠畅通,则健康无病。如饮食不节,暴食暴饮,或过食生冷,或嗜食油腻之品,则损伤肠胃,滋生湿热,湿热蕴积于大肠,致使大肠气血瘀滞;或因饱食之后急剧奔走运动,影响大肠传化水谷,使饮食积滞于大肠,气血运行失畅。此外,寒温不适,七情失节,亦可影响胃肠功能及气血的运行。以上诸多因素导致大肠传化功能失司,气血运行不畅,湿热因而蕴积于内,湿热气血相互结滞于大肠,郁积不化而成为痈。肠痈形成之后,如未经及时调治,气血湿热搏结难解,湿热则进一步化火,形成热毒,热毒内盛则腐肉成脓,如脓破则毒气流散腹腔内,可波及其他脏腑,使腹腔某一局部或全部发生病变。本病病位在下焦,病变过程中很少有卫分证候,多数病人从发病至病愈始终以气分病为主。病机始终以大肠传导失职,湿热气血瘀滞不通为核心。本病如失治或治疗不当，其热毒之邪亦可进一步深入营血，出现营血分的病证，从而引起更严重的病变。

二、临床表现

急性阑尾炎根据病理变化分为4种类型，其临床表现各有不同。

（一）急性单纯性阑尾炎

属病变早期。右下腹部隐痛，在右髂前上棘与脐连线的中外1/3交界处（即麦氏点）有压痛、反跳痛，可伴轻度肌紧张。其腹痛大多数可表现为转移性右下腹痛的特点，即开始表现为脐周和上腹疼痛，位置不固定，疼痛不甚严重；数小时后腹痛转移并固定在右下腹部，呈持续性加重。但亦有部分病例开始即呈右下腹疼痛。同时可出现恶心、呕吐、便秘或腹泻等胃肠道症状和头晕、头痛、身倦乏力等全身症状，体温及白细胞计数略上升。此为气血瘀滞，与湿热互结于大肠，大肠传导失司，内结痈肿为病。

（二）急性化脓性阑尾炎

病变进一步发展，右下腹呈阵发性胀痛和剧痛，麦氏点周围有明显压痛、反跳痛及腹肌紧张，或有局限性肿块；可出现发热、汗出、口渴、脉数等全身感染性中毒症状。白细胞计数明显升高。此为湿热与气血进一步搏结，蕴积于大肠，热毒内盛，腐肉成脓，从而出现上述证候。

（三）坏疽及穿孔性阑尾炎

病变进一步加剧，呈持续性剧烈腹痛；如为穿孔性阑尾炎，因阑尾腔内压力骤减，腹痛可暂时减轻，但出现腹膜炎后，腹痛又会持续加剧；腹部压痛范围进一步扩大，压痛、反跳痛、腹肌紧张等腹膜刺激征更加显著，肠鸣音减弱或消失；可出现寒战、高热等全身中毒症状。如发生静脉炎可出现黄疸。白细胞计数更加升高，常升至$18\times10^9/L$以上。此为湿热邪毒化火，脓毒溃破，流散腹腔，弥漫中、下焦，从而出现上述证候。如热毒深入营血，则可出现营血分病证。

（四）阑尾炎周围脓肿

临床上可分为两种，一是炎性阑尾被大网膜及周围组织粘连包裹，从而形成炎性包块；二是阑尾穿孔形成腹膜炎，被局限于右下腹部，从而形成阑尾周围脓肿。临床表现为右下腹部包块，固定，伴压痛，体温上升呈弛张热，白细胞计数增高。此为气血瘀滞，脓毒内积，交互结滞于大肠，从而出现上述证候。

三、诊断要点

（一）病史

起病较急，开始呈上腹或脐周疼痛，不久即转移至右下腹。

（二）证候特点

主要呈转移性腹痛及右下腹定位压痛的特点。但阑尾炎位置变异时，其腹痛位置也不同，盲肠后位阑尾炎痛在侧腰部；盆腔位阑尾炎痛在耻骨上区；肝下区阑尾炎可引起右上腹痛；极少数左侧腹部阑尾炎呈左下腹痛。如受到镇静剂或泻剂影响时，诊断也较困难。此时应明确右下腹痛是转移性的，而不是腹内其他处病变引起腹痛向右下腹扩散的，而且腹痛转移需要一定时间，不是立即转移至右下腹部。常伴有胃肠道症状，如恶心呕吐，食欲不振，腹泻或便秘等。并可伴有全身反应，初期可有头痛、乏力、咽痛等；炎症发展可有发热、汗出、尿黄、脉数及虚弱等中毒症状。阑尾穿孔者则体温明显升高。

(三)实验室检查

主要作白细胞计数及比例检查，白细胞一般在(10～15)×10^9/L，中性粒细胞增多。白细胞如超过20×10^9/L，可能有阑尾穿孔，但体弱者也可不增高。还可作尿常规检查。必要时还可进行诊断性腹腔穿刺抽液检查和B型超声波检查，对诊断有一定帮助。

(四)其他辅助检查

如结肠充气试验、腰大肌试验、闭孔内肌试验、直肠指诊等可根据具体情况选择进行。此外，阑尾穴(右足三里穴下2～4cm处)压痛亦可帮助诊断。同时还应当注意与一些非外科急腹症和其他脏器病变引起的急性腹痛相鉴别。

四、一般处理

(一)非手术疗法

主要适用于如下病证：①急性单纯性阑尾炎；②轻型化脓性阑尾炎；③轻型阑尾周围脓肿；④慢性阑尾炎急性发作，复发性单纯性轻型化脓性阑尾炎，发作间歇较久，只发作1～2次者；⑤其他因伴严重器质性疾病而有手术禁忌证者。非手术疗法主要采取中药辨证施治。此外，还可根据病情需要给予抗生素，选用青霉素、庆大霉素、红霉素、氯霉素、氨苄青霉素等。急性阑尾炎一般可给流质或半流质饮食，但对并发腹膜炎者应根据病情轻重给流质或禁食。急性阑尾炎一般应卧床休息，并发腹膜炎或阑尾周围脓肿的病人应取半卧位，防止过早下床活动，以免病情反复。对高热、禁食、呕吐频繁，有水、电解质平衡失调者，应予输液，以及时补充或纠正。严密观察病人，每日测体温、脉搏、呼吸4次，严重病人要定期测量血压。注意观察病人腹痛、体征、血象及舌苔、脉象的变化，以测知病情的进展，及时采取有效的治疗措施。

(二)手术疗法

主要适用于如下病证：①急性化脓性、坏疽性阑尾炎，临床症状严重者；②急性阑尾炎穿孔并发弥漫性腹膜炎；③小儿、妊娠、老年人急性阑尾炎；④慢性阑尾炎反复急性发作者；⑤阑尾蛔虫病。手术主要采取阑尾切除术或阑尾脓肿引流术。

五、辨证治疗

本病主要由气血瘀滞，湿热蕴积，交互郁结为患。病属大肠，大肠为六腑之一，以通为用，故本病以通里攻下为治疗大法，保持大便通畅，使邪有出路。再视具体证型兼以行气、活血、清热、解毒、祛湿等法，务使邪去正安。本病前期阶段多表现为气血不畅，兼有里热，治当通里攻下、行气祛瘀为主，辅以清热解毒，使气血恢复流畅，热毒随大便而泄。若湿热内蕴，气血瘀滞，湿热与气血互结，治当以通里攻下、清化湿热为主，辅以行气活血。其中要辨明湿与热孰轻孰重，如热重于湿者则应加强清热泻火；如湿重于热，则应辅以芳香化湿。若病变进一步发展，湿热邪毒化火，弥漫中、下焦，则应以通里攻下、清热解毒为主，辅以行气凉血；如出现热盛伤阴之候，则应辅以凉血救阴之品。若热毒不解，蕴积于内，腐肉成脓，形成包块者，则应予清热解毒、行气活血排脓为主，以防止脓肿溃破而流毒四散，波及其他脏腑。

(一)气血瘀滞

1. 证候　转移性右下腹痛，呈持续性或阵发性加剧，伴脘腹胀闷，恶心嗳气，纳呆，右下腹压痛或反跳痛，腹肌紧张，或可扪及局限性肿块，发热(38℃以下)，大便或秘，小便黄，舌苔薄白，脉弦紧或细涩。

2. 治法　通里攻下，行气祛瘀，辅以清热解毒。

3. 方药

主方　阑尾化瘀汤加减：生大黄 12g，牡丹皮 12g，桃仁 12g，川楝子 12g，延胡索 12g，广木香 10g，金银花 15g，白花蛇舌草 30g。水煎服，每日 1 剂，分 2 次服。加减法：气滞甚者加青皮 6g、乌药 10g；血瘀重者加红藤 30g、丹参 18g。

中成药　牛黄解毒片，每次服 3 片，每日 3 次。复方穿心莲片，每次 4 片，每日 3 次。

（二）湿热内蕴

1. 证候　右下腹疼痛与压痛加重，腹膜刺激征明显，出现反跳痛，腹肌紧张或有局限性肿块，如湿重于热则见发热不甚，腹胀痛不剧，口渴不欲饮，大便溏而不爽，小便短少，舌淡红，苔黄白腻，脉濡滑略数；如热重于湿则见发热较甚（38℃以上），腹剧痛，拒按明显，口干渴饮，大便秘结，小便短赤，舌红，苔黄腻，脉弦滑数。

2. 治法　通里攻下，清化湿热，辅以行气活血。

3. 方药

主方　阑尾清化汤加减：金银花 30g，蒲公英 30g，牡丹皮 15g，生大黄 15g，川楝子 15g，赤芍 9g，桃仁 9g，甘草 9g，白花蛇舌草 60g。水煎服，每日 1～2 剂，分 2～4 次服。热重于湿者加黄芩 12g、黄连 9g；湿重于热者加藿香、佩兰各 12g。

中成药　清开灵口服液，每次 1 支，每日 3 次。银黄口服液，每次 2 支，每日 3 次。

（三）热毒化火

1. 证候　腹痛剧烈，全腹有弥漫性压痛、反跳痛及腹肌紧张，高热或恶寒发热，面红目赤，烦躁呕吐，唇干舌燥，大便多秘结或黏滞不爽，小便短赤，舌红绛而干，苔黄腻，脉洪大滑数。

2. 治法　通里攻下，清热解毒，辅以行气凉血。

3. 方药

主方　阑尾清解汤加减：金银花 60g，白花蛇舌草 60g，蒲公英 30g，冬瓜仁 30g，大黄 24g，牡丹皮 15g，川楝子 15g，广木香 12g，生甘草 6g。水煎服，每日 2～3 剂，分 4～6 次服。热盛伤阴加鲜生地 30g，玄参、天花粉各 15g；呕吐不食加姜半夏 12g、黄连 6g；小便不利加车前子 12g；腹胀加厚朴 12g。

中成药　清开灵注射液 30～40ml，加入 10%葡萄糖注射液 500ml，静脉点滴，每日 1～2 次。

（四）热郁成脓

1. 证候　右下腹扪及肿块，位置固定，压痛明显，发热，呈弛张热，舌红，苔黄腻，脉滑数。

2. 治法　清热解毒，行气活血排脓。

3. 方药

主方　薏苡附子败酱散合仙方活命饮加减：白花蛇舌草 60g，银花 30g，薏苡仁 30g，败酱草 15g，川楝子 15g，天花粉 15g，穿山甲 9g，皂角刺 9g，桃仁 9g，牡丹皮 9g。水煎服，每日 1 剂，分 2 次服。后期肿块硬结难消者加三棱 12g，莪术 12g；如热毒伤阴损阳，身已无热，脉数而弱者，加附子 6g。

六、其他疗法

(一)验方

1. 阑尾1号　大血藤60g,紫花地丁、金樱子根各30g,川楝子15g,水煎服,适用于急性阑尾炎初期,气血瘀滞者。

2. 阑尾2号　大血藤60g,三棵针30g,大黄(后下)、牡丹皮、川楝子各15g,芒硝(冲服)6g。水煎服。适用于急性阑尾炎,发热,腹痛,右下腹压痛明显且有包块,已形成阑尾周围脓肿者。

3. 阑尾3号　大血藤60g,牡丹皮、皂刺、桃仁各9g,金银花、川楝子各15g,炙山甲6g。水煎服。适用于急性阑尾炎已化脓,高热,局部症状明显者。急性炎症消失后治疗1周。

4. 阑尾炎合剂　金银花、蒲公英、败酱草、连翘、白花蛇舌草、冬瓜仁各30g,赤芍、大黄(后下)各15g,桃仁、川楝子、木香各9g。水煎服。初期每日1剂,重者每日2剂,用于急性阑尾炎瘀滞期、蕴热期、毒热期。如见壮热、口渴,加生石膏、知母、板蓝根、天花粉;局部有包块,加穿山甲、皂刺、薏苡仁、红藤。

5. 妊娠期阑尾炎方　红藤、冬瓜仁、牡丹皮各15g,黄芩、连翘、当归、银花藤、赤芍、白芍各9g,陈皮、炙甘草各3g。水煎服,每日1剂,分2次服。

(二)针灸疗法

适用于急性单纯性或轻型化脓性阑尾炎。对其他各类型阑尾炎可作为辅助治疗。

1. 体针　主穴取阑尾穴、上巨虚、足三里。发热加合谷、曲池;剧痛加天枢;恶心呕吐加内关。方法为强刺激,持续捻针2～3分钟,留针1/2～1小时,每隔15分钟运针1次,每日2～3次。亦可用电针。

2. 耳针　取穴阑尾、交感、神门。

(三)外治法

1. 双柏散　侧柏叶、大黄各60g,黄柏、薄荷、泽兰各30g,共研末,水、蜜调制外敷右下腹部,每日2次。亦可选用金黄散(膏)或玉露散(膏)外敷右下腹部。

2. 灌肠　采用通里攻下、清热解毒的中药(如白花蛇舌草、金银花藤、穿心莲各60g)煎取200ml作保留灌肠,能使药液到达下段肠腔,加速吸收,每日1～2次。

七、康复与预防

急性阑尾炎的转归主要有如下几种:①部分单纯性阑尾炎经及时药物治疗后,炎症消退,可不留解剖学上的改变。但化脓性阑尾炎经药物治疗后,虽然炎症消退,但可出现管腔狭窄,管壁增厚,阑尾粘连扭曲,易复发炎症。②化脓、坏疽或穿孔性阑尾炎后,阑尾被大网膜包裹粘连,使炎症局限化;如脓液较多则形成阑尾周围脓肿,如脓液不多亦可渐被吸收。③阑尾炎症严重,又未予及时治疗,可使炎症扩散,从而发展为弥漫性腹膜炎、化脓性门静脉炎、感染性休克等。因此,对急性阑尾炎要注意早期诊断、早期治疗,对于有明确手术指征或内科治疗效果不显的病人也要及早手术,以防止或减少并发症的发生。同时,要注意卧床休息,尤其对并发腹膜炎及阑尾周围脓肿的病人,更要防止过早下床活动,以利于康复。

急性阑尾炎的预防主要是平日注意调节饮食,保持大便通畅,防止热结于肠;并注意避免食后急剧奔跑。

八、临 床 报 道

1. 陈凤桐用仙方活命饮治疗阑尾周围脓肿，将57例患者随机分为两组治疗，中药组32例，西药组25例。中药组用仙方活命饮：金银花30g，天花粉、乳香、没药、山甲珠、皂刺、白芷、浙贝、陈皮、防风各10g，当归、赤芍各15g，甘草6g。热盛加蒲公英、败酱草；湿盛加薏苡仁；气虚加党参。水煎服，每日1剂。同时配合注射器经腹穿吸脓。西药组以青霉素80万U，链霉素0.5g，每日2次肌内注射，必要时配合输液，注射器腹穿吸脓，或切开引流。结果：中药组全部临床治愈，基本恢复时间为7～17天，平均12天，随访除1例有轻度肠粘连外，其他恢复良好。西药组25例中，有3例形成不全性肠梗阻，4例切开引流，1例形成肠瘘，均配合其他疗法治愈；基本恢复时间为7～36天，平均21.5天；随访有1例轻度、2例重度肠粘连。对比中药组比西药组基本恢复时间平均缩短9.5天，并发症也比后者为少。〔陈凤桐．仙方活命饮治疗阑尾周围脓肿32例观察[J]．河北中医，1990，(1)：6～7〕

2. 杜庆文用中西医结合治疗阑尾周围脓肿。分两组，中西医结合组(简称结合组)与对照组各120例。结合组以清热解毒、行气活血，辅以通里攻下为法，处方：金银花60g，蒲公英50g，薏苡仁20g，牡丹皮、大黄、川楝子、赤芍各15g，桃仁12g，甘草10g。水煎服，日1剂，分2次服。治疗48小时如腹内包块无缩小，加红花、穿山甲各20g，败酱草30g。后期出现小而硬的肿块，可改用行气活血方药：三棱、莪术、红藤各20g，败酱草30g，木香、川楝子各15g，大黄、生甘草各15g。虚弱者加人参15g，黄芪30g，玄参20g。外敷药：虎杖24g，煅石膏30g，冰片1.5g。共研细末加凡士林为膏外敷患处，日1次。并应用青霉素、链霉素、氯霉素及氨苄青霉素等药配合输液。对照组则单纯用抗生素、输液及对症治疗。治疗结果：结合组痊愈66例，占55％，显效33例，占27.5％，有效20例，占16.7％，无效1例，占0.8％，总有效率99.2％；对照组痊愈30例占25％，显效28例，占23.3％，有效34例占28.3％，无效28例占23.3％，总有效率76.7％。经统计学处理$P<0.05$，有显著性差异，结合组比对照组疗效好。〔杜庆文．中西医结合治疗阑尾周围脓肿120例[J]．河北中医，1990，(3)：31〕

3. 钱天禧用中西结合治疗穿孔性阑尾炎58例。主要用：①内服药用大黄牡丹汤和败酱汤。②外敷药：生大黄、生山栀、生南星各500g，生川乌、生草乌、细辛、桃仁、肉桂、乳香、没药、红花各200g。共研细末备用。视范围大小取药末50～150g，加适量面粉和黄酒调成糊状，匀摊于薄塑膜上厚5mm，贴敷局部，每日更换1次，每6小时以酒湿润之。一般仅肌内注射青、链霉素或庆大霉素；重者用红霉素、氯霉素、庆大霉素或氨苄青霉素静滴。近期疗效：58例全部治愈，无1例中转手术，亦未发现不良反应和严重并发症。随访40例(93％)未复发，2～8月后复发3例(7％)。〔钱天禧．中西医结合治疗穿孔性阑尾炎58例的体会[J]．浙江中医学院学报，1989，(1)：30～31〕

4. 王炜用中西医结合治疗老年急性阑尾炎120例，其中单纯性58例，化脓性30例，穿孔性腹膜炎3例，阑尾周围脓肿29例。治法：①内治：瘀滞型(共73例)用阑尾协定Ⅰ号：生大黄(后下)10～20g，牡丹皮、桃仁、芒硝(分冲)各10g，红藤、白花蛇舌草各30g，冬瓜仁20g。每日1剂，水煎分2次服。蕴热型(共43例)用阑尾协定方Ⅱ号：生大黄(后下)15～25g，冬瓜仁、银花、连翘、败酱草、蒲公英各30g，白花蛇舌草50g，牡丹皮、赤芍、桃仁各15g，川楝子、木香各10g，每日2剂，水煎分2～4次服。毒热型(共5例)用阑尾协定方Ⅲ号：黄连、黄芩、栀子各10g，生石膏(先煎)、生大黄(后下)各30g，芒硝(分冲)、枳实、厚朴各10g。每日2剂，水煎分4次服。②外治：用自制芙蓉膏外敷右下腹阑尾区，每日换1次。对阑尾周围脓肿，经超声波诊断显示有液平反射者，均实施穿刺抽脓，隔日1次，一般抽脓2～4次。③蕴热型中病情较重者以及毒热型患者加用抗生素，通常用青霉素及链霉素肌内注射，或用氨苄青霉素等静滴（均常规用量）。④脱水者适当补液及纠正电解质紊乱。120例中治愈102例，好转11例，无效7剂。总有效率94.17%，随访半年至4年以上，有8例复发。〔王炜．中西医结合非手术治疗老年急性阑尾炎120例[J]．安徽中医学院学报，1990，(3)：39～40〕

5．韩铁山用蒸馏水封闭阑尾穴治疗单纯性阑尾炎97例。用灭菌注射用水10～20ml封闭双侧阑尾穴，体质强壮、针感迟钝患者，注射速度可稍快（单侧5分钟内推完）、用量稍大（单侧可达10ml），针头向上斜刺（与皮肤成45°角）。否则，注射速度要慢，用量要小（单侧5ml），针头直刺或向下斜刺。每日1次。全部病例在治疗过程中均未用任何药物及其他疗法。97例均经封闭2～4次痊愈，追访1～5年无一例复发。〔韩铁山．蒸馏水封闭阑尾穴治疗急性单纯性阑尾炎97例临床观察[J]．中国针灸，1990，(5)：17〕

6．刘云红认为急性阑尾炎属于中医学“肠痈”的范畴，是以转移性腹痛，右下腹压痛拒按及反跳痛，同时伴有恶心、呕吐为主要症状的临床常见急腹症之一。大黄牡丹汤为中医下法的代表方，对实热血瘀者疗效较好。自2001至2008年，应用大黄牡丹汤加味治疗急性阑尾炎40例，疗效较好。〔刘云红．大黄牡丹汤加味治疗急性阑尾炎40例[J]．云南中医中药杂志，2010，31(4)：85～86〕

（杜同仿　于征淼）

第三十四章

急性尿路感染

急性尿路感染(acute urinary tract infection)又称急性泌尿道感染,是指尿道、膀胱、输尿管、肾盂及肾实质(以上总称尿路)受细菌感染而引起的炎症病变。主要包括急性肾盂肾炎、膀胱炎、尿道炎。常见的病原菌为大肠杆菌。临床上以发热,尿频、尿急、尿痛,排尿困难为主要特点。本病一年四季皆可发生,中医认为是感受湿热病邪所致,病变部位主要在肾与膀胱,属“淋证”范畴,但“淋证”的范围较广,而急性尿路感染多属湿热淋证。

一、病 因 病 理

本病致病菌80%～90%为大肠杆菌,其次为副大肠杆菌、变形杆菌、产气杆菌和其他肠道杆菌。感染途径以上行感染为主,细菌经尿道上行至膀胱,乃至肾盂引起感染。此外,导尿、尿路器械检查也可将细菌带进膀胱,造成上行感染。其他的感染途径尚有血源性感染、淋巴管性感染和直接蔓延感染等。细菌通过上述途径,入侵至泌尿道,而产生泌尿道感染症状及全身症状。

中医认为本病的发生,外因是感受湿热病邪,内因是肾虚,正如《诸病源候论》指出:“肾虚则小便数,膀胱热则水下涩,数而且涩,则淋沥不宣。”肾与膀胱一脏一腑,互为表里,其间有经络相通,生理功能至为密切。湿热之邪可由腑至脏,亦可由脏及腑。肾脏若有虚损,膀胱气机即失利,湿热之邪则易蓄于膀胱;反之,若膀胱受邪,湿热内蕴,亦必熏蒸于肾。膀胱湿热蕴结,气机不利,肾失开阖,水道不利,故出现尿频、尿急、尿痛、发热等症。本病初起,以邪实为主,邪正相搏,表现出一派湿热征象。湿热久留,则耗伤津液,以致出现肾阴不足或脾肾两虚的证候,此时,正虚邪恋,则属于本病的慢性阶段。

二、临 床 表 现

(一)急性肾盂肾炎

往往突然高热,体温多在38℃～39℃之间,甚则可持续在40℃左右,高热时有头痛,身痛,恶寒,腰酸痛,肾区有叩击痛,剧痛时常沿输尿管向膀胱方向放射,尿频,尿急,排尿时有疼痛,高热期间食欲不振,常伴有恶心呕吐、腹泻等症,血象白细胞数升高等全身感染性症状。为湿热病邪蕴结下焦,肾为湿热所困阻,气化不利,开阖失司所致。

(二)膀胱炎

膀胱刺激症状较明显,如尿频、尿急、尿痛,膀胱区压痛,但肾区无叩击痛,同时伴有发热,烦躁,或食欲不振。尿分析白细胞升高,偶可见血尿。为湿热蕴结膀胱,膀胱气化不利所致。

(三)尿道炎

尿路刺激症状明显,如尿痛,尿急,阴茎疼痛,小便短赤,甚则出现血尿。同时伴有发热恶寒，恶心呕吐等。为湿热蕴结下焦，流注于尿道，故小便灼热刺痛；热灼阴络，迫血妄行，血随尿出，则可见小便涩痛有血。

三、诊断要点

(一)病史

病程在6个月以内，可有局部不洁接触史。

(二)证候特点

局部症状常有尿频、尿急、尿痛，小便短赤，或见血尿；全身症状常有发热恶寒，呕吐，腹泻，食欲不振等。

(三)实验室检查

血白细胞总数增多；尿分析白细胞数常增多，可有微量蛋白、红细胞；中段尿细菌培养阳性，则可确定有尿路感染。

四、一般处理

急性尿路感染时应卧床休息，体温正常、症状明显减轻后可下床活动，避免劳累。发热及全身症状明显者，给予流质或半流质饮食，多饮水，勤排尿，促进细菌和炎性渗出物的排出。高热者给予退热剂，如柴胡注射液、复方氨基比林肌内注射，亦可用物理降温方法，如冰敷、酒精拭浴；烦躁不安者，给予镇静剂，如地西泮、鲁米那等。行中段尿细菌培养及药敏试验，使用敏感抗生素进行针对性治疗，常选用头孢类或喹诺酮类抗生素。

五、辨证治疗

本病病机以湿热蕴蒸下焦为主，湿热内蕴膀胱则气机失利，由腑及脏，必熏蒸于肾，故其病位主要在肾与膀胱。急性期，以邪实为主，多表现为下焦湿热征象，如小便频数、短赤、混浊、涩痛，其腰痛表现为胀痛、灼痛、钝痛，痛而拒按，均为热证、实证。本病在辨证时，须注意辨别小便、腰痛、发热等情况。小便热痛为热重；小便涩痛，引小腹胀满多兼气滞；小便刺痛剧烈，舌质紫暗，多兼血瘀；尿色鲜红者多为热伤血络。腰痛剧烈而固定不移，多为热盛或血瘀；胀痛攻窜不定，牵引小腹胀满疼痛，多为气滞；痛处有灼热感者则属热；疼痛重着，阴雨天加重者则属湿。低热或无热为病轻邪微，高热则为病重邪甚；寒战高热多为湿热蕴蒸；高热不退，烦渴引饮，多为胃肠实热；寒热往来，作无定时，多为肝胆郁热或膀胱湿热。

本病以清热解毒，利湿通淋为基本治疗大法。热盛灼络，迫血妄行，佐以凉血止血；肝胆郁热，佐以清利肝胆；胃肠实热，佐以清热泻下。

(一)膀胱湿热

1. 证候　发热恶寒，尿频、尿急、尿痛，少腹胀痛，腰痛，小便混浊或短赤，舌红、苔黄腻，脉滑数。

2. 治法　清热泻火，利湿通淋。

3. 方药

主方　八正散加减：萹蓄12g，木通6g，车前子15g，瞿麦10g，滑石20g，淡竹叶10g，山栀子10g，甘草6g。水煎服，每日1～2剂。若尿痛甚者，加川牛膝12g、琥珀末3g(冲服)；小便有血尿者，加白茅根30g、小蓟10g、生地黄15g；兼有外感发热者，加金银花12g、连翘12g；有蛋白尿者，加芡实15g、苏叶10g、蝉蜕6g。

中成药 四季青片，每次 4 片，每日 3 次；清开灵注射液 20～40ml 加入 5%或 10%葡萄糖注射液 250～500ml 中，静脉滴注，每日 1 次。

(二)胃肠实热

1. 证候 持续高热，汗出热不退，口臭便秘，口渴欲饮，腹痛，头痛腰痛，小便短赤、热涩疼痛，舌红、苔黄厚，脉弦数有力。

2. 治法 清热通腑，利水通淋。

3. 方药

主方 导赤承气汤加减：生地黄 20g，黄连 8g，黄柏 10g，大黄 10g(后下)，木通 6g，车前子 15g，甘草 6g。水煎服，每日 2 剂。若口渴甚者，加生石膏 30g(先煎)、知母 12g；腹痛甚者，加白芍 15g、延胡索 12g；纳呆者，加谷芽 30g、神曲 12g；血尿者，加白茅根 30g、小蓟 12g；恶心呕吐者，加法半夏 10g、竹茹 12g。

中成药 穿心莲片，每次 4～6 片，每日 3 次；新清宁片，每次 4 片，每日 3 次。

(三)肝胆郁热

1. 证候 寒热往来，心烦欲呕，口苦纳呆，腰胁或少腹胀痛，小便频急、短赤、热涩疼痛，舌质红、苔黄，脉弦数。

2. 治法 清利肝胆，泻火解毒。

3. 方药

主方 龙胆泻肝汤加减：龙胆草 10g，黄芩 12g，山栀子 12g，柴胡 10g，生地黄 20g，泽泻 12g，车前子 12g，甘草 6g，白茅根 30g。水煎服，每日 1 剂。若呕吐者，加竹茹 12g、苏梗 12g；尿血者，加田七末 3g(冲服)、琥珀末 3g(冲服)；高热烦躁者，加服紫雪丹 1 支；大便秘结者，加大黄 10g(后下)、芒硝 10g(冲服)。

中成药 龙胆泻肝丸，每次 4.5g，每日 3 次；尿感宁冲剂，每次 1～2 包，每日 3 次。

(四)热伤血络

1. 证候 小便频数，赤涩热痛，痛引腰腹，尿血红赤或夹血块，心烦失眠，舌尖红，苔薄黄，脉数。

2. 治法 清热利湿，凉血止血。

3. 方药

主方 小蓟饮子加减：生地 25g，小蓟 15g，滑石 15g，淡竹叶 10g，木通 6g，山栀子 12g，赤芍 12g，蒲黄 10g，甘草 6g。水煎服，每日 1～2 剂。若小便赤涩热痛甚者，加蒲公英 20g、连翘 12g；便秘者，加生大黄 10g(后下)；尿中夹有血块，茎中刺痛剧烈者，加琥珀末 3g(冲服)、川牛膝 12g；心烦失眠者，加黄连 10g、酸枣仁 12g。

中成药 分清止淋丸，每次 6g，每日 2～3 次；云南白药，每次 1 支，每日 3 次。

(五)邪恋正虚

1. 证候 尿频、尿急、尿痛诸症减轻，身热已退或低热，倦怠乏力，食欲不振，口干咽燥，腰膝酸软，舌淡红、苔少，脉细数。

2. 治法 益气养阴，解毒通淋。

3. 方药

主方 参芪地黄汤加减：党参 15g，黄芪 30g，生地黄 20g，怀山药 30g，云苓 12g，山萸肉 10g，泽泻 12g，蒲公英 20g，牡丹皮 10g，甘草 6g。水煎服，每日 1 剂。若低热不退者，加知母 12g、青蒿 6g(后下)；食欲不振，苔薄腻者，加白术 10g、山楂 15g、布渣叶 15g；腰膝酸软者，加杜仲15g、川断12g、桑寄生15g。

中成药 六味地黄丸，每次9g，每日2次；补中益气丸，每次9g，每日2次。

六、其他疗法

(一)验方

1. 苦参通淋方 苦参9～15g，柴胡9g，黄柏9g，蒲公英30g，马齿苋30g，石韦30g。

2. 九味清淋饮 金银花15g，金钱草15g，车前子15g，白茅根15g，蒲公英15g，紫花地丁15g，生地榆15g，生黄柏15g，甘草梢6g。

3. 地榆大黄汤 生地榆30g，制大黄15g，白茅根15g，川萆薢15g，瞿麦15g，石榴皮12g，牡丹皮9g，黄柏9g，石韦9g，甘草5g。

(二)针灸疗法

1. 针刺 取中极、关元、三阴交、膀胱俞等穴，强刺激。

2. 耳针 复溜、归来配耳针肾区；关元、飞扬配耳针膀胱区；肾俞、三阴交配耳针肾上腺区。每日1次，每组针3～5次，三组轮换针刺(耳针找反应区最痛点)埋针2～4小时。

七、康复与预防

1. 急性尿路感染患者经治疗后，一般较易治愈，身体可完全康复。部分病例可由于再感染而反复发作，病程超过6个月不愈者，即转为慢性尿路感染。

2. 增强体质，改善机体的防御功能，消除各种诱发因素，诸如治疗糖尿病、肾结石及尿路梗阻等，是减少发病的主要方面。

3. 注意卫生，勤换内裤。有些女性病人的感染发作与房事有关，则应注意当时的清洁，并在房事后排空小便，以冲洗尿道。减少不必要的导尿及泌尿道器械操作，也可避免本病的发生。

八、临床报道

1. 中医认为急性尿路感染主要是湿热蕴热下焦所致，多数人认为可分为膀胱湿热、肝胆郁热、胃肠湿热等型。中医治疗本病以清热化湿为基本原则，尤其是清热解毒药，如蒲公英、紫花地丁、黄柏、山栀子、金银花、穿心莲、车前草、白花蛇舌草等，临床效果较好。苏万方等应用清利方(紫花地丁、石韦、半枝莲、鸭跖草各30g，萹蓄15g，泽泻、黄柏各9g)治疗急性尿路感染和慢性尿路感染急性发作90例，结果治愈70例，占77.8%。〔苏万方．清利方为主治疗尿路感染90例临床观察[J]．上海中医杂志，1984，(3)：8〕

2. 郑月萍报道用中医药治疗急性泌尿道感染107例，药用滑石(布包)、当归、白芍、川芎、生地各10g，琥珀(调服)、木通、牛膝各6g，蒲公英15～30g，金银花10～20g。便干加大黄(后下)；血尿加白茅根、牡丹皮、小蓟；体虚反复发作，服3剂后加黄芪、丹参、益母草；腹痛甚加延胡索。水煎服，每日1剂。结果：痊愈98例，显效7例，无效2例，总有效率为98.13%。〔郑月萍．加味滑珀四物汤治疗急性泌尿道感染107例[J]．甘肃中医，1994，(2)：26〕

3. 唐光钰报道用泌炎清解汤治疗本病160例，均获治愈。药用黄柏、栀子各15g，厚朴、萹蓄、瞿麦各10g，生地黄、金钱草各20g，紫花地丁、蒲公英、丹参、白花蛇舌草、车前草、白茅根各30g。便秘加大黄。水煎服，每日1剂，每4小时服1次。发热者用柴胡注射液4ml肌内注射。治疗 3 日无效者改用西药常规治疗。复发者加用巩固治疗：复方新诺明，每次 1 片，用 3～6 个月。〔唐光钰．泌炎清解汤治疗尿路感染 160 例[J]．四川中医，1994，(12)：31〕

4．姜锡斌报道用石韦通淋汤治疗急性泌尿系感染 30 例，本方含石韦、蒲公英、马齿苋各 30g，败酱草、萹蓄各 12g，柴胡 15g，黄柏、苦参各 9g。湿热内蕴加瞿麦、车前子、竹叶、木通、滑石、山栀；脾失健运加黄芪、升麻、陈皮、茯苓；肾虚不固加熟地黄、怀山药、菟丝子、杜仲、枸杞子；腰痛加怀牛膝；便干加大黄（后下）、小蓟；扁桃体炎加山豆根、升麻、金银花。日 1 剂，水煎服，6 日为一疗程，治疗 1～4 个疗程。结果：治愈 20 例，有效 9 例，无效 1 例。〔姜锡斌．石韦通淋汤治疗急性泌尿系感染 30 例[J]．山东中医杂志，1994，(1)：494〕

5．刁亚红等观察了三金片（桂林三金药业集团公司生产，国药准字 ZA 5021645）治疗尿路感染的临床疗效。纳入 76 例尿路感染患者，均采用三金片治疗，治疗后观察临床疗效，比较不同疾病类型的疗效及治疗前后主要症状的变化，并完成治疗后 3、6 个月的随访。结果 76 例患者治愈 40 例，总有效率为 89.47%，治疗后患者尿频、尿急、尿痛、全身不适、乏力、食欲减退、腰痛等症状均有显著改善。治疗后 3 个月随访，全部 76 例患者没有复发；治疗后 6 个月随访，2 例复发。因而认为三金片治疗尿路感染疗效确切，适用于各种类型疾病的尿路感染，能显著改善症状，治疗后复发率较低。〔刁亚红，黄泳．三金片治疗急性尿路感染 76 例临床疗效分析[J]．吉林中医药，2009，29(9)：779～780〕

（史志云　于征淼）

第三十五章

感染性休克

感染性休克(septic shock)是指各种病原微生物及其毒素侵入人体，或通过抗原-抗体复合物激活机体某些潜在的反应系统。导致急性循环功能障碍，重要脏器灌注不足的征象。临床上以面色苍白，四肢厥冷，大汗淋漓，神志淡漠或烦躁不安，尿量短少或无尿，脉微细欲绝，血压下降或测不到为主要特征，属中医的“厥脱”范畴。

一、病因病理

感染人体后的致病微生物及其毒素，或通过抗原-抗体复合物激活机体某些潜在的反应系统，包括交感-肾上腺髓质系统，补体系统，激肽系统，凝血与纤溶系统，造成网状内皮系统功能损害，机体的神经-内分泌系统反应强烈，分泌过量的儿茶酚胺物质，导致微血管痉挛，微循环障碍，重要脏器灌注不足等征象。革兰阴性菌是最常见的病因，其他如肺炎双球菌、金黄色葡萄球菌、产气荚膜杆菌等革兰阳性菌，以及病毒(如流行性出血热、登革出血热、重症肝炎病毒等)、立克次体、真菌、衣原体、钩端螺旋体和原虫等亦可并发休克。革兰阴性杆菌所致的内毒素性休克，多属心脏排血量降低、外周血管阻力增高的低排高阻型休克，亦称为冷休克，常表现为末梢血管痉挛、四肢厥冷、皮肤潮湿、血压下降、心排血量降低和酸中毒，若不及时救治，最终呈低排低阻型休克而难于康复。革兰阳性球菌引起的外毒素性休克，部分患者可表现为外围血管扩张、四肢末端温暖干燥、心排血量正常或增加、外周血管阻力降低的高排低阻型休克，亦称温休克，若不及时救治也可向冷休克及低排低阻型休克发展。因此，亦有人将温休克与冷休克视为休克发展过程中的两个阶段，温休克常见于休克的早期，而冷休克往往是中晚期表现。无可否认的是，内毒素性休克以冷休克多见，而外毒素性休克常表现为温休克，故临床救治休克时在血管活性药物选择方面应有所考虑。

中医认为休克是感受温邪、疫疠毒邪等，邪毒炽盛，内陷营血，导致热深厥甚，气血逆乱，或致正气耗损，阴竭阳亡，出现厥脱。厥有热厥、寒厥之分，脱有阴脱、阳脱、阴阳俱脱之别。厥脱均为临床危重阶段，但相对而言，厥较轻而脱较重，但两者可相互转化，厥可转变为脱，脱可转变为厥，经常厥脱并存，故常并称厥脱。邪气炽盛，内陷营血，心气耗散，阳气外脱，上不能荣头面，故见面色苍白无华；外不能充血脉，达四肢，固肌腠，故见汗出肢冷、脉微欲绝，血压下降或测不到。邪气内陷心包，则可见表情淡漠，或烦躁不安，甚则昏不知人，阴竭则津无以化，阳亡则气无以化，故尿少甚或无尿。热入营血，气血逆乱，迫血妄行，则见紫绀、发斑、出血、舌紫暗或瘀斑等。

二、临床表现

在急性感染的基础上出现休克的一系列表现。按休克程度大致可分为早、中、晚3期。

(一)早期

表现为交感神经功能亢进及血儿茶酚胺增高的临床征象，如面色苍白，四肢湿冷，微绀脉速，烦躁不安，但意识尚清，血压正常或偏低(收缩压在80mmHg)以上，少数病人血压可暂时偏高，但极不稳定，脉压差缩小，尿量减少。为感受温邪、疫疠毒邪，邪毒炽盛，气血逆乱，内扰心神所致。

(二)中期

意识尚清，但表情淡漠，反应迟钝，口渴，脉细速，收缩压60～80mmHg，呼吸急促，小便量每小时<20ml。为热毒耗伤正气，心神失养，肺源欲竭所致。

(三)晚期

面色青灰，口唇肢端紫绀，皮肤湿冷或出现瘀斑，脉细弱或摸不清，血压<60mmHg，甚至测不出，脉压差显著缩小，嗜睡或昏迷，尿闭，呼吸急促，可发生弥散性血管内凝血及多脏器功能衰竭等表现。为病情进一步发展，心气耗散，阳气外脱，阴竭阳亡所致。

三、诊 断 要 点

(一)病史

有急性感染的病证，如败血症、肺炎、细菌性痢疾、流行性脑脊髓膜炎等。

(二)证候特点

面色苍白，四肢厥冷，大汗淋漓，神志淡漠或烦躁不安，尿量减少或无尿，脉微细欲绝，血压下降或测不到。

(三)实验室检查

血白细胞增多，中性粒细胞增多、核左移，可见中毒颗粒，这是细菌感染的血象；若病毒、立克次体、钩端螺旋体等其他致病因子感染则需作相应的病原检测。根据临床表现视需要作大小便常规，X线，心电图，肝肾功能，血气分析，电解质及有关弥散性血管内凝血等检查。并进行血液动力学、微循环监测等以指导临床治疗。

四、一 般 处 理

立即输氧，建立静脉通道，迅速补充血容量，可选用葡萄糖生理盐水，低分子右旋糖酐，血胶体物质等。根据不同情况选用血管活性药抗休克，纠正酸中毒，一般情况下轻度酸中毒可每日补充5%碳酸氢钠300ml，中重度者为500～900ml。消灭致病微生物、清除感染灶是感染性休克救治中最关键的手段之一，有明确感染灶必须清除，选用最有效的抗生素，特别是中西医结合救治是最有效的方法，下面介绍一些具体措施供临床选用。

五、辨 证 治 疗

休克发生时病情危重，应中西医结合多种方法救治。可根据不同证型采用不同法则治疗。热毒闭窍，阴气暴脱者治以清热开窍、敛阴固脱；热毒炽盛，迫血妄行者治以清热解毒，化瘀止血；津气欲脱者治以益气敛津、固脱；真阴耗竭者治以救阴固脱；阳气暴脱者则用回阳救逆救治。

(一)热毒闭窍，阴气暴脱

1. 证候　壮热口渴，汗出不止，烦躁不安甚或神昏谵语，咽燥唇干，小便短少色黄，或大便秘结，舌红苔燥，脉细数。

2. 治法 清热开窍,敛阴固脱。

3. 方药

主方 清宫汤合安宫牛黄丸合生脉散加减:水牛角(先煎)30g,元参20g,莲子心1.5g,竹叶心10g,五味子6g,水煎服。每日2剂。若大便秘结不通者,加生大黄(后下)10g、芒硝(冲)10g;痰涎壅盛者,加猴枣散2支冲服。

中成药 安宫牛黄丸1个化服,一天2次;痰热清注射液20~40ml加入葡萄糖或生理盐水250ml中静滴。

(二)热毒炽盛,迫血妄行

1. 证候 壮热,口渴,烦躁不安或神昏谵语,肌肤发斑,或见吐血、衄血、尿便血,舌绛,脉涩。

2. 治法 清热解毒,化瘀止血。

3. 方药

主方 清瘟败毒饮合血府逐瘀汤加减:水牛角(先煎)30g,大青叶15g,牡丹皮10g,生石膏(先煎)30g,生地黄15g,桃仁10g,川红花6g,枳实10g,赤芍12g,紫草15g,茜根12g。水煎服,每日2剂。若口渴甚,加天花粉15g、知母12g;衄血者,加白茅根30g、侧柏叶12g;便血者,加紫珠草20g、地榆15g。

中成药 痰热清20ml加入葡萄糖或生理盐水中静滴,丹参注射液20ml加入输液中静滴。

(三)津气欲脱

1. 证候 身热骤退,汗出不止,神疲肢倦,四肢不温,口渴喜饮,气短喘促或喘喝欲脱,唇舌干红,少苔或无苔,脉细数无力或散大无力。

2. 治法 益气,敛津,固脱。

3. 方药

主方 生脉散加味:人参10g,麦冬10g,五味子10g,黄芪15g,山萸肉12g,龙骨(先煎)30g,牡蛎(先煎)30g。水煎服,每日2剂。若汗出不止者,加浮小麦30g、糯稻根30g;面白肢厥,脉微细欲绝者,加熟附子10g。

中成药 生脉注射液20~40ml加入5%或10%葡萄糖注射液250ml中静滴,直至病情好转稳定为止。

(四)真阴耗竭

1. 证候 精神恍惚,烦躁不宁,心中悸动甚则时时欲脱,面色潮红,口渴欲饮而饮不解渴,身热,四肢温暖,尿少,舌干绛无苔,或焦干紫晦,色如猪肝,脉虚弱或细促。

2. 治法 救阴固脱。

3. 方药

主方 三甲复脉汤加减:牡蛎(先煎)30g,鳖甲(先煎)30g,龟板(先煎)30g,生地15g,麦冬12g,山萸肉12g,五味子10g,西洋参15g。水煎服,每日1剂。若自汗不止者,加龙骨(先煎)30g、浮小麦30g;若心悸者,加茯神15g、酸枣仁12g。

中成药 参麦针20~30ml,加等量50%葡萄糖注射液稀释后静注,每10~30分钟一次,直至血压回升改为静滴。

(五)阳气暴脱

1. 证候 神志淡漠,或昏不知人,气息微弱,体温不升,面白唇绀,大汗淋漓,四肢厥冷,舌质淡，脉微欲绝。

2. 治法　回阳救逆。

3. 方药

主方　参附龙牡救逆汤加味：红参（另炖兑服）12g，熟附子12g，生龙骨（先煎）30g，生牡蛎（先煎）30g，白芍15g，干姜6g。

中成药　参附注射液20ml加入50%葡萄糖注射液20ml静注，每15～30分钟一次，连续2～3次后，改用50～100ml加入5%葡萄糖氯化钠注射液250～500ml中静滴，直至阳气回复为止。

六、其他疗法

（一）中药注射剂

1. 醒脑静注射液20ml加入输液500ml中静滴，有开窍醒神的作用。

2. 痰热清注射液40ml加入输液中静滴有清热解毒作用。

3. 丽参注射液4ml加入50%葡萄糖注射液40ml中静注，或用10ml丽参注射液加入250ml输液中静滴，有益气回阳之效，必要时可重复使用。

4. 枳实注射液（每毫升相当于生药4g）5ml加入5%葡萄糖注射液100ml静脉滴注，必要时重复使用，能升压，强心，调节血管舒缩功能，升压作用持久。

5. 生脉注射液40ml静注，2～4小时一次，或用40ml加入5%葡萄糖注射液250ml中静滴。有升压、强心作用，热厥或阴脱者可选用。

6. 参附注射液40ml加入5%葡萄糖注射液250ml静脉滴注。寒厥（或阳脱）者可选用。

7. 丹参注射液20ml加入5%葡萄糖注射液250ml中静滴，有活血化瘀、改善微循环和防治弥散性血管内凝血的作用。

（二）针灸疗法

常用穴位有人中、涌泉、足三里、合谷、内关。可用电针强刺激。耳针可选用肾上腺、皮质下等穴位。有阳脱见症者可灸百会、关元、神阙。

七、康复与预防

积极寻找和去除引起感染性休克的病因。休克时采取平卧体位或头胸部与下肢均抬高30°角（休克体位），立即供氧，尽量减少搬动，注意保暖。建立必要的监测，定期作动脉血气分析。

八、临床报道

1. 郑新等报道按随机分组的方法用参麦针剂（研究组）、西药（对照组）共同治疗感染性休克93例，其中阴脱型76例，阳脱型7例，阴阳俱脱型10例；西医分期属微循环收缩期74例，扩张期7例，衰竭期12例。结果研究组46例中，48小时血压回升稳定，症状、体征消失者37例，明显高于对照组的27例，参麦针平均有效升压剂量为77.6ml，平均稳压剂量为185.2ml，全程有效用量为228.6ml，连续大剂量注射无不良反应。实验表明，本品对内毒素所致的小白鼠发热、腹泻、白细胞减少均有对抗作用，可延长其存活期。〔郑新，田令群，杜树明，等．参麦针剂治疗感染性休克及其药理研究[J]．上海中医药杂志，1982，(6)：12〕

2. 李新作报道用参麦注射液治疗顽固性休克30例，其中感染性休克20例，心源性休克3例，低血容量休克7例，病程12～72小时，均经积极祛除病因、扩容、维持水电解质与酸碱平衡、对症处理、升压等治疗无效，且休克持续并加重。治法：参麦注射液10～20ml加入5%葡萄糖注射液250ml静滴，30～70滴/分。结果：感染性休克均渡过休克，心源性休克1例渡过休克，2例死亡。〔李新作．参麦注射液治疗顽固性休克30例[J]．成都中医学院学报，1998，(2)：19～20〕

3. 陈汝兴等报道用青皮注射液治疗休克22例，其中感染性休克17例，心源性休克1例，过敏性休克1例，神经源性休克3例。先用青皮注射液5～10ml加入25%葡萄糖注射液40ml静脉缓慢注射，继将本品5～10ml加入500ml补液中静滴，20～40滴/分，个别病例可重复推注适量本品。结果：显效（注射后立即或30分钟后收缩压上升至12kPa以上，脉压差增至4～5.3kPa，并稳定5小时以上）17例，有效5例。治疗后本组平均血压由5～7.6kPa上升至14～18kPa，患者四肢转温，口唇及肢体末端发绀减轻，未发现明显不良反应。〔陈汝兴，顾仁樾，曹强，等．青皮注射液抗休克作用的临床观察[J]．上海中医药杂志，1987，(2)：21～22〕

4. 周学平等报道用救脱Ⅱ号注射液（由参附汤配行气活血药制成）治疗休克正虚阳亡证43例（其中感染性休克24例），总有效率97.67%，疗效明显优于用西药多巴胺的对照组（$P<0.05$），且未见不良反应。并在使患者血压升高的同时，心率减慢，脉搏有力，神志转清，明显缩短尿量复常时间，使肢厥、紫绀很快减轻、消失。〔周学平，周仲英，金妙文，等．救脱Ⅱ号注射液治疗休克的临床与实验研究[J]．中国中医急症，1997，(6)：99〕

5. 李雪苓用生脉注射液治疗厥脱（感染性休克25例），总有效率91.7%，其中治愈12例，显效24例，有效8例，无效4例。方法是采用生脉液100ml加入5%葡萄糖注射液或5%葡萄糖氯化钠注射液中静滴，每分钟30～70滴，必要时将生脉注射液20ml加入10%葡萄糖注射液20ml中静推。0.5～1小时后重复1次，每日2～3次，每天最大用量400ml。〔李雪苓．生脉注射液治疗厥脱证临床观察[J]．中西医结合实用临床急救，1998，(6)：285〕

（钟嘉熙 葛文华）

第三十六章

风　湿　热

风湿热(rheumatic fever)是A组乙型溶血性链球菌感染后发生的一种全身结缔组织病。其病变多侵犯关节、心脏、皮肤，偶可累及神经系统及其他脏器。临床上表现以多关节炎、心脏炎、皮下结节、皮肤环形红斑、舞蹈病等为主要特点。急性期尤以多关节及心脏侵害最为显著，并伴有发热、毒血症等表现；急性期常遗留轻重不等的心脏或心瓣膜损害，形成慢性风湿性心脏病。本病多发于青少年，男女发生机会大致相等。中医认为本病属“风湿热痹”、“风寒湿痹”、“心痹”等范畴。

一、病因病理

A组乙型溶血性链球菌感染是诱发风湿热的病因。风湿热的发病，并不在链球菌感染的当时，而是在感染后，经过2～3周左右才起病。一般认为是A组乙型溶血性链球菌或其产物的作用，影响人体的自身免疫机制，在细胞免疫和体液免疫的综合作用下，使结缔组织中的胶原纤维分裂、肿胀，形成玻璃样和纤维素样变性，继而出现风湿性肉芽组织或风湿小体。小体中央有纤维样坏死，其边缘有淋巴细胞和浆细胞浸润并有风湿细胞；逐渐浸润细胞减少，纤维组织增生，在肉芽肿部位形成瘢痕组织。其浸润病变的结缔组织，分别可见于关节、皮下或心脏而出现相应的临床表现。

中医认为本病多因居处潮湿，风寒湿热杂至，侵入肌肤，流注关节，阻滞经络，内舍于心，而发病见于多处关节肿胀疼痛或心悸心慌。若肢体酸痛，而痛处流走不固定，为风邪偏重，称“行痹”；若痛甚而得热则舒，受寒则剧，为寒邪偏重，称“寒痹”；若肢体麻木重滞，酸楚难忍，痛处固定，为湿邪偏重，称“着痹”；若关节红肿热痛，不可触摸，为风热偏重，称“热痹”。机体正虚邪陷，侵犯心络，心脏受累，可出现心悸心慌、气短怔忡等。

二、临床表现

(一)前驱症状期

在典型临床症状出现之前约2～5周，常有咽喉炎或扁桃体炎等上呼吸道链球菌感染的临床表现，如发热、咽喉痛、颌下淋巴结肿大、咳嗽等症状，经治疗症状消失后，可无任何不适。轻度感染者可无明显临床症状，故不少轻症病人有时会完全遗忘此病史。临床上仅1/3～1/2风湿热病人能诉出近期的上呼吸道链球菌感染的病史。此期多为风湿热邪或风寒湿邪侵袭肺卫，出现发热、恶寒、咽痛、咳嗽等卫表症状，或风热乳蛾的症状表现。

(二)典型症状期

约50%～70%病人有发热，热型不规则，高热多见于少年儿童患者，成人多呈中等度发热，轻症及不典型病人仅有低热，甚至无发热；多发性、游走性关节炎，以膝、踝、肘、腕等大关节为常见，急性发作时受累关节呈红肿、灼热、疼痛和压痛，活动受限，急性期过后不遗留关节变形；心脏炎可出现心悸、气喘、心前区不适，听诊可闻及收缩期或舒张期杂音，病情严重者可出现心动过速、呼吸困难、咳喘、端坐呼吸、浮肿等心力衰竭表现；有些也见有皮肤环形红斑、皮下结节，或见有舞蹈病表现。此期多为风湿热邪或风寒湿邪滞留经脉及筋肉，波及骨关节或心脏，或出现发热、关节红肿热痛或游走不定，或重着痹痛麻木、活动不利，心悸心慌、气促气喘等症状表现。

（三）慢性活动期

病程日久，时好时差，或遇天气变化时关节肿痛反复发作，甚至历经数年，心脏炎反复则病情加重，呈现慢性充血性心力衰竭，如心悸、动则气喘、面目浮肿，或下肢乃至全身浮肿。此期为风湿热邪或风寒湿邪久不祛除，伤及阳气，心、脾、肾阳虚衰，寒湿凝滞关节筋骨，水气泛滥凌心，出现形寒肢冷、关节肿痛或重着痹痛、面色皖白或晦暗、浮肿、小便不利等。

三、诊断要点

（一）病史

关节炎或心脏炎出现之前，多有上呼吸道链球菌感染史，如咽峡炎、扁桃体炎或感冒咳嗽等病史。

（二）证候特点

发热；多关节红肿热痛，以大关节为主，关节周围皮肤出现环形红斑，或皮下结节；心脏炎表现为心悸及心脏听诊杂音；舞蹈病等。

（三）实验室检查

白细胞计数轻度至中度增高，中性粒细胞稍增多；咽拭子培养链球菌阳性；红细胞沉降率加快；C 反应蛋白阳性；抗链球菌溶血素 O 高于 500U；糖蛋白或黏蛋白增高；心电图有异常改变。

四、一般处理

患者在急性典型症状期和活动期应卧床休息，有心功能不全者，必须绝对卧床休息，直至风湿热活动期症状控制和心功能改善以后。恢复后应限制体力劳动及活动，给予高热量饮食，补充足够的维生素，注意保暖，居处通风干燥，防止寒湿和湿热。治疗中注意观察体温、脉搏、心率、呼吸及皮肤关节症状等变化。积极消除链球菌感染和适当地抗风湿治疗，可选择青霉素、阿司匹林、强的松等，但须注意这些药物的过敏反应、消化道出血等不良反应，以及疗程不足、反跳现象而造成的病情复发。

五、辨证治疗

本病的中医辨证治疗，针对其病因为风寒湿热杂至，病机是邪气侵袭肌肤，阻滞经络，流注关节，内舍血脉，病变涉及心、肝、脾、肾而立法处方用药。如其所因以风邪、湿邪为主，或兼寒邪或兼热邪，初起兼热邪，临床以风湿热痹证候为常见，治宜清热利湿，祛风通络；兼寒邪者，常见风寒湿痹证候，则以驱风散寒、祛湿通络为治。寒滞日久，损伤阳气，阳失温运，水饮停聚，可泛滥凌心，出现阳虚水泛证候，治宜温阳利水，逐邪宁心；阳气虚则鼓动无力，血脉瘀滞，而成气虚血瘀证候，应以益气活血、祛瘀通络之法治疗；瘀阻日久，化热伤阴，形成气阴两虚证候，治宜益气养阴，和血通络，宁心安神。

（一）风湿热痹

1. 证候　发热，汗出，关节红肿热痛，游走不定，时此时彼，口渴欲饮，或口干苦，大便秘结或溏泄，小便黄短，舌红，苔黄厚腻，脉滑数或弦数。

2. 治法　清热利湿，祛风通络。

3. 方药

主方　宣痹汤加减：防己 10g，连翘 12g，薏苡仁 20g，滑石 30g，晚蚕沙 12g（包煎），黄柏 15g，苍术 12g，秦艽 15g，银花藤 30g，海桐皮 15g，海风藤 20g，栀子 12g。水煎服，每日 2 剂。若湿热化燥，深入营络，症见身热夜甚、肌肤红斑者，去滑石、苍术，加水牛角 30g（刨片，先煎）、赤芍 15g、牡丹皮 12g；若发热甚、面赤、多汗、口渴者，去苍术、薏苡仁，加石膏 30g（先煎）、知母 15g；上肢关节肿痛者，加桑枝 20g、威灵仙 12g；下肢关节肿痛者，加牛膝 12g、川萆薢 12g。

中成药　双黄连粉针 3g，加入 5%葡萄糖氯化钠注射液 250ml，静脉滴注，每日 1～2 次。

（二）风寒湿痹

1. 证候　关节重着酸痛而无红无热，遇寒冷痛加剧，遇温暖痛减或愈，气短乏力，形寒肢冷，伴有心慌心悸，口淡，大便溏烂，小便清，舌淡红，苔薄白润，脉弦细或沉细。

2. 治法　驱风散寒，祛湿通络。

3. 方药

主方　蠲痹汤加减：羌活 10g，独活 10g，当归 12g，川芎 10g，桂枝 10g，防风 12g，海风藤 15g，秦艽 12g，川木瓜 12g，苍术 10g，细辛 3g。水煎服，每日 2 剂。若关节肿痛日久者，加蜈蚣 6g、乌头 9g（先煎）；若汗出、心悸、面色㿠白者，加熟附子 12g、北芪 15g；若肢体重着酸痛、关节肿痛者，加防己 12g、薏苡仁 20g、生姜皮 10g；若痛处固定、入夜尤剧者，加姜黄 12g、乌头 10g（先煎）。

中成药　木瓜丸，每次 30 粒，每日 2 次温水送服。大活络丸，每次 1 粒，每日 2～3 次。

（三）阳虚水泛

1. 证候　面色无华，心悸怔忡，动则气短气喘，甚则不能平卧，颜面或下肢浮肿，手足欠温，纳呆，便溏，尿少，舌淡暗红，苔薄白或白腻，脉沉细或结代。

2. 治法　温阳利水，逐邪宁心。

3. 方药

主方　真武汤合苓桂术甘汤加减：炮附子 10g，白芍 12g，白术 10g，桂枝 10g，茯苓 25g，泽泻 12g，车前子 20g，党参 20g，生姜皮 9g，炙甘草 8g。水煎服，每日 2 剂。若浮肿明显者，加汉防己 12g、猪苓 15g；若咳嗽气喘气促者，加葶苈子 12g、桑白皮 15g、杏仁 12g；若腹胀满、心下痞硬者，加厚朴 9g、枳实 10g、法半夏 12g；若汗出恶风、身目浮肿者，加北芪 30g、防己 15g。

中成药　济生肾气丸，每次 6g，温开水送服，每 2～3 次。

（四）气虚血瘀

1. 证候　心悸气短，神疲乏力，胸闷胸痛，面色晦暗，肢端青紫，舌质紫暗或有瘀点瘀斑，舌苔薄白而干，脉细无力或沉涩。

2. 治法　益气活血，祛瘀通络。

3. 方药

主方　四君子汤合失笑散加减：党参 20g，北芪 20g，白术 10g，茯苓 25g，蒲黄 12g，五灵脂 12g，薤白 12g，枳壳 12g，丹参 15g，延胡索 12g，田七片 12g，炙甘草 8g。水煎服，每日 2 剂。若心慌心悸、易惊不寐者，加磁石 30g(先煎)、柏子仁 12g；若口渴、盗汗、多梦者，加酸枣仁、柏子仁各 12g；胸痹胸痛、痛处固定，犹如针刺者，加瓜蒌 12g、桃仁 12g、红花 10g；若痰涎多、胸闷欲呕者，加法半夏 12g、橘络 9g、苏梗 12g；若纳呆、腹满腹胀者，加厚朴 10g、大腹皮 12g、鸡内金 12g。

中成药　陈夏六君丸，每次 6g，每日 3 次；合用复方丹参滴丸，每次 10 粒，每日 3 次。

(五)气阴两虚

1. 证候　午后低热，两颧潮红，气短乏力，自汗或盗汗，心悸心慌，神疲懒言，口干，纳呆，心烦难寐，大便时结时溏，舌质淡红或嫩红，少苔或苔黄薄干，脉沉细无力。

2. 治法　益气养阴，宁心安神。

3. 方药

主方　生脉散合加减复脉汤加减：太子参 30g，麦冬 18g，五味子 9g，干地黄 20g，生白芍 15g，阿胶 10g(烊化)，火麻仁 12g，百合 15g，柏子仁 12g，炙甘草 10g。水煎服，每日 2 剂。若低热持续难退者，加青蒿 15g(后下)、鳖甲 20g(先煎)、知母 15g；若夜寐多梦易惊者，加龙骨 30g(先煎)、远志 9g；若关节痹痛者，加鸡血藤 20g，宽筋藤 20g；若自汗乏力者，加北芪 30g、牛大力 30g；若盗汗明显者，加糯稻根 30g、煅牡蛎 30g(先煎)、浮小麦 30g。

中成药　生脉注射液 20～40ml，加入 5%～10%葡萄糖注射液 250ml，静脉滴注，每日 1～2 次。也可口服西洋参胶囊，每次 2 粒，每日 3 次。

六、其他疗法

(一)验方

1. 豨莶四物汤　豨莶草 30g，当归 10g，川芎 9g，赤芍 15g，生地 20g，秦艽 12g，防己 12g。适用于风湿热急性期。

2. 八味柔肝散　白芍 30g，生地黄 30g，枸杞子 15g，制首乌 15g，当归 15g，川木瓜 15g，川芎 10g，怀牛膝 15g。适用于风湿热慢性活动期。

(二)针灸疗法

1. 针刺　急性期风湿热以上肢关节痛为主者，选合谷、曲池、肩髃、外关、风池等穴；以下肢关节痛为主者，选足三里、阳陵泉、膝眼、环跳、后溪等穴。深刺，中强刺激，以泻法为主。

2. 温针　对风寒湿痹患者，按上面的原则选穴(上、下肢)，针刺得气后，将毫针固定在适当深度，再用 1cm 长的艾绒条穿在针柄上点燃，使温热通过针身传入，温通经络止痛。

(三)饮食疗法

1. 五加皮酒　五加皮、当归、牛膝各 60g，糯米 1000g，甜酒曲适量。将上 3 药洗净，煎取浓汁，再以药汁、米、曲酿酒。酌量饮之，功能祛风化湿、通络活血、舒筋止痛。适用于风湿热的关节痹痛。

2. 二仁猪心汤　柏子仁 25g，酸枣仁 15g，猪心 1 个(剖开洗净)。柏子仁、酸枣仁洗净砸碎，和猪心一起置入沙锅，加清水适量，文火炖汤，至猪心熟透为度，用少量食盐调味，食猪心饮汤。每日 1～2 次。功能益气和阴、养心安神，适用于风湿热心悸、烦躁、失眠者。

七、康复与预防

1. 一般患者经及时积极治疗，体温控制、关节疼痛完全缓解后3～4周，身体可逐渐恢复。但心脏受累病变者，病情往往反复，必须经常复查，及时控制风湿活动，避免激烈运动和劳动，减轻心脏负荷，注意预防感染及感冒，是防止复发的重要措施。

2. 风湿热患者应卧床休息，直到无明显心脏受损情况，热退，血沉正常后才起床活动。若有心肌炎、心包炎、瓣膜病变等引起心脏扩大、持续心动过速、心电图明显异常，则需在急性期症状完全消失、血沉恢复正常后，持续卧床休息3～4周左右。

3. 注意居处环境通风干燥，加强体育锻炼，提高抵抗力，防止上呼吸道感染，积极预防和治疗急慢性扁桃体炎、咽喉炎等，完全可以有效地预防风湿热。

4. 本病多发于青少年，故青少年是重点预防人群，要进行良好的生活卫生常识教育，倡导积极锻炼身体，以及在集体生活单位（如学校课堂、宿舍等公共场所）积极防治交叉感染。

八、临 床 报 道

1. 谭福天对风湿热的中医辨证论治经验进行介绍，认为一是邪伤营卫、肢体受累，治法用清热化瘀、调和营卫，自拟清热通痹饮治疗（银花30g，连翘30g，牡丹皮15g，栀子15g，茅根30g，黄芩15g，三棱15g，莪术15g，红花15g，白芍15g，桂枝10g，知母20g。水煎服，日饮3次）；二是热邪入里、心脉损伤，治法用益气养阴、清热化瘀，自拟清热养心汤治疗（党参20g，知母20g，麦冬20g，牡丹皮15g，栀子15g，黄连15g，丹参20g，银花30g，连翘30g，郁金20g，大青叶20g，柴胡20g。水煎服，日饮3次）；三是热阻三焦、饮邪犯肺，治法用清泻三焦、逐饮清肺，自拟苏葶陷胸汤治疗（苏子20g，葶苈子20g，瓜蒌20g，柴胡20g，半夏10g，黄连10g，黄芩10g，郁金20g，杏仁10g，银花30g，连翘30g，茯苓20g。水煎服，日饮3次）；四是邪热化风、上扰神明，治法用平肝泻心、镇静息风，自拟平肝泻心汤治疗（天麻15g，钩藤20g，石决明20g，白芍20g，怀牛膝20g，黄芩15g，黄连15g，竹叶20g，杜仲20g，生地10g，生龙牡各20g。水煎服，日饮3次）。作者临床按此辨证论治多取良效，文中详述了各型主证，并附病例介绍。〔谭福天．风湿热中医辨证施治经验[J]．中医杂志，1991，(3)：21〕

2. 李清太自拟湿热痹痛方治疗小儿急性风湿热17例，疗效很好。17例中，男8例，女9例；年龄4～14岁。全部病例都有发热、关节红肿疼痛、血沉增快。抗“O”阳性者10例；心脏有Ⅱ级以上收缩期杂音7例；伴心悸、呼吸困难及双下肢水肿5例。单服本方获愈者11例，配合部分西药治疗获愈者4例，另2例服中药3天热未退而改用西药治疗。随访1年后复发者3例，继用本方仍有效。湿热痹痛方组成：黄柏、苍术、石膏、知母、泽泻、白术、桂枝、防己、生地、甘草。高热加银花、栀子、蒲公英；关节肿痛甚加木瓜、苡仁、威灵仙、萆薢；兼舞蹈症加龙骨、牡蛎；心悸、气短加党参、麦冬、葶苈、酸枣仁。日1剂，日3服，夜1服。发热期应卧床休息，平时避免受凉，水肿患儿应限制钠盐摄入。〔李清太．“湿热痹痛方”治疗小儿急性风湿热[J]．四川中医，1991，(4)：18〕

3. 韩梦兰等运用中西医结合方法治疗风湿热194例，中医按风热痹（治以清热疏风，方用桂枝芍药知母汤加减，药用桂枝、芍药、生姜、黄柏、防己、连翘、制附子、生地、忍冬藤、甘草等）、湿热痹（治以清热利湿，方用苍术石膏知母汤，药用苍术、石膏、知母、黄柏、地龙、羌活、独活、防己、赤芍等）、寒湿痹（治以温经散寒祛湿，方用乌头汤加味，药用麻黄、白芍、制川乌、制草乌、苍术、黄芪、苡米、炙甘草等）分型治疗；配合卧床休息，西药以控制感染、口服阿司匹林与强的松(重者先静滴地塞米松 3～5 天)治疗心衰、促进心肌代谢药物以及抗心律失常等治疗。总的疗效:治愈率 66.7%,好转率 26.8%,有效率为 93.5%,无变化即转为慢性心脏病者 6.5%。按辨证分型观察,风热痹治愈率和好转率较高,湿热痹次之,寒湿痹较差。〔韩梦兰,王秀敏,聂洪章. 风湿热 194 例临床分析及其中西医结合治疗[J]. 中医药学报,1993,(3):17〕

(林培政　葛文华)

第三十七章

变应性亚败血症

变应性亚败血症(Wissler's disease)是一种原因未明,可能与感染有关的自身免疫性疾病。多发生于小儿,成人少罹患。临床上以间歇型热,易变性与复发性皮疹,关节疼痛,浅表淋巴结肿大和血象中性粒细胞增多为主要特点。中医认为本病的发生,多由于素体气阴亏虚,复受湿热邪毒所致,属于"湿温"、"热痹"、"湿痹"等范畴。

一、病 因 病 理

本症具有败血症和变态反应相混合的临床表现,但其病因和发病机制尚不清楚。不论取关节腔的渗出液或血液做培养,均未证实有肯定的致病菌。因此,不能认为本症的病变是细菌或病毒感染所直接引起的,同时,抗菌药物治疗完全无效。鉴于本症的临床表现具有急性炎症过程,多侵犯关节和浆膜组织,累及全身,加上肾上腺皮质激素疗效较佳,因此可能属于变态反应性疾病。

中医认为本病的发生,主要是外感湿热邪毒,而且多为素体气阴亏虚之人。由于素体气阴亏虚,正气不足,抗病能力下降,易导致外邪侵犯人体。湿热邪毒具有湿和热之性,湿为阴邪,其性重浊黏腻,湿与热合,蕴蒸不化,胶着难解,化热缓慢,故本病起病较缓,传变较慢,病势缠绵,病程较长。初起湿中蕴热,邪遏卫、气分,邪正相争,湿热郁抑肌表,则见身热不扬,恶寒,头胀痛等卫分证;湿热阻遏脾胃,运化失常,则见口淡乏味,胸闷脘痞,纳食减少,苔腻等气分证。随着病情发展,气分湿热逐渐加重而卫分证消失,其病理又表现为湿热郁蒸气分,留恋不退。湿热互结于气分,则见发热起伏,缠绵不退,胸闷呕恶等。气分湿热邪毒不解,则可以化燥、化火而内逼营血,可出现气营(血)两燔证候,则可见全身布满红疹,或者烦躁谵语等。湿为重浊的阴邪,其侵犯人体后易困阻清阳,尤其是素体中阳不足者,再受湿邪所伤,则重创其中阳,形成中气虚弱证候,临床上可见气虚发热,面色萎黄,神疲懒言,唇淡无华,舌质淡等。病变后期多表现为阴虚邪恋、余热不清之证,是由于邪热久羁,阴液亏损,或热退阴亏,余热未尽所致。

二、临 床 表 现

(一)初期

发热,畏寒,头痛,骨节烦痛,少数患者高热时伴有寒战,热型变化或者暂时退热与抗生素、退热药无关。为湿热邪毒初犯人体,邪正相争,经络阻滞,痹阻肢节所致。

(二)极期

高热,皮疹可分布于全身各部,其形状不定,不痒不痛,可为大小不等的斑丘疹,亦可为点状、环状或荨麻疹样皮疹,皮疹消退后,可有色素沉着。关节疼痛,多为暂时性疼痛、肿胀,多累及颈、肘、腕、膝、踝等大关节,运动不受限制。少数呈游走性疼痛,关节痛一般与体温有关，高热时疼痛加剧，热退后痛亦缓解。浅表淋巴结肿大，多见于颈、腋下和腹股沟等处，一般无压痛；部分病例可有轻度肝脾肿大，但质软，无压痛；白细胞计数升高，中性粒细胞增高，血沉增快。为湿热邪毒侵犯气分营血，热窜血络，则见皮疹；气血运行不畅，痹阻肢节，则关节疼痛；邪毒久留不去，气机郁滞，血运不畅，痰瘀交阻，故见淋巴结肿大、肝脾肿大等表现。

（三）后期

发热不退，多呈低热，神疲懒言，面色无华，纳食减少，肢节酸软。为病变后期正虚邪恋，中气虚弱所致。或见低热稽留，颧红，头晕，口干不欲多饮；或见盗汗，手足心热，夜寐不安，口干纳少，大便干。此为阴虚邪恋，或余热不清所致。

三、诊 断 要 点

（一）流行病学资料

本病一年四季都可发生，以儿童较多见。

（二）证候特点

长期发热，一过性皮疹，关节疼痛及浅表淋巴结肿大。

（三）实验室检查

白细胞计数升高，中性粒细胞亦增多；血沉明显增快；血培养及骨髓培养均阴性；血清黏蛋白、球蛋白均升高，免疫球蛋白 IgG 和 IgM 增高，类风湿因子偶见阳性。

四、一 般 处 理

患者应予易消化、高热量饮食。注意观察体温、皮疹及关节疼痛情况。高热病人可应用物理降温方法，如冰敷、酒精拭浴等方法，退热针一般无效。为治疗可能存在的链球菌感染病灶和预防感染，可注射青霉素，不需要大剂量和长期治疗，通常用 2 周即可。宜用大量维生素 B_1、维生素 B_{12}、维生素 C；激素治疗效果佳，一般可用强的松 1mg/(kg·d)，持续 3 个月后逐渐减量。

五、辨 证 治 疗

本病的发生多由素体气阴亏虚，复受湿热邪毒所致。病变初期，邪毒侵袭卫气，邪正相争；继则邪犯经络，侵及气血，痹阻肢节，此时邪毒进一步深入壅遏中焦，湿热留恋不退；若邪热深入营血，出现全身满布红疹，或烦躁谵语；若气虚明显，则见发热不退，神疲懒言，面色无华，纳食减少；后期则多见正虚邪恋之象。本病发热有气虚发热、阴虚发热和湿热发热 3 种。气虚发热以热在子午之间为重，为反复发作高热；阴虚和湿热发热见于申酉时，表现为热势起伏，留恋不退，一旦内陷营血，则与烦躁谵语同见。本病关节疼痛，多由湿热壅盛、阻于经络所致，常呈肌肉酸痛、关节肿胀，一旦湿热去除则肿胀消、疼痛减；若由于湿热郁久积瘀，造成瘀浊湿热交阻，则关节疼痛难消。

本病治疗以清热祛湿为原则。邪遏卫气者治以芳香化湿，透表清热；湿热郁阻者，治以清热解毒，利湿化浊；气营两燔者，治以清营凉血，透热转气；病变后期，根据气虚、阴虚之不同，分别予以补益中气、养阴清热等法。

（一）邪遏卫气

1. 证候　身热不扬，恶寒，头胀痛，肌肉关节酸痛，面色淡黄，口淡乏味，口渴不欲饮，纳呆不饥，舌红、苔黄腻，脉濡或弦数。

2. 治法　芳香化湿，透表清热。

3. 方药

主方　藿朴夏苓汤加减：藿香10g，法半夏10g，厚朴8g，茯苓15g，杏仁10g，生苡仁20g，泽泻12g，滑石15g，甘草6g，银花12g。水煎服，每日1剂。若头胀痛甚者，加菊花12g、白蒺藜12g、苍耳子10g；关节疼痛者，加防己12g、海桐皮12g、防风10g；恶心呕吐者，加竹茹12g、苏梗10g。

中成药　藿香正气口服液，每次10ml，每日3次；保和丸，每次6g，每日3次；健脾消积冲剂，每次15g，每日2次。

（二）湿热郁阻

1. 证候　发热汗出不解，继而复热，缠绵不退，脘痞呕恶，胸闷，纳呆，口中黏腻，便溏色黄，小便短赤，舌红、苔黄腻，脉滑数。

2. 治法　清热解毒，利湿化浊。

3. 方药

主方　王氏连朴饮加减：黄连6g，厚朴10g，石菖蒲10g，法半夏10g，黄芩12g，苡仁30g，山栀子10g，芦根30g，连翘12g，滑石15g。水煎服，每日1～2剂。若呕吐者，加竹茹12g、陈皮6g；发热甚者，加青蒿10g（后下）、柴胡10g；苔白者，加竹叶10g、通草8g；大便溏泄者，加葛根20g、车前子15g。

中成药　小柴胡冲剂，每次1～2包，每日3次；清热解毒祛湿冲剂，每次1～2包，每日3次。

（三）气营两燔

1. 证候　壮热不退，口渴，头痛，烦躁不安，肌肤疹出色赤，甚则谵语，舌质红或绛，苔黄，脉细数。

2. 治法　清营凉血，透热转气。

3. 方药

主方　凉营清气汤加减：生石膏30g（先煎），水牛角30g（先煎），知母15g，生地25g，赤芍12g，牡丹皮10g，玄参15g，黄连8g，连翘12g，芦根30g，甘草6g。水煎服，每日2剂。若手足抽搐者，加钩藤15g、地龙12g；口渴甚者，加天花粉15g、沙参15g；皮疹显露而色深者，加紫草15g、白茅根30g；大便秘结者，加大黄10g（后下）、芒硝10g（冲服）。

中成药　六神丸，每次5～10粒，每日3次；新清宁片，每次4～6片，每日3次；羚羊角粉，每次1支，每日3次。

（四）中气虚弱

1. 证候　发热以上午为甚，面色萎黄，唇淡无华，神疲乏力，胃脘胀满，纳呆，肢节酸软，舌淡苔薄白，脉虚弱。

2. 治法　补中益气，甘温除热。

3. 方药

主方　补中益气汤加减：柴胡10g，升麻6g，黄芪30g，党参20g，当归8g，白术12g，茯苓15g，陈皮6g，炙草10g。水煎服，每日1剂。若发热反复不退者，加青蒿10g（后下）、鳖甲15g（先煎）、白薇10g；关节酸痛者，加忍冬藤20g、丝瓜络12g；胃脘胀满作呕者，加苏梗10g、法半夏10g。

中成药　补中益气丸，每次8g，每日3次；香砂六君丸，每次8g，每日3次；脾胃健口服液，每次1～2瓶，每日2次。

(五)阴虚邪恋

1. 证候　低热稽留，或不发热，颧红，时感烘热，形体消瘦，头晕，关节酸楚，口干，不欲多饮，舌红少苔，脉细数。

2. 治法　养阴透热。

3. 方药　主方：青蒿鳖甲汤加减：青蒿10g(后下)，鳖甲15g，生地15g，太子参30g，白芍15g，地骨皮12g，牡丹皮10g，石斛12g。水煎服，每日1剂。若关节酸痛者，加忍冬藤15g、秦艽12g、葛根15g；大便秘结者，加火麻仁15g、郁李仁12g；口渴者，加天花粉15g、桑叶12g。

中成药　清热生津口服液10～20ml，每日3次；参麦注射液20ml，加入5%葡萄糖注射液250ml中，静脉滴注，每日1～2次。

(六)余热不清

1. 证候　发热渐退，或手足心热，头晕，盗汗，夜寐不安，口干纳少，大便干，舌红苔少，脉细。

2. 治法　养阴生津，清解余热。

3. 方药

主方　竹叶石膏汤加减：竹叶10g，石膏15g，天花粉15g，沙参15g，太子参20g，麦冬12g，白芍15g，甘草6g。水煎服，每日1剂。若盗汗甚者，加糯稻根30g、煅牡蛎30g；失眠者，加柏子仁12g、酸枣仁12g；大便干结者，加火麻仁15g、玄参20g；纳呆者，加鸡内金12g、砂仁6g(后下)。

中成药　养胃冲剂，每次15g，每日3次；丽参注射液5ml，加入50%葡萄糖注射液40ml，静脉注射，每日1～2次。

六、其他疗法

(一)验方

1. 清热凉血汤　银花30g，忍冬藤30g，生地30g，石膏40g，知母12g，羚羊角粉1g(冲)，牡丹皮10g。

2. 四虫散　蜈蚣、全虫各3份，白花蛇、乌梢蛇各2份，研末冲服。

(二)针灸疗法

发热者可针刺大椎、合谷、风池、曲池，或十宣放血；高热不退者，可用复方氨基比林0.1～0.2ml，于合谷或曲池穴位注射。关节疼痛按疼痛部位取穴：如肩关节痛取肩髃、肩髎穴；腕关节痛取阳池、外关、合谷穴；膝关节痛取阳陵泉、膝眼穴；踝关节痛取中封、昆仑、太溪穴。

七、康复与预防

1. 本病病程一般较长，可迁延数月至数年，期间可有数日至数周的缓解期。一般患者经治疗后，多数可恢复正常达到痊愈，极个别病例可遗留关节畸形。

2. 诊断变应性亚败血症应十分慎重，特别是某些隐性感染和败血症尚未排除之前，切勿轻易下此诊断。当病人接受激素治疗时，如有误诊可导致严重的后果。

3. 由于本病的病因尚未明了，所以要积极预防感冒、感染等，患病后要及时治疗。锻炼身体，增强体质，提高机体免疫功能。

八、临 床 报 道

1. 余邵源用中医药治疗变应性亚败血症 6 例，均经激素治疗无效，改用中药治疗而愈。肺热入营 2 例，治以宣肺泄热，凉营透邪，药用银花、连翘、桑皮、玄参、生地各 12g，桔梗、大青叶、山栀子各 10g，牛蒡子、牡丹皮各 8g，薄荷 4g，甘草 5g；气血（营）两燔 1 例，治以清气凉血（营），予犀角 4g（现用水牛角代），玄参、麦冬、知母各 10g，生地 12g，甘草 5g，石膏 18g，粳米 1 撮；热入血分 1 例，治以凉血解毒，予生地、银花、连翘各 12g，犀角 4g（现用水牛角代），白芍、玄参各 10g，牡丹皮 8g，有昏谵者加安宫牛黄丸以清心开窍；热痹型 2 例，治以清热解毒，化湿通络，予生石膏、桑枝各 18g，知母、走马胎各 10g，忍冬 12g，甘草 5g，粳米 1 撮。〔余绍源．变应性亚败血症的中医治疗[J]．广东医学，1985，(1)：34〕

2. 郁觉初等报道，所治 56 例变应性亚败血症病程在 2 个月至 9 年。治疗组 44 例用激素加中医辨证治疗：初期邪犯卫表，用新加香薷饮加减，风寒明显加荆芥、防风，咽喉疼痛加板蓝根、白僵蚕；发作期气营两燔，用白虎汤加牡丹皮、生地、赤芍、大青叶；关节痛甚加当归拈痛丸；缓解期用增液汤加知母、红花、泽兰。若出现激素副作用，病情突然"反跳"者，用白虎汤合青蒿鳖甲汤加银柴胡、红花、土鳖虫等；若邪热已退，但反复出现皮疹且出没不定，服凉营退疹药无效者，治以化阴祛风，药用乌梅、白芍、五味子、生甘草、柴胡、防风、升麻、葛根等；若体质虚弱，卫气失固，易遭外邪侵袭而复发者，治以益气固表，用玉屏风散加太子参、白芍、甘草。对照组 12 例，单用激素治疗。结果：治疗组痊愈 24 例，有效 16 例，无效 4 例；对照组有效 4 例，无效 5 例，死亡 3 例。病程中治疗组、对照组人均反跳次数为 3.4 次和 8.5 次，表明以中西医结合治疗的疗效为优。〔郁觉初，曹因慈．变应性亚败血症的辨证施治：附 56 例临床分析[J]．南京中医学院学报，1987，(2)：12〕

3. 陈维亚等报道用清热凉血汤治疗成人变应性亚败血症 6 例，本方含银花、忍冬藤、生地各 30g，石膏 40g，知母 12g，羚羊角粉（冲）1g，牡丹皮 10g。气分热证明显者加重石膏至 60g，知母至 30g；营分证明显者加玄参、地骨皮各 12g，赤芍 6g；关节疼痛明显者加威灵仙 15g。结果：痊愈（30 日内症状及体征消失，化验检查恢复正常，随访＞半年无复发）4 例，有效（症状及体征大部分消失，化验检查恢复正常）2 例。〔陈维亚．清热凉血汤治疗成人变应性亚败血症 6 例[J]．浙江中医杂志，1991，(8)：345〕

（史志云　彭皓均）

第三十八章

系统性红斑狼疮

系统性红斑狼疮(systemic luspus erythematosus,SLE)是一种侵犯全身结缔组织的自身免疫疾病,多发于生育期女性,临床表现复杂多样。典型症状是面部出现蝶形红斑,同时累及肾脏、心脏、肺脏、脑、浆膜、关节及血液系统等。出现各种各样的临床症状,各个系统的病变可同时或先后发生。最常见的症状组合是皮疹、发热、关节痛;其次是皮疹与发热;或发热与关节痛。不管表现如何多样,总的规律是从一个系统病变向多个系统病变发展,并常伴有不同程度的全身症状,如发热、全身不适、疲乏等。

中医文献中,尚未见有关本病的系统论述。根据本病的各种症状特征散见于“日晒疹”,“红蝴蝶”,“温病发斑”,“虚损”,“水肿”,“阴阳毒”等论述中。近代我国各地中医界对本病的治疗做了大量的探索,但各家意见尚未统一,其治法大多与清热解毒、凉血化斑、养阴生津等温病治法有关。结合临床实践体会,笔者认为可参考伏气温病辨治。

一、病因病理

本病发病原因尚未明了,一般认为与遗传因素、病毒感染、紫外线辐射、某些药物、内分泌的影响等有关。可能是病毒感染或是天然T细胞抗体(NTA)导致病人Ts细胞功能低下,产生高效价的多种自身抗体。主要的病理变化为纤维蛋白样坏死。病程迁延反复。免疫学特征所见是血液中出现狼疮细胞,这是白细胞吞噬DNA与抗DNA抗体形成的免疫复合物在胞浆中出现的嗜碱性、淡染的均质体。血中出现高效价的抗核抗体,如抗双链DNA抗体。血清中补体效价显著下降。肾小球基底膜或表皮与真皮之间有免疫复合物沉积。

中医认为,本病的发生,是由内外因综合所致,由于正气内虚(如遗传因素、内分泌因素等),外感湿热毒邪(如病毒感染、日光紫外线辐射、饮食不当、进食易致敏物质等中医多归于湿热毒邪一类),导致发病及病情活动。正如柳宝诒《温热逢源·伏温化热郁于少阴不达于阳》说:“其伤人也,本因肾气之虚,始得入而据之。”唐代王焘《外台秘要·温病论病源二首》称:“其冬月温暖之时,人感乖候之气,未遂发病,至春或被积寒所折,毒气不得泄,至天气暄热,温毒始发,则肌肤斑烂也。”晚清何廉臣指出“凡伏邪皆是火”。又《诸病源候论·温病发斑候》中指出:“表证未罢,毒气不散,故发斑疮……至夏遏热,湿毒始发于肌肤,斑烂隐疹如锦纹也。”可见本病的发生乃肾气先虚,邪气内伏,或化热化毒外发,或外邪引动而发,面部、皮肤斑疹乃热毒外发所致。另外又认为本病的发展“无常也,或初得病便有毒,或服汤药,径五六日以上,或十余日后不瘥,变成毒也,其候身重背强,咽喉痛,糜粥不下,毒气攻心,心腹烦痛,短气,四肢厥逆,呕吐,体如被杖发斑,此皆其候,重过三日则难治。”指出邪毒向全身、内脏等的侵害过程及其症状的多样性。

总之,伏气温病乃正虚、邪重、病位深、病程较长的一类温病。近代名医时逸人指出:“伏邪者,其人正气弱而邪深,其病重而深莫测,即使治之合法,亦如剥丝抽茧,层出不穷。”SLE

的发病、临床表现、传变规律等均与伏气温病颇相类似。SLE发病初起高热不退，无表证或表证短暂，里热炽盛，见烦躁、口渴、面赤甚则谵语等热毒炽盛之证，面部或躯干四肢斑疹鲜红，或鼻衄、尿血等热毒深入营血、耗血动血之证。若湿邪未化则常见疲乏肢倦、四肢酸楚疼痛、呕恶、便溏或腹泻等。如病情进一步发展，可导致多脏器、多系统损害，如心（心悸失眠）、肺（咳嗽、气促）、肾（少尿、水肿）、肝（肝风内动而见抽搐）、脑（精神异常、昏迷等）。病情危重，变症极多，正如柳宝诒总结伏气温病外发常以少阴为据点，或出之阳，或去肺胃，或陷厥阴，或窜太阴，或结少阴，“路径多歧，随处可发”。

二、临 床 表 现

（一）非典型症状期

90％的患者伴有发热。甚至有人强调在SLE整个病程中，不发热的患者是没有的。可有长期低热，亦可呈弛张型高热，很少有寒战，常伴有关节痛与无畸形的关节炎，多呈游走性及多关节反复发作。全身不适，疲乏，纳呆，淋巴结可见肿大。为湿热毒邪侵犯人体，郁久化热，阻滞经络所致。

（二）典型症状期

最常见的是面部蝶型红斑，这是本病所特有的，以鼻梁为中心在两颧部出现红斑，两侧分布如蝶型，境界一般比较清楚，扁平或因局部浸润而轻度隆起。其他如指趾尖端及指趾腹、大小鱼际、跖缘、足跟、甲周等处亦可出现红斑，长期持续不退。亦可见播散性斑丘疹样皮肤损害，盘状红斑，血栓性静脉炎与雷诺征，口腔黏膜损害等。肾脏损害是SLE最常见的内脏损害，常给患者带来致命后果。临床常分为3个阶段：①轻度肾损害。持续性蛋白尿，有管型或红细胞，但无浮肿，肾功能完全正常。一般为肾损害的早期，有的可持续多年。②肾病综合征：大量蛋白尿，尿少、浮肿或腹水，血浆蛋白低，肾功能基本正常或开始受损。通常出现在肾损害的中期。③尿毒症：除了浮肿，尿中有蛋白、红细胞、管型外，肾功能明显损害，BUN上升，内生肌酐清除率在30％以下，多伴有高血压，属肾损害晚期。心脏损害可出现心肌炎、心包积液等。呼吸系统表现为胸膜炎、狼疮性肺炎等。神经系统损害可出现精神障碍，甚至类似精神分裂表现。有相当一部分患者可出现癫痫抽搐、瘫痪等。胃肠病变主要是血管病变的结果，主要为恶心、呕吐、食欲不振、腹泻、腹痛、便血等。SLE引起肝损害亦较常见，可出现肝肿大、转氨酶升高等。常可出现贫血，中性粒细胞及血小板减少。为热毒炽盛，内陷营血，故见红斑；肾阴不足，阴虚火旺，或脾肾阳虚，而致多脏器损害。

三、诊 断 要 点

由于本病病情复杂、表现多样，初起不典型者诊断困难，常易造成误诊。临床上除要注意上述临床表现外，应结合下列实验室检查指标：抗核抗体（ANA）滴度增高，一般认为1∶80以上有重要意义，抗双链DNA抗体滴度增高，消耗性低补体血症，循环免疫复合物增高，抗Sm抗体阳性是较有特异性的指标，可在血液、胸水、腹水、心包液、脊髓液中找到LE细胞，20％患者可呈现长期的梅毒凝集试验阳性，血沉加快，血液检查常呈贫血，白细胞、血小板降低等，尿常规及肾功能异常。

四、一 般 处 理

活动期病例应绝对卧床休息，避免日光照射，慢性病例或病情已稳定时，则可适当活动，未获彻底控制患者不宜怀孕。轻型稳定期病例宜先用中医药辨证论治，活动期患者宜中西医结合治疗。常用肾上腺皮质激素，泼尼松（强的松）每日 30～60mg，分次或晨顿服，并加用 H_2受体阻断剂（西咪替丁或雷尼替丁）防止上消化道出血等不良反应。激素治疗效果不明显时可加用环磷酰胺，每次 200mg，静脉注射，每日 1 次或隔日 1 次，总剂量达 4～6g 时改为口服。

中医辨证论治可明显提高疗效，减少西药用量及不良反应，提高患者生存质量，是非常值得研究探索的课题，根据临床总结及参考全国同行经验，介绍如下辨证论治方法供临床参考。

五、辨证治疗

本病病情复杂，但活动期初起多湿热郁阻少阳，此时宜清泄少阳，分消湿热；湿热化火化毒，燔灼营血，可用清营凉血，解毒化斑治疗；邪热伤阴，阴虚内热，邪伏阴分，阻滞阴络，可用养阴透热，入络搜邪；肝肾阴虚则用滋养肝肾的方法；化瘀伤肝者可用疏肝理气，解毒化瘀；湿困脾肾则用化湿、健脾、固肾治疗。

（一）湿热郁阻少阳

1. 证候　寒热发作，寒轻热重，口渴心烦，胸闷脘痞，或见呕恶，纳呆，困倦，身热午后较甚，关节肌肉酸疼，舌苔黄白而腻，脉弦数。

2. 治法　清泄少阳，分消湿热。

3. 方药

主方　蒿芩清胆汤加减：青蒿（后下）6g，黄芩 15g，大青叶 20g，板蓝根 30g，滑石 30g，生薏苡仁 30g，法半夏 12g，淡竹茹 12g，秦艽 15g，川木瓜 15g，甘草 6g。水煎服，每日 1 剂。若口渴甚，加芦根 30g、石斛 12g；纳呆者，加藿香 10g、砂仁（后下）6g。

中成药　雷公藤多苷 20mg，一天 3 次。

（二）热毒炽盛

1. 证候　壮热，面部蝶状红斑，关节肌肉酸疼，皮肤紫斑，烦躁口渴，神昏谵语，手足抽搐，大便秘结，尿短赤，舌质红绛，苔黄腻，脉洪数或弦数。

2. 治法　清营凉血，解毒化斑。

3. 方药

主方　加味犀角地黄汤：水牛角（先煎）30g，生地 20g，赤芍 15g，紫草 12g，玄参 20g，秦艽 12g，牡丹皮 6g，大青叶 20g，甘草 6g。水煎服，每日 2 剂。若大便秘结者，加大黄（后下）10g；神昏谵语者，加安宫牛黄丸 1 丸。

中成药　雷公藤多苷 20mg，一天 3 次。清开灵 40ml，加入 5％葡萄糖注射液 500ml 中静滴，一天 1 次。

（三）阴虚内热，邪伏阴分

1. 证候　持续低热不退，夜热早凉，手足心热，心烦，斑疹暗红，疲乏懒言，关节痛楚，腰酸，足跟痛，脱发，舌红少苔，脉细数。

2. 治法　养阴透热，入络搜邪。

3. 方药

主方　青蒿鳖甲汤加减：青蒿（后下）6g，鳖甲（先煎）30g，生地 15g，秦艽 15g，紫草 15g，知母 12g，山萸肉 12g，牡丹皮 6g，甘草 6g。水煎服，每日 1 剂。若关节疼痛者，加葛根 20g、白花蛇 12g；口渴者，加天花粉 15g、石斛 12g。

中成药　雷公藤多苷 20mg，一天 3 次。

（四）肝肾阴虚

1. 证候　不发热或偶有低热，局部斑疹暗褐色，腰酸腿痛，关节轻度酸楚，毛发脱落，月经不调或闭经，或伴头晕目眩，耳鸣口燥咽干，大便偏干，小便黄，舌红少津，苔薄黄，脉细数。

2. 治法　滋养肝肾。

3. 方药

主方　杞菊地黄汤合二至丸加减：枸杞子 12g，菊花 15g，山萸肉 12g，生地黄 20g，怀山药 30g，云茯苓 15g，女贞子 12g，旱莲草 15g，鳖甲（先煎）30g，玄参 15g。水煎服，每日 1 剂。若眼蒙者，加蕤仁肉 10g、蝉花 6g；耳聋者，加白芍 15g、黄精 15g。

中成药　六味地黄丸或杞菊地黄丸 8g，一天 3 次。雷公藤多苷，服法同前。

（五）瘀热伤肝

1. 证候　黄疸，胸胁腹痛，腹胀纳呆，头晕失眠，月经不调，皮肤瘀斑，或见吐血，衄血，甚至肝脾肿大，舌暗红，脉弦细。

2. 治法　疏肝理气，解毒化瘀。

3. 方药

主方　丹栀逍遥散加减：牡丹皮 10g，栀子 6g，柴胡 12g，白芍 15g，云茯苓 15g，女贞子 12g，旱莲草 15g，茜根 12g，绵茵陈 30g，郁金 12g，益母草 12g，甘草 6g。水煎服，每日 1 剂。若肝脾肿大者，加鳖甲（先煎）30g、丹参 15g；出血严重者，加白茅根 30g、紫珠草 20g。

中成药　小柴胡冲剂 1 小包，一天 3 次。

（六）脾肾湿困

1. 证候　神疲乏力，四肢浮肿，腹胀，腰膝酸软，口干咽燥，尿少，或见胸胁胀满，咳喘，痰鸣，气促，舌淡，苔浊，脉弦细数。

2. 治法　化湿，健脾，固肾。

3. 方药

主方　五皮饮加减：茯苓 15g，大腹皮 12g，桑白皮 12g，玉米须 30g，芡实 15g，金樱子 15g，菟丝子 12g，女贞子 10g，甘草 6g，怀山药 15g。水煎服，每日 1 剂。若咳喘甚者，加葶苈子 10g、苏子 10g；呕逆者，加法半夏 10g、旋覆花 10g。

六、其 他 疗 法

1. 雷公藤多苷　一次 10～20mg，一日 3 次。注意白细胞、血小板减少及闭经等不良反应。

2. 昆明山海棠　一次 0.5g，一天 3 次。

七、康复与预防

一般患者可适当活动，给予高热量、高蛋白、易消化、低热、高维生素饮食。保持心情愉快，平时要注意合理安排好作息，工作和生活中要避免重体力劳动、过度疲劳，生活要有规律，保证充足的睡眠；平时要避免日晒和紫外线的照射，对阳光敏感者尤应如此。

慎用青霉素、磺胺类、保太松、金制剂等药物。避免激发狼疮素质或使潜在的红斑狼疮患者发生特发性红斑狼疮，或使已有的红斑狼疮病情加剧。

八、临 床 报 道

1. 施光其用益肾除湿丸(由生地 40g,山药 20g,天冬 6g,山茱萸、青蒿各 10g,益母草 30g,当归、白芍、紫草、炙甘草各 15g 等药组成,由河北省中医院制剂室制成蜜丸,每丸重 9g,一日 3 次,一次 2 丸)治疗 SLE 患者 60 例,随机分为治疗组 32 例,使用益肾除湿丸治疗;对照组 28 例,应用强的松治疗,3 个月为一疗程,两个疗程后评定疗效。结果:治疗组临床治愈 5 例,显效 8 例,有效 17 例,无效 2 例,总有效率 93.75%;对照组临床治愈 2 例,显效 5 例,有效 14 例,无效 7 例,总有效率 75%,两组比较有显著性差异($P<0.05$),理化指标改善情况也优于对照组($P<0.05$),且无不良反应。(施光其．益肾除湿丸治疗系统性红斑狼疮临床观察．山西中医[J],2009,25(8):17)

2. 王丽敏等用益气补血汤〔枸杞子、天门冬、生地黄各 15g,党参 10g,黄芪 20g,当归 15g,阿胶 20g(烊化),白芍、甘草各 10g,水煎服,每日 1 剂)〕治疗系统性红斑狼疮 30 例。治疗组 30 例以益气补血汤配合常规激素治疗和对照组 30 例以生血片配合常规激素治疗。2 周为一疗程。并于治疗前、后检测每例患者的血红蛋白(Hb)。结果:治疗组显效 80%,总有效率 86.7%;对照组显效为 26.7%,总有效率 46.7%。两组总有效率比较差异有显著性($P<0.05$)。治疗组临床症状体征改善情况也明显优于对照组($P<0.05$)。(王丽敏,高明利．益气补血汤治疗系统性红斑狼疮贫血的临床观察．中医药学刊[J],2005,23(12):2263)

3. 宫伟星等用黄鹤仙饮治疗系统性红斑狼疮 50 例,用本方(含生地、赤芍、牡丹皮、仙鹤草、紫草、白花蛇舌草、银花、连翘、丹参、川芎、水蛭、甘草等),日 1 剂水煎服。并用强的松 10～20mg/d。对照组 30 例,用强的松 30～40mg/d,病情缓解后常规减量。均以 3 个月为一疗程。结果:两组分别显效 23、14 例,有效 24、15 例,无效 2、1 例,死亡 1、0 例,总有效率 94%、96.7%〔宫伟星,宋协德,孔祥荣,等．黄鹤仙饮治疗系统性红斑狼疮的临床观察．实用中医内科杂志[J],1997,11(3):35-36〕

4. 钟嘉熙用青蒿复方加少量激素治疗系统性红斑狼疮 120 例,总有效率达 92.5%,对照组(西药)为 72.4%($P<0.05$)。主方为:青蒿、水牛角、生地黄、牡丹皮、赤芍、秦艽等。〔钟嘉熙．青蒿复方治疗系统性红斑狼疮 120 例．中国中医药信息杂志,1996,(增刊):137～139〕

5. 钟嘉熙根据 SLE 发病特点及临床表现,将本病归于“伏气温病”辨证施治,用温病理论指导治疗 SLE 获得满意疗效,值得进一步深入探索研究。〔钟嘉熙．温病理论指导治疗红斑狼疮发热 31 例．中国中医急症[J],1995,(3):118-119〕

6. 范永升报道用生地 15g,麦冬、枸杞子、牡丹皮各 12g,升麻 6g,赤芍 9g,白花蛇舌草、水牛角片(先煎)各 30g。红斑明显加青蒿、凌霄花、紫草;关节痛加威灵仙、海桐皮、秦艽;咽痛、口腔溃疡加生甘草、黄芪、苦参;腹满纳差加川朴花、佛手片、鸡内金;月经失调加生白芍、紫石英、益母草等。日 1 剂,水煎服。对照组 30 例,均用强的松 30～60mg(或其他类固醇激素等数量)/日,缓解后渐减量,均以 3 个月为一疗程。用 2 个疗程,结果:两组分别显效 27、16 例,有效 13、11 例,无效各 3 例,总有效率分别为 93.02%、90%。〔范永升,温成平,李慧．滋阴解毒祛瘀法治疗系统性红斑狼疮．中国医药学报[J],1998,13(1):36-38〕

(钟嘉熙　彭皓均)

第三十九章

传染性非典型性肺炎

传染性非典型肺炎，世界卫生组织（WHO）将其命名为严重急性呼吸综合征（severe acute respiratory syndrome，SARS），是由 SARS 冠状病毒（SARS-CoV）引起的一种具有明显传染性、可累及多个器官系统的特殊肺炎。其主要临床特征为急性起病、发热、干咳、呼吸困难，白细胞不高或降低，肺部浸润和抗菌药物治疗无效。人群普遍易感，呈家庭和医院聚集性发病，多见于青壮年，儿童感染率较低。

传染性非典型肺炎以起病急、发热为基本表现，因此属于“温病”范围。其传染性强，易引起流行，则可称为“瘟疫”。“瘟疫”包括了属性为寒的寒疫和属性为温热的温疫。本病主要发生在冬春季节，初起风寒表证突出者，可称为“寒疠时疫”；初起以恶寒、高热、干咳等为基本表现，病变以肺卫为主者，可称为“风温时疫”。

一、病 因 病 理

WHO 把从 SARS 患者分离出来的病原体命名为 SARS 冠状病毒（SARS-CoV），简称 SARS 病毒（SARS virus）。SARS 病毒和其他人类及动物已知的冠状病毒相比较，基因序列分析数据显示 SARS 病毒并非为已知的冠状病毒之间新近发生的基因重组所产生，是一种全新的冠状病毒，与目前已知的三群冠状病毒均有区别，可被归为第四群。SARS 病毒在环境中较其他已知的人类冠状病毒稳定，室温 24℃下病毒在尿液里至少可存活 10 天，在痰液中和腹泻患者的粪便中能存活 5 天以上，在血液中可存活 15 天。但病毒暴露在常用的消毒剂和固定剂中即可失去感染性，56℃以上 90 分钟可以杀死病毒。

SARS 病毒通过短距离飞沫、气溶胶或接触污染的物品传播。发病机制未明，推测 SARS 病毒通过其表面蛋白与肺泡上皮等细胞上的相应受体结合，导致肺炎的发生。病理改变主要显示弥漫性肺泡损伤和炎症细胞浸润，早期的特征是肺水肿、纤维素渗出、透明膜形成、脱屑性肺炎及灶性肺出血等病变；机化期可见到肺泡内含细胞性的纤维黏液样渗出物及肺泡间隔的成纤维细胞增生，仅部分病例出现明显的纤维增生，导致肺纤维化甚至硬化。

二、临 床 表 现

潜伏期 2～10 天。起病急骤，多以发热为首发症状，体温大于 38℃，可有寒战，咳嗽、少痰，偶有血丝痰，心悸、呼吸困难或呼吸窘迫。可伴有肌肉关节酸痛、头痛、乏力和腹泻。患者多无上呼吸道卡他症状。肺部体征不明显，部分患者可闻及少许湿啰音，或有肺实变体征。

三、诊 断 要 点

(一)流行病学资料

1. 与发病者有密切接触史,或属受传染的群体发病者之一,或有明确传染他人的证据。

2. 发病前2周内曾到过或居住于报告有传染性非典型肺炎病人并出现继发感染疫情的区域。

(二)证候特点

起病急,高热,有呼吸道和全身症状。

(三)实验室检查

外周血白细胞计数一般不升高,或降低,常有淋巴细胞减少,可有血小板降低。部分患者血清转氨酶、乳酸脱氢酶等升高。

胸部X线检查早期可无异常,一般1周内逐渐出现肺纹理粗乱的间质性改变、斑片状或片状渗出影,典型的改变为磨玻璃影及肺实变影。可在2～3天内波及一侧肺野或两肺,约半数波及双肺。病灶多在肺中下叶并呈外周分布。少数出现气胸和纵隔气肿。CT还可见小叶内间隔和小叶间隔增厚(碎石路样改变)、细支气管扩张和少量胸腔积液。病变后期部分患者肺部有纤维化改变。

病原诊断早期可用鼻咽部冲洗/吸引物、血、尿、便等标本行病毒分离和聚合酶链反应(PCR)。平行检测进展期和恢复期双份血清SARS病毒特异性IgM、IgG抗体,抗体阳转或出现4倍或以上升高,有助于诊断和鉴别诊断。常用免疫荧光抗体法(IFA)和酶联免疫吸附法(ELISA)检测。

四、一 般 处 理

(一)监测病情变化

多数病人在发病后14天内都可能属于进展期,必须密切观察病情变化,监测症状、体温、呼吸频率、SpO_2或动脉血气分析、血象、胸片(早期复查间隔时间不超过2～3天),心、肝、肾功能等。

(二)一般性和对症治疗

1. 卧床休息,避免劳累、用力。

2. 避免剧烈咳嗽,咳嗽剧烈者给予镇咳;咳痰者给予祛痰药。

3. 发热超过38.5℃者,可使用解热镇痛药。高热者可解热镇痛药与物理降温配合使用。儿童慎用阿司匹林,因该药有可能引起Reye综合征。

4. 有心、肝、肾等器官功能损害,应作相应的处理。

5. 加强营养支持。注意水电解质平衡。

6. 吸氧　出现气促或$PaO_2<70mmHg$或$SpO_2<93\%$给予持续鼻导管或面罩吸氧。

(三)糖皮质激素的应用

应用指征为:①有严重中毒症状,高热3日不退;②48小时内肺部阴影进展超过50%;③有急性肺损伤或出现ARDS。

糖皮质激素具体剂量及疗程应根据病情而定,甲泼尼龙一般剂量为(2～4mg)/(kg·d),连用2～3周,并应密切注意糖皮质激素的不良反应和SARS的并发症。

(四)预防和治疗继发细菌感染

根据临床情况,可选用喹诺酮类等抗生素。

(五)早期可试用抗病毒药物

如利巴韦林等。

(六)重症可试用增强免疫功能的药物

如胸腺肽、丙种球蛋白等。

(七)重症病例的处理

1. 加强对患者的动态监护。

2. 对出现低氧血症的患者,可使用无创机械通气,应持续使用直至病情缓解,如效果不佳或出现ARDS,应及时进行有创机械通气治疗。使用无创正压机械通气(NPPV)。模式通常使用持续气道正压通气(CPAP),压力水平一般为4～10cmH_2O;吸入氧流量一般为5～8L/min,维持血氧饱和度>93%,或压力支持通气+呼气末正压(PSV+PEEP),PEEP水平一般为4～10cmH_2O,吸气压力水平一般为10～20cmH_2O。NPPV应持续应用(包括睡眠时间),暂停时间不宜超过30分钟,直到病情缓解。

3. 若病人不耐受NPPV或氧饱和度改善不满意,应及时进行有创正压机械通气治疗。

4. 出现休克或MODS,予相应支持治疗。

五、辨 证 治 疗

(一)轻证(邪毒较轻,正气尚盛)

发病3～5日,发热38.5℃左右(或热度轻微),胸片肺部炎症较轻,四诊合参患者正气仍充足者。

1. 邪犯肺卫

(1)证候:起病急骤,发热,微恶寒,头痛,全身酸痛,无汗或少汗,咳嗽少痰,口干,舌边尖红,苔薄白或微黄,脉浮数。

(2)治法:辛凉解表,宣肺止咳。

(3)方药

主方　银翘散加减:银花12g,连翘15g,芥穗10g,薄荷(后下)6g,牛蒡子6g,前胡10g,芦根30g,淡竹叶10g,蝉蜕6g。兼湿者:加茯苓皮15g,川朴花10g,藿香10g,生薏仁30g,白通草10g。热较盛者加生石膏(先煎)30g,黄芩12g,鱼腥草15g。干咳者加百部10g,款冬花10g,芒果核30g。

中成药　可配合穿琥宁注射液静滴。

2. 卫气同病

(1)证候:身热不扬,恶寒,身重酸痛,肢体困倦,口干饮水不多,或伴胸闷、脘痞,恶心纳差,大便烂,或见干咳,气促,舌淡红,苔薄白腻,脉濡数。

(2)治法:宣化湿热,透邪外出。

(3)方药

主方　三仁汤合升降散加减:北杏仁12g,滑石15g,通草6g,白蔻仁(后下)5g,竹叶10g,厚朴6g,黄芩10g,生薏仁20g,法半夏10g,白僵蚕5g,片姜黄9g,蝉蜕6g,苍术6g,青蒿(后下)10g。

3. 邪阻少阳

(1)证候:寒热似疟(呈弛张热),脘痞心烦,身热午后较甚,入暮尤剧,天明得汗诸症俱减,肢体困倦,胸腹灼热不除,舌稍红,苔白而腻,脉弦数。

(2)治法:和解少阳,分消湿热。

(3)方药

主方　蒿芩清胆汤加减:青蒿(后下)10g,淡竹茹10g,法半夏10g,赤茯苓15g,黄芩10g,枳实10g,陈皮6g,滑石20g,青黛6g(包煎),生薏仁30g。往来寒热甚者加柴胡10g,贯众15g。气促者加葶苈子10g,桑白皮15g,海浮石(先煎)30g。头痛甚者加苍耳子10g,羌活10g;胸闷痛者加姜黄10g,桃仁10g,丝瓜络15g;关节酸痛者加带皮茯苓20g,海风藤15g,络石藤15g。

中成药　可配合清开灵注射液静滴。

(二)重证(邪毒壅盛,正气渐虚)

发病多在3～10天左右,持续发热(体温39℃左右),呼吸急促,胸片肺部炎症面积较大。

1. 邪伏膜原

(1)证候:寒热起伏,或壮热不退,身痛,肢体沉重,脘胀呕恶,或伴呛咳,气促,舌苔白浊腻或厚如积粉,脉濡缓。

(2)治法:疏利透达膜原湿浊。

(3)方药

主方　达原饮加减:槟榔12g,厚朴10g,草果5g(后下),黄芩12g,柴胡15g,知母10g,白芍10g,北杏仁10g,石菖蒲10g,佩兰10g。呕恶甚者加法半夏12g,藿香梗10g;身重甚者加苍术10g,羌活10g;呛咳甚者加芒果核30g,海浮石30g(先煎)。

2. 邪热壅肺

(1)证候:高热,不恶寒反恶热,干咳,气促,口渴不欲饮,或伴有头痛,关节痛,舌红苔黄腻,脉滑数。

(2)治法:清热解毒利湿,宣肺化痰。

(3)方药

主方　麻杏石甘汤加味:麻黄10g,生石膏(先煎)30g,北杏仁10g,甘草5g,黄芩12g,鱼腥草30g,银花15g,连翘15g,芦根30g,桑白皮12g,蝉蜕6g,白僵蚕30g。胸痛甚者,加姜黄10g,郁金10g,桃仁10g;咳血丝痰者,加白茅根30g,侧柏叶15g,仙鹤草15g;大便秘结者,加大黄(后下)12g。

3. 肺热移肠

(1)证候:身热咳嗽,口渴欲饮,下利黄臭,肛门灼热,腹不硬痛,苔黄,脉数。

(2)治法:清热止利。

(3)方药

主方　葛根芩连汤加味:葛根30g,黄芩12g,黄连12g,炙甘草6g,银花15g,连翘12g,桑叶12g,北杏仁10g。呕恶者,加藿梗10g,竹茹10g;腹痛甚者,加白头翁15g,火炭母30g,布渣叶15g。

中成药　腹痛,痛则下利不止者,用正露丸,3粒/次,每日3～4次。

(三)严重证(邪毒嚣张,正气不支)

发病多在7～10天左右,持续高热或热势骤降,呼吸困难明显,胸片肺部浸润影发展迅速。

1. 热入营血

(1)证候:高热咳嗽,身热夜甚,烦躁不安,或神昏谵语,或昏愦不语,口唇发绀,呛咳或有咯血,呼吸困难,面色苍白,语声低微,或衄血,齿龈出血,舌绛或紫暗,苔少,脉细数。

(2)治法:清营泄热,清心开窍。

(3)方药

主方　清营汤加味:水牛角(先煎)30g,生地20g,玄参20g,麦冬10g,银花30g,连翘12g,鱼腥草30g,石菖蒲10g,牡丹皮10g,赤芍15g。痰涎壅盛者,加瓜蒌壳15g,浙贝母10g;大便秘结者,加生大黄(后下)12g,元明粉(冲)10g。

中成药　辅用清开灵注射液、生脉注射液静脉滴注。高热神昏者,加服紫雪丹或安宫牛黄丸,温开水送服。痰涎壅盛者鲜竹沥口服液每次2支,3次/日。

2. 内闭外脱

(1)证候:壮热,呼吸喘促,面色紫绀,身出冷汗,四肢不温,昏愦不语,舌暗微紫,脉细数。

(2)治法:凉血解毒,益气养阴。

(3)方药

主方　清瘟败毒饮合生脉散加减:水牛角30g(先下),赤芍15g,生地30g,玄参20g,银花15g,连翘15g,黄连10g,黄芩10g,山栀子10g,西洋参15g(另炖),麦冬10g,五味子10g。

中成药　配合参麦针、丹参针、安宫牛黄丸或紫雪丹,温开水送服。

3. 阳气暴脱

(1)证候:热势骤降,血压下降,面色青灰,大汗淋漓,四肢厥冷,表情淡漠或神昏不语,呼吸急促或细弱,喉间痰鸣,舌质暗淡,脉微欲绝。

(2)治法:益气固脱,回阳救逆。

(3)方药

主方　参附龙牡救逆汤合生脉散加味:高丽参(另炖)15g,熟附子12g,麦冬12g,五味子15g,天竺黄12g,龙骨(先煎)30g,牡蛎(先煎)30g,海浮石(先煎)30g,海蛤壳15g。

中成药　配合用丽参注射液、参麦注射液、醒脑静注射液等静滴或静推。

(四)后期证(邪退正复,余邪未净)

1. 气阴两伤

(1)证候:热退,或有低热,手足心热,间有咳嗽,口干纳差,乏力气短,舌淡红而瘦小,苔少,脉细。

(2)治法:益气养阴。

(3)方药

主方　沙参麦冬汤加味:北沙参20g,麦冬10g,桑叶15g,玉竹30g,白扁豆30g,甘草5g,天花粉15g,竹茹10g,浙贝母10g,五味子10g。低热不退者,加银柴胡10g,白薇10g,地骨皮12g;汗出多者,加北芪30g,浮小麦30g;纳呆者,加鸡内金15g,山楂15g,谷麦芽各30g。

2. 气虚夹湿夹瘀证

(1)证候:气短,疲乏,活动后略有气促,纳差,舌淡略暗,苔薄腻,脉细。

(2)治法:益气化湿,活血通络。

(3)方药

主方　参苓白术散合血府逐瘀汤加减:太子参 15～30g,生白术 15g,云苓 15g,扁豆 10g,生薏仁 30g,佩兰 10g,郁金 10g,法半夏 10g,桃仁 10g,丹参 12g,当归 10g,赤芍 12g,忍冬藤 30g。瘀血明显者,加泽兰 10g,姜黄 10g;夹湿明显者,加川朴花 10g,扁豆花 10g;气短乏力明显者,加西洋参 15g(另炖),五爪龙 30g。

六、其 他 疗 法

可选用以下药物的 1～2 种联合治疗:发热可选用小柴胡颗粒,每次 1 包,每日 3 次;紫雪丹,每次 1 瓶,每日 3 次;清开灵口服液,每次 1 支,每日 3 次;抗病毒口服液,每次 1 支,每日 3 次;双黄连口服液,每次 1 支,每日 3 次。

七、康复与预防

卧床休息,避免用力和剧烈咳嗽。发热＞38.5℃,或全身酸痛明显者,可使用解热镇痛药。高热者给予冰敷、酒精擦浴、降温毯等物理降温措施,儿童禁用水杨酸类解热镇痛药。恢复期应适当进行活动,促进排痰及肺功能恢复。注意患者的心理康复。

非典的预防中药很多,国家中医药管理局推荐预防急性传染性非典型肺炎的中药处方如下:

(一)一般健康人群服用的中药处方

1. 鲜芦根 20g,银花 15g,连翘 15g,蝉蜕 10g,僵蚕 10g,薄荷 6g,生甘草 5g。水煎代茶饮,连续服用 7～10 天。

2. 苍术 12g,白术 15g,黄芪 15g,防风 10g,藿香 12g,沙参 15g,银花 20g,贯众 12g。水煎服,一日两次,连续服用 7～10 天。

3. 贯众 10g,银花 10g,连翘 10g,大青叶 10g,苏叶 10g,葛根 10g,藿香 10g,苍术 10g,太子参 15g,佩兰 10g。水煎服,一日两次,连续服用 7～10 天。

(二)与非典病例或疑似病例有接触的健康人群在医生指导下服用的中药处方

生黄芪 15g,银花 15g,柴胡 10g,黄芩 10g,板蓝根 15g,贯众 15g,苍术 10g,生苡仁 15g,藿香 10g,防风 10g,生甘草 5g。水煎服,一日两次,连续服用 10～14 天。

根据经验,预防中药一定还要根据各地具体季节、气候、环境、人群情况而做调整。

(三)饮食生活护理

1. 注意休息,增强体质,提高机体对疾病的抵抗能力。

2. 流行期间少去公共场所,房屋要注意空气对流,要勤洗手。

3. 春季气温变化大,民间常说的“春捂秋冻”是有道理的,不要骤减衣被,避免受凉。

4. 白醋熏蒸,150ml/10m^2,煮 3 遍;苍术 10～20g 烧烟消毒居室。

5. 饮食调护

(1)多饮水。多吃新鲜水果,如梨、枇杷、橘、荸荠、胡萝卜、苹果等,有清热生津、止咳化痰之功效。

(2)食物宜细软,以汤、粥、菜泥、肉末等有营养、易消化的食物为宜,忌酸性、辛辣、滋腻之品,以免留邪助热。

(3)汤料

1)竹叶荷叶粥:鲜竹叶 50g 或干品 30g,鲜荷叶 1 张或干品 30g,加水煎煮取汁,加粳米

100g,白砂糖少许煮粥食用,有清热化湿、开胃益气之功。

2)银耳雪梨羹:银耳 10g,雪梨 1 枚,冰糖 15g。将梨去核切片,加水适量,与银耳同煮至汤稠,再加冰糖溶化即成,每日 2 次,热饮,有清热生津、润肺止咳之功。

医务人员要提高认识,掌握非典临床特征、诊断标准、治疗原则和防护措施,及时发现病人,避免漏诊误诊。

个人要调节饮食,加强营养,充分休息,减轻压力,加强锻炼,保持良好的卫生习惯,勤洗手,多通风,少到人群密集的地方和空气不流通的地方。

八、临 床 报 道

钟嘉熙、朱敏等对 61 例入院时以卫气分证为主的 SARS 患者,治以疏风清热、利湿解毒法,拟定基础方(僵蚕 10g、蝉蜕 6g、银花 10g、连翘 10g、桔梗 10g、蒲公英 20g、芦根 20g、甘草 6g)随证加减,配合中成药清开灵、鱼腥草注射液及小柴胡片进行治疗,结果收治的 61 例全部治愈出院,平均退热时间为(4.03±3.94)天,肺部阴影开始吸收时间平均为(4.34±2.76)天,病灶明显吸收或完全吸收时间为(6.93±4.02)天,平均住院天数为(9.05±4.91)天;与同期深圳东湖医院采用纯西医治疗的 50 例比较,平均住院时间、胸片病灶开始吸收时间及明显吸收时间均较短,治愈率较高。60 例卫、气分证患者经治疗均未传入营血分。无 1 例出现成人呼吸窘迫综合征(ARDS),无 1 例使用免疫球蛋白和抗病毒西药;仅 1 例使用了面罩持续正压吸氧;仅 5 例(占 8.20%)短期应用过地塞米松,无 1 例出现股骨头坏死。〔钟嘉熙,朱敏,吴智兵,等. 中医药为主治疗 61 例 SARS 的临床疗效分析[J]. 广州中医药大学学报,2004,21(1):1-5〕

(彭胜权 钟嘉熙 刘 叶)

第四十章

人禽流感

人禽流感(human avian influenza,人禽流行性感冒)是由禽甲型流感病毒某些亚型中的一些毒株引起的急性呼吸道传染病。禽流感病毒属正黏病毒科甲型流感病毒属。禽甲型流感病毒除感染禽外,还可感染人、猪、马、水貂和海洋哺乳动物。1997年以来,高致病性禽流感病毒(H5N1)跨越物种屏障,引起许多人致病和死亡。近年又获得H9N2、H7N2、H7N3亚型禽流感病毒感染人类的证据。WHO警告此疾病可能是人类潜在威胁最大的疾病之一。到目前为止,已证实感染人的禽流感病毒亚型为H5N1、H9N2、H7N7、H7N2、H7N3等,其中感染H5N1的患者病情重,病死率高。

本病是具有热性病性质的流行病,被称为温疫,属于温病的范畴,相当于温病的"风温"、"春温"、"感冒"等疾病。

一、病 因 病 理

禽流感病毒属正黏病毒科甲型流感病毒属。可分为16个HA亚型和9个NA亚型。感染人的禽流感病毒亚型为H5N1、H9N2、H7N7、H7N2、H7N3等,其中感染H5N 1的患者病情重,病死率高,故称为高致病性禽流感病毒。近年来发现野生水禽是甲型流感病毒巨大的天然贮存库,病毒不断进化,抗原性不断改变,对环境的稳定性也增加。

禽流感病毒对乙醚、氯仿、丙酮等有机溶剂均敏感。对热也比较敏感,65℃加热30分钟或煮沸(100℃)2分钟以上可灭活。病毒在较低温度粪便中可存活1周,在4℃水中可存活1个月,对酸性环境有一定抵抗力。裸露的病毒在直射阳光下40～48小时可灭活,如果用紫外线直接照射,可迅速破坏其活性。

人感染H5N1后发病的1～16天,都可从患者鼻咽部分离物中检出病毒。大多数患者的血清和粪便以及少数患者的脑脊液都被检出病毒RNA,而尿标本阴性。目前尚不清楚粪便或血液能否成为传播感染的媒介。

人感染H5N1迄今的证据符合禽—人传播,可能存在环境—人传播,还有少数未得到证据支持的人—人传播。虽然人类广泛暴露于感染的家禽,但H5N1的发病率相对较低,表明阻碍获得禽流感病毒的物种屏障是牢固的。家族成员聚集发病可能由共同暴露所致。

尸检可见高致病性人禽流感病毒肺炎,有严重肺损伤伴弥漫性肺泡损害,包括肺泡腔充满纤维蛋白性渗出物和红细胞、透明膜形成、血管充血、肺间质淋巴细胞浸润和反应性成纤维细胞增生。

二、临 床 表 现

潜伏期1～7天,大多数在2～4天。主要症状为发热,体温大多持续在39℃以上,可伴有流涕、鼻塞、咳嗽、咽痛、头痛、肌肉酸痛和全身不适。部分患者可有恶心、腹痛、腹泻、稀水样便等消化道症状。

重症患者可出现高热不退，病情发展迅速，几乎所有患者都有临床表现明显的肺炎，常出现急性肺损伤、急性呼吸窘迫综合征（ARDS）、肺出血、胸腔积液、全血细胞减少、多脏器功能衰竭、休克及瑞氏（Reye）综合征等多种并发症。可继发细菌感染，发生败血症。

三、诊 断 要 点

（一）流行病学资料

1. 流行病学接触史。

2. 发病前 1 周内曾到过疫点。

3. 有病死禽接触史。

4. 与被感染的禽或其分泌物、排泄物等有密切接触。

5. 与禽流感患者有密切接触。

6. 实验室从事有关禽流感病毒研究。

（二）证候特点

主要症状为发热，体温大多持续在 39℃以上，可伴有流涕、鼻塞、咳嗽等上呼吸道感染症状，部分可有恶心、腹痛、腹泻、稀水样便等消化道症状。

（三）实验室检查

1. 外周血象　白细胞总数一般不高或降低。重症患者多有白细胞总数及淋巴细胞减少，并有血小板降低。

2. 病毒抗原及基因检测　取患者呼吸道标本采用免疫荧光法（或酶联免疫法）检测甲型流感病毒核蛋白抗原（NP）或基质蛋白（M_1）、禽流感病毒 H 亚型抗原，还可用 RT-PCR 法检测禽流感病毒亚型特异性 H 抗原基因。

3. 病毒分离　从患者呼吸道标本中（如鼻咽分泌物、口腔含漱液、气管吸出物或呼吸道上皮细胞）分离禽流感病毒。

4. 血清学检查　发病初期和恢复期双份血清禽流感病毒亚型毒株抗体滴度 4 倍或以上升高，有助于回顾性诊断。

5. 胸部影像学检查　H5N1 亚型病毒感染者可出现肺部浸润。胸部影像学检查可表现为肺内片状影。重症患者肺内病变进展迅速，呈大片状磨玻璃样影及肺实变影像，病变后期为双肺弥漫性实变影，可合并胸腔积液。

四、一 般 处 理

对疑似病例、临床诊断病例和确诊病例应首先进行隔离。治疗上以对症治疗为主，可应用解热药、缓解鼻黏膜充血药、止咳祛痰药等（儿童忌用阿司匹林或含阿司匹林以及其他水杨酸制剂的药物，避免引起儿童瑞氏综合征）。同时注意加强支持治疗和预防并发症，注意休息、多饮水、增加营养，给易于消化的饮食；密切观察，监测并预防并发症。抗菌药物应在明确继发细菌感染或有充分证据提示继发细菌感染时使用。

（一）抗病毒治疗

应在发病 48 小时内试用抗流感病毒药物。神经氨酸酶抑制剂奥司他韦（Oseltamivir，达菲）为新型抗流感病毒药物，实验室研究表明对禽流感病毒 H5N1 和 H9N2 有抑制作用。

离子通道 M_2 阻滞剂金刚烷胺(Amantadine)和金刚乙胺(Rimantadine)可抑制禽流感病毒株的复制，早期应用可能有助于阻止病情发展，减轻病情，改善预后，但某些毒株可能对金刚烷胺和金刚乙胺有耐药性，应用中应根据具体情况选择，肾功能受损者酌减剂量，老年患者及孕妇应慎用，哺乳期妇女、新生儿和1岁以内的婴儿禁用。金刚乙胺的不良反应相对较轻。

(二)重症患者的治疗

重症患者应当送入ICU病房进行救治。对于低氧血症的患者应积极进行氧疗，保证患者血氧分压>60mmHg。如经常规氧疗患者低氧血症不能纠正，应及时进行机械通气治疗，治疗应按照急性呼吸窘迫综合征(ARDS)的治疗原则，可采取低潮气量(6ml/kg)并加用适当呼气末正压(PEEP)的保护性肺通气策略。同时加强呼吸道管理，防止机械通气的相关合并症。出现多脏器功能衰竭时，应当采取相应的治疗措施。机械通气过程中应注意室内通风、空气流向和医护人员防护，防止交叉感染。

五、辨证治疗

本病病理演变具有卫气营血过程，治疗应根据病变阶段不同而采取不同治法。初起卫气同病，宜表里双解，解表清气；若夹湿邪，宜辅以化湿；邪入气分，热毒壅肺，宜清肺解毒；阳明热炽，宜辛寒清气，泄热解毒；热毒炽盛，宜苦寒泻火；热陷心包，宜清热开窍；内闭外脱，宜开窍固脱；后期肺胃阴伤，宜轻清余邪，滋养肺胃。

(一)初起卫气同病

1. 证候　发热，恶寒，流涕，鼻塞，咳嗽，咽痛，头痛，周身酸痛不适，舌苔白，脉浮。

2. 治法　解表清气。

3. 方药

主方　增损双解散加减：僵蚕10g，蝉蜕6g，姜黄10g，防风10g，薄荷6g，荆芥10g，黄连6g，连翘15g，山栀10g，甘草6g，黄芩12g，桔梗15g。身重，肢体酸楚，加藿香、羌活、防已胜湿止痛；恶寒甚，周身疼痛，加麻黄、荆芥解表透邪；伴恶心呕吐，腹泻，加生姜、竹茹、白术、茯苓降逆和胃，运脾化湿；咳嗽，咳痰清稀，加杏仁、炙紫菀、前胡；痰黄稠者，加川贝母、炙枇杷叶；口干者加芦根、北沙参润肺生津；周身疼痛甚，苔腻，脉濡或滑者，加白蔻、苡仁、滑石祛湿止痛。

(二)邪毒壅肺

1. 证候　高热，咳嗽，痰少难咳，胸闷胸痛，气急气促，汗出，烦躁，甚则神昏谵语，舌红苔黄，脉数。

2. 治法　解毒清肺，开宣肺气。

3. 方药

主方　麻杏石甘汤加减：炙麻黄10g，杏仁10g，枳壳10g，陈皮6g，前胡12g，石膏30g(先煎)，枇杷叶12g，郁金10g，瓜蒌15g，甘草6g，竹叶10g，黄芩12g。胸部气喘憋闷，口唇紫暗，增入桃仁、丹参、地龙通络化瘀；高热，神昏谵语，合安宫牛黄丸清心开窍。咳痰黄稠，增入苇茎、法半夏、竹沥化痰。

(三)内闭外脱

1. 证候　高热，躁扰神昏，喘促鼻煽，四肢厥冷，大汗淋漓，舌暗淡，脉微细或沉细欲绝。

2. 治法　清热开窍，回阳固脱。

3. 方药

主方 清营汤合生脉散加减送服安宫牛黄丸：水牛角 30g，生地 12g，玄参 12g，丹皮 10g，麦冬 12g，连翘 10g，金银花 10g，栀子 10g，西洋参 15g（另煎兑付），安宫牛黄丸 1 粒。若热毒炽盛，高热烦渴，可合黄连解毒汤清解热毒；伴高热抽搐，去安宫牛黄丸，合用紫雪丹清热息风；身热骤降，肢体厥冷，神昏不语，汗出不止，脉微欲绝，宜益气回阳固脱，用生脉散。

（四）肺胃阴伤

1. 证候 低热或不发热，口渴，心烦，纳差，干咳，痰少而稠，舌红少苔，脉细略数。

2. 治法 轻透余邪，滋养肺胃。

3. 方药

主方 参麦冬汤加减：桑叶 10g，北沙参 15g，麦冬 12g，梨皮 10g，天花粉 10g，玉竹 10g，法半夏 10g，芦根 15g，甘草 6g。伴余邪未净，身热，增入银花、连翘、薄荷、栀子轻清透邪；以味淡纳差、口渴为主，可改用益胃汤；久咳不已，可增入轻透肺络之丝瓜络、桃仁、地龙等。

六、康复与预防

卧床休息，多饮水，给予流质或半流质饮食，适宜营养，补充维生素，进食后以温开水或温盐水漱口，保持口鼻清洁，全身症状明显时予抗感染治疗。

1. 加强对疫情监控，尽可能减少人，特别是少年儿童与禽、鸟类不必要的接触，尤其是与病、死禽类的接触。远离禽类的分泌物，尤其是疫区更应注意，一旦出现流感样症状，更应尽快明确诊断。可在 48 小时以内口服神经氨酸酶抑制剂预防。因职业关系必须接触者，工作期间应戴口罩、穿工作服。

2. 加强对禽流感患者的院内感染控制措施，加强对检测标本和实验室禽流感病毒毒株的管理，防止医院和实验室的感染及传播。

3. 保持室内空气流通，每天应开窗换气；注意清洁和饮食卫生，不吃未熟的肉类及蛋类等食品，勤洗手，养成良好的个人卫生习惯；注意饮食卫生，不喝生水，不吃未熟的肉类及蛋类等食品；勤洗手，养成良好的个人卫生习惯；锻炼身体，避免过劳，不吸烟。

4. 可采用中医药方法辨证施防。应用中药预防本病的基本原则为“益气解毒，宣肺化湿”。适用于高危人群，应在医生指导下使用。如可用板蓝根、鱼腥草各 30g 煎汤服用，每日 2 次。

1）对症治疗中成药

①安宫牛黄丸（或胶囊）、清开灵注射液（口服液）、醒脑静注射液，用于高热、神昏。

②双黄连粉针剂（口服液）可用于高热。

③厥脱急救可用生脉（参麦）注射液、参附注射液等。

④胸闷喘憋，口唇紫绀可适当配用川芎嗪注射液、丹参注射液。

⑤初起根据病情还可选用银黄冲剂（口服液）、银柴冲剂、荆防冲剂等。

2）辨证使用口服中成药或注射剂，可与中药汤剂配合使用

①解表清热类：可选用连花清瘟胶囊、柴银口服液、银黄颗粒等。

②清热解毒类：可选用双黄连口服液、清热解毒口服液（或颗粒）、鱼腥草注射剂、双黄连粉针剂等。

③清热开窍化瘀类：可选用安宫牛黄丸（或胶囊）、清开灵口服液（或胶囊）、清开灵注射液、醒脑静注射液、痰热清注射液、血必净注射液等。

④清热祛湿类：可选用藿香正气丸（或胶囊）、葛根芩连微丸等。

⑤止咳化痰平喘类：苦甘冲剂、痰热清注射液、喉枣散、祛痰灵等。

⑥益气固脱类：可选用生脉注射液、参麦注射液、参附注射液等。

（钟嘉熙　刘　叶）

第四十一章

人类猪链球菌感染

人类猪链球菌感染(Streptococcus suis in humans)是指人感染致病性猪链球菌而引起的一种人畜共患性疾病。急性病例表现为败血症和脑膜炎,发病急、病情严重、病死率高,慢性病例则表现为关节炎、心内膜炎、淋巴结脓肿等。平时人被猪链球菌感染较少见,国外总共报道仅约200余例,但若具备感染条件亦可突然发病呈暴发流行,并迅速传播。我国1990年在广东省发现猪群中有类似2型猪链球菌,但未见人间感染发病,1998—1999年首次在江苏和浙江部分县市出现人类猪链球菌感染,但疫情较轻。2005年6月至8月,我国四川省资阳、内江等地相继发生了大规模的猪链球菌2型感染暴发,急性起病,高热,伴有头痛等全身中毒症状,重者出现中毒性休克、脑膜炎等主要临床表现,病情重、病死率高。这种由猪链球菌2型导致人类大规模感染发病,确属近年来重要的新发感染病之一。

一、病因病理

猪链球菌(Streptococcus suis,SS)是链球菌属的一员,是猪群正常的携带菌,有时会导致猪群发病和殃及人类。猪链球菌现有32个荚膜型,荚膜2型菌株是主导菌株,毒力和致病力最强。猪链球菌共有35个血清型,侵犯人类者以2型为最常见。

人感染猪链球菌的直接因素为接触病死猪(羊),特别是有皮肤破损再有接触者更易感染发病。人感染猪链球菌是一种罕见情况,国际上曾有过报道,感染方式主要是有伤口的皮肤接触,但也不能排除食用未熟的猪肉经消化道感染的可能性。目前尚没有经呼吸道传播的证据,与病例的密切接触和家庭成员尚未见第二代发病者。

以江苏及四川部分地区的发病来看,本病由人与猪接触而染病,且有明确的外因,有特殊的临床表现如热象偏盛、易陷营血等,发展变化有一定的规律性。属于温病"湿热疫""暑热疫"范畴。成都中医药大学教授张学文指出其中医治疗的切入点,主要是普通型、脑膜炎型、休克型及恢复期。其病机特点如下:感邪较轻者,暑(热)湿疫毒蕴蒸气分,充斥表里,出现恶寒,发热,头痛,身痛,乏力,或有腹痛、腹泻等;感邪较重者,湿热蕴蒸,蒙蔽清窍,甚或引动肝风,症见头痛,项强,呕吐,甚者昏迷;感邪严重者,病邪则直陷心营,即中医所称心为火脏,暑为火邪,邪易入之,邪毒内陷,可致元气欲脱而迅速死亡。进入恢复期,多为暑(热)湿余毒瘀阻清窍,络脉失养,而见耳聋、口眼歪斜,部分病患者出现气阴两伤,而逐渐康复。

二、临床表现

本病潜伏期一般为2~3天,最短仅数小时,最长7天。潜伏期长短与感染病原体的毒力、数量及机体免疫力(包括有无皮肤破损及其程度)有关。

(一)一般临床表现

为急性起病,轻重不一,早期表现类似感冒。一般有畏寒、发热,头痛、头晕、全身不适、乏力、腹痛、腹泻等全身中毒症状。轻者经治疗后可迅速好转，部分重症病例病情进展迅速，可表现为中毒性休克综合征或(和)脑膜脑炎，病死率较高。

(二)中毒性休克综合征

表现为血压下降，成人收缩压在90mmHg以下，脉压差缩小，并伴有下列2项或2项以上表现：①肾功能不全；②凝血功能障碍；③肝功能不全；④急性呼吸窘迫综合征(ARDS)；⑤全身瘀点、瘀斑，甚至皮肤青紫；⑥软组织坏死，筋膜炎，肌炎，坏疽。

(三)弥散性血管内凝血(DIC)

表现为皮肤瘀点瘀斑迅速增加，血小板进行性下降，凝血时间延长，终末期常伴有溶血亢进，出现腔道大出血等。

(四)脑膜脑炎

表现有剧烈头痛、高热、恶心、呕吐，或呈喷射性呕吐，重症可有昏迷，脑膜刺激征阳性，脑脊液呈化脓性改变。此型临床表现较轻，预后较好，病死率较低，但可导致听力下降及运动功能失调、肺炎、继发性大脑缺氧等并发症。

三、诊 断 要 点

(一)流行病学资料

猪群疫情均在人间疫情之前发生，且人有与病、死猪(或羊)的接触史。病人多以屠宰、贩运、烹饪为职业，暴露方式包括喂养、运输、屠宰、销售、洗切加工、食用、埋葬等直接接触病死猪(羊)，而且在接触时手臂皮肤有破损或划伤者更易感染。

(二)证候特点

1. 普通型　起病较急，临床表现为畏寒、发热、头痛、全身不适、乏力、腹痛、腹泻，无休克、昏迷。

2. 休克型　起病急骤，多为突然高热，体温达40℃以上，伴有寒战、头痛、头晕、全身不适、乏力，部分患者出现恶心、呕吐、腹痛、腹泻，皮肤出血点、瘀点、瘀斑。

3. 脑膜炎型　起病急，除起病时一般症状外，头痛剧烈，恶心、呕吐明显，可有喷射性呕吐，重者出现意识障碍或有昏迷，也可发生感知性耳聋及运动功能失调。

(三)实验室检查

1. 常规化验　外周血白细胞计数显著增高(严重患者发病初期白细胞可以降低或正常)，中性粒细胞比例升高，严重病例有血小板下降；尿常规检查有尿蛋白阳性，部分患者尿酮体阳性。

2. 病原学检查　采全血、脑脊液或尸检标本等无菌部位的标本纯培养有细菌生长后，经形态学、生化反应和PCR法检测以及猪链球菌特有的毒力基因(cps2A、mrp、gapdh、sly、ef)鉴定，符合猪链球菌2型的特征。由中国检验检疫科学研究院和江苏检验检疫局联合研制的快速检测技术——“猪链球菌2型多重PCR检测方法”的建立，只需4小时即可获得猪链球菌的检测结果，为本病的诊断提供有力依据。

四、一 般 处 理

患者应入住传染病房，隔离治疗；具体治疗包括一般治疗、病原治疗、抗休克治疗和DIC治疗等。入院后立即卧床休息，一般采取平卧位。给易消化流质饮食，对消化道症状严重的患者，可以禁食。同时应静脉补液，保证水、电解质及能量供应。体温过高的患者应退热，一般以物理降温为主，慎用解热镇痛剂。呼吸快速有缺氧表现时鼻导管给氧，效果差者可面罩给氧或使用人工呼吸机。

五、辨 证 治 疗

(一)暑湿疫毒充斥表里(普通型)

1. 证候　恶寒发热，全身不适，乏力，可伴有头昏、头痛、腹痛、腹泻，舌淡红，苔黄腻，脉濡数等。

2. 治法　宣表化湿，清热解毒。

3. 方药　藿朴夏苓汤加减：广藿香 15g，菖蒲 10g，黄芩 15g，黄连 6g，薄荷 10g，连翘 15g，白蔻仁 10g(后下)，芦根 15g。

(二)湿热蔽窍(脑膜炎型)

1. 证候　发热，恶寒，全身不适，乏力，肌肉酸痛，头痛，头昏，项强，多伴耳聋，甚者昏迷，舌苔黄腻，脉濡数或滑数等。

2. 治法　清热化湿，醒脑开窍。

3. 方药　菖蒲郁金汤合甘露消毒丹加减：石菖蒲 15g，郁金 10g，龙胆草 10g，炒山栀 10g，连翘 10g，淡竹叶 10g，牡丹皮 20g，广藿香 15g，茯苓 15g，竹沥 10g，生姜汁 20g，黄连 10g。

(三)热毒深重、元气欲脱(休克型)

1. 证候　患者一般潜伏期短，起病急骤，预后差。神昏谵语，或昏愦不语，肢厥，舌謇语涩，或舌红绛，脉细滑数。

2. 治法　清热解毒，开窍救逆。

3. 方药　清瘟败毒饮合用安宫牛黄丸等：生石膏(先煎)30g，生地 20g，水牛角(先煎)30g，川黄连 10g，栀子 10g，桔梗 10g，黄芩 10g，知母 10g，赤芍 10g，玄参 20g，连翘 10g，天花粉 15g，丹皮 12g，竹叶 10g。元气欲脱，可选用生脉注射液、参附注射液。

(四)正气亏虚、暑湿余毒(恢复期)

1. 证候　体热已退，或并发疱疹病毒感染，现唇周疱疹，或出现耳聋、耳鸣、口眼歪斜，舌质瘀暗，苔黄腻，脉弦。

2. 治法　益气养阴，化瘀通络。

3. 方药　清暑益气汤合升降散加减：僵蚕 10g，蝉蜕 10g，桃仁 10g，地龙 10g，石菖蒲 15g，郁金 10g，龙胆草 10g，赤芍 15g，甘草 6g，太子参 20g，麦冬 10g，石斛 10g，黄连 8g，竹叶 10g，荷叶 10g，知母 10g，炒谷芽 30g，粳米 20g。

六、康复与预防

1. 发现疫情按规定及时上报并向农业、动植物检疫部门通报。

2. 农业、动植物检疫部门采取切实有效的措施控制生猪疫情，禁止宰杀、销售、食用病、死猪肉，加强屠工的个人防护。

3. 对患者住家的地面、墙壁、家具等物品用 1%有效氯漂白粉澄清液进行全面喷洒和擦拭消毒；对患者家中故障冰箱中的变质猪肉进行无害化处理；对屠宰点用漂白粉澄清液进行全面彻底消毒。

4. 加强疫情监测，对密切接触者及与生猪有直接接触的相关人员进行健康追踪 7 天。

七、临 床 报 道

目前文献当中以治疗经验、证治探讨为主，尚无中医临床病例总结报道。周晓虹对人感染猪链球菌病提出较全面的中医认识，认为本病属于温病“湿热疫”范畴，以“人猪疫”为本病的中医病名，卫气营血为其主要病理变化，伴有关脏腑的功能失调或实质损害为特征，并以此依据进行辨证治疗。其中卫分证选藿朴夏苓汤加减；证属气分选白虎苍术汤合王氏连朴饮加减；营分证方以清营汤为主加大青叶、牡丹皮、赤芍等；血分证选用犀角地黄汤合黄连解毒汤；毒陷心包证，治宜醒脑开窍，方用清宫汤送服安宫牛黄丸。（周晓虹，符为民．对人感染猪链球菌病的中医认识[J]．中国中医急症．2006(15)1:62)

（钟嘉熙　陈银环）

第四十二章

手 足 口 病

手足口病(hand-foot-and-mouth disease,HFMD)是由肠道病毒引起的传染病,多发生于5岁以下儿童,以发热和手、足、口腔等部位的皮疹和疱疹为主要特征。大多数患者症状轻微,预后良好。少数患儿可引起呼吸道感染、肺水肿、无菌性脑膜脑炎、急性弛缓性麻痹、心肌炎等并发症。个别重症患儿如果病情发展快,可导致死亡。中医认为本病为感受时邪及疫毒之邪所致,根据其发病季节及临床特点将其归属于“疫疹”、“暑湿”范畴。

一、病 因 病 理

引发手足口病的肠道病毒有20多种(型),柯萨奇病毒A组的16、4、5、9、10型,B组的2、5型,以及肠道病毒71型均为手足口病较常见的病原体,其中以柯萨奇病毒A16型(Cox A16)和肠道病毒71型(EV71)最为常见。EV71感染引起重症病例的比例较大,肠道病毒传染性强,易引起暴发或流行。感染后只获得该型别病毒的免疫力,对其他型别病毒再感染无交叉免疫,即患手足口病后还可能因感染其他型别病毒而再次患手足口病。

中医认为本病的发病与外感风、火、湿、热时疫邪毒有关,与心脾伏火、肺胃壅热也有关。时疫邪毒,从口鼻而入,先犯肺卫,郁遏肺气,肺失宣肃,故症见发热、咳嗽、流涕等;继犯脾胃,湿热困脾,脾运失健,胃失和降,可见恶心、呕吐、纳呆、泄泻等。湿热熏蒸,发于四肢肌肤,则为手足疱疹;上熏于口咽,则见口咽部疱疹。本病轻症,疱疹仅见于手足肌肤及口咽部,分布稀疏,全身症状亦轻浅;重症者,则疱疹波及四肢、臀部,且分布稠密,根盘红晕显著,全身症状较重,甚或因邪毒内陷而出现神昏、抽搐;也有因邪毒犯心,气阴耗损,出现心悸、气短、胸闷乏力,甚或阴损及阳,心阳欲脱,危及生命。

二、临 床 表 现

(一)普通病例表现

急性起病,发热;口腔黏膜出现散在疱疹,米粒大小,疼痛明显;手掌、脚掌和臀部出现斑丘疹、疱疹,臀部或膝盖偶可受累。疱疹周围有炎性红晕,疱内液体较少。部分患儿可伴有咳嗽、流涕、食欲不振、恶心、呕吐、头痛等症状。部分病例可仅表现为皮疹或疱疹性咽峡炎。多在1周内痊愈,预后良好。部分病例皮疹表现不典型,如单一部位或仅表现为斑丘疹。该病为自限性疾病,多数预后良好,不留后遗症。极少数患儿可引起脑膜炎、脑炎、心肌炎、弛缓性麻痹、肺水肿等严重并发症。

(二)重症病例表现

少数病例(尤其是小于3岁者),病情进展迅速,在发病1～5天左右可出现脑炎(以脑干脑炎最凶险)、脑脊髓炎、脑膜炎、肺水肿、循环衰竭等,极少数病例病情危重,可致死亡,存活病例可留有后遗症。分别表现为神经系统后遗症:精神差、嗜睡、头痛、呕吐、易惊、肢体抖动、无力或瘫痪;查体可见脑膜刺激征、腱反射减弱或消失,巴氏征等病理征阳性;危重病例可表现为频繁抽搐、昏迷、脑水肿、脑疝;呼吸系统后遗症:呼吸浅促、困难,呼吸节律改变,口唇紫绀,咳嗽白色、粉红色或血性泡沫液(痰);肺部可闻及痰鸣音或湿啰音;循环系统后遗症:面色苍白,皮肤花纹,心率增快或缓慢,脉搏浅速、减弱甚至消失,四肢发凉,出冷汗,指(趾)发绀,血压升高或下降。

三、诊断要点

(一)流行病学资料

从历年疫情资料看,我国手足口病多发于4～9月,6～8月达高峰期,9月之后开始减少,可见流行期很长。4岁以下儿童组发病率最高,占发病数的85%～95%,男孩发病通常多于女孩,尤其容易在托幼机构的儿童之间流行。手足口病的传染源主要为病人、健康带毒者以及隐性感染者,发病前数天,感染者咽部与粪便就可检出病毒,粪便中排出病毒时间较长(3～5周)。肠道病毒主要经粪—口和(或)呼吸道飞沫传播,亦可经接触病人皮肤、黏膜疱疹液而感染,病人粪便、疱疹液和呼吸道分泌物及其污染的手、毛巾、手绢、玩具、床上用品等均可造成本病传播。

该病的潜伏期为2～7天(2～10天,平均3～5天)。对于年龄5周岁以下出现以下临床表现者要高度怀疑:近3天内有发热病史;手、足、口腔、肛周疱疹或溃疡;有上述类似病例接触史。

(二)证候特点

近期有急起发热;手、足、口腔、肛周疱疹或溃疡。

(三)实验室检查

1. 末梢血白细胞　一般病例白细胞计数正常,重症病例白细胞计数可明显升高。

2. 血生化检查　部分病例可有轻度ALT、AST、CK-MB升高,重症病例血糖可升高。

3. 脑脊液检查　外观清亮,压力增高,白细胞增多(危重病例多核细胞可多于单核细胞),蛋白正常或轻度增多,糖和氯化物正常。

4. 病原学检查　特异性EV71核酸阳性或分离到EV71病毒,以咽、气道分泌物,疱疹液,粪便阳性率较高。

5. 血清学检查　特异性EV71抗体检测阳性,急性期与恢复期血清CoxA16、EV71等肠道病毒中和抗体有4倍以上升高。

6. 胸片　可表现为双肺纹理增多,网格状、点片状、大片状阴影,部分病例以单侧为著,快速进展为双侧大片阴影。

7. 磁共振　以脑干、脊髓灰质损害为主。

8. 脑电图　部分病例可表现为弥漫性慢波,少数可出现棘(尖)慢波。

9. 心电图　无特异性改变。可见窦性心动过速或过缓,ST-T改变。

四、一般处理

注意隔离,避免交叉感染,适当休息,清淡饮食,做好口腔和皮肤护理;针对发热、呕吐、腹泻等给予相应处理。

五、辨 证 治 疗

(一)常证

1. 邪犯肺卫证

(1)证候:发热,头痛身楚,或流涕咳嗽、纳差恶心、呕吐,口腔黏膜、手足皮肤可见疱疹,口痛拒食,尿黄短,大便干结或便溏,舌偏红苔薄黄,指纹浮紫于风关,脉浮数。

(2)治法:宣肺解表,清热化湿。

(3)方药

主方　银翘散加减:金银花 6g,连翘 6g,竹叶 5g,荆芥 5g,牛蒡子 5g,薄荷 3g,豆豉 6g,甘草 6g,桔梗 6g,芦根 9g,大黄 6g,栀子 10g,黄芩 6g。湿偏重者加白蔻仁 6g,薏苡仁 10g,藿香 6g;热偏重者加大青叶 9g,板蓝根 9g。

中成药　可选用抗病毒口服液。

2. 卫气同病证

(1)证候:发热较甚,持续不解,手足皮肤、口腔黏膜出现大量疱疹,口痛拒食,烦躁不安,口干口渴,尿黄赤,大便干结或便溏,舌红苔黄腻,指纹紫滞,脉滑数。

(2)治法:清热解毒利湿。

(3)方药

主方　甘露消毒丹加减:金银花 6g,滑石 9g,黄芩 6g,绵茵陈 9g,藿香 6g,连翘 6g,石菖蒲 6g,白蔻仁 6g,板蓝根 9g,薄荷 3g,通草 9g,射干 6g,浙贝母 6g。高热不退加葛根 6g,蒲公英 5g,柴胡 5g,生石膏 9g,知母 6g;肌肤瘙痒加蝉蜕 3g,紫草 6g,白鲜皮 6g。可以根据临床表现,酌情加入野菊花、蒲公英、大青叶、茯苓、薏苡仁、紫草等药物,以加强清热解毒利湿作用。

中成药　可选用清开灵口服液、板蓝根颗粒等。

3. 气营两燔证

(1)证候:壮热不解,夜晚尤甚,头痛剧烈,口痛剧烈难忍,手足甚至四肢皮肤、臀部疱疹斑疹密集,色泽紫暗,或成簇出现,疱液混浊或脓液,小便黄赤,大便干结,舌质红绛,苔黄厚腻或黄燥,指纹紫滞达气关,脉滑数。

(2)治法:清热凉营,解毒祛湿。

(3)方药

主方　清瘟败毒饮加减:黄连 3g,黄芩 6g,栀子 6g,连翘 6g,桔梗 6g,生石膏 9g,知母 6g,生地黄 9g,赤芍 6g,玄参 9g,牡丹皮 6g,大青叶 9g,板蓝根 6g,紫草 6g,水牛角 9g,绵茵陈 9g。大便干结难解者可加大黄 6g;烦躁不安者可加莲子心 3g;口渴甚者可加麦冬 9g,芦根 9g。

中成药　可选用清开灵注射液、紫雪丹。

4. 气阴两伤证

(1)证候:身热消退,神疲乏力,口渴,纳差,手足皮肤,口咽部疱疹消退或未尽,舌红少津,脉细数。

(2)治法:益气养阴。

(3)方药

主方　沙参麦冬汤合七味白术散加减:沙参 6g,麦冬 6g,玉竹 6g,桑叶 6g,甘草 3g,

天花粉 9g,白扁豆 6g,生地黄 9g,白术 6g,太子参 6g,茯苓 6g,木香 3g,藿香 6g,葛根 6g。

(二)变证

1. 邪热闭肺证

本证见于疾病并发肺炎、肺水肿时,病情凶险,变化迅速。

(1)证候:出现发热烦躁,咳嗽喘促,呼吸困难,气急鼻煽,喉间痰鸣,口唇紫绀,胸闷胀满等症状。

(2)治法:清热解毒,开肺定喘。

(3)方药

主方　麻杏石甘汤合葶苈大枣泻肺汤加减:麻黄 3g,杏仁 6g,生石膏 9g,桑白皮 6g,葶苈子 3g,苏子 6g,大枣 1 枚,甘草 3g,栀子 6g,虎杖 6g,天竺黄 6g,丹参 6g,赤芍 6g,毛冬青 6g 等。

中成药　可选用猴枣散、丹参注射液。

2. 邪陷厥阴证

本证处于疾病出现脑炎、脑膜炎、脑水肿等中枢系统改变的严重并发症阶段,死亡率高。

(1)证候:出现壮热,神昏,抽搐等神志改变。

(2)治法:清热解毒,醒脑开窍。

(3)方药

主方　羚角钩藤汤合牛黄清心丸加减:水牛角 9g,钩藤 6g,牛黄 3g,桑叶 6g,菊花 6g,茯苓 9g,白芍 9g,生地 9g,甘草 3g,竹茹 6g,川贝母 6g,黄连 3g,黄芩 6g,栀子 6g 等。

中成药　可鼻饲安宫牛黄丸、紫雪丹,静脉滴注醒脑静注射液等。

3. 阴阳两竭证

本证处于疾病出现心力衰竭、呼吸衰竭等严重并发症阶段,死亡率高。

(1)证候:心悸,胸闷,气短或呼吸困难,口唇紫绀,口吐白色或粉红色泡沫痰,四肢不温,不能平卧,脉细微欲绝。

(2)治法:益气养阴,回阳救逆。

(3)方药

主方　参附龙牡救逆汤加减:人参 9g,附子 3g(先煎),龙骨 15g,牡蛎 15g,白芍 9g,甘草 3g 等。

中成药　可选用参附注射液、参麦注射液静脉滴注。

六、其他疗法

(一)验方

1. 白菊花 6g,芦根 15g,白茅根 10g,生甘草 6g。加清水浸泡 30 分钟,煎煮 20 分钟,留取药汁 200ml。连服 1 周,每日 1 剂。之后每 3 日服用 1 剂。可用于初期及预防。

2. 金银花 6g,麦冬 10g,生苡仁 10g,生甘草 6g。加清水浸泡 30 分钟,煎煮 20 分钟,留取药汁 200ml。连服 1 周,每日 1 剂。之后每 3 日服用 1 剂。可用于初期及预防。脾虚腹泻的幼儿应减量或停用。

(二)外治法

1. 口咽部疱疹治疗:西瓜霜吹敷口腔患处,或口腔炎喷剂喷患处,每日 2 次。

2. 手足皮肤疱疹治疗：苦参、野菊花、紫草、地肤子各 30g，加水 3000ml，煎至 2000ml，凉至 35℃～38℃，泡洗手足臀部皮肤 10～15 分钟。

（三）饮食疗法

轻证患者可酌情选用。

1. 红萝卜 1 条，白茅根 15g，竹蔗 1 节，生苡仁 15g，每日 1 剂，煎水代茶。

2. 灯心草 5 扎，蝉蜕 3g，木棉花 1 朵，鸡骨草 10g，瘦猪肉 50g，煲汤饮用。

以上均为 3～6 岁儿童 1 人份剂量，可根据年龄大小酌情增减用量。

七、康复与预防

（一）患病期间调护

宜进清淡饮食或流质，多饮水，保证液体和营养充足。注意保护皮肤清洁和疱疹处理，防止溃破感染。注意精神、神志、呼吸、心率、心律、体温、血压等变化，观察舌苔、大小便等情况，及早发现并发症，随时调整治疗方案。

（二）中药预防参考

组方：金银花 6g，大青叶 6g，绵茵陈 15g，生苡仁 10g，生甘草 3g。以上为 3～6 岁剂量，3 岁以内婴幼儿可减量服用，6 岁以上者可加量服用。用法：水煎服，一日两次。服用时间：连续服用 5～7 天。本方剂具有清热解毒、健脾化湿之功能，适用于易感人群的预防。

（三）落实“洗净手、喝开水、吃熟食、勤通风、晒衣被”等预防措施

手足口病传播途径多，婴幼儿和儿童普遍易感。在社区、公共场所、学校及普通健康人群，尤其是婴幼儿中，应落实“洗净手、喝开水、吃熟食、勤通风、晒衣被”等预防措施。

八、临 床 报 道

1. 高慧等以清利解毒法治疗小儿手足口病 200 例，基本方：金银花、连翘、黄芩、知母、车前草、赤芍、牡丹皮各 10g，板蓝根、生石膏各 15g，六一散 9g，随证加减。治愈率达 80.5%，总有效率为 98.5%。（高慧，王丽君．清利解毒方治疗小儿手足口病 200 例临证报告[J]．中医药研究，2002，18(1)：17）

2. 邓颖运用外用康复新液与内服清热解毒口服液联合治疗小儿手足口病 58 例，以利巴韦林颗粒为对照。联合治疗组总有效率为 94.8%，高于对照组(85%)。康复新液为美洲大蠊干燥虫体提取物；清热解毒口服液主要成分为金银花、玄参、石膏、连翘、板蓝根、黄芩、甜地丁、龙胆草、知母、生地、栀子、麦冬、牡丹皮、赤芍等。（邓颖．康复新液与清热解毒口服液治疗小儿手足口病 58 例[J]．中国中西医结合杂志，2004，24(2)：164）

3. 针对手足口病的发热症状，郑辉等采用清热灌肠液（石膏 20g，知母 6g，生甘草 3g，金银花 10g，虎杖 6g，生大黄 3g，僵蚕 6g，蝉蜕 10g）灌肠治疗，并与西药灌肠组（石蜡）对比，发现中药组比西药组退热起效快，且手足皮疹、口腔溃疡、咳嗽等主要症状和体征的改善情况优于对照组。（郑辉，李艳华．清热灌肠液治疗手足口病发热临床观察[J]．长春中医药大学学报，2010，26(2)：250）

4. 王玉光等观察 128 例手足口病合并中枢神经系统感染的中医证候特点，发现中医证候以“热”“瘫”“风痫”为特点，热入心包、热陷厥阴等闭证和营血分症状少见，其病邪性质为热毒夹湿，主要以气分证候为主，病位在心、脾、肝，认为以风引汤加减（大黄 3g，生石膏 20g，寒水石 15g，滑石 15g，赤石脂 10g，白石脂 10g，紫石英 10g，生牡蛎 15g，生龙骨 15g，干姜 10g，桂枝 6g，生甘草 5g）治疗可以减少糖皮质激素用量。〔王玉光，刘清泉，倪量，等. 128 例手足口病合并中枢神经系统感染的中医证治研究[J]. 北京中医药，2009，28(4)：243)〕

（钟嘉熙　陈银环）

第四篇　名家名著选介

第一章

名家评介

一、刘完素

刘完素，字守真，自号通玄处士，为河间（今河北省河间县）人，所以又号河间，后世多称为刘河间，为金元四大家之一。约生于金天辅四年（公元1120年），卒于金承安五年（公元1200年），享年约80岁。也有说其生于1110年，卒于1196年。在金承安年间，朝廷曾三次征召而不就，故赐号为高尚先生。刘氏对医学刻苦钻研，“日夜不辍，几废寝食”。因而对医学理论颇多发明。刘氏的学术思想崇尚《内经》理论，特别是强调五运六气学说的重要性，认为医学“法之与术，悉出《内经》之玄机”，又说：“医家要乎五运六气”。他所处的历史时代适逢赵宋南渡，战火频繁，热性病广泛流行，而当时的医家多数仍固执《伤寒论》之法，用药多偏温热，特别是因宋朝官方编纂了《太平惠民和剂局方》（简称《局方》），对当时的医生影响甚大，正如刘氏在《素问玄机原病式·自序》中指出的：“官府守之以为法，医门传之以为业，病者持之以立命，世人习之以为俗。”而其中治疗时行病之方亦多属温燥之性，所以在治疗中非但不易取效，反而颇多弊病。刘氏针对这一情况，结合他对《内经》中火热为患病机和运气学说的深入研究，强调了火热为患，主张对外感热病主用寒凉之剂以抑阳泻火，并形成了一个独特的学派，后世称为“河间学派”，又称“寒凉派”或“主火派”。

刘氏著作甚丰，主要有：《素问玄机原病式》、《素问病机气宜保命集》、《伤寒标本心法类萃》、《黄帝素问宣明论方》（又名《宣明论方》）、《三消论》等。刘河间有众多弟子，其中著名的有：穆大黄、荆山浮屠、马宗素等，而荆山浮屠的弟子是罗知悌，罗知悌又传于另一位金元四大家之一朱震亨。其他私淑刘氏者还有葛雍、镏洪、张从正等人，在医学上都有杰出的贡献。

刘氏学术思想中与温病学的发展有关的内容主要有以下几点：

（一）主张六气化火

刘氏通过研习《内经》，特别是其中的病机十九条，认为火热为患者将近一半，说明火热致病之多，所以对火热所引起的病证大加发挥。如《内经》病机十九条中论及火的病证有瞀冒、口噤、瘛疭、胕肿、酸疼、冲逆、鼓栗、惊骇、狂、躁10种，论及热的病证有转戾、胀满、呕吐、吐酸、暴注下迫、泄泻、水液浑浊7种。而刘氏在《素问玄机原病式》中，把病机十九条演绎达2万多字，提出了属于火的病证有瞀瘛、暴喑冒昧、躁扰狂越、骂詈惊骇、胕肿疼酸、气逆冲上、禁栗如丧神守、嚏呕疮疡喉痹、耳鸣及聋、呕涌嗌食不下、目昧不明、暴注瞤瘛、暴病暴死等；提出了属于热的病证有：诸病喘呕吐酸、暴注下迫、转筋、小便浑浊、腹胀大而鼓之如鼓、痈疽疡疹、瘤气结核、吐下霍乱、瞀郁肿胀、鼻塞鼽衄、血溢血泄、淋秘身热、恶寒战栗、惊惑悲笑谵妄、衄衊血汗等，即将火热的病证扩充到50多种。同时，对风、燥、湿、寒等病邪引起的疾病，也往往以火热而立论，认为这些病邪都能引起火热之证，而火热又经常可成为形成风、湿、燥、寒的原因。如在《素问玄机原病式》中说：“风本生于热……凡言风者，热也。”又说：“热者风动”。对湿气则提出：“积湿成热”，“湿病本不自生，因于火热怫郁，水液不得宣通，即停滞而生水湿也”，“湿为土气，火热能生土湿”，指出了湿与热的关系。对于燥气，他除了提出“诸涩枯涸，干劲皴揭，皆属于燥”，以补充《内经》病机十九条之不足外；对于燥的性质，还认为“金燥虽属秋阴，而其性异于寒湿，而反同于风热火也”，“燥万物者，莫熯于火”，明确地提出燥与火热的密切关系。寒与热本是对立的，但刘氏对寒气为病也提出了“冷热相并，均能使阳气怫郁，不能宣散而生热”，即认为感寒邪也是发生热证的重要原因。由此可见，刘氏对病机十九条的论述形成了以火热致病为中心的特点。对于这种六气都能产生火热疾患的观点，后人称之为“六气皆从火化”。这是刘氏学术思想的一个重要特点，也是作为“寒凉派”的重要理论依据。

（二）强调六经传变皆是热证

刘氏通过对《素问·热论》等篇中对热病病证特征的分析，认为《内经》中所说的六经病变实际上都属于火热性质，进而引申《伤寒论》中的六经病证也是属于热证，提出：“明言为热，竟无寒理”。马宗素在根据刘氏学术思想而编的《伤寒医鉴》中更明确提出：“人之伤寒，则为热病，古今一同，通谓之伤寒。病前三日，巨阳、阳明、少阳受之，热在于表，汗之则愈；后三日，太阴、少阴、厥阴受之，热传于里，下之则愈。六经传受，由浅至深，皆是热证，非有阴寒之证也”（《伤寒医鉴·论六经传受》）。认为所谓三阳病是热在于表，而三阴病则是热传于里。这一观点也是将刘氏作为“寒凉派”开山祖的重要理论依据。

当然，现在来看，《内经》中所说的热病六经病证与《伤寒论》中的六经病变并非完全相同，前者都是以热证为主，而后者的三阴病证，特别是太阴、少阴病证，主要是虚寒性质的病证，而对这类病证的治疗，使用温热药是正确而必要的。在热性病过程中，出现虚寒见证的机会还是有的，并不可因为热性病以热证为主，而一概否定温热药的应用。而刘氏的原意，还是针对当时医生拘于《伤寒论》之法，对热性病初起表现为表热证的，只会用麻黄、桂枝等辛温方药，以致有助热伤阴之弊，并不是全部否定《伤寒论》中治疗虚寒病证的治法和方药。实际上，在外感热病中除了有因感受寒邪而当用温药外，也常有阳气受伤甚至导致虚寒证而当用温补之剂的情况，所以不能认为外感热病都是热证而只用寒凉之法。

（三）创立治疗热证之法与方

刘氏提出的六气皆能化火与六经传变为热证的理论，主要是为他治疗热性病主用寒凉方药而建立的，既然在学术理论上提出了“火热”论，在治疗上就必然主以寒凉。

对于热病的治疗，他以《素问·热论》中提出的“未满三日者，可汗而已；其满三日者，可泄而已”的原则，主张分为表里两大类型，而治疗都以寒凉之法为主。如邪在表者，主以汗解，但因这种表证主要是由怫热郁结所致，所以不能用辛温发散之剂，如发之不开，会导致热病转甚，甚至出现发黄、惊狂诸变证。对这类病证的治疗只有用辛凉或甘寒以解表。对表证而兼有里热者，则提出用表里双解的治法，并自制了益元散、双解散（防风、川芎、当归、芍药、薄荷、大黄、麻黄、连翘、芒硝、石膏、桔梗、滑石、白术、栀子、荆芥、甘草、黄芩）等双解表里的方剂，提出还可用天水一凉膈半，或天水凉膈各半，其中天水散即六一散，凉膈即凉膈散，以散风壅、开结滞，使气血得以宣通，郁热就可以自然解除。

而对里证的治疗，刘氏制定了3种方法：一是表证已解，仅有里热郁结者，见有可下之证者，属热邪郁结在里，立三一承气汤（大黄、芒硝、厚朴、枳实、甘草、生姜）以攻下里热。二是对热毒极盛或汗吐下后热不退者，主用黄连解毒汤以清热解毒，或与承气汤配合应用。三是对大下之后，热势尚盛者，可用黄连解毒汤清解余热；如热极失下，残阴欲绝者，可用黄连解毒汤合凉膈散，或用白虎汤合凉膈散以养阴退热。即对里热之证提出了攻下、清热解毒和养阴退阳三大法。

刘氏对热性病的治疗，主以寒凉方药，如在《宣明论方》中所载的30余方，多数属寒凉之剂，对当时的医生滥用温热之品起到了补偏救弊的作用，也为后世明辨伤寒、温病之治打下了基础，对于明清温病学派的形成起到了重要的作用。所以，后人有“伤寒宗仲景，热病宗河间”之说。

限于历史条件，刘氏对热性病的认识尚未明确提出伤寒与温病之别，其过于强调寒凉而对热性病中虚寒病证的理法方药有所忽视。同时，其在治疗用药方面虽注意了寒凉方药的应用，但往往寒温并用，较为杂乱，似乎美中不足。正如汪廷珍所说的“惟金元刘河间守真氏者，独知热病，超出诸家……惜其人朴而少文，其论简而未畅，其方时亦杂而不精”。

（杨 进）

二、王 履

王履，字安道，号奇翁，又曰畸叟，又号抱独山人，江苏昆山人。生于元至顺三年（公元1332年），卒于明洪武二十四年（公元1391年），享年59岁。

王氏早年跟随金华朱震亨学医，尽得其传，曾于明洪武初年任秦府良医正，主要著作为《医经溯洄集》。此书是王氏的医学论文集，共有论著21篇，对《内经》、《难经》、《伤寒论》中的某些问题进行了论述，其中对《内经》“亢害承制”和“四气发病”的阐述，对《难经》阴阳虚实补泻的认识，对《伤寒论》理法方药的探讨，以及伤寒与温病的区别等，都有独特的见解。

王氏对温病的论述，虽篇幅不多，但他从理论上强调了温病与伤寒的区别，改变了温病与伤寒在概念上混淆不清的局面，为明清时期温病学理论的蓬勃发展以及脱离《伤寒论》框架形成独立的理论体系奠定了基础。

（一）强调温病不得混称伤寒

《内经》认为：外感热性病都属于伤寒的范畴，提出了“今夫热病者，皆伤寒之类也”的著名观点；《难经》则在此基础上对外感疾病的分类作了进一步的论述，提出“伤寒有五，有中风，有伤寒，有湿温，有热病，有温病，其所苦各不相同”。因而后世医家大多据此认为温病也是为寒邪引起，并将温病隶属于伤寒之内。由于当时伤寒温病界限不清，寒热相混，所以在外感热病的治疗上存在着明显的片面性和错误，如或将温病混于伤寒而治以温热方药，或注重温暑主用寒凉之剂而忽视伤寒应用辛温主治。王氏在分析前代医家治疗外感热病方面的不足之处时指出：韩祇和的《伤寒微旨论》一书，纯以温暑作伤寒立论，而即病之伤寒，反不言及，“此已是舍本徇末，全不能窥仲景藩篱”；对于朱肱所著的《活人书》，王氏认为其虽于仲景《伤寒论》多有发挥，但“其书中每每以伤寒温暑混杂议论，竟无所别”；对于金元名家刘河间，王氏也指出了其过于强调温暑忽视伤寒的倾向，指出：“至于刘守真出，亦以温暑作伤寒立论，而遗即病之伤寒，其所处辛凉解散之剂，固为昧者有中风、伤寒错治之失而立，盖亦不无桂枝麻黄难用之惑也”。王氏提出，辛凉解散和麻桂辛温各有一定的适应范围，二者既不可相混，但也不可偏废。之所以在寒温论治方面产生混淆，其主要原因是温病和伤寒在病名概念上没有区别清楚，因而必须为温病正名，他说：“夫惟世以温病热病混称伤寒，故每执‘寒’字，以求浮紧之脉，以用温热之药，若此者，因名乱实而戕人之生，名其可不正乎?”并强调“秋冬之伤寒，真伤寒也，春夏之伤寒，寒疫也，与温病、热病自是两途，岂可同治乎?”王氏的这一观点，为温病脱离《伤寒论》的框架而自成体系奠定了基础，是温病学发展史上的重要转折点。

(二)论述伤寒温病证治的区别

在对温病与伤寒的认识方面,王氏不仅强调了二者在病名概念上的区别,也指出了二者在病理、治疗方面的不同。王氏认为伤寒即发于冬令寒冷之时,病理机制多为寒邪在表,闭郁腠理;温病则后发于天令暄热之时,怫热自内外达,郁其肌腠,无寒在表,故少有不渴者。伤寒初起以表证为主,温病初起,虽可兼有表证,但以里病为多。因而在治疗上,伤寒为病非辛温之剂不足以散之,桂枝麻黄诸剂为必用之品;温病则当以治里热为主,予以辛凉或苦寒或酸苦之剂。温病虽可兼有表证,而治疗当以治里热为主,解表兼之,亦有治里热而表自解者,桂枝麻黄不可轻用。王氏的这一认识突出了温病伤寒初期应分别论治的观点,也突破了《伤寒论》论治外感热病先表后里的治疗原则,促进了伤寒和温病证治体系的分化。

在证候表现方面,王氏根据《伤寒论》“太阳病,发热而渴,不恶寒者,为温病”的论述,认为温病不当恶寒,而当口渴,“是则不渴而恶寒者,非温热病矣”,王氏进一步指出:“夫即病之伤寒,有恶风、恶寒之证者,风寒在表而表气受伤故也;后发之温病热病,有恶风、恶寒之证者,重有风寒新中而表气亦受伤故也”。显而易见,王氏认为:温病初期有不恶风寒者,亦有恶风寒者,其实质是指明了温病初期的两种发病情况,一是呈单纯的里热外发类型,一是里热兼表证类型,后人称前者为伏邪自发,后者为新感引动伏邪,这较之《伤寒论》对温病初起证候的描述,更为全面,更切合临床实际。对于温热病初期的脉候,王氏认为:温病热病之脉多在肌肉之分而不甚浮,且右手反盛于左手者,诚由怫热在内故也,后世温病学家吴鞠通提出:太阴温病,“脉右寸独大”,与王氏的认识是类同的。

在论述发汗和攻下法的应用时,王氏认为:伤寒与温病就其攻里之法而言,因为均为以寒治热,故不必求异,温热病论治虽误攻亦无大害;而其发汗之法,断不可不异也,温病误发其表,变不可言。王氏的这种伤寒与温病发表虽异而攻里则同的认识,实为证异治亦异、证同治亦同的“同病异治”、“异病同治”精神的体现。清代章楠所说“温病初期治法与伤寒迥异,伤寒传里变为热邪,则治法与温病大同”,其实质是王氏之说的进一步发挥。另外吴又可、戴天章等认为温疫病治宜攻下以逐邪,以及“温病下不厌早”的主张,均在一定程度上受到王氏学术的启发和影响。

(三)提出温、暑性质相同

《内经》谓:“凡病伤寒而成温者,先夏至日者为病温,后夏至日者为病暑”。对此王氏认为:暑病与温病性质相同,只是复过一时,而暑更重于温罢了,其临床表现均有不恶寒而渴。王氏的这一观点是根据温暑的病证性质而提出来的,揭示了温暑两者在本质上的一致性。《内经》此段经文的原意是指不同的季节对温病暑病的发病、病证性质和病情轻重的影响。即冬季感受寒邪,病邪伏于体内,在夏至日以前发病的,病势尚轻,为病温;在夏至日以后发病的,则病甚,为病暑,病暑即病热之意,亦即所谓:“暑者,热极重于温也”。这里的“病暑”并不单纯是指外感暑邪为病,而主要是突出温病热象明显,热势亢炽,病情较重的病理特点。

在温暑的论治方面,王氏指出:仲景《伤寒论》是专为感受寒邪即时而发的伤寒而设的,不是为邪伏体内过时而发的温暑而设的。人们以治伤寒的方法论治温暑,只不过是借用而已,并非仲景立法的本意。伤寒治法不仅可借以治疗温暑,也可借用于内伤杂病的治疗。若因伤寒之法,可借以治疗温暑,遂谓其法通为伤寒温暑而设,此乃识流而昧源也。并进一步指出:仲景论治温暑之法,必别有法,只不过其遗佚不传,致使后人有多歧之患。虽然,这里王氏认为仲景治温暑另有其书的推断缺乏根据,但从其对温暑病的认识来看,能做到遵古又不泥于古,有革新的精神,对后世温病学的发展具有一定的启发意义。

综上所述，可以看出王履对温病学的贡献，主要表现在对温病和伤寒的认识方面，其所论述温病与伤寒的区别，无论在名称上，还是在脉证治疗等方面，界限划得均较为清楚，所以吴鞠通赞之曰："至王安道始能脱却伤寒，辨证温病"。诚然，王氏对温病理论有较多的论述，对温病学的发展有较大的贡献，但其对温病学的认识大多局限于对伏气温病的阐发，而对新感温病则少有讨论，而且对温病的治法缺少进一步的具体论述，此乃其不足之处。

（刘 涛）

三、张 鹤 腾

张鹤腾，字元汉，号凤逵。为安徽颍郡（现阜阳）人。生于明嘉靖年间，约公元 1557 年，卒于明崇祯八年（公元 1635 年），享年约 78 岁。张氏幼习儒学，于 1595 年中进士，曾任户部陕西司郎中、云南副使等官职。其兄张鹤鸣亦任过兵部尚书等要职。张氏在习儒学之时，对医学甚为爱好，大量浏览医书。对张氏影响较大的一件事，是在 1588 年夏季，张氏患暑病，病情甚为严重，延请多位医生，都不得要领，或谓脾胃内伤，或谓劳役中折，投药后病势益发危重；后就诊于徽州名医汪韫石，根据当时张氏所表现的心烦、面垢等症状，诊断为暑证，遂投用益元散，二剂病即减轻，后又以加味香薷饮数剂调治而愈。张氏深感许多医生对于暑病的证治不甚了了，临床上毫无法度，特别是许多医生以治伤寒之法来治暑病，为害甚广，就潜心攻读有关暑病的医书，广泛收集了前人的有关著作，参以个人心得，编写了《伤寒伤暑辨》一书，并在暑季广为刊行，同时为患者诊治，布施药物，开展医疗实践。在张氏步入仕途后，仍兼行医道，以至其医名大大盛于官名。据载，张氏在 1606 年出任粤西主考，当时在试院中的官史和仆役有不少人患病，请当地医生诊治，都认为是伤寒，张氏闻知后，经过诊察，断为热病，力主用凉剂治疗，依法而行，都得痊愈。张氏痛感世医对暑病的认识甚少，前人对暑之为病亦缺乏系统论述，故立志要著一全面论述暑病的医书，所以广为收罗有关暑病的医书，在《伤寒伤暑辨》的基础上，撰写了《伤暑全书》两卷。该书于天启二年（公元 1622 年）成书（重刊《珍本医书集成》中作天启三年），全书 2 万余字，文字浅显易懂，所收前人之论分门别类，条理清楚，所收方剂甚合实用，以便于读者学习和掌握运用。张氏自己对该书的评价是："议论皆常语，不敢钩深，以便医家览解。方多遵古无他奇，宜证则灵。"

《伤暑全书》分上下两卷。其中上卷首辨春夏秋冬温暑凉寒四证的病原，接着论天时、地气，辨寒暑证之异，认为二者不仅病原不同，而且临床表现与治法亦异。再次分论暑证、暑厥、暑风、暑疡、暑瘵、绞肠痧、时疫、寒疫等病的发病特点、治疗大法，并涉及脉理、五运六气等。下卷首载治暑常用方 50 余首，详述主病、服法，列有丸散方类、备用方类、增补方类，附有霍乱、疟痢、发斑、痢疾方、疟疾方、发斑方和服药总法等。其后列"古今名医品汇"，主要收集了自张仲景以后 13 位医家关于温暑病的论述。最后为"名医类案"，收载了罗谦甫等 16 位医家的 23 则病案。全书内容丰富，对暑病的病因、发病、辨证、诊断、治法和方剂都进行了较为全面而系统的论述，其中也有张氏的许多创见，对于促进温病学的发展、充实中医外感热病学的内容，起到了十分重要的作用。该书是我国第一部关于暑病的专著，也有人认为该书可看做是我国第一部温病学方面的专著，在医学史上具有划时代的意义。该书问世后，即受医家的重视，在其后的医学著作中广为引用，如周扬俊《温热暑疫全书》中多有援用，叶天士关于暑病的一些理论和治法也多循张氏之论。只是因为战乱之故，该书清末以前的版本已不能觅到，现有版本是叶霖在旧书肆中所购，经过增订后，于公元 1917 年交裘吉生校刊出版，名为《增订伤暑全书》，收入《珍本医书集成》内。

以下根据《伤暑全书》所述，对张氏的学术思想作一介绍。

（一）辨明暑病之因

关于暑病的成因在《内经》中已有论述，但多从冬伤于寒，发于夏季者为暑病立论，即“凡病伤寒而成温者，先夏至之日者为病温，后夏至之日者为病暑。”根据这一理论，暑病之病原是寒邪。这一学说对后世影响甚大，在《伤寒例》中，王叔和即宗其说。而张氏明确指出，如把伤寒、温病、暑病的病原都看做是寒邪，势必导致治疗上以治伤寒之法治温暑之病。即：“三病分久近，皆寒为根。故后世医家有四时伤寒之说，甚至通以麻黄、桂枝汤兼治温热证，误人良多。”所以张氏提出要“敢于翻千古之案，以开百世之觉，破迷而拔苦。”当时对伤暑一证，一般医生是按感寒而治，投用辛温发散之剂，从而贻祸非浅。张氏明确指出：“夏至后，炎火时流，蒸郁灿人，得病似伤寒者，皆是暑火所感而成，与冬之寒气毫不相涉。而亦以冬寒之积久所发者，误矣。”对于伤寒、温病、暑病的区别，张氏提出：“伤寒者，感于冬之严寒；温病者，感于春之轻寒；若暑病，则专感于夏之炎热。”从根本上明确了暑病的病因，从而在治疗上与伤寒之法严格区别开来，即所谓：“冰炭霄泉不相及，一水一火各操其令，一热剂一凉剂各中其窍。”由于张氏对暑病的病因及其性质有了明确的论述，所以在暑病的治疗方面才能有新的突破。

对于暑病的发病，张氏强调其内因每与人体阴虚、元气不足有关，至于病邪性质则属湿热之类。如张氏提出暑病的发生：“乃夏属阴虚，元气不足，湿热蒸人，暴伤元气，人初感之，即骨乏腿软，精神倦怠，昏睡懒语……”这与伤寒之发病也有明显的不同。

张氏还提出，暑病的发病较多且病情严重，所以其为害比伤寒更烈。如张氏说：“古之寒病多，而暑病少，今之寒暑并重，而暑为尤剧。”“试观寒病，至七八日方危，暑病则有危在二三日间者，甚至朝发暮殆，暮发朝殆，尤有顷刻忽作，拯救不及者。”同时，暑病的种类繁多，变化多端，如有中热、中暍，中外、中内等证，有的为厥、为风、为痫，病情危重。所以暑病的危害性是很大的，如张氏所说：“暑杀厉之气，视寒不几倍哉！”究之临床，由于病种不同，暑病的病情轻重自有分别，暑病中危重者固然有之，但伤寒也有重危之证，而暑病中较为轻浅者亦有之，所以不能仅从病情之轻重来区分暑病与伤寒。张氏之所以要强调这一点，主要是引起世人对暑病的重视，作为临床医生则应认真研究暑病的证治。

（二）详论暑病的诊断

张氏对暑病的诊断，主要是依据其临床症状，所以对各种暑病临床症状的描述甚为具体。其中较为突出的是，一方面提出了暑病临床表现的复杂性，另一方面重视依据脉象对暑病进行诊断。

张氏提出“暑证多歧；中热、中暍，中内、中外，甚者为厥、为风、为癫痫。初发则泄泻、霍乱、干霍乱，积久后发则疟、痢、疮疡，种种病名，约有十余科。”所以叶霖评道：“此篇辨暑证，精细入微。”对于暑病的发病特点，张氏提出了：“暑则变幻无常……不拘表里，不以渐次，不论脏腑。”同时提出了：“除暴中暴发，久伏后发不可度量，其余受发亦有渐次焉。”这些论述对于指导暑病的辨证极有意义。

对于暑病的脉象，张氏也颇有心得。在《伤暑全书》中载有：“寒病脉浮洪有力者易治，芤细无力者难治，无脉者不治；若温热则不然，温有一二部无脉者，暑热有三四部无脉者，被火所逼勒而藏伏耳，非绝无也，于病无妨，攻之亦易……不知照经用辛寒药，火散而脉起，脉起而病愈。”张氏曾治一例患者，谵语、抹衣不寐已七八日，病情危笃。诊其脉，止有关脉洪大，而其余脉皆伏。有医生认为该证属阴证，已煎好附子理中汤，而张氏认为此属阳脉，其余伏脉乃为火所伏，非阴脉，故处以竹叶石膏汤。按张氏之见，服一剂即止谵语、抹衣，能就寐片刻，诊其脉象洪者转平，伏者转起，再用辛凉药调理而愈。由此可见，张氏对温热病的脉象具有独到的经验，所以能做到胸有成竹，药到病除。

（三）细析暑病之治法

张氏对暑病的治疗一方面善于继承前人的经验，另一方面又善于发展和灵活运用。这首先表现在他对暑病的各种表现进行了深入细致的分类，确立了多种暑病病名。除了暑证外，立有暑厥、暑风、暑疡、暑瘵等暑病病名，并把泄泻、疟、痢、霍乱、干霍乱等多种疾病归于暑病之中。对这些暑病的证治，张氏均有详细的论述。如对感受暑热之邪而病的暑证，轻者或用五苓散，或用香薷饮，或用藿香正气散、十味香薷饮之类；重者用人参败毒散、桂苓甘露饮、竹叶石膏汤之类。对正气虚弱者，用生脉散、清暑益气汤、补中益气汤等。对暑厥的救治，提出属阴风，当先用辛温药散解之，待其苏醒后再用辛凉以清火除根。对暑风之治，提出属阳风，当用寒凉攻劫之。对暑疡之治，提出与一般疮疡不同，主以败毒散加石膏、黄连等药，热证一消，全无脓血。对暑瘵之治，提出可用四物汤、黄连解毒汤、解毒二陈汤，方中去川芎、白芍、黄柏，以贝母易半夏，加桔梗、薄荷、麦冬、五味子等。

其次，张氏提出了治疗暑病的基本原则，包括强调早辨早治，主以"清泄内火"、"辛以散之"、"酸以收之"。提出了："暑证不分表里，一味清内，得寒凉而解，苦酸而收，不必用下。"叶天士根据此说，在《三时伏气外感篇》中总结出："张凤逵云暑病首用辛凉，继用甘寒，终用酸泄酸敛，不必用下。"对张氏的治法理论又有了新的提高。

同时，张氏还重视对服药方法的改进，他在"服药总法"中提出："药对则连进，日夜三五服，以邪退病安为止。"即不能拘于一天一剂的服药方法，应根据病情针对迅速发展的病势，频频服药，这对于病情发展迅速的暑病来说是十分重要的。

（四）不囿前人之定论

对于暑病的发生、性质、治法等，前世医家已有许多论述，而在《伤暑全书》中也有大量的引用。但张氏对前人之论能一分为二，吸取其长处而批判其不足。如张氏对前人所说的"寒毒藏于肌肤，至春变为温病，至夏变为暑病"提出了异议。尽管他把王叔和在《伤寒例》中所说的这段话误作为张仲景之论，但他尖锐地指出，这一论述的后果是把伤寒、温病、暑病的病因混为一谈，在治疗上也把治疗伤寒之法套用到治疗温热病上，造成了严重的后果。如关于暑邪的性质，张洁古曾提出："静而得之为中暑，动而得之为中热；中暑者阴证，中热者阳证。"有的医家甚至进而提出中暑属阴证，是内伤之为病。针对这一见解，张氏明确指出：暑证属火，多发扬激烈之状，总谓之阳，似无所谓阴者。阴证阳证尚不可分，况以暑与热分之，益不达矣。可见张氏认为暑属火热性质，所以对暑病的治疗也以寒凉方药为主。

又如对李东垣所制的清暑益气汤，历代都作为治暑的代表方，但张氏提出，该方对于气血虚弱之人用之最宜，但对强壮者用之有助温火之虑。这是符合实际的，所以后世王孟英所制的清暑益气汤以清暑热、养阴为主，更能针对暑邪的性质而起到治疗作用。

由此可见，张氏对于暑病及夏日所发生的与暑热、暑湿、寒湿有关的许多疾病，在理论和证治方面都有精辟的论述，对温病学的形成起了重要的作用。当然，由于本书成书较早，当时温病学尚未完全成熟，所以在所论的暑病理法方药方面也有不尽完善之处，特别是对各种暑病的选方用药还受到历史的限制，有部分方药不太符合证情，针对这一点，后世在治暑病的方剂方面作了大量的补充。周扬俊在分析张氏的成就与不足时很实事求是地说："虽有小疵，不掩大德，诚可振聋聩于千古者也。"

（杨　进）

四、吴 有 性

吴有性，字又可。关于吴氏的生平，文献中记载甚少，如生卒年代，在各种文献中的说法多不一致，有的估计其生于公元1561年，卒于公元1661年；有的认为其生于公元1582年，卒于公元1652年；有的认为其生于公元1592年，卒于公元1672年。对吴氏的籍贯，一般认为其是江苏省吴县(今苏州市)人。吴氏所生活的时代，适逢封建社会阶级矛盾高度激化，农民起义席卷全国，关外满清不时入侵，从而连年战争，广大人民流离失所，加上明朝统治阶级的腐败和对广大人民残酷地压迫和剥削，全国各地不断发生饥荒和疫病。当时的疫病不仅波及面广，患病者极多，而且病情严重，死亡率高，正如吴氏在《温疫论》中所说："缓者朝发夕死，急者顷刻而亡"。疫病的严重流行给无数人民群众造成了巨大的灾难，而当时的医生对这些疾病的认识存在着许多不正确之处，在诊治时，拘守《伤寒论》的成法，因而很少能取效。吴氏目睹这些情况，毅然放弃了追求功名的仕途，而"肆力于医"。吴氏在继承前人学术成就的基础上，通过自己的大量临床实践，逐步对疫病的病因、病机、本质、传变规律、诊治方法有了深刻的认识，并编著了《温疫论》一书。一般认为，吴又可所说的温疫是指温热性质的温病，也有认为温疫就是疫病，或称为瘟疫。《温疫论》是我国第一部论述温疫病理论证治的专著，书中全面、深刻、系统地阐明了温疫的病因、发病条件、传染方式、病变趋势、临床表现、诊断方法、治疗大法和禁忌、选方用药等。该书不仅广泛继承了前人有关温疫因证脉治的认识，而且在许多方面有了重大的突破，在理论证治上提出了一系列新的见解，从而在中医外感热病学中独树一帜。

吴氏在温疫学说方面作出了重大的贡献，因吴氏之论与传统的外感热病学和其他一些温病学家的论述有较大的不同，形成了颇有影响的"温疫学派"，成为温病学学术体系中的一个重要组成部分，吴氏理所当然就是"温疫学派"的奠基人。《温疫论》问世后，研究温疫的医家和著作相继涌现，其中影响较大的如戴天章《广瘟疫论》、余师愚《疫疹一得》、刘松峰《说疫全书》、熊立品《治疫全书》、陈耕道《疫痧草》、李炳《辨疫琐言》、汪期莲《瘟疫汇编》等。温疫学说对温病学的形成和发展起了重大的作用，后世也给予吴又可极高的评价。如刘松峰赞誉道："又可先生卓识伟论，真乃冠绝今古，独辟蚕丛，诚瘟疫门中字字金针，无可訾议"。然而，也有人提出吴氏在某些方面有矫枉过正之处，如郑重光说："时或意以执而遂偏，辞有略而不尽。"所以在学习时也应予以注意。

《温疫论》分为上、下两卷，上卷论温疫的病因、特点、主要的证治等，下卷多侧重于理论方面的阐述，也论及一些病证、兼夹证、复证的治疗。以下就《温疫论》的内容介绍吴氏的主要学术思想。

(一)确立杂气是温疫的病因

自《内经》之后对外感热病病因的认识主要是沿袭"六淫致病说"，虽然在《内经》及后来的许多医学著作中也提到"毒气"、"乖戾之气"、"疫气"致病，但对这些病因的性质和致病特点都缺乏深入、系统的论述。吴氏则明确提出了"杂气说"，认为杂气是导致温疫发生的原因，在杂气中致病力量特别强的，又称为"疠气"(戾气)。吴氏在《温疫论》中断然否定六淫可以引起温疫，同时批驳了王叔和等医家所谓"非其时有其气"而引起温疫发生的论点。

吴氏通过大量临床现象的观察，对杂气的性质和致病特点等进行了推测性的论述，而这些论述中的许多内容在当今已得到了证实。首先对杂气的概念，吴氏指出，杂气是许多致病因素的总称，各种杂气都具有不同的性质，即所谓："其气各异，故谓之杂气"。各种不同的杂气能分别引起不同的疾病，即“各随其气而为诸病”，“为病种种，是知气之不一也”。这些论述表明，每种温疫都有其特异性的致病因素，较之传统笼统地以“六淫”或“乖戾之气”来概括所有的温疫病因显然大大前进了一步。对于杂气的性质，认为杂气是自然界中一类“无形、无象、无声、无臭”、“其来无时，其着无方”的致病物质。然而，杂气也并不是不可知晓的，通过杂气所引起的许多疾病，就可以知道杂气的存在，而通过这些疾病的表现特点，也就可以了解这些杂气的各自特点。吴氏又进一步指出，各种杂气的毒力大小是不相同的。有些杂气的毒力较强，所以引起的疾病病情较重，传染力亦强；有些杂气则与之相反。而同一种杂气在不同的条件下，其发病的缓急、病情的轻重、流行的大小等情况也可以有所不同，即《温疫论》中所说：“其年疫气盛行，所患者重，最能传染，即童辈皆知言其为疫；至于微疫，反觉无有，盖毒气所钟有厚薄也。”

要特别指出的是，吴氏所说的杂气并不是专指温疫的病因。他提出，在内、外科疾病中也有许多病是因杂气引起的，如疔疮、发背、痈疽、流注、流火、丹毒、痘疹、吐泻、疟、痢等。这一方面是因为吴氏已意识到这些疾病与温疫的某些本质有相似之处，所以推断其病因也必然有相似之处；另一方面是因为对这些疾病的病因，如用传统的六淫理论来解释有一定的困难，而用杂气学说来解释较有说服力。由此可见，吴氏所说的杂气揭示了传染性疾病和感染性疾病在病因上的一致性，实质上也就是现代已认识到的，这些疾病都是由病原微生物引起的。

(二)阐明温疫发病的特点

吴氏对于温疫的发生有较深刻的认识。如对杂气侵入人体的途径，在《温疫论》中明确地提出了病邪“从口鼻而入”，即包括了通过呼吸道和消化道两种感染途径。这比传统认为“邪自皮毛而入”前进了一大步，但另一方面也要认识到，古人所说的“邪自皮毛而入”，主要并不是根据病邪侵犯人体的实际部位而论的，这一结论的得出，是因为在外感热病初起时每表现为以肌表见证为主，当然，病邪直接从皮毛侵犯人体的情况在实际上也是存在的。对于温疫的感邪和传染方式，吴氏提出了有“天受”和“传染”之分，其中“天受”是指吸入了空气中的疫气而发病，“传染”是直接与温疫患者接触而发病。

吴氏还对杂气致病所具有的特异定位性进行了阐述，即《温疫论》中所说：“某气专入某脏腑某经络，专发为某病”，所以只要是同一种杂气所引起的温疫，在临床表现上大致是相同的。对这一临床现象不再用传统的以五行学说内外相应的理论来解释，而是以杂气所具有某种病邪专犯某脏腑或某经络的特性来解释，更为符合实际。

吴氏还有一个突出的论点是提出了杂气致病具有物种的选择性，某些对禽兽能致病的杂气，对人不一定能致病，即《温疫论》中所说的：“牛病而羊不病，鸡病而鸭不病，人病而禽兽不病。究其所伤不同，因其气各异也”。当然，现在我们还认识到有一些病原微生物是人与禽兽都可以感染的。

吴氏又提出了杂气在侵犯人体后，往往并不立即发病，而要经过一段时间后才发病，即“时疫感而后发”的观点。这与传统所说的“伏邪”概念并不相同。《温疫论》中吴氏对传统的伏邪学说持鲜明的否定态度，伏邪学说认为病邪侵犯人体后，可伏于体内待到另一个季节再发病，其病邪的性质还可以发生变化，如寒邪转化为温邪等。吴氏在《温疫论》中尖锐地指出：“今冬时严寒所伤非细事也，反能藏伏过时而发耶？更问何等中而即病？何等中而不即病？……何况受严寒杀厉之气，且感于皮肤最浅之处，反能容隐者耶？以此推之，必无其事也。”可见吴氏是反对伏邪学说的。而吴氏所说的“感而后发”，是指杂气侵袭人体后要经过一段时间后才发病，与现代所认识的病原微生物感染人体后的“潜伏期”概念相类似。吴氏认为杂气多先伏于膜原，再从膜原发病。

（三）明辨温疫与伤寒的区别

在《伤寒论》问世之后，随着人们对各种疾病性质认识的不断深入，逐步发现外感病中有许多是与伤寒类疾病不同的，特别是对温疫的理论和证治，早就有了一些零星的记载，但多数混在伤寒专书中，治疗方法当然主要按治疗伤寒之法。即使如王安道等提出了“温病不得混称伤寒”的医家，所论的温病也只限于发生于春夏之季初发病即见明显里热见证的一类外感病，而其治疗方法基本上仍是《伤寒论》中的治法。正因为长期以来把温疫混同于伤寒，使许多医生不能识别温疫，用治伤寒之法来治温疫，所以造成了“枉死者不可胜计”的严重后果。吴氏在前人论述和自己长期临床观察的基础上，对温疫与伤寒的区别进行了系统、全面的论述，从而使温病的概念更加突出，为其后温病学的形成和发展开创了先河。

首先，吴氏提出在临床上，真正的伤寒较为少见，认为“温疫多于伤寒百倍”。同时，又详细论述了伤寒与温疫在临床表现方面的不同之处：在发病上，伤寒多有感受风寒史，如“单衣风露，或强力入水，或临风脱衣，或当檐出浴”；而温疫则无明显的发病原因，即所谓“无故自发者居多”，但也可能因“或饥饱劳碌，或焦思气郁”而促使发病。在传染性方面，伤寒不传染，温疫是传染的，甚至“病遍一方，逐门合户”。在病情方面，伤寒为感受寒邪立即发病，初起表现为表寒证，如在病变过程中见发斑为病情转危笃之象；而温疫初起淹缠不著，过二三日或五六日后才加重，如见发斑是邪有出路之象，病多可随之而减轻。在治疗方面，伤寒初起因多属表证，所以可用解表法，往往“一汗而解”；而温疫初起为邪在膜原，治疗应主以疏利透达，往往在战汗后方能得解。

在明辨温疫与伤寒区别的同时，吴氏也指出了这二者并非绝然有别，在异中也有相同之处。如在病情发展上，二者都能传入胃腑，即“其所同者，伤寒时疫皆能传胃，至是同归于一，故用承气汤辈，导邪而出。要知伤寒时疫，始异而终同也。”所以吴氏治疗温疫所用的方剂有许多也是来自《伤寒论》。同时，吴氏在论述“终同”之时又指出，伤寒与温疫在后期以及出现阳明腑实证之后，虽然大体相同，但也有不同之处，如温疫的病情变化一般较伤寒要复杂，伤寒在邪热传胃，用下法后“皆能脱然而愈”，而温疫下后“多有未能顿解”，须再通过“或斑或汗”才能得愈。所以吴氏又补充说：“虽曰终同，及细较之，而终又有不同矣”。由此可见，吴氏对温疫和伤寒的“同”和“异”有精辟的论述。

（四）发展了温疫的证治内容

吴氏对温疫的诊断治疗有许多新的发现和见解，其中较为突出的是在诊断上对舌诊、汗、斑疹的认识和在治疗上对攻下和养阴诸法的论述。

舌诊虽在《伤寒论》中已有记载，但其后甚少有专门论述。吴氏则在《温疫论》中对温疫过程中的许多舌象及其病机治法作了详细的记录。如在“应下诸症”中记录了多种舌象，在舌苔方面有：白苔、黄苔、沉香色苔、老黄焦色苔、黑苔（包括软黑苔、硬黑苔）、白砂苔（水晶苔）、白苔润泽、白苔如积粉等；在舌质方面有：芒刺、舌裂、舌短、舌硬、舌卷等。汗出异常也是温疫中一个常见的症状，在《温疫论》中对战汗、自汗、盗汗、狂汗等汗出异常的发生机理及相应的治疗方法等进行了较深入的论述。这些论述对后世的医家如叶天士等有很大的影响，在《温热论》中有许多关于温病的诊断内容就来自《温疫论》。特别要指出的是，吴氏明确了在温疫的演变过程中有“气分”和“血分”之分，这可看做是叶天士创立卫气营血学说的一个重要基础。

吴氏对温疫的治疗方法，在汲取前人，特别在《伤寒论》精华的基础上有许多重要的发挥，其中尤为突出的是对攻下法作用的阐述和具体方药的运用。吴氏在治疗温疫应“以逐邪为第一要义”的思想指导下，十分重视对病邪的攻逐。首先是强调对病邪应尽早祛除，指出：“大凡客邪贵乎早逐，乘人气血未乱，肌肉未消，津液未耗，病人不致危殆，投剂不致掣肘，愈后亦易平复，欲为万全之策者，不过知邪之所在，早拔去病根为要耳。”这实际上是治疗所有外感热病的重要原则。在这一思想指导下，又进一步提出了对胃腑的实邪应及早使用下法，明确提出了“勿拘下不厌迟”之说，主张“急证急攻”。吴氏还精辟地分析了邪、热、结粪三者之间的关系，在《温疫论》中说：“邪为本，热为标，结粪又其标也”，以及“邪热致燥结，非燥结致邪热”，就是针对三者关系而论的，即邪热是病变的本质，而结粪燥屎只是邪热作用的后果，应把治疗目标放在祛除邪热，而不能拘于结粪之有无。正如在《温疫论》中所提出的：攻下之法的作用“本为逐邪而设，非专为结粪而设”。同时也提出，燥结的存在也可助长邪热，即《温疫论》所说：“燥结为之壅闭，淤邪郁热益难得泄”，说明邪热与结粪之间又是可以相互影响的。吴氏对攻下法的作用机理也作了深刻的论述，他认为攻下法的主要作用是疏通表里三焦气机，通过攻下可以起到“一窍通诸窍皆通，大关通而百关尽通”的作用。所以运用攻下法可以治疗因里气壅滞而造成的汗不出、斑出不透、小便不通等病证。在《温疫论》中提出：“上中下皆病者，宜承气汤导之”，“表里俱病者，宜承气汤先通其里”，可见，吴氏十分重视以清除胃腑中实热壅滞的方法治疗全身性的病证。此外，吴氏又强调对温疫使用攻下法必须做到逐邪务尽，对于攻下后邪未尽或邪气复聚者，应再次使用攻下之法，必要时甚至可“连下三四日”，并提出：“凡下，不以数计，有是证投是药”。在攻下法的具体运用方面，《温疫论》在《伤寒论》攻下方剂的基础上，有了进一步的发展，归纳该书中提出的攻下方剂有：峻下攻实的大承气汤、轻下除痞的小承气汤、缓下泄热的调胃承气汤、破瘀通积的桃仁承气汤和抵当汤、通下退黄的茵陈汤、疏散攻里的三消饮、导滞通积的芍药汤加大黄和槟芍顺气汤、润下通便的蜜煎导或胆汁导法及六成汤、攻下逐水的承气汤加甘遂、养阴攻下的承气养荣汤、扶正攻下的黄龙汤等。另一方面，吴氏用攻下之法也不是一味蛮攻，他强调攻下法应“谅人之虚实，度邪之轻重，察病之缓急，揣邪气离膜原之多寡，然后药不空投，投药无太过不及之弊。”此外，提出了邪在膜原者不可妄用承气，大肠虚燥而大便不通者不可攻下等。吴氏对攻下法理论和方法的论述对后世有很大的影响，在《温热论》中对攻下法的论述有许多即源于《温疫论》。

在对温疫的治疗方面，吴氏还有一个重要的观点，就是强调温疫易伤阴，所以在治疗过程中应注意顾护阴液。《温疫论》中提出：“疫乃热病也，邪气内郁，阳气不得宣布，积阳为火，阴血每为热搏。”所以吴氏在使用攻下法时有滋阴攻下一法，即大黄、芒硝与当归、生地、知母、白芍养阴药配合使用。尤其在温疫的后期，阴伤的病理更为突出，如邪热已退，当主以养阴，不能滥用甘温，所以明确提出了“解后宜养阴，忌投参术”。对此吴氏创制了清燥养荣汤、柴胡养荣汤等养阴方，而对热盛阴伤者，吴氏提出“梨汁、藕汁、蔗汁、西瓜皆可备不时之需”。吴氏对温疫治疗重养阴的观点，对后世温病学的发展和温病的治法有着重大的影响。

（杨　进）

五、喻　昌

喻昌，字嘉言，别号西昌老人。生于明代万历十三年（公元 1585 年），卒于清康熙三年（公元 1664 年），享年 80 岁，也有说卒于康熙二十一年（公元 1682 年），享年 97 岁。据《牧斋遗事》载，喻嘉言本姓朱，为明朝的宗室，在明亡之后，为避祸而把朱姓隐去，在“朱”字上加一捺成“余”，后又改为“俞”，以后又改为“喻”。因喻氏与《牧斋遗事》作者钱牧斋是密友，所以此说甚有参考价值。喻氏祖籍为江西新建（今南昌市），清初移居江苏常熟。喻氏学识极精，才气横溢，曾习举子业，在崇祯年间以副榜贡生进京城，但未能在朝当官。不久，清兵入关，明亡，即研习禅学，后又攻习医学，遂成为一代名医。先后教习弟子70余人，文献称其精心妙术，冠绝一时。著述甚多，主要有《尚论篇》、《尚论后篇》、《医门法律》、《寓意章》、《喻选古方试验》等。喻氏对《伤寒论》有深刻的研究，同时也在《伤寒论》的基础上对温热病的证治提出了许多新的见解，并认为当时的医生对温热证“茫然不识病之所在，用药不当，邪无从解，留连辗转，莫必其命”。以下就其在温病学方面的重要贡献作一简单的介绍。

（一）以《伤寒论》学说演绎温病

喻氏认识到在外感热病中，以温病为多见，而真正的伤寒较少，即认为：“触冒寒邪之病少，感温气之病多。寒病之伤人十之三，温病之伤人十之七”，所以对温病的证治理论较为重视。其所说的“温气”与叶天士在《温热论》中所说的“温邪”概念相似，也可以看做为叶天士“温邪”之说开了先河。他在研究《伤寒论》的基础上，认为《伤寒论》中也包括了对温病的治法。他针对有的医家提出的：“仲景书详于治伤寒，略于治温”的观点，认为张仲景治疗温病的法度俱在《伤寒论》的治伤寒之中。因后人不能理解《伤寒论》中的义例，所以在治春温时“漫无成法可师”。由于他深感“古今缺典，莫此为大”，所以就按照《内经》之义，“以畅发仲景不宣之奥”。最为突出的，就是他的“温病三纲”之论。

所谓“温病三纲”是指温病（主要指春温）可分为三类：一是属“冬伤于寒，春必病温”者；二是属“冬不藏精，春必病温”者；三是属“冬伤于寒，又冬不藏精，至春而发为温病”。喻氏对这三种温病的病理变化进行了深入的论述。如其中冬伤于寒，感受春月之温气而发病者，是因为邪郁肌肤，从阳明化热，病邪主要盘踞于太阳阳明二经。而冬不藏精者，是由于肾阴已伤，寒邪乘虚而内侵于骨髓，至春月因风木上升而引发内伏之邪，但邪势较深，不能外达，所以热在骨髓之间，病情要比前者深重。至于冬伤于寒而兼有冬不藏精，到春时发病，病位涉及太阳和少阴二经。这一观点的提出是借鉴了伤寒有中三阳、中三阴和两感这三例，用以说明温病有新感、有伏邪、有新感引动伏邪之不同，在温病的发病学说方面甚有贡献。但按冬伤于寒、冬不藏精和冬伤于寒又不藏精来说明温病的三种发病情况似乎过于机械，也与临床实际不相符合。

（二）对温病治法多有阐发

喻氏认为，温病和伤寒的治法是有区别的，特别是对温病初起治疗大法的论述和强调温热病过程中的救阴是他对温病治法的重要贡献。

喻氏对温病表证的治疗主张不能投用辛温之品，他说：“凡发表不远热之法，适以增温病之困厄耳”。对于当时有些医生以治伤寒之法来治温病提出了异议。如说：“按温热病原无风伤卫、寒伤营之例，原无取于桂枝、麻黄二方也，表药中即败毒散、参苏饮等方，亦止可用于春气未热之时，若过时而发之温病暑病，尚嫌药性之常温，况于麻桂之辛热乎。”对于温热病兼有表证的治疗原则，喻氏提出：“按温热病表证间见，而里病为多，故少有不渴者，法当治里为主，而解表兼之，亦有治里而表自解者。”限于历史条件，当时喻氏虽然认识到这一点，然而在用药方面尚不能完全脱离原有的治表之方药，其用药仍多属辛温之品。而后世叶天士、吴鞠通等温病学家才在这一认识的基础上制定了辛凉解表的方药。

喻氏对温热病的病理特点有深刻的论述，特别对温热病易于伤阴的论述引起后世的重视。他指出:“缘真阴为热邪久耗,无以制亢阳而燎原不息也”。如温热病原有真阴耗伤,其病必重。而阴液之盛衰存亡与病情及预后有密切的关系,所以病温之人,如邪退而阴气犹存一线者,方可得生,否则病情重而预后差。基于这一认识,喻氏对温热病的治疗强调用甘寒柔润以救胃阴而制亢阳。对此,后世吴鞠通曾予以充分的肯定,指出:“喻氏甘寒之论,其超卓无比伦也,叶氏宗之,后世学者,咸当宗之矣。”

(三)论述秋燥独具卓识

喻氏继承了刘河间的观点,认为在《内经》中对燥气为病的论述较少,特别是在《素问·阴阳应象大论》的病机十九条中,独缺燥气为患,而刘河间对病机十九条燥气为病的补充,即“诸涩枯涸,干劲皴揭,皆属于燥”尚不能完全揭示出燥邪为病的全部内容,所以专著“秋燥论”一篇,以系统论述燥气为病。其中对燥气为秋之主令、燥气伤肺、秋燥病的主要证候和治法等,都进行了系统的论述。

喻氏指出,在《内经》中所谓的“秋伤于湿,上逆而咳,发为痿厥”以及“秋伤于湿,冬生咳嗽”等论述,其“湿”都是“燥”之讹。喻氏明确指出,秋季的主令是燥,所以秋季致病的主要原因是燥气而非湿气。他指出:“燥之与湿,有霄壤之殊。燥者,天之气也;湿者,地之气也。水流湿,火就燥,各从其类,此胜彼负,两不相谋。春月地气动而湿胜,斯草木畅茂;秋月天气肃而燥胜,斯草木黄落。故春分以后之湿,秋分以后之燥,各司其政,今指秋月之燥为湿,是必指夏月之热为寒然后可。”据此而可见秋伤于湿是错误的。同时,喻氏还提出,燥的发生并不是在入秋之后立即就有,而是在大热之后,继以凉生,凉生而热解,渐至大凉而燥令行,燥可致病。因燥气通于肺,所以燥气易伤于肺。喻氏认为《内经》病机十九条中所说的“诸气膹郁,皆属于肺”和“诸痿喘呕,皆属于上”,以及《素问·生气通天论》中所说的“秋伤于湿,上逆而咳,发为痿厥”,都是燥伤于肺而出现的病证。喻氏引《内经》中所说的:“逆秋气,则太阴不收,肺气焦满”之文,证明秋季所伤实易伤于肺。同时提出:“肺气不燥,则诸气禀清肃之令,而周身四达,亦胡致膹郁耶?……惟肺燥甚,则肺叶痿而不用,肺气逆而喘鸣,食难过膈而呕出,三者皆燥证之极也。”指出了秋、燥、肺三者之间的内在关系。

对于燥气为病的治疗,喻氏在总结前人经验教训的基础上,制定了独具特色的方剂,重点在于保护人体的阴液。他指出,自古以来,治疗肺郁者,都是用辛香行气之方药,结果是以燥治燥:“百首方中,率皆依样葫芦,如乌药、香附、紫苏、半夏、厚朴、丁、沉、诃、蔻、姜、桂、蓬、棱、槟榔之属,方方取是,只因《内经》脱遗燥证,后之无识者,竞相以燥治燥,恬于操刃,曾不顾阴气之消亡。”喻氏提出了治燥的原则:“治燥病者,补肾水阴寒之虚,而泻心火阳热之实,除肠中燥热之甚,济胃中津液之衰,使道路散而不结,津液生而不枯,气血利而不涩,则病自已。”在这治则指导下,他制定了治疗诸气膹郁,诸痿喘呕,属燥之伤肺者的清燥救肺汤。制方大旨是强调治肺当主以胃,因胃土为肺金之母,所以用桑叶为君以清润肺金,煨石膏肃肺清热,生甘草和胃生金,人参养胃之津、补肺之气,配合胡麻仁、阿胶、麦门冬以滋阴润燥,杏仁、枇杷叶润肺下气。在治燥方中对苦寒之品的运用极为慎重,提出:“天门冬虽能保肺,然味苦而气滞,恐反伤胃阻痰,故不用也;知母能滋肾水,清肺金,亦以苦寒而不用。至苦寒降火,正治之法,尤在所忌。”可见,喻氏对燥证的治疗是肺胃兼顾,重视保养胃气,防苦寒伤胃,亦避免苦燥伤阴。这一指导思想在温病学中得到充分的应用和发展,成为治疗燥气为病的主要原则。喻氏对秋燥的论述弥补了前人在燥病方面的不足,奠定了后世温病学中关于秋燥病理论和证治的基础,对于温病学的形成和完善起到了重要的作用。

（四）论温疫之发生防治颇有见地

喻氏对于疫病的发生有独到的见解，认为疫病的产生是“病气、尸气，混合不正之气，斯为疫”，也就是疫病的发生，其传染源是患者及病死者，所以疫病多发生于饥馑兵凶之际。虽然喻氏对疫病的病因还不能全面地认识，但比前人所说的疫病因“非其时而有其气”的认识前进了一步。对于疫病的发生季节，喻氏认为多发于春夏之交，而其受邪途径，多为邪自口鼻而入。对于疫邪，喻氏又分为清邪与浊邪两类：人之鼻气通于天，所以阳中雾露之邪者为清邪，从鼻息而上入于阳；人之口气通于地，故阴中水土之邪者，为饮食浊味，从口舌而下入于阴。上焦为清阳，所以清邪从之上入；下焦为浊阴，所以浊邪从之下入；中焦为阴阳交界，凡清浊之邪，必从此区分，甚则三焦相混。

对于疫病的防治，喻氏认为在疫病发生之前，可先饮芳香正气药，以抵御疫邪入侵，这是上策。如邪已侵入而发病，即当“以逐秽为第一义”。具体地说，又分三焦论治：上焦如雾，升而逐之，兼以解毒；中焦如沤，疏而逐之，兼以解毒；下焦如渎，决而逐之，兼以解毒。这种按病邪在上中下三焦分治的方法，为后世吴鞠通创三焦辨证开了先河。不少医家对喻氏这一观点给予了很高的评价。如黄坤载说：“先辈喻嘉言，将《辨脉篇》中‘清邪中上焦，浊邪中下焦’一节，为仲景论疫依据，可谓独具只眼者矣。其治法以逐秽为第一义……此论识超千古。”由此可见喻氏在疫病学说方面的贡献及对温疫学说形成所起的重要作用。

（杨　进）

六、戴　天　章

戴天章，字麟郊，晚号北山，清代江苏上元（今江宁县）人。生于顺治元年（公元1644年），卒于康熙六十一年（公元1722年）。戴氏少习举子业，博学多才，尤精于医。据上元县志载：“少师林青雷，习举子业，好学强记，所读经史，能通部逆背，如瓶泻水状。谓时文干禄不足为，研求有用之学，自天官、地理、算数、射弋，以及书画、琴弈之类，无不探微极要。尤精医理，博览深思，活人无算，谢之金，挥不受。”其对瘟疫的诊治颇具心得，生平除著《广瘟疫论》流传于世外，另有《咳论注》、《疟论注》等书，惜未刊行。

戴氏深感河间、易水、东垣等，只备治疫之方而少专论，并认为吴又可《温疫论》，虽能独辟鸿蒙，揭日月于中天，但当时医者，有见其书而不能信者，或知而不用者。因取吴氏之书，或增订，或删改，意在辨瘟疫之通体异于伤寒，而尤慎辨于见症之始，因名其书为《广瘟疫论》。该书原误刻为歙县郑奠一之书，名《瘟疫明辨》。戴氏孙祖启于坊中购阅之，即其先大父存存书屋之《广瘟疫论》，于乾隆四十三年（公元1778年）校刻行世。

《广瘟疫论》全书共分四卷。卷一以辨气、色、舌、神、脉为纲，论时行疫疠与风寒异气、时行疫疠与风寒异受的区别，阐述瘟疫兼寒、兼风、兼暑、兼疟、兼痢等5个兼证，及夹痰水、夹食、夹郁、夹血、夹脾虚、夹肾虚、夹亡血、夹疝、夹心胃痛、夹哮喘等10个夹证的辨治；卷二对瘟疫与风寒引起的表证，如发热、恶寒等31个症状详加鉴别、对比；卷三对瘟疫与风寒引起的里证，如烦躁、呕等40个里证进行详细对比，以示区别；卷四介绍汗、下、清、和、补等诸治法，以及不表不里证、妇人、小儿病证辨治。卷末附有常用诸方80余首。该书短小精练，于瘟疫与伤寒详加判别，其对温病学的贡献主要可体现于以下几方面：

（一）区别寒温病因病机

在《广瘟疫论》中，戴氏所说的瘟疫在书中又每称为时疫，而在吴又可《温疫论》中称为温疫，属于温病中传染性较强，易引起流行的一类疾病。其论述瘟疫与风寒之异，主要从病邪性质、受邪途径、传经变化等方面加以区别。

关于病邪性质。戴氏认为：风寒二气虽有不同，然皆冷而不热，其中人也，郁而不宣，当其初受在表，均宜温散；瘟疫由伏气而成，热而不冷，其伤人也，热蒸而腐败，初起即宜凉解。两者性质各异，施治不能有误。如以解热之剂治风寒，轻者寒中呕利，重者阳陷厥逆；以散寒之剂治温热，轻者衄渴谵妄，重者枯竭亡阴。因之辨明病因性质，至关重要。

关于受邪途径与发病趋势。戴氏认为：风寒从表入里，故汗不厌早，下不厌迟，以其病因性质属凉，必待入里化热，方可攻下凉解，否则虚其里气，反引表邪内陷，而成结胸、痞、利诸症；瘟疫由里出表，虽出表而里未必全无邪恋，故下不厌早，汗不厌迟，以其性质属热，如误用温散，始则引热毒燎原，而为斑、衄、狂、喘，进而伤其真阴，而为枯槁、昏沉、厥逆诸危候。

关于传经变化。戴氏认为：瘟疫与风寒不同，风寒从表入里，故多从太阳而阳明而少阳而入胃。瘟疫之邪热本从里出表，故见表证时，未有不兼见里证者；有里证下之而其邪不尽，仍可出表者；有谵妄昏沉之后，病愈数日，复见头痛、发热，复从汗解者；更有下症全具，用下药后，里气通而表亦达，头痛、发热，得汗而解，胸闷、心烦，暂从斑疹而解，移时复见舌黑、胸闷、腹痛、谵妄，仍待大下而后愈者。凡此所谓表而再表、里而再里的传经变化，在风寒必无如此情况。

（二）鉴别寒温五种辨法

戴氏认为瘟疫与伤寒鉴别之要“尤慎于见证之始”，于是他着意在瘟疫病的气、色、神、舌、脉五个方面加以辨别，丰富了温热病的诊断内容，对于温热病初起与风寒外感的辨别颇具临床意义。

辨气：辨别患者呼吸、分泌物及排泄物所散发出的气味。瘟疫邪热从里蒸达于外，里热熏蒸，最易发生异常的气味，轻者盈于床帐，重则蒸然一室。气味不同，与病证性质也有一定关系：酸臭是湿热交蒸；口气臭秽喷人，多属阳明腑热浊气上冲；血腥之气多见于热入血分迫血妄行；尸气多是热毒极盛秽气外发而成。伤寒之邪从外收敛入内，因此病初决无臭气，迨转入阳明腑证，间或闻有臭气。如病初即有臭气，知为温热而非风寒，则虽有头痛、发热诸表证，也不得误用辛温发散；如闻有臭气同时，又有诸种里热见证，则当清当下，不得迟延不决。证之临床，某些温热病初起而里热郁蒸者，病人每有热秽之气，里热愈甚，热秽之气亦愈甚；而风寒外感，虽体温甚高，但无里热郁蒸，故病初并无热秽之气。据此辨别温热病与伤寒确有一定临床意义。

辨色：即面部望诊。瘟疫患者因里热气蒸，面色多松缓而垢晦。面色黄滞多为湿热熏蒸，气机郁阻；面色红赤，午后尤甚为阳明实热；邪热深入下焦而见面赤，则为热劫肾阴；头目之间每多垢滞，或如油腻，或如烟熏是疫热熏蒸津液上溢于面所致。风寒初起由于寒性收引而无里热蒸腾，所以面色多绷急而光亮。据此分辨，对确定外感病的治疗措施，具有一定的意义，正如戴氏所指出的：外感病而见面色垢滞者，虽有头痛、发热等表证，也不宜轻用辛热发散，而应予凉解；如伴见舌黄、烦渴等里证，则为里热之据，治疗即应予苦寒之剂，以泄其郁热。

辨舌：主要是辨舌苔。戴氏认为：风寒在表，无苔，即使有白苔，亦薄而滑；而温热初起，便有白苔，且厚而不滑，或色兼淡黄，或粗如积粉。凡见此等舌苔的外感病患者，即使病初头痛、发热，亦不能辛温发散，而宜清凉攻下。其所说“粗如积粉”，主要是指白厚干燥之苔，是里热亢盛津液受伤而未及转黄所致，故治予清凉攻下；若苔呈厚腻如积粉，则为湿热阻遏募原所致，对此，治当化湿泄热，切不可漫投清凉攻下。验之临床，瘟疫初起里热郁蒸气分者，即使呈白苔，但多白而欠润，苔质偏厚，且舌质必红赤，此与外感风寒初起苔薄白而滑润，且舌质正常者，自不难区别。一般热郁气分者，以白黄苔或淡黄而干的舌苔较为多见；如温热病初起，里热郁蒸营分者，则多现舌绛而很少苔垢，治疗此等病证，又当以凉营清滋为宜，未可概投清凉攻下。

辨神：瘟疫为火热之气，心为火脏，故极易神明受扰而出现神志异常之症，“初起令人神情异常而不知所苦，大概烦躁者居多，或如痴如醉，扰乱惊悸，及问其何所苦，则不自知，即间有神清而能自主者，亦多梦寐不安，闭目即有所见，有所见即谵妄之根，缘瘟疫为天地邪气……故其气专昏人神情也”。而风寒之邪伤人，其气不昏人神情，只有邪传入阳明胃腑，有的可出现神昏谵语之症。戴氏提出瘟疫初起即有神情昏昧，心主不明的症状出现，与叶天士提出温热之邪“逆传心包”的理论不谋而合。

辨脉：主要辨析风寒与瘟疫初起脉象之异。戴氏指出：温热之脉，传变后与风寒颇同，初起时与风寒迥异。凡风寒初起，脉象多浮，至数清楚而不模糊；瘟疫初起，脉象多沉，至数模糊不清，或沉迟，或沉数无力，乃邪在阴分，热郁气滞之故，勿作虚视，但当解热，不宜补气。此诚阅历有得之言，非深于体验者，不能道其所以然，值得临证参考。

综上所述，辨别气、色、舌、神、脉五个方面，是戴氏从其长期的医疗实践中总结出的瘟疫与伤寒初起的鉴别要点，有助于临床辨治。其内容虽未尽善，尚有局限性，但确实发展和丰富了温热病的诊断内容。

（三）倡导瘟疫腹诊运用

戴氏在《广瘟疫论》中多次指出：辨别瘟疫的证候，当于“验舌之后，更细按胸胁”，并详细论述了多种温热病证候的腹部体征、诊断与鉴别诊断以及治疗方法，从而使腹诊在外感热病的诊治中发挥了重要作用。

腹诊辨夹证：《广瘟疫论》共记载了10种夹证，其中夹痰水、夹食、夹郁、夹血诸证主要通过腹诊加以鉴别。如瘟疫胸满，若“心下虽满痛，按之则软，略加揉按，则漉漉有声，此证夹水之辨也”。瘟疫夹郁或夹食，两者均有腹痛，但“夹食为有物，为实邪，舌苔厚白而黄，胸膈满痛不可按，而亦不移。夹气为无物，为虚邪，舌苔白薄，胸膈满痛串动而可按”。又曰：“食结者，硬痛成块不可按，多在心下”。再如夹血一证，以“胸膈胁肋四肢有痛，不可按而濡者，即为蓄血确验”。可见，由于夹邪不同，其腹部的病理征象亦各异。首先可根据腹痛或腹胀的可按与否分为两类。胸腹疼痛可按，按之疼痛攻窜不定者为气滞；满痛可按，按之有水声者为水饮。若胸腹满痛不可按，特别是痛在心下，硬而有块者为食积；痛不可按，按之濡软不硬者为蓄血。根据腹诊，便可准确地判断瘟疫夹邪的性质，颇有临床指导意义。

腹诊别表里：戴氏在瘟疫辨证中十分重视病位之在表在里，他将瘟疫中常见的70余个症状，分别归纳为“表症”和“里症”两类，强调“疫邪见症，千变万化，然总不出表里二者”。诸如发热、寒热往来、头痛、头胀、头眩等31个症状多属于表；烦躁、呕、咳、渴、口苦等41个症状多见于里。当病位在表时，病人一般不出现胸腹部的病变征象；当诊断里证时，腹诊则是一个重要的依据。如戴氏对渴症的辨别“初起在表，发热头痛，舌白而渴……邪已入胃作渴，身热自汗，舌现黄苔，或酱色，或黑燥，当察其胸胁少腹……按之有痛处，为有热有结。痛在心下，脉必滑大，关上尤甚，小陷胸汤。在脐上及当脐，关中脉必滑大，小承气汤……”纵观戴氏所列41个属于里的症状，运用腹诊者为20个，占总数的二分之一，可见腹诊与里证之间的关系十分密切。

腹诊定治法：戴氏在辨别瘟疫证候确定治法时，十分善于运用腹诊，如他在分析烦躁、谵语、呃逆、舌燥、发黄、便血、渴、小便不利、昏沉、囊缩等属于里证之症状时，都要进行腹诊，并根据腹诊选用适当的治疗方法。一般而言，腹满而按之不痛者，病在气分，当治以清热疏散；

痛而不满，拒按而软，即腹部压痛明显，但腹肌不紧张或摸不到硬块者，病在血分，宜用清热逐瘀法。满痛并见，拒按而无块者，在上、中焦多属陷胸汤证、大柴胡汤证；在下焦为水停膀胱，属四苓汤证。满痛拒按而有块者，块在心下为食结，宜于清导；块在脐下或少腹为燥矢，治当攻下。至于虚证，多表现病势沉重而胸腹按之无满痛，或痛而不拒按，甚或喜按，治当以补益诸法，腹部喜温喜按者用温补法。戴氏还根据腹诊结果了解用药后的效果，指导下一步的用药以及纠正误治等。如呃逆证，“下之不止，按其脐腹有硬痛拒按处，仍当下之”。再如瘟疫神昏，已屡经攻下，然而“胸胁仍有拒痛者，邪未尽也，仍宜清利”；若下后按腹已“无拒痛”，乃属阴虚阳亢，以养阴安神的药物治之。

戴氏这种根据腹诊的客观指标来确定证候，指导选方用药的方法，可以说是对外感温热病之诊断学及治疗学的一大发展。

（四）辨治瘟疫兼夹之证

戴氏对于瘟疫兼夹证的辨治尤为重视，总结出五兼十夹，并提出了相应的治疗原则与方药。五兼，即是兼寒、兼风、兼暑、兼疟、兼痢。凡言兼者，是指温热之邪复兼他邪为患，二邪自外入者。其治疗原则是以治疗温邪为主，略兼治他邪而病即解。十夹，即夹痰水、夹食、夹郁、夹血、夹脾虚、夹肾虚、夹亡血、夹疝、夹心胃痛、夹哮喘。凡言夹者，是指温邪夹有内病，内外夹发者。对于十夹的治疗，大体可分三类：其一是夹痰水、食积、血瘀、气郁等有形实邪者，治当以夹邪为先，温邪为后，以清其夹邪，而温热疫毒始得透达解散；其二是夹脾虚、肾虚、亡血诸虚证，其治疗以治邪为主，养正为辅，以疫邪最易伤正，不可养正遗邪；其三是夹疝、哮、心胃痛诸旧病，其治则是但治疫邪，则旧病自已，以旧病乃新病所迫而发。当然，临床施治时，亦应适当兼顾旧病，对所说的“但治疫邪，则旧病自已”也不能绝对化。以上，经戴氏对瘟疫兼夹证的归纳，其内容更加系统完整，纲举目张，便于理解与运用。然而在临床上仍需灵活掌握，根据病情的标本缓急，确立治疗之先后侧重，不可过于拘泥于戴氏之说。

（五）治疗瘟疫五大法则

对于瘟疫的治疗，戴氏列出了汗、下、清、和、补五法，并着重阐述了此五法在治疗中的特殊意义，从而使温热病的治疗原则，得到进一步的系统化，并趋于完善。

汗法：戴氏运用汗法主要有以下观点：其一，强调汗法应用时机，主张“时疫汗不厌迟”；其二，认为瘟疫汗法的目的，“在乎通其郁闭，和其阴阳”。因戴氏所述主要是里热郁蒸的瘟疫，在里热出表而邪郁肌表之时，可用辛寒、辛凉之剂，以清热透邪外达，并借以通其郁闭；若仅是里热而无怫郁肌表见症，则止须清其里热而无需解表发汗，故称“时疫汗不厌迟”。然而，如属温热在表之新感瘟疫，亦应及早使用辛凉透表，使邪从汗解。若亦拘此“汗不厌迟”之说，反致病邪易于传里生变。

下法：戴氏对运用下法提出两个论点：一是“在乎下其郁热”，一是“时疫下不厌早”。戴氏认为瘟疫因里热郁蒸，用苦寒下夺，正是釜底抽薪，使郁热有外泄之机，故主张“时疫下不厌早”。这一观点，近代不少医家颇为赏识。实践证明，某些急性热病，及早使用下法，或与其他方法配合应用，确能起到下其郁热、排泄毒邪等作用，有助于缩短病程，提高疗效。当然，主张“时疫下不厌早”，亦不等于凡是瘟疫皆可无的放矢地滥用攻下，这主要是针对热郁于里的瘟疫而言，若属温热在表之证，决不能早用攻下。

清法：戴氏强调清法在温热病的治疗中十分重要，指出：“时疫为热证，未有不当清者”，“当清者十之六七”。戴氏所用清法主要是取辛寒、苦寒之品，对于热郁气分或化火者甚为恰当。若热在营血，或热闭心包、热盛动风者，则叶天士之清营凉血、清心开窍、凉肝息风诸法，更为具体。

和法:戴氏所称和法,并非和解少阳,而是指调和之法,即两法并用以及善后调理。如寒热并用、补泻合剂、表里双解、平其亢厉等。由此可知,戴氏所述之和法,实寓有汗、下、清、补等法综合运用之意。

补法:戴氏认为温热病伤阴者多,亦有因寒凉太过而致伤阳者。因此,补阴补阳,又当酌其轻重而不可偏废。现代临床表明,温热病过程中,因热伤肺胃津液或耗损肝肾之阴而治宜滋补阴液者,确为常用之法。但如因患者素体亏虚或邪盛正衰而致亡阳厥脱,治须回阳固脱者亦不少。足见戴氏"补阴、补阳,又当酌其轻重而不可偏废"之说甚合临床实际。

综上所述,戴氏对病发于里的温热疾患之辨证诊断,确有其独到之处,其论治原则亦颇多阐发,但选方用药,仍多杂以辛温燥烈,未免有失允当,且对湿热性质的温病和燥病的论述也有欠缺。正如何廉臣所说:"余细玩原书,见其于湿温、燥热二症,言之甚略,尚少发明,即用药选方,亦多未尽善处。"

(马　健)

七、叶　　桂

叶桂,字天士,号香岩,晚年号上津老人。生于康熙六年(公元1667年),殁于乾隆十一年(公元1746年)。祖籍安徽歙县,先世迁于吴县(今江苏苏州市),居阊门外下塘上津桥畔。其祖父和父亲皆精通医术,家学渊源。叶氏自幼耳濡目染,为日后学习医术,打下了基础。但在14岁时,其父去世,即从其父门人朱君专心习医,不久即能通彻医义。但叶氏毫不自满,经常寻师访友,如听到某医治疗某病有专长,即登门拜师,学得其医术后就再投他师。据说叶氏到18岁时已求教过17位老师,即使在成名之后,仍然从师多人。由于他谦虚好学,能做到博采众长,融会贯通,所以最后终于自成一家,成为一代医学巨匠。叶氏不仅精于内科,而且精于幼科、妇科、外科等,在医疗实践中不仅善于继承,而且敢于创新,提出了许多前人未曾论及的医学理论,故史书称他"治方不执成见"。叶氏一生治学严谨,对诊疗技术精益求精。据史籍记载他"切脉、望色、听言,病之所在,如见五脏",故治病多能取得奇效,在当时是一位声望极高的医生。在沈德潜尚书为叶氏所作的传记中誉道:"以是名著朝野,即下至贩夫竖子,远至邻省外服,无不知有叶天士先生"。而叶氏对自己的要求甚严,认为一个医生水平的高低关系到人的生命,责任重大,所以在临终遗嘱中告诫其子说:"医可为而不可为,必天资颖悟,读万卷书,而后可借术以济世,不然鲜有不杀人者,是以药饵为刀刃也。吾死,子孙慎勿轻言医。"

叶氏生平因诊务繁忙,甚少著作。现在流传的10余种叶氏著作,有的系其门人或后人整理而成,而其中大多系伪托叶氏之名而作。一般认为,《临证指南医案》、《温热论》、《幼科要略》、《叶氏医案存真》、《叶氏医案未刻本》、《叶天士晚年医案》等为叶氏门人或后人整理叶氏所述及病案而成的可能性较大,因而较能真实地反映叶氏的学术思想。

叶氏作为一代名医,不仅极受时人推崇,其学说广泛流传,而且对后世中医学的发展作出了重大贡献。在《叶氏医案存真》石韫玉序中称:"至今谈方术者,必举其(天士)姓字,以为仲景、元化一流人也。"《清史稿》中说:"大江南北,言医者,辄以桂为宗,百余年来,私淑者众。"《友渔斋医话》中说:"近来习医者,案头无不置一叶氏医案"。由此可见叶氏对后世医学影响之大。叶氏在医学上造诣极深,精通多科,建树甚多,以下仅就其在温病学方面的学术成就作一简介。

(一)创立温病的辨治体系

叶氏之前,对外感温热病的诊治很多都是按照《伤寒论》的体系,使用《伤寒论》中的各种方药。但也有一些医家提出温病与伤寒是两类不同的外感热病,如王安道指出:“温病不得混称伤寒”,吴又可从温疫与伤寒的临床特征对二者详加区别。叶氏在前人论说的基础上,更系统地分析了温病、伤寒在病因、临床表现、治法等方面的不同,从而使温病学从《伤寒论》体系中独立出来,形成了以卫气营血证治理论为中心的温病学术体系,从根本上扭转了长期以来把温病混同于伤寒的局面。

在病因方面,自《内经》提出“今夫热病者,皆伤寒之类”的论点以后,把外感热病的病因都归结于感受寒邪。叶氏则明确提出温病的病因不是寒邪,而是温邪侵袭人体所致,感寒邪而病者则属伤寒范畴。在温病中有“温邪上受,首先犯肺”而致病者,亦有温邪自里而发而致病者,或因外邪先受,引动在里伏热而致病者。即温病可分为新感、伏邪以及新感引动伏邪三类。

在临床症状方面,叶氏提出温病与伤寒也不相同:“伤寒之邪留恋在表,然后化热入里,温邪则热变最速”,即认为伤寒在感受寒邪后,初起寒邪侵犯足太阳膀胱经,即表现为表寒证,在表寒邪再化热传里,需要有一个过程,所以相对来说化热较慢。温病系感受温邪,温邪具有阳热之性,初犯于人体即可出现表热证,并可很快地传里而表现为里热证。在疾病的传变方面,寒邪一般先犯于足太阳经,继则传入少阳、阳明经,以后又可传入太阴、少阴、厥阴经。温邪则首犯于肺卫或自里外发,发于肺卫者既可顺传阳明,又可逆传心包;发于气分者可内传营血;发于营分者既可外透气分,又可内陷血分。故叶氏提出“卫之后方言气,营之后方言血”,以卫气营血为传变规律来与伤寒六经传变相区别。叶氏在温病的传变上还提出了当以三焦分证,为后世吴鞠通创三焦辨证体系打下了基础。如叶氏有“仲景伤寒先分六经,河间温热须究三焦”之说。在病情变化方面,叶氏还提出了“伤寒多有变证,温热虽久,在一经不移”。强调了伤寒由表寒证转为里热证,再形成里虚寒证,其病证性质变化较大。而温病,特别是温热性质的温病,自始至终多表现为热证,即在初期见表热,其后见里热,后期则见虚热,病证性质的寒热属性变化不大,至于湿热性温病在中焦脾胃气分阶段的时间维持较久,变化较少,即“在一经不移”,所以在传变方面也与伤寒有所不同。

在治疗方面,叶氏强调温病“若论治法则与伤寒大异也”。而这种“大异”体现在温病各个阶段的治疗。如在伤寒初起时,因属寒邪在表,所以主用辛温解表之法;温病初起,若属邪在肺卫,当用辛凉轻剂以疏解肺卫之邪,“挟风则加入薄荷、牛蒡之属,挟湿加芦根、滑石之流”,如属伏温发自里者,“苦味坚阴乃正治”,如属新感引动伏邪,“必先辛凉以解新邪,继进苦寒以清里热”。当病邪入里而进入少阳时,伤寒多表现为少阳枢机不利,治以和解少阳之法;温病则多为湿热性温病中痰湿与温邪相夹而留于三焦,治当“分消上下之势”。又如邪热结于阳明时,伤寒多投以峻下之法;温病则多见热结阴亏,每用养阴攻下之法。至于湿热性温病,多表现为湿热之邪与积滞结于胃肠,其所用下法与伤寒更不相同,即叶氏所谓:“伤寒邪热在里,劫烁津液,下之宜猛;此多湿邪内搏,下之宜轻。伤寒大便溏为邪已尽,不可再下;湿温病大便溏为邪未尽,必大便硬,慎不可再攻也,以粪燥为无湿矣。”

叶氏在提出卫气营血辨证纲领的同时,又确立了卫气营血的治则,即所谓:“在卫汗之可也,到气才可清气,入营犹可透热转气……入血犹恐耗血动血,直须凉血散血”。显然这一治则的提出进一步丰富了外感热病的治疗理论,从而形成了与《伤寒论》有明显区别的一整套辨证论治体系,奠定了温病学的理论基础,故叶氏被认为是温病学的奠基人。章楠说:“邪之寒热不同，治法迥异，岂可混哉！二千年来，纷纷议论，不能剖析明白。近世叶天士始辨其源流，明其变化，不独为后学指南，而实补仲景书之残缺，厥功大矣。”

（二）阐明温病的病机特点

叶氏在《温热论》中明确提出温病有“挟风”、“挟湿”两大类，为后世把温病分为温热与湿热两类不同性质的疾病开了先河。这两类温病的病因不同，初发的部位也不同：温热之邪自口鼻吸受，而初犯于肺，正如叶氏所说：“肺位最高，邪必先伤”；湿热之邪亦从口鼻而入，如叶氏所说：“时气湿热之气，触自口鼻”，但初起病邪直接犯于脾胃，即叶氏所说：“时令潮沴气蒸，内应脾胃”。这两类温病的病机演变有明显的不同：在肺卫之温邪可顺传入阳明，出现阳明气分热盛证或热结阳明证，亦可发生逆传，即肺卫之邪直接传入心包络，出现神昏、谵语、肢厥、舌謇等症状；而湿热之邪犯于脾胃后，则随人体素质不同而有两种发展趋势：一是素体阳盛阴虚者，湿邪易从热化，病位偏于阳明胃，多表现为热多湿少；二是素体阴盛阳虚者，湿邪化热较慢，多表现为湿多热少，甚至可转化为寒湿证，病位偏于太阴脾。正如叶氏所说：“在阳旺之躯，胃湿恒多；在阴盛之体，脾湿亦不少”。

由于温邪为阳热之邪，故温热性疾病的病机特点是易致热盛阴伤。叶氏提出“热邪不燥胃津，必耗肾液”，从而把温病中的阴伤分为两大类，即胃津不足和肾液耗损。而阴液的耗伤也是有规律可循的：一般来说，温病在气分阶段易伤肺胃津液，若温邪深入营血分，则较易劫烁肝肾真阴。同时，亦有中焦阳明热结不解，阳土燥烈而耗及肾水者；有热甚动风，肝风鸱张而耗竭肝肾真阴者；有胃阴大伤而累及先天肾阴者。一般来说，肾阴耗伤比胃阴耗伤在阴液受伤的程度上更进一层，病情也更危重而难以恢复。至于湿热性温病，在化燥化火后病机特点与温热性温病相似而易伤及阴液，还会因湿邪属阴邪，易伤及阳气，导致阳虚，甚则引起水湿内停，出现湿胜阳微的病理变化，正如叶氏所说：“吾吴湿邪害人最广，如面色白者，须要顾其阳气，湿胜则阳微也”。因而湿热性温病后期可能会出现阴液亏损或阳气衰微的不同病理变化。

（三）丰富温病的诊法内容

叶氏在温病的诊断方面，不仅系统地总结了前人的经验，而且充实了许多前人未予系统论述的诊法内容，从而使温病诊断学更为系统和完整，这些内容在其医案和论著中甚多。

以《温热论》为例，有关温病诊法的内容占了全文的三分之二，在37条原文中，论舌苔者占15条，论辨齿者占4条，论辨斑疹者占4条，论白痦者1条。如在舌诊方面，叶氏在前人论述舌苔和舌质与疾病关系的基础上，进一步论述了各种白苔、黄苔、黑苔以及红舌、绛舌、紫舌的具体表现、诊断意义及其相应的治法。在验齿方面，叶氏从齿之润燥、齿龈结瓣、齿缝流血及齿垢来判断邪正虚实，特别是津液存亡情况。从而使温病的辨舌、验齿成为颇具特色的一种诊断方法。此外，在辨斑疹方面，叶氏论述了斑疹的发生机理、形态表现、诊断意义及其相应治法，尤其是叶氏关于“斑出热不解者”属胃津亡，“斑属血者恒多，疹属气者不少”，斑疹“宜见而不宜见多”等论述以及各种斑疹的辨治方法均有很高的理论和实践价值。温病中通过辨白痦来判断病机为叶氏所首创，在《温热论》中不仅介绍了白痦的形态、发生机理，还根据白痦的形态作出预后判断和确立治疗大法。

除此以外，叶氏在其所留下的医案，特别是《临证指南医案》中还详细记录了多种温病的临床表现及其发展变化。例如关于卫气营血各阶段的临床表现，有许多是《温热论》中所未详细论述的。尤其是关于温病后期所出现肺胃阴伤或肝肾真阴耗竭的病理变化，在《临证指南医案》中有详细的记载，并记述了其救治方法，其中关于真阴耗竭的论述成为后来吴鞠通

《温病条辨》下焦篇的主要内容。还要指出的是，叶氏在《临证指南医案·疫》中所记载的具有喉痛、口糜、舌如朱等症状的病例，可认为是我国历史上首次较为可靠的有关烂喉痧（猩红热）的病例资料。

（四）确立温病治疗大法

在对外感热病的治疗方面，叶氏突破了《伤寒论》按六经辨治的框框，不为当时的医生处方用药之常法所拘，不仅根据温病的病变特点提出了卫气营血治则，而且提出了治疗各种温病和温病各阶段的一系列大法，使得温病治疗学大大向前迈进了一步。以下举其几个主要治疗大法作一介绍。

在祛除病邪方面，叶氏强调“透”、“泄”，以使邪有出路。所谓“透”，是指使病邪由里而向外透达，以阻止病邪向里深陷并进而驱邪外出。在《温热论》中，叶氏就多处论及“透”，如“透风于热外”、“急急透斑”、“战汗透邪”、“透热转气”、“清热透表”、“泄卫透营”、“泄湿透热”、“养正透邪”、“急急透解”、“清凉透发”、“透汗为要”等，由此可见，不仅邪在表时当透其邪，使邪从表而出，而且即使邪已深入，往往仍须用“透”，所以“透”的大法几乎贯穿了温病的全过程。当然，对不同病证所用透法的含义并不完全相同。至于“泄”，也是立足于使病邪外出的通道能畅通无阻，除包含了某些“透”法意义外，主要是指用清热、攻下、化湿、利尿等法，使病邪由里外达，或从二便而出。对清热法的运用，叶氏主张病在上者用药当轻清，不轻投苦寒沉降之品，而气分热盛津伤者每先投辛寒，日久不解方酌用苦寒。对下法的运用甚少用峻下之法，较重视在攻下药之中加入养阴之品，并提出下法适应证当以舌象为重要依据，即见舌苔“黄甚，或如沉香色，或如灰黄色，或老黄色，或中有断纹”，方能投用攻下之剂，而所用方药为“小承气汤，用槟榔、青皮、枳实、元明粉、生首乌等”。同时又指出湿温病湿热积滞胶阻于里者“亦须用下法”，但多须“轻法频下”。叶氏还善用分消走泄、开泄、苦泄之法来治疗湿热性温病。其中分消走泄法是用宣畅肺气、理气化湿、淡渗分利之品以分消三焦之温邪痰湿，开泄之法是用轻苦微辛之剂宣气化湿，苦泄之法为用苦寒辛热之品清化中焦湿热。以上三法各有适应证，使用时不得混淆，正如叶氏所说，舌苔“或白不燥，或黄白相兼，或灰白不渴，慎不可乱投苦泄”。

在顾护正气方面，叶氏强调温病易消烁阴液，故提出温病的治疗中滋养阴液是一大治法。根据温病伤阴的病证特点，叶氏养阴法可分为益胃津与滋肾液两大法。一般来说，甘寒之剂侧重于益胃津，如《温病条辨》益胃汤、沙参麦冬汤均源于叶氏病案。如属肾液耗竭，多在甘寒之中加入咸寒，叶氏每以炙甘草汤加减，《温病条辨》中加减复脉汤即源于此。此外，治肝肾真阴亏损还每加用酸味之品，以取酸甘化阴、收敛津气之效。养阴之法除用于温病后期邪热已退而阴液耗伤证外，对于温病过程中热盛而津伤者，每与清热之品配伍使用，如叶氏对气分热邪未去而阴气已伤者，提出：“甘寒清气热中必佐存阴，为法中之法”。对病后阴伤而余热不清者，亦有通过养阴而阴复热退者，如叶氏在《幼科要略》中论及风温治法时说：“病减后余热，只甘寒清养胃阴足矣”。

叶氏在重视顾护阴液的同时，对人体阳气也十分重视，尤其是对于湿热为患者提出了“须要顾其阳气”，认为在运用寒凉药时应十分慎重，“法应清凉，然到十分之六七，即不可过于寒凉，恐成功反弃”。在叶氏医案中也载有许多湿热之邪为患而致阳虚湿阻的病证，每投用温补之法。这些内容亦为《温病条辨》收入于下焦篇。

对于湿热性温病的治疗，在叶氏之前甚少有系统论述者，叶氏则较全面、系统地总结了湿热为病的治疗，提出了湿热性疾病的治则和治法。首先，强调对湿热性疾病必须先祛其湿。叶氏提出，湿热相夹为患，当首祛其湿，湿去而不与邪热相搏则邪热易于祛除，如在《温热论》中说："渗湿于热下，不与热相搏，势必孤矣"，又说："热自湿中而出，当以湿为本治"，强调"湿不去则热不除"。对于祛除湿邪之法，叶氏又重视疏理气机，这是因为气机舒畅则水湿不易聚而为患，已有之湿也较易祛除。而叶氏对湿邪治疗，强调疏理气机，其中又以理肺气为主，即叶氏所说："先论上焦，莫如治肺，以肺主一身之气化也"。常用药物如杏仁、瓜蒌皮、白豆蔻、川朴、陈皮等。同时叶氏还强调湿邪具秽浊之性，多用芳香理气化湿之品，即所谓"清热开邪，要佐芳香，以逐秽为法"。常用藿香、白豆蔻、郁金等。叶氏对湿邪的治疗已寓以分三焦施治之法。如叶氏所举分消三焦之湿热而用的杏、朴、苓三味药，正提示了湿邪在上、中、下三焦不同部位时当分别采用开上、宣中、导下之法。对湿邪在不同部位而引起的病证，叶氏医案中均有具体用药的范例。如湿邪在表，主以宣表化湿，每在淡豆豉、杏仁、桔梗、苏梗等宣散外邪药中加入藿香、白豆蔻、通草、滑石、芦根、薏苡仁等祛湿之品。如湿在上焦，主以宣气化湿，每用杏仁、薏苡仁、通草、滑石等药，《温病条辨》中三仁汤亦源于此。如湿蒙清窍，主以宣窍化湿，每用石菖蒲、远志、郁金、降香等芳香之品配合轻透之药。如湿阻中焦，主以清热化湿，即以辛开苦降之法，用厚朴、黄芩、黄连、枳实、陈皮、半夏之类，同时每佐以淡渗及理气化湿之品。如湿阻经络，主以化湿通络。其中属风湿热合而为病者，多用疏风祛湿合清热化湿之法，常用防己、杏仁、滑石、薏苡仁、桑枝、蚕沙等，即《温病条辨》中焦篇宣痹汤之来由。如湿阻下焦，主以通利导下。其中湿热阻于膀胱者，每用苡仁、茯苓皮、泽泻、猪苓、通草、大腹皮、竹叶以清热渗湿理气，《温病条辨》茯苓皮汤即源于此。属湿热阻于肠道者，多以芩、连、枳实配合木香汁、厚朴等以清化之。如湿热化燥而深入营血，则主以清营凉血，兼祛湿邪，如用犀角、连翘、金银花等配佐赤小豆皮、花露等。

叶氏对温病的治疗还充分体现了"治未病"思想。在《温热论》中提出："或其人肾水素亏，虽未及下焦，先自彷徨矣。必验之于舌，如甘寒之中加入咸寒，务在先安未受邪之地，恐其陷入易易耳"。此处虽是指素体肾阴不足者，在温病过程中易有病邪传入下焦之变，故注意投用顾护肾阴之药，防其传变发生，而其实质是"治未病"思想的体现，说明叶氏甚重视阻断温病中病邪的传变。要防止温病的传变，除了前已述及的重视投用"透"、"泄"之法，使邪有出路外，还要重视顾护人体正气，特别是保护人体正气的薄弱环节。与此同时，叶氏又提出了在用药时应针对病位，不可滥伐无辜。如在治疗暑邪蒙蔽清窍而头痛者时，叶氏说："勿犯中下二焦"，在《幼科要略》中又斥责当时庸医治疗风温在肺，不知"肺病在上之旨"，滥用解肌消食、攻痰导下而导致诸多变证的发生。

（五）重视妇幼温病特点

由于叶氏不仅擅长内科，而且精通妇、幼各科，因而叶氏对于妇女、小儿患温的特点有深刻的认识，提出了妇、幼患温与一般温病患者的异同点，在论治上也重视妇幼温病的特点。

在《温热论》中，叶氏提出了妊娠妇人病温后，不可一味投以养血滋腻之药护胎，而是强调"要看其邪之可解处"，祛除病邪即可达到护胎的目的。然而在祛邪的同时又须"步步保护胎元，恐损正邪陷"，此又与一般温病患者有所不同。对于产后妇人病温，叶氏一方面认为应按其产后体虚的特点"如虚怯人病邪而治"，一方面又指出必要时苦寒清热之品亦可投用，"辨其邪能从上中解者，稍从证用之，亦无妨也。"对于妇人病温而适逢月经适来适断，发生邪陷血室者，叶氏提出除了按《伤寒论》从少阳病而治外，尚可配合活血散结之品，并应视其夹寒、兼气滞等不同情况而灵活用药。

叶氏对小儿的体质特点有精辟的分析，指出"襁褓小儿，体属纯阳，所患热病最多"。对小儿患温的治疗，虽强调要祛除外邪，但极重视顾护脾胃之气，对攻伐之法持慎重态度。特别是小儿每多食滞，所以在外感热病中常兼夹食滞，但叶氏强调不能滥用消导之法。如叶氏在《幼科要略》中指出："幼稚谷少胃薄，表里苦辛化燥，胃汁已伤，复用大黄大苦沉降丸药，致脾胃阳和伤极，陡变惊痫，莫救者多矣"。又说："热乃无形之气，幼医多用消滞，攻治有形，胃汁先涸，阴液劫尽者多矣"。

叶氏因人论治的思想不仅表现在对妇人、幼儿患温治疗方面，对不同体质的人在患温病后用药亦有所不同。正如前述，对素体阳虚者，慎用苦寒，对素体阴虚火旺者，则重视防止"炉灰复燃"，对年老者提出"高年热病……深怕液涸神昏"，对体瘦者提出"瘦人之病，虑涸其阴"，对嗜酒者提出"酒客中虚……水谷不运，中焦之湿内聚"等。

从上可见，叶氏在温病学的理论和诊治经验方面都有非常杰出的贡献，被公认是温病学的主要创建者。研究叶氏的温病学术思想不仅要重视其有关的温病学专著，而且要从其丰富的温病病案中学习其诊治及用药经验，进行认真的继承和发扬。

（杨　进）

八、薛　雪

薛雪，字生白，号一瓢，又号一飘，因其居处又名扫叶山庄，所以晚年号扫叶老人。生于康熙二十年（公元 1681 年），殁于乾隆三十五年（公元 1770 年），享年 90 岁。为江苏省吴县（今苏州市）人，居于苏州南园俞家桥。薛氏曾父薛虞卿是明代江南四大才子文征明外孙，为著名的诗人和书画家。薛生白生长在书香门第，自幼耳濡目染，早年从师习文，博览群书，年长即博学多才，擅长诗文，并以画墨兰而名著于世。薛氏还善拳勇，正是文武兼备。但薛氏性格孤傲，淡于名利，清朝廷曾两次召举博学鸿儒，皆未应召。

薛氏对医学有很深的研究，不仅精通医理，而且有丰富的临床经验。所以薛氏主要以医为业，在吴中享有很高的声望，与当地的名医叶天士齐名。关于薛氏医学活动除了在民间有大量的传说外，其好友著名文人袁枚在《小仓山文集》中也有生动的记载，赞誉薛氏为"医之不朽者也"。薛氏对湿热病的证治尤有很深的造诣，在辨证用药方面有独到之处，据说是因薛氏之母病湿热，故薛氏在湿热病的证治方面特别下了工夫。

薛氏的医学著作主要有《日讲杂记》、《医经原旨》、《薛生白医案》、《扫叶庄医案》和《湿热病篇》（又名《湿热条辨》）。其中尤其以《湿热病篇》对温病学的发展贡献颇大，也可以说是薛氏的代表作。该篇对湿热病的病因、发病、证治进行了系统而详尽的论述，是中医学中全面、系统论述湿热病的最早文献。该篇中对于湿热之邪在上、中、下三焦的证治分析，被称为是湿热病的三焦辨证方法，在温病学的理论体系中占有一定的地位。后世李清俊称该篇的内容"其见之也确，其言之也详，其治之也得所宜"，还有医家把薛氏作为论治湿热病的代表人物，这些都体现了后人对其学术思想的重视。以下对薛氏的主要学术思想作一简要分析。

（一）系统论述湿热病的病因发病

古人对湿热病的病因早已有所论述，如提出湿热所致的湿温是"先伤于湿，后复伤于暑"，或强调"湿热素盛，加以暑气相搏"。但都是把发病条件与病因相混。薛氏通过长期的临床观察认识到，湿热之病是因湿热相合，交蒸为患，也就是因感受湿热之邪而致。因而湿热之病的性质不仅与伤寒不同，也与一般的温热性温病有所不同。在病邪感受途径上，薛氏明确提出了"湿热之邪，从表伤者，十之一二，由口鼻入者，十之七八"。同时，薛氏也强调湿热病之发病每需要一定的条件，即"太阴内伤，湿饮停聚，客邪再至，内外相应"，这与叶天士提出的湿邪致病多“内外合邪”是一致的。对于湿热之邪首先侵犯人体的部位，薛氏提出，湿热之邪从口鼻而入后，先趋中道，直犯脾胃，所谓“湿热证属阳明太阴者居多”，所以湿热为病多以脾胃为病变中心。薛氏认为其原因是“阳明为水谷之海，太阴乃湿土之脏”，由于“脏腑相连，湿土同气”，所以外界的湿邪先犯于太阴阳明脏腑。薛氏在区别伤寒、温病和湿热证在病位上的不同时提出：“伤寒初起则病在太阳，温病乃少阴太阳同病”，这里所说的温病实际上是指春温，即传统所谓冬伤于寒，伏于少阴，至春季因外感时邪而引发兼有太阳表证者。

对于湿热病过程中病机的变化，薛氏对其规律也进行了深入探讨。如湿热之邪的病机变化有热化与湿化两大类，而决定这种变化的内在条件则是人体“中气”的盛衰，即“中气实则病在阳明，中气虚则病在太阴”。实际上病在阳明就是病证从热而化，其性质多呈热重于湿；而病在太阴则是从湿而化，病证性质呈湿重于热。同时还提出了病情的轻重与中气的盛衰相关，“中气实者，其病必微”。对于湿热病证的临床表现，薛氏分为正局和变局两类。正局是湿热病的典型表现，初起时表现为湿热犯于卫气而见“始恶寒，后但热不寒，汗出胸痞，舌白，口渴不引饮”。薛氏认为，湿热病初起也有表证，但这是邪在太阴阳明之表，即“太阴之表四肢也，阳明之表肌肉也，胸中也”，而不像风温之表在手太阴肺经，伤寒之表在足太阳膀胱经。其后则湿热之邪盛于气分，多先盛于上、中焦，后再盛于中、下焦，即体现了湿邪所具有的“自上流下”特性。而湿热病的变局则是湿热病的一些特殊表现，其中包括湿热化燥、化火后内陷营血，传入手足厥阴而出现神昏、痉厥症状的病证，也包括了湿邪伤阳后从寒而化的一些病证。

(二)按湿热之邪所在部位论治

湿热之邪侵犯人体后，因病变部位不同而可出现各种临床表现。《湿热病篇》之所以又名《湿热条辨》，就是因为本篇主要是按湿热病过程中湿热所在部位的不同，出现不同的临床症状而分别施治的。如湿热病初起，见发热、恶寒、身重、关节疼痛、肌肉微疼，属邪在肌表；如表现为寒热如疟者，属湿热阻遏膜原；如见脘闷而心中烦乱者，为湿热蒸郁于胸膈；如见胸痞脘闷，纳少干呕者，为湿热困阻中焦；如见初起即胸闷不知人，属湿热闭阻上中二焦；见自利、溺赤者，为湿热流注下焦；如见壮热、斑疹透发、神昏痉厥、出血者，为湿热化燥内迫营血。

因湿热病主要的病变部位在气分，所以本篇主要按湿热在上、中、下三焦的不同部位而分别施治。如湿热之邪在上焦者，会影响水湿的宣化功能，所以出现身热、胸痞等症，治疗主以轻清透邪、宣透气机，主要用枳壳、桔梗、淡豆豉、栀子等。如邪在中焦，可影响脾胃的运化功能，所以可见脘痞、呕恶等症。具体又可表现为湿伏中焦、湿热闭阻上中二焦、湿滞阳明、湿热闭结肠胃等多种病证。而对湿热在中焦的辨证，则应辨别其湿与热之偏重，在治疗上或以清热为主，或以化湿为主。如湿浊偏盛而未化热者，应主以辛开，用厚朴、草果、半夏、干菖蒲等；如有湿热交蒸而湿重热轻者，主以芳化轻宣，用藿梗、白豆蔻、杏仁、枳壳、桔梗、郁金、苍术、厚朴、草果、干菖蒲、佩兰、六一散等；如湿渐化热而仍有余湿未净者，主以辛泄之中佐以清热，用白豆蔻、半夏、干菖蒲、大豆黄卷、连翘、绿豆衣、六一散等；如见阳明之热盛而兼太阴之湿者，属热多湿少之证，主用白虎汤加苍术等。如湿热在下焦，势必影响大肠和膀胱的功能，所以可见自利、溺赤等症状。在治疗时，主以渗下分利之法。多用滑石、猪苓、茯苓、泽泻、萆薢、通草等。可见，薛氏对湿热证的辨治重视分别其所在的部位而施治，特别是邪在气分时，主要分三焦而论治，所以被后世称为湿热病三焦辨证体系的创始者。

(三)详审症状病机而论治

薛氏对湿热病的辨证治疗，还重视对每一个具体症状的辨审。在湿热病过程中，同一症状的发生原因可以不同，其治法也必然各异。如湿热病过程中发生痉厥，虽都是筋脉拘急所致，但在《湿热病篇》中按其发生机理的不同而有多种治法。其中因湿热夹风而犯于经络者，表现为口噤、四肢牵引拘急，甚则角弓反张，治疗主以祛风清热胜湿，药用鲜地龙、秦艽、威灵仙、滑石、苍耳子、丝瓜藤、海风藤、酒炒黄连等。如因湿热化燥化火而充斥表里三焦而气血两燔者，在发生痉厥的同时还表现为壮热、口渴、烦躁、舌黄或焦红、神昏谵语，治以清气凉血、救阴泄邪，用犀角地黄汤加金银花、连翘、玄参、金汁、石菖蒲等，神昏甚者可加至宝丹。如因湿热化火，热结胸膈肠胃，邪热熏灼筋脉而发生痉厥者，还可表现为神昏谵妄，脉洪数有力，治以清泄阳明热结之法，仿凉膈散，或仿承气汤攻下，即薛氏所说："阳明之邪仍假阳明为出路"。另外，又有因湿热伤阴，引动肝风上升而发痉者，可伴见汗出热不除，忽然头痛不止，治疗主以息风养阴，药用羚羊角、蔓荆子、钩藤、玄参、生地、女贞子等。还有因阳明腑实伴阴伤而发痉者，表现为便秘、口渴、神昏，或见两手搐搦、舌苔干黄起刺。对这种腑实阴伤之证，薛氏在治疗时又按其偏于腑实还是偏于阴伤而分别处以不同的治法：如偏于腑实者，主以攻下，用承气汤；如偏于阴伤者，主以润肠通便，以"增水行舟"，药用鲜生地、芦根、生首乌、鲜稻根等。另有一种因热闭厥阴，寒客下体而致阳气不能外达而见足冷阴缩，或伴神昏发痉者，则用辛温之品熏洗足部，并按湿热之证治之。可见对同为痉厥之证，其病机不同，治法亦不相同。另外，在《湿热病篇》中对外感病中下利的辨治也颇为精细。如其中有属湿热内迫肠道而致热痢的，主以白头翁汤；有热在阳明，燥屎内结而下利者，可用承气法；对湿热蕴于肠道而引起的痢下脓血，里急后重则用木香、槟榔、厚朴、黄芩、广皮、神曲、柴胡、葛根、银花炭、荆芥等；对湿热已伤肾阴而仍有下利咽痛，用猪肤汤；对久利而损伤脾阳者，用真人养脏汤；对久利伤阴者，主以熟地、当归、白芍、甘草、广皮之类。其他，对湿热在下焦的自利溺赤、口渴等邪在下焦之证，湿热化燥充斥三焦而仍见自利者，则从湿热之所在而治；对湿热后期余邪未尽而中气亏损，发生吐下者，又从理中汤法治等。这些证治内容都体现了薛氏对湿热病每一个具体病证的精细辨治。

（四）立法用药别具匠心

薛氏在治疗湿热病时，不仅有系统的理论为指导，而且在立法用药方面也反映出独特的风格和独到的经验。

如在使用古方方面，薛氏一方面重视古人治疗湿热性疾病的经验，认为古代文献中已有不少关于湿热病治疗的方药，所以在《湿热病篇》中也继承了许多古方，同时在使用古方时，能结合自己的经验，或原方使用，或对古方进行灵活的加减。如篇中所述的白虎加苍术汤、来复丹、大顺散、缩脾饮、三甲散、猪肤汤等，由于病证较为典型，所以基本上是按原方使用。还有一些病证则从临床表现的具体情况出发，结合薛氏的经验进行化裁加减，如治疗湿热秽浊阻遏膜原证，虽用了吴又可的达原饮方意，但除了保留了方中的厚朴、槟榔、草果这些疏利透达膜原的药外，去掉了黄芩、知母、芍药等性寒凝滞或性酸收敛之品，又加入了柴胡、苍术、半夏、藿香、菖蒲、滑石等具有和解、化湿、辟秽作用的药物，从而使该方更贴切病情。

在《湿热病篇》中也记录了薛氏治疗湿热病一些独到的用药经验。如用小剂量川连、苏叶治疗呕吐，用丝瓜藤、海风藤等以宣通经络，用新鲜的养阴药品或药汁治疗阴液大伤，用鲜莲子、生甘草、生谷芽等以清养胃气等。这些方法都为后人所效法。

薛氏在处方用药时，对于药物的味数、药性、用量等，具有很大的灵活性。如在药味数上，有独取一味者，有多至十余味者。在所用药物的药性方面，对重证则投以重剂，如湿热化燥化火而内迫营血引起动风者，选用犀角、羚羊角、大黄、金汁等清热解毒重品；而对于轻证则宗“轻可去实”之意，选用药性缓和之品，且药味较少而用量亦轻。在《湿热病篇》中，对某些病证的用药用量特别轻，如治疗肺胃不和，胃热移肺而致呕恶不止，昼夜不差者，用川连三四分、苏叶二三分煎汤；治疗暑湿郁闭肌表而致胸痞发热，肌肉微疼，无汗者，用六一散一两、薄荷三四分泡汤调下等。可见薛氏在治疗某些病证时，特别善用轻剂而取效，也体现了其按病证的轻重缓急而分别施治的学术思想。

（杨　进）

九、俞　肇　源

俞肇源，字根初，为清代名医。因医术精湛，排行第三，乡里咸称俞三先生。生于清雍正十二年（公元1734年），卒于嘉庆四年（公元1799年），世居浙江山阴（今绍兴市）陶里。祖上世代习医，家学渊源，故自小耳濡目染，有志于岐黄之术。俞氏天资聪颖，好学善思，年廿已遍读古今医书，不仅精通《内经》、《难经》，且对各家医学典籍均悉心研求，以博采众长，尤其对仲景学说研究甚深。其悬壶故里，议证每有卓识，治病屡起重笃，未及而立之年，便已名噪杭绍，求诊者门庭若市，日逾百人。因其学说渊博，医术精湛，为人谦和好交，故医坛声誉颇盛，乾嘉之间，其名声历40余年而不衰。

俞氏一生诊务极忙，少有时间著述，《通俗伤寒论》是其惟一的传世之作。该书系统反映了他毕生的临床经验和学术成就，被誉为继河间、又可之后“四时感证之诊疗全书”。综观全书内容，系以伤寒为中心，在融合古今有关外感病论述的基础上，参以个人心得，进行综合分析，提出了许多新的见解，从而为融会古今理论、沟通寒温学说作出了重要贡献。因而，后人何秀山推崇其为绍派伤寒学的领袖。

（一）谨尊经旨以伤寒概外感

俞氏谨尊《内经》“今夫热病者，皆伤寒之类也”的说法，以伤寒之名统括四时六气之外感证，并指出在浙江民间，将“一切感证，通称伤寒”早已相沿成俗。他认为：外感时病者，言其病从外受，非专指正伤寒也。故伤寒的概念，应为“外感百病之总名”，张仲景的《伤寒论》是“通治感证之要书”。因此，其论述外感诸证，皆以伤寒冠之。

为了阐明伤寒之中不同类型疾病的特点和治法，俞氏在其著述中将伤寒分成5个基本类型，即伤寒本证、伤寒兼证、伤寒夹证、伤寒坏证和伤寒复证。其划分的主要依据是：感受病邪的性质及病情的变化。如将单纯感受寒邪者归为伤寒本证；将“寒邪兼他邪或他邪兼寒邪，二者兼发者”列入伤寒兼证；将伤寒夹有其他杂证，“其病内外夹发”者，称为伤寒夹证。再如，把病情恶化的危重证归为伤寒坏证，把“伤寒瘥后”因各种原因而“其病复作”者称为伤寒复证，等等。同时，在这5个基本类型之中，又分为若干具体证型，如伤寒本证中，既有偶感风寒的小伤寒、有冬伤于寒即时发病的大伤寒，又有“身受阴寒之气，口食生冷之物，表里俱伤”的两感伤寒、“非时之暴寒中人，伏气于足少阴经”的伏气伤寒及“其人胃肾阳虚，内寒先生，外寒后中”的阴证伤寒等5种证候。在伤寒兼证之中，所列证候竟有21条之多，从其内容看，绝大部分属温病范围和类似伤寒的杂病，并在命名时采用伤寒与温病、杂病结合的方法，以示与正伤寒区别，如风温伤寒、春温伤寒、湿温伤寒、秋燥伤寒、大头伤寒，以及伤寒兼痧、伤寒兼湿、风湿伤寒、漏底伤寒、脱脚伤寒等。伤寒夹证则多指原有宿疾而复感寒邪者，即“其病内外夹发”。伤寒坏证中，包括了痉、厥、闭、脱等四大坏证；伤寒复证主要阐述了劳复、食复、房复、感复、怒复等伤寒5种复证。由此可见，俞氏所言之伤寒，实非《伤寒论》之伤寒，其内涵更加丰富。

以伤寒概四时感证，有其简洁明了的一面，惜乎内容笼杂而无序，易造成概念上的混乱和治疗上的错误。俞氏对其进行了系统的分类，并就各类型证候作了详细的阐发，从而有效避免了谬误的产生。尤其通过"寒热杂感，湿燥互见，虚实混淆，阴阳疑似"等复杂情况的辨析，为人们临证辨治复杂证候提供了有益的经验。俞氏指出："治伤寒何难，治伤寒兼证稍难，治伤寒夹证较难，治伤寒复证更难，治伤寒坏证最难"，揭示了伤寒中各种类型病证的轻重程度和治疗难易，对临床实践具有一定的指导意义。

(二)勇创新论补前贤之未备

俞氏对四时感证的认识，并不拘泥于前贤的理论，而是在原有基础上，加以发挥和创新，其中不少观点精辟独到，发前人所未发。

如关于燥邪致病，《内经》尚无所论，后虽由刘完素及喻昌作了补充，但对秋燥一病的性质，诸家说法不尽一致。俞氏首先提出燥有温凉之说，为临床正确治疗秋燥奠定了理论基础。他认为：秋深初凉，西风肃杀，感之者多病风燥，此属燥凉；若久晴无雨，秋阳以曝，感之者多病温燥，此属燥热。凉燥犯肺者，初起头痛身热，恶寒无汗，鼻鸣而塞，与风寒相类，惟唇燥嗌干，干咳连声，胸满气逆，两胁窜疼，皮肤干痛，舌苔白薄而干，扪之戟手。温燥伤肺者，初起头疼身热，干咳无痰或痰稀而黏，气逆而喘，咽喉干痛，鼻干唇燥，胸懑胁疼，心烦口渴，舌苔白薄而燥，边尖俱红。故凉燥者宜治以温润，可用香苏葱豉汤去香附加光杏仁、炙百部、紫菀、白前开通上焦；温燥者宜治以凉润，可投清燥救肺汤加减清肃上焦。此外，俞氏还阐明了凉燥与温燥的发展规律，并授人以基本大法，颇有实用价值。

在阐述外感病的演变规律方面，俞氏从"三化"说立论，认为："虽然伤寒一证传变颇多"，但其证情的发展变化"不越乎火化、水化、水火合化三端"。指出"从火化者，多少阳相火证、阳明燥实证、厥阴风热证；从水化者，多太阴寒湿证、少阴虚寒证；水火合化者，多太阴湿热证，少阴、厥阴寒热错杂证"。而火化多于水化以及水火合化，则是其证候传变的总趋势，其中邪从火化的阳明胃腑证尤为多见。对于证候变化的原因，俞氏指出不仅与感邪之属性类别有关，而且体质阴阳、脏腑寒热等因素亦有重要作用。如邪从水化之寒证，同为太阳寒邪传里，若"其人胃中虚冷"，则"顺传阳明"，"其人脾阳素弱"，则"越经而传太阴"，"其人肾阳素虚"，则"内陷少阴"。而"阳经表邪，传入太阴，脾湿与胃热相兼"者，又可形成水火合化之太阴湿热证。至于寒热错杂证的成因，俞氏认为关乎脏腑之特性。"手厥阴为包络，内含胆火；足厥阴为肝脏，下含肾水"，若邪分传手经或足经，可分别出现从火化之热证及从水化之寒证，但如病邪同时传入手足二经，则多见水火合化之寒热错杂证。此说从理论上概括分析了外感病过程中的多种证候，划清了各证之间的界限，丰富和发展了外感病的传变学说。

(三)察病辨证强调四诊六经

俞氏认为：治疗外感病之关键，是运用四诊的方法及早作出正确诊断。并指出：在诊察四时感证时，既强调四诊必须合参，又需注意具体运用时的灵活实施。如四诊的运用次序可有先后之别，但大多"须先观病人两目，次看口舌，以后用两手按其胸脘至小腹有无痛处，再问其口渴与不渴……然后切脉辨证"。同时，四诊须经过综合分析及彼此印证，方可得出结论，一般"证有疑似凭诸脉，脉有疑似凭诸舌"，或以症证脉，或以切证问，或以问证切等等。此外，在望、闻、问、切四诊之中，尚可针对疾病的特点有所侧重。俞氏尤其提倡"细观而详问"，认为问诊越详，则其因越明，越有助于"察其久近之传变，求其病源，定其病名，明其病情，度其病势，防其病变"。而望诊，特别是观目、察舌苔、验口齿等方法，最能揭示疾病的内在病机。他推崇说："观目为诊法之首要"。并且，因"舌色显著，既能目睹，又可手扪"，口齿的变化亦属一目了然，故不仅真实可信、心中易了，而且便于掌握。他还认为，通过细察详辨口鼻、气息、唇齿的变化，可及时发现危重征象，正确判断预后。如“口张大开者脾绝，口出鸦声者肺绝，环口黧黑者死，口燥齿枯者死，口如鱼嘴尖起者死，口中气出不返者死……”等皆为危候，若能“先其所因，伏其所主”，或能力挽狂澜而转危为安。对于切诊，俞氏最重视以按胸腹为主要内容的“腹诊”，认为“胸腹为五脏六腑之宫城，阴阳气血之发源，若欲知脏腑何如，则莫如按胸腹”，故将其称为“诊法之第四要诀”。俞氏论腹诊精要而系统，对医者有很高的参考价值，徐荣斋曾赞曰：“俞氏之腹诊，能补中医诊断法之不逮，可法可传”。

俞氏以六经为纲辨证外感病，倡导六经能钤百病的理论。指出：“以六经钤百病，为确定之总诀”，伤寒六经并重，皆须按经审证。六经证候的变化，主要以气、血、寒、热、虚、实的形式出现，故运用六经辨证，须分清此八端，即“明病所之表里，病状之寒热，病人之气血，病体之虚实”。由于八证又有许多具体的变化，如寒热有“表寒、里寒、表里皆寒、表里皆热、表寒里热、表热里寒、里真热而表假寒、里真寒而表假热”等证型，气血有“气虚、气实、血虚、血实、气血皆虚、气血皆实、气虚血实、气实血虚、气真虚而血假实、血真实而气假虚”等类型，况且有些证候显而易明，有些证候伏而难辨，故临证当仔细区分。

（四）立法制方精当通灵切用

对四时感证的治疗，俞氏以六经为宗，制定了汗、吐、下、温、清、补正治六法，每法中又详列若干细法，并附一经验良方，可谓机圆法活，详备无遗。书中所载之百余方，清灵稳实，“方方切用，法法灵通”，被后世医家广为沿用。概而言之，俞氏论治外感见解新颖，常有独到之处，可师可法。

俞氏认为，外感为病虽多种多样，但究其因不过是一气之通塞耳，塞则病，通则安。故治疗上“均以开郁为先，如表郁而汗，里郁而下，寒湿而温，火燥而清，皆所以通其气之郁也”。如其治疗风邪致病，多用宣气泄卫药，轻则薄荷、荆芥，重则羌活、防风，而杏仁、蔻仁、橘皮、桔梗尤为宣气之通用；治寒邪为犯，除外寒宜汗，里寒宜温外，视其病变部位之不同，上焦佐生姜、蔻仁，中焦佐厚朴、草果或丁香、花椒，下焦佐小茴香、沉香或吴茱萸、乌药，以辛香开郁。再如其治心包气郁之证，俞氏主以连翘栀豉汤，该方既有清芳宣透气分之连翘，又有辛夷、郁金、枳壳、桔梗、橘络等开郁宣畅之佳品，故能清宣包络，疏畅气机。另如以香苏葱豉汤疏郁达表，以柴胡达原饮开达三焦之气机等等，皆体现了疏通气滞、开郁达邪、调整机能的指导思想。

针对外感病的特点，俞氏虽确立了“首辨六气”，各得所宜的治疗大法，但在六经之中，其尤重阳明之治。因胃为十二经之海，五脏六腑之大源，阳明位居要冲，既是三阴之外护，又为三阳之同赖，六经病证的发生与转归与阳明密切相关，故强调六经病证的治疗以阳明为关键。他指出：“伤寒证治，全藉阳明，邪在太阳，须藉胃汁以汗之；邪结阳明，须藉胃汁以下之；邪道郁少阳，须藉胃汁以和之；太阴以温为主，救胃阳也；厥阴以清为主，救胃阴也。由太阴湿胜而伤及肾阳者，救胃阳以护肾阳；由厥阴风胜而伤及肾阴者，救胃阴以滋肾阴；皆不离阳明治也”。反复阐明了其中的道理。

俞氏治病还十分注重因地、因人、因证灵活制方遣药。他认为“浙地卑湿，凡伤寒恒多挟湿”，故将外感证中夹湿者分为寒湿和湿热两类，方药之中每佐淡渗之品。又因湿之为患极易生痰，因此化痰之药亦每常兼用。对于外感病证型复杂多变，以及“古方不能尽中后人之病”的现实，俞氏师古而不泥古，创制了许多新方。这些新方有的以一古方加减而成，如新加白虎汤、犀连承气汤、加味凉膈散等；有的是以两张古方为基础重新组合而成，如附麻五皮饮、白虎承气汤等；有的则完全根据自己的实践经验所组成，如蒿芩清胆汤、羚角钩藤汤、犀地清络饮、阿胶鸡子黄汤等。充分体现了变化活泼灵动、配伍融合贴切的特色，以及切合实用、提高疗效的目的，其中不少方剂已成为传世之名方。

此外，俞氏对外感病的瘥后康复，也从药物、饮食、气候、起居等各方面总结出一套调理方法，可直接指导四时感证的病后康复。

（龚婕宁）

十、杨　璿

杨璿，字栗山，夏邑（今河南省夏邑县）人，一说为四川成都人。生于清康熙四十四年（公元1705年），卒年未详。精研伤寒与温病，“集群言之粹，择千失之得”，零星采辑，参以己见，著成《伤寒温疫条辨》，后人简称为《寒温条辨》，成书于乾隆四十九年岁次甲辰（公元1784年），书于江苏溧水县署之槐荫轩，时年七十有九。书成之后，曾广为流传，对于当时治疗温疫病颇有影响。全书共分6卷。卷一为总论，载“治病须知大运辨”、“脉义辨”、“伤寒脉证辨”、“温病脉证辨”、“温病与伤寒根源辨”、“温病与伤寒治法辨”、“行邪伏邪辨”、“证候辨”、“寒热为治病大纲领辨”、“发表为第一关节辨”、“温病非时行之气辨”、“温病是杂气非六气辨”等有关温疫与伤寒病因、病机的理论阐述21条。卷二、卷三为辨证，共71条，对伤寒、温疫所见诸症均有较详细辨析。卷四、卷五为医方辨，选载正方181首，附方34首，绝大多数为前人有效成方，其中治温15方出于自裁，对后世影响甚大。卷六为本草辨，对治疗伤寒、温疫病有关的190种药物的性味、归经、功效、主治等，均作了归纳与阐述。

杨氏学术思想，远绍于刘河间，近则师承于吴又可。杨氏认为刘完素是第一个“能辨温病与伤寒之异者”，贡献至巨，但其对于温病与伤寒的本质区别，未能阐发到底，“对病源之所异处，亦未能道出汁浆”，对温病与伤寒的治疗也差强人意。及读吴又可《温疫论》“伤寒得天地之常气，温病得天地之杂气”，而心目为之一开。但对吴又可的观点并不是全盘接受，而是有继承、有发展。如吴又可认为温病即温疫，而杨氏则认为温病“四时皆有，春夏较多，常年不断”；而温疫则是“偏于一方，沿门阖户”。并认为吴又可表里九传之说，是前后不答。确认温疫有表证，有里证，也有半表半里证。表证主用辛凉清热，里证主用苦寒攻下，半表半里证则用内攻外发之法。可见，杨氏所论温疫，虽师承吴又可，然于温疫治疗的立法处方，又别有创新，其学术特点可体现于以下几方面。

（一）论病机，否定伏寒化温

王叔和《伤寒例》曾载有“冬时严寒，中而即病者，名为伤寒；不即病者，寒毒藏于肌肤，至春变为温病，至夏变为暑病”。成无己注云“先夏至为温病，后夏至为暑病，温暑之病，本由伤寒而得之。”杨氏则不同意这种观点，理由：一是肌肤有荣卫循行，不可能容留邪气伏藏。杨氏强调：“夫肌为肌表，肤为皮之浅者，其间一毫一窍，无非荣卫经行所摄之地。即偶尔脱衣换帽，所冒些小风寒，当时而嚏，尚不能稽留，何况严寒杀厉之气，且藏于皮肤最浅之处，反能容忍至春，更历春至夏发耶？此固不待辩而自诎矣。”其二，严寒中人，均立即为病，不可能藏伏人体，过时再发。指出：“夫严寒中人，顷刻即变，轻则感冒，重则伤寒，非若春夏秋风暑湿燥所伤之可缓也。即感冒一证之最轻者，尚尔头痛身痛，发热恶寒，四肢拘急，鼻塞痰喘，当即为病，不能容隐。今为严寒杀厉所中，反能藏伏过时而变，谁其信之？”其三，伤寒、温暑既同系冬受严寒所致，患者感邪相同，则其发病也应一致，但事实上，伤寒与温暑的临床表现大相径庭，故杨氏指出：“况风寒侵人，未有不由肌表而入，所伤皆同荣卫，所中均系严寒。一者何其灵敏，感而遂通；一者何其痴呆，寂然不动。”其四，把温暑病都看做“冬伤于寒”，易致误将伤寒方治温暑病，故强调“由斯以谈，温病与伤寒同一根源也，又何怪乎后人治温病，皆以伤寒方论治之也，殊不知温病为另一种，非寒毒藏至春夏变也。”杨氏基于以上认识，坚决反对用伏寒化温说解释温病的病机，认为：“伤寒得天地之常气，风寒外感自气分而传入血分；温病得天地之杂气，邪毒内入，由血分而发出气分，一彼一此，乃风马牛不相及。”显然，杨氏从致病原因上分清温病与伤寒不同，揭示其发病机理各异，这对认清温病与伤寒的证候表现、发展趋向、治疗方法等，在当时来说，颇有积极意义。同时，其否定伏寒化温之说，促进了尔后新感温病学说的日益发展，从理论上澄清了温病病因概念方面的混淆。

（二）别寒温，倡明始异终同

杨氏对魏晋以来的医家将伤寒与温病“混同立论，毫无分别”的因循守旧观点，颇不以为然，因而极力主张温病与伤寒应界划清楚。认为：伤寒之邪自外传内，温病之邪由内达外。伤寒多表证，初病发热头痛，末即口燥咽干；温病皆里证，一发即口燥咽干，未尝不发热头痛。伤寒外邪一汗而解，温病伏邪虽汗不解，病且加重。伤寒解以发汗，温病解以战汗。伤寒汗解在前，温病汗解在后。伤寒投剂可使立汗，温病下后，里清表透不汗自愈，终有得汗而解者。伤寒感邪在经，以经传经，温病伏邪在内，内溢于经。伤寒感发甚暴，温病多有淹缠三五七日忽然加重，亦有发之甚暴者。伤寒不传染于人，温病多传染于人。伤寒多感太阳，温病多起阳明。伤寒以发表为先，温病以清里为主。各有证候，种种不同。伤寒、温病，皆主胃实，故都可用白虎、承气等方清热导滞，因此伤寒、温病病程中后期治法基本相同。杨氏这种伤寒与温病始异而终同的观点，虽渊源于吴又可《温疫论》，但确也有自己的一得之见。

（三）辨症状，剖析寒温脉象

杨氏认为脉诊对伤寒、温病的临床辨析十分重要，若不识脉，如无目瞑行，动辄颠陨。因脉者气血之神，邪正之鉴，呼吸微芒间，死生关头，若能验证分明，指下了然，岂有差错？因此认真诊察发病初起脉象，可为辨别温病与伤寒提供可靠临床依据。杨氏认为：温病脉不浮不沉，中按洪长滑数，右手反盛于左手，此乃邪热怫郁于中所致，但热郁少阴则脉沉伏欲绝，这是阳邪闭遏所致，非阴脉。若左手脉盛或浮而紧，自是风寒感冒之病。根据辨脉的结果，可指导临床治疗，杨氏指出：凡伤寒自外之内，从气分入，始病发热恶寒，一二日不作烦渴，脉多浮紧，不传三阴，脉不见沉；温病由内达外，从血分出，始病不恶寒而发热，一热即口燥咽干而渴，脉多洪滑，甚则沉伏，此发表清里之所异。换言之，伤寒初起在表，所以治宜解表；温病初起邪在里，所以治宜清里。此外，应注意伤寒与温病的同脉异治，如伤寒、温病病程中均可出现沉脉，但其病机各异，治疗应有所区别。杨氏认为：凡伤寒始本太阳，发热头痛而脉沉者，虽曰太阳，实见少阴之脉，故用四逆汤温之；若温病始发，未尝不发热头痛，见脉沉涩而小急，此伏邪之毒滞于少阴，不能发出阳分，所以身大热而四肢不热者，此名厥，此杂气怫郁，火邪闭脉而伏，急以咸寒大苦之味，大清大泻之。证之实践，伤寒少阴脉沉，因阳虚，多沉而微细；温病里热脉沉，因阳郁，必沉而有力。故同为沉脉，治法殊异。可见杨氏善于辨识脉象，以指导治疗，但也并不惟脉是凭，而是强调四诊合参，如其所说：“夫脉原不可一途而取，须以神气、形色、声音、证候彼此相参，以决死生安危，方为尽善”。

（四）立治法，强调升清降浊

杨氏关于温病的治疗原则，基本上宗刘河间、喻嘉言、吴又可之说，而具体方法则有创新发展。认为：“温病是杂气非六气”，杂气有清有浊，具充斥奔迫之性，从口鼻入三焦，清邪中于上焦，浊邪趋于下焦，致使三焦气机失畅，而致病证种种。并强调温病皆毒火为患，治法急以升清降浊，泻热逐秽为第一义：上焦如雾，升而逐之，兼以解毒；中焦如沤，疏而逐之，兼以解毒；下焦如渎，决而逐之，兼以解毒。恶秽既通，乘势追拔，勿使潜滋，所以温病非泻即清，非清即泻，原无多方，视其轻重缓急而救之，据此倡立了治疗温病的15首效方。杨氏治温15方大致可分清、泻两类，其中清法8方，泻法6方，而升降散为其总方。大抵温病之轻者，用清法为主，包括神解散、清化汤、芳香饮、大清凉饮、小清凉饮、大复苏饮、小复苏饮、增损三黄石膏汤8首方剂；温病重者，以泻法为主，包括增损大柴胡汤、增损双解散、加味凉膈散、加味六一顺气汤、增损普济消毒饮、解毒承气汤6首方剂。

统观杨氏治温15方，共用药50味，均以僵蚕、蝉蜕为主药，治疗机理主要体现在以下几方面：

1. 辛散透邪外达　温疫初起可有表证，然“温病虽有表证，实无表邪”，由于温疫得于杂气，受病在脏腑，病位偏里，热毒深重。由于温病怫热在内，由内而达于外，故不恶寒而作渴，此内之郁热为重，外感为轻，若用辛温解表，是为抱薪救火，轻者必重，重者必死。杨氏明确指出：盖温疫热郁自里达表，亦宜解散，但以辛凉为妙。辛凉之品一方面能宣透闭郁腠理之邪，如治温15方中僵蚕、蝉蜕为必用之药，主要取其辛凉轻浮，散郁透邪之力以解散表气郁闭，透热外达。此外，增损双解散之薄荷，神解散之金银花，清化汤之金银花、连翘，加味凉膈散之薄荷等皆为辛凉轻透之品，共司宣透腠理郁闭之职；另一方面，辛凉之品尚能清透里之郁热。因怫郁之里热“扬之则越，降之则郁，郁则邪火犹存”，故宜辛凉重剂以清泄气分之热，兼以发扬，则炎炎之势皆烬矣。如加味凉膈散之竹叶，增损三黄石膏汤之白虎汤等是为辛凉轻适之品，用之可透散内郁之邪热，而不致还里而成可攻之证。可见辛凉透邪实为内外分清，因势利导，使里清表透，自有不发汗而能汗出邪解之妙。

2. 苦寒清热解毒　杂气具有火毒之性，一发则邪气充斥奔迫，杨氏强调“温病怪证奇出，如飙举蜂涌，势不可遏，其实不过专主上中下三焦，毒火深重……”因而杨氏于三焦分治时，皆兼用苦寒之品清热解毒。治温15方中黄连、黄芩等苦寒之品的使用仅次于僵蚕、蝉蜕，除升降散、芳香饮外，其余13方中均合用黄连解毒汤加减。杨氏治温疫善用黄连，突破了吴又可对此类证候治疗畏忌黄连的禁区。

3. 攻下驱邪泻热　杨氏临证体会“温病之邪，直行中道，初起阳明者十八九”，故强调温病无正发汗之理，惟下证最多，应下不嫌早。明确指出攻里通下在温疫证治中的重要地位，所创解毒承气汤、加味六一顺气汤、增损双解散、加味凉膈散等方，皆合用承气汤，深得吴又可“承气本为逐邪而设”之旨。

杨氏在使用大黄方面尤有心得，认为“大黄味辛气大寒，气味俱厚，阴中之阴，降也；推陈致新，走而不守”，在温疫病的治疗中其有如下三方面的作用：其一，泻下燥结。效法张仲景治疗阳明腑实证之法，对潮热，谵语，心腹胀满，烦渴气喘，大便秘结等有形实邪燥结胃肠者，用大黄“荡热斩关，破实于胃肠”，如解毒承气汤之用大黄。其二，导泻邪热。遵循吴又可“邪热致燥结，非燥结而致邪热”之说，杨氏提出了“伤寒里实方下，温病热胜即下”的论点。如果等到粪结再下，势必邪热耗伤津液，变证迭起，转为危重证候，是犹养虎遗害。故其证不必悉具，但见发热，舌黄，呕、渴、痞、燥、满、痛一二症者，便可使用大黄以导泻邪热，早去邪热则燥结无从而生。如升降散、增损双解散、加味凉膈散等方之用大黄。其三，以苦补虚。杨氏认为大黄“人但知建良将之大勋，而不知有良相之硕德”，其能够上下通行，定乱致治，邪去正安，故提出：用大黄“苦能泻火，苦能补虚，一举两得”的见解。苦之所以能补虚，一方面苦能急下，燥结去而津液得以保留，急下存阴，则泻具补功；另一方面苦能泄热，邪热除而阴精免受耗劫，则苦具坚阴之力。总之，攻下之法既能除胃肠道瘀热燥结，又可抑亢盛之壮阳，以苦补虚，还可降阴中之浊阴，定乱致治。

4. 扶正清补兼施　温疫初起，热郁腠理，有类伤寒之发热恶寒等症，若时医习用辛温之品，则变证蜂起，而成坏证。杨氏崇信仲景"观其脉证，知犯何逆，随证治之"之精义，认为若患者"停滞已尽，邪热愈盛，脉微气微，法无可生，至此，下之死，不下亦死"之时，不可孟浪清泻，而须清补兼施，如大复苏饮用僵蚕、蝉蜕之辛凉轻透；用犀角地黄汤、黄连解毒汤、六一散之清热凉血，解毒利水；参以生脉散以益气生津。从而"清补兼施，宣散蓄热，脉气渐复，或有得生者"，故凡热入营血，气津两伤者皆可投以此方治之。

纵观杨氏治温 15 方，皆本于升清降浊之旨，其代表方剂升降散虽药仅四味，但经组合成方，其升清降浊、泄热解毒之力甚优，用之对证，疗效卓著。可见杨氏对于温病学，不仅在理论上有所发展，而且治疗方法也有所突破。

（马　健）

十一、余　霖

余霖，字师愚，常州桐溪人，曾寄居于安徽桐城，约生于雍正二年（公元 1724 年），卒年未详。余氏"幼读鲁论，力学二十余年，屡踬名扬"。客居中州时，父染疫证，庸医当伤寒误治而死。他奔丧至家，遍查其父所用方药，大都是治"伤寒"的辛温药，由此想到必是不同于伤寒的另一类疾病，但又绝非不治之证。为了探讨其究竟，遂弃举学医，发奋读书，悉心钻研诸家之学，欲求一救治方法以公于世。在研读《本草》石膏一药下云："性寒大清胃热，味淡而薄能解肌热，体沉而降能泄实热"，遂恍然大悟，认为非此药不足以疗热疫。后凡遇此疫病辄投之，无不应手而效。据《清史稿》记载："乾隆中，桐城疫，霖谓病由热疫，投以石膏辄愈。缓数年至京师，大暑，疫作，医以张介宾法者多死，以有性法亦不太尽验。鸿胪卿冯应榴姬人呼吸将绝，霖与大剂石膏，应手而痊，踵其法者，活人无算"。蔡曾源序《疫疹一得》谓："独于疫疹一门，辟前人之所未见未闻，逆之则死，顺之则生。三十年来，自南而北，所全活人，殆不可以数计。"可见，余氏治疫疗效甚佳而独树一帜，成为当时治疫名家，声震海内，名扬医坛。

余氏根据几十年的实践经验，本"千虑一得"之意，著成《疫疹一得》一书，于乾隆五十九年（公元 1794 年）自序刊行。该书主要分论治与条辨两部分：论治部分共有 10 节，是辨治热疫的理论，尤其是前五论涉及热疫的病因、病机、症状特征、斑疹形态及治疗原则方法等，内容既系统，又精要；条辨部分共 72 条，其中后 20 条为瘥后调理。其特点是每条论辨一个热疫必有与或有症状的特征、机理和治法方药。全书对火热之邪所致的温疫证治，作了系统论述，不仅在治疗外感热病方面补充了《伤寒论》的不足，而且与吴又可的《温疫论》可谓相得益彰，进一步丰富了温疫病的辨证论治内容。王士雄曾高度赞扬余氏"独识淫热之疫，别开生面，洵补昔贤之未逮，堪为仲景之功臣"。其对温病学的贡献可体现在以下几方面：

（一）界划温疫与伤寒

温疫与伤寒的异同，吴有性在《温疫论》中从病原、病因和病情演变等方面作了论述。但当时不少医家仍守古法而治今病。乾隆戊子年（公元 1768 年），余氏家乡疫疹流行，"大小同病，万人一辙"，医者"有作三阳治者，有作两感治者，有作霍乱治者……如此死者，不可胜计"，其父染疾，为医所误治而抱恨终天。于是，他深入钻研并结合临床体验，提出温疫必须与伤寒界划清楚。他认为：温疫与伤寒虽均属外感疾病，初起某些见症亦相近似，但其病证性质却截然不同，伤寒为外感风寒之邪，温疫系热毒为患，故见症似同而实异。具体可从以下几方面把握：其一，伤寒邪在太阳阳明，虽均有头痛见症，但一般疼痛程度较轻，不致头痛如破；而温疫热毒暴戾，攻冲于上，则头痛剧烈，或痛如刀劈，且沉重不能抬举。其二，伤寒初起，邪束于表，故身无汗出，而温疫则下身无汗，上身有汗，且头汗尤甚。因为头为诸阳之会，火性炎上，毒火盘踞于内，不断蒸腾于上，迫津外泄，故头汗独多。其三，温疫由于热毒上冲、下注而每见呕逆、下利等症，与伤寒少阳证之呕逆和太阴证之自利亦似同而实异。少阳呕逆，系胆热犯胃，胃气上逆，故临床必有少阳经脉不利之胁痛见症；而疫证之呕利则无胁痛现象，由于疫毒邪势凶暴，上冲急剧，故呕逆多频频而作。伤寒太阴自利，系脾胃虚寒，运化失常所致，故必伴腹胀满见症；而疫证自利，则腹不胀满，其下利表现亦不尽相同，有下恶垢者，有下稀水者，有一日下利数十次者，但究其病机总属热毒迫注、大肠传导失常所致。其四，热疫多见斑疹而伤寒则无，强调“热疫不是伤寒，伤寒不发斑疹”。可见，余氏通过详细观察，根据头痛、出汗、呕吐、下利、斑疹等表现同中求异，找出了伤寒与温疫的区别，为温疫的早期诊断提供了可靠依据，明确划清了热疫与伤寒的界限。

（二）力倡斑疹辨别新法

温疫病由于热毒充斥气血，迫血外溢，最易形成斑疹，余氏根据其数十年治疫经验，总结出一套辨斑疹新法，不仅着眼于色泽的浅深变化，而且特别重视斑疹形态的辨析，指出：“予断生死，则又不在斑之大、小、紫、黑，总以其形之松浮、紧束为凭耳。”强调辨察斑疹的形态、色泽变化，对于临床分析邪热的轻重浅深、气血的盛衰存亡具有重要的意义。斑疹形状有大小、疏密之分，小而疏者热毒轻，大而密者热毒重。斑色有红、紫、黑等不同，一般而言，红轻、紫重、黑危。但断预后生死，并不在斑之大小紫黑，而主要以其形之松浮紧束为凭。如斑出之后，形象松浮洋溢，如洒皮面，其状红者如同朱砂点纸，黑者如同墨涂肌肤，这是热毒松动，向外透泄之象，预后大多良好，属顺证，即使紫黑成片，亦可获救；反之斑疹一出即细小如粟，紧束有根，从皮面钻出，呈如履透针，如矢贯的之状者，则系热毒深伏有根，锢结难解，不能外透之象，即使色泽并不紫黑，亦主预后不良，属逆候。如余氏所言：“斑一出，松活浮于皮面，红如朱点纸，黑如墨涂肤，此毒之松活外现者，虽紫黑成片可生；一出虽小如粟，紧束有根，如履透针，如矢贯的，此毒之有根锢结者，纵不紫黑亦死。苟能细心审量，神明于松浮紧束之间，决生死于临症之顷，始信予言之不谬也”。此实为经验之谈，斑疹的松浮与紧束确能反映正气抗邪能力的强弱及邪势的松动与否，故对判断预后有着重要意义。此外，由于斑疹外发是热毒外达之象，所以余氏还强调：“热疫之斑疹，发之愈迟，其毒愈重”。

对于斑疹的治疗，余氏从“火者疹之根，疹者火之苗也”的认识出发，主张应以大剂清火解毒为主，以“杀其炎炎之势”，并佐滋液保阴，以“滋润其根”，所谓“欲其苗之外透，非滋润其根何能畅茂”。治疗中并根据疹形、疹色变化而随证加减。此外，余氏还特别指出：斑疹治疗切忌表散，否则会导致严重后果。他说：“一经表散，燔灼火焰，如火得风，其焰不愈乎？焰愈炽，苗愈遏矣。疹之因表而死者，比比然也”。临床值得重视。

（三）完善温疫辨证论治

余氏对热疫病的病因病机特点进行了深入探讨，认为热疫病的形成原因主要是“毒火盘踞于内”。并指出“疫既曰毒，其为火明矣”，“热疫乃无形之毒”。热疫毒邪侵犯人体，虽以肺胃为其“窝巢”，但病机变化则可遍及十二经脉。“无形之毒”既可内攻脏腑，亦可外窜经络，既易向上攻逆，又能向下迫注，从而呈现出热毒充斥内外表里，燔灼气血三焦的复杂局面，病程中种种变端，不一而足，充分反映了“火之为病，其害甚大”的致病特点。余氏针对热疫的病机特点，认为治疗上既不可拘于伤寒治法，妄施发表、攻下，亦不可套用吴又可温疫治法，而极力推崇刘河间清热解毒之论，誉其“有高人之见，异人之识”。在方药上认为熊凭昭《热疫志验》所载“首用败毒散去其爪牙，继用桔梗汤”，对于热疫治疗“确系妙方”。在此基础上“采用其法，减去硝黄”，再经适当加减，从而创制了具有大清气血热毒作用的新方清瘟败毒饮。该方集白虎汤、凉膈散、黄连解毒汤和犀角地黄汤于一剂，因之清热泻火凉血解毒之力甚强。余氏指出：“一切火热，表里俱盛，狂躁烦心，口干咽痛，大热干呕，错语不眠，吐血衄血，热甚发斑，不论始终，以此为主方”，皆可收良好效果。方中“重用石膏直入胃经，使其敷布于十二经，退其淫热；佐以黄连、犀角、黄芩泄心肺火于上焦；丹皮、栀子、赤芍泄肝经之火；连翘、玄参解散浮游之火；生地、知母抑阳扶阴，泄其亢甚之火，而救欲绝之水；桔梗、竹叶载药上行，使以甘草和胃。此大寒解毒之剂，重用石膏，先平甚者，而诸经之火，自无不安矣。”并将清瘟败毒饮分成大、中、小三剂，“疫证初起，恶寒发热，头痛如劈，烦躁谵妄，身热肢冷，舌刺唇焦，上呕下泄，六脉沉细而数，即用大剂；沉而数者用中剂；浮大而数者用小剂。如斑一出，即加大青叶，并少佐升麻四五分，引毒外透，此内化外解，浊降清升之法”。从上可见，本方组成皆系一派寒凉之品，具有清气泻火、泄热保阴、凉血解毒之功，故余氏称本方为“十二经泄火之药”。热疫病虽然病情复杂，变化多端，见症不一，但究其实质总属热毒充斥为患，所以整个病程的治疗始终以清瘟败毒饮为主。具体运用时应根据病情轻重和具体证候变化，在剂量和用药上稍作增减化裁。在临床辨证过程中强调四诊合参，尤对热疫患者的脉诊更为重视，认为“疫疹之脉，未有不数者，有不浮大而数者，有沉细而数者，有不浮沉而数者，有按之若隐若见者，此《灵枢》所谓阳毒伏匿之象也。诊其脉即知其病之吉凶，浮大而数者，其毒发扬，一经凉散，病自霍然；沉细而数者，其毒已深，大剂清解犹可扑灭；至于若隐若见，或全伏者，其毒重矣，其证险矣。”指出疫疹以数为主脉，以浮大、沉细、隐伏为兼见之脉，要而不繁，并以此作为使用不同剂量清瘟败毒饮的重要依据，充分体现了余氏在热疫治疗上原则性和灵活性相结合的特点。现代临床证实，清瘟败毒饮对于温热病极期邪深毒盛、气营或气血两燔的重证、险证，用之得当，确能力挽危局，运用于流行性乙型脑炎、流行性脑脊髓膜炎、流行性出血热等急性传染病及多种热毒斑疹，每收良效。

（四）专药特效擅用石膏

余氏在长期的医疗实践中，对热疫病的治疗积累了丰富经验，擅用石膏即是其独到见解，他认为：“疫症乃胃受外来之淫热，非石膏不足以取效耳。”再三强调“非石膏不足以治热疫”，盖因石膏“性寒，大清胃热，味淡气薄，能解肌热，体沉性降，能泄实热”，文中提到“增石膏”者计44条之多，足见其喜用石膏。余氏治热疫不仅喜用石膏，而且剂量甚大，独树一帜，提出“用药必须过峻，数倍于前人”的主张，认为病重，毒邪嚣张，药量必须大，如大剂清瘟败毒饮中石膏用六至八两，且“每每投之，百发百中”。如余氏治祁某之子案，便可见一斑。据载祁某之子患温疫，先后易两医，皆不治。余氏诊时病已七日，诊其脉，六部全伏，察其形，面红目赤，满口如霜，头汗如雨，时昏时躁，谵妄无伦，呕泄兼作，周身斑疹，紫黑相间，幸而松活，浮于皮面。余氏认为毒虽重而犹有生机。乃检视前医之方，亦用犀角、黄连，但剂量不过钱许，真是杯水车薪，何济于事？余氏向病家指出症情危重，非大剂峻药不可以死中求生，乃投以清瘟败毒饮加味，重用石膏、犀角、黄连等药。病家尚恳切，但药铺不肯卖药，怀疑药量开错，误将“钱”写为“两”，经病家再三恳求，方肯售药。如此“用大剂，连投十五帖，今已全安，计用石膏六斤有零，犀角七两有零，黄连六两有零，此前人之所未有，后人之所未见”，可见余氏用药之奇，连药铺也未曾见过。王孟英也曾谓：“纪文达公于癸丑年，曾目击师愚之法活人无算，而谓其石膏一剂用至八两，一人用至四斤”，对余氏所擅用石膏赞叹不已。难怪余氏一再感叹:“瘟疫发斑,疫症之最重者,虽有必治之方,无如医家不敢用,病家不敢服,甚至铺家不敢卖,有此三不敢,疫疹之死于误者,不知凡几?可胜叹哉!”可见,余氏擅用石膏,是在辨证的基础上,有是病,用是药,专药特效,有的放矢。这与一些医家的孟浪盲目用大剂量者不可相提并论。

(马　健)

十二、吴　　贞

吴贞,字坤安,为清代名医。生活于乾、嘉年间,浙江归安(今吴兴县)人。吴氏少小多疾,遂对医学产生浓厚兴趣。其潜心研读医书,上自《内经》,下迄明清诸家的著述,无不涉猎,并对前人的理论详加辨析,批判地继承,提出许多新的见解。吴氏极为赞同周禹载、叶桂、薛雪等治温热不可混于伤寒的观点,指出以往论温热之理常杂于正伤寒之内的不足,认为应当将伤寒和温热学说结合起来,因著《伤寒指掌》一书,意在分清源流正确辨治正伤寒和类伤寒。该书汇集了吴氏治疗外感病30余年的经验,充分反映了其主要学术思想。

(一)论六经,寒温学说兼收并蓄

吴氏以《伤寒论》六经辨证指导外感病的治疗,并以“六经述古”和“六经新法”的方式将伤寒、温病的辨治概括其中,深切临床实用。

在“六经述古”之中,吴氏论述了《伤寒论》六经病的证治,并参以己见,对其原文作了平实可信、简洁明晰的注释。“六经新法”主要讨论温热病。首先,他就伤寒的传经问题提出疑义,认为:“伤寒断无日传一经之理,仲景既无明文,其说始于误解经义”,如果“拘于六经传次,印证今病,宜无一证合其式矣”。继而又云:“大抵今之伤寒,无不兼经而病,即古人称合病并病之证”。为了进一步加以说明,他还从地理、气候、人的体质因素等方面加以分析,谓:北方地厚天寒,人之禀气亦厚,风寒所感只在本经留连,故多太阳正病。若大江以南,地势卑,天气暖,人禀薄,一感外邪,即从太阳而入阳明、少阳,或从太阳而入太阴、少阴,总属太阳兼证,不得以太阳正病治之。吴氏提出兼经而病之说,其目的在于打破伤寒、温病的界限,在六经辨证的原则基础上,阐明足太阳膀胱寒水之经易感寒邪;足少阳胆经相火内寄易感温邪;足阳明胃经多气多血,感邪易化热病,以及温邪内发必借少阳为出路等理论,因而赋予六经辨证以新的内容。

对于温热病的治疗,吴氏多循叶、薛之法,无论病位所在,均按其邪之在气在血而清泄之。如太阳兼经而病,表现为太阳感寒、阳明有火者,主张外散表寒与清解里热同施,药选羌、防、葛根、连翘、黄芩、栀子之类;若为内有伏火,复因外感新邪而发者,则以清解阳明为主治,如犀角、连翘、黄芩、薄荷、栀子、豆豉、竹叶之类,从而明显突破了《伤寒论》表里同病解表必用麻、桂辛温的局限。在阳明病的治疗中,吴氏强调当分辨气血而施以清解、攻下、养阴、清疏等法。若为阳明内热被外感新邪引动者,宜犀角、连翘、牛蒡、薄荷、黄芩、葛根、防风、木通之类清解之。而阳明胃实者,不论大便不通或下黄黑黏稠之粪,皆宜攻下以通之,并特别指出,因热邪外无出路下迫大肠而致的下泄,虽通仍作不通论,勿止之。胃实得通,热邪外泄,常可得汗向愈,或有因热毒痼结而斑疹不得外透者,亦有随泄而疹透热解之机。即使下后未得汗出,亦止清火解毒兼养阴液,其邪自能渐解而身凉,更有养阴之后阴液外溢,反得大汗而解者。所提诸法甚合温病之病机。至于少阳病证,吴氏认为凡人腠理疏豁,外感风温之邪可直入少阳,以少阳属木火,同气相感之故。同时,若其人素有伏邪,因风寒外触,其邪亦可自内外发而出于少阳。病邪初发于少阳者,宜柴、芩、栀、丹、翘、薄之类清解之。如少阳兼营热而神昏谵语，或斑疹外透者，则以鲜生地、犀角、连翘、黄芩、薄荷、丹皮、黑栀、钩藤、金银花之属，以清胆腑之热，兼解营分之邪。

由上可见，吴氏辨治外感病虽从《伤寒论》六经辨证立论，但在治法上结合温病学说作了新的发挥，从而体现了寒温并蓄的特点。

（二）析病因，详述温热湿邪之害

吴氏认为，六气为病皆能发热，但温热病则以温热之邪为主要病因，并对风温、冬温、春温、热病之因作了具体叙述。指出：凡天时晴暖，温风过暖，感其气者即是风温之邪，阳气熏蒸，先伤上焦，多见身热汗出、头胀咳嗽、喉痛声浊等症，治宜辛凉轻剂疏解之，大忌辛温发散。因此，当以栀、豉、桑、杏、蒌皮、牛蒡、连翘、薄荷、枯芩、桔梗、桑叶之类清散宣解，即使古人用治风温的葳蕤汤、知母葛根汤，因其内有麻黄、羌活等辛温之品，亦不可妄用之。而烦劳多欲、阴精先耗之人，若适遇冬月非时之暖，则易感而即病发为冬温；春温则因春时木火司令，天道温暖，新邪引动，温从内发；夏令炎热，感之即病者则为热病。因而强调大抵温热之证，阴精内耗，阳无以制，新邪一触，则燎原之势直从里发，故初起即见壮热、烦渴、口干舌燥等症，治疗应以存津液为要。如前已述及之阳明、少阳新法，均体现了这一原则。此外，吴氏论治三阴病证，亦从此立法。如：邪在手太阴气分者，可见头痛、恶寒发热、口燥舌干、脉数、胸满气喘，宜以栀、豉、橘红、桑、杏、连翘、薄荷、枳、黄芩等辛凉轻剂治之；邪在手少阴营分者，以舌绛赤或红中兼微白、夜烦不寐、神呆谵语为特点，当治之以犀角尖、鲜生地、淡竹叶、麦冬、连翘、石菖蒲、川斛、丹皮之类；因手厥阴内闭而神昏谵语、舌纯红起刺者，又宜急投犀角、连翘、川贝、天竺黄、川郁金、石菖蒲、金银花、钩藤、西黄等以清心开闭。

吴氏不仅详尽论述了温邪致病的机理，而且十分重视湿邪在温病发病中的作用。他认为：暑邪之害甚于寒，而湿邪之害更甚于暑。盖盛暑之时必兼湿，而湿盛之时不兼暑。暑邪止从外入，而湿邪兼乎内外。暑邪为病骤而易见，湿邪为病缓而难知。故凡处泽国水乡之人，于湿证尤宜加察。因而提出了："外湿宜表散，内湿宜渗泄"的治疗原则。具体言之，凡因雨雾由地气潮湿而致外湿着于肌表者，皆当以解肌法微汗之；兼风者微微表散；兼寒者佐以温药；兼热者佐以清药。若因膏粱酒醴、甜腻厚味或嗜食茶汤瓜果而致内湿者，不外上开肺气，下通膀胱，中理脾阳为主。由于阳旺之体多成湿热，阴盛之躯多患寒湿，故临证用药时还须细察其体质阴阳分而治之。一般治湿热者宜苦辛寒，治寒湿者宜苦辛温，并概以淡渗佐之，甘酸腻浊、碍湿阻气之品则为其所禁。吴氏论湿全面而深刻，且颇多阐发，其具体讨论证治者，就有近20种病证之多，因而对临床有重要的指导意义。

（三）重诊法，强调辨斑疹察舌目

吴氏十分重视诊法在治疗外感病中的作用，尤其对辨斑疹、察舌目之法不仅深得要领，而且有诸多独到见解。

温热病过程中斑疹透发往往提示复杂的病理变化，必须正确掌握。因此，吴氏从斑疹的透发前兆，到其形态特点、治疗原则、预后判断等方面，均作了详细论述。指出：大抵发汗不出，或虽汗不解、胸膈烦闷、呕恶不纳、足冷耳聋、脉沉而伏，或寸关脉躁动，便是斑疹欲出之候。并且可参见舌苔，如舌苔纯黄中见有黑点，纯黑中见有红点，或黑苔聚于中心，则皆为生斑之验。同时，吴氏认为：斑疹虽多合称，但二者在形态上实有区别。斑大多有触目之形而无碍手之质，稠如锦纹，或稀如蚊迹，布于胸腹或四肢；疹为颗粒之象，肿而易痒，属痧瘾之类。关于发斑之治，吴氏认为应重在清解火毒、宣通气血，药宜犀角、连翘、赤芍、金银花、川连、人中黄、瓜蒌皮、牛蒡子等品内外两解。若因热毒内结而致斑疹外透不畅者，则宜从下泄，里气一通，斑疹则亦易外透。由于斑疹透发后可有不同的转机，故吴氏指出须详加辨析以正确判断。他认为：斑色鲜红，起发稀朗，且透发后患者神识清醒、脉洪滑有力、手足温者易治，即使斑疹稍大亦无大碍；若斑疹如针头稠密，紫黑成片，透发后神识昏沉、脉微足冷者大多难治，而发为杂蓝斑、黑斑者则多预后不良。此外，吴氏首次提出了"内斑"的概念。指出：凡温疫时感，每有内斑，因其斑发于肠胃嗌膈之间，肌肤间不得而见，故常人难以觉察，临证时只可从其外症推之。凡见其脉短滑，似躁非躁及口干目赤、手足指冷、烦躁气急、不欲见火、恶闻人声、耳热面红、或作寒噤、或作喷嚏、昏不知人、郑声作笑等脉证者，皆为内斑之象。在治法上，内斑亦以宣通气血、解毒化斑为主，药如连翘、地丁、赤芍、紫草、金银花、人中黄、白僵蚕之属。俾得脉和神清，方为毒化斑解。确为发前人所未发。

关于舌诊，叶桂在《温热论》中论述较详，吴氏在此基础上作了许多新的阐发，并指出："病之经络、脏腑、营卫、气血、表里、阴阳、寒热、虚实毕形于舌，故辨证以舌为主，而以脉证兼之，此要法也。"进一步强调了辨舌的重要意义。其编撰的"察舌辨证歌"，堪称全书的精粹部分之一。他认为：白苔属肺经，候卫气分之邪，舌无苔而润或微白而薄者为风寒在表，外症必恶寒发热而口不渴，宜温散之；舌苔白而燥刺者为温邪在表，外症必微寒，继即发热不已，此伤在手太阴肺经，宜凉散之；若风温入肺，症见发热口渴、咳嗽喉痛、舌苔白燥或白兼边红，治宜轻清凉解肺经，如栀、豉、桑、杏、蒌皮、象贝、前胡、薄荷、桔梗之类。绛舌属心经，主候营分血分之温热。因心主营主血，故舌绛燥者宜清络中之热、血分之火，忌用气分药。凡温邪从口鼻吸入，上焦心肺先受，如舌苔先白后红者，为邪先入气分，后入营分。如初起舌即绛色者，乃邪不入气而入营分，宜清解营分之热。以及舌苔黄燥为阳明实热等等，皆补叶氏之未备。此外，吴氏还另附了察目一法，即通过目诊来探明病机。具体言之，两目赤色为火证，必兼舌燥口渴，六脉洪大有力；目赤颧红、六脉沉细或洪大而按之无力、手足指冷者，为少阴虚火上冒，属假热真寒；两目黄色，为湿热内盛欲发黄也，必兼小便不利、腹满口渴、脉沉数；若目黄、小便自利、大便黑、小腹硬满而痛，则为蓄血之证；目黄身冷、口不渴、脉沉细者，属阴黄；目眵结者乃肝胆火盛；目睛微定、暂时转动者为痰；目不识人者，阳明实证可治，少阴虚证难治等等。

总之，吴氏对诊法的阐述准确明了，易于掌握，深切临床实用。

(四)严治学，精思求是驳谬创新

吴氏治学严谨，对前人的经验从不生搬硬套，常通过自己的独立思考和实践体验，在批驳谬误的同时提出新的精辟见解。前述内容已见大意，此处再举数例以证之。

对于外感病中的温热性疾病，吴氏在认识上虽未能完全跳出《伤寒论》的框框，但已体会到二者存在明显的差异，不能混淆不清。他指出："寒温之别，判若天渊；寒温之治，反如冰炭。"然《伤寒论》详于寒而略于温，刘河间《伤寒直格》虽每多发明温热之理，惜杂于正伤寒之内。因此，为了将二者在明确区分的前提下统一在六经辨证之中，吴氏认为应把热病分为三大类，即正病、类病、变病。其因于寒者，自是正病，即正伤寒；若夫因暑、因湿、因燥、因风、因六淫之兼气或非时之戾气而为病者，皆类伤寒。并强调其病热虽同，所因各异，不可概以伤寒法治之。并进一步说明，近代的热病、伤寒"正病绝少，类症尤多"，"类症实居伤寒之八九"，且"类症虽多，惟温热关于伤寒尤为重要，以今之伤寒，大半属于温热也"。因而主张治伤寒者必穷究六淫之气，"凡温热、暑湿、疫疠等类伤寒必须辨析明白"。其说对后人颇有启发。

前贤论疫者不少，然说理每多不同，使人难以辨清。吴氏认为：诸家所论之疫，名虽同而实各异，故治法差异甚大。张景岳所论之疫，即六淫之邪，非时之气，其感同于伤寒，故每以伤寒并提，以汗为主治之。吴又可所论之疫，是四时之常疫，乃热淫之气，从口鼻吸入，伏于募原，募原为半表半里之界，其邪非汗所能达，故有不可强汗、峻汗之戒；附胃最近，入里尤速，故有急下、屡下之法。喻嘉言所论之疫，是感受病气、尸气、天地不正之气相混之邪，并兼感春夏温热暑湿之邪而形成的大疫，往往沿门阖境，传染无休。因秽恶之气皆从口鼻吸入，直行中道，流布三焦，非表非里，汗之不解，下之仍留，故以芳香逐秽为主，解毒兼之。故三者各合其宜，当据情而参之，不可执泥。此外，吴氏尚提出治疫亦应因时、因地、因人辨治，即根据天时寒暄燥湿，病者虚实劳逸灵活调整治法。如久旱天时多燥，热疫流行，宜清火解毒，忌用燥剂；天久霪雨，湿令大行，脾土受伤，民多寒疫，或兼泻痢，宜渗湿和脾，忌用润剂。

暑与暍名异实同，皆指夏令感炎热之气而病者。张洁古有“动而得之为中暍，静而得之为中暑”之说，张景岳则有阴暑、阳暑之分。对此，吴氏提出了自己的见解。他认为：动静不过劳逸之分，既均受暑，治法不甚相远。如行人农夫，于日中劳役得之，为中暍，暍即暑也，宜益气清暑为治。静处高堂大厦之人，虽室内无暑气，倘若迎宾送客或观荷曝书之类，亦能偶触暑邪而中暑；更有斗室低楼，热气外逼，即使静处室中，亦能吸收暑邪，此二者俱当以正暑治之。至于阴暑，吴氏认为：若将夏月受寒，静而得之之证称为阴暑，是不妥当的。夏季纳凉于水阁山房，或感冒微风，或静夜着凉，均为感受阴寒而病，临床可见头痛恶寒、肤热无汗等寒遏周身阳气之象，当以辛温之剂微微表散，如苏、薄、藿、朴之类，故不得以阴暑名之。

（龚婕宁）

十三、吴　瑭

吴瑭，字佩珩，号鞠通。一般认为其生于清乾隆二十三年（公元 1758 年），殁于道光十六年（公元 1836 年），亦有人认为其生于乾隆元年（公元 1736 年）或乾隆十七年（公元 1752 年），还有人认为其殁于嘉庆二十五年（公元 1820 年）。为江苏淮阴（今江苏省淮安市）人。吴氏少习儒学，19 岁时，其父患病年余，终于不治，因此颇觉愧恨，认为父病而不知医，无颜立于天地间。于是“慨然弃举子业，专事方术”，广购医书，发愤学医。至 23 岁时，其侄儿患温病，初起喉痹，但延请了多位医生竟无懂得该病治法者，最后全身发黄而死。吴氏因初学医，对该病的治疗也未得要领，所以对这些医生的治疗还不能妄加评论，痛感进一步钻研医学的必要。在 26 岁时，“游京师，检校《四库全书》”，有机会广泛阅读官府、民间所藏的各种医书，学识大进，渐渐开始为人治病，经常获得奇效。吴氏在钻研医学著作，学习前人理论和证治经验的同时，结合自己的临床实际经验，不断揣摩，终于在医学上达到了很高的造诣。吴氏 36 岁时，京师发生温疫的大流行，经其救治，曾救活了许多人。在医疗实践中，吴氏深深感到当时的医生治疗温病缺少正确的理论和治法，经常是用治疗伤寒的方法来混治温病，造成了不良的后果，所以就广泛采辑自《内经》以下历代名医有关外感热病的论述，去除其中驳杂不清、论述不确之处，吸取其精华，并附以本人的见解和经验，于公元 1798 年著成《温病条辨》。全书共 6 卷，并卷首 1 卷，于公元 1813 年刊行。由于这是一本非常切合临床实际，论述外感热病较为全面，理法方药俱备的温病学专著，所以在问世以后，深受当时及后世医家重视。朱彬称誉该书道：“昔人谓仲景为轩岐之功臣，鞠通亦仲景之功臣也”；释清华于《珍藏医书类目》中称该书为“治温之津梁”。此外，吴氏又鉴于当时医生在医理、病理、证治、用药等方面流弊甚多，认为“医人之病，层出不穷，将何以恤灾救患、捍卫生民哉！”，故决意修规矩以成器，纠正当时医生所存在的弊病，作《医医病书》，成书于公元 1831 年。后人又辑录吴氏自公元1794年到公元1833年间的医案，编成《吴鞠通医案》，但因版本不同，故有四卷本及五卷本之异，后者收入医案较多。这本医案不仅为《温病条辨》理论的具体运用提供了实例，而且还补充了许多在《温病条辨》中所没有的温病证治方法，因而与《温病条辨》可以相得益彰。

吴氏以其在温病学方面的重要贡献而闻名于世，被称是清代温病学四大家之一。其学术思想早年受吴又可《温疫论》影响较深，认为其"议论宏阔，实有发前人所未发"，但在进一步研究之后，又感到"其法亦不免支离驳杂"。在吴氏之前的叶桂在温病学方面有极深的造诣，对当时医学界的影响也很大，但吴氏认为，叶桂有关温病学的理论和治疗经验多散见于医案之中，所以人们学习掌握较为困难。因而吴氏认为有必要把前人有关温病学的理论和治疗方法进行系统的整理，进行较为全面的论述。吴氏有关温病学的理论证治内容多源于叶桂，以《温病条辨》而言，其中半数以上的方剂是直接或间接引用叶桂《临证指南医案》的医案而制方的。与此同时，吴氏也继承了《内经》、《伤寒论》有关外感热病的理论和证治内容，所以吴氏强调"考之《内经》"，并称著《温病条辨》目的是为了"羽翼伤寒"，还在每方条下，注明了是采用《内经》何法，在《温病条辨》中引用《伤寒论》原方或以原方变化成新方者甚多。可见吴氏能广泛地继承前人成就，加以整理、加工、提高，从而在医学方面，特别在温病学方面作出了重大贡献。以下简要介绍吴氏在温病学方面的主要贡献：

（一）创立温病三焦辨治纲领

叶桂创温病卫气营血辨治纲领后，对于明确温病与伤寒的不同证治，以及温病不同阶段、不同层次的病机特点、诊断要点和治疗大法作出了重大的贡献。但是，仅以卫气营血四个阶段还不能全面、准确地表明病变的所在脏腑部位，因而叶桂在对温病的辨证时仍然要联系脏腑辨证，并也提出了"温热须究三焦"。在《幼科要略》中，叶桂也提出了对小儿痧症分三焦论治的原则和治法。但叶桂对如何进行三焦辨证，尚未进行系统、深入的阐述。吴氏在继承前人理论和证治经验的基础上，通过自己的丰富临床实践，深刻地体会到，温病的发生发展与三焦所属脏腑的病机变化有密切的关系，而且在温病过程中，这些脏腑的传变和治疗有一定的规律，而这些规律可以用三焦进行归纳，从而创立了温病三焦辨证理论，即以肺与心包为上焦，脾与胃为中焦，肝与肾为下焦。在这一基础上又提出了针对三焦病证的治疗原则，形成了一整套的温病辨证治疗体系。

三焦辨治的内容大致包括以下两个方面：

一是关于温病的发病和传变规律：吴氏认为"温病由口鼻而入，鼻气通于肺，口气通于胃。肺病逆传，则为心包。上焦病不治，则传于中焦，胃与脾也。中焦病不治，即传下焦，肝与肾也。始上焦，终下焦。"这一观点，实质是对叶桂《温热论》中有关温邪发病、传变规律的阐发和补充。其主要精神是说明了温病初起邪多从口鼻而犯于肺，所以初起时多表现为上焦肺卫见证。继则病邪有传胃与传心包的不同，可以分别引起热盛阳明和热闭心包。如传入中焦邪热亢盛可导致胃阴耗损，如邪热进一步耗及肝肾真阴，到疾病后期就可以出现真阴耗伤或虚风内动。这一传变反映了温病由表入里、由轻转重、由实到虚的发病规律。当然，由于温病种类有别，人体正气虚实各异，治疗亦有准确与否，故并不是所有温病都按吴氏所述的那样而发病和发展演变的。如湿热性温病每起于中焦，某些伏气温病甚至在初起时即有肾阴不足或肾阳虚馁的表现；某些温病也不一定出现下焦肝肾阴伤的病理变化。

二是关于温病的治疗原则：吴氏提出，温病发展全过程的治疗原则可以概括为：治上焦如羽，非轻不举；治中焦如衡，非平不安；治下焦如权，非重不沉。这是根据上中下三焦病变的邪正特点所采用的治法特点而提出来的。所谓“治上焦如羽”，是因为“肺位最高，药过重则过病所，少用又有病重药轻之患”，此处“轻”是指“轻可去实”，即选取药物性味偏轻薄而不用过于苦寒沉降之品，剂量不宜过重，煎药时间也不宜久。所谓“治中焦如衡”，是因为邪在中焦，其势已盛，而人体正气尚实，故治疗以祛邪为主，邪去则人体阴阳可恢复平衡。在选方用药上，既不宜味薄质轻者，又不可用味厚质重者，介于二者之间，故称为“衡”。同时，中焦病变每有伴热盛阴伤或表现为湿热蕴阻，用药又当权衡其邪正虚实或湿热偏盛，以防偏倚之弊，类似以秤量物的“衡”。所谓“治下焦如权”，是因为下焦病变系肝肾真阴耗竭，甚则阴虚而动风，故其治疗每取味厚质重之品以滋补真阴，平息虚风，药性下降，与秤之砣，即“权”之义相似。当然，这也是针对三焦病证治疗的一般规律而言的，如上焦热毒深重，也不排除使用苦寒沉降之品的可能性，而对下焦病证的治疗也不完全都用味厚滋腻之品。

三焦辨证的本质主要是脏腑辨证，但是与内科学中对内伤杂病的脏腑辨证有所不同。其不同之处主要是温病学的三焦辨证并不是孤立地对某脏某腑进行辨证，而是反映出温病传变的动态规律，并体现了治疗方面的主要法则。其与卫气营血辨证又相互补充，相辅相成，分别反映了温病病程变化中的纵与横的关系，因而在吴鞠通提出三焦辨治纲领后，可以认为温病学的理论体系已趋于完善，也是温病学走向成熟的表现。

(二)丰富了温病的祛邪扶正治法

对于温病的治疗，吴氏在立法用药方面颇具特色，其中主要表现在对温病过程中的邪正双方都给予重视，正确地运用祛邪扶正的治疗方法。吴氏在治疗温病时，一方面强调要祛除病邪，另一方面又处处注意顾护正气，尤其是在祛邪之时提出“预护其虚”，而在护正之时又强调要“逐其余邪”，体现了邪正并重、邪正合治的思想。

由于温病是感受外在的温邪而发病，所以祛邪理所当然是治疗温病的着眼点。前人在这方面积累了丰富的经验，吴氏则在继承前人关于温病病机和治法理论的同时，在灵活运用《伤寒论》等经方的基础上，又整理了《临证指南医案》中大量温热病案的治法用药规律，制定了大量方剂，形成了许多定法和成方，使祛除温病病邪的各种治法更为充实、完善。如在解表法的运用方面，吴氏提出温热之邪在表时，当治以辛凉解表，主用银翘散、桑菊饮之类，此与刘完素、王履提出温病初起以清里热之品加麻、桂之类以解表的“辛凉”之法又有所发展。对于湿温初起或感受暑湿而又兼有外寒束表者，吴氏则认为不可一概投用辛凉，而分别主以芳化透表与辛温透表、清暑化湿之法，即所谓“温病最忌辛温，暑证不忌者，以暑必兼湿，湿为阴邪，非温不解。”同时，对辛凉解表法的运用，也每佐入辛温发散之品，如银翘散中用荆芥、豆豉，其意在“芳香散热解毒”，即利用其辛散之性，以加强祛除表邪之力。因而吴氏对解表药的运用非常灵活，有常有变。又如在通下法的运用方面，吴氏继承了《伤寒论》中诸承气汤法的用法，强调温病亦须重视攻下，他说温病若“病纯在里，则非下夺不可矣，故主以大承气。”但吴氏又指出，温病因人体阴液正气已经受伤，故攻下法不可滥用，提出“承气非可轻尝之品。”此说显然较“温病下不厌早”的主张要全面、中肯。吴氏对通下法的具体运用亦较前人更为充实，如对阳明温病“应下失下，正虚不能运药”者，主以新加黄龙汤；对“喘促不宁，痰涎壅滞，右寸实大，肺气不降”者，主以宣白承气汤；对“左尺牢坚，小便赤痛，时烦渴甚”者，主以导赤承气汤；对“邪闭心包，神昏舌短，内窍不通，饮不解渴”者，主以牛黄承气汤；对“津液不足，无水舟停”者，主张“间服增液，再不下者，增液承气汤主之。”对下后邪气复聚，见“热不退或退不尽，口燥咽干，舌苔干黑或金黄色”，又见脉沉而有力者，予护胃承气汤；若见脉沉而弱者，属肠液亏虚而便秘者予增液汤。此外，对上焦之邪未清而已入中焦阳明，并煎熬肾水的“三焦俱急”之证，症见“大热大渴，舌燥，脉不浮而躁甚，舌色金黄，痰涎壅甚”者，即用承气合小陷胸汤。又对湿温久羁，致三焦气分闭塞不通而出现“神昏窍阻，少腹硬满，大便不下”者，予宣清导浊汤等。以上是吴氏把通下法与补气、养阴、化痰、宣肺、淡渗、开窍、理气、清热等法灵活配合而制之方，以适应临床上温病的各种热结病证，显然是对仲景《伤寒论》中承气汤法的全面发展，使攻下之法的运用能更切合临床实际，取效更为明显。

又因温病所感受的病邪是温邪，具阳热之性，所以在温病的发展过程中极易耗伤阴液，而阴液的盈亏存亡又与病情的轻重、预后的好坏有直接的关系，所以吴氏非常强调在治疗温病时应处处顾护阴液。在《温病条辨·杂说》中指出：“温病伤人身之阴，故喜辛凉、甘寒、甘咸以救其阴。”而这一句话中又暗含着吴氏三焦辨证用药的规律。即邪在上焦肺卫或热盛肺经之时，可分别投以辛凉解表之剂如桑菊饮、银翘散等或辛凉重剂白虎汤。邪在肺卫时，温邪初犯，邪热尚未炽盛，体内阴伤不甚，所以治疗以祛邪为主，邪去就可起到保护津液的作用，即吴氏所说的“预护其虚”。但如肺热已盛，则应投用辛凉重剂白虎汤以清热保津。如邪热进一步炽盛则可传入中焦，导致胃热亢盛，势必耗伤胃阴，所以在用辛寒或苦寒清胃泄热之剂或用通腑攻下之剂的同时，当加用甘寒滋养胃津之品。若病邪深入下焦，必劫伤真阴，故养阴之剂以甘咸之品为主。若以三焦阴伤的不同来选取方剂，大致是：上焦为肺阴伤，主以沙参麦冬汤；中焦为胃阴伤，主以益胃汤、五汁饮；下焦为肾阴伤，主以加减复脉汤。吴氏又提出：“在上焦以清邪为主，清邪之后，必继以存阴；在下焦以存阴为主，存阴之先，若邪尚有余，必先以搜邪。”由此也可看出，吴氏在治疗温病时一方面十分重视顾护阴液，另一方面又注意结合邪势之轻重盛衰而采用祛邪之品。吴氏《温病条辨》中滋阴方剂甚多，其中尤多用生地、玄参、麦冬（即增液汤）。此三味药不仅用作增水行舟，而且广泛地用于其他阴伤之证。如热结阴亏者，以增液汤合大黄、芒硝而成增液承气汤；热入营分、热灼营阴者，所用清营汤中亦有增液汤以滋养营阴；热盛气血者，所用加减玉女煎即为石膏、知母配合增液汤以滋阴清热。其他如清宫汤、银翘汤、益胃汤、竹叶玉女煎、护阳和阴汤、连梅汤等，均含有增液汤的主要成分。由此可见，吴氏将增液汤作为滋养阴液的基本方，并擅长将其灵活运用于临床。以《吴鞠通医案》为例，治疗热盛阴液大伤之案例中亦每每生地、玄参、麦冬合用，其中有病在心包而昏谵者，有邪热结于肠腑者，有热盛肝经而动风者，有热邪虽衰而真阴耗伤者，可见增液汤作为养阴生津的代表方适应范围是相当广泛的。在滋阴法的运用方面，吴氏在明确下焦病证病理性质的基础上进一步完善了滋养肾阴之法，这也是吴氏的一大贡献。叶桂在《临证指南医案》中，对温病后期肝肾真阴大伤的治疗，已有用复脉汤加减之法。吴氏以此为基础，制加减复脉汤，即以《伤寒论》炙甘草汤“去参、桂、姜、枣之补阳，加白芍收三阴之阴”，作为治疗肝肾阴伤之基本方。在实际应用时，根据不同情况进行变化：对心气欲脱者去麻仁，加龙骨、牡蛎，即救逆汤；若兼便溏则去麻仁，加牡蛎；若兼虚风欲动，手足蠕动，则加牡蛎、鳖甲；若兼热深厥甚，脉细促，心中憺憺大动，甚则心中痛，则再加龟甲，即为三甲复脉汤；若阴精将竭，时时欲脱，则三甲复脉汤再加鸡子黄、五味子，即为大定风珠等。这样，对于下焦真阴耗伤诸证的治法得以基本完备。当然，下焦病证并不单纯限于肝肾阴虚之证，其他如肾阳虚损、热留阴分、下焦蓄血等病证也都可以归属于下焦病证的范围，各有其治法，对这些病证的证治，在《温病条辨》中也有详细的论述。

（三）详备温病病证理法方药

吴氏不仅注意对温病辨治规律的探求，而且对温病过程中的各种具体病证确立了病机、治法、方剂和药物，从而使温病的治疗有成法可凭，因而非常切合临床实用。

如对温病中所出现的神昏谵语，自《伤寒论》之后，多数医家因循《伤寒论》之说，把其发生原因归于“胃家实”。自叶桂提出“逆传心包”说，并于《临证指南医案》中载有多例出现神昏谵语的病案，用至宝丹等“芳香通其神明之窍”，始揭示了神昏谵语的产生主要病位在心包，而且其发生因素相当复杂，应针对不同的病因采取不同治法。吴氏在叶桂论述的基础上进一步论述了温病过程中出现神昏谵语的各种病证，对其产生神昏谵语的病机作了深入的阐述，并确立了相应的治法方药。如其中有手太阴肺经之邪逆传心包者，治以芳香开窍，用牛黄丸、紫雪丹、至宝丹之类；有邪热内闭心包者，治以清泄心包邪热，用清宫汤，昏谵较重者也可配合牛黄丸、紫雪丹、至宝丹之类；有邪入营分而扰心神者，其昏谵程度较轻，故用清营汤清泄营热；有阳明腑实，邪热上扰心神者，主以小承气汤；有阳明腑实又兼热闭心包者，主以牛黄承气汤；有湿热之气上蒙心包而神识昏蒙者，主以人参泻心汤、泻心汤类；有湿热弥漫三焦而窍阻神昏者，主以宣清导浊汤；有瘀热在里而致神气忽清忽乱者，主以桃仁承气汤。亦有因阴液元气亏虚而致心神失养、神识失常者，其中真阴欲竭者主以加减复脉汤合牛黄丸、紫雪丹；阴液元气两伤而致者，主以三才汤等。

又如对温病中常见的痉厥，前人未有系统论述。在叶桂《临证指南医案·痉厥》中，对因里热亢盛或阴虚风动而引起的痉厥，分别列有清热息风和育阴息风之法，吴氏则进一步在《温病条辨》三焦篇中对温病过程中的各种痉厥证治进行了论述。其中有属于热盛动风者，如暑痫系“热初入营，肝风内动”，治疗以清营汤加钩藤、丹皮、羚羊角为主治；又论及有阴虚动风者，如下焦肝肾阴竭而痉厥者，治疗又当以三甲复脉汤、大定风珠为主。于此同时，吴氏还强调痉厥之治必须分清邪实正虚，提出“痉厥神昏，舌短烦躁，手少阴证未罢者，先与牛黄、紫雪辈，开窍搜邪，再与复脉汤存阴、三甲潜阳，临证细参，勿致倒乱。”除此以外，吴氏在《温病条辨·解儿难》中还列有论痉六节（“痉因质凝”，“湿痉或问”、“痉有寒热虚实四大纲论”、“小儿痉病瘛病共有九大纲论”、“小儿易痉总论”、“痉病瘛病总论”），对痉厥的成因、种类、证治要点等又有较全面、系统的论述。以外感热病的痉病成因而言，提出寒邪可致痉，即柔痉、刚痉之类；感受风温之邪亦可致痉，其中有肺经热盛者，主以辛凉之剂，有热燔气营者，主以气血两清而养阴；感受温热之邪则“致痉者多而重”；感受暑邪而痉者，视其暑兼风寒、暑热在表、暑热盛于阳明、气阴欲脱、营热炽盛等不同而施治，其他尚有因湿、燥等邪而致痉者。该六节虽是针对小儿而言，但也同样适用于温病痉厥。

再如对温病发哕的证治，吴氏对其分上、中、下三焦而辨治。病在上焦者属气分闭郁，其病机重点在肺，治疗用宣痹汤以轻宣肺气，开其郁闭。病在中焦者，其中有因湿热之邪壅遏胃气者，治以新加橘皮竹茹汤；有因实热壅塞阳明为哕者，治当通下胃腑；有属脾土衰败而气冲上逆者，当以附子粳米汤急救土败。病在下焦者，多属肝肾阴竭所致，可用小定风珠。同为发哕，其病机各别，治法迥异，吴氏之辨治内容首次对温病发哕的证治进行了较为系统的论述。

还如《温病条辨》中对于汗出异常一证的辨治亦甚精细。其中属无汗者，病机有虚实之别。有的属于表气郁闭而致无汗者：如因寒邪客表，暑湿内蕴所致，可用新加香薷饮透散表寒、清暑化湿；如属温燥袭于肺卫，津液干燥而无汗者，投以桑杏汤以辛凉甘润，轻透肺卫。也有的无汗是因阴液大伤，汗源匮乏而致者：属胃液亏损者，投以益胃汤、五汁饮之类；属邪在血分，阴液亏乏而表实者，投以银翘散加生地、丹皮、赤芍、麦冬；属下后邪气还表而无汗脉浮者，投以银翘汤等。汗出异常也有表现为汗出过多者，病机也有虚实之分。有的是属于邪热引起的：如里热熏蒸而迫津外泄，属阳明无形热盛，投以白虎汤；汗出过多而气津受伤，则用白虎加人参汤；属阳明腑实者，投以承气汤之类；属湿热交蒸而致汗出热解，继而复热，投以黄芩滑石汤等。有的则属于虚证：如因邪正抗争日久，正气来复，奋起抗邪而战汗者，予生脉散养阴益气，助正敛汗；如卫表不固而冷汗自出，投以桂枝汤等。

此外，吴氏对温病过程中其他一些常见的病证均有精细的辨治，这些内容除了可见于《温病条辨》外，还可参照其医案，以深入了解其对各种病证的辨治用药规律，同时也可结合叶桂的《临证指南医案》等，以进一步探索吴氏与叶桂在学术思想方面的继承发扬关系。

(四)明确温病的治疗禁忌

吴氏根据温病各种病证的病机特点，指出了相应的治疗禁忌，其内容涉及之广泛、深入，在温病学各种专著中是少见的。这些治禁对于指导临床实际，真正掌握治疗大法有很重要的指导价值。以下简要地介绍吴氏在《温病条辨》中提出的温病十大治禁。

其一为白虎之禁。吴氏说："白虎本为达热出表，若其人脉浮弦而细者不可与也，脉沉者不可与也，不渴者不可与也，汗不出者不可与也。"即指出白虎汤的适应证是阳明无形邪热浮盛于外，若见脉浮弦或沉，是邪或在表，或在半表半里，或属阴虚血少，或为热结于里，故不可用白虎汤。如不渴，为邪热不盛，津液未伤，亦不可用白虎汤。如汗不出为邪遏于里，非浮盛之热，故亦不宜白虎汤。但关于白虎之禁，在临床上应灵活掌握，如已见阳明热盛之征，但因表气郁闭而无汗者，白虎汤仍可投用，以取其达热出表之功，使热达腠开，汗出而热解。所以也不能拘于白虎"四不可与之说"。后世对吴氏的"白虎四禁"有许多评论，本章中在张锡纯一节中，对此有所介绍，可以参考。

其二为温病发汗之禁。吴氏说："温病忌汗，汗久不惟不解，反生他患"。其所谓忌汗是指不可用辛温发汗法，如麻、桂之类，以免温散之品助热耗阴。但温病忌汗并非指不可疏散表邪。吴氏所创银翘散、桑菊饮之类，有疏风泄热之功，亦属汗剂范围，但其性辛凉，与辛温解表法不同。但所谓温病忌汗也不是绝对的，正如吴氏所指出的，在某些特定情况下，辛温解表亦属可用之例。如温病初起兼有风寒外搏者，可暂用辛温以解表寒，湿热性温病初起，其治疗主以芳化，亦多属辛温之品，吴氏说："湿为阴邪，非温不解"，此类辛温药与辛温发汗剂当然迥然有别。即便是所用的辛凉解表之剂，如银翘散，其中也有荆芥、淡豆豉等辛温之品，目的是加强该方的疏散表邪之力，与单纯的辛温解表剂并不相同。

其三为湿温三禁。吴氏在论及湿温病治疗时，提出："汗之则神昏耳聋，甚则目瞑不欲言；下之则洞泄；润之则病深不解"。这里所说的主要是湿温初起阶段的治疗禁忌，其中所说"汗"，是指误认为风寒在表而投用辛温解表剂以冀发汗，如用于湿温初起，发汗后湿邪不能祛除而徒伤卫阳、阴液。但在温病之初用芳香化湿宣表之法，虽属"汗法"范围，却是当用之法，自然不在禁忌之例。其中所说"下"，是指攻下。湿温初起虽有腹满脘痞症，但并非是肠道结滞，更不是热结肠腑，误用攻下，反伤脾阳。然而，当湿邪已化火化燥而导致热结肠腑时，或属湿热积滞阻于肠道者，下法又不在禁忌之例。其中所说"润"，是指滋润养阴。湿温初起有午后身热等症，如误认为是阴虚而用养阴之剂，有恋邪助湿之弊。然而，若湿热在化燥化火后而灼伤阴液，出现阴虚之象，滋润之法则不可少。

其四为斑疹治禁。吴氏说："斑疹用升提则衄，或厥，或呛咳，或昏痉，用壅补则瞀乱。"说明治疗温病斑疹不可用升提、壅补之法。但严格来说，斑与疹不同，其治法与禁忌也各不相同。斑属阳明热盛，内迫血分而外溢于肌肤，对斑的治疗当主以清热凉血化斑，如误用升提，势必助热动血伤阴。疹则多属手太阴风热内窜营分，外现于血络，其治疗当主以清解透发，只是不宜用升、柴、麻、桂等辛温升提之品，以防助长火热之势。对于因表气郁闭而疹透不畅者，升提之法并非绝对禁用。所以对斑疹禁用升提，不能视为绝对之辞。至于壅补之法，对于邪热亢盛者固然有助邪之弊，但对正气不足而斑疹透发无力或甫出即隐者，补益之法亦当酌用，每有托斑透邪之效。故斑疹禁壅补亦是针对其一般情况而言，并不意味对斑疹之治绝对不用补法。

其五是淡渗之禁。即谓温病出现小便不利，不能用淡渗利小便之法。吴氏说："温病小便不利者，淡渗不可与也，忌五苓、八正辈。"因为温病发生小便不利最常见的原因是热盛伤阴，阴伤后小便必然减少而不利。此时如误投淡渗利水之法，非但不能通利小便，反可更伤阴液。然而，在温病中出现小便不利的原因较为复杂，除了因阴伤而引起者外，还多与水湿运行障碍有关，若其小便不利系湿热阻于膀胱，或水湿内停，或属三焦气化失司而致，则并非不能用淡渗之法。

其六为苦寒之禁。吴氏说："温病燥热，欲解燥者，先滋其干，不可纯用苦寒也，服之反燥甚。"说明温病热盛而阴伤者，用苦寒之品有化燥伤阴之弊，故"不可纯用"。然而，在温病过程中，如邪热炽盛，化火化毒，苦寒清热并非不可投用，只是在使用苦寒之品时，应注意热盛阴伤的病机特点，每要配合甘寒生津之品，以取清热养阴之效，而无苦寒伤阴之弊。同时，也应注意使用苦寒之品不要过度，以防伤阴之弊。

其七为数下之禁。吴氏说："阳明温病，下后脉静，身不热，舌上津回，十数日不大便，可与益胃、增液辈，断不可再与承气也；下后舌苔未尽退，口微渴，面微赤，脉微数，身微热，日浅者亦与增液辈，日深舌微干者，属下焦复脉法也，勿得轻与承气。"说明在使用攻下之法后，如热结已去，见大便不解、余热未尽者，每与肠液不足有关，应予养阴生津以增水行舟，不可贸然再用承气汤之类。但攻下之后是否能再用攻下，应视具体情况而定，如热结未去，或热结又成，并非不可再下，如吴氏又说："下后邪气复聚，大热大渴，面正赤，脉躁甚，不在此例。"如属湿热积滞阻于肠道之证，则多需"轻法频下"，这就不能拘于数下之禁了。

其八为少阴耳聋治禁。吴氏说："温病耳聋，病系少阴，与柴胡汤者必死，六七日之后宜复脉辈复其精。"指出了少阴肾精亏损，不能上荣于耳而引起耳聋者，不可误认为是邪在少阳而投小柴胡汤。因少阳证虽可见"两耳无所闻"，但其病机为少阳胆热循经犯耳而致，与肾精不能上荣而致聋者迥然有别，故当用复脉汤滋补肾精，不得用柴胡剂。

其九为下焦病治禁。吴氏说："壮火尚盛者，不得用定风珠、复脉；邪少虚多者，不得用黄连阿胶汤；阴虚欲痉者，不得用青蒿鳖甲汤。"这是因为下焦病证虽然都以肝肾真阴不足为主要病机，所用的各种方剂也"皆为存阴退热而设"。但这些病证的具体情况并不相同，其中有壮火尚盛者，不宜过用滋腻之品；有邪少虚多者，不宜过用苦燥之品；有阴虚欲痉者，不宜用搜剔少阳、芳香透络之品。总的来说，对下焦病证的治疗要根据邪正虚实的具体情况以决定扶正祛邪的重点。

其十为下后食禁。早在《内经》中就有热病食复之戒。吴氏继承此说，提出："阳明温病，下后热退，不可即食，食者必复。"即指出了在攻下之后必须防止暴饮暴食。当然，也并非绝对禁食，若病人知饥索食，也不妨稍进稀粥以养胃气。

此外，吴氏还对温病过程中的多种病证提出了治疗上的注意点，这里不一一列举。

总之，吴氏提出各种治禁既继承了前人经验，又参以自己的心得，与他提出的治疗大法是相辅相成的。对这些治禁应知其常，明其所以禁之理，又须识其变，明其禁中亦有变通之由，切不可刻板对待，盲目套用。

（杨　进）

十四、王 士 雄

王士雄，字孟英，清代著名医家，生于嘉庆十三年（公元1808年），卒于同治五年（公元1866年），或谓卒于同治七年（公元1868年）。晚年改字王梦隐（或作梦影），自号半痴山人，曾署名海昌野云氏、华胥小影、随息子、睡乡散人等。王氏为浙江海宁县盐官镇人，三世以上都精于医，母俞氏亦知医。曾祖王学权撰《医学随笔》（又名《重庆堂随笔》），历经两年，书未脱稿即谢世。祖父国祥辑校遗稿，事业未竟，两年后亦辞世；父王升接余稿进行整理，过两年后又不幸病故，当时王士雄仅14岁。其父弥留之际留下遗言："人生天地间，必期有用于世，汝识斯言，我无憾矣"（《重庆堂随笔·弁言》）。他悟出治国与活人理原一贯，尤其有用于世者莫如医，所以即使因家贫而往金华盐业当会计，仍在业余时间埋头究心医学，后在其亲戚的资助下，专习医学，足不出户庭十载，彻夜手不释卷，夏日以灯燃于蚊帐内，顶为之黑，所阅读的医书，上追《素问》、《灵枢》、《难经》、《伤寒》，以溯本求源，下及诸家，以抉奥显幽，存纯纤谬，对叶桂《临证指南医案》、《温热论》、王清任《医林改错》等尤感兴趣。学成之后正式行医，其时已30岁，不久即名噪一方。适逢江浙一带霍乱流行，第二年即作《霍乱论》一书。在以后的20余年中，由于战乱，居无定处，在江浙等地漂泊行医，最后定居上海，后殁于上海，但终年何时尚未能确定。长期颠沛流离的生活，使他一方面得以接触到最基层的贫民百姓，体会到他们的苦痛，另一方面也为他积累了丰富的临床经验。王氏好学而聪颖，曾在婺州书一联："读书明理，好学虚心"，以励己志。每当在临床上诊治病证，一定要竭尽全力，以求得最好的效果。遇到病情重险的病人，从不怕担风险，仍然竭力救治。在处方用药时，不追求用珍贵的药品以浪费病人的钱财，只要能治好病，虽然是极其寻常的药物或食品，都经常在临床上巧妙运用。如用青果、萝卜汁（名青龙白虎汤）清养肺胃；用梨汁（名天生甘露饮）养胃阴；用甘蔗汁（名天生复脉汤）养肺胃阴津等。

王氏生平著作甚丰，但半数以上毁于兵火。现尚存者主要有：《回春录》2卷、《仁术志》8卷、《王氏医案正续编》（杨素园辑）、《王氏医案三编》（徐然石辑）、《归砚录》4卷、《霍乱论》2卷、《重订霍乱论》4卷、《温热经纬》5卷、《潜斋简效方》1卷、《四科简效方》4集、《随息居饮食谱》、《潜斋医话》、《鸡鸣录》2卷。此外，王氏还评注、选评、校刊了大量医籍，如《医砭》、《女科辑要》、《柳州医话良方》、《古今医案按选》、《重庆堂随笔》、《言医》等。王氏之书还被辑为丛书刊行于世，如《潜斋医学丛书八种》、《潜斋医学丛书十四种》等。王氏著作中尤以《温热经纬》一书影响较大，该书集19世纪60年代以前温病学说的大成，上自《内经》、《伤寒杂病论》有关条文，下至叶桂《外感温热篇》（即《温热论》）、《三时伏气外感篇》、薛雪《湿热病篇》、陈平伯《外感温病篇》、余霖《疫病篇》（即《疫疹一得》），一方面选择前人注释之善者，另一方面也参以个人的见解，对温病的理论证治进行了系统的论述，书中对伏气新感、卫气营血理论、暑邪为病、温病证治方法等都有许多发挥，是后人学习温病学的重要参考书，所以王氏也被列入清代温病学四大家之一。后世对王氏在医学上的成就颇为推崇，如杨素园称其"能以轻药愈重病，为自古名家所难能"。王氏对临床医学各科，内伤外感诸病的理论证治都有建树，以下主要就其在温病学方面的贡献作一介绍。

（一）辨明暑邪特性

王氏对六气的属性辨析甚精，在许多方面对前人论而未确之处进行了阐述。其中特别是对六淫中的暑邪，前人有称其为火邪，有称其必夹湿邪，有认为其致病有阳暑、阴暑之别等，使后人莫衷一是。王氏认为暑统风火而属阳，寒统燥湿而属阴。阳中之风无定体，有寒风、热风，其为病则为风寒、风热；阴中燥湿两气，有寒有热，其为病有凉燥、温燥、湿热、寒湿。惟暑乃天之热气，纯阳无阴，指出暑气独盛于夏季，纯阳无阴，其性酷烈，能铄石流金。从而对暑邪的属性作了明确的规定。关于暑的概念，王氏提出："暑为日气"，认为"故暑也、热也、暍也，皆夏令一气之名也"。又指出，自然界的气候变化，阳热未盛则曰温，阳热大盛而曰暑，即：温为热之渐，暑为热之气。暑邪致病，皆是热证。对于夏暑之时多见暑湿为患的临床现象，王氏认为暑与湿原是二气，暑为日气，湿为土气，霄壤不同，在盛夏季节，天暑下逼，地湿上腾，土润溽暑，人处气交中，可既受暑，复感湿，此是属于暑邪兼夹湿邪，"犹之寒邪夹食，湿证兼风，俱是二病相兼，非谓暑中必有湿也"。虽然暑与湿可合而为病，但并非暑中必定有湿，不能将暑与湿二者混为一谈，从而澄清了暑温与湿温两类疾病在概念上的混乱。王氏又提出暑与心有同气相求的联系，谓"暑是火邪，心为火脏，邪易入之"，阐明了暑邪直中心包而致昏厥的发病原理。此外，王氏认为暑之属性为热，纯阳无阴，若妄立阴暑、阳暑之名，则会因名乱实。他评论道："如果暑必兼湿，则不可冠以阳字，若知暑为热气，则不可冠以阴字。其实彼所谓阴者，即夏月之伤于寒湿者耳。设云暑有阴阳，则寒亦有阴阳矣。不知寒者水之气也，热者火之气也，水火定位寒热，有一定之阴阳，寒邪传变，虽能化热，而感于人也，从无阳寒之说。人身虽有阴火，而六气中不闻有寒火之名，暑字从日，日为天上之火，寒字从仌，仌为地下之水，暑邪易入心经，寒邪先犯膀胱，霄壤不同，各从其类，故寒暑二气，不比风燥湿有可阴可阳之不同也"。其实前人所称之"阴暑"，实系因畏暑贪凉而袒胸露腹，夜间露宿或睡卧湿地，或恣嗜生冷，以致感寒湿之邪而病。王氏说："因畏热贪凉而反生寒湿之病，乃暑月之伤寒也。虽在夏令，实非暑证，昔人以阴暑名之，谬矣。譬如避火而溺于水，拯者但可云出之于水，不可云出之于阴火也"。夏月因天气暑热而贪凉致病者甚多，其临床表现多有恶寒、身疼、无汗等表寒症状，治疗必须用辛温外散寒邪之品为主，所以王氏的论述是切合实际的。

对于气分暑病的治疗，王氏归纳为："无湿者白虎汤，夹湿者六一散"。对于夏暑多发自阳明的原因，王氏提出阳明是十二经脉之海，多气多血，抗邪力强，非邪盛不能入侵，惟酷烈之暑热，常能径犯。暑热内郁阳明，外而肌腠、内而脏腑无不受其熏灼，对该证的治疗，王氏提出宜清透外达，主用白虎汤，方中常以米仁易粳米。因暑贪凉，寒邪束表，暑热内郁者，则用白虎汤加香薷、苏叶，既散表寒，又清暑热。暑伤津气者，白虎汤善于解热，若加入人参则能补气生津，然津气虚甚，该方清暑有余，益气生津犹嫌不足，薛生白虽出东垣清暑益气汤，但仅有清暑之名，而无清暑之实，王氏变化其法，拟方用西洋参、石斛、麦冬、黄连、竹叶、荷叶梗、知母、甘草、粳米、西瓜翠衣等治之，"以清暑热而益元气，无不应手取效也"。该方为白虎汤化裁方，用药结构严谨，流传甚广，称为王氏清暑益气汤。若暑热骤退，津气欲脱，王氏亦主张用生脉散益气敛津而固脱，但暑热未尽者不可妄投，恐收敛邪气。暑湿阻滞气分，王氏喜用六一散。该方原出刘河间《伤寒直格》，方中滑石甘淡性寒，擅专清暑，质重体滑，又能利尿渗湿，佐甘草利湿而不伤津，故为治疗暑湿之良药。妇女夏季新产，户牖紧闭，暑热内逼，最易患此，王氏说："六一散既清暑热，又行瘀血，当此酷暑之令，诚为产妇第一方"。他指出，产妇中暑，粗工不察天时人秉不齐，动辄生化汤，常致覆杯而毙。王氏阐发和推广六一散的应用，实发前人之未发。暑灼胃津，王氏又强调"专宜甘寒，以充津液，不当用苦燥"。常用梨汁、蔗浆汁、竹沥、西瓜汁、藕汁等，认为如得蕉花上露更好，如不可得，蕉根汁亦妙，诸品皆取原生药汁，甘寒气全，是暑伤胃津的对症良药。此外，他认为鲜猪肉汤是治疗暑伤胃津妙品，如云"若邪火已衰，津不能回者，宜用鲜猪肉数斤切大块，急火煮清汤，吹净浮油，恣意凉饮，乃急救津伤之无上妙品”。

暑风多见于小儿，是因暑邪直接犯于厥阴而引起的，以撤热息风为主要治法，王氏根据其证候特点及小儿体质，《潜斋医学丛书十四种·潜斋简效方》中提出：“暑风，取净黄土铺地上，饮以益元散、鲜竹叶汤立效”。在《王氏医案续编》卷一中曾载：有一小儿“发热肢搐，幼科与惊风药，遂神昏气促，汗出无溺，适孟英至而视之，曰暑也，令取蕉叶铺于泥地，与儿卧之，投以辰砂六一散，加石膏、知母、西洋参、竹叶、荷花露一剂而瘳；继有胡氏女病略同，儿科不治，因恳于孟英，亦以此法活之。”说明王氏对于小儿暑风的证治有独到的见解。

暑厥是暑热直犯心包而导致机窍阻闭，神志异常的一种病证，因病势危急，必用急救疗法。王氏主张首先将病人移入清凉之地，以避免暑热；在治疗时，对表现为闭者宜开，“必以清心之药为君”，以开窍苏神为主；心包受邪，则营（血）分受热，故当辅以凉营（血）解毒。清心开窍用紫雪或武侯行军散，凉营（血）解毒多用叶氏神犀丹（犀角、石菖蒲、黄芩、粪清、连翘、生地、金银花、板蓝根、豆豉、玄参、天花粉、紫草），或自制解毒活血汤（连翘、丝瓜络、淡紫菜、石菖蒲、川连、蚕沙、地丁、益母草、生苡仁、金银花、地浆水、生绿豆、生藕汁、白茅根、童便）。王氏甚推崇神犀丹的应用，他说：“温热、暑疫诸病，邪不即解，耗液伤营，逆传内陷，痉厥昏狂，谵妄发斑等证，但看病人舌色干光，或紫绛，或圆硬，或黑苔，皆以此丹救之；若初病即觉神情昏躁，而舌赤口干者，是温暑直入营分，酷热之时，阴虚之体及新产妇人患此最多，急须用此，多可挽回。”

对于暑毒内伏，昏愦如迷之证，王氏还主张配合针刺疗法，他说：“治法宜刺曲池、委中，以泄营分之毒，再灌以紫雪，清透伏邪，使其外越，或可挽回”。

（二）明辨新感伏邪证治之异

新感与伏邪是阐明温病病因发病的学说。在新感学说形成前，对温病病因发病的认识多以伏邪学说占主导地位，在新感学说形成后，对外感病的病因发病有了新的认识。但也产生了一些论争。王氏根据临床实际，确认两类温病都是客观存在的，他在编著《温热经纬》时，即以新感伏邪分类，既有“仲景伏气温病篇”，又有“仲景外感热病篇”；他又将叶桂的《温证论治》改名为《外感温热篇》，意在突出新感，复将《幼科要略》中有关的外感热病内容易名为《三时伏气外感篇》，旨在把伏气与新感对应。陈平伯《外感温病篇》专论新感而抨击伏邪，王氏在将其收入《温热经纬》时，作了一些删节，“篇中非伏气之说，皆为节去，弃瑕录瑜”，意在不欲否认伏邪之说。

新感温病是感邪即病的温病。温病学家提出，温邪从口鼻上受，首先犯肺。邪在肺卫，对其传变途径及其方式，王氏归纳为三个方面：一是正气较盛者，因正能敌邪，邪受挫而外解。如云：“温邪始从上受，病在卫分，得从外解，则不传矣”。二是邪从肺卫顺传胃肠，若其大便不闭，则邪有出路，易于治愈。他说邪在肺卫“不从外解，必致里结，是由上焦气分以及中下二焦者为顺传”。三是邪不从气分下行，从肺卫内陷心营（血）者，称为逆传。逆传之证，病情危重，预后差，王氏说：“惟包络居膻中，邪不外解，又不下行，易于袭入，是以内陷营分者为逆传也。”

伏气温病是指感邪后不立即发病，邪气伏藏，过时而发的温病。《素问·金匮真言论》云：“藏于精者，春不病温。”寓冬不藏精，春必病温意，即阴精不足是病邪伏藏的内在因素。王氏对冬不藏精的解释，不局限房室因素，他说：“藏于精者，春不病温，小儿之多温何耶？良以冬暖而失闭藏耳。夫冬岂年年皆暖欤，因父母以姑息为心，惟恐其冻，往往衣被过厚，甚则戕之以裘帛，虽天令潜藏，而真气已暗为发泄矣，温病之多，不亦宜乎。此理不但幼科不知，即先贤亦从未道及也"。说明将息失宜,肾精亦可暗耗,而致邪气伏藏。伏藏之邪,可因春阳升动而引发,也可因新感时邪而激发,对于后者的鉴别,王氏还提出:"新邪引动伏邪者,初起微有恶寒之表证"。至于伏邪传变,则自里达表,但有正气亏甚者,邪气虽然外达,而又复陷入里,反复再三,犹如抽蕉剥茧。王氏在《温热经纬·叶香岩外感温热篇》中说:"若伏气温病,自里出表,乃先从血分而后达于气分,故起病之初,往往舌润而无苔垢,但察其脉软或弦,或微数,口未渴而心烦恶热,即宜投以清解营阴之药,迨邪从气分而化,苔始渐布,然后再清其气分可也。伏邪重者,初起即舌绛咽干,甚有肢冷脉伏之假象,亟宜大清阴分伏邪,继必厚腻黄浊之苔渐生,此伏邪与新邪先后不同处。更有邪伏深沉,不能一齐外出者,虽治之得法,而苔退舌淡之后,逾一二日舌复干绛,苔复黄燥,正如抽蕉剥茧,层出不穷,不比外感温邪,由卫及气,自营而血也。"王氏以舌象的变化审视邪伏的深浅,治疗的依据、病邪外达的层次,并以此与新感温病作出鉴别,杨照藜对此评曰:"阅历有得之言,故语语精实,学者所当领悉也。"王氏在《温热经纬·叶香岩三时伏气外感篇》中还指出小儿伏气温病的证治,也符合这一规律,他说:"人有大小,感受则一也。"又云:"感受既一,治法亦无殊。"

由此可见,不论新感与伏邪,都有卫气营血生理失常而导致的病机演变,但其传变情况各有不同。同时,卫、气、营、血的深浅层次变化,不是截然划分,而是相互交错、重叠的,故王氏在《潜斋医学丛书十四种·王氏医案》中说:"然气血流通,经络贯串,邪之所凑,随处可传,其分其合,莫从界限,故临证宜审病机而施活变,弗执死法以困生人"。

(三)辨证论治机圆法活

王氏在论治温病时强调辨证,并主要遵循叶桂的卫气营血辨治原则,提出:"外感温病,如此看法。风寒诸感,无不皆然,此古人未达之旨。"对于邪尚在肺之证,王氏认为:"治必轻清。"至邪传气分,虽以清气为大法,但又有温热、湿热之异,治法各不相同。如以风温为代表的温热类温病,初入气分,抑郁气机,当以轻清之品展化气机,迨正气宣布,则邪气潜消。不可遽用寒凉,窒滞气机,邪气不能透泄。他说:"若风温流连气分,下文已云到气才可清气,所谓清气者,但宜展气化以轻清,如栀芩蒌苇等味是也"即指明了初入气分的治法。又如湿热流连气分,主张疏瀹枢机,再令饮水,资助汗源,助成战汗,这样可以使一战而解。如三焦痰热(或湿热)阻滞,或湿热(暑湿)郁伏膜原,则或采用分消走泄之法,如"以杏仁开上、厚朴宣中、茯苓导下",或以开达膜原之法,使邪机松动,正气宣布,鼓荡祛邪,可使战汗而解。王氏在注释叶桂"法宜益胃"时说:"可见益胃者,在疏瀹其枢机,灌溉汤水,俾邪气松达,与汗偕行,则一战可以成功也。即暑疫之邪在膜原者,治必使其邪热溃散,直待将战之时,始令多饮米汤或白汤,以助其作汗之资"。气分邪热传入营血分,火邪劫营,舌色干绛者,主张治以王晋三犀角地黄汤(犀角、连翘、生地、生甘草)加元参、天花粉、紫草、金银花、丹参、莲子心、竹叶之类。其气血(营)两燔者,不可专治一边,如叶桂提出斑出热不解者,主以甘寒,王氏提出可用白虎汤加生地、黄连、犀角、竹叶、莲子心等,以两清心胃,也就是气营两清之类。这些都是按卫气营血辨证而论治的。

王氏治温病,还强调斡旋枢机,清肃肺气而伸治节。肺为温邪首犯之脏,肺受邪郁治节不行,气机升降出入窒滞,或郁热炼津为痰,或水湿停聚酿成痰浊。欲清气道之邪,必先去其邪所依附之痰,王氏常用苇茎汤、小陷胸汤、瓜蒌薤白汤、温胆汤、雪羹汤等清肃之剂,舒展气机,则痰热自降。

温邪伤阴为温病的重要病机变化。初起首伤肺阴,中期则伤胃津,后期伤肾精。王氏常用沙参、玄参、玉竹、知母、梨汁、百合等以滋养肺阴,并认为,凡治感证,必审胃汁之盛衰,如邪渐化热，即当濡润胃腑，俾得流通，则邪有出路，液不自伤，斯为善治。因此，救阳明之液，是治疗温病之真诠，首当顾及于此。顾护胃阴，忌用温燥和攻下，其滋养之法，甘凉濡润不嫌其多，喜用石斛、沙参、西洋参、天花粉、麦冬、西瓜汁、蔗浆汁。其胃阴衰亡，舌光绛无苔者，则用炙甘草汤去姜、桂，加石斛，以蔗浆易饴糖。肾精耗损者，吴鞠通之加减复脉汤、大小定风珠，滋腻浓浊，胃难受纳，王氏喜用犀角地黄汤佐入女贞、旱莲、阿胶、枸杞、苁蓉，或龟甲、鳖甲、牡蛎等，尤其推崇集灵膏(人参、枸杞子、天冬、麦冬、生地、熟地、怀牛膝，甜水砂锅熬膏，将成加白蜜)，认为该方峻滋肝肾之阴的作用首屈一指。

由此可见，王氏在温病学方面的贡献是多方面的，在温病学理论和证治上都有重要的论述，所以被列为“温病学四大家”之一。

(杨　进)

十五、雷　丰

雷丰，字少逸，一字存松。祖籍福建浦城，后随父迁居浙江省衢县。生于道光十三年(公元1833年)，卒于光绪十四年(公元1888年)，终年55岁。其父雷逸仙，好读书，善吟咏，后弃儒而从名医程芝田学医，行医于龙丘，曾纂集古人医书，汇为40卷，名为《医博》，又自撰《医约》4卷。雷丰自幼好学，继承家业，其父殁后，继其父悬壶行医，后入官医局，医名渐振。

雷氏深感一岁之中杂病少而时病多，所以历览诸家之书，引申触类，融以个人心得，著《时病论》8卷，附论1卷。书中以《内经》“冬伤于寒，春必温病”，“春伤于风，夏生飧泄”，“夏伤于暑”，“夏伤于暑，秋必痎疟”，“秋伤于湿”，“秋伤于湿，冬生咳嗽”，“冬伤于寒”等论述为纲，以四时之病为目，把一年中的时令病分为新感与伏气两大类，分述各种主要时令病的因证脉治，书中有治疗时病60法，所列的“法”，即为雷氏自拟的方剂，多为仿古方进行加减而成，使之更贴切临床实际。另外还附了各种病证所用的成方和大量的“临证治案”，并附有医说13篇。该书成于1882年，文字浅显易懂，条理清晰，方药切合实用，正如雷氏所说：“首先论病，论其常也；其次治案，治其变也”，所以刊行后流传甚广。雷氏之子雷大震，字福亭，亦承父业，与雷丰的弟子程曦、江诚俱为当时名医，曾合纂《医家四要》，与《时病论》和程芝田所著《医法薪传》合刊，称为《雷氏三种》。但该书对一些外感病概念的论述往往与传统及其他医家所论不同，如雷氏将风温归于伏气温病之例，风寒则为初春感受风中夹寒而患等，在学习过程中也必须加以注意。以下把《时病论》的主要学术思想作一介绍。

(一)按时令辨别外感病

雷氏所说的“时病”，是指感受外邪而发生在不同季节的外感疾病。因雷氏认为这类疾病的发生主要与时令主气有关，所以与感受疫疠之气而病者不同，可见雷氏所说的时病并不包括发生于四时的疫病在内。正如《时病论》中所说：“时病者，乃感四时六气为病之证也，非时疫之时也”。

雷氏强调，对外感病的辨治，必须先知时，在《时病论》中提出：“医道之难也，而其最难者，尤其莫甚于知时论证……设不明辨精确，妄为投剂，鲜不误人。”所以雷氏提出：“是为时医必识时令，因时令而治时病，治时病而用时方，且防其何时而变，决其何时而解，随时斟酌。”雷氏所提出的“知时”，实际上就是要了解一年之内时令季节的变化、气候特点、节气的更换、五运六气的变化等。

雷氏在临床上观察到，时病的种类是相当多的，在古代文献上尽管也把各种时病分为不同的疾病，但总的来说，分类是较为粗糙的。雷氏对时病进行了更为详细的分类，把四时发生的时病分为春温、风温、温病、温毒、晚发、伤风、冒风、中风、风寒、风热、风湿、寒疫、飧泄、寒泻、火泻、暑泻、湿泻、痰泻、食泻、风痢、寒痢、热痢、湿痢、噤口痢、水谷痢、休息痢、五色痢、伤暑、冒暑、中暑、暑风、暑温、暑咳、暑瘵、霍乱、痧气、秽浊、疰夏、热病、霉湿、暑疟、风疟、寒疟、湿疟、温疟、瘴疟、瘅疟、牝疟、痰疟、食疟、疫疟、鬼疟、虚疟、劳疟、疟母、三日疟、伏暑、秋暑、伤湿、中湿、冒湿、湿热、寒湿、湿温、秋燥、痰嗽、干咳、伤寒、中寒、冒寒、冬温等 70 余种病。其中在春、夏、秋、冬各季的时病中又分为新感与伏气两大类。每种时病都有严格的节气规定，如春季的时病风温、春温发生在大寒到惊蛰，温病、温毒发生在春分到立夏，晚发则发生在清明到夏至等。不可否认，这种分类方法也有其不完善之处，如有的病名的确定不够确切，甚至有些病严格地说，并不属外感病和时令病的范畴，同时，完全按时令季节进行疾病的分类也有过于机械之嫌。但通过把时令病进行详细的分类，使人们对时令病的多样性有了深刻的认识。

（二）立论师古而不泥古

雷氏对时令病理论的阐述，主要是以《内经》和《伤寒论》为基础，但又有许多个人的独到见解和发挥。雷氏强调该书"诸论皆本《内经》、诸贤之说"，其作为全书纲领的就是《内经》中《素问·阴阳应象大论》的 8 句原文。雷氏并认为《伤寒论》是辨治时令病的基础，提出"凡学时病者，必须参读仲景《伤寒论》，庶可融会贯通，否则不可以言医也"。而在《时病论》中所列的备用成方，有许多是属于《伤寒论》的原方，雷氏所制的拟用治法也有许多是从《伤寒论》的方剂衍化而来。如其中解肌散表法、营卫双调法源于桂枝汤，两解太阳法源于五苓散，清凉荡热法源于白虎加人参汤，润下救津法源于调胃承气汤，清痢荡积法源于葛根芩连汤，和解兼攻法源于大柴胡汤，暖培卑监法源于理中汤，甘热祛寒法源于四逆汤等。但雷氏对古人之说不是全盘套用，而是有所选择，并敢于对前人之论进行评论。如《时病论·凡例》中所述："内有先宗其论，后弃其方，或先驳其偏，后存其法，非既信又疑，盖欲择善而从"。所以不仅对古人之方进行变通，而且还补充了一些新的治法方剂。雷氏在《时病论》中强调指出："诸方悉选于先哲诸书，以补诸法之不及。但其中有过汗者、过下者，偏寒、偏热者，不得不附敝意于后，非丰之敢妄议古人，诚恐学者泥古方，医今病，不知化裁，致胶柱鼓瑟之诮。"

（三）开寒温合一、新感伏气并论之先河

自《伤寒论》问世后，伤寒学说在治疗外感热病方面一直占有统治地位，而在温病学说兴起后，虽然多数温病学家仍较推崇《伤寒论》，但也不可避免地出现了"寒温之争"。而《时病论》中则不以寒温立门户之见，而是综合了伤寒学派和温病学派的精华，集寒温诸种外感病之大全，书中既有伤寒类的外感病，又有温病类的外感病，所以可以说是在熔寒温为一炉方面开了先河。书中对前人之长兼收并蓄，如从辨证理论来看，既有叶天士的卫气营血辨证和吴鞠通的三焦辨证，又有张仲景的六经辨证，同时融合了脏腑辨证和气血辨证的内容。再从该书的立法处方来看，书中不仅有《伤寒论》的许多方剂，还广泛采用了后世许多医家的方剂。如治疗疟疾病湿浊较重者所用的宣透膜原法就是从吴有性《温疫论》的达原饮化裁而来；培中泻木法即是从刘草窗的痛泻要方化裁而来。再从本书所列的清热保津法、辛凉解表法、清凉透邪法、清凉透斑法、甘寒生津法等来看，都取法于叶天士、吴鞠通等温病学家。在《时病论》中还特别提到"香岩论温病当刻刻护阴"。另一方面，雷氏还直接引用了大量温病学著作中的方剂，如《温病条辨》中的银翘散、大定风珠等。

另外，《时病论》中还吸取了许多内科杂病著作中的内容，特别是对泻、痢、疟疾、咳嗽等疾病的论述，许多来自内科著作。由此也可看到，雷氏能博采众长，汇集诸家的精华，其学术观点不囿于一家之说，这在历代医家中还是不多见的。

《时病论》中还把新感学说和伏气学说熔为一炉，认为一年四季都有新感或伏气的发生，而且雷氏所说的新感与伏气已超越了温病学的范畴，提出了多种外邪都能伏而后发形成伏气时令病。全书把所有的外感病都分为新感与伏气两类，其中新感时令病在冬季有伤于寒的伤寒、中寒、冒寒和感受非时之温气而发病的冬温等；春季有伤于风的伤风、冒风、中风和夹邪引起的风寒、风热、风湿和感受非时之气而引起的寒疫等；夏季有伤于暑而发生的中暑、暑风、暑瘵等和与暑湿、暑热有关的霍乱、痧气、秽浊、疰夏、热病、霉湿等；秋季有伤于湿而发病的中湿、冒湿、湿热、寒湿、湿温和感受秋季燥邪而病的秋燥等。而属于伏气时令病的在冬季有因秋伤于湿伏至冬季而引起的各种咳嗽；春季有因冬伤于寒伏至春季而引起的春温、风温、晚发、温病、温毒等；夏季有因春季感受风邪伏至夏季而发的各种泄泻和痢疾等；秋季有因夏伤于暑伏至秋季而引起的疟疾和伏暑、秋暑等。

（四）以邪中浅深部位分论病证

在《时病论》中，对同一种病邪侵犯人体而能引起不同的疾病，雷氏提出其主要原因是病邪侵犯的部位与浅深不同的缘故。如在该书中每把同一种病邪所引起的疾病分为“冒、伤、中”三类。一般来说，“轻为冒，重为伤，又重为中”。实际上，“冒、伤、中”是代表了外邪侵犯人体的浅深：即犯于肌表的为“冒”；外邪由浅入深而犯于脏腑，病势较缓，病情较轻者为“伤”；外邪直接犯于脏腑而发病急骤、病情危重者为“中”。所以在《时病论》中有感受风邪的冒风、伤风、中风，感受暑邪的冒暑、伤暑、中暑，感受湿邪的冒湿、伤湿、中湿，感受寒邪的冒寒、伤寒、中寒等不同的病名。可见，凡外邪因其侵犯人体的浅深部位不同，可以引起各种不同的病证，其病情和预后各不相同。

以“冒、伤、中”来区分病邪侵犯人体的浅深，虽然在雷氏之前已有人提出，但系统地把多种病邪以“冒、伤、中”来确立病名，这是雷氏的创举。雷氏的这一观点，不仅对辨证有一定好处，更重要的是能明确对邪在各种不同浅深部位的治疗原则。一般来说，在肌表的“冒证”只要用轻剂透邪解表即可，如对冒风者，用微辛轻解法，对冒暑者，用清凉涤暑法，对冒湿者，用宣疏表湿法等；而对较重的“伤证”，则多主以祛邪外出，其中部分治法仍以疏散为主，但对部分则从脏腑论治；至于对“中证”的治疗，每先投开窍通闭之法，如对中风之治，按中经、中络、中腑、中脏之不同，分别投用顺气搜风法、活血祛风法、宣窍导痰法加百顺丸以及宣窍导痰法加牛黄清心丸等法。而对痰热闭阻而中暑者，用清暑开痰法，配合苏合香丸或来复丹；对中湿者，投用增损胃苓法加减，配合苏合香丸；对三阴中寒，投用甘热祛寒法，如已有阳气外脱则用挽正回阳法等。

然而，雷氏把许多外感病按“冒、伤、中”进行分别命名也有其不足之处，如雷氏所述的中风，与内科杂病的中风易于混淆，而实际上雷氏所述的中风多见于内科杂病之中，因感受外风而引起的中风在临床上并不多见。另外，雷氏所说的伤风、伤暑、伤寒等病名，与通常所说的概念有所不同，也较容易引起混乱，所以后世一般较少采用雷氏所说的“冒、伤、中”分病证的方法。

（杨　进）

十六、柳　宝　诒

柳宝诒，字谷孙，号冠群，江苏江阴人。生于清道光二十二年（公元 1842 年），卒于光绪二十七年（公元 1901 年）。据《江阴县志》记载，柳氏“和厚好学，能文工书，尤长于医”，曾著有医书12种，现在仍能看到的有《柳选四家医案》、《温热逢源》、《柳宝诒医案》等。

柳氏对伏气温病的理论和证治有独到的见解，如对伏气温病的发生原因、临床特点、治疗原则和大法有深刻的论述，特别是在《温热逢源》及其医案中所提出的"养阴托邪"、"攻下祛邪"、"凉血祛瘀"等法，有独到的见解，对温病的临床诊治有重要的指导意义，在温病学中占有重要的地位。《温热逢源》成书于1900年。全书分3卷：卷上为对《内经》、《伤寒论》有关温热病原文的注解，并引用了后世有关注家的论述，发表了自己的一些不同看法；中卷为对周禹载、蒋问斋、张石顽、吴又可等论述的辨证；下卷为作者对伏气温病病因、发病和证治的详细论述，分为16节。下面以该书为主，介绍柳氏在温病学方面的主要学术观点。

(一)明辨伤寒与温病之异

伤寒是感受冬月寒邪，邪从皮毛而入，按六经传变而病情逐步发展。至于温病，柳氏提出是"冬时寒邪，伏于少阴，迨春夏阳气内动，伏邪化而为热，由少阴而外出。"由此可见，这里所说的温病实际上是指伏气温病而言，其发生的原始病因仍是寒邪，但与伤寒不同之处是，寒邪已化热，从少阴外发。之所以有些温病学家强调伏寒化温，邪自里发，主要是为了解释为什么部分温病在初发时即可见到里热症状，这是伏气学说的一个重要学术观点。但对于邪伏何处、如何化热等一系列问题，众说纷纭，莫衷一是。柳氏提出邪伏在少阴，是根据《内经》所说的"藏于精者，春不病温"，认为少阴肾不能藏精，寒邪即易伏，即"至虚之地，即是容邪之处"。

伤寒与温病既是两类性质不同的外感热性病，其症状表现必然有所不同。柳氏强调，伤寒初起"悉系寒邪见象"，即不是见寒邪犯表的表寒证，就是因寒邪直中三阴而见里寒证，其后才逐渐化热内传，出现里热表现。而温病(伏气温病)初起时，虽也可见表证，但因内有郁热，所以必定还有里热表现，如口渴、溲黄、尺肤热、骨节痛等，正如柳氏在原文中提出的："温邪初起，无不见里热之证"。当然，柳氏所说的对部分温病，主要是所谓的伏气温病是适用的，但有部分温病，特别是所谓的新感温病，初起时并不一定要见里热证。另外，温病学家还强调，伤寒与温病在病变发展过程中的病机也有所不同：伤寒因感受的是寒邪，所以易伤人体的阳气，而温病则易伤人体的阴液，在病之后期，伤寒多表现为虚寒证而温病多表现为虚热证等。

基于对伤寒和温病发生原因和临床表现不同的认识，柳氏明确提出了二者治法，特别是初起治法的不同。伤寒初起的治法主以"通阳祛寒"，而温病初起"即以清泄里热，导邪外达为主"。其根本的区别在于"一温一凉"。从温病的全过程来看，其治疗在初起时固然有所不同，而在病变过程中，伤寒重视顾护阳气，温病则重视顾护阴液，也是一个重要的区别。

(二)区分伏气温病与新感温病

新感温病和伏气温病是温病中的两大类型，柳氏对这两类温病的区别进行了较为系统、全面的分析。

首先是这两类温病发生原因的不同。柳氏在《温热逢源》中把风温作为新感温病的代表，风温是感受春夏间的"温风"，邪犯于肺而致的一类温病；而伏气温病即前节所论的因伏寒化温而引起的温病，又称伏温。二者都是温病，但所感受的病邪一为冬季的寒邪，一为春夏季的温邪。当然，正如前已论及，对于温病中初起见表热证或里热证者，以感受病邪一属温一属寒来分析，有其勉强之处，只能供参考而已。实际上新感温病与伏气温病所感受的病邪应该说都是温邪，但两类温邪的致病性质不同，有的可引起表热证，有的则引起里热证。

其次是新感温病和伏气温病证治的不同。因伏气温病初起即有里热表现，所以其初起的治疗即以“清泄里热”为主。对风温的治疗则因邪犯于肺，所以治以辛凉清散为主，即《内经》中说的“风淫于内，治以辛凉”；至于新感温病进一步发展而里热已重时，可兼用甘寒清化。以此对两类温病的治疗作区别，这可以作为新感温病和伏气温病初起治法的主要不同点。柳氏还提出，伏气温病的治疗因“其证至繁且杂，须兼视六经形证，乃可随机立法。”所以二者的治法“轻重深浅，亦属迥异”。这也就是王孟英在《温热经纬》中所说的伏气温病“正如抽蕉剥茧，层出不穷，不比外感温邪，由卫及气，自营而血也”。但新感温病和伏气温病的治疗并不是绝对不同的，特别是在新感温病发展到里热炽盛时，清泄里热法也是常用的，并非像柳氏所说的只用甘寒清化之法。如邪已传入营分、血分，则新感温病和伏气温病在治疗方面基本上就没有什么区别了。

（三）系统论述伏气温病的因证脉治

对于伏气温病的发病机理、临床表现和诊断治疗，柳氏进行了较为全面、深入的论述。

如对于伏气温病的发病机理，柳氏提出有内在与外界两个方面的因素：内因患者肾气先虚，外因冬季感受寒邪。至于发病，则因春季阳气内动，内伏于少阴的寒邪化热而外发，即为“伏邪自发”；或因时邪外感引动在里伏于少阴之邪而发，即为“新感引动伏邪”。同时，柳氏也指出，其肾气先虚主要表现为肾阴不足，不能托邪外出，但寒邪也可伤阳气，从而造成肾阳先馁，不能蒸化鼓舞病邪外达的局面。从柳氏可以看出，伏气温病的发病机理有两个主要特点：一是病邪在里，也就是先有寒邪内伏而化热，这就提示了伏气温病在发病之初即可有里热的各种表现；二是病邪是从少阴肾而发，即先有肾气之虚，或主要表现为肾阴不足，或主要表现为肾阳虚馁。文中对《内经》所论的“冬伤于寒，春必温病”和“藏于精者，春不病温”进行了精辟的分析，指出了二者合而导致了温病发生。前者是指温病发生的外因，而后者则是温病发生的内在因素。如单纯只有后者，就是纯虚之证，与温病无关。同时，文中对喻嘉言提出的以冬伤于寒、冬不藏精、冬伤于寒又不藏精作为温病的三纲分立观点进行了批驳，一针见血地指出了这种观点是“只顾作文之排场，而不自觉其言之不切于病情也”。显然，喻嘉言这种把温病发生的邪、正原因割裂起来的论点既不合道理，又是脱离临床实际的。

对于伏气温病的临床表现，柳氏又指出其初起有六经见证，即《温热逢源》中所说：“凡外感病，无论暴感伏气，或由外而入内，则由三阳而传入三阴；或由内而达外，则由三阴而外出三阳。六经各有见证，即各有界限可凭。”所以伏气温病在初起时亦有六经见证，其中：如在足太阳经可见头项痛，腰脊强，恶寒；如在手太阳经可见发热面赤、恶风；如在足阳明经可见目疼、鼻干、不得卧；如在手阳明经可见蒸热而渴；如在足少阳经可见胸胁满痛、口苦；如在手少阳经可见耳聋，寒热往来；如在足太阴经可见腹满、自利而吐；如在手太阴经可见口干、津不到咽；如在足少阴经可见脉沉细，口燥渴；如在手少阴经可见舌干、不得卧；如在足厥阴经可见耳聋、囊缩、不知人事；如在手厥阴经可见烦满、厥逆。但应该注意的是，这些六经见证是“伏邪外发”时的表现，都是温病初起时的症状。

同时，柳氏还提出在伏气温病初起时没有固定的舌脉。由于温病，特别是伏气温病的发病情况甚为复杂，所以舌苔和脉象的表现也形式多样。柳氏列举了伏温初起病发于少阴、或连及厥阴者，多表现为左关尺部脉弦数；如病邪内伏不能外达，脉可表现为细弱，而通过托邪化热后就逐渐变得浮硬有力。至于舌苔，在温病初起时，邪伏于阴经，如不是阳明有热，虽热势盛也不见舌苔，若初起时即有营分热盛，可见舌绛，如心火盛，舌尖必红。至于在温病发展过程中舌苔和脉象变化，更是不可胜数。

既然温病初起无一定的舌苔和脉象，所以柳氏提出在诊断温病初起时，必须“细察见证，再合之色脉，乃有把握。”《温热逢源》中还特别提出，伏气温病初起时，“凡病邪极深者，脉与证较多不合。其故皆由邪气深伏，不易表见于外。”所以对温病的诊断要强调舌苔、脉象应与全身症状互参，切不能仅凭脉象、舌苔而诊断其寒热。当然，这并不是说对温病的诊断，舌苔和脉象不重要，实际上，对于温病初起时判断邪发于卫分、气分、营分或血分，舌苔等有重要的参考价值。如发于卫分，苔多薄白；发于气分，则苔多黄或白腻；发于营血则舌色多绛等。而脉象对于病发之初邪正的虚实判断也有重要的意义。所以本节所论是强调辨全身症状的重要性，而不是否认辨脉象与舌苔的意义。

基于对伏气温病发生机理的认识，柳氏提出对其治疗的原则是邪正合治，即对较为常见的少阴阴气不足而病发于少阴者，“用药宜助阴气，以托邪外达”，也就是所谓的“养阴托邪”。具体还应区别不同情况采取不同的治疗大法：一是要辨别是否兼有时邪。如属伏邪自发者，里热炽盛，不恶风寒，骨节烦疼，渴热少汗，即使微有形寒，也是里热怫郁的结果，不用配合疏散外邪之品。如属时邪引发者，就要参以“疏解新邪之意”，也就是应配合治疗兼感时邪的药物。二是要辨别兼夹病邪的性质和轻重。如应根据所夹病邪的性质属风温、属寒、属暑热，分别配合祛风散热，或祛寒，或清暑化热等。同时还要根据所夹时邪的轻重，如较轻者，可以伏邪和时邪兼治，如时邪较重者，可以先祛除时邪，待时邪解后再治伏邪。三是要辨少阴之虚在阴在阳。表现为肾阳先馁，应注意温经托邪，不能一味只知投用寒凉滋润之剂，具体内容在后面还要作专门的讨论。

对伏气温病初起的具体治法，柳氏提出“用黄芩汤加豆豉、元参，为至当不易之法”。该方体现了“养阴托邪”的治疗原则，方中既有黄芩等苦寒以清里热，又有淡豆豉宣发少阴之伏邪，还有元参补肾阴，“一面泄热，一面透邪”，所以可以作为治疗伏气温病邪发少阴的代表方。用黄芩汤治疗温病前贤多有论及，如张石顽、叶天士等都把其作为治疗温病伏热在里的代表方。当然，该方只是体现了一个治疗大法，意在主用苦寒以清泄里热，至于具体用药，还应根据病情进行加减，如原方中白芍酸收、大枣甘温，用于温病初起并不妥切。柳氏在原方中加入豆豉、元参寓有深意，堪作临床参考。同时，如里热较甚，其他清泄里热之品还可加入。在伏气温病初起见三阳证时，柳氏列有详细的治法：治太阳证用黄芩合淡豆豉、阳旦汤，治阳明证用黄芩合葛根、知母、淡豆豉，治少阳证用黄芩、栀子合柴胡、淡豆豉，都是治表药与清里药同用者。由此可见，柳氏所说的三阳证与通常所说的表证并不是完全相同的，三阳证代表了伏气温病初起表里同病的发病特点。另外，对于伏气温病初起因感受时令之邪而病者，可表现为恶寒无汗，则可用桂枝、葛根、柴胡等疏散之品。而对于伏邪发出三阳的同时，因肾气不足而少阴还有伏邪者，治当温托；对肾阴不足而邪热恋于阴分者，治当养阴以托邪。另外，有的伏气温病初起时，因肾阳虚馁而邪伏少阴不能外达于阳，可表现为外见热象炽盛，并有昏谵、痉厥等内陷厥阴之候。对这种病证的治疗，柳氏提出主以清泄之药，但因肾阳已虚，就不能过用寒凉；另一方面，如用温化之品，又会助长邪热。柳氏认为喻嘉言以麻黄附子细辛汤或麻黄附子甘草汤加生地，组方意义颇为切当，但又虑及麻黄、细辛药性过于温燥峻猛，所以提出麻黄汁制豆豉和附子汁制生地之法，并与其他清泄、托邪药配合。由此可见，对这类病证的治疗，不仅要注意温其肾阳，还要注意育其肾阴，而在用药时，每配合生地、玄参之类。此外，柳氏对新感引动伏气温病提出了几条重要的治则：一是“审其伏邪与新感孰轻孰重”，以决定治疗新感和伏邪之侧重；二是应辨别新感病邪的种类，按所感病邪性质不同而分别施治。三是对湿与温合而引起之病，治当根据“湿与热，孰轻孰重。须令其各有出路，勿使并合，则用药易于着手”。所以对伏气温病初起的治疗应视具体情况而灵活变通，不能拘定一法。

(四)重视攻下祛邪之法

柳氏在《温热逢源》中对温病出现阳明腑实及攻下法的作用有很精辟的论述,即"胃为五脏六腑之海,位居中土,最善容纳。邪热入胃,则不复他传。故温热病热结胃腑,得攻下而解者,十居六七。"提出了在伏气温病中,因中焦存在着有形的食积、浊痰,与邪热互相蕴蒸,可进入胃中成为阳明腑实证。柳氏从"胃为五脏六腑之海"立论,提出邪热最易入胃而形成腑实之证。至于柳氏所说的"邪热入胃则不复他传",原意是指伏气温病出现腑实证后病情就以腑实为中心,不像无形邪热会到处游溢,影响到其他脏腑。但如认为出现阳明腑实证后就不会发展到其他脏腑是不符合实际的。在临床上,因阳明腑实证未能及时攻下,每致耗伤阴液,轻则耗及肺胃之阴,重则耗及肝肾之阴,邪热内陷厥阴还可出现昏谵、痉厥之危象,其传变是很多的,但只要未用攻下,其腑实是不会自解的。

柳氏提出温热病"得攻下而解者,十居六七"。这一方面是因为柳氏认为温热病中多数会发展到阳明腑实证,所以使用攻下的机会甚多;另一方面是由于攻下法对于驱逐病邪具有很明显的作用,所以多需采用攻下才能奏效。文中提出,攻下方药如大黄,本非专为积滞而设,而有泄热、解毒、疏瘀化痰、疏泄积气等多种作用,所以攻下的实际作用并不限于攻下肠道内的积滞燥屎。这一认识在吴又可《温疫论》的基础上又进一步发展了。

但文中对攻下的作用也有偏颇之处,如说"温病早用攻下不为大害",而实际上,如滥用攻下,也有耗阴伤胃之弊。

(五)论治血证注重热瘀阴虚

温病中因邪热犯于营血而致热盛动血,每出现咳血、吐血、鼻衄、尿血、便血等症状。柳氏指出,温病见动血有吉凶两种情况:如出血后热势随之而减,病情好转,是为邪热通过出血而外泄,属吉象;如出血后里热仍盛,昏谵烦躁不减,甚至加重或有厥脱危象出现,属重证。其重证发生的原因无非如文中所分析的是邪甚正虚之故。

对本证的治疗,柳氏提出以"凉血泄邪"为原则,同时掌握"血虚者兼以滋养,邪实者兼以清泄"的治疗大法。当然,文中所说的"血虚"主要是指"阴液亏虚",所用的药物也是以生地、赤芍、元参等养阴生津为主。

柳氏对温病血证的治疗十分强调止血须防留瘀,对温病营血分证的出血病证,应凉血泄邪,但要防止为了急求止血而过用寒凉,否则"血虽止,而上则留瘀在络,胸胁板痛;下则留瘀在肠,垢痢瘀紫。甚或留瘀化热,变为暮热朝凉,咳痰带血,见种种阴损之候。"这就是提出了在凉血止血的同时应注意避免留瘀。对此,叶天士在《温热论》中已明确提出血分证的治则是"凉血散血",而柳氏所用的凉血泄邪药,如"犀、地、栀、丹、银花、连翘、茅根、侧柏之类",也是遵循了这一原则,并在叶天士所论的基础上又有了新的发展。

(杨　进)

十七、何　炳　元

何炳元,字廉臣,别号印岩,晚年自号越中老朽。生于咸丰十一年(公元1861年),卒于1929年。世居浙江绍兴,幼习儒学,因乡试落第而发愤攻医。何氏出身于中医世家,其祖父何秀山精于岐黄之术,特别精于时病,悉授其业。以后又从师名医樊开周等人,对叶天士、薛生白、吴鞠通、王孟英等温病大家的学术思想有很深的研究。何氏曾周游江南,遍访名医,医学水平进一步得到提高。鉴于当时西医学已较盛行,何氏又研习西医,汲取了西医学中的有价值内容，融会于中医学之中。行医 50 年，精于内、儿、妇科，在江浙一带极享盛名，与裘吉生、曹炳章并称“医林三杰”，而廉臣居其首。

何氏著作主要有《全国名医验案汇编》12 卷、校勘《通俗伤寒论》12 卷、《重订广温热论》、《感证宝筏》、《湿温时疫治疗法》、《新增伤寒广要》、《喉痧白喉证治全书》、《何氏医论》、《印岩医话》、《廉臣医案》、《儿科诊断学》、《内科证治全书》等 30 余种。在学术思想上，推崇叶天士，曾说：“余平日研求，服膺叶法，旁参众法以补助之。”但又不拘泥于叶氏之说，而能博采众长，并提倡吸收西医学中的有益内容。

何氏还创办了《绍兴医药学报》等医学刊物，以广为传播医学，弘扬国粹，在国内有很大的影响。同时，何氏还和中医界一些有识之士一起，对当时的反动统治阶级取缔中医的企图进行了卓有成效的努力。

（一）尊崇俞根初，发扬通俗伤寒学说

《通俗伤寒论》为俞根初原著，仅仅 3 卷，而能继承《通俗伤寒论》之学术并加以发展的，当首推绍兴名医何秀山、何炳元二人。何秀山可谓是第一位对《通俗伤寒论》作补缺阐扬的医家，何炳元为何秀山之孙，继秀山之后，历时 13 年时间，反复校勘，新增加了几乎三倍的内容，补入了他一生经验之结晶，成为反映何廉臣学术思想的重要著作。

何氏尊崇俞根初的学说，以广义伤寒即外感热病为研究对象，其中包括了许多温病的病种在内，如《通俗伤寒论》伤寒兼证，就包括了痧、疫、疟、风温、湿、春温、秋燥、伏暑、湿温、冬温、赤膈伤寒、发斑伤寒等 20 个病症，即将临床常见的温病与伤寒合起来研究。可见，何氏提倡寒温统一，以六经辨时病。同时还提出，在江浙一带的感证有二多：一是夹湿多，二是寒包火多，所以在辨证时特别要重视有无夹湿或兼有表寒。

该书对广义伤寒的整体辨证思路分为以下几步：一是辨伤寒本证；二是辨伤寒兼证；三是辨伤寒夹证；四是辨伤寒坏证；五是辨伤寒复证。每证按因、证、脉、治几个部分加以阐述，可谓别开生面，从而为外感热病的辨证论治提供了思路。

在具体辨证方面，何氏崇尚六经，认为六经包蕴三焦辨证，何廉臣于《通俗伤寒论》批注中对吴鞠通《温病条辨》只定三焦而不讲六经提出了批评，认为：定六经以治百病，乃古来历圣相传之定法。分三焦以治时证，实际仍不离六经。何氏说：“温热病只讲三焦，不讲六经，故属妄言，仲景之六经，百病不出其范围，岂有伤寒之类，反与伤寒截然两途乎？”“吴氏《条辨》峙立三焦，远不逮俞氏发明六经之精详，包括三焦而一无遗憾”。

他主张将六经和三焦结合而辨治外感热病。提出：张长沙治伤寒法，虽分六经，也不外三焦，言六经者，明邪所从之门，经行之径，病之所由起所由传也。不外三焦者，以有形之痰涎水饮瘀血渣滓，为邪所搏结，病之所由成所由变也。窃谓病在躯壳，当分六经形层；病入内脏，当辨三焦部分。详审其所夹何邪，分辨清晰。这种以六经辨邪在人体的浅深层次，以三焦辨外邪夹痰、涎、水、瘀血等搏结脏腑部位的理论颇能开拓温病临床辨证论治的思路。

在温病治法方剂方面，何氏校勘的《通俗伤寒论》收载热病治方 101 首，以六经正治发汗、和解、攻下、温热、清凉、滋补六法分类，“方方有法，法法不同”。其中不少方剂是治温效方，有很高的临床价值。

（二）著《重订广温热论》，创伏气温病新说

《广瘟疫论》为戴天章所著，后经陆九芝删订，改名为《广温热论》，陆九芝盛赞“此书明辨温热与伤寒，朗若列眉，实足为度世金针。”何廉臣认为该书“足为温热病正法眼藏矣。”“论温热症甚精，论温热病中种种发现之症尤极明晰，洵当今最有实用之书。”但鉴于书中尚有一些不足之处，如“其于湿温、燥热二症，言之甚略，尚少发明，即用药选方，亦多未尽善处。”因而在该书的基础上，“悉心重订，将原书缺者补之，讹者删之；更择古今历代名医之良方，而为余所历经不爽者，补入其间”，编为《重订广温热论》。何氏在绪言中指出，“此书专为伏气温病而设，非为新感温暑而言”。

在这本书里，何氏首先提出伏气温病的病因是“伏火”，认为“凡伏气温病皆是伏火”。并提出“风寒暑湿，悉能化火”、“温热四时皆有”说，从而扩大了伏气温病的范围。

另外，阐明了伏气温病的病机及其与新感温病的鉴别。认为“新感温热邪从上受，必先由气分陷入血分，里证皆表证侵入于内也。伏气温热邪从里发，必先由血分转入气分，表证皆里证浮越于外也”。

对于伏气温病的辨证，何氏提出了如下思路：一是辨伏火，认为伏火是伏气温病的主因。二是辨湿火与燥火，“虽然同一伏火，而湿火与燥火，判然不同”。分别列出“湿火之症治”、“燥火之症治”两纲。三是辨伏火之兼症、夹症、复症、遗症。从而创立了伏气温病辨证论治的完整体系。

对于伏气温病的治疗，何廉臣系统全面地总结了发表、攻里、和解、开透、清凉、温燥、消化、补益八法。详细论述了八法应用的心得，撰有“验方妙用”一篇，将自己和樊开周的实践经验一一写入，多有发前人所未发者，是一篇不可多得的文献。并且总结前人治疗温病的验方 327 首，不少方剂多实效可传，十分珍贵。

（三）汇众家经验，开温病医案研究之先河

何氏为了提高当时中医的学术水平，促进中医学界的交流，发起在全国征集众家诊治疾病的医案活动，编成《全国名医验案汇编》一书。该书初版于 1929 年，由上海大东书局印行。其书选病程初、中、末期完整之医案，分病者、病名、原因、症候、诊断、疗法、处方、效果等目而详列，其编排形式，在当时很为新颖，其中有大量的温病病案，于每案之末，均附有何氏按语，学者读之，实多启发。例如其论镇江袁桂生温病治案云：“伏气温病，其邪始终在气分流连者，多从战汗而解；若在血分盘踞者，或从疹斑而解，或从疮疡而解。惟将欲作战汗之时，其人或四肢厥冷，或爪甲青紫，脉象忽然双伏，或单伏，此时非但病家彷徨，即医家每为病所欺，无所措乎矣。且汗解之后，胃气空虚，当肤冷一昼夜，待气还，自温暖如常矣……故医者必几经阅历，乃有定见于平时，始有定识于俄顷。此案大剂清解，竟得热达腠开，邪从战汗而解，当属温病之实证；若病久胃虚，不能送邪外达，必须补托，而伏邪始从战汗而解者，亦不可不知。昔王九峰治一人，年及中衰，体素羸弱，始得病，不恶寒，惟发热而渴，溲赤不寐，发表消导，汗不出，热不退，延至四十余日，形容枯削，肢体振掉，苔色灰黑，前后大解共三十次，酱黑色，逐次渐淡，至于黄，溲亦浑黄不赤，昼夜进数十粒薄粥四五次，夜来倏寐倏醒，力不能转侧，言不足以听，脉微数，鼓之不鼓，用扶阴敛气，辅正驱邪，以生地、人参、麦冬、五味、当归、茯神、枣仁、远志、芦根为剂，服后竟得战汗，寒战逾时，厥回身热，汗出如浴，从朝至暮，寝汗不收，鼻息几无，真元几脱，王仍以前方连进二服，汗收证退，调理而安”。可见，何氏所作的按语不是泛泛而论，而是对病证进行深入分析，并举出例子作为对照，可给后学者以很大的启发。

（四）尝试衷中参西，强调继承发扬岐黄之道

何氏生活的时代，正值西洋医学传入我国，其早年曾购泰西医学译本，悉心研究，并令其子幼廉学习西医，以掌握西医学知识。其后曾积极提倡衷中参西，但到中年以后，他感到西洋医学虽不无可取，但当时衷中参西的某些做法，却是弊多利少，特别是用当时尚不发达的西医学理论知识来解释中医学，感到非常牵强附会。而其时反动统治阶级推行强行取缔中医的政策，少数具有民族虚无主义思想的一些医者，也为消灭中医出谋划策，提出了诸如“废医存药”之类的谬论。所以当时出现了以西代中的倾向，中医学处于生死存亡的关头。何氏出于民族自尊心和维护中医学生存的目的，且鉴于当时中西二医学汇而不通，反多流弊之教训，于是不复侈言衷中参西，而全力投身于继承发扬中医学的事业之中。

（张文选）

十八、张　锡　纯

张锡纯，字寿甫，河北盐山县人，生于咸丰十年（公元1860年），卒于1933年。张氏自幼聪明，读诗及经史百家，能过目不忘。年龄稍大后，在读书之暇，兼习医书。父丧，按其父遗训，专攻医学，博览群书，对于中医经典著作，如《内经》、《难经》、《伤寒论》、《金匮要略》等，能刻苦研习，并触类旁通，于古人言外之旨，别有体会，每有独到的见解。悬壶行医后，在临床上善于化裁古方，独出新意，自立了许多新方。当时西医已传入我国，影响也越来越大。张氏从临床实际出发，不抱中西门户之见，“挹其精华以翼吾道，取其药物以入吾方，不主故常，乃相得益彰也”（《医学衷中参西录》），在中西医汇通和结合方面进行了有益的探索。辛亥革命后，曾应德州驻军统领之聘任军医正，移居武汉。1918年去沈阳，创设立达中医院，救疗难治之症甚众，声名扬溢海内，海内许多医学报刊均先后聘张氏为特约撰述人。张氏与江苏陆晋笙、杨如侯，广东刘蔚楚，同负盛名，被誉为“医林四大家”。直奉战争时，张氏由沈阳回乡，悬壶于河北沧县，后又移居天津，设“国医函授学校”，以著述、课徒而娱老。

张锡纯代表著作是《医学衷中参西录》，编写该书旨在“合中西而融贯为一”（自序）。原书是从1918～1934年分7期陆续刊行的，共7期、7册，约80万言。张氏生前发行至第6期，张氏殁后，其哲嗣荫潮又集天津国医函授学校温病、《伤寒论》讲稿为第7期刊出。1957年河北省卫生工作者协会编审室在整理张氏著作时，发现未经出版的遗稿，经重订刊入，列为第8期。全书审订后，共分3册经河北人民出版社于1957年出版，总计94万余字。第1册涵原前3期，共8卷，载张氏自制处方，计286方。其中第5卷有治温病方10首；治伤寒温病同用方4首。第7卷有治瘟疫瘟疹方3首。第2册涵原第5、8期，共8卷。或因观医报有所感发；或因人有所质问；或因时有其证；或有报社有所征求而作。其中第5卷有“温病之治法详于伤寒论解”、“伤寒论中有治温病初得方用时宜稍变通说”、“论伤寒温病神昏谵语之原因及治法”、“伤寒风温始终皆宜汗解说”等专论温病学的内容。第3册涵原第4、6、7期，其中有临床病证治疗经验，载案详实，关于温病者计36条。

《医学衷中参西录》为张锡纯一生临床经验的总结，虽非温病学专著，但其中对于温病的研究颇有独到见解。以下主要围绕该书所涉及的温病学内容，介绍张氏的主要学术思想。

（一）主张《伤寒论》可统治温病

张氏认为《伤寒论》之开始，其第一节浑言太阳之为病，此太阳实总括中风、伤寒、温病在内。中风、伤寒、温病皆可以伤寒统之，其病之初皆在太阳经，故可以太阳病统之。并认为《伤寒论》一书，原以中风、伤寒、温病平分三项，特于太阳首篇详悉言之，以示人以入手之正路。至后论治法之处，则三项中一切诸证皆可浑统于六经，但某经所现之某种病宜治以某方，不复别其为中风、伤寒、温病，此乃纳繁于简之法，亦即提纲挈领之法也。

张氏认为：《伤寒论》中原有治温病之方，六经分编之中，其方之宜于温病者，不胜枚举。

其中显然可见者甚多。如麻杏石甘汤，其方原治汗出而喘无大热者，用以治温病，不必有汗与喘之兼证，只要外有表邪未解，内有蕴热者即可用。然用时须斟酌其热之轻重，热之轻者，麻黄宜用钱半，生石膏宜用六钱。若热之重者，麻黄宜用一钱，生石膏宜用一两。他自己用此方时，又恒以薄荷叶代麻黄，服后得微汗，其病即愈。认为薄荷叶为温病解表最良之药。另如大青龙汤，认为该方既治伤寒，又治温病，他用此方治温病时，每重用生石膏至四两，又恒以连翘代桂枝。再如小青龙汤外能解表，内能涤饮，治外感痰喘有奇效，伤寒、温病都可用，但是治温病时宜加生石膏至一两。又如小柴胡汤，认为该方可用于中风、伤寒或温病，用于温病时，多兼呕吐黏涎，于方中酌加生石膏数钱或两许，以清少阳之火。由此可见，张氏虽认为《伤寒论》中已将温病的治法包括在内，但具体用药不能完全拘于《伤寒论》，针对温病与伤寒的不同属性，在药物的选择上，治温病者，主用寒凉之品。

至温病传经已深，白虎汤、白虎加参汤、大小陷胸汤、黄芩汤等，皆可用于温病，此外，一切凉润、清火、育阴、安神之剂，亦可应用。在具体选方上，比《伤寒论》书中所列诸方则有许多发展。

(二)提出温病大纲当分三端

张锡纯将温病分为三类，他在《医学衷中参西录·医方·治温病方》中提出："知温病大纲，当分为三端"。即春温、风温、湿温三类，并拟定了相应的验方。

一为春温：本病是因冬月感受外邪，不至即病，所受之邪伏膜原之间，阻塞脉络，不能宣通，暗生内热，迨至春日阳生，内蕴之热复因外感相触，则陡然发病，表里俱热，即《内经》所谓"冬伤于寒，春必温病"之证，治宜凉解汤（薄荷叶三钱、蝉蜕二钱去足土、生石膏一两、甘草一钱五分）。热甚者宜寒解汤（生石膏一两、知母八钱、连翘一钱五分、蝉蜕一钱五分去足土）。有汗者，宜仲景葛根黄芩黄连汤，或和解汤（连翘五钱、蝉蜕二钱去足土、生石膏六钱、生杭芍五钱、甘草一钱）加重生石膏。若病发于暑月，又名暑温，其热尤甚，初得即有脉洪长，渴嗜凉水者，宜投大剂白虎汤，或仙露汤（生石膏三两、玄参一两、连翘三钱、粳米五钱）。

二为风温：即《伤寒论》中所谓风温之为病。其时令已温，外感之气已转而为温，故不名曰伤寒、伤风，而名风温。其证有得之春初者，有得之春暮者，有得之夏秋者，当随时序之寒热，参以脉象，而分别治之。若当春初或秋末，时令在寒温之间，初得时虽不恶寒，脉但浮而无热象者，宜用清解汤（薄荷叶四钱、蝉蜕三钱去足土、生石膏六钱、甘草一钱五分）加麻黄一二钱，或用仲景大青龙汤。若当暑热之日，脉浮而洪者，用凉解汤或寒解汤。若有汗者，用和解汤，或酌加生石膏。当然，张氏虽称本证即《伤寒论》中所说的风温，究其实，乃属外感风热之邪而病者，与《伤寒论》中所说的风温尚不相同。

三为湿温：多发生于溽暑季节，其间阴雨连旬，湿气随呼吸之气传入上焦，窒塞胸中大气，而致营卫之气不相贯通，其表似外邪所束，实非所感。舌苔白而滑腻，微带灰色，当用解肌利小便之药，使湿邪由汗与小便而出，方用宣解汤（滑石一两，甘草二钱，连翘三钱，蝉蜕三钱去足土、生杭芍四钱）。仲景猪苓汤去阿胶、加连翘亦可应用，至湿热蓄久，阳明热炽（原文为"阳明府实"，从用药推断，似有笔误），而兼湿滞者，白虎汤加苍术亦佳。而张氏在用白虎汤治湿温时，常以滑石易知母，以生薏米易粳米，取其祛湿之功，用药有独到之处。

此外，张氏认为内虚之人易受外感，而阴虚蕴热之人，尤易患温病。故无论风温、春温，兼阴虚者，其发表、清解、降下之时，皆宜佐以滋阴之品，如生山药、生地黄、玄参、阿胶、生鸡子黄之类均可酌用，或宜兼用补气之品，如白虎汤之加人参，竹叶石膏汤之用人参之类，都是以人参与凉润之药并用，不但补气，还能滋养阴津。

(三)论疫遵戾气学说而用专方

张锡纯《医学衷中参西录》列“治瘟疫瘟疹方”一节，认为疫与伤寒温病不同。伤寒温病为感时序之正气，其病者，偶有一二人，而不相传染。疫者，感岁运之戾气。因其岁运失和，中含毒气，人触之即病。其病者，挨户挨村，若徭役然，故名曰疫，且又互相传染也。

张氏自拟青盂汤，专门为治瘟疫而设，以治瘟疫表里俱热，头面肿疼，其肿或连项及胸。亦治阳毒发斑疹。青盂汤由荷叶一个、生石膏一两、羚羊角二钱、知母六钱、蝉蜕三钱(去足土)、僵蚕二钱、金线重楼二钱、粉甘草钱半组成。张氏认为荷叶能解逐秽，重楼善解一切热毒，羚羊角在清凉之中，大具发表之力。与石膏之辛凉，荷叶、连翘之清轻升浮者并用，能透瘟疫斑疹之毒火郁热。僵蚕具表散之力，有防肿疼变为腐烂之功。全方旨在清热解毒，透发毒火，专为治瘟疫而设。张氏在用本方时，每重用石膏，可达三两之多。

对于瘟疫自肺传心而发生无故自笑，精神恍惚，言语错乱者，又立护心至宝丹，以清人心之热毒。该方由生石膏一两、人参二钱、犀角二钱、羚羊角二钱、朱砂三分、牛黄一分组成。本方组成药味较为精练，药专而效宏。

对小儿出疹，而见表里俱热，或烦躁引饮，或喉疼声哑，或喘逆咳嗽者，立清疹汤以发表兼清解。该方由生石膏一两、知母六钱、羚羊角二钱、金线重楼钱半、薄荷叶二钱、青连翘二钱、蝉蜕钱半、僵蚕二钱组成。张氏强调对大便滑泄者不宜用全方，应去方中的石膏、知母，加滑石、甘草。

(四)论伏气遵《内经》而定新方

张氏认为“冬伤于寒，春必病温”、“冬不藏精，春必病温”之说，其论内蕴深义，故遵《内经》之经旨，论及温病的发生，是因寒邪中人。在冬时，寒邪中人，其重者即时成病，即冬令之伤寒；其轻者，寒邪由皮肤内侵，潜伏于三焦脂膜之中，阻塞气化之升降流通，即能暗生内热。可因春阳触发其热，亦可薄受外感激发内热，是以里热暴发而成温病。

若因外感激发者，即先有伏气，又薄受外感之温病，宜以辛凉发汗，更以清热药佐之。辛凉发汗药如薄荷叶、连翘、蝉蜕等；清热药如清解汤、凉解汤、寒解汤三方，斟酌轻重，皆可选用。其冬不藏精之人，必有阴虚，其证脉象多数，息多微喘，舌上微有白苔，津液短少，后或干黄，或舌苔渐黑，状如斑点，或频饮水不能解渴。张氏治此证，恒用连翘、薄荷叶各三钱，玄参、生地黄各一两，煎汤服之，得汗即愈。

若因春阳萌动而引发内热者，初病即表里壮热，脉象洪实，舌苔或白而欲黄，宜白虎汤加连翘、茅根诸药，即大队寒凉之品与清轻宣散之品相并，自能逐内蕴之热外达，若伏气从三焦脂膜乘肾脏之虚损而窜入少阴，症见精神短少，喜偃卧，昏昏似睡，舌皮干，毫无苔，小便短赤，发于冬令为少阴伤寒，宜黄连阿胶汤，发在春令即为少阴温病。对该证之治，张氏主用白虎加人参汤，但在用药上进行变通，即以生地易知母，生怀山药代粳米，更先用鲜白茅根三两煎汤以之代水煎药，将药煎一大剂，取汤一大碗，分三次温饮下，每饮一次调入生鸡子黄一枚，以兼顾肾阴之不足。当然，冬不藏精，春必病温之发病情况错综复杂，治法也不能全部拘于以上所说，还应根据具体病情进行辨证论治。

张氏对白虎汤的临床运用颇多心得，除上所述外，对吴鞠通《温病条辨》中所说的“白虎四禁”提出了异议。如脉沉、汗不出、不渴等不在禁忌之例。张氏认为：如见脉沉而有力，属邪气深陷，气分素有伤损，不能托邪外出，可用白虎加人参汤，服药后，脉沉可即起。如见脉沉而微细，可能系少阴肾虚、伏气化热，内蕴实热所致，也可用白虎加人参汤，以鲜茅根二三两煎水煮药，使伏热外达，脉沉者即起，微细者亦可复常。如见汗不出者，可能为内蕴实热不达所致，可用白虎汤以宣布其热外透。又认为在《伤寒论》中对白虎汤证提出渴者加人参，说明不渴而有实热者，单用白虎汤即可，所以吴鞠通提出不渴者为白虎汤四禁之一有悖经旨。张氏之论，对于更全面地认识白虎汤证的表现和白虎汤的临床运用有很大的启发意义。

（张文选）

第二章 名著选析

一、宋元以前名著选

(一)《内经》选

《内经》又名《黄帝内经》,包括了《素问》和《灵枢》两部书,是我国现存最早的一部医学理论著作,主要成书于战国秦汉时期,但在汉唐又经过了修订和补充,所以不是一时一人之作。全书共18卷,162篇,其中《素问》9卷(唐代王冰补注时改为24卷),81篇,《灵枢》9卷(又名《针经》、《灵枢经》,现存本系根据南宋史崧家藏本重加编校为12卷),81篇。书中对中医的基础理论进行了系统的论述,涉及阴阳五行、脏腑、经络、刺法、病因、病机、诊法、治疗、摄生和预防等。全书体现了中医学强调人体内外联系、相互制约的整体观念,反映了中医学理论的特色,奠定了中医学的理论基础。该书也是温病学产生和发展的重要理论基础,书中除了有大量的关于温病的散在论述外,还有专篇讨论,如《素问》中的"热论"、"刺热"、"评热病论",《灵枢》中的"热病"等。《内经》中有关温热病的论述主要反映在以下几个方面:

一是在《内经》中首先提出了温病的病名。如《素问·六元正纪大论》说:"民乃厉,温病乃作"。此外,又提出了温暑等多种温病的名称,如《素问·热论》中说:"凡病伤寒而成温者,先夏至日者为病温,后夏至日者为病暑。"

二是提出了温病的病因。如在《素问·生气通天论》中说:"冬伤于寒,春必温病",这是后世伏气温病学说的主要理论依据。同时,《内经》中也很强调气候变化对引起温病发生的作用,特别是强调不同运气的年份,与温病的发生有一定的关系。如在《素问·六元正纪大论》中说到太阳司天的年份:"初之气,地气迁,气乃大温,草乃早荣,民乃厉,温病乃作"。

三是提出了温病发生的内在条件。如在《素问·金匮真言论》中提出了:"藏于精者,春不病温",强调了"精"的不足与温病发生的关系。这是《内经》"内外调和,邪不能害"观点在温病发病学上的具体体现。

四是描述了温病的临床症状。如在《素问·评热病论》中说:"有病温者,汗出辄复热,而脉躁疾,不为汗衰,狂言不能食"。《素问·生气通天论》又提到:"因于暑,汗,烦则喘喝,静则多言,体若燔炭,汗出而散。"

五是提出了温病的治则治法。如在《素问·至真要大论》中说:"风淫于内,治以辛凉,佐以苦,以甘缓之,以辛散之","热淫于内,治以咸寒,佐以甘苦,以酸收之,以苦发之"。此外,书中对伤寒的许多治则治法也同样适用于温病,如《素问·热论》中所说的:"其未满三日者,可汗而已,其满三日者,可泄而已"等等。

六是提出了温病的预后和各种"遗证"。如《素问·玉版论要》中提出:"病温虚甚死",在《素问·评热病论》中说:"阴阳交,交者死"。而在《素问·热论》中提出了热病愈后的食复:

“诸遗者，热甚而强食之，故有所遗也”。

七是提出了有关的预防思想。如在《素问·刺法论》中提到：“五疫之至，皆相染易，无问大小，病状相似，不施救疗，如何可得不相移易者？岐伯曰：不相染者，正气存内，邪不可干，避其毒气”。即指出了在预防方面加强正气和避“毒气”的两大原则。

以下选取《内经》中与温病学说有关的内容作一介绍。

【原文】

初之气，地气迁，气乃大温，草乃早荣[1]，民乃厉[2]，温病乃作，身热头痛，呕吐，肌腠疮疡。

初之气，地气迁，风胜乃摇，寒乃去，候乃大温，草木早荣。寒来不杀[3]，温病乃起，其病气怫于上，血溢目赤，咳逆头痛，血崩胁满，肤腠中疮。

二之气，大火正，物承化，民乃和[4]，其病温厉大行，远近咸苦。（《素问·六元正纪大论》）

【注释】

〔1〕初之气，地气迁，气乃大温，草乃早荣：张介宾注：“本年初之气，少阳用事，上年在泉之气，至此迁移，故曰地气迁，厖然上年终气君火也，今年初气相火也，二火之交，故气乃大温，草乃早荣。”

〔2〕厉：指疫疠病。

〔3〕寒来不杀：谓少阳相火司天，初气又兼少阳君火用事，气候大温，因而虽有寒气时来，并不能降低温热之气。

〔4〕二之气，大火正，物承化，民乃和：高世栻注：“二之客气主气，皆少阴君火，故大火正；火生其土，故物承化，而民乃和。”

【评述】本条提出了温病的病名、病证特点和临床表现。

《素问·六元正纪大论》首先提出了温病的病名，这里所说的“温病”与现代温病学中“温病”的概念有较大的差异，是指发生于春季的某些外感疾病，即现代温病学中的一种或几种特殊的疾病，因而不能将此处的“温病”与现代所说的温病概念等同看待。但此条原文对温病学具有重要的意义，首先此条原文确立了温病的病名概念，为后世温病学理论的形成和发展提供了依据和条件。其次提出了温病的病证特点，即具有一定的传染性和流行性，文中“民乃厉”、“其病温厉大行，远近咸苦”等是对温病传染性、流行性的最早论述；另外，此条原文还论述了温病的发病与季节有一定的关系，认为温病多发生于“寒乃去，候乃大温，草木早荣”的春季。原文对温病的临床表现也作了较为详细的说明：由于“其病气怫于上”，且临床常有“头痛呕吐”、“咳逆头痛”等症状，故认为温病的病位偏上；强调了温病热象偏重，且邪热易于酝酿生毒，易于迫血妄行等病证特征，如“身热”、“肌腠疮疡”、“肤腠中疮”、“血溢目赤”、“血崩”等。

【原文】

冬伤于寒，春必温病。（《素问·阴阳应象大论》）

【评述】本条论述了伏邪温病的病因和发病特点。

《内经》认为：温病是由于冬季感受了寒邪，当时没有发病，病邪伏藏于体内，至春季因外感引发或体内的病邪自发所导致的外感热病，强调了寒邪是外感疾病的主要致病因素。本条原文是后世伏邪温病学说的理论根据。同时也明确提出了温病的发生与季节有一定的关系。

【原文】

今夫热病者，皆伤寒之类也。（《素问·热论》）

【评述】本条论述温病与伤寒的关系。

温病与伤寒的关系历代医家论述颇多，观点不一，并随着温病学和伤寒学的发展而逐渐演变。在《内经》时期对温病的认识比较肤浅，温病的范围较小，温病学处于萌芽阶段，认为伤寒是一切外感疾病的总称，温病属于伤寒的范畴。随着温病学的发展，对温病的认识不断深入，其范围逐渐扩大，温病学从伤寒学的体系中脱离出来，形成了一门独立的学科，目前认为温病学与伤寒学是并列的两门不同性质的学科。

【原文】

凡病伤寒而成温者，先夏至日者为病温，后夏至日者为病暑。（《素问·热论》）

【评述】本条论述温病的病因及其发病与季节的关系。

此处所论的"伤寒"应从广义的概念理解，即感受外邪形成的一切外感疾病，其病因既包括寒邪，也应包括温热之邪。温病的病因是温邪，温邪是指风热、暑热、湿热、燥热、疠气、温毒等病邪，寒邪虽不是温病的主要致病因素，但其可作为诱因或兼夹因素而导致温病的发生。"病温"、"病暑"只是举例而言，说明温病的发病与季节有一定的关系，各种温病的发生，其主要原因是由不同的病因所致，但由于季节气候条件和人体反应性的差异，对不同病种温病的产生也有较大的影响。

【原文】

帝曰：余闻五疫之至，皆相染易，无问大小，病状相似，不施救疗，如何可得不相移易者？岐伯曰：不相染者，正气存内，邪不可干，避其毒气，天牝从来，复得其往，气出于脑，即不邪干。（《素问·刺法论》）

【评述】本条讨论疫邪的致病特点和正气在防御疫邪侵入时的作用。

疫邪致病具有强烈的传染性，并能在人群中引起不同程度的流行，其致病毒力较强，常常可超过人体的防御能力，故疫邪入侵人体"无问大小"皆可发病，且容易在人群中相互染易，传播流行。

正气在疫病及其他温病的发生和发展过程中具有重要的作用，正气旺盛，则御邪作用完善，抗邪能力充足，病邪则难以侵入，即使发病，由于正气抗邪有力，病情亦轻，传变亦少，易于痊愈。

在温病的预防中，除了要重视正气的作用外，"避其毒气"，防止病邪的侵入亦是很重要的。此外，慎起居，调饮食，摄情志，以及现代的预防接种均是不可忽视的环节。

【原文】

黄帝问曰：有病温者，汗出辄复热，而脉躁疾，不为汗衰，狂言不能食，病名为何？岐伯对曰：病名阴阳交[1]，交者死也。帝曰：愿闻其说。岐伯曰：人所以汗出者，皆生于谷，谷生于精，今邪气交争于骨肉而得汗者，是邪却而精胜也。精胜则当能食而不复热。复热者，邪气也。汗者，精气也。今汗出而辄复热者，是邪胜也，不能食者，精无俾也。病而留者，其寿可立而倾也。且夫《热论》曰：汗出而脉尚躁盛者死。今脉不与汗相应，此不胜其病也，其死明矣。狂言者，是失志，失志者死。今见三死，不见一生，虽愈必死也。（《素问·评热病论》）

【注释】

〔1〕阴阳交：阳热之邪入于阴分交结不解，是邪盛正衰的危重病证。

【评述】本条论述温病重证阴阳交的表现及转归。

阴阳交是温病中的危重证候，原文从汗出、发热与脉象的变化，分析了邪正斗争阴阳消长的机理，以判断热病的预后吉凶，并反复强调饮食胃气在热病过程中的重要性。这些认识对临床实践和后世温病学的发展均有重要的指导意义。文中所说“虽愈必死”，仅是言疾病的严重，预后不良，不能将其绝对化。

【原文】

因于暑，汗，烦则喘喝[1]，静则多言，体若燔炭，汗出而散。因于湿，首如裹，湿热不攘[2]，大筋緛短[3]，小筋弛长[4]，緛短为拘，弛长为痿。（《素问·生气通天论》）

【注释】

〔1〕喝：因呼吸困难而发出的声音。

〔2〕攘：消除、消退的意思。

〔3〕緛短：收缩、拘挛的意思。

〔4〕弛长：弛，同弛，松弛、缓纵之意。

【评述】本条讨论暑病的临床表现及治疗大法。

暑邪因其所具有的火热之性，故致病后表现出的热象非常显著，暑热炽盛，迫津外泄，则发热较甚，体若燔炭，大汗出；暑热壅肺，热壅气滞，则大喘有声；暑邪扰乱心神，则神志异常；暑病的治疗当以透邪外出为原则。暑邪致病易兼夹湿邪为患，暑湿侵袭机体，困遏清阳，阻痹经脉，多见头重如裹，筋脉挛缩、弛缓等临床表现。

【原文】

尺肤热甚，脉盛躁者，病温也，其脉盛而滑者，病且出也。（《灵枢·论疾诊尺》）

【评述】本条讨论温病的脉诊和尺肤诊。

温病的切诊应注意脉诊和尺肤诊的结合，尺肤属阴，主里，尺肤热盛可知里热较甚，脉盛躁者，是阳热亢盛的具体表现，脉滑利，可知正气强盛，邪有向外透散之机。总之，脉盛大而滑数、尺肤高热，是温病的重要体征，说明温病表里俱热，里热有向外透达之势。

【原文】

肝热病者，小便先黄，腹痛多卧，身热。热争则狂言及惊，胁满痛，手足躁，不得安卧。庚辛甚，甲乙大汗，气逆则庚辛死。刺足厥阴、少阳。其逆则头痛员员[1]，脉引冲头也。

心热病者，先不乐，数日乃热。热争则卒心痛，烦闷善呕，头痛面赤无汗。壬癸甚，丙丁大汗，气逆则壬癸死。刺手少阴、太阳。

脾热病者，先头重，颊痛，烦心，颜青，欲呕，身热。热争则腰痛，不可用俯仰，腹满泄，两颔痛，甲乙甚，戊己大汗，气逆则甲乙死。刺足太阴、阳明。

肺热病者，先淅然厥，起毫毛，恶风寒，舌上黄，身热。热争则喘咳，痛走胸膺背，不得大息，头痛不堪，汗出而寒。丙丁甚，庚辛大汗，气逆则丙丁死。刺手太阴、阳明，出血如大豆，立已。

肾热病者，先腰痛䯒酸，苦渴数饮身热。热争则项痛而强，䯒寒且酸，足下热，不欲言，其逆则项痛员员澹澹然[2]。戊己甚，壬癸大汗，气逆则戊己死。刺足少阴、太阳。诸汗者，至其所胜日汗出也。（《素问·刺热》）

【注释】

〔1〕员员：头晕。

〔2〕澹澹然：掉摇不定。

【评述】本条论述五脏热病的证候、诊断、治法。

五脏热病主要是指温邪侵犯心、肝、脾、肺、肾五脏所出现的病证，主要根据经脉循行、脏象、五行生克等来阐述症状的产生，病情的变化和临床治疗方法。肝热病除发热以外，以小便黄为先兆，可见腹痛、胁满痛、多卧而不安、手足躁扰、头痛而晕，甚至志乱狂言、惊骇等；可采取循经取穴的治法。心热病，先有情志忧郁的表现，数日后才见发热，由于邪正相争激烈可出现卒心痛、烦闷、善呕、头痛、面赤、无汗等症状；治疗可取手少阴心经、手太阳小肠经的腧穴刺之。脾热病先有头重的先兆，并有颊痛、心烦、面色青、欲呕，邪正相争激烈，脾土克肾水可出现腰痛、不可俯仰，腹满泄，阳明经所循行的两颌疼痛；治疗当取脾胃表里经脉的穴位刺之。肺热病可出现发热恶寒、喘咳、胸痛、头痛、舌黄等表现；治疗可取手太阴肺和手阳明大肠经的腧穴刺之。肾热病可先出现腰痛、小腿胫前酸痛、口渴、发热，病情较重则项痛而强硬、胫前寒冷而酸痛、足心发热、不欲言语，若肾气上逆，则项痛加重，全身不安而抖动，不能自主，治疗当取足少阴肾经和足太阳膀胱经的腧穴刺之。

【原文】

热者寒之，温者清之。(《素问・至真要大论》)

【评述】本条论述温病的治疗原则。

温病的特点是以发热为主症，不论是病变的初期、中期、后期阶段均有程度不等的发热表现，以热象明显，热势较重为特征。因而治疗必须以寒凉之法，清泄邪热，热邪得除，邪去正安，其病自愈。寒凉清热为温病的治疗原则，并贯穿于温病治疗的始终。表热者主以辛凉解表，里热则主以苦寒、甘寒清热，热入营血则须清营凉血。正如叶天士所说："在卫汗之可也，到气才可清气，入营犹可透热转气……入血就恐耗血动血，直须凉血散血"。

【原文】

热淫于内，治以咸寒，佐以甘苦，以酸收之，以苦发之……火淫于内，治以咸冷，佐以苦辛，以酸收之，以苦发之……火淫所胜，平以酸冷，佐以苦甘，以酸收之，以苦发之。(《素问・至真要大论》)

【评述】本条论述温病治法方药的特点。

根据五行学说温邪属火，按五行生克理论，水能胜火，咸味和寒性属水，故治疗温热类疾病当以咸味寒凉方药为主。苦能泻，辛能散，可助寒凉方药泄热祛实，同时甘苦方药可监制咸寒之太过。由于温邪具有火热之性，易伤人体阴液，故治疗时可配合甘酸之品，生津养液。

【原文】

其未满三日者，可汗而已；其满三日者，可泄而已。(《素问・热论》)

【评述】本条论述温病的治疗大法。

温病初期，温邪侵犯体表，病位较浅，可采取解表之法治疗；若病邪内传深入，里热较甚，则须泄热祛邪，或苦寒直折、清泄邪热，或若寒攻下、泻热下行，总以邪热外解为度。未满三日可汗，是指病之初期，邪在肌表而言；已满三日可泄，是指病之中期，邪热深入于里而言。治以何种治法，当据具体病情而定，不能单纯拘泥于病程的长短。

【原文】

诸治热病，以饮之寒水，乃刺之；必寒衣之，居止寒处，身寒而止也。(《素问・刺热》)

【评述】本条论述温病治疗及护理的注意事项。

温病过程中，由于感邪较重，正邪相争剧烈，往往热势亢炽，发热明显，治疗时除应投以清解邪热方药，还应注意采取多种方法，包括恰当的护理方法，加快热势的下降，如降低室内的温度、冷水浴、冰袋冷敷等。其"饮之寒水"、"必寒衣之"、"居止寒处"等，可谓是古代物理降温法的记载。

【原文】

肝热病者，左颊先赤。心热病者，颜先赤。脾热病者，鼻先赤。肺热病者，右颊先赤。肾热病者，颐先赤。病虽未发，见赤色者刺之，名曰治未病。热病从部所[1]起者，至期[2]而已。其刺之反者，三周而已，重逆则死。（《素问·刺热》）

【注释】

〔1〕部所：指五脏在面部的对应部位。

〔2〕期：即本气胜旺之日。

【评述】本条论述五脏热病的先兆表现，提出治未病的观点。

五脏热病均有一些先兆表现，由于温病以发热为主要症状，所以文中只言面色赤，并按五脏在面部所属的部位作出判断，临证尚须结合舌诊、脉象等其他症状进行辨证。

治未病是《内经》提出的治疗思想，主要包括两方面的内容，一为未病先防，未病前预防发病。二为早期治疗，既病后防止传变，可分为针对先兆征的治疗和“先安未受邪之地”，根据疾病发展的趋势对病邪将要传入的或素有亏损病邪易于深入的脏腑部位，预先采取治疗措施以固其本，防止病邪的侵入。

【原文】

热病三日，而气口静，人迎躁者，取之诸阳，五十九刺[1]，以泻其热而出其汗，实其阴以补其不足者。身热甚，阴阳皆静者，勿刺也；其可刺者，急取之，不汗出则泻。所谓勿刺者，有死征也。热病七日八日，脉口动，喘而短者，急刺之，汗且自出，浅刺手大指间。热病七日八日，脉微小，病者溲血，口中干，一日半而死；脉代者，一日死。热病已得汗出，而脉尚躁，喘且复热，勿刺肤[2]，喘甚者死。热病七日八日，脉不躁，躁不散数。后三日中有汗；三日不汗，四日死。未曾汗者，勿腠刺[3]之。（《灵枢·热病》）

【注释】

〔1〕五十九刺：指刺治热病的五十九穴。

〔2〕刺肤：指浅刺或络刺。

〔3〕腠刺：腠为肌腠，指针刺较深。

【评述】本条论述温病的脉象、症状、治疗大法和预后。

热病最常见的症状是发热，根据不同病邪的致病特点和不同的病变部位可出现不同的症状如口干、汗出、喘咳、尿血等，热病的脉象以数、躁、滑、大等多见。在热病的病机方面，应注意正气与邪热的消长关系，脉证实则正气不虚，预后良好；脉证虚则正气不足或衰败，预后不良。“泻其热以出其汗，实其阴以补其不足”是温病的治疗大法，泻其热当是汗、吐、下、清诸法的概括，非单指发汗散邪一法而言；补不足为滋阴之法的根据所在。这一治疗思想提示扶正与祛邪特别是清热和滋阴贯穿于温病治疗的整个过程之中。

【原文】

夫精者身之本也，故藏于精者，春不病温。（《素问·金匮真言论》）

【评述】本条说明精的重要性。

精是构成人体和维持生命活动的基本物质，包括先天之精和后天之精。精足则生命力强，不易受病；精亏则不仅容易患病，而且得病后亦易于传变，治疗也较为困难。此段经文说明，正气在疾病的发生发展过程中总是处于重要的地位，在温病的治疗中应重视阴精的保护。

【原文】

病温虚甚死。(《素问·玉版论要》)

【评述】本条强调正气在温病转归中的重要作用。

在温病过程中,正气对病变的发生和发展有重要的影响,正气充足,机体的抵抗力强则不易患病,既病后因正气充足,抗邪有力,温邪容易解除,病情较轻;若正气亏损,机体抵抗力低下,则温邪易于侵袭人体致病,患病后因正气不足,无力抗邪,病邪容易传变深入,病情较重。

【原文】

帝曰:热病已愈,时有所遗〔1〕者,何也?岐伯曰:诸遗者,热甚而强食之,故有所遗也。若此者,皆病已衰而热有所藏,因其谷气相薄〔2〕,两热〔3〕相合,故有所遗也。帝曰:善。治遗奈何?岐伯曰:视其虚实,调其逆从,可使必已也。帝曰:病热当何禁之?岐伯曰:病热少愈,食肉则复〔4〕,多食则遗,此其禁也。(《素问·热论》)

【注释】

〔1〕遗:遗留,此处指后遗症。

〔2〕相薄:搏斗,冲突。

〔3〕两热:余热与谷气。

〔4〕复:重复,此处指重复发作。

【评述】本条讨论温病后遗症和食后复发的原因及其防治之法。

温病后遗有余热是临床常见的现象,其原因与病后强食特别是肉食有关,因病后胃气未醒,余热与谷气相合,以致病邪复聚,热势再起。治疗当遵循辨证论治的原则,即"视其虚实,调其逆从",同时提示热病后应注意饮食禁忌。

(二)《难经》选

【原文】

伤寒有几?其脉有变〔1〕不?然:伤寒有五,有中风,有伤寒,有湿温,有热病,有温病,其所苦各不相同。

中风之脉,阳〔2〕浮而滑,阴〔2〕濡而弱;湿温之脉,阳浮而弱,阴小而急;伤寒之脉,阴阳俱盛而紧涩;热病之脉阴阳俱浮,浮之而滑,沉之散涩;温病之脉,行在诸经,不知何经之动也,各随其经所在而取之。(五十八难)

【注释】

〔1〕变:当作"辨"解,即辨别其脉象。

〔2〕阳、阴:指寸脉、尺脉而言。

【评述】外感热病的分类和脉象

《难经》继承了《内经》"今夫热病者,皆伤寒之类也"的认识,对外感热病的分类进一步作了阐释,《难经》认为:外感疾病统称为伤寒,其病种有五大类别,即中风、狭义伤寒、湿温、热病、温病。中风、狭义伤寒系外感寒邪所致,湿温是感受湿热病邪而致的,热病、温病是感受温热之邪形成的,根据《内经》"先夏至日者为病温,后夏至日者为病暑"的认识,热病、温病分别是指发于夏季、春季的外感疾病。其临床表现和病理变化均有一定的差别,并且从脉象上对五种外感热病作了具体的鉴别。

(三)《伤寒论》选

《伤寒论》是东汉末年张机(字仲景)所著。原书名《伤寒杂病论》,是一部我国现存最早的系统论述外感内伤疾病辨证论治理论和方法的医学经典著作，而《伤寒论》主要论述外感热病的辨证论治。在该书中除了对伤寒的证治有详细的论述外，还涉及温病的病理、辨证、治法和用药特点等。后世温病学说的产生，是建立在《伤寒论》的基础上，也可以说是对《伤寒论》内容的继承和发展。在《伤寒论》中，许多证治内容被温病学所采用，特别是《伤寒论·阳明病篇》所论述的内容，基本上与温病气分病证的证治相同。《伤寒论》中存津液的思想也是温病学说提出邪热伤阴病理的理论基础。该书所用的清热保阴、通腑护阴、急下存阴等方剂，如白虎汤、三承气汤、麻杏石甘汤、栀子豉汤、泻心汤、茵陈蒿汤、白头翁汤、黄连阿胶汤、炙甘草汤等，在温病的治疗中也有广泛的应用。当然，《伤寒论》所论述的内容毕竟偏重于寒邪致病者，所以对于外感热病初起表现为表寒证者和后期表现为里虚寒证者的证治论述较多，而对表热证及热性病后期虚热证的证治论述就不够了，同时对于夹有湿邪的外感病的论述更少。有鉴于此，后世医家在《伤寒论》的基础上创温病学说，补充和发展了《伤寒论》的内容。

以下选取《伤寒论》中与温病学说有关的条文作一介绍。原文后括号内数字为原书的编号。

【原文】

太阳病，发热而渴，不恶寒者，为温病。若发汗已，身灼热者，名风温。风温为病，脉阴阳俱浮，自汗出，身重，多眠睡，鼻息必鼾，语言难出。若被下者，小便不利，直视失溲；若被火者[1]，微发黄色，剧者如惊痫，时瘛疭，若火熏之，一逆尚引日，再逆促命期。(6)

【注释】

〔1〕若被火者：火，是指温针、熏、熨等治法。

【评述】温病的主证及误治后的变证。

温病的主要证候是发热而渴，不恶寒，其发病原因是外感温邪或邪热内蕴所致，其病理变化和临床表现，随温邪所伤部位及机体状况而异。温邪为阳邪，忌用辛温发汗，误用则津伤热盛，而见身灼热者，名为风温。风温病的临床表现为脉三部俱现浮象，自汗出，鼻息必鼾。若风温误下，重伤津液，化源枯竭，则小便不利；津伤热炽，神昏加重，故目直视而小便失禁；若此时不投清热救阴，而反用火攻，则可因火毒剧烈熏灼肝胆，轻者全身发黄，重者肝风内动，而出现惊痫、四肢抽搐、肤色如火熏等危险证候。

伤寒论中所讨论的“温病”和“风温”与温病学中的“温病”和“风温”的概念不同，原文中所说的“温病”是现代温病学中的一种或数种疾病；“风温”是指温病误治后的变证。

【原文】

太阳病不解，热结膀胱，其人如狂，血自下，下者愈。其外不解者，尚未可攻，当先解其外。外解已，但少腹急结者，乃可攻之，宜桃核承气汤。(109)

桃核承气汤方

桃仁五十个(去皮尖)　大黄四两　桂枝二两(去皮)　甘草二两(炙)　芒硝二两

上五味，以水七升，煮取二升半，去滓，内芒硝，更上火微沸，下火，先食温服五合，日三服。当微利。

【评述】蓄血证的证治。

太阳病不解，在表之邪热随经深入下焦，与血相结于少腹部位，形成蓄血证。蓄血证的临床表现为少腹急结、甚至硬痛，神志错乱如狂，血热结于下焦未影响膀胱气化功能，故小便通利。其证随着人体正气的强弱，病邪之盛衰而反映出不同情况，若血结轻浅，蓄血自下，邪热可随瘀血而去，病即痊愈；若邪热与瘀血相结较深，蓄血较重，必须活血攻瘀，但表证未解者不能攻下，应当先解表，候表证解除，方可攻下逐瘀，宜用桃核承气汤。

伤寒论蓄血证的辨治思想对妇人温病特别是热入血室证的证治具有重要的作用，也是温病治则治法中逐瘀通下法的立法依据，对温病活血化瘀法的运用也有一定的指导意义。

【原文】

发汗后，不可更行桂枝汤，汗出而喘，无大热者，可与麻黄杏仁甘草石膏汤。(63)

下后，不可更行桂枝汤，若汗出而喘，无大热者，可与麻黄杏仁甘草石膏汤。(167)

麻黄杏仁甘草石膏汤方

麻黄四两(去节)　杏仁五十个(去皮尖)　甘草二两(炙)　石膏半斤(碎，绵裹)

【评述】热病邪热壅肺作喘的证治。

热病发汗不得法，或发汗太过，或误用下法，均可使邪热内传，病情加重，因邪热内传，则表无大热。汗出而喘是肺热壅盛所致。治疗宜用麻黄杏仁甘草石膏汤，清热宣肺。本方是治疗温病肺热证，如肺炎、急慢性支气管炎、胸膜炎等病变热壅肺气的重要方剂。

【原文】

太阳病，桂枝证，医反下之，利遂不止，脉促者，表未解也；喘而汗出者，葛根黄芩黄连汤主之。(34)

葛根黄芩黄连汤方

葛根半斤　甘草二两(炙)　黄芩三两　黄连三两

上四味，以水八升，先煮葛根减二升，内诸药，煮取二升，去滓，分温再服。

【评述】里热夹表邪下利的证治。

热病邪热在表，误用下法，损伤胃肠，因而下利不止，若脉急促或短促者，知胃肠虽伤，但正气仍能抗邪，且表证仍在，治以解表为主。若喘而汗出者，知邪热内传，因热邪煎迫，大肠传导失司，故下利。肺与大肠相表里，里热壅盛，上蒸于肺则喘，外蒸于体表则汗出，当用葛根黄芩黄连汤清热止利。

【原文】

伤寒六七日，结胸热实，脉沉而紧，心下痛，按之石硬者，大陷胸汤主之。(139)

大陷胸汤方

大黄六两(去皮)　芒硝一升　甘遂一钱匕

上三味，以水六升，先煮大黄取二升，去滓，内芒硝，煮一两沸，内甘遂末，温服一升。得快利，止后服。

伤寒十余日，热结在里，复往来寒热者，与大柴胡汤；但结胸，无大热者，此为水结在胸胁也，但头微汗出者，大陷胸汤主之。(140)

太阳病，重发汗而复下之，不大便五六日，舌上燥而渴，日晡所小有潮热，从心下至少腹硬满而痛不可近者，大陷胸汤主之。(141)

【评述】大结胸病的证治。

热病表邪入里，化热成实，邪热与痰水相搏，结于胸中，形成大结胸证。其临床表现为心下硬满而痛，大便秘结，日晡小有潮热，舌燥而渴，脉沉而紧。治以大陷胸汤泻热逐水，除水热而破结滞。

【原文】

小结胸病，正在心下，按之则痛，脉浮滑者，小陷胸汤主之。(142)

小陷胸汤方

黄连一两　半夏半升(洗)　栝蒌实大者一枚

上三味,以水六升,先煮栝蒌实取三升,去滓,内诸药,煮取一升,去滓,分温三服。

【评述】小结胸病的证治。

小结胸病的形成是由于表邪入里,或表证误下,邪热内陷,与心下痰饮相结而成。其表现为心下硬满,按之则痛,不按则不痛,脉浮滑。故用小陷胸汤清热涤痰开结。

【原文】

心下痞,按之濡,其脉关上浮者,大黄黄连泻心汤主之。(159)

大黄黄连泻心汤方

大黄二两　黄连一两

上二味,以麻沸汤[1]二升渍之须臾,绞去滓,分温再服。

【注释】

〔1〕麻沸汤:即沸水。

【评述】热痞的证治。

热痞证为无形邪热结于心下、气窒不通而成。邪热壅滞于中,故关脉现浮盛之象,热虽盛但未与有形实邪相结,故仅有心下痞塞不通之感,按之柔软不痛。宜用大黄黄连泻心汤清泄其里热,则痞满自消。

【原文】

伤寒五六日,呕而发热者,柴胡汤证具,而以它药下之,柴胡证仍在者,复与柴胡汤。此虽已下之,不为逆,必蒸蒸而振[1],却发热汗出而解。若心下满而硬痛者,此为结胸也,大陷胸汤主之;但满而不痛者,此为痞,柴胡不中与之,宜半夏泻心汤。(154)

半夏泻心汤方

半夏半升(洗)　黄芩　干姜　人参　甘草(炙)各三两　黄连一两　大枣十二枚(擘)

上七味,以水一斗,煮取六升,去滓,再煎取三升,温服一升,日三服。

【注释】

〔1〕蒸蒸而振:蒸蒸:指发热。振:指寒战。

【评述】辨少阳证、大结胸证及痞证的证治。

伤寒五六日,呕而发热,是邪入少阳的表现,治宜和解,用小柴胡汤。若误用下法,则可产生以下三种转归:①正气较旺之人,病情可不因误下而变,下后少阳证仍在,仍可用小柴胡汤治疗。但因误下伤正,正邪相争激烈,可出现战汗。②若胸中素有水饮内停者,误下后邪热内陷,与之相结,则可形成热实结胸,宜用大陷胸汤治疗。③若下后损伤脾胃,邪热乘机内陷,以致脾胃升降失职,寒热错杂之邪干于中焦,出现心下痞满而不疼痛的痞证,可用半夏泻心汤和中降逆消痞。

【原文】

阳明之为病,胃家实是也。(185)

问曰:阳明病外证云何?答曰:身热,汗自出,不恶寒,反恶热也。(187)

伤寒三日,阳明脉大。(191)

【评述】阳明病的病机和外证。

阳明病是由于胃家实形成的,胃家包括胃与大肠;实指“邪气盛则实”。胃家实说明病邪深入阳明,胃肠燥热亢盛,病变以里热实证为特征。如邪热未与有形之实滞相结而充斥于全身者，称为阳明经证。如邪热与肠中的糟粕搏结，而致燥屎阻塞于肠中的，称为阳明腑证。

阳明病主要的临床表现为：身热，不恶寒，反恶热，汗出，脉大。为邪热充斥体内，里热炽甚的表现。

阳明病大致属于温病卫气营血辨证中的气分证、三焦辨证中的中焦病证范畴，是《伤寒论》对温病学理论的形成和发展具有重要影响的部分。阳明病篇中确立的清、下二法也是温病重要的治疗方法。阳明病的主方，白虎汤、承气汤是治疗温病较为常用的方剂。

【原文】

发汗吐下后，虚烦不得眠，若剧者，必反复颠倒，心中懊侬，栀子豉汤主之；若少气者，栀子甘草豉汤主之；若呕者，栀子生姜豉汤主之。(78)

栀子豉汤方

栀子十四个(擘)　香豉四合(绵裹)

上二味，以水四升，先煮栀子得二升半，内豉，煮取一升半，去滓，分为二服，温进一服(得吐者，止后服)。

栀子甘草豉汤方

栀子十四个(擘)　甘草二两(炙)　香豉四合(绵裹)

上三味，以水四升，先煮栀子、甘草取二升半，内豉，煮取一升半，去滓，分二服，温进一服(得吐者，止后服)。

栀子生姜豉汤

栀子十四个(擘)　生姜五两(切)　香豉四合(绵裹)

上三味，以水四升，先煮栀子、生姜取二升半，内豉，煮取一升半，去滓，分二服，温进一服(得吐者，止后服)。

【评述】热扰胸膈的证治。

汗吐下后，有形之邪已去，而余热未尽，扰于胸膈，以致心烦不得眠，甚至心中烦郁，莫可名状，卧起不安者，可用栀子豉汤清热除烦；如兼有短气，为热损中气所致，可用栀子甘草豉汤治疗；如兼呕吐者，是胃气因热扰而上逆，可用栀子生姜豉汤治疗。

栀子豉汤是治疗温病的重要方剂，主要用于治疗热邪初入气分，胸膈热势不甚；或邪热将净，余热留扰胸膈的病证。

【原文】

伤寒脉浮滑，此表里有热，白虎汤主之。(181)

白虎汤方

知母六两　石膏一斤(碎)　甘草二两(炙)　粳米六合

上四味，以水一斗，煮米熟汤成，去滓，温服一升，日三服。

伤寒，脉滑而厥者，里有热，白虎汤主之。(350)

三阳合病，腹满身重，难以转侧，口不仁面垢，谵语遗尿，发汗则谵语，下之则额上生汗，手足逆冷。若自汗出者，白虎汤主之。(224)

【评述】阳明经证的证治。

热病邪热传里，热势炽甚，充斥表里内外，阳明经热邪亢盛，可表现为大热、大量出汗、烦渴、脉洪大或滑数。热邪内伏，阳气被郁，不能布达四末，可表现为手足厥冷；热郁气机，胃气不畅则腹满；胃热熏蒸，故口不仁、面垢；热盛神昏，膀胱失约则谵语遗尿。治疗当以白虎汤清泄阳明独盛之热。不可误用发汗、攻下诸法。

白虎汤是温病“清法”的代表方剂，其立法原则是以石膏、知母等辛寒清热之品，既大清气分无形之邪热，又能促使散漫之邪热向外透散，同时还可保护津液免受邪热的灼耗。

【原文】

服桂枝汤，大汗出后，大烦渴不解，脉洪大者，白虎加人参汤主之。(26)

白虎加人参汤方

知母六两　石膏一斤(碎，绵裹)　甘草(炙)二两　粳米六合　人参三两

上五味，以水一斗，煮米熟汤成，去滓，温服一升，日三服。

伤寒，若吐若下后，七八日不解，热结在里，表里俱热，时时恶风，大渴，舌上干燥而烦，欲饮水数升者，白虎汤加人参汤主之。(173)

伤寒无大热，口燥渴，心烦，背微恶寒者，白虎加人参汤主之。(174)

【评述】阳明热盛，津气两伤的证治。

邪热传入阳明，里热炽甚，当以白虎汤清泄阳明亢盛之热，若出现大烦渴不解、时时恶风、背微恶寒等，说明津液和元气均受损伤，治疗宜用白虎加人参汤清热益气生津。本条原文强调邪热亢盛不仅能损伤津液，也易耗损人体的元气，治疗时当根据邪热与津气损伤的轻重主次，权衡清热与益气生津的侧重。

【原文】

太阳病三日，发汗不解，蒸蒸发热者，属胃也，调胃承气汤主之。(250)

调胃承气汤方

大黄四两(去皮，清酒洗)　甘草二两(炙)　芒硝半升

上三味，以水三升，煮二物至一升，去滓，内芒硝，更上火微煮一二沸，温顿服之，以调胃气。

伤寒吐后，腹胀满者，与调胃承气汤。(251)

阳明病，不吐不下，心烦者，可与调胃承气汤。(212)

【评述】阳明腑实证，运用调胃承气汤的要点。

调胃承气汤可泻阳明胃肠燥热，且软坚通便而不伤胃气，适用于燥热郁结胃肠，腑实轻证，大便燥坚，痞满不甚；或腑实重证下后，邪热宿垢未尽者，其攻下作用和缓，且无枳、朴等温燥之品伤耗阴津之弊，适宜于温病过程中腑实证的治疗。

【原文】

阳明病，其人多汗，以津液外出，胃中燥，大便必硬，硬则谵语，小承气汤主之。(218)

小承气汤方

大黄四两(酒洗)　厚朴二两(炙，去皮)　枳实三枚(大者，炙)

上三味，以水四升，煮取一升二合，去滓，分温二服。初服汤当更衣，不尔者尽饮之，若更衣者勿服之。

太阳病，若吐若下若发汗后，微烦，小便数，大便因硬者，与小承气汤，和之愈。(252)

下利，谵语者，有燥屎也，宜小承气汤。(373)

【评述】阳明腑实证，运用小承气汤的要点。

小承气汤具有推荡实热，破滞除满的作用，适用于阳明热盛，燥屎内结，腑气壅滞较甚，痞满而实，燥坚不甚的阳明腑实证。

【原文】

阳明病，脉迟，虽汗出，不恶寒者，其身必重，短气，腹满而喘，有潮热者，此外欲解，可攻

里也，手足濈然汗出者，此大便已硬也，大承气汤主之；若汗多，微发热恶寒者，外未解也，其热不潮，未可与承气汤；若腹大满不通者，可与小承气汤微和胃气，勿令致大泄下。(213)

大承气汤方

大黄四两(酒洗)　厚朴半斤(炙，去皮)　枳实五枚(炙)　芒硝三合

上四味，以水一斗，先煮二物，取五升，去滓，内大黄，更煮取二升，去滓，内芒硝，更上火微煮一二沸，分温再服，得下，余勿服。

阳明病，谵语，有潮热，反不能食者，胃中必有燥屎五六枚也，若能食者，但硬耳，宜大承气汤下之。(220)

伤寒，若吐若下后，不解，不大便五六日，上至十余日，日晡所发潮热，不恶寒，独语如见鬼状。若剧者，发则不识人，循衣摸床，惕而不安，微喘直视，脉弦者生，涩者死；微者，但发热谵语者，大承气汤主之。若一服利，则止后服。(217)

伤寒六七日，目中不了了〔1〕，睛不和〔2〕，无表里证，大便难，身微热者，此为实也，急下之，宜大承气汤。(254)

【注释】

〔1〕目中不了了：即视物不清。

〔2〕睛不和：眼珠转动不灵活。

【评述】阳明腑实证，运用大承气汤的要点。

大承气汤为苦寒峻泻之剂，具有攻下实热，荡除燥结之效，适用于腑热亢甚，腑气壅滞亦重，痞、满、燥、实俱备之阳明腑实重证。

承气汤三方均为苦寒攻下之剂，然其组合之法不同，作用和适应证即有所差异，一般认为：调胃承气汤为攻下之缓剂，具有缓下热结和养胃气的作用，治疗腑实证结而未甚，以燥热为主，表现为不大便，腹部胀满，蒸蒸发热等，用药主以硝、黄、草。小承气汤是泻下之和剂，具有宣通气机，推荡结热下行之功，治疗腑实证腑气壅滞明显，但尚未至大结大满之证，表现为不大便或大便硬，腹部胀满而硬痛，潮热，谵语等，用药主以枳、朴、黄。大承气汤是攻下之峻剂，其攻下之力最猛，适用于腑实证肠腑燥热和腑气壅滞均很严重的大实大满之证，表现为大便秘结不通，五六日甚至十余日不行，或热结旁流，腹部胀满坚硬疼痛拒按，潮热，谵语等，用药主以硝、黄、枳、朴。

伤寒学与温病学在对外感疾病的辨证论治方面有着密切的关系，伤寒阳明病苦寒攻下法对温病的治则治法理论具有重要的影响，并得到了较大的发展。明末温病学家吴又可在伤寒阳明病苦寒攻下法认识的基础上，进一步对苦寒攻下法的作用原理、运用时机、邪热与燥结的关系以及承气汤方药的运用等均有较为深刻的认识。吴又可认为："客邪贵乎早逐"，主张及早地、果断地祛除病邪，而攻逐病邪的主要手段则是苦寒攻下，他明确提出"逐邪勿拘结粪"，"勿拘于下不厌迟"之说，强调及时迅速地祛除病邪以"早拔去病根"。对于承气汤的作用及方药配伍吴又可认为："承气本为逐邪而设，非专为结粪而设也"，"三承气功效俱在大黄"，突出了承气汤攻逐结热实邪的作用和大黄攻下通便的功效。清代温病学家吴鞠通在伤寒阳明病苦寒攻下法的基础上结合自身的临床经验，根据腑实证不同的兼夹证候，对承气汤方进行了有机的加减组合，衍生出多种承气汤类方，大大地充实了攻下法的内容，如对阳明温病"应下失下，正虚不能运药"的腑实证兼气液两虚者，主以新加黄龙汤；"喘促不宁，痰涎壅盛，右寸实大，肺气不降"之腑实证兼肺热壅盛者，主以宣白承气汤；"左尺牢坚，小便赤痛，时烦渴甚"之腑实证兼小肠火腑热盛者，主以导赤承气汤；"邪闭心包，神昏舌短，内窍不通，

饮不解渴”之腑实证兼热入心包者，主以牛黄承气汤；“津液不足，无水舟停者”，间服增液汤，“再不下者”之腑实证兼阴液亏损者，主以增液承气汤；下后邪气复聚，见“热不退或退不尽，口燥咽干，舌苔干黑或金黄色”，若脉沉而有力者，则当予以护胃承气汤；阳明腑实，上焦之邪未清，并煎熬肾水的“三焦俱急”之证，见“大热大渴，舌燥脉不浮而躁盛，舌色金黄，痰涎壅甚”者，则当用承气汤合小陷胸汤；温热久羁，致三焦气分闭塞不通，出现“神昏窍阻，少腹硬满，大便不下者，则又当予以宣清导浊汤。这些均为吴鞠通对攻下法的灵活变通，与补气、养阴、化痰、宣肺、渗湿、开窍、理气、清热等治法配合运用的成功经验，是对伤寒阳明病苦寒攻下法的丰富和发展。

【原文】

阳明病，发热汗出者，此为热越[1]，不能发黄也；但头汗出，身无汗，剂颈而还，小便不利，渴饮水浆者，此为瘀热在里，身必发黄，茵陈蒿汤主之。(238)

茵陈蒿汤方

茵陈蒿六两　栀子十四个(擘)　大黄二两(去皮)

上三味，以水一斗二升，先煮茵陈减六升，内二味，煮取三升，去滓，分三服。小便当利，尿如皂荚汁状，色正赤。一宿腹减，黄从小便去。

伤寒七八日，身黄如橘子色，小便不利，腹微满者，茵陈蒿汤主之。(261)

【注释】

〔1〕热越：热邪向外发泄。

【评述】湿热黄疸的证治。

湿热性质的温病，湿热相蒸，胶结难解，影响肝胆疏泄，胆汁外溢，则发为黄疸，故身目小便俱黄。汗出局限于头部，是热邪不得外散而郁蒸于上所致；小便不利，则湿热无下行之路；湿热郁积，腑气不畅，故见腹满。治以茵陈蒿汤清热利湿，疏利肝胆。

【原文】

伤寒，身黄，发热者，栀子柏皮汤主之。(262)

栀子柏皮汤方

肥栀子十五个(擘)　甘草一两(炙)　黄柏二两

上三味，以水四升，煮取一升半，去滓，分温再服。

【评述】黄疸热重于湿的证治。

热病全身发黄，发热不退，为湿热内郁，热重于湿之证，除上述主症外，当有心烦、口渴、舌红、苔黄等表现，治疗应以清泄里热为主，兼以祛湿，可用栀子柏皮汤。

【原文】

少阴病，得之二三日以上，心中烦，不得卧，黄连阿胶汤主之。(303)

黄连阿胶汤方

黄连四两　黄芩二两　芍药二两　鸡子黄二枚　阿胶三两(一云三挺)

上五味，以水六升，先煮三物，取二升，去滓，内胶烊尽，小冷，内鸡子黄，搅令相当，温服七合，日三服。

【评述】阴虚火旺的证治。

伤寒少阴病，若平素阴虚之人，邪入少阴易从阳化热，表现为阴虚火旺之证，热灼真阴，肾水不能上济于心，则心火亢于上，故见心中烦，不得卧。此外，还可见咽干口燥，舌红或绛，苔少，脉沉细数等，可用黄连阿胶汤滋阴降火。

【原文】

热利，下重者，白头翁汤主之。(370)

白头翁汤方

白头翁二两　黄柏三两　黄连三两　秦皮三两

上四味，以水七升，煮取二升，去滓，温服一升，不愈，更服一升。

下利，欲饮水者，以有热故也，白头翁汤主之。(372)

【评述】热利的证治。

《伤寒论》中所述下利，包括泄泻与痢疾两种疾病，而下利辨证又有虚实寒热之分。本条热利下重，是指热性痢疾，除利下脓血，里急后重外，当有腹痛发热、口渴、舌红、苔黄等。由湿热之邪，郁遏不解，损伤肠道络脉所致。因湿热壅滞，影响肝胆的疏泄功能，加之热邪较甚而气滞壅塞，其秽恶之物欲急出而不得，故里急后重较为明显，宜用白头翁汤清热燥湿，凉肝解毒。

（四）《金匮要略》选

《金匮要略》是中医学的重要典籍之一，据说是从张仲景《伤寒杂病论》中有关杂病证治的内容选辑而成。全书以脏腑经络来说明杂病的病机，结合阴阳表里寒热虚实来辨明杂病的证候，在治疗上，从整体观念出发，对各种杂病提出了治疗原则和具体的方药，因而对后世内科学的发展具有重要的作用。该书中关于痉湿暍病、疟病、阳毒等病的论述均与温热病有关，对于温病学的形成及对温热病的证治具有一定的指导意义。

【原文】

痉为病，胸满口噤，卧不着席，脚挛急，必齘齿，可与大承气汤。(痉湿暍病脉证并治第二)

【评述】本条论述里热成痉的证治。

温病邪热炽盛，郁于阳明，热盛灼筋，可出现角弓反张，四肢挛急，口噤等临床表现，病情深重。此时，若阳明里热不除，则津液难存，其筋脉亦难以舒缓，故可与大承气汤通腑泻热，急下存阴以解其痉。但应注意本法有耗伤津液之弊，在应用时当审慎恰当，适可而止。仲景以“可与”、“得下止服”示之，也是提示一旦腑气通畅，仍当和其筋脉为治。

【原文】

太阳中暍，发热恶寒，身重而疼痛，其脉弦细芤迟。小便已，洒洒然毛耸，手足逆冷，小有劳，身即热，口开，前板齿燥，若发其汗，则恶寒甚；加温针，则发热甚；数下之，则淋甚。(痉湿暍病脉证并治第二)

【评述】本条论述中暍的主要表现和误治后的变证。

中暍是夏季暑邪所致的病证，暑邪为温病的病邪之一，暑邪致病初起可见发热恶寒表证的症状；因暑邪易兼杂湿邪为患，故可见身重而疼痛；暑邪易伤人体的元气和阴液，其脉可见弦细或芤迟，齿燥，手足逆冷，小便后形寒毛耸，稍有劳作，即阳气外浮而身热。本证既有暑邪为患，又有阴阳不足，若单纯发表，则易更伤阳气而恶寒加重；若贸然温针，则更助暑邪，使发热益剧；若数加攻下，则益耗阴液，致小便淋涩。本证的治疗仲景虽未出方，但后世多选用清暑益气汤，此方有二，一为李东垣所制，一为王孟英所制。东垣方性偏温燥，适宜于元气本虚，而又伤于暑湿之证，作用重在升阳除湿；孟英方性偏凉润，适宜于暑热耗伤气阴，而无湿邪兼杂之证，作用重在养阴生津。临证可随宜择用。

【原文】

太阳中热者，暍是也，汗出恶寒，身热而渴，白虎加人参汤主之。(痉湿暍病脉证并治第二)

【评述】本条讨论伤暑的典型证候和治法方药。

暑为阳邪，其性炎热，故伤人之初，即出现汗多、热、渴等暑热亢盛，耗气伤津的表现。其恶寒者具有先汗出恶寒的特点，乃因汗出卫表空疏所致，与一般表证恶寒不同，治疗以白虎加人参汤清解暑热，兼益气阴。伤暑之证的辨证要点为身热、汗多，若无汗而恶寒者，说明表证未解，则非所宜也。

【原文】

阳毒之为病，面赤斑斑如锦文，咽喉痛，唾脓血。五日可治，七日不可治，升麻鳖甲汤主之。

阴毒之为病，面目青，身痛如被杖，咽喉痛，五日可治，七日不可治，升麻鳖甲汤去雄黄、蜀椒主之。

升麻鳖甲汤方

升麻二两　当归一两　蜀椒(炒，去汗)一两　甘草二两　鳖甲手指大一片(炙)　雄黄半两(研)

上六味，以水四升，煮取一升，顿服之，老少再服，取汗。(百合狐惑阴阳毒病脉证并治第三)

【评述】本条讨论阴阳毒的证治和预后。

阴阳毒究竟为何病，目前尚无定论，根据古今医家的见解，多认为本病是感染疫毒，侵入血分所致。证情较为急剧，以发斑、咽痛为主证。由于病邪侵入的部位和患者的体质差异，可出现两种证候。阳毒以面赤斑斑如锦文，咽喉痛，唾脓血为特点，病在体表浅显部位；阴毒以面目青，身痛如被杖，咽喉痛为特点，病在体内之隐着部位。因二者均为疫毒侵入血分所致，故皆以解毒活血的升麻鳖甲汤为主方加减治疗。本条原文为后世温病学温毒理论学说的形成和发展提供了依据。

【原文】

温疟者，其脉如平，身无寒但热，骨节疼烦，时呕，白虎加桂枝汤主之。

白虎加桂枝汤方

知母六两　甘草二两(炙)　石膏一斤　粳米二合　桂枝(去皮)三两

上剉，每五钱，水一盏半，煎至八分，去滓，温服，汗出愈。(疟病脉证并治第四)

【评述】本条论述温疟的证治。

温疟是疟病中热象较重的病证，其主要的临床表现有身热，骨节疼烦，时呕，脉弦数或洪数等，据其所选方药测证，尚有微恶寒的表现。“其脉如平”是指疟病的常见脉象，即弦脉。治疗以白虎加桂枝汤清泄里热，兼以发表。

【原文】

问曰：上工治未病，何也？夫治未病者，见肝之病，知肝传脾，当先实脾，四季脾旺不受邪，即勿补之；中工不晓相传，见肝之病，不解实脾，惟治肝也。(脏腑经络先后病脉证并治第一)

【评述】本条论述了“治未病”的防治思想。

脏腑之间具有相互联系，相互影响，相互制约的关系，一脏有病，易于影响他脏。因而治疗时必须全面分析，统筹整体，注意脏腑之间在病理上的相互影响，治其未病之脏腑，防止疾病的传变，如见肝之病，应该认识到肝病容易传脾，因此在治疗肝病的同时，要注意调补脾脏，其目的是使脾脏正气充实，防止肝病的蔓延侵袭，当然，治未病之法也当灵活运用，如果脾脏本气旺盛，则可不必实脾。但若见肝之病，不解实脾，惟治其肝，此乃缺乏整体观的治疗思想，则难以得到满意的效果。

在《金匮要略》"治未病"治疗思想的启发下，清代温病学家叶天士针对温病的病理特点提出了"先安未受邪之地"的治疗措施。叶天士认为：在温病的发展过程中，若素体肾阴不足者，邪热则易乘虚深入下焦为患，因而在治疗时，虽邪热尚未内陷下焦，也当斟配咸寒滋阴之品以滋养肾阴，意在防患于未然，使邪热难以传入下焦，阻止病情的进一步发展和加重，即"先安未受邪之地"。叶天士的这一治疗思想是仲景"治未病"理论的进一步发展。

（五）《伤寒例》选

《伤寒例》一般都认为是晋代王叔和所著，而附于《伤寒论》中，列于该书卷二，名为《伤寒例第三》。在《伤寒例》中，引用了古代一些经典著作，如《阴阳大论》和《内经》等关于外感病发生演变机理等方面的论述，并对其理论进行了一些阐述。其主要目的是为《伤寒论》充实一些理论内容，从而使读者对《伤寒论》中所论及的证治有更深入全面的理解。在《伤寒例》中主要论述的内容包括：气候与外感病发生的关系；提出了一些各种外感病概念，如伤寒、温病、暑病、温疟、风温、温毒、温疫、冬温、寒疫等；提出了六经病的发病日期、主要脉证、预后等；论述了两感病证；对伤寒热病提出了未病先防、已病早治、治宜结合患者所处的地域、生活习惯和季节等原则；同时还论及治法宜忌、表里同病者治则、服药方法、调护及预后推断等。特别是其中对非伤寒性质外感病的论述，为后世探索温病的理论证治开拓了思路，所以不仅在伤寒学说中有一定的地位，在温病学中也有相当重要的学术价值。

以下选取《伤寒例》中与温病学说有关的条文作一介绍。

【原文】

《阴阳大论》云：春气温和，夏气暑热，秋气清凉，冬气冰列[1]，此则四时正气之序也。冬时严寒，万类深藏，君子固密，则不伤于寒，触冒之者，乃名伤寒耳。其伤于四时之气，皆能为病，以伤寒为毒者，以其最成杀厉之气也。

【注释】

〔1〕冰列：列同"冽"，冰列为严寒之意。

【评述】本节论述了伤寒的成因。

文中指出：外感病与四时季节的关系。特别是指出了伤寒的成因是由于冬季不能注意防护，感受了寒邪所致。同时也指出感受了四时不正之气都能形成外感病，伤寒是其中的一种。

文中提出"以伤寒为毒者，以其最成杀厉之气"，可理解为寒邪不仅可以引起伤寒，还是引起其他外感病的原因，如后述的温病、暑病等，这表明在当时认为寒邪是外感病的主要原因，《内经》中也有："今夫热病者，皆伤寒之类也"之说。但不能理解为伤寒为病一定重于其他的外感病，因这与临床情况并不相符。

【原文】

中而即病者，名为伤寒；不即病者，寒毒藏于肌肤，至春变为温病，至夏变为暑病。暑病者，热极重于温也。是以辛苦之人，春夏多温热病者，皆由冬时触寒而致，非时行之气也。

【评述】本节主要论述伤寒、温病、暑病、时行病的区别。

文中提出，伤寒、温病、暑病都是感受寒邪而引起，只是发病季节不同而已。这是继承了《内经》"凡病伤寒而成温者，先夏至日者为病温，后夏至日者为病暑"的理论。但提出了寒毒所藏的部位是在"肌肤"，而且指出了"温"与"暑"在实质上是一致的，只是"暑"的温热性质更重于"温"。本条所提出的温热病的病因认识，反映了当时在外感病病因学说上的特点，即把温热病的病因都认为是感受寒邪而引起。这一观点对后世影响甚大，但逐渐就有医家对此提出了不同的意见，从而把伤寒、温病、暑病的病因作了明确的划分。至于文中所说的辛苦之人在春夏多温热病的原因是因为在冬时较易感受寒邪，也属臆测，真正的原因未必是感受寒邪，而是与他们的生活条件较差，在春夏季节较易感受当时的各种病邪有关。

【原文】

凡时行者，春时应暖而反大寒，夏时应热而反大凉，秋时应凉而反大热，冬时应寒而反大温。此非其时而有其气，是以一岁之中，长幼之病多相似者，此则时行之气也。

【评述】本节论述了时行病的成因及其致病的特点。

所谓时行之气是指非其时而有其气，也就是四时不正之气所引起的一种外感病。这类疾病与气候的反常有直接的关系。之所以提出外感病中有时行，主要是为了解释外感病会发生流行的原因，也就是在一年四季内，会出现不论老幼，症状相似的疾病，认为这是因四时气候反常所引起的。但后世有的医家，特别是温疫学派对王叔和的这一观点表示了不同的意见，认为单纯的气候反常不会引起疫病。而实际上，气候的反常只是发生疫病的一个条件，而不是主因，限于王叔和所处时代的局限性，还不可能认识到这一点。

【原文】

夫欲候知四时正气为病，及时行疫气之法，皆当按斗历〔1〕占之。九月霜降节后，宜渐寒，向冬大寒，至正月雨水节后，宜解也。所以谓之雨水者，以冰雪解而为雨水故也。至惊蛰二月节后，气渐和暖，向夏大热，至秋便凉。

从霜降以后，至春分以前，凡有触冒霜露，体中寒即病者，谓之伤寒也。九月十月寒气尚微，为病则轻。十一月十二月寒冽已严，为病则重。正月二月寒渐将解，为病亦轻。此以冬时不调，适有伤寒之人，即为病也。其冬有非节之暖者，名为冬温。冬温之毒与伤寒大异，冬温复有先后更相重沓，亦有轻重，为治不同，证如后章。

从立春节后，其中无暴大寒，又不冰雪，而有人壮热为病者，此属春时阳气，发于冬时伏寒，变为温病。

从春分以后，至秋分节前，天有暴寒者，皆为时行寒疫也。三月四月，或有暴寒，其时阳气尚弱，为寒所折，病热犹轻。五月六月，阳气已盛，为寒所折，病热则重。七月八月，阳气已衰，为寒所折，病热亦微，其病与温及暑病相似，但治有殊耳。

【注释】

〔1〕斗历："斗"指星宿中的北斗，按斗柄所指的方向以判别季节的变化，所以称为"斗历"。

【评述】本节主要论述四时外感病的发生与节气的关系。

文中提出，不论感受当令之邪还是不正常的疫气而引起的疾病，都可从节气加以推断其发生，主要精神还是论述了气候与外感病发生的关系。文中提到了伤寒、冬温、温病、寒疫、暑病等病名，这些疾病的区别除了与发病季节有关外，还决定于临床症状的不同。当然，文中对这些疾病的区别尚不具体，但所提到的一些病名，包括后面提及的温疟、风温、温毒、温疫为后世所采用，特别是在温病学中也采用了这些病名，这是对温病学形成所作的重要贡献。

文中述及寒疫为感寒而致，但病热的程度与发病时节阳气的盛衰有关，在临床上尚难以验证，但病热的程度与人体阳气盛衰的关系却是存在的。至于所说的寒疫与温及暑病相似，只能理解为在寒邪化热后所表现相似，而在寒疫之初，当以寒邪在表为主要表现，否则就不能诊断为寒疫了。

【原文】

若更感异气变为他病者，当依后坏病证而治之。若脉阴阳俱盛，重感于寒者，变为温疟。阳脉浮滑，阴脉濡弱者，更遇于风，变为风温。阳脉洪数，阴脉实大者，更遇温热，变为温毒，温毒为病最重也。阳脉濡弱，阴脉弦紧者，更遇温气，变为温疫。以此冬伤于寒，发为温病，脉之变证，方治如说。

【评述】本节主要论述寒邪致病后因重感其他病邪而引起的一些病证。

《伤寒例》中把温疟、风温、温毒、温疫等作为“坏病”，即感受寒邪而发病过程中，因再感受了其他病邪而发生的一些变证，也就是“更感异气变为他病”。所以后世虽沿用了以上的病名，但其实质内容各有不同。如温疟一病，在《内经》中是指“冬中于风，寒气藏于骨髓之中，至春则阳气大发，邪气不得自出，因遇大暑，脑髓烁，肌肉消，腠理发泄，或有所用力，邪气与汗皆出……故先热而后寒，名曰温疟”（《素问·疟论》）。与本文所说的温疟是因“重感于寒”而致者不同。而风温一病在《伤寒论》中说：“若发汗已，身灼热者，名风温。风温为病，脉阴阳俱浮，自汗出，身重，多眠睡，鼻息必鼾，语言难出”。此属温病误用辛温发汗法后所出现的一种变证，与本文所述也有所不同。至于温毒，后世是指感受温热之邪或热毒内伏后所引起的一种热势较盛，伴有发斑、咽喉肿烂等见症的疾病，与本文所述的“更遇温热”所发生的疾病也不相同。而本文所说的“温疫”，也是冬伤于寒后，再感受“温气”而引起的疾病，与后世所说的温疫也有所不同。总之，本文所说的这些疾病，作者都归结于先感受寒邪，然后再重感他邪而发病，在病因的论述方面与前人所述和后世的认识不尽相同。

（六）《肘后方》选

《肘后方》又名《肘后备急方》，为晋代葛洪（字稚川，自号抱朴子）著。全书共 8 卷，约成书于公元 3 世纪。该书是葛洪把所著的《玉函方》（共 100 卷）中的有关治疗危急病证的单方、验方或灸法等摘录汇集而成的。初名《肘后救卒（或作卒救）方》，后又经梁朝陶弘景增补，改名《（补阙）肘后百一方》。到金代，又有杨用道把《证类本草》中的部分单方补作本书的附方，称为《附广肘后方》，此即为现存的《肘后备急方》。所以该书中有部分内容是后世医家陆续补充的，一直到金代才完成的。该书列有部分治疗急性病，如沙虱病、狂犬病、温毒发斑的证治内容，还记录了一些传染病的流行情况，如天花病的传入和流行等，所以在温病学说的发展史上有一定的地位。

以下选取该书与温病学有关的内容作一介绍。

【原文】

比岁有病时行，仍发疮头面及身，须臾周身匝状如火疮，皆戴白浆，随决随生，不即治，剧者多死；治得差，复疮瘢紫黑，弥岁方灭，此恶毒之气。世人云，永徽[1]四年，此疮从西东流，遍于海中。（治伤寒时气温病方第十三）

【注释】

〔1〕永徽：为唐高宗年号（公元 650～655 年），永徽四年为公元 653 年。

【评述】本节记载了“疸疮”的临床特征及其流行情况。

文中对“疸疮”的临床特征作了具体的描述，从“状如火疮”、“皆戴白浆”、“剧者多死”、瘥后“疮瘢紫黑”等描述的特征来看，似与天花相合。并提出这种疾病是在唐代唐高宗时代从西方传入我国，以致流行于全国。这段记录具有很高的文献价值。

【原文】

伤寒、时行、温疫，三名同一种耳，而源本小异。其冬月伤于寒，或疾行力作，汗出得风冷，至夏发，名为伤寒。其冬月不甚寒，多暖气及西风，使人骨节缓堕，受病至春发，名为时行。其年岁中有疠气，兼夹鬼毒相注，名为温病。如此诊候并相似，又贵胜雅言，总名伤寒。世俗因号为时行。（治伤寒时气温病方第十三）

【评述】本节论述伤寒、时行、温疫三者在概念上的异同。

文中提出。伤寒有广义和狭义之分，广义者包括了伤寒、时行、温疫在内，与时行之名只是雅俗之别，而实质上是相同的。狭义者则是指冬伤于寒，至夏而发者，显然与《伤寒例》中所说的“冬时严寒，万类深藏，君子固密，则不伤于寒，触冒之者，乃名伤寒耳”有所不同，而与《内经》中所说的暑病相似。但是否文字传写有误，如原文改为“其冬月伤于寒，或疾行力作，汗出得风冷而发，名为伤寒”，则与一般所说的伤寒概念相类。时行则指冬伤于暖气及西风而发于春季者；年中感受疠气而病者则为温病，也就是文中所说的温疫。可见，本节所说的伤寒、时行和温病（温疫）概念与前人及后世所说有所不同，应予注意。

（七）《备急千金要方》选

《备急千金要方》为孙思邈（自号孙真人）所著。孙氏为南北朝到初唐时期人，生卒年代不详，一般认为生于隋朝开皇元年（公元 581 年），卒于唐朝永淳元年（公元 682 年）。著有《备急千金要方》和《千金翼方》等书。《备急千金要方》全书共 30 卷，对伤寒和杂病的证治有很详细的论述，收集了从张仲景到唐代的方剂达 5000 余首，并涉及救急、食疗、养生、气功、按摩等多方面的内容，还收载了唐以前的一些医学著作的内容，使得这些珍贵的资料得以保存。书中对外感热病的理论证治有较多的论述，特别是强调外感热病的预防和使用清热解毒药治疗热性病的内容，对于中医外感病学的发展和温病学的形成有重要的影响。如在书中提出：“凡除热解毒，无过苦酢之物”，其中多数为清热解毒药物。而且对养阴生津之法较为重视，在治疗热性病方剂中每用玄参、沙参、麦冬、知母、生地、阿胶、鳖甲等养阴生津之品，初步形成了滋阴解表、滋阴攻下、滋阴清热等攻补兼施之法。对于热入血分的治疗也始于该书，如用犀角地黄汤（消瘀血方）治疗伤寒及温病热入血分而发生鼻衄、吐血不尽、内有瘀血、面黄、大便黑者，成为温病学家治疗血分病变的代表方。同时，也记载了用紫雪丹治疗“金石毒发猛热”之证，成为后世温病学家用于清热开窍的代表方。该书卷 9～10 主要论伤寒，但有许多内容是属于温病的，如关于辟温、斑出、豌豆疮、温疟等。同时，所载伤寒诸方对温病的治疗亦可供借鉴。由此可见，《备急千金要方》对温病学的形成和发展有很重要的影响。

以下把该书中有关温病的内容作一介绍。

【原文】

《小品》曰：古今相传称伤寒为难治之疾，时行温疫是毒病之气，而论治者不判伤寒与时行温疫为异气耳。云伤寒是雅士之辞，天行温疫是田舍间号耳。不说病之异同也。考之众经，其实殊矣，所宜不同，方说宜辨。是以略述其要：经言：春气温和，夏气暑热，秋气清凉，冬气冰冽，此四时正气之序也。冬时严冬，万类深藏，君子周密，则不伤于寒，或触冒之者，乃为伤寒耳。其伤于四时之气，皆能为病，而以伤寒为毒者，以其最为杀厉之气也。中而即病者，名曰伤寒，不即病者，其寒毒藏于肌骨中，至春变为温病，至夏变为暑病，暑病热极重于温也。是以辛苦之人，春夏多温病、热病者，皆由冬时触冒寒冷之所致，非时行之气也。凡时行者，是春时应暖而反大寒，夏时应热而反大冷，秋时应凉而反大热，冬时应寒而反大温。此非其时而有其气，是以一岁之中，病无长少，多相似者，此则时行之气也。伤寒之病逐日深浅以施方治，今世人得伤寒，或始不早治，或治不主病，或日数久淹，困乃告师，师苟依方次第而疗，则不中病，皆宜临时消息制方，乃有效耳。（卷九・伤寒例第一）

【评述】本节对伤寒、时行等病名的概念进行了讨论。

文中针对某些方书提出的伤寒、时行的概念提出了不同意见。如有的方书认为“伤寒是雅士之辞，天行温疫是田舍间号”（如前述《肘后方》就有类似观点）。但本文明确提出，伤寒、温病、暑病、时行等是分别不同的疾病：伤寒是冬时感受寒邪而即病者；温病是冬伤于寒，邪伏肌骨至春而发者；暑病（热病）是冬伤于寒，邪伏肌骨至夏而发者；时行则是因四时气候反常而引起的众人得病相似者。从本节所述的内容看，主要是重申了《伤寒例》中的有关观点，再一次明确了多种外感热病的概念。

【原文】

论曰：凡除热解毒，无过苦酢[1]之物，故多用苦参、青葙、艾、栀子、葶苈、苦酒[2]、乌梅之属，是其要也。夫热盛，非苦酢之物不解也。热在身中，既不时治，治之又不用苦酢之药，此如救火不以水也，必不可得脱免也。又曰：今诸疗多用辛甘姜、桂、人参之属，此皆贵价难得，常有比行求之，转以失时。而苦参、青葙、葶苈、艾之属，所在尽有，除热解毒最良，胜于向贵价药也。前后数参并用之，得病内热者，不必按药次也，便以青葙、苦参、艾、苦酒疗之，但稍与促其间，无不解也。（卷十・伤寒方下・伤寒杂治第一）

【注释】

〔1〕酢：音促（cù），同醋。此处似指酸味。

〔2〕苦酒：即醋。

【评述】本节主要讨论了对热性病用药的特点。

文中明确指出了治疗外感热病在使用除热解毒药时，主用苦酸之品，而所举药物中有苦寒之品，也有味酸之品。提出这一点，对于临床用药颇有指导意义，主要是针对当时治疗热性病拘于《伤寒论》之法，滥用味辛甘而性温热之品的弊病。根据《内经》“热者寒之”的治疗原则，对于热性病的治疗，本当以寒凉药为主，但当时医生却主以姜、桂、人参等，不仅药物较贵，而且每会加重病情。文中所列举的苦参、青葙子、栀子等药，具苦寒之性，有清热解毒作用，每可用于外感热病中。于此可以看出，孙思邈对于清热解毒药物在外感热病治疗中的特殊作用已有较深刻的认识。

但对于文中所提出，治疗热性病除了苦寒清热解毒药外，还主用酸味药，如乌梅、苦酒等，一般认为在热势尚盛之时若用之有恋邪之弊，只是在热性病后期，阴液大伤，或余热未清时，有酸甘化阴法和酸苦泄热之法。至于文中所列的艾，其药性属辛温，似不可列于苦酸之例。

（八）《伤寒微旨论》选

《伤寒微旨论》是宋代韩祗和所著，全书 2 卷，约撰于元祐元年（公元 1086 年）。但原书已佚，后世的刊印本是从《永乐大典》中辑录而成书。全书共有 15 篇，自“伤寒源”至“劳复证”，主要论述了辨脉及汗、下、温中等治疗大法，并论及用药和一些病证的证治，附有方论、医案。该书对《伤寒论》的学术思想有很多发挥，其中有些论述对后世温病学的形成产生了重要的影响。如书中强调伤寒之病是阳气内郁所致，对于表证的治疗，提出了“发表”与“解表”两个概念。其所说的发表药，实以辛温解表药为主，其作用主在发散表寒；解表药，实以辛凉解表药为主，其作用主在清透表热。这一分类方法开了解表分为辛温、辛凉两法之先河，对于温病学立表热之论，并创辛凉解表一法具有重要的意义。但书中对伤寒、温病的区分尚不明确，在药物的分类上也有不妥之处，所以王安道在《医经溯洄集》中称其“将温暑作伤寒立论”。

鉴于该书在温病学方面的影响，故选录有关原文进行介绍。

【原文】

夫伤寒之病，医者多不审察病之本源，但只云病伤寒，即不知其始阳气内郁，结而后成热病矣。自冬至之后，一阳渐生，阳气微弱，犹未能上行，易潜龙勿用是也。至小寒之后，立春以前，寒毒杀厉之气大行时，中于人则传在脏腑。其内伏之阳，被寒毒所折，深浃于骨髓之间，应时不得宣畅，所感寒气，浅者至春之时伏阳早得发泄，则其病轻，名曰温病；感寒气重者，至夏至之后，真阴渐发，其伏阳不得停留，或遇风寒，或因饮食沐浴所伤，其骨髓间郁结者，阳气为外邪所引，方得发泄，伏阳既出肌肤，而遇天气炎热，两热相干，即病证多变，名曰热病。（伤寒源篇）

【评述】本节论述外感温热病的发生原因，以及温病和热病的区别。

文中指出，温热病之所以发热是“阳气内郁”之故，这是病之本源。根据《内经》“冬伤于寒，春必温病”之说，作者提出，从小寒到立春之际，如寒毒盛行，感受于人体，可使阳气折伏于骨髓之间而不能宣畅。如到立春至夏至之时，伏较浅者，其阳气得以外泄，发病则为温病。如感受寒毒较重而郁结于骨髓间者，则要到夏至后，因再感受风寒等，引动在内所伏的阳气发出肌肤，与时令夏暑炎热之邪相合而成热病。

从文中所述可以看出，作者虽然以《内经》“冬伤于寒，春必温病”立论，认为温病、热病（暑病）都是冬季感受寒邪内伏而发病，但强调其发病是由于阳气被郁，到春或夏季内郁之阳气外发而形成温病或热病，从而揭示了其温热的本质。这对于指导临床立法用药具有重要的意义。文中所说的当时医生不审察病之本源，正是针对因循伤寒之法，滥用辛温、辛热方药之弊而提出来的。

【原文】

凡医者，治伤寒病，遇其邪气在表，并不分邪气之轻重，脉理之虚盛，只凭脉浮，便将发表药一例投之，务期汗多为快。药力过剂，遂致衄血、吐血、发斑、汗漏、四肢拘挛，因成亡阳之患也。

病人无汗发热，三部脉浮，寸脉大于关尺者，此是阳盛。阳邪既盛，若入于胃中，即变成瘀热之患，当用解表药以消阳气。解表药者，石膏、甘草、芍药、生姜、豆豉、薄荷、柴胡、葛根之类是也。

病人汗出恶风，脉浮，见阴盛者，可投发表药消阴气。发表药者，桂枝、麻黄、荆芥、枣、葱、当归、附子、干姜之类是也，但不可全用桂枝耳。

凡投发表药，只要消解阴胜之气，不务汗多为法，若汗出太过，则成亡阳之病。仲景桂枝汤证云：令遍身漐漐然，微似有汗，不可如水流漓。今既见可汗证，当投发表药，古人何故却云汗不可如水流，足知发表药不谓汗多为愈也。……

今立此篇，校对量药力轻重者，盖谓医流执守古方，不能随形证浅深增减药味也。若能辨药轻重，随证用药，何虑太过不及之责也。葛氏《肘后》篇曰：伤寒有数种，初觉作葱豉汤顿服取汗，如不汗，加葛根、升麻，更加作麻黄豉汤。以此校之，即古人岂一端而治病，故其轻重出此篇以明之。（辨汗下药力轻重篇）

【评述】本节论述如何适度掌握发汗和攻下法的轻重。

对于发汗法方药的运用，文中提出了几个观点：一是“不务汗多”，指出了汗出过度有亡阳之弊。二是提出了有发表药与解表药二者之不同：发表药主在消阴气，而解表药主在消阳气。发表药如“桂枝、麻黄、荆芥、枣、葱、当归、附子、干姜之类”，解表药如“石膏、甘草、芍药、生姜、豆豉、薄荷、柴胡、葛根之类”。由此可见，文中所说的发表药，实以辛温解表药为主，其作用主在发散表寒。而解表药，实以辛凉解表药为主，其作用主在清透表热。虽然文中把石膏、甘草、芍药等列入解表药之列而把枣、当归、附子、干姜等列入发表药内，似乎欠当，但这一分类方法开了解表分为辛温、辛凉两法之先河，具有重要的意义，特别为后世温病学完善辛凉解表一法奠定了基础。三是在疏散表邪的用药方面，提出了“辨药轻重，随证用药”，即使对阴寒在表而用辛温方药者，也不能限定桂枝一法。文中把石膏列入解表药，把干姜、附子列入发表药，其本来含义就是说明里热盛者，当用大寒之品，而里寒盛者，又当用大热之品，体现了应重视根据病情对药物作用轻重进行选择的思想。

（九）《河间六书》选

《河间六书》又名《刘河间伤寒六书》，为后世收集金代医家刘完素（字守真，河北河间县人）及其弟子的代表著作编辑而成。全书共收入刘完素的著作有《素问玄机原病式》、《素问病机气宜保命集》、《宣明论方》、《伤寒标本心法类萃》等4篇，另又收入其弟子马宗素所著的《伤寒医鉴》、葛雍据刘河间的学术观点所编《伤寒直格》（又名《习医要用直格》或《河间刘守真伤寒直格》）、镏洪所编《伤寒心要》、常德所编《张子和心镜别集》（又名《伤寒心镜》），其中除了《伤寒心镜》标明属阐发张子和的学术思想外，其余几篇即使不是刘河间手著，但因葛雍、镏洪都是刘完素的私淑弟子，所以也反映了刘完素的学术思想。

刘完素强调风、燥、湿、寒诸气在病理变化过程中，都能化热化火，而火热也往往与风、燥、湿、寒的发生有关，即所谓的“六气皆能够化火”。基于这一认识，刘完素提出了伤寒的病变主要属火热性质，伤寒即是热病，而在临床上可以分为表、里两大类。对于表证的治疗，因多属怫热内郁，所以不可滥用辛甘热药，应主用辛凉或甘寒以解表，实际上开了后世辛凉解表之先河。对表证兼有内热者，则采用表里双解之法。对于里证的治疗，制定有攻下里热、清热解毒、养阴退阳等法。因其对外感病的治疗主以寒凉，被后世誉为“寒凉派”的开山祖。刘完素不仅使当时治疗温热病在《伤寒论》的基础上前进了一大步，而且为后世温病学说的产生和发展提供了理论和证治基础，对温病学是一个重大的贡献。

刘完素对《素问》病机十九条中所未论及的燥邪为病进行了补充。提出了“诸涩枯涸，干劲皴揭，皆属于燥”，从而使病机十九条中的六气为病内容更为完整，同时也为温病学中秋燥一病理论证治的确立打下了基础。

【原文】

且如一切怫热郁结者，不必止以辛甘热药能开发也，如石膏、滑石、甘草、葱、豉之类寒药，皆能开发郁结，以其本热，故得寒则散也。夫辛甘热药比皆能发散者，以力强开冲也。然发之不开者，病热转加也。如桂枝、麻黄类辛甘热药，攻表不中病者，其热转甚也。是故善用之者须加寒药，不然，则恐热甚发黄，惊狂或出矣。如表热当发汗者，用辛甘热药，苟不中病，尚能加害，况里热郁结不当发汗，而误以热药发之不开者乎！又如伤寒表热怫郁，燥而无汗，发令汗出者，非谓辛甘热药属阳能令汗出也，由怫热郁结开通则热蒸自汗出也！不然，则平人表无怫热者服之，安有如斯汗出也！其或伤寒日深，表热入里，而误以辛甘热药汗之者，不唯汗不能出，而又热病转加，古人以为当死者也。又如表热服石膏、知母、甘草、滑石、葱、豉之类寒药，汗出而解者，及热病半在表半在里，服小柴胡汤寒药，能令汗而愈者；热甚服大柴胡汤下之，更甚者小承气汤、调胃承气汤、大承气汤下之；发黄者，茵陈蒿汤下之；结胸者，陷胸汤、丸下之。此皆大寒之利药也，反能中病，以令汗出而愈。然而中外怫热郁结，燥而无汗，岂但由辛甘热药为阳，而能开发汗出也！况或病微者，不治自然作汗而愈者也。所以能令汗之由者，但怫热郁结，复得开通，则热蒸而作汗也。凡治上下中外一切怫热郁结者，法当仿此，随其浅深，察其微甚，适其所宜而治之，慎不可悉如发表，但以辛甘热药而已。（《素问玄机原病式·六气为病·热类》）

【评述】本节主要论述热性病热邪怫郁于里者的治疗。

对于热性病的治疗，长期以来因循《伤寒论》之法，主以辛温辛热之品。当然，对表寒和里寒等证，辛温辛热之法当必用，但刘完素强调对热邪怫郁于里者，如滥用辛温热之品，必然有助热伤阴之弊。而对这类病证的治疗，当主以“开发郁结”，用寒凉之品。文中特别是对因热怫郁于内而无汗者，使用开发郁结之法后，能取得“怫热郁结，复得开通，则热蒸而作汗”的效果。不仅对表热之证可用此法，文中提出，对“上下中外一切怫热郁结者，法当仿此”。这一观点，充分体现了作为“寒凉派”开山祖刘完素的学术思想，也是后世温病学形成的一个重要理论基础。

当然，由于当时对《伤寒论》治法的突破还处于早期阶段，所以对寒凉方药的认识和具体运用还不够全面。如对表热证的治疗，往往是在麻、桂辛温之品的同时加用寒凉药，也就是文中所说的：“善用之者须加寒药”。而刘完素对怫热郁结证的治疗，提出了“如石膏、滑石、甘草、葱、豉之类寒药”，其中的葱、豉等实属温热之品；而对表热证的治疗也提出了“表热服石膏、知母、甘草、滑石、葱、豉之类寒药”，其所指的表热证当非单纯的表证，如属表证，石膏、知母就非所宜。

【原文】

诸涩枯涸，干劲皴揭，皆属于燥。（阳明燥金，乃肺与大肠之气也。）涩，物湿则滑泽，干则涩滞，燥湿相反故也。如遍身中外涩滞，皆属燥金之化，故秋脉濇。濇，涩也。或麻者，亦由涩也。由水液衰少而燥涩，气行壅滞，而不得滑泽通利，气强攻冲而为麻也。如平人抑其手足，则其气顿行之甚，而涩滞壅碍，不得通利而麻，亦犹鼓物之象也。其不欲动者，动则为阳，使气行之转甚，故转麻也。俗方治麻病多用乌附者，令气行之暴甚，以故转麻，因之冲开道路，以得通利，药气尽则平，气行通利而麻愈也。然六气不必一气独为病，气有相兼，若亡液为燥，或麻无热证，即当此法。或风热胜湿为燥，因而病麻，则宜以退风散热，活血养液，润燥通气之凉药调之，则麻自愈也。治诸燥涩，悉如此法。

枯，不荣生也；涸，无水液也；干，不滋润也；劲，不柔合也。春秋相反，燥湿不同故也；大法身表热为热在表，渴饮水为热在里。身热饮水，表里俱有热；身凉不渴，表里俱无热。《经》所不取火化渴者，谓渴非特为热；如病寒吐利，亡液过极，则亦燥而渴也。虽病风热，而液尚未衰，则亦不渴，岂可止言渴为热而否为寒也？夫燥渴之为病也，多兼于热。如《易》曰：“燥万物者，莫熯乎火。”今言渴为燥，则亦备矣。如大法身凉不渴，为表里俱无热，故不言为寒也。谓表里微热，则亦有身不热而不渴者，不亦宜乎？

皴揭，皮肤启裂也。乾为天，而为燥金；坤为地，而为湿土。天地相反，燥湿异用。故燥金主于紧敛，所以秋脉紧细而微；湿土主于纵缓，所以六月其脉缓大而长也。如地湿则纵缓滑泽，干则紧敛燥涩，皴揭之理，明可见焉。（《素问玄机原病式·六气为病·燥类》）

【评述】本节主要论述燥邪致病的特点及其治法。

《内经》病机十九条中对燥邪为病未有论及，刘完素特作补充，提出了“诸涩枯涸，干劲皴揭，皆属于燥”。此处所说的燥邪，虽然包括了内燥和外燥，但其重点是指秋季主令的燥邪，而且提出燥往往与温热相合，即所谓：“燥渴之为病也，多兼于热”。后世也有医家持相似观点，但也有提出燥有温、凉之别者。对于燥邪致病的治疗，文中提出：“宜以退风散热，活血养液，润燥通气之凉药调之……”这一治法对于内燥和外燥都是适用的，但外燥的治疗侧重于退风散热润燥、内燥的治疗侧重于养液活血通气。刘完素本节所论为后世温病学中确立秋燥一病打下了基础，具有重要的意义。

【原文】

《经》所谓：“发表不远热，攻里不远寒。”余自制双解、通圣辛凉之剂，不遵仲景法桂枝、麻黄发表之药，非余自炫，理在其中矣。故此一时彼一时。奈五运六气有所更，世态居民有所变，天以常火，人以常动，动则属阳，静则属阴，内外皆扰，故不可峻用辛温大热之剂，纵获一效，其祸数作，岂晓辛凉之剂，以葱白盐豉大能开发郁结，不惟中病，令汗出而愈，免致辛热之药，攻表不中，其病转甚，发惊狂、衄血、斑出，皆属热药所致。故善用药者，须知寒凉之味，况兼应三才造化通塞之理也。故《经》所谓：“不知年之所加，气之盛衰，虚实之所起，不可以为工矣。”(《素问病机气宜保命集·卷上·伤寒论第六》)

【评述】本节主要论述辛凉之法的运用。

文中强调提出表证滥用辛温之弊，对于《内经》中所提出的“发表不远热”，以及《伤寒论》中所制定的麻、桂解表之法，刘完素认为不可拘之，并自制了多个辛凉解表方。对于这一变革，文中提出其原因是“五运六气有所更，世态居民有所变”。实际上，刘完素已提出温热病的发生是因为内有郁热，即“天以常火，人以常动，动则属阳，静则属阴，内外皆扰，故不可峻用辛温大热之剂”。当然，也不能据此而认为，凡是表证都不能用辛温之法，对表证的治疗与所感受病邪的性质有寒温不同有关：如感受寒邪在表，当用辛温之法；如感受温邪在表，自当用辛凉之法。

【原文】

经言：寒伤形，寒伤皮毛，寒伤血，寒伤荣。然寒主闭藏而腠理闭密，阳气怫郁不能通畅，怫然内作，故身热燥而无汗。故经曰：人之伤于寒也，则为病热。又曰：夫热病者，皆伤寒之类也。《内经》既直言热病者，言一身为病之热气也。以至仲景直言伤寒者，言外伤之寒邪也，以分风、寒、暑、湿之所伤，主疗不同，故只言伤寒而不通言热病也。其寒邪为害至大，故一切内外所伤，俱为受汗之热病者，通谓之伤寒也。一名大病者，皆以为害之大也。又春曰温病，夏曰热病，秋曰湿病，冬曰伤寒。伤寒者是随四时天气，春温、夏热、秋湿、冬寒为名，以明四时之微甚及主疗消息，稍有不等。大而言之，则一也，非为外伤及内病有此异耳。或云冬伏寒邪于肌肤骨肉之间，至于春变为热病，秋变为湿病，冬变为正伤寒病者，及名冒其寒而内生怫热，热微而不即病者，以至将来阳热变动，或又感之而成热病，非谓伏其寒气而反变为热也。亦有一时冒寒而便为热病者，或感四时不正乖戾之气，或随气运兴衰变动，或内外诸邪所伤，或因他病变成，或因他人传染皆能成之，但以分门随证治之耳。经言此六经传受，乃外伤于寒而为热病之大略，主疗之要法也。(《伤寒直格·伤寒六经传受》)

【评述】本节论述六经传受都是外伤于寒而为热病之理。

文中提出，热性病虽可统称为伤寒，但其发病的机理却是“阳气怫郁不能通畅，怫然内作，故身热燥而无汗”，所以不能因名为伤寒而治疗都主以温热之品。

另外，文中对“伏寒化温”之意作了阐述：四时分别有春温、夏热、秋湿、冬寒之异，所病者也相应有春之温病，夏之热病，秋之湿病，冬之伤寒之别，虽通谓之伤寒，但并非都是感受寒邪而病。四时温病的发生，主要还是因阳热内郁而变动，又感受时令之邪而引起，明确提出："非谓伏其寒气而反变为热也"。此外，除了感寒可引起外感病外，其他如"感四时不正乖戾之气，或随气运兴衰变动，或内外诸邪所伤，或因他病变成，或因他人传染"都能引起。由此可见外感病的病因是很复杂的，并非仅以感受寒邪所能概括。

本节强调指出，按《内经》对热病症状的描述，六经传受都是热证，所以提出外感热病虽名伤寒，而实质上是因内伏郁热所致。这与下节《伤寒医鉴·论六经传受》中所说的"六经传受，由浅至深，皆是热证"是一致的，这一理论为后世温病学的形成和发展奠定了立论的依据。

【原文】

守真曰：人之伤寒，则为热病，古今一同，通谓之伤寒。病前三日，巨阳、阳明、少阳受之，热在于表，汗之则愈；后三日，太阴、少阴、厥阴受之，热传于里，下之则愈。六经传受，由浅至深，皆是热证，非有阴寒之证也。(《伤寒医鉴[1]·论六经传受》)

【注释】

〔1〕《伤寒医鉴》为刘河间弟子马宗素所撰，但因其多为阐发刘河间学术思想，所以列入《河间六书》中。

【评述】本节根据《内经》中论热病六经病证都是热证，提出了"六经传受，由浅至深，皆是热证"的著名论点，成为刘河间学说的一个重要组成部分。这一论点揭示了温热病的温热本质，为运用以寒凉药为主治疗温热病提供了理论依据。文中特别提出，热在表汗之即愈，与传统所说的寒在表汗之即愈相提并论，实质上已提出了在温热病中有不伤于寒而病者，也就是后世所说的温病之类。所以本节所述，对于后世温病学的形成有重要的作用。

(十)《医经溯洄集》选

《医经溯洄集》为元代王履所著，属于医学论文集性质。全书共有论文 23 篇，主要是研究医经，如《内经》、《伤寒论》等的心得，并发表了对许多学术问题的见解。特别是书中对伤寒分经辨证、中风与中暑之辨、伤寒与温病热病之分等论述，澄清了多年在医学理论上存在的争论性问题。书中"四时所伤论"、"伤寒温病热病说"、"中暑中热辨"等篇，对于明确四时外感热病的不同性质，特别是区分伤寒与温病的概念，对于后世有重要的影响，为温病学说的发展作出了重要的贡献。

以下把该书中与温病学关系较密切的两篇作一介绍。

【原文】

有病名，有病因，有病形；辨其因，正其名，察其形，三者俱当，始可以言治矣。一或未明，而曰不误于人，吾之未信也。且如伤寒，此以病因而为病名者也；温病、热病，此以天时与病形而为病名者也。由三者皆起于感寒，或者通以伤寒称之。夫通称伤寒者，原其因之同耳。至于用药，则不可一例而施也。何也？夫伤寒，盖感于霜降后春分前，然不即发，郁热而发于春夏者也。伤寒即发于天令寒冷之时，而寒邪在表，闭其腠理，故非辛甘温之剂，不足以散之，此仲景桂枝、麻黄等汤之所以必用也；温病、热病后发于天令暄热之时，怫热自内而达于外，郁其腠理，无寒在表，故非辛凉或苦寒或酸苦之剂，不足以解之，此仲景桂枝、麻黄等汤，独治外者之所以不可用，而后人所处水解散[1]、大黄汤[2]、千金汤[3]、防风通圣散之类，兼治内外者之所以可用也。

夫即病之伤寒，有恶风、恶寒之证者，风寒在表，而表气受伤故也；后发之温病、热病，有恶风、恶寒之证者，重有风寒新中，而表气亦受伤故也。若无新中之风寒，则无恶风、恶寒之证。故仲景曰:太阳病,发热而渴,不恶寒者,为温病。温病如此,则知热病亦如此。是则不渴而恶寒者,非温、热病矣。然或有不因新中风寒,亦见恶风、恶寒之证者,盖病人表气本虚,热达于表,又重伤表气,故不禁风寒,非伤风恶风、伤寒恶寒也,但卫虚则恶风,荣虚则恶寒耳!且温病、热病,亦有先见表证,而后传里者。盖怫热自内达外,热郁腠理,不得外泄,遂复还里,而成可攻之证,非如伤寒从表而始也。

或者不悟此理,乃于春夏温病、热病,而求浮紧之脉,不亦疏乎?殊不知紧为寒脉,有寒邪则见之,无寒邪则不见也。其温病、热病,或见脉紧者,乃重感不正之暴寒,与内伤过度之冷食也,岂其本然哉!又或者不识脉形,但见弦便呼为紧,断为寒而妄治。盖脉之盛而有力者,每每兼弦,岂可错认为紧而断为寒。夫温病、热病之脉,多在肌肉之分,而不甚浮,且右手反盛于左手者,诚由怫热在内故也。其或左手盛或浮者,必有重感之风寒,否则非温病、热病,自是暴感风寒之病耳!

凡温病、热病,若无重感,表证虽间见,而里病为多,故少有不渴者,斯时也,法当治里热为主,而解表兼之,亦有治里而表自解者。余见世人治温热病,虽误攻其里,亦无大害,误发其表,变不可言,此足以明其热之自内达外矣。其间有误攻里而致大害者,乃春夏暴寒所中之疫证,邪纯在表,未入于里故也,不可与温病、热病同论。夫惟世以温病、热病混称伤寒,故每执"寒"字,以求浮紧之脉,以用温热之药。若此者,因名乱实而戕人之生,名其可不正乎?

又书方多言四时伤寒,故以春夏之温病、热病,与秋冬之伤寒一类视之,而无所别。夫秋冬之伤寒,真伤寒也;春夏之伤寒,寒疫也,与温病、热病自是两途,岂可同治?吁!此弊之来,非一日矣。历考方书,并无救弊之论,每每雷同,良可痛哉!虽然,伤寒与温病、热病,其攻里之法,若果是以寒除热,固不必求异;其发表之法,断不可不异也。况伤寒之直伤阴经,与太阳虽伤,不及郁热即传阴经为寒证,而当温者,又与温病、热病大不同,其可妄治乎?或者知一不知二,故谓仲景发表药今不可用,而攻里之药乃可用,呜呼!其可用不可用之理,果何在哉?若能辨其因,正其名,察其形,治法其有不当者乎?彼时行不正之气所作,及重感异气而变者,则又当观其何时何气,参酌伤寒、温热病之法,损益而治之,尤不可例以仲景即病伤寒药通治也。(伤寒温病热病说)

【注释】

〔1〕水解散:出自《肘后方》,由麻黄、大黄、黄芩、桂心、甘草、白芍组成。

〔2〕大黄汤:历代方书中大黄汤甚多,如《肘后方》中大黄汤由大黄、黄连、黄柏、栀子组成,能除六经之热。

〔3〕千金汤:历代方书中有多个千金汤,如《备急千金要方》中千金汤由蜀椒、牡蛎组成,治疗小儿暴惊啼绝死,或有人从外来,邪气所逐,令儿得疾。

【评述】本节论述了伤寒与温病、热病的区别,特别强调了应为温病、热病正名。

文中对伤寒、温病、热病的概念提出了以下几个主要观点:一是三者的原始病因都是寒邪,但伤寒为冬感寒邪而即发者,温病、热病为冬感寒邪伏而后发于春夏者。这显然是继承了《内经》中的有关观点。二是温病、热病不得"混称伤寒",在临床表现上,不能拘泥于见伤寒所表现的浮紧脉,在治疗上更不能只知用温热药,"不可一例而施",即都以治伤寒之法来治疗温病、热病。三是强调温病、热病有郁热在内,"怫热自内而达于外,郁其腠理,无寒在表",与伤寒初起寒邪在表者不同。四是伤寒与温病、热病治疗之异主要在表证,若为里热之证,"固不必求异"。五是对温病、热病表证的治疗,基于其表证多属里热怫郁所致,所以其治疗也是"治里热为主,而解表兼之,亦有治里而表自解者"。六是温病、热病的表证除了主要因里热怫郁而引起外，也有因“重感不正之暴寒，与内伤过度之冷食”等原因造成者，对这类表证，应针对其病因而分别施治。

【原文】

洁古云：静而得之为中暑，动而得之为中热。中暑者阴证，中热者阳证。东垣云：避暑热于深堂大厦得之者，名曰中暑。其病必头痛，恶寒，身形拘急，肢节疼痛而烦心，肌肤火热，无汗。为房室之阴寒所遏，使周身阳气不得伸越，大顺散主之。若行人，或农夫，于日中劳役得之者，名曰中热。其病必苦头痛，发躁热，恶热，扪之肌肤大热，必大渴引饮，汗大泄，无气以动。乃为天然外伤肺气，苍术白虎汤主之。窃谓暑热者，夏之令也，大行于天地之间，人或劳动，或饥饿，元气亏乏，不足以御天令亢极，于是受伤而为病，名曰中暑，亦名曰中热，其实一也。今乃以动静所得分之，何哉？夫中暑热者，固多在劳役之人，劳役则虚，虚则邪入，邪入则病，不虚则天令虽亢，亦无由以伤之。彼避暑于深堂大厦，得头疼、恶寒等证者，盖亦伤寒之类耳，不可以中暑名之。其所以烦心，与肌肤火热者，非暑邪也，身中阳气受阴寒所遏而作也。既非暑邪，其可以中暑名乎？苟欲治之，则辛温轻扬之剂发散可也。（中暑中热辨）

【评述】本节对中暑和中热之病名进行了辨析。

文中引用了张洁古、李东垣等对中暑和中热概念的论述，并对他们所说的中暑属阴证、中热属阳证之说提出了疑义。王履认为，暑属阳热之邪，暑与热的性质是一致的，所以中暑与中热（即暑病和热病）在本质上是没有区别的。至于在夏季因贪凉而病者，属于伤寒一类，不能归属于暑病。王履此说辩驳了把暑病与热病看成是截然不同的两类疾病的观点，这是可取的。但对夏季因贪凉而致头痛、恶寒、身形拘急、肢节疼痛而烦心，肌肤火热，无汗者，固然与伤寒有类似之处，但二者并不完全相同，因其发于夏季，所以每有暑邪（特别是暑湿）内蕴，所以在治疗时与单纯的伤寒也有所不同。后世对这类疾病的治疗在三物香薷饮的基础上又立新加香薷饮法，即在用香薷辛温祛除表寒的同时，还针对其内伏之暑湿，配合化湿和清热之品。

（杨 进 刘 涛）

二、温疫学说名著选

（一）《温疫论》选

《温疫论》为明末著名医学家吴有性（字又可）所著。吴氏所生活的年代，适逢封建社会阶级矛盾高度激化，农民起义席卷全国，关外满清不断入侵。由于连年战争，广大人民流离失所，到处是饥荒，温疫频频流行。如吴氏在《温疫论·自叙》中说到崇祯辛巳年（公元1641年），山东、浙江、江苏、河北等地温疫流行。《吴江县志》亦记载，公元1642年左右，当地连年流行温疫，达到了“一巷百余家，无一家仅免；一门数十口，无一口仅存者”的严重地步。温疫的流行给人民造成了巨大灾难，而当时的医生对这些疫病的认识尚有许多错误，在诊治时拘守《伤寒论》成法，却很难取效。吴氏面对温疫病的猖獗和当时医生的无能，遂“肆力于医”，“殚精竭虑，心参造化，体验人情，变化神明，独得其妙”。他通过大量的临床实践观察，在继承前人学术成就的基础上，对温疫病致病原因、病邪入侵途径、传变规律及其诊治方法有了全新而深刻的认识，并编著了我国第一部论述温疫的专著《温疫论》，为温病学的建立奠定了重要基础，在中国医学史和温病学发展史上占有极其重要的地位。

全书分上、下两卷，全面、系统地论述了温疫的病因、发病条件、传染方式、病变趋势、临床表现、诊断方法、治疗方法和选方用药等。其所论的内容不仅继承了前人对温疫病因、证、脉、治的认识，而且通过自己的临床实践有了许多重大突破，书中许多内容都是“平日所用历验方法”，因而与传统理论有较大不同，在中医外感热病学中独树一帜，形成了颇有影响的“温疫学派”，并对后世温病学的发展起了促进作用。《温疫论》主要内容体现在以下几方面：

（1）首创温疫的病因是杂气：在吴氏之前，对外感病病因的认识一般皆宗“外感不外六淫”之说，吴氏则坚决予以否定，指出：“夫温疫之为病，非风，非寒，非暑，非湿，乃天地间别有一种异气所感”。提出温疫是由杂气引起的，而杂气为多种致病因素的总称，其中致病力最强、为病较重者称为疠气（又称疫气、戾气）。杂气是自然界中一类“无形、无象、无声、无臭”，“其来无时，其着无方”的致病物质。不同的杂气可引起不同的疾病，即“各随其气而为诸病焉”，“为病种种，是知气之不一也”。不同的杂气具有只侵犯某些脏腑经络的特性，即“入某脏腑某经络，专发为某病”。杂气对不同物种的致病又有选择性，即“牛病而羊不病，鸡病而鸭不病，人病而禽兽不病，究其所伤不同，因其气各异也”。杂气四时皆有，常年不断，其传播、流行不受时间、地域的限制，流行程度有“盛行”、“衰少”、“不行”的差别。杂气侵袭人体的途径是“从口鼻而入”，即包括了通过呼吸道和消化道两种途径，这比传统认为“邪从皮毛而入”又前进了一大步。对于疫病的传染方式，吴氏提出有“天受”和“传染”之分，即吸收了空气中疫气而发病者为“天受”，直接与疫病患者接触而发病为“传染”。在强调杂气致病的外在因素时，亦重视正气的抗病作用，指出：“本气充满，邪不易入，本气适逢亏欠，呼吸之间，外邪因而乘之”。此外，吴氏又提出，不仅许多疫病是由杂气引起的，而且有许多内、外科疾病也是由杂气引起，如疔疮、发背、痈疽、流注、流火、丹毒、痘疹、吐泻、疟、痢等，这对正确认识疾病的病因具有重要价值。

（2）明确区分温疫与伤寒：吴氏以前的医学著作中，对疫病的理论证治虽有零星记载，但多数混于伤寒书中，温疫的因证脉治未能自成体系，因而许多医者不能识别温疫，以治伤寒之法来治温疫，造成“枉死者不可胜计”的严重后果。吴氏在疫病流行的岁月，通过仔细观察，终于辨别出伤寒与温病的许多不同点。书中详述其区别：伤寒系寒邪“自毫窍而入”，始于太阳，有六经传变；温疫则杂气“自口鼻而入”，始客于膜原，虽能外溢于经，但无传经之变。温疫传染性强，流行甚多，而真伤寒临床则较少见之，“温疫多于伤寒百倍”。伤寒初起每见表证，故治以发表，时疫初起为邪在膜原，治疗应以疏利透达为主，若以治伤寒之法辨治温疫，是“指鹿为马”、“守古法不合今病”。

（3）丰富发展温疫的证治：吴氏对温疫病的证治吸取了伤寒学说中许多精华，其中最突出的是对攻下法的阐述。吴氏在“逐邪为第一要义”的思想指导下，十分重视攻逐胃家结邪的重要性，明确提出“勿拘下不厌迟”之说，主张“急证急攻”。吴氏深刻地分析了邪、热、结粪间的关系，提出“邪为本，热为标，结粪又其标也”。吴氏强调攻下的作用是疏通表里三焦气机，通过攻下而有“一窍通诸窍皆通，大关通而百关尽通”的作用，因而用攻下法可以治疗里气壅滞而造成的无汗者、斑不透者、小便不通者。此外，吴氏又强调攻下必须做到逐邪务尽，对于攻下后邪未尽或复聚者可以反复攻下，并制定了攻补兼施之方，以适应于正气、阴液不足而腑实证者。吴氏还强调温疫病易有阴液耗伤，所谓：“疫乃热病也，邪气内郁，阳气不得宣布，积阳为火，阴血每为热搏”，因而在治疗中应注意顾护津液，疫病后期尤当重视养阴，即“解后宜养阴，忌投参术”。

此外，由于吴氏认识到温疫是由杂气引起，所以提出要寻出治疗温疫的特效药物，认为“能知以物制气，一病只有一药，药到病已，不烦君臣佐使品味加减之劳矣”。这种寻求特异性治疗药物的思路是对辨证论治基本治则的补充。

总之，《温疫论》全面论述了温疫病的因证脉治，使其从伤寒学体系中独立出来，形成了温疫学说，得到后世医家的极高评价。如戴天章说："吴又可先生，贯串古今，融以心得，著时行瘟疫一论，真可谓独辟鸿蒙，揭日月于中天"。刘松峰也说："又可先生卓识伟论，真乃冠绝今古，独辟蚕丛，诚瘟疫门中字字金针，无可訾议"。

《温疫论》成书于公元 1642 年，刊行后即受当时医学界的重视，并不断有翻刻和评注者，故各种刊本甚多，据 1961 年版《中医图书联合目录》载该书刊本有 46 种，其中有 8 种日本刊本。由于本书年代久远，辗转传抄，其体例、内容不尽一致。较早的版本有清代康熙中期的石楷校本、张以增评点本和刘方舟校本。尚有郑重光的《温疫论补注》、熊立品的《治疫全书》、洪天锡的《补注瘟疫论》、刘松峰的《温疫论类编》、孔毓礼的《医门普度温疫论》和龚绍林的《重订医门普度温疫论》(公元 1832 年)等各种版本。目前刘方舟校本流传较广，但其中错漏较多，被称为"残本"。本篇从以目前最早的版本石楷校本为底本的精校本中选取部分原文，冀能基本上反映吴氏的学术思想。

【原文】

病疫之由，昔以为非其时有其气，春应温而反大寒，夏应热而反大凉，秋应凉而反大热，冬应寒而反大温，得非时之气，长幼之病相似以为疫。余论则不然。夫寒热温凉，乃四时之常，因风雨阴晴，稍为损益，假令秋热必多晴，春寒因多雨，较之亦天地之常事，未必多疫也。伤寒与中暑，感天地之常气[1]；疫者，感天地之厉气[2]。在岁运有多寡[3]，在方隅有厚薄[4]，在四时有盛衰。此气之来，无论老少强弱，触之者即病。邪从口鼻而入，则其所客，内不在脏腑，外不在经络，舍于夹脊之内，去表不远，附近于胃，乃表里之分界，是为半表半里，即《针经》[5]所谓横连膜原[6]是也。胃为十二经之海，十二经皆都会于胃，故胃气能敷布于十二经中，而荣养百骸、毫发之间，靡所不贯。凡邪在经为表，在胃为里，今邪在膜原者，正当经胃交关之所，故为半表半里。其热淫之气浮越于某经，即能显某经之证。如浮越于太阳，则有头项痛，腰痛如折；如浮越于阳明，则有目痛，眉棱骨痛，鼻干；如浮越于少阳，则有胁痛，耳聋，寒热，呕而口苦。大概观之，邪越太阳居多，阳明次之，少阳又其次也。邪之所着，有天受[7]，有传染[8]，所感虽殊，其病则一。凡人口鼻之气，通乎天气，本气[9]充满，邪不易入，本气适逢亏欠，呼吸之间，外邪因而乘之。昔有三人，冒雾早行，空腹者死，饮酒者病，饱食者不病。疫邪所着，又何异耶？若其年气来盛厉，不论强弱，正气稍衰者，触之即病，则又不拘于此矣。其感之深者，中而即发，感之浅者，邪不胜正，未能顿发，或遇饥饱劳碌，忧思气怒，正气被伤，邪气始得张溢[10]，营卫运行之机乃为之阻，吾身之阳气，因而屈曲，故为病热。其始也，格阳于内，不及于表，故先凛凛恶寒，甚则四肢厥逆。阳气渐积，郁极而通，则厥回而中外皆热，至是但热而不恶寒者，因其阳气之通也。此际应有汗，或反无汗者，存乎邪结之轻重也。即使有汗，乃肌表之汗。若外感在经之邪，一汗而解。今邪在半表半里，表虽有汗，徒损真气，邪气深伏，何能得解？必俟其伏邪[11]渐退，表气潜行于内，乃作大战，精气自内由膜中以达表，振战止而复热，此时表里相通，故大汗淋漓，衣被湿透，邪从汗解，此名战汗。当即脉静身凉，神清气爽，划然而愈。然有自汗而解者，但出表为顺，即不药亦自愈也。伏邪未退，所有之汗，止得卫气渐通，热亦暂减，逾时复热。午后潮热者，乃是郁甚，阳气与时消息也，自后加热而不恶寒者，阳气之积也。其恶寒或微或甚，因其人之阳气盛衰也；其发热或久或不久，或昼夜纯热，或黎明稍减，因其感邪之轻重也。疫邪与疟仿佛，疟不传胃，惟疫乃传胃。始则皆先凛凛恶寒，既而发热，又非若伤寒发热而兼恶寒也。至于伏邪动作，方有变证，其迹或从外解，或从内陷，从外解者顺，从内陷者逆。更有表里先后不同，有先表而后里者，有先里而后表者，有但表而不里者，有但里而不表者，有表里偏胜者，有表里分传者，有表而再表者，有里而再里者。从外解者，或发斑，或战汗、狂汗、自汗、盗汗；从内陷者，胸膈痞闷，心下胀满，或腹中痛，或燥结便秘，或热结旁流，或协热下利，或呕吐、恶心、谵语、唇黄、舌黑、胎刺等证。因证而知变，因变而知治，此言其大略，详见脉证治法诸条。（原病）

【注释】

〔1〕天地之常气：指自然界一年四季气候的变化，包括风、寒、暑、湿、燥、火等。

〔2〕厉气：指自然界某些特异性的致病因素，侵犯人体后可引起具有较强传染性，并能导致流行的疫病。又称为戾气、疠气、异气等。

〔3〕在岁运有多寡：岁即年。指疫病流行每年有程度轻重的不同。

〔4〕在方隅有厚薄：方隅即地区。指疫病流行因地域不同而有差异。

〔5〕《针经》：一般认为即指《灵枢经》。

〔6〕膜原：语出《素问·疟论》："邪气内薄于五脏，横连募原"。募原又作膜原，有指解剖部位，如肠之脂膜或胸膜与膈肌之间，王冰说："膜，谓膈间之膜；原，谓膈肓之原"；也有指病机而言，即半表半里。此处指半表半里。

〔7〕天受：疫气通过空气，由呼吸而入，称为天受。

〔8〕传染：此处主要指疫气通过接触、饮食而感染。

〔9〕本气：指人体正气。

〔10〕张溢：嚣张。

〔11〕伏邪：指舍于膜原之邪，与伏气温病之伏邪概念不同。

【评述】本节对温疫病进行了简要而全面的介绍，阐明了温疫的病因病理、临床表现、流行特点、病邪传变等，可谓温疫病的总纲。

（1）温疫病的病因：对疫病的病因，传统多归结于气候的异常，如王叔和在《伤寒例》中说："非其时而有其气，是以一岁之中，长幼之病多相似者，此则时行之气也"，并提出"时行疫气之法，皆当按斗历占之"。固然，气候的异常变化，在一定程度上，会给疫病的流行造成有利条件，但这毕竟不是直接致病因素。吴氏根据自己的实践经验，明确提出"余论则不然"，温疫病的发病原因决非风、寒、暑、湿等气候因素所致，而是感受了自然界中的一种特异性致病因素"厉气"。人群对这类"厉气"极其易感，"无论老少强弱，触之者即病"，从而容易引发温疫的流行。同时，吴氏还提出了"厉气"致病的周期性、地域性和季节性，即疫病的流行每年有程度轻重之分，不同地区发病多少亦有区别，各个季节的发病情况亦有差异，如吴氏所云："在岁运有多寡，在方隅有厚薄，在四时有盛衰"。这些观点较之前人有了很大进步，是吴氏对温疫病病因学说的重大贡献，特别是在17世纪中叶病原微生物学尚未出现之前，竟有如此独到的见解，确实是难能可贵。

（2）温疫病的发病：吴氏对温疫病的发病，既认为是因疠气感染，又不否认人体正气在发病上所起的主导作用，如他说："本气充满，邪不易入，本气适逢亏欠，呼吸之间，外邪因而乘之。"并以"昔有三人，冒雾早行，空腹者死，饮酒者病，饱食者不病"之例，进一步说明正气在疫病发生中的主导作用。同时，吴氏又指出在特定条件下，疠气在温疫发病中亦能起到决定性作用。即疠气"盛行"，"不论强弱，正气稍衰者，触之即病"。可见他对内因和外因与发病关系的认识，是比较正确而且深刻的。至于吴氏提到感受疫邪后，因邪中的"浅深"不同，其发病有迟早之别，也有一定道理。但其所说的邪中"浅深"似不应仅从邪中部位的浅深来理解，而应包括了邪正双方的力量强弱对比，即疫气毒力较轻，人体正气尚盛者，可能不即时发病，等到具备了一定的条件，如饮食失常、过度劳累、情绪不佳等而引起发病，此皆为“浅”者，反之则属“深”，发病较快。

(3)疠气传染途径和侵犯部位：吴氏对疠气入侵人体的途径，作了较为明确的描述，认为“邪之所着，有天受，有传染，所感虽殊，其病则一。”即疠气入侵，有经空气传染，亦有因接触病人传染，但总由口鼻而入。这一认识是对传统的外邪从皮毛而侵犯人体理论的重大发展，与现代医学的观点，颇相吻合。

吴氏认为入侵人体的疠气，潜伏在膜原而发病。这种邪伏膜原之说，是吴氏引申《内经》有关膜原的论述，创造性地应用于温疫病的结果。因为吴氏观察到当时流行的温疫病初起的证候，既不同于一般外感病的表证，又没有里证表现，而是出现憎寒壮热，脉不浮不沉而数等症状。为了说明与此类症状相应的病位和病机特点，吴氏提出了“邪自口鼻而入，则其所客，内不在脏腑，外不在经络，舍于夹脊之内，去表不远，附近于胃，乃表里之分界，是为半表半里，即《针经》所谓横连膜原是也。”由此可见，邪在膜原之论，是吴氏根据温疫病初起的表现，用以说明疫邪侵犯部位和病机特点的一种方法，也是他创制达原饮、三消饮等治疫方剂的理论依据。后世薛生白《湿热病篇》所云：“邪由上受，直趋中道，故病多归膜原”，以及吴鞠通《温病条辨》“湿热受自口鼻，由膜原直走中道”等论述，皆导源于吴氏的邪伏膜原学说。当然，吴氏所说的邪伏膜原仅是他所观察到当时流行的那种疫病初起时的表现，并非所有疫病或温疫初起都为邪伏膜原，因而吴氏所创之达原饮也并不可能统治所有温疫病的初起证候。

(4)温疫病的传变和预后：膜原处于经络与胃腑交界之处，故属半表半里。邪在膜原，尚可波及三阳经而出现相应症状。如波及太阳，则有头项痛，腰痛如折；波及阳明，则症见目痛，眉棱骨痛，鼻干；波及少阳，则现胁痛，耳聋，寒热，呕而口苦。一般以波及太阳者多，波及阳明者较少，波及少阳者更少。邪离膜原，其传变或从表解，或内陷入里。虽仅有从表从里两大途径，但其过程和传变方式错综复杂。有先有表证，继而出现里证者；有先有里证，而后出现表证者；有仅出现表证而无里证者；有仅出现里证而无表证者；有表证较重，而里证较轻者；有里证较重，而表证较轻者；有同时表里分传者；有表解后复现表证者；有里证解后复现里证者。此即吴氏所谓的“九传”，种种不一，在临床上要能察证而知变，因变而施治。

对于疫病的预后，吴氏提出了“从外解者顺，从内陷者逆”之说，即从表解者，病情较轻，属顺证；内陷入里者，病情较重，属逆证。并总结了“外解”与“内陷”的各种临床表现：如症见发斑、战汗、狂汗、自汗、盗汗等，是邪从表外解，病情好转的表现；症见胸膈痞闷、心下胀满，或腹中痛，或热结旁流，或协热下利，或呕吐、恶心、谵语、唇焦、舌黑、苔刺等，是邪从内陷，病变趋向恶化的征兆。这对临床掌握病情变化的轻重，判断预后和选择恰当的治疗方法，有一定的参考价值。

(5)疫病与伤寒、疟病的鉴别：对于疫病与伤寒的鉴别，吴氏在本书“辨明伤寒时疫”篇中有全面论述，本篇中对此亦有涉及。即伤寒初起在表，发热而兼恶寒，可以一汗而解；疫病初起邪在半表半里之膜原，寒热之势起伏，即使自汗，邪气深伏而不得解，必待战汗而能解。至于疫病初起与疟相似，其鉴别之点在于疟病不传胃，不会出现胃热亢盛或胃腑热结之证，而疫邪不解必传入胃。

【原文】

日月星辰，天之有象可睹；水火土石，地之有形可求；昆虫草木，动植之物可见；寒热温凉，四时之气往来可觉。至于山岚瘴气[1]，岭南毒雾[2]，咸得地之浊气，犹或可察。而唯天地之杂气，种种不一，亦犹草木有野葛、巴豆，星辰有罗、计、荧惑[3]，昆虫有毒蛇、猛兽，土石有雄、硫、硇、信[4]，万物各有善恶不等，是知杂气之毒亦有优劣也。然气无形可求，无象可见，况无声复无臭，何能得睹得闻？人恶得而知是气也？又恶得而知其气之不一也？是气也，其来无时，其着无方，众人有触之者，各随其气而为诸病焉。其为病也，或时众人发颐[5]，或时众人头面浮肿，俗名为大头瘟是也，或时众人咽痛，或时音哑，俗名为虾蟆瘟[6]是也，或时众人疟痢，或为痹气[7]，或为痘疹[8]，或为斑疹，或为疮疥疔肿，或时众人目赤肿痛，或时众人呕血暴亡，俗名为瓜瓤瘟[9]、探头瘟是也，或时众人瘿痃，俗名为疙瘩瘟[10]是也，为病种种，难以枚举。大约病遍于一方，延门合户，众人相同者，皆时行之气，即杂气为病也，为病种种，是知气之不一也。盖当其时，适有某气专入某脏腑某经络，专发为某病，故众人之病相同，是知气之不一，非关脏腑经络或为之证也。夫病不可以年岁四时为拘，盖非五运六气所即定者，是知气之所至无时也。或发于城市，或发于村落，他处安然无有，是知气之所着无方也。疫气者亦杂气中之一，但有甚于他气，故为病颇重，因名之厉气，虽有多寡不同，然无岁不有。至于瓜瓤瘟、疙瘩瘟，缓者朝发夕死，急者顷刻而亡，此在诸疫之最重者，幸而几百年来罕有之证，不可以常疫并论也。至于发颐、咽痛、目赤、斑疹之类，其时村落中偶有一二人，所患者虽不与众人等，然考其证，甚合某年某处众人所患之病，纤悉相同，治法无异，此即当年之杂气，但目今所钟不厚[11]，所患者希少耳。此又不可以众人无有，断为非杂气也。况杂气为病最多，然举世皆误认为六气。假如误认为风者，如大麻风[12]、鹤膝风[13]、痛风、历节风[14]、老人中风、肠风[15]、厉风[16]、痫风[17]之类，概用风药，未尝一效，实非风也，皆杂气为病耳。至又误认为火者，如疔疮、发背、痈疽、肿毒、气毒、流注、流火、丹毒，与夫发斑、痘疹之类，以为痛痒疮疡皆属心火，投芩、连、栀、柏，未尝一效，实非火也，亦杂气之所为耳。至于误为暑者，如霍乱、吐泻、疟、痢、暴注、腹痛、绞肠痧[18]之类，皆误认为暑，因作暑证治之，未尝一效，与暑何与焉？至于一切杂证，无因而生者，并皆杂气所成。从古未闻者何耶？盖因诸气来而不知，感而不觉，惟向风寒暑湿所见之气求之，是舍无声无臭、不睹不闻之气推察。既错认病原，未免误投他药。《大易》[19]所谓：或系之牛，行人之得，邑人之灾也。刘河间作《原病式》，盖祖五运六气，百病皆原于风寒暑湿燥火，是无出此六气为病。实不知杂气为病，更多于六气为病者百倍。不知六气有限，现在可测，杂气无穷，茫然不可测也。专务六气，不言杂气，焉能包括天下之病欤！（杂气论）

【注释】

〔1〕山岚瘴气：山林中令人致病的毒气。《医学正传》："岭南闽广等处曰瘴气，盖指山岚雾露烟瘴湿热恶气而名之也。"

〔2〕岭南毒雾：岭南，指五岭以南地区，气候潮湿多雾。古人将此处发生的传染病，认为与雾气有关，故称为岭南毒雾。

〔3〕罗、计、荧惑：古代星辰名称。罗，罗睺星；计，计都星；荧惑，即火星。

〔4〕雄、硫、硇、信：即雄黄、硫黄、硇砂、信石（砒石）四种矿物。

〔5〕发颐：病名，出《医学入门》。颐，指面颊。本病初起身发寒热，面颊一侧结肿如核，微热微痛，渐肿胀延及耳之前后，疼痛日增，溃后脓出秽臭。多继发于伤寒、温病、麻疹后期，类似化脓性腮腺炎。

〔6〕虾蟆瘟：病名，以腮腺红赤肿痛为特征的病证，类似流行性腮腺炎一类疾病。

〔7〕痹气：指肌肉关节麻木疼痛的一类病证。

〔8〕痘疹：病名，似天花一类疾病。

〔9〕瓜瓤瘟：病名。以"胸高胁起，呕血如汁"为特征的急性传染病。

〔10〕疙瘩瘟：病名。其症发块如瘤，遍身流走，近似腺鼠疫一类急性传染病。

〔11〕所钟不厚：钟，汇聚；厚，浓厚之意。所钟不厚，指周围环境中存在的杂气不多。

〔12〕大麻风：病名，“厉风”的俗名，即“麻风病”。患者毛发须眉脱落，皮肤粗糙，形容异常。

〔13〕鹤膝风：病名。因膝关节肿大，足胫相对细小，形如鹤膝，故名。

〔14〕历节风：病名。以周身关节红肿，剧烈疼痛，不能屈伸为特点。类似急性风湿性关节炎、类风湿关节炎等疾患。

〔15〕肠风：病名。以便血色鲜，四射如溅，肛门不肿不痛为特征。

〔16〕厉风：即大麻风。

〔17〕痫风：即癫痫。

〔18〕绞肠痧：即“干霍乱”。其症见欲吐不吐，欲下不下，腹中绞痛，烦躁闷乱等。

〔19〕《大易》：即《周易》，俗称《易经》。所引之句，出自《周易·无妄第二十五》。

【评述】本篇是《温疫论》全书中十分重要的一篇，吴氏在本篇系统地论述了外感温疫病新的病因学说——杂气学说。探讨了杂气的概念、特性、流行特点，以及杂气与疫气、六气的区别等，内容丰富，涉及面广，是吴氏学术精华的重要部分。

(1)杂气的概念：杂者，《说文》曰：“五彩相合”，《易·系辞》疏：“言杂聚天下之物”。吴氏“杂气”的基本含意即为多种致病因素的总称，如其所云：“知其气各异，故谓之杂气”，“唯天地之杂气，种种不一”。从本篇的叙述中可以看出，吴氏创立“杂气”概念，是借助了类比的逻辑思维方法。吴氏认为：温疫病的致病因素虽然无形可求，无象可见，但与自然界的草木、星辰、昆虫、土石一样，都是客观存在的物质，所谓：“物者气之化也；气者物之变也，气即是物，物即是气”。既然“草木有野葛、巴豆，星辰有罗、计、荧惑，昆虫有毒蛇、猛兽，土石有雄、硫、硇、信，万物各有善恶不等”，那么，温疫致病之邪也绝不可能只有一种，温疫病之所以有大头瘟、虾蟆瘟、瓜瓤瘟、疙瘩瘟等等不同，正是感受了不同的邪气所致，因此，用“杂气”来概括温疫的各种致病因素。

(2)杂气的致病特性：杂气是多种温疫病致病因素的总称，对其致病特性，吴氏在本篇中主要阐述以下三方面内容：其一，杂气无形可求，无象可见。杂气是客观存在的极其微小的致病物质，在当时的历史条件下，它是肉眼看不到，身体不能感触到，嗅觉、听觉亦难以察觉的东西，正如吴氏所说：“气无形可求，无象可见，况无声复无臭，何能得睹得闻?”吴氏基于朴素的唯物主义世界观，阐明杂气的物质性，而决非虚无缥缈的东西，实属难能可贵。其二，杂气为病种种不一。杂气是一类致病因素的总称，不同的致病因素，可导致不同的疫病，即吴又可所说：“众人有触之者，各随其气而为诸病”，如大头瘟、虾蟆瘟、天花、瓜瓤瘟、探头瘟、疙瘩瘟等等不同病证，皆为不同杂气所导致。现代科学早已证明，致病微生物不仅有细菌、病毒、衣原体、立克次体等之分，且每一类又分为若干种，如细菌有球菌、杆菌、弧菌等区别，球菌中又有葡萄球菌属、链球菌属、肺炎菌属、奈瑟菌属的不同，这些不同的致病微生物，均可导致不同的疫病，这说明“杂气”的提法有一定的正确性。不但如此，吴氏还进一步认识到外科的各种感染性疾患，“如疔疮、发背、痈疽、肿毒、气毒、流注、流火、丹毒”等也同样是由杂气引起。其三，杂气致病的脏腑定位性。吴氏指出，杂气为病之所以有不同的临床表现，就是因为不同的邪气对脏腑经络的特异定位性不同，导致不同的脏腑经络产生相应的病理变化，如其云：“盖当其时，适有某气专入某脏腑某经络，专发为某病”，这与现代医学认为某些病原体可选择性地侵犯某些脏器组织颇相吻合。可见，吴氏对杂气特性的认识是十分深刻的。

(3)杂气的流行特点:关于杂气的流行特点,本篇主要讨论了以下两方面内容:其一,杂气所至无时,所着无方。杂气一年四季均有流行,不为季节的变化所限定,亦不受五运六气变化的拘束,且流行区域亦不是固定不变,城市、乡村,东西南北均可发生。其二,杂气致病亦有散在发生者。杂气所致的温疫病具有大流行的特点,吴氏在上卷《原病》篇中已有论述,此处进一步提出杂气致病还有散发的情况,虽然发病人数不多,仍是杂气所致。后有专节讨论,此不多赘。

(4)杂气与疫气概念的区别:吴氏在本书中同时提出了"杂气"与"疫气"("厉气")这两个概念,后世不少医家,以为"两者名异而实同",相延至今,似成定论。然从本篇的叙述中可以明显看出,两者并非同一概念。吴氏指出:"疫气者亦杂气中之一,但有甚于他气,故为病颇重,因名之厉气",即说明杂气是多种致病因素的总称,既可引起各种急性传染病,亦可引起某些非传染性疫病。而疫气则属杂气中为病最重的一种,多导致一些具有强烈传染性和流行性的外感病,若将二者混为一谈,实悖吴氏原意,对于深刻理解《温疫论》的学术思想及进一步探讨其学术成就均是不利的,应该予以澄清。

(5)杂气不同六气:六气指风、寒、暑、湿、燥、火,古人多以此六者赅外感病之因。吴氏认为六气是季节变化的结果,即使"非其时而有其气"之气候反常,亦属四时之常事,并非疫病发生的主要原因。事实也是如此,在气候反常的季节,未必见有疫病,而现今所看到的热性传染病又不一定在气候反常的情况下才会发生、蔓延。所以,吴氏提出了"杂气"的概念,指出杂气是与六气无关的、天地间别有的一种致病物质。无疑,这种看法是符合科学观点的。

(6)杂气说的现实意义:杂气说是吴氏对传统中医病因学说的一个突破,不仅对温病病因理论作出了贡献,而且丰富了中医病因学说。由于当时科学技术水平的限制,吴氏只能提出杂气的概念,未能进一步揭示其本质,但能明确杂气为气候因素之外的另一类致病物质,这种思路却是难能可贵的。惜后辈多数医家未引起重视,没能深入研究,使杂气说没有进一步发展,而仍遵循六淫致病说。当前,中医学面临着新的变革,外感病病因学的发展亦刻不容缓,重温吴氏的杂气说,亦颇有借鉴意义。不容置疑,气候因素对外感病的发生、发展有一定的影响,但毕竟是诱因和条件,其致病的主要原因还在于病原微生物的侵袭。因此,外感病病因理论决不应该再停留在"六淫致病说"水平,而应取"杂气说"的合理部分,结合现代研究成果,创造崭新的外感病病因理论,这将对整个中医理论体系的发展,具有重要的现实意义和深远的历史意义。

(7)杂气说的局限性:由于历史条件的限制,吴氏对温病病因的认识,不可能全部提高到现代科学的认识高度,杂气说也只是一种推测,难免存在一些缺点和错误。例如他把一些不属于传染性疾病的病证,如鹤膝风、历节风、老年中风、肠风、痢风等,也列入了杂气为病的范畴,显然是不妥当的。又如对外科疮疡的治疗,吴氏反对运用芩、连、栀、柏之类的苦寒药物,这也是偏见,因这类药物具有良好的清热解毒作用,对外科感染性疾患常有良效。但瑕不掩瑜,"杂气论"的精华部分,仍值得我们进一步学习和研究。

【原文】

其年疫气盛行,所患者重,最能传染,即童辈皆知言其为疫。至于微疫,反觉无有,盖毒气所钟有厚薄也。

其年疫气衰少,闾里[1]所患者不过几人,且不能传染,时师皆以伤寒为名,不知者固不言疫,知者亦不便言疫。然则何以知其为疫?盖脉证与盛行之年所患之证纤悉相同[2],至于用药取效,毫无差别。是以知温疫四时皆有,常年不断,但有多寡轻重耳。

疫气不行之年，微疫亦有，众人皆以感冒为名，实不知其为疫也。设用发散之剂，虽不合病，然亦无大害，疫自愈，实非药也，即不药亦自愈。至有稍重者，误投发散，其害尚浅，若误用补剂及寒凉，反成痼疾，不可不辨。（论气盛衰）

【注释】

〔1〕闾里：乡里。

〔2〕纤悉相同：纤，细小；悉，全部。纤悉相同喻连细微之处都完全相同。

【评述】本篇在“杂气论”的基础上，进一步阐明疫气流行既有大流行，亦有散在发生，并指出微疫应与感冒相鉴别。

（1）温疫的流行形式有大流行，亦有散发：吴氏认为温疫病是一种传染性极强的外感热病，常引起大范围内流行，但亦有散发的情况，明确指出：“温疫四时皆有，常年不断，但有多寡轻重”。当疫气“盛行”之年，因病情严重，传染性强，众人皆知为疫；而疫气“衰少”之年，因患者少，传染性弱，表现不出有温疫的流行，故一般医生皆以为是“伤寒”。但将其脉证与大流行时的温疫相比较，则二者完全相同，用药获效也丝毫无差别，由此证明，这些病人所患不是伤寒，而是温疫。疫气“不行”之年，即未酿成流行的年岁，仍然有病情较微的病人出现，故不可不注意辨识。总之温疫一年四季皆可发生，但其流行有程度不同，发病有轻重缓急之异。这种认识较前人只有大流行之病，才称为疫病的看法，大大前进了一步。

（2）温疫流行、散发的原因在于“毒气所钟有厚薄”：吴氏进一步探讨了温疫病之所以有程度不等的流行，其原因在于“毒气所钟有厚薄”之故。即是说与所感受的致病因子（病原体）的多少和毒性强弱有关。现代医学认为，传染病的流行过程，是由传染源、传播途径和易感人群三个环节所组成，这三者不是孤立的，而是互相联系和互相影响的。尽管限于当时的历史条件，吴氏不可能对上述三个环节及其相互关系有清楚的认识，但他揭示的“毒气所钟有厚薄”，实际上反映了传染源，特别是人群易感性的状况，在当时能有如此精辟的认识，的确难能可贵。

【原文】

所谓杂气者，虽曰天地之气，实由方土〔1〕之气也。盖其气从地而起，有是气则有是病。譬如所言天地生万物，然亦由方土之产也。但植物藉雨露而滋生，动物藉饮食而颐养〔2〕。盖先有是气，然后有是物。推而广之，有无限之气，因有无限之物也。但二五之精〔3〕，未免生克制化，是以万物各有宜忌，宜者益而忌者损，损者制也。故万物各有所制，如猫制鼠，如鼠制象之类，既知以物制物，即知以气制物矣。以气制物者，蟹得雾则死，枣得雾则枯之类，此有形之气，动植之物皆为所制也。至于无形之气，偏中于动物者，如牛瘟、羊瘟、鸡瘟、鸭瘟，岂但人疫而已哉？然牛病而羊不病，鸡病而鸭不病，人病而禽兽不病，究其所伤不同，因其气各异也。知其气各异，故谓之杂气。夫物者气之化也，气者物之变也，气即是物，物即是气。知气可以知制物，则知物之可以制气矣。夫物之可以制气者药物也，如蜒蚰〔4〕解蜈蚣之毒，猫肉治鼠瘘〔5〕之溃。此受物气之以为病，是以物之气制物之气，犹或可测，至于受无形杂气为病，莫知何物之能制矣。惟其不知何物之能制，故勉用汗、吐、下三法以决之。嗟乎！即三法且不能尽善，况乃知物乎？能知以物制气，一病只有一药之到病已，不烦君臣佐使品味加减之劳矣。（论气所伤不同）

【注释】

〔1〕方土：泛指各地方而言。

〔2〕颐养：保养，此处为营养之意。

〔3〕二五之精：二指阴阳，五指金、木、水、火、土，即五行。二五之精即指阴阳五行学说之精华。

〔4〕蜒蚰：动物名。即蛞蝓，腹足纲，蛞蝓科。雌雄同体，体长圆形，长约 4.5cm，头部前端有触角 2 对，形状似去壳的蜗牛，多栖于阴湿处。《神农本草经》载“味咸，寒”，有清热祛风、消肿解毒、破瘀通经之功。《本草衍义》说其“治蜈蚣、蝎毒”。

〔5〕鼠瘘：瘰疬病溃后形成的瘘管，类似颈淋巴结结核破溃形成的瘘管。

【评述】本篇是“杂气论”的进一步发挥，论述了杂气的物质性，杂气致病的种属选择性，提出了选择特异性药物的治疗原则。

(1)杂气的物质性：吴氏从长期的医疗实践中，深入实际，详细观察，累积资料，正确分析，明确指出：“夫物者气之化也，气者物之变也，气即是物，物即是气”，且进一步阐明：“盖其气从地而起，有是气则有是病，譬如所言天地万物，然亦由方土之产也”。从而明确了杂气的物质性，认为杂气是一种肉眼看不到的微小致病原，并非玄虚莫知的。限于当时的历史条件，吴氏不可能真正把握杂气的本质，但能认识到这种无形无象的杂气是一种客观存在的物质，的确是难能可贵的。

(2)杂气致病的种属选择性：吴氏认为：不但人类可以感受杂气而导致疫病，就是动物亦可受杂气侵犯而形成如牛瘟、鸡瘟、羊瘟等传染病。并从“牛病而羊不病，鸡病而鸭不病，人病而禽兽不病”的客观现象中，总结出不同的杂气，入侵不同种的动物。即能使牛病的杂气，不致病于羊；能使鸡病的杂气，不致病于鸭；能使人病的杂气，则不致病于禽兽，从而揭示了杂气致病的种属选择性。这与近代所称的“种属感受性”或“种属免疫性”颇相吻合。可见，吴氏对事物观察和分析的深刻和细致，值得我们效法。

(3)治疗寻求特效药物：吴氏从万事万物间都存在互相滋生与互相制约关系的观点出发，主张治疗温疫病寻求特效药物，以药物来制杂气，希望“一病只有一药之到病已”。这种治疗学思想虽不很完善，却有一定的积极意义，后世一些医家继之提出治疫当用专方专药，如余师愚治疫每用清瘟败毒饮，尤其推崇石膏，认为：“非石膏不足以治热疫”；杨栗山治温疫多用升降散等，均取得较好的临床效果。现代研究成果亦表明，寻求特效药物也是中医治疗的一条重要途径，如青蒿素治疗脑型疟疾获得成功便是一例。但强调特效方药，并不能放弃中医辨证施治的基本原则，若在辨证施治的基础上，再结合运用特效的专方专药，则更能提高临床疗效。强调针对性药物，而忽视了辨证施治，也是片面的。

(4)杂气说内容归纳：以上三篇均为讨论杂气专篇，现将其主要内容归纳如下：①温疫的发生，不是起因于“非其时而有其气”的气候反常因素，而是感受了一种特异的致病因素，如该书自叙所说：“夫温疫之为病，非风，非寒，非暑，非湿，乃天地间别有一种异气所感。”从温疫病具有传染性的前提出发，认为单纯的六淫之邪不能成为疫病之因，疫病的致病主因必然是六淫之外的别有一种原因，即异气(杂气)。②杂气是多种病邪的总称，不同的杂气对脏器组织有特异的定位性，“盖当其时，适有某气专入某脏腑某经络，专发为某病”。③杂气致病还具有种属特异性，“牛病而羊不病，鸡病而鸭不病，人病而禽兽不病，究其所伤不同，因其气各异也”。④杂气的传播“有天受，有传染”。⑤温疫流行的形式，既可大流行，亦有散在发生，如书中曰：“其年疫气盛行，所患者重，最能传染，即童辈皆知言其为疫”，“村落中偶有一二人，所患者虽不与众人等，然考其证，甚合某年某处众人所患之病，纤悉相同……又不可以众人无有，断为非杂气也”。⑥对疫病的治疗，主张“一病只有一药之到病已”，寻求特效药物。凡此构成“杂气说”。这一学说是吴氏毕生与温疫作斗争的经验总结，也是他实践研究的理论结晶，在当时世界的传染病病因学中，占有重要的地位，其中对杂气所具有的某些特征的描述，尤和现代病原微生物学的研究结果相类似，值得我们进一步探讨和研究。当然，杂气说中所不可避免地存在的糟粕也应予以澄清。

【原文】

诸窍乃人身之户牖[1]也。邪自窍而入，未有不由窍而出。《经》曰：未入于腑者，可汗而已；已入于腑者，可下而已。麻征君[2]复增汗、吐、下三法，总是引导其邪打从门户而出，可为治法之大纲，舍此皆治标云尔。今时疫首尾一于为热，独不言清热者，是知因邪而发热，但能治其邪，不治其热而热自已。夫邪之与热，犹形影相依，形亡而影未有独存者。若以黄连解毒汤、黄连泻心汤，纯乎寒凉，专务清热，既无汗、吐、下之能，焉能使邪从窍而出？是忘其本徒治其标，何异于小儿捕影？（标本）

【注释】

〔1〕户牖：窗户。吴氏将人的头面耳、目、口、鼻及前后二阴等孔窍喻为房屋的窗户。

〔2〕麻征君：即麻九畴，字子几，征君是官名，元朝莫州人。从张子和学医，尽得其传，治效甚多。

【评述】本篇论述了温疫病中标本概念，强调治疫以逐邪为治本之法。

(1)明确病邪为本，发热为标：治病必须求本，在温疫病的治疗中何者为本？何者为标？吴氏认为：温疫病的产生是由于感受了特异的致病因素疫疠之邪，它贯穿于温疫病程之始终，其进退盛衰，与病情的轻重息息相关，且邪与热的关系，好像形与影相依。因此，疫疠之邪为引起温疫病之本，而疫邪侵犯人体所产生的病理变化，表现于外的诸如发热等症状则属标。因而，治疗当着眼于祛逐疫邪，只要疫邪得祛，则病情好转，发热等外在表现自然消失，正如吴氏所说："夫邪之与热，犹形影相依，形亡而影未有独存者"。

(2)强调导邪外出为治疫大纲：吴氏在明确邪为本、热为标的基础上，又提出导邪外出为治疫之大纲。强调治疫必须给邪以出路，病邪自人身窍道而入，则治疗必须采用汗、吐、下三法，使邪仍还归窍道而排出体外。这是吴氏"大凡客邪，贵乎早逐"思想的又一体现。这一治疗思想对目前临床仍有指导意义，尤其对于急性外感热病的治疗更为重要。

(3)逐邪不拘汗吐下三法：吴氏强调逐邪确有积极的意义，但他把逐邪方法仅局限于汗、吐、下三法，而忽视其他治疗措施，特别是把清热与降温等同，而与逐邪对立起来，实属片面。实际上，清热解毒法是临床治疗外感病常用的有效方法，其不仅可以直接对抗致病因素，且能及时消除致病因子所造成的病理损害，这在临床和实验研究的成果中都能得到证实，其虽无发汗、涌吐、泻下的作用，仍不失为一个很好的祛邪方法，如黄连解毒汤治疗流行性脑脊髓膜炎、败血症，黄连泻心汤治疗胃肠炎、痢疾等均收到良好疗效。此外，诸如和解、化痰、祛湿、活血化瘀等皆为攻邪之法，临证祛邪不可仅仅拘于汗、吐、下三者。

【原文】

温疫初起，先憎寒而后发热，日后但热而无憎寒也。初得之二三日，其脉不浮不沉而数，昼夜发热，日晡益甚，头疼身痛。其时邪在夹脊之前，肠胃之后，虽有头疼身痛，此邪热浮越于经，不可认为伤寒表证，辄用麻黄、桂枝[1]之类强发其汗。此邪不在经，汗之徒伤表气，热亦不减。又不可下，此邪不在里，下之徒伤胃气，其渴愈甚。宜达原饮。

达原饮

槟榔二钱　厚朴一钱　草果仁五分　知母一钱　芍药一钱　黄芩一钱　甘草五分

右[2]用水二盅，煎八分，午后温服。

按：槟榔能消能磨，除伏邪，为疏利之药，又除岭南瘴气；厚朴破戾气所结；草果辛烈气雄，除伏邪盘踞。三味协力，直达其巢穴，使邪气溃败[3]，速离膜原，是以为达原也。热伤津液，加知母以滋阴；热伤营气，加白芍以和血；黄芩清燥热之余；甘草为和中之用。以后四味，不过调和之剂，如渴与饮，非拔病之药也。凡疫邪游溢[4]诸经，当随经引用，以助升泄。如胁痛、耳聋、寒热、呕而口苦，此热溢于少阳经也，本方加柴胡一钱；如腰背项痛，此邪热溢于太阳经也，本方加羌活一钱；如目痛、眉棱骨痛、眼眶痛、鼻干不眠，此邪热溢于阳明经也，本方加干葛一钱。证有迟速轻重不等，药有多寡缓急之分，务在临时斟酌，所定分两，大略而已，不可执滞。间有感之轻者，舌上白胎亦薄，热亦不甚，而无数脉，其不传里者一二剂自解；稍重者，必从汗解。如不能汗，乃邪气盘踞于膜原，内外隔绝，表气不能通于内，里气不能达于外，不可强汗。或者见加发散之药，便欲求汗，误用衣被壅遏[5]，或将汤火熨蒸[6]，甚非法也。然表里隔绝，此时无游溢之邪在经，三阳加法不必用，宜照本方可也。感之重者，舌上胎如积粉[7]，满布无隙，服汤后不从汗解，而从内陷者，舌根先黄，渐至中央，邪渐入胃，此三消饮[8]证。若脉长洪而数，大汗多渴，此邪气适离膜原，欲表未表，此白虎汤证。如舌上纯黄色，兼之里证，为邪已入胃，此又承气汤证也。有二三日即溃[9]而离膜原者；有半月十数日不传者；有初得之四五日，淹淹摄摄[10]，五六日后陡然势张者。凡元气胜者毒易传化，元气薄者邪不易化，即不传也。设遇他病久亏，适又微疫，能感不能化，安望其传？不传则邪不去，邪不去则病不瘳，延缠日久，愈沉愈伏，多致不起。时师误认怯证[11]，日进参芪，愈壅愈固，不死不休也。（温疫初起）

【注释】

〔1〕麻黄、桂枝：指《伤寒论》的麻黄汤、桂枝汤。

〔2〕右：原书为直排版，自右至左，凡上文称为右，即上。下同。

〔3〕溃败：指逐邪使离开所盘踞之处。

〔4〕游溢：波及、侵犯之意。

〔5〕衣被壅遏：古代民间一种发汗方法，即用许多衣服、被褥盖在身上以促使出汗。

〔6〕汤火熨蒸：亦为古代民间一种发汗方法，即用热汤之蒸气或炉火之热气使病人出汗。

〔7〕胎如积粉：指舌苔白厚而垢浊，如白粉堆积于舌上。

〔8〕三消饮：为吴又可所创治疫方之一，由槟榔、草果、厚朴、白芍、甘草、知母、大黄、葛根、羌活、柴胡、生姜、大枣组成，具有开达膜原，两解表里之功。

〔9〕溃：水冲破堤防为溃，引申为冲破包围。此处指疫邪从膜原外出。

〔10〕淹淹摄摄：淹淹为滞留、迟缓之意，摄摄为收敛不显之意。此处指温疫初起病情尚未显露的状态。

〔11〕怯证：指虚劳病。

【评述】本篇讨论了温疫病初起的临床表现、治疗方法和治疗宜忌，并论述了邪伏膜原的传变趋势。

（1）温疫初起的临床表现：膜原外通肌肉，内近胃腑，为三焦之门户，实一身之半表半里。温疫病初起由于疫邪郁伏膜原，即吴氏所说“邪在夹脊之前，肠胃之后”，以致表里不通，阳气郁阻，故多先憎寒，继而兼见发热，日后则但发热而不恶寒。初起二三日内，脉不浮不沉而数，发热日晡益甚，伴头疼身痛。病轻者苔现薄白，病重者白苔厚如积粉，满布舌面。

郁伏膜原之邪还可影响三阳之经，而出现相应证候。伴见胁痛、口苦、寒热、呕吐、耳聋的，为疫邪侵及少阳经；伴见腰背颈项疼痛者，为疫邪侵及太阳经；伴见目痛、眉棱骨痛、眼眶痛、鼻干不眠的，为疫邪侵及阳明经。

上述可见，温疫初起虽和一般外感病早期的临床表现有所相似，但温疫病来势急骤，寒热俱重，脉不浮，苔白如积粉，且病情变化多端，二者显然不同，临证应注意鉴别。证之临床，吴氏所述温疫初起的表现，多属湿热秽浊郁闭气分，阻于膜原的证候。

（2）温疫初起的治疗方法：对于温疫病初起的治疗，吴氏拟定了直达病邪巢穴，使邪气溃败，速离膜原的疏利透达膜原法，并创制了治疫代表方达原饮。吴氏认为槟榔、草果、厚朴为方中主药，能直达膜原，破戾气所结聚，除伏邪之盘踞，故达原饮由此命名。考本草所载，槟榔有利气、行水、消积磨聚、驱虫等作用，厚朴能行气、除满、燥湿、导滞，草果有燥湿、温胃、逐秽、行气等作用。三味药性偏温燥而长于祛湿、逐秽、行气、消积，对于湿热秽浊之疫邪确有较好的祛除作用。方中知母滋阴清热，白芍敛阴和血，黄芩清燥热，甘草调和中气，吴氏认为此四味并非拔邪除病之品，乃因槟榔、厚朴、草果药性燥烈，故用其调和之。如兼见少阳经表证，原方加柴胡；兼见太阳经表证，原方加羌活；兼见阳明经表证，加葛根。如邪热不解而内传，舌苔从根至中央渐黄者，为邪渐入胃，原方加大黄，此即三消饮。从吴氏加减用药来看，对表证明显者多予辛温解表之品佐之，此或许是受传统伤寒治疗的影响。

达原饮为治疗湿热疫邪为病的第一方，对后世影响颇大，雷少逸《时病论》中治疗湿热疫的宣透膜原法，即本方去知母、芍药之滋腻，加入藿香、半夏芳化理气和胃之品而成。现代临床证实，达原饮在辨证的基础上治疗某些急性传染病如伤寒、疟疾、流行性感冒等，确有较好的疗效。药理研究亦表明，达原饮中的黄芩、厚朴等药，均具有较强的抗菌和抗病毒作用。因达原饮中白芍、知母有滋腻敛邪之弊，后世医家多对其化裁，变化为针对性更强、方剂结构更合理的新方，如上述雷少逸的宣透膜原法、俞根初的柴胡达原饮（柴胡、枳壳、川朴、青皮、炙甘草、黄芩、桔梗、草果、槟榔、荷梗）、薛生白的湿热阻遏膜原方（柴胡、厚朴、槟榔、草果、藿香、苍术、半夏、干菖蒲、六一散）等，均合临床切用。

（3）温疫初起的治疗禁忌：吴氏指出温疫初起邪在膜原，既不属表证，又不属里证，因而其治疗既忌用辛温发汗解表，误汗则徒伤表气；又不可攻下，误下则徒伤胃气。对于兼见三阳经表证者，虽用解表发散之品，但其目的不是强求发汗，因而不可采用衣被壅遏或汤火熨蒸之法来强迫发汗。吴氏所提出的温疫初起治禁，一方面强调了温疫初起与一般外感热病不同，不能仅用解表，相反误用发汗反伤正气；另一方面也说明了吴氏虽主张用下法治疫，但并非一味蛮攻，温疫初起邪不在胃时，不可强攻，误下反而引邪深入。

（4）邪离膜原及其传变：感邪轻者，发热不甚，苔白较薄，其脉不数。因邪未传里，故服达原饮一二剂，疫邪可随汗而解；若无汗，是邪气盘踞膜原，内外隔绝，表气不能通于内，里气不能达于外之故。此时不可勉强发汗，用达原饮即效。感邪重者，舌苔满布如积粉，服达原饮后，症见脉洪大而数，身壮热，大汗出，口大渴，乃疫邪适离膜原，欲从表解的征象，宜用白虎汤清热达表；若服达原饮，疫邪不随汗解，渐传入胃，舌根先见黄苔，渐至舌之中部，此时宜用三消饮分消表里及半表半里之邪；如果舌苔变为黄燥，并见大便不通，为邪已入胃，当用承气汤攻下逐邪。可见，在诊断疫病的传变时，吴氏非常重视舌苔的动态变化，以此作为推断病邪传变的重要指征，指导治疗立法的重要依据。

邪离膜原时间的“迟速”不等。有二三日即离者；有经半月或数十日而疫邪仍在膜原者；有初病四五日病情不显，至五六日陡然严重者。总之，邪离膜原的迟速与正气盛衰有关。正能胜邪，则疫邪易从膜原逐出；正不胜邪，膜原伏邪不易溃散。因患他病而致正气虚者，即使感邪很轻，亦难从膜原祛除。凡膜原伏邪不溃，则邪自不传。邪匿膜原，而无出路，则病情缠绵，易误作虚劳而迭进壅补，使邪气固结，甚至导致病人死亡。提示了病邪传变与人体正气之间的关系，有一定的临床意义。

【原文】

温疫发热一二日，舌上白苔如积粉。早服达原饮一剂，午前舌变黄色，随现胸膈满痛，大渴烦躁，此伏邪即溃，邪毒传胃也，前方加大黄下之，烦渴少减，热去六七。午后复加烦躁发热，通舌变黑生刺，鼻如烟煤，此邪毒最重，复瘀到胃，急投大承气汤。傍晚大下，至半夜热退，次早鼻黑苔刺如失。此一日之间而有三变，数日之法一日行之，因其毒甚，传变亦速，用药不得不紧。设此证不服药或投缓剂，羁迟〔1〕二三日必死。设不死，服药亦无及矣。尝见温疫二三日即毙者，乃其类也。（急证急攻）

【注释】

〔1〕羁迟：羁，系住、拴住之意。羁迟指拖延。

【评述】本篇讨论了温疫急证的临床表现及其应采取的急攻之法，体现了吴氏强调及早逐邪的思想。

（1）温疫急证及其治法：温疫急证是指邪毒从膜原内溃，迅速传入胃肠而出现的险恶证候。其临床表现为发热一二日后，在一天之内舌苔从白如积粉而转黄，继而焦黑起刺，热势加剧，烦渴加甚，鼻孔中如烟煤所熏，午前有胸膈满痛，午后即可见腹胀痞痛。从病机而言，即邪从膜原迅速传入胃肠，形成阳明腑实之证，其证情突变，病势甚急，故称为“急证”。对其治疗亦应尽速急攻，以攻逐传入胃肠之邪毒。如吴氏所述，邪在膜原，发热已一二日，苔白如积粉，晨投达原饮一剂。至午前则伏邪即溃，传入胃肠，症见胸膈满痛，大渴烦躁，舌苔变黄等，再用达原饮加大黄泻之，则热随泻减。但邪热未尽，瘀积到胃，则致热毒复炽，至午后出现烦躁、发热加剧，鼻孔如烟煤熏，舌苔干黑起芒刺，故用大承气汤急下肠腑，攻逐邪毒。服大承气汤后，傍晚大泻，邪毒得祛，夜半则热退，次晨鼻黑、苔刺均消失。因疫毒极甚，传变迅速，故在一日之内而有数种变化，其治疗应据急证而用急攻，甚至将数日治法集一日之内使用，力求攻邪务尽，庶免留邪为患。若对急证仍然按部就班，治用缓剂，则必贻误病情，故吴氏告诫“设此证不服药或投缓剂，羁迟二三日必死。设不死，服药亦无及矣。”

吴氏对这种类型温疫病的处理，提出了“急证急攻”的主张，大胆突破了前人在用药上的旧框框，体现了吴氏敢于创新的精神，对后人启发很大。我们在临床实践中也体会到，有些类似这种“急证”的危重病例，在治疗上如果墨守“一日一剂”的老框框，常不能适应病情变化的需要，有杯水车薪，缓不济急之感，应紧随病情的急变，及时变换治疗方法，一日可投以数剂，这样才能提高疗效。

（2）关于“数日之法，一日行之”：吴氏在本篇中以举例的形式说明了治疗温疫病中的“急证”，一日之内可投三种不同的方剂，其变化虽快，取效甚捷。此“数日之法，一日行之”之论，对我们至少有以下几点启示：其一，证急治亦急。即必须随病情的变化而紧急用药，不可以不变应万变。其二，攻邪必须果断有力。虽然早上见邪伏膜原证而投达原饮，但一见有热结胃腑之象，即马上改用攻下，而且攻下必须有力，得“大下”方可取效，切忌以“缓剂”敷衍而贻误病情。其三，用药不可拘于一日一剂。如病情危重而多变，可以一日数剂，甚至一日数法。其四，变换治法和方剂亦不可操之过急，仍应辨证施治。吴氏对服达原饮而出现邪毒传胃变化者，并没有立即投用大承气汤，而是先用达原饮加大黄，这是因为此时腑实尚未形成，不可贸然攻下，说明即使是“急证”，也有是证用是药，不能盲目早投攻下。上述有益的启示，对目前临床治疗仍有较重要的指导意义。

【原文】

温疫可下者，约三十余证，不必悉具，但见舌黄、心腹痞满，便于达原饮加大黄下之。设邪在膜原者，已有行动之机，欲离未离之际，得大黄促之而下，实为开门祛贼之法，即使未愈，邪亦不能久羁。二三日后，余邪入胃，仍用小承气彻其余毒。大凡客邪[1]，贵乎早逐，乘人气血未乱，肌肉未消，津液未耗，病人不至危殆，投剂不至掣肘[2]，愈后亦易平复。欲为万全之策者，不过知邪之所在，早拔去病根为要耳。但要谅[3]人之虚实，度邪之轻重，察病之缓急，揣[4]邪气离膜原之多寡，然后药不空投，投药无太过不及之弊。是以仲景自大柴胡以下，立三承气，多与少与，自有轻重之殊。勿拘于下不厌迟之说，应下之证，见下无结粪，以为下之早，或以为不应下之证，误投下药。殊不知承气本为逐邪而设，非专为结粪而设也。必俟其粪结，血液为热所搏，变证迭起，是犹养虎遗患，医之咎也。况多有溏粪失下，但蒸作极臭如败酱，或如藕泥，临死不结者，但得秽恶一去，邪毒从此而消，脉证从此而退，岂徒孜孜[5]粪结而后行哉！假如经枯血燥之人，或老人血液衰少，多生燥结；或病后血气未复，亦多燥结。在《经》[6]所谓不更衣十日无所苦，有何妨害？是知燥结不致损人，邪毒之为殒命也。要知因邪热致燥结，非燥结而致邪热也。但有病久失下，燥结为之壅闭，瘀邪郁热益难得泄，结粪一行，气通而邪热乃泄，此又前后之不同。总之，邪为本，热为标，结粪又其标也。能早去其邪，安患燥结耶！

假令滞下[7]，本无结粪，初起质实，频数窘急者，宜芍药汤[8]加大黄下之。此岂亦因结粪而然耶？乃为逐邪而设也。或曰得毋为积滞而设与？余曰：非也。邪气客于下焦，气血壅滞泣[9]而为积，若去积以为治，已成之积方去，未成之积复生，须用大黄逐去其邪，是乃断其生积之源，营卫流通，其积不治而自愈矣。更有虚痢，又非此论。

或问：脉证相同，其粪有结有不结者何也？曰：原其人病至大便当即不行，续得蕴热，益难得出，蒸而为结也。一者其人平素大便不实，虽胃家热甚，但蒸作极臭，状如粘胶，至死不结。应下之证，设引《经》论初硬后必溏不可攻之句，诚为千古之弊。

大承气汤

大黄五钱　厚朴一钱　枳实一钱　芒硝三钱

水姜煎服，弱人减半，邪微者各复减半。

小承气汤

大黄五钱　厚朴一钱　枳实一钱

水姜煎服。

调胃承气汤

大黄五钱　芒硝二钱五分　甘草一钱

水姜煎服。

按：三承气汤功用仿佛。热邪传里，但上焦痞满者，宜小承气汤。中有坚结者，加芒硝软坚而润燥。病久失下，虽无结粪，然多粘腻极臭恶物，得芒硝助大黄，有荡涤之能。设无痞满，惟存宿结而有瘀热者，调胃承气宜之。三承气汤功效俱在大黄，余皆治标之品也。不耐汤药者，或呕或畏，当为细末，蜜丸汤下。（注意逐邪勿拘结粪）

【注释】

〔1〕客邪：指从外界侵入人体的病邪。

〔2〕掣肘：掣音彻（chè），牵引。掣肘喻阻碍旁人做事。

〔3〕谅：料想。

〔4〕揣:量度。引申为推测、估计。

〔5〕孜孜:努力不怠,专心寻求之意。

〔6〕《经》:此处指《伤寒论》。

〔7〕滞下:即痢疾。宋代严用和《济生方》云:“今之所谓痢疾者,古所谓滞下是也。”

〔8〕芍药汤:为吴又可所拟治疗痢疾的方剂,由白芍、当归、槟榔、厚朴、甘草组成,具有和血止痢、理气止痛之功。

〔9〕泣:通“涩”。

【评述】本篇阐述了攻下法的作用机理及运用时机,分析了病邪、邪热与燥结的关系等,较集中地反映了吴氏用下法治疗温疫的独特见解和经验。

(1)攻下本为逐邪而设,注意逐邪勿拘结粪:吴氏在本篇中对治疗温疫病运用攻下法的作用机理及其目的进行了深入研究,突破了前辈医家“承气为攻下燥屎”的传统观点,大胆地提出了治疗温疫病运用下法不完全在于攻逐肠道的燥屎,其根本目的在于攻逐肠道的疫邪,提出“承气本为逐邪而设,非专为结粪而设也”,强调“注意逐邪勿拘结粪”。为了进一步讲清这个道理,吴氏还深入地分析了邪热与结粪的关系,指出“邪为本,热为标,结粪又其标也”,“因邪热致燥结,非燥结致邪热”,提示疫邪是温疫发生的根本原因,发热是正气抗邪的表现,结粪则为邪热搏结所致,因而邪热是治疗的主要对象,而攻下法的主要作用也是祛除邪热,并非仅是排出结粪。若必待燥结形成才应用攻下法,则往往因迁延失治,使邪热深入,耗伤阴血而变证蜂起,这等于养虎遗患。故吴氏又进一步指出:“燥结不致损人,邪毒之为殒命”的论点,更强调了攻下的目的是祛除邪毒。

同时,吴氏还联系临床实际,说明里有邪热,不一定都有结粪,而结粪也并非都由邪热引起。如临床上因邪热熏蒸,大便溏垢如败酱、藕泥,恶臭异常,至死而不燥结者并不少见。此时治用攻下,秽恶一去,则邪毒从而分消,脉证皆平,可见攻下法的作用决非单纯攻逐燥粪。另有经枯血少、老年血虚、病后气血未复等,皆可出现大便燥结,正如《伤寒论》所载:“不更衣十日,无所苦。”这显然与疫邪所致燥结能殒人性命者不同。又如痢疾本无结粪,而是泻利频繁,里急后重,于初起正气尚盛时,以芍药汤加大黄下之则效。这时大黄显然不是为了攻下结粪,而是攻逐邪热,通导积滞,病邪一去,气血畅行,则痢证自愈。

要之,逐邪勿拘结粪,只要能早去其邪,则不致燥结。可见吴氏之说突破了前人的定论,使攻下法的运用范围大大扩充,并对后世产生了积极影响。

(2)提倡逐邪宜早,勿拘“下不厌迟”:由于攻下药物大多作用猛烈,用之不当,容易产生不良反应,因此不少医生畏其峻烈而不敢早用、多用,尤其对于热性病用下法历来医家多守“下不厌迟”之说,片面强调要待肠中燥屎结粪形成后方可议下,如果下无结粪,便责为误下。吴氏则强调“客邪贵乎早逐”,只有及早、果断地祛除病邪,才能“早拔去病根”。温疫可下之证虽有三十余候,但不必全具,只要症见舌苔黄燥,心腹痞满,便可在达原饮中加大黄攻下。若膜原伏邪,有欲离未离趋势时,及时加入大黄攻逐,实为开门祛贼的好方法,即使不能即刻治愈病人,疫邪亦不能久留。未尽余邪,二三日后复传入胃,可用小承气汤轻泻之。吴氏之所以强调“早逐客邪”,一方面由于治疗越早,病邪之势越轻,而人体正气受到病邪的干扰和损害就越轻,所以邪较易祛除而正气易于平复。另一方面,他认为不乘早攻下逐邪,迁延时日,这好比“养虎遗患”,必然“变证迭起”。联系上文“急证急攻”、“凡下不以数计”等论点,更加体现了吴氏治疫,基于逐邪为主、早拔去病根的学术思想,对治疗急性传染病,有一定的指导意义。

由于吴氏所治的温疫病多属湿热秽浊性质，其病位中心在脾胃，多出现热结胃腑病证，所以祛邪的方法以攻下为主。从外感热病总的治疗来看，吴氏逐邪“务早、务尽”之说，确有普遍指导意义，但逐邪的方法并不限于攻下一法，临床不应刻板地套用吴氏之法。

(3)攻下不可盲目：吴氏重视下法，强调早用攻下，但并不是盲目用下。提出“欲为万全之策者，不过知邪之所在，早拔去病根为要耳。”即必须在准确把握病邪所在部位、明辨病机变化的基础上及早使用下法，才为“万全之策”。同时还要“谅人之虚实，度邪之轻重，察病之缓急，揣邪气离膜原之多寡，然后药不空投，投药无太过不及之弊。”就是告诫用下法，还要掌握邪正双方的力量对比，以及病情的缓急，然后对症下药，充分体现了辨证施治的基本原则在温疫病治疗中的运用。

【原文】

或曰：子言伤寒与时疫有霄壤之隔，今用三承气及桃仁承气、抵当、茵陈诸汤，皆伤寒方也。既用其方，必同其证，子何言之异也？曰：夫伤寒必有感冒之因，或单衣风露，或强力入水，或临风脱衣，或当檐[1]出浴，当觉肌肉粟起，既而四肢拘急，恶风恶寒，然后头疼身痛，发热恶寒，脉浮而数，脉紧无汗为伤寒，脉缓有汗为伤风；时疫初起，原无感冒之因，忽觉凛凛，以后但热而不恶寒，然亦有所触因而发者，或饥饱劳碌，或焦思气郁，皆能触动其邪，是促其发也。不因所触无故自发者居多，促而发者，十中之一二耳。且伤寒投剂，一汗而解；时疫发散，虽汗不解。伤寒不传染于人；时疫能传染于人。伤寒之邪，自毫窍[2]而入；时疫之邪，自口鼻而入。伤寒感而即发；时疫感久而后发。伤寒汗解在前；时疫汗解在后。伤寒投剂可使立汗；时疫汗解，俟其内溃，汗出自然，不可以期。伤寒解以发汗；时疫解以战汗。伤寒发斑则病笃[3]；时疫发斑则病衰。伤寒感邪在经，以经传经；时疫感邪在内，内溢于经，经不自传。伤寒感发甚暴；时疫多有淹缠二三日，或渐加重，或淹缠五六日，忽然加重。伤寒初起，以发表为先；时疫初起，以疏利为主。种种不同。其所同者，伤寒时疫皆能传胃，至是同归于一，故用承气辈，导邪而出。要之，伤寒时疫，始异而终同也。夫伤寒之邪，自肌表一径传里，如浮云之过太虚[4]，原无根蒂，惟其传法，始终有进而无退，故下后皆能脱然[5]而愈；时疫之邪，始则匿于膜原，根深蒂固，发时与营卫交并，客邪经由之处，营卫未有不被其所伤者，因其伤，故名曰溃。然不溃则不能传，不传邪不能出，邪不出而疾不瘳。时疫下后多有未能顿解者何耶？盖疫邪每有表里分传者，因有一半向外传，则邪留于肌肉，一半向内传，则邪留于胃家。邪留于胃，故里气结滞，里气结，表气因而不通，于是肌肉之邪，不能即达于肌表，下后里气一通，表气亦顺，向者郁于肌肉之邪，方能达于肌表，或斑或汗，然后脱然而愈，伤寒下后无有此法。虽曰终同，及细较之，而终又有不同者矣。

或曰：伤寒感天地之正气[6]，时疫感天地之戾气，气既不同，俱用承气，又何药之相同也？曰：风寒疫邪与吾身之真气，势不两立，一有所着，气壅火积，气也、火也、邪也，三者混一，与之俱化，失其本然之面目，至是均为邪矣，但以驱逐为功，何论邪之同异也。假如初得伤寒为阴邪，主闭藏而无汗，伤风为阳邪，主开发而多汗，始有桂枝、麻黄之分，原其感而未化也，传至少阳，并用柴胡，传至胃家，并用承气，至是亦无复有风寒之分矣。推而广之，是知疫邪传胃治法。(辨明伤寒时疫)

【注释】

〔1〕当檐：在屋檐下，即室外之意。

〔2〕毫窍：指皮肤之毛孔。

〔3〕病笃：笃音堵(dǔ)，沉重。病笃即病重。

〔4〕太虚：天空。

〔5〕脱然：即霍然，轻快貌。《公羊传·昭公十九年》："乐正子春之视疾也，复加一反，则脱然愈。"

〔6〕正气：这里是与戾气相对而言，指自然界气候变化而产生的"六淫"之邪，不是指人体的"正气"。

【评述】本篇从病因、感邪途径、传染性、病理机转、病程以及治法等方面，分析了狭义伤寒与温疫的异同，对临床如何鉴别和治疗伤寒与温疫作了明确提示。

(1)伤寒与温疫的区别：吴氏从以下方面阐述了伤寒与温疫的区别：

1)发病原因：伤寒系感受寒邪；温疫则是感触天地间的戾气。

2)发病诱因：伤寒必因于感冒，如单衣风露，或因劳浸浴，或露天洗澡，或临风脱衣等；温疫邪伏膜原，多无诱因而自发。也有因饥饱劳碌，或忧思气郁而激发者，但较少。

3)邪入途径：伤寒自毫窍而入；温疫自口鼻而入。

4)病邪传变：伤寒感邪在经，以经传经；温疫邪伏膜原，病发则影响及经络，但无六经传变。

5)初起证候：伤寒感邪即发，起病即见肌肤寒栗，四肢拘急，恶风恶寒，发热，头身疼痛，脉浮等，其中脉浮紧无汗者为伤寒，浮缓有汗者为伤风。温疫初起，凛凛恶寒，后但热而不恶寒。一般经过二三日才逐渐加重，至五六日则陡然增剧。此外，伤寒发斑标志病情重笃；温疫发斑则为渐愈的征象。

6)初起治疗：伤寒初起，以发表为先，使邪随汗解；温疫初起，以疏利透达为主，俟邪退则自然汗出。

7)邪解方式：伤寒通过发表而从汗解；温疫通过战汗而顿解。

8)传染性：伤寒不传染于人；温疫能传染于人。

吴氏所论，如犀分水，使长期以来寒温不分、守古法治今病等混乱局面得以澄清，并把温疫病划出了伤寒的范畴而自成体系，结束了墨守《伤寒论》之法而统治一切外感热病的历史，对温病学说的形成具有重大影响。当然吴氏对伤寒与温疫区别的论述也有可商之处，如认为"伤寒之邪，从毫窍而入；时疫之邪，自口鼻而入"，似嫌过于绝对。吴氏所称伤寒发斑则病情重笃，温疫发斑则示邪外解，证之临床亦并非尽然，凡伤寒、温疫发斑，皆是病情较重的标志。

(2)伤寒时疫皆能传胃：吴氏虽然强调伤寒与时疫不同，但也正确地指出了二者在病机变化上的相同之处，即"伤寒时疫皆能传胃"。认为风寒之邪与疫邪分别是伤寒、温疫的病因，当它们侵袭人体后，皆可导致气壅火积，化为同一性质而失去其原来的特性，并都可传入阳明胃腑，与燥屎相搏结，都可使用承气汤导邪外出。正如伤寒始用麻黄汤、伤风始用桂枝汤，一经传入少阳、阳明，则勿论伤寒、伤风，皆用小柴胡汤和承气汤，而再无伤寒、伤风之分。所以疫邪传胃，其治法与伤寒没有什么差异，故曰"伤寒时疫，始异而终同。"可见伤寒与时疫不同，并不意味二者截然有别，其区别仅在病之早期，至发生传变后其病机与治疗则大致相同。这对后世温病学家大胆采用《伤寒论》的方药治疗温热病有很大启示。

(3)伤寒时疫攻下有别：吴氏认为：伤寒热入胃腑，下后多即愈。时疫则下后不能顿解，并认为这是伤寒与时疫"终同"之中的又有不同之外。因为伤寒之邪，由表传里，有进无退，演变很快，犹如浮云掠空，故应用攻下法能收到速愈之效。温疫之邪，始则伏匿膜原，根深蒂固，当其被激发，则与营卫相争，营卫受伤则称之为"溃"。如没有这个过程则疫邪不传，不传则邪不能出，邪不排出，则温疫不愈。邪离膜原，每有表里分传，即一半之邪向外而留于肌肉，一半之邪向内而留于胃腑。邪留胃腑，里气结滞，不能与表气相通，故留于肌肉之邪不能透达。若经攻下，则因里气通，表气顺，疫邪或从发斑或从战汗而渐解。所以伤寒与温疫，应用下法虽同，而细较之，则仍有差别。可见为什么时邪下后多不能顿解的原因，吴氏从疫邪表里分传，下后只能去里气结滞，而肌表之结须待发斑或汗出后方可解来解释。但此解释似较勉强，因如真为表里分传，为何不可用表里同治之法呢？且时疫在攻下之后也未必只余下肌表之邪，尚有阳明浮盛之热未解者，有营血分邪热仍炽者，有其他脏腑邪热仍在者，因而通下法的使用只能为邪热外达寻得出路，有助于解除邪热，但并不等于表里之邪已尽去，故尚需继续治疗，待里外之邪祛尽方可得愈。

(4)“时疫感久而后发”不同于“伏气”：吴氏所说的“时疫感久而后发”是指感受疫邪到发病有一个间隔，这是吴氏在长期临床实践中观察到许多人在与疫病患者接触后，隔了若干天后才发生疫病这一现象而得出的结论，这实质上是疫病的潜伏期。这种“感而后发”与传统的伏气学说是完全不同的，不可混为一谈。首先，吴氏竭力反对伏气学说，他当然不会从伏气学说的观点来说“感而后发”；其次，伏气学说是指感受寒、暑等邪过时而发，且寒邪又有化温之变，吴氏所说的“感而后发”并非过时而发。可见，吴氏之“时疫感久而后发”之说并非传统的伏气学说。

【原文】

凡疫邪留于气分，解以战汗；留于血分，解以发斑。气属阳而轻清，血属阴而重浊。是以邪在气分则易疏透，邪在血分恒多胶滞，故阳主速而阴主迟。所以从战汗者，可使顿解；从发斑者，当图渐愈。(发斑战汗合论)

【评述】本篇阐述疫病有邪在气分与邪在血分之别，其邪解方式亦有异。

吴氏指出：疫邪羁留于气分，多从战汗而解；疫邪传留于血分，常通过发斑而渐愈。因气属阳，轻清剽悍，故邪在气分容易透达，病情好转迅速；血属阴，重浊凝敛，故邪留血分，胶滞难解，恢复较慢。吴氏将疫病分为气分和血分两类，并揭示此二者病变性质的显著区别，这对于后世叶天士创立卫气营血辨治纲领无疑起了先导作用。

至于吴氏所说邪留气分解以战汗与邪留血分解以发斑是针对某种特定的疫病而言的，对于多数温病来说未必如此。

【原文】

证本应下，耽搁失治，或为缓药羁迟，火邪壅闭，耗气搏血，精神殆尽，邪火独存，以致循衣摸床，撮空理线，筋惕肉瞤[1]，肢体振战，目中不了了[2]，皆缘应下失下之咎，邪热一毫未除，元神将脱[3]，补之则邪毒愈甚，攻之则几微[4]之气不胜其攻，攻不可，补不可，补泻不及，两无生理。不得已勉用陶氏黄龙汤[5]。此证下亦死，不下亦死，与其坐以待毙，莫如含药而亡，或有回生于万一者。

黄龙汤

大黄　厚朴　枳实　芒硝　人参　地黄　当归

照常煎服。

按：前证实为庸医耽搁，及今投剂，补泻不及。然大虚不补，虚何由以回；大实不泻，邪何由以去？勉用参、地以回虚，承气以逐实，此补泻兼施之法也。或遇此证，纯用承气，下证稍减，神思稍苏，续得肢体振战，怔忡惊悸，心内如人将捕之状，四肢反厥，眩晕郁冒[6]，项背强直，并前循衣摸床撮空等症，此皆大虚之候，将危之证也，急用人参养营汤。虚候少退，速可摒去。盖伤寒温疫俱系客邪，为火热燥证，人参固为益元气之神品，偏于益阳，有助火固邪之弊，当此又非良品也，不得已而用之。

人参养营汤

人参八分　麦冬七分　辽五味一钱　地黄五分　归身八分　白芍药一钱五分　知母七分　陈皮六分　甘草五分

照常煎服。

如人方肉食而病适来，以致停积在胃，用大小承气连下，惟是臭水稀粪而已，于承气汤中加人参一味服之，虽三四十日所停之完谷及完肉，于是方下。盖承气藉人参之力，鼓舞胃气，宿物始动也。（补泻兼施）

【注释】

〔1〕筋惕肉瞤：筋脉、肌肉颤动。

〔2〕目中不了了：视物不清楚。

〔3〕元神将脱：即元气欲脱。

〔4〕几微：几，少也。几微为很微少之意。

〔5〕陶氏黄龙汤：指陶华《伤寒六书》中的黄龙汤，由大黄、芒硝、枳实、厚朴、甘草、人参、当归、桔梗、生姜、大枣组成，具有扶正攻下之功，主治热结旁流。

〔6〕郁冒：病证名，出自《素问·至真要大论》。主要表现为郁闷头晕，甚则意识模糊、昏厥，但一般可很快自行恢复。

【评述】本篇主要讨论了阳明腑实又见正气虚衰之证的形成原因及应用攻补兼施的治法。

(1)腑实正虚证的形成：吴氏强调腑实正虚证的形成是由疫邪传入胃肠，应下失下，或因循药缓，攻下无力而致。由于胃腑邪热壅闭不得及时祛除，则耗损正气，使气血耗损至极，元气耗散殆尽，而邪火却一毫未除，故临床除有阳明腑实证表现外，又见循衣摸床，撮空理线，筋惕肉瞤，肢体振战，目中不了了等一派正虚之象。从临床角度而言，造成这种腑实正虚之证的原因很多，除了应下失下外，还可能是原来病证不属腑实，经用其他治法后邪气渐聚胃腑而正气已经大虚，或因邪毒之势过盛，一旦形成腑实，正气已受大伤，似不可一概归咎于应下失下。

(2)腑实正虚证的治疗：对于腑实正虚之证的治疗，由于此证邪火独存，元气将脱，补之则助长邪毒，攻之则恐元气即脱，攻之不行，补之亦不可，惟宜补泻兼施，攻其邪，补其正，使邪去而正复，用陶氏黄龙汤加减。黄龙汤原出陶华《伤寒六书·杀车槌法》，由大黄、芒硝、枳实、厚朴、甘草、人参、当归、桔梗、生姜、大枣组成，吴氏用其治疗温疫腑实正虚之证时，去原方中的桔梗、甘草、生姜、大枣，另加地黄，从而用人参、地黄、当归益元气、养阴血以补虚，用大承气汤逐疫毒、导积热以祛邪，共成补泻兼施之法。

若本证纯用承气逐邪，腑实之证虽可稍减，神志亦能略清，但因气阴耗竭，心神失守，筋肉失养，故可续见肢体振战，怔忡，惊悸，四肢厥冷，昏冒等症，而循衣摸床，撮空理线等依然并存，此属大虚之候，危笃之证，当急用人参养营汤固护元气，敛纳阴津，防止阴阳离决而脱。需要注意的是，待虚候一退，该方必须立即停用，因为肠腑火热燥结未尽，人参有助火固邪之弊。此外，承气汤加人参能鼓舞胃气，将停积于胃肠之肉食积滞一攻而尽，较单用承气汤力雄，此亦属补泻兼施之法。

由上可见，吴氏继承和发展了前人的经验，把补泻兼施之法灵活地运用于温疫病的治疗，这对后世启发颇大。吴鞠通在《温病条辨》中所创的新加黄龙汤（细生地、麦冬、玄参、生大黄、芒硝、生甘草、人参、当归、海参、姜汁）、增液承气汤（玄参、麦冬、细生地、大黄、芒硝），就是深受吴又可影响而制定的。此外，邪实正虚，纯用承气攻下，导致气阴欲脱，人参养营汤确属对证，惟其药杂而力不专，不若生脉散救急效速。若阳气欲脱，人参养营汤尚嫌助阴抑阳，不如以参附汤回阳救逆效捷。

【原文】

夫疫之传有九，然亦不出乎表里之间而已矣。所谓九传者，病人各得其一，非谓一病而有九传也。盖温疫之来，邪自口鼻而入，感于膜原，伏而未发者不知不觉。已发之后，渐加发热，脉洪而数，此众人相同，宜达原饮疏之。继而邪气一离膜原，察其传变，众人不同者，以其表里各异耳。有但表而不里者，有但里而不表者，有表而再表者，有里而再里者，有表里分传者，有表里分传而再分传者，有表胜于里者，有里胜于表者，有先表而后里者，有先里而后表者，凡此九传，其去病则一也。医者不知九传之法，不知邪之所在，如盲者之不任杖，聋者之听宫商[1]，无音可求，无路可适，未免当汗不汗，当下不下，或颠倒误用，或寻枝摘叶，但治其证，不治其邪，同归于误一也。

所言但表而不里者，其证头疼，身痛，发热，而复凛凛，内无胸满腹胀等证，谷食不绝，不烦不渴。此邪气外传，由肌表而出，或自斑消，或从汗解。斑者有斑疹、桃花斑[2]、紫云斑[3]，汗者有自汗、盗汗、狂汗[4]、战汗之异，此病气之使然，不必较论，但求得斑得汗为愈疾耳。凡自外传者为顺，勿药亦能自愈。间有汗出不彻而热不退者，宜白虎汤；斑出不透，而热不退者，宜举斑汤[5]；有斑汗并行而愈者，若斑出不透，汗出不彻而热不除者，宜白虎合举斑汤。

间有表而再表者，所发未尽，膜原尚有隐伏之邪，或二三日后，四五日后，依前发热，脉洪而数。及其解也，斑者仍斑，汗者仍汗而愈。未愈者仍如前法治之，然亦希有。至于三表者，更希有也。

若但里而不表者，外无头疼身痛，继而亦无三斑四汗，惟胸膈痞闷，欲吐不吐，虽得少吐而不快，此邪传里之上者，宜瓜蒂散吐之，邪从其减，邪尽病已。若邪传里之中下者，心腹胀满，不呕不吐，或燥结便闭，或热结旁流，或协热下利，或大肠胶闭，并宜承气辈导去其邪，邪减病减，邪尽病已。上中下皆病者，不可吐，吐之为逆，但宜承气导之，则在上之邪顺流而下，呕吐立止，胀满渐除。

有里而再里者，愈后二三日或四五日，依前之证复发，在上者仍吐之，在下者仍下之。再里者常事，甚有三里者，希有也。虽有上中下之分，皆为里证。

若表里分传者，始则邪气伏于膜原，膜原者，即半表半里也。此传法以邪气平分，半入于里则现里证，半出于表则现表证，此疫家之常事。然表里俱病，内外壅闭，既不得汗，而复不得下。此不可汗，强求其汗，必不可得，宜承气先通其里。里邪先去，邪去则里气通，中气方能达表，向者郁于肌肉之邪，乘势尽发于肌表矣，或斑、或吐，盖随其性而升泄之也。诸证悉去，既无表里证而热不退者，膜原尚有已发之邪未尽也，宜三消饮调之。

若表里分传而再分传者，照前表里俱病，宜三消饮，复下、复汗，如前而愈，此亦常事。至于三发者，亦希有也。

若表胜于里者，膜原伏邪发时，传表之邪多，传里之邪少，何以治之？表证多而里证少，当治其表，里证兼之；若里证多而表证少者，但治其里，表证自愈。

若先表而后里者，始则但有表证而无里证，宜达原饮。有经证者，当用三阳加法，经证不显，但发热者，不用加法。继而脉洪大而数，自汗而渴，邪离膜原未能出表耳，宜白虎汤辛凉解散，邪从汗解，脉静身凉而愈。愈后二三日或四五日后，依前发热，宜达原饮。至后反加胸满腹胀，不思谷食，烦渴，舌上胎刺等证，加大黄微利之。久而不去，在上者宜瓜蒂散吐之；如在下者，宜承气汤导之。

若先里而后表者，始则发热，渐加里证，下之里证除，二三日内复发热，反加头疼，身痛，脉浮者，宜白虎汤。若下后热减不甚，三四日后，精神不慧，脉浮者宜白虎汤汗之。服汤后不得汗者，因精液枯竭也，加人参，覆卧则汗解，此近表里分传之证，不在此例。

若大下后，大汗后，表里之证悉去，继而一身尽痛，身如被杖，甚则不可反侧，骨寒而痛，非表证也。此不必治，二三日内，阳气自回，身痛自愈。

凡疫邪再表再里，或再表里分传者，医家不解，反责病家不善调理，以致反复；病家不解，每责医家用药有误，致病复起，彼此归咎，胥失之矣。殊不知病势之所当然，盖气性如此，一者不可为二，二者不可为一，绝非医家病家之过也，但得病者尚赖精神完固，虽再三反复，随复随治，随治随愈。

间有延挨失治，或治之不得其法，日久不除，精神耗竭，嗣后更医，投药固当，现在之邪拔去，因而得效。殊不知膜原尚有伏邪，在一二日内，前证复起，反加循衣摸床，神思昏愦，目中不了了等证，且脉气渐萎，大凶之兆也。譬如行人，日间趱〔6〕行，未晚投宿，何等从容。今则日间绕道，日暮途长，急难及矣，大凶之兆也。病家不咎前医耽误时日，反咎于后医既生之而又杀之，良可叹也！当此之际，攻之则元气几微，是求速死；补之则邪火益炽，精气枯燥；守之则正不胜邪，必无生理矣。三路俱亡，虽有卢扁之技〔7〕，亦无所施矣。（统论疫有九传治法）

【注释】

〔1〕宫商：即五音中之二音阶，这里指声音言。古乐中有角、徵、宫、商、羽五个音阶，称为五音。

〔2〕桃花斑：斑之形色似桃花。

〔3〕紫云斑：斑之形色如紫云。

〔4〕狂汗：膜原伏邪溃散，自内达外，欲从汗解，但因病人体质强盛，阳气与疫邪相搏，腠理未能顿开，突然出现烦躁如狂，大汗淋漓的表现，谓之狂汗。

〔5〕举斑汤：即指《温疫论》中的托里举斑汤，由白芍、当归、升麻、白芷、柴胡、穿山甲组成，用以治疗斑出不透。

〔6〕趱：音攒（zǎn）。赶路。

〔7〕卢扁之技：卢，指传说中周朝的名医卢氏，见于《列子·力命篇》。扁，指扁鹊，姓秦，名越人。卢扁之技，是指有像卢氏、扁鹊那样高明的医疗技术。

【评述】本篇论述温疫病常见的九种传变类型的症状和治疗方法。

(1)温疫九传的证治：吴氏以戾气说为突破口，比较全面地阐述了疫邪从膜原溃散后九种病机传变，其具体证治如下：

1)但表不里：指仅现表证，而无里证。即外有发热恶寒，头身疼痛等表证，内无胸满腹胀，心烦口渴，饮食失常等里证。疫邪外传，或经发斑(包括斑疹、桃花斑、紫云斑等)，或从出汗(包括自汗、盗汗、狂汗、战汗等)而消解。凡疫邪外传为顺，勿药亦能自愈。间有汗出不彻，身热不退，宜服白虎汤；若斑出不透，身热不退，宜服托里举斑汤；有的则可通过斑汗并行而愈，如因斑出不透，汗出不彻，症见身热不退，宜服白虎和举斑汤。

2)表而再表：指表解之后，复现表证。这是因为膜原伏邪未能尽透，在热退二三日或四五日后，复向表传，故见发热，脉洪数等症，仍当从斑、汗而愈。如未能自愈者，治同前法，不过这种情况少见。

3)但里不表:指仅现里证,没有表证。因病邪传里,故外无头身疼痛、发斑、汗出等表证。其病在上焦者,则现胸膈痞满,欲吐而不觉快,此宜瓜蒂散催吐,邪随吐出而病自愈;其病在中下焦者,则现脘腹胀满,不呕不吐,或大便燥结,或热结旁流,或协热下利,或大便胶闭,宜用承气汤等通导疫邪,邪去病愈;若上中下三焦俱病者,禁用催吐,仅宜承气汤通导,使停留上焦之邪,可顺流而下予以排出,呕吐、胀满等症,亦随之消失。

4)里而再里:指里证解除后,复现里证。一般在里证解后二三日或四五日,又出现里证,其治疗与但里不表者相同,即在上焦者仍以催吐为治,在下焦者仍用攻下导邪。里而再里之传变,临床上常见。至于再三出现里证者甚少。

5)表里分传:指表证里证并现。膜原居半表半里,伏邪一半出表而现表证,一半入里而现里证。表里俱病,内外壅闭,外则肌肤无汗,内则大便不通。不得因无汗而强发其汗,即使强汗亦不得汗。先宜承气通导,因里气通,中气达表,则郁滞肌肉之邪,乘势外透;继则因势利导,或促其发斑,或以催吐为治,邪退则病愈。有表里诸症消退,惟身热不解者,系膜原伏邪未尽,宜用三消饮。

6)表里分传再分传:指表里分传之证已解,复现表里之证。宜三消饮,使邪从汗、下而解。表里分传之证,临床亦较常见。至于再三分传者,则极少见。

7)表胜于里,或里胜于表:指表证胜于里证,或里证胜于表证。膜原伏邪溃发,传表者多,传里者少,即为表胜于里;传里者多,传表者少,即为里胜于表。表胜于里者,治表为主,治里为辅;里胜于表者,专主治里,里解则表自愈。

8)先表后里:指先有表证,后见里证。所谓先表,是指膜原伏邪溃发之初,先见表证而无里证,宜用达原饮。兼有经证者,则据三阳经证而加引经之药,经证不显者,则不用加。后现脉洪大而数,自汗而渴者,系邪离膜原,未能达表,宜白虎汤辛凉解散,使邪随汗出而愈。表解之后,二三日或四五日,如仍热者,宜达原饮。所谓后里者,是指应用达原饮后,症见胸满腹胀,不欲饮食,烦渴,苔起芒刺等里证,则于达原饮加大黄轻下之。若病久不愈,其在上焦者,宜瓜蒂散催吐;其在下者,宜用承气汤通下。

9)先里后表:指先见里证,后见表证。所谓先里,即始见发热,里证渐增;所谓后表,指里证经攻下之后,于二三日内再现发热、头身疼痛、脉浮等表证,此时宜白虎汤。需要说明的是,里证经下,身热略减,至三四日症见精神不振,脉浮,当用白虎汤从汗而解。服白虎汤而不得汗者,缘精液枯竭之故,宜白虎加人参汤,覆卧取汗则愈,此近似表里分传,不在此例。

(2)温疫传变不外表里:吴氏所创温疫九传之说,看似繁杂,但不出表里两个部位,即吴氏所说:“夫疫之传有九,然亦不出乎表里之间而已矣。”且九传亦并非每种疫病都要经过九传,而是各有其一。故所谓九传乃是以临床症状为依据,表明疫病传变的大体趋势,治疗则根据疫邪所在部位,随证施治,在外者使之汗解,在里者宜用吐法或导下,表里俱病者则治其里而表证自解。温疫九种传变,并非吴氏臆断,乃阅历有得之见。膜原伏邪很难能一时全部透尽,膜原伏邪不尽,必致变证迭起,层出不穷,反复难愈,这正是温疫有九种传变的病理基础。至于吴氏所列九传证治,应根据临床灵活运用,不可固执刻板。

【原文】

夫疫乃热病也,邪气内郁,阳气不得宣布,积阳为火,阴血每为热搏。暴解之后,余焰尚在,阴血未复,大忌参、芪、白术,得之反助其壅郁,余邪留伏,不惟目下淹缠,日后必变生异证,或周身痛痹,或四肢挛急,或流火结痰[1],或遍身疮疡,或两腿钻痛,或劳嗽涌痰,或气毒流注[2]，或痰核穿漏[3]，皆骤补之为害也。凡有阴枯血燥者，宜清燥养荣汤。若素多痰，及少年平时肥盛者，投之恐有腻膈[4]之弊，亦宜斟酌。大抵时疫愈后，调理之剂投之不当，莫如静养节饮食为第一。（解后宜养阴忌投参术）

清燥养荣汤

知母　天花粉　当归身　白芍　地黄汁　陈皮　甘草

加灯心煎服。表有余热，宜柴胡养荣汤。

柴胡养荣汤

柴胡　黄芩　陈皮　甘草　当归　白芍　生地　知母　天花粉

姜、枣煎服。里证未尽，宜承气养荣汤。

承气养荣汤

知母　当归　芍药　生地　大黄　枳实　厚朴

水、姜煎服。痰涎涌甚，胸膈不清者，宜蒌贝养荣汤。

蒌贝养荣汤

知母　花粉　贝母　瓜蒌实　橘红　白芍　当归　紫苏子

水、姜煎服。

【注释】

〔1〕流火结痰：流火多指发于小腿的丹毒，结痰为皮下疼痛不著的结块。

〔2〕气毒流注：毒邪流走不定，注无定处而发于肢体深部组织的化脓性疾病。

〔3〕痰核穿漏：痰核，指痰湿流聚，结为痰块，皮下肿起如核状，不红肿，不疼痛，若化脓破溃，常成漏管，日久不愈，则称痰核穿漏。

〔4〕腻膈：因食甘肥黏滞之物而影响运化。

【评述】本篇论述了温疫后期应注重养阴的治疗原则，对于后世温病养阴学说的形成与发展具有重大启迪作用。

(1)温疫后期治以养阴为法：吴氏认为，温疫属热性病，由于阳气为疫邪所郁，敷布失司，化为火毒，与血相搏，耗损阴血，故温疫后期或邪解之后每表现为阴伤。而阴伤的程度常直接关系到预后，吴鞠通所说“留得一分津液，便有一分生机”，正是说明了阴液与疫病预后之间的密切关系，因而顾护阴液确为温疫病后期的基本治疗原则，吴氏在本篇着力强调养阴之重要，正为温病养阴一法开了先河，对于温病的治疗具有重要意义。

(2)养荣汤诸方的运用：吴氏不仅提出了温疫后期养阴的基本治疗原则，而且还立了四个具有养阴作用的养荣汤。由于阴伤的兼症不同，各方组成及适应证亦各有不同：清燥养荣汤具有滋养营血，凉润燥热之功，适用于温疫解后阴枯血燥者；柴胡养荣汤在养阴中配伍清泄余邪之品，能够养阴润燥，清散余邪，适用于阴伤而肌表尚有余邪之证；承气养荣汤在养阴同时配合小承气汤，具有滋阴攻下之功，适用于阴伤而里证未尽者；蒌贝养荣汤则在养阴中加入化痰之品，具有甘润化痰，凉肺止咳之功，可用于阴伤而兼咳嗽吐痰，胸膈痞闷者。此外，吴氏还强调养阴之剂亦不可乱投，否则有腻膈之弊。并认为温疫愈后，静养和饮食调节比方药治疗更为重要，均确属经验之谈。吴氏所立的四个养荣汤，对后世温病学说的影响极大，如吴鞠通的增液汤、增液承气汤等，即是受承气养荣汤的启示而制定的。

(3)关于温疫后期忌用参术：吴氏认为，温疫后期，疫邪骤解，余热尚存，阴血未复，因此治疗必须大忌人参、黄芪、白术等温补之品。否则温补助邪，不但使现证缠绵难愈，而且日后必变生他证，诸如疮疡、劳嗽、流火结痰、气毒流注、痰核穿漏、周身疼痛、四肢拘急、两腿钻痛等变证，皆系骤补所致。诚然，温疫后期以阴伤多见，但并非意味决无阳气虚衰之证，戴天章在《广瘟疫论》中提出："疫邪为热症，伤阴者多，然亦有用药太过反伤阳者"，吴鞠通于《温病条辨》中也说："至调理大要，温病后一以养阴为主……间有阳气素虚之体质，热病一退，即露旧亏，又不可固执养阴之说而灭其阳火"。以上诸家之说足以补吴氏所论之不足，说明温疫后既多见阴虚，又可能见阳虚，自然并非皆宜养阴。若确为阳虚、气虚之候，则参、芪、术等温补之品为必用之品。尤其是湿热类温病，至后期热去而湿邪伤阳，阳气不足之证常可见到，温补之法每属常用。至于吴氏列举误用补气之法而产生的诸多病证，其中多数并非误补而致，故吴氏此说似有偏颇。

（二）《疫疹一得》选

《疫疹一得》为清代余霖（字师愚，常州桐溪人）所著，刊行于乾隆五十九年（公元1794年）。余氏"幼读鲁论，力学二十余年，屡蹶名扬"。客居中州时，父染疫证，庸医当伤寒误治而死。他奔丧至家，遍查其父所用方药，大都是治"伤寒"的辛温药，由此想到必是不同于伤寒的另一类疾病，但又绝非不治之证。为了探讨其究竟，遂弃举学医，发奋读书，悉心钻研诸家之学，欲求一救治方法以公于世。在研读《本草》时见石膏一药下云："性寒大清胃热，味淡而薄能解肌热，体沉而降能泄实热"，遂恍然大悟，认为非此药不足以疗热疫。后凡遇此疫病辄投之，无不应手而效。据《清史稿》记载："乾隆中，桐城疫，霖谓病由热疫，投以石膏辄愈。缓数年至京师，大暑，疫作，医以张介宾法者多死，以有性法亦不太尽验。鸿胪卿冯应榴姬人呼吸将绝，霖与大剂石膏，应手而痊，踵其法者，活人无算"。余氏治疫独树一帜，成为当时治疫名家，声震海内，名扬医坛。余氏根据几十年的实践经验，本"千虑一得"之意，著成本书。

本书主要分论治与条辨两部分：论治部分共有10节，是辨治热疫的理论，尤其是前五论涉及热疫的病因、病机、症状特征、斑疹形态及治疗原则方法等，内容既系统，又精要；条辨部分共72条，其中后20条为瘥后调理，其中涉及疼痛、身热、神识异常、痉厥、头面颈喉诸肿、喘满、口气、渴饮、呕呃、出血、发黄、二便异常等温热疫中的常见症状，其特点是每条详细讨论一种热疫的主症、兼症、发病机理，以及理法方药。全书对火热之邪所致的温疫证治，作了系统论述，不仅在治疗外感热病方面补充了《伤寒论》的不足，而且与吴又可的《温疫论》可相得益彰，进一步丰富了温疫病的辨证施治内容。王孟英曾高度赞扬余氏"独识淫热之疫，别开生面，洵补昔贤之未逮，堪为仲景之功臣"。

本篇节选了书中论治部分的全部内容及条辨部分的前50条。后20条瘥后调理部分，因只有症状而无具体治法，限于篇幅而删去。

【原文】

伤寒初起，先发热而后恶寒；疫症初起，先恶寒而后发热，一两日后，但热而不恶寒。此寒热同而先后异也。有似太阳、阳明者，然太阳、阳明，头痛不至如破，而疫则头痛如劈，沉不能举。伤寒无汗，而疫则下身无汗，上身有汗，惟头汗更盛。头为诸阳之首，火性炎上，毒火盘踞于内，五液受其煎熬，热气上腾，如笼上熏蒸之露，故头汗独多。此又痛虽同，而汗独异也。有似少阳呕者，有似太阴自利者。少阳而呕，胁必痛，耳必聋；疫症之呕，胁不痛，耳不聋，因内有伏毒[1]，邪火干胃，毒气上冲，频频而作。太阴自利者，腹必满；疫症自利者，腹不满。大肠为传送之官，热注大肠，有下恶垢[2]者，有傍流清水者，有日及数十度者。此又症异而病同也。种种分别是疫，奈何犹执伤寒治哉？（卷上·论疫与伤寒似同而异）

【注释】

〔1〕伏毒:指体内久伏之热疫毒邪。

〔2〕恶垢:指大便之污秽浊臭。

【评述】热疫是外感热病中发病急迫,传染性甚强的一类疾病,但其有些初起表现类似伤寒,易被误认和误治。本节从发热、头痛、出汗、呕、利等症状,详述热疫与伤寒的区别。

发热是热疫与伤寒的共有症状,伤寒初起,寒邪束表,卫阳郁闭,故先发热而后恶寒;热疫初起,疫邪迅速由表入里,故先恶寒发热,一二日后,即见但发热而不恶寒的气分里热炽盛症状。证之临床,伤寒寒邪郁表,化热入里较慢,故恶寒发热时间较长,而热疫病邪入里甚速,寒热羁留时间短暂,迅即出现壮热不恶寒的里热征象。但余氏所云:"伤寒初起,先发热而后恶寒;疫症初起,先恶寒而后发热",似嫌刻板,与临床实际不尽符合。

伤寒头痛,或因寒邪外束,太阳经气不舒,或是寒邪化热,邪热循阳明经上扰所致,所以疼痛不甚剧烈;热疫的头痛,是热毒侵淫充斥,火邪上犯清窍,所以疼痛甚剧,有如刀劈,且"沉不能举"。

伤寒病在太阳,寒邪外束,腠理密闭而表实无汗;传入阳明,则化热迫津外泄,见全身性的不断汗出。热疫的出汗是因津液被热毒熏蒸上腾,所以多见上半身出汗,尤以头部出汗为主。

伤寒少阳证呕逆,是邪气入侵,胆热犯胃所致,呕逆必伴有胁痛、耳聋、寒热往来、口苦心烦;热疫呕逆是热邪直接犯胃,毒火上冲而频频发呕,并无胁痛和耳聋。

伤寒太阴证可见自利,热疫有时也有自利。前者是太阴虚寒,水谷不得运化,偏渗大肠所致,粪便清稀而少臭味,且有腹满;后者则是热毒充斥于内,下迫大肠,便急次频,所便皆为"恶垢"。

总之,伤寒是寒邪致病,热疫是热毒之邪致病,其初期症状虽有某些相同,但病变性质则完全不同,只要对每一症状表现认真分析,两者不难分辨。只有对病证的寒温性质有了明确的区分,在治疗时才能做到寒温有别。

【原文】

仲景论冬至后为正伤寒,可见非冬至后,不过以类推其治耳!其言伤寒重在"冬至后"三字。世人论仲景书,究心七十二症,至于"冬至后"三字,全不体贴,是以无论春、夏、秋、冬,俱以伤寒治之。要之四时之气,寒特一耳。以冬月因寒受病,故曰伤寒。至春而夏,由温而热,亦曰伤寒,不知寒从何伤?予每论热疫不是伤寒,伤寒不发斑疹。有人问曰:子言热疫不是伤寒,固已!至云伤寒不发斑疹,古人何以谓伤寒热未入胃,下之太早,热乘虚入胃,故发斑;热已入胃,不即下之,热不得泄,亦发斑。斯何谓也?曰:此古人立言之误也。即"热"之一字以证其非,热与寒相反而不相并者。既云伤寒,何以有热入胃?又曰热已入胃,何以谓之伤寒?即用白虎、三黄、化斑、解毒等汤,俱从热治,未作寒医,何今人不悟古人之误,而因以自误而误人也?至论大者为斑,小者为疹,赤者胃热极,五死一生,紫黑者胃烂,九死一生。予断生死,则又不在斑之大、小、紫、黑,总以其形之松浮、紧束为凭耳。如斑一出,松活浮于皮面,红如朱点纸,黑如墨涂肤,此毒之松活外现者,虽紫黑成片可生;一出虽小如粟,紧束有根,如履透针[1],如矢贯的[2],此毒之有根锢结者,纵不紫黑亦死。苟能细心审量,神明于松浮紧束之间,决生死于临症之顷,始信予言之不谬也。(卷上·论伤寒无斑疹)

【注释】

〔1〕如履透针:履同鞋。喻斑疹像针穿鞋底不易透出。

〔2〕如矢贯的：矢是箭，的指靶。喻斑疹如箭射在靶上，穿透不易。

【评述】本节论述伤寒过程中一般不出现斑疹，出现斑疹多属热疫为病，并对斑疹在判断预后方面，提出了独到见解。

斑疹由热入营血，外发肌肤而成。伤寒感受寒邪，初起寒重热轻，病在卫表；及其人里化热，多见阳明经、腑热盛证，属气分证范畴，一般不内陷营血；当病入三阴，则寒化多而热化少，所以说："伤寒不发斑疹"。热疫则不同，暑热毒邪，传变迅速，最易进犯营血，充斥三焦，所以出现斑疹的较多。当然，从临床角度而言，外感热病发斑与否，主要决定于病邪是否侵入营血，扰及血络，因此，伤寒不是绝对不见斑疹，热疫也并非必发斑疹。另外，文中认为既称伤寒，都是寒邪为病，似有拘于字面之嫌，因伤寒一方面在古代是多种热性病的总称，不代表与热无关，另一方面即使感寒而发病者，其在表之寒邪也往往可以化热传里，如《伤寒论》中阳明之类，不能认定"既云伤寒，何以有热入胃？又曰热已入胃，何以谓之伤寒？"更不能以此而认为是古人之误。

如何根据斑疹的表现判断病情的轻重及预后。叶天士、章楠等认为点大而不高出皮面的为斑，点小而高出皮肤，抚之碍手的为疹，即所谓"大者为斑，小者为疹"。斑与疹形状不同，病机也不一样。斑是阳明血分热毒迫血溢于肌肤而成，疹是太阴肺经风热，内闭营中，外发血络所致。余氏之所以强调"予断生死，则又不在斑之大、小"，是由于其所说斑疹，实际都是指血分热毒，伤络迫血，外出肌肤，不高出皮肤的斑，只是形状有大小不同而已，这和叶、章二氏之说的斑疹，所指不同。

前人提出"斑色红者属胃热，紫者热极，黑者胃烂"，依据斑色之红、紫、黑等色泽不同，以判断营血热毒的浅深程度，余氏则提出了"总以其形之松浮、紧束为凭"的独到见解。其所说"红如朱点纸，黑如墨涂肤"，是说明斑色明润，形态松活，是预后良好的征象。如斑色紫黑成片，是热毒虽炽，正气未败，治之得法，还可转危为安。所以余氏所论与前人并不矛盾。至于文中提出的斑出"如履透针，如矢贯的"，则为邪毒锢结，正气不能透邪外出的表现，故是预后不良的征兆。总而言之，斑疹松浮洋溢，如洒于皮面者，为邪毒外泄，预后大多良好，属顺证；斑疹紧束有根，从皮里钻出，如履透针，如矢贯的，则系热毒深伏有根，锢结难出之象，主预后不良，属逆候。证之临床，根据斑疹的"松活"、"紧束"，以断预后的良否，确为阅历有得之见，临证屡验不爽。

【原文】

上古无疫疹，亦无痘，有之自汉始，何也？盖因天地开辟于子丑，人生于寅，斯时人禀清轻无为之性，茹毛饮血之品，内少七情六欲之戕，外无饮食厚味之嗜，浑然一小天地，是以无疫亦无疹，及汉始有者，亦由天地大运主之。自汉迄今，天地大运，正行少阳，即如仲夏，一日十二时论之，自子而丑、而寅、而卯、而辰，虽在暑天，人犹清爽，待交巳午，炎炎之势，如火炽热。由此推之，疫疹之有于汉后者，可悟运气之使然也。但未经岐黄论断，后人纷纷，但仿伤寒类推其治。即仲景所谓至春变温、夏变热、秋变湿，亦略而不察，且立言附和。有云瘟疫伤寒、瘟疹伤寒、斑疹伤寒，甚至热病伤寒，抑知既曰伤寒，何以有瘟、有斑、有疹、有热？认症既讹，故立言也谬，是以肆行发表攻里，多至不救。至河间清热解毒之论出，有高人之见，异人之识，其旨既微，其意甚远。后人未广其说，而反以为偏。《冯氏锦囊》[1]亦云：斑疹不可妄为发表，此所谓大中[2]至正[3]之论，惜未畅明其旨，后人何所适从？吴又可注《瘟疫论》，辨伤寒、瘟疫甚晰，如头痛、发热、恶寒，不可认为伤寒表症，强发其汗，徒伤表气，热不退，又不可下，徒伤胃气。斯语已得其奥妙。奈何以瘟毒从鼻口而入，不传于胃而传于膜原，此论似有语病。至用达原、三消、诸承气，犹有附会[4]表里之意。惟熊恁昭热疫之验，首用败毒散去其爪牙[5]，继用桔梗汤[6]，同为舟楫之剂，治胸膈、手六经邪热。以手、足少阳俱下膈络胸中，三焦之气为火，同相火游行一身之表，膈与六经，乃至高之分，此药浮载，亦至高之剂，施于无形之中，随高下而退胸膈及六经之热，确系妙法。予今采用其法，减去硝、黄，以疫乃无形之毒，难以当其猛烈，重用石膏，直入戊己[7]，先捣其窝巢之害，而十二经之患自易平矣，无不屡试屡验，故于平日所用方法治验，详述于下，以俟高明者正之。（卷上·疫疹穷源）

【注释】

〔1〕《冯氏锦囊》：清代冯兆张著。又名《锦囊秘录》。

〔2〕大中：谓无过与不及的中正之道。

〔3〕至正：最正确的。

〔4〕附会：把不相联系的事物，说成有联系；把没有某种意义的事物，说成有某种意义。

〔5〕败毒散去其爪牙：败毒散出自《小儿药证直诀》，又名“人参败毒散”。去其爪牙，指用败毒散疏散其兼感的在表之邪，王孟英说：“爪牙者，表邪之谓也。”

〔6〕桔梗汤：方出《温热经纬》，又名清心凉膈散，即凉膈散去硝、黄，加桔梗。

〔7〕戊己：戊、己，皆为十天干之一，五行属土，此处指阳明胃。

【评述】本节论述了疫疹的发生原因和疫疹的治疗原则及禁忌。

(1)疫疹的治疗原则：余氏总结了前人经验，并结合个人的临床体会，提出了治疗疫疹的基本原则：首先是“去其爪牙”，意要疏导经络，使郁于经络、胸膈之疫邪向外透达，故在附方中将败毒散列为首方。但是，该方之羌、独、柴、芎等药，属辛温升散之品，适用于兼感寒、湿等邪，初起恶寒、头身疼痛较甚者。若因热郁而不兼寒、湿者，用之反会助热为害。

其次“捣其窝巢”，意在“上升下行”，破巢逐邪。因疫为“无形热毒”，盘踞于胸膈肺胃，以桔梗汤重用石膏，直清肺胃，使“热降清升，疹自外透”。然而这只是对病变偏于上焦气分，热毒郁肺不甚者较为适宜。若热毒炽盛，充斥气血、表里、三焦者，则嫌病重药轻，力难胜任。

必须指出，余氏治热疫首用败毒散，继用桔梗汤去硝、黄重用石膏之法，是针对疫病初起时先用之方。在“去其爪牙”、“捣其窝巢”的治疗原则指导下，他对热疫的主要治法，则是以两清气(营)血、解毒救阴的清瘟败毒饮为主方。

(2)疫疹的治疗禁忌：余氏强调治疗疫疹当禁忌辛温发汗与攻下。因为发斑性疾病，早期多热毒郁闭而无汗，若误认为寒邪束表，而用辛温之剂强行责汗，不仅耗伤表气，且助火劫阴，使热势嚣张，故不可妄用。

下法虽是逐邪要着，但当发斑之际，如里无燥结而误用之，也会损害胃气，造成中虚邪陷的危局，故切忌妄用。

(3)对余氏若干论述的反思：余氏认为上古之人既无七情六欲之戕，复无饮食厚味之嗜，故无疫疹之病，有之自汉代始。但在文献上只有对痘疮起于汉代的记载，对于疫疹起于汉代，并无可靠的根据。另外，在汉以前即便没有疫疹，其原因也不一定都在于饮食、情志。

余氏认为吴又可论邪“不传于胃而传于膜原”有语病。从内容仔细分析，则不然。因二人所论疫病不一。余氏论的是“热疫”，所以他认为肺胃是邪气盘踞之所，而吴氏论的是“湿热疫”，所以他认为膜原是邪气盘踞的窝巢。论湿热疫邪踞于膜原，正是应用达原饮的理论根据。因此“传于膜原”之说，非属语病。

余氏认为吴又可“附会表里”，此说亦不够客观。我们认为辨表里是分别病位的一个客观标尺。不过，对疫病表证的治疗，不能袭用治伤寒的辛温解表法。疫病无论热疫或湿热疫，兼外寒者，多有较明显的寒栗、高热等表证。即使不因风寒触发，在伏邪外发之际，也常有短时间的恶寒、头痛等表证，进而转为纯热无寒等里热证，所以证分表里，对疫病辨证论治也十分必要。其实，就余氏所说："首用败毒散去其爪牙"，不能不说是主在宣表，"继用桔梗汤""重用石膏"，不能说不是清里。虽说不是"附会"表里，实际也是辨别表里。

【原文】

疹出于胃，古人言热毒未入于胃而下之，热乘虚入胃，故发斑；热毒已入于胃，不即下之，热不得泄，亦发斑。此指误下、失下而言。夫时行疫疹，未经表下，有热不一日而即发者，有迟至四五日而仍不透者。其发愈迟，其毒愈重。一病即发，以其胃本不虚，偶染邪气，不能入胃，犹之墙垣高大，门户紧密，虽有小人，无从而入，此又可所谓达于募原者也。至于迟至四五日而仍不透者，非胃虚受毒已深，即发表攻里过当。胃为十二经之海，上下十二经都朝宗[1]于胃，胃能敷布十二经，荣养百骸，毫发之间，靡所不贯。毒既入胃，势必亦敷布于十二经，戕害百骸。使不有以杀其炎炎之势，则百骸受其煎熬，不危何待？瘟既曰毒，其为火也明矣。且五行各一其性，惟火有二：曰君，曰相。内阴外阳，主乎动者也。火之为病，其害甚大，土遇之而赤，金遇之而熔，木遇之而燃，水不胜火则涸，故《易》曰：燥万物者，莫熯[2]乎火。古人所谓元气之贼也。以是知火者疹之根，疹者火之苗也。如欲其苗之外透，非滋润其根，何能畅茂？一经表散，燔灼火焰，如火得风，其焰不愈炽乎？焰愈炽，苗愈遏矣，疹之因表而死者，比比[3]然也。其有表而不死者，乃麻疹、风疹、暑疹之类。有谓疹可治而斑难医，人或即以疫疹为斑耳。夫疹亦何不可治之有？但人不敢用此法耳！（卷上·疫疹案）

【注释】

〔1〕朝宗：诸侯朝见天子，春见曰朝，夏见曰宗。借指百川入海。

〔2〕熯：音汉（hàn）。以火焙，转义干燥。

〔3〕比比：频频；屡次。

【评述】本节论述热疫发斑疹的机理及治疗原则。

斑疹是热疫的一个主要特征，其发生的主因是热疫毒邪，因而余氏明确指出："疫既曰毒，其为火也明矣。"疫邪侵犯阳明，内逼血分，外溢肌肉，故发斑疹。所谓"火者疹之根，疹者火之苗"，即形象地说明了斑疹与火毒的关系。此外，余氏所说"疹出于胃"之"疹"，实即斑之小者，故本论之疹和斑，其发病机理相同。

热疫斑疹外发的早迟对病情的轻重、预后关系密切，余氏强调"其发愈迟，其毒愈重"，确属经验之谈。热疫发斑，一般多在发病三至五天之间，但有发热不久即见斑疹的，以及发热多日而斑疹不外出者。这两种情况，每与正邪力量强弱的变化有关。凡斑疹透出迟缓，不是热毒过盛，郁闭于内不能外透，就是正气不足，一时难以托邪外出，病情较为重险。凡斑疹透发较快，大多为正气较强，能逐邪外透，所以发热不久，斑疹即迅速外透，斑透后，热势便逐渐减轻；但也有的因热毒过盛，一发病就斑疹密布，热势壮盛，则为热毒直犯营血，病情危重的表现。

余氏指出：斑疹虽是邪气外出的表现，但它并非邪气在表，因此治疗当在清解营血热毒方中，加入辛凉透发药物，以透邪外出，即所谓"滋润其根"，苗可外透。若误用辛温升散，不惟热毒不能外透，反而更助长邪热，殆害不浅，也就是"疹之因表而死者，比比然也"。

【原文】

疫疹之脉，未有不数者。有浮大而数者，有沉细而数者，有不浮不沉而数者，有按之若隐若现者，此《灵枢》所谓阳毒伏匿之象也。诊其脉，即知其病之吉凶。浮大而数者，其毒发扬，一经表热[1]，病自霍然；沉细而数者，其毒已深，大剂清解，犹易扑灭；至于若隐若现，或全伏者，其毒重矣，其症险矣。此脉得于初起者间有，得于七八日者颇多，何也？医者初认为寒，重用发表，先亏其阳；表则不散，继之以下，又亏其阴。殊不知伤寒五六日不解，法在当下，尤必审其脉之有力者宜之。疫症者，四时不正之疠气。夫疠气，乃无形之毒，胃虚者感而受之，病形颇似大实，而脉象细数无力。若以无形之疠气，而当硝、黄之猛烈，邪毒焉有不乘虚而入耶？弱怯之人，不为阳脱，即为阴脱；气血稍能驾御[2]者，必至脉转沉伏，变症蜂起，或四肢逆冷，或神昏谵语，或郁冒直视，或遗尿、旁流，甚至舌卷囊缩，循衣摸床，种种恶症，颇类伤寒。医者不悟，引邪入内，阳极似阴，而曰变成阴症，妄投参、桂，死如服毒，遍身青紫，鼻口流血。如未服热药者，即用大剂败毒饮，重加石膏，或可挽回。予因历救多人，故表而出之。（卷上·论疫疹之脉不宜表下）

【注释】

〔1〕表热：有版本作"凉散"。

〔2〕驾御：同"驾驭"。控制；驱使。

【评述】本节论热疫的脉象及误用汗、下的变证和治法。

热疫为阳热毒邪所致，数脉主热盛，所以热疫以数脉为主脉，并贯穿疾病之始终。初见"浮大而数"，是正气能够逐邪，邪毒透发于表，有外达之势，治疗当用辛凉透发，促使在里的热毒外达。脉沉细而数者，多为邪热闭伏于内之象，治非大剂辛透清解则邪难外越。初起脉见伏象，是热毒内闭太甚，只要体壮而无败证，尚无足怪，依证而投辛透清解，谨慎处理即可。若在病势亢进阶段，即所谓"七八日"之间，因误治而脉忽然伏匿不见，确为极险之象。余氏对热疫的主脉为数脉，浮大、沉细、隐伏等为兼见之脉的归纳，要而不繁，使人易于掌握。

热疫临证常见高热汗少，但病不在表；虽有多日不便，也并非里结阳明，而是无形热毒充斥表里，进犯营血所致。故余氏强调治疗时不能妄用表散、攻下。所谓"表散"，是指用辛温强行发汗而言，热疫如果误用表散，则热闭无汗，疹邪不能外发。热疫初起，斑疹将发，邪欲外达之时，理当禁下，若误用攻下，则正伤里虚，邪陷斑隐，就会造成阴阳疑似，虚实错杂的严重变化。此时可因正伤热毒内闭而形成"热厥"，即"阳极似阴"的恶候；也可因正气被伤导致阴脱阳亡。对此等变证，余氏强调用大剂清瘟败毒饮重用石膏清热泄火解毒，或可挽救于万一。

当然余氏的禁表、禁下之说亦不绝对，当表邪郁遏，热为寒束之际，在辛凉清解之中，少加一点表散之品，以疏解表邪，也非绝对不可，用之恰当，可使寒解郁开，伏邪外透。当里有燥结，多日不便，腹满口臭，脉沉伏有力，以致热毒伏郁，斑出不快，或郁遏不出，则又只有通下，才能使里通表和，热毒外透。此外，误治变证，虽以邪陷内闭为多，但也有因戕伤正气，而导致阴阳离决者。故不论是闭、是脱，余氏一味强调用清瘟败毒饮，似不合临床实际及辨治原则。由于脱是阴阳离决之象，生死危在旦夕，治疗首以固脱为急务，属阴脱者，急予益气救阴固脱；阳脱者，则急以回阳救逆固脱，虽有他证，待阳回阴守而后治之。

【原文】

瘟毒发斑，毒之散者也；瘟毒发疮，毒之聚者也。初起之时，恶寒发热，红肿硬痛，此毒之发扬者；但寒不热，平扁不起，此毒之内伏者。或发于要地，发于无名，发于头面，发于四肢，种种形状，总是疮症，何以知其是疫？然诊其脉、验其症而即知也。疮症之脉洪大而数，疫则沉细而数；疮症先热后寒，疫则先寒后热；疮症头或不痛，疫则头痛如劈，沉不能举。是其验也。稽[1]其症，有目红、面赤而青惨者，有忽汗忽燥者，有昏愦如迷者，有身热肢冷者，有腹痛不已者，有大吐干呕者，有大泄如注者，有谵语不止者，有妄闻妄见者，有大渴思水者，有燥[2]躁如狂者，有忽喊忽叫者，有若惊若惕者，神情多端，大都类是，误以疮症治之，断不能救。(卷下·瘟毒发疮)

【注释】

〔1〕稽：考核。

〔2〕燥：疑是“烦”字之误。

【评述】本节论热疫发疮的机理，与一般疮疡的区别及治疗禁忌。

热疫过程出现斑疹是热毒外透之象，若感染疫毒发病后，由于体表某一局部气血失和，热毒与之结聚，便会形成疮肿，故余氏曰：“瘟毒发斑，毒之散者也；瘟毒发疮，毒之聚者也”。疫毒发疮，多见于人体头面、五官、胸背、四肢或其他部位，其病机皆属邪毒结聚，气血凝滞，但邪毒仍有发扬与内伏之分。邪毒发扬者，病势向外，疮肿以红肿硬痛，跟脚高起为特征，伴恶寒发热，热毒易于化解清泄；邪毒内伏者，病势内敛，以肿形平塌，跟脚散漫为特征，伴但寒不热，热毒不易外泄化解，证较前者更为险恶。

邪毒发扬与内伏之辨，临证除据余氏所述外，尚须结合其他脉症进行辨别。如邪毒发扬者，必多面红目赤，渴思冷饮，烦躁如狂，脉盛而数等热毒外现之象；内伏者，必多四肢逆冷，面色青惨，腹痛不已，昏愦如迷，脉沉细而数等热毒内伏之征。此外，热疫发疮，无论发于疫前、疫后，或疮与疫病同时而发，只要疮形已成，在辨证时，除对疮形高起、扁平的观察外，还应注意观察其肿处的皮色、范围、硬度、有头、无头、是否溃破、糜烂、脓质、气味等等。对于病情的诊治及预后判断，均具有重要临床价值。

疫毒发疮与单纯外科疮疡局部表现相似，但伴见证候明显不同：疫毒发疮多伴见头痛如劈，沉不能举，面红目赤，谵语，大渴，吐泻，腹痛，脉沉细而数；一般疮疡，头或不痛，并不具有上述热疫的其他症状，脉洪大而数。若与阴证疮疡之发病缓慢，肿处皮色紫黯或无明显变化，无痛感或酸痛，触压坚硬或柔软如棉等特征相比，那就更显然可判。

一般外科疮疡的阳证，治应清火解毒，活血消肿；阴证治以温补升托，排毒消肿为法，二者有严格的区别。但疫毒发疮，无论病势发扬的疮形高起，或热毒内伏的疮形扁平，其根本原因都是热毒所致，只是后者邪伏在里，热毒更盛，治法之清热解毒，活血开结，较之前者更当重剂急投，绝不能以疮之扁平而误以一般阴证疮疡论治。故余氏强调：“温托妄施，断不能救”。

【原文】

娠妇有病，安胎为先，所谓有病以末治之也。独至于疫，则又不然，何也？母之于胎，一气相连，母病即胎病，母安则胎安。夫胎赖血以养，母病热疫之症，热即毒火也，毒火蕴于血中，是母之血亦为毒血矣。毒血尚可养胎乎？不急有以治其血中之毒，而拘拘以安胎为事，母先危矣，胎能安乎？人亦知胎热则动，胎凉则安。母病毒火最重之症，胎自热矣。极力清解凉血，使母病一解，而不必安自无不安矣。至于瘥后以及病中适逢经来，当以类推。若以产后、经期，药禁寒凉，则误人性命，只数日间耳！急则治其标者，此之谓也。(卷下·娠妇疫疹)

【评述】本节论述妊娠妇女病疫的治疗原则。

妊娠妇女患病，治疗当以安胎为主，这是治疗的一般原则。但孕妇感受疫毒而发为疫病，治疗则当针对病因，清除病邪。因为胎儿在母腹中，全赖母体之气血以养，故凡引起母体气血不能正常供养胎儿的任何原因，都可使胎动不安，甚或流产。疫本为热毒而致，最易灼营动血，胎靠血养，毒随血播，胎必受其伤害。因此，对妊娠妇女病疫，甚至触动胎气而胎动不安的治疗，亦应清热、凉血、解毒，以直接除去造成胎动的原因，使热毒去，胎自可安。若拘于养血安胎，便会助长毒势，不但不能保胎，反使母体病转重危，其结果母子两不能保。余氏由此推论，产后病疫，也当以治疫病为主，不能泥于产后"禁用凉剂"而不敢清热。如反用温补，则必致火上加油。但应注意的是，产后气血大虚，感邪病实，这是产后病疫的特点。吴鞠通在《温病条辨·解产难》中说："手下所治系实证，目中、心中、意中注定是产后。识证真，对病确，一击而罢；治上不犯中，治中不犯下，目中清楚，指下清楚，笔下再清楚，治产后之能事毕矣。"说明产后病热既要治其实，又应注意其虚，毫不拖延，中病即止，绝不一味蛮攻，也不妄事投补，能如是，则"治产后之能事毕矣"，确为经验之谈。

【原文】

松浮　松而且浮，洒于皮面，或红，或紫，或赤，或黑，此毒之外现者，即照本方治之，虽有恶症，百无一失。

紧束有根　疹出紧束有根，如从肉里钻出，其色青紫，宛如浮萍之背，多见于胸背。此胃热将烂之色，即宜大清胃热，兼凉其血，务使松活色退，方可挽回。稍存疑惧，即不能救。（卷下·疫疹之形）

【评述】本节论述斑疹的形态及对疫病诊断的意义。

余氏辨斑疹，非常重视其形态。斑疹"松而且浮，洒于皮面"，是指斑疹形态松活荣润，疹四边与正常皮肤没有很清晰的界限，指压时退色。凡斑疹形态松浮，如洒皮面，不论其色的浓淡，均是热毒外泄、气活血畅之征，治宜清胃凉营，解毒消斑，用清瘟败毒饮治之，预后多良。斑疹"紧束有根"，指疹形凝滞敛束，如粟米之在皮下，疹子边缘与正常皮肤清晰可辨，指压不退色，是热毒壅聚于内，气结血凝于外，病极危重的表现，故余氏称之为"胃热将烂"。对此须用大剂清瘟败毒饮加味，以泄热凉血，消瘀化斑，以冀获救于万一。若气衰不能宣畅，又当于泄热消斑中，兼以助气。至于斑形松浮而色紫，虽不如紧束有根之恶，但也是热深毒盛之象，如果再有险恶症状，更不能轻率从事，必须慎重对待。

【原文】

红活　血之体本红，血得其畅，则红而活，荣而润，敷布洋溢[1]，是疹之佳境也。

淡红　淡红有美有疵[2]。色淡而润，此色之上者也；若淡而不荣，或有娇而艳、干而滞，血之最热者。

深红　深红者，较淡红而稍重，亦血热之象。一凉血即转淡红。

艳红　色艳如胭脂，此血热极之象，较深红而愈恶。必大用凉血始转深红，再凉之而淡红矣。

紫赤　紫赤类鸡冠花而更艳，较艳红而火更盛。不即凉之，必至变黑。

红白砂　细碎宛如粟米，红者谓之红砂[3]，白者谓之白砂[4]。疹后多有此症，乃余毒尽透，最美之境，愈后脱皮。若初病未认是疫，后十日、半月而出者，烦躁作渴，大热不退，毒发于颔者，死不可救。（卷下·疫疹之色）

【注释】

〔1〕洋溢：充满、广播之意。此处形容斑疹外出广泛、分布均匀。

〔2〕有美有疵：疵，《说文》："病也"。凡事物之有过失者，皆曰疵。此处之"美"、"疵"是指斑疹淡红色，其病机有轻重良恶之异。

〔3〕红砂：即皮肤出现细碎如砂粒的红色疹子。

〔4〕白砂：即皮肤出现细碎如砂粒的白色疹子。

【评述】本节论疫疹色泽变化的诊断意义及其治法。

斑疹是邪热入血，溢于肌肤的表现，其红色的浓淡、荣晦，与热毒的轻重直接有关。一般而言，斑疹红活荣润，外出广泛，分布均匀，系血行尚属流畅及邪热外透的佳象。疹色淡红，荣润者为热毒较轻，随血敷布洋溢于外，为“色之上者”；淡而不荣者血伤热盛、淡而娇艳者热毒较盛、淡而干滞者热毒燔灼阴伤血耗，皆属血热最盛的表现。斑疹深红，较淡红荣润者热毒更深一层，为血分热毒较重之征。斑疹艳红，艳如胭脂，为血分热毒极重之象。斑疹紫赤类鸡冠花，则血分火毒更甚。综上可见，斑疹色泽的变化对判断热毒的轻重、气血的盛衰具有重要的临床意义。就色而言，色淡红为邪毒轻浅，色深红为邪深毒重，色紫则热毒更重，色黑是火毒极盛，随着斑疹色泽的加深，则病情增重，正如雷少逸所说：“红轻，紫重，黑危”。由此可见，余氏在前所说的“予断生死，则又不在斑之大、小、紫、黑”，当活看，因余氏自己对斑疹的辨色还是十分重视的。以泽而言，斑疹不论何色，只要“红而活，荣而润，敷布洋溢”，就是气血尚活的象征，“荣润”与“娇艳”虽均为气血洋溢，正气未伤，抗邪有力之象，但荣润是邪浅毒轻的佳象，娇艳则表示毒热已盛。反之，如干枯晦黯无泽，则为热毒锢结，气血失畅的表现，其中“不荣”是气结血伤，“干滞”是阴伤血瘀。在治法方面，斑疹虽都以清营凉血，解毒滋阴论治，但应各有所侧重。娇艳者，重在清营；不荣者，重在凉血畅气；干滞者，则以化瘀滋阴为重；若淡而不荣，乃正衰血虚之象，恐不堪邪毒侵淫而转败证，对此可用生地四物汤加葛根、蝉衣、紫草、丹参、红花以养血扶正，活血解毒透斑。

文中所谓“红砂”、“白砂”，是由于斑疹后毒邪未净，又发生细小的红色疹子，或白色疹子，是血分或气分余邪得以向外透泄，往往由此热退脉静而愈。但在临床上这种情况较为少见，一般是在发病热盛后见发疹，疹出则热退脉静。

至于“毒发于颔”，即“发颐”，是由于热毒不能外达而结于少阳、阳明之络所致，为疫疹的并发症。如症见高热，烦躁，口大渴，表示热毒极重，应急用清瘟败毒饮加减，以清解热毒，透邪外泄。如已化脓，急需切开排脓，结合外科治疗。

【原文】

疫疹初起，六脉细数沉伏，面颜青惨，昏愦如迷，四肢逆冷，头汗如雨，其痛如劈，腹内扰肠[1]，欲吐不吐，欲泄不泄，男则仰卧，女则覆卧[2]，摇头鼓颔[3]，百般不足。此为闷疫[4]，毙不终朝矣。如欲挽回于万一，非大剂清瘟不可，医家即或敢用，病家决不敢服，与其束手待毙，不如含药而亡。虽然，难矣哉！（卷下·疫疹不治之症）

【注释】

〔1〕腹内扰肠：指腹部搅痛，伴见烦躁闷乱，吐泄不得等症状。

〔2〕男则仰卧，女则覆卧：男为阳，女为阴，仰是阳的征象，覆是阴的征象，故说男仰女覆。这一说法，并不切合实际，对辨证意义不大。

〔3〕鼓颔：颔有多义，此处指颊车部位。所谓“鼓颔”是形容恶寒时颊车颤动，上下牙齿不断相击的状态。

〔4〕闷疫：病名，指突然暴发的疫病。表现为热毒秽浊闭遏于内，外有似脱的险恶症状。以闷乱阻闭为特征，故名“闷疫”。

【评述】本节论述疫诊中的危重病证“闷疫”的表现及治疗。

“闷疫”是热疫的暴发证，大多由于感受热毒秽浊病邪，阻滞闭塞于内，以致病初发就出现内闭而外似脱的险恶症状，所以认为难治。

本证面色青惨，四肢冰冷，头汗如雨，颇似阴寒内盛，逼阳外脱，但实际是热毒秽浊伏闭于内，不能外达而上迫所致。面色青惨，四肢冰冷因热毒秽浊闭伏于内；头汗如雨为邪不外达而上逼似脱；神昏，腹部绞痛，欲吐、泻不得为热毒闭阻，干乱于内；头痛如劈为秽热上窜；摇头鼓颔因火闭争越，邪正激争，《素问·至真要大论》谓“诸禁鼓栗，如丧神守，皆属于火”，即说明“鼓栗”是由火热内闭而致；脉细数沉伏则属热毒内伏，脉气受阻。可见上述“闷疫”症状与“内闭外脱”证虽相类似，而实则完全不同。一般内闭外脱证，多见于病之极期或后期，属正虚邪陷证；闷疫则是病发初起即秽毒内闭，正与邪争而难于舒展所致。

闷疫病势急暴猛烈而病情险恶，如治不准确、及时，则“毙不终朝”，但治疗得当，也能化险为夷。治疗须紧扣其秽毒闭塞于内的病机特点，及时投以大剂清瘟败毒饮，辟秽开闭，清透解毒，调气活血，或可挽回于万一。但如不加详辨而一律给以清瘟败毒饮，则也并不完全符合临床实际。汪曰桢说：“清瘟败毒饮有遏抑而无宣泄，故决不可用于本证”，王孟英认为：“宜刺曲池、委中以泄营分之毒，再灌以紫雪清透伏邪，使其外越，或可挽回”，皆属阅历有得之见。

【原文】

清瘟败毒饮　治一切火热，表里俱盛，狂躁烦心。口干咽痛，大热干呕，错语不眠，吐血衄血，热盛发斑。不论始终，以此为主。后附加减[1]。

生石膏大剂六两至八两，中剂二两至四两，小剂八钱至一两二钱　小生地大剂六钱至一两，中剂三钱至五钱，小剂二钱至四钱　乌犀角大剂六钱至八钱，中剂三钱至五钱，小剂二钱至四钱　真川连大剂六钱至四钱，中剂二钱至四钱，小剂一钱至一钱半　生栀子　桔梗　黄芩　知母　赤芍　玄参　连翘　竹叶　甘草　丹皮

疫证初起，恶寒发热，头痛如劈，烦躁谵妄，身热肢冷，舌刺唇焦，上呕下泄。六脉沉细而数，即用大剂；沉而数者，用中剂；浮大而数者，用小剂。如斑一出，即用大青叶，量加升麻四五分引毒外透。此内化外解、浊降清升之法，治一得一，治十得十。以视升提发表而愈剧者，何不俯取刍荛[2]之一得也。

此十二经泄火之药也。斑疹虽出于胃，亦诸经之火有以助之。重用石膏直入胃经，使其敷布于十二经，退其淫热；佐以黄连、犀角、黄芩泄心、肺火于上焦，丹皮、栀子、赤芍泄肝经之火，连翘、玄参解散浮游之火，生地、知母抑阳扶阴，泄其亢甚之火，而救欲绝之水，桔梗、竹叶载药上行；使以甘草和胃也。此皆大寒解毒之剂，故重用石膏，先平甚者，而诸经之火自无不安矣。（卷下·清瘟败毒饮）

【注释】

〔1〕为叙述方便，后附方药加减内容，分别移至疫疹五十二症之后。

〔2〕刍荛：刍音除（chú），荛音饶（ráo）。刍荛，原指柴草，此处谦指自己的见解。

【评述】本节论述治疗热疫的代表方剂清瘟败毒饮的组成及配伍意义。

清瘟败毒饮是余氏治疗热疫及热疫发斑的主方，书中所列 52 证都是以该方加减进行治疗。本方系白虎汤、凉膈散、黄连解毒汤及犀角地黄汤四方组合而成，具有诸方的综合协同作用。方中石膏、知母，大清阳明气分热毒；犀角、生地、玄参、丹皮、赤芍，清营解毒，凉血散血，养阴化斑；黄连、黄芩、栀子、连翘，泻火解毒；竹茹清心除烦；甘草解毒利咽，共成一首寒凉直折、气营（血）两清的清热解毒重剂。余氏按石膏、生地、犀角、川黄连四味主药用量，分为大、中、小 3 个剂型，以据证的极重、重、轻而相应选用。其所列 52 证均用本方加味治疗，且只增不减，其中增重方中用药有 12 味，其中加重石膏用量的有 43 证、川黄连

24证、犀角18证、生地12证、玄参16证，显示了余氏重在清解气、血热毒的立方意图。方中石膏质重味淡应先煎数十沸，犀角可减量磨汁兑入和服，或改用水牛角二两，刨丝与石膏同煎。

在辨证原则下，根据证的差异，余氏加用药物共44味，另有蜜煎导法和四磨饮各一。其中用的最多是黄柏，共10证，金银花、滑石各7证，其次龙胆草、羚羊角、地丁草、天花粉各5证，板蓝根、桑皮、大黄、归尾、猪苓、泽泻、木通各4证，其他各味有1～3证。

清瘟败毒饮是大清气血，泻火解毒的重要方剂。对于温热病极期邪深毒盛、气营或气血两燔的重证、险证，用之得当，确能力挽危局。现代临床用于治疗流行性乙型脑炎、流行性脑脊髓膜炎、流行性出血热等急性传染病及热毒斑疹，效果较为显著。由于该方是寒凉重剂，如邪在卫表、里热不盛者，不能妄用，妄用则有寒凉冰伏之患。

【原文】

头额目痛，颇似伤寒，然太阳、阳明头痛，不至于倾侧难举，而此则头痛如劈，两目昏晕，势若难支。总因毒火达于两经，毒参阳位〔1〕。用釜底抽薪之法，彻火下降，其痛立止，其疹自透。误用辛香表散，燔灼火焰，必转闷证。（头痛倾侧）

头痛倾侧，本方加石膏、玄参、甘菊花〔2〕。

【注释】

〔1〕毒参阳位：指邪毒侵犯头面阳位。

〔2〕本节把卷上“疫疹之症”内容与清瘟败毒饮后附“疫疹之症”的加减内容合并。疫疹52症皆同，不再一一作注。

【评述】本节论热疫头痛与伤寒头痛的鉴别及其治疗方法。

头痛，是热疫与伤寒早期都有的症状。伤寒太阳头痛，多兼项背不舒而以后枕部疼痛较重；阳明头痛则以前额部疼痛较重。前者是因寒束太阳经气，后者是由寒邪化火循经上扰所致，这两种头痛都不很剧烈，也不伴有两目昏花之感。热疫头痛为热毒疫邪侵犯太阳、阳明二经，所谓“毒参阳位”，故痛如刀劈，且两目疼痛，昏花模糊，两者显然有别。

热疫头痛的治疗必急清在里的热毒，余氏以清瘟败毒饮增石膏、玄参以清气凉营，解毒泄热，加菊花，体轻气清引药上行而清上彻下，使里热得清，火不上炎，里热不郁，则头痛可止，斑疹外透。热疫头痛不但绝对禁用辛温发散之剂，即使辛凉宣表剂也不适宜。

【原文】

骨与腰，皆肾经所属。其痛若此，是淫热之气已流于肾经。误用表寒，死不终朝矣。（骨节烦痛腰如被杖）

骨节烦痛，腰如被杖，本方加石膏、玄参、黄柏。

【评述】热疫发病后出现通身骨节烦热疼痛，腰背好像被棍棒抽打般剧痛，这是热毒侵淫筋骨、关节，郁阻经气的表现。由于肾主骨，腰为肾之府，故余氏称之为“淫热之气，已流入肾经”。治疗当用清瘟败毒饮增石膏以清热解毒，加黄柏、增玄参以清泄肾经火毒。对于热疫所见的骨节烦痛、腰如被杖表现，切不可误认为是寒邪束表，而用辛温解表之剂，否则助热化火，危殆之至。

【原文】

热宜和不宜燥〔1〕，至于遍体炎炎，较之昏沉肢冷者，而此则发扬，以其气血尚可胜毒，一经清解，而疹自透，妄肆发表，必至内伏。（遍体炎炎）

遍体炎炎，本方加石膏、生地、川连、黄芩、丹皮。

【注释】

〔1〕热宜和不宜燥:“和”指热势温和;“燥”指发热急,热势高。

【评述】发热是温疫病过程中的主要症状,且贯穿于病情之始终。人体因外感疫邪引起的发热,是正邪剧烈交争的表现,一般应热势温和,不宜过急过盛,若发热急,热势过高,则是热毒过重的表现。因此,疫证过程中,其发热壮盛,遍体炎炎者,是正气奋起,抗邪外出,毒势发扬的表现,较之发热伴神昏、肢厥的正气被遏,热毒郁闭于里者为顺。对于这种遍身高热的疫证,治疗可在清瘟败毒饮中重用石膏、生地、川连、黄芩、丹皮,以增强其泄热凉血解毒之功,使热清毒解,高热自能透解。从临床角度而言,高热之际,治要因势利导,促使邪热内清外解,既不能以“发扬”而忽之,亦不要独用大寒而遏之,自可免内闭之变。

【原文】

有似乎静而忽躁,有似乎躁而忽静,谓之不常,较之癫狂,彼乃发扬,而此则遏郁,总有毒火内扰,以至坐卧不安。(静躁不常)

静躁不常,本方加石膏、川连、犀角、丹皮、黄芩。

【评述】热疫病程中出现时而安静如常,时而烦乱躁扰,即余氏所谓的“静躁不常”,此乃热毒干扰心神,不能正常控制情绪所致,但尚未达到神识完全丧失的程度,比热病中出现狂躁及神昏谵妄程度要轻。

对于热毒扰乱心神的静躁不常,可用清瘟败毒饮重用石膏、黄芩、丹皮,气营热清则火不上扰,同时更加重犀角、黄连之量,直清心经邪热,热清则躁自止。

【原文】

寤从阳,主于上:寐从阴,主于下。胃为六腑之海,毒火壅遏,阻格上下,故不寐。(火扰不寐)

火扰不寐,本方加石膏、犀角、琥珀、川连。

【评述】寤寐是人体阴阳运动变化的正常生理表现。引起不寐的原因颇多,总与心神失宁有关。疫证不寐,乃热毒壅遏中焦,火邪上扰心神所致。因此治疗宜急急清泄火邪,用清瘟败毒饮重用石膏、犀角、川连,并加琥珀镇心安神。王孟英对本证加用琥珀颇有微词,认为“火扰不寐,何必琥珀?若欲导下,宜用木通”。王氏之论切合病情,贴近临床,值得参考。

【原文】

初病周身如冰,色如蒙垢,满口如霜〔1〕,头痛如劈,饮热恶冷,六脉沉细。此阳极似阴,毒之隐伏者也。重清内热,使毒热外透。身忽大热,脉转洪数,烦躁谵妄,大渴思冰,症虽枭恶〔2〕,尤易为力。若遇庸手,妄投桂、附,药不终剂,死如服毒。(周身如冰)

周身如冰,本方加石膏、川连、犀角、黄柏、丹皮。

【注释】

〔1〕满口如霜:指白色舌苔满布,口腔黏膜上也有白色如霜之物。

〔2〕枭恶:“枭”是一种凶猛的鸟;“恶”乃不善之谓。“枭恶”即凶恶之意。此处用以喻证候之凶猛不善。

【评述】热疫初起即见通身逆冷,面色晦黯如蒙尘垢,舌上满布白苔,甚至口腔黏膜也色白如霜,头痛如劈,喜饮热汤而恶冷,六脉沉细者,此为暴感热毒,兼夹秽浊,深伏于内,闭塞不能外透,热深厥甚的险恶表现。对此宜用清瘟败毒饮加重石膏、川连、犀角、黄柏、丹皮,以重清内热,冀热毒解,闭郁开,则邪从外透。如重用清解之后,患者忽由原来的厥冷转为通身大热，脉由沉细转为洪数，并由饮热恶冷转为大渴思冰，即是热毒向外发扬的征象，病有转机，故余氏认为此时“症虽枭恶，尤易为力”。若将此热深厥甚的真热假寒证，误认作阳虚阴寒内盛所致，而投以肉桂、附子等辛热温阳之品，则祸不旋踵。

【原文】

四肢属脾，至于逆冷，杂症见之，是脾经虚寒、元阳将脱之象。惟疫则不然，通身大热，而四肢独冷。此烈毒壅遏脾经，邪火莫透。重清脾热，手足自温。（四肢逆冷）

四肢逆冷，本方加石膏。

【评述】杂证见四肢逆冷的，多因脾阳虚衰或元阳将脱，但也非绝对，属于其他脏腑阳虚或阳热内郁者也常可见到，总与阳气衰微或难以外布有关。

热疫四肢逆冷，则多为热毒内伏，火不外透所致，故四肢虽冷而犹通身大热，与阳虚厥逆显然可别。治疗可用清瘟败毒饮加重石膏以清泄里热，热毒得清，阳郁得伸，则手足自温。余氏治热厥重在气分，证之临床，热病肢厥的原因较多，并非仅此一证，若伴有昏谵者，其厥闭涉及手厥阴，伴有动风者，则兼及足厥阴，故王孟英指出：“热伏厥阴而逆冷者，温疫证中最多，不可不知也”。此外，在疫病后期如阳气外脱，也可出现通体厥冷的症状，与本证所述的肢厥而身热者显然不同。

【原文】

筋属肝，赖血以养。热毒流于肝经，疹毒不能寻窍而出，筋脉受其冲激，故抽惕若惊[1]也。（筋抽脉惕）

筋抽脉惕，本方加石膏、丹皮、胆草。

【注释】

〔1〕抽惕若惊：指肢体间断抽动，好似突然受惊状。

【评述】疫病发斑，是热毒深入营血，迫血伤络而热毒随血外达体表的现象。因此，疫疹以斑疹外透为顺，久郁不达为逆。所谓“疹毒不能寻窍而出”，乃指热毒内郁，斑疹不能透达于外。热毒既然久郁于内，不上犯心包，即内逼肝经。邪入厥阴，横窜筋膜，则致肢体“抽惕”，这是热盛动风的轻度表现。治疗可用清瘟败毒饮重用石膏、丹皮，加龙胆草，以清解郁热，凉肝息风而透邪外出。若抽搐较甚者，可再加羚羊角、钩藤以息风止痉。

【原文】

杂症有精液枯涸，水不上升，咽干思饮，不及半杯，而此则思冰饮水，百杯不足，缘毒火熬煎于内，非冰水不足以救其燥，非石膏不足以制其焰。庸工忌戒生冷，病家奉为神术，即温水亦不敢与，以致唇焦而舌黑矣。（大渴不已）

大渴不已，本方加石膏、花粉。

【评述】杂证因阴精亏损，液不上承可致咽喉干燥，口渴思饮，但饮水不多。热疫常因热毒炽盛，消灼津液，故见大渴引饮，百杯不足，且喜冷思冰，这是引水自救以应急。故热疫伤津口渴，不但不禁饮水，而且应让其凉饮。当然在热盛之际，饮水只能解一时之渴，不能消除病原。欲消除热毒，还必须在清瘟败毒饮中重用石膏以清热，加天花粉生津止渴。

【原文】

四时百病，胃气为本，至于不食，似难为也。而非所论于胃热者，乃邪火犯胃，热毒上冲，频频干呕者有之，旋食旋吐者有之。胃气一清，不必强之食，自无不食矣。（胃热不食）

胃热不食，本方加石膏、枳壳。

【评述】胃主受纳，为人身后天之本，大凡呕逆不食，病主在胃。热疫出现频频干呕，不能进食，或随食随吐，即为热毒犯胃，胃气失降，挟邪冲逆之故。此与《素问·至真要大论》所说“诸逆冲上，皆属于火”之病机相合。治疗可用清瘟败毒饮增石膏、加枳壳，以清热解毒，和胃降逆。胃热一清，胃气得降，则呕逆、不食自消。王孟英指出：“热壅于胃，杳不知饥，强进粥糜，反助邪气，虽粒米不进病势未衰者，不可疑为胃败也。若干呕吐食，则本方之甘、桔、丹皮皆不可用，宜加竹茹、枇杷叶、半夏之类。”此说甚有见地。胃热不食、呕逆者，不可强迫进食。治疗药中甘草、桔梗升提，丹皮易动胃致呕，皆宜去而不用。竹茹、枇杷叶皆属清降之品，于本证甚合。半夏虽嫌辛燥，但用于大剂清热泻火方中，能制其温燥而用其辛开，以发挥其开郁和胃降逆作用，只是用量宜轻不宜重。

【原文】

胸膈乃上焦心肺之地，而邪不易犯。惟火上炎，易及于心，以火济火；移热于肺，金被火灼，其燥愈盛，气必长吁，胸必填满而郁遏矣。（胸膈郁遏）

胸膈遏郁，本方加川连、枳壳、桔梗、瓜蒌霜。

【评述】胸痞气塞、吁气，在热疫中出现，为热毒犯肺，金被火灼，气机郁遏之象，较之其他温病之“热郁胸膈”证，病机并不相同。因此，非栀子豉汤所能治，需用清瘟败毒饮加瓜蒌霜、枳壳清热解毒，宣上宽胸。对有痰饮内停者，地、芍等阴柔滋腻之品自不相宜，应以橘皮、枳实、桔梗之类化痰降逆为宜。王孟英治疗本证喜用莱菔汁，认为其“既清燥火之闭郁，亦开痰食之停留，用得其宜，取效甚捷”，实为经验之谈，临证尤以生用为佳。

【原文】

心之气出于肺而为声。窍因气闭，气因毒滞，心迷而神自不清，窍闭而声不出矣。（昏闷无声）

昏闷无声，本方加石膏、川连、犀角、黄芩、羚羊角、桑皮。

【评述】热疫见神昏不语，闷乱不安，多因热毒进犯，神迷窍闭所致，余氏主张大剂清热泻火解毒，用败毒饮加石膏、川连、犀角、黄芩、羚羊角、桑皮等治疗。但证之临床，热疫出现昏闷无声，非肺气闭郁，声不能出，故桑皮似不相宜。热盛神昏，仅用清热泄火，亦嫌病重药轻，当以紫雪辈清心开窍为是。

【原文】

胃属湿土，列处中焦，为水谷之海，五脏六腑十二经脉，皆受气于此。邪不能干，弱者著而为病，偏寒偏热，水停食积，皆与真气相搏而痛，此言寻常受病之源也。至于疫疹腹痛，或左或右，或痛引小肠，乃毒火冲突，发泄无门，若按寻常腹痛分经络而治之必死。如初起，只用败毒散或凉膈散加黄连，其痛立止。（腹痛不已）

【评述】由于疫邪暴中，热毒内闭，腹痛突作，或左或右，痛引小肠，其来势多急，其症情亦较险，治用败毒散或凉膈散加黄连，清泄热毒，辟秽开闭，则其痛可止。当然疫病中的腹痛一证也不可一概认作毒火冲突所致，故王孟英强调：“疫证腹痛，固与杂证迥殊，然挟食挟瘀挟疝，因病疫而宿疾兼发者，亦正多也。”

【原文】

在伤寒过汗，则为亡阳，而此则不然。盖汗者心之液，血之所化也。血生于心，藏于肝，统于脾。血被煎熬，筋失其养，故筋肉为之瞤动。（筋肉瞤动）

筋肉瞤动，本方加生地、石膏、黄柏、玄参。

【评述】热疫热灼阴血，筋肉失养而致筋肉瞤动，与伤寒过汗亡阳所致者病机完全不同，治当清热解毒，凉血养阴，凉肝息风，清瘟败毒散加生地、石膏、黄柏、玄参等治之。具体治疗时尚可加入羚羊角、钩藤等以加强凉肝息风之力。

【原文】

病人自言胃出冷气，非真冷气也，乃上升之气，自肝而出，中挟相火，自下而上，其热尤盛。此火极水化，热极之征，阳亢阴微，故有冷气。（冷气上升）

冷气上升，本方加石膏、生地、丹皮、川连、犀角、胆草。

【评述】胃出冷气，临床多由脾胃虚寒，或素有痰饮所致。热疫所见冷气上升，则为火极似水，阳亢逼阴，阴气上冲形成的上寒下热之寒热失调证，故治疗当清热解毒坚阴，用本方加石膏、生地、丹皮、川连、犀角、胆草。对寒热真假的辨析在临证时应特别慎重，如属“火极化水”，必然要具备病急、证险，病始即见热毒遏伏等一系列热疫见证。

【原文】

口中臭气，令人难近。使非毒火侵炙于内，何以臭气喷人乃尔也。（口秽喷人）

口秽喷人，本方加石膏、川连、犀角。

【评述】热疫病程中，患者出现口中臭气喷人，属毒火兼夹秽浊熏蒸，治从清热解毒辟秽。从温病临床而论，引起口臭的原因尚多，有阳明热炽，燥屎内结，或肺为热毒熏灼，久郁不解以及中焦湿热熏蒸，浊气上泛种种，因此治疗时当辨清主、兼各证，据证立法。如兼秽浊的，应兼以辟秽化浊；兼燥结者，又须合用通下，不得独进大剂寒凉，因此时“扬汤止沸，不若釜底抽薪”。

【原文】

舌苔分乎表里，至于如霜，乃寒极之象。在伤寒为寒证的据，故当温散。而疫症如霜，舌必厚大，此火极水化，误用温表，旋即变黑。《灵枢》曰：热症舌黑，肾色也。心开窍于舌，水火相刑必死。予已经过多人，竟无死者，可见古人亦有未到处，但无此法耳！（满口如霜）

满口如霜，本方加石膏、川连、犀角、黄柏、生地。

【评述】白苔一般主表主寒，但在热疫出现苔白如霜，满布舌面，舌体厚大，舌质红赤，为热毒遏伏所致，为“火极水化”，不可误认为寒证而用温散之品，抱薪救火，使毒火更烈，舌苔旋即变黑，当用清瘟败毒散加重石膏、川连、犀角、生地用量，并加用黄柏，以泄火解毒。

【原文】

喉以纳气通于天，咽以纳食通于地，咽喉者，水谷之道路，气之所以上下者。至于肿痛，是上下闭塞，畏用清凉，为害不浅。（咽喉肿痛）

咽喉肿痛，本方加石膏、桔梗、玄参、牛子、射干、山豆根。

【评述】热疫出现咽喉肿痛为热毒熏灼肺胃，壅遏关口，上下闭塞所致，治用清瘟败毒散加石膏、桔梗、玄参、牛子、射干、山豆根以清热解毒，散结消肿，利咽止痛。对此证的治疗，王孟英提出“加莹白金汁最妙。药汁碍咽者，亟以锡类散吹之”。金汁清热解毒之力虽强，但目前已无制备者，不如改用大黄为好。锡类散能去腐生新，用治咽喉溃烂者较宜，咽喉肿痛者，可用金不换散、玉钥匙等吹之。

【原文】

唇者脾之华，以饮食出入之门，呼吸相关之地，焮肿不能自如，脾热可知。（嘴唇焮肿）

嘴唇焮肿，本方加石膏、川连、连翘、天花粉。

【评述】热疫脾为热灼，火邪上炎，可致唇肿灼热，色焦红，治当用本方加石膏、川连、连翘、天花粉，清泄脾热，解毒坚阴。

【原文】

燎泡[1]宛如火烫，大小不一，有红有白，有紫黑相间，痛不可忍，破流清水，亦有流血水者。治同大头。(脸上燎泡)

脸上燎泡，本方加石膏、生地、银花、板蓝根、紫花地丁、马勃、归尾、丹皮、玄参。

【注释】

〔1〕燎泡：较大的疱疹。

【评述】热疫面部疱疹大小不一，色红白紫黑相间，痛不可忍，属火毒内盛，熏蒸头面所致，治用清瘟败毒饮加清火解毒之品。

【原文】

头为诸阳之首，其大异常。此毒火寻阳上攻，故大头[1]。(大头)

大头天行，本方加石膏、归尾、板蓝根、马勃、紫花地丁、银花、玄参、僵蚕，生大黄脉实者量加。

【注释】

〔1〕大头：即"大头瘟"的简称。

【评述】热疫头面肿大，为火毒上攻所致，治同上条。

【原文】

腮者肝肾所属，有先从左肿者，先从右肿者，有右及左、左及右者。不即清解，必成大头。(痄腮)

痄腮，本方加石膏、归尾、银花、玄参、紫花地丁、丹皮、马勃、连翘、板蓝根。

【评述】痄腮腮部肿胀灼痛，或左或右，由一侧延及另一侧，属热毒上壅，郁结少阳之络，治当用本方加石膏、归尾、银花、玄参、紫花地丁、丹皮、马勃、连翘、板蓝根清热解毒，散结消肿。

痄腮与大头的临床表现虽都以头面肿痛为主，但肿痛部位、范围、形状、皮色各有特征，它们是两种不同的疫病，二者既无轻重之分，也无互相转化的因果关系，在现代医学中更是两种不同原因的急性传染病。因此，余氏所说痄腮"不即清解，必成大头"，似无临床依据。

【原文】

颈[1]属足太阳膀胱经，少阴肾经与膀胱为表里。热毒入于太阳，故颈肿。(颈肿)

颈颌肿痛，本方加石膏、桔梗、牛蒡子、夏枯草、紫花地丁、玄参、连翘、银花、山豆根。

【注释】

〔1〕颈：《说文》："颈在前，项在后"。足太阳经循背项而足阳明、足少阳经循颈，临床上多见颈肿，似应责之足阳明、足少阳经。

【评述】项部属足太阳膀胱经所主，热毒深入，循经上攻，则颈颌肿痛，治本方加石膏、桔梗、牛蒡子、夏枯草、紫花地丁、玄参、连翘、银花、山豆根清热解毒，散结消肿。

【原文】

耳后肾经所属。毒发于此，其病愈恶，即宜清散。耳中出血者不治。(耳后硬肿)

耳后痛硬，本方加石膏、连翘、生地、天花粉、紫花地丁、丹皮、银花、板蓝根、玄参。

【评述】耳后属肾经所属，耳后硬肿，为火毒深入肾经，循经上攻之象，故病情较为险恶，急当本方加石膏、连翘、生地、天花粉、紫花地丁、丹皮、银花、板蓝根、玄参清热毒，救肾阴。

【原文】

舌者心之苗。心宁则舌静，心乱则舌动。心在卦为离，属火，下交于肾，得坎水相济，成其为火，故为君火。寂无所感，自然宁静，毒火冲突，燔炙少阴，以火遇火，二火相并，心不能宁，嗒舌[1]其能免乎？（嗒舌弄舌）

嗒舌弄舌，本方加石膏、川连、犀角、黄柏、玄参。

【注释】

〔1〕嗒舌：指用舌尖抵于上腭时，下腭随即向下而舌也同时弹动的动作和发出“嗒”的声音，俗称“弹舌”。多见于小儿热病过程中。

【评述】热疫出现舌不时弹动，发出嗒嗒声响，或伸出口外，扰动不已，皆为热毒挟心火上炎所致，治当以本方加石膏、川连、犀角、黄柏、玄参清心热，泄热毒。

【原文】

目者肝、脾、肺、肾所属。红丝缠绕，此脾火传肺，肺传肾，肾传肝。治宜重清脾热，兼治三经，而红自退。误以眼科治之，为害不浅。（红丝绕目）

红丝绕目，本方加菊花、红花、蝉衣、谷精草、归尾。

【评述】热疫目赤，是热毒内盛，循经上攻的表现，其他温热病热入气营时也可见。如现在所谓之斑疹伤寒、恙虫病、猩红热、麻疹、流行性出血热等病都有结膜充血这一特征。所以目赤是以上这些全身性病变的局部反应，而不是眼病，只要本病痊愈，目赤即可消失。余氏所谓：“误以眼科治之，为害不浅”，确为经验之谈。在热病中见红丝绕目又每与热瘀有关，所以余氏在清火的同时加用归尾、红花等活血之品。

【原文】

头为一身之元首，最轻清而邪不易干。通身焦燥独头汗涌出，此烈毒鼎沸[1]于内，热气上腾，故汗出如涌。（头汗如涌）

头汗如涌，本方加石膏、玄参。

【注释】

〔1〕鼎沸：喻热毒在里，犹如鼎内之水被煮沸蒸腾之状。

【评述】热疫通身焦燥，头汗涌出，为热毒炽盛，郁闭于内，蒸腾于上所致，治当用本方加石膏、玄参清热生津，解郁透邪，使里清表和，热达腠开，则头汗自愈。

【原文】

齿者骨之余。有以咬牙为血虚，谓杂证则然耳。疫疹咬牙，是肝经热极。肝为血海，被火煎熬，牙失其养，故频频而作。（咬牙）

咬牙，本方加石膏、生地、丹皮、龙胆草、栀子。

【评述】热疫出现牙齿上下紧咬，并相互磨切，属热毒犯肝，肝热动风之兆，与内伤杂病中血虚生风的病机迥异，治疗当从清解热毒，凉肝息风入手。

【原文】

杂症鼻衄，迫于肺经浮游之火，而疫乃阳明郁热上冲于脑。鼻通于脑，热血上溢，故从鼻出如泉。（鼻衄涌泉）

鼻血泉涌，本方加石膏、生地、黄连、羚羊角、桑皮（生用）、玄参、棕灰、黄芩。

【评述】热疫毒犯阳明，血热上冲而致鼻衄，出血量多，多伴高热，烦渴，口臭，治当用本方加石膏、生地、黄连、羚羊角、桑皮、玄参、棕灰、黄芩清胃解毒，凉血止血。王孟英指出：本证治疗“本方宜去桔梗，加白茅根”，可供参考。

【原文】

舌上白点如珠，乃水化之象，较之紫赤黄黑，古人谓之芒刺者更重。（舌上珍珠）

舌上珍珠，本方加石膏、川连、犀角、连翘、净银花、玄参、花粉。

【评述】舌生白点如珍珠，与舌生芒刺，是发生在舌上的两种病变征象。一种是发生在舌上的小浅溃疡，一种是舌尖部的丝状乳头突起。虽都与火、热有关，但就病机而论，前者是心脾火炎，后者是心营热炽，二者同中有异。惟见于疫疹，它们都是疫邪热毒上攻，只是前者较后者为病更重。治疗当用本方加石膏、川连、犀角、连翘、净银花、玄参、花粉清泄心脾热毒。

【原文】

疫症初起，苔如腻粉，此火极水化。医者误认为寒，妄投温表，其病反剧，其胎愈厚，加以重剂，以致精液愈耗，水不上升，二火煎熬，变白为黑，其坚如铁，其厚如甲，敲之戛戛有声，言语不清，非舌卷也。治之得法，其甲整脱。（舌如铁甲）

舌如铁甲，本方加石膏、犀角、川连、知母、天花粉、连翘、玄参、黄柏。

【评述】热疫初起，热毒秽浊内盛，舌苔白厚如积粉，若误以为寒，妄投温热表散之品，助热化燥，热毒夹胃火劫伤阴液，则白苔转黑，坚厚如甲，治从清热解毒坚阴，则焦厚硬苔自能脱落。

【原文】

发于舌上，或红或紫，大如马乳，小如樱桃，三五不等，流脓出血。重清心火，舌上成坑，愈后自平。（舌丁）

舌丁，本方加石膏、川连、犀角、连翘、银花。

【评述】热疫舌疔，生于舌之左、右边，大似马乳，小如樱桃，色红或紫，甚至流脓出血，皆是心脾火毒上熏所致，从清泄心脾热毒治之可愈。

【原文】

热病愈后，舌出寸余，累日不收，名曰阳强。因犯房劳而得。长数寸者不救。（舌长）

舌长，以片脑为末涂舌上，应手而缩，甚者必须五钱而愈。

【评述】热病恢复期，因犯房劳之禁，而致舌长不能收，治用冰片涂于舌上。本证在目前临床上不常见，仅供参考。

【原文】

肝热太盛，血无所藏，上溢心苗而出。（舌衄）

舌衄，本方加石膏、丹皮、生地、川连、犀角、栀子、败棕灰。

【评述】热疫舌衄，因热毒冲击，灼伤血络，逼血上溢所致，治当清热凉血止血。但临床舌衄较为少见。

【原文】

牙床属胃，齿统十二经。此阳明热传少阴，二经相并，故血出牙缝。（齿衄）

齿衄，本方加石膏、黄柏、生地、丹皮、栀子、犀角、川连、玄参、黄芩。

【评述】热疫齿缝流血，亦是毒火冲击阳明、少阴所致，治疗原则同上条。

【原文】

心主神，心静则神爽，心为烈火所燔，神自不清，谵语所由来矣。（谵语）

谵语，本方加石膏、川连、犀角、丹皮、栀子、黄柏、龙胆草。

【评述】热疫谵语乃毒火燔灼心神，致心主神明的功能一时性丧失所致。热疫谵语多为一过性，程度较轻，与热闭心包所致谵语有明显区别。因其病位并不在心，只是由于热盛燔灼心包，故大剂清热泄火解毒，热毒得清，则心神自安。但如确为热入心包而引起的谵语，则必须配合清心开窍之法，如加用安宫牛黄丸之类。

【原文】

人之阴气，赖胃以养。胃火上冲，肝胆之火亦相随助之，肺金之气不能下降，由清道而上冲喉咙，故呃而有声。（呃逆）

呃逆，本方加石膏、柿蒂、银杏、竹茹、羚羊角、枇杷叶。不止，用四磨饮一钱，调服三方即止。四磨饮：沉香、槟榔、乌药、枳壳。

【评述】热疫呃逆可因胃热冲逆，可因肝胆火逆，亦可因肺气不降，但皆起因于热毒内盛，因此治疗均当急清热毒，然后据证选用清胃、凉肝、肃肺之品。若呃逆不止，可加入四磨饮等开郁降逆之品，加强止呃之力。

【原文】

邪入于胃则吐，毒犹因吐而得发越，至于干呕则重矣。总因内有伏毒，清胃自不容缓。

呕吐，本方加石膏、川连、滑石、甘草、伏龙肝。（呕吐）

【评述】热疫呕吐，每因于热毒犯胃，胃气失降，挟邪冲逆所致。由于热毒往往随呕吐而得以发越，故病情较干呕无物、火毒内郁者相对较轻。如果呕吐过急过猛，频吐不已，则不应以吐为病轻而忽视之。对其治疗应以清热解毒，和胃降逆为法。

【原文】

瘟毒移于大肠，里急后重，赤白相兼，或下恶垢，或下紫血。其人必恶寒发热，小水短赤。此热滞大肠，只宜清热利水，其痢自止。误用通利止涩之剂不救。（似痢非痢）

似痢非痢，本方加石膏、川连、滑石、猪苓、泽泻、木通。

【评述】热疫里急后重，大便赤白相兼，或大便溏垢恶臭，或见紫黯血块，并伴恶寒发热，小便短赤，为疫毒移于大肠，肠道传导失司之象，治疗以本方加石膏、川连、滑石、猪苓、泽泻、木通清热解毒，凉血止利。大便溏垢恶臭者，多兼秽浊，或宿滞，治宜佐以化浊导滞之品；大便兼见紫黯血块者，则为毒伤肠络，热迫血溢，瘀热内阻，治宜加强凉血宁络，方更合病机。

【原文】

毒火注于大肠，有下恶垢者，有利清水者，有倾肠直注者，有完谷不化者。此邪热不杀谷[1]，非脾虚也，较之似痢者稍轻。考其症，身必大热，气必雄壮，小水必短，唇必焦紫，大渴喜冷，四肢时而厥逆，腹痛不已。此热注大肠，因其势而清利之，泄自止矣。（热注大肠）

热注大肠加同上。

【注释】

〔1〕邪热不杀谷：大便完谷不化，通常是脾肾阳虚不能化谷所致。但当热毒暴注下迫时，使水谷不能在肠中停留消化而立即排出，此称作“邪热不杀谷”。

【评述】热疫热毒注于大肠，使肠道传导功能异常亢进，而致下利溏垢，或下利清水，或下利甚急，倾肠直注，或大便中夹有不消化食物，必伴有壮热，息粗，大渴喜冷饮，唇焦紫，小溲短赤，腹痛肢厥等症，显非脾肾阳虚不能化谷之象，当急清热毒，热毒清而利自止。但尚须注意，在温病的阳明腑实证中，也有因“热结旁流”而下利稀水者，治又当通下腑实。两者须从有无里实之舌苔、腹征等仔细区别。

【原文】

大肠为传送之官，欲通则易，欲实则难。杂症见此，有补有下，而疫症闭结，因毒火煎熬，大肠枯燥不能润下，误用通利，速其死也。（大便不通）

大便不通蜜煎导法，本方加生军。

【评述】热疫由于毒火煎熬大肠，津液枯燥而大便秘结，针对主因治用大剂清热解毒，佐以大黄泄火通下，或蜜煎导润下，是无不可。但本证便闭，如确为“因毒火煎熬，大肠枯燥不能润下”，即为吴鞠通所说的“无水舟停”。热疫中见此津枯肠燥，比之一般温病更甚，故治疗除清热解毒外，应循吴氏之法，兼用增水行舟之品，方用增液承气汤似更合病情。但在疫病中见大便不通者，也不乏燥热内结者，则余氏本节所述之法甚为适用。

【原文】

邪犯五脏，则三阴脉络不和，血自停滞，渗入大肠，故血从便出。（大便下血）

大便下血，本方加生地、槐花、棕炭、侧柏叶。

【评述】热疫大便下血，乃火毒灼伤大肠之络所致，用本方加生地、槐花、棕炭、侧柏叶清热解毒，凉血止血为正治。

【原文】

小便涩赤，亦属膀胱热极，况短而且缩，其色如油乎！盖因热毒下注，结于膀胱。（小便短缩如油）

小便短缩如油，本方加滑石、泽泻、猪苓、木通、通草、萹蓄。

【评述】热疫小便短涩，色由红赤转为乌紫，如酱油之色，皆因热毒内灼，津液耗伤所致，也就是“膀胱热极”，但是余氏治疗本证加滑石、泽泻、猪苓、木通、通草、萹蓄等淡渗利湿之品，恐更伤其阴，似嫌不妥，正如吴鞠通指出：“温病小便不利者，淡渗不可与也，忌五苓、八正辈。”热病小便短赤，是热盛津伤全身反应的表现之一，治疗以清泄邪热，滋阴生津为正治。

【原文】

小便出血，小腹必胀而痛。至于血出不痛，乃心移热于小肠，故血从精窍中来也。（小便溺血）

小便溺血，本方加生地、桃仁、滑石、茅根、川牛膝、琥珀、棕炭。

【评述】小便出血，小腹胀痛，为血淋，而血出不痛为尿血。二者病因不同，病种各异，在一般情况下，不能混为一谈。在热疫中出现本证，均为热毒郁滞下焦，伤及阴络，只是前者病机重在热结膀胱，通道阻滞，而后者重在热盛迫血下行。故在治疗时，除清解热毒外，前者还须佐以通降之品，后者当用凉血止血之剂。余氏从排尿时小腹及尿道有无胀痛来区分血淋和尿血，确是对这二者的一个简便的辨别方法。

【原文】

猖狂刚暴，骂詈[1]不避亲疏，甚至登高而歌，弃衣而走，逾垣上屋，非寻常力所能及，语生平未有之事，未见之人，如有邪附者。此阳明邪热扰乱神明，病人亦不自知。多有看香、送祟、服符以驱邪者，可发一笑。（发狂）

发狂，本方加石膏、犀角、川连、栀子、丹皮、川黄柏。

【注释】

〔1〕詈：音利(lì)，意同骂。《韵会》云：“正斥曰骂，旁及曰詈”。

【评述】热疫发狂，妄言妄见，哭骂不避亲疏，甚至弃衣而走，登高而歌，逾垣上屋，此为阳明邪热，扰乱心神所致，治当用本方加石膏、犀角、川连、栀子、丹皮、川黄柏以清泄阳明热毒，宁心安神止狂，不可轻信鬼神，而延误治疗。疫病发狂，多有夹痰浊的情况，王孟英提出治疗时应加菖蒲、竹沥以豁痰开窍，甚为对证。如阳明燥结明显者，还应加入大黄、芒硝等苦寒通下之品，使燥结去，热毒才能得解。

【原文】

火极生痰，肺热之征。至于带血，热极之象也。（痰中带血）

痰中带血，本方加石膏、黄芩、棕炭、生桑皮、羚羊角、生地、瓜蒌霜。

【评述】热疫热毒灼津成痰，损伤肺络，则痰中带血，多伴胸闷气促，治当清肺化痰，宁络止血，本方加石膏、黄芩、棕炭、生桑皮、羚羊角、生地、瓜蒌霜。

【原文】

疫症小便自遗，非肾虚不约，乃热毒流于膀胱。其人必昏沉谵语，遗不自知。（遗尿）

遗尿，本方加石膏、川连、犀角、滑石。

【评述】热疫遗尿，并非肾虚下元失固，而是热毒侵犯神明，神明失司，膀胱也失去了自主的能力，故往往伴有昏沉谵语，治疗当清解热毒、开窍醒神为主。

【原文】

诸病喘满，皆属于热。《五脏生成篇》曰：上气喘嗽，厥在胸中，过在手阳明、太阴。胸中者，太阴肺之分也，手阳明大肠为肺之表，二经之邪热逆于胸中，则为喘嗽也。（喘咳）

喘嗽，本方加桑皮、黄芩、石膏、羚羊角。

【评述】热疫气喘、咳嗽，胸中烦满，属热毒壅聚，肺失肃降，治以本方加桑皮、黄芩、石膏、羚羊角清热解毒，肃降肺气。

【原文】

黄者，中央戊己之色，属太阴脾经。脾经挟热，不能下输膀胱，小水不利，经气郁滞，其传为疸。周身如金矣。（发黄）

发黄，本方加石膏、滑石、栀子、茵陈、猪苓、泽泻、木通。

【评述】热疫热毒夹湿浊熏蒸，阻滞胆道，淫溢肌肤，致周身黄疸，鲜明如金，治当本方加石膏、滑石、栀子、茵陈、猪苓、泽泻、木通清热解毒，化浊祛湿，利胆退黄。

【原文】

在伤寒列于不治，疫疹在此，肝经淫热也。肝属木，四肢属土，肝有邪热，淫于脾经，此木来克土，木动风摇，土自不安。（循衣摸床，撮空同）

循衣摸床，本方加石膏、川连、犀角、丹皮、栀子、胆草。

【评述】热疫出现循衣摸床、撮空表现，为肝经淫热，木动风摇之象，治从凉肝息风入手。临证所见热性病程中的循衣摸床，是一种无意识的不自主动作，常常在神识模糊中出现，因此其不仅是足厥阴证，而且是由于热毒自手厥阴心包进犯足厥阴肝经的两厥阴病变。其出现往往提示心、脑为热毒所伤。

【原文】

狐惑之状，其人默默欲眠，起卧不安，目牵不闭。虫蚀其肛为狐，蚀于喉为惑。大抵病人内热食少，肠胃空虚，三虫求食不得，蚀人五脏。当验其上、下唇，上唇有疮，虫蚀其喉，下唇有疮，虫蚀其肛。（狐惑）

狐惑，本方加石膏、犀角、苦参、乌梅、槐子。

【评述】热疫出现神志恍惚，狐疑惑乱，咽喉、前后阴发生溃疡，为热毒夹湿，余邪留滞不解，久郁伤阴所致，治疗用本方加石膏、犀角、苦参、乌梅、槐子清热解毒，清化湿浊。

狐惑是一个独立的病，类似现代医学之“口眼生殖器综合征（又称白塞综合征）”，也可并发于热性病后期，多属湿热毒邪，久郁化火阴伤，余邪留滞不解，熏蒸上下而成，治疗既要清热化湿解毒，又要活血护阴。

【原文】

先寒后战，寒极而战，杂症则谓元阳将脱之象，而疫则热毒盘踞于内，外则遍体炎炎。热极之症，是必投以寒凉，火被水克，其焰必伏。火伏于内，必生外寒，阴阳相搏则战，一战而经气输泄，大汗而解矣。（战汗）

战汗，战后汗出、脉静、身凉，不用药；有余热即服本方小剂，一药而安。

【评述】战汗主要指邪气流连气分，邪正相搏，正气奋起鼓邪外出，而出现战栗、高热、全身汗出的表现。根据临床观察，战汗大多表现为全身战栗，甚则见肢冷脉伏，不久即全身淋漓大汗，战栗自止，体温明显下降，患者虽倦卧少语，但神情安详，病痛遽减，以致酣然入睡，脉象虚软和缓。也有经一次战汗体温未能尽退，或退而复起，但一二日又作战汗而热退病愈者。但也有发生战汗后，正气随汗而外脱者，属预后不良。战汗后的妥善处理方法是以适当护理为主，不必用药。若战后，邪未退尽，可予适量清热生津之剂，祛邪扶正，以增汗源。

（三）《伤寒温疫条辨》选

《伤寒温疫条辨》系清代医家杨璿（字栗山）所著。杨氏精研伤寒与温病，"集群言之粹，择千失之得"，零星采辑，参以己见，著成《伤寒温疫条辨》，后人简称为《寒温条辨》，成书于乾隆四十九年岁次甲辰（公元1784年），书于江苏溧水县署之槐荫轩，时年七十有九。书成之后，曾广为流传，对于当时治疗温疫病颇有影响。

全书共分六卷。卷一为总论，载"治病须知大运辨"、"脉义辨"、"伤寒脉证辨"、"温病脉证辨"、"温病与伤寒根源辨"、"温病与伤寒治法辨"、"行邪伏邪辨"、"证候辨"、"寒热为治病大纲领辨"、"发表为第一关节辨"等有关温疫与伤寒病因、病机的理论阐述21条。卷二、卷三为辨证，共71条，对伤寒、温疫所见诸症均有较详细辨析。卷四、卷五为医方辨，选载正方181首，附方34首，绝大多数为前人有效成方，其中治温15方出于自裁，对后世影响甚大。卷六为本草辨，对治疗伤寒、温疫病有关的190种药物的性味、归经、功效、主治等，均作了归纳与阐述。

杨氏学术思想，远绍于刘河间，近则师承于吴又可。杨氏认为刘完素是第一个"能辨温病与伤寒之异者"，贡献至巨，但其对于温病与伤寒的本质区别，未能阐发到底，"对病源之所异处，亦未能道出汁浆"，对温病与伤寒的治疗也差强人意。及读吴又可《温疫论》"伤寒得天地之常气，温病得天地之杂气"，而心目为之一开。但对吴又可的观点并不是全盘接受，而是有继承、有发展，对于温疫治疗的立法处方，更是别有创新。本篇主要节选了杨氏对温病病因病机、诊断方法以及倡导的治温15方的有关内容，基本可反映其学术思想。

【原文】

西汉张仲景著《卒病伤寒论》十六卷，当世兆民赖以生全。至晋代不过两朝相隔，其《卒病论》六卷已不可复睹，即《伤寒论》十卷，想亦劫火之余，仅得之读者之口授，其中不无残阙失次。赖有三百九十七法，一百一十三方之名目，可为校正。而温病失传，王叔和搜讨成书附以己意，指为伏寒，插入异气，似近理而弥乱真。其序例有曰：冬时严寒杀厉之气，中而即病者为伤寒；中而不即病，寒毒藏于肌肤，至春变为温病，至夏变为暑病。成无己注云：先夏至为病温，后夏至为暑病，温暑之病本于伤寒而得之。由斯以谈，温病与伤寒同一根源也，又何怪乎后人治温病，皆以伤寒方论治之也。殊不知温病另为一种，非寒毒藏至春夏变也。自叔和即病不即病之论定，而后世名家方附会之不暇，谁敢辩之乎！余为拨片云之翳，以著白昼之光。夫严寒中人，顷刻即变，轻则感冒，重则伤寒，非若春夏秋风暑湿燥所伤之可缓也。即感冒一证之最轻者，尚尔头痛身痛，发热恶寒，四肢拘急，鼻塞痰喘，当即为病，不能容隐。

今为严寒杀厉所中，反能藏伏过时而变，谁其信之？更问何等中而即病？何等中而不即病？何等中而即病者，头痛如破，身痛如杖，恶寒项强，发热如炙，或喘或呕，烦躁不宁，甚则发痉，六脉如弦，浮紧洪数，传变不可胜言，失治乃至伤生。何等中而不即病者，感则一毫不觉，既而挨至春夏，当其已中之后，未发之前，神气声色不变，饮食起居如常。其已发之证，势更烈于伤寒，况风寒侵人，未有不由肌表而入，所伤皆同荣卫，所中均系严寒。一者何其灵敏，感而遂通；一者何其痴呆，寂然不动。一本而枝殊，同源而流异，此必无之事，历来名家无不奉之为祖，所谓千古疑城，莫此难破。然而孰得孰失，何去何从，芸夫牧竖亦能辨之。再问何等寒毒藏于肌肤？夫肌为肌表，肤为皮之浅者，其间一毫一窍，无非荣卫经行所摄之地。即偶尔脱衣换帽，所冒些小风寒，当时而嚏，尚不能稽留，何况严寒杀厉之气，且藏于皮肤最浅之处，反能容忍至春，更历春至夏发耶？此固不待辩而自诎[1]矣。乃又曰：须知毒烈之气，留在何经而发何病，前后不答，非故自相矛盾，其意实欲为异气四变，作开山祖师也。后人孰知其为一场懵懂[2]乎？予岂好辩哉，予不得已也。凡治伤寒大法，要在表里分明，未入于府者，邪在表也，可汗而已；已入于府者，邪在里也，可下而已。若夫温病，果系寒毒藏于肌肤，延至春夏犹发于表，用药不离辛温，邪气还从汗解，令后世治温病者，仍执肌肤在表之寒毒，一投发散，非徒无益而又害之。且夫世之凶厉大病，死生人在反掌间者，尽属温病，发于冬月正伤寒者，千百一二，而方书混同立论，毫无分别。总由王叔和序《伤寒论》于散亡之余，将温病一门失于编入，指为伏寒异气，妄立温疟、风温、温毒、温疫四变，插入《伤寒论》中混而为一，其证治非徒大坏而将泯[3]焉，后之学者，殆自是而无所寻逐也已。余于此道中，已三折其肱矣，兼以阅历之久，实见得根源所出。伤寒得天地之常气，风寒外感自气分而传入血分；温病得天地之杂气，邪毒内入，由血分而发出气分。一彼一此，乃风马牛不相及也。何以言之？常气者，风寒暑湿燥火，天地四时错行之六气也；杂气者，非风非寒非暑非湿非燥非火，天地间另为一种，偶荒旱潦疵疠[4]烟瘴[5]之毒气也。故常气受病，在表浅而易；杂气受病，在里深而难。就令如序例所云，寒毒藏于肌肤，至春变为温病、暑病，亦寒毒之自变为温，自变为暑耳。还是冬来常气，亦犹冬伤于寒，春必病温之说，于杂气何与？千古流弊，只缘人不知疵疠旱潦之杂气而为温病，遂与伤寒视而为一病，不分两治。余固不辞谫陋[6]，条分缕晰，将温病与伤寒辨明，各有病原，各有脉息，各有证候，各有治法，各有方论。令医家早为曲突徙薪[7]之计，庶不至焦头烂额耳。

或问《内经》曰：冬伤于寒，春必病温。余曰：冬伤于寒，谓人当冬时受寒气也。春必病温，谓人到来春必病热也。亦犹《经》曰，人之伤于寒也，则为病热云尔。东垣云：其所以不病于冬，而病于春者，以寒水居卯之分，方得其权，大寒之令复行于春，开发腠理，少阴不藏，辛苦之人，阳气外泄，谁为鼓舞，阴精内枯，谁为滋养，生化之源已绝，身之所存者热也。故《内经》又云：冬不藏精，春必病温。此水衰火旺，来春其病未有不发热者，于温病何与？温病者，疵疠之杂气，非冬来之常气也。肾虚人易为杂气所侵则有之，非谓伤于寒则为温病也。《经》何以不曰温病，而必曰病温？盖温者热之始，热者温之终也。岂诸家所谓温病者乎。特辩以正前人注释之谬。（温病与伤寒根源辨）

【注释】

〔1〕诎：音屈（qū），通“屈”。《淮南子·汜论训》：“诎寸而伸尺，圣人为之。”

〔2〕懵懂：懵音猛（měng）。糊涂，不明事理。

〔3〕泯：音敏（mǐn）。灭、尽之意。

〔4〕疵疠：灾害；疾病。《列子·黄帝》“人为夭恶，物无疵厉”。

〔5〕烟瘴：即瘴气。旧指南方山林间湿热蒸郁致人疾病的邪气。

〔6〕谫陋：谫音剪（jiǎn），浅薄。谫陋即浅陋之意，《史记·李斯列传》有“能薄而才谫。”

〔7〕曲突徙薪：突，烟囱。薪，柴。《汉书·霍光传》：“臣闻客有过主人者，见其灶直突，傍有积薪。客谓主人，更为曲突，远徙其薪，不者且有火患。”后喻防患于未然。

【评述】本节从病因学角度系统论述了温疫与伤寒的区别，明确提出了温疫的产生是由于感受了非风非寒非暑非湿之杂气所致，而不是冬季感受的寒邪，鲜明地批驳了“伏寒化温”的病因学说。

对于温病及温疫的病因的认识，在《内经》这部巨著提出：“冬伤于寒，春必温病”，即是说冬季感受寒邪，未即时发病，至春季则易发生春温。《素问·热论》提出：“凡病伤寒而成温者，先夏至日者为病温，后夏至日者为病暑”。即明确指出春季所发生的春温病与夏季所出现的暑温病，究其原因皆为冬季感受了寒邪所致。《难经》从“今夫热病者，皆伤寒之类也”的观点出发，更明确指出：“伤寒有五，有中风，有伤寒，有湿温，有热病，有温病”，中风、伤寒、湿温、热病、温病，“其所苦各不相同”，病名各异，但可统称为伤寒，均由寒邪所引起。

晋代医家王叔和在《伤寒例》中，从发病学角度对外感热病作了初步分类：“冬时严寒……触冒之者，乃名伤寒耳。其伤于四时之气，皆能为病，以伤寒为毒者，以其最成杀厉之气也。中而即病者，名为伤寒；不即病者，寒毒藏于肌肤，至春变为温病，至夏变为暑病……春夏多温热病者，皆由冬时触寒而致，非时行之气也。”这在《内经》的基础上，剖析了感邪后是即时发病，抑或过时而发的两种发病情况，中而即病是指伤寒，过时而发的则指温病、暑病。可见，晋唐之前的医家将温病与伤寒的病因均归咎于感受寒邪，温病的发生则是由于冬令所受寒邪，伏藏人体，至来年春或夏季，伏寒化热，由内而发所致，即所谓的“伏寒化温”病因学说。

杨氏则从以下四方面驳斥了“伏寒化温”之说，认为：第一，人体肌肤有荣卫循行，不可能容留邪气伏藏。杨氏强调：“夫肌为肌表，肤为皮之浅者，其间一毫一窍，无非荣卫经行所摄之地。即偶尔脱衣换帽，所冒些小风寒，当时而嚏，尚不能稽留，何况严寒杀厉之气，且藏于皮肤最浅之处，反能容忍至春，更历春至夏发耶？此固不待辩而自诎矣。”第二，严寒中人，均立即为病，不可能藏伏人体，过时再发。指出：“夫严寒中人，顷刻即变，轻则感冒，重则伤寒，非若春夏秋风暑湿燥所伤之可缓也。即感冒一证之最轻者，尚尔头痛身痛，发热恶寒，四肢拘急，鼻塞痰喘，当即为病，不能容隐。今为严寒杀厉所中，反能藏伏过时而变，谁其信之？”第三，伤寒温暑既同系冬受严寒所致，患者感邪相同，则其发病也应一致，但事实上，伤寒与温暑的临床表现大相径庭，故杨氏指出：“况风寒侵人，未有不由肌表而入，所伤皆同荣卫，所中均系严寒。一者何其灵敏，感而遂通；一者何其痴呆，寂然不动。”第四，把温暑病都看做“冬伤于寒”，易致误将伤寒方治温暑病，故强调“由斯以谈，温病与伤寒同一根源也，又何怪乎后人治温病，皆以伤寒方论治之也，殊不知温病为另一种，非寒毒藏至春夏变也。”

基于以上认识，杨氏坚决反对用“伏寒化温”说解释温病的病机，认为：“伤寒得天地之常气，风寒外感自气分而传入血分；温病得天地之杂气，邪毒内入，由血分而发出气分，一彼一此，乃风马牛不相及。”明确提出了伤寒的病因为冬季的寒邪，而温病的病因与其截然有别，强调“温病者，疵疠之杂气，非冬来之常气也。”显然，杨氏对温病病因的认识，较为系统地继承了明末著名温病学家吴又可的“杂气”学说，从致病原因上分清温病与伤寒不同，揭示其发病机理各异，这对认清温病与伤寒的证候表现、发展趋向、治疗方法等，在当时来说，颇有积极意义。同时，其否定“伏寒化温”之说，这对尔后新感温病学说的日益发展，从理论上澄清了概念的混淆。

当然，杨氏对“伏寒化温”病因学说的否定，并不等于否定伏气温病，两者不可等而同之。

【原文】

或曰子辨温病与伤寒，有云壤之别，今用白虎、泻心、承气、抵当，皆伤寒方也，既同其方，必同其证，子何言之异也？余曰：伤寒初起必有感冒之因，冬月烈风严寒，虽属天地之常气，但人或单衣风露，或强力入水，或临风脱衣，或当檐沐浴，或道路冲寒，自觉肌肉粟起，既而四肢拘急，头痛发热，恶寒恶风，脉缓有汗为中风，脉紧无汗为伤寒，或失治，或误治，以致变证蜂起。温病初起，原无感冒之因，天地之杂气，无形无声，气交流行，由口鼻入三焦，人自不觉耳。不比风寒感人，一着即病，及其郁久而发也，忽觉凛凛，以后但热而不恶寒，或因饥饱劳碌，焦思气郁，触动其邪，是促其发也。不因所触，内之郁热自发者居多。伤寒之邪，自外传内；温病之邪，由内达外。伤寒多表证，初病发热头痛，未即口燥咽干；温病皆里证，一发即口燥咽干，未尝不发热头痛。伤寒外邪，一汗而解；温病伏邪，虽汗不解，病且加重。伤寒解以发汗，温病解以战汗。伤寒汗解在前，温病汗解在后。伤寒投剂，可使立汗；温病下后，里清表透，不汗自愈，终有得汗而解者。伤寒感邪在经，以经传经；温病伏邪在内，内溢于经。伤寒感发甚暴，温病多有淹缠，三五七日忽然加重，亦有发之甚暴者。伤寒不传染于人，温病多传染于人。伤寒多感太阳，温病多起阳明。伤寒以发表为先，温病以清里为主。各有证候，种种不同。其所同者，伤寒温病皆致胃实，故用白虎、承气等方清热导滞，后一节治法亦无大异，不得谓里证同而表证亦同耳。（证候辨）

【评述】本节从初起临床及病情演变趋势等方面，论述伤寒与温病的区别。并揭示伤寒与温病治疗都可用白虎、承气汤之理。

杨氏对魏晋以来的医家，将伤寒与温病“混同立论，毫无分别”的因循守旧观点，颇不以为然，极力主张温病与伤寒应界划清楚，并对于伤寒与温病治疗都可用白虎、承气汤之理作了较为妥切的回答。

杨氏从以下几方面揭示了温病与伤寒的区别：其一，发病起因。伤寒发病往往有比较明确的起因，多由于单衣风露，或强力入水，或临风脱衣，或当檐沐浴，或道路冲寒等原因，感受寒邪，当时患者即可自觉肌肉粟起，随之四肢拘急，头痛发热，恶寒恶风等风寒表证症状即可出现，其中脉缓有汗者为中风，脉紧无汗者为伤寒；温病由于感受天地之杂气，无形无声，故无明显的诱因可察。其二，传变趋向。伤寒之邪自外传内，温病之邪由内达外。伤寒感邪在经，以经传经；温病伏邪在内，内溢于经。其三，初起表现。伤寒多表证，初病发热头痛，未即口燥咽干；温病皆里证，一发即口燥咽干，未尝不发热头痛。其四，汗法的运用。伤寒外邪一汗而解，温病伏邪虽汗不解，病且加重。伤寒解以发汗，温病解以战汗。伤寒汗解在前，温病汗解在后。伤寒投剂可使立汗；温病下后，里清表透不汗自愈，终有得汗而解者。其五，病势。伤寒感发甚暴，温病多有淹缠，三五七日忽然加重，亦有发之甚暴者。其六，传染情况。伤寒不传染于人，温病多传染于人。其七，治疗原则。伤寒多感太阳，温病多起阳明。伤寒以发表为先，温病以清里为主，各有证候。

由于伤寒、温病在病势演变过程中，皆可出现邪入阳明之变，都可有阳明无形气分邪热炽盛证及邪热与燥屎相搏结，阻于肠道之阳明腑实证，故都可用白虎、承气等方清热导滞，因此伤寒、温病病程中后期治法基本相同。

杨氏这种伤寒与温病始异而终同的观点，虽渊源于吴又可《温疫论》，确也有自己的一得之见。但在温病与伤寒区别的具体论述方面，也有些值得商榷之处。如温病之邪由内达外之说不可绝对，温病之邪同样有由表入里者，尤其是属新感温病者。又如“伤寒解以发汗，温病解以战汗。伤寒汗解在前，温病汗解在后”之论也不尽然，温病初起，邪郁卫表者，同样须用辛散解表法，以驱逐表邪，发汗宣卫，只不过所用药物宜辛凉而忌辛温而已。

【原文】

凡温病脉不浮不沉，中按洪、长、滑、数，右手反盛于左手，总由怫热郁滞脉结于中故也。若左手脉盛，或浮而紧，自是感冒风寒之病，非温病也。

凡温病脉，怫热在中，多见于肌肉之分而不甚浮，若热郁少阴，则脉沉伏欲绝，非阴脉也，阳邪闭脉也。

凡伤寒自外之内，从气分入，始病发热恶寒，一二日不作烦渴，脉多浮紧，不传三阴，脉不见沉；温病由内达外，从血分出，始病不恶寒而发热，一热即口燥咽干而渴，脉多洪滑，甚则沉伏。此发表清里之所以异也。

凡浮诊中诊，浮大有力，浮长有力，伤寒得此脉，自当发汗，此麻黄、桂枝证也。温病始发，虽有此脉，切不可发汗，乃白虎、泻心证也。死生关头，全于此分。

凡温病内外有热，其脉沉伏，不洪不数，但指下沉涩而小急，断不可误为虚寒。若以辛温之药治之，是益其热也。所以伤寒多从脉，温病多从证。盖伤寒风寒外入，循经传也；温病怫热内炽，溢于经也。

凡伤寒始本太阳，发热头痛而脉反沉者，虽曰太阳，实见少阴之脉，故用四逆汤温之。若温病始发，未尝不发热头痛，而见脉沉涩而小急，此伏热之毒滞于少阴，不能发出阳分，所以身大热而四肢不热者，此名厥。正杂气怫郁，火邪闭脉而伏也，急以咸寒大苦之味，大清大泻之。断不可误为伤寒太阳始病，反见少阴脉沉，而用四逆汤温之，温之则坏事矣。又不可误为伤寒阳厥，慎不可下，而用四逆散和之，和之则病甚矣。盖热郁亢闭，阳气不能交接于四肢，故脉沉而涩，甚至六脉俱绝，此脉厥也。手足逆冷，甚至通身冰凉，此体厥也。即仲景所谓阳厥，厥浅热亦浅，厥深热亦深是也。下之断不可迟，非见真守定，通权达变者，不足以语此。

凡温病脉，中诊洪长滑数者轻，重则脉沉，甚则闭绝。此辨温病与伤寒，脉浮脉沉异治之要诀也。

凡温病脉，洪长滑数，兼缓者易治，兼弦者难治。

凡温病脉，沉涩小急，四肢厥逆，通身如冰者危。

凡温病脉，两手闭绝，或一手闭绝者危。

凡温病脉，沉涩而微，状若屋漏者死。

凡温病脉，浮大而散，状若釜沸者死。

按伤寒温病，必须诊脉施治。有脉与证相应者，则易于识别，若脉与证不相应，却宜审察缓急，或该从脉，或该从证，务要脉证两得。即如表证，脉不浮者可汗而解；里证脉不沉者，可下而解。以邪气微，不能牵引，抑郁正气，故脉不应。下利脉实有病愈者，但得证减，复有实脉，乃天年脉也。又脉法之辨，以洪滑者为阳为实，以微弱者为阴为虚，不待问也。然仲景曰：若脉浮大者，气实血虚也。《内经》曰：脉大四倍以上为关格，皆为真虚。陶氏曰：不论浮沉大小，但指下无力，重按全无，便是阴脉。此洪滑之未必尽为阳也、实也。景岳曰：其脉如有如无，附骨乃见，沉微细脱，乃阴阳潜伏闭塞之候。陶氏曰：凡内外有热，其脉沉伏，不洪不数，指下沉涩而小急，是为伏热，此微弱之未必尽为阴也、虚也。夫脉原不可一途而取，须以

神气、形色、声音、证候彼此相参，以决死生安危，方为尽善。所以古人望闻问切四者缺一不可。（温病与伤寒不同诊脉义）

【评述】本节对于温病与伤寒在脉象表现上的不同、温病与伤寒同脉异治的情况，以及温病危重脉象进行了论述。

杨氏认为脉诊对伤寒、温病的临床辨析十分重要，若不识脉，如无目瞑行，动辄颠陨。因脉者气血之神，邪正之鉴，呼吸微芒间，死生关头，若能验证分明，指下了然，岂有差错？因此认真诊察发病初起脉象，可为辨别温病与伤寒提供可靠临床依据。

温病初起脉不浮不沉，中按洪、长、滑、数，右手反盛于左手，此乃邪热怫郁于中所致。由于温病邪热郁怫在中，脉亦相应见于肌肉之分，故初起脉多不甚浮，若热郁少阴则脉见沉伏欲绝，这是邪热深伏，阳气闭遏，鼓动所致，绝非阴脉。发病初起左手脉盛或浮而紧，为风寒客于肌表之象，属风寒感冒之病，若病邪不传三阴，一般不出现沉脉。据此辨脉结果，可决定选择解表或清里治法，以指导临床治疗。杨氏指出：凡伤寒自外之内，从气分入，始病发热恶寒，一二日不作烦渴，脉多浮紧，治疗宜用麻黄汤、桂枝汤辛温解表；温病由内达外，从血分出，始病不恶寒而发热，一热即口燥咽干而渴，脉多洪滑，甚则沉伏，治疗当用清泄里热为主，对于温病指下沉涩而小急之脉，切不可误认为阳虚内寒，而妄投辛温、辛热之品，否则尤抱薪救火，促邪化火，伤津耗液而变证丛生，危象立见。

在温病与伤寒的病程中，也可出现脉象相似，而病机迥异的情况，故杨氏提醒应注意温病与伤寒的同脉异治。如伤寒、温病病程中均可出现沉脉，但其病机各异，治疗应有所区别。杨氏认为：凡伤寒始本太阳，发热头痛而脉反沉者，虽曰太阳，实见少阴之脉，故用四逆汤温之；若温病始发，未尝不发热头痛，而见脉沉涩而小急，此伏热之毒滞于少阴，不能发出阳分，所以身大热而四肢不热者，此为阳厥，为杂气怫郁，火邪闭脉而伏，急以咸寒大苦之味，大清大泻之。证之实践，伤寒少阴脉沉，因阳虚，多沉而微细；温病里热脉沉，因阳郁，必沉而有力。故同为沉脉，治法殊异。

杨氏对温病中的危重脉象也进行了系统论述。凡温病初起洪长滑数之脉，兼缓者，说明里热内郁不甚，故易治；兼弦者，里热郁闭较甚，故难治。温病脉沉涩小急，而见四肢厥逆，通身如冰者，说明伏邪之毒滞于少阴，不能发出阳分，虽大清大下之法可用，但病情甚重，故曰危。温病脉，两手闭绝，或一手闭绝者，邪毒郁伏，阳气郁闭，病势危重。温病脉，沉涩而微，状若屋漏者，为阳气衰败，神气涣散之象，已难救治，故为死脉。温病脉，浮大而散，状若釜沸者，为三阳热极，阴液枯涸之象，亦为死脉。

杨氏善于辨识脉象，以指导治疗，但也并不惟脉是凭，仍强调四诊合参，如其所说："夫脉原不可一途而取，须以神气、形色、声音、证候彼此相参，以决死生安危，方为尽善"，确有临床指导意义。

对于杨氏所说温病与伤寒初起脉象的区别，仅供参考，不能绝对。如杨氏所云温病初起的脉象当属伏气温病，伏邪自发者，若新感温病或新感引发伏邪温病初起，其脉多浮，治疗亦不可囿于清里之说，而应投以辛散解表之味。

【原文】

读仲景书，一字一句都有精义，后人之千方万论，再不能出其范围，余又何辨乎？盖仍本之仲景矣。《伤寒论》曰：凡伤寒之为病，多从风寒得之。始因表中风寒，入里则不消矣，未有温覆而当不消散者。成氏注：风寒初客于皮肤，便投汤药，温覆发散而当，则无不消散之邪，此论伤寒治法也。其用药自是麻黄、桂枝、大小青龙汤一派。《伤寒论》曰：凡治温病，可刺五十九穴。成氏注:以泻诸经之温热,谓泻诸阳之热逆,泻胸中之热,泻胃中之热,泻四肢之热,泻五脏之热也。此论温病治法也。若用药当是白虎、泻心、大柴胡、三承气一派。末又曰:此以前是伤寒温病证候也。详仲景两条治法,于伤寒则用温覆消散,于温病则用刺穴泻热,温病与伤寒异治判若冰炭如此,信乎仲景治温病必别有方论,呜呼!历年久远,兵燹[1]散亡。王叔和指为伏寒,插入异气,后之名公,尊信附会,沿习耳闻,遂将温病为伤寒,混同论治。或以白虎、承气治伤寒,或以麻黄、桂枝治温病,或以为麻黄、桂枝今时难用,或以为温病春用麻黄、桂枝须加黄芩,夏用麻黄、桂枝须加石膏,或于温病知用白虎、泻心、承气,而不敢用麻黄、桂枝、青龙者,但昧于所以然之故,温病与伤寒异治处总未洞晰。惟王氏《溯洄》,著有伤寒立法考、温病热病说,其治法较若列眉,千年长夜忽遇灯炬,何幸如之。惜其不知温病中于杂气,而于严寒中而不即病,至春夏变为温暑之谬说一样糊涂,以为证治与伤寒异,病原与伤寒同,而未免小视轻忽之也。刘氏《直格》以伤寒为杂病,以温病为大病,特制双解散、凉膈散、三黄石膏汤,为治温病主方,其见高出千古,深得长沙不传之秘。惜其不知温病中于杂气,而于伤寒末传阴证,温病从无阴证之治法,无所发明。庸工不能解其理,不善用其方,而猥[2]以寒凉摈[3]斥之也。诸家混淆不清,而二公亦千虑之失也。余于此道中,抱膝长吟,细玩《伤寒论·平脉篇》曰清邪中上焦,浊邪中下焦,阴中于邪等语,始翻然顿悟曰:此非伤寒外感常气所有事,乃杂气由口鼻入三焦,怫郁内炽,温病之所由来也。因此以辨温病与伤寒异,辨治温病与治伤寒异,为大关键。故多采王刘二公之论,并《缵论》、《绪论》、《温疫论》、《尚论篇》,及诸前辈方论。但有一条一段不悖于是者,无不零星凑合,以发挥仲景伤寒温覆消散,温病刺穴泻热之意,或去其所太过,或补其所不及,或衍其所未畅,实多苦心云。(温病与伤寒治法辨)

【注释】

〔1〕燹:火意。引用为兵火。

〔2〕猥:音委(wěi)。多,杂。

〔3〕摈:音殡(bìn)。排斥;弃绝。《后汉书·赵壹传》"恃才倨傲,为乡党所摈。"

【评述】本节论述温病与伤寒治法的区别。

晋唐之前,伤寒的概念甚广,是外感热病之总称,即《素问·热论》所谓"今夫热病者,皆伤寒之类也"。温病则是广义伤寒中的一个病种,如《难经·五十八难》所说"伤寒有五,有中风,有伤寒,有湿温,有热病,有温病"。因而《伤寒论》长期以来作为治疗外感热病的专书,指导着外感热病的辨证与治疗。但其内容毕竟"详于寒,略于温",对于感受温邪所致的温热性质疾病的治疗缺乏有效方剂,尤其对于温病初起表热证的治疗更无对应药物,以致后世医家沿用其治伤寒病方剂用以治疗温病,造成治法上的混乱。杨氏在本节中力倡温病与伤寒治法应有所区别,并对《伤寒论》,以及历代医家的有关论述进行评述。

杨氏认为,《伤寒论》是治疗外感热病的典籍,由于年代久远,战火消磨,以致部分内容散佚损失。尽管如此,对于温病与伤寒的治疗仍然经纬分明。风寒束表,卫闭营郁者,因卫气闭塞,营阴郁滞而见恶寒发热,无汗,头痛,身疼腰痛,骨节疼痛等表寒证者,当用辛温解表,开腠发汗之品,可选用麻黄汤、桂枝汤、大小青龙汤等方治疗,并温覆以助发散寒邪;对于发热而不恶寒的温病,治疗则应用刺五十九穴的方法,泻诸经之温热。成无已认为,刺五十九穴可泻诸阳之热逆,泻胸中之热,泻胃中之热,泻四肢之热,泻五脏之热。这是《伤寒论》对温病的治疗方法。王叔和曲解经意,将温病之因归为寒邪,以伏寒化温解释温病的发病,混淆了伤寒与温病治疗的原则区别,以致后世医家难辨真伪,造成治疗上的混乱和错误。有的用白虎汤和承气汤治疗伤寒之早期;有的用麻黄汤、桂枝汤治疗温病;有的不知如何使用麻黄汤、桂枝汤;有的治温病,春季在麻黄汤、桂枝汤中加黄芩,夏季则加石膏;有的治疗温病知道运用白虎汤、泻心汤、承气汤等寒凉之剂,而不用麻黄汤、桂枝汤、青龙汤等辛温之品,但又不知其原因何在。

金元医家刘完素,提出了“六经传受,自浅至深,皆是热证,非有阴寒之病”的观点,认为火热贯于外感热病的始终,明确指出热性病初起治疗不可纯投辛温,并创制了双解散、凉膈散、三黄石膏汤等“相和通解表里”之方作为治温病主方,对当时突破《伤寒论》中概用辛温解表和强调先表后里等陈规起到了积极作用,因此杨氏称赞“其见高出千古,深得长沙不传之秘”。但刘完素尚未真正将温病与伤寒界划得十分清楚,治疗上也仅在《伤寒论》辛温方中,加入寒凉之品而已,以致后世医家不能正确地运用其方治疗温病。元末医家王安道所著的《医经溯洄集》第一次比较明确、系统地把伤寒与温病作了严格的区分,为后世温病学形成独立体系开了先河,“其治法较若列眉,千年长夜忽遇灯炬”,但王氏以为温病证治与伤寒异,而病原与伤寒相同的观点,又没能从根本上区分温病与伤寒。

分析了上述各医家对温病证治认识的贡献与不足,杨氏提出温病与伤寒之所以临床表现、治法方药有明显不同,归根到底在于其感受邪气不同,温病的发生不是感受寒邪,伏而化热所致,而是“杂气由口鼻入三焦,怫郁内炽”引起,这是辨别温病与伤寒不同,辨治温病与辨治伤寒区别的关键所在。杨氏的观点较为中肯,对温病与伤寒辨治区别的认识亦较为深刻,具有较强的理论价值和临床指导意义。

【原文】

客有过而问之者曰:闻子著《寒温条辨》,将发明伤寒乎,抑发明温病也?特念无论伤寒温病,未有不发于寒热者,先贤之治法,有以为热者,有以为寒者,有以为寒热之错出者,此为治病大纲领,盍为我条分而辩论焉。余曰:愿受教。客曰:《内经》云:热病者,伤寒之类也。人之伤于寒也,则为病热。未入于府者,可汗而已;已入于府者,可下而已。三阳三阴,五脏六腑皆受病,荣卫不行,脏腑不通,则死矣。又曰:其未满三日者,可汗而已;其满三日者,可下而已。《内经》直言伤寒为热,而不言其有寒,仲景《伤寒论》垂一百一十三方,用桂、附、人参者八十有奇,仲景治法与《内经》不同,其故何也?余曰:上古之世,恬淡浑穆[1],精神内守,即有伤寒,一清热而痊可,此《内经》道其常也。世不古若,人非昔比,以病有浅深,则治有轻重,气禀日趋于浇薄[2],故有郁热而兼有虚寒,此仲景尽其变也。客又曰:伤寒以发表为第一义,然麻黄、桂枝、大青龙每苦于热而难用,轻用则有狂躁、斑黄、衄血、亡阳之失,致成热毒坏病,故河间自制双解散、凉膈散、三黄石膏汤。若麻黄、桂枝、大青龙果不宜用,仲景何以列于一百一十三方之首乎?致使学者视仲景书,欲伏焉而不敢决,欲弃焉而莫之外。夫仲景为医家立法不祧之祖[3],而其方难用,其故何也?余曰:伤寒以病则寒,以时则寒,其用之固宜。若用于温病,诚不免狂躁、斑黄、衄血、亡阳之失矣。辛温发散之药,仲景盖为冬月触冒风寒之常气而发之伤寒设,不为感受天地疵疠旱潦之杂气而发之温病设,仲景治温病必别有方论,今不见者,其亡之也。叔和搜采仲景旧论之散落者以成书,功莫大矣。但惜其以自己之说,杂于仲景所言之中,使玉石不分耳。温病与伤寒异治处,惟刘河间、王安道,始倡其说,兼余屡验得凶厉大病,死生在数日间者,惟温病为然。而发于冬月之正伤寒者,百不一出,此河间所制双解、凉膈、三黄石膏,清泻内热之所以可用,而仲景麻黄、桂枝、大青龙,正发汗者之所以不可用也。盖冬月触冒风寒之常气而病,谓之伤寒;四时触受疵疠之杂气而病,谓之温病。由其根源之不一,故脉证不能相同,治法不可相混耳。客又曰:人有伤寒初病,直中三阴，其为寒证无疑矣。又有初病三阳，本是热证，传至三阴，里实可下，止该用承气、抵当，乃间有寒证可温可补，又用理中、四逆其故何也？余曰：以初本是热证，或久病枯竭，或暴感风寒，或饮食生冷，或过为寒凉之药所攻伐，遂变成阴证，所云害热未已，寒证复起，始为热中，末传寒中是也。且人之虚而未甚者，胃气尚能与邪搏，而为实热之证。若虚之甚者，亡阳于外，亡阴于内，上而津脱，下而液脱，不能胜其邪之伤，因之下陷，而里寒之证作矣。热极生寒，其证多危，以气血之虚脱也。客又曰：寒热互乘，虚实错出，既闻命矣。子之治疗，果何以得其宜，条辨之说，可闻否乎？余曰：证治多端，难以言喻。伤寒自表传里，里证皆表证侵入于内也；温病由里达表，表证即里证浮越于外也。大抵病在表证，有可用麻黄、桂枝、葛根辛温发汗者，伤寒是也；有可用神解、清化、升降、芳香、辛凉、清热者，温病是也。在半表半里证，有可用小柴胡加减和解者，伤寒是也；有可用增损大柴胡、增损三黄石膏汤内外攻发者，温病是也。在里证，有可用凉膈、承气咸寒攻伐者，温病与伤寒大略同。有可用理阴、补阴、温中、补中调之养之者，温病与伤寒大略同。但温病无阴证，宜温补者，即所云四损不可正治也。若夫伤寒直中三阴之真寒证，不过理中、四逆、附子、白通，一于温补之而已。至于四时交错，六气不节，以致霍乱、疟痢、吐泻、咳嗽、风温、暑温、湿温、秋温、冬温等病，感时行之气而变者，或热或寒，或寒热错出，又当观其何时何气，参酌伤寒温病之法，以意消息而治之。此方治之宜，大略如此。而变证之异，则有言不能传者，能知意在言表，则知所未言者矣。客又曰：子之治疗，诚无可易矣。第前辈诸名家，皆以为温暑之病本于伤寒而得之，而子独辨温病与伤寒根源异，治法异，行邪伏邪异，证候异，六经脉证异，并与时气之病异，得勿嫌于违古乎？余曰：吾人立法立言，特患不合于理，无济于世耳。果能有合于理，有济于世，虽违之庸何伤。客唯唯而退。因檃括〔4〕其说曰：寒热为治病大纲领辨，尚祈临病之工，务须辨明的确，或为伤寒，或为温病，再谛审其或属热，或属寒，或属寒热错出，必洞悉于胸中，然后诊脉定方，断不可偏执己见，亦不可偏言一家之谬说，庶不至于差错也。（寒热为治病大纲领辨）

【注释】

〔1〕浑穆：浑，简直；穆，谆和。

〔2〕浇薄：浇，薄意。浇薄，即薄弱之意。

〔3〕不祧之祖：祧音佻（tiāo），祖庙，祠堂。不祧之祖，喻创业之人，或作永久不废之意。

〔4〕檃括：檃音隐（yǐn）。依某种文体原有的内容、词句改写成另一种体裁。

【评述】本节论述辨别寒热为外感病治疗的大纲要领。

辨寒热是中医八纲辨证的重要内容，杨氏强调在外感病的辨治中辨寒热为治病之大纲要领。本节主要论述以下两方面：

一辨病种，区别温病、伤寒而论治。杨氏认为“盖冬月触冒风寒之常气而病，谓之伤寒；四时触受疵疠之杂气而病，谓之温病。由其根源之不一，故脉证不能相同，治法不可相混耳。”明确提出温病与伤寒为外感病的两大类别，病因病机截然不同，临床表现寒热有别，治疗应严格区别。杨氏具体从以下几方面揭示了温病与伤寒的不同：其一，病因方面，伤寒为触冒冬季风寒所致；温病则由感受四时疵疠之杂气引起。其二，病机方面，伤寒寒邪客表，然后自表传里，里证皆为表寒化热传里或寒邪深入，损伤脏腑阳气所致；温病杂气伤人多直中募原，然后由里达表，表证即为里热外浮所致。其三，表证的治疗，伤寒初起呈现恶寒重，发热轻，头痛身疼，无汗，咳嗽痰稀，舌质正常苔薄白，脉浮紧等表寒证，治用麻黄汤、桂枝汤、葛根汤辛温发汗；温病初起，多见憎寒体重，壮热头痛，四肢无力，遍身酸痛，口苦咽干，胸腹满闷等里热郁表证，治疗可用神解散、清化汤、升降散、芳香饮等方以辛凉清热。其四，邪在半表半里的治疗，伤寒邪踞少阳，枢机不利，多见寒热往来，胸胁苦满，嘿嘿不欲饮食，心烦喜呕等表现，可用小柴胡加减和解枢机，助正达邪；温病疫邪充斥表里，三焦大热，多见五心烦热，两目如火，鼻干面赤，舌黄唇焦，身如涂朱，燥渴引饮，神昏谵语等表现，当用增损大柴胡、增损三黄石膏汤内外攻发治之。其五，在里证的治疗方面，伤寒与温病的治疗方法基本相同，无原则区别。因为伤寒寒邪化热入里，里热炽盛，有可用凉膈散、承气汤类咸寒攻伐者；温病过程中损伤阳气，也有可用理阴煎、补阴煎、温中汤、补中益气汤等温养之品调之养之者。当然，温病过程最常见的情况为损伤人体阴液，损伤阳气仅为患者素体阳虚或寒凉药物使用过度而引起的变证。至于四时交错，六气不节，以致霍乱、疟痢、吐泻、咳嗽、风温、暑温、湿温、秋温、冬温等病，常因发病季节等因素的影响，或为热证，或为寒证，或寒热错杂，临证则当细辨其属热属寒，再参酌伤寒温病之法，而灵活治之。

二辨病性，灵活运用清热散寒之法。杨氏强调，伤寒与温病所感邪气虽有本质差异，初起临床表现亦有显著区别，但随着病情发展，病邪入里之后，伤寒的里证并非都属寒性而温病的里证也并非皆属热证，因此治疗当细辨病证性质的属寒属热，灵活运用清热温里之法。因为伤寒寒邪化热入里，里热炽盛，可出现身热不已，烦躁不安，胸膈灼热如焚，唇焦咽燥，口渴，或便秘，舌红苔黄或黄白欠润，脉滑数之热灼胸膈证，或潮热谵语，腹胀满，甚则硬痛拒按，大便秘结，舌苔老黄或焦黑起刺，脉沉实的阳明腑实证，故可用凉膈散、承气汤类咸寒攻伐；温病过程中，也可出现损伤阳气，而出现形寒畏冷，身倦乏力，不思纳谷，小便清长，大便溏薄等中虚内寒之证，而用理阴煎、补阴煎、温中汤、补中益气汤等温养之品调之养之者。当然，中虚内寒、阳气欲脱之证，在伤寒病后期甚为多见，使用理中汤、四逆汤、附子汤、白通汤等温剂的机会较多，而温病过程最常见的情况为损伤人体阴液，损伤阳气仅为患者素体阳虚或寒凉药物使用过度而引起的变证，温剂的使用当慎之又慎。至于四时交错，六气不节，以致霍乱、疟痢、吐泻、咳嗽、风温、暑温、湿温、秋温、冬温等病，常因发病季节等因素的影响，或为热证，或为寒证，或寒热错杂，临证则当细辨其属热属寒，再参酌伤寒温病之法，而灵活治之。

杨氏将辨别寒热作为外感病治疗的大纲要领，抓住了外感病辨治的关键所在，确为阅历有得之见，具有较高的理论价值和临床指导意义。

【原文】

伤寒，冬月感冒风寒之常气而发之病名也。温病，四时触受天地疵疠旱潦之杂气而发之病名也。根源歧出，枝分派别，病态之异，判若霄壤。窃验得凶厉大病，死生人在数日间者，尽属温病，而发于正伤寒者，未尝多见。萧万兴《轩岐救正》曰，其值严冬得正伤寒者，二十年来，于千人中仅见两人，故伤寒实非大病，而温病方为大病也。从来伤寒诸籍，能辨温病与伤寒之异治者，止见刘河间、王安道两公，而病源之所以异处，亦未道出汁浆。余宗其说而阐发之，著为《寒温条辨》。若论里证，或清或攻，或消或补，后一节治法，温病与伤寒虽曰不同，亦无大异。唯初病解表前一节治法，大有天渊之别。盖伤寒感冒风寒之常气，自外而传于内，又在冬月，非辛温之药，何以开腠理而逐寒邪，此麻黄、桂枝、大青龙之所以可用也。若温病得于天地之杂气，怫热在里，由内而达于外，故不恶寒而作渴，此内之郁热为重，外感为轻，兼有无外感，而内之郁热自发者，又多发在春夏，若用辛温解表，是为抱薪投火，轻者必重，重者必死。惟用辛凉苦寒，如升降、双解之剂，以开导其里热，里热除而表证自解矣。亦有先见表证而后见里证者，盖怫热自内达外，热郁腠理之时，若不用辛凉解散，则热邪不得外泄，遂还里而成可攻之证，非如伤寒从表而传里也。病之轻者，神解散、清化汤之类；病之重者，芳香饮、加味凉膈散之类，如升降散、增损双解散，尤为对证之药。故伤寒不见里证，一发汗而外邪即解；温病虽有表证，一发汗而内邪愈炽。此麻黄、桂枝、大青龙，后人用以治伤寒，未有不生者，用以治温病，未有不死者。此前一节治法，所谓大有天渊之别也。举世不惺，误人甚众，故特表而出之，以告天下之治温病而等于伤寒者。又温病要得主脑，譬如温气充心，心经透出邪火，横行嫁祸，乘其瑕隙亏损之处，现出无穷怪状，令人无处下手，要其用药，只在泻心经之邪火为君，而余邪自退。每见人有肾元素虚，或适逢淫欲，一值温病暴发，邪陷下焦，气道不施，以致便闭腹胀，至夜发热，以导赤、五苓全然不效，一投升降、双解而小便如注。又一隅之亏，邪乘宿损，如头风痛，腰腿痛，心痛，腹痛，痰火喘嗽，吐血便血，崩带淋沥之类，皆可作如是观。大抵邪行如水，唯注者受之，一着温病，旧病必发，治法当先主温病，温邪退，而旧日之病不治自愈矣。不得主脑，徒治旧病，不唯无益，而坏病更烈于伤寒也。若四损之人，又非一隅之亏者可比。伤寒要辨疑似，有如狂而似发狂者，有蓄血发黄而似湿热发黄者，有短气而似发喘者，有痞满而似结胸者，有并病而似合病者，有少阴发热而似太阳发热者，有太阳病脉沉而似少阴者，头绪多端，务须辨明，如法治疗。若得汗、吐、下合度，温、清、攻适宜，可收十全之功，不至传变而成坏病矣。《伤寒论》中，共计坏病八十有六，故伤寒本无多病，俱是辨证不明，错误所致。如太阳始病，当以汗解，如当汗不汗，则郁热内迫而传经；如发汗太过，则经虚风袭而成痉；如不当汗而汗，则迫血妄行而成衄。大便不可轻动，动早为犯禁。当汗误下，则引邪入里，而为结胸痞气，协热下利。当下误汗，则为亡阳，下厥上竭谵语。小便不可轻利，轻利为犯禁。盖自汗而渴，为湿热内盛，故宜利。如不当利而利，必耗膀胱津液而成燥血发狂；如当利不利，必就阳明燥火而成蓄血发黄。若夫内伤类伤寒者，用药一差，死生立判。盖内伤头痛，时痛时止；外感头痛，日夜不休。内伤之虚火上炎，时时闹热，但时发时止，而夜甚于昼；外感之发热，非传里则昼夜无休息。凡若此等，俱要明辨于胸中，然后察色辨声，详证诊脉，再定方制剂，庶不至误伤人命耳。（发表为第一关节辨）

【评述】本节论述外感病初起的辨治是正确治疗伤寒与温病的关键所在。

杨氏认为，对于伤寒、温病正确治疗的关键在于初起阶段，即所谓“发表为第一关节”。因为当病邪完全入里，无论伤寒，还是温病，其证候表现大致相似，治法则不外乎清热、攻下，或消散、或补虚，而二者初起阶段的证候性质和临床表现则大相径庭，治法亦完全不同，故强调“唯初病解表前一节治法，大有天渊之别。”杨氏列举了以下具体原因：

其一，初起证候的寒热性质不同。伤寒多发于冬季，为感受风寒之邪所致，寒邪束表，卫闭营郁，故初起呈现恶寒重，发热轻，头痛身疼，无汗，咳嗽痰稀，舌质正常苔薄白，脉浮紧等表寒证，治疗必用辛温解表之法，《伤寒论》之麻黄汤、桂枝汤、大青龙汤为首选方剂；温病则多发于春夏季节，为感受四时疵疠之杂气引起，怫热在里，里热外浮于经，故初起多见壮热头痛，四肢无力，遍身酸痛，口苦咽干，胸腹满闷等里热郁表之象，治疗必须用辛凉苦寒，以开泄其内在郁热，里热解则表热自可消除，可用升降散、双解散等方剂。对于怫热自内达外，热郁腠理之证，若不用辛凉解散，热邪不得外泄，则邪热深入肠腑，与燥屎搏结而成可下之证。若误用辛温解表，则犹抱薪投火，助热化燥，促邪深入，变证丛生。对于温病的治疗，杨氏根据自己多年临证经验，创立了治温十五方，对于病之轻者，可用神解散、清化汤之类；病之重者，用芳香饮、加味凉膈散之类，而升降散、增损双解散则为通治温病的对证之药。此外，温病初起尚有因疫邪充心，心经透出邪火，致心主神明的功能异常，而出现神昏谵语等症状者，治当泻心经邪火为法，此与伤寒初起治法又明显不同。杨氏对温病初起治疗强调辛凉治则，对后世影响甚大，吴鞠通的银翘散、桑菊饮等辛凉名方，即是对杨氏学术思想的继承和发扬。

其二，素有宿疾，复感杂气，初起表现各异。温病初起表现除与感受杂气有关外，还与患者平素是否有旧病宿疾关系密切。素体肾元不足，或适逢淫欲过度，再感杂气，则邪陷下焦，气机闭塞，往往除有一般温病表现外，伴有明显的腹部胀满，小便不通，入夜发热尤甚，投导赤散、五苓散等利水渗湿之品全然不效，若用升降散、双解散等祛除疫邪之剂，邪去则下焦气机通畅，小便如注。此外，若患者素有头风痛、腰腿痛、心痛、腹痛、痰火喘嗽、吐血便血、崩带淋沥等宿疾，当感受温病早期，往往表现为原有旧病的症状明显加剧，此时务须辨明是旧疾发作，还是温邪引动宿疾。若为温邪引动宿疾，治疗则应着眼于温病，温邪一去，则宿疾症状多能自动缓解。故杨氏强调："大抵邪行如水，唯注者受之，一着温病，旧病必发，治法当先主温病，温邪退，而旧日之病不治自愈矣。"杨氏所述，实则为温病兼夹证的治疗。在杨氏稍前的治温疫名家戴天章对温病各类兼夹证进行了较为系统的总结，论述了温疫兼寒、兼风、兼暑、兼疟、兼痢等五兼，与夹痰水、夹食、夹郁、夹血、夹脾虚、夹肾虚、夹亡血、夹疝、夹心胃痛、夹哮喘等十夹的证治，可供临床参考。

综上可见，杨氏所说的"发表"，并非单纯指发汗解表，而是温病初起的各种治疗方法的概括。杨氏非常强调外感病初起正确治疗的重要性，并列举《伤寒论》中所述的 86 种坏病，皆是由于表证辨证不明而误治所致。伤寒表证较为单纯，尚且有因误治而有如此多种坏病，温病初起的表现更为复杂，因此辨识更须谨慎、认真、细致。杨氏提出外感病初起阶段的辨识与治疗是正确治疗温病与伤寒的要领，的确抓住了问题关键所在，具有较强的理论价值与临床指导意义，确为阅历有得之见。至于杨氏所说"得凶厉大病，死生人在数日间者，尽属温病，而发于正伤寒者，未尝多见。"概言温病病情危重，预后较差，而伤寒病情较轻，预后多良，此说过于主观。温病固然有病情危重者，也有病情较为轻浅者；伤寒同样有病情险恶，预后甚差者。从临床实际而言，外感病病情的轻重及预后良恶，除与感邪性质、数量及患者体质有关外，主要取决于病种的特异性，如流行性脑脊髓膜炎与一般流行性感冒的病情轻重、预后好坏即有明显的不同。

【原文】

温病亦杂气中之一也，表里三焦大热，其证治不可名状者，此方主之。

白僵蚕(酒炒)二钱　全蝉蜕(去土)一钱　广姜黄(去皮)三分　川大黄(生)四钱

称准，上为细末，合研匀。病轻者，分四次服，每服重一钱八分二厘五毫，用黄酒一盅、蜂蜜五钱，调匀冷服，中病即止。病重者，分三次服，每服重二钱四分三厘三毫，黄酒盅半，蜜七钱五分，调匀冷服。最重者，分二次服，每服重三钱六分五厘，黄酒二盅，蜜一两，调匀冷服。胎产亦不忌。炼蜜丸，名太极丸，服法同前，轻重分服，用蜜、酒调匀送下。

按温病总计十五方。轻则清之，神解散、清化汤、芳香饮、大小清凉散、大小复苏饮、增损三黄石膏汤八方；重则泻之，增损大柴胡汤、增损双解散、加味凉膈散、加味六一顺气汤、增损普济消毒饮、解毒承气汤六方；而升降散，其总方也，轻重皆可酌用。察证切脉，斟酌得宜，病之变化，治病之随机应变，又不可执方耳。按处方必有君、臣、佐、使，而又兼引导，此良工之大法也。是方以僵蚕为君，蝉蜕为臣，姜黄为佐，大黄为使，米酒为引，蜂蜜为导，六法俱备，而方乃成。窃尝考诸本草，而知僵蚕味辛苦气薄，喜燥恶湿，得天地清化之气，轻浮而升阳中之阳，故能胜风除湿，清热解郁，从治膀胱相火，引清气上朝于口，散逆浊结滞之痰也。其性属火，兼土与木，老得金水之化，僵而不腐。温病火炎土燥，焚火烁金，得秋分之金气而自衰，故能辟一切怫郁之邪气。夫蚕必三眠三起，眠者病也，合簿皆病，而皆不食也；起者愈也，合簿皆愈，而皆能食也。用此而治疗合家之温病，所谓因其气相感，而以意使之者也，故为君。

夫蝉气寒无毒，味咸且甘，为清虚之品，出粪土之中，处极高之上，自感风露而已。吸风得清阳之真气，所以能祛风而胜湿；饮露得太极之精华，所以能涤热而解毒也。蜕者，退也，盖欲使人退去其病，亦如蝉之蜕，然无恙也。亦所谓因其气相感，而以意使之者也，故为臣。姜黄气味辛苦，大寒无毒，蛮人[1]生啖[2]，喜其祛邪伐恶，行气散郁，能入心脾二经建功辟疫，故为佐。大黄味苦，大寒无毒，上下通行。盖亢甚之阳，非此莫抑，苦能泻火，苦能补虚，一举而两得之。人但知建良将之大勋，而不知有良相之硕德也，故为使。米酒性大热，味辛苦而甘，令饮冷酒，欲其行迟，传化以渐，上行头面，下达足膝，外周毛孔，内通脏腑经络，驱逐邪气，无处不到。如物在高巅，必奋飞冲举以取之。物在远方及深奥之处，更必迅奔探索以取之。且喜其和血养气，伐邪辟恶，仍是华佗旧法，亦屠苏[3]之义也，故为引。蜂蜜甘平无毒，其性大凉，主治丹毒斑疹，腹内留热，呕吐便秘，欲其清热润燥，而自散温毒也，故为导。盖蚕食而不饮，有大便无小便，以清化而升阳；蝉饮而不食，有小便无大便，以清虚而散火。君明臣良，治化出焉。姜黄辟邪而靖疫；大黄定乱以致治，佐使同心，功绩建焉。酒引之使上行，蜜润之使下导，引导协力，远近通焉。补泻并行，无偏胜之弊，寒热并用，得时中之宜。所谓天有覆物之功，人有代覆之能，其洵[4]然哉。是方不知始自何氏，《二分晰义》改分两变服法，名为赔赈散，用治温病，服者皆愈，以为当随赈济而赔之也。予更其名曰升降散。盖取僵蚕、蝉蜕，升阳中之清阳；姜黄、大黄，降阴中之浊阴，一升一降，内外通和，而杂气之流毒顿消矣。又名太极丸，以太极本无极，用治杂气，无声无臭之病也。乙亥、丙子、丁丑，吾邑连歉，温气盛行，死者枕藉[5]。予用此散，救大证、怪证、坏证、危证，得愈者十数人，余无算。更将此方传施亲友，贴示集市，全活甚众，可与河间双解散并驾齐驱耳。名曰升降，亦双解之别名也。（升降散）

【注释】

〔1〕蛮人：我国古代称南方民族的人。

〔2〕生啖：啖，吃。生啖，指吃生食。

〔3〕屠苏：指华佗屠苏酒。元旦饮之，辟疫疠一切不正之气。

〔4〕洵：诚然之意。《诗经·郑风·有女同车》："彼女孟姜，洵美且都"。

〔5〕枕藉：纵横相枕而卧，此处形容因温疫而死者甚多。《文选·西都赋》："禽相镇压，兽相枕藉"。

【评述】本节主要论述杨氏治温代表方升降散的组成、用法及配伍意义。

杨氏对于温病的治疗原则，基本上宗刘河间、喻嘉言、吴又可之说，而具体方法则有创新发展。认为："温病是杂气非六气"，杂气有清有浊，具充斥奔迫之性，从口鼻入三焦，清邪中于上焦，浊邪趋于下焦，致使三焦气机失畅，而致病证种种。并强调温病皆毒火为患，治法急以升清降浊，泻热逐秽为第一义：上焦如雾，升而逐之，兼以解毒；中焦如沤，疏而逐之，兼以解毒；下焦如渎，决而逐之，兼以解毒。恶秽既通，乘势追拔，勿使潜滋，所以温病非泻即清，非清即泻，原无多方，视其轻重缓急而救之，据此倡立了治疗温病的15首效方。杨氏治温15方大致可分清、泻两类，其中清法8方，泻法6方，而升降散为其总方。大抵温病之轻者，用清法为主，包括神解散、清化汤、芳香饮、大清凉散、小清凉散、大复苏饮、小复苏饮、增损三黄石膏汤8首方剂；温病重者，以泻法为主，包括增损大柴胡汤、增损双解散、加味凉膈散、加味六一顺气汤、增损普济消毒饮、解毒承气汤6首方剂。杨氏认为，杂气种种不一，各有优劣，入体不为人察，各随其气而为诸病，先时蕴蓄，病初邪微病弱，顷刻便祸不旋踵而至。因此，临证必须察证切脉，斟酌得宜，病之变化，治病之随机应变，又不可执方。此说甚是。

升降散由僵蚕、蝉蜕、片姜黄、大黄组成，主治温病表里大热，邪气充斥脏腑之"表里三焦大热"证，症见头痛眩晕，胸膈胀闷，脘腹疼痛，上吐下泻，或内热作渴，头面肿大，咽喉肿痛，痰涎壅盛等。方中僵蚕、蝉蜕为清化之品，疏表清热，解痉消毒，化痰散结，清利咽喉；姜黄祛邪伐恶，行气散郁，利胆解毒；大黄涤荡实热，排除积滞，推陈致新。四药合之，僵蚕、蝉蜕升阳中之清阳，姜黄、大黄降阴中之浊阴。一升一降，上下沟通，疏表清里，内外通利，诚为双解之良方，统治温病之良剂。

升降散并非杨氏所创，该方出自《伤暑全书》卷下，其主治"凡患瘟疫，未曾服他药，或一二日，或七八日，或至月余未愈者"。但杨氏对升降散运用独有心得，疗效卓著，"予用此散，救大证、怪证、坏证、危证，得愈者十数人，余无算。"

【原文】

温病初觉，憎寒体重，壮热头痛，四肢无力，遍身酸痛，口苦咽干，胸腹满闷者，此方主之。

白僵蚕（酒炒）一钱　蝉蜕五个　神曲三钱　金银花二钱　生地二钱　木通　车前子（炒研）　黄芩（酒炒）　黄连　黄檗（盐水炒）　桔梗各一钱

水煎去渣，入冷黄酒半小杯，蜜三匙，和匀冷服。

此方之妙，不可殚[1]述。温病初觉，但服此药，俱有奇验。外无表药而汗液流通，里无攻药而热毒自解，有斑疹者即现，而内邪悉除，此其所以为神解也。（神解散）

【注释】

〔1〕殚：尽。

【评述】本节论述神解散的组成、用法及配伍意义。

神解散能够清热解毒，透散郁热，治疗温病初起，邪热内郁，外达肌表，症见憎寒体重，壮热头痛，四肢无力，遍身酸痛，口苦咽干，胸腹满闷者。

方中僵蚕、蝉蜕透表清热，黄芩、黄连、黄柏清热解毒，桔梗载药上行，药达病所，木通、车前子导邪下行。方中虽无解表发汗之药，但可使达表郁热清除，营卫和调而汗出热退；虽无攻里通下之味，但能导邪下行，热毒自解；若郁热内迫营血而斑发不透者，用之斑疹即现而热毒自清，故名之神解散。

【原文】

温病壮热，憎寒体重，舌燥口干，上气喘吸，咽喉不利，头面猝肿，目不能开者，此方主之。

白僵蚕（酒炒）三钱　蝉蜕十个　金银花二钱　泽兰叶二钱　广皮八分　黄芩二钱　黄连　炒栀　连翘（去心）　龙胆草（酒炒）　元参　桔梗各一钱　白附子（炮）　甘草各五分

大便实加酒大黄四钱，咽痛加牛蒡子（炒研）一钱，头面不肿去白附子。

水煎去渣，入蜜、酒冷服。

其方名清化者，以清邪中于上焦，而能化之以散其毒也。芩、连、栀、翘清心肺之火，元参、橘、甘清气分之火，胆草清肝胆之火，而且沉阴下行，以泻下焦之湿热，僵蚕、蝉蜕散肿消毒，定喘出音，能使清阳上升，银花清热解毒，泽兰行气消毒，白附子散头面风毒，桔梗清咽利膈，为药之舟楫，蜜润脏腑，酒性大热而散，能引诸凉药至热处，以行内外上下，亦火就燥之意也。其中君明臣良，而佐使同心，引导协力，自使诸证息平矣。（清化汤）

【评述】本节论述清化汤的组成、用法及配伍意义。

清化汤具有疏通表里，清化热毒之功，适用于温病初起，邪入肺胃，症见壮热憎寒，身体沉重，舌燥口干，上气喘吸，咽喉不利，头面猝肿，目不能开者。

方中黄芩、黄连、栀子、连翘清肺胃胸膈之火，而疏利肝胆，玄参、陈皮、甘草清浮游火，并能和中化痰；龙胆草清肝胆之火，沉降下行，以泻下焦湿热；僵蚕、蝉蜕清化邪热、利咽出音，能使清阳上升；金银花清热解毒；泽兰行气散瘀消肿；白附子散头面风邪；桔梗清咽利膈，运载诸药，通行内外，使全身协调，诸症得平。

【原文】

温病多头痛身痛，心痛胁痛，呕吐黄痰，口流浊水，涎如红汁，腹如圆箕，手足搐搦，身发斑疹，头肿舌烂，咽喉痹塞等证，此虽怪怪奇奇，不可名状，皆因肺胃火毒不宣，郁而成之耳。治法急宜大清大泻之。但有气血损伤之人，遂用大寒大苦之剂，恐火转闭塞而不达，是害之也，此方主之。其名芳香者，以古人元旦汲清泉以饮芳香之药，重涤秽也。

元参一两　白茯苓五钱　石膏五钱　蝉蜕(全)十二个　白僵蚕(酒炒)三钱　荆芥三钱　天花粉三钱　神曲(炒)三钱　苦参三钱　黄芩二钱　陈皮一钱　甘草一钱

水煎去渣，入蜜、酒冷服。(芳香饮)

【评述】本节论述芳香饮的组成、用法及适应证。

芳香饮具有芳香化浊，清热化斑之功，适用于温病侵入肺胃，累及肝脾，弥漫脾胁肌腠，症见头痛身痛，牙痛，脘痛，胁痛，呕吐黄痰，口流浊水，涎如红汁，腹膨胀，手足搐搦，身发斑疹，头肿舌烂，咽喉痹塞者。

方中玄参清热泻火，散郁消痰，除营分邪热，兼化斑疹；茯苓渗湿利窍，除膈中痰水；石膏解肌，清肺胃实热；蝉蜕、僵蚕清化透表，祛风解痉；荆芥芳香化浊，清头目而利咽喉；天花粉清热止渴，清除肿毒；黄芩、苦参清热除湿，通上达下；神曲、陈皮、甘草健胃消食，和中化痰，解除秽浊。诸药合用，清热化浊之力甚强，故名芳香饮。

【原文】

温病表里三焦大热，胸满胁痛，耳聋目赤，口鼻出血，唇干舌燥，口苦自汗，咽喉肿痛，谵语狂乱者，此方主之。

白僵蚕(酒炒)三钱　蝉蜕(全)十二个　全蝎(去毒)三个　当归　生地(酒洗)　金银花　泽兰各二钱　泽泻　木通　车前子(炒研)　黄连(姜汁炒)　黄芩　栀子(炒黑)　五味子　麦冬(去心)　龙胆草(酒炒)　丹皮　知母各一钱　甘草(生)五钱

水煎去渣，入蜜三匙，冷米酒半小杯，童便半小杯，和匀冷服。

此方通泻三焦之热，其用童便者，恐不得病者小便也。《素问》曰轮回酒，《纲目》曰还元汤，非自己小便，何以谓之轮回？何以谓之还元乎？夫以己之热病，用己之小便，入口下咽，直达病所，引火从小水而降甚速也。此古人从治之大法。惜愚夫愚妇未曾晓也，甚且嘲而笑之，眼见呕血人，接自己小便饮一二碗立止，非其明效大验乎。(大清凉散)

【评述】本节论述大清凉散的组成、用法及配伍意义。

大清凉散具有清热凉血，化毒渗湿之功，治疗温病表里三焦大热，邪犯肺、胃、肝、胆四经，症见胸满胁痛，耳聋目赤，口鼻出血，唇干舌燥，口苦自汗，咽喉肿痛，谵语狂乱等。

方中僵蚕、蝉蜕清化邪热，清咽消毒；全蝎祛风镇痉，解毒散结；当归、生地和血凉血，金银花清热解毒，通达表里；泽兰行气散瘀，和血通利；泽泻、木通、车前子通达水道，疏利三焦；黄连、黄芩、栀子清心、肺、肝、胆之火，兼能止血；五味子敛肺气止汗除烦；麦冬清心除烦泄热；龙胆草泻肝火，除下焦湿热；丹皮滋阴凉血，退过亢之阳；知母清热育阴；甘草和中去火。童便咸凉，能通利三焦，降热祛瘀，降泻肾邪，故用以为引。诸药共济，同奏清热解毒，通调三焦之效。

【原文】

温病壮热烦躁，头沉面赤，咽喉不利，或唇口颊腮肿者，此方主之。

白僵蚕(炒)三钱　蝉蜕十个　银花　泽兰　当归　生地各二钱　石膏五钱　黄连　黄芩　栀子(酒炒)　牡丹皮　紫草各一钱

水煎去渣，入蜜、酒、童便冷服。

黄连清心火，亦清脾火；黄芩清肺火，亦清肝火；石膏清胃火，亦清肺火；栀子清三焦之火；紫草通窍和血，解毒消胀；银花清热解毒；泽兰行气消毒；当归和血；生地、丹皮凉血以养阴而退阳也；僵蚕、蝉蜕为清化之品，散肿消郁，清音定喘，使清升浊降，则热解而证自平矣。(小清凉散)

【评述】本节论述小清凉散的组成、用法及配伍意义。

小清凉散具有清热解毒，养阴凉血之功，治疗温病侵入肺胃，引动肝胆之火，症见壮热烦躁，头沉面赤，咽喉不利，或唇口颊腮肿等。

方中僵蚕、蝉蜕清化邪热，清利咽喉；金银花清热败毒；泽兰行郁消肿；当归养血和血；生地、丹皮养阴凉血；紫草活血通窍，解毒消胀；石膏、黄连清肺胃之热；黄芩、栀子清肝胆之火。诸药配合，清升浊降，热毒消散，各症自平。

【原文】

温病表里大热，或误服温补和解药，以致神昏不语，形如醉人，或哭笑无常，或手舞足蹈，或谵语骂人，不省人事，目不能闭者，名越经证。及误服表药，而大汗不止者，名亡阳证。并此方主之。

白僵蚕三钱　蝉蜕十个　当归三钱　生地二钱　人参　茯神　麦冬　天麻　犀牛(镑，磨汁入汤和服)　丹皮　栀子(炒黑)　黄连(酒炒)　黄芩(酒炒)　知母　甘草(生)各一钱　滑石二钱

水煎去渣，入冷黄酒、蜜、犀角汁和匀冷服。

陈来章曰：热入于心经，凉之以连、栀、犀角；心热移于小肠，泄之以滑石、甘草；心热上逼于肺，清之以芩、知、麦冬；然邪之越经而传于心，与夫汗多亡阳者，皆心神不足也，故又入人参、茯神以补之。此即导赤泻心各半汤也。予谓应加明天麻(湿纸包煨，切片酒炒)，使之开窍，以定其搐。再加生地、当归、丹皮，和血凉血以养其阴，仍用僵蚕、蝉蜕以清化之品，涤疵疠之气，方为的确。(大复苏饮)

【评述】本节论述大复苏饮的组成、用法及配伍意义。

大复苏饮具有平肝清心，救逆复苏之功，治疗温邪侵入肺胃，表里大热，或误治邪热内迫心肝，累及神明，症见神昏不语，形如醉人，或哭笑无常，或手舞足蹈，或谵语骂人，不省人事，目不能闭者。

方中僵蚕、蝉蜕清热解毒，荡涤疵疠之气；黄连、栀子、犀角入心肝二经，以清邪热；当归、生地、丹皮和血、凉血、养阴；黄芩、知母、麦冬清心肺之热；人参、茯苓补心气、调营卫；天麻平肝息风以解痉；滑石、甘草泻小肠、膀胱之火，以通下窍。共奏平肝清心，醒神定痉之效。

本方所适应的神志异常之证，当属邪热内迫，扰乱心神所致，通过清泻心热，邪退神清，神志异常表现自然恢复。若属邪热内陷，阻闭心包而致神昏谵语或昏愦不语，舌謇肢厥等热闭心包者，则非本方所能治疗，当用清心开窍之安宫牛黄丸、至宝丹、紫雪丹等方治疗。此外，杨氏称本方可用于治疗大汗不止之亡阳证，显然不妥。对于四肢逆冷，汗出淋漓，神疲倦卧，面色苍白，舌淡而润，脉象细微欲绝之“亡阳证”，当用回阳固脱之法，可用参附龙牡救逆汤，以辛热温补阳气，固脱救逆。

【原文】

温病大热，或误服发汗解肌药，以致谵语发狂，昏迷不省，燥热便秘，或饱食而复者，并此方主之。

白僵蚕三钱　蝉蜕十个　神曲三钱　生地三钱　木通　车前子（炒）各三钱　黄芩　黄檗　栀子（炒黑）　黄连　知母　桔梗　牡丹皮各一钱

水煎去渣，入蜜三匙，黄酒半小杯，小便半小杯，和匀冷服。（小复苏饮）

【评述】本节论述小复苏饮的组成、用法及适应证。

小复苏饮具有清热解毒，救逆复苏之功。治疗温病大热，邪侵肺胃，或误治邪犯心神，症见谵语发狂，昏迷不醒，燥热便秘，或饱食而复者。

方中僵蚕、蝉蜕清化热邪，荡散疫气；黄芩、黄连、黄柏、栀子清心、肺、肝、胆、胃中之火；生地、丹皮清热、滋阴、凉血；知母泻肾火，合木通、车前子下达膀胱，以通调水道；桔梗、神曲祛痰消食，开导胸脘。诸药相合，达到清热解毒，救逆复苏之效。

本方与大复苏饮的适应证基本一致，而清心宁神之力偏弱，故对于热闭心包的神昏谵语亦不适宜。

【原文】

温病主方。表里三焦大热，五心烦热，两目如火，鼻干面赤，舌黄唇焦，身如涂朱，燥渴引饮，神昏谵语，服之皆愈。

石膏八钱　白僵蚕（酒炒）三钱　蝉蜕十个　薄荷二钱　豆豉三钱　黄连　黄檗（盐水微炒）　黄芩　栀子　知母各二钱

水煎去渣，入米酒、蜜冷服。

腹胀疼或燥结加大黄。

寒能制热，故用白虎汤；苦能下热，故用解毒汤。佐以荷、豉、蚕、蝉之辛散升浮者，以温病热毒至深，表里俱实，扬之则越，降之则郁，郁则邪火犹存，兼之以发扬，则炎炎之势皆烬矣。此内外分消其势，犹兵之分击者也。热郁腠理，先见表证为尤宜。（增损三黄石膏汤）

【评述】本节论述增损三黄石膏汤的组成、用法及配伍意义。

增损三黄石膏汤具有清热透邪，泻火解毒之功，治疗温邪由表入里，充斥内外，表里三焦大热，症见五心烦热，两目如火，鼻干面赤，舌黄唇焦，身如涂朱，燥渴引饮，神昏谵语等。

方中生石膏解肌，清肺胃之火；知母清热养阴，佐石膏以泻实热；黄连、黄柏、黄芩、栀子清心、肺、肝、胆之火；薄荷、豆豉芳香辛散，与上述辛寒、苦寒清热药物配伍，透热外达；僵蚕、蝉蜕清化邪热，除秽解疫。诸药相合，表里三焦大热可除。

【原文】

温病热郁腠理，以辛凉解散，不至还里而成可攻之证，此方主之。乃内外双解之剂也。

柴胡四钱　薄荷二钱　陈皮一钱　黄芩二钱　黄连一钱　黄檗一钱　栀子一钱　白芍一钱　枳实一钱　大黄二钱　广姜黄七分　白僵蚕（酒炒）三钱　全蝉蜕十个

呕加生姜二钱。

水煎去渣，入冷黄酒一两，蜜五钱，和匀冷服。（增损大柴胡汤）

【评述】本节论述增损大柴胡汤的组成、用法及适应证。

增损大柴胡汤重在辛凉解散，清热解毒，治疗温病热郁腠理，症见憎寒壮热，面目红赤，心烦口渴，苔黄脉数者。

方中柴胡、黄芩、白芍、枳实、大黄，均取自大柴胡汤，意在辛散清透郁热，苦降导热下泻；薄荷、僵蚕、蝉蜕，加强辛透郁热之力；黄连、黄柏、栀子苦寒直折里热；陈皮、姜黄化痰祛瘀，通畅郁热外散、下行之通道，共达内外双解之效。

【原文】

温病主方。

白僵蚕（酒炒）三钱　全蝉蜕十二枚　广姜黄七分　防风一钱　薄荷叶一钱　荆芥穗一钱　当归一钱　白芍一钱　黄连一钱　连翘（去心）一钱　栀子一钱　黄芩二钱　桔梗二钱　石膏六钱　滑石三钱　甘草一钱　大黄（酒浸）二钱　芒硝二钱

水煎去渣，冲芒硝，入蜜三匙，黄酒半酒杯，和匀冷服。

按温病本末身凉不渴，小便不赤，脉不洪数者，未之有也。河间以伤寒为杂病，温病为大病，特立双解散以两解温病表里之热毒，以发明温病与伤寒异治之秘奥，其见高出千古，深得长沙不传之秘。且长沙以两感为不治之证，伤寒病两感者亦少，一部《伤寒论》仅见麻黄附子细辛汤一证，惟温病居多，以温病咸从三阴发出三阳，乃邪热亢极之证，即是两感，惜长沙温病方论散佚不传，幸存刺五十九穴一法。惟河间双解散，解郁散结，清热导滞，可以救之，必要以双解为第一方，信然。予加减数味，以治温病，较原方尤觉大验。戊寅四月，商邑贡生刘兆平，年八旬，患温病，表里大热，气喷如火，舌黄口燥，谵语发狂，脉洪长滑数，予用原方治之，大汗不止，举家惊惶，急易大复苏饮一服汗止，但本证未退，改制增损双解散方，两剂而病痊。因悟麻黄春夏不可轻用，因悟古方今病不可过执也。所以许学士有云：读仲景之书，学仲景之法，不可执仲景之方，乃为得仲景之心也。旨哉斯言。（增损双解散）

【评述】本节论述增损双解散的组成、用法。

增损双解散由白僵蚕、全蝉蜕、广姜黄、防风、薄荷叶、荆芥穗、当归、白芍、黄连、连翘、栀子、黄芩、桔梗、石膏、滑石、甘草、大黄、芒硝等组成，具有解表清里，败毒通下之功。温毒流注无所不至，上干则头痛，目眩，耳聋；下流则腰痛，足痛足肿；注于皮肤则斑疹疮疡；壅于肠胃则毒利脓血；伤于阳明则腮脸肿痛；结于太阴则腹满呕吐；结于少阴则喉痹咽痛；结于厥阴则舌卷囊缩。凡此，均可用本方治疗。

方中僵蚕、蝉蜕清化热毒；薄荷、防风、荆芥穗宣散风热，清利头目；姜黄祛邪靖疫，利胆解毒；当归、白芍和血敛阴；黄连、黄芩、栀子、连翘清心、肝之火，并除胸膈郁热；石膏清肺胃实热；滑石、甘草和中清热利尿；桔梗开胸祛痰，为诸药之舟楫；大黄、芒硝能除胃肠之燥结，使胃气得降，大肠传导得复。诸药合用，则表里热毒随之而解。

【原文】

温病主方。

白僵蚕（酒炒）三钱　蝉蜕（全）十二枚　广姜黄七分　黄连二钱　黄芩二钱　栀子二钱　连翘（去心）　薄荷　大黄　芒硝各三钱　甘草一钱　竹叶三十片

水煎去渣，冲芒硝，入蜜、酒冷服。

若欲下之，量加硝、黄，胸中热加麦冬，心下痞加枳实，呕渴加石膏，小便赤数加滑石，满加枳实、厚朴。

连翘、荷、竹，味薄而升浮，泻火于上；芩、连、栀、姜，味苦而无气，泻火于中；大黄、芒硝，味厚而咸寒，泻火于下；僵蚕、蝉蜕以清化之品，涤疵疠之气，以解温毒；用甘草者，取其性缓而和中也；加蜜、酒者，取其引上而导下也。（加味凉膈散）

【评述】本节论述加味凉膈散的组成、用法及配伍意义。

加味凉膈散由白僵蚕、蝉蜕、广姜黄、黄连、黄芩、栀子、连翘、薄荷、大黄、芒硝、甘草、竹叶组成，具有清化郁热，凉膈泻下之功，治疗温热郁于胸膈，充斥表里，症见大热面赤，胸中懊侬，烦渴便燥，甚至谵妄等。

方中僵蚕、蝉蜕清化郁热，荡涤疵疠之气；连翘、薄荷性升浮，泻火于上；黄芩、黄连、栀子、姜黄性沉降，泻火于中；大黄、芒硝性咸寒，泻火于下；甘草性缓和中。诸药相合，胸膈、肺胃、肝胆郁热可除。

【原文】

温病主方，治同前证（六一顺气汤）。

白僵蚕（酒炒）三钱　蝉蜕十个　大黄（酒浸）四钱　芒硝二钱五分　柴胡三钱　黄连　黄芩　白芍　甘草（生）各一钱　厚朴一钱五分　枳实一钱

水煎去渣，冲芒硝，入蜜、酒和匀冷服。（加味六一顺气汤）

【评述】本节论述加味六一顺气汤的组成、用法。

加味六一顺气汤由白僵蚕、蝉蜕、大黄、芒硝、柴胡、黄连、黄芩、白芍、甘草、厚朴、枳实组成，具有清化透邪，救阴泻热之功，治疗温邪侵入少阴、厥阴，症见口燥咽干，壮热消渴，谵语神昏，大便燥实，胸腹满硬，或热结旁流，绕脐疼痛，厥逆脉沉伏者。

方中僵蚕、蝉蜕清热疏风，清利咽喉；大黄、芒硝泻实热，除胃肠积滞；黄芩、黄连清心肺之火，以利胸膈；柴胡宣阳解郁；白芍和血敛阴；厚朴、枳实除痞散满；甘草泻火和中。诸药相合，既除少阴之厥逆，又解厥阴之热渴，升清降浊，排除痞满，以使症退神清。

【原文】

太和年，民多疫疠，初觉憎寒壮热体重，次传头面，肿盛目不能闭，上喘，咽喉不利，口燥舌干，俗名大头瘟。东垣曰：半身以上天之阳也，邪气客于心肺，上攻头面而为肿耳。经谓清邪中于上焦，即东垣之言益信矣。

元参三钱　黄连二钱　黄芩三钱　连翘（去心）　栀子（酒炒）　牛蒡子（炒研）　蓝根（如无，以青黛代之）　桔梗各二钱　陈皮　甘草（生）各一钱　全蝉蜕十二个　白僵蚕（酒炒）　大黄（酒浸）各三钱

水煎去渣，入蜜、酒、童便冷服。

芩、连泻心肺之热为君，元参、陈皮、甘草泻火补气为臣，翘、栀、蒡、蓝、蚕、蝉散肿消毒定喘为佐，大黄荡热斩关，推陈致新为使，桔梗为舟楫，载药上浮，以开下行之路也。（增损普济消毒饮）

【评述】本节论述增损普济消毒饮的组成、用法及配伍意义。

本方由玄参、黄连、黄芩、连翘、栀子、牛蒡子、板蓝根、桔梗、陈皮、甘草、全蝉蜕、白僵蚕、大黄组成，具有清温败毒，疏风透邪之功，治疗疫疠之邪，侵入肺胃，充斥表里之大头瘟，症见初起憎寒壮热，体重，继之头面肿胀，目不能开，气急，咽喉不利，口燥舌干者。

方中玄参清热滋阴，去浮游之火；黄芩、黄连泻心、肺、胸膈之火，解毒除烦；僵蚕、牛蒡子、蝉蜕清化邪热，散肿消毒；陈皮、甘草、桔梗健胃和中，清咽祛痰；大黄除胃肠实热，推陈致新。诸药相合，使内外之邪上散下消，诸症可失。

【原文】

温病三焦大热，痞满燥实，谵语狂乱不识人，热结旁流，循衣摸床，舌卷囊缩，及瓜瓤、疙瘩温，上为痈脓，下血如豚肝等证，厥逆脉沉伏者，此方主之。

加栝蒌一个，半夏二钱，名陷胸承气汤，治胸满兼有上证者。

白僵蚕(酒炒)三钱　蝉蜕(全)十个　黄连一钱　黄芩一钱　黄檗一钱　栀子一钱　枳实(麸炒)二钱五分　厚朴(姜汁炒)五钱　大黄(酒洗)五钱　芒硝(另入)三钱

按此乃温病要药也。然非厥逆脉伏，大热大实，及热结旁流，舌卷囊缩，循衣摸床等证，见之真而守之定，不可轻投。予用此方，救坏证、危证、大证而愈者甚众。虚极加人参二钱五分，如无参用熟地黄一两、归身七钱、山药五钱，煎汤入前药煎服，亦累有奇验。《内经》曰：热淫于内，治以咸寒，佐之以苦，此方是也。加人参取阳生阴长，所谓无阳则阴无以生。加熟地等取血旺气亦不陷，所谓无阴则阳无以化，其理一也。(解毒承气汤)

【评述】本节论述解毒承气汤的组成、用法及配伍意义。

解毒承气汤由大承气汤(大黄、芒硝、枳实、厚朴)加白僵蚕、蝉蜕、黄连、黄芩、黄柏、栀子组成，具有清热解毒，攻下腑实之功，治疗温病三焦大热，大便不通，频转矢气，脘腹痞满，腹痛拒按，按之坚硬有块，谵语狂乱不识人，或下利清水，色纯青，其气臭秽，脐腹疼痛之热结旁流，或循衣摸床，舌卷囊缩，及瓜瓤温、疙瘩温，上为痈脓，下血如豚肝等证。亦可治疗厥逆、脉沉伏的阳热内伏之阳厥证。

方中大承气汤峻下肠腑热结，黄连、黄芩、黄柏、栀子苦寒清热解毒，白僵蚕、蝉蜕辛散透热，共奏峻下热结，清解热毒之功。

统观杨氏治温15方，均由升降散加减变化而成，共用药50味，均以僵蚕、蝉蜕为主药，其中神解散、清化汤、芳香饮、大小清凉散、大小复苏饮、增损三黄石膏汤8方为清法代表方剂，主要治疗温病无形邪热内盛，充斥表里三焦之候；增损大柴胡汤、增损双解散、加味凉膈散、加味六一顺气汤、增损普济消毒饮、解毒承气汤6方为下法代表方，主要治疗温病有形实邪内结诸证。纵观杨氏治温15方的配伍特色，主要可体现于以下几方面：其一，辛散透邪外达。温疫初起可有表证，然“温病虽有表证，实无表邪”，温疫得于杂气，受病在脏腑，病位偏里，热毒深重。由于温病怫热在内，由内而达于外，故不恶寒而作渴，此内之郁热为重，外感为轻，若用辛温解表，是为抱薪救火，轻者必重，重者必死。杨氏明确指出：盖温疫热郁自里达表，亦宜解散，但以辛凉为妙。辛凉之品一方面能宣透闭郁腠理之邪，如治温15方中僵蚕、蝉蜕为必用之药，主要取其辛凉轻浮，散郁透邪之力以解散表气郁闭，透热外达。此外，增损双解散之薄荷，神解散之金银花，清化汤之金银花、连翘，加味凉膈散之薄荷等皆为辛凉轻透之品，共司宣透腠理郁闭之职；另一方面辛凉之品尚能清透里之郁热。因怫郁之里热“扬之则越，降之则郁，郁则邪火犹存”，故宜辛凉重剂以清泄气分之热，兼以发扬，则炎炎之势皆烬矣。如加味凉膈散之竹叶，增损三黄石膏汤之白虎汤等是为辛凉轻适之品，用之可透散内郁之邪热，而不至还里而成可攻之证。可见辛凉透邪实为内外分清，因势利导，使里清表透，自有不发汗而能汗出邪解之妙。其二，苦寒清热解毒。杂气具有火毒之性，一发则邪气充斥奔迫，杨氏强调“温病怪证奇出，如飙举蜂涌，势不可遏，其实不过专主上中下三焦，毒火深重……”因而杨氏于三焦分治时，皆兼用苦寒之品清热解毒。治温15方中黄连、黄芩等苦寒之品的使用仅次于僵蚕、蝉蜕，除升降散、芳香饮外，其余13方中均合用黄连解毒汤加减。杨氏治温疫善用黄连，突破了吴又可对此类证候治疗畏忌黄连的禁区。其三，攻下驱邪泻热。杨氏临证体会“温病之邪，直行中道，初起阳明者十八九”，故强调温病无正发汗之理，惟下证最多，应下不嫌早。明确指出攻里通下在温疫证治中的重要地位，所创解毒承气汤、加味六一顺气汤、增损双解散、加味凉膈散等方，皆合用承气汤，深得吴又可“承气本为逐邪而设”之旨。杨氏在使用大黄方面尤有心得，认为“大黄味辛气大寒，气味俱厚，阴中之阴，降也；推陈致新，走而不守”，在温疫病的治疗中其有如下三方面的作用：①泻下燥结。效法张仲景治疗阳明腑实证之法，对潮热，谵语，心腹胀满，烦渴气喘，大便秘结等有形实邪燥结胃肠者，用大黄“荡热斩关，破实于胃肠”，如解毒承气汤之用大黄。②导泄邪热。遵循吴又可“邪热致燥结，非燥结而致邪热”之说，杨氏提出了“伤寒里实方下，温病热胜即下”的论点。如果等到粪结再下，势必邪热耗伤津液，变证迭起，转为危重证候，是犹养虎遗害。故其证不必悉具，但见发热，舌黄，呕、渴、痞、燥、满、痛一二症者，便可使用大黄以导泻邪热，早去邪热则燥结无从而生。如升降散、增损双解散、加味凉膈散等方之用大黄。③以苦补虚。杨氏认为大黄“人但知建良将之大勋，而不知有良相之硕德”，其能够上下通行，定乱致治，邪去正安，故提出：用大黄“苦能泻火，苦能补虚，一举两得”的见解。苦之所以能补虚，一方面苦能急下，燥结去而津液得以保留，急下存阴，则泻具补功；另一方面苦能泄热，邪热除而阴精免受耗劫，则苦具坚阴之力。总之，攻下之法既能除胃肠道瘀热燥结，又可抑亢盛之壮阳，以苦补虚，还可降阴中之浊阴，定乱致治。其四，扶正清补兼施。温疫初起，热郁腠理，有类伤寒之发热恶寒等症，若时医习用辛温之品，则变证蜂起，而成坏证。杨氏崇信仲景“观其脉证，知犯何逆，随证治之”之精义，认为若患者“停滞已尽，邪热愈盛，脉微气微，法无可生，至此，下之死，不下亦死”之时，不可孟浪清泻，而须清补兼施，如大复苏饮用僵蚕、蝉蜕之辛凉轻透；用犀角地黄汤、黄连解毒汤、六一散之清热凉血，解毒利水；参以生脉散以益气生津。从而“清补兼施，宣散蓄热，脉气渐复，或有得生者”，故凡热入营血，气津两伤者皆可投以此方治之。

三、新感温病学说名著选

（一）《温热论》

《温热论》为清代著名医家叶桂（字天士）所著，被称作温病学的经典之作，为学习中医学者必读。据《吴医汇讲》所讲，《温热论》为“先生游于洞庭山，门人顾景文随之舟中，以当时所语信笔录记”而成。以叶氏逝世时间计算，本篇的成书年代当不晚于乾隆十一年（公元 1746 年）。而最早的版本是载于华岫云所编的《临证指南医案》内，名为《温热论》。该书刊于公元 1766 年，称为“华本”，又称“种福堂本”。其次为收入唐大烈《吴医汇讲》中的《温热证治》（又称为《温热论治二十则》），约刊于公元 1792 年，称之为“唐本”。上述两种版本的内容基本相同，但文字上稍有出入。后世的版本虽多，都是出于这两个版本。正因为本篇为叶氏谈话的记录，所以在文字上有一些欠妥之处。正如唐大烈在《吴医汇讲》小引中所说：“一时未经修饰，是以辞多诘屈，语亦稍乱，读者未免晦目，不揣冒昧，窃以语句少为条达，前后少为移掇，惟使晦者明之。至先生立论之要旨，未敢稍更一字也。”虽然唐大烈对文字作了一些修饰，但仍有一些前后不够连贯、论而不详、论而不确之处，并可能存在某些脱简、错简、衍文。

自本篇问世之后，对其作注的不下十余家。其中主要的有：《临证指南医案》附《温热论》：华岫云在其中作了较为简单的注释，可以看做是《温热论》的最早注本。《医门棒喝》：章楠把该篇原文分为 34 节，名为《叶天士温病论》（又名《叶氏温病论》），每节都作了较为详细的注释和较深刻的发挥，是为本篇最早的系统注释本，约刊于公元 1825 年。《温热经纬》：王孟英把本篇收入该书，更名为《叶香岩外感温热篇》，除了王氏有深入的阐发外，还收入了华岫云、章楠和吴鞠通、魏柳洲、沈尧封、茅雨人、杨照藜、何报之、尤拙吾等众多医家的有关论述和注解以作为印证。约刊于公元 1852 年。《温热类编》：凌嘉六把本篇收在该书内，名为《温热论治》，并有简短小注，著于公元 1866 年。《南病别鉴》：宋佑甫在该书中把本篇称为《叶香岩温证论治》，也在原文中作了夹注，特别在用药方面有较多的发挥，著于公元 1878

年。《周学海评注医书十二种》:周学海在该丛书中收入本篇,主要以唐本为据,亦有周氏之注,约著于公元1891年。《温热论笺正》:陈光淞所著,为注释"温热论"的专著,书内收集了前人对《温热论》的有关注释,并作了较详细的辨正与阐发,以起到"笺叶氏之白,正诸家之失"的作用,著于公元1915年。《中西温热串解》:吴锡璜将本篇收入,名为《叶香岩温热论注解》,其特点为试图以西医的观点来解释本篇的温病学理论,虽不失为一个积极的尝试,但难免有不够正确和牵强附会之处,著于公元1920年。《感证辑要》:严鸿志在该书中收入本篇,但未作注。新中国成立以后,又有许多医家对《温热论》作了系统地评注,其中如《温热论新编》:金寿山在该书中把原文分为12类,并冠以标题,加以注释,刊于公元1960年。书中有不少很精辟的见解。《集注新解叶天士温热论》:杨达夫在该书中收入了前人的大量注释,并附有许多作者经治的病例,开创了把《温热论》理论与临床病例直接联系起来研究的先例。《温病学讲义》:南京中医学院编,该书收入了《叶香岩外感温热篇》,对原文进行了阐释、选注,并作了按语。该书初版于公元1964年,后于公元1979年改名为《温病学》。以后历版统编教材中都收入本篇。除上列各种注本外,其他还有一些清代、民国时代的著作中也对本篇的某些内容进行了较为深刻的阐述,如吴贞(字坤安)《伤寒指掌》(约成书于公元1796年)对本篇的舌诊有许多发挥;茅雨人的《感证集腋》、董废翁的《西塘感证》、何廉臣的《重订广温热论》等著作中对本篇的内容也多有发挥。

《温热论》共有37节,计3721字。本书的内容大致有以下几个方面:

一是阐明了温病的发生发展规律。叶氏对温病的发病原因,明确提出了温邪的概念,否定了千年以来所谓"伏寒化温"是温病病因之说。从而为新感温病的概念奠定了基础。同时对温病的感邪途径提出了"上受"之说,即邪从口鼻而入,特别提出了"首先犯肺",这比过去认为邪从皮毛而入的认识前进了一大步。另外,对温病的主要病变部位提出了首先犯肺,然后可以顺传气分或逆传心包。病变在气分,可分别出现邪留三焦、致成里结(胃与肠)等不同部位的病变。病变又可进一步传入营分乃至血分。关于温病的发展规律如卫气营血的传变、顺传与逆传、温病重症的神昏和痉厥、后期的伤阴等,都是对温病发展过程规律的总结。

二是创卫气营血理论,奠定了温病学辨证论治的理论基础。叶氏以卫气营血作为温病病变阶段、浅深、轻重的层次,以此作为对温病辨证之纲。并按卫气营血确立了温病各阶段的治疗原则。这一原则至今仍在指导着临床。卫气营血理论的建立也是在前人论述的基础上由叶氏进行了总结而形成的,这一理论出现后,使温病的辨证论治自成系统,与伤寒的六经辨证有明显的不同。而且这一理论能提纲挈领、执简驭繁,与临床实际较为贴近,因而在实际运用中价值较大。

三是辨明温病与伤寒之异。①提出温病与伤寒的病因寒温各别。《温热论》中提出了温病的病因是"温邪",从而与伤寒感受寒邪而发有了明确的界限。②两类疾病传变情况不同。叶氏提出,温邪热变最速,并始终以温热为主要标志,在病变过程中又以伤阴之病理较为突出;而寒邪所引起的伤寒,其初起表现为寒象,然后才化热传里,在病之后期较易伤阳而转化为虚寒之证。③明确寒温之治法迥异。叶氏提出,温病"若论治法则与伤寒大异也"。

四是丰富和发展了温病诊断学的内容。如关于辨舌:在本文中,辨舌的内容占了很大的比重,如在37条原文中有15条是专论舌诊的,还有辨齿4条、辨斑疹4条、辨白㾦1条共24条,占了全文的三分之二。其中对温病的辨齿、斑疹、白㾦等内容,多数不见载于医书,系叶氏之独到经验,对于充实中医诊断辨证学的内容有很大的价值。叶氏在讨论这些诊断学内容时,还指出了其中多数症状表现的治疗原则或方法,所以对于温病许多病证的治疗也有指导意义。

五是论述了妇人温病的证治特点。本篇还讨论了妇女在胎前、产后以及月经期间热入血室的诊断和治疗。

本篇著作由于论述精辟，甚切实用，被后世奉为圭臬，纷纷收集注释，并著书立论。自此，清代温病之学大昌，迅速形成了独立完整的温病学理论体系。叶天士作为创立温病学说的“温热大师”，是当之无愧的。至今本篇仍不失为研究温病学说的重要文献。

以下所讲的以“华本”为据，共列 37 条，将内容归类分析，按原文、注释、详述之体例予以叙述。原文后括号内数字，为《温热论》原文顺序编号。

1. 温病大纲

【原文】

温邪上受，首先犯肺，逆传心包。肺主气属卫，心主血属营，辨营卫气血虽与伤寒同，若论治法则与伤寒大异也。(1)

【评述】本节为温病证治之总纲，概括了温病的病因、感邪途径、发病部位、传变趋势以及温病和伤寒治法的区别。本节的主要内容有以下几个方面：

1)温病的病因：对温病病因的认识有一个漫长的演变过程。从《素问·生气通天论》中提出的“冬伤于寒，春必温病”论述衍化而成的“伏寒化温”理论，在张仲景《伤寒论》后，作为外感病病因的主流，统治了千年之久。但当时也有“时行”、“毒气”、“乖戾之气”等病因理论。至刘河间提出了“六气皆从火化”，郭雍《伤寒补亡论》中也提到：春温有“春自感风寒温气而病者”，其后又有吴又可断然否认伏寒化温说而提出“杂气”、“疠气”致病等，对温病的病因历代各有发挥。叶天士则明确提出“温邪”是温病的病因。

温邪致病学说的提出主要有下列几方面的意义：

一是划清了温病与伤寒在病因上的界限：中医学的病因学说产生于推理和临床表现的反证，并不是通过直接的观察，所以长期以来比较笼统和混乱。以温病的病因而论，自《内经》、《伤寒论》之后，基本上都是沿用“伏寒化温”理论。叶氏提出“温邪”是温病的病因，与伤寒之病因截然有别，这样就结束了长期以来温病与伤寒在病因上的混杂不清状况。

二是对传统“六气致病”说的突破：传统“六气致病”说是以气候反常而形成所谓的“六淫”是一切外感疾病的病因为基础的。而叶氏的“温邪”概念吸取了吴又可杂气学说的内涵，即这里所说的“温邪”已并非是一个单纯的气候异常的因素，而是自然界中存在的一类可以引起温病的致病因子，实质上就包括了温病的病因是一类特异性致病因素的含义。

三是点明了温病致病因子的致病特点：以温邪来作为温病病因，从其命名，就很明确地指出了其具有的致病特点，即这一类致病因子所引起的疾病都具有温热的特性。这一点又较之吴又可的杂气学说高出一筹，因为杂气虽然指出了其可引起多种疾病，但对于其致病的特性却不能相应地得到反映，当然也就不能反映所引起疾病的共同特性。

2)温病的感邪途径：叶氏提出，温病的感邪途径为邪从“上受”。华岫云注曰：“邪从口鼻而入，故曰上受”。发病部位是“首先犯肺”，因肺居上焦，开窍于鼻，外合皮毛，与卫气相通，故温病发病首见肺卫证状。对“温邪上受，首先犯肺”这一句应有一个全面的理解：

一是发展了感邪途径的认识：自《内经》之后，大多强调病邪初犯人体是从皮毛(即肌表)而入，如《灵枢·五变》说：“百疾之始期也，必生于风雨寒暑，循毫毛而入腠理”，《伤寒论》中亦以风寒之邪先犯太阳膀胱经而立论。后世有的医家对外感病的感邪途径提出了一些新的见解，如明代王节斋《明医杂著》提出岭南诸病的病因是“毒气从鼻口入内也”。继后吴又可明确提出了杂气致病是“邪从口鼻而入也”。叶氏的“上受”说就是继承了前人的有关论述，从而使得对外邪侵犯人体的途径有了较全面的认识。

二是应正确理解本句所指的范围：“上受”当然包括了口与鼻，在这里，由于后文有“首先犯肺”之句，所以主要是指通过呼吸道感受病邪而发病的。综观本篇内容，当然有许多是论述呼吸道疾病的，但也有是非呼吸道疾病的，特别是属于湿热性温病应主要通过消化道而感受病邪。因而在理解本句所指的范围时，既要承认其所指主要应为由呼吸道感受的温病，但本篇所论述的内容却不限于呼吸道感邪而引起的温病。因而对这一节原文，既要看到这是叶氏对传统感邪途径认识的一个补充和发展，但不能把这一论述作为所有温病的感邪途径和起病方式，必须从每一种温病的起病表现的诊察入手，进行具体的分析，以判断病邪首犯的部位和起病的部位，其中有起于肺卫的，有起于脾胃的，有起于气分的，有起于营分或血分的，不可一概而论。

3)温病传变的形式：叶氏对温病传变明确提出了有“逆传”，对此应明确：

什么是逆传？温病的传变有顺传、逆传两种趋势，虽条文仅提出“逆传心包”，但逆传是相对顺传而言，如王孟英所说：“然则温病之顺传，天士虽未点出，而细绎其议论，则以邪从气分下行为顺，邪入营分内陷为逆也。苟无其顺，何以为逆”。可见温邪首犯肺卫，治疗及时每可从外解，否则可由肺卫顺传阳明气分，或逆传心包，或内陷营分。而逆传心包则是其中病邪由肺卫直接传入心包，以致出现神昏谵语等神志异常症状的一种较为危重的病证。至于邪在胆、胃、肠、三焦等脏腑或在营分、血分而出现心包见证，一般不称为“逆传心包”，而称为“邪传心包”，以与在肺卫之邪直接传心包的病证有所区别。

其次是发生逆传的原因，应当从邪正两方面考虑：一方面是因患者心气或心阴不足，或夹有痰热，另一方面则是因感邪过甚，正气不能抵御，所以发生逆传心包。叶氏在本篇 14 条所云：“平素心虚有痰，外热一陷，里络就闭”，可与本节互参。

4)肺心与卫气营血的关系：叶氏提出“肺主气属卫，心主血属营”，由于肺与心同居上焦，肺主一身之气，与卫气相通，卫行脉外，有卫外功能；心主一身之血，营行脉中，营气通于心。肺与心同处于上焦，与卫气营血的生成、运行有密切的关系。这是从生理上分析肺心与卫气营血的关系。但不可认为卫气的病变只与肺有关，而营血的病变只与心有关。例如，脾胃为人身的生化之源，与气的形成、输布有很大的关系，所以脾胃气分的病变也很常见；又如卫气“循皮肤之中，分肉之间，熏于肓膜，散于胸腹”(《素问·痹论》)，肺主皮毛，与卫气相通，脾胃主肌肉，亦与卫气相通，如陈平伯说：“人身之中，肺主卫，又胃为卫之本。”薛生白在《湿热病篇》中也提出湿热病起于脾胃，初起也可见“湿遏卫阳之表证”，并认为：“所云表者，乃太阴阳明之表”，可见并非只有肺经才有卫分。我们习惯上常把肺卫并称，所以容易误解为只有肺才有卫分，同样，营血分的病变与肝、肾等脏也有密切的生理与病理上的关系，所以不能误解为营血分病变仅与心有关。

5)伤寒与温病证治的异同：伤寒和温病“同”在何处？叶氏提出在辨证方法上有相同之点。其根据是：伤寒亦有用营卫气血来分析病机的，如《伤寒论》中所说的“卫气不和”、“卫气不共荣气谐和”、“荣弱卫强”、“血弱气尽”、“荣气不足，血少故也”等。而且在《伤寒论》中也论及了各种有关血分的病变，如衄血、便血、吐血等出血病证，还有蓄血证、热入血室证等。而叶氏所创立的卫气营血辨证理论也是用卫气营血来概括、分析温病过程中的病机变化，所以说“辨营卫气血虽与伤寒同”。其所同之处，也可以认为是二者都必须要辨热性病由浅入深、由表入里、从实致虚的规律，在对外感热性病进行辨证的本质这一点上可以说二者是相同的。但另一方面也要看到，这里所说的“同”并非完全相同，因为温病学的卫气营血辨证方法已形成了一整套理论体系，与《伤寒论》中对伤寒所作的营卫气血分析并不完全相同。

但两者又毕竟是两类不同性质的外感病，病因性质有寒温之别，侵犯部位也各有所异，因而治疗上有很大区别。叶氏这里指出的“若论治法则与伤寒大异也”，主要指温病和伤寒初起治疗大相径庭。温病初起，多属温邪在肺卫，治疗以辛凉解表为主；伤寒初起，多属寒犯太阳，治疗以辛温解表为主。

【原文】

大凡看法，卫之后方言气，营之后方言血。在卫汗之可也，到气才可清气，入营犹可透热转气，如犀角、玄参、羚羊角等物，入血就恐耗血动血，直须凉血散血，如生地、丹皮、阿胶、赤芍等物。否则前后不循缓急之法，虑其动手便错，反致慌张矣。(8)

【评述】本节提出了温病的辨治纲领。文中主要讨论了“卫气营血”病机的浅深层次及其相应的治则，其内容是温病学卫气营血理论的主要核心。

1)温病病变过程的发展层次：“卫之后方言气，营之后方言血”。是继“肺主气属卫，心主血属营”之说后，进一步标明了卫气营血病机的浅深层次及轻重程度。这一认识也是基于《内经》对“营卫气血”生理功能的论述。卫气营血在生理上相辅而周流全身，但分布部位、活动范围及生成过程有浅深先后之分，引用到辨证上则由卫分传至气分，进一步再深入营分，陷入血分，标志病情由表入里、由浅入深、由轻转重的演变过程。这一划分温病发展阶段的方法是切合临床实际情况的，因而沿用至今。

但并非所有的温病都要按这一发展顺序的，这一传变顺序是新感温病的一般的、常见的传变方式，临床尚可见初起即发于气分，或营血分者，特别是伏气温病一般不从卫分发病。另外，温病的病变阶段往往不是单纯表现为一个证型，每有卫气同病、卫营同病、气营血同病者，而在每一阶段之间还可出现一些过渡证型。因而不可拘于卫气营血某一固定模式，要知常而达变。

卫气营血四个病变阶段只是反映了温病大致的发展层次，在每个阶段还有许多具体的证候类型，如在卫之邪有风热、湿热、暑热、燥热之别；在气分之病有在肺、胃、脾、胆、肠等之别；在营之邪有营热炽盛、营阴耗损等之别；在血分之病有瘀热阻于下焦、瘀热交结于胸、热入血室之别。

有学者提出了在血分证之后，应加入一个虚多邪少阶段，即温病的后期及恢复期阶段，或称为阴伤期。这也符合温病的发展规律，可供参考。

2)卫气营血各阶段治疗大法：在论述卫气营血的浅深层次后，叶氏继而又提出了相应的治疗大法。

其一是在卫汗之可也：即邪在卫分，主以汗法。这里所说的“汗法”是指用辛凉透达之剂，即本篇第二节所说：“在表初用辛凉轻剂”，辛能宣散，凉能清解，意在宣肺透解使邪热外达。温邪在表，最忌妄用辛温发散或滥用寒凉之品。如误用辛温解表之剂，有助热耗阴之弊；而过用寒凉又可因凉遏而致邪不能外达。

其二是到气才可清气：文中“才可”二字提示了用清气法必须在确定邪入气分后，不可早用、滥用，以防寒凝郁遏之弊。

对叶氏所说的清气，在理解时可注意以下几个方面：一是叶氏所说的清气，一般是以清气泄热为主，须注意使邪热有外达之机，所以邪热初在气分者，多用轻透清邪之品，只有当热毒深重时才用苦寒沉降之药。二是气分证的病变相当复杂，其病变部位也相当多，如有在肺、胃、脾、胆、肠、三焦、膀胱等不同，而且病邪又有轻重之别、性质还有夹湿、夹滞、夹瘀、夹食、夹毒等不同，所以清气法在具体运用时治法很复杂。三是气分证所包括的范围甚广，清气法尚不能代表气分证的全部治法。如气分阶段的阳明腑实证主用下法，湿热证则需用化湿法等，都是治疗气分证的方法。由此可见，本节中所说的“到气才可清气”，既可认为是代表了气分阶段的治疗大法，也可认为是作为气分证的代表性治法。

其三是入营犹可透热转气：“犹可”二字点出了邪入营分后的治疗仍要强调使邪热外透而解。“入营犹可透热转气”，应理解为邪热入营当以清营为主，尚可加入透泄之品，立足透邪外达，使营分邪热转出气分而解。故叶氏所举药物如犀角、玄参、羚羊角等均为清营凉血之品，再配合金银花、连翘、竹叶等清泄之品，方可达到透热转气的目的。在本句中原文为“入营犹可透热转气，如犀角、玄参、羚羊角等物”，应注意不能误解叶氏所列举的药物是透热转气的代表药，而应是这些药再加上透热转气的药物，所以原文可理解为“入营犹可透热转气，如犀角、玄参、羚羊角等加上银花、连翘、竹叶之类”。

其四是入血就恐耗血动血，直须凉血散血：邪热入血分后，则在血热的基础上又见“耗血动血”的病理变化，耗血是耗伤营阴和血液，动血是血热逼血妄行而产生出血、瘀血等症状，故当治以凉血散血。具体可采用凉血养阴、活血散血之品，清解血分热毒，以生地、丹皮、犀角、赤芍等药物为主加减化裁，灵活运用。本句概括了血分证的病机和治法，将全句联系起来就可以有较为全面而正确的认识：既然在治法中提到凉血，说明其病机有血热，而且是血分证病机的中心环节；亦谈到散血，所以表明血分证有血行不畅或致瘀的病机。另一方面，既然在病机中提到耗血，那么在治法中就可以配合滋养阴血之品。再结合其后叶氏所列举的药物如生地、丹皮、阿胶、赤芍，所以不难理解，血分证的病机由血热、瘀血、阴血耗伤、出血四个方面组成，而对血分证的治疗大法包括了凉血、养血（阴）、散血三个方面。

叶氏对血分证所提出的治疗大法，具有很重要的意义，主要有以下三个方面：

一是对血分证的治疗在凉血的同时要注意活血散血。从中医理论来说，在治疗血热时，所用的清热凉血药物为寒凉之品。容易导致或加重血液的瘀滞，与散血药并用就可以“凉血而不留瘀”。另一方面，由于血分证有动血出血、耗血的病理变化，也容易产生瘀血，配合散血之品也可以说是针对瘀血而设的。

二是叶氏在血分证的治则中没有直接提滋养阴血之法，而是在病机分析时论及了耗血，并在列举治疗药物时举出了滋养阴血的药物。实际上，在血分证的治疗中，滋养阴血，特别是养阴生津药物的运用是很重要的。在历代医家的论述中强调了保存阴液对于温热病的治疗与预后的直接关系，临床上也显示了在血分证治疗时运用养阴生津药物“沃焦救焚”的重要作用。

三是叶氏在血分证的治法中未提及“止血”一法。这是因为在血分证阶段的出血，用一般的止血方法是很难起到作用的，对这类出血的治疗，必须要用凉血化瘀的药物才能取效。

2. 邪在肺卫

【原文】

盖伤寒之邪留恋在表，然后化热入里，温邪则热变最速，未传心包，邪尚在肺，肺主气，其合皮毛，故云在表。在表初用辛凉轻剂。挟风则加入薄荷、牛蒡之属，挟湿加芦根、滑石之流。或透风于热外，或渗湿于热下，不与热相搏，势必孤矣。(2)

【评述】本节论述伤寒与温病传变的区别，并提出温邪在表及其夹风夹湿的不同治法。

1)伤寒与温病传变辨异：伤寒与温病的病因有寒温之别，所以在感邪发病之后，其病变的发展过程也会有所不同。

叶氏先以“留恋在表”和“热变最速”阐明伤寒与温病传变的不同，意在从传变的角度进一步解释首条中温病与伤寒治法大异的道理。伤寒是外感寒邪致病，寒为阴邪，化热慢，寒邪束表，先留恋于表而呈现卫阳被郁的表寒证，必经“寒郁化热”的过程逐渐转化为里热证，故初起当用辛温散寒方药治之；温病是温邪犯肺，温为阳邪，性属热，无需化热过程即表现表热证，其传变迅速很快内传入里；且每易逆传心包产生骤变；或在病初即见里热见证；也有在表之热邪径入营分或血分。故叶氏说：“温邪则热变最速”，并以此作为与伤寒在传变上的最主要的区别点。

但另一方面也要看到，“热变”的快慢只是相对而言的，是指一般的情况，不可视为绝对之辞。本条只是从“热变”的角度来分析伤寒、温病之不同，并不代表伤寒的传变一定比温病慢。如伤寒中有直中三阴经者，其传变就极为迅速；另一方面，温病中的某些病种，如湿温等，其传变却表现得相当缓慢。

2)温邪在表的治疗。叶氏原文说得很清楚，温病初起当用“辛凉轻剂”，也就是用轻清宣透之品，以宣肺泄卫，祛除在表之邪。切不可误用辛温助火化燥，而反生他变。要注意的是，叶氏在这里所说的“辛凉轻剂”包括了常用的银翘散、桑菊饮之类，而不是吴鞠通《温病条辨》中所说的辛凉轻剂只是指桑菊饮。当然，叶氏在这里所说的表证只是指在肺卫之邪，如叶氏说：“肺主气，其合皮毛，故云在表”，而不是包括了所有的表证。所以如湿邪犯于肌表、湿温初起邪遏卫气等证，其治法都不限于“辛凉轻剂”之例。

另一方面，叶氏强调在表初用辛凉轻剂，也就是指出了对温邪在表者，不能过用寒凉，以免遏伏病邪而不易外解。对这一点，叶氏在《临证指南医案·风温》中说：“风温从上而入，风属阳，温化热，上焦近肺，肺气不得舒转，周行气阻，致身痛、脘闷、不饥。宜微苦以清降，微辛以宣通。医谓六经，辄受羌防，泄阳气，劫胃汁。温邪忌汗，何遽忘之?”这一段可以作为对本节原文的旁证和注解。

3)温邪在表夹风夹湿的治疗方法：对温病采用以夹风与夹湿为据而分为两大类型，这对后世的影响很大，直到现在，温病仍是分为温热与湿热两大类。如汪瑟庵在《温病条辨·中焦篇》中按语：“温热、湿热，为本书两大纲”，其源亦大概出于此。

本节中所说的夹风、夹湿的治法从承上文来说，当然是指温邪在表时的治法，但其指导意义却不限于表证，特别是湿热性疾病的治疗，当以祛湿为要，正如叶氏所说的：“热自湿中而起，湿不去则热不除也”。这已成为后世治疗湿热性疾病的重要原则。而温病夹湿者，其治湿主以淡渗，正合古人“治湿不利小便，非其治也”之旨。至于叶氏所说的夹风者，主要是指风热之邪而言的，其病变是在肺卫，所以实际上是指风热表证，故治当宣透。如已热变传里，则风已化热，自无夹风可言。

【原文】

不尔，风夹温热而燥生，清窍必干，为水主之气不能上荣，两阳相劫也。湿与温合，蒸郁而蒙蔽于上，清窍为之壅塞，浊邪害清也。其病有类伤寒，其验之之法，伤寒多有变证，温热虽久，在一经不移，以此为辨。(3)

【评述】本节承上文进一步阐明温热夹风夹湿的证候表现，以及与伤寒的鉴别要点(主要是指温热夹湿者与伤寒的鉴别)。

1)温热夹风的病机和证候特点:温热夹风的病机特点是“两阳相劫”,而其证候特点是“清窍必干”。

承上文所说,如不能“透风于热外”,则温热夹风者势必化燥,耗劫津液,出现清窍(指头面部目、耳、鼻、口诸窍)干燥的证候。风与温热俱属阳邪,两阳相遇,风火交炽,必耗伤津液(即水主之气),致使无津上荣,而出现口、鼻等头面清窍干燥之象。这里虽然是谈了风热疾病的一个病机特点,但实际上也指出了温病的一个重要的病机共性,即易损伤阴液。正如《温病条辨》所说:“温热,阳邪也,阳盛伤人之阴也。”

如温热夹湿者,其病机特点是“浊邪害清”,而其证候特点是“清窍壅塞”。

湿为阴邪,重浊黏腻,热为阳邪,熏蒸向上,湿热相搏,热蒸湿动,势必蒙蔽于上,致使清阳之气被阻遏,必然出现耳聋、鼻塞等症,即叶氏所说的“浊邪害清”之候。

叶氏以“清窍”的“干”与“塞”作为辨证要点来区分温热夹风与夹湿证,因为这是温邪伤津、湿热蒙蔽较典型的证候表现。但在理解时应注意到,上述之说是相对而言的,因为在临床上出现燥渴的原因不仅只有阴伤一项,如水湿内停而阳气不能上升、阳气衰微而不能布津、瘀血内阻而津不上承等均可导致燥渴。

关于因水湿而引起口渴者,《温病条辨》中论之更详,提出水湿在上、中、下三焦均可引起口渴:“其在上焦也,郁遏肺气,不能清肃下降,反夹心火上升烁咽,渴欲饮水,愈饮愈渴……其在中焦也,水停心下,郁遏心气不得下降,反来上烁咽喉,又格拒肾中真液不得上潮于喉,故嗌干而渴也……其在下焦也,水郁膀胱,格拒真液,不得外滋上潮,且邪水旺一分,真水反亏一分……今下焦水积而肾脉不得通调,故亦渴也。”

另一方面,在临床上出现“清窍壅塞”的见症也不一定都是属于湿邪为患,温邪犯肺,鼻窍也可闭塞。但温邪所致清窍阻塞者,多伴有燥咳、口渴、脉数等症状,而湿温所致的清窍阻塞则多伴见胸闷、呕恶,不渴或渴不多饮,苔腻、脉濡等症状。

2)伤寒与温病临床表现的异同:历代医家对本节原文的理解有较大的分歧。所以首先要澄清,本节中所说的“温热”是指湿热而言。因其紧接“浊邪害清”之后,所以应理解为是指温热夹湿之证,即湿温之类。其与伤寒有相类之处,特别是初起的临床见症有某些相似之处。如二者在初起之时,都可以表现为发热、恶寒、身重疼痛,口多不渴,苔白等。正如《温病条辨》中所说湿温“头痛、恶寒、身重疼痛、有似伤寒”。然而,这仅是某些现象的相似,绝非本质的相同。

至于伤寒与温病之异,叶氏主要是从传变情况来区别,指出“伤寒多有变证”,由于伤寒初起留恋在表,然后化热入里,传入少阳、阳明,或传入三阴,病情由热转寒,性质多变。而温热夹湿证,因为有淹滞黏腻的湿邪蕴蒸其中,病程中变化较慢较少,往往在气分阶段有一较长过程病情无显著变化,故叶氏曰“温热虽久,在一经不移”。当然,这也仅是相对伤寒而言。实际上对伤寒与温病夹湿者在临床表现上的异同,主要还是根据分析其全面的临床表现来区别的。在临床上,即使温病夹湿的传变并不少见,也未必久在一经不移。

3. 邪陷营血

【原文】

前言辛凉散风,甘淡驱湿,若病仍不解,是渐欲入营也。营分受热,则血液受劫,心神不安,夜甚无寐,或斑点隐隐,即撤去气药。如从风热陷入者,用犀角、竹叶之属;如从湿热陷入者,犀角、花露之品,参入凉血清热方中。若加烦躁,大便不通,金汁亦可加入,老年或平素有寒者,以人中黄代之,急急透斑为要。(4)

【评述】本节论述温病热邪陷入营分的主证和治法。

1)营分证的形成:按前节所言,当温邪在肺卫时,对夹风夹湿者分别投以辛凉散风,甘淡驱湿之法,病仍不解,是邪热炽盛或正气抗邪能力不足,导致正不胜邪,病邪进一步深入,渐次陷入营分。

对这节原文的理解要注意以下几点:

一是本节所说,“辛凉散风,甘淡驱湿,若病仍不解,是渐欲入营也”,一般来说不是指在表之邪未解而传入营分,应理解为已在气分之邪,经用治风热或治湿热之法而未愈者,可能会传入营分。如在表之邪不解就都会传入营分,这与临床并不符合。

二是营分证的形成并不是全都由气分证传来。其中既有从卫分证直接“逆传”所致者,也有在病之初即表现为营分证者。

三是温病的发展多有其自身的规律,有的即使按常规治疗也会发生传变,特别是某些病邪毒力较强或患者素体营阴不足者,更容易传入营分而出现营分证。但有些温病却不太可能发展为营分证,如多数的风温和秋燥等。

四是在对原文的理解时,并不是说所有的“病仍不解者”均要传入营分,这里所说的只是其中的一种可能性而已。所以本节所说的“是渐欲入营”,可理解为“恐渐欲入营”。

2)营分证的病机与主证:热邪入营主要的病机变化为“血液受劫,心神不安”。当然,很清楚,这里所说的“血液”是指营阴而言。

叶氏又接着提出了营分证的主证为“心神不安,夜甚无寐,或斑点隐隐”。这是由于心主血属营,营气通于心,故营分有热必导致心神不安,夜甚无寐。营血同行脉中,血液受累,营热迫血外溢肌肤,则见斑疹隐隐。除这些主要见症外,章楠又补充“热入于营,舌色必绛”,甚为关键。临床还当见身热夜甚,口干而不甚渴饮,时有谵语,脉细数等。

文中提到了营分证病邪有夹湿与不夹湿之分,在临床表现上有所不同。对这两类病证的鉴别,除了要结合疾病发展的过程,病证在气分证阶段的表现外,舌诊有重要的作用。如章楠所说:“热入于营,舌色必绛。风热无湿者,舌无苔,或有苔亦薄也;热兼湿者,必有浊苔而多痰也。”这对从营分证的症状来区别两类病证性质有一定的参考意义。

3)营分证的治法用药:对于营分证的治则,归纳叶氏在本节中所论,治疗营分证的主要原则有三:

一是撤去气药。这里所说的“气药”是泛指作用于卫分、气分的药物,而不能认定仅是指辛凉散风、甘淡驱湿等类药物。因此时邪已入营分,治法亦当转以清泄营热为主,不能再按气分证的治法用气分药。但这里应注意的是,“撤去气药”并非完全不能用气分之药,而是不能单纯用气分之药,因后文中所举的竹叶、花露等都属气分药;叶氏对营分证的治则“透热转气”,其中含有轻清邪热之气分药。可见,对本句的理解应予活看。

二是主以凉血清营透热。以犀角为主药,但应视病证的性质而投用不同的药物;如从风热陷入者,加竹叶之类重在透泄热邪;如从湿热陷入者,加花露之类重在清泄芳化。因竹叶清香透热,适合于风热之邪陷入营分者;而花露(有认为是金银花或荷花等经蒸馏成露而得者)性芬芳,有清化湿热之效,故适合于从湿热陷入营分者。

三是注意清火解毒。对热毒极盛,锢结于里而症见烦躁,大便不通者,加入金汁以清火解毒,但因其性极寒凉,对老年阳气不足或素体虚寒者当慎用,可用人中黄代之。有的医家还对烦躁、大便不通之症提出用金汁、人中黄仍不能解者,宜加入大黄等通下之品,以对阳明腑实、热毒锢结造成斑透不畅者,起到“炀灶减薪”的作用,腑气得通,里热得泄,斑疹自透。

这是对叶氏营分证治疗的补充，并且也适用于血分证斑疹显著者。

一般认为，斑的治疗大法是“宜清化，勿宜提透”。这与叶氏所说的“急急透斑为要”看似矛盾，但问题在于对叶氏这里所说的透斑，实际是透达热邪之意，与“透热转气”的“透”的含义是一致的，更不是指用升散提透之法，应主用凉血清热解毒之品。

【原文】

若斑出热不解者，胃津亡也，主以甘寒，重则如玉女煎，轻者如梨皮、蔗浆之类。或其人肾水素亏，虽未及下焦，先自彷徨[1]矣，必验之于舌，如甘寒之中加入咸寒，务在先安未受邪之地，恐其陷入易易[2]耳。(5)

【注释】

〔1〕彷徨：犹疑不决，去向难以决定之谓。此处指邪热有可能传入下焦而尚未传入下焦之时。

〔2〕易易：前一易字为容易之意，后一易字为变化之意，即容易发生变化(传变)的部位。

【评述】本节论斑出热不解的病机和治疗大法，并提出了“务在先安未受邪之地”的治疗观点。

1)斑出热不解的原因：温病发斑说明陷入营血分之热有外泄之机，故斑出之后，热势理应下降直至解除。陆子贤说：“斑为阳明热毒”，说明发斑与胃经热毒有直接关系。今斑既出而热势仍不解，则反映了热毒炽盛，消烁胃津，导致津伤而热毒不解，而津伤则不能济火，水亏火旺而热势更呈燎原之势，此即叶氏所谓“胃津亡”的后果。但叶氏所说的斑出而热不解是因“胃津亡”，在理解上并不能仅局限于“胃津亡”，在胃津亡的同时必然还存在着胃热亢盛这一方面，否则就不会出现斑出热不退的局面。如进一步探讨，在强调胃热、阴伤的同时，尚需考虑到邪热炽盛、正气虚衰等更深一层的原因。

2)“主以甘寒”的含义：叶氏对斑出而热不解之病证提出其治疗当以甘寒生津清热为主。证情轻者，用梨皮、蔗浆之类甘寒滋养胃津即可胜任；证情重者，予玉女煎加减，即投以清气凉营，退热生津之品。故叶氏所说的“主以甘寒”不仅是指甘寒滋养胃津，也包括了甘寒清除胃经热毒在内。叶氏所说的“如玉女煎”，并非用玉女煎的原方，而是体现了甘寒养阴和清胃热两个方面。吴鞠通在《温病条辨》中所列加减玉女煎实为增液汤加石膏、知母，很明显是属于甘寒之方，具有养阴和清热两方面的作用。

3)如何理解“先安未受邪之地”：对于素体肾水不足者，邪热最易乘虚深入下焦，烁伤肾阴则热势更难外解。此时对邪热是否危及下焦的判断依据，叶氏指出当验之于舌：若见舌质绛而枯萎，即提示为肾水不足之体，虽未见到明显肾阴被灼的症状，也宜在甘寒之中再加入咸寒之品兼补肾阴，肾阴得充则邪热不易侵犯下焦而使病情恶化，此即“务在先安未受邪之地”的举措，具有防患于未然的意义。

4. 流连气分

【原文】

若其邪始终在气分流连者，可冀其战汗透邪，法宜益胃，令邪与汗并，热达腠开，邪从汗出。解后胃气空虚，当肤冷一昼夜，待气还自温暖如常矣，盖战汗而解，邪退正虚，阳从汗泄，故渐肤冷，未必即成脱证。此时宜令病者，安舒静卧，以养阳气来复，旁人切勿惊惶，频频呼唤，扰其元神，使其烦躁。但诊其脉，若虚软和缓，虽倦卧不语，汗出肤冷，却非脱证；若脉急疾，躁扰不卧，肤冷汗出，便为气脱之证矣。更有邪盛正虚，不能一战而解，停一二日再战汗而愈者，不可不知。(6)

【评述】本节论述温邪流连气分的治法，重点讨论了战汗的原因、病理、临床表现、处理方法、预后、与脱证的鉴别要点等。

1)温邪流连气分的治疗大法：叶氏提出，若温病发病已久，温邪久留，既不外解，又未传营血分，则可长期流连于气分阶段，此时邪正相持，往往能通过战汗来透达邪气，可用叶氏提出的“益胃法”。所谓“益胃”，不能简单理解为补益胃气，而是用轻清之品清气生津，宣展气机，并灌溉汤水，使能作汗，经过战汗，使气机宣通，热达于外，腠理开泄，邪气可随汗透出而病可愈。对“益胃”的理解，还可从广义方面进行理解，即“益胃”包括了益胃之气阴不足和祛胃家有余之实邪(包括无形邪热与有形热结)以起到间接益胃的作用。因胃以通为补，祛邪也可起到疏通宣展气机而促使战汗的作用。

2)战汗的原因、病机：发生战汗的原因是温病邪气久在气分，邪实而正气未衰，邪正剧争之结果。

发生战汗的病机为温邪感受已久，既不外解，又不深入营血，久在气分不去，此时正气尚未大衰，而处于邪正相持状态，一旦体内正气振奋，聚积了一定的力量，有驱邪外出之势，就可发生邪正的剧烈交争，此时体内正气驱邪，力透重围，从而发生战汗。

战汗的作用正如叶氏所说：“邪与汗并，热达腠开，邪从汗出”。温邪通过战汗可以有外达之机，故吴又可说：“凡疫邪留于气分，解以战汗”，“所以从战汗者，可使顿解”。

3)战汗的临床表现和发生时期：叶氏对战汗的临床表现叙述较为简单，仅提到有汗出及汗后热解，当肤冷一昼夜，后渐暖如常，其脉虚软和缓。从临床来看，在战汗时可有全身战栗，甚或肢冷脉伏，而后全身透出大汗，其后战栗自止，热势很快减退，甚至肌肤清冷欠温，患者倦卧少语，但神情安详，病痛大减，或酣然入睡。

对战汗发生的时期，历代医家有不同的认识：吴又可、叶天士等认为是发生于气分；但周学海认为“必邪入营分方有战汗……气分则但汗耳，何以战为?”吴鞠通却把战汗列于下焦篇，认为其发生于“邪气久羁而正气已虚者”，治以复脉汤热饮。验于临床，战汗仍以发生于气分证者为多。

4)战汗而解与脱证的鉴别：战汗而解与脱证均可出现汗大出、肤清冷、身倦卧等见症，加之在战汗之后也有可能发生脱证者，所以准确地判断战汗而解与脱证非常重要。据叶氏原文所说，战汗与脱证的鉴别关键在于脉象与神志，其表现脉静，神清安卧者是邪退气虚的必然现象；而脉急疾，甚或沉伏，或散大不还，或虚而结代，且神志不清，躁扰不安，则为正气外脱的脱证，预后不良。而在诊断方面，最重要的则是“诊其脉”，同时也不可忽视全身症状的诊察。

5)战汗的处理方法：叶氏提出发生战汗后的处理方法是：“安舒静卧，以养阳气来复”，可见战汗的护理甚重要。战汗后患者往往一昼夜内肤冷、神倦，因并非气脱之证。此时要保持环境安静，令其安卧静养，以待阳气自还，最忌惊扰，频频呼唤，反扰其神，不利元气的恢复。

在临床上，对战汗的处理可归纳为以下几个方面：

一是加强护理，保持安静，卧床休息，及时拭干病人身上的汗，注意保暖，切勿感受风寒。

二是当病人知饥索食时，可予稀粥等易消化食物以养胃气。

三是如病人表现有气阴不足者，仍可按其临床表现投以清养胃阴之品以善后。

四是在发生战汗时，应注意不可影响病人的休息，不可受凉，不可进食油腻黏硬不化之物，食不可过饱等。

6)战汗的转归:从叶氏所论,战汗的转归有三途:①战后汗出热退,但见肢冷,倦卧不语,脉虚软和缓,标志邪退而正虚。这是由于大汗之后,卫阳外泄,肌肤一时失却温养,为暂时性的阳虚现象,待阳气回还,肌肤即能恢复常温。②一战不解,或转而复热,需停一二日再作战汗而愈,是邪盛而正虚之象。③战汗后见脉急疾,躁扰不卧,肢冷汗出,为正随汗脱的危重之象,即所谓"气脱"之证。

5. 邪留三焦

【原文】

再论气病有不传血分,而邪留三焦,亦如伤寒中少阳病也。彼则和解表里之半,此则分消上下之势,随证变法,如近时杏、朴、苓等类,或如温胆汤之走泄。因其仍在气分,犹可望其战汗之门户,转疟之机括。(7)

【评述】本节讨论了温邪夹湿留于三焦的治疗大法和转归。

1)邪留三焦的成因及病机:温邪久羁气分,既不外解,亦不内传营血分,往往可留于三焦。三焦属手少阳,生理上既主宰人体气机升降出入,又司水道运行。如《难经·三十一难》中说:"三焦者,水谷之道路"。若邪留三焦则造成气机郁滞,水道不利,水液输布失常,积而成痰或潴留成湿,形成温热夹痰湿之证。温邪与痰湿互结阻郁于三焦,引起三焦气机的进一步失调。因而湿热既是邪留三焦之因,又是邪留三焦之果,二者互为恶性循环。证之临床,本证多见于湿热性疾病。

2)邪留三焦与少阳病的证治异同:邪留三焦证虽与伤寒少阳病均属少阳,但两者有区别:伤寒为无形之寒邪离表尚未入里,邪居半表半里,见足少阳胆经枢机不利的寒热往来,胸胁苦满,心烦喜呕,默默不欲食,口苦咽干目眩等症,治宜和解半表半里的小柴胡汤;本证为有形之痰热之邪停留三焦,阻遏上、中、下三焦气机,临床多见寒热起伏,胸满腹胀,溲短,苔腻等症,其治疗叶氏提出"分消上下之势"。

3)如何理解"分消上下":所谓分消上下,是温邪与痰湿相夹阻于三焦,三焦气机郁滞之证,其治疗宜用开上、宣中、渗下之法,以宣展三焦气机,利湿化痰,祛除上中下之病邪。本法又称为"分消走泄"。而叶氏所列举的杏、朴、苓正是代表了这三法。至于文中所举的温胆汤(陈皮、半夏、茯苓、甘草、竹茹、枳实、大枣,方出《备急千金要方》),亦为宣泄气机,化痰清热利湿之剂。总之,所谓的分消走泄,是指用宣气、燥湿、化痰、清热之品,达到分消上中下三焦病邪,祛除郁于三焦痰湿的目的。

但邪留三焦的病机比较复杂,其中包括了邪热、痰湿、气滞等,在具体表现上则又各有侧重,所以叶氏所举的仅是邪留三焦证中某一种证型的治疗方法而已。叶氏又强调需"随证变法",告诫后世不可拘于定法、定方、定药。临床对邪在三焦者要分析其病机是热重还是湿重,是以气滞为主还是以湿阻为主;病变部位是偏上,偏中,还是偏下,依证变法治之。如对热象较重者,则必须与清化法相配合,过用辛温则有助热化燥伤津之弊。

4)邪留三焦证的转归:邪留三焦证是气分证病变之一,其病往往可以绵延日久。而对其转归,叶氏提出有两个:一是如治疗得法,气机宣通,痰湿得化,可望通过战汗打开邪与汗并出的道路;二是通过转为寒热往来如疟状,以逐渐外达而解。这两种情况都是良好转归的表现,所谓"犹可望其战汗之门户,转疟之机括"。还应看到,以上两种转归叶氏说"犹可望",说明这是比较理想的结局。但除了上述两种转归外,也有可能发生其他的变化,如后面第十节提出的"三焦不得从外解,必致成里结",就是邪留三焦之证的另一种转归。此外,在临床上还可因气滞湿阻加重、热势加剧而发生悬饮内结、痰热蒙蔽清窍、水道不通而尿少尿闭,甚至化燥化火而内传营血等证。

6. 里结阳明

【原文】

再论三焦不得从外解，必致成里结。里结于何？在阳明胃与肠也。亦须用下法，不可以气血之分，就不可下也。但伤寒邪热在里，劫烁津液，下之宜猛；此多湿邪内搏，下之宜轻。伤寒大便溏为邪已尽，不可再下；湿温病大便溏为邪未尽，必大便硬，慎不可再攻也，以粪燥为无湿矣。(10)

【评述】本节讨论了三焦之邪(多指湿热之邪)进一步里结于阳明的治法，以及湿热病与伤寒运用下法的区别。

1)三焦之邪致成里结之性质与特点：本节承接第七节邪留三焦，治以分消上下，走泄痰湿，随证变法，但仍未能外解，则可能里结于阳明胃和肠。由于其邪的性质是温邪与痰湿互结，所以当其阻于胃肠后所引起的病变有其特点，主要表现为与肠道中的积滞相结而形成湿热积滞交结于胃肠，其临床表现为大便溏而不爽，色黄如酱，其气臭秽较甚等。此种病证多见于湿热性质的温病，如湿温、伏暑等，与一般的温病阳明热结于腑者不同，正如叶氏所说的："此多湿邪内搏"。

2)伤寒下法与温病下法之区别：从前文已知，这实际是湿热结滞证与阳明腑实证在治法上的区别。这些区别据原文归纳于下：

	湿热结滞证	阳明腑实证
病机	湿热与结滞交结于胃肠	邪热在里，劫烁津液形成燥屎，阻于肠道
治法	下之宜轻。大便溏为邪未尽，可再下(轻法频下)	下之宜猛。大便溏为邪已尽，不可再下

从以上比较可以看出，伤寒腑实证为邪已化热入里，劫烁津液形成燥屎，表现大便干结，故下之宜峻宜猛，以期急下存阴；本证为三焦湿热不解形成之里结阳明，乃湿热与肠内结滞相互搏结，非有燥屎形成，故下之宜轻宜缓。伤寒下法以见大便溏为腑实已尽，不可再下；湿热病之里结，因湿性黏腻重浊，非能速化，可一下再下，必待大便转硬方为邪尽的标志，不可再下，即叶氏所谓"以粪燥为无湿矣"。但若湿已化燥，则又不可拘于轻下缓下之说。

对本节所区别的伤寒与温病在下法方面不同，必须理解其实质，不能以此作为温病与伤寒治法上绝对的区别。如在临床上，温病致成阳明腑实证而用峻下者甚多，另一方面，如湿热性温病在化燥后也同样可以形成阳明腑实证而需用峻下之法，此时就不可拘于轻法频下之说。

【原文】

再人之体，脘在腹上，其地位处于中，按之痛，或自痛，或痞胀，当用苦泄，以其入腹近也。必验之于舌：或黄或浊，可与小陷胸汤或泻心汤，随证治之；或白不燥，或黄白相兼，或灰白不渴，慎不可乱投苦泄。其中有外邪未解，里先结者，或邪郁未伸，或素属中冷者，虽有脘中痞闷，宜从开泄，宣通气滞，以达归于肺，如近俗之杏、蔻、橘、桔等，是轻苦微辛，具流动之品可耳。(11)

【评述】本节论述湿热痰浊蕴阻于胃脘的主症、治法，及多种类型痞证的证治鉴别。同时也继上节论及里结阳明的情况。

1)痞证的类型与证治:胃脘位于上腹部,处居中焦,若出现胃脘疼痛,压痛,或痞满胀闷,即属痞证。在本节中,叶氏虽未对痞证进行全面论述,但也提出了多种痞证的临床表现及有关治法。以下把原文中有关痞证的内容归纳成表:

证名	病机	主证	治法
湿热痰浊结于胸脘	温邪与湿、痰等有形之邪互结,阻于胸脘	胸脘痞胀、疼痛,按之痛,苔黄浊	苦泄(小陷胸汤或泻心汤)
痰湿阻于胸脘	痰湿阻于胸脘,气机郁滞	胸脘作痞、或痛,或胀,苔白而不燥,或灰腻	化痰燥湿、理气宽中(胃苓汤)
表邪未解而里先结	表邪未解,邪内陷于肠胃	恶寒,发热,脘痞腹胀,大便秘结,苔黄白相兼	解表通里
阴邪壅滞阳气不化或中寒气滞	湿阻寒凝气滞	胸脘痞闷,不渴,或喜热饮,苔灰白	开泄(理气化湿或配合温通)

在上述各种痞证的鉴别中,舌诊尤为重要,故叶氏又强调“必验之于舌”。

临床上,发生痞证的原因很多,其病邪种类有兼热、痰、湿、食、瘀等不同,病证性质也有寒、热、虚、实之异。除了以上四种外,还可有邪热壅聚(大黄黄连泻心汤证、附子泻心汤证)、胃虚而寒热互结(半夏、生姜、甘草泻心汤证)、胃虚气逆(旋覆代赭汤证)、胃虚气滞(桂枝人参汤证)、里气壅实而少阳不利(大柴胡汤证)、痰实阻膈(瓜蒂散证)、水热互结于胸胁(大陷胸汤证)、痰热结于心下(小陷胸证)等。

2)苦泄与开泄:原文中提出了治当用开泄与当用苦泄者。所谓苦泄之法是指对湿热痰浊之邪,主用苦寒泄降之品,因其入腹已近,以泄为顺。而开泄之法是指对湿阻气滞者,当用轻苦微辛之品。对苦泄与开泄之区别列下表以说明之:

	苦　泄	开　泄
适应证	湿热或痰热阻于胸脘,气机郁滞(湿已化热)	中焦湿阻气滞(湿未化热)
治　法	苦寒清化泄降	轻苦微辛、流气化湿
代表方	小陷胸汤、半夏泻心汤	三仁汤
药　物	枳实、川连、瓜蒌、半夏	杏仁、蔻仁、橘皮、桔梗

由此可见脘痞疼痛的原因有多种,治法大体可分为苦泄与开泄两类,在运用时,对证候的辨别主要依据舌苔:若见舌苔黄浊者,为湿热痰浊互结之证,当用苦泄法,即苦寒泄降以清热化痰泄湿,如小陷胸汤或泻心汤等,一般偏于痰热者以小陷胸汤为主,偏于湿热者以泻心汤为主;若舌苔白而不燥,则为痰湿阻于胸脘,邪尚未化热;若舌苔黄白相兼,为表邪未解,邪热已内结;若舌苔灰白且不渴者,为阴邪壅滞,阳气不化,或素禀中冷。此后三类证候,虽亦见胃脘痞胀,却不可轻投苦泄,而宜用开泄,即以轻苦微辛,流通气机之品,开泄上焦,宣通中焦。因肺主一身之气,气化则湿化,肺气得宣,气机得畅,湿浊自去,药物如杏、蔻、橘、桔等。痰湿重者,可加燥湿化痰之品,如半夏、苍术等。兼表证者当佐藿梗、紫苏等以解表,阳气不化而阴邪壅滞者可酌加温通之品,如附子、干姜、白术等。总之,苦泄与开泄运用的要点在于:苦泄法药性偏于苦寒,适于湿已化热者;开泄法药性偏于苦温,适于湿未化热或湿重于

热者。

【原文】

再前云舌黄或浊，须要有地之黄，若光滑者，乃无形湿热中有虚象，大忌前法。其脐以上为大腹，或满或胀或痛，此必邪已入里矣，表证必无，或十只存一。亦要验之于舌，或黄甚，或如沉香色，或如灰黄色，或老黄色，或中有断纹，皆当下之，如小承气汤，用槟榔、青皮、枳实、元明粉、生首乌等。若未见此等舌，不宜用此等法，恐其中有湿聚太阴为满，或寒湿错杂为痛，或气壅为胀，又当以别法治之。(12)

【评述】本节进一步说明痞证用苦泄法和腑实证用下法的辨舌要点。文中“大忌前法”以前与上一节紧接，而以后则是论述另一个内容，可能在分段上有所不当。

1)苦泄法适应证的舌苔特点：前节提出凡痞证见有舌苔黄浊者，方可用苦泄法，本节则进一步说明此种黄浊苔必须是有地之黄。有地即有根，指苔黄而腻浊，苔垢紧贴舌面刮之不去者，才为湿热痰浊结滞之证，可用苦泄法的指征。若舌苔黄而光滑，松浮无根，刮之即去者，则系湿热内阻而中气已虚，治宜清热利湿，大忌苦泄，以防苦寒更伤其脾胃。

2)大腹胀满疼痛的辨治：脐上大腹部位见胀满疼痛，说明邪已入里，表证已解或表邪已微，此时也要依据舌苔的特点来分辨其因：若见舌苔黄甚，或如沉香色，或如灰黄色，或老黄色，或中有断纹，方可诊断为里结阳明之腑实证，予攻下法治疗，方用小承气汤，或选用槟榔、青皮、枳实、玄明粉、生首乌等导滞通腑之品。若未见上述种种舌苔，虽见腹满胀痛，也非腑实证，其中有因太阴脾湿不化，或寒湿内阻，气机壅滞等原因而引起者，当以其他方法予以治疗。临床可据病机特点施治，如见脾阳不足，湿邪停聚者，可予扶脾燥湿的平胃散；若因寒湿阻遏，阳气不通引起者，可用温阳化湿的附子理中汤；肝气郁滞，横伐脾土而见腹胀满者，可用疏肝理脾的柴胡疏肝散；若脾气虚弱而致虚满者，可予四君子汤健脾和中，总之，切忌妄用攻下，造成脾胃阳气大伤，反生其他变证。

此处所说的攻下法，与第十节中所说的“亦须用下法”虽同为攻下，但所指不同，此处显然是指里结阳明腑实证，而不是湿热积滞交结胃肠之证。

7. 论湿

【原文】

且吾吴湿邪害人最广，如面色白者，须要顾其阳气，湿胜则阳微也，法应清凉，然到十分之六七，即不可过于寒凉，恐成功反弃，何以故耶？湿热一去，阳亦衰微也；面色苍者，须要顾其津液，清凉到十分之六七，往往热减身寒者，不可就云虚寒而投补剂，恐炉烟虽息，灰中有火也，须细察精详，方少少与之，慎不可直率而轻往也。又有酒客[1]里湿素盛，外邪入里，里湿为合。在阳旺之躯，胃湿恒多；在阴盛之体，脾湿亦不少，然其化热则一。热病救阴犹易，通阳最难。救阴不在血，而在津与汗；通阳不在温，而在利小便，然较之杂证，则有不同也。(9)

【注释】

〔1〕酒客：指嗜好饮酒的人。

【评述】本节主要阐述湿邪致病及其治疗大法和注意点，也就是湿热性疾病的致病机制和治疗中应注意之处。

1)湿邪致病的特点：在原文中，叶氏提出了湿邪致病的几个主要特点：

一是具有明显的地域性，即提出吴地最易引起湿邪为患：“吾吴湿邪害人最广”，因其地处于东南沿海，气候潮湿，地势卑湿。由此推而广之，凡具有以上地理、气候特点的地域都有易致湿邪为患的可能性。

二是湿邪伤人每为外湿与里湿相合而为病。对于湿邪为患，当然不限于“酒客里湿素盛”者，如张石顽《张氏医通》中说湿温病是“肥人湿热素盛，加以暑气相搏”。可见，凡是平素因膏粱油腻、茶汤生冷、饥饿失调而伤脾胃者，均有产生内湿的可能性，即可成为湿热性温病发病的内在因素。所以湿邪为患，“外邪入里，里湿为合”是一个重要特点。

当然，湿邪致病还有其他的特点，这在前面已讨论过，不再重复。

2）不同体质者感受湿邪的从化：对于不同体质者感受湿邪后的不同从化问题，本节从两个方面进行了论述：

一是素体阳虚者，即文内所说的“面色白者”，感受湿邪后，易转为虚寒证。因为湿邪易遏伏人体的阳气，即叶氏所说：“湿胜则阳微也”。原文内容可归纳为面色白→感受湿邪后易伤阳气→易导致虚寒证。

而素体阴虚火旺者，即文内所说：“面色苍者”，感受湿邪后，易化燥伤阴，更加重了其阴虚火旺的程度。原文内容可归纳为面色苍→感湿热后易伤阴→易加重阴虚火旺。

二是素体阳旺者，湿邪多从热化，病多归于阳明胃，其病机多呈热重于湿，最后亦易化燥伤阴。

素体阴盛者，每有痰湿内盛，感受湿邪后，初起化热较慢，病邪多在太阴脾留恋久延，其病机多呈湿重于热，也就是叶氏所说的：“在阳旺之躯，胃湿恒多；在阴盛之体，脾湿亦不少。”

酒客因其长期嗜酒，脾胃失健，湿邪多从热化，病多归阳明胃，病机多呈热重于湿；在阴盛之体，湿邪多从寒化，病多留恋太阴，病机多呈湿重于热。两类病证虽有不同，但迟早都要化热，故叶氏提出：“其化热则一”。而另一方面，以上两个方面又是互相有内在联系的，因而可贯穿理解。

3）如何理解“胃湿”与“脾湿”：所谓胃湿、脾湿主要是指湿热之邪归于脾与胃。胃湿者为湿从热化，呈热重湿轻，病位侧重在胃；脾湿者则从湿化，呈湿重热轻，病位侧重在脾。对本节原文的理解可参考薛生白《湿热病篇》第一段。由此可见，所谓的胃湿与脾湿是指湿热证热偏盛或湿偏盛，不能完全印定湿在胃或在脾。

4）体质与湿热疾病治疗的关系：由于湿热之邪具有湿和热的两重特性，所以在治疗上除一般治疗原则外，更要重视患者的体质。湿为阴邪，其性重浊，易伤阳气，如遇面白无华而虚浮之人，多属素体阳气不足，再感湿邪，阳气更易被湿邪所伤，导致湿胜阳微。因而在治疗时尤应注意顾护阳气，如需用清凉之法，亦要注意勿清凉过剂，也就是在药性、药量、用药时间等方面应小于常规用法，即叶氏所说：“十分之六七，即不可过于寒凉”，以免寒凉过度，重伤阳气，造成湿热虽去而阳气衰亡的恶果。

另一方面，对于面色青苍而形瘦之人，因其多属阴虚火旺之体，感受湿热病邪后，易化燥伤阴，治疗时应注意顾护津液，切忌温补，即使在疾病后期热减身凉的情况下，亦不可误认为虚寒证而投温补，以防余邪未尽，引起“炉灰复燃”。

5）为什么说“热病救阴犹易，通阳最难”：温热病的病因是温邪，其性质属阳，易耗伤津液，治疗总以清热保津为基本原则，故滋阴法用的机会甚多，且滋阴之品性偏甘凉，用于温热病正合“热者寒之”、“燥者润之”的原则。因此，滋阴法在治疗温热病中属正治法，阴生则热退，热退则阴自复，故叶氏曰“温热病救阴犹易”。至于通阳法在一般温热病中无须用到，只是当湿热性温病发生了湿遏阳气的病理变化时才用通阳之法。然而通阳法用药多偏温，用之不当易助热伤津，加上湿热性温病因有湿邪，湿性黏腻，缠绵难解，本身难以速愈，故曰“通阳最难”。

6)怎样理解“救阴不在血,而在津与汗;通阳不在温,而在利小便”:这里所说的是湿热病的通阳法和救阴法的特点,即温热病中滋阴的目的主在顾护人体津液和补充阴液之耗损,不同于杂病中的用滋补阴血法治疗阴虚、血虚证,而是注重生津养液及防止汗泄过多损伤津液,甚至造成外脱之证。这些都可以作为“救阴”的内容。另外,清热也可起到保津止汗的作用,也可视为间接的救阴之法。正如吴锡璜所说:“泄阳分之邪热,即所以救阴”。

温热病通阳与伤寒中的温补宣通阳气也是两个完全不同的概念。温病(当然是指湿热性温病)使用通阳的目的不在于用温热药物温补阳气,而是运用化气利湿法通利小便,可使弥漫在三焦之湿邪得以从小便而去,热邪也可随之外透,达到气通湿去热退的目的。所以文中所说的:“而在利小便”是指用祛湿法中的利小便法,即刘河间所说的:“治湿之法,不利小便非其治也”。综合以上所论,叶氏所说的“通阳”是指宣通阳气,气行则湿可行,而不是一味用温药以通阳气。当然,“不在温”也不能局限于字面上的不用温药,因祛湿所用的理气化湿、苦温燥湿、辛温芳香化湿等多数仍是温药,只是与单纯的温阳之品不同而已。文中所说的:“利小便”也并非总用利尿之品,其他如理气、化湿、燥湿、芳化等也同样有祛湿而通阳之功。

总的来说,以上叶氏所论治法主要是针对湿热性温病而言,但对其他温病以及一些内科杂病的治疗也有一定的指导作用。

8. 辨舌验齿

(1)辨白苔

【原文】

再舌苔白厚而干燥者,此胃燥气伤也,滋润药中加甘草,令甘守津还之意。舌白而薄者,外感风寒也,当疏散之。若白干薄者,肺津伤也,加麦冬、花露、芦根汁等轻清之品,为上者上之也。若白苔绛底者,湿遏热伏也,当先泄湿透热,防其就干也,勿忧之,再从里透外,则变润矣。初病舌就干,神不昏者,急加养正透邪之药;若神已昏,此为内匮[1]矣,不可救药。(19)

【注释】

〔1〕匮:《康熙字典》引《说文》:“一曰乏也”。《广韵》:“竭也”。此处指体内正气大虚,因而造成溃不敌邪。

【评述】以下三节都是论白苔的表现和治法。本节主要论述白苔的薄、厚、干燥和白苔绛底、初病舌干的辨证治疗。

1)舌苔薄白:为外感初起,病邪在表之征。薄白而润者为外感风寒,当疏散之。薄白而干者提示肺津伤,肺位在上,应在疏解方中加入麦冬、花露、芦根汁等轻清上焦、滋而不腻之品以滋养肺津,即所谓“上者上之”。若投浓浊厚味,反直走下焦肝肾,与肺无涉,且易恋邪。薄白而干之苔,常见于外感风热,表邪未解而肺津已伤之证,同时可见舌边尖红。此外,还可见于燥邪犯于肺卫者。

2)舌苔白厚而干燥:为胃津不足而肺气已伤。肺主气,布津,肺气伤则气机不化,苔见白厚;胃津既伤而又不能布化,津不上承则舌面干燥。治疗当予滋润之品生津润燥,再加入甘草,取其甘味可补益肺胃之气,使其布津功能得复,津液自生,即所谓“甘守津还”。当然,也不能限于用甘草一味,其意在于用调养肺胃之气的药物,以助肺之布津、胃之化津的功能。

3)白苔绛底:指舌质红绛,苔白厚而腻。上见白厚腻苔示湿邪阻遏,下见舌质红绛示热邪内伏,故为湿遏热伏之象,治当先开泄湿邪,湿开则热透。但泄湿之品多偏香燥,易有耗津之弊，应防其温燥伤津而见舌转干。然在一般情况下，用祛湿之品也不致于引起津液大伤，所以也不必忧虑舌干，因湿开热透后，津液自能恢复，舌苔自可转润，故曰“勿忧之”。

4)病初舌即干燥：因温邪为阳邪，在病起之初就可伤阴而见舌面干燥，此本不足为奇，但如起病之时舌干较甚，就可能不仅是温邪伤阴，而是素禀津气亏损，在病变过程中易发生正不胜邪之局面，所以应特别引起警惕，在辨证时要注意神志表现：如未见神昏等险恶证候者，预后尚好，当急予养正透邪之剂，以补益津气，透达外邪。如已兼见神昏者，则属津气内竭，邪热内陷，施治较为困难，预后多不良。

在温病初起时即见舌面干燥，其原因并不仅只有以上所说者，如王孟英提出初病见舌干，尚有痰阻于中，液不上潮引起者，属实，不可滥投补益。此与叶氏所论素体津气不足者有虚实之别。另外，外感燥邪亦可初起即见舌干，当随证辨治之。

【原文】

舌苔不燥，自觉闷极者，属脾湿盛也。或有伤痕血迹者，必问曾经搔挖否？不可以有血便为枯证，仍从湿治可也。再有神情清爽，舌胀大不能出口者，此脾湿胃热，郁极化风而毒延口也。用大黄磨入当用剂内，则舌胀自消矣。(21)

【评述】本节论述脾湿盛及脾湿胃热、郁极化风的舌苔特点及其治法。

1)脾湿盛之舌苔及治法：本节所言舌苔不燥，虽未说明苔色及厚薄，但从“自觉闷极，属脾湿盛”来分析，是指白厚而腻之苔，乃湿邪内阻之征象。如见到鼻窍或肌肤有伤痕血迹者，必须询问是否因搔挖而致，不可一见血迹便误认为是热盛阴伤或血分病证。仍应从湿盛辨之，予以苦温芳化之剂化湿泄浊。

舌苔不燥的原因不只脾湿盛一种，如何报之(何梦瑶)提出尚有中宫痰饮水血引起者，章楠认为湿热内盛者亦可见到，临床当依其他见症鉴别之。如中宫有痰饮者，多伴脘痞、恶心，苔腻浊之象亦较著；有瘀血内停者，可见胸脘刺痛，舌质紫黯或有瘀斑；湿热内盛之舌苔为黄白腻而不燥，并伴有脘痞、呕恶等症。

2)脾湿胃热、郁极化风之舌苔及治法：见舌体胀大不能出口者，为脾湿胃热，因湿邪阻遏，热郁不达，热极化风，且其湿热之毒上延于口舌所致。临床只要审其神情清爽，便足以证明其邪热不在心营，治疗只需于清化湿热方中，磨入大黄以清解火毒，舌胀便可消除。

【原文】

再舌上白苔粘腻，吐出浊厚涎沫，口必甜味也，为脾瘅病，乃湿热气聚与谷气相搏，土有余也，盈满则上泛，当用省头草芳香辛散以逐之则退。若舌上苔如碱者，胃中宿滞夹浊秽郁伏，当急急开泄，否则闭结中焦，不能从膜原达出矣。(22)

【评述】本节论述脾瘅病和碱状苔的病理及辨治。

1)脾瘅病的症状、病机、治法：舌苔白而黏腻，口吐浊厚涎沫，口有甜味，此即《内经·奇病论》中所论之脾瘅病。脾主涎，开窍于口，在味为甘，湿热蕴阻脾胃，脾运失常，不能运化水谷，这种水谷不化之气称为谷气，而脾胃为湿热所困，是邪气有余，即所谓“土有余也”，湿热盈满上泛于口，故见上述诸症。此外，尚可见口中黏腻不爽，胸闷脘痞，不思饮食等症状。这种病证多出现在湿热性温病过程中。叶氏将其列于舌诊部分论述，是以舌苔白而黏腻，口吐浊厚涎沫作为湿浊盛于脾之明证。治疗当用省头草之类芳香辛散以祛湿浊之邪。省头草即佩兰，有芳香化浊、逐散湿邪、醒脾泄热之功。在临床运用时，对这类病证以本药为主药，并视湿热之偏盛，配合其他化湿清热药物，如栀子、豆卷、厚朴、半夏、白豆蔻、黄芩等。

2)苔如碱的病机与治法：舌上苔白如碱状，即舌苔表现为苔白质地坚实而不疏松。是胃中有宿滞夹秽浊郁伏，一般可伴见脘腹胀满、嗳腐呕恶等症状。其与脾瘅病虽同属湿浊为患，但脾瘅病属无形湿热在脾，而本证为湿浊积滞有形之邪而致。其治疗以开泄为主，即开其秽浊，泄其胃中之宿滞。以免闭结中焦，邪气不能外达而致病情加重。但需注意此开泄法与11节所论开泄法不同，斯指开秽浊、泄宿滞，彼指轻苦微辛之品宣气化湿。

【原文】

若舌白粉而滑，四边色紫绛者，温疫病初入膜原，未归胃府，急急透解，莫待传陷而入，为险恶之病，且见此舌者，病必见凶，须要小心。(26)

【评述】本节讨论湿热疫邪入膜原的舌苔特征、病机、治法及预后。

1)温疫病邪入膜原之舌苔特征和病机：本节中叶氏所说的温疫病实是指湿热秽毒之邪所致的湿热疫，也就是吴又可《温疫论》中所论及的温疫。在病之初起，邪在膜原，其舌苔多见白滑如积粉，舌边尖呈紫绛色，是秽湿内阻，遏伏热邪而致。据吴又可所述，其他临床见症有先憎寒而后发热，日后但热不寒，日晡益甚，头疼身痛。其病位在半表半里之膜原，尚未入里归胃腑。

2)温疫病邪入膜原的治法和预后：叶氏对此证的治疗提出当急急透解，使病邪有外达之机，可用吴又可达原饮治之。因疫证传变极速，病情危重，变化多端，应及时治疗，否则每易导致邪陷内传而病情恶化。

(2)辨黄苔

【原文】

再黄苔不甚厚而滑者，热未伤津，犹可清热透表；若虽薄而干者，邪虽去而津受伤也，苦重之药当禁，宜甘寒轻剂可也。(13)

【评述】本节论述从黄苔的润燥判别津伤与否，以及确定相应的治疗方法。

此节接11、12节(见里结阳明)继续论述黄苔。凡黄苔不甚厚而滑润不燥者，热虽传里，但尚未伤津，病邪尚属轻浅，宜清热透邪，从表而解；若苔薄而干燥者，虽属病邪已解或邪热不甚，但已示津液受伤，此时禁用苦寒沉降的药物，宜用甘寒濡养津液，兼以清热。章楠提出苔黄不厚而滑者为热未伤津的表现，可用辛开，即辛凉轻透之法，使气分热邪外透从汗而解，并指出津伤舌干者属“邪轻”，较原文中的“邪去”更为切合实际。

(3)辨黑苔

【原文】

若舌无苔而有如烟煤隐隐者，不渴肢寒，知夹阴病。如口渴烦热，平时胃燥舌也，不可攻之。若燥者，甘寒益胃；若润者，甘温扶中。此何故？外露而里无也。(23)

【评述】本节论述舌上黑如烟煤隐隐者的寒热虚实辨证及其治疗。

1)舌上隐隐发黑者的辨证：叶氏原文中主要从舌面之燥润和口渴与不渴来进行舌上隐隐发黑者的辨证。本条所说的舌象特点为舌上没有苔，仅现一层像烟煤样的黑晕，这当然不是舌质发黑，而是黑苔的一种轻微类型。所主病证有寒热虚实之分：若见不渴，肢寒，舌面湿润者，属阴寒内盛之证，治宜甘温扶中。若见口渴，烦热而舌面干燥者，为平时胃燥津液不足之阳热证，不可攻下，只宜甘寒滋养胃津，因实际上在里并无热结，即叶氏所说的“外露而里无也”。

2)舌色隐隐发黑的治疗：从本节所论，此种舌苔的病机特点的重心在中焦脾胃，所以叶氏提出的治法是对燥热证用“甘寒益胃”，对虚寒证则用“甘温扶中”。舌色隐隐发黑如属虚寒证，固不可下，即使属阳热者亦不可用攻下，因其仅表现为舌色隐隐发黑，并无苔垢，说明里无宿食积滞，与腑实证不同。文中提出了相应的治法，对临床辨治颇有裨益。

【原文】

若舌黑而滑者，水来克火，为阴证，当温之。若见短缩，此肾气竭也，为难治。欲救之，加人参、五味子勉希万一。舌黑而干者，津枯火炽，急急泻南补北。若燥而中心厚者，土燥水竭，急以咸苦下之。(24)

【评述】本节承前节继续论述黑苔的辨治。主要论及了三种黑苔的证治：

1)黑滑苔病机及治法：舌苔黑而滑润，属阴寒证，病机为“水来克火”，即阴寒内盛导致真阳衰微，常兼见肢冷脉微，下利清稀等虚寒证候。本条所说的黑苔与上条所说的舌面上有极薄的黑苔所主病证都是阳虚阴盛之证，但本条所说的黑苔色较深，为肾中阳气衰微，病情较重，在治疗上主以温阳祛寒。如此种舌苔兼见舌体短缩者，属肾气竭绝，病情险恶难治。急救的方法是在所用方剂中加人参、五味子之类敛补元气，但这类病证的治疗相当困难，所以文中说“勉希万一”。

但苔黑而滑润者除了可见于阴寒证外，还可见于其他病证，如胸膈素有伏痰、暑热证夹血、血结胸证等。

2)黑干苔的病机及治法：舌苔黑而干燥属“津枯火炽”，即肾阴枯竭而心火亢盛，当投以泻南方心火、滋北方肾水之法，如黄连阿胶汤之类。

3)黑燥中厚苔的病机及治法：舌苔黑燥而中心厚者，属“土燥水竭”，即阳明腑实燥热太盛而下竭肾水所致，当投承气类，攻下腑实，使肾水免受其耗灼，即“急下存阴”。临床常用吴鞠通的增液承气汤之类，既可下阳明之积，又可补少阴之水。

(4)舌生芒刺

【原文】

又不拘何色，舌上生芒刺者，皆是上焦热极也，当用青布拭冷薄荷水揩之，即去者轻，旋即生者险矣。(20)

【评述】本节论述舌生芒刺的病机及处理方法。

叶氏提出：舌上生芒刺，无论舌苔为何色，均为上焦热极的表现。因热在上焦，所以多属气分热极，也有影响到心营者，所以据病情推断其舌质多红或绛。对舌上生芒刺者，可用青布蘸薄荷水揩拭。如揩之即去者，说明热邪尚未锢结，病情较轻；揩后芒刺虽去而旋即复生者，为热毒极盛，病邪锢结难解，病情重险的标志。

但在温病过程中舌上生芒刺有时不是仅用局部处理的方法就能解决的，这时就应配合内服药物，如上焦热极者，可用凉膈散，营热郁结者可用透泄营分邪热等法。

(5)辨绛舌

【原文】

再论其热传营，舌色必绛。绛，深红色也。初传绛色，中兼黄白色，此气分之邪未尽也。泄卫透营，两和可也。纯绛鲜泽者，包络受病也，宜犀角、鲜生地、连翘、郁金、石菖蒲等。延之数日，或平素心虚有痰，外热一陷，里络就闭，非菖蒲、郁金等所能开，须用牛黄丸、至宝丹之类以开其闭，恐其昏厥为痉也。(14)

【评述】本节论述了绛舌的意义及热初传营与包络受病绛舌的辨治。

1)舌绛对营分证的诊断意义：叶氏原文中提出：“其邪传营，舌色必绛”，所以绛舌是营分证的辨证要点之一。从全篇论述舌诊的条文来看，邪在卫分、气分多见舌苔的变化，邪在营分、血分多见舌质的变化，而在营分阶段舌色多为绛，而在血分阶段舌色每可转紫或黯红。

这是叶氏总结的温病舌象特点，甚切临床实际。

2)舌绛而兼黄白苔的病机与治法：在邪热初传营分之际，舌色虽已转绛，但常罩有黄白苔垢，这是邪热初传营分而气分之邪犹未尽解的表现。本证也是属气分与营分同病，但与气营两燔证并不完全相同：本证气热衰而未尽，营热则未炽盛，病情较轻；气营两燔证则气分邪热较盛，同时营热亦盛，病情较重。

本证的治疗当于清营之中，佐以清气透泄之品，也就是叶氏所说的"泄卫透营"。本法与前文所说的"透热转气"有所相似，但本证是针对邪初入营而气分之热未尽者，其所说的"透营"是指透达营分之热，而"泄卫"并非是疏泄卫表之邪，而是指使邪热向外表透达，所以其"卫"可看做为"外表"的意思。

3)舌质纯绛鲜泽的病机和治法：舌质的纯绛鲜泽与一般的舌绛有所不同，其舌色较深而鲜明，润泽而不燥。因营气通于心，故邪在营分每易侵犯心包。如见舌质纯绛鲜泽，则示包络已经受病。包络为心之外衣，代心行令，亦主神明，邪热内陷即可出现神昏、谵语等症状。当急予清心开透之品，如犀角、鲜生地、连翘、菖蒲、郁金之类。如果救治不及时，延之数日，或患者平素心虚有痰湿内伏，外热一陷必与痰互结而致包络闭阻，则神志症状更为严重，甚至出现昏愦不语等重险证候。此时已非菖蒲、郁金开窍之力所能及，当急予安宫牛黄丸、至宝丹之类清心化痰开窍以急开其闭，否则可造成痉厥等险恶局面。

【原文】

再色绛而舌中心干者，乃心胃火燔，劫烁津液，即黄连、石膏亦可加入。若烦渴烦热，舌心干，四边色红，中心或黄或白者，此非血分也，乃上焦气热烁津，急用凉膈散，散其无形之热，再看其后转变可也。慎勿用血药，以滋腻难散。至舌绛望之若干，手扪之原有津液，此津亏湿热熏蒸，将成浊痰蒙蔽心包也。(15)

【评述】本节论述绛舌、红舌而中心干，以及绛舌望之干，扪之有津液等几种舌象的病机及治疗。

1)舌绛而中心干的病机与治法：若绛舌见舌中心干，则不独心营热盛，胃热亦甚，因舌中心为胃之分野，心胃两经火盛，灼津液而致，当属气营两燔之证。可在清营透热之中加入黄连、石膏等清胃泻火之品，以气营两清。

2)舌心干而四边色红，中有或黄或白之苔的病机与治法：若舌心干仅见舌边尖红，或中心有或黄或白之苔，又见烦渴烦热之症者，此非邪在营血分，而是上焦气分热盛耗灼津液之征象。宜用凉膈散散其无形邪热，治疗后再根据证候的转化情况而随证治之。不可一见舌四边色红便误认为是邪已入营血而用营血分之药，因此类药物多较腻滞，病在气分误用之，每致邪热锢结，不易外解。

3)舌绛望之若干，扪之有津的病机与治法：如见舌绛而望之若干，扪之却有津液，则系邪入营分，又兼有湿热熏蒸，提示湿热酿痰将发生痰浊蒙蔽心包之证。此时单纯清营透热难以奏效，当投清热化湿、芳香化浊、涤痰开泄之剂，以杜其闭。

【原文】

舌色绛而上有粘腻似苔非苔者，中夹秽浊之气，急加芳香逐之。舌绛欲伸出口，而抵齿难骤伸者，痰阻舌根，有内风也。舌绛而光亮，胃阴亡也，急用甘凉濡润之品。若舌绛而干燥者，火邪劫营，凉血清火为要。舌绛而有碎点白黄者，当生疳也，大红点者，热毒乘心也，用黄连、金汁。其有虽绛而不鲜，干枯而痿者，肾阴涸也，急以阿胶、鸡子黄、地黄、天冬等救之，缓则恐涸极而无救也。(17)

【评述】本节继续论述7种绛舌的辨治。

1)舌色绛而舌面罩有黏腻似苔非苔:此为邪在营分而中焦兼夹秽浊之气所致,每伴有胸脘痞满、呕恶等症状。治疗当在清营透热的同时兼入芳香之品,如藿香、佩兰、白豆蔻、菖蒲、郁金等,以开逐秽浊,否则浊气不除,可导致清窍蒙蔽而形成痰热闭于心包证。

2)舌绛而舌体伸展不利:所谓"欲伸出口,而抵齿难骤伸者",是热邪亢盛,内风欲动而有痰浊阻于舌根之象,所以造成舌体伸展不利。叶氏在文中未提治法,一般总离不开清营凉血、息风化痰之法,如用犀角、钩藤、鲜菖蒲、天竺黄等。

3)舌绛而光亮:系胃阴衰亡的表现,可表现为质地柔嫩,望之若干,扪之有津,即所谓"镜面舌"。临床当结合证候辨别,宜着重用甘凉濡润之品以养胃阴,不可误投清营泄热法,更忌苦寒之品。

4)舌绛而舌面干燥无津:为营热炽盛,劫烁营阴之征,治疗应予大剂清营凉血泻火之剂,如清营汤之类。

5)舌绛而舌面布有碎点呈黄白色:系热毒炽盛,舌将生疳的征象,治疗应以清营凉血降火为主。

6)舌绛而舌面上呈大红点:为热毒乘于心经,即心火炽烈的表现,证情甚重。治当急进清火解毒之品,如黄连、金汁等,并可佐以甘寒生津的鲜生地、鲜石斛之类。

7)舌绛不鲜,干枯而萎:即舌质毫无荣润之气,干枯萎软者,为肾阴枯涸的表现,常见于温病后期,邪少虚多之时,证情已属危笃,应予大剂咸寒滋肾补阴之品,以救欲竭之阴,否则精气涸竭,可造成阴阳离决,危局难以挽回。原文提出急以阿胶、鸡子黄、地黄、天冬等救之。用方可参《温病条辨》下焦篇中的加减复脉汤、大小定风珠等。

【原文】

其有舌独中心绛干者,此胃热心营受灼也,当于清胃方中,加入清心之品,否则延及于尖,为津干火盛也。舌尖绛独干,此心火上炎,用导赤散泻其腑。(18)

【评述】本节继续论述舌中心绛干及舌尖绛干两种绛舌的辨治。

1)舌中心干绛的主病与治疗:舌中心干绛与舌尖干绛,虽均为绛而干燥之舌,但其部位不同,故病机、治疗亦异。舌之中心属胃,故见舌独中心绛而干燥者属胃经热邪亢炽,心营被其燔灼,治疗应于清胃泄热方中加入清心凉营之品,否则舌之干绛自中心进一步扩展到舌尖,则标志着心胃热毒更盛而津液受劫。

本证与原文第15条所说的"色绛而舌中心干"有相类之处,但本证为舌中心干绛,而后者为全舌绛而中心干,所以本证以胃热气分热盛为主,仅是波及心营而已,后者则为营热兼心火胃热炽盛。

2)舌尖干绛的主病与治疗:舌尖部位为心所主,如仅是舌尖红绛而干者是心火上炎之征。心与小肠相表里,故心火盛者治疗可予导赤散泻小肠以清心火。

(6)辨紫舌

【原文】

再有热传营血,其人素有瘀伤宿血在胸膈中,夹热而搏,其舌色必紫而暗,扪之湿,当加入散血之品,如琥珀、丹参、桃仁、丹皮等。不尔,瘀血与热为伍,阻遏正气,遂变如狂、发狂之证。若紫而肿大者,乃酒毒冲心。若紫而干晦者,肾肝色泛也,难治。(16)

【评述】本节主要论述紫舌的辨证意义及3种紫舌的辨治。

1)舌紫而黯,扪之湿润:紫舌较绛舌更深一层,多由营血分热毒极盛所致。但如因兼夹瘀血而出现紫舌的，其色必紫黯，扪之潮湿。这类病证是瘀热相搏所致，但瘀热相搏除了因素有瘀血再感温邪所致外，还有因营血分病变中营血津液耗伤及动血、出血所致的瘀血与热邪相夹而造成的热瘀。对这类病证的治疗当于清营凉血方中加入活血散瘀之品，如琥珀、丹参、桃仁、丹皮之类。否则必致热邪与瘀血互结，瘀热阻遏窍机，扰乱神明而现如狂、发狂等险恶证候。

2)舌紫而肿大：嗜酒之人，由于饮酒过量，以致酒毒生湿，内阻脉络，酒毒冲心，亦可出现紫舌，但多紫而肿大，这是酒毒致病的特征。这类人在患温热病时，即使在卫分、气分阶段也可见到紫舌，不可误认为热入营血之证。

3)舌紫而干晦：在温热病中见紫而晦黯之舌，多为热邪深入下焦，劫烁肝肾之阴，肝肾脏色外露的表现，同时还可见到肝肾虚衰的其他见证。多见于温病后期，预后不良，故叶氏说“难治”。但也不是无法可治，如《温病条辨》下焦篇中的加减复脉汤等即为本证而设。

4)热传营血与紫舌的关系：本节开始以“热传营血”点出了紫舌主营血热盛的意义，但内容却侧重在瘀热相搏所致的紫舌，对于营血热盛之紫舌未作论述。实际营血分热毒极盛多见舌紫绛而干燥，甚至起芒刺。

(7)辨淡红舌

【原文】

舌淡红无色者，或干而色不荣者，当是胃津伤而气无化液也，当用炙甘草汤，不可用寒凉药。(25)

【评述】本节论述淡红舌的病机和治法。

这里所说的舌淡红者，是指舌质较正常人红润适中之色泽为淡而少血色，如见于温病中多为后期气血双亏者。如见舌面干燥而色泽不荣润，是胃津耗伤，气虚不能化生津液所致。不可因舌面干燥，便认为是热盛伤津而投以寒凉，否则徒伤胃气，津液更不能化生，胃津愈不能回复，当用炙甘草汤气液双补之。

文中所说的“胃津伤而气无化液”是指胃气衰弱，不能化生、输送气血津液所致，这种舌面干燥与热盛阴伤引起者不同。

(8)验齿

【原文】

再温热之病，看舌之后亦须验齿。齿为肾之余，龈为胃之络。热邪不燥胃津必耗肾液，且二经之血皆走其地，病深动血，结瓣于上。阳血者色必紫，紫如干漆；阴血者色必黄，黄如酱瓣。阳血若见，安胃为主；阴血若见，救肾为要。然豆瓣色者多险，若证还不逆者尚可治，否则难治矣。何以故耶？盖阴下竭阳上厥也。(31)

【评述】本节论述验齿的诊断意义及齿龈结瓣的病机、治疗和预后。

1)验齿的诊断意义：验齿是叶氏首创的温病诊断方法。由于齿为骨之余，肾主骨，而龈又为胃之络，肾与胃两经均循行于齿龈，如《灵枢·经脉》中说：“胃足阳明之脉……入上齿中，还出挟口，环唇，下交承浆”。又说：“肾足少阴之脉……循喉咙，挟舌本”。齿部与胃、肾两脉的关系较为密切，所以从齿龈的变化可推断胃与肾的病变。温邪伤阴又以耗伤胃津或耗伤肾液为主，故观察齿龈的变化可以了解热邪的浅深轻重、病变的重心及津液耗伤的程度，从而为辨证施治提供依据。

2)龈血的产生与辨治、预后：在齿龈间结有血瓣，乃热邪动血，血凝而成，观察其色泽变化可判断病之虚实。当然，还可结合全身的表现。凡瓣色紫，甚则紫如干漆，多为阳明热盛动血，属实，称为阳血，治宜清胃生津，即祛除胃中之邪，补胃津不足而使胃得安，故谓“安胃为主”；如瓣色黄如酱瓣，则为热灼肾阴，虚阳载血上浮，属虚，称为阴血，证情多较重险，应急予滋肾养阴之品，故谓“救肾为要”。若尚未出现败象者，还可设法救治，如证见“阴下竭，阳上厥”的逆候，则多难救治。这里所说的“阴下竭，阳上厥”是指真阴下竭而虚阳上浮的阴阳离决之证。

【原文】

齿若光燥如石者，胃热甚也。若无汗恶寒，卫偏胜也，辛凉泄卫，透汗为要。若如枯骨色者，肾液枯也，为难治。若上半截润，水不上承，心火上炎也，急急清心救水，俟枯处转润为妥。(32)

【评述】本节论述从齿之润燥来判断热势、津液状况并确立相应治法。

1)齿光燥者之证治：牙齿光燥如石者，多属胃热较甚，同时也兼有胃津受伤，但又须结合全身见症辨证，如齿虽燥但有无汗恶寒等表证，则系阳热内郁，卫气不通所致，不可误认为胃热亢盛。治疗应予辛凉透汗之剂，以泄卫透表，表开热散则津液可以布化，牙齿自可转润。所以在治法中仍强调“透汗”以宣通卫气。

2)齿如枯骨者之证治：若见齿干而色如枯骨者，则为肾液枯竭，预后多属不良，故称难治。齿干如枯骨一般见于温病后期，叶氏对此未提出治法，临证当以大剂滋养肾阴之品，如《温病条辨》加减复脉汤类，以救将竭之肾阴。

3)齿上半截润、下半截燥者之证治：若牙齿上半截润而下半截燥，则又属肾水不能上润其根，心火燔灼上炎之证，治疗急当滋水清心并进，以使肾水得复可以上润，心火得降而不致灼阴，则牙齿下半截干燥部分自可转润。

【原文】

若咬牙啮齿者，湿热化风，痉病；但咬牙者，胃热气走其络也。若咬牙而脉证皆衰者，胃虚无谷以内荣，亦咬牙也。何以故耶？虚则喜实也。舌本不缩而硬，而牙关咬定难开者，此非风痰阻络，即欲作痉证，用酸物擦之即开，木来泄土故也。(33)

【评述】本节论述咬牙啮齿的虚实辨证及局部治法。

1)咬牙啮齿的主病：咬牙是指上下牙齿咬定，啮齿指牙齿相切。凡咬牙啮齿并见者，原文提出由湿热化风所致，是痉病的表现。但临床更多是温热类温病热盛动风所致，当然亦有由湿热化燥化火而致动风者。如仅咬牙而不啮齿，多属胃热之气走窜经络，因胃之络入上齿而环唇之故。但临床须结合脉证辨别之，如咬牙又见脉象和症状虚衰之表现，即原文中所说“脉证皆衰”，则非胃热所致，乃胃气不足，不能上荣经络，筋脉失养而成。叶氏称此胃虚咬牙之证为“虚则喜实”。对其意的理解可参照章楠所说的“虚而反见咬牙之实象”。临床主要须结合脉证分辨咬牙之虚实：胃热属实者，多咬牙有力，必见胃热炽盛或肠腑热结之证；属胃虚者，多咬牙无力，必见中虚脾胃不足之证。

2)舌本硬而咬牙难开的病机与治法：如见牙关咬定难开而舌本虽硬而不短缩者，其病机大致有两种情况：一为风痰阻络，多见于杂病中风之疾；二为热盛动风欲作痉证。临床亦须结合全面证候辨证施治。局部可用酸物如乌梅肉擦齿龈，往往可使牙关得开，即所谓“木来泄土”之意。

【原文】

若齿垢如灰糕样者，胃气无权，津亡湿浊用事，多死。而初病齿缝流清血，痛者，胃火冲激也；不痛者，龙火内燔也。齿焦无垢者，死；齿焦有垢者，肾热胃劫也，当微下之，或玉女煎

清胃救肾可也。(34)

【讨论】本节讨论齿垢与齿缝流血的辨治及预后。

1)齿垢的辨证、治疗与预后:温病过程中出现齿垢,多由热邪蒸腾胃中浊气上升而结于齿,大致可见3种情况:

一为齿焦燥而有垢,虽属胃热劫烁肾阴,但气液尚未竭尽,预后尚属良好。治疗可根据证候,或微下以泄胃热,或清胃滋水并用,如玉女煎。

二为齿焦燥而无垢,属胃肾气液已竭之死候,预后不良。

三为齿虽有垢而如灰糕之样,即枯燥而无光泽,属胃中气液均竭,齿垢为湿浊上泛而致,预后也多属不良。

2)齿缝流血的辨证:齿缝流血有虚实之分:流血而痛者多为胃热冲激而致,属实;流血而不痛者为肾阴不足,肾中虚火上炎所致,属虚。这一辨证方法在温病中固然可用,在内科杂病的辨证中也可作为参考。如见有齿龈肿痛而流血的,多属实热;齿龈流血而无肿痛表现者,则多为虚证。

9. 辨斑疹白痦

【原文】

凡斑疹初见,须用纸捻照见胸背两胁。点大而在皮肤之上者为斑,或云头隐隐,或琐碎小粒者为疹,又宜见而不宜见多。按方书谓斑色红者属胃热,紫者热极,黑者胃烂,然亦必看外证所合,方可断之。(27)

【评述】本节论述了斑和疹形态和病机的不同,以及红斑、紫斑、黑斑的诊断意义。

1)斑与疹的区别:叶氏原文中提到,斑疹初现时,以胸背及两胁为最多见,故必须注意察看这些多发部位。至于斑与疹之区别,点大而平摊于皮肤之上者为斑,如呈琐碎小粒,如云头隐隐者为疹。但在现代临床上,对斑与疹的区别更注重于按之不退色与按之色退,实际上主要在于区别其属充血性者还是出血性者,充血性者,一般都为疹,反之则属于斑,至于形状之大小不是主要的标准。

斑疹外发,标志着营血分之邪热有外达之机,所以说“宜见”。但如斑疹外发过多过密,则又说明营血分热盛毒重,病情较重,故又“不宜见多”。对于斑疹的发生机制,本节原文中未作论述,陆子贤在《六因条辨》中所论:“斑为阳明热毒,疹为太阴风热”,则对斑与疹的病机作了明确的区别。

2)斑疹的诊断意义:叶氏提出:由于温病发斑为阳明胃热内迫血分外溢肌肤所致,观察红、紫、黑3种色泽,可以判断阳明热邪的轻重及营血热毒的深浅程度。色红为胃热内迫营血;色紫则表明热势加深,故为热极;色黑为热毒已极,故称胃烂。但仅凭斑色来判断病情是不全面的,必须结合全面证候进行综合分析,才能作出正确的诊断。故叶氏强调:“必看外证所合,方可断之”。

【原文】

若斑色紫,小点者,心包热也;点大而紫,胃中热也。黑斑而光亮者,热胜毒盛,虽属不治,若其人气血充者,或依法治之,尚可救,若黑而晦者必死;若黑而隐隐,四旁赤色,火郁内伏,大用清凉透发,间有转红成可救者。若夹斑带疹,皆是邪之不一,各随其部而泄。然斑属血者恒多,疹属气者不少。斑疹皆是邪气外露之象,发出宜神情清爽,为外解里和之意;如斑疹出而昏者,正不胜邪,内陷为患,或胃津内涸之故。(29)

【评述】本节继续论述紫斑、黑斑的诊断意义和斑疹的发生病机及预后。

1)斑疹的诊断意义:叶氏在本节对斑疹的多种表现和辨证意义作了较多的论述。如斑疹色泽皆以红润为顺,若见斑色发紫,为热邪深重之象。并可通过观察其形态大小判断邪热的重心所在:凡紫而点小者,属心包热盛;紫而点大者,属胃热炽盛;若见斑色发黑,较紫斑色深,示热盛毒重。其预后与人体气血盛衰有关,凡斑黑而色泽光亮者,表明人体气血尚充,虽属热毒深重,尚有抗邪外出的可能,如及时正确地施治,犹可转危为安,但斑黑而晦黯者,表明正气已告衰亡,热毒极重而正不胜邪,故预后不良。若斑色黑而隐隐且四旁呈赤色者,则是邪毒郁伏不能外达,须用大剂清热凉血解毒之剂,使其郁伏之邪透达于外,则斑色亦可由黑转红,从而转为可救之候。

2)斑疹的发生机制:斑与疹发生机制有别,所谓"斑属血者恒多,疹属气者不少"。其意是指斑为阳明热毒迫陷营血,热毒从肌肉发出;疹为肺经气分热炽波及营分,从血络发出。若见发斑带疹,为热毒盛于气营血分,各由所发部位肌肉、血络外泄所致。如此,斑疹的外发为邪热外达之象,透发后理应神情清爽,脉静身凉,方为邪热外解、脏腑气血渐趋平和之征。这也是对前文"斑宜见"之理的进一步阐述。反之,斑疹虽已发出,却出现神昏现象者,则属正虚不能胜邪,邪热内陷,或胃中津液枯涸,水不制火,火毒太盛所致,预后多属不良。所以在临床上当斑疹外露后,应注意观察神态及热势情况以判断预后。此节内容可与前节"斑出热不解者,胃津亡"互参。

【原文】

然春夏之间,湿病俱发疹为甚,且其色要辨。如淡红色,四肢清,口不甚渴,脉不洪数,非虚斑即阴斑。或胸微见数点,面赤足冷,或下利清谷,此阴盛格阳于上而见,当温之。(28)

【评述】本节专论虚斑、阴斑的辨治。

虚斑与阴斑皆属阴证发斑,即虚寒证发斑。叶氏提出虚斑与阴斑,意在与温病中由实热所发的阳斑相鉴别。其辨别要点主要是斑疹的形态色泽并结合全身证候:虚寒证发斑特点为淡红色,全身症状见有四肢清冷,口不甚渴,脉不洪数,称为虚斑;若仅胸前微见数点,并见面赤足冷,下利清谷者称为阴斑,此属阴寒内盛,格阳于上所致。阴斑较之虚斑,虚寒见症更甚,且有格阳见症。故叶氏指出"当温之"。可用温补元阳之肉桂、附子等以温阳散寒,引火归原。

本节原文只言"非虚斑即阴斑",对二者未作明确区分。可以认为阴斑是虚斑中的一种,如在戴阳证见到的阴斑,属于虚斑的一种。另外,发斑只是在胸前见微点,而伴面赤足冷者,除了因阴盛格阳于上者外,亦有因毒火夹秽浊郁伏,欲透不透而引起者,若误投温补,必死。其辨证关键在于见下利清谷还是大便秘结(或协热自利),并结合其他症状与阴斑格阳证辨别。

关于阴斑的论述,在清以前的医著中已有记载,如罗天益《卫生宝鉴》中提出阴证发斑者为"斑如蚊蚤咬,痕稀少而微红。此下元阴火失守,聚于胃中,上熏于肺,肺主皮毛,故胸背皮肤发斑也"。

【原文】

再有一种白瘖,小粒如水晶色者,此湿热伤肺,邪虽出而气液枯也,必得甘药补之。或未至久延,伤及气液,乃湿郁卫分,汗出不彻之故,当理气分之邪,或白如枯骨者多凶,为气液竭也。(30)

【评述】本节论述白瘖的形态、病机、治法及预后。

1)白瘖的形态、病机及治法:白瘖为皮肤上所出的白色小颗粒,高出皮肤,内含水液,呈水晶色。其成因为湿热郁于气分，由肺而外达肌肤，因汗出不彻，致湿热郁蒸肌腠而成，故白痦多见于湿热相夹之证，在湿温、伏暑等病中常见。白痦的发生为湿热之邪外达之象，治疗方面因其属气分病变，当以清泄气分湿热为主。由于白痦每随汗而泄，若反复发出，邪气虽得以外解，气液必受耗伤。因此，当白痦发出过数次已透解后，治疗当考虑予甘平清养之剂以增补气液。如果气液耗伤过甚以致枯竭而见白痦色如枯骨，则为正虚危候，预后不良。

2）对本段原文的理解应注意之处：本段原文专论白痦，但在文字表述上要注意两点：

一是“气液枯”：此处之枯应作“伤”解，与枯痦之气液竭不同。

二是“必得甘药补之”：其所指为甘平清养之药，而非单纯的甘补之品。

10. 论妇人温病

【原文】

再妇人病温与男子同，但多胎前产后，以及经水适来适断。大凡胎前病，古人皆以四物加减用之，谓护胎为要，恐来害妊。如热极用井底泥，蓝布浸冷，覆盖腹上等，皆是保护之意，但亦要看其邪之可解处。如血腻之药不灵，又当省察，不可认板法。然须步步保护胎元，恐损正邪陷也。（35）

【评述】本节主要论述妇女胎前病温的护胎之法。

1）妇人温病与男子之区别治疗：妇女温病与男子基本相同，但因妇女有胎前产后、经水适来适断等情况，妇女温病证治也有特殊之处。

2）妇人温病的护胎法：妇女的胎前温病，古人皆以四物汤加减治疗，目的以保护胎元为要。在热极时用井底泥或浸冷的蓝布覆盖腹上，其用意皆为保护胎气免致邪热碍胎。然而更重要的是要从根本上解除邪热对胎元的威胁，要抓住病机之所在，立法用药以根除之。如邪在表者予以透表达邪，以防邪热入内伤胎；胃热亢盛者当予清泄里热，使邪去胎安。这些治疗方法虽针对病邪所设，实际都能间接起到保护胎元的作用。在用养血滋腻药不见效时，更应详加审察，不可认定一法不变，滥用养血滋腻之药反使邪热恋滞，病更难解。总之，无论运用何法，治疗中须步步注意保护胎元，防止正气损伤，导致邪气内陷。

【原文】

至于产后之法，按方书谓慎用苦寒，恐伤其已亡之阴也。然亦要辨其邪能从上中解者，稍从证用之，亦无妨也。不过勿犯下焦，且属虚体，当如虚怯人病邪而治。总之无犯实实虚虚之禁，况产后当气血沸腾之候，最多空窦，邪势必乘虚内陷，虚处受邪，为难治也。（36）

【评述】本节论述产后温病治疗用药的3个注意点：

1）产后慎用苦寒：产后不仅阴血耗损，阳气亦随之而衰，故苦寒类性燥伤阴的药物应当慎用。为此，历代医家有“胎前宜凉，产后宜温”之说。

2）产后亦须祛邪：以上所说的产后慎用苦寒，仅是指一般的产后调理常法而言，并非绝对禁用。比如产后感受温邪发为温病时，若邪在上中二焦，为了清热，苦寒药亦可根据病情酌量用之，并无妨碍。

3）产后病温当如虚人用药：产后如感受实邪，固当用祛邪之剂，但应注意勿损伤下焦肝肾之阴，因产后毕竟虚弱，当考虑产后体内空虚之处较多，虚处受邪则难治，若不顾体虚，一味祛邪易造成正气益虚。但若单纯强调正虚，过用补益，又易造成温邪留恋不去。所以叶氏告诫：“无犯实实虚虚之禁”。总之，产后温病的治疗，“当如虚怯人病邪而治”，即在治疗温病的前提下，适当考虑到产后体虚，以防邪热乘虚内陷而生他变。

【原文】

如经水适来适断，邪将陷血室，少阳伤寒言之详悉，不必多赘。但数动与正伤寒不同，仲景立小柴胡汤，提出所陷热邪，参、枣扶胃气，以冲脉隶属阳明也，此与虚者为合治。若热邪陷入，与血相结者，当从陶氏小柴胡汤去参、枣加生地、桃仁、楂肉、丹皮或犀角等。若本经血结自甚，必少腹满痛，轻者刺期门，重者小柴胡汤去甘药加延胡、归尾、桃仁，夹寒加肉桂心，气滞者加香附、陈皮、枳壳等。然热陷血室之证，多有谵语如狂之象，防是阳明胃实，当辨之。血结者身体必重，非若阳明之轻旋便捷者。何以故耶？阴主重浊，络脉被阻，侧旁气痹，连胸背皆拘束不遂，故祛邪通络，正合其病，往往延久，上逆心包，胸中痛，即陶氏所谓血结胸也。王海藏出一桂枝红花汤加海蛤、桃仁，原是表里上下一齐尽解之理，看此方大有巧手，故录出以备学者之用。(37)

【评述】本节论述热入血室的成因、证治。

1)热入血室的成因：在温热病的过程中，由于适逢月经来潮，或即将干净之时，血室空虚，每致邪热乘虚内陷形成热入血室证。

2)热入血室的治疗：有关本证的治疗，在《伤寒论》中多从少阳论治，其论述很详细。但是温病热入血室可出现动数脉，与正伤寒的表现不同。仲景用小柴胡汤治疗热入血室，是外透所陷热邪，因血室与冲脉隶属阳明有关，故加入补益胃气之药，如用参、枣之类，此适用于邪热内陷而血不结者。若热邪陷入血室，与血相结，当宗陶氏小柴胡汤去参、枣加生地、桃仁、楂肉、丹皮或犀角等清热凉血，活血祛瘀的药物；如果冲脉原有热结，定见少腹满痛，轻者可刺期门，重者用小柴胡去参、草、枣等甘味药，加延胡、归尾、桃仁等以活血散瘀；夹寒者加肉桂心以祛寒；兼气滞者加香附、陈皮、枳壳等理气药。热入血室证还多见谵语如狂等表现，易与阳明胃实证相混淆。但瘀血阻滞可致气机不通，故身体多困重，并常连及胸背，出现拘束活动不遂，甚则疼痛等症，祛邪通络法正合其病机；而阳明胃实证，则无身体沉重、活动不遂之证。当然临床并非仅依据身体之轻与重区别之，还应结合全面证候分析。热入血室虽为热邪与血结于下焦，往往延久则可上逆胸膈，出现胸中痹痛，即陶节庵所谓血结胸。王海藏所用桂枝红花汤加海蛤、桃仁，有使表里上下一起尽解之效。

热入血室临床类型颇多，叶氏原文仅为举例而已，后世医家对热入血室有许多论述，可参考有关著作。

(二)《温病条辨》选

《温病条辨》为清代医家吴瑭(号鞠通)所著。吴氏因家人曾患温病，而当时医生用治伤寒之法进行治疗，造成病势加重而终致不救，所以愤而弃举子业，转攻医学，并积多年之努力，著成《温病条辨》6卷。该书约成书于嘉庆三年(公元1798年)，最早刊行于公元1813年。

本书的主体以三焦为纲，分为上、中、下三篇，共265条，内有方剂208首。另有原病篇、杂论、解产难、解儿难等篇。吴氏提出温病的发展规律是始于上焦，终于下焦，上焦主肺、心之病证，中焦主脾胃之病证，下焦主肝肾之病证。在上、中、下三篇中，均以病名为目，重点论述了风温、温热、暑温、伏暑、湿温、秋燥、冬温、温疟及痢疾、痹证、黄疸等病证，分述各病在上、中、下三焦的表现和诊治方法。本书的写作体裁则仿《伤寒论》，逐条叙证，文字较简单扼要，以便记诵。但又恐过分简单而医理难以完全阐明，所以在每条之下又自加注释，对条文中未尽之意进行阐述。这种自条自辨的写作方式是本书的一大特色。

吴氏的学术思想主要宗叶天士，因而在本书中有很大一部分的病证诊治内容来源于叶天士的《临证指南医案》。叶天士医案中的内容经吴氏整理后，使多种温热病的证治内容较为系统，并把处方定为较为固定的方剂，冠以方名，便于学习和掌握。同时，吴氏本人也把其长期从事温热病治疗的经验融入本书之中，并博采诸医家之长，使得本书的内容甚切实用，被视为学习温病学的必读之书，甚受后世医家的推崇，被誉为“治温之津梁”。因本书是采用分条论证的形式，加上有些内容详于前而略于后，有些内容则详于后而略于前，所以在学习本书时，应注意把“条”与“辨”结合起来，并要将全书前后互参，这样才能全面理解吴氏的学术思想和各种病证的证治内容。

以下选录了部分原文及自注，并按内容进行了归纳分类，加了小标题。原文后括号内所示，为《温病条辨》原书条文的编号。

1. 温病的概念

【原文】

温病者：有风温、有温热、有温疫、有温毒、有暑温、有湿温、有秋燥、有冬温、有温疟。（上焦篇 1）

此九条，见于王叔和《伤寒例》中居多，叔和又牵引《难经》之文以神其说。按时推病，实有是证，叔和治病时，亦实遇是证。但叔和不能别立治法，而叙于《伤寒例》中，实属蒙混，以《伤寒论》为治外感之妙法，遂将一切外感悉收入《伤寒例》中，而悉以治伤寒之法治之。后人亦不能打破此关，因仍苟简，千余年来，贻患无穷，皆叔和之作俑[1]，无怪见驳于方有执、喻嘉言诸公也。然诸公虽驳叔和，亦未曾另立方法，喻氏虽立治法，仍不能脱却伤寒圈子，弊与叔和无二，以致后人无所遵依。本论详加考核，准古酌今，细立治法，除伤寒宗仲景法外，俾四时杂感，朗若列眉[2]；未始非叔和有以肇其端，东垣、河间、安道、又可、嘉言、天士宏其议，而瑭得以善其后也。

风温者，初春阳气始开，厥阴行令，风夹温也。温热者，春末夏初，阳气弛张，温盛为热也。温疫者，厉气流行，多兼秽浊，家家如是，若役使然也。温毒者，诸温夹毒，秽浊太甚也。暑温者，正夏之时，暑病之偏于热者也。湿温者，长夏初秋，湿中生热，即暑病之偏于湿者也。秋燥者，秋金燥烈之气也。冬温者，冬应寒而反温，阳不潜藏，民病温也。温疟者，阴气先伤，又因于暑，阳气独发也。

按：诸家论温，有顾此失彼之病，故是编首揭诸温之大纲，而名其书曰“温病条辨”。

【注释】

〔1〕作俑：指创始，但具贬义。

〔2〕朗若列眉：所见真切，如人的眉毛那样明白显见。

【评述】本条主要讨论了温病的概念。

吴氏指出，温病是多种温热病的总称，在本条虽只提出了 9 种温病，但从全书看，还有伏暑等其他疾病，所以不能拘定为 9 种温病。另外，在本书中，还讨论了疟、痢、疸、痹等疾病，这些病证虽然不属于温病的范围，但其中有的可按温病进行诊治，有的虽与温病的治法不同，但有的可见于温病的变证，有的则与温病内容可以互参，也有的是为了使外感病的证治内容更为全面而列入的。

吴氏在本条中强调温病概念的目的是为了与伤寒进行严格的区别，即这类温病是与伤寒性质完全不同的疾病，决不能用治伤寒之法来治疗这类温病。

文中所说的风温与温热，都是发于春季的温病。但风温发于初春，感受风温之邪而病，初起热势较轻；而温热则发于春末夏初，感受温热之邪而病，初起时热势较盛。然而，现在一般把发病之初见肺卫表热证者称为风温，发病之初即出现里热见证者称为春温。至于冬温，与风温相似，只是发病季节有别。现代已把冬温和风温并称为风温，所以现代所说的风温以冬春发病为多。另外，文中所提出的温毒、温疫，现代已不作为一个单独的病名。因温毒是发病后局部有红肿热痛或皮肤斑疹、糜烂等热毒表现的一类温热病的总称，而温疫则是可造成明显流行和传染的一类温热病的总称。因而温毒和温疫都包括了多种温病在内。

2. 风温、温热、温疫、温毒、冬温

(1)温病初起

【原文】

凡病温者，始于上焦，在手太阴。(上焦篇 2)

伤寒由毛窍而入，自下而上，始足太阳。足太阳膀胱属水，寒即水之气，同类相从，故病始于此。古来但言膀胱主表，殆未尽其义。肺者，皮毛之合也，独不主表乎！(按人身一脏一腑主表之理，人皆习焉不察。以三才大道言之：天为万物之大表，天属金，人之肺亦属金，肺主皮毛，经曰皮应天，天一生水；地支始于子，而亥为天门，乃贞元之会；人之膀胱为寒水之腑；故俱同天气，而俱主表也。)治法必以仲景六经次传为祖法。温病由口鼻而入，自上而下，鼻通于肺，始手太阴。太阴金也，温者火之气，风者火之母，火未有不克金者，故病始于此，必从河间三焦定论。再寒为阴邪。虽《伤寒论》中亦言中风，此风从西北方来，乃觱发[1]之寒风也，最善收引，阴盛必伤阳，故首郁遏太阳经中之阳气，而为头痛、身热等证。太阳阳腑也，伤寒阴邪也，阴盛伤人之阳也。温为阳邪，此论中亦言伤风，此风从东方来，乃解冻之温风也，最善发泄，阳盛必伤阴，故首郁遏太阴经中之阴气，而为咳嗽、自汗、口渴、头痛、身热、尺热等证。太阴阴脏也，温热阳邪也，阳盛伤人之阴也。阴阳两大法门之辨，可了然于心目间矣。

【注释】

〔1〕觱发：觱音毕(bì)。觱发，指寒冷的风。

【评述】本条主要论述温病的起病，包括感邪途径和发病的部位。

吴氏明确提出，温病的发病是始于上焦手太阴肺。这一观点与吴又可“邪从口鼻而入”及叶天士“温邪上受”是一脉相承的。但不是所有的温病都是起于上焦的，本条在上焦篇的“风温、温热、温疫、温毒、冬温”节中，温病始于上焦手太阴主要是指这类温病而言的，其他还有许多温病，如湿温、暑温、伏暑等都不是自上焦手太阴发病。即使是上述的几种温病，其中也有不是自上焦手太阴发病的，如温疫也有发于中焦的，温热也有起于少阳的等。所以对吴氏所说的“凡病温者，始于上焦，在手太阴”应活看。

本条之所以要强调温病起于手太阴，一个重要的原因也是为了要与伤寒的发病作区别：伤寒起于足太阳经，感受的是寒邪，所以在发病之初即以阻遏人体阳气为主要的病理特点；温病起于手太阴经，感受的是温邪，所以在发病之初可见伤及阴气的表现。由此也说明了治伤寒之法与温病是不同的。特别是原文中所提出的“温热阳邪也，阳盛伤人之阴也”可以说是点出了温病的主要病理特点，值得重视。

(2)邪犯肺卫

【原文】

太阴风温、温热、温疫、冬温，初起恶风寒者，桂枝汤主之；但热不恶寒而渴者，辛凉平剂银翘散主之。温毒、暑温、湿温、温疟，不在此例(上焦篇 4)。

按仲景《伤寒论》原文，太阳病(谓如太阳证，即上文头痛、身热、恶风、自汗也)，但恶热不恶寒而渴者，名曰温病，桂枝汤主之[1]。盖温病忌汗，最喜解肌。桂枝本为解肌，且桂枝芳香化浊，芍药收阴敛液，甘草败毒和中，姜、枣调和营卫，温病初起，原可用之。此处却变易前法，恶风寒者主以桂枝，不恶风寒主以辛凉者，非敢擅违古训也。仲景所云不恶风寒者，非全不恶风寒也，其先亦恶风寒，迨既热之后，乃不恶风寒耳，古文简质，且对太阳中风热时亦恶风寒言之，故不暇详耳。盖寒水之病，冬气也，非辛温春夏之气不足以解之，虽曰温病，既恶风寒，明是温自内发，风寒从外搏，成内热外寒之证，故仍旧用桂枝辛温解肌法，俾得微汗，而寒热之邪皆解矣。温热之邪，春夏气也，不恶风寒，则不兼寒风可知，此非辛凉秋金之气不足以解之。桂枝辛温，以之治温，是以火济火也，故改从《内经》"风淫于内，治以辛凉，佐以苦甘"法。

桂枝汤方

桂枝六钱　芍药(炒)三钱　炙甘草二钱　生姜三片　大枣(去核)二枚

煎法服法，必如《伤寒论》原文而后可，不然，不惟失桂枝汤之妙，反生他变，病必不除。

辛凉平剂银翘散方

连翘一两　银花一两　苦桔梗六钱　薄荷六钱　竹叶四钱　生甘草五钱　芥穗四钱　淡豆豉五钱　牛蒡子六钱

上杵为散，每服六钱，鲜苇根汤煎，香气大出，即取服，勿过煮。肺药取轻清，过煮则味厚而入中焦矣。病重者，约二时一服，日三服，夜一服；轻者三时一服，日二服，夜一服；病不解者，作再服。盖肺位最高，药过重则过病所，少用又有病重药轻之患，故从普济消毒饮时时轻扬法。今人亦间有用辛凉法者，多不见效，盖病大药轻之故，一不见效，随改弦易辙，转去转远，即不更张，缓缓延至数日后，必成中下焦证矣。胸膈闷者，加藿香三钱、郁金三钱，护膻中；渴甚者，加花粉；项肿咽痛者，加马勃、元参；衄者，去芥穗、豆豉，加白茅根三钱、侧柏炭三钱、栀子炭三钱；咳者，加杏仁利肺气；二三日病犹在肺，热渐入里，加细生地、麦冬保津液；再不解，或小便短者，加知母、黄芩、栀子之苦寒，与麦、地之甘寒，合化阴气，而治热淫所胜。

方论：按温病忌汗，汗之不惟不解，反生他患。盖病在手经，徒伤足太阳无益；病自口鼻吸受而生，徒发其表亦无益也。且汗为心液，心阳受伤，必有神明内乱、谵语[2]癫狂、内闭外脱之变。再，误汗虽曰伤阳，汗乃五液之一，未始不伤阴也。《伤寒论》曰："尺脉微者为里虚，禁汗，"其义可见。其曰伤阳者，特举其伤之重者而言之耳。温病最善伤阴，用药又复伤阴，岂非为贼立帜乎？此古来用伤寒法治温病之大错也。至若吴又可开首立一达原饮，其意以为直透膜原[3]，使邪速溃，其方施于藜藿壮实人之温疫病，容有愈者，芳香辟秽之功也；若施于膏粱[4]纨绔[5]，及不甚壮实人，未有不败者。盖其方中首用槟榔、草果、厚朴为君。夫槟榔，子之坚者也，诸子皆降，槟榔苦辛而温，体重而坚，由中走下，直达肛门，中下焦药也；草果亦子也，其气臭烈大热，其味苦，太阴脾经之劫药也；厚朴苦温，亦中焦药也。岂有上焦温病，首用中下焦苦温雄烈劫夺之品，先动少阴津液之理！知母、黄芩，亦皆中焦苦燥里药，岂可用乎？况又有温邪游溢三阳之说，而有三阳经之羌活、葛根、柴胡加法，是仍以伤寒之法杂之，全不知温病治法，后人止谓其不分三焦，犹浅说也。其三消饮加入大黄、芒硝，惟邪入阳明，气体稍壮者，幸得以下而解，或战汗而解，然往往成弱证，虚甚者则死矣。况邪有在卫者、在胸中者、在营者、入血者，妄用下法，其害可胜言耶？岂视人与铁石一般，并非气血生成者哉？究其始意，原以矫世医以伤寒法治病温之弊，颇能正陶氏之失，奈学未精纯，未足为法。至喻氏、张氏多以伤寒三阴经法治温病，其说亦非，以世医从之者少，而宗又可者多，故不深辩耳。本方谨遵《内经》"风淫于内，治以辛凉，佐以苦甘；热淫于内，治以咸寒，佐以甘苦"之训（王安道《溯洄集》亦有温暑当用辛凉不当用辛温之论，谓仲景之书，为即病之伤寒而设，并未尝为不即病之温暑而设。张凤逵集治暑方，亦有暑病首用辛凉，继用甘寒，再用酸泄酸敛，不必用下之论。皆先得我心者)。又宗喻嘉言芳香逐秽之说，用东垣清心凉膈散，辛凉苦甘。病初起，且去入里之黄芩，勿犯中焦；加银花辛凉，芥穗芳香，散热解毒；牛蒡子辛平润肺，解热散结，除风利咽；皆手太阴药也。合而论之，经谓“冬不藏精，春必温病”，又谓“藏于精者，春不病温”，又谓“病温虚甚死”，可见病温者，精气先虚。此方之妙，预护其虚，纯然清肃上焦，不犯中下，无开门揖盗之弊，有轻以去实之能，用之得法，自然奏效，此叶氏立法，所以迥出诸家也。

【注释】

〔1〕《伤寒论》原文为：太阳病，发热而渴，不恶寒者，为温病。并无“桂枝汤主之”句，故本处引《伤寒论》原文疑有误。

〔2〕谵语：谵音沾(zhān)。谵语，说胡话。

〔3〕膜原：又称募原。此处指湿热性质的病邪初犯人体的半表半里部位。

〔4〕膏粱：指饮食的肥美。

〔5〕纨绔：纨音完(wán)，绔音库(kù)。纨绔指有钱人家子弟穿着华美，此处指有钱人家的子弟。

【评述】本条论述温病初起邪犯肺卫的证治。

原文提出，对手太阴温病初起见恶风寒者，可用桂枝汤，而对但热不恶寒而渴者当用银翘散。但在其后方论中却有“温病忌汗，汗之不惟不解，反生他患”之句，这与用桂枝汤辛温发汗剂似有矛盾。按吴氏原意，提出桂枝汤的用意有二：一是对外感温热病的治疗自张仲景《伤寒论》之后，都是以桂枝汤为第一方，如不把桂枝汤放在前面，恐被人斥为有违古训。但从本书“杂论”中“本论起银翘散论”一文中可以明显看出，对温病的治疗实际是以辛凉解表的银翘散为第一方。二是吴氏认为，在治疗温病时，桂枝汤对某些病证也是有使用机会的，特别是卫表郁闭较甚，出现明显的恶寒者，有时也可用桂枝汤以疏散表郁作为权宜之计。但在临床上，对这类病证，一般用微辛轻解的葱豉汤以透邪较为稳妥。

吴氏提出用银翘散治疗手太阴温病初起病证，是取《内经》“风淫于内，治以辛凉，佐以苦甘”的法则，同时也是继承了叶天士的治疗经验，在用药上开创了用辛凉透邪之法治疗表证，从而突破了《伤寒论》治疗表证的规矩，使得温病与伤寒邪在表时的治疗泾渭分明，这是吴氏的一大贡献。

在原文中对银翘散的用法提出了几个值得注意的问题：一是在煎法上不能久煎，即原文所说：“香气大出，即取服”。这是取治上焦如羽之意，可避免久煎后解表药中的挥发性成分的损耗。二是在服法上，每剂药重者 4 小时服 1 次，轻者 6 小时服 1 次，而不是一日服 2 次。这是针对本病发生较急、变化较快的特点，在服药次数上较一般杂病的用药为频。

在方论中所提出的“温病忌汗”论点，在理解上应注意以下几点：一是此处所说的“汗”是指辛温发汗之法，即用麻、桂、羌、防之类，而不包括辛凉透邪的方药在内。二是由于温病所包括的范围较广，病变过程又很复杂，所以在对有的温病治疗时，也有使用辛温药的可能性。如对湿温初起湿邪较甚的治疗，就要用辛温之品以化湿宣气，对这一点，吴氏在后面论及湿温时也提到了。又如在温病过程中如出现阳气衰微的病理变化，也要及时用温阳补气之品。所以所谓的“温病忌汗”是与治疗伤寒之法相比而言的，不能视为绝对之辞。

【原文】

太阴风温，但咳，身不甚热，微渴者，辛凉轻剂桑菊饮主之。(上焦篇 6)

咳，热伤肺络也。身不甚热，病不重也。渴而微，热不甚也。恐病轻药重，故另立轻剂方。

辛凉轻剂桑菊饮方

杏仁二钱　连翘一钱五分　薄荷八分　桑叶二钱五分　菊花一钱　苦梗二钱　甘草八分　苇根二钱

水二杯，煮取一杯，日二服。二三日不解，气粗似喘，燥在气分者，加石膏、知母；舌绛暮热，甚燥，邪初入营，加元参二钱、犀角一钱；在血分者，去薄荷、苇根，加麦冬、细生地、玉竹、丹皮各二钱；肺热甚加黄芩；渴者加花粉。

方论：此辛甘化风、辛凉微苦之方也。盖肺为清虚之脏，微苦则降，辛凉则平，立此方所以避辛温也。今世佥[1]用杏苏散通治四时咳嗽，不知杏苏散辛温，只宜风寒，不宜风温，且有不分表里之弊。此方独取桑叶、菊花者，桑得箕星[2]之精，箕好风，风气通于肝，故桑叶善平肝风；春乃肝令而主风，木旺金衰之候，故抑其有余。桑叶芳香有细毛，横纹最多，故亦走肺络而宣肺气。菊花晚成，芳香味甘，能补金水二脏，故用之以补其不足。风温咳嗽，虽系小病，常见误用辛温重剂销烁[3]肺液，致久嗽成劳者不一而足。圣人不忽于细，必谨于微，医者于此等处，尤当加意也。

【注释】

〔1〕佥：音签(qiān)。全，都。

〔2〕箕星：为星名，即二十八宿之一，青龙七宿的末一宿。

〔3〕销铄：原意为熔化，此处为消耗之意。

【评述】本条论述温病邪在手太阴肺经而病势较轻，以咳为主要表现者的治疗方法。

对这类病证的治疗，吴氏提出用辛凉轻剂桑菊饮。所谓“辛凉轻剂”是与银翘散的“辛凉平剂”相对而言的。下面条文把白虎汤称为“辛凉重剂”，也是把这3个方剂相比而言的。在这3个方剂中，按寒凉清热的作用而言，白虎汤较强，银翘散次之，桑菊饮又次之，所以分别称为“重剂”、“平剂”、“轻剂”。

(3)肺胃热盛

【原文】

太阴温病，脉浮洪，舌黄，渴甚，大汗，面赤恶热者，辛凉重剂白虎汤主之。(上焦篇7)

脉浮洪，邪在肺经气分也。舌黄，热已深。渴甚，津已伤也。大汗，热逼津液也。面赤，火炎上也。恶热，邪欲出而未遂也。辛凉平剂焉能胜任，非虎啸风生，金飚[1]退热，而又能保津液不可，前贤多用之。

辛凉重剂白虎汤方

生石膏(研)一两　知母五钱　生甘草三钱　白粳米一合

水八杯，煮取三杯，分温三服，病退，减后服，不知，再作服。

【注释】

〔1〕金飚：飚音标(biāo)，狂风。金飚，即秋天的狂风。

【评述】本条论述手太阴气分邪热亢盛者的证治。

本条虽列在上焦篇，但不属于邪在肺卫，而是邪热已进入肺经气分，热势亢盛。白虎汤被称为辛寒之剂，主要是方中的石膏具辛寒解肌的作用。吴氏则称该方为辛凉重剂，含义相仿。

【原文】

太阴温病，脉浮大而芤[1]，汗大出，微喘，甚至鼻孔扇者，白虎加人参汤主之；脉若散大

者，急用之，倍人参。（上焦篇 8）

浮大而芤，几于散矣，阴虚而阳不固也。补阴药有鞭长莫及之虞，惟白虎退邪阳，人参固正阳，使阳能生阴，乃救化源欲绝之妙法也。汗涌，鼻扇，脉散，皆化源[2]欲绝之征兆也。

白虎加人参汤方

即于前方内，加人参三钱。

【注释】

〔1〕芤：脉象的一种表现，手指轻按脉管觉粗大，但稍用力则感觉中空无力，如按葱管。

〔2〕化源：指肺气的司呼吸、主气机等功能。为人体生命活动所需物质的主要来源，故称为化源。

【评述】本条论述白虎汤加人参的用法。

手太阴气分热盛，热耗气阴，汗出过多更加重了气阴两伤，如出现了明显的气阴两伤，表现为脉浮大而芤，气短而喘，应在白虎汤内加入人参，以补气益阴。如出现了脉散大，则属气阴外脱之象，人参当加倍使用。在自注中提出的“化源欲绝”，是指上焦肺之气阴大虚而不能行使功能的一种危重的病理变化，而汗出不止、气短而喘、脉散大，则为化源欲绝的主要表现。

【原文】

白虎本为达热出表，若其人脉浮弦而细者，不可与也；脉沉者，不可与也；不渴者，不可与也；汗不出者，不可与也；常须识此，勿令误也。（上焦篇 9）

此白虎之禁也。按白虎慓悍[1]，邪重非其力不举，用之得当，原有立竿见影之妙，若用之不当，祸不旋踵[2]。懦者多不敢用，未免坐误事机；孟浪者，不问其脉证之若何，一概用之，甚至石膏用至斤余之多，应手而效者固多，应手而毙者亦复不少。皆未真知确见其所以然之故，故手下无准的也。

【注释】

〔1〕慓悍：慓音漂（piāo），同剽。慓悍，指勇武凶猛。

〔2〕祸不旋踵：喻灾难来得很快。

【评述】本条论述白虎汤使用的禁忌，即所谓的“白虎四禁”。

吴氏在本条中强调了白虎汤的使用必须是针对邪热炽盛于气分的病证，如病在表（脉浮）、病在少阳（脉弦）、气血不足（脉细）、病已内结肠腑（脉沉）、热不盛津不伤（不渴）、寒邪束表或营血不足而无作汗之源（汗不出）等，都不能投用白虎汤，否则反而会加重病情。但对文中所说的“四禁”，应正确理解其精神实质是在于强调白虎汤所治之证应是气分无形邪热亢盛者，而不能生搬硬套。如在临床上有大热、大汗、脉洪大而口渴不甚者，或大热、口渴、脉大而汗不出者，有的是因配合了输液之故，有的是表气郁闭较甚之故，往往都能投用白虎汤。

（4）热盛阴伤

【原文】

阳明温病，无汗，实证未剧，不可下，小便不利者，甘苦合化，冬地三黄汤主之。（中焦篇 29）

大凡小便不通，有责之膀胱不开者，有责之上游结热者，有责之肺气不化者。温热之小便不通，无膀胱不开证，皆上游（指小肠而言）热结，与肺气不化而然也。小肠火腑，故以三黄苦药通之；热结则液干，故以甘寒润之；金受火刑，化气维艰，故倍用麦冬以化之。

冬地三黄汤方（甘苦合化阴气法）

麦冬八钱　黄连一钱　苇根汁半酒杯(冲)　元参四钱　黄柏一钱　银花露半酒杯(冲)　细生地四钱　黄芩一钱　生甘草三钱

水八杯，煮取三杯，分三次服，以小便得利为度。

【评述】本节论述温病小便不利的证治。

本节所说的小便不利是因热盛阴伤而引起的，所以在治疗时，主以甘苦合化之法，即甘寒与苦寒药配合，一以养阴，一以清热。

自注中分析温病小便不利的原因有三：膀胱不开、上游(小肠)结热、肺气不化，实质总不外津液不足与津液不布两大原因。本节所论的小便不利则是由邪热内盛而耗伤津液所致，所以用药当清热与养阴兼施。但在湿热性温病中，引起小便不利的原因多与膀胱气化失司、湿阻三焦等原因有关，而在温病过程中，因肾气虚衰而致开合失司、小便不利的情况也颇为多见，不可拘定吴氏所论。

(5)热结阳明

【原文】

面目俱赤，语声重浊，呼吸俱粗，大便闭，小便涩，舌苔老黄，甚则黑有芒刺，但恶热，不恶寒，日晡[1]益甚者，传至中焦，阳明温病也。脉浮洪躁甚者，白虎汤主之；脉沉数有力，甚则脉体反小而实者，大承气汤主之。暑温、湿温、温疟，不在此例。(中焦篇1)

阳明之脉荣于面，《伤寒论》谓：阳明病面缘缘正赤[2]，火盛必克金，故目白睛亦赤也。语声重浊，金受火刑而音不清也。呼吸俱粗，谓鼻息来去俱粗，其粗也平等，方是实证；若来粗去不粗，去粗来不粗，或竟不粗，则非阳明实证，当细辨之，粗则喘之渐也。大便闭，阳明实也。小便涩，火腑不通而阴气不化也。口燥渴，火烁津也。舌苔老黄，肺受胃浊，气不化津也(按《灵枢》论诸脏温病，独肺温病有舌苔之明文，余则无有。可见舌苔乃胃中浊气，熏蒸肺脏，肺气不化而然)。甚则黑者，黑，水色也，火极而似水也，又水胜火，大凡五行之极盛，必兼胜己之形。芒刺，苔久不化，热极而起坚硬之刺也；倘刺软者，非实证也。不恶寒，但恶热者，传至中焦，已无肺证，阳明者，两阳合明也，温邪之热与阳明之热相搏，故但恶热也。或用白虎，或用承气者，证同而脉异也。浮洪躁甚，邪气近表，脉浮者不可下，凡逐邪者，随其所在，就近而逐之，脉浮则出表为顺，故以白虎之金飚以退烦热。若沉小有力，病纯在里，则非下夺不可矣，故主以大承气。按吴又可《温疫论》中云：舌苔边白但见中微黄者，即加大黄，甚不可从。虽云伤寒重在误下，温病重在误汗，即误下不似伤寒之逆之甚，究竟承气非可轻尝之品，故云舌苔老黄，甚则黑有芒刺，脉体沉实，的系燥结痞满，方可用之。

白虎汤(方见上焦篇)

大承气汤方

大黄六钱　芒硝三钱　厚朴三钱　枳实三钱

水八杯，先煮枳、朴，后纳大黄、芒硝，煮取三杯。先服一杯，约二时许，得利止后服，不知，再服一杯，再不知，再服。

方论：此苦辛通降咸以入阴法。承气者，承胃气也。盖胃之为腑，体阳而用阴，若在无病时，本系自然下降，今为邪气蟠踞于中，阻其下降之气，胃虽自欲下降而不能，非药力助之不可，故承气汤通胃结，救胃阴，仍系承胃腑本来下降之气，非有一毫私智穿凿于其间也，故汤名承气。学者若真能透彻此义，则施用承气，自无弊窦[3]。大黄荡涤热结，芒硝入阴软坚，枳实开幽门之不通，厚朴泻中宫之实满(厚朴分量不似《伤寒论》中重用者，治温与治寒不同，畏其燥也)。曰大承气者，合四药而观之，可谓无坚不破，无微不入，故曰大也。非真正实热蔽痼[4]，气血俱结者，不可用也。若去入阴之芒硝，则云小矣；去枳、朴之攻气结，加甘草以和中，则云调胃矣。

【注释】

〔1〕日晡：指申时，即下午3～5时。

〔2〕缘缘正赤：整个部位俱为红色。

〔3〕弊窦：指不良后果。

〔4〕弊痼：指内伏郁结。

【评述】本节论述中焦病阳明经证和阳明腑证的证治。

1）阳明温病的临床表现：在原文中吴氏提出了阳明温病的共同表现是：面目俱赤，语声重浊，呼吸俱粗，大便闭，小便涩，舌苔老黄，甚则黑有芒刺，但恶热，不恶寒，日晡益甚，但其中又有邪气近表（热在胃经）与病纯在里（热结肠腑）之别。进行区别的主要依据在原文中提出了脉之不同，而在自注中又提出了舌象之不同。在临床上对阳明经腑二证的区别，除此之外，还可参考腹诊和大便状况：如腹部柔软无压痛，大便不秘或仅较干燥者，多属阳明经证；如腹部胀满疼痛，大便秘结或呈热结旁流者，则属阳明腑证。

2）阳明温病的治疗大法：在自注中提出了"凡逐邪者，随其所在，就近而逐之"的治疗原则。就阳明病的治疗来说，这是指邪气近表者，当用白虎汤辛寒透达之剂，使邪从表而出，而病已结肠腑者，则应攻下逐邪。然而，这一治疗原则不仅适用于阳明病，也广泛适用于各种邪实之证，即逐邪之法应按病邪所在部位的最近出路投用攻逐之法。

3）大承气汤的适应证：本条自注对大承气汤的适应证作了较详细的论述，强调本方不可轻尝，"舌苔老黄，甚则黑有芒刺，脉体沉实，的系燥结痞满，方可用之。"当然，在临床上也未必要等到《伤寒论》中所说的痞满燥实坚俱备方可用，但一定要确属阳明腑实才可用之。在本条中提出大承气汤证的脉象可表现为小而实，这种小脉是邪结于内的反映，不可误作虚脉。

【原文】

阳明温病，诸证悉有而微，脉不浮者，小承气汤微和之。（中焦篇3）

以阳明温病发端者，指首条所列阳明证而言也，后凡言阳明温病者仿此。诸证悉有，以非下不可，微则未至十分亢害，但以小承气通和胃气则愈，无庸芒硝之软坚也。

【评述】本节论述阳明腑实证中小承气汤的适应证。

在阳明腑实证中，如已符合前一条阳明腑实证的诊断，但病情较轻，可用小承气汤。因肠内燥结不太甚，所以不用芒硝软坚。

【原文】

阳明温病，无汗，小便不利，谵语者，先与牛黄丸；不大便，再与调胃承气汤。（中焦篇5）

无汗而小便不利，则大便未定成硬，谵语之不因燥屎可知。不因燥屎而谵语者，犹系心包络证也，故先与牛黄丸，以开内窍。服牛黄丸，内窍开，大便当下，盖牛黄丸亦有下大便之功能。其仍然不下者，无汗则外不通；大小便俱闭则内不通，邪之深结于阴可知，故取芒硝之咸寒，大黄、甘草之甘苦寒，不取枳、朴之辛燥也。伤寒之谵语，舍燥屎无他证，一则寒邪不兼秽浊，二则由太阳而阳明；温病谵语，有因燥屎，有因邪陷心包，一则温多兼秽，二则自上焦心肺而来，学者常须察识，不可歧路亡羊也。

【评述】本节论述阳明腑实证出现谵语的证治。

在阳明腑实证中，有时可出现谵语，在《伤寒论》中对该证的治疗仍用承气汤攻下。本条则提出，如这时表现为无汗和小便不利，大便无燥结，则其谵语未必是阳明腑实引起的，所以可先用牛黄丸清心开窍。如见到大便秘结，才用调胃承气汤。这里有两个问题应明确：一是本条所说的阳明温病，如大便不燥结，则不一定属阳明腑实证，或许是阳明胃热所致，这时如有谵语，是邪热已入心包，所以当用牛黄丸清心开窍。二是如阳明温病大便燥结而有谵语者，在临床上不必先与牛黄丸，再与调胃承气汤，而可以二方并用，在通下热结的同时，清泄心包之邪热，也就是后文所说的牛黄承气法。

【原文】

阳明温病，无上焦证，数日不大便，当下之。若其人阴素虚，不可行承气者，增液汤主之。服增液汤已，周十二时观之，若大便不下者，合调胃承气汤微和之。(中焦篇 11)

此方所以代吴又可承气养荣汤法也。妙在寓泻于补，以补药之体作泻药之用，既可攻实，又可防虚。余治体虚之温病，与前医误伤津液不大便，半虚半实之证，专以此法救之，无不应手而效。

增液汤方(咸寒苦甘法)

元参一两　麦冬(连心)八钱　细生地八钱

水八杯，煮取三杯，口干则与饮，令尽，不便，再作服。

方论：温病之不大便，不出热结液干二者之外。其偏于阳邪炽甚，热结之实证，则从承气法矣；其偏于阴亏液涸之半虚半实证，则不可混施承气，故以此法代之。独取元参为君者，元参味苦咸微寒，壮水制火，通二便，启肾水上潮于天，其能治液干，固不待言，《本经》〔1〕称其主治腹中寒热积聚，其并能解热结可知。麦冬主治心腹结气，伤中伤饱，胃络脉绝，羸瘦短气，亦系能补能润能通之品，故以为之佐。生地亦主寒热积聚，逐血痹，用细者，取其补而不腻，兼能走络也。三者合用，作增水行舟〔2〕之计，故汤名增液，但非重用不为功。

本论于阳明下证，峙立三法：热结液干之大实证，则用大承气；偏于热结而液不干者，旁流是也，则用调胃承气；偏于液干多而热结少者，则用增液，所以迴护其虚，务存津液之心法也。

按吴又可纯恃承气以为攻病之具，用之得当则效，用之不当，其弊有三：一则邪在心包、阳明两处，不先开心包，徒攻阳明，下后仍然昏惑谵语，亦将如之何哉？吾知其必不救矣。二则体亏液涸之人，下后作战汗，或随战汗而脱，或不蒸汗徒战而脱。三者下后虽能战汗，以阴气大伤，转成上嗽下泄，夜热早凉之怯证，补阳不可，救阴不可，有延至数月而死者，有延至岁余而死者，其死均也。在又可当日，温疫盛行之际，非寻常温病可比，又初创温病治法，自有矫枉过正不暇详审之处，断不可概施于今日也。本论分别可与不可与、可补不可补之处，以俟明眼裁定，而又为此按语于后，奉商天下之欲救是证者。至若张氏〔3〕、喻氏〔4〕，有以甘温辛热立法者，湿温有可用之处，然须兼以苦泄淡渗，盖治外邪，宜通不宜守也，若风温、温热、温疫、温毒，断不可从。

【注释】

〔1〕《本经》：指《神农本草经》。

〔2〕增水行舟：用水涨则船行通畅的现象，来比喻通过滋阴润肠以达到通下目的的治法。

〔3〕张氏：即张景岳。

〔4〕喻氏：即喻嘉言。

【评述】本节论述热结阴亏证的证治。

本节所论是阳明温病中出现"热结液干"证，而且"偏于液干多而热结少"的证治。吴氏提出对这类病证主以增液，即先用增液汤，如过了一昼夜仍无大便，可用增液承气汤。对本节内容有几个问题应予明确：

1）阳明温病数日无大便而无上焦证者是否都要用下法：吴氏原文中提出“当下之”的病证具有阳明温病的特点，而阳明温病又有无形邪热与有形热结之分，吴氏提出“数日不大便”，意在提示本证属有形热结证。但验之临床，见阳明温病而又有数日不大便者，未必都属于阳明腑实证，正如吴氏在中焦篇第1条中已提出的，区别阳明温病无形邪热和有形热结的主要标志在于舌诊和脉诊，至于数日不大便，虽可作为参考，但不是主要依据。如仅有数日不大便，腹部无胀满疼痛，“四大证”俱现，舌苔黄燥而不老黄干裂者，一般仍属阳明胃热，不当用下。所以对本条原文所说，不能以辞害义。

2）对热结液干证是否要先用增液后用增液承气：在临床上，对热结液干之证是用增液汤还是用增液承气汤，应决定于病情：如邪热已微，仅为肠液不足而便秘者，当用增液汤以润肠通便；如阳明腑实见证仍在而又兼有津液干涸，大便不通者，则用增液承气汤为宜。所以本条既已提出属阳明温病之证，又为阴液素虚之体，以用增液承气汤为宜，不必先用增液汤，不效后再用增液承气汤。吴氏之所以要如此用法，不过是取其稳妥之意，可与本书中焦篇17条所说的：“津液不足，无水舟停者，间服增液，再不下者，增液承气汤主之”相互参看。但对已确定为阳明温病者行此法，似有姑息之虑。

3）热结液干的形成：本条提出用增液汤或增液承气汤，是针对阳明温病而素体阴虚者。这是形成热结液干证的原因之一，除此之外，更多的则是在温病过程中邪热耗伤了阴液，又热结于肠腑，从而形成了热结液干之证。另一方面，阳明腑实证不解又最易耗伤阴液，轻则耗伤胃阴，甚则可进一步伤及肾阴，成为形成下焦病证的重要原因之一。

【原文】

阳明温病，下之不通，其证有五：应下失下，正虚不能运药[1]，不运药者死，新加黄龙汤主之。喘促不宁，痰涎壅滞，右寸实大，肺气不降者，宣白承气汤主之。左尺牢坚[2]，小便赤痛，时烦渴甚，导赤承气汤主之。邪闭心包，神昏舌短，内窍不通，饮不解渴者，牛黄承气汤主之。津液不足，无水舟停者，间服增液，再不下者，增液承气汤主之。（中焦篇17）

经谓下不通者死，盖下而至于不通，其为危险可知，不忍因其危险难治而遂弃之。兹按温病中下之不通者共有五因：其因正虚不运药者，正气既虚，邪气复实，勉拟黄龙法，以人参补正，以大黄逐邪，以冬、地增液，邪退正存一线，即可以大队补阴而生，此邪正合治法也。其因肺气不降，而里证又实者，必喘促寸实，则以杏仁、石膏宣肺气之痹，以大黄逐肠胃之结，此脏腑合治法也。其因火腑不通，左尺必现牢坚之脉（左尺，小肠脉也，俗候于左寸者非，细考《内经》自知），小肠热盛，下注膀胱，小便必涓滴赤且痛也，则以导赤去淡通之阳药，加连、柏之苦通火腑，大黄、芒硝承胃气而通大肠，此二肠同治法也。其因邪闭心包，内窍不通者，前第五条已有先与牛黄丸，再与承气之法，此条系已下而不通，舌短神昏，闭已甚矣，饮不解渴，消亦甚矣，较前条仅仅谵语，则更急而又急，立刻有闭脱之虞，阳明大实不通，有消亡肾液之虞，其势不可少缓须臾，则以牛黄丸开手少阴之闭，以承气急泻阳明，救足少阴之消，此两少阴合治法也。再此条亦系三焦俱急，当与前第九条用承气、陷胸合法者参看。其因阳明太热，津液枯燥，水不足以行舟，而结粪不下者，非增液不可。服增液两剂，法当自下，其或脏燥太甚之人，竟有不下者，则以增液合调胃承气汤，缓缓与服，约二时服半杯沃之，此一腑中气血合治法也。

新加黄龙汤（苦甘咸法）

细生地五钱　生甘草二钱　人参一钱五分(另煎)　生大黄三钱　芒硝一钱　元参五钱　麦冬(连心)五钱　当归一钱五分　海参(洗)二条　姜汁六匙

水八杯，煮取三杯。先用一杯，冲参汁五分、姜汁二匙，顿服之，如腹中有响声，或转矢气者，为欲便也；候一二时不便，再如前法服一杯；候二十四刻[3]，不便，再服第三杯；如服一杯，即得便，止后服，酌服益胃汤一剂(益胃汤方见前)，余参或可加入。

方论：此处方于无可处之地，勉尽人力，不肯稍有遗憾之法也。旧方用大承气加参、地、当归，须知正气久耗，而大便不下者，阴阳俱惫，尤重阴液消亡，不得再用枳、朴伤气而耗液，故改用调胃承气，取甘草之缓急，合人参补正，微点姜汁，宣通胃气，代枳、朴之用，合人参最宜胃气，加麦、地、元参，保津液之难保，而又去血结之积聚，姜汁为宣气分之用，当归为宣血中气分之用，再加海参者，海参咸能化坚，甘能补正，按海参之液，数倍于其身，其能补液可知，且蠕动之物，能走络中血分，病久者必入络，故以之为使也。

宣白承气汤方(苦辛淡法)

生石膏五钱　生大黄三钱　杏仁粉二钱　栝蒌皮一钱五分

水五杯，煮取二杯，先服一杯，不知再服。

导赤承气汤

赤芍三钱　细生地五钱　生大黄三钱　黄连二钱　黄柏二钱　芒硝一钱

水五杯，煮取二杯，先服一杯，不下再服。

牛黄承气汤

即用前安宫牛黄丸二丸，化开，调生大黄末三钱，先服一半，不知再服。

增液承气汤

即于增液汤内，加大黄三钱、芒硝一钱五分。

水八杯，煮取三杯，先服一杯，不知再服。

【注释】

〔1〕正虚不能运药：人体正气严重虚损，影响了药物的吸收和运化，使其治疗作用不能正常发挥。

〔2〕左尺牢坚：左手尺部的脉象实大弦长而硬。

〔3〕二十四刻：一小时为四刻，二十四刻为六小时。

【评述】本节论述阳明温病用承气汤后仍未能通下诸证的证治。

对本条所论之证，吴氏原文虽称是“下之不通”五证，实质上应理解为使用攻下法仍未取效，或不能单纯性用攻下法的5种病证，而不能仅理解为“下之不通”。对这5种病证，主要应掌握其除了有阳明腑实见证外，还有其他病理因素存在，所以单纯性用攻下法并不对证，因而用之无效。本条涉及内容虽多，但自注中已有详细说明，所以没有必要多加复述。

(6)邪入营血

【原文】

太阴温病，气血两燔者，玉女煎[1]去牛膝加元参主之。(上焦篇10)

气血两燔，不可专治一边，故选用张景岳气血两治之玉女煎。去牛膝者，牛膝趋下，不合太阴证之用。改熟地为细生地者，亦取其轻而不重，凉而不温之义，且细生地能发血中之表也。加元参者，取其壮水制火，预防咽痛失血等证也。

玉女煎去牛膝熟地加细生地元参方(辛凉合甘寒法)

生石膏一两　知母四钱　元参四钱　细生地六钱　麦冬六钱

水八杯，煮取三杯，分二次服，渣再煮一盅服。

【注释】

〔1〕玉女煎：方出《景岳全书》，由石膏、熟地、麦冬、知母、牛膝组成，主治阴虚胃热诸证。

【评述】本条论述手太阴肺经气血两燔证的治疗方法。

本条提出了对气血两燔证治疗的原则："不可专治一边"，即应清气与凉血并施。所用的方剂源于叶天士《临证指南医案》，方中以生地、玄参清血分之热，石膏、知母清气分之热，方中又有生地、玄参、麦冬、知母等养阴生津之品，是治疗气血两燔证的代表方。然而，方中所用的凉血药凉血解毒的作用对于重证气血两燔病证来说，力量恐有不足，所以余霖在治疗气血两燔重证时又创清瘟败毒饮，增强了凉血解毒的作用。本条所列之方虽从玉女煎化裁而来，但所治病证与玉女煎已大相径庭。

【原文】

太阴温病，寸脉大，舌绛而干，法当渴，今反不渴者，热在营中也，清营汤去黄连主之。（上焦篇 15）

渴乃温之本病，今反不渴，滋人疑惑；而舌绛且干，两寸脉大，的系温病。盖邪热入营蒸腾，营气上升，故不渴，不可疑不渴非温病也。故以清营汤清营分之热，去黄连者，不欲其深入也。

清营汤（见暑温门中）。

【评述】本条论述手太阴肺经营分病证的证治。

吴氏提出邪入营分的主要标志为舌绛干、口反不渴。这一见症与卫分、气分的病变有所不同，而口反不渴的原因，吴氏认为是邪热入营后，导致营阴蒸腾，上升而滋于口之故。但对营分证的判断，除上以外，还可见身热夜甚、脉细数、斑疹隐隐、时有谵语等。

对本证的治疗，本有营分证的代表方清营汤，但吴氏去方中黄连而用之，自注中提出是为了"不欲其深入"，其实主要是根据舌绛而干，推断营阴耗伤较甚，而黄连苦燥性强，恐用后更伤阴液。所以在本书中对舌绛而不甚干病证的治疗，所用清营汤均不必去黄连。

【原文】

太阴温病，不可发汗，发汗而汗不出者，必发斑疹，汗出过多者，必神昏谵语。发斑者，化斑汤主之；发疹者，银翘散去豆豉，加细生地、丹皮、大青叶，倍元参主之。禁升麻、柴胡、当归、防风、羌活、白芷、葛根、三春柳。神昏谵语者，清营汤主之，牛黄丸、紫雪丹、局方至宝丹亦主之。（上焦篇 16）

温病忌汗者，病由口鼻而入，邪不在足太阳之表，故不得伤太阳经也。时医不知而误发之，若其人热甚血燥，不能蒸汗，温邪郁于肌表血分，故必发斑疹也。若其人表疏，一发而汗出不止，汗为心液，误汗亡阳，心阳伤而神明乱，中无所主，故神昏。心液伤而心血虚，心以阴为体，心阴不能济阳，则心阳独亢，心主言，故谵语不休也。且手经逆传，世罕知之，手太阴病不解，本有必传手厥阴心包之理，况又伤其气血乎！

化斑汤方

石膏一两　知母四钱　生甘草三钱　元参三钱　犀角二钱　白粳米一合

水八杯，煮取三杯，日三服，渣再煮一钟，夜一服。

方论：此热淫于内，治以咸寒，佐以苦甘法也。前人悉用白虎汤作化斑汤者，以其为阳明证也。阳明主肌肉，斑家遍体皆赤，自内而外，故以石膏清肺胃之热，知母清金保肺而治阳明独胜之热，甘草清热解毒和中，粳米清胃热而保胃液，白粳米阳明燥金之岁谷也。本论独加元参、犀角者，以斑色正赤，木火太过，其变最速，但用白虎燥金之品，清肃上焦，恐不胜任，故加元参启肾经之气，上交于肺，庶水天一气，上下循环，不致泉源暴绝也。犀角咸寒，禀水木火相生之气，为灵异之兽，具阳刚之体，主治百毒蛊疰[1]，邪鬼瘴气，取其咸寒，救肾水，以济心火，托斑外出，而又败毒辟瘟也。再病至发斑，不独在气分矣，故加二味凉血之品。

银翘散去豆豉加细生地丹皮大青叶倍元参方

即于前银翘散内去豆豉，加：

细生地四钱　大青叶三钱　丹皮三钱　元参加至一两

方论：银翘散义见前。加四物，取其清血热；去豆豉，畏其温也。

按：吴又可有托里举斑汤，不言疹者，混斑疹为一气也。考温病中发疹者十之七八，发斑者十之二三。盖斑乃纯赤，或大片，为肌肉之病，故主以化斑汤，专治肌肉；疹系红点高起，麻[2]、瘄[3]、沙[4]皆一类，系血络中病，故主以芳香透络，辛凉解肌，甘寒清血也。其托里举斑汤方中用归、升、柴、芷、穿山甲，皆温燥之品，岂不畏其灼津液乎？且前人有痘宜温、疹宜凉之论，实属确见，况温疹更甚于小儿之风热疹乎！其用升、柴，取其升发之义，不知温病多见于春夏发生之候，天地之气，有升无降，岂用再以升药升之乎？且经谓“冬藏精者，春不病温”，是温病之人，下焦精气久已不固，安庸再升其少阳之气，使下竭上厥[5]乎！经谓“无实实，无虚虚，必先岁气，无伐天和”，可不知耶？后人皆尤而效之，实不读经文之过也。

清宫汤方

元参心三钱　莲子心五分　竹叶卷心二钱　连翘心二钱　犀角尖（磨冲）二钱　连心麦冬三钱

加减法：热痰盛加竹沥、梨汁各五匙；咯痰不清，加栝蒌皮一钱五分；热毒盛加金汁、人中黄；渐欲神昏，加银花三钱、荷叶二钱、石菖蒲一钱。

方论：此咸寒甘苦法，清膻中之方也。谓之清宫者，以膻中为心之宫城也。俱用心者，凡心有生生不已之意，心能入心，即以清秽浊之品，便补心中生生不已之生气，救性命于微芒也。火能令人昏，水能令人清，神昏谵语，水不足而火有余，又有秽浊也。且离以坎为体[6]，元参味苦属水，补离中之虚；犀角灵异味咸，辟秽解毒，所谓灵犀一点通，善通心气，色黑补水，亦能补离中之虚，故以二物为君。莲心甘苦咸，倒生根，由心走肾，能使心火下通于肾，又回环上升，能使肾水上潮于心，故以为使。连翘象心，心能退心热。竹叶心锐而中空，能通窍清火，故以为佐。麦冬之所以用心者，本经称其主心腹结气，伤中伤饱，胃脉络绝。试问去心，焉能散结气，补伤中，通伤饱，续胃脉络绝哉？盖麦冬禀少阴癸水之气，一本横生，根颗连络，有十二枚者，有十四五枚者。所以然之故，手足三阳三阴之络，共有十二，加任之尾翳，督之长强，共十四，又加脾之大络，共十五。此物性合人身自然之妙也，惟圣人能体物象，察物情，用麦冬以通续络脉。命名与天冬并称门冬者，冬主闭藏，门主开转，谓其有开合之功能也。其妙处全在一心之用，从古并未有去心之明文，张隐庵谓不知始自何人，相沿已久而不可改。瑭遍考始知自陶弘景始也。盖陶氏惑于诸心入心，能令人烦之一语，不知麦冬无毒，载在上品，久服身轻，安能令人烦哉！如参、术、芪、草，以及诸仁诸子，莫不有心，亦皆能令人烦而悉去之哉？陶氏之去麦冬心，智者千虑之失也。此方独取其心，以散心中秽浊之结气，故以之为臣。

安宫牛黄丸方

牛黄一两　郁金一两　犀角一两　黄连一两　朱砂一两　梅片二钱五分　麝香二钱五

分　真珠五钱　山栀一两　雄黄一两　金箔衣　黄芩一两

上为极细末，炼老蜜为丸，每丸一钱，金箔为衣，蜡护。脉虚者人参汤下，脉实者银花、薄荷汤下，每服一丸。兼治飞尸〔7〕卒厥，五痫中恶，大人小儿痉厥之因于热者。大人病重体实者，日再服，甚至日三服；小儿服半丸，不知再服半丸。

方论：此芳香化秽浊而利诸窍，咸寒保肾水而安心体，苦寒通火腑而泻心用之方也。牛黄得日月之精，通心主之神。犀角主治百毒，邪鬼瘴气。真珠得太阴之精，而通神明，合犀角补水救火，郁金草之香，梅片木之香（按冰片，洋外老杉木浸成。近世以樟脑打成伪之，樟脑发水中之火，为害甚大，断不可用），雄黄石之香，麝香乃精血之香，合四香以为用，使闭固之邪热温毒深在厥阴之分者，一齐从内透出，而邪秽自消，神明可复也。黄连泻心火，栀子泻心与三焦之火，黄芩泻胆、肺之火，使邪火随诸香一齐俱散也。朱砂补心体，泻心用，合金箔坠痰而镇固，再合真珠、犀角为督战之主帅也。

紫雪丹方（从本事方去黄金）

滑石一斤　石膏一斤　寒水石一斤　磁石水煮二斤　捣煎去渣入后药。

羚羊角五两　木香五两　犀角五两　沉香五两　丁香一两　升麻一斤　元参一斤　炙甘草半斤

以上八味，并捣锉，入煎药汁中煎，去渣入后药。

朴硝、硝石各二斤，提净，入前药汁中，微火煎，不住手将柳木搅，候汁欲凝，再加入后二味。

辰砂（研细）三两　麝香（研细）一两二钱　入煎药拌匀。合成退火气，冷水调服一二钱。

方论：诸石利水火而通下窍。磁石、元参补肝肾之阴，而上济君火。犀角、羚羊泻心、胆之火。甘草和诸药而败毒，且缓肝急。诸药皆降，独用一味升麻，盖欲降先升也。诸香化秽浊，或开上窍，或开下窍，使神明不致坐困于浊邪而终不克复其明也。丹砂色赤，补心而通心火，内含汞而补心体，为坐镇之用。诸药用气，硝独用质者，以其水卤结成，性峻而易消，泻火而散结也。

局方至宝丹方

犀角（镑）一两　朱砂（飞）一两　琥珀（研）一两　玳瑁（镑）一两　牛黄五钱　麝香五钱

以安息重汤炖化，和诸药为丸一百丸，蜡护。

方论：此方荟萃各种灵异，皆能补心体，通心用，除邪秽，解热结，共成拨乱反正之功。大抵安宫牛黄丸最凉，紫雪次之，至宝又次之，主治略同，而各有所长，临用对证斟酌可也。

【注释】

〔1〕蛊痓：病名。指有四肢浮肿，肌肤消瘦，咳逆腹大等症状，而又可引起其他人发病的一种病证。

〔2〕麻：指麻疹。

〔3〕瘄：音醋（cù），即指麻疹。

〔4〕沙：指风痧、烂喉痧之类。

〔5〕下竭上厥：指阴液耗竭于下，而虚阳浮于上的病证。

〔6〕离以坎为体：离和坎都是八卦之一，离代表火，坎代表水，

〔7〕飞尸：又称为传尸劳，为一种可以传染的虚劳病。

【评述】本条论述温病忌汗之理及误汗而引起斑疹、邪闭心包等变证的治法方药。

吴氏指出，手太阴温病不能用辛温发汗的方法，如误用后就会发生一些变证。如辛温之

品助热势，而阴液不足，又无作汗之源，汗不得出，邪热内逼血分，引起血热动血，发于皮肤则为斑疹；如卫表疏松，在用辛温发汗后，汗出不止，必然损伤心阳、心阴，邪热又可乘虚而入，造成邪闭心包，神明失主。对误汗后所造成的上述变证，吴氏提出：发斑者，可用化斑汤凉血解毒化斑；发疹者，银翘散去豆豉，加细生地、丹皮、大青叶，倍元参以清营凉血解毒透疹，但禁用升麻、柴胡、当归、防风、羌活、白芷、葛根、三春柳等辛温发散之品。对神昏谵语者，可用清宫汤，同时可配合牛黄丸、紫雪丹、局方至宝丹等。从吴氏列出的治疗神昏谵语的方药来看，主要是针对误汗后发生邪闭心包者，但如误汗后发生心阳、心阴外脱，或出现内闭外脱者，则不可拘于此法，当用固脱救逆之法，或固脱与开窍并用。

本条列出了化斑汤、银翘散去豆豉加细生地丹皮大青叶倍元参方、清宫汤、牛黄丸、紫雪丹、局方至宝丹等治疗斑疹和邪闭心包的方剂，所以本条虽只是讨论温病误治的处理，实际上却是论述温病斑疹和邪闭心包治法的一个主要条文。

【原文】

太阴温病，血从上溢者，犀角地黄汤合银翘散主之。其中焦病者，以中焦法治之。若吐粉红血水者，死不治；血从上溢，脉七八至以上，面反黑者，死不治；可用清络育阴法。（上焦篇 11）

血从上溢，温邪逼迫血液上走清道，循清窍而出，故以银翘散败温毒，以犀角地黄清血分之伏热，而救水即所以救金也。至粉红水非血非液，实血与液交迫而出。有燎原之势，化源速绝。血从上溢，而脉至七八至，面反黑，火极而似水，反兼胜己之化也，亦燎原之势莫制，下焦津液亏极，不能上济君火，君火反与温热之邪合德，肺金其何以堪，故皆主死。化源绝，乃温病第一死法也。仲子曰：敢问死？孔子曰：未知生，焉知死。瑭以为医者不知死，焉能救生。细按温病死状百端，大纲不越五条。在上焦有二：一曰肺之化源绝者死；二曰心神内闭，内闭外脱者死。在中焦亦有二：一曰阳明太实，土克水者死；二曰脾郁发黄，黄极则诸窍为闭，秽浊塞窍者死。在下焦则无非热邪深入，消烁津液，涸尽而死也。

犀角地黄汤方（见下焦篇）。

银翘散（方见前）。

已用过表药者，去豆豉、芥穗、薄荷。

【评述】本条论述手太阴肺经血分证的证治。

如病在手太阴肺经而邪热深陷到血分，就会因热盛动血而引起吐血。对这类病证的治疗当投以血分病的代表方犀角地黄汤。但因病在上焦，加之犀角地黄汤中清热解毒之品有所不足，所以又与银翘散相配合。自注称银翘散败温毒、犀角地黄汤清血分之伏热，体现了两方配合各自作用的侧重。但对这一病证的治疗，银翘散中的淡豆豉、荆芥、薄荷等解表药显然已不适用，所以吴氏提出应去之。

在原文中提出，如兼见有中焦病者，还须按中焦病的治法配合用药。这提示手太阴肺经病变往往可与中焦病变并见，其中有上焦热盛而邪热传入中焦形成肺胃热盛者，有上焦热盛而热结肠腑者等。如有这类情况，治疗时当结合中焦的病证，不能仅着眼于治上焦。

本条自注中又提出了温病的五大死证，即在上焦的化源欲绝、内闭外脱，在中焦的水竭腑实、黄极窍闭，在下焦的真阴耗竭。这是温病中较为危重的病证，应引起充分的重视。当然，其中有的经积极治疗也并非必为死证。

从以上所列数条原文可知，吴氏对温热病的治疗虽立三焦辨证学说，但同在上焦手太阴肺经之病证，又按叶氏卫气营血辨证而分治之。可见三焦辨证与卫气营血辨证两个理论体系在实际应用时是互为补充、相辅相成的。

【原文】

阳明温病，舌黄燥，肉色绛，不渴者，邪在血分，清营汤主之。若滑者，不可与也，当于湿温中求之。（中焦篇20）

温病传里，理当渴甚，今反不渴者，以邪气深入血分，格阴于外，上潮于口，故反不渴也。曾过气分，故苔黄而燥。邪居血分，故舌之肉色绛也。若舌苔白滑、灰滑、淡黄而滑，不渴者，乃湿气蒸腾之象，不得用清营柔以济柔也。

清营汤方（见上焦篇）。

【评述】本节论述阳明温病由气分而深入营血分的证治。

对本节原文的理解有两点应予注意：一是所说的“舌黄燥”实为苔黄燥；而“邪在血分”，实为“邪在营分”之意，否则，如邪已入血分，用透热转气的清营汤就不完全适合了。二是虽有苔黄燥，类似气分邪热较盛之象，但口却不渴，表明气分邪热已不盛，不能误认作气营两燔之证。

对营分证出现口不渴的机理，在自注中已有说明，所谓的“格阴于上，上潮于口”与上焦篇15条中自注“邪热入营，蒸腾营气上升，故不渴”是同样意思。这与舌绛同样是诊断营分证的重要依据之一。

至于文中所说的见苔滑不宜用清营汤，其义自明。

【原文】

时欲漱口不欲咽，大便黑而易者，有瘀血也，犀角地黄汤主之。（下焦篇20）

邪在血分，不欲饮水，热邪燥液口干，又欲求救于水，故但欲漱口，不欲咽也。瘀血溢于肠间，血色久瘀则黑，血性柔润，故大便黑而易也。犀角味咸，入下焦血分以清热，地黄去积聚而补阴，白芍去恶血、生新血，丹皮泻血中伏火，此蓄血自得下行，故用此轻剂以调之也。

犀角地黄汤方（甘咸微苦法）

干地黄一两　生白芍三钱　丹皮三钱　犀角三钱

水五杯，煮取二杯，分二次服，渣再煮一杯服。

【评述】本条论述邪入血分便黑的证治。

对本条所论的病证，原文中虽只提出大便黑而易、时欲漱口不欲咽，为血热迫血溢于肠间之证，但所用的犀角地黄汤却是通治血分证的方剂。本方虽列在下焦篇，但既为“瘀血溢于肠间”，当为中焦之病，且在上焦篇也已述及本方。由此可见，本方对于病在三焦者，只要出现邪入血分的病理，都可用本方治疗。

（7）邪入心包

【原文】

邪入心包，舌蹇肢厥，牛黄丸主之，紫雪丹亦主之。（上焦篇17）

厥者，尽也。阴阳极造其偏，皆能致厥。伤寒之厥，足厥阴病也。温热之厥，手厥阴病也。舌卷囊缩，虽同系厥阴现证，要之，舌属手，囊属足也。盖舌为心窍，包络代心用事，肾囊前后，皆肝经所过，断不可以阴阳二厥混而为一。若陶节庵所云：“冷过肘膝，便为阴寒”，恣用大热。再热厥之中亦有三等：有邪在络居多，而阳明证少者，则从芳香，本条所云是也；有邪搏阳明，阳明太实，上冲心包，神迷肢厥，甚至通体皆厥，当从下法，本论载入中焦篇；有日久邪杀阴亏而厥者，则从育阴潜阳法，本论载入下焦篇。

牛黄丸、紫雪丹方（并见前）。

【评述】本条论述邪入心包的证治。

邪闭心包的主要证治内容在前条中已有论及。但本条补充了邪闭心包除神昏谵语外的另两个主症：舌謇、肢厥，所以对邪闭心包的临床表现，当与上条互参。

在本条自注中，吴氏对厥证作了两方面较系统的论述：其一是对伤寒之厥与温病之厥进行了比较，认为伤寒之厥可见囊缩，而温病之厥可见舌卷。但如细分析原文，提出厥有伤寒与温病之别更重要的意义在于应明确厥证虽都为四肢厥冷，但其性质有寒、热之别：如因阳气大衰，阴寒内盛，其厥属寒厥，多见于伤寒；如因邪热内闭而致阳气不能外达的厥证，则属热厥，多见于温病。当然，在伤寒中也有因邪热内郁而致厥者，如《伤寒论》中四逆散所治之厥证即属此类，而在温病中也不乏阳气外脱而致寒厥者，所以上述之区分是相对而言的。其二是论述了温病中的3种厥证，其中有热闭心包而属上焦者、有阳明热结上扰心神而属中焦者、有真阴耗竭心神失养而属下焦者，治疗当分别投以开闭、攻下、育阴潜阳等法。所论词简意赅，但临床上也有上中焦同病者，也有因邪热内郁而致厥者，不可不知。

(8)邪入下焦

【原文】

风温、温热、温疫、温毒、冬温，邪在阳明久羁〔1〕，或已下，或未下，身热面赤，口干舌燥，甚则齿黑唇裂，脉沉实者，仍可下之；脉虚大，手足心热甚于手足背者，加减复脉汤主之。(下焦篇1)

温邪久羁中焦，阳明阳土〔2〕，未有不克少阴癸水者，或已下而阴伤，或未下而阴竭。若实证居多，正气未至溃败，脉来沉实有力，尚可假手于一下，即《伤寒论》中急下以存津液之谓。若中无结粪，邪热少而虚热多，其人脉必虚，手足心主里，其热必甚于手足背之主表也。若再下其热，是竭其津而速之死也。故以复脉汤复其津液，阴复则阳留，庶可不至于死也。去参、桂、姜、枣之补阳，加白芍收三阴之阴，故云加减复脉汤。在仲景当日，治伤于寒者之结代，自有取于参、桂、姜、枣，复脉中之阳；今治伤于温者之阳亢阴竭，不得再补其阳也。用古法而不拘用古方，医者之化裁也。

【注释】

〔1〕羁：音基(jī)。停留之意。

〔2〕阳明阳土：此处指阳明胃腑邪热炽盛。

【评述】本条论述温病后期真阴耗伤的证治。

本条论及真阴耗竭的原因是阳明温病邪热耗伤阴液所致。原文中提出，阳明温病出现明显的阴液耗伤见证有两种可能：一是脉沉实，并见身热面赤，口干舌燥，甚则齿黑唇裂，属于阳明腑实之证，治疗仍用攻下之法；二是脉呈虚大，手足心热甚于手足背，则属肾阴大伤之证，当用加减复脉汤以滋养肾阴。对此有两点应予注意：其一，下焦真阴耗伤之证的原因，固然有中焦阳明之热过盛不解而耗及肾阴者，但肾阴耗伤的原因并非只限于这一原因。特别是当邪入营血、内陷厥少，都能耗及肾阴而发生本证。其二，对肾阴耗伤证的判断，除了原文所述之外，还应参考温病的病期、全身症状作全面考虑。

【原文】

少阴温病，真阴欲竭，壮火复炽，心中烦，不得卧者，黄连阿胶汤主之。(下焦篇11)

按前复脉法为邪少虚多之治。其有阴既亏而实邪正盛，甘草即不合拍。心中烦，阳邪夹心阳独亢于上，心体之阴，无容留之地，故烦杂无奈；不得卧，阳亢不入于阴，阴虚不受阳纳，虽欲卧得乎？此证阴阳各自为道，不相交互，去死不远，故以黄芩从黄连，外泻壮火而内坚真阴；以芍药从阿胶，内护真阴而外扞[1]亢阳。名黄连阿胶汤者，取一刚以御外侮，一柔以护内主之义也。其交关变化神明不测之妙，全在一鸡子黄，前人训鸡子黄，佥谓鸡为巽木，得心之母气，色赤入心，虚则补母而已，理虽至当，殆未尽其妙。盖鸡子黄有地球之象，为血肉有情，生生不已，乃奠安中焦之圣品，有甘草之功能，而灵于甘草；其正中有孔，故能上通心气，下达肾气，居中以达两头，有莲子之妙用；其性和平，能使亢者不争，弱者得振；其气焦臭，故上补心；其味甘咸，故下补肾；再释家[2]有地水风火之喻，此证大风一起，荡然无余，鸡子黄镇定中焦，通彻上下，合阿胶能预熄内风之震动也。然不知人身阴阳相抱之义，必未能识仲景用鸡子黄之妙。

黄连阿胶汤方（苦甘咸寒法）

黄连四钱　黄芩一钱　阿胶三钱　白芍一钱　鸡子黄二枚

水八杯，先煮三物，取三杯，去滓，纳胶烊尽，再内鸡子黄，搅令相得，日三服。

【注释】

〔1〕扞：同捍。

〔2〕释家：释为释迦牟尼（佛教创始人）的简称。释家，泛指从事佛教的和尚。

【评述】本条论述少阴温病阴虚火炽的证治。

所谓阴虚火炽，是在温病后期，肾阴受伤，不能上济心火，心肾不交而引起的一种病证。对本证的判断除了原文所述的外，还有一些诊断的依据，如患者身热不甚，或热势已退，舌红苔薄黄而干或薄黑而干，脉细数等。如属邪热内盛而心烦不能安眠者，则不是下焦病变。至于自注说本证“去死不远”，则有言过其实之嫌。本证虽为少阴下焦病证，正气甚虚，但病邪亦衰，病变主要是心肾不交，故与死证相去甚远。

【原文】

夜热早凉，热退无汗，热自阴来者，青蒿鳖甲汤主之。（下焦篇 12）

夜行阴分而热，日行阳分而凉，邪气深伏阴分可知；热退无汗，邪不出表而仍归阴分，更可知矣，故曰热自阴分而来，非上中焦之阳热也。邪气深伏阴分，混处气血之中，不能纯用养阴，又非壮火，更不得任用苦燥。故以鳖甲蠕动之物，入肝经至阴之分，既能养阴，又能入络搜邪；以青蒿芳香透络，从少阳领邪外出；细生地清阴络之热；丹皮泻血中之伏火；知母者，知病之母也，佐鳖甲、青蒿而成搜剔之功焉。再此方有先入后出之妙，青蒿不能直入阴分，有鳖甲领之入也；鳖甲不能独出阳分，有青蒿领之出也。

青蒿鳖甲汤方（辛凉合甘寒法）

青蒿二钱　鳖甲五钱　细生地四钱　知母二钱　丹皮三钱

水五杯，煮取二杯，日再服。

【评述】本条论述温病后期邪入阴分的证治。

在温病后期出现夜热早凉，热退无汗，与邪热内盛所引起的发热显然不同，这是人体阴液已亏，余邪留伏阴分所致的发热。对本证的判断，应与邪热内盛者作鉴别，可参考本证发生的病期，并有形体较瘦，舌红苔少，脉沉细数等表现。

【原文】

下焦温病，热深厥甚，脉细促，心中憺憺大动[1]，甚则心中痛者，三甲复脉汤主之。（下焦篇 14）

前二甲复脉，防痉厥之渐；即痉厥已作，亦可以二甲复脉止厥。兹又加龟板名三甲者，以心中大动，甚则痛而然也。心中动者，火以水为体，肝风鸱张[2]，立刻有吸尽西江之势，肾水本虚，不能济肝而后发痉，既痉而水难猝补，心之本体欲失，故憺憺然而大动也。甚则痛者，“阴维为病主心痛”，此证热久伤阴，八脉丽于肝肾，肝肾虚而累及阴维故心痛，非如寒气客于心胸之心痛可用温通。故以镇肾气、补任脉、通阴维之龟板止心痛，合入肝搜邪之二甲，相济成功也。

三甲复脉汤方（同二甲汤法）

即于二甲复脉汤内，加生龟板一两。

【注释】

〔1〕心中憺憺大动：语出《素问·至真要大论》。形容心中有空虚而震动感，类似“怔忡”，为心悸之重证。

〔2〕肝风鸱张：鸱音吃（chī），古书上指鹞鹰。肝风鸱张，形容肝风鼓动之势剧烈。

【评述】本条论述虚风内动的证治。

温病后期如肾阴大伤，不能濡养筋脉，造成肢体痉挛、抽搐，即为“水不涵木”所致的虚风内动。对本证应与邪热内盛引起的肝风内动进行区别，本证的诊断要点，除了原文所述外，还应参考本病发生在温病的后期，其虚风内动的表现，除了有心中憺憺大动之外，还可发生肢体的痉厥，神情倦怠无力，舌多干绛，脉细数而虚。如发生痉厥，多表现为手足蠕动、肢体拘急，与肝热动风之手足剧烈抽搐、伴高热者迥然有别。

【原文】

热邪久羁，吸烁真阴，或因误表，或因妄攻，神倦瘛疭，脉气虚弱，舌绛苔少，时时欲脱者，大定风珠主之。（下焦篇16）

此邪气已去八九，真阴仅存一二之治也。观脉虚苔少可知，故以大队浓浊填阴塞隙，介属潜阳镇定。以鸡子黄一味，从足太阴，下安足三阴，上济手三阴，使上下交合，阴得安其位，斯阳可立根基，俾阴阳有眷属一家之义，庶可不致绝脱欤！

大定风珠方（酸甘咸法）

生白芍六钱　阿胶三钱　生龟板四钱　干地黄六钱　麻仁二钱　五味子二钱　生牡蛎四钱　麦冬（连心）六钱　炙甘草四钱　鸡子黄（生）二枚　鳖甲（生）四钱

水八杯，煮取三杯，去滓，再入鸡子黄，搅令相得，分三次服。喘加人参，自汗者加龙骨、人参、小麦，悸者加茯神、人参、小麦。

【评述】本条接上再论虚风内动的证治。

本条所论与三甲复脉汤证相似，所用的大定风珠即是三甲复脉汤加五味子、鸡子黄，方中增加了血肉有情之品，对于肾精亏虚较甚而伴有时时欲脱者更为适宜。

【原文】

壮火尚盛者，不得用定风珠、复脉；邪少虚多者，不得用黄连阿胶汤；阴虚欲痉者，不得用青蒿鳖甲汤。（下焦篇17）

此诸方之禁也。前数方虽皆为存阴退热而设，其中有以补阴之品为退热之用者；有一面补阴，一面搜邪者；有一面填阴，一面护阳者。各宜心领神会，不可混也。

【评述】本条论述下焦主要方剂使用的禁忌。

前所论述的下焦主要方剂，如大小定风珠、加减复脉汤、黄连阿胶汤、青蒿鳖甲汤等，都具有滋养肾阴的作用，在临床运用时除了要掌握各自的适应证外，还要注意其禁忌证。总的来说，这些方剂对于病邪亢盛、不属下焦证者均不适宜。吴氏又分别论及三种情况：一是对大小定风珠、加减复脉汤来说，因属填补真阴之剂，所以对邪热尚盛者禁用；二是对黄连阿胶汤来说，因属滋水清心之剂，所以对火热之象不著者禁用；三是对青蒿鳖甲汤来说，因属清虚热之剂，所以对肾阴大虚而虚风内动者禁用。至于自注中对诸方作用的归纳，虽可供参考，但尚不够全面，如大小定风珠、加减复脉汤等除了有退虚热的作用外，还有养阴息风、滋补肾阴等多方面的作用。

(9)肺胃阴伤

【原文】

太阴温病，口渴甚者，雪梨浆沃之；吐白沫粘滞不快者，五汁饮沃之。(上焦篇 12)

此皆甘寒救液法也。

雪梨浆方(甘冷法)

以甜水梨大者一枚，薄切，新汲凉水内浸半日，时时频饮。

五汁饮方(甘寒法)

梨汁　荸荠汁　鲜苇根汁　麦冬汁　藕汁(或用蔗浆)

临时斟酌多少，和匀凉服，不甚喜凉者，重汤炖温服。

【评述】本条论述手太阴肺阴大伤后的证治。

本条所列雪梨浆、五汁饮，都是甘寒之剂，作用大致相同。但出现吐白沫粘滞不快者，提示津液被邪热煎炼，邪热未尽而津伤较重，所以单用雪梨浆嫌力薄，所以用五汁饮，救液力较强而兼有清泄余热的作用。

【原文】

阳明温病，下后汗出，当复其阴，益胃汤主之。(中焦篇 12)

温热本伤阴之病，下后邪解汗出，汗亦津液之化，阴液受伤，不待言矣，故云当复其阴。此阴指胃阴而言，盖十二经皆禀气于胃，胃阴复而气降得食，则十二经之阴皆可复矣。欲复其阴，非甘凉不可，汤名益胃者，胃体阳而用阴，取益胃用之义也。下后急议复阴者，恐将来液亏燥起，而成干咳身热之怯怔[1]也。

益胃汤方(甘凉法)

沙参三钱　麦冬五钱　冰糖一钱　细生地五钱　玉竹(炒香)一钱五分

水五杯，煮取二杯，分二次服，渣再煮一杯服。

【注释】

〔1〕怯怔：一般指虚劳证，此处指以虚损为主的病证。

【评述】本节论述温病胃阴大伤的证治。

本条所论之证为阳明温病在得下之后，又汗出而邪解，此时阴液必然大伤，所以用益胃汤急养胃阴。实际上，温病胃阴耗伤之证不仅可见于阳明温病下后，在许多温病后期，邪热已退而胃阴大伤，同样可用本法治疗。使用本法的要点在于：一是多在温病后期，二是有胃阴大伤之见证，三是邪热已退。

(10)温毒

【原文】

温毒咽痛喉肿，耳前耳后肿，颊肿，面正赤，或喉不痛，但外肿，甚则耳聋，俗名大头温、虾蟆温者，普济消毒饮去柴胡、升麻主之。初起一二日，再去芩、连，三四日加之佳。(上焦篇 18)

温毒者，秽浊也。凡地气之秽，未有不因少阳之气而自能上升者。春夏地气发泄，故多有是证；秋冬地气，间有不藏之时，亦或有是证；人身之少阴素虚，不能上济少阳，少阳升腾莫制，亦多成是证；小儿纯阳火多，阴未充长，亦多有是证。咽痛者，经谓“一阴一阳结，谓之喉痹”。盖少阴、少阳之脉，皆循喉咙，少阴主君火，少阳主相火，相济为灾也。耳前耳后颊前肿者，皆少阳经脉所过之地，颊车[1]不独为阳明经穴也。面赤者，火色也。甚则耳聋者，两少阳之脉，皆入耳中，火有余则清窍闭也。治法总不能出李东垣普济消毒饮之外。其方之妙，妙在以凉膈散为主，而加化清气之马勃、僵蚕、银花，得轻可去实之妙；再加元参、牛蒡、板蓝根，败毒而利肺气，补肾水以上济邪火。去柴胡、升麻者，以升腾飞越太过之病，不当再用升也。说者谓其引经，亦甚愚矣！凡药不能直至本经者，方用引经药作引，此方皆系轻药，总走上焦，开天气，肃肺气，岂须用升、柴直升经气耶？去黄芩、黄连者，芩、连里药也，病初起未至中焦，不得先用里药，故犯中焦也。

普济消毒饮去升麻柴胡黄芩黄连方

连翘一两　薄荷三钱　马勃四钱　牛蒡子六钱　芥穗三钱　僵蚕五钱　元参一两　银花一两　板蓝根五钱　苦梗一两　甘草五钱

上共为粗末，每服六钱，重者八钱。鲜苇根汤煎，去渣服，约二时一服，重者一时许一服。

【注释】

〔1〕颊车：为足阳明经上的穴位，位于耳的前下方，下颌角的前上方。

【评述】本条论述温毒咽痛喉肿的证治。

温毒所包括的病有多种，吴氏在本条中所说的温毒实际上只是温毒中的一种，即大头瘟，以咽痛喉肿、耳前耳后肿为特点。对本病的治疗仍宗李东垣普济消毒饮方，但吴氏提出，要去方中柴胡、升麻，原意是因这两味药发散过度之故。实际上柴胡既可疏散少阳胆经，又能解在表之邪，而升麻有解毒疏表之效，对本病均为当用之品，不必去之。当然，在初起有表证时可稍多用，而在病已入里后，用量可酌减或不用。至于吴氏又提出在初起时，方中芩、连当去，待病入里后再用之，是鉴于病在表时，过早用寒凉之品会遏邪不解，这一点可供临床应用时参考。

【原文】

温毒外肿，水仙膏主之，并主一切痈疮。（上焦篇 19）

按：水仙花得金水之精，隆冬开花，味苦微辛，寒滑无毒。苦能降火败毒，辛能散邪热之结，寒能胜热，滑能利痰。其妙用全在汁之胶粘，能拔毒外出，使毒邪不致深入脏腑伤人也。

水仙膏方

水仙花根，不拘多少，剥去老赤皮与根须，入石臼捣如膏，敷肿处，中留一孔出热气，干则易之，以肌肤上生黍米大小黄疮为度。

【评述】本条论述大头瘟的外治法。

因大头瘟属温毒之例，有热毒壅滞局部的特点，所以可用具有清热解毒作用的水仙花根外敷。对于其他具有这一病理特点的病证，特别是一些外科痈疮，也可参考本法使用外治之法。

【原文】

温毒敷水仙膏后，皮间有小黄疮如黍米者，不可再敷水仙膏，过敷则痛甚而烂，三黄二香散主之。（上焦篇 20）

三黄取其峻泻诸火，而不烂皮肤，二香透络中余热而定痛。

三黄二香散方（苦辛芳香法）

黄连一两　黄柏一两　生大黄一两　乳香五钱　没药五钱

上为极细末，初用细茶汁调敷，干则易之。继则用香油调敷。

【评述】本条续论大头瘟的外治法。

如敷用水仙膏后皮肤上发生小疮，提示该药对皮肤有所刺激，可改用三黄二香散。后者有清热解毒、透络消肿之功，而且对皮肤刺激性小，更为合用。

3. 暑温

(1)暑温大纲

【原文】

形似伤寒，但右脉洪大而数，左脉反小于右，口渴甚，面赤，汗大出者，名曰暑温，在手太阴，白虎汤主之；脉芤甚者，白虎加人参汤主之。(上焦篇 22)

此标暑温之大纲也。按温者热之渐，热者温之极也。温盛为热，木生火也。热极湿动，火生土也。上热下湿，人居其中而暑成矣。若纯热不兼湿者，仍归前条温热例，不得混入暑也。形似伤寒者，谓头痛、身痛、发热恶寒也。水火极不同性，各造其偏之极，反相同也。故经谓水极而似火也，火极而似水也。伤寒，伤于水气之寒，故先恶寒而后发热，寒郁人身卫阳之气而为热也，故仲景《伤寒论》中，有已发热或未发之文。若伤暑则先发热，热极而后恶寒，盖火盛必克金，肺性本寒，而复恶寒也。然则伤暑之发热恶寒虽与伤寒相似，其所以然之故实不同也，学者诚能究心于此，思过半矣。脉洪大而数，甚则芤，对伤寒之脉浮紧而言也。独见于右手者，对伤寒之左脉大而言也。右手主上焦气分，且火克金也，暑从上而下，不比伤寒从下而上，左手主下焦血分也，故伤暑之左脉反小于右。口渴甚面赤者，对伤寒太阳证面不赤、口不渴而言也。火烁津液，故口渴。火甚未有不烦者，面赤者，烦也，烦字从火后页，谓火现于面也。汗大出者，对伤寒汗不出而言也。首白虎例者，盖白虎乃秋金之气，所以退烦暑，白虎为暑温之正例也。其源出自《金匮》，守先圣之成法也。

白虎汤、白虎加人参汤方(并见前)。

【评述】本条论述暑温初起的证治和暑邪的致病特点。

暑温初起之时，可见发热恶寒，与伤寒似乎有类同之处，但伤寒恶寒是因寒邪客于肌表，在发热或未发热之前必有恶寒，恶寒明显，且伴有身痛、口不渴、脉浮紧等表现。而暑温初起的恶寒是见于热极之时，因“火盛克金”而致，更重要的是必伴有高热、面赤、口大渴、脉洪数等暑犯阳明，气分热盛的表现，与伤寒恶寒发于表证迥然有别。

对于暑邪的致病特点，吴氏提出，暑邪既为热极之邪，又具有湿性，所以兼具湿热双重性质，即吴氏所说：“上热下湿，人居其中而暑成矣。若纯热不兼湿者，仍归前条温热例。”这也是继承了叶氏“暑必夹湿”的观点。但有的医家认为，暑与湿性质有阴阳之别，两者虽可兼夹，但毕竟不属一体，不能认为暑之中必有湿在内，所以提出了“暑多夹湿”的论点，较为符合妥帖。

对暑温初起投用白虎汤或白虎加人参汤，是从《伤寒论》例，且与叶天士“夏暑发自阳明”之说相合，所以吴氏说：“白虎为暑温之正例”。

【原文】

《金匮》谓太阳中暍[1]，发热恶寒，身重而疼痛，其脉弦细芤迟，小便已，洒然毛耸，手足逆冷，小有劳，身即热，口开前板齿燥。若发其汗，则恶寒甚，加温针，则发热甚，数下，则淋甚，可与东垣清暑益气汤。(上焦篇 23)

张石顽[2]注，谓太阳中暍，发热恶寒，身重而疼痛，此因暑而伤风露之邪，手太阳标证也。手太阳小肠属火，上应心包，二经皆能制金烁肺，肺受火刑，所以发热恶寒似足太阳证。其脉或见弦细，或见芤迟，小便已，洒然毛耸，此热伤肺胃之气，阳明本证也(愚按：小便已，洒然毛耸，似乎非阳明证，乃足太阳膀胱证也。盖膀胱主水，火邪太甚而制金，则寒水来为金母复仇也。所谓五行之极，反兼胜己之化)。发汗则恶寒甚者，气虚重夺(当作伤)其津(当作阳)也。温针则发热甚者，重伤经中之液，转助时火，肆虐于外也。数下之则淋甚者，劫其在里之阴，热势乘机内陷也。此段经文，本无方治，东垣特立清暑益气汤，足补仲景之未逮(愚按：此言太过。仲景当日，必有不可立方之故，或曾立方而后世脱简，皆未可知，岂东垣能立而仲景反不能立乎？但细按此证，恰可与清暑益气汤，曰可者，仅可而有所未尽之词，尚望遇是证者，临时斟酌尽善)。至沈目南[3]《金匮要略注》谓当用辛凉甘寒，实于此证不合。盖身重疼痛，证兼寒湿也。即目南自注，谓发热恶寒身重疼痛，其脉弦细芤迟，内暑而兼阴湿之变也。岂有阴湿而用甘寒柔以济柔之理？既曰阴湿，岂辛凉所能胜任！不待辩而自明。

清暑益气汤方(辛甘化阳酸甘化阴复法)

黄耆一钱　黄柏一钱　麦冬二钱　青皮一钱　白术一钱五分　升麻三分　当归七分　炙草一钱　神曲一钱　人参一钱　泽泻一钱　五味子八分　陈皮一钱　苍术一钱五分　葛根三分　生姜二片　大枣二枚

水五杯，煮取二杯，渣再煎一杯，分温三服。虚者得宜，实者禁用；汗不出而但热者禁用。

【注释】

〔1〕中暍：暍音椰(yē)，中暑、伤暑。中暍系古代病名，出自《金匮要略·痉湿暍病脉证并治》。

〔2〕张石顽：清代医家，名璐，字路玉，号石顽。著有《张氏医通》、《伤寒绪论》等多种医学著作。

〔3〕沈目南：清代医家，名明宗，字目南，著有《医征》等。

【评述】本条论述中暍的证治及误治所引起的变证。

对于《金匮要略》中所载中暍的证治及李东垣所创清暑益气汤的主治病证，历代有一些不同见解。有人认为中暍是因内伤暑邪而又外感风露所致，有人认为即为中暑。而李东垣所制的清暑益气汤，有人认为主治平素元气较虚，又伤于暑湿者，有人认为暑伤气阴而形成阴阳两虚之证者等。从古代对中暍的临床表现描述来看，中暍与一般的突然感受暑热之邪而致的中暑有所不同，而类似于内受暑湿而外感寒湿之病证，这与李氏所制清暑益气汤的作用侧重于清暑益气、化湿健脾是相吻合的。但对本证的治疗，在自注中提出："曰可者，仅可而有所未尽之词，尚望遇是证者，临时斟酌尽善。"也就是说，对中暍的治疗，用东垣的清暑益气汤并非都是适用的，这一点在下面条文还要论及。

(2)暑兼表寒

【原文】

手太阴暑温，如上条证，但汗不出者，新加香薷饮主之。(上焦篇 24)

证如上条，指形似伤寒，右脉洪大，左手反小，面赤口渴而言。但以汗不能自出，表实为异，故用香薷饮[1]发暑邪之表也。按香薷辛温芳香，能由肺之经而达其络。鲜扁豆花，凡花皆散，取其芳香而散，且保肺液，以花易豆者，恶其呆滞也，夏日所生之物，多能解暑，惟扁豆花为最，如无花时，用鲜扁豆皮，若再无此，用生扁豆皮。厚朴苦温，能泄实满。厚朴，皮也，虽走中焦，究竟肺主皮毛，以皮从皮，不为治上犯中。若黄连、甘草，纯然里药，暑病初起，且不必用，恐引邪深入，故易以连翘、银花，取其辛凉达肺经之表，纯从外走，不必走中也。

温病最忌辛温，暑病不忌者，以暑必兼湿，湿为阴邪，非温不解，故此方香薷、厚朴用辛温，而余则佐以辛凉云，下文湿温论中，不惟不忌辛温，且用辛热也。

新加香薷饮方（辛温复辛凉法）

香薷二钱　银花三钱　鲜扁豆花三钱　厚朴二钱　连翘二钱

水五杯，煮取二杯。先服一杯，得汗止后服；不汗再服；服尽不汗，再作服。

【注释】

〔1〕香薷饮：又名香薷散、三物香薷饮。方出《太平惠民和剂局方》，由扁豆、厚朴、香薷组成。

【评述】本条论述手太阴暑温的证治。

此为继上条论及中暍的证治，自注中虽提出，上条与本条病证的区别是在于本条病证无汗出，所以属表实，但对该病证的治疗主要是以本条所列为据，即以新加香薷饮为主治。但本条虽称为针对手太阴暑温而设，而其病变部位并不完全在肺，与暑湿内蕴脾胃也有密切关系，所以新加香薷饮中用厚朴之类，正是为此而设。

在本条中，吴氏对暑病用温药的理由进行了阐述，即暑邪为患每夹湿邪，而湿邪非用温药不能解除。但本病证与一般的湿邪为病又有不同，即其中有暑邪，属暑热为患，所以又当用辛凉解暑之品。新加香薷饮即为辛温与辛凉并用之方。

（3）热盛阳明

【原文】

手太阴暑温，或已经发汗，或未发汗，而汗不止，烦渴而喘，脉洪大有力者，白虎汤主之；脉洪大而芤者，白虎加人参汤主之；身重者，湿也，白虎加苍术汤主之；汗多脉散大，喘喝欲脱者，生脉散主之。（上焦篇26）

此条与上文少异者，只已经发汗一句。

白虎加苍术汤方

即于白虎汤内加苍术三钱。

汗多而脉散大，其为阳气发泄太甚，内虚不司留恋可知。生脉散酸甘化阴，守阴所以留阳，阳留，汗自止也。以人参为君，所以补肺中元气也。

生脉散方（酸甘化阴法）

人参三钱　麦冬（不去心）二钱　五味子一钱

水三杯，煮取八分二杯，分二次服，渣再煎服，脉不敛，再作服，以脉敛为度。

【评述】本条继本篇22条论暑温病邪在手太阴的证治。

关于暑温用白虎汤和白虎加人参汤在前已有论及。本条又补充了兼有湿困者当用白虎加苍术汤、出现气阴欲脱者用生脉散的内容。应当指出，本条虽冠以手太阴暑温，但其病位也不局限于肺：白虎汤和白虎加人参汤所主治者每为肺胃热盛；白虎加苍术汤所治者，则属阳明与太阴病同病；生脉散所治者则为全身气阴欲脱者。

（4）邪留肺络

【原文】

手太阴暑温，发汗后，暑证悉减，但头微胀，目不了了〔1〕，余邪不解者，清络饮主之。邪不解而入中下焦者，以中下法治之。（上焦篇27）

既曰余邪，不可用重剂明矣，只以芳香轻药清肺络中余邪足矣。倘病深而入中下焦，又不可以浅药治深病也。

清络饮方(辛凉芳香法)

鲜荷叶边二钱　鲜银花二钱　西瓜翠衣二钱　鲜扁豆花一枝　丝瓜皮二钱　鲜竹叶心二钱

水二杯,煮取一杯,日二服。凡暑伤肺经气分之轻证者皆可用之。

【注释】

〔1〕目不了了:指视物不清。

【评述】本条论述暑温后期余邪留于肺络者的证治。

在暑温后期,如仍有余邪不解,可见头微胀、视物不太清楚,治疗可用芳香清解的清络饮以清余邪。对该方的适用病证,吴氏在自注中明确提出:"凡暑伤肺经气分之轻证皆可用之"。一方面表明本方不仅用于暑温后期余邪不解者,也可用于暑温之轻证;另一方面也指出本方的作用较弱,只能用于暑温之轻证。

本条中所说的"发汗后,暑证悉减",是指暑热之邪随汗而解,而不是意味用辛温发汗的方法使暑邪得解。

(5)小儿暑温

【原文】

小儿暑温,身热,卒然痉厥,名曰暑痫,清营汤主之,亦可少与紫雪丹。(上焦篇33)

小儿之阴,更虚于大人,况暑月乎!一得暑温,不移时有过卫入营者,盖小儿之脏腑薄也。血络受火邪逼迫,火极而内风生,俗名急惊,混与发散消导,死不旋踵。惟以清营汤清营分之热而保津液,使液充阳和,自然汗出而解,断断不可发汗也。可少与紫雪者,清包络之热而开内窍也。

【评述】本条论述小儿暑痫的证治。

因小儿脏腑娇嫩,所以在患暑温后,很容易入侵心营、引动肝风,发生痉厥,这类病证,称为暑痫。因其邪热已入心营,所以用清营汤治疗,并用紫雪丹开窍息风。如出现动风之象,可酌加凉肝息风之品。

(6)暑痫

【原文】

大人暑痫,亦同上法。热初入营,肝风内动,手足瘛疭,可于清营汤中,加钩藤、丹皮、羚羊角。(上焦篇34)

清营汤、紫雪丹(方、法并见前)。

【评述】本条论述大人暑痫的证治。

本条的内容与上条相似,但在用药方面提出可在清营汤中加入钩藤、丹皮、羚羊角等,以增强凉肝息风的作用。这一用法对小儿暑痫的治疗也可供参考,所以本条与上条内容可以互参。

4. 湿温

(1)湿温大纲

【原文】

头痛恶寒,身重疼痛,舌白不渴,脉弦细而濡,面色淡黄,胸闷不饥,午后身热,状若阴虚,病难速已,名曰湿温。汗之则神昏耳聋,甚则目瞑不欲言,下之则洞泄[1],润之则病深不解。长夏深秋冬日同法,三仁汤主之。(上焦篇43)

头痛恶寒,身重疼痛,有似伤寒,脉弦濡,则非伤寒矣。舌白不渴,面色淡黄,则非伤暑之偏于火者矣。胸闷不饥，湿闭清阳道路也。午后身热，状若阴虚者，湿为阴邪，阴邪自旺于阴分，故与阴虚同一午后身热也。湿为阴邪，自长夏而来，其来有渐，且其性氤氲粘腻，非若寒邪之一汗而解，温热之一凉则退，故难速已。世医不知其为湿温，见其头痛恶寒身重疼痛也，以为伤寒而汗之，汗伤心阳，湿随辛温发表之药蒸腾上逆，内蒙心窍则神昏，上蒙清窍则耳聋目瞑不言。见其中满不饥，以为停滞而大下之，误下伤阴，而重抑脾阳之升，脾气转陷，湿邪乘势内渍，故洞泄。见其午后身热，以为阴虚而用柔药润之，湿为胶滞阴邪，再加柔润阴药，二阴相合，同气相求，遂有锢结而不可解之势。惟以三仁汤轻开上焦肺气，盖肺主一身之气，气化则湿亦化也。湿气弥漫，本无形质，以重浊滋味之药治之，愈治愈坏。伏暑湿温，吾乡俗名秋呆子，悉以陶氏《六书》〔2〕法治之，不知从何处学来，医者呆，反名病呆，不亦诬乎！再按：湿温较诸温，病势虽缓而实重，上焦最少，病势不甚显张，中焦病最多，详见中焦篇，以湿为阴邪故也，当于中焦求之。

三仁汤方

杏仁五钱　飞滑石六钱　白通草二钱　白蔻仁二钱　竹叶二钱　厚朴二钱　生薏仁六钱　半夏五钱

甘澜水八碗，煮取三碗，每服一碗，日三服。

【注释】

〔1〕洞泄：原指食后即腹泻，泻下物完谷不化。这里指泻下无度。

〔2〕陶氏《六书》：指陶节庵的《伤寒六书》。

【评述】本条论述湿温病初起的证候特点和治疗上的宜忌。

在本条中，对湿温病初起的临床表现进行了较全面的描述，当然，除此以外还可见苔白腻、口不渴或口中甜腻等湿邪之象。在这些症状中，虽提及发热的特点为午后身热，但实际上每表现为身热不扬，午后可较明显。而在条文中所提到的几种误治，是因湿温初起的表现与伤寒、食滞、阴虚等病证较为相似的缘故，对这一点在自注中已说得很明白。如在湿温之初，因见头痛、身重恶寒，所以与伤寒相似，易误用辛温发汗的方法。其与伤寒鉴别之处，在于伤寒初起恶寒较重，无汗，无湿温初起所表现的胸脘痞满、苔白腻等表现。食滞也可见胸闷不饥、腹胀，与湿温初起的症状有相似之处，所以易误用攻下化滞的方法。其与食滞的鉴别，在于食滞一般无发热恶寒、头痛身重疼痛等表现。内伤阴虚的主要表现为午后发热，与湿温的午后身热相似，易误用滋阴之法。其与阴虚相鉴别之处，在于内伤阴虚起病更慢，病程更长，无恶寒身痛等表证，更无湿象。

对于误用这些治法所产生的不良后果，在自注中已有详细论述。这里提出要注意的有二点：一是本条所提出的“湿温三禁”是针对湿温初起时较易误诊的3种情况，而不是全面论述湿温的所有治禁。二是所谓三禁并不是绝对的，即在有的情况下不能拘于三禁之说，如在湿温初起，邪在卫气时，虽不能用辛温发汗法，但所宜用的芳香宣透之法也属“汗法”，在用药后往往也有汗出而邪解的效果。如湿温发展到一定阶段，也可形成阳明里实，此时攻下之法自然理当必用。如湿温后期，化燥化热后而耗伤阴液，滋法也每可用之。

本条中所提出的治疗湿温初起的三仁汤是治疗湿温的代表方，不仅可用于邪在卫表，对于湿温邪在气分时，只要湿重于热，都能用本方加减治疗。

(2)邪入心包

【原文】

湿温邪入心包，神昏肢逆，清宫汤去莲心、麦冬，加银花、赤小豆皮，煎送至宝丹，或紫雪

丹亦可。(上焦篇44)

湿温著于经络,多身痛身热之候,医者误以为伤寒而汗之,遂成是证。仲景谓湿家忌发汗,发汗则病痉。湿热相搏,循经入络,故以清宫汤清心包中之热邪,加银花、赤豆以清湿中之热,而又能直入手厥阴也。至宝丹去秽浊复神明,若无至宝,即以紫雪代之。

清宫汤去莲心麦冬加银花赤小豆皮方

犀角一钱　连翘心三钱　元参心二钱　竹叶心二钱　银花二钱　赤小豆皮三钱

至宝丹、紫雪丹方(并见前)。

【评述】本条论述湿温邪入心包的证治。

湿温出现神昏的原因较多,本条所论是属邪已入心包的一种神昏。本证多发生在湿温之邪已化燥化火,邪热内入心包闭阻清窍时,所以所用的方药以清泄心包邪热而开窍为主。但又考虑到本证发生于湿温中,有余湿不解,如用一派寒凉之药,有恋湿之弊,所以在药物的选择上,配合了能清湿中之热的银花和赤小豆皮,去除苦寒、滋腻的莲心、麦冬,并与能辟秽开窍的至宝丹或紫雪丹同时服用。

然而,在湿温中出现神志异常更多见的原因是在湿未化燥化火时湿热酿痰蒙蔽心包,对这种病证,不能投用本条所用之法。在本书内,对湿温神昏的证治论述不够全面,后世提出的菖蒲郁金汤就是对湿热酿痰蒙蔽心包所引起神昏之证的一个重要的补充。

(3)湿热中阻

【原文】

脉缓身痛,舌淡黄而滑,渴不多饮,或竟不渴,汗出热解,继而复热,内不能运水谷之湿,外复感时令之湿,发表攻里,两不可施,误认伤寒,必转坏证,徒清热则湿不退,徒祛湿则热愈炽,黄芩滑石汤主之。(中焦篇63)

脉缓身痛,有似中风[1],但不浮,舌滑不渴饮,则非中风矣。若系中风,汗出则身痛解而热不作矣;今继而复热者,乃湿热相蒸之汗,湿属阴邪,其气留连,不能因汗而退,故继而复热。内不能运水谷之湿,脾胃困于湿也;外复受时令之湿,经络亦困于湿矣。倘以伤寒发表攻里之法施之,发表则诛伐[2]无过之表,阳伤而成痉,攻里则脾胃之阳伤,而成洞泄寒中,故必转坏证也。湿热两伤,不可偏治,故以黄芩、滑石、茯苓皮清湿中之热,蔻仁、猪苓宣湿邪之正,再加腹皮、通草,共成宣气利小便之功,气化则湿化,小便利则火腑[3]通而热自清矣。

黄芩滑石汤方(苦辛寒法)

黄芩三钱　滑石三钱　茯苓皮三钱　大腹皮二钱　白蔻仁一钱　通草一钱　猪苓三钱

水六杯,煮取二杯,渣再煮一杯,分温三服。

【注释】

〔1〕中风:即《伤寒论》中的太阳病中风。

〔2〕诛伐:责罚、伤害之意。

〔3〕火腑:指小肠。

【评述】本条论述湿热病湿热蕴阻中焦气分的证治。

本条重点在于说明,对湿热蕴阻中焦之证的治疗原则是清热化湿,不可用一般的解表攻里之法,也就是提出了有湿邪存在时,其治法的特殊性:“徒清热则湿不退,徒祛湿则热愈炽”。为此,在自注中提出了本证与伤寒中风的区别及误用解表攻里的后果。黄芩滑石汤中既有清热之品,又有化湿、利湿之品,是治疗湿热病的代表方之一。但本方清热之力较弱,主要还是适用于湿重于热者,对于湿已化火,邪热较盛者,则又当另选他方。

(4)湿热困阻三焦

【原文】

吸受秽湿，三焦分布，热蒸头胀，身痛呕逆，小便不通，神识昏迷，舌白，渴不多饮，先宜芳香通神利窍，安宫牛黄丸；继用淡渗分消浊湿，茯苓皮汤。(中焦篇 56)

按此证表里经络脏腑三焦，俱为湿热所困，最畏内闭外脱。故急以牛黄丸宣窍清热而护神明；但牛黄丸不能利湿分消，故继以茯苓皮汤。

安宫牛黄丸(方法见前)。

茯苓皮汤(淡渗兼微辛微凉法)

茯苓皮五钱　生薏仁五钱　猪苓三钱　大腹皮三钱　白通草三钱　淡竹叶二钱

水八杯，煮取三杯，分三次服。

【评述】本条论述湿热困阻表里经络脏腑三焦而引起神昏、尿闭的证治。

湿热病中神昏的原因甚多，本条所述又有小便不通，则为湿热阻于下，泌别失司，邪热闭于上，心包清窍失灵所致。因小便不通与神昏并见，故以开窍苏神为先，先予安宫牛黄丸清心开窍，再用茯苓皮汤淡渗利尿。然而，在湿温病中，神昏与小便不通并见，更多见的是由于湿邪闭阻于下，加上湿浊郁闭于上，蒙蔽心窍，所以开窍之法较多用苏合香丸芳香开窍以苏神，结合本条所述症状，舌白(当腻)、渴不多饮，也较符合湿浊较盛的表现。所以对本证的开窍之剂，用何方法，应根据临床具体情况而定，不能拘定本条所制之法。

(5)郁发白痦

【原文】

湿郁经脉，身热身痛，汗多自利，胸腹白疹，内外合邪，纯辛走表，纯苦清热，皆在所忌，辛凉淡法，薏苡竹叶散主之。(中焦篇 66)

上条但痹在经脉，此则脏腑亦有邪矣，故又立一法。汗多则表阳开，身痛则表邪郁，表阳开而不解表邪，其为风湿无疑，盖汗之解者寒邪也，风为阳邪，尚不能以汗解，况湿为重浊之阴邪，故虽有汗不解也。学者于有汗不解之证，当识其非风则湿，或为风湿相搏也。自利者小便必短，白疹者，风湿郁于孙络[1]毛窍。此湿停热郁之证，故主以辛凉解肌表之热，辛淡渗在里之湿，俾表邪从气化而散，里邪从小便而驱，双解表里之妙法也，与下条互斟自明。

薏苡竹叶散方(辛凉淡法，亦轻以去实法)

薏苡五钱　竹叶三钱　飞滑石五钱　白蔻仁一钱五分　连翘三钱　茯苓块五钱　白通草一钱五分

共为细末，每服五钱，日三服。

【注释】

〔1〕孙络：为极细的络脉。

【评述】本条论述湿热病中白痦的证治。

本条所述之白疹，即为白痦。白痦的形成是湿热之邪蕴阻肌表而发，即自注中所说“风湿郁于孙络毛窍”，属“湿停热郁之证”。此证邪虽在表，但与表证不同，也与一般的肌表风湿有别，所以对本证的治疗，忌用纯辛发表，也忌用纯苦清热，原文提出用“辛凉淡法”，即清宣、疏解、淡渗并用，使郁于肌表的湿热之邪得以宣解和从小便而去，即自注中所说的“双解表里”。但这里所说的“双解表里”与一般所说的解表和清里并用的“双解表里”在内涵上并不相同。

5. 伏暑

【原文】

暑兼湿热，偏于暑之热者为暑温，多手太阴证而宜清，偏于暑之湿为湿温，多足太阴证而宜温；湿热平等者两解之，各宜分晓，不可混也。（上焦篇 35）

此承上起下之文。按暑温，湿温，古来方法最多精妙，不比前条温病毫无尺度，本论原可不必再议，特以《内经》有先夏至为病温、后夏至为病暑之明文，是暑与温，流虽异而源则同，不得言温而遗暑，言暑而遗湿。又以历代名家，悉有蒙混之弊，盖夏日三气杂感，本难条分缕晰。惟叶氏心灵手巧，精思过人，案中治法，丝丝入扣，可谓汇众善以为长者，惜时人不能知其一二；然其法散见于案中，章程未定，浅学者读之，有望洋之叹，无怪乎后人之无阶而升也。故本论摭拾其大概，粗定规模，俾学者有路可寻。精妙甚多，不及备录，学者仍当参考名家，细绎叶案，而后可以深造。再按：张洁古[1]云："静而得之为中暑，动而得之为中热；中暑者阴证，中热者阳证"。呜呼！洁古笔下如是不了了，后人奉以为规矩准绳，此医道之所以难言也。试思中暑，竟无动而得之者乎？中热，竟无静而得之者乎？似难以动静二字分暑热。又云："中暑者阴证"，暑字从日，日岂阴物乎？暑中有火，火岂阴邪乎？暑中有阴耳，湿是也，非纯阴邪也。"中热者阳证"，斯语诚然，要知热中亦兼秽浊，秽浊亦阴类也，是中热非纯无阴也。盖洁古所指之中暑，即本论后文之湿温也；其所指之中热，即本论前条之温热也。张景岳又细分阴暑、阳暑：所谓阴暑者，即暑之偏于湿，而成足太阴之里证也；阳暑者，即暑之偏于热，而成手太阴之表证也。学者非目无全牛[2]，不能批隙中窾[3]，宋元以来之名医，多自以为是，而不求之自然之法象，无怪乎道之常不明，而时人之随手杀人也，可胜慨哉！

【注释】

〔1〕张洁古：名元素。金代著名医家，著有《珍珠囊药性赋》等。

〔2〕目无全牛：指熟练的宰杀牛的人在杀牛时，所看到的好像是已经分解好了的牛。比喻技艺已到了极其纯熟、得心应手的地步。

〔3〕批隙中窾：窾音款（kuǎn），空隙。比喻处理问题能从关键处入手。

【评述】本条论述暑温与湿温概念上的区别与联系。

吴氏在本节一开始就提出"暑温、伏暑，名虽异而病实同，治法须前后互参"，指出这三种病都兼具有湿与热的双重性质，所以在治疗方法上有许多可互参之处。本条又进一步提出暑温与湿温的区别在于：暑兼湿热，偏暑热者为暑温，多手太阴证而治以清为主；偏于湿者为湿温，多足太阴证而治以温燥祛湿为主，需湿热两解。本条的内容放在伏暑节之首，是为论述伏暑先作一交代。

【原文】

长夏[1]受暑，过夏而发者，名曰伏暑。霜未降而发者少轻，霜既降而发者则重，冬日发者尤重，子、午、丑、未之年为多也。（上焦篇 36）

长夏盛暑，气壮者不受也；稍弱者但头晕片刻，或半日而已，次则即病；其不即病而内舍于骨髓，外舍于分肉之间者，气虚者也。盖气虚不能传送暑邪外出，必待秋凉金气相搏而后出也。金气本所以退烦暑，金欲退之，而暑无所藏，故伏暑病发也。其有气虚甚者，虽金风亦不能击之使出，必待深秋大凉初冬微寒相逼而出，故尤为重也。子、午、丑、未之年为独多者，子、午君火司天，暑本于火也；丑、未湿土司天，暑得湿则留也。

【注释】

〔1〕长夏：农历六月，一般指夏秋之交的季节。

【评述】本条论述伏暑的概念。

对伏暑的概念，本条明确提出是在长夏时感受暑邪，到秋冬而发的一种温病。在本条中对感受暑邪当时不发病的原因及伏暑病的轻重与发病季节、发病年份关系的论述似较勉强。对于气虚愈甚则发病愈迟、病情愈重的观点，还有待进一步证实。在临床上，病情的轻重除了与发病季节有一定关系外，还与感邪之轻重、治疗是否得当及病人的全身状况等许多因素有关。但原文中提出的暑邪内伏，必须有秋冬寒凉之气引发的论述，揭示了伏暑病在发病之初每伴见表证这一临床特点。

【原文】

太阴伏暑，舌白口渴，无汗者，银翘散去牛蒡、元参加杏仁、滑石主之。（上焦篇 38）

此邪在气分而表实之证也。

银翘散去牛蒡子元参加杏仁滑石方

即于银翘散内，去牛蒡子、元参，加杏仁六钱、飞滑石一两。

服如银翘散法。胸闷加郁金四钱、香豉四钱；呕而痰多加半夏六钱、茯苓六钱；小便短加薏苡八钱、白通草四钱。

【评述】本条论述伏暑邪在气分兼表实的证治。

所谓邪在气分兼表实，就是在发病之初既有口渴、壮热等气分里热见证，又有无汗等表实见证。所以在治疗时用银翘散加杏仁、滑石等宣肺、利湿之品，以顾及与暑相合之湿邪；而去牛蒡、玄参，也是因二药具阴腻之性，有碍于湿之故。

【原文】

太阴伏暑，舌赤口渴，无汗者，银翘散加生地、丹皮、赤芍、麦冬主之。（上焦篇 39）

此邪在血分而表实之证也。

银翘散加生地丹皮赤芍麦冬方

即于散内加生地六钱、丹皮四钱、赤芍四钱、麦冬六钱。

服法如前。

【评述】本条论述伏暑邪在血分兼表实的证治。

所谓邪在血分兼表实，就是在发病之初既有口渴、舌赤等血分见证，又有无汗等表实见证。所以在治疗时用银翘散加用生地、丹皮、赤芍、麦冬等凉血养阴之品以疏解外邪与清解血分之邪热并施。

【原文】

太阴伏暑，舌白口渴，有汗，或大汗不止者，银翘散去牛蒡子、元参、芥穗，加杏仁、石膏、黄芩主之。脉洪大，渴甚汗多者，仍用白虎法；脉虚大而芤者，仍用人参白虎法。（上焦篇 40）

此邪在气分而表虚之证也。

银翘散去牛蒡子元参芥穗加杏仁石膏黄芩方

即于银翘散内，去牛蒡子、元参、芥穗，加杏仁六钱、生石膏一两、黄芩五钱。

服法如前。

【评述】本条论述伏暑邪在气分兼表虚的证治。

所谓邪在气分兼表虚，就是在发病之初既有壮热、口渴等气分热盛见证，又有汗出较多等表虚见证。所以在治疗时用银翘散加杏仁以宣肺化湿，加石膏、黄芩以增加清气分邪热之作用。去牛蒡子、元参、芥穗，是避免用辛温发散和阴腻之品，以免发散过度加重表虚，也可不碍湿邪。因气分邪热较盛，所以即使表虚，也不能用固表之品。如出现了口渴、汗多、脉洪大等见证，则是白虎汤之适应证，所以可用白虎汤，如兼有气阴两伤者，用白虎加人参汤。

【原文】

太阴伏暑，舌赤口渴汗多，加减生脉散主之。（上焦篇 41）

此邪在血分而表虚之证也。

加减生脉散方（酸甘化阴）

沙参三钱　麦冬二钱　五味子一钱　丹皮二钱　细生地三钱

水五杯，煮二杯，分温再服。

【评述】本条论述伏暑邪在血分兼表虚的证治。

所谓邪在血分兼表虚，就是在伏暑发病之初即有舌赤、口渴等血分见证，又有汗多等表虚见证。加减生脉散是用沙参易人参，再加入丹皮、生地等凉血养阴之品，既能清解血分之邪热，又能酸敛固表。

6. 秋燥

(1)燥伤肺经

【原文】

秋感燥气，右脉数大，伤手太阴气分者，桑杏汤主之。（上焦篇 54）

前人有云：六气之中，惟燥不为病，似不尽然。盖以《内经》少“秋感于燥”一条，故有此议耳。如阳明司天之年，岂无燥金之病乎？大抵春秋二令，气候较夏冬之偏寒偏热为平和，其由于冬夏之伏气为病者多，其由于本气自病者少，其由于伏气而病者重，本气自病者轻耳。其由于本气自病之燥证，初起必在肺卫，故以桑杏汤清气分之燥也。

桑杏汤方（辛凉法）

桑叶一钱　杏仁一钱五分　沙参二钱　象贝一钱　香豉一钱　栀皮一钱　梨皮一钱

水二杯，煮取一杯，顿服之，重者再作服（轻药不得重用，重用必过病所。再一次煮成三杯，其二三次之气味必变，药之气味俱轻故也）。

【评述】本条论述秋燥邪在肺卫时的证治。

本条自注中明确提出，燥邪致病，初起必在肺卫。其治疗与风热之邪初犯肺卫相似，但因燥邪具有干燥耗阴之性，所以用药宜辛润，所用的桑杏汤中除有桑叶、杏仁、淡豆豉等辛凉发散之品外，还有沙参、梨皮等甘润之品。

【原文】

感燥而咳者，桑菊饮主之。（上焦篇 55）

亦救肺卫之轻剂也。

桑菊饮方（见前）。

【评述】本条论述秋燥邪在肺卫轻证的证治。

对秋燥邪在肺卫，表证较轻而以咳为主者，吴氏提出可用桑菊饮。该方原是治疗风温邪在肺卫的处方，方中滋润之力甚薄，可见仅适用于阴液未大伤者，如阴伤较甚，可加入清润之品，如梨皮、沙参等。由此也可看出，风温与秋燥的初起证治有相似之处。

(2)肺胃阴伤

【原文】

燥伤肺胃阴分，或热或咳者，沙参麦冬汤主之。（上焦篇 56）

此条较上二条，则病深一层矣，故以甘寒救其津液。

沙参麦冬汤（甘寒法）

沙参三钱　玉竹二钱　生甘草一钱　冬桑叶一钱五分　麦冬三钱　生扁豆一钱五分　花粉一钱五分

水五杯，煮取二杯，日再服，久热久咳者，加地骨皮三钱。

【评述】本条论述燥伤肺胃阴液的证治。

本条列于上焦篇，只是代表其病位偏上，而这一病证的发生却是在病之后期。因在秋燥后期燥伤肺胃阴液，所以当用沙参麦冬汤以滋养肺胃阴液，清解余热。本条述证较为简略，只提到热、咳二项。但其热当为低热，而咳则少痰或无痰。除此之外，还可表现为口干，舌燥，舌光红少苔，脉细数等。沙参麦冬汤是热性病肺胃阴伤证的代表方，不仅可用于秋燥，也可用于各种温病引起的肺胃阴伤证。

(3)燥伤清窍

【原文】

燥气化火，清窍不利者，翘荷汤主之。（上焦篇57）

清窍不利，如耳鸣目赤，龈胀咽痛之类。翘荷汤者，亦清上焦气分之燥热也。

翘荷汤（辛凉法）

薄荷一钱五分　连翘一钱五分　生甘草一钱　黑栀皮一钱五分　桔梗二钱　绿豆皮二钱

水二杯，煮取一杯，顿服之。日服二剂，甚者日三。

加减法：耳鸣者，加羚羊角、苦丁茶；目赤者，加鲜菊叶、苦丁茶、夏枯草；咽痛者，加牛蒡子、黄芩。

【评述】本条论述燥气化火引起清窍不利的证治。

所谓清窍不利，是指燥气化火后头面诸窍所出现的一些病证，如目赤、耳鸣、龈肿、咽痛等。对这些病证的治疗重点是清燥火，又因病邪在上，所以在药物选择上注重轻清之品。原文提出的翘荷汤除有辛凉之性外，还具清火解毒之效，但总的来说，作用较轻，所以吴氏在加减中又提出了可加入清火力较强的药物，甚切临床实用。但应注意，过分苦寒的药物因能化燥化火，所以不宜使用。

(4)燥伤肺气

【原文】

诸气膹郁，诸痿[1]喘呕之因于燥者，喻氏清燥救肺汤主之。（上焦篇58）

喻氏云：诸气膹郁之属于肺者，属于肺之燥也，而古今治气郁之方，用辛香行气，绝无一方治肺之燥者。诸痿喘呕之属于上者，亦属于肺之燥也，而古今治法以痿呕属阳明，以喘属肺，是则呕与痿属之中下，而惟喘属之上矣，所以千百方中亦无一方及于肺之燥也。即喘之属于肺者，非表即下，非行气即泻气，间有一二用润剂者，又不得其肯綮[2]。总之《内经》六气，脱误秋伤于燥一气，指长夏之湿为秋之燥。后人不敢更端其说，置此一气于不理，即或明知理燥，而用药夹杂，如弋获飞虫[3]，茫无定法示人也。今拟此方，命名清燥救肺汤，大约以胃气为主，胃土为肺金之母也。其天门冬虽能保肺，然味苦而气滞，恐反伤胃阻痰，故不用也，其知母能滋肾水清肺金，亦以苦而不用；至于苦寒降火正治之药，尤在所忌，盖肺金自至于燥，所存阴气不过一线耳，倘更以苦寒下其气，伤其胃，其人尚有生理乎？诚仿此增损以救肺燥变生诸证，如沃焦救焚，不厌其频，庶克有济耳。

清燥救肺汤方（辛凉甘润法）

石膏二钱五分　甘草一钱　霜桑叶三钱　人参七分　杏仁（泥）七分　胡麻仁（炒研）一

钱　阿胶八分　麦冬(不去心)二钱　枇杷叶(去净毛,炙)六分

水一碗,煮六分,频频二三次温服。痰多加贝母、瓜蒌;血枯加生地黄;热甚加犀角、羚羊角,或加牛黄。

【注释】

〔1〕痿:身体的某一部分失去功能,如肢体弛缓无力,甚至肌肉萎缩。

〔2〕肯綮:綮音庆(qìng)。肯綮,原指筋骨结合之处,比喻最重要的关键所在。

〔3〕弋获飞虫:弋音亦(yì)。原意指飞虫被射而得,此处喻能获取目标的可能性极小。

【评述】本条论述燥热在肺,诸气膹郁的证治。

吴氏提出在热性病中出现痿、喘、呕而由燥热引起者,是肺气膹郁所致,治疗之大法在于清润肺经燥热。所创清燥救肺汤一方,是取自喻嘉言,不仅可用于热性病肺胃有燥热者,而且对内伤杂病中各种肺胃燥热而引起的痿、喘、呕等病证都可使用。该方清而不燥,润而不腻,兼能宣肺,吴氏又提出了一些加减之法,更切临床应用。

(5)燥伤胃阴

【原文】

燥伤胃阴,五汁饮主之,玉竹麦门冬汤亦主之。(中焦篇100)

五汁饮(方法并见前)。

玉竹麦门冬汤(甘寒法)

玉竹三钱　麦冬三钱　沙参二钱　生甘草一钱

水五杯,煮取二杯,分二次服。土虚者,加生扁豆;气虚者,加人参。

【评述】本条论述燥邪耗伤胃阴的证治。

燥邪耗伤胃阴与前所述的温邪耗伤胃阴之证,病因虽有不同,但证治上大体相同,以甘寒养阴为大法,所以主以五汁饮。另列的玉竹麦门冬汤与前所用的沙参麦冬汤在立法用药上也大致相同。

【原文】

胃液干燥,外感已净者,牛乳饮主之。(中焦篇101)

此以津血填津血法也。

牛乳饮(甘寒法)

牛乳一杯

重汤炖熟,顿服之,甚者日再服。

【评述】本条仍论胃阴大伤的证治。

本条继上条论及在胃阴大伤而外邪已去的情况下,可用牛乳饮滋养胃阴。

(6)凉燥

【原文】

燥伤本脏,头微痛,恶寒,咳嗽稀痰,鼻塞,嗌塞,脉弦,无汗,杏苏散主之。(上焦篇·补秋燥胜气论2)

本脏者,肺胃也。经有嗌塞而咳之明文,故上焦之病自此始。燥伤皮毛,故头微痛恶寒也,微痛者,不似伤寒之痛甚也。阳明之脉,上行头角,故头亦痛也。咳嗽稀痰者,肺恶寒,古人谓燥为小寒也;肺为燥气所搏,不能通调水道,故寒饮停而咳也。鼻塞者,鼻为肺窍,嗌塞者,嗌为肺系也。脉弦者,寒兼饮也。无汗者,凉搏皮毛也。按杏苏散,减小青龙一等。此条当与下焦篇所补之痰饮数条参看。再杏苏散乃时人统治四时伤风咳嗽通用之方,本论前于

风温门中已驳之矣；若伤燥凉之咳，治以苦温，佐以甘辛，正为合拍。若受重寒夹饮之咳，则有青龙；若伤春风，与燥已化火无痰之证，则仍从桑菊饮、桑杏汤例。

杏苏散方

苏叶　半夏　茯苓　前胡　苦桔梗　枳壳　甘草　生姜　大枣(去核)　橘皮　杏仁

加减法：无汗，脉弦甚或紧，加羌活，微透汗。汗后咳不止，去苏叶、羌活，加苏梗。兼泄泻腹满者，加苍术、厚朴。头痛兼眉棱骨痛者，加白芷。热甚加黄芩，泄泻腹满者不用。

方论：此苦温甘辛法也。外感燥凉，故以苏叶、前胡辛温之轻者达表；无汗脉紧，故加羌活辛温之重者，微发其汗。甘、桔从上开，枳、杏、前、芩从下降，则嗌塞鼻塞宣通而咳可止。橘、半、茯苓，逐饮而补肺胃之阳。以白芷易原方之白术者，白术中焦脾药也。白芷肺胃本经之药也，且能温肌肉而达皮毛。姜、枣为调和营卫之用。若表凉退而里邪未除，咳不止者，则去走表之苏叶，加降里之苏梗。泄泻腹满，金气太实之里证也，故去黄芩之苦寒，加术、朴之苦辛温也。

【评述】本条论述凉燥的证治。

燥气作为外感致病因素，有温燥与凉燥之别，以前各条文所论都属温燥之病，归属于温病之范畴，而本条所述的则为外感“燥凉”而致，所以用药与治温燥者有所不同。条文中所列的杏苏散主要治伤风咳嗽属凉燥者，所以主用苦温甘辛发散之品。在论述温燥之同时论及凉燥，可起到相互比较的作用。

7. 温病治禁

(1)淡渗之禁

【原文】

温病小便不利者，淡渗不可与也，忌五苓、八正辈。(中焦篇 30)

此用淡渗之禁也。热病有余于火，不足于水，惟以滋水泻火为急务，岂可再以淡渗动阳而燥津乎？奈何吴又可于小便条下，特立猪苓汤，乃去仲景原方之阿胶，反加木通、车前，渗而又渗乎？其治小便血分之桃仁汤中，仍用滑石，不识何解！

【评述】本节论述温病淡渗之禁。

本条承上条之意，进一步提出在温病中出现小便不利，应以养阴清热为大法，不可见小便不利而滥用淡渗利尿之剂。如误用淡渗之法，会进一步耗伤阴液，因而对吴又可《温疫论》中所提出的小便不利用猪苓汤法提出了异议。对此在理解时应注意温病出现小便不利的原因是较多的。一般来说，温病的小便不利是因为阴液耗伤所致，但也有因其他原因而引起的，特别是在湿热性温病中，如湿邪阻于下焦、三焦功能失常等也可引起小便不利，此时淡渗就是当用之法。所以笼统地说温病小便不利不能用淡渗，似较片面。但本节因紧接于阳明温病之后而论，所指当是热盛津伤之小便不利。

(2)苦寒之禁

【原文】

温病燥热，欲解燥者，先滋其干，不可纯用苦寒也，服之反燥甚。(中焦篇 31)

此用苦寒之禁也。温病有余于火，不用淡渗犹易明，并苦寒亦设禁条，则未易明也。举世皆以苦能降火，寒能泻热，坦然用之而无疑，不知苦先入心，其化以燥，服之不应，愈化愈燥。宋人以目为火户，设立三黄汤，久服竟至于瞎，非化燥之明征乎？吾见温病而恣用苦寒，津液干涸不救者甚多，盖化气[1]比本气[2]更烈。故前条冬地三黄汤，甘寒十之八九，苦寒仅十之一二耳。至茵陈蒿汤之纯苦，止有一用，或者再用，亦无屡用之理。吴又可屡诋用黄连之非，而又恣用大黄，惜乎其未通甘寒一法也。

【注释】

〔1〕化气：这里指滥用药物引起的病变。

〔2〕本气：这里指由病邪导致的病变。

【评述】本节是论述温病苦寒之禁。

所谓苦寒之禁是指温病过程中出现燥热时，不可单用苦寒以冀解除燥热，而应如自注中所说的"先滋其干"，即主要投用甘寒之品。当然，在临床上，对这类病证的治疗，一般是用前述甘苦合化之法，即清热与养阴并施。吴氏指出如单用苦寒之剂，反而会更加重燥象，也就是苦寒之品能化燥而更伤其阴之意。至于自注中所说的冬地三黄汤，虽是以甘寒之品为主，但不能认为本方可用于所有的热盛阴伤证，在临床上还应根据热盛与阴伤之侧重而分别掌握清热与养阴之孰重孰轻，不能拘定一方。

(3)下后暴食之禁

【原文】

阳明温病，下后热退，不可即食，食者必复；周十二时后，缓缓与食，先取清者，勿令饱，饱则必复，复必重也。（中焦篇 32）

此下后暴食之禁也。下后虽然热退，余焰尚存，盖无形质之邪，每借有形质者以为依附，必须坚壁清野，勿令即食。一日后，稍可食清而又清之物，若稍重浊，犹必复也。勿者，禁止之词；必者，断然之词也。

【评述】本节论述温病攻下后禁暴食。

热病后期慎食以防"食复"，在《内经》中已有论之，后世对此一直较为重视。原文中提出，在攻下后，一日内不可进食，所食之物亦当清稀之品，不可饱食。其意是因热病后，脾胃运化功能甚差，特别是在用攻下法之后，又更伤及脾胃，所以如进食不慎，会导致食不能化，积而为患，或未净之余热与积食相合，造成病情的反复。但在临床上，如在用攻下之后，热势已退，病人知饥索食，也未必要等到一日后方能进食，但所进之食应注意量少、清淡、易消化。至于原文中"饱则必复，复必重"七字，虽在自注中又作了强调，但验之临床，出现典型食复者，主要是湿温，有些温病较少出现食复的现象，而且即使病情反复，也不一定都与饮食有关。

(4)数下之禁

【原文】

阳明温病，下后脉静，身不热，舌上津回，十数日不大便，可与益胃、增液辈，断不可再与承气也。下后舌苔未尽退，口微渴，面微赤，脉微数，身微热，日浅者，亦与增液辈，日深舌微干者，属下焦复脉法也（方见下焦）。勿轻与承气，轻与者肺燥而咳，脾滑而泄，热反不除，渴反甚也，百日死。（中焦篇 33）

此数下亡阴之大戒也。下后不大便十数日，甚至二十日，乃肠胃津液受伤之故，不可强责其便，但与复阴，自能便也。此条脉静身凉，人犹易解，至脉虽不躁而未静，身虽不壮热而未凉，俗医必谓邪气不尽，必当再下，在又可法中亦必再下。不知大毒治病，十衰其六，但与存阴退热，断不误事（下后邪气复聚，大热大渴，面正赤，脉躁甚，不在此例）。若轻与苦燥，频伤胃阴，肺之母气受伤，阳明化燥，肺无秉气，反为燥逼，焉得不咳。燥咳久者，必身热而渴也。若脾气为快利所伤，必致滑泄，滑泄则阴伤而热渴愈加矣，迁延三月，天道小变之期，其势不能再延，故曰百日死也。

【评述】本节论述温病多次攻下后伤阴之戒。

对温病来说，本来就有阴伤的病理，在多次使用攻下后，必然更耗伤阴液，这时所出现的不大便，正如自注所说，是肠胃津液受伤之故，属肠液不足的便秘，所以不能用攻下之法，误用攻下必然加重阴液的耗伤。对于这类病证，吴氏又具体提出了以下3种情况：一是在攻下之后，身热已退，脉转安静，舌上已有津液，说明病邪已去，但已十数日不大便。这是肠道津液不足的原因，不能再用攻下，当用益胃汤、增液汤之类，以增液润肠，大便自能通下。二是在攻下之后，舌苔尚未退净，口微渴，面微赤，脉微数，身微热，但病势日见减轻，说明病邪渐退，其不大便主要也是肠道津液不足所致，所以也当用增液汤之类以润肠通便。三是如第2种情况，但病势日渐加重，则说明病邪深入，在进一步耗伤阴液，可能已伤及下焦肾阴，可用加减复脉汤之类以滋养肾阴而促使增加肠液，大便得通。

至于自注说，吴又可《温疫论》中多主“再下”，易有伤阴之弊，则是对吴又可所论病证的性质不够了解而引起的。吴又可所论温疫主要是指湿热秽浊之邪致病者，因而在病变过程中易出现湿热积滞胶结肠胃之病变，对这类病证的治疗，往往需用多次攻下，即所谓“轻法频下”，与吴鞠通在本条所述的阳明温病性质不同，所以治法不同，并无可指责之处。当然，有的医家认为吴又可有过分强调攻下之偏，此又当别论。

(5)斑疹治禁

【原文】

斑疹，用升提则衄，或厥，或呛咳，或昏痉，用壅补则瞀乱[1]。(中焦篇23)

此治斑疹之禁也。斑疹之邪在血络，只喜轻宣凉解。若用柴胡、升麻辛温之品，直升少阳，使热血上循清道则衄；过升则下竭，下竭者必上厥；肺为华盖，受热毒之熏蒸则呛咳；心位正阳，受升提之摧迫则昏痉。至若壅补，使邪无出路，络道比经道最细，诸疮痛痒，皆属于心，既不得外出，其势必返而归之于心，不瞀乱得乎？

【注释】

〔1〕瞀乱：指心中闷乱，头目昏眩。

【评述】本节论述温病斑疹之禁，也就是在温病中发生斑疹时，治疗的禁忌。

本节所提出的斑疹治疗禁忌主要为升提、壅补二法。在讨论中有两个问题应予明确：

1)斑疹的含义：斑与疹二者有别，发生的机理有所不同。而本节所说的斑疹含义虽有注家认为是包括斑与疹二者在内，而实际上则主要是指斑及斑疹并发者而言，也就是邪热已深入营血后在皮肤上的反映，即吴氏所说的“邪在血络”。

2)斑疹的治则与禁忌：正因为邪热已经内陷营血，所以治疗应凉血解毒为主，如夹疹者，可配合轻宣透发之品，也即原文所说的“轻宣凉解”。在本条治禁中所说的升提，是指用辛温之剂发散透疹之法。这一治法主要是针对风疹、麻疹表气郁闭较甚者而设的，但通常对这类疾病的治疗还是以辛凉宣透为主，也不是滥用辛温升提，更不要说是用于斑疹等营血有热之证。

至于原文中所提出的忌用壅补，对一般斑疹治疗并无使用的必要，因斑疹本是邪热之证，治以清解为主。但在温病发斑疹时，如正气大虚而出现斑疹内陷之逆证，临床上可出现体温骤降，斑疹突然隐没等见证，当用补气以托斑疹之法。此则不属禁忌之法。

【原文】

斑疹阳明证悉具，外出不快，内壅特甚者，调胃承气汤微和之，得通则已，不可令大泄，大泄则内陷。(中焦篇24)

此斑疹下法，微有不同也。斑疹虽宜宣泄，但不可太过，令其内陷。斑疹虽忌升提，亦畏内陷，方用调胃承气者，避枳、朴之温燥，取芒硝之入阴，甘草败毒缓中也。

调胃承气汤(方见前)。

【评述】本节论述斑疹使用下法的宜忌。

原文中提出，温病发生斑疹而具有阳明证，表现为大便不通、腑气壅滞者，可用调胃承气汤微微攻下，使腑气得通，邪热得以外泄，则斑疹也每可透发。吴氏还提出温病斑疹用攻下之法应注意以下两点：一是掌握使用攻下的指征，既有阳明证，又有“外出不快，内壅特甚”；二是攻下当适可而止，不能过度，除了只能用缓下之剂外，在得下之后不可再下，以免发生内陷之变。

8. 杂说选

(1)汗论

【原文】

汗也者，合阳气阴精蒸化而出者也。《内经》云：人之汗，以天地之雨名之。盖汗之为物，以阳气为运用，以阴精为材料。阴精有余，阳气不足，则汗不能自出，不出则死；阳气有余，阴精不足，多能自出，再发则痉，痉亦死；或熏灼而不出，不出亦死也。其有阴精有余，阳气不足，又为寒邪肃杀之气所搏，不能自出者，必用辛温味薄急走之药，以运用其阳气，仲景之治伤寒是也。《伤寒》一书，始终以救阳气为主。其有阳气有余，阴精不足，又为温热升发之气所铄，而汗自出，或不出者，必用辛凉以止其自出之汗，用甘凉甘润培养其阴精为材料，以为正汗之地，本论之治温热是也。本论始终以救阴精为主。此伤寒所以不可不发汗，温热病断不可发汗之大较也。唐宋以来，多昧于此，是以人各著一伤寒书，而病温热者之祸亟矣。呜呼！天道欤？抑人事欤？(卷四·杂说)

【评述】本节从汗论述伤寒与温病治法的不同。

本节之所以用“汗论”为名，是因为伤寒与温病运用发汗解表之法以及汗之发生的机理有根本的区别，吴氏也正是从这一角度来分析伤寒与温病治法之不同。对本节原文的理解有以下几点当予注意：

1)伤寒与温病治法之不同：首先，吴氏从伤寒与温病初起的病理特点着眼，分析了二者初起治法的不同。即伤寒初起以寒邪外束、阳气不能发挥作用为主要特点，表现为无汗，所以治疗当用辛温发汗解表之法，以鼓舞阳气。温病初起可见无汗，也可见汗自出，但其病理以阴精不足、阳热亢盛为特点，所以不能用辛温之剂以发汗。其治疗方法：对有汗者，当用辛凉之剂以疏表清热，热去而汗自止；对因阴液不足，无作汗之源而表现为无汗者，当用甘凉之剂补充阴液，使汗源充足后，自能得汗。

但对本节所论，尚不能局限于伤寒与温病初起治法的比较。应看到，对温病来说，用辛凉之剂以止自出之汗，也有不属表证者，如阳明热盛之用白虎汤、肺热壅阻之用麻杏石甘汤等，也属辛凉剂的范畴，而这些病证也符合阳气有余、阴精不足的病理特点。又如温病因汗源不足而无汗者，也不限于病邪在表者，亦有因营阴不足而无汗者，在补充营阴后得汗而解，甚至肾阴不足而无汗者，补充肾阴后得汗而解者。这些治法不属解表法，但属于补充汗源自能得汗者。

总的来说，伤寒与温病在治法上的区别表现在：伤寒以顾护阳气为主，温病以顾护阴液为主。

2)阳气和阴精之有余与不足：本节中把“阴精有余，阳气不足”和“阳气有余，阴精不足”

作为伤寒与温病病理的主要区别。这里所说的有余和不足，仅是相对而言的，特别是伤寒之阴精有余并不意味阴精充裕，只能理解为阴精未受大伤，而温病之阳气有余，也只能理解为阳热之气亢盛。另一方面，伤寒在寒邪化热传里后，也可表现为“阳气有余，阴精不足”的病理。所以对这一区别应理解其实质所在，不能以辞害义。

3)对“伤寒所以不可不发汗，温热病断不可发汗”的理解：此处所说的“发汗”应理解为辛温发汗，即用麻、桂、羌、防之类药物。同时，本句所说，是针对伤寒与温病初起的治法而言的，否则伤寒邪已入里后，也断不可再用发汗之法。关于“温热病断不可发汗”，也不是说温热病无发汗之法，对于表气郁闭较甚而无汗者，在辛凉解表剂中每可配合辛温之品以增加疏散之力，当然，这与单纯性的辛温发汗之剂并不相同。另外，还有对内感暑湿、外兼表寒之暑病，在治疗时也当用辛温发汗之品，如香薷之类，自不在禁忌之例。至于湿温初起，湿郁肌表，又当用辛温芳化之品，服后亦有汗出而解之效，当然也不在禁用之例。

(2)温病起手太阴论

【原文】

四时温病，多似伤寒；伤寒起足太阳，今谓温病起手太阴，何以手太阴亦主外感乎？手太阴之见证，何以大略似足太阳乎？手足有上下之分，阴阳有反正之义，庸可混乎！《素问·平人气象论》曰：藏真高于肺，以行营卫阴阳也。《伤寒论》中，分营分卫，言阴言阳，以外感初起，必由卫而营，由阳而阴。足太阳如人家大门，由外以统内，主营卫阴阳；手太阴为华盖，三才之天，由上以统下，亦由外以包内，亦主营卫阴阳，故大略相同也。大虽同而细终异，异者何？如太阳之窍主出，太阴之窍兼主出入；太阳之窍开于下，太阴之窍开于上之类，学者须于同中求异，异中验同，同异互参，真诠自见。(卷四·杂说)

【评述】本节论述温病与伤寒发病之不同。

吴氏在原文中强调了温病的发病起于手太阴肺经，并与伤寒起病于足太阳膀胱经作比较。在理解时，有两个问题应予注意：

1)温病起手太阴：对此在上焦篇中已作了评论，即温病并非都起于手太阴。

2)足太阳与手太阴之异同：吴氏对手太阴和足太阳之异同作了分析：如二者之同在于都是主外，都主营卫阴阳；二者之异在于足太阳开窍于下，手太阴开窍于上。但这些比较实际上对于理解伤寒与温病发病之异并无多少作用。因伤寒发病起于足太阳并不意味着伤寒发病起于膀胱，而更多是起于肺，对此已有许多医家提出了自己的看法。所以用病起于手太阴或足太阳来区别温病与伤寒，还不如依据临床上发病时的表现进行区别较为符合实际。

(3)燥气论

【原文】

前三焦篇所序之燥气，皆言化热伤津之证，治以辛甘微凉(金必克木，木受克，则子为母复仇，火来胜复矣)，未及寒化。盖燥气寒化，乃燥气之正，《素问》谓“阳明所至为清劲”是也。《素问》又谓“燥极而泽”(土为金母，水为金子也)，本论多类及于寒湿、伏暑门中，如腹痛呕吐之类，《经》谓“燥淫所胜，民病善呕，心胁痛不能转侧”者是也。治以苦温，《内经》治燥之正法也。前人有六气之中，惟燥不为病之说。盖以燥统于寒(吴氏《素问注》云：寒统燥湿，暑统风火，故云寒暑六入也)，而近于寒，凡是燥病，只以为寒，而不知其为燥也。合六气而观之，余俱主生，独燥主杀，岂不为病者乎！细读《素问》自知。再前三篇原为温病而设，而类及于暑温、湿温，其于伏暑、湿温门中，尤必三致意者，盖以秋日暑湿踞于内，新凉燥气加于外，燥湿兼至，最难界限清楚，稍不确当，其败坏不可胜言。经谓粗工治病，湿证未已，燥证复起，盖谓

此也(湿有兼热兼寒,暑有兼风兼燥,燥有寒化热化。先将暑湿燥分开,再将寒热辨明,自有准的)。(卷四·杂说)

【评述】本节主要论述燥气致病的特点。

吴氏在前面三焦篇中已论及燥气为病,但因感到所论是燥气的复气、标气所致之病,因而所用之药主以辛甘微凉,与《内经》所述的燥气性质和治疗大法不尽相符,所以又补充本节进行进一步的论述。本节提出了燥的本气性质与寒性相近,所以《内经》中以“苦温”为治疗大法。吴氏认为,就温病而言,燥气引起者是其复气、标气为病,因三焦篇中所论为温病内容,所以对燥的本气致病未能论及。由此看来,燥气所引起的疾病,有属寒者,有属热者,这也是吴氏补充本节的主要出发点。

(4)治病法论

【原文】

治外感如将(兵贵神速,机圆法活,去邪务尽,善后务细,盖早平一日,则人少受一日之害);治内伤如相(坐镇从容,神机默运,无功可言,无德可见,而人登寿域)。治上焦如羽(非轻不举);治中焦如衡(非平不安);治下焦如权(非重不沉)。(卷四·杂说)

【评述】本节论述治疗外感、内伤的区别和三焦病证的治则。

本节对外感病与内伤病治疗上的主要区别作了高度的概括。当然,用“将”和“相”来区别外感病和内伤病治疗上的不同,只是从某种角度上看的,不可能全面地反映二者治疗的不同。另一方面,原文中提出的治疗内伤病的原则,对治疗外感病也是适用的,而治疗外感病的原则,对治疗内伤病也同样适用。如外感病重视祛邪,内伤病也每要以祛邪为主。所以只能视做外感与内伤治疗作比较时,侧重点相对有所不同而已。

对于三焦病证的治则,用“羽”、“衡”、“权”三字作概括,突出了三者在治疗上的主要特点,而这三字的内涵是相当丰富的。“羽”意为轻,即治疗上焦病证所用药物以轻清为主,不能过用苦寒沉降之品,而且用药剂量也较轻,煎煮时间也较少,这些都体现了一个轻的特点。“衡”意为平,即治疗中焦病证,必平其邪势之盛,使归于平,而且对于湿热之邪在中焦者,应根据湿与热之孰轻孰重而予清热化湿之法,不能单治一边,这些都体现了一个平的特点。“权”意为重,即治疗下焦病证,所用药物以重镇滋填味厚之品为主,使之直入下焦滋补肾阴,或用介类重镇之品以平息肝风,这些都体现了一个重的特点。

(5)吴又可温病禁黄连论

【原文】

唐宋以来,治温热病者,初用辛温发表,见病不为药衰,则恣用苦寒,大队芩、连、知、柏,愈服愈燥,河间且犯此弊。盖苦先入心,其化以燥,燥气化火,反见齿板黑,舌短黑,唇裂黑之象,火极而似水也。吴又可非之诚是,但又不识苦寒化燥之理,以为黄连守而不走,大黄走而不守。夫黄连不可轻用,大黄与黄连同一苦寒药,迅利于黄连百倍,反可轻用哉?余用普济消毒饮于温病初起,必去芩、连,畏其入里而犯中下焦也。于应用芩、连方内,必大队甘寒以监之,但令清热化阴,不令化燥。如阳亢不寐,火腑不通等证,于酒客便溏频数者,则重用之。湿温门则不惟不忌芩、连,仍重赖之,盖欲其化燥也。语云:“药用当而通神”,医者之于药,何好何恶,惟当之是求。(卷四·杂说)

【评述】本节论述了苦寒药能化燥之理。

对于苦寒药能化燥的问题,吴氏在其他条文中已有论及,在杂说中又专列一篇针对吴又可禁黄连而多用大黄提出驳斥。对此在理解上有两个问题应予注意:

1)慎用苦寒而不能畏用苦寒:吴氏提出苦寒药不能轻用,特别是提出了"于应用芩、连方内,必大队甘寒以监之",对临床甚有意义。但如过分强调苦寒之品当与甘寒之品同用,则又不切临床实际了。

2)关于黄连与大黄之用:吴氏对吴又可提出的不可轻用黄连而主用大黄的观点颇有异议,认为如黄连苦寒能化燥,大黄更能化燥,所以也不能轻用。但究竟能用或不能用,还应根据病情而定,如吴又可所论之病为湿热秽浊之邪所致,所以每用苦寒的大黄以攻下肠道湿热积滞,不能据此而认为吴又可滥用大黄。

(三)《外感温病篇》

《外感温病篇》是一篇论述风温病的专著,约著于清朝嘉庆十四年(公元1809年)。本篇初见于江白仙编的《温热病指南集》,书中把本篇与薛生白的《湿热病篇》合而编成一书,署为陈祖恭(平伯)著。后吴子音又把该书易名为《温热赘言》。书中以篇的内容分为"温热病大意"和"风温症条例"两个部分,而王孟英把本篇收入《温热经纬》,更名为《外感温病篇》。对本书的作者究竟是谁,历来还有些争议,王孟英《温热经纬》中标为陈平伯著,并说明:"究难考实,姑从俗以标其姓字,俟博雅正之"。现亦从王孟英之说,暂且认为本篇是清代陈平伯所著。南京中医学院所编的《温病学讲义》后附《外感温病篇》,并对原文进行了阐释、选注,加了按语。《温病学讲义》初版于公元1964年,后于公元1979年改名为《温病学》。以后历版统编教材中都收入本篇。

《外感温病篇》共有13段。第一段概论温病的病因与发病,即《温热赘言》中的"温热病大意";第二段为风温病提纲;其余都是论述风温病的具体证治,包括风温犯肺者2条、兼及阳明者4条、热灼营阴者2条、其他兼证3条。本篇名为《外感温病篇》,所论只是风温为主,然而其证治内容对其他温病也有普遍的指导意义,所以王孟英将其列入《温热经纬》,作为学习温病学的必读之作。

本书原文以《温热经纬》本为主要依据,并据《温热赘言》补入部分内容,并将内容归类分析,按原文、注释、评述之体例予以叙述。原文后括号内数字,为《外感温病篇》条文顺序编号。

1. 温病概论

【原文】

盖闻外感不外六淫,而民病当分四气。治伤寒家徒守发表攻里之成方,不计辛热苦寒之贻害,遂使温热之旨蒙昧不明。医门缺典,莫此甚焉!祖恭不敏,博览群书,广搜载籍,而恍然于温热病之不可不讲也。《内经》云:冬不藏精,春必病温。盖谓冬冷严寒,阳气内敛,人能顺天时而固密,则肾气内充,命门为三焦之别使,亦得固腠理而护皮毛,虽当春令升泄之时,而我身之真气则内外弥纶[1],不随升令之泄而告匮,纵有客邪安能内侵?是《内经》所以明致病之原也。然但云冬不藏精而不及他时者,以冬为水旺之时,属北方寒水之化,于时为冬,于人为肾,井水温而坚冰至,阴外阳内,有习坎[2]之义,故立言归重于冬,非谓冬宜藏而他时可不藏精也。即春必病温之语,亦是就近指点,总见里虚者表不固,一切时邪皆易感受,学者可因此而悟及四时六气之为病矣。昔王叔和云:寒毒藏于肌肤,致春变为温病,至夏变为暑热,致后人翻驳。何不云肾精不藏之人,至春易病温,至夏易病暑热,便能深入理潭矣。《内经》又云:冬伤于寒,春必病温。注家咸谓冬令闭藏,寒邪伏于肾中,病不即发,至春阳气大泄,内伏之寒邪,随升令而外达,天来钱氏已大非其说矣。谓冬伤于寒者,乃冬伤寒水之脏,即冬不藏精之互词,何得以寒邪误解。夫寒邪凛冽,中人即病,非比暑湿之邪能伏处身中。故《内经》曰：风寒之中人也，使人毫毛毕直，皮肤闭而为热。况肾为生命之根，所关至大，安有寒邪内入相安无事，直待春时始发之理？钱氏此说独开生面，先得我心，盖晓然于温邪之为病，由于肾精之不藏矣！非特此也。《难经》云：伤寒有五，有中风，有伤寒，有湿温，有热病，有温病。夫统此风寒湿热之邪而皆名之曰伤寒者，亦早鉴于寒脏受伤，外邪得入，故探其本而皆谓之伤寒也。独是西北风高土燥，风寒之为病居多；东南地卑水湿，湿热之伤人独甚。从来风寒伤形，伤形者，定从表入；湿热伤气，伤气者，不尽从表入，故治伤寒之法不可用以治温热也。夫温者，暖也、热也，非寒邪之可比也。风邪外束则曰风温，湿邪内侵则曰湿温，纵有微寒之兼袭，不同栗冽[3]之严威。是以发表宜辛凉不宜辛热，清里宜泄热不宜逐热。盖风不兼寒即为风火，湿虽化热终属阴邪。自昔仲景著书不详温热，遂使后人各呈家伎[4]，漫无成章。而凡大江以南，病温多而病寒少，投以发表不远热、攻里不远寒诸法，以致死亡接踵也，悲夫！

【注释】

〔1〕弥纶：包罗之意。

〔2〕习坎：难险、险阻。《易·坎象》载："习坎，重险也"。

〔3〕栗冽：形容严寒之凛冽。

〔4〕家伎："伎"与"技"通。指家传的技术。

【评述】本节论述了温病的病因、发病，重点讨论了伤寒与温病证治的区别。

本节所涉及的内容不仅针对风温而言，对一般温病也有普遍的意义。对本节的内容要注意以下几点：

1)温病的病因：关于温病病因，有伏气温病和新感温病之别，以伏气温病而言，源于《内经》的"冬伤于寒，春必温病"和"藏于精者，春不病温"。而本节试图把这两种病因学说糅合为一，即提出，冬不藏精是意味着里虚表不固，所以到春易感受春季时邪而发为温病，而冬不藏精亦只是正气不足的原因之一。总而言之，冬不藏精是温病发生的内因，感受时邪则为温病发生的外因，这是陈氏对外感病发生原因的基本认识。

2)伤寒与温病治法之不同：陈氏强调提出，治伤寒之法不可用治温热，治伤寒初起主以辛温，治温病初起则主以辛凉。原文所提出的温病"清里宜泄热不宜逐热"，其意是对温病邪热在里的治疗主以清泄邪热之法，而不常用攻逐里热之法。其实攻逐与泄热都为温病常用之法，所谓"不宜逐热"之说只能姑且听之。而陈氏所说的治伤寒之法不可用治温热，也只是指伤寒初起的治法与温病不同，如伤寒化热传里之后，其与温病的治法大致相同，就不能再认为伤寒的治法不能用于温病。

原文还提出江南之域因温病较多，所以不能投以"发表不远热，攻里不远寒"诸法，对此应理解为温病初起不能用辛温发汗解表之法，但攻逐在里之邪热，仍主用寒凉之品，不能全盘予以否认。

3)关于温病与伤寒之不同：自温病学派形成之后，对伤寒与温病之别有了较明确的认识，但也不能将二者截然分开。陈氏明确了温病治法与伤寒之不同，但也不能把治伤寒之法过于局限，甚至认为《伤寒论》中方剂不能用于治疗温病。原文中提出仲景著书不详温热，正是这一观点的反映。实际上，《伤寒论》是当时集治疗外感热性病理论治法之大全，并非只为伤寒而设，其中许多内容也适用于温病的治疗。

2. 风温病提纲

【原文】

风温为病，春月与冬季居多，或恶风，或不恶风，必身热、咳嗽、烦渴。此风温证之提纲

也。(1)

自注:春月风邪用事,冬初气暖多风,故风温之病多见于此。但风邪属阳,阳邪从阳,必伤卫气,人身之中,肺主卫,又胃为卫之本。是以风温外薄,肺胃内应;风温内袭,肺胃受病。其温邪之内外有异形,而肺胃之专司无二致。故恶风为或有之症,而热渴、咳嗽为必有之症也。三复仲景书,言温病者再。一则曰:太阳病,发热而渴,不恶寒者为温病。此不过以不恶寒而渴之症,辨伤寒与温病之异,而非专为风温叙证也。再则曰:发汗已,身灼热者,名曰风温。夫灼热因于发汗,其误用辛热发汗可知。仲景复申之曰:风温为病,脉阴阳俱浮,自汗出,身重多眠睡,鼻息必鼾,语言难出。凡此皆误汗劫液后变现之症,非温病固有之症也。续云:若被下者,直视失溲,若被火者,发黄色,剧则如惊痫状,时瘛疭,若火熏之,一逆尚引日,再逆促命期。亦止详用下、用火之变证,而未言及风温本来之见证也。然从此细参,则知风温为燥热之邪,燥令从金化,燥热归阳明,故肺胃为温邪必犯之地,且可悟风温为燥热之病,燥则伤阴,热则伤津,泄热和阴,又为风温病一定之治法也。反此即为逆矣。用是不辞僭越,而于仲景之无文处求文,无治处索治,叙证施治,列为条例,知我罪我,其在斯乎?

【评述】本节论述风温的发病季节和初起的临床表现。

本节明确提出风温多发于冬春,发于春者,主要因风热为春之主令,而冬之有风热之邪者,是因为冬初时气温偏暖之故。在本节中又提出《伤寒论》中有两处论及温病,并指出这两处所论的温病与本节所论的风温有别,所论甚是。

在本节中还指出风温的发病主要犯于肺胃,而泄热和阴为治疗风温之大法,这也是本篇的重点所在,应予重视。

3. 风温犯肺

【原文】

风温证,身热畏风,头痛咳嗽,口渴,脉浮数,舌苔白者,邪在表也。当用薄荷、前胡、杏仁、桔梗、桑叶、川贝之属,凉解表邪。(2)

自注:风属阳邪,不夹寒者即为风温。阳邪必伤阳络,是以头痛畏风;邪郁肌表,肺胃内应,故咳嗽、口渴、苔白;邪留于表,故脉浮数。表未解者,当先解表,但不同于伤寒之用麻、桂耳。

【评述】本节论述风温邪在肺卫的证治。

风温病初起,邪在肺卫,引起肺卫失宣,表现为发热、畏风、头痛、咳嗽、口渴、脉浮数、苔白。对本证的判断,其咳嗽多伴喉痒,痰量不多,而口渴多不甚。对本证的治疗当用辛凉解表,即原文所说"凉解表邪"。所用药物薄荷、桑叶为辛凉解表之品;桔梗、前胡则一升一降,善疏肺气而化痰止咳;杏仁、川贝有辛润止咳之功。但在习惯上,对风温初起之咳嗽多用大贝而较少用川贝。

【原文】

风温证,身热,咳嗽,自汗,口渴,烦闷,脉数,舌苔微黄者,热在肺胃也。当用川贝、牛蒡、桑皮、连翘、橘皮、竹叶之属,凉泄里热。(3)

自注:此温邪之内袭者,肺热则咳嗽、汗泄,胃热则口渴、烦闷,苔白转黄,风从火化,故以清泄肺胃为主。

【评述】本节论述风温肺胃热盛的证治。

风温病邪从肺卫传入肺,即为气分证,呈现热盛于肺胃之证,此时会引起热盛津伤的病理变化,出现发热、咳嗽、口渴、汗出、烦闷、苔微黄、脉数等症状。但从原文描述所见,尚属邪热初入肺胃，所以仅为苔微黄。对本证的治疗，主用清泄肺胃邪热之品。原文中所列之药，清泄肺胃之热的药物似较少，只有连翘、竹叶、桑皮等，而橘皮、川贝为止咳化痰药，之所以用牛蒡子，正是因为本证为邪初入肺胃，所以还用辛凉疏解药配合之。但在临床上，对肺胃热盛之证的治疗，还可酌情加重清热药，如黄芩之类。如肺热壅滞较甚，可取麻杏石甘汤之义；如出现热盛阳明之“四大”症，则又可仿白虎汤之义。

4. 兼及阳明

【原文】

风温证，身灼热，口大渴，咳嗽烦闷，讝语[1]如梦语，脉弦数，干呕者，此热灼肺胃，风火内旋[2]。当用羚羊角、川贝、连翘、麦冬、石斛、青蒿、知母、花粉之属，以泄热和阴。(4)

自注：此温邪袭入肺胃之络，灼烁阴津，引动木火，故有烦渴、呕逆等症。急宜泄去络中之热，庶无风火相煽、走窜包络之虞。

【注释】

〔1〕讝语：说胡话，与“谵语”同。

〔2〕风火内旋：风火指肝胆之火。风火内旋指肝胆之火盛于内。

【评述】本节论述风温肺胃热盛而影响及胆的证治。

风温病肺胃热盛而又见干呕者，为邪热影响及胆，肝胆之火犯及胃所致。如还出现谵语，则可能为邪热犯于心包所致。从本节所述症状来看，有身灼热、口大渴，为热盛津伤之明证；同时又见干呕、脉弦数，提示邪热犯于胆，与胃热相互冲击而致。出现谵语，是为胃热上扰心神所致，与热闭心包之神昏谵语并不相同。对本证，原文强调属引动木火，所以再用羚羊角清肝胆之热。但从病情来看，还是以肺胃热盛为主，所以取泄热和阴之法，以清肺胃邪热之品配合养肺胃阴液之药为主体。

【原文】

风温证，身热自汗，面赤，神迷，身重难转侧，多眠睡，鼻鼾，语难出，脉数者，温邪内逼阳明，津液劫夺，神机不运。用石膏、知母、麦冬、半夏、竹叶、甘草之属泄热救津。(10)

自注：鼻鼾面赤，胃热极盛，人之阴气，依胃为养，热邪内灼，胃液干枯，阴气复有何资而能渗诸阳灌诸络？是以筋骨懈怠，机关失运，急用甘凉之品以清热濡津，或有济也。而群队寒凉中杂以半夏者，以燥热之邪与寒凉之品格而不入，必用半夏之辛燥以反佐，同气相求，使药气与病邪不致如水火之不相射。所以《金匮》麦冬汤、竹叶石膏汤内古人恒并用也。

【评述】本节论述风温热盛阳明、阴液耗伤的证治。

从本节所述，身热、汗出、面赤、鼻鼾、脉数，当属胃热亢盛之象，身重难转侧等提示阴液耗伤。其症状描述似从《伤寒论》中有关风温的条文而来，即《伤寒论》第6条“风温为病，脉阴阳俱浮，自汗出，身重，多眠睡，鼻息必鼾，语言难出”。但结合临床，本类病证主要表现为身壮热、口渴、汗多、面赤、脉洪大、舌苔干黄等。所以仿白虎汤及竹叶石膏汤之意，清胃热而滋阴液。至于原文中所述“神迷”、“语难出”等，为壮热之时神情时有迷糊之意，与热入心包之神志昏迷及舌謇语涩并不相同。自注中论及用半夏之理，甚为透彻。

【原文】

风温证，身热咳嗽，口渴下利，苔黄谵语，胸痞，脉数。此温邪由肺胃下注大肠，当用黄芩、桔梗、煨葛、豆卷、甘草、橘皮之属，以升泄温邪。(5)

自注：大肠与胃相连属，与肺相表里，温邪内逼，下注大肠则下利。治之者，宜清泄温邪，不必专于治利。按《伤寒论》中有下利谵语者，有燥屎也，宜大承气汤。此实热内结，逼液下趋，必有舌燥、苔黄刺及腹满痛证兼见，故可下以逐热。若温邪下利，是风热内迫，虽有谵语一证，仍是无形之热蕴蓄于中，而非实满之邪，盘结于内，故用葛根之升提，不任硝黄之下逐也。

【评述】本节论述风温病见下利的证治。

风温之病变中心在肺，而肺与大肠相表里，故肺热又能下移大肠，引起大肠传导失司而下利。另一方面，风温肺胃热盛，胃与大肠相通，所以胃热也能下移大肠。所以原文提出“此温邪由肺胃下注大肠”。至于所列的谵语一症，是为邪热扰心所致，并非本证必有的症状。对本证的治疗，仿葛根芩连汤之意。自注中提到本证应与阳明腑实之热结旁流相鉴别，所辨甚详。除此之外，肺胃邪热下移大肠而引起的下利，其大便色深黄、有热腥臭、肛门有灼热感，同时还有肺热所引起的咳嗽、胸闷等症状，都可供与阳明腑实证之热结旁流相鉴别时参考。

5. 邪犯气营

【原文】

风温证，身大热，口大渴，目赤唇肿，气粗烦躁，舌绛，齿板[1]，痰咳，甚至神昏谵语，下利黄水者，风温热毒深入阳明营分，最为危候。用犀角、连翘、葛根、元参、赤芍、丹皮、麦冬、紫草、川贝、人中黄解毒提斑，间有生者。(8)

自注：此风温热毒内壅肺胃，侵入营分，上下内外，充斥肆逆。若其毒不甚重，或气体壮实者，犹可挽回，否则必坏。

【注释】

〔1〕齿板：即门齿干燥而无津。

【评述】本节论述风温气营同病的证治。

本证所涉及的病变范围较大，除了有肺胃热盛的表现，如身大热、口大渴、目赤、气粗、唇肿、齿板、痰咳等，还有肠热下利的症状，舌绛、神昏谵语又提示邪入营分，犯及心包。病情危重，治当气营两清，原文所列药物中犀角、元参、赤芍、丹皮、麦冬、紫草、人中黄、连翘等都有清泄气营邪热的作用，而麦冬与元参又能滋养阴液，川贝则能止咳化痰。在原文中所说的“提斑”二字较难理解，因本证尚无斑疹出现，而且即使有斑疹，也不能用提斑之法。按现在的观点来理解，也许是本证所用之药多用于营血分证，为治疗斑疹常用药物，故把此法称为“提斑”，而所谓提斑也是凉血化斑之意。但文中所列葛根一味属发散升提之品，用于本证不太妥当，由此也可看出，当时一些医家可能持有斑疹可用升提之法以提斑的观点。

6. 热入厥阴

【原文】

风温证，身热痰咳，口渴神迷，手足瘛疭，状若惊痫，脉弦数者，此热劫津液，金囚木旺[1]，当用羚羊、川贝、青蒿、连翘、知母、麦冬、钩藤之属，以息风清热。(11)

自注：肺属金而畏火，赖胃津之濡养，以肃降令而溉百脉者也。热邪内盛，胃津被劫，肺失所资，木为火之母，子能令母实，火旺金囚，木无所畏，反侮所不胜，是以筋脉失养，风火内旋，瘛疭惊痫，在所不免，即俗云发痉是也，故以息风清热为主治。

【注释】

〔1〕金囚木旺：指肺热盛而肺阴受伤，热盛而引动肝风。

【评述】本节论述风温肺热津伤而引动肝风的证治。

本证有明显的肺热表现，又见抽搐如惊痫、神迷、脉弦数，是因肺热亢盛而引动肝风，称之为“金囚木旺”。治法主以清热息风，用药之意自明。

【原文】

风温证，热渴烦闷，昏愦不知人，不语如尸厥，脉数者，此热邪内蕴，走窜心包络。当用犀角、连翘、焦远志、鲜石菖蒲、麦冬、川贝、牛黄、至宝之属，泄热通络。(12)

自注：热邪极盛，三焦相火相煽，最易内窜心包，逼乱神明，闭塞络脉，虽是喻嘉言之言，而法以香开辛散。然热极似水，一派烟雾尘天，蒙住心胸，不知不识，如人行烟尘中，口鼻皆燥，非雨解不能散其势，若入温热处，则人当燥闷死矣。且温热多燥，辛香之品尽是燥，燥与热斗，立见其败，且心神为热邪蒸围，非闭塞也。有形无形，治法大异，遇此每在败时，故前人不能探其情。今补薛生白先生一法于后：极明雄黄一两，研极细，入铜勺内，又研提净牙硝六钱，微火熔化，拨匀如水时，急滤清者于碗，粗渣不用，凝定，此丹灶家[1]秘制也。凡遇前证，先用陈雨水十碗，内取出一碗，煎木通一钱、通草三钱，倾入九碗冷水内，又取犀角磨入三钱，或旋磨与亦可，每碗约二三分，再将制雄黄挑二三厘入碗内，冷与服，时时进之，能于三日内进之尽，必有清痰吐出数碗而愈，十救七八。盖此证死期最缓，而医人无他法，每每付之天命，牛黄清心而已，可胜长叹！

【注释】

〔1〕丹灶家：指炼丹之人。

【评述】本节论述风温痰热闭阻心包而引起昏厥的证治。

在风温病过程中虽有身热烦渴，但四肢清冷，神志昏愦者，是属邪热内闭心包，除上见症外，还可见舌红绛等表现。对本证的治疗，主以清心开窍，佐以涤痰通络。所列药物中犀角、连翘可清心泄热，麦冬滋养心液，川贝、远志清化痰热，菖蒲、郁金则芳香开窍，牛黄丸、至宝丹均有芳香清心开窍之功，可随证选用。本节与上节都是论述肺胃邪热传及手足厥阴的病证，而上节以病在肝经为主，本节则以心包经病变为主。

7. 伴发白痦

【原文】

风温证，热久不愈，咳嗽唇肿，口渴胸闷，不知饥，身发白疹[1]，如寒粟[2]状，自汗，脉数者，此风邪夹太阴脾湿，发为风疹。用牛蒡、荆芥、防风、连翘、橘皮、甘草之属凉解之。(6)

自注：风温本留肺胃，若太阴旧有伏湿者，风热之邪与湿热相合，流连不解，日数虽多，仍留气分，由肌肉而外达皮毛，发为白疹。盖风邪与阳明营热相并则发斑，与太阴湿热相合则发疹也。又有病久中虚，气分大亏而发白疹者，必脉微弱而气倦怯，多成死候，不可不知。

【注释】

〔1〕白疹：即白痦。

〔2〕寒粟：原指皮肤受凉后所出现的如芥粟大小的小颗粒。此处则指白痦的形状。

【评述】本节论述风温发生白痦的证治。

白痦多为湿热郁于肌表而发，所以常见于湿温等湿热性温病中。在风温中白痦并不多见，但如风热与湿热相合，日久不解，也有可能蕴发白痦。对本证的治疗，原文中提出用凉解之法，显然未能顾及所兼之湿邪，而所用荆芥、防风、陈皮等也有温燥之虑。所以如风温中出现白痦，可参考《温病条辨》中的薏苡竹叶散(苡仁、竹叶、滑石、白豆蔻、连翘、茯苓、通草)，以清化气分之湿热。

另外，对本证所出现的白痦，名之为白疹，并提出风邪与阳明营热相并则发斑，与太阴湿热相合则发疹，易与通常所说的疹混淆。可见当时医家对白痦的认识还未一致。至于自注中提出的在病久中虚、气分大亏后所发生的白疹，当属于枯痦之类，预后不良。对白痦的论述，叶天士《温热论》中较详，可以相互参看。

8. 风温夹毒

【原文】

风温证，身热咳嗽，口渴胸痞，头目胀大，面发泡疮者，风毒上壅阳络。当用荆芥、薄荷、连翘、玄参、牛蒡、马勃、青黛、银花之属，以清热散邪。(7)

自注：此即世俗所谓大头病也。古人用三黄汤主治，然风热壅遏，致络气不宣，头肿如斗，终不若仿普济消毒饮之宣络涤热为佳。

【评述】本节论述风温病中风毒上壅而致大头病的证治。

大头病又称大头瘟，陈氏将其归于风温病中，认为是一种风毒上壅阳络而引起的以头面肿胀、面发疱疮为特点的病证。其治疗取普济消毒饮之意，但原方中所用白僵蚕一味有清热散结之功，仍当用之。银花有清热解毒作用，加入甚是。而荆芥等药，如表邪已退则可不用。如里热较盛，原方中的黄芩、黄连亦当加入。

【原文】

风温毒邪，始得之，便身热口渴，目赤咽痛，卧起不安，手足厥冷，泄泻，脉伏者，热毒内壅，络气阻遏。当用升麻、黄芩、犀角、银花、甘草、豆卷之属升散热毒。(9)

自注：此风温毒邪壅于阳明气分者，即仲景所云阳毒病是也。五日可治，七日不可治，其邪犯气分，未入营阴，故可升散而愈。

【评述】本节论述风温毒邪壅于阳明气分的证治。

对本证的认识，当分辨其夹毒之根据：一是发病极快，即原文所说“始得之”即有火热亢盛之表现。二是有热毒壅阻的表现，即目赤咽痛，并出现了手足厥冷、脉伏等热毒内遏、阳气不能外达的症状。由此看来，所谓风温毒邪，是风热中热毒表现较甚者，基本的临床表现与风温仍是相似的。陈氏认为本病即为《金匮要略》中所说的阳毒病，似乎尚少确切的根据。至于对本证的治疗，陈氏强调乘“其邪犯气分，未入营阴，故可升散而愈”，实际用药并非纯用气分之药，更不是仅立足于升散一法，如所用犀角已为凉血解毒而设。所列豆卷一味，虽为针对泄泻而用，但这种泄泻并非肠中湿热所致，用之似较勉强。

(四)《湿热病篇》

《湿热病篇》是中医典籍中第一篇论述湿热病的专著，一般认为是清代医家薛雪(字生白，号一瓢，公元 1681—1770 年)所作，所以本书的成书年代不晚于乾隆三十五年(公元 1770 年)。本篇著作未见原本，存世版本有多种，记录的条文互有出入。据王孟英《温热经纬》中说：“此篇始见于舒松摩重刻《医师秘籍》”，其中载有前 35 条原文，其后有江白仙《温热病指南集》与吴子音《温热赘言》均收录了其中的 20 条，又另增补 11 条为 31 条本，名为《湿温症条例》。王孟英《温热经纬》中所收录的《湿热病篇》是取吴人陈秋咤(名赞府)的抄本，为 46 条本。以上述三种版本为主，在章楠《医门棒喝》、宋佑甫《南病别鉴》、《陈修园医书七十二种》、茅雨人《感证集腋》、《王旭高医书六种》、《中西医劝读十二种》等书中均有收载而编次互翼。章楠、王孟英、宋佑甫等医家还对本篇作注，对薛氏的学术观点进行了发挥和补充。南京中医学院在 1964 年所编的《温病学讲义》后附篇内收入了《湿热病篇》，并对原文进行了阐释、选注，作了按语。以后历版统编《温病学》教材中都收入本篇。

薛氏在《湿热病篇》中系统地论述了湿热性温病的发生规律，并对湿热性温病的临床表现和主要证治进行了具体的讨论。文中明确提出伤寒、温病、湿热三者有异，详尽地论述了湿热病证邪在卫分、气分、营血分以及后期阴伤等各种病理变化，使湿热病证的证治在温病学中自成体系，丰富充实了温病学说的内容。

薛氏《湿热病篇》的内容和主要学术思想有以下几个方面：

(1)揭示了湿热病的发病特点：湿热病发病多先内伤而生湿，然后再感受外湿，内外合邪而致病，初起即有里证，甚少单纯的表证。

(2)阐明了湿热病的发展规律：湿热致病的病变中心在脾胃，初起时以湿为主，但可化燥化火，所以继则多见热重于湿，甚至深入营血分的病变。在病变过程中常引起厥阴、少阳的变证。

(3)创"湿热三焦辨证"体系：本篇对湿热在气分的病变，按其在上、中、下三焦的不同分别立法论治，精辟地概括湿热病邪"蒙上、流下"、"上闭、下壅"以及闭阻三焦的致病特点，提出湿热病的治疗当立足于分解湿热，分利三焦。应注意的是，薛氏的三焦辨证与吴鞠通《温病条辨》中的三焦辨证所指内容并不相同。

(4)阐明了湿热病瘥后调理的辨治方法，使湿热病的辨治体系更臻完善。

本篇的问世，使温病学中的温热性、湿热性两大类温病证治内容趋于完整，所以后世医家都认为本篇是学习温病学的必读之作。如李清俊在《南病别鉴》序中誉道："其见之也确，其言之也详，其治之也得其宜，可为后世法，莫能出其范围者。"当代医家任应秋亦荐曰："湿热之变固多端，能得其治疗之要者，此作之外，殊不多觏，万宜习之而不可废。"

本书原文基本以《温热经纬》中所录者为依据，按内容进行了归纳分类，并加了小标题。但《温热经纬》中，王孟英对薛氏的部分自注作了删节，本书为了保留《湿热病篇》的原貌，将自注内容全部列出。

1. 湿热病提纲

【原文】

湿热证，始恶寒，后但热不寒，汗出胸痞，舌白，口渴不引饮。(1)

自注：此条乃湿热证之提纲也。湿热病属阳明太阴经者居多，中气实则病在阳明，中气虚则病在太阴。病在二经之表者，多兼少阳三焦，病在二经之里者，每兼厥阴风木，以少阳厥阴同司相火，阳明太阴湿热内郁，郁甚则少火皆成壮火，而表里上下充斥肆逆，故是证最易耳聋、干呕、发痉、发厥，而提纲中不言及者，因以上诸证，皆湿热证兼见之变局，而非湿热病必见之正局也。始恶寒者，阳为湿遏而恶寒，终非若寒伤于表之恶寒，后但热不寒，则郁而成热，反恶热矣。热盛阳明则汗出，湿蔽清阳则胸痞，湿邪内盛则舌白，湿热交蒸则舌黄，热则液不升而口渴，湿则饮内留而不引饮。然所云表者，乃太阴阳明之表，而非太阳之表。太阴之表四肢也、阳明也，阳明之表肌肉也、胸中也，故胸痞为湿热必有之证，四肢倦怠，肌肉烦疼，亦必并见。其所以不干太阳者，以太阳为寒水之腑，主一身之表，风寒必自表入，故属太阳。湿热之邪，从表伤者十之一二，由口鼻入者十之八九。阳明为水谷之海，太阴为湿土之脏，故多阳明太阴受病。膜原者，外通肌肉，内近胃腑，即三焦之门户，实一身之半表半里也，邪由上受，直趋中道，故病多归膜原。要之湿热之病，不独与伤寒不同，且与温病大异。温病乃少阴太阳同病，湿热乃阳明太阴同病也。而提纲中不言及脉者，以湿热之证，脉无定体，或洪或缓，或伏或细，各随证见，不拘一格，故难以一定之脉，拘定后人眼目也。

湿热之证，阳明必兼太阴者，徒知脏腑相连、湿土同气，而不知当与温病之必兼少阴比例。少阴不藏，木火内燔，风邪外袭，表里相应，故为温病。太阴内伤，湿饮停聚，客邪再至，内外相引，故病湿热。此皆先有内伤，再感客邪，非由腑及脏之谓。若湿热之证，不夹内伤，中气实者，其病必微，或有先因于湿，再因饥劳而病者，亦属内伤夹湿，标本同病。然劳倦伤脾为不足，湿饮停聚为有余，所以内伤外感孰多孰少，孰实孰虚，又在临证时权衡矣。

【评述】本条为湿热病的提纲。在本条中列举了湿热病初起的典型症状，自注则较深入系统地分析了湿热病的发生发展规律及病变特点。

1)湿热病初起的典型症状：薛氏所说的湿热病，这里主要是指湿温病，在初起时可有一些不同于其他温病的表现。如湿邪阻遏于脾胃之表的四肢、肌肉，因阳气不能宣达，所以可出现恶寒，同时还可以伴见发热、头身重疼、身体困重、脉濡缓、苔薄腻等症状。另外，由于湿热之邪侵犯脾胃引起中焦气机不畅，所以可出现胸脘痞闷。如湿阻中焦，致津液不能上承，可表现为口渴，但不多饮，或喜热饮。因体表有湿邪，与寒邪闭塞腠理不同，所以每见皮肤有汗。

2)湿热病的发病特点：对于湿热之邪侵犯人体的途径，薛氏提出了主要是从口鼻而入，但也有少数是从皮毛而入的，即所谓："湿热之邪，从表伤者十之一二，由口鼻入者十之八九"。这与吴又可及叶天士对外邪入侵途径的论述是一致的。同时薛氏也提出湿热之邪侵犯人体，具有"邪由上受，直趋中道，故病多归膜原"的特点，邪阻膜原可作为湿热病初起的一种形式。另外，薛氏提出湿热病的发病具有"内外合邪"的特点，即先由脾胃内伤，湿邪内盛，再感外在的湿邪，内外之邪相合而发病。这与叶天士所说的"里湿素盛，外邪入里，里湿为合"的含义也是吻合的。文中所说的"劳倦伤脾为不足，湿饮停聚为有余"当理解为劳倦损伤可使脾气不足而不能健运，此属虚中之虚；过饱或太逸可使脾气因实邪阻滞而失健运，则属虚中之实。不可一律视脾胃内伤为虚证，尚有虚实相兼，标本同病者。薛氏还认为"中气实者，其病必微"。此中气实与"中气实则病在阳明"的含义不同，是指脾胃尚健，里湿不盛的人，即使外感湿邪而患湿温，多数病轻而易愈。

3)湿热病的病变中心和病机特点：薛氏认为："湿热病属阳明太阴经者居多"，因阳明为水谷之海，太阴为湿土之脏，同气相求，故湿热病的病变中心在中焦脾胃。但因体质有所差异，所以又有"中气实则病在阳明，中气虚则病在太阴"的不同转归。

4)湿热病的正局变局：在本条条文中所列的六种症状为湿热病正局初起的见症，自注阐释了正局见症的病机且补充了湿热病兼见之变局。其中如阳明太阴湿热内郁化火，表里上下充斥肆逆，可窜及少阳或厥阴。因胆经循行过耳，胆火上冲而见耳聋、干呕；火郁心包而发厥，引动肝风则发痉。对于正局和变局的区别，一般以病变在脾胃气分者为正局，如病变涉及心、肝、肾等脏腑，或出现了营血分的病变，则多归于变局。

5)湿热病与温病、伤寒的区别：薛氏在自注中明确提出：湿热之病"与温病大异"，这里所说的"温病"主要是指伏气温病的春温。春温为少阴太阳同病，也就是春温病系邪伏少阴，少阴之水不足而厥阴风火内盛，感受外邪而发病。湿热病则是太阴阳明同病，即湿热之邪犯于脾胃而发病。所以在临床上的表现两者虽都有发热、恶寒，但春温病初起里热亢盛，湿热病初起则表湿症状明显，所以并不难区别。薛氏又指出湿热病表证与伤寒表证的区别，主要在于湿热病的表证是太阴和阳明之表，即主要表现为四肢、肌肉与胸中的症状，所以湿热病初起必见四肢倦怠，肌肉烦疼，胸痞等表现，同时还有苔腻、渴不欲饮，有汗等症状。而伤寒表证为寒邪束表，表现为太阳表寒证，如恶寒发热、头痛、身痛、无汗、脉浮紧等。薛氏通过对寒、温、湿辨异，使湿热病自成体系，从而为温病证治明确分为温热、湿热两大类奠定了基础。

2. 邪在卫表

【原文】

湿热证，恶寒无汗，身重头痛。湿在表分，宜藿香、香薷、羌活、苍术皮、薄荷、牛蒡子等

味。头不痛者，去羌活。(2)

自注：身重恶寒，湿遏卫阳之表证，头痛必夹风邪，故加羌活，不独胜湿，且以祛风。此条乃阴湿伤表之候。

【评述】本条论述湿邪伤表尚未化热的证治，也就是自注所说的"阴湿伤表"之候。

因湿热之邪初犯人体时，其性质以湿为主，而热象不显著，湿困卫表，卫阳郁闭故见恶寒、无汗；湿着肌腠，气机阻遏则见身重头痛。因湿未化热，病位在表，里湿不著，故用藿香、苍术皮、香薷等芳香辛散之品，佐以羌活祛风胜湿，薄荷、牛蒡宣透卫表。"因于湿首如裹"，故湿热病头重头胀者为多，而头痛乃夹风之征，故头不痛者去羌活。

【原文】

湿热证，恶寒发热，身重，关节疼痛。湿在肌肉，不为汗解，宜滑石、大豆黄卷、茯苓皮、苍术皮、藿香叶、鲜荷叶、白通草、桔梗等味，不恶寒者，去苍术皮。(3)

自注：此条外候与上条同，惟汗出独异，更加关节疼痛，乃湿邪初犯阳明之表。而即清胃脘之热者，不欲湿邪之郁热上蒸，而欲湿邪之淡渗下走耳。此乃阳湿伤表之候。

【评述】此条论述湿邪伤表湿已化热的证治，即自注所谓"阳湿伤表"之候。是与上条"阴湿伤表"相对而言。

湿为阴邪，本不能再分阴阳，薛氏于此乃是依据湿热之多少而把湿热之邪初犯人体时所出现的表证划分为两类：其湿邪偏胜，尚未化热，见症以湿象偏著者为"阴湿"；湿已化热，见症以热象明显者则为"阳湿。"薛氏认为二者的辨证关键在于汗之有无，故自注曰："此条外候与上条同，惟汗出独异"。可见汗之有无是反映湿邪是否化热的重要标志之一。又因湿热初犯阳明之表见关节疼痛，与上条所表现的身重有所不同，所以治疗除仍取上条藿香、苍术皮以芳化辛散外，还配合滑石、大豆黄卷、茯苓皮、通草、荷叶等淡渗凉泄之品以渗湿泄热。蕴热已成，故去辛温燥烈的香薷、羌活等。卫表郁闭不甚而不恶寒者则去苍术皮。

【原文】

湿热证，胸痞发热，肌肉微疼，始终无汗者，腠理暑邪内闭。宜六一散一两，薄荷叶三四分，泡汤调下即汗解。(21)

自注：湿病发汗，昔贤有禁。此不微汗之，病必不除。盖既有不可汗之大戒，复有得汗始解之治法，临证者当知所变通矣。

【评述】本条论述湿热郁于肌表，邪不得外泄之候的证治。

本证见发热而无恶寒，知湿邪已化热，但仅见肌肉微疼、胸痞等症状，故为邪犯阳明之表的轻证。湿热郁闭腠理，气机受阻而始终无汗，所以用六一散加薄荷叶(即鸡苏散)使得微汗而解。历来医家有湿病禁汗之说，本条却又强调汗解，是因为腠理有所郁闭，必用轻宣透达之品使卫气通调，气机条畅，湿开热透，则邪随汗解。湿病禁汗则主要指湿病不能用辛温发汗，与本条所述不同。

本条内容与上条都是湿热在表之证，但本证邪势不甚，而且不见恶寒。至于原文所说"暑邪内闭"中的暑邪是指暑湿病邪中邪之轻者。

3. 邪在气分

(1)邪在上焦

【原文】

湿热证，初起壮热口渴，脘闷懊侬，眼欲闭，时谵语。浊邪蒙闭上焦，宜涌泄，用枳壳、桔梗、淡豆豉、生山栀，无汗者加葛根。(31)

自注：此与第九条宜参看，彼属余邪，法当轻散；此则浊邪蒙闭上焦，故懊侬脘闷。眼欲闭者，肺气不舒也。时谵语者，邪郁心包也。若投轻剂，病必不除。《经》曰："高者越之"。用栀豉汤涌泄之剂，引胃脘之阳而开心胸之表，邪从吐散。

【评述】本条论述湿热浊邪蒙闭上焦气分之候的证治。

湿热证初起就见壮热口渴，脘闷懊侬，显然为湿邪化热，已入气分，阻于上焦，气机不畅之证。上焦湿热浊邪蒙蔽清阳，扰及心神则见眼欲闭、时谵语等症状。此属轻度的神志症状，与热入心包之昏愦谵语，舌质红绛者固然不同，也与同属气分的湿热酿痰蒙蔽心包之神志昏蒙，时清时昧有轻重之别。至于自注所说眼欲闭因"肺气不舒"，较为勉强。从本条用药来看，仅用栀子豉汤加枳壳、桔梗轻宣上焦气机以透邪外达，更可知本证非属热势壮盛、谵语频作之重证。条文和自注中所言"涌泄"，是沿袭古人栀豉汤为涌泄剂之说，而本条所列药物的作用主要在于清宣上焦胸膈郁热，服药后也不会发生涌泄的后果。

【原文】

湿热证，初起即胸闷不知人，瞀乱〔1〕大叫痛。湿热阻闭中上二焦，宜草果、槟榔、鲜菖蒲、芫荽、六一散各重用，或加皂角，地浆水〔2〕煎。(14)

自注：此条乃湿热俱盛之候。而去湿药多清热药少者，以病邪初起即闭，不得不以辛通开闭为急务，不欲以寒凉凝滞气机也。

【注释】

〔1〕瞀乱：瞀音冒(mào)，视物不明，甚至昏蒙。瞀乱为视物不明，心中闷乱，甚至神识昏蒙。

〔2〕地浆水：把新汲水倒入约三尺深的黄土坑，俟其沉淀后，取清液用。有清暑解毒作用。

【评述】本条论述湿热秽浊阻闭上中二焦的证治。

湿热病发病之初即见胸闷，不知人事，神志昏乱而大叫痛，这是湿热秽浊之邪阻闭上中二焦，引起气机壅塞而发生逆乱所致，是湿热病的一种特殊类型，发病较急而病情较重。其发病原因是由于夏秋间暑湿交蒸，秽浊气盛，素体虚弱不耐暑热，或素有湿热内盛，感受其气而发病，每伴见头胀、头重、恶心、欲呕吐不得、腹胀、苔白腻垢浊等症状。

本条所列病证，颇似痧证，俗称"发痧"。薛氏认为属于湿热俱盛之候，但从症状表现来看，以湿热秽浊之邪为主，热势并不盛。所以治疗主以辛通开泄之品，以利气宣通、化湿泄浊为急务。方以草果、槟榔辛开理气，菖蒲、芫荽芳香辟秽，六一散清利湿热，皂角辟秽解毒。临床治此痧证多用中成药，如玉枢丹、紫金锭、藿香正气水、十滴水、行军散冲服，或以刮痧法，针刺法急救之。

(2)邪在中焦

【原文】

湿热证，寒热如疟。湿热阻遏膜原，宜柴胡、厚朴、槟榔、草果、藿香、苍术、半夏、干菖蒲、六一散等味。(8)

自注：疟由暑热内伏，秋凉外束而成。若夏月腠理大开，毛窍疏通，安得成疟。而寒热有定期，如疟证发作者，以膜原为阳明之半表半里，热湿阻遏，则营卫气争，证虽如疟，不得与疟同治，故仿又可达原饮之例，盖一由外凉束，一由内湿阻也。

【评述】本条论述湿热阻遏膜原的证治。

薛氏在第1条自注中已指出膜原实一身之半表半里，本条又言膜原为阳明之半表半里。

意在明确此证既非阳明里证，又与少阳半表半里证不尽相同，乃属邪伏半表半里而兼阻脾胃，究其病位还是偏于少阳，并兼有湿热秽浊阻遏脾胃，主要并不在阳明。本证表现寒热如疟，但不似疟疾之寒热发作有定期，而是寒热交替或寒热起伏，另外还可见舌苔白腻甚或满布垢浊，苔如积粉，脘腹满闷等湿浊内盛的症状。治用吴又可达原饮中的厚朴、槟榔、草果苦温燥湿，疏利中焦，去知母、芍药、黄芩意在专力治湿，加柴胡、藿香、苍术、半夏、干菖蒲以增强利气燥湿之力，六一散利湿泄热。诸药合用可奏宣透膜原，辟秽化浊之功效。

自注中提出本证与疟疾相类而有别，但以“一由外凉束，一由内湿阻”来概括二者的区别似欠妥，因疟疾亦有兼内湿者，且非一概至秋凉发作，当从病因、病机、治法全面分析区别之。

【原文】

湿热证，舌遍体白，口渴。湿滞阳明，宜用辛开，如厚朴、草果、半夏、干菖蒲等味。(12)

自注：此湿邪极盛之候。口渴乃液不上升，非有热也。辛泄太过即可变而为热，而此时湿邪尚未蕴热，故重用辛开，使上焦得通，津液得下也。

【评述】本条论述湿邪极盛，阻滞中焦而尚未化热的证治。

舌苔满布白腻是湿浊极盛的重要标志。口渴为湿邪内阻，津不上承所致，虽口渴而不欲饮，所以与热盛阴伤所致的口渴不同。薛氏所谓“湿滞阳明”，当理解为湿浊阻于中焦脾胃，病机重点在于脾，其他见症还应有脘痞、恶心、腹胀等湿阻脾胃的症状。由于湿邪尚未化热，治宜重用辛开之剂理气化湿，使上焦通达，气机宣畅，津液得以上输下布，湿浊随之而解。本条所用药物都是温燥之品，所以只适宜用于湿盛之证，如用后湿邪得化，就不能再用。

【原文】

湿热证，初起发热，汗出胸痞，口渴舌白。湿伏中焦，宜藿梗、蔻仁、杏仁、枳壳、桔梗、郁金、苍术、厚朴、半夏、干菖蒲、佩兰叶、六一散等味。(10)

自注：浊邪上干则胸闷，胃液不升则口渴。病在中焦气分，故多开中焦气分之药。此条多有挟食者，其舌根见黄色，宜加瓜蒌、楂肉、莱菔子。

【评述】本条论述湿伏中焦，始见化热，湿重于热者的证治。

本证是湿热病较常见的病证，所列症状与提纲中所述的初起典型证候相类似，但无恶寒，说明湿邪已不在表，而是内阻于中焦。所以本证虽称“初起”，实际上多从初起的邪遏卫气证发展而来。湿遏中焦气机则胸次痞满，湿阻津液不得上升则口渴不欲饮，湿重则见白滑白腻之苔，湿热交结蕴蒸则汗出而热不减。本证系湿邪偏重，始有化热之象，故治宜辛开化湿为主，少佐清热。所用杏仁、桔梗、枳壳轻苦微辛，宣利肺气，取其气化则湿化；藿香、佩兰、菖蒲、蔻仁、郁金芳香运脾化湿；苍术、厚朴、草果、半夏辛苦而温，可理气燥湿化浊；因湿已化热用六一散淡渗清热利湿。本条所列的宣湿、化湿、燥湿、利湿四法体现了薛氏治湿的基本大法，对临床颇具指导意义。自注中尚提出若夹食滞而舌根黄者加瓜蒌、楂肉、莱菔子，可作临证参考。

【原文】

湿热证，舌根白，舌尖红。湿渐化热，余湿犹滞，宜辛泄佐清热，如蔻仁、半夏、干菖蒲、大豆黄卷、连翘、绿豆衣、六一散等味。(13)

自注：此湿热参半之证。而燥湿之中，即佐清热者，亦所以存阳明之液也。上二条凭验舌以投剂，为临证时要诀，盖舌为心之外候，浊邪上熏心肺，舌苔因而转移。

【评述】本条论述中焦湿渐化热而阻于中焦的证治。

本证临床表现特点为舌根白腻，舌尖红，表明湿渐化热，自注虽称为“湿热参半之证”，但热势尚不炽盛，仍属湿重热轻之证。除舌苔表现外，还可见胸痞、恶心呕吐、身热有汗不解、脉濡数等症。治宜辛泄与清热并施，在用蔻仁、半夏、菖蒲辛散开泄的同时，配合大豆黄卷、连翘清热，六一散、绿豆衣清热利湿，较上条增加了清热药，实为湿热两解之法。湿已化热易耗伤津液，但余湿尚在，若妄投滋润又有助湿之弊，佐以清热可达到保津存液的目的，如薛氏自注所言：“即佐清热者，亦所以存阳明之液也。”

以上三条均是论述湿热在中焦而湿重于热的病证，主要以舌诊来辨别，即薛氏所主张“凭验舌以投剂，为临证时要诀。”三种病证的舌苔分别为舌遍体白，舌白及舌根白、舌尖红，足见验舌对于湿热病的重要性。但判断湿热之偏盛还应当四诊合参，全面分析。

【原文】

湿热证，壮热口渴，自汗，身重，胸痞，脉洪大而长者，此太阴之湿与阳明之热相合，宜白虎加苍术汤。(37)

自注：热渴自汗，阳明之热也；胸痞身重，太阴之湿兼见矣；脉洪大而长，知湿热滞于阳明之经，故用苍术白虎汤以清热散湿，然乃热多湿少之候。白虎汤仲景用以清阳明无形之燥热也，胃汁枯涸者，加人参以生津，名曰白虎加人参汤，身中素有痹气者，加桂枝以通络，名曰桂枝白虎汤，而其实意在清胃热也。是以后人治暑热伤气身热而渴者，亦用白虎加人参汤；热渴汗泄，肢节烦疼者，亦用白虎加桂枝汤；胸痞身重兼见，则于白虎汤中加入苍术以理太阴之湿；寒热往来兼集，则于白虎汤中加入柴胡，以散半表半里之邪。凡此皆热盛阳明，他证兼见，故用白虎清热，而复各随证以加减。苟非热渴汗泄，脉洪大者，白虎便不可投。辨证察脉，最宜详审也。

【评述】本条论述阳明热盛，太阴湿阻，热重湿轻证的证治。

本证见壮热口渴，自汗，脉洪大而长，为阳明热盛的典型表现；胸痞，身重又为湿阻太阴的征象。所以薛氏称本条乃“太阴之湿与阳明之热相合”。对此，治宜清热为主兼以化湿，采用白虎汤清阳明实热，佐以苍术专化太阴之湿。白虎加苍术汤出于朱肱《类证活人书》，历代医家多用于治湿温，近年也有用于治疗风湿热、暑热夹湿、疟疾等病证的报道。薛氏自注中详细列举了白虎汤加味诸法，由于阳明热盛在温热病中常见，又每兼其他见症，所以白虎汤的加味方法甚多，古人在这方面积累了丰富有效的治疗经验，可供临证参考。

至于自注中所云：“苟非热渴汗泄，脉洪大者，白虎便不可投。”临床上不必完全拘泥非四大症俱见才能投用白虎汤，只要证属阳明热盛者便可灵活运用。另外，自注所说“脉洪大而长，知湿热滞于阳明之经”，似较牵强，因洪大而长之脉在一般阳明热盛证中每可见到，不能据此而诊断为湿热滞于阳明。

(3)邪在下焦

【原文】

湿热证，数日后自利，溺赤，口渴。湿流下焦，宜滑石、猪苓、茯苓、泽泻、萆薢、通草等味。(11)

自注：下焦属阴，太阴所司。阴道虚故自利，化源滞则溺赤，脾不转津则口渴。总由太阴湿盛故也。湿滞下焦，故独以分利为治，然兼证口渴胸痞，须佐入桔梗、杏仁、大豆黄卷开泄中上，源清则流自洁，不可不知。以上三条，俱湿重于热之候。

湿热之邪不自表而入，故无表里可分，而未尝无三焦可辨，犹之河间治消渴亦分三焦者是也。夫热为天之气，湿为地之气，热得湿而愈炽，湿得热而愈横。湿热两分，其病轻而缓，湿热两合，其病重而速。湿多热少则蒙上流下，当三焦分治，湿热俱多则下闭上壅而三焦俱困矣。犹之伤寒门二阳合病、三阳合病也。盖太阴湿化、三焦火化，有湿无热止能蒙蔽清阳，或阻于上，或阻于中，或阻于下，若湿热一合则身中少火悉化为壮火，而三焦相火有不起而为虐者哉？所以上下充斥，内外煎熬，最为酷烈。兼之木火同气，表里分司，再引肝风，痉厥立至。胃中津液几何，其能供此交征乎？至其所以必属阳明者，以阳明为水谷之海，鼻食气，口食味，悉归阳明。邪从口鼻而入，则阳明为必由之路。其始也，邪入阳明，早已先伤其胃液，其继邪盛三焦，更欲资取于胃液，司命者可不为阳明顾虑哉？

或问木火同气，热盛生风，以致痉厥，理固然矣。然有湿热之证里极热，不痉不厥者何也？余曰：风木为火热引动者，原因木气素旺，肝阴先亏，内外相引，两阳相煽，因而动张。若肝肾素优，并无里热者，火热安能招引肝风也！试观产妇及小儿，一经壮热便成瘛疭者，以失血之后，与纯阳之体，阴气未充，故肝风易动也。

或问曰：亦有阴气素亏之人，病患湿热，甚至斑疹外见，入暮谵语，昏迷而不痉不厥者，何也？答曰：病邪自盛于阳明之营分，故由上脘而熏胸中，则入暮谵妄。邪不在三焦气分，则金不受囚，木有所畏，未敢起而用事，至于斑属阳明，疹属太阴，亦二经营分热极，不与三焦相干，即不与风木相引也。此而痉厥，必胃中津液尽涸，耗及心营，则肝风亦起，而其人已早无生理矣。

【评述】本条论述湿流下焦，泌别失职者的证治。

如湿热之邪下流下焦，可引起大肠传导失司，膀胱气化不利，表现为大小便的异常。本条中提出的自利，与脾虚便中完谷不化及湿热内蕴而便下黄臭者不同。因病位主要在下焦，当治以分利为主，用渗湿之品，如滑石、猪苓、茯苓、泽泻、萆薢、通草等味。小便通利则便泄自止，湿邪一去则口渴自愈，所谓“治湿不利小便非其治也。”然本证病机变化不局限于下焦，故薛氏还指出兼症可见口渴、胸痞，须佐入桔梗、杏仁、大豆黄卷开泄中上。肺为水之上源，宣其上则有助于下焦水道的通利，此即“源清则流自洁”之意。

自注中所说的“阴道虚故自利”非指虚证，当理解为肠道功能失司，湿胜则濡泄。

在自注中对湿热致病的特点又进行了较详细的论述，是对首条提纲内容的补充。如提纲中已论及湿热之邪多由口鼻而入，本条又提出：“湿热之邪不自表而入，故无表里可分。”即湿热之邪致病，初起就见里证，甚少单纯的表证。在自注内对湿热证从三焦辨治：湿多热少可蒙上流下，分阻于上、中、下三焦；湿热俱盛则下闭上壅而三焦俱困等病理变化进行了系统的论述。

【原文】

湿热证，四五日，忽大汗出，手足冷，脉细如丝或绝，口渴，茎痛，而起坐自如，神清语亮。乃汗出过多，卫外之阳暂亡，湿热之邪仍结，一时表里不通，脉故伏，非真阳外脱也，宜五苓散去术加滑石、酒炒川连、生地、芪皮等味。(29)

自注：此条脉证，全似亡阳之候，独于举动神气得其真情。噫！此医之所以贵识见也。

【评述】本条论述湿热病卫阳暂亡而湿热结于下焦的证治。

湿热证病变过程中忽见大汗出，手足冷，脉细欲绝，极似阴寒内盛、阳气外脱之证，但同时观其神情举动，仍起坐自如，神清语亮，全无亡阳虚脱当见的神气虚惫，但欲寐，语声低微等现象，所以可判断是由于一时汗出过多，卫阳随汗泄越而暂亡，在里之阳气一时未能达于肌表所致。且下焦仍有湿热蕴结，亦使一时表里不通，故大汗出的同时见手足冷，脉伏(文中又说脉细如丝或绝)。其阴茎内疼痛正是湿热蕴结下焦的征象，口渴为汗出过多，阴液耗伤所致。

对本证的治疗，用五苓散去术(即四苓散)加滑石，使在下焦的湿热之邪能因势利导从小便而出；芪皮固卫气以止汗；川连可增加清化湿热的作用，酒炒黄连取其性兼流通，防其守而不走；生地则可清火救阴。

4. 邪入营血

【原文】

湿热证，壮热口渴，舌黄或焦红，发痉，神昏谵语或笑。邪灼心包，营血已耗，宜犀角、羚羊角、连翘、生地、玄参、钩藤、银花露、鲜菖蒲、至宝丹等味。(5)

自注：上条言痉，此条言厥。温暑之邪本伤阳气，及至热极逼入营阴，则津液耗而阴亦病。心包受灼，神识昏乱，用药以清热救阴，泄邪平肝为务。

【评述】本条讨论湿热化燥，内陷心营的证治。

本证见壮热口渴，舌黄或焦红，为湿热已化燥化火，里热亢盛所致；舌焦红为邪热由气入营，劫灼营阴之征；神昏谵语或笑系热灼心包，发痉系邪热引动肝风所致。综观本证乃气营两燔之候，故治用犀角、生地、玄参清心凉营、滋阴养液，银花露、连翘清气泄热，羚羊角、钩藤凉肝息风。且所用至宝丹长于芳香辟秽，菖蒲可芳香宣窍，辟秽化浊，更可知本证由湿热化燥而来。银花露有清泄芳化作用，亦符合叶天士《温热论》中“如从湿热陷入者，犀角、花露之品，参入凉血清热方中”的营分证治疗大法。但所选药物中清气分邪热者尚嫌不足，若热势壮盛，口渴甚者，当加入石膏、知母等味。

【原文】

湿热证，壮热烦渴，舌焦红或缩，斑疹，胸痞，自利，神昏痉厥。热邪充斥表里三焦，宜大剂犀角、羚羊角、生地、玄参、银花露、紫草、方诸水[1]、金汁、鲜菖蒲等味。(7)

自注：此条乃痉厥中之最重者，上为胸闷，下夹热利，斑疹痉厥，阴阳告困。独清阳明之热，救阳明之液为急务者，恐胃液不存，其人自焚而死也。

【注释】

〔1〕方诸水：又名明水，方诸为古代在月下承取露水的器具名称。一说方诸水用大蛤，磨之令热，向月取之则水生，即当明月当空时取蚌体分泌之汁液，性甘寒无毒，功能止渴除烦、明目定心。

【评述】本条论述湿热化燥，热邪充斥表里三焦的证治。

湿热化燥化火，由气分陷入血分，既见壮热烦渴等气分热炽之证，又见舌焦红或缩，外发斑疹等热燔血分之象。热毒极盛充斥于上则胸痞，下迫大肠则自利，窜入手足厥阴则见神昏痉厥，病情甚重，正如自注云：“此条乃痉厥中之最重者”。对本证的治疗，薛氏提出“独清阳明之热，救阳明之液为急务”的治疗原则。因湿热化燥后，如同温热病一样，亦最虑伤阴，阴液不竭，其人不死，存得一分阴液，便有一分生机。重用大剂清热救阴之品，如犀角、羚羊角凉血清肝，银花、紫草、金汁清热解毒，为清热以救阴的治本之法。配合生地、玄参滋养阴液，方诸水清热止渴除烦，菖蒲化痰开窍。

【原文】

湿热证，上下失血或汗血。毒邪深入营分，走窜欲泄，宜大剂犀角、生地、赤芍、丹皮、连翘、紫草、茜根、银花等味。(33)

自注：热逼而上下失血、汗血，势极危而犹不即坏者，以毒从血出，生机在是，大进凉血解毒之剂，以救阴而泄邪，邪解而血自止矣。血止后，须进参、芪善后乃得。汗血即张氏所谓肌衄也。《内经》谓:“热淫于内,治以咸寒”,方中当增入咸寒之味。

【评述】本条论述湿热化燥深入营血,热盛动血的证治。

湿热化燥化火而热毒内陷血分,损伤血络,迫血外溢,可以出现各种出血见证。如阳络伤则血从上溢而为衄血、吐血;阴络伤则血从下溢而为尿血、便血;血从肌肤汗孔外溢则为汗血,又名肌衄。上述出血证均属血热沸炽,迫血妄行所致,每伴有狂乱躁扰、皮肤斑疹密布,舌质深绛等症状,故曰“势极危。”原文中虽只提“深入营分”,实际已盛于血分。原文提出,“毒从血出”,但须防血出过多导致气随血脱。当急以大剂凉血解毒使其“邪解而血自止”,薛氏用犀角地黄汤凉血化瘀,再加银花、连翘、紫草清热解毒,茜草活血行瘀。自注最后提出方中当增入咸寒之味,是遵《内经》“热淫于内,治以咸寒”之旨。因出血过多必伤阴,咸伤入肾,咸寒可清热养阴,如玄参、知母、阿胶之类皆可用。

对本证的治疗,薛氏强调“邪解而血自止”,即认为不可“见血止血”,这一点是治疗血热动血之证的要领。但文中所说的血止后要进参、芪以善后,却不可一概而论,如属出血后阳气随之耗伤者,可以用参、芪以补气,但对于血止后热邪未尽或虚热内生者,滥用参、芪反能助热伤阴。

【原文】

湿热证,经水适来,壮热口渴,谵语神昏,胸腹痛,或舌无苔,脉滑数。邪陷营分,宜大剂犀角、紫草、茜根、贯众、连翘、鲜菖蒲、银花露等味。(32)

自注:热入血室,不独妇女,男子亦有之,不第凉血,亦须解毒,然必重剂乃可奏功。

【评述】本条讨论湿热化燥化火,热入血室的证治。

湿热病症见壮热、口渴、神昏谵语,与阳明热盛津伤之候相类似,但因发生于经水适来之际,且无大汗出、大渴、脉洪大、苔黄燥等阳明热炽之象,而见胸腹痛(当以少腹疼痛为主),舌无苔(舌质多红绛)等热毒内陷、营血凝滞、热瘀互结之象。所以诊断为热入血室之证。本证神昏谵语为营血分邪热扰乱心神所致。综合本证的病机,邪在血分而不在气分,所以治疗的重点在于凉血解毒、活血化瘀。薛氏主张用重剂治之,用药如犀角、紫草、连翘、银花露、贯众等,另加鲜菖蒲辟秽开窍,茜根活血散瘀。

热入血室一证始见于《伤寒论》,至《金匮要略》将此证收列于妇人杂病篇。历代温病学家如吴又可、叶天士、吴鞠通、王孟英、何廉臣等分别论述了热入血室的多种类型,其因有肝胆气机失调、血热、瘀热互结、气血两燔等不同,病机、治法亦不一。薛生白提出男子亦有之,此说可供参考。一般认为热入血室的发生与月经来潮有关,故以女子为多见。

5. 变证、类证

(1)变证

【原文】

湿热证,三四日即口噤,四肢牵引拘急,甚则角弓反张。此湿热侵入经络脉隧中,宜鲜地龙、秦艽、威灵仙、滑石、苍耳子、丝瓜藤、海风藤、酒炒黄连等味。(4)

自注:此条乃湿邪夹风者。风为木之气,风动则木张,乘入阳明之络则口噤,走窜太阴之经则拘挛,故药不独胜湿,重用息风,一则风药能胜湿,一则风药能疏肝也。选用地龙、诸藤者,欲其宣通脉络耳。

或问仲景治痉原有桂枝加栝蒌根及葛根汤两方,岂宜于古而不宜于今耶?今之痉者与厥相连,仲景不言及厥,岂《金匮》有遗文耶?余曰:非也。药因病用,病源既异,治法自殊。伤寒之痉自外来,证属太阳,治以散外邪为主;湿热之痉自内出,波及太阳,治以息内风为主。

盖三焦与肝同司相火，中焦湿热不解，则热盛于里而少火悉成壮火，火动则风生而筋挛脉急，风煽则火炽而识乱神迷。身中之气随风火上炎而有升无降，常度尽失，由是而形若尸厥。正《内经》所谓："血之与气，并走于上，则为暴厥"者是也。外窜经脉则成痉，内侵膻中则为厥。痉厥并见，正气犹存一线，则气复反而生，胃津不克支持，则厥不回而死矣。所以痉与厥往往相连，伤寒之痉自外来者，安有是哉？

暑月痉证与霍乱同出一源，风自火生，火随风转，乘入阳明则呕，贼及太阴则泻，是名霍乱；窜入筋中则挛急，流入脉络则反张，是名痉。但痉证多厥，霍乱少厥。盖痉证风火闭郁，郁则邪势愈甚，不免逼乱神明，故多厥；霍乱风火外泄，泄则邪热外解，不至循经而走，故少厥。此痉与霍乱之分别也。然痉证邪滞三焦，三焦乃火化，风得火而愈煽，则逼入膻中而暴厥；霍乱邪走脾胃，脾胃乃湿化，邪由湿而停留，则淫及诸经而拘挛。火郁则厥，火窜则挛。又痉与厥之遗祸也，痉之挛结乃湿热生风，霍乱之转筋乃风来胜湿。痉则由经及脏而厥，霍乱则由脏及经而挛，总由湿热与风淆乱清浊、升降失常之故。夫湿多热少，则风入土中而霍乱；热多湿少，则风乘三焦而痉厥。厥而不返者死，胃液干枯，火邪盘踞也；转筋入腹者死，胃液内涸，风邪独劲也。然则胃中之津液所关顾不钜哉？厥证用辛开，泄胸中无形之邪也；干霍乱用探吐，泄胃中有形之滞也。然泄邪而胃液不上升者，热邪愈炽；探吐而胃液不四布者，风邪更张，终成死候，不可不知。

【评述】本条论述湿热夹风侵犯经络而致痉的证治。

本证所论是湿热之邪犯于人体三四日时，发生口噤、四肢拘急，甚至角弓反张。其病是因湿热之邪夹风侵犯阳明、太阴经络之故。因阳明胃经夹口环唇，湿热夹风侵入阳明胃经则见口噤；脾主四肢，湿邪走窜太阴脾经则四肢牵引拘挛，甚则角弓反张。薛氏认为此证病理为"湿热侵入经络脉隧中"，实际是指侵犯脾胃之经络而言。又由于病起三四日，痉证发生较早，并未见化燥化火所致的高热、神昏、脉洪数等热盛动风之象，当属外风。薛氏用药亦从治外风着手，如地龙、秦艽、威灵仙、苍耳子可祛风胜湿，丝瓜藤、海风藤疏通经络，配合滑石、黄连利湿清热，并未用平息内风之药，故薛氏原文所说："重用息风"，似欠贴切。

在自注中另提出两则鉴别诊断：一是论伤寒痉与湿热痉有别，二是论霍乱与暑月痉证同源而症有异。伤寒之痉自外而来，证属太阳，治以散外邪为主，仲景以栝蒌加桂枝汤、葛根汤分治刚柔二痉；湿热之痉自内而出，波及太阳，因中焦湿热不解，散盛于里，火动风生，外窜经脉为痉，甚则风煽火炽，内侵心包为厥。夏月痉证与霍乱皆由"湿热与风淆乱清浊、升降失常"而发，即所谓"同出一源"。但霍乱多为湿多热少，邪走脾胃而见吐泻，淫及诸经而拘挛，是由脏及经而发痉，其吐泻可使风火外泄，不至循经而走，故霍乱少见厥证，治当泄胃中有形之滞；湿热之痉乃热多湿少，湿热生风，风火相煽，窜入筋中则挛急，风火内郁，逼入心包扰乱神明则多见厥证，是由经及脏所致，治宜泄胸中无形之热邪。

【原文】

湿热证，发痉，神昏笑妄，脉洪数有力，开泄不效者，湿热蕴结胸膈，宜仿凉膈散；若大便数日不通者，热邪闭结肠胃，宜仿承气微下之例。(6)

自注：此条乃阳明实热，或上结或下结。清热泄邪止能散络中流走之热，而不能除肠中蕴结之邪，故阳明之邪仍假阳明为出路也。

【评述】本条讨论湿热化燥致成里结而发痉厥的证治。

本条症见脉洪数有力，或有大便数日不通，乃湿热化燥，阳明实热内结之象。其出现发痉、神昏笑妄，是因邪热波及手足厥阴，引动肝风则痉，火郁心包则厥，与湿热病邪化燥化火而陷心包之神昏发痉，脉细数或弦数，舌必红绛不同。故辨别本证的关键在于舌脉。另“开泄不效”是指经用安宫牛黄丸、至宝丹等清心开窍之剂无效，更证明本证非邪入心肝，而是阳明实热上结或下结所致。对本证的治疗，文中提出要根据热结部位不同选方：上结者结于胸脘，宜仿凉膈散以凉泄在上之实热；下结者结于肠腑，宜仿承气汤微下。总之，对本证的治疗当针对邪热之所在，以通下之剂攻下胃肠实热。薛氏所谓“阳明之邪仍假阳明为出路”，为治疗本类病证的基本原则，实为釜底抽薪之意。

【原文】

湿热证，发痉撮空，神昏笑妄，舌苔干黄起刺或转黑色，大便不通者，热邪闭结胃腑，宜用承气汤下之。(36)

自注：撮空一证，昔贤谓非大实即大虚，虚则神明涣散，将有脱绝之虞，实则神明被逼，故多撩乱之象。今舌苔黄刺干涩，大便闭而不通，其为热邪内结阳明，腑热显然矣。徒事清热泄邪，止能散络中流走之热，不能除胃中蕴结之邪，故假承气以通地道，然舌不干黄起刺者，不可投也。承气用硝、黄，所以逐阳明之燥火实热，原非湿热内滞者所宜用，然胃中津液为热所耗，甚至撮空撩乱，舌苔干黄起刺，此时胃热极盛，胃津告竭，湿火转成燥火，故用承气以攻下，承气者所以承接未亡之阴气于一线也。湿温病至此，亦危矣哉。

【评述】本条论述湿热化燥，热结阳明而致神昏痉厥的证治。

本条实为第6条的补充，病理均属阳明热结，窜及厥阴心包、肝经而发神昏痉厥。但本证又见撮空一症，其表现为神志昏糊时两手无意识地抓空而动，尚见舌苔干黄起燥，或转黑色，大便不通等症，较之第6条所述病证，阴液耗伤更甚。本证所见的撮空，显然为腑实邪热扰于厥阴所致，证属实，绝非元气将脱，神明涣散所致大虚之证。故治疗仍当以“假阳明为出路”之法，用承气攻下邪热，以“承接未亡之阴气于一线”。若阴津耗伤较甚者，当配合养阴生津之品以滋阴攻下。

【原文】

湿热证，口渴，苔黄起刺，脉弦缓，囊缩舌硬，谵语昏不知人，两手搐搦。津枯邪滞，宜鲜生地、芦根、生首乌、鲜稻根等味。若脉有力，大便不通，大黄亦可加入。(35)

自注：胃津劫夺，热邪内踞，非润下以泄邪，则不能达，故仿承气之例，以甘凉易苦寒，正恐胃气受伤，胃津不复也。

【评述】本条论述湿热化燥，热结阴伤而昏痉的证治。

本证见口渴、苔黄起刺的同时，又见神昏谵语、发痉，知阳明实热内结波及手足厥阴所致。再从囊缩、舌硬、脉弦缓等症分析，阳明胃热引动肝风且劫烁阴液，筋脉拘急而抽搐。本证甚危重，虽有腑实但阴液已大伤，如再用苦寒攻下，必更伤胃气，津液难以回复，所以薛氏提出用甘凉润下泄邪之法，药用鲜生地、芦根、生首乌、鲜稻根滋养阴液，冀肠中阴液得复而热结自下，即所谓“增水行舟”。但从本证临床表现来看，邪热内结较甚，单用滋阴之品以润下，恐难胜任，所以文中提出，若结热较甚，脉有力而便秘者，大黄亦可用之。如腑实确较甚，还可配合其他攻下泄热之品。

【原文】

湿热证，数日后，汗出热不除，或痉，忽头痛不止者，营液大亏，厥阴风火上升，宜羚羊角、蔓荆子、钩藤、玄参、生地、女贞子等味。(20)

自注：湿热伤营，肝风上逆，血不荣筋而痉，上升颠顶则头痛，热气已退，木气独张，故痉而不厥。投剂以息风为标，养阴为本。

【评述】本条论述湿热化燥，营阴亏耗，肝风上逆的证治。

本证是由于湿热炽盛于里，故汗出而热不除，湿热化燥必劫灼营阴，且汗泄也使营阴日耗，致使筋脉失却阴液滋养而发痉，同时因肝热风火上逆，上扰清空之窍则头痛不止。本证的病机特点有以下两方面：一是从自注“热气已退”可知，本证虽属湿热化燥化火，但邪热已不甚，而是以阴液大亏，肝阳独亢，风阳内动为主，其痉亦多表现为痉挛、拘急，而很少抽搐或角弓反张。二是其病理既有邪热未去而风火上升的一面，又有营液耗伤而肝失濡养的一面，与温热病后期肝肾阴亏而引起的虚风有所不同，属虚中夹实之候。薛氏提出的治疗大法为“以息风为标，养阴为本。”以羚羊角、钩藤凉肝息风治其标，元参、生地、女贞子滋养阴液治其本。

【原文】

湿热证，发痉神昏，独足冷阴缩。下体外受客寒，仍宜从湿热治，只用辛温之品煎汤熏洗。(30)

自注：阴缩为厥阴之外候，合之足冷，全似虚寒，乃谛观本证，无一属虚，始知寒客下体，一时营气不达，不但证非虚寒，并非上热下寒之可拟也，仍从湿热治之，又何疑耶？

【评述】本条论述热陷厥阴，阳气郁闭的证治。

本证以发痉、足冷、阴缩为主要表现。在温热病中发生昏痉，多属邪热内陷手足厥阴所致，但又见足冷、阴缩，却类似阳虚阴寒内盛之象。本证乃属邪热内陷，阳气郁阻不能达于肢末而引起的足冷，肝脉络于阴器，厥阴肝经热极则筋脉挛急而阴囊内缩。邪热伏之越深，阳气郁闭越重，故属热厥性质，即薛氏所谓“一时营气不达”。综观本条诸症，并无虚象，既非虚寒，亦非上热下寒，当属邪热内闭之大实证。至于原文中所说“下体外受客寒”似欠妥，因本证之寒象为阳气不能外达所致，并非属外寒，且与后文“仍从湿热治之”相互矛盾。

对本证的治疗在“仍从湿热治之”的原则下，还可酌情给予清心开窍、凉肝息风等法，而薛氏提出的辛温煎汤熏洗似仅为针对足冷、阴缩而用的治标之法。

【原文】

湿热证，七八日，口不渴，声不出，与饮食亦不却，默默不语，神识昏迷，进辛开凉泄，芳香逐秽，俱不效。此邪入厥阴，主客浑受，宜仿吴又可三甲散，醉地鳖虫、醋炒鳖甲、土炒穿山甲、生僵蚕、柴胡、桃仁泥等味。(34)

自注：暑热先伤阳分，然病久不解，必反于阴。阴阳两困，气钝血滞而暑湿不得外泄，遂深入厥阴，络脉凝瘀，使一阳不能萌动，生气有降无升，心主阻遏，灵气不通，所以神不清而昏迷默默也。破滞通瘀，斯络脉通而邪得解矣。

【评述】本条论述湿热病后期络脉凝瘀，气血呆滞，灵机不运的证治。

本证为湿热病后期而见神识不清的一种变证。因其同时又见口不渴，故不是阳明热盛上蒸心包所致神昏；予饮食亦不却，可知其神识并未完全消失，不属腑实热盛熏蒸心包之证；且予辛开凉泄，芳香逐秽俱不效，知非热闭或痰蒙心包之证。所以本证所见的神志改变，实际上是神情呆顿，其原因是由于湿热先伤阳分，日久及阴分，即由气分入于营血，而致阴阳两困，气血凝滞，病邪无外泄之机，继而深入厥阴，使血络凝瘀。心主血脉且主神明，血脉凝瘀则灵气不通，故见神不清而默默不语，声不出，与饮食亦不却。

“主客浑受”之说源于吴又可《温疫论》“主客交病”。吴又可释曰：“客邪胶固于血脉，主客交浑，最难得解，久而愈锢”。所谓“主”指“正”而言，即指阴阳、气血、脏腑、血脉等由于素质虚弱或患慢性虚弱病证，导致精血亏耗，或气滞，或血瘀，或津停，是久病入络，导致络脉凝瘀的内在病理基础。所谓“客”是指病邪，在此指暑湿病邪。“主客浑受”即为暑湿病邪久留，乘精血正气亏耗衰微而深入阴分和血脉之中，并与瘀滞之气血互结，胶固难解，形成络脉凝瘀之顽疾。对本证的治疗应主以活血通络、破滞散瘀，用吴又可三甲散去龟甲之滋，牡蛎之涩，而以地鳖虫破瘀通滞之品易之，用桃仁引其入血分，使血分之邪泄于下；鳖甲破积消瘀，用柴胡引其入厥阴，使阴中之邪外达于表；山甲搜风通络，用僵蚕引其入络，使络中之邪消散而解。

【原文】

湿热证，四五日，口大渴，胸闷欲绝，干呕不止，脉细数，舌光如镜。胃液受劫，胆火上冲，宜西瓜汁、金汁、鲜生地汁、甘蔗汁磨服郁金、木香、香附、乌药等味。(15)

自注：此营阴素亏，木火素旺者。木乘阳明，耗其津液，幸无饮邪，故一清阳明之热，一散少阳之邪。不用煎者，取其气全耳。

【评述】本条论述湿热证胃阴大伤，胆火上冲，胃气上逆的证治。

本证属湿热化燥伤阴引起胃气上逆而发干呕的一种变证。因湿热化燥，耗劫胃阴，故见口大渴，舌光如镜，脉细数。液枯水亏不制木则木旺气逆，壅塞于胸次而见胸闷欲绝。胆火上冲引起胃气上逆，则见干呕不止。薛氏提出本证属阳明与少阳同病，治宜一清阳明之热，一散少阳之邪。实际用药一则滋养胃阴，一则疏利肝胆。西瓜汁、金汁、鲜生地汁、甘蔗汁均为滋养胃阴之品，配合郁金、木香、香附、乌药疏理肝胆气机。由于本证阴虚与气逆同时存在，如投滋阴有壅滞之害，如进香散又有耗液之弊。所以采用诸“汁”滋胃液清热，滋而不腻，磨服辛香散逆的诸“香”，调气而不伤阴，意在“取其气”，用药恰到好处，故王孟英曰：“凡治阴虚气滞者，可以仿此用药。”

【原文】

湿热证，呕吐清水或痰多。湿热内留，木火上逆，宜温胆汤加瓜蒌、碧玉散等味(16)

自注：此素有痰饮而阳明少阳同病，故一以涤饮，一以降逆，与上条呕同而治异，正当合参。

【评述】本条论述湿热证痰热内阻，夹胆火上逆的证治。

本条亦为湿热证阳明少阳同病的一种变证。如素有痰饮内蕴，再加上郁遏肝胆之火上逆，胆胃不和而呕吐清水，痰热内郁则胸闷痰多。此外，本证每伴有口苦，苔垢腻，脉弦滑等症。对本证的治疗宜用温胆汤化痰涤饮，和胃降逆为主，加入瓜蒌，意在增加清化痰热之力。碧玉散即六一散加青黛，有清利肝胆湿热之功。诸药合用，以达“一以涤饮，一以降逆”的治疗目的。

【原文】

湿热证，呕恶不止，昼夜不瘥，欲死者，肺胃不和，胃热移肺，肺不受邪也。宜用川连三四分，苏叶二三分，两味煎汤，呷[1]下即止。(17)

自注：肺胃不和，最易致呕，盖胃热移肺，肺不受邪，还归于胃。必用川连以清湿热，苏叶以通肺胃。投之立愈者，以肺胃之气，非苏叶不能通也，分数轻者，以轻剂恰治上焦之病耳。

【注释】

〔1〕呷：音虾(xiā)。小口喝。

【评述】本条论述湿热余邪不解，胃逆呕恶的证治。

本证所论的湿热证呕吐与上述病证有所不同，是由湿热蕴阻于胃，胃失通降，胃气夹湿热逆上而呕。原文自注中所说本证的病机是：“胃热移肺，肺不受邪，还归于胃”，似较牵强，因本证为余邪在胃，与肺的关系不大。另外，原文中说“昼夜不瘥，欲死”，是形容呕吐的剧烈，并不代表病情的危重。对本证的治疗，薛氏用川连清除湿热、降胃火上冲，苏叶降逆顺气。川连苦寒恐有伤阴之弊，但药轻且与甘辛芳香之苏叶同用，以其温散节制苦寒，药仅二味配伍得当，且分量极轻，对于湿热阻胃引起胃气上逆，但病邪不重者，投之每能取得良效。

(2)类证

1)下利

【原文】

湿热证，十余日后，左关弦数，腹时痛，时圊血[1]，肛门热痛。血液内燥，热邪传入厥阴之证，宜仿白头翁法。(23)

自注：热入厥阴而下利，即不圊血，亦当宗仲景治热利法，若竟逼入营阴，安得不用白头翁汤凉血而散邪乎？设热入阳明而下利，即不圊血，又宜师仲景治下利谵语用小承气汤之法矣。

【注释】

〔1〕圊血：圊音清(qīng)，厕所。圊血为大便有血，此处指便下脓血。

【评述】本条论述湿热化燥，内迫肠道所致热利的证治。

文中所述的病证是由于湿热内滞肠道，夹肝经热邪为患，导致气机壅遏，所以脉见左关弦数而腹部疼痛。湿热损伤了肠道血络，传导失司，所以便下脓血，此时多伴有里急后重。如邪热熏灼肠道，下迫就可以引起肛门热痛。从本条所述可知，上述之病证主要是指夏秋常见的湿热痢疾，但也可能发生于其他的湿热性疾病中。至于文中所述本证的发生与厥阴肝经有关，即所谓“热邪传入厥阴”，可能是因为在《伤寒论》中白头翁汤证是在厥阴篇中讨论的原因。但究本证的发生，主要是湿热蕴阻肠道所致，与肝经并无直接的关系。

对本证的治疗，可宗白头翁汤法，以清化肠道湿热、凉血止痢，也就是文中所说的“凉血而散邪”。显然，“凉血而散邪”尚不能概括该方的作用。

另外，文中又提出了对下利治疗中的两个注意问题：一是“热入厥阴”的下利，只要见到左关弦数，腹时痛，肛门热痛，即便无圊血，也属于热痢，而圊血者也未必都属于湿热痢(参下条所论)，所以对热痢的诊断不能拘于有无圊血。二是热痢的种类不限于“热入厥阴”一种，如热结肠腑也可见到热结旁流的下利，当用小承气汤攻下热结。当然，热痢的种类还有多种，如湿热在肠道而灼伤肠道血络者，还可用葛根黄芩黄连汤；湿热阻于肠道而积滞壅塞较重者，也可用木香槟榔丸之类。

【原文】

湿热证，十余日后，尺脉数，下利或咽痛，口渴心烦，下泉不足，热邪直犯少阴之证，宜仿猪肤汤凉润法。(24)

自注：同一下利有厥少之分，则药有寒凉之异。然少阴有便脓之候，不可不细审也。

【评述】本条论述湿热化燥，热犯少阴而致下利或咽痛的证治。

本证作为湿热病的类证，与一般的湿热蕴结肠道所致下利相鉴别。本证是由于湿热化燥，邪热劫灼肾阴，阴津外泄而见下利，水亏而火浮，故见咽痛(这是因为少阴之脉贯膈而上循咽喉)、口渴、心烦等阴虚生热之候，热灼少阴故尺脉数。治宜仿仲景猪肤汤。

文中提出下利有厥阴和少阴的不同：厥阴为风木而有相火，其病机性质以湿热为主，属热利便脓血，即上条所论白头翁汤证；少阴多属虚证，而本条所述则属虚热，以阴虚为主。上述两种病证的治疗所用药物，一偏大寒清热化湿，一偏微凉润燥养阴，即文中所说的下利用药有“寒凉之异”。至于文中所说的“少阴有便脓之候”，似指少阴虚寒下痢可表现为便下纯脓，则其用药当以温化为主，不在上述“寒凉”之例，具体可参后面本篇原文第45条。

【原文】

湿热内滞太阴，郁久而为滞下，其证胸痞腹痛，下坠窘迫，脓血稠粘，里结后重，脉软数者，宜厚朴、黄芩、神曲、广皮、木香、槟榔、柴胡、煨葛根、银花炭、荆芥炭等味。(41)

自注：古之所谓滞下，即今所谓痢疾也。由湿热之邪内伏太阴，阻遏气机，以致太阴失健运，少阳失疏达。热郁湿蒸，传导失其常度，蒸为败浊脓血，下注肛门，故后重。气壅不化，乃数至圊而不能便。伤气则下白，伤血则下赤，气血并伤，赤白兼下，湿热盛极，痢成五色。故用厚朴除湿而行滞气，槟榔下逆而破结气，黄芩清庚金之热，木香、神曲疏中气之滞，葛根升下陷之胃气，柴胡升土中之木气，热侵血分而便血，以银花、荆芥入营清热，若热盛于里，当用黄连以清热，大实而痛，宜增大黄以逐邪。昔张洁古制芍药汤以治血痢，方用归、芍、芩、连、大黄、木香、槟榔、甘草、桂心等味，而以芍药名汤者，盖谓下血，必调藏血之脏，故用之为君，不特欲其土中泻木，抑亦赖以敛肝和阴也。然芍药味酸性敛，终非湿热内蕴者所宜服。倘遇痢久中虚，而宜用芍药、甘草之化土者，恐难任芩、连、大黄之苦寒，木香、槟榔之破气。若其下痢初作，湿热正盛者，白芍酸敛滞邪，断不可投。此虽昔人已试之成方，不敢引为后学之楷式也。

【评述】本条较为系统地讨论了湿热痢疾的证治。

湿热痢疾的主症是便下脓血，里急后重。其发生病机虽都与湿热有关，但具体来分又有多种不同。文中提出，痢疾是“湿热内滞太阴”，其所说的太阴包括了脾胃在内，并非仅指脾而言，实际上，痢疾的病位重心还是在肠道。湿热阻滞，气机不运，故见胸痞乃至腹痛；湿热蕴于肠道，气壅不化则下利窘迫；毒滞肠中，下注肛门则里急后重；湿热郁蒸，腐败气血而成脓血，伤气甚者以便下白色黏冻为多，伤血甚者以便下赤色为多，气血两伤则赤白兼下，湿热极盛则呈五色痢。痢疾之脉多软数，软是脾气伤的表现，数为内有热所致。所以临床治疗赤痢多用血药，治疗白痢多用气药。

对湿热下利的治疗主以清化肠道湿热，并佐以调气和血之法。薛氏用黄芩清热燥湿，热盛者加黄连、大黄，用厚朴、广皮、木香、槟榔调气，柴胡、葛根升举下陷之清气，银花炭、荆芥炭入营清热和血，神曲消导化滞。在临床上还应根据病情，特别是伤气伤血之病变主次和湿与热孰轻孰重而掌握用药之侧重。

文中薛氏还指出张洁古的芍药汤中芍药味酸性敛，非湿热内蕴者所宜。但临床运用芍药，既可缓急止痛又能和血，且治痢时常配伍清化导滞之品，可使白芍酸敛之性得以制约，故无需顾忌。

【原文】

痢久伤阳，脉虚滑脱者，真人养脏汤加甘草、当归、白芍。(42)

自注：脾阳虚者，当补而兼温。然方中用木香，必其腹痛未止，故兼疏滞气。用归芍，必其阴分亏残，故兼和营阴。但利虽脾疾，久必传肾，以肾为胃关，司下焦而开窍于二阴也。况火为土母，欲温土中之阳，必补命门之火，若虚寒甚而滑脱者，当加附子以补阳，不得杂入阴药矣。

【评述】本条讨论痢久损伤脾阳的证治。

痢疾迁延日久，可损伤脾阳而致虚寒内盛，中气下陷，从而出现大便滑脱不禁而脉虚，同时还可伴见下痢白冻，腹痛喜按，形冷畏寒，舌淡苔白润等症，对本证的治疗宜用真人养脏汤温中补虚，涩肠固脱。本证虽以脾阳虚滑脱为主，亦多有气滞而腹痛，故原方中有木香以行气止痛。阳虚亦必及阴，故加当归、白芍和营养阴。但本证以虚寒为主，所以阴柔之品应慎用，也就是文中所强调的“不得杂入阴药”。文中还指出，脾阳虚衰者常累及肾阳，故本证每表现为脾肾两虚，所以在治疗时常兼温肾阳，即文中所说：“所谓欲温土中之阳，必补命门之火”，因而对日久虚寒甚者，还当考虑加附子等补阳药，或与四神丸合用。综上所述，痢久滑脱的病机除以脾阳虚为主外，还应当考虑气滞、血虚及肾阳虚的存在，并随证加减治疗。

【原文】

痢久伤阴，虚坐努责者，宜用熟地炭、炒当归、炒白芍、炙甘草、广皮之属。(43)

自注：里结[1]欲便，坐久而仍不得便者，谓之虚坐努责。凡里结属火居多，火性传送至速，郁于大肠，窘迫欲便，而便仍不舒。故痢疾门中，每用黄芩清火，甚者用大黄逐热。若痢久血虚，血不足则生热，亦急迫欲便，但久坐而不得便耳，此热由血虚所生，故治以补血为主。里结与后重不同，里结者急迫欲便，后重者肛门重坠。里结有虚实之分，实为火邪有余，虚为营阴不足；后重有虚实之异，实为邪实下壅，虚由气虚下陷。是以治里结者，有清热养阴之异；治后重者，有行气升补之殊。虚实之辨，不可不明。

【注释】

〔1〕里结：即里急。

【评述】本条为痢久伤阴的证治。

上条为痢久伤阳，以大便滑脱为主症；本条为痢久伤阴，以虚坐努责为主症。虚坐努责，即里急窘迫欲便而坐久仍不得便，文中提出其发生原因是阴血亏耗，虚热内生而下迫，气机阻滞所致。根据本证的病机特点，还可出现潮热，盗汗，口干而渴，舌光红或剥，脉细数等阴虚症状。薛氏指出此里急属虚，与湿热下利里急欲便，便而不舒之属火热实证者不同，治疗一宜养阴，一宜清热。后重也分虚实，属实者为气滞下壅，治宜行气；属虚者多为气虚下陷，治宜升补。

薛氏治本证用熟地滋补阴血，当归补血和血，白芍和营理血，且三药均用炭或炒，不使润下，又配合甘草、广皮和中理气，使补而不滞。若兼伤及气者，可加参、芪益气而补血。

2)寒湿

【原文】

湿热证，身冷脉细，汗泄胸痞，口渴舌白，湿中少阴之阳，宜人参、白术、附子、茯苓、益智等味。(25)

自注：此条湿邪伤阳，理合扶阳逐湿。口渴为少阴证，乌得妄用寒凉耶。

【评述】本条论述湿从寒化而阳气大伤的临床表现和治法。

薛氏在论述湿热病证后，又有以下数条讨论寒湿的证治，一方面是为了与湿热病相鉴别，另一方面是因为在湿热病过程中，因有可能发生湿从寒化而形成寒湿证。本节所述即是因素体阳气不足或湿邪久恋，或治疗中使用寒凉药物太过，从而损伤了阳气，导致阳气大伤，湿从寒化而使病证呈寒湿之象。本证见身冷、脉细、舌白，显然属阳气虚衰之证。胸痞是因寒湿阻遏气机所致，汗泄为阳气大伤而有外脱之势，口渴为阳虚不能布化津液所引起，所以多表现为渴不引饮，或喜热饮，与里有热或阴伤所致的口渴完全不同，故文中强调此口渴属少阴证。本节中强调本证属少阴之证，提出其病机是“湿中少阴之阳”，实际上应包括脾肾阳虚在内。总的来说，本证属于寒湿之邪伤及脾肾之阳，病证性质属寒湿内盛而阳气大伤。

针对以上的病机，对本证的治疗大法是扶阳气而逐寒湿之邪，所以用人参、附子、益智温补脾肾之阳，白术、茯苓健脾渗湿。

【原文】

暑月病初起，但恶寒，面黄，口不渴，神倦四肢懒，脉沉弱，腹痛下利，湿困太阴之阳，宜仿缩脾饮，甚则大顺散、来复丹等法。(26)

自注：暑月为阳气外泄，阴气内耗之时，故热邪伤阴，阳明消烁，宜清宜凉。太阴告困，湿浊弥漫，宜温宜散。古法最详，医者鉴诸。

【评述】本条为寒湿困遏脾阳的证治。

夏月因起居不慎，或恣食生冷而致寒湿困阻脾阳，起病时表现为恶寒，倦怠，四肢懒，似为湿热初起郁伤卫表之证，但又同时见面黄，口不渴，腹痛下利，脉沉弱，不发热，渴不引饮，脉濡数等症，可知此非湿热为患，而是湿邪内盛，脾阳困伤所引起的寒湿证。其辨证要点在于恶寒不热，脉沉弱和下利不渴。其病机特点，文中提出了："太阴告困，湿浊弥漫"，也就是寒湿困脾之意。

对本证的治疗，薛氏提出了"宜温宜散"的原则，病情较轻者用缩脾饮温脾化湿，该方以砂仁、草果理脾逐湿，扁豆、甘草培土和中，葛根升胃气，乌梅制砂仁、草果之燥烈，适用于湿重于寒而脾气虚者；病情重者用大顺散，该方以干姜、肉桂温中散寒，杏仁、甘草利气调脾，适用于寒重于湿而阳气虚者。对这一病证的治疗也可用来复丹温热助阳，苦温香燥，以祛湿化浊，使阴寒湿浊得开而阳气来复，其用药特点是以硫黄纯阳之性，伍硝石苦寒之味，有阴阳相济之妙。另有玄精石制硫黄之火性，青、陈二皮健胃理气，五灵脂引石性之药走肝胆之经，能治上盛下虚，心腹冷痛，大便泄泻等症。临床上，对感受寒湿较轻，初起时恶寒而脉尚不沉弱者，也可用藿香正气散化裁治之；如寒湿已入太阴之里而阳气损伤较重，甚至见肢冷脉细等症时，则可用姜附理中之法治之。

文中又提出夏暑之时，人体的阳气外泄，阴气内耗，所发生的病证有两大类型：热邪偏盛或从热化者，病在阳明，以热盛伤津为特点，治宜清凉生津；湿邪偏盛或从湿化者，则病在太阴，以湿困伤阳为特点，治宜温散。

【原文】

暑热内袭，腹痛吐利，胸痞脉缓者，湿浊内阻太阴，宜缩脾饮。(44)

自注：此暑湿浊邪伤太阴之气，以致土用不宣，太阴告困，故以芳香涤秽，辛燥化湿为制也。

【评述】本条讨论湿困脾阳而致吐利的证治。

本证也是在夏暑之时，因贪凉饮冷而引起暑湿浊邪内袭，脾阳为湿所困，运化升降失调所致。其主要临床表现为腹痛吐利，胸痞，脉缓。本证与上文第 26 条的病机、证治相仿，只是寒湿之微甚程度有所不同，所以分别拟有 3 个处方——缩脾饮、大顺散、来复丹。本条针对湿重吐利之证，用缩脾饮的目的在于化湿辟秽，温运脾阳，且葛根、乌梅一升一敛，升则振脾阳敷布之权，敛则缩脾阳缓纵之势。当然，如寒湿甚者也可采用上文第 29 条的治法。

【原文】

暑月饮冷过多，寒湿内留，水谷不分，上吐下泻，肢冷脉伏者，宜大顺散。(45)

自注：暑月过于贪凉，寒湿外袭者，有香薷饮；寒湿内侵者，有大顺散。夫吐泻肢冷脉伏，是脾胃之阳为寒湿所蒙，不得升越，故宜温热之剂调脾胃，利气散寒，然广皮、茯苓似不可少，此即仲景治阴邪内侵之霍乱，而用理中汤之旨乎。

【评述】本条为寒湿内犯脾胃而致吐利的证治。

本证亦表现为吐利，但较上条寒湿为甚，以致阳气不能达于四肢，营气不能通达而并见四肢逆冷，脉沉伏。对本证的治疗，主温脾祛寒化湿之大顺散。文中提出当加入广皮、茯苓等化湿之品，更为妥帖，因大顺散主在散寒行气而化湿之力不足。在临床上，如恐仅用大顺散散寒力量不够，还可考虑加理中汤、四逆汤之类；如湿邪较盛，还可加用其他的燥湿之品。

【原文】

腹痛下利，胸痞，烦躁，口渴，脉数大，按之豁然空者，宜冷香饮子。(46)

自注：此不特湿邪伤脾，抑且寒邪伤肾。烦躁热渴，极似阳邪为病，惟数大之脉按之豁然而空，知其躁渴等症为虚阳外越，而非热邪内扰。故以此方冷服，俾下咽之后，冷气既消，热性乃发，庶药气与病气无扞格[1]之虞也。

【注释】

〔1〕扞格：扞音旱(hàn)。扞格，互相抵触。

【评述】本条讨论寒湿内伤脾肾，虚阳外越的证治。

本节所描述的腹痛下利，胸痞，烦躁，口渴，脉数大等症，极似湿热内盛之候，但据其脉豁然中空，即数大而芤之脉，可知不是属阳热之证，而是寒湿内伤脾肾，阴寒内盛，格阳于外所致。其烦渴、脉数大是阴阳格拒，虚阳外越所引起的真寒假热之象。但在临床诊断时，还应参考其他症状，如腹痛多表现为喜暖喜按，下利多为清冷稀便或完谷不化，结合口渴不欲饮或喜热饮，小便清长，舌苔淡白或舌质淡胖，无干黄黑燥之苔等症，方可定为寒湿两伤脾肾，虚阳外越之重证。

冷香饮子出自《张氏医通》，方中有生附子温阳散寒，草果祛寒湿、温脾阳，广皮健脾利湿，生姜安脾和中。因虚阳上浮，投热药恐被虚阳格拒发生呕吐，故用冷服法，待药下咽后，冷气消而热性发，使药气与病气不发生抵触，是反佐之意。

3)暑病

【原文】

湿热证，湿热伤气，四肢困倦，精神减少，身热气高，心烦溺黄，口渴自汗，脉虚者，用东垣清暑益气汤主治。(38)

自注：同一热渴自汗而脉虚神倦，便是中气受伤而非阳明郁热。清暑益气汤乃东垣所制，方中药味烦多，学者当于临证斟酌去取可也。

【评述】本条讨论暑热耗伤津气证治。

文中所说的“湿热伤气”，实质是指暑热耗伤津气。其主要症状是四肢困倦，精神减少，脉虚，口渴，自汗，心烦，溺黄，身热，呼吸短促等。因身热、口渴、自汗等症状既可见于阳明热盛证，也可见于热病后期正虚证，而文中提到又见脉虚神倦，故属后者，正如文中所说：“是中气受伤而非阳明郁热”。此处所说的“中气”，主要是指元气而言，并不局限于脾胃之气。当然，本证的病机并非只有虚的一面，实际上暑热并未完全解除，所以还有身热、溺黄等表现。对此证，可治以东垣清暑益气汤，方中有参、芪补气，当归、麦冬、五味子养阴生津敛液，青陈二皮、神曲、甘草调气和中，升麻、葛根解肌热而使清气上行，二术、泽泻、黄柏燥湿利湿。其以补养气阴为主，清化湿热为辅。临床还应根据伤气、伤津的程度及湿热余邪的多少斟酌去取。

李东垣清暑益气汤的特点是益气力强，清暑生津力较弱，兼可除湿和中。对湿热病，总以适于气虚为主、阴虚为次而湿热较轻之证，若湿热病后津气两伤、气虚较著者亦可用之。而对阴伤较甚或余热较盛者则不相宜。

【原文】

暑月热伤元气，气短倦怠，口渴多汗，肺虚而咳者，宜人参、麦冬、五味子等味。(39)

自注：此即千金生脉散也，与第十八条同一肺病，而气粗与气短有分，则肺实与肺虚各异，实则泻而虚则补，一定之理也。然方名生脉，则热伤气之脉虚欲绝可知矣。

【评述】本条讨论暑热耗伤津气而致虚证咳喘的证治。

本证为暑热已解，但津气耗伤较甚，元气业已亏虚，故主要的临床表现为倦怠，汗多，口渴，咳而气短或喘，还可见身热骤降，脉虚软或散大，甚或脉虚欲绝。文中提出。本证属肺虚咳喘，与下文要讨论的原文第18条之肺实咳喘当作鉴别，而一为气短、一为气粗，可作为辨证关键。实际在临床上，本证每以气短而喘为主症，而第18条则以咳为主症，再参照其他脉症不难区别病证之虚实。

用生脉散治疗本证，取其可使虚而欲绝之脉得以复生之意。方中人参、麦冬益气生津，五味子敛津止汗，全方有甘酸敛津，益气养阴之功。但生脉散只适用于津气两伤而无邪热者，若邪未尽，用之过早，则有留邪之弊。

本证与上节所述之证均有津气大伤，但上节尚有暑热未尽，而本节所论，暑热已去，而津气耗伤更甚，严重者还可发展为津气外脱之证。

【原文】

暑月乘凉饮冷，阳气为阴寒所遏，皮肤蒸热，凛凛畏寒，头痛头重，自汗烦渴，或腹痛吐泻者，宜香薷、厚朴、扁豆等味。(40)

自注：此由避暑而感受寒湿之邪，虽病于暑月而实非暑病，昔人不曰暑月伤寒湿而曰阴暑，以致后人淆惑，贻误匪轻，今特证之。其用香薷之辛温，以散阴邪而发越阳气；厚朴之苦温，除湿邪而通行滞气；扁豆甘淡，行水和中。倘无恶寒头痛之表证，即无取香薷之辛香走窜矣。无腹痛吐利之里证，亦无取厚朴、扁豆之疏滞和中矣。故热渴甚者，加黄连以清暑，名四味香薷饮；减去扁豆名黄连香薷饮；湿盛于里，腹膨泄泻者，去黄连加茯苓、甘草名五物香薷饮；若中虚气怯汗出多者，加人参、耆、白术、橘皮、木瓜名十味香薷饮。然香薷之用，总为寒湿外袭而设，不可用以治不挟寒湿之暑热也。

【评述】本条讨论夏月内蕴暑湿，外感寒湿而见表证的证治。

文中说，本证是暑月贪凉而感受寒湿所发之证，实际上是夏暑之时内蕴暑湿而又外感寒邪所致，因在表阳气为阴寒所遏，所以出现明显表证，发热、恶寒较甚，所谓皮肤蒸热，凛凛畏寒，与表寒证类似。寒与湿邪互合，蒙蔽清阳则又见头痛头重，湿邪伤脾则致腹痛泄泻，暑热蒸腾则自汗烦渴。从文中所述症状看，暑热之邪是存在的，并非只有寒湿之邪。

对本证的治疗，宜用清暑化湿散寒之法，方用三物香薷饮，以香薷辛温散寒，兼能宣化湿邪，扁豆祛暑和脾渗湿，厚朴理气燥湿和中。文中详列诸多加减使用方法，可供临证参考。薛氏强调，香薷辛温散寒，宜于恶寒头痛之症，后世医家一般认为其更适合于无汗之表寒者。本证属暑、湿、寒三气杂感，外见发热恶寒，头痛无汗等表证的同时，又见脘痞心烦，面赤口渴，脉洪大等暑湿内盛之象，所以治宜外解表寒，内清暑湿，常用黄连香薷饮。吴鞠通在《温病条辨》中所立的新加香薷饮对于暑热盛者更为奏效。

【原文】

湿热证，咳嗽昼夜不安，甚至咳不得眠者，暑邪入于肺络，宜葶苈、枇杷叶、六一散等味。(18)

自注：人但知暑伤肺气则肺虚，而不知暑滞肺络则肺实。葶苈引滑石，直泻肺邪则病自除。

【评述】本条为暑湿郁滞肺络而致咳喘的证治。

文中所述“暑邪入于肺络”，实质是暑湿犯于肺络之证，即在暑月因暑湿之邪郁滞肺络，肺气不得肃降，气逆而上所致。薛氏提出，一般人因暑邪易伤津气，所以认为暑月咳喘属肺虚者多。实际上，暑月咳喘有虚实两类病证，而本证系暑湿郁滞肺络所致，则属肺实之证。本证暑湿咳喘既属实证，所以还可见面垢，口渴不欲饮，苔厚腻，脉濡软而数，两寸有力等症。

对本证的治疗，主用葶苈子泻肺气，枇杷叶降肺气，配合六一散导暑湿下行，肺经暑湿得去，则病自除。文中提出葶苈子配合滑石可直泻肺邪，当然，此邪为暑湿之邪，此乃经验之谈，可供参考。临床上对这类病证还可加入桑皮、黄芩、白前、车前草等味。至于本证与肺虚咳喘之不同已在前面进行了讨论。

6. 瘥后调理

【原文】

湿热证，数日后脘中微闷，知饥不食，湿邪蒙绕三焦，宜藿香叶、薄荷叶、鲜荷叶、枇杷叶、佩兰叶、芦尖、冬瓜仁等味。(9)

自注：此湿热已解，余邪蒙蔽清阳，胃气不舒。宜用极轻清之品，以宣上焦阳气。若投味重之剂，是与病情不相涉矣。

【评述】本条论述湿热证后期余湿蒙绕上中焦的证治。

文中提到的“湿热证，数日后”，当理解为经过一段时间，湿热证已进入了后期恢复阶段，从患者已知饥，说明湿热之势已衰。但仍不欲进食，且脘中微闷，是余湿蒙蔽上中焦肺胃清气，导致三焦气机不畅，胃气未醒的表现。至于文中所说的“湿热已解”，是指湿热程度较轻微而言，并不表示湿热完全消除，所以还可见余热不甚，苔薄腻之症。

对本证的治疗，当主以轻清之品轻宣上焦肺气。薛氏用五叶轻清芬芳宣上焦阳气，上焦气机得畅则清阳四布，诸症均可得解。再配芦尖、冬瓜仁甘淡泄上焦之湿。对本证的治疗，应注意的是：一方面不能妄用攻伐之品，而过度损伤正气；另一方面也不能认为其正气大虚而滥用滋补之品，误用后可致恋邪不解。攻伐与滋补，都属“味重之剂”，文中未用一味重浊之药，并强调：“若投味重之剂，是与病情不相涉矣。”

【原文】

湿热证，十余日，大势已退，唯口渴汗出，骨节痛，余邪留滞经络，宜元米汤泡于术，隔一宿，去术煎饮。(19)

自注：病后湿邪未尽，阴液先伤，故口渴身痛。此时救液则助湿，治湿则劫阴，宗仲景麻沸汤之法，取气不取味，走阳不走阴，佐以元米汤养阴逐湿，两擅其长。

【评述】本条讨论湿热病后期余湿留滞经络，阴液已伤的证治。

湿热病在经历了十余日后，病势已消退，但是因阴液已伤而口渴，汗出，且由于余湿留滞经络而见骨节痛。此时治疗颇为棘手，养阴、化湿二法在作用上有矛盾之处：滋阴养液之品多滋腻，不利于祛湿反助湿，而祛湿之药又多渗利燥湿，易劫阴而加重阴伤。薛氏则设立养阴逐湿法，两擅其长。治用元米汤(即糯米泔水)浸泡于术，隔夜，去于术煎饮。元米性味甘凉，有益气养液之功，于术燥湿健脾，并仿用仲景泻心汤以麻沸汤浸泡之法，取气不取味，既取香气入经络而祛湿，又避免了燥性伤阴之弊，有“轻可去实”之效。

【原文】

湿热证，按法治之，数日后，或吐下一时并至者，中气亏损，升降悖逆，宜生谷芽、莲心、扁

豆、米仁、半夏、甘草、茯苓等味,甚则用理中法。(22)

自注:升降悖逆,法当和中,犹之霍乱之用六和汤也。若太阴惫甚,中气不支,非理中不可。

【评述】本条为湿热病后期中气亏损,升降逆乱而发生吐泻的证治。

湿热病经按法治疗后,湿热之邪应当解除,而突然见吐泻并至者,为病后中气亏损,脾失升运,胃失和降而致。对此证的治疗,文中提出了两个治则,一是法当和中。选用生谷芽、扁豆、薏仁、茯苓、甘草以健脾和中化湿,佐莲心清心祛热,半夏降逆和胃。二是中气不支,非理中不可。对中气虚寒者,则用理中汤温中散寒。但是湿热病后见吐泻并作的原因很多,其中有因寒湿伤及脾胃者,有湿热余邪未尽而阻于中焦者,有因伤于饮食者,有痰饮内停者等,不可一律以中虚论之。

【原文】

湿热证,按法治之,诸证皆退,惟目瞑则惊悸梦惕,余邪内留,胆气未舒,宜酒浸郁李仁、姜汁炒枣仁、猪胆皮等味。(27)

自注:滑可去着,郁李仁性最滑脱,古人治惊后肝系滞而不下,始终目不瞑者,用之以下肝系而去滞。此证借用,良由湿热之邪留于胆中,胆为清虚之府,藏而不泻,是以病去而内留之邪不去,寐则阳气行于阴,胆热内扰,肝魂不安,用郁李仁以泄邪而以酒行之,酒气独归胆也。枣仁之酸,入肝安神,而以姜汁制,安神又兼散邪也。

【评述】本条讨论湿热病后期,余邪内留肝胆而致惊惕的证治。

本证所述是湿热病经治疗后,各种湿热症状已经消退,只是出现闭目则惊悸,入睡则多梦惊恐的症状,是由于湿热余邪留滞胆中,胆热内扰,导致神魂不安所致,当然,这与心神不安也有关系。

对本证的治疗,主用清泄胆经余邪之法。药用酒浸郁李仁,性滑能泄邪下行,借酒气引药入胆;枣仁安神养心,以姜汁炒兼取能散邪的作用。再用猪胆皮清泄肝胆余热,并防姜枣过温,如无猪胆皮,可以山栀代之。同时也可酌情配合凉解清余热及安神定惊的药物。但对湿热病后期出现上述症状者,在临床上尚需注意有否其他原因,如病后心血不足,也可引起惊悸多梦,则应根据不同病证而采用不同的治法。

【原文】

湿热证,曾开泄下夺,恶候皆平,独神思不清,倦语不思食,溺数,唇齿干。胃气不输,肺气不布,元神大亏,宜人参、麦冬、石斛、木瓜、生甘草、生谷芽、鲜莲子等味。(28)

自注:开泄下夺,恶候皆平,正亦大伤,故见证多气虚之象。理合清补元气,若用腻滞阴药,去生便远。

【评述】本条讨论湿热病后肺胃气阴两虚的证治。

文中提出,本证曾有恶候,说明湿热化燥较甚,已伤津耗液,又经开泄、下夺等攻伐之法,病邪虽去而正气已伤,从而形成气阴亏虚之证。文中提到的"神思不清,倦语",非神识昏迷,而是神不清爽,倦怠不欲言的一种精神委靡不振的状态,为元气大伤,气虚未复之象。不思饮食说明胃气虚弱,胃阴亦伤。溺数为肺阴不足,肺气不得通畅所致,唇齿干乃胃津不得上承。文中所说的"元神大亏",实际上是以肺胃气阴两虚为主。

对本证的治疗,提出以"清补元气"为大法,以人参益气生津,麦冬、石斛、木瓜、甘草酸甘化阴,滋养肺胃阴液,生谷芽、鲜莲子和中醒胃。综合本方的作用,主要是补益肺胃气阴,而不是一般意义上的"清补元气"。此方被后世称为薛氏参麦汤,临床不仅用于热病愈后,对内科杂病的调养亦每见功效。王旭高曾曰："胃气不输，肺气不布，难用清滋腻浊之药，故此生津和胃之法，清补元气，体气薄弱者，最宜仿此。"

当然，病后虚证绝非一种，肝肾阴虚者宜滋补，脾胃气虚者宜温补，若如本证见肺胃气液两虚者宜清补之。

四、伏邪温病学说名著选

（一）《三时伏气外感篇》选

《三时伏气外感篇》是王孟英将叶天士《临证指南医案》后附的《幼科要略》中有关温病学的内容选辑而成的，收入《温热经纬》之内。由于本篇所论的内容多属春、夏、秋三季的伏气和新感温病，所以篇名《三时伏气外感篇》。王孟英在该篇中还收录了小儿常见的热疳、口疳、吐泻霍乱、疟、痢病证的内容，因与温病学关系较少，故在本书中略去。另外，收入《幼科要略》有关温、暑疾病的原文，并对原文的顺序作了一些调整。

本篇主要是讨论春温、风温、暑热、秋燥等病证的病因、病机、诊断、治疗方面的内容，特别是对各种温病的治疗所提出的原则和大法，为后世医家所遵循。因本篇内容系从叶天士儿科专著中选辑而成，所以文中所述常针对小儿的体质和病理特点。但有关温病的证治内容，不论是温病学的基本理论，还是具体的诊治内容，对于小儿和成人都具有普遍的指导意义。

1. 概论

【原文】

夫春温、夏热、秋凉、冬寒，四时之序也。春应温而反大寒，夏应热而反大凉，秋应凉而反大热，冬应寒而反大温，皆不正之乖气也。病自外感，治从阳分。若因口鼻受气，未必恰在足太阳经矣。大凡吸入之邪，首先犯肺，发热咳喘，口鼻均入之邪，先上继中，咳喘必兼呕逆、䐜胀，虽因外邪，亦是表中之里。设宗世医发散阳经，虽汗不解，幼稚质薄神怯，日期多延，病变错综。兹以四气常法列左。

【评述】本节论述四时外感病的病因、感邪途径、发病部位和发病初起的治疗宜忌。所述的内容主要有以下几方面：

(1)气候与外感病发病的关系：文中提出，气候反常是外感病发病的重要因素，所以叶氏对外感病病因的认识还没有完全脱离"六淫"说。但文中并没有把外感病的发生全部归结于气候之反常。"春应温而反大寒，夏应热而反大凉，秋应凉而反大热，冬应寒而反大温"之句来自《伤寒例》，但叶未引其后"此非其时而有其气，是以一岁之中，长幼之病相似者，此则时行之气也"，表明叶氏不一定同意非其时而有其气是发生长幼之病相似的主要病因。叶氏把四时失序的气候反常称为"不正之乖气"，是受到了前人"乖戾之气"和吴又可"戾气"说的影响，实质上已把自然界一类特异性的致病因子作为外感病的主要病因，所以下文有吸受之论。

(2)外感病的感邪途径和发病部位：叶氏把病邪入侵的途径分为两类：一是由口鼻而入，其中吸入之邪由鼻犯肺；二是口鼻均入之邪，则先上后中，犯于肺胃。这与《温热论》中所说的"温邪上受"之意相似，但包括了犯于肺而引起咳喘和犯于脾胃而引起呕逆、䐜胀两个方面的内容，更为全面一些。文中还提出，外邪引起的疾病，在初起时虽可见表证，但属于"表中之里"，提示这种表证与在里的脏腑是相联的，这对于外感病的脏腑定位和指导立法用药都是有一定意义的。

(3)外感病初起的治疗宜忌:文中着重提出,对表证的治疗不能一概投用“发散阳经”,即辛温发汗之法。这是基于对外感病侵犯部位、病邪性质的认识而提出的,即对寒邪犯于阳经者可用辛温之法,对温邪犯于手太阴经者,则应投用辛凉之法;对于邪客于表者,固然可单用发散,对病属“表中之里”者,则要兼脏腑之治。

因而本节虽然论述甚简,有些内容未作展开讨论,但所提示的内容是十分重要的。

2. 春温

【原文】

春温一证,由冬令收藏未固,昔人以冬寒内伏,藏于少阴,入春发于少阳,以春木内应肝胆也。寒邪深伏,已经化热。昔贤以黄芩汤为主方,苦寒直清里热,热伏于阴,苦味坚阴乃正治也。知温邪忌散,不与暴感门同法。若因外邪先受,引动在里伏热,必先辛凉以解新邪,继进苦寒以清里热。况热乃无形之气,幼医多用消滞,攻治有形,胃汁先涸,阴液劫尽者多矣。

【评述】本节论述春温的病因发病、治疗原则和禁忌。所论述的主要内容有以下几个方面:

(1)春温的病因和发病:文中对春温病因及发病的论述主要是因袭前人的论述,即一方面是“冬令收藏未固”,另一方面是“冬寒内伏,藏于少阴,入春发于少阳”。所以春温的病因发病仍沿用伏气温病的理论。

(2)春温的治疗宜忌:叶氏提出,春温虽为感冬季之寒邪,但至春时寒邪已化热,所以病邪的性质属温热,治疗主以苦寒直清里热。叶氏所说的“苦味坚阴”,即指出了苦寒药除了有清热作用外,还可以防止阴液被邪热耗伤,所以起到了“坚阴”的作用。另外,对因外邪引起在里伏邪外发的所谓“新感引动伏气”,则先用辛凉解表之剂解除外邪,然后再用苦寒之剂清里热。当然,也可把辛凉解表与苦寒清里结合起来。

对于春温的治疗禁忌,文中提出了两个方面:一是温邪忌散,即不可用辛温解表剂;二是不能滥用消滞攻伐之剂,以免耗伤阴液。然而,对春温初起外有表寒者,辛温解表药也在当用之例,而对确有食滞于中者,消导化滞之品也并非不能用。

3. 风温

【原文】

风温者,春月受风,其气已温。《经》谓“春气病在头”,治在上焦,肺位最高,邪必先伤。此手太阴气分先病,失治则入手厥阴心胞络,血分亦伤。盖足经顺传,如太阳传阳明,人皆知之;肺病失治,逆传心胞络,幼科多不知者。俗医见身热咳喘,不知肺病在上之旨,妄投荆、防、柴、葛,加入枳、朴、杏、苏、卜子、楂、麦、广皮之属,辄云解肌消食。有见痰喘便用大黄礞石滚痰丸,大便数行,上热愈结。幼稚谷少胃薄,表里苦辛化燥,胃汁已伤,复用大黄大苦沉降丸药,致脾胃阳和伤极,陡变惊痫,莫救者多矣。

按:此证风温肺病,治在上焦。夫风温、春温忌汗,初病投剂,宜用辛凉,若杂入消导发散,不但与肺无涉,劫尽胃汁,肺乏津液上供头目清窍,徒为热气熏蒸,鼻干如煤,目瞑或上窜,无泪,或热深肢厥,狂躁溺涩,胸高气促,皆是肺气不宣化之征。斯时若以肺药少加一味清降,使药力不致直趋肠中,而上痹可开,诸窍自爽。无如城市庸医,佥云结胸,皆用连、蒌、柴、枳苦寒直降,致闭塞愈甚,告毙甚多。

按:此证因初发热喘嗽,首用辛凉清肃上焦,如薄荷、连翘、牛蒡、象贝、桑叶、沙参、栀皮、蒌皮、花粉。若色苍热盛烦渴,用石膏、竹叶辛寒清散,痧亦当宗此。若日数渐多,邪不得解,芩、连、凉膈亦可选用。至热邪逆传膻中,神昏目瞑,鼻窍无涕泪,诸窍欲闭,其势危急,必用至宝丹或牛黄清心丸。病减后余热，只甘寒清养胃阴足矣。

春季温暖，风温极多，温变热最速，若发散风寒、消食，劫伤津液，变症尤速。初起咳嗽喘促，通行用薄荷(汗多不用)、连翘、象贝、牛蒡、花粉、桔梗、沙参、木通、枳壳、橘红、桑皮、甘草、山栀(泄泻不用)、苏子(泻不用，降气)。表解，热不清，用黄芩、连翘、桑皮、花粉、地骨皮、川贝、知母、山栀。里热不清，早上凉，晚暮热，即当清解血分，久则滋清养阴。若热陷神昏，痰升喘促，急用牛黄丸、至宝丹之属。

按：风温乃肺先受邪，遂逆传心胞，治在上焦，不与清胃攻下同法。幼科不知，初投发散消食，不应，改用柴、芩、瓜蒌、枳实、川连，再下夺不应，多致危殆。皆因不明手经之病耳。

【评述】本节论述风温的病因、发病、传变特点、治疗的原则和用药大要。所论述的主要内容有以下几个方面：

(1)风温的病因和发病：叶氏指出，风温是感受春季温风之邪而发病的，这种温风实际上就是风热病邪。当然，在冬季，特别是在气候偏暖之时，也有风热病邪的产生和致病，所以风温不限于发生在春季，应该说是多发于冬春季。风温之病是由风热病邪自口鼻吸入而病的，所以先伤于肺。

(2)风温的传变特点：归纳文中所述，风温的传变特点有：一是初犯于肺，先见肺经气分病变；二是如肺病失治可能引起逆传心包；三是热变最速，易伤阴液。

(3)风温的治疗原则和用药：文中对风温的治疗原则，按其不同阶段大体如下：初起“治在上焦”，即“辛凉清肃上焦”，以宣泄肺卫为主，用药如薄荷、连翘、象贝、牛蒡、花粉、桔梗、沙参、木通、枳壳、橘红、桑皮、甘草、山栀、苏子；如邪热入里，主以清泄里热，用药如黄芩、连翘、桑皮、花粉、地骨皮、川贝、知母、栀子。逆传心包者，主用牛黄丸、至宝丹以清心开窍，深入营血则用清营凉血，后期见肺胃阴伤则滋养肺胃，所谓“甘寒清养胃阴”。

(4)风温的治疗禁忌：文中对风温过程中的治疗禁忌也作了明确的论述。如在初起之时不能滥用辛温发汗和消导攻下之品，以免耗伤津液和助长邪热；在痰喘之时，只宜用肺药辛解，不宜过于苦寒沉降。当然，对于兼有食滞者，消导之法并非绝对不能用，只是应慎用而已。

4. 暑病

【原文】

夏为热病，然夏至已前，时令未为大热，《经》以先夏至病温，后夏至病暑，温邪前已申明，暑热一证，幼医易眩。夏暑发自阳明，古人以白虎汤为主方，后贤刘河间创议迥出诸家，谓温热时邪，当分三焦投药，以苦辛寒为主，若六经分证，仍是伤寒治法，致误多矣。盖伤寒外受之寒，必先从汗解，辛温散邪是矣。口鼻吸入之寒，即为中寒阴病，治当温里，分三阴见证施治。若夫暑病，专方甚少，皆因前人略于暑详于寒耳。考古如《金匮》暑、暍、痉之因，而洁古以动静分中暑中热，各具至理，兹不概述。论幼科病暑热夹杂别病有诸，而时下不外发散消导，加入香薷一味，或六一散一服。考本草香薷辛温发汗，能泄宿水。夏热气闭无汗，渴饮停水，香薷必佐杏仁。以杏仁苦降泄气，大顺散取义若此。长夏湿令，暑必兼湿。暑伤气分，湿亦伤气，汗则耗气伤阳，胃汁大受劫烁，变病由此甚多。发泄司令，里真自虚。张凤逵云：暑病首用辛凉，继用甘寒，再用酸泄酸敛，不必用下，可称要言不烦矣。然幼科因暑热蔓延，变生他病，兹摘其概。

暑邪必挟湿，状如外感风寒。忌用柴、葛、羌、防。如肌表热无汗，辛凉轻剂无误。香薷辛温气升，热服易吐，佐苦降如杏仁、川连、黄芩则不吐。宣通上焦，如杏仁、连翘、薄荷、竹叶。暑热深入，伏热烦渴，白虎汤、六一散。暑病头胀如蒙，皆湿盛生热，白虎、竹叶；酒湿食滞者，加辛温通里。

暑热邪伤，初在气分，日多不解，渐入血分，反渴不多饮，唇舌绛赤，芩、连、膏、知不应，必用血药，谅佐清气热一味足矣。轻则用青蒿、丹皮（汗多忌）、犀角、竹叶心、玄参、鲜生地、细生地、木通（亦能发汗）、淡竹叶，若热久痞结，泻心汤选用。又夏月热久入血，最多蓄血一证，谵语，昏狂。看法以小便清长者，大便必黑为是，桃仁承气汤为要药。

【评述】本节论述了暑热之病的发病和病机特点、治法、主要方药等。其主要内容归纳于下：

(1)暑病的发病特点：暑病的发病有以下几个特点：一是发生有明显的季节性，即发生在夏至之后。二是暑病在发病之初表现为阳明病，即“夏暑发自阳明”。三是暑邪易夹湿，所谓“暑邪必挟湿”。当然，对暑病的这些发病特点还应活看，如暑病在初起时如兼湿邪，则每表现为暑湿困阻脾胃的病证，不一定出现典型的阳明病证。

(2)暑病的治法方药：文中有几处提出了暑病的治法。如在暑病初起之时，表现为阳明病者，主以白虎汤以辛寒清气；对暑湿为病而邪在表者，主以辛凉轻剂，但每用辛温之香薷与苦降之杏仁、川连、黄芩等配合；邪热深入营血分者，以清血（营）分邪热为主，如青蒿、丹皮、犀角、玄参、鲜生地等，同时佐以一味清气药，与透热转气之意相合；如形成蓄血证者，主用桃仁承气汤等。

至于文中所引用张凤逵所说的：“暑病首用辛凉，继用甘寒，再用酸泄酸敛，不必用下”，基本上代表了暑病在发展过程中的治疗大法。但暑病的变化极多，对于邪入营血、内陷厥阴等许多病证的治疗也不可拘于此说。特别是暑病过程中热邪耗阴而成热结之证者并不少见，所以所谓的“不必用下”之说并不确切，在临床上用攻下法治疗暑病取效者屡见不鲜。

5. 秋燥

【原文】

秋深初凉，稚年发热咳嗽，证似春月风温证。但温乃渐热之称，凉即渐冷之意。春月为病，犹冬藏固密之余，秋令感伤，恰值夏热发泄之后，其体质虚实不同。但温自上受，燥自上伤，理亦相等，均是肺气受病。世人误认暴感风寒，混投三阳发散，津劫燥甚，喘急告危。若果暴凉外束，身热痰嗽，只宜葱豉汤，或苏梗、前胡、杏仁、枳、桔之属，仅一二剂亦可。更有粗工，亦知热病，与泻白散加芩、连之属，不知愈苦助燥，必增他变。当以辛凉甘润之方，气燥自平而愈，慎勿用苦燥，劫烁胃汁。

秋燥一证，气分先受，治肺为急。若延绵数十日之久，病必入血分，又非轻浮肺药可医，须审体质证端。古谓治病当活泼泼地如盘走珠耳。

【评述】本节论述秋燥的病因、症状特点、治疗大法和治疗禁忌，其内容归纳于下：

(1)秋燥的病因：秋燥病因是感受秋季燥邪，燥邪与春月风温之邪都具有自上而受的特点，即都是从口鼻而先犯于肺。对燥邪的寒温性质，文中没有明确提出。但根据文中所说的“证似春月风温”，要用辛凉甘润之方，可以看出，叶氏所说的秋燥，其燥邪性质偏温，即属温燥为病。后人则明确提出，燥邪的属性有温、凉之别，其温、凉属性与季节有关：即初秋之时，暑之余威尚在，加上久晴无雨，秋阳以曝，则多属温燥；而深秋之时，西风肃杀，其气已凉，则多属凉燥。

(2)秋燥的治疗大法和禁忌：对秋燥的治疗，文中提出了“辛凉甘润”的主要治法，同时提出了“治肺为急”的原则。但指出，如病程久延，也可深入血分，这时就不能拘于治肺之法。而治疗秋燥，最忌苦燥，如文中提出的泻白散加芩、连即属苦燥之品。这些药，虽性寒能清热，但因苦能化燥，所以对于燥邪为病者，更易耗伤阴液，故在忌用之例。文中所说的“慎勿用苦燥，劫烁胃汁”，其胃汁是阴液的代表，苦燥药所耗伤的也并不限于胃汁。

（二）《伏邪新书》选

《伏邪新书》为清代末年刘恒瑞（字吉人，又字丙生，江苏镇江人）所著，约成书于光绪二十四年（公元1898年）。本书为论述伏邪（伏气）疾病的一本专书。书中提出，伏邪为病相当广泛，正如作者在序中所说：“内有伏邪为病者，十居六七；其本脏自生之病，不兼内伏六淫者，十仅三四”。伏邪不只见于温病，六淫皆可伏而为病，所以书中列有伏邪之病伏燥、伏寒、伏风、伏湿、伏暑、伏热等。而且在慢性病中也多有伏邪为病者。作者提出伏邪为病不仅较难识别，而且比治疗新感病较为困难，在治疗上主张“一面扶正，一面祛邪，不操切图功，务使内伏之邪气外解，脏腑之真元复旧而后已”。在论述病机时，作者多以邪伏六经立论，也结合了卫气营血和脏腑辨证，较为具体。本书所论有许多作者的独特见解，但有一些观点也不无偏颇之处，特别对病因之六淫与病机、外感与内伤，每混为一谈，在学习时应予注意分析。以下选该书中的伏燥、伏暑、伏热三节进行讨论。

1. 伏邪病名解

【原文】

感六淫而即发病者，轻者谓之伤，重者谓之中；感六淫而不即病，过后方发者，总谓之曰伏邪。已发者而治不得法，病情隐伏，亦谓之曰伏邪。有初感治不得法，正气内伤，邪气内陷，暂时假愈，后仍复作者，亦谓之曰伏邪。有已发治愈，而未能除尽病根，遗邪内伏，后又复发，亦谓之曰伏邪。夫伏邪有伏燥、有伏寒、有伏风、有伏湿、有伏暑、有伏热。

【评述】本节论述伏邪病的概念。文中提出，所谓伏邪是相对于感邪后即发病而言的，所以凡是感六淫之邪后不立即发病的都可称为伏邪。伏邪包括了伏燥、伏寒、伏风、伏湿、伏暑、伏热等多种外感病。但文中所述伏邪的概念把疾病自身性质与疾病发展过程中的变化混为一谈，所以有些表述不够妥切。如所说的感邪后虽有症状表现，但未能完全治愈，病邪伏而发者可称为伏邪，于理尚通，但如属于病已发而未能除尽病根，遗邪又复发者，纯属复发之病，似不能称之为伏邪。

2. 伏燥

【原文】

其面色如常，但中正印堂年寿两颧等处，间有白气隐于皮肤之里，白而不泽、舌苔白腐（白如银灰色，亦有黄白相间者，如表心纸色而厚），甚则仅如钱大一块，在舌中心而四面如驳去者，或四面有白腐而中心如挖去者，脉象沉取短涩，浮取反觉小滑（兼胜气者脉兼紧，左右弹；兼胜复气者脉兼大数），胃脘不舒（中气故觉痞闷也），此伏燥常见之形症也。

燥金邪气，伏于阳明，发为呕吐翻胃，当胸脘痛，肠结（内有燥屎如羊矢豆，内结而大便反溏泄，或细如金果条，或滞下），滞下（大便不爽，痛而不通之候），噎膈（俗传膈食病，皆由燥屎而成，《紫虚四言脉诀》有“翻胃呕吐，结肠者亡”之论，予以燥结下之，无不生者）。无汗或但头汗出（无汗燥伤津液也，但头汗出者，头属阳明部也）。加减调胃承气汤主之，去芒硝，加苏子、归身、淡苁蓉、火麻仁，润以下之法也。

燥金邪气，伏于阳明，日久不解，传入冲任，发为当脐而痛（时作时止，时紧时松），症瘕瘕结，脱营血枯，久则成干血痨症（干血痨，本世俗之俗名，然惟此一症名实相符）。治如上法，加桃仁、苏木、乌贼骨、杏仁、苏子、苏梗以通之，此寓补于通之法（桃仁、苏木、乌贼骨温通活血而不伤气，杏仁、苏子、苏梗，少用之以为助，以调气降气，生甘草梢亦能通下）。日久虚甚者，参用通补丸、奇经丸；脉结而牢紧者，天台乌药散加巴霜法亦可参用。

燥金邪气，伏于两厥阴血分（肝与胞络皆主血），兼及冲任，男子虚疝、血虚之人，日渐瘦弱，呛咳寒热似痨，少腹拘急似痛非痛，胁下疠痛（如带束腰际状者，带脉亦病），大肉削脱（津液消亡也），脉芤虚短涩者，羊肉汤主之（用归身一钱、连皮羊肉三斤，白煨另煎，加入食羹，独用亦可）。补血润燥之法也。女子月事正盛，及男子血不虚者，燥气缚血，结成疟母，痞块癥瘕腹胀痛者，化癥回生丹主之。虚者（人虚症实），通补奇经丸参用（人虚症实，故用通补兼施法）。

燥金邪气，伏于手太阴肺络，发为肺痿，皮毛枯，津液槁，呛咳咯血，天府穴痛，胸痛如夹，未化热者，紫苏子汤主之（方用杏仁、玉竹、柏子仁、生甘草、苏子、火麻仁、阿胶），化热者（脉数大兼芤），润燥救肺汤主之（即喻氏清燥救肺汤去桑白皮加蒌仁）。

燥金邪气，伏于阳明，传入足太阴脾络，少腹两旁，夹脐而痛，甚不能直身，如伸直则脾之大络拘急而痛更甚，大便细若金果条，亦有羊矢豆粪在内者，五仁丸主之。脾约麻仁丸亦可参用（此条当与前阳明法参用）。

燥金胜气，阳虚不旺者，感之颇似寒症（以其脉紧涩而小，舌白无汗，形类伤寒），用散寒药则化热（脉变小数，口渴，睛红等证），用清凉药则又似寒（脉又变小紧而涩缓细结等阴象，口中生水，此甘寒药之弊也），用苦寒药（如芩、连、知、柏之属，蒌、贝、山栀等类）则益燥而血液干、元气减，用温补（如黄耆、潞党、苍术）则中宫壅塞不通，用消导化痰药（如陈皮、半夏、厚朴、山楂、神曲、鸡内金等）则劫伤胃阴（胃汁燥干，肠中无津液滑润，则燥屎愈加坚结难下矣）。兼胜气为次寒，为清邪，当温攻润下之者，误用寒下法，必变生厥冷肢逆，汗出如水，阳气旺者易化为火（即燥金复气也，脉数有力，舌黄），化热即从火热治之，故燥气化火之症易治（人人能识，人人能治，但在化而不化，脉象方数，舌色初黄之候，误用苦寒则难治矣）。

按：燥金之症，与七情抑郁悲忧思症相似，以共同为秋气伤人，治法皆以春和生发之气解之（脉同一涩脉，而有长短浮沉之异，燥伤血，故脉沉而短，忧郁生于七情不适，善伤气，故脉浮涩而长细。金性沉着坚敛，易生燥屎，忧郁则无之，故忧郁用苏梗、制香附温和行气、舒畅气机。伏燥用苏子、杏仁、归身有油汁之品，温润血液）。而一由六淫燥气内伏，一由七情抑郁而生，学者当考其同中之异，分别用药以施治焉。又按：燥极反泽，口生涎沫，与热邪入营，口反不渴，津唾多，胃热则廉泉开，症相似（热症舌质多红紫，苔薄白如雪青杭绸色，燥症舌色不甚红紫，少有分别）。而热症可清，燥症不可清也。至于热症未传，阴液大伤，脉反小涩，燥症阴伤，脉亦小涩（热症小涩，然静中有动，多芤涩相兼者，燥症以涩为本脉，其人形症未久，未大伤阴津，即有涩脉，一为未传败象，一为初中传本脉，病之久暂深浅，其候不同，亦易变也），学者亦当细心分别焉。盖燥即干也，一则是西风吹干，一则是火气炕干，其耗伤津液则同。一干燥而治法则大有不同，一宜清润，甘寒而润（火燥治法也）；一则宜温和，甘平而润（燥金治法也）。

【评述】本节论述伏燥的临床表现和治法。

（1）伏燥的临床表现：刘氏对伏燥为病的临床表现主要从伏于阳明、传入冲任、犯于厥阴、伏于肺络、传入太阴等几种病证进行论述。其中有些病证，如滞下、腑实、肺痿等与燥邪内伏有关，以所病脏腑津液干燥为主要临床特点。但也有部分病证似与六淫燥气无直接关系，如噎膈、疝瘕、干血痨、疟母等，现代多归之于内伤杂病，不再以伏燥立论。

(2)伏燥的治法:文中对所列的伏燥病证都提出了当用方药,这些方药尽管有的是针对内伤杂病而用的,但所用者甚为切合病证,可资参考。特别要注意的是刘氏提出的伏燥之燥证与七情抑郁和邪热耗阴等原因所引起的燥证在治法上的区别:因气郁而致燥者,主用苏梗、香附等温和行气以舒畅气机;伏燥则主用苏子、杏仁、归身等油润之品以温润血液。热证引起的燥证可清,而燥证则不可清,二者治法"大有不同,一宜清润,甘寒而润(火燥治法也);一则宜温和,甘平而润(燥金治法也)。"这对于指导临床治燥之法甚有意义。但伏燥若已化火,并非绝对不能用清法,又当灵活对待。

3. 伏暑

【原文】

(暑属少阳相火,同气相求,多手少阳三焦、手厥阴心胞络症。相火亦寄于肝胆,亦有足少阳、足厥阴症。兼湿气者,多太阴脾肺之症)。

暑字从日,夏日炎烈,天上太阳火气也。在六气则为少阳相火,其邪气伤人,皆由人头背口鼻皮毛而入,夏日受暑而不即病者,以从人之汗孔,化汗而出也。若汗孔闭,津液虚,阴气不足送邪出表,则病作矣。有送而未尽出表,日复一日,积累暑邪内伏,至秋方病作,或至秋末冬时而作者,皆为伏暑。秋初即发者轻,易治;冬月方发者重,难治。不兼湿邪与秽浊之气者,治法可与伏热同参。

其症恶寒身热,气虚入暮热甚,口或渴或不渴(不渴者已入血分矣),面色额上黑暗,紫气隐于皮肤之内,头眩体酸自汗,有汗亦不退热,其脉两关寸虚大而芤,两尺长大洪数,尺肤热甚,舌苔白沙,舌质红紫(甚有薄白苔,如雪青杭绸色,反觉滑润者)。此伏暑常见之形症也。治宜荷梅汤、六一散、生脉散、白虎汤,四法选用(恶寒甚者,用白虎汤加薄荷;脉芤虚甚者,生脉散加六一散)。入暮热甚,似疟非疟,舌红润,口不渴,天明得汗始退热,入暮又热,是暑邪已深入伏于少阳、厥阴血分也,青蒿鳖甲煎主之。

暑邪伏于手太阴肺经者,日晡咳甚,肌热,右寸芤虚,喉中干甚则气喘,生脉散主之。欲作肺痿者(暑热伏肺阴,津液干则痿),天府穴痛(天府穴,肺之募也,在乳上三胁间)。咳引胸腹痛(阴气伤也),毛槁发焦(则痿已成矣,肺之华在皮毛,毛槁发亦干槁矣。至此候则危),大剂生脉散加濂珠粉主之,贫者以鸡子清代珠,温水浸热生吞之,连黄亦可食。

暑伏于手足太阳、手足少阳经者,口苦而渴,小便不利,头眩心烦,手足心热甚,尺肤热甚者,六一散主之。

暑伏于足厥阴肝经者,或渴或不渴,呕酸水,胁痛,脉左关弦数,椒梅汤主之。

暑伏于手厥阴胞络血海者,梦多怪异,少腹胀痛,时作时止,呕,胸闷不思食,烦躁,女子月事不调,男子疝瘕癥结,甚或谵语,吴氏加减桃仁承气汤主之。

暑伏于两太阴者,舌白口渴,腹胀气怯,寒热似疟,有汗不解,小便已,洒然毛耸,右寸虚大,右关弦缓,左关细涩。此兼足太阴湿气为病也,东垣清暑益气汤主之。

暑兼湿气,伏于两太阴者,舌苔薄白而滑,脉缓身重,藿香正气散主之。热甚者,加滑石汤送下。

暑兼湿气,伏于足阳明太阴者,舌白,脉弦缓而大,无汗,或但头汗出,香薷饮主之。暑兼湿气,伏于足厥阴阳明者,吞酸,心悸,胁痛,消暑丸主之。化热脉数大者,椒梅薄荷汤。脉缓弦细,而滑不鼓指者,虽渴甚,左金丸、香连丸选用。

暑兼湿气,伏于足厥阴、太阴大络者,胁痛吞酸,日久变生停饮,胁下漉漉有声,脉弦舌滑,香附旋覆花汤。

暑兼湿气，伏于两阳明及手太阳小肠者，脉右关寸、左寸皆缓滑而大，滞下红白，后重里急，腹中时痛，木香槟榔丸主之。化热，脉数大有力鼓指者，调胃承气汤加薄荷主之。脉振指有力，按之芤者，可参用热症治法，增液承气汤主之。

暑邪伏久，深入足厥少二阴与足阳明经者，失治（谓不得治法）日久，阴液伤耗，大肉削脱，皮毛枯槁，脉弦涩而紧劲，或细若虾游，发为战栗抽搐，角弓反张，或形似虚痨，而有外症病移者危（有外症病移者尚可救治，以其正气尚能捍邪外出也，溃久则难矣）。勉救之，用大定风珠法，加珍珠，合增液承气。

【评述】本节论述伏暑的成因和证治。

(1)伏暑的成因：刘氏在论及伏暑的成因时有三点需提出来进行讨论：一是认为感受暑邪时如汗孔闭、津液虚、阴气不足就会感而即发，如有汗则不能成病。实际上暑温的发生未必都是因无汗，在临床所见，发病之初无汗者仅为其中之一，多数在起病之初可见有汗。二是提出秋初即发者轻，易治；冬月方发者重，难治。此说本于《温病条辨》，但在临床上病情之轻重与发病之时间似无这种关系。据临床观察，某些传染病如流行性脑脊髓膜炎往往有先发生者病情多较危重者，但如上述伏暑发于秋初轻而发于冬者重的现象尚未观察到。三是提出伏暑有兼湿者，有不兼湿者，这与《温病条辨》中所说的"伏暑、暑温、湿温，证本一源"，三者均兼有湿的观点不同。证之临床，伏暑虽以兼湿者为多，但确也有不兼湿者。可见刘氏也并非完全因循前人之说。

(2)伏暑的种类：在文中提出伏暑有在肺、在手足太阳和少阳、肝、手厥阴、两太阴、足阳明太阴、足厥阴太阴、两阳明及手太阳、足厥少与足阳明等类型。这种分类方法虽甚细，但包括病证范围较广，较难掌握，而且各类型之间也缺乏关系，易使初学者困惑。

(3)所谓治伏暑四法：刘氏提出治伏暑常见形症"治宜荷梅汤、六一散、生脉散、白虎汤，四法选用"。但文中已提出本节所论者皆为伏暑兼湿者，显然这四法是以治不兼湿之暑病为主，而对兼湿者并不切合。至于在后文治疗伏暑各类型而所选用的方剂有许多是针对兼湿之伏暑的，较为适用。

4. 伏热

【原文】

（相火为暑，君火为热，热即二火之总名也。凡暑热不兼湿症者，皆可以热名之，皆可以热症法治之。）

其症恶寒，头眩身热，形类伤寒，但身里之热甚于表（胸腹、手足心、腋下、胯内较背项诸阳部更热，不似伤寒表热甚也），日晡热甚，日轻夜重（入暮热甚，不若伤寒日夜绵绵，热无退时，无轻重之别也），有汗亦不退热，或汗出退，至时复热（不若伤寒表热，可以一汗而解也，此是分别处）。口或渴或不渴（渴者轻，易治，不渴者重，难治。不渴者，热邪深入血分，用清润药服之，使达至气分则渴。能渴而甘饮，则热邪已浅一层矣）。唇燥（口虽不渴，其唇必燥，以口中津液被火灼，以舌舐唇，唇上津液易干燥，如豆腐皮、米汤锅焦状）。面虽黄暗，睛明二穴，鼻孔及额上心有紫赤之色隐于皮肤之里（冒看黄黑浮于外，如烟煤笼罩，如久禁风尘日晒，细看或背光看，则紫红隐于内矣！），周身骨骱酸（骨骱酸者髓热，骨筋皆被热灼也，肝肾热之明症也），腰痛（肾水为热所灼也），胸闷（肺管中津液与胃脘中胃汁为热所灼，津汁少则肺胃之气不滑利，故闷），自汗（津液热逼，走于皮毛之外也。虽有汗，手足心必无，足心更难得汗），头眩（如酒醉状），其脉沉数，两尺长大（浮取细软，沉取则数而有力，或静中有动，或促），舌色白沙（如米粉铺红纸，或如雪杭绸色），舌质绛紫（深入血分则反滑润），此乃手足少阳厥阴、足少阴伏热常见之形症也(凡六淫伏邪，首列常见之形症，其下虽不言及，皆当与常见之形症参合而断。病伏热之症，尤当加意，问其初病形症，与首当列者合否。以下诸条不详述者，省笔墨耳)。治宜青蒿鳖甲汤，或宜青蒿二甲汤(不言手太阴症，以肺经伏热，伏尚未深，其症与初感无甚大异，且鞠通、天士有太阴伏暑在前，人易知识，不必再述)。

伏久传入阳明(即以上之症日久不愈，或误服二陈、三仁辛温宣中之药，或未服药，热循经耗胃汁，传入胃中而生热结)。但头汗出，或身半以下无汗，或呕或不甚呕，便秘，身半以上自汗，便溏泻酱色，误药甚者(多服曲、谷、枳、朴、砂仁辛温化痰之品)，则津液上逼，壅于胃脘上口，则口生涎沫(状如水饮)。辰巳时热甚烦闷，其脉或芤或洪(芤者胃汁已伤，所存者少；洪者较轻，有洪芤并见者)或细数，按之涩而有力(阴液阴气皆伤于热也，涩见于沉部，精血亦耗也，有力鼓指，邪热之力也)。舌质紫，苔或黄(黄宣者正象，易治；有红孔腻滑者难治，必有他故)，或燥(燥者正气，黄燥易治，黑燥难治。防其由润而变燥，变为神糊脱津，热症未传之候则危)，或润(润者热入血分，热逼津液上泛也)，或白腐而厚(热症有白苔厚腐之苔，无寒症苔，乃胃中浊气，热逼浊气上蒸，故厚如腐渣堆铺状，湿痰寒痰油腻之症，苔虽厚而腻粘舌上，不服苦温宣化药宣透终不腐)，或心中裂(有直裂一条者，是气分不足也，有直横俱有裂纹者，皆阴津伤也。有裂如冰片纹者，肾水血皆伤耗也；直块如挖去者，胃中阴汁大亏也；有无苔赤舌而中心如挖一片皮者，胃汁太亏，损及胃里膜也；有舌尖如挖去一片皮者；有舌边破裂者轻)。胸闷或拒按(拒按者，按之痛，正象也，人易知为阳明胃中结热，其病轻，以其正气尚能捍邪，尚自知邪实也)，或不拒按(不拒按者重，必其人下症初见之时，尚知拒按，延误多日不下，正阴已伤，正不能捍邪，邪热安结于内，贼已久踞城池，城中人反觉无贼，兵来克复，贼难安居，又乱作矣。正阴稍复，正能捍邪，则反知闷而拒按矣。必待下尽，邪结方解)。治宜调胃承气汤，阴液干耗者，合增液法润之。如当下不下，邪结在胃之上中脘者，易变谵语、烦躁、狂迷，土实克水，耗尽肾阴，水不濡木，肝木生风，直视摇头，督脉实强，角弓反张则危。昏迷静卧，或自言自语，唧唧哝哝，声音不高，呃逆声击木，是内传手少阴厥阴心与胞络、胃阴欲脱之候。则危在旦夕，甲日甚(土被木克，正五行气受克，甲为土运有余，今土实而土助旺克水，是五行化气克水也，病更甚，药难见功)；戊日险(正五行土克水化气，五行戊属火运有余。火土炎烈，金水气虚者，不堪命矣，故多难延残喘者)；每见于辰巳二时(辰巳时气血注于脾胃)，肺脉弱，气逆，多绝于寅卯二时(寅卯时，血注于肺与大肠，且金绝于寅，肺病怕寅时)。辰戌丑未四时，土旺克水，肾阴败者，多绝于四时之内。

阳明伏热，肠胃中有燥屎，热结旁流，自利稀水者，增液承气汤合调胃承气汤主之(凡系阳明热结，皆有首条与上条传入阳明之形症，热伤胃汁，肠胃中之脂膏不甚滑利，故宿粪难下，热邪逼迫，津液稀汁上下消亡。上则呕吐明汁清水，下则热泻暴注清水，甚有清水之中如蛋白而下者。其仅泄溏粪酱色，金黄、金红色者，犹为轻症，故下阳明热结用增水行舟法，使水涨舟浮，方能行动。如初下用增液调胃法，虽下出稀水，或黑水，或清水，有腐渣脚如石屑状者，皆可下之症，难下之症也，不必惊惧，仍守法更加重用之。下至有粪色稍见小效，下至宿粪，如硬如马栗，如羊矢豆，甚有小如豌豆，黑坚铁子者，下去之后，复待大便新黄如鸡爪葵花，黄白相兼，软如折带，盘若小蛇之粪，其热乃真尽之候。始停下法，用养正法调理，如加减复脉汤、芍药甘草汤等类，不比伤寒化燥下法。伤寒化燥，有燥屎无热邪伤阴，故伤寒未及化燥屎，误用大小承气下稀水者，十有九脱不救。热症用增液、调胃二承气，下无形之热为重，下有形之宿粪为次，不过借有形之宿粪水，验无形之热邪，解未解，尽未尽耳。热邪有重轻，下有难易之别。热结轻者，一下便得燥粪而症解者；稍重者，初下便得溏酱色，再下得新黄折带恭始解者；有初下得青黄粪水，再下得黑水，如洗黑灰垢水三四下，始能得黑垢，如漓粘黑血条，五六下后，始转换酱溏燥屎者；有初下得清水，再下得蛋白漂水中，二三次下之，始得清水蛋花粪少许，然后渐转黑水、黑垢，酱溏等样者；有初下得清水，中夹黑屑如锅焦，黑屑如茶末，再下得清水，中有白屑脚沉底，如炒黄腐渣屑，或如石屑粗粉，然后始转蛋花粪样；有初下已得燥粪症，脉不减，再下得前样等物者；有中间已得燥屎，其症不减，再下得羊矢豆始转新黄折带方解者；有下得燥屎症脉不减，或症减脉不减，再加生脉法，合前法下之，又得黑烂水粪，或得小铁丸硬子之后，始渐转黑垢酱等样者，其症则始轻后重。先不渴后反渴，先不大烧热，后反大烧热，先舌不黑，后反舌黑，先唇不焦破，后反焦破。总之，下症先不全现，后反下症全现，皆药攻病外达之象也。攻阳明伏热，推大黄为第一良将，元明粉次之，生甘草则宰相安民，运饷驾驭将士，扶助国脉之大功臣也。前所述各样之粪水，皆一层重一层，层次甚多，险象叠现，清水以下，皆奇险难治之症，现症多可怕煞人，病医士多心惊胆战，而予敢守定润下增水行舟之法，而收人难能之功者，其要诀秘法，惟在脉任寻按，愈下之愈觉脉象起有神，有力鼓指，按之愈觉有力，虽细弱如无脉，按之至筋骨间，觉细数有力之一二动，下之一二剂，反觉有脉者，此可救之症也。经历多年不爽，故敢述之，以告后学。案验列后，此皆阳明热结，当下失下，日久遏伏而成之症。治之之法，不外乎增液、调胃二承气，故细述所下之物，以坚后学之心。特用药有重轻加减，要贵随症变化耳）。

阳明伏热传入血分，周身血脉皆热，气旺者发红疹，气弱者邪深发紫斑（俗名葡萄温症），犀角大青汤合调胃承气汤主之，气虚者加北沙参，气旺者发疹加薄荷油三四滴（疹高起而亘手[1]者，肺气旺也；斑不高起，气虚者邪陷不能外达反中有凹者，有欲烂破者，皆危候也；如颜色鲜红不紫，黑斑虽大无妨）。

【注释】

〔1〕亘手：亘，连绵不断。亘手，指红疹高出皮面而密布，抚之碍手。

【评述】本节论伏热的概念和具体证治方法。本节所论内容为伏邪诸病中最详者，特别是对下法的运用论述颇详。

(1)伏热的概念：本书中所说的伏热实际上即是暑病，也就是刘氏文中所说的“暑热不兼湿症者，皆可以热名之，皆可以热症法治之”。把暑病作为伏气，源于《内经》“凡病伤寒而成温者，先夏至日者为病温，后夏至日者为病暑”之说。所以本节所论可以看做是暑温病的证治，而不必拘定为伏气温病。

(2)伏热的证治：文中对伏热初起与伤寒的区别作了论述，关键在于伏热者，初病即有明显的里热见证，而伤寒者无里热之象。但文中提出“伤寒化燥，有燥屎无热邪伤阴”，似乎于理不合，因伤寒既然已化燥，并已形成燥屎，表明亦有邪热在肠腑，且同时有阴液的损伤，只是阴伤的程度可能比伏热等温病要轻一些而已。

在对伏热治疗的论述中，重点介绍了邪传入阳明和阳明伏热的证治，这与前人强调“夏暑发自阳明”的观点是一致的。对热伏阳明的治疗，刘氏着重于攻下法的运用，即提出“治宜调胃承气汤，阴液干耗者，合增液法润之”。从刘氏用攻下法的经验看，主要可归纳为以下几点：一是注重顾护阴液。对于可攻之症的分析强调有阴液的耗伤，而对可攻之症的治疗，又多主张配合滋养阴液之品。二是对可攻之症的表现，固然燥屎内结者可用，即使便下稀水者，只要胃(肠)中有结热，就可使用，这也是吴又可在《温疫论》中所强调的用攻下法“勿拘结粪”。三是攻下法的使用每须多次反复，甚至“守法更加重用之”。刘氏之所以要在文中不厌其烦地介绍攻下前后大便的性状，就是为了说明在多次攻下过程中所出现的大便变化。四是提出对攻下后是否收效，可从脉象的变化上加以辨别。即文中所说的“愈下之愈觉脉象起有神，有力鼓指，按之愈觉有力”，如见此种情况，表明邪退正复，可以放心使用攻下之法。当然，刘氏在文中也指出，他所用的攻下法主以“守定润下增水行舟之法”，而非一味蛮攻，是考虑了顾护正气，所以以增水行舟为大法。

（三）《温热逢源》选

《温热逢源》为清代医家柳宝诒（字谷孙，江苏江阴人）所撰，成书于光绪二十六年（公元1900年）。全书分3卷：卷上为对《内经》、《难经》、《伤寒论》有关温热病原文的注解，并引用了后世有关注家的论述，发表了自己的一些不同看法；中卷为对周禹载、蒋问斋、张石顽、吴又可等论述的辨正；下卷为作者对伏气温病病因、发病和证治的详细论述，分为16节。

柳宝诒对伏气温病的理论和证治有独到的见解，如对伏气温病的发生原因、临床特点、治疗原则和大法有深刻的论述，特别是所提出的“养阴托邪”、“攻下祛邪”、“凉血祛瘀”等法，有独到的见解，对温病的临床诊治有重要的指导意义，在温病学中占有重要的地位。在本书下卷中集中体现了柳宝诒关于伏气温病的主要学术思想，所以从中选取13节，进行讨论。但柳氏对个别病种的认识与现代有所不同，在学习时应予注意。

1. 论温病与伤寒病情不同治法各异

【原文】

冬月伤寒，邪由皮毛而入，从表入里，初见三阳经证，如太阳病，则头项强痛而恶寒之类。三阳不解，渐次传入三阴。其中有留于三阳，而不入三阴者；有结于胃腑，而不涉他经者；亦有不必假道三阳，而直中三阴者。凡此伤寒之症，初起悉系寒邪见象。迨发作之后，渐次化热内传，始有热象。故初起治法，必以通阳祛寒为主。及化热之后，始有泄热之法。此伤寒病之大较也。若夫温病，乃冬时寒邪，伏于少阴。迨春夏阳气内动，伏邪化而为热，由少阴而外出。如邪出太阳，亦见太阳经证，其头项强痛等象，亦与伤寒同。但伤寒里无郁热，故恶寒不渴，溲清无内热。温邪则标见于外，而热郁于内，虽外有表证，而里热先盛；口渴溲黄、尺肤热、骨节疼，种种内热之象，皆非伤寒所有。其见阳明、少阳，见证亦然。初起治法，即以清泄里热，导邪外达为主。与伤寒用药，一温一凉，却为对待。盖感寒随时即发，则为伤寒，其病由表而渐传入里；寒邪郁久，化热而发，则为温病，其病由里而郁蒸外达。伤寒初起，决无里热见证；温邪初起，无不见里热之证。此伤寒、温病分证用药之大关键。临证时能从此推想，自然头头是道矣。

【评述】本节主要论述伤寒与温病在发生原因、症状、治法等方面的不同。

（1）伤寒与温病发生原因的不同：伤寒是感受冬月寒邪，邪从皮毛而入，按六经传变而病情逐步发展。至于温病，柳氏提出是“冬时寒邪，伏于少阴。迨春夏阳气内动，伏邪化而为热，由少阴而外出”。由此可见，这里所说的温病实际上是指伏气温病而言，其发生的原始病因仍是寒邪，但与伤寒不同之处是，寒邪已化热，从少阴外发。之所以有些温病学家强调伏寒化温，邪自里发，主要是为了解释为什么部分温病在初发时即可见到里热症状，这是伏气学说的一个重要学术观点。但对于邪伏何处、如何化热等一系列问题，众说纷纭，莫衷一是。柳氏提出邪伏在少阴，是根据《内经》所说的“藏于精者，春不病温”，认为少阴肾不能藏精，寒邪即易伏，即“至虚之地，即是容邪之处”。实际上，温病与伤寒在发生原因上的根本区别在于，伤寒感受的是寒邪，而温病感受的是温邪。把温病的发生原因也归结于寒邪，在理论和逻辑上都有一些难以自圆其说之处，所以尽管伏气学说对于阐述某些临床现象有一定的作用，但从千余年来围绕伏气学说的争论来看，其自身的不足也是显而易见的。对于温病初起即可见到里热亢盛的表现，也可从某些温邪具有直接犯里的特性来解释，如对暑温，古人也有把其作为伏气温病者，但如认可了暑邪“发自阳明”特性，就完全可以把暑温作为一种新感温病。

(2)伤寒与温病症状表现的不同：柳氏强调，伤寒初起“悉系寒邪见象”，即不是见表寒证，便是因直中三阴而见里寒证，其后才逐渐化热内传，出现里热表现。而温病(伏气温病)初起时，虽也可见表证，但因内有郁热，所以必定还有里热表现，如口渴、溲黄、尺肤热、骨节痛等。如就所有的温病来说，伤寒与温病既然是两大类疾病，在初起的表现上必然有明显的界限，伤寒初起见表寒证(少数表现为寒证)而无里热表现，温病初起即有表热或里热的表现。柳氏在原文中提出：“温邪初起，无不见里热之证”，这对部分温病，主要是所谓的伏气温病是适用的，但有部分温病，特别是所谓的新感温病，初起时并不一定要见里热证。另外，温病学家还强调，伤寒与温病在病变发展过程中也有所不同：伤寒因感受的是寒邪，所以易伤人体的阳气，而温病则易伤人体的阴液，在病之后期，伤寒多表现为虚寒证而温病多表现为虚热证等。

(3)伤寒与温病治法的不同：基于对伤寒和温病发生原因和临床表现不同的认识，柳氏明确提出了二者治法，特别是初起治法的不同。伤寒初起的治法主以“通阳祛寒”，而温病初起“即以清泄里热，导邪外达为主”。其根本的区别在于“一温一凉”。从温病的全过程来看，其治疗在初起时固然有所不同，而在病变过程中，伤寒重视顾护阳气，温病则重视顾护阴液，也是一个重要的区别。

对于伤寒和温病证治的不同，在其他几节中还有较详细的论述，这里就不作进一步讨论。

2. 论伏气发温与暴感风温病原不同治法各异

【原文】

冬时伏邪，郁伏至春夏，阳气内动，化热外达，此伏气所发之温病也。《内经》云：冬伤于寒，春必病温。又云：凡病伤寒而成温者，先夏至日为病温，后夏至日为病暑。《难经》云伤寒有五：有温病，有热病。《伤寒论》云：太阳病，发热而渴，不恶寒者为温病。凡此皆指伏邪所发之温病言也。另有一种风温之邪，当春夏间感受温风，邪郁于肺，咳嗽发热，甚则发为痧疹。《内经》所谓风淫于内治以辛凉，叶氏《温热论》所谓温邪上受首先犯肺者，皆指此一种暴感风温而言也。伏气由内而发，治之者以清泄里热为主；其见证至繁且杂，须兼视六经形证，乃可随机立法。暴感风温，其邪专在于肺，以辛凉清散为主。热重者，兼用甘寒清化。其病与伏温病之表里出入，路径各殊；其治法之轻重深浅，亦属迥异。近人专宗叶氏，将伏气发温之病，置而不讲。每遇温邪，无论暴感伏气，概用叶氏辛凉轻浅之法，银翘、桑菊，随手立方；医家病家，取其简便，无不乐从。设有以伏气之说进者，彼且视为异说，茫然不知伏气为何病。嗟乎！伏温是外感中常有之病，南方尤多，非怪证也。其病载在《内经》、《难经》、《伤寒论》诸书，非异说也。临证者，竟至茫然莫辨，门径全无，医事尚堪问哉！

【评述】本节主要论述伏气温病和新感温病发生原因、临床表现和治法的不同。文中所说的伏气发温是指伏气温病，而暴感风温实际上是作为新感温病的代表，因而以下的论述可作为新感温病和伏气温病的证治比较。

(1)新感温病和伏气温病发生原因的不同：柳氏提出，温病可分新感和伏气两大类，新感温病即是风温，系感受春夏间的“温风”，邪犯于肺而致的一类温病，而伏气温病即前节所论的因伏寒化温而引起的温病，又称伏温。二者都是温病，但所感受的病邪一为冬季的寒邪，一为春夏季的温邪。当然，正如前已论及，对于温病中初起见表热证或里热证者，以感受病邪一属温一属寒来分析，有其勉强之处，只能供参考而已。

(2)新感温病和伏气温病证治的不同：因伏气温病初起即有里热表现，所以其初起的治疗即以“清泄里热”为主。对风温的治疗则因邪犯于肺，所以治以辛凉清散为主，即《内经》中说的“风淫于内，治以辛凉”；至于新感温病再进一步发展而里热已重时，可兼用甘寒清化。以此对两类温病的治疗作区别，这可以作为新感温病和伏气温病初起治法的主要不同点。柳氏还提出，伏气温病的治疗因“其证至繁且杂，须兼视六经形证，乃可随机立法。”所以二者的治法“轻重深浅，亦属迥异”。这也就是王孟英在《温热经纬》中所说的伏气温病“正如抽蕉剥茧，层出不穷，不比外感温邪，由卫及气，自营而血也”。但新感温病和伏气温病的治疗并不是绝对不同的，特别是在新感温病发展到里热炽盛时，清泄里热法也是常用的，并非像柳氏所说的只用甘寒清化之法。如邪已传入营血、血分，则新感温病和伏气温病在治疗方面基本上就没有什么区别了。另外，柳氏在文中所说的“叶氏辛凉轻浅之法”，不能理解为叶天士治疗温邪上受者，都是用轻浅之剂，实际上，叶氏对风温的治疗，辛凉之法仅是其中之一，不能概认为是轻浅之法。至于说“近人专宗叶氏，将伏气发温之病，置而不讲”，似易令人误解叶氏无伏气温病之论，实际上，叶氏对外感温热病的论述中，也有不少是以伏气学说立论的，可参见叶氏医案和《三时伏气外感篇》等。

3. 论伏邪外发须辨六经形证

【原文】

《伤寒绪论》[1]曰：初发病时，头项痛，腰脊强，恶寒，足太阳也；发热面赤、恶风，手太阳也；目疼、鼻干、不得卧，足阳明也；蒸热而渴，手阳明也；胸胁满痛、口苦，足少阳也；耳聋，及病寒热往来，手少阳也；腹满、自利而吐，足太阴也；口干、津不到咽，手太阴也；脉沉细，口燥渴，足少阴也；舌干、不得卧，手少阴也；耳聋、囊缩、不知人事，足厥阴也；烦满、厥逆，手厥阴也。《医略》[2]曰：太阳之脉上连风府，循腰脊，故头项痛，腰脊强；阳明之脉，挟鼻络于目，故身热，目疼，鼻干，不得卧；少阳之脉，循胁，络于耳，故胸胁痛而耳聋；太阴脉布胃中，络于嗌，故腹满而嗌干；少阴脉贯肾，络于肺，系舌本，故口燥舌干而渴；厥阴脉循阴器，而络于肝，故烦满而囊缩。凡外感病，无论暴感伏气，或由外而入内，则由三阳而传入三阴；或由内而达外，则由三阴而外出三阳。六经各有见证，即各有界限可凭。治病者指其见证，即可知其病之深浅。问其前见何证，今见何证，即可知病之传变。伤寒如此，温病何独不然。《素问·热病论》、仲景《伤寒论》均以此立法，圣人复起，莫此易也。近贤叶氏，始有伤寒分六经，温病分三焦之论，谓出河间。其实温热病之法，至河间始详；至温病分三焦之论，河间并无此说，其书具在，可复按也。厥后吴鞠通著《温病条辨》，遂专主三焦，废六经而不论。殊不知人身经络，有内外浅深之别，而不欲使上下之截然不通也。其上焦篇提纲云：凡温病者，始于上焦，在手太阴。试观温邪初发者，其果悉见上焦肺经之见证乎？即或见上焦之证，其果中下焦能丝毫无病乎？鞠通苟虚心诊视，应亦自知其说之不可通矣。况伤寒温热，为病不同，而六经之见证则同；用药不同，而六经之立法则同。治温病者，乌可舍六经而不讲者哉。

【注释】

〔1〕《伤寒绪论》：清代张璐(字石顽)著，计2卷。

〔2〕《医略》：清代蒋宝素著，原书有87卷，后选辑其中六淫门13卷编成《医略十三篇》

【评述】本节强调了六经辨证在温病辨证中的重要意义。

(1)温病初起有六经见证：柳氏提出“凡外感病，无论暴感伏气，或由外而入内，则由三阳而传入三阴；或由内而达外，则由三阴而外出三阳。六经各有见证，即各有界限可凭。”所以温病在初起时亦有六经见证，其中如在足太阳经可见头项痛，腰脊强，恶寒；如在手太阳经可见发热面赤、恶风；如在足阳明经可见目疼、鼻干、不得卧；如在手阳明经可见蒸热而渴；如在足少阳经可见胸胁满痛、口苦；如在手少阳经可见耳聋，及病寒热往来；如在足太阴经可见腹满、自利而吐；如在手太阴经可见口干、津不到咽；如在足少阴经可见脉沉细，口燥渴；如在手太阴经可见舌干、不得卧；如在足厥阴经可见耳聋、囊缩、不知人事；如在手厥阴经可见烦满、厥逆。但应该注意的是，这些六经见证是“伏邪外发”时的表现，都是温病初起时的症状表现。这些六经见证的临床表现虽然是直接引用了《伤寒绪论》，实际上是从《素问·热论》篇六经辨证内容而来。《内经》所述的这些症状是热性病过程中，邪热影响到六经而出现的，与《伤寒论》中邪传六经，影响到六经所属的脏腑、经络而产生的病变有所不同。也就是本条所说的六经见证并不意味着病邪已传入与六经相应的脏腑。所以柳氏所说的六经见证与《伤寒论》的六经辨证在内容上是有所不同的。

(2)关于六经辨证和三焦辨证：柳氏在文中对温病的三焦辨证理论提出了批评，其原意是为了强调温病亦应进行六经辨证。但这里有个问题应予注意：

一是关于温病分三焦。“伤寒分六经，温病分三焦”之论，出自叶天士《临证指南医案·温热》，原文是“仲景伤寒先分六经，河间温热须究三焦”。柳氏提出刘河间并无三焦辨证之说，查刘河间的原文，确无明确提出三焦辨证，但刘河间提出“六经传受，皆是热证”“六气皆从火热而化”，强调对外感温热病的治疗主以寒凉，对温病的治疗开辟了新的路径，作出了重大的贡献。至于三焦辨证，实际上在《金匮要略》中就已提出邪热的所在可以用三焦进行分类，即“热在上焦者，因咳为肺痿；热在中焦者，则为坚；热在下焦者，则尿血，亦令淋秘不通”。后世一些医家就按这一辨证方法进行分三焦论治，特别是罗天益在《卫生宝鉴》中以邪热在上焦、中焦、下焦而分别分证用药，对于温病三焦辨证理论的形成起了重要的作用。因罗天益师承刘河间，所以叶天士就把“温热须究三焦”之论归于河间。

二是温病学家并未废六经而不论。自叶天士到吴鞠通，虽强调三焦辨证，但并未如柳氏所说，废六经而不论。如在《温热论》中就有邪在少阳、阳明等证治，至于在医案中运用六经辨证更是屡见不鲜。事实上，温病学说是从伤寒学说发展而来的，不可能完全弃六经理论，更不会与伤寒学说相对立。当然，也不排除有少数医家片面拘泥于叶天士的“温邪上受，首先犯肺”之说，对温病的多样性缺少认识，更不能正确辨证，一见温病，只知辛凉一法，对此也是应该注意的。

三是吴鞠通《温病条辨》中关于三焦辨证之说确有不当之处。该书中所说的“凡病温者，始于上焦，在手太阴”，只适用于风温、秋燥等部分温病，并不能概括所有温病的发病特点，以此作为温病的提纲，自然有失全面，从而导致了许多医家的批评。但柳氏文中所说以三焦辨证，“即或见上焦之证，其果中下焦能丝毫无病乎？”似乎有强词夺理之嫌，因按六经辨证，邪在一经，其他经也未必不病。所以不论六经辨证还是三焦辨证，都是对临床证候的大体分类归纳，而人体各脏腑经络之间都是密切联系的，不能将一脏、一腑、一经的病变与他脏、他腑、他经绝对割裂。

4. 论温病初发脉象舌苔本无一定

【原文】

温病之脉，前人谓右脉反大于左，此指邪热之达于肺、胃者言也，尝有伏温初发，其邪热郁于少阴，或连及厥阴，而弦数之脉，遂见于左手关尺两部者甚多。更有邪机深伏，郁湮[1]不达，病象颇深，而脉象转见细弱不鼓之象；逮[2]托邪化热，脉始渐见浮硬。此由肾气先亏，不能鼓邪外达，故脉象如此，其证必非轻浅。总之，伏温外发，必从经气之虚处而出，初无一定路径，所谓邪之所凑，其气必虚也。《难经》云：温邪行在诸经，不知何经之动。此语空灵活泼，最合病情。盖其行动，初无一定之径，外见无一定之证，故其脉亦无一定之脉。至舌苔之色，必邪在胃中蒸郁，其浊气乃上熏而生苔。若邪伏阴经，不涉胃腑，则虽邪热已剧，仍不见有舌苔也。舌本为心、脾营气所结，故营分有热，舌底必绛；心火亢盛，舌尖必红。然邪深伏下焦，而舌底不见紫绛者，间亦有之。迨[3]邪热郁极而发，脉之细弱者，忽变而浮大弦数；舌之淡白者，倏[4]变而灰黑干绛；则势已燎原，不可响迩[5]。至此而始图挽救，恐热邪炽盛，脏腑枯烂，虽有焦头烂额之客，而已无及矣。故视病者，必细察见证，再合之色脉，乃有把握。若徒执脉象、舌苔，而求病之寒热、浅深，则误者多矣。诒阅历多年，确知伏温初起，凡病邪极深者，脉与证较多不合。其故皆由邪气深伏，不易表见于外。视病者为其所惑，必多误治。故特表而出之，庶学者知所审择焉。

周禹载曰：温病热病之脉，或见浮紧者，乃重感不正之暴寒。寒邪束于外，热邪蕴于内，故其脉外则绷急，内则洪盛也。又或不识脉形，但见弦脉，便呼为紧，而妄治之。盖脉之盛而有力者，每每兼弦，岂可错认为紧，而断以为寒乎？夫温病热病之脉，多在肌肉之分而不甚浮，且右手反盛于左手，诚由怫郁在内故也。其左手盛或浮者，必有重感风寒；否则非温病热病，自是非时暴寒耳。

【注释】

〔1〕郁湮：郁，闭结；湮，阻塞。郁湮为闭塞不行之意。

〔2〕逮：到，等到。

〔3〕迨：到，等到。

〔4〕倏：突然，迅速。

〔5〕响迩：迩，近，接近。响迩疑为向迩，即靠近。

【评述】本节指出温病初起无一定的舌脉表现，所以必须细察全身症状，结合舌脉，才能作出正确的诊断。

(1)温病初起无一定舌脉：柳氏强调，由于温病，特别是伏气温病的发病情况甚为复杂，所以舌苔和脉象的表现也形形色色。柳氏列举了伏温初起病发于少阴或连及厥阴者，多表现为左关尺部脉弦数；如病邪内伏不能外达，脉可表现为细弱，而通过托邪化热后就逐渐变得浮硬有力。至于舌苔，在温病初起时，邪伏于阴经，如不是阳明有热，虽热势盛也不见舌苔，初起时即有营分热盛，可见舌绛，如心火盛，舌尖必红。至于柳氏提到的在温病发展过程中舌苔和脉象变化，更是不可胜数，但因本节是论述温病初起的舌苔和脉象，故对此不作进一步的讨论。总之，柳氏在本节中强调了温病初起不一定表现为何脉、何舌苔。

柳氏此论源于《难经》"温邪行在诸经，不知何经之动"，提示了温病初起时，不一定发于何经，所以其脉与舌苔就没有一定的表现。所引用的周禹载论述，更是具体地描述了温病几种脉象的鉴别，如重感寒邪，其脉浮紧；寒邪在外而里热盛于内，则脉外绷紧而内洪盛等。柳氏此说在临床颇有实际意义。实际上，温病初起时所见的脉象和舌苔各种各样，其原因除了柳氏所说的与温邪所发的部位各异有关外，还与每人的体质和病邪的兼夹情况各有不同等因素有关。即便是邪犯于肺胃的温病，前人提出右脉反大于左，验之临床也未必尽然。

(2)伏温初起的诊断要点：既然温病初起无一定的舌苔和脉象，所以在诊断温病初起时，必须要如柳氏所说的"视病者，必细察见证，再合之色脉，乃有把握。"文中还特别提出，伏气温病初起时，“凡病邪极深者，脉与证较多不合。其故皆由邪气深伏，不易表见于外。”所以对温病的诊断要强调舌苔、脉象应与全身症状互参，切不能仅凭脉象、舌苔而诊断其寒热。当然，这并不是说对温病的诊断，舌苔和脉象不重要，实际上，对于温病初起时判断邪发于卫分、气分、营分或血分，舌苔等有重要的参考价值。如发于卫分，苔多薄白；发于气分，则苔多黄或白腻；发于营血则舌色多绛等。而脉象对于病发之初邪正的虚实判断也有重要的意义。所以本节所论是强调辨全身症状的重要性，而不是否认辨脉象与舌苔的意义。

5. 伏温从少阴初发证治

【原文】

《经》曰：冬伤于寒，春必病温。又曰：冬不藏精，春必病温。分而言之，则一言其邪之实，一言其正之虚。合而言之，则惟其冬不藏精而肾气先虚，寒邪乃得而伤之。语势虽若两平，其义原归一贯也。喻氏以冬伤于寒，与冬不藏精，又以既不藏精更伤于寒，分立三纲，各为证治。试思如果冬不藏精，别无受寒之事，则其病为纯虚，与温病何涉？盖喻氏只顾作文之排场，而不自觉其言之不切于病情也。原其邪之初受，盖以肾气先虚，故邪乃凑之而伏于少阴。逮春时阳气内动，则寒邪化热而出。其发也，有因阳气内动而发者，亦有时邪外感引动而发者。凡阳气内动，寒邪化热而发之证，外虽微有形寒，而里热炽甚，不恶风寒，骨节烦疼，渴热少汗（初起少汗，至阳明即多汗矣）。用药宜助阴气，以托邪外达，勿任留恋。其为时邪引动而发者，须辨其所挟何邪，或风温，或暴寒，或暑热。当于前法中，参入疏解新邪之意（详外挟新邪条内）。再看其兼挟之邪，轻重如何。轻者可以兼治；重者即当在初起时，着意先撤新邪，俟新邪既解，再治伏邪，方不碍手。此须权其轻重缓急，以定其治法，不可豫设成见也。寒邪潜伏少阴，寒必伤阳；肾阳既弱，则不能蒸化而鼓动之。每见有温邪初发，而肾阳先馁，因之邪机冰伏，欲达不达，展转之间，邪即内陷，不可挽救，此最难着手之危证（另详邪郁少阴条内）。其或邪已化热，则邪热燎原，最易灼伤阴液，阴液一伤，变证蜂起，故治伏温病，当步步顾其阴液。当初起时，其外达之路，或出三阳，或由肺胃，尚未有定程，其邪仍在少阴界内。前人治温病之法：如千金用阳旦汤〔1〕，则偏于太阳；陆九芝〔2〕用葛根芩连汤，则偏于阳明；张石顽用小柴胡汤，则偏于少阳；至喻嘉言之麻附细辛，则过于猛悍矣；叶香岩之辛凉清解，则失之肤浅矣。愚意不若用黄芩汤加豆豉、元参，为至当不易之法。盖黄芩汤为清泄里热之专剂。加以豆豉为黑豆所造，本入肾经；又蒸罨〔3〕而成，与伏邪之蒸郁而发相同；且性味和平，无逼汗耗阴之弊；故豆豉为宣发少阴伏邪的对之药。再加元参以补肾阴，一面泄热，一面透邪。凡温邪初起，邪热未离少阴者，其治法不外是矣。至兼挟别项外感，或兼内伤，或邪虽未脱少阴，而已兼有三阳见证者，均宜临证参酌施治，固非可刻舟求剑矣。

【注释】

〔1〕阳旦汤：为《备急千金要方》方，由桂枝、黄芩、芍药、生姜、大枣组成。治疗冬温脉浮，发热咽干，项强头痛者。

〔2〕陆九芝：字懋修，清代医家，江苏元和人。著有《世补斋医书》。

〔3〕蒸罨：蒸是置水上蒸熟，罨是将蒸熟的豆类、谷物等堆积以发酵。

【评述】本节论述了伏气温病的发病机理和初起证治大法。

(1)伏气温病的发病机理：柳氏在本节对伏气温病的发病机理进行了较为具体而系统的论述。文中提出，伏气温病的发生内因肾气先虚，外因冬季感受寒邪。至于发病，则因春季阳气内动，内伏于少阴的寒邪化热而外发，即为“伏邪自发”；或因时邪外感引动在里伏于少阴之邪而发，即为“新感引动伏邪”。同时，柳氏也指出，其肾气先虚主要表现为肾阴不足，不能托邪外出，但寒邪也可伤阳气，从而造成肾阳先馁，不能蒸化鼓舞病邪外达的局面。从柳氏论述可以看出，伏气温病的发病机理有两个主要特点：一是病邪在里，也就是先有寒邪内伏而化热，这就提示了伏气温病在发病之初即可有里热的各种表现。二是病邪是从少阴肾而发，即先有肾气之虚，或主要表现为肾阴不足，或主要表现为肾阳虚馁。

文中对《内经》所论的"冬伤于寒，春必温病"和"藏于精者，春不病温"进行了精辟的分析，指出了二者合而导致了温病发生。前者是指温病发生的外因，而后者则是温病发生的内因。如单纯只有后者，就是纯虚之证，与温病无关。同时，文中对喻嘉言提出的以冬伤于寒、冬不藏精、冬伤于寒又不藏精作为温病的三纲分立观点进行了批驳，一针见血地指出了这种观点是"只顾作文之排场，而不自觉其言之不切于病情也"。显然，喻嘉言这种把温病发生的邪、正原因割裂起来的论点既不合道理，又是脱离临床实际的。

(2)伏气温病的初起证治原则：基于对伏气温病发生机理的认识，柳氏提出对其治疗的原则是邪正合治，即对较为常见的少阴阴气不足而病发于少阴者，"用药宜助阴气，以托邪外达"，也就是所谓的"养阴托邪"。具体还应区别不同情况采取不同的治疗大法：一是要辨别是否兼有时邪。如属伏邪自发者，里热炽盛，不恶风寒，骨节烦疼，渴热少汗，即使微有形寒，也是里热怫郁的结果，不用配合疏散外邪之品。如属时邪引而发者，就要参以"疏解新邪之意"，也就是应配合治疗兼感时邪的药物。二是要辨别兼夹病邪的性质和轻重。如应根据所夹病邪的性质属风温、属寒、属暑热，分别配合祛风散热，或祛寒，或清暑化热等。同时还要根据所夹时邪的轻重，如较轻者，可以伏邪和时邪兼治；如时邪较重者，可以先祛除时邪，待时邪解后再治伏邪。三是要辨少阴之虚在阴在阳。表现为肾阳先馁，应注意温经托邪，不能一味只知投用寒凉滋润之剂，具体内容在后面还要作专门的讨论。

(3)伏气温病初起的治法：对伏气温病初起的治法，柳氏提出"用黄芩汤加豆豉、元参，为至当不易之法"。该方体现了"养阴托邪"的治疗原则，方中既有黄芩等苦寒以清里热，又有淡豆豉宣发少阴之伏邪，还有元参补肾阴，"一面泄热，一面透邪"，所以可以作为治疗伏气温病邪发少阴的代表方。用黄芩汤治疗温病前贤多有论及，如张石顽、叶天士等都把其作为治疗温病伏热在里的代表方。当然，该方只是体现了一个治疗大法，意在主用苦寒以清泄里热，至于具体用药，还应根据病情进行加减，如原方中白芍酸收、大枣甘温，用于温病初起并不妥切。柳氏在原方中加入豆豉、元参寓有深意，堪作临床参考。同时，如里热较甚，其他清泄里热之品还可加入。文中还提出，如邪未脱少阴而兼有三阳见证者，均宜配合治疗兼证之品，告诫后人"固非可刻舟求剑矣"。

6. 伏温由少阴外达三阳证治

【原文】

寒邪潜伏少阴，得阳气鼓动而化热。苟肾气不至虚馁，则邪不能容而外达。其最顺者，邪不留恋于阴，而径出于三阳，则见三阳经证。太阳则恶寒发热，头项疼，腰脊强，治宜豉、芩，合阳旦汤。阳明则壮热，鼻干，不得卧，治宜豉、芩，合葛根、知母等味。少阳则寒热往来，口苦胁痛，治宜芩、豉，合柴胡、山栀等味。其邪初出三阳，或兼新感，外有恶寒无汗等证，则桂、葛、柴胡，自当参用。若里热已甚则不宜桂枝，壮热汗多则不宜葛根，内风易动则不宜柴胡。此则又在临时之化裁矣。《难经》曰：温邪行在诸经，不知何经之动也。故其发也，本无定处，大略乘经气之虚，或挟别邪而发。如太阳虚则发于太阳，阴气虚则恋于阴分。其有温邪化热已出三阳，而未尽之邪尚有伏于少阴而未化者(此肾气不充，宜兼温托)；即或全数化热，而其热有半出于阳，半恋于阴者(此阴气不足，不能托邪，当兼养阴)。用药总宜随证化裁，活泼泼地，方能应手取效也。

【评述】本节论述伏气温病初起时见三阳经证的证治。

（1）伏气温病初起出现三阳经证的机理：柳氏提出伏气温病的发生是因为寒邪潜伏于少阴，当春季阳气生发之时，如人体的肾气还不太虚馁，邪不能内留而向外透发，如透于三阳经，就表现为三阳经的症状。而这种病变是伏气温病中“最顺者”，也就是说，这是其中的轻证表现。此外还有因肾气已虚而邪恋于阴分者，或虽有出于三阳经者，尚有半恋于阴者，则证情较重，而治疗也较复杂。另外，同为伏气温病发于三阳经，又有三阳经表现不同，其原因是每人经气所虚情况各别，如原有太阳经虚者，内伏之邪就会发于太阳经，即柳氏所说：“故其发也，本无定处，大略乘经气之虚，或挟别邪而发。”

（2）伏气温病三阳证的证治：文中对三阳证的表现都有具体描述，虽然文中仅提及三阳经见证，但既为伏气温病，必有里热表现，所以文中所述的症状除太阳证见恶寒发热、头项疼、腰脊强属表证外，余如阳明证见壮热、鼻干、不得卧，少阳证见寒热往来、口苦胁痛等，实为表证与里证相兼者。就是太阳证，即为伏气温病，也有里热的表现，不过较为轻微而已。所以对伏气温病三阳证的治疗并非单纯用解表之品，如治太阳证用黄芩合淡豆豉、阳旦汤，治阳明证用黄芩合葛根、知母、淡豆豉，治少阳证用黄芩、栀子合柴胡、淡豆豉，都是治表药与清里药同用者。由此可见，柳氏所说的三阳证与通常所说的表证并不是完全相同的，三阳证代表了伏气温病初起表里同病的发病特点。

另外，对于伏气温病初起因感受时令之邪而病者，可表现为恶寒无汗，则可用桂枝、葛根、柴胡等疏散之品。而对于伏邪发出三阳的同时，因肾气不足而少阴还有伏邪者，治当温托；对肾阴不足而邪热恋于阴分者，治当养阴以托邪。所以对伏气温病初起的治疗应视具体情况而灵活变通，不能拘定一法。而对后述病证的治疗在下列各节中将要进行详细的讨论。

7. 伏温热结胃腑证治

【原文】

伏温化热而达，其证由少阴而出三阳者，于法为顺。惟无形之热，可从经气而达。若中焦挟有形食积浊痰，则邪热蕴蒸，每每乘机入胃，热结于中，而为可攻之证。盖胃为五脏六腑之海，位居中土，最善容纳。邪热入胃，则不复他传。故温热病热结胃腑，得攻下而解者，十居六七。前人如又可所论，虽名瘟疫，其实亦系伏邪。所列治法，用攻下者，十之七八。盖伤寒重在误下，温病重在误汗。温病早投攻下，不为大害，前贤本有此论。吴氏又确见病证之可下者多，故放胆言之，而不自觉其言之偏重也。陆九芝谓温病热自内燔，其最重者，只有阳明经腑两证。经证用白虎汤，腑证用承气汤。有此两法，无不可治之温病矣。其意专重阳明，若温病决不涉及别经者，其言亦未免太偏。总之，温病邪热蒸郁，入于阳明者居多。热在于经，犹属无形之热。其证烦渴多汗，狂谵脉洪，此白虎证也。若热结于腑，则齿垢唇焦，晡热，舌苔焦黄，神昏谵语，脉沉实，此承气证也。只要认证清楚，确系热在于胃，则白虎、承气依法投之，可以取效反掌。切勿因疑生怯，反致因循贻误也。

前人用大黄下夺，有因泄热而用者（如三黄泻心[1]），有因解毒而用者（如三黄解毒[2]），有因疏瘀化痰而用者（如大黄䗪虫[3]、滚痰丸[4]），有因疏泄结气而用者（如大黄黄连泻心[5]），原不专为积滞而设。无如不明医理者，见方中有大黄一味，即谓之承气，即谓之攻积，因而疑忌多端，当用不用，坐此贻误者多矣。

伤寒热结胃腑者，粪多黑而坚燥；温病热结于胃者，粪多酱色而溏。藜藿[6]之子，热结者粪多栗燥；膏粱之人，多食油腻，即有热灼，粪不即燥，往往有热蕴日久，粪如污泥而仍不结为燥栗者，此不可不知也。有初起病时，便溏作泻，迨两三日后，热势渐重，乃结于胃而便秘者，仍宜依法下之。又有热势已重，渴饮频多，或用清泄之剂，因而便泄稀水，坚粪不行者，此热结旁流也。古法用大承气下之，吴鞠通改为调胃承气，甚合。

热结而成燥粪者，行一二次后，燥粪已完，热邪即尽。若溏粪如烟膏霉酱者，或一节燥、一节溏者，此等证，其宿垢最不易清，即邪热亦不易净。往往有停一二再行，有行至五六次，多至十余次者。须看其病情如何，以定下与否。慎勿震于攻下之虚声，遂谓已下不可再下，因致留邪生变，而受养痈[7]之实祸也。

【注释】

〔1〕三黄泻心：即《金匮要略》泻心汤，由大黄、黄连、黄芩组成。

〔2〕三黄解毒：似为《妇科玉尺》三黄解毒汤，由大黄、黄连、黄芩、黄柏、栀子组成，主治妊娠伤寒表解后盛于里者。

〔3〕大黄䗪虫：即《金匮要略》大黄䗪虫丸，由大黄、黄芩、甘草、桃仁、杏仁、虻虫、蛴螬、芍药、干地黄、干漆、水蛭、䗪虫组成，能祛瘀生新。

〔4〕滚痰丸：即《景岳全书》所引王隐君礞石滚痰丸，由礞石、大黄、黄芩、沉香组成，能降火逐痰。

〔5〕大黄黄连泻心：即《伤寒论》大黄黄连泻心汤，组成与〔1〕三黄泻心汤同。

〔6〕藜藿：藜指灰菜，藿指豆叶。藜藿，意为饭菜粗劣。此处引申为劳苦民众。

〔7〕养痈：即姑息养奸。

【评述】本节论述伏气温病阳明腑实证的证治。文中对阳明腑实证的形成原因、作用机理和证治有精辟的见解。

(1)伏气温病阳明腑实证形成原因：柳氏提出了在伏气温病中，因中焦存在着有形的食积、浊痰，与邪热互相蕴蒸，可进入胃中成为阳明腑实证。柳氏从“胃为五脏六腑之海”立论，提出邪热最易入胃而形成腑实之证。至于文中所说的“邪热入胃，则不复他传”，原意是指伏气温病出现腑实证后病情就以腑实为中心，不像无形邪热会到处游溢，影响到其他脏腑。但如认为出现阳明腑实证后就不会发展到其他脏腑是不符合实际的。在临床上，因阳明腑实证未能及时攻下，每致耗伤阴液，轻则耗及肺胃之阴，重则耗及肝肾之阴，邪热内陷厥阴还可出现昏谵、痉厥之危象，其传变是很多的，但只要未用攻下，其腑实是不会自解的。

(2)攻下的作用机理：柳氏提出温热病“得攻下而解者，十居六七”。这一方面是因为柳氏认为温热病中多数会发展到阳明腑实证，所以使用攻下的机会甚多；另一方面是由于攻下法对于驱逐病邪具有很明显的作用，所以多需采用攻下才能奏效。文中提出，攻下方药如大黄，本非专为积滞而设，而有泄热、解毒、疏瘀化痰、疏泄积气等多种作用，所以攻下的实际作用并不限于攻下肠道内的积滞燥屎。这一认识在吴又可《温疫论》的基础上又有进一步发展。

但文中对攻下的作用也有偏颇之处，如柳氏虽然指出了吴又可对温疫的治法过分强调攻下，以致攻下者十之七八之偏，但又说“温病早投攻下，不为大害”，而实际上，如滥用攻下，也有耗阴伤胃之弊。

(3)伏气温病阳明腑实证的证治：文中对温病与伤寒所出现的腑实证症状和治法的不同进行了对比，其内容主要取于《温疫论》和《温热论》。但文中所说的温病所出现的大便多酱色而溏的性状特点，实际上主要见于湿热积滞阻于肠道者，所以其所说的温病多属湿热性温病，如以其代表所有的温病则有失全面，在温病过程中常有形成腑实证而见粪黑而坚燥者。

8. 伏温上灼肺金发喘逆咯血咳脓证治

【原文】

伏邪在少阴，其由经气而外出者，则达于三阳；其化热而内壅者，则结于胃腑；此温热病之常也。少阴之系，上连于肺。邪热由肾系而上逆于肺，则见肺病。况温邪化热，火必克金，则肺脏本为温邪所当犯之地。其或热壅于胃，上熏于鬲，则热邪由胃而炎及于肺，更为病势所应有。近时烟草盛行，肺中津液，熏灼成痰，阻窒肺隧，平日每多痰咳。更值温热上蒸，痰得热而痰更胶粘，热附痰而热愈留恋，其为咳为喘，意中事也。肺络不通，则胸胁刺痛；热郁日甚，则痰秽如脓，或咳红带血，无非热灼金伤所致。此时苟伏邪已一律外透，则治之者，只须清泄肺胃。夫病在肺，而何以治者必兼及胃？盖肺中之热，悉由胃腑上熏。清肺而不先清胃，则热之来路不清，非釜底抽薪之道也。古方如麻杏甘石、越婢、青龙，清燥救肺等方，均用石膏，诚见及于此也。轻则苇茎汤、鲜斛、鲜沙参之类，必不可少。胁刺者兼和络气，咳红者兼清血络。滋腻之药，恐其助痰；温燥之品，恐其助热。均为此症所忌。又此症在初起时，医者粗心不察，视为寻常外感，恣用发散；或见其痰多，妄用二陈；或见其喘逆，作外感治而用麻、桂，作内伤治而用生脉、熟地。均属背谬。而耗液助热生痰，诸弊毕集矣。迨见病势日增，始细心体认，改投清泄。而肺金脏阴已伤，不能遽复。即使邪热得清，而内热干咳，绵延不愈，遂成上损，终致不救者，往往有之，谁之咎哉？

【评述】本节论述伏气温病邪热犯肺所致诸症的证治。

(1)邪热犯肺的机理：文中提出，在伏气温病过程中，除了初起外达三阳、结于胃腑等常见病证外，还易犯及肺脏。其原因有二：一是“肺脏本为温邪所当犯之地”，即在温病过程中，邪热本来就易侵犯肺脏；二是当阳明胃热亢盛之后，易进而影响及肺，即“热邪由胃而炎及于肺，更为病势所应有”。由此可见，不仅新感温病易先犯于肺，伏气温病也常见肺脏的病变。

(2)热灼肺金的证治：在伏气温病中发生热灼肺金，其主要的临床表现有喘逆、咳血(即文中所说的咯血)、咳脓、胸胁刺痛等，这显然与新感温病初起邪在肺卫的病变不同，是属里热犯肺之证。对本证的治疗原则，柳氏强调清泄肺胃，即清胃是为了祛除肺热之源。另外还提出了针对不同症状的具体用药，以及忌用温燥和滋腻之品。这些对于指导临床是很有意义的。

9. 伏温内燔营血发吐衄便红等证治

【原文】

温邪化热外出，其熏蒸于气分者，为烦热、口渴等证。其燔灼于营分者，血为热扰，每每血由肺络而溢出为咳血，由吐而出为吐血，上行清道为鼻衄、齿衄，下行浊窍为溲血、便血。凡此皆血为热邪所迫，不安其络，因而上溢下决。惟血既外夺，则邪热亦随血而泄，病势宜由此而减，乃为吉象。若血既外夺，而里热仍盛，昏谵烦躁，仍不轻减，即属重症。推其故，盖有二焉：一则伏热重而蒸郁过深，络血虽溢，而里热之留伏尚多也；一则营阴虚而为燔灼所伤，阴血枯竭，而不能托邪外出也。邪重者，宜凉血泄邪，如犀、地、栀、丹、银花、连翘、茅根、侧柏之类；血虚者，宜养血清热，如地、芍、栀、丹、阿胶、元参之类。总以凉阴泄热为主脑，血虚者兼以滋养，邪实者兼以清泄，必使血止而热亦因此而解，斯为顺手耳。此等症，每有急求止血，过用清凉，以致血虽止，而上则留瘀在络，胸胁板痛；下则留瘀在肠，垢痢瘀紫。甚或留瘀化热，变为暮热朝凉，咳痰带血，见种种阴损之候。昧者不察，误认为虚，漫投补剂，遂迁延不愈，愈恋愈虚，以致不救，可慨也夫。

凡瘀留在肠胃者，易于疏化，以其在康庄大道，不在细微曲折之处，药力易于疏通也。若瘀留于肺肝血络之中，则络道蚕丛[1]，药力既非一时可到，而又不宜于猛剂攻消；只有通络化瘀泄热之法，缓缓图功。如曹仁伯[2]清瘀热汤之法，最为得窍，学者宜仿此用之（清瘀热汤——旋、绛、葱、苇、枇）。

【注释】

〔1〕蚕丛：供蚕结茧的工具，多用稻草做成。此处形容络道的纵横交错。

〔2〕曹仁伯：名存心，号乐山，清代医家，江苏常熟人。著有《过庭录存》、《琉球百问》及医案等。

【评述】本节论述伏气温病邪热入于营血而引起动血的证治，文中所论及的治疗出血病证当防留瘀的观点值得重视。

（1）伏气温病邪入营血的证治：文中所说的"燔灼于营分"，实际是指邪入营血分而言，因而其主症为热盛动血的表现，如咳血、吐血、鼻衄、尿血、便血。柳氏指出，温病见动血有吉凶两种情况：如出血后热势随之而减，病情好转，是为邪热通过出血而外泄，属吉象；如出血后里热仍盛，昏谵烦躁不减，甚至加重或有厥脱危象出现，属重证。其重证发生的原因无非如文中所分析的是邪甚正虚之故。

对本证的治疗，文中提出以"凉血泄邪"为原则，同时掌握"血虚者兼以滋养，邪实者兼以清泄"的治疗大法。当然，文中所说的"血虚"主要是指"阴液亏虚"，所以文中提到的"养血清热"，实际上应是"养阴清热"，其所用的药物也是以生地、赤芍、元参等养阴生津为主，而真正的养血药如熟地、当归、枸杞子等在温热病热盛之时显然是不适宜的。

（2）止血须防留瘀：柳氏强调指出，对温病营血分证的出血病证，应凉血泄邪，但要防止为了急求止血而过用寒凉，否则"血虽止，而上则留瘀在络，胸胁板痛；下则留瘀在肠，垢痢瘀紫。甚或留瘀化热，变为暮热朝凉，咳痰带血，见种种阴损之候。"这就是提出了在凉血止血的同时应注意避免留瘀。对此，叶天士在《温热论》中已明确提出血分证的治则是"凉血散血"，而柳氏所用的凉血泄邪药，如"犀、地、栀、丹、银花、连翘、茅根、侧柏之类"，也是遵循了这一原则。

10．伏温外窜血络发瘢疹喉痧等证治

【原文】

伏温化热，燔灼血络，因致络血外溢，邪热即随血而泄，于病机犹为顺象。乃有邪热郁于血络，不得外达，其在于肺，肺主皮毛则为疹；其在于胃，胃主肌肉则为斑。有瘢疹各发，不相交涉者；有瘢疹兼发，不能分晰者。总之以清营透邪，疏络化瘢为主。凡外面斑疹透齐，即神清热解者为吉。若瘢疹虽透，而里热不解，则热郁已甚，其势必有变端。当随其见证，小心斟酌。又有一种烂喉丹痧，此于伏温之中，兼有时行疫毒。发热一二日，头面胸前，稍有痧疹见形，而喉中已糜烂矣。此证小儿居多，其病之急者，一二日即见坏证。如面色青晦，痰塞音哑，气急腹硬，种种恶候，转瞬即来，见此者多致不救。此等急症，初起即宜大剂清营解毒，庶可挽回万一。若稍涉迟延，鞭长莫及矣。

鲜生地为此证清营泄热必用之药。欲兼疏散之意，重则用豆豉同打，轻则用薄荷叶同打，均可。丹皮清血中伏热，且味辛主散，炒黑用之最合。银花清营化毒，元参清咽滋水，均为此症必要之药。

治肺疹初起，须兼透达者，于清营方中，用牛蒡、蝉衣以透发之。古方治斑毒，用化斑汤（白虎合犀、地之类）或玉女煎之类。然须烦热多汗者，乃为合剂。若热不甚，汗不畅，遽投石膏，恐有邪机冰伏之弊，临用时宜加斟酌。黄玉楸[1]于此证，用浮萍为表药，颇有思路，可取用之。

【注释】

〔1〕黄玉楸：即黄元御，字坤载，号玉楸，又号研农，昌邑人。著有《温病解》、《疫病解》等。

【评述】本节论述伏气温病中各种斑疹病证的证治。

(1)斑疹的种类及其发生机理：文中列举了多种斑疹的种类，如有斑、有疹、有斑疹兼发、有烂喉丹痧等。同时提出疹属肺而斑属胃，而认为烂喉丹痧是属伏气温病兼有时行疫毒。斑疹的发生多是邪热外透所致，所以柳氏认为“于病机犹为顺象”，如斑疹透齐而神清热解者为吉象。但如虽发斑疹而里热不解者，每易引起变证。

(2)斑疹的治法：文中提出斑疹的治法主以清营透邪、疏络化斑。但不足之处是未对斑与疹的治法作出明确区别。既然疹属肺而斑属胃，其治法当不能完全相同；疹者主以宣肺清热、凉营透疹，斑者主以凉血化斑解毒。柳氏在其后补充说，治肺疹者可配合牛蒡子、蝉衣透发之品，其意亦在区别疹与斑之治。在具体用药上，柳氏所提出的几点经验值得注意。一是对斑疹的治疗可主用鲜生地，并配合淡豆豉或薄荷同打，以取疏散之意；二是用丹皮以炒黑用为好；三是银花、元参也是治疗本证必要之药。文中所提到的对斑疹的治疗，选用石膏以烦热多汗者为宜，如热不甚而汗不畅者，不宜用石膏，以防凉遏病邪。此说可作临床参考。

11. 伏温化热郁于少阴不达于阳

【原文】

伏温之邪，冬时之寒邪也。其伤人也，本因肾气之虚，始得入而据之。其乘春阳之气而外达也，亦以肾气暗动，始能鼓邪化热而出。设其人肾阳虚馁，则邪机冰伏，每有半化半伏、欲达不达之症。如外面热象炽盛，或已见昏谵、痉厥之候，而少阴之伏邪尚有未经化热，仍留滞于阴分者。此时就热象论，已有热扰厥阴之险，清泄之药不容缓。而内伏之邪，又以肾气内馁，不能化达。设专用凉泄，则邪机愈滞；设用温化，又属抱薪救火。展转之间，内则阴液干涸，外则邪热蒙闭。迟之一二日，即不可挽救矣。此等症情，在温病中，为最险重之候。即使竭力挽回，亦属冒险图功。治病者，必须豫为道破，庶免疑谤。此证邪伏少阴，喻氏仿仲景少阴病治例，用麻黄附子细辛汤及麻黄附子甘草汤两方以透邪，增入生地以育阴扶正，其用意颇为切当。惟温邪既动，必有热象外现；其甚者邪热蒙陷，已有痉厥之象。此时麻附细辛，断难遽进。然非此大力之药，则少阴之沉寒，安能鼓动。治当师其意而变其制，如用麻黄汁制豆豉、附子汁制生地，至凉肝熄风治标之药，仍宜随症参入。似此面面周到，庶可收功。

【评述】本节论述伏气温病发病之初起因肾阳虚馁，伏邪不能外达，以致发生变证的证治。

(1)伏温不能外达的机理：文中提出，伏气温病初起时，其内伏之邪要化热外达，必须有春季时令之阳气和内在肾阳之气两方面的作用，才能鼓动伏邪外出。所以当患者肾阳虚馁时，伏邪就不能向外透达，即使邪热已盛于外，仍会因内伏少阴之邪留滞而发生各种变证。这是柳氏对伏气温病初起会发生一些危重病证，运用伏气理论所作的解释，即强调出现这类病证与患者的体质有直接的关系。

(2)伏邪内郁少阴的证治：伏气温病初起，因肾阳虚馁而邪伏少阴不能外达于阳，可表现为外见热象炽盛，并有昏谵、痉厥等内陷厥阴之候。换句话说，也就是通过病初即见热盛而内陷厥阴之证来推断其人肾阳虚馁。对这种病证的治疗，柳氏提出主以清泄之药，但因肾阳已虚，就不能过用寒凉；另一方面，如用温化之品，又会助长邪热。柳氏认为喻嘉言以麻黄附子细辛汤或麻黄附子甘草汤加生地，组方意义颇为切当，但又虑及麻黄、细辛药性过于温燥峻猛，所以提出麻黄汁制豆豉和附子汁制生地之法，并与其他清泄、托邪药配合。由此可见，对这类病证的治疗，不仅要注意温其肾阳，还要注意育其肾阴，而在用药时，每配合生地、玄参之类。文中所说的“凉肝熄风治标之药”，是根据病情而配合的，如有昏谵则当用清心开窍之品。文中提到的面面周到，就是强调要标本兼治，阴阳并调。

12. 伏温化热内陷手足厥阴发痉厥昏蒙等证

【原文】

伏温由少阴而发，外出于三阳经证，内结于胃腑，则见阳明腑证。其证虽深浅不一，但由阴出阳，于病机为顺，均在可治之例。惟有伏邪已动，而热象郁滞，不达于三阳，亦不归于胃腑，而即窜入厥阴者，在手厥阴则神昏谵语，烦躁不寐，甚则狂言无序，或蒙闭不语。在足厥阴则抽搐蒙痉，昏眩直视，甚则循衣摸床。此等凶证，有兼见者，有独见者，有腑热内结，邪气充斥而溃入者，有阴气先亏，热邪乘虚而陷入者，有挟痰涎而蒙闭者，有挟蓄血而如狂者。凡遇此等重证，第一先为热邪寻出路，如在经者，从斑汗解，在腑者，从二便出是也。至照顾正气，转在第二层。盖气竭则脱，阴涸则死，皆因热邪燔劫而然。用药于祛邪中，参以扶正养阴，必使邪退，而正气乃能立脚。如徒见证治证，但以清心泄肝、化热养津之剂，就题面敷衍。虽用药并无大谬，而坐失事机，迨至迁延生变，措手不及，谁之咎欤？今姑就手足厥阴见证各条，拟治法如下：

凡热重昏谵，至夜增剧，舌底绛色，此热灼于营也，以犀角地黄为主方。烦躁不寐，口渴舌板，神情昏扰，热郁于上也，以凉膈散为主方。神志烦乱，小溲赤涩，舌尖干红，热劫心阴也，导赤各半汤为主方。面赤神烦，大渴多汗，热燔阳明之经也，白虎汤为主方。大便秘结，或热结旁流，唇焦齿垢，舌刺焦黄者，热结阳明之腑也，以三承气为主方。又如热蒸痰升，蒙闭神明者，加用至宝、紫雪、菖蒲汁之类。痉掣搐搦，肝风升扰者，用羚羊角、钩藤、石决明之类。病证纷繁，治难缕述，而总以祛邪扶正两法为提纲。祛邪之法，已列于前。至扶正之法，在温病以养阴为主，以温热必伤阴液也。人参难得佳者，且病家无力者多，岂能概用；惟西洋参甘凉养津，施于温热伤阴者，最为合用。余如生地滋肾阴，白芍养肝阴，石斛养胃阴，沙参养肺阴，麦冬养心阴。如遇虚体或久病阴伤者，无论发表攻里剂中，均可加入。其或热已窜入厥阴，而邪入藏于少阴者，热气尚伏而不扬，宜于清泄中，仍兼疏托。或热已内陷营阴，而邪之走于经者，表气尚郁而不达，宜于凉营中，再参透表。其最重者，邪热内燔，而外面反无热象，甚至肢厥肤冷，脉涩数而不畅，必得大剂泄热透邪，乃使热势外扬，脉象转见洪大，庶可免厥深闭脱之危也。

【评述】本节论述伏气温病邪陷厥阴的证治。文中对邪陷厥阴的治则和温病养阴药的应用经验值得引起重视。

（1）邪陷厥阴的临床表现及其病机：邪陷厥阴即为邪热内陷手足厥阴，犯于心包和肝，在手厥阴心包即出现神昏谵语、烦躁不寐、狂言无序或昏愦不语；在足厥阴肝出现抽搐蒙痉，昏眩直视，甚则循衣摸床。而心包与肝之见证也可并现。柳氏特别提出出现这类病证的原因，应注意到有的是阴气先亏，有的是夹有痰涎，有的是夹有蓄血，点出了内陷厥阴时，除了邪热亢盛外，易同时存在的阴虚、兼痰、兼瘀的三个主要病机。

（2）邪陷厥阴的治则：对于温病中出现昏谵或痉厥的治疗原则，柳氏没有首提开窍和息风之法，而是先强调“先为热邪寻出路”。这一点对于指导临床甚有价值，因如不祛除引起昏谵和痉厥的原因，只知开窍或息风，即文中所谓“见证治证，但以清心泄肝、化热养津之剂，就题面敷衍”，其效果是不会令人满意的。而为热邪寻出路，具体来说就是针对邪热之所在，分别使用清热、攻下等法。对于该证治疗中的照顾正气，柳氏虽亦较为重视，但放在“第二层”，因只有邪去才能正安。但如同时出现正气外脱之象，则扶正之法亦当及时投用。

(3)邪陷厥阴的治法：对于因邪陷厥阴而引起的昏谵和痉厥具体的治法，文中已有详细论述，其中多数为常规处理，不必多加讨论。但文中提出对某些复杂病证的治疗应予注意：如兼有邪伏少阴，邪热不能畅达者，应在清泄之中配合疏托；邪走于表但郁而不达者，应在凉营之中配合透表；邪热内炽，但郁而不透，以至外无热象，见肢厥肤冷，脉涩数不畅者，应予大剂泄热透邪。这些治法对临床治疗均有指导意义。但其中所说的热灼于营，是指热盛于血分，不可拘于原文。

(4)温病养阴药之应用：本节对温病治疗中养阴药的应用提出了极为宝贵的经验。文中除了强调“扶正之法，在温病以养阴为主”外，对养阴药物的具体应用进行了介绍，如以西洋参代人参(文中提到是因西洋参价格较人参便宜和其作用更适合于温病)，分别列举了适合于五脏阴虚的药物，以及对素体阴虚或久病阴虚者在使用解表或攻下剂中加入养阴药等。

13. 伏温外夹风寒暑湿各新邪为病

【原文】

伏温之邪，由春夏温热之气，蒸动而出，此其常也。亦有当春夏之间，感冒风寒，邪郁营卫而为寒热，因寒热而引动伏气。初起一二日，第见新感之象，意其一汗即解。乃得汗后，表证略减，而里热转甚。昧者眩其病状，几若无可把握。不知此新邪引动伏邪之证，随时皆有。治之者，须审其伏邪与新感孰轻孰重。若新感重者，先撤新邪，兼顾伏邪；伏邪重者，则专治伏邪，而新感自解。盖伏温自内达外，苟由三阳而外解，则表分之新邪，自不能容留矣。《内经》云：凡病伤寒而成温者，先夏至日者为病温，后夏至日者为病暑。此指伏邪乘暑令而发者，尚非兼夹暑邪之病。其有兼夹暑热之邪而发者，则必另有暑热见证。其新病引动伏邪，大致亦与兼夹风寒者相似。须审其轻重缓急，分清经界，方可着手也，至兼夹湿邪之证，有外感之湿，有内伏之湿。伏气既动，则热自内发，蒸动湿邪，与伏温之热混合，为病最属淹缠。治之者，须视其湿与热，孰轻孰重。须令其各有出路，勿使并合，则用药易于着手。再湿邪有宜温燥者，如平胃之类；有宜渗利者，如苓、泽之类；有宜通泄者，如车前、滑石之类；有宜清化者，如芩、连、栀、柏之类。以上皆专治湿邪之法。若与湿热并合，则为湿温，见证最繁且杂。其治法须随机应变，初起有芳香化湿者，如胃苓、正气之属；而通宣三焦者，如三仁、滑石之属；中焦热重，有清泄阳明者，如苍术、石膏之属；有苦泄太阴者，如茵陈、芩、连之属。总之，须细察见证，如湿重者，自当治湿；若伏邪重者，仍当以伏邪为主也。

【评述】本节论述伏气温病中因新感引动者，即新感引动伏气温病的证治。

(1)新感引动伏气温病的概念及其治则：所谓新感引动伏气温病，是指内伏之邪因感受时令风寒、暑、湿等邪而引发的温病。柳氏提出，这类温病的临床特点是初起一二日时，所表现的主要为新感病邪的征象，其后则里热转盛。但文中所说的有两点应予注意：一是所提到的在得汗表证解后里热转甚者，是指发病之初以表寒为主要表现的一类伏气温病，而不是代表所有的伏气温病。二是既然是伏气温病，在初起时虽与新感温病易于混淆，但其或多或少会有里热证候表现，这是与新感温病区别的要点。当然，如确实只有新感之表现而伏邪之象难明时，在诊断时是很困难的。

(2)新感引动伏邪温病的治则：对新感引动伏邪温病的治疗，柳氏提出了几条重要的治则，归纳于下：一是“审其伏邪与新感孰轻孰重”，以决定治疗新感和伏邪之侧重；二是应辨别新感病邪的种类，按所感病邪性质不同而分别施治；三是对湿与温相合而引起之病，治当根据“湿与热，孰轻孰重。须令其各有出路，勿使并合，则用药易于着手”。但文中所说的伏邪兼暑、伏邪兼湿，与现代所说的暑温、湿温等如何区别其为新感温病或伏气温病，未有明确说明，实际在临床上对此亦无深究之必要。

（杨　进）

五、暑病名著选

《伤暑全书》选

《伤暑全书》为明末医家张鹤腾（号凤逵）所著，是我国第一部论暑专著，也可以认为是第一部专论温热病的著作，在温病学的发展史上具有重要的意义。全书分为上下二卷，上卷以论暑病的理论为主，下卷以收录治暑方剂和病案为主。该书对暑病的病因、发病、辨证、诊断、治法和方剂等均有较为详细而系统的论述，不仅收录了前人有关暑病的理论和证治经验，而且又有作者自己的许多创见，对暑病的理法方药颇多发挥。该书成书于天启二年（公元1622年），后又经清末叶霖（字子雨）加以增订，名为《增订伤暑全书》，收于《珍本医书集成》中于公元1917年刊印。以下就《伤暑全书》的部分内容作一介绍。

1. 辨春夏秋冬温暑凉寒四证病原

【原文】

《生气通天论》曰：“夫自古通天者，生之本，本于阴阳。天地之间，六合之内，其气九州九窍，五脏十二节，皆通乎天气。其生五，其气三，数犯此者，则邪气伤人，此寿命之本也。”由此论之，人身元气，与天相通，颐养有道，病何从生？然则病生有因，其发有原乎？从其原而治之则易疗。《阴阳应象大论》曰：“天有四时五行，以生长收藏，以生寒暑燥湿风；人有五脏化五气，以生喜怒悲忧恐。”又曰：“因于露风，乃生寒热，是以春伤于风，邪气留连，乃为洞泄；夏伤于暑，秋为痎疟；秋伤于湿，上逆而咳，发为痿厥；冬伤于寒，春必病温。”四时之气，更伤五脏，此四时四气之病原也。黄帝明以春温，根于冬寒，其间气候相近，症恙相同，犹可言者，原未兼及暑也。至汉张长沙仲景著伤寒书，遂演《内经》之说曰：“其伤于四时之气，皆能为病，以寒为毒者，以其最成杀厉之气。中而即病者，名曰伤寒；不即病者，寒毒藏于肌肤，至春变为温病，至夏变为暑病。暑病者，热极重于温也。”自此论出，而后之业岐黄术者皆宗之，果尔是专主一寒气，三病分久近，皆寒为根。故后世医家，有四时伤寒之说，甚至通以麻黄、桂枝汤兼治温热症，误人良多。陶节庵诸名家，亦剖三病若列眉[1]，而根始于寒，不免沿而未能脱，又何怪乎碌碌者。愚谓道以一气生天地，以二气生五行五气，各司其用，而水火为最要。水火能生物，亦能杀物。若仲景之说，是水专擅其权，而火为虚而无用矣。愚为[2]冬之寒病，专属寒威，此固然不易者，至春时阳气渐舒，孔窍开张，服御单夹，乃天气变幻，倏暖倏寒，又多荡风，人感寒直入脏腑，故为温病，犹可名曰春寒。已与冬寒不相蒙矣。况夏至后，炎火时流，蒸郁烁人，得病似伤寒者，皆是暑火所感而成，与冬之寒气，毫不相涉，而亦以为冬寒之积久所发者，误矣！即《生气通天论》曰：“是故阳因而上，卫外者也。因于寒，欲如运枢，起居如惊，神气乃浮；因于暑，汗，烦则喘喝，静则多言，体若燔炭，汗出而散。”是寒暑分因，水火别证，明列断案，万世医学之祖也，又何惑乎？然《内经》之温，根于寒者何故？案《山海经》，桂名招摇，叶长二尺；桑名帝女，大围五十尺。桂竹叶大二尺余，高数丈，其草树奇怪类若此。据《经》想太古时，洪水横流，怀山襄陵，草木闭塞，天地蒙昧，阴霭拂郁，阳明未舒，以故寒气盛行。元和令少，即当大夏，亦无烁金之患。后世文明渐开，五行分布，水火之气各司其权，若斯争烈者，即今春值淫雨，余寒为厉，甚者如隆冬，挟纩[3]不能去。试观晋中暑证寥寥，绝无痃疟，皆阴胜之左券也，何况古洪荒世乎。此《内经》温根于寒所由发也。何仲景遂申演其说，并暑而一类乎？是蛇足也。且古人茹毛衣草，简缘淡薄，无助火之具。后世炙煿之味适口，浓郁之酒充腹，嗜欲灼精，尘劳食气，皆足以嘘焰而煽炽，宜暑火之乘类而善入也。谓古之寒病多，而暑病少；今之寒暑并重，而暑为尤剧则可。愚故特列论曰：伤寒者，感于冬之严寒；温病者，感于春之轻寒；若暑病，则专感于夏之炎热。若冰炭霄泉之不相及，一水一火，各操其令。治法一热剂一凉剂，各中其窍。而概以为寒因，不几于执一遗二哉。予俯仰踌躇，万不得已，敢于翻千古之案，以开百世之觉，破迷而拔苦。遂自甘于僭窍云耳。（卷上·辨春夏秋冬温暑凉寒四证病原）

【注释】

〔1〕列眉：罗列清楚。

〔2〕为：疑为“谓”之误。

〔3〕挟纩：纩音矿（kuàng），丝绵。挟纩，指纠缠难去。

【评述】本节主要辨明暑病的病因，指出寒暑之邪性质迥异。

文中对张仲景书中所论：“寒毒藏于肌肤，至春变为温病，至夏变为暑病”提出了异议。其实该文出自王叔和的《伤寒例》，并非为仲景之说。而王叔和此论又是根据《内经》“凡病伤寒而成温者，先夏至日者为病温，后夏至日者为病暑”之义演绎而来。这是古人对于温暑病证病因认识的一种观点，也是后世伏气学说的由来。这一学说本意是要说明冬之伤寒与春之温病和夏之暑病在证候表现和治疗上的不同，从而在病因上虽都责之于寒，但一为感而即发，一为感而后发。这一观点最大的不足之处是在于把所有的外感热病病因都归于寒，而仅以发病之久近进行区分，即张氏指出的：“专主一寒气，三病分久近，皆寒为根”。由此造成的一个后果是，不少医生误认为温暑之病既然病因为寒，治疗就用治伤寒之法，滥用麻、桂之类。当然，这种认识已违背了《内经》之原意，真正有识之士对温暑病的治疗仍然主以清热之法，如刘河间等。张氏针对当时有些医生对温暑病的病因认识错误，而治疗亦是寒暑不分的情况，大声疾呼：寒之与暑“若冰炭霄泉之不相及，一水一火，各操其令。治法一热剂一凉剂，各中其窍。”这是具有积极意义的。

至于张氏所提出的古时寒病多而暑病少，今之寒暑并重，而暑为尤剧，是属推理，不必深究。但张氏这种“敢于翻千古之案”的勇气是值得称赞的。

2. 天时

【原文】

故春夏秋冬四时，随令各别；温热凉寒四时，随节候变易。冬至已后至春分，属伤寒；自春分至夏至，属温病；自夏至至白露，属伤暑；自白露至立冬，属凉病；自立冬以后至春，俱属伤寒。盖春秋之气尝[1]不足，冬夏之气尝有余，即四月八月间，亦有暑病。盖八月间，晓暮夜气虽凉，而午未之时，秋阳燥烈，日火灼人，反毒于伏。盖伏时气发汗出，阳气在表。此时阳气渐敛，真火内燃，而又以烈日熏之，故毒易中人，热证更剧。当细察之，虽其外证相类，而受气不同，治法迥异，稍有不中，即害人不浅。而概用以寒证剂，其害可胜言哉。治者先数时令，后审时气，随令加减斟酌之，未有不立取效者。故为天时说。（卷上·天时）

【注释】

〔1〕尝：同常。

【评述】本节主要论述四时季节与不同外感热病发生的关系。

张氏指出，在一年四时季节中可发生不同的外感热病，即各种时令主气可分别引起不同的外感热病。其中特别是提出了“春秋之气尝不足，冬夏之气尝有余”的观点，即冬之主令寒邪与夏之主令暑邪往往可以在春秋季节也引起发病。文中举出在八月初秋时，因天气尚热，特别是在中午时“秋阳燥烈”，所以仍可见暑证。后世有伏暑之病，可发生在秋季，当然，应与秋初所发生的秋燥相区别。

3. 辨寒暑证各异

【原文】

伤寒伤暑二证，流毒天地，沿袭古今，人率习而不察。据其外证头痛身痛、发热恶寒等证相同，皆混于象而不审内景，不观乎时因，一名之曰寒，而不知其歧多端，甚不可一律论者。寒之伤人也，一二日在肤宜汗，三四日在胸宜吐，五六日在脏宜下，确有定期可据者。若暑则变幻无常，入发难测，不可寻想。彼暴中之激烈，扁鹊〔1〕不及攦〔2〕指而投咀；久伏之深毒，长桑〔3〕不能隔肤而见脏，最为难察而难救已。即寻常之感，亦难觉知，非若伤寒有定期定证，可据可疗者。不拘表里，不以渐次，不论脏腑，冒暑蒸毒，从口鼻直（删“直”字）入者，直中心胞络经，先烦闷后身热，行坐近日，熏烁皮肤肢体者，即时潮热烦渴。入肝则眩晕顽麻；入脾则昏睡不觉；入肺则喘咳痿躄；入肾则消渴。非专心主，而别脏无传入也。中暑归心，神昏卒倒；暑伤肉分，周身烦躁，或如针刺，或有赤肿。盖天气浮于地表，故人气亦浮于肌表也。冒暑入肠胃，腹痛恶心呕泻。伏暑即冒暑，久而藏伏三焦肠胃之间，热伤气而不伤形，旬日莫觉，变出寒热不定，霍乱吐泻，膨胀中满，疟痢烦渴，腹痛下血等（自入肝至此，采《医学入门》）。并主治法，皆以清内火为主，而解表兼之。寒之中人乘其虚，暑则虚实并中，而实更剧。盖气血强盛之人，内已有伏火，加之外火。炎炎相合，故焦灼为甚。经虚处寒栖之，经实处暑栖之，寒凌其弱，而暑亲其类也。又藜藿常被寒，惟膏粱独能御。若暑则不问膏粱藜藿，而咸能胜之侮之。虽广厦垒冰，蕙质生粟，纾罗纨绮，泠泠玉树，一犯其烈焰，讵能却之乎？是以知暑气之毒甚于寒，乃古人专以寒为杀厉之气，而不及暑何也？试观寒病，至七八日方危，暑病则有危在二三日间者，甚至朝发暮殆，暮发朝殆，尤有顷刻忽作，拯救不及者，如暑风、干霍乱之类。然则暑之杀厉之气，视寒尤甚，彰明较著矣。寒病止一途，察脉审候，执古方以疗之易为力；暑证多歧，中热中暍，中内中外，甚者为厥，为风，为癫痫。即发则泄泻、霍乱、干霍乱，积久后发则疟、痢、疮疡。种种病名，约有十余科，皆暑为厉。则暑杀厉之气，视寒不几倍哉！除暴中暴发、久伏后发，不可度量，其余受发亦有渐次焉。盖盛夏之时，热毒郁蒸，无论动得静得，其初入人也，不识不知，外之流火，与内之阳气，骤遇而争，阳气不服，先昏愦倦疲，及火与气合，气不能胜，火力渐虽散，为外热烧灼不已，气耗而血枯，故燥渴、痞塞、腹痛，诸恶证作焉。此其变化，或乍或久，人莫自觉，医家亦不能辨。至病深而后施治，故难速愈，宜早辨而早治之，则易愈而效速。（卷上・辨寒暑证各异）

【注释】

〔1〕扁鹊：战国时期的名医。

〔2〕攦：音丽（lì）。摆，折。

〔3〕长桑：即长桑君，战国时期名医，据说能直接看到人的内在脏器。

【评述】本节主要论述暑邪的致病特点及暑病的治疗大法。

在本文中，张氏对暑邪的致病特点和暑病的发病特点进行了深入的论述。如他指出暑邪致病有“不拘表里，不以渐次，不论脏腑”的特点；还指出了暑邪可直中心包而引起一些危急病证；暑病的发展极快，其中“有危在二三日间者，甚至朝发暮殆，暮发朝殆，尤有顷刻忽作，拯救不及者”。同时他还指出暑邪致病的复杂性，即张氏所说：“暑证多歧，中热中暍，中内中外，甚者为厥，为风，为癫痫。即发则泄泻、霍乱、干霍乱，积久后发则疟、痢、疮疡。种种病名，约有十余科，皆暑为厉”。以上这些论述准确地揭示了暑邪的致病特点，对于指导暑病的治疗具有重要的意义。

张氏对暑病的治疗提出了一些大的法则，如“清内火为主，而解表兼之”，这是针对内有暑邪，外有表证的情况而设立的治法。然而，结合后文所述，张氏治疗暑病的大法是很多的，都是根据不同的暑病而制订不同的治法。同时，针对暑邪多变、发展迅速的特点，又提出了“宜早辨而早治之”，实含有对暑病的治疗应当机立断、果断用药之意。

4. 暑证

【原文】

立夏以后，暑热盛行，时人有头疼恶心、身热恶寒、手足厥冷、肢节沉痛、不思饮食、或气高而喘、或气短而促，甚者用手扪之，如火燎皮肤，或腹肠绞疼、或口鼻流血，病候与伤寒相似。不知者误认伤寒，用辛热发汗药，或加衣出汗，则元气益虚，终不知悟。盖此证乃夏属阴虚，元气不足，湿热蒸人，暴伤元气。人初感之，即骨乏腿软，精神倦怠，昏睡懒语。其形如醉梦间，或无汗，或微汗不断，或大汗不止，烦渴饮水，胸膈痞闷，小便黄而少，大便溏而频，或呕，或泻，或结，或霍乱不止。此等证与伤寒大异，按时而施治，据证而急疗，无不应手者。语曰：勿伐天和，正因时之道也。亦有不头痛、身痛、恶寒者，治法皆同。治法：轻者以五苓散，以利小便，导火下泻而暑自解；或香薷饮，辛散以驱暑毒，木瓜制暑之要药也；或藿香正气散、十味香薷饮之类。重者人参败毒散、桂苓甘露饮、竹叶石膏汤、白虎汤之类。弱者用生脉散、清暑益气汤、补中益气汤等。若不分内外，不论轻重强弱，一概以和解，百发百中，随试随应，则无如六和汤最良矣。方书名家，古今甚众，其中多所发挥，明切精密者，惟朱丹溪为最详且要。近世著作，王宇泰[1]先生有《证治准绳》、《证治类方》诸帙，独得其解，批窾中窾[2]，转丸游刃之技，力追古名流已。工医者，所当时披诵而潜玩者也。治方见后。（卷上·暑证）

【注释】

〔1〕王宇泰：名王肯堂，号损庵，江苏金坛人，著有《证治准绳》等。

〔2〕批窾中窾：比喻处理问题善于从关键入手。

【评述】本节论述暑病的发病原因及一般暑证的证治。

张氏指出，暑病的发生一方面与夏暑季节的气候特点有关，即夏暑之时“湿热蒸人”，从而导致人体阴液耗伤，即文中所说的“夏属阴虚”，另一方面又与人体元气不足有关，而暑邪伤人又进一步耗伤人体元气。所以在患暑病之初，即可有“骨乏腿软，精神倦怠，昏睡懒语”等气虚表现。同时，湿热犯于肠胃，必然引起升降失常，出现吐泻或霍乱等症状。

对于暑病的治疗，张氏分病邪轻重和正气是否虚弱而分别立法制方。但张氏对暑病之轻者用五苓散或用香薷饮，其作用一为利小便以导火下行，一为辛散表寒内驱暑邪，所以适应证各不相同，不可等同而论。同样，对暑证之重者，所用的人参败毒散、桂苓甘露饮、竹叶石膏汤、白虎汤等，作用各别，适应证当然也各不相同。对于暑病正气虚者，所选用的生脉散、清暑益气汤、补中益气汤，其作用也各不相同，当分别视所虚不同而选用。

5. 暑厥

【原文】

夏月有卒然晕倒，不省人事，手足逆冷者为暑厥。此阴风也，不可骤用寒凉药。先以辛温药散解之，俟醒，然后用辛凉，以清火除根。误用热药及艾灸立死，童便和姜汁灌亦易苏。

（上卷・暑厥）

【评述】本节论述暑厥的证治。

暑厥是因暑邪直入心包而导致邪闭心包，出现卒然晕倒，不省人事，手足逆冷等症状。对本病证的治疗，张氏提出当先用辛温之品以散解，实际上是强调先要用辛温芳香之品开其已闭之窍，虽未列方药，后世叶霖提出可用紫金锭（即玉枢丹）以凉水磨服。在神志苏醒后，再用辛凉之剂以“清火除根”。叶霖认为可选用竹叶石膏汤或黄连香薷饮，如夹湿则可用白虎加苍术汤等。在临床上对这类危急病证还可配合针灸等急救方法。

6. 暑风

【原文】

忽然手足搐挛，厉声呻吟，角弓反张，如中恶状，为暑风。亦有先病热，后甚渐成风者。谵语狂呼，浪走气力百倍，此阳风也，治法以寒凉攻劫之，与阴风不同。皆宜解散化痰，不宜汗下。有日久而脾胃弱者，宜温补。（上卷・暑风）

【评述】本节论述暑风的证治。

暑风是暑邪犯于肝经而引起的动风之证，以出现痉厥为主要特征。文中张氏提出，暑厥为阴风，暑风为阳风，此阴阳并非寒热之谓，而是针对二者的症状表现不同而言的，前者阳热之势外扬，后者则热势内闭。对本证的治疗，张氏仅提出了以寒凉攻劫的大法。究其含义，一是应通过清热、攻下等不同的治法，祛除邪热，以解肝热之源。二是可用凉肝及潜镇息风之品，如羚角钩藤汤之类进行治疗。同时，张氏又提出了，对暑厥和暑风的治疗都可配合化痰之法，这是针对在暑厥和暑风中都会出现邪热炼液为痰的病机而设的。

7. 暑疡

【原文】

凡痈疽毒疮，发热有时，晡甚旦止。若夏月间，有头面外项赤肿，或咽喉肿痛，或腿足焮肿，长至数寸，不能动履，人皆疑为疮。但其头痛内燥，昼夜发热不止，自与疮证不同。但以败毒散，加石膏、黄连等药，热证一解，赤肿自消，全无脓血，此名暑疡。毫厘而千里者也。（上卷・暑疡）

【评述】本节论述暑疡的证治。

暑疡一证，与一般痈疽毒疮有所不同，主要是局部虽有红肿，但不一定化脓，同时伴有明显的全身症状，如头痛内燥，昼夜发热不止等。对本证的治疗，主以清热解毒，用败毒散加石膏、黄连等。暑疡之证虽然张氏强调其非属疮证，而实际上其仍属疮疡范围，只是该证的全身症状较为突出，当按暑热病论治，不能单纯视其为外证。

8. 暑瘵

【原文】

盛暑之月，火能灼金。若不禁辛酒，脾火暴甚，有劳热燥扰，而火动于心肺者，令人咳嗽气喘，骤吐血衄血，头目不清，胸膈烦喝不宁，即童稚老夫，间一病此。昧者以为劳瘵，不知火在血上，非真阴亏损，而虚劳者等也。宜四物汤、黄连解毒汤、二陈汤，三药内去川芎、白芍、黄柏，以贝母易半夏，加桔梗以抑之，薄荷以散之，麦冬、五味以敛之自愈。或加童便、藕汁，或黄连香薷饮一二剂亦可。静摄数日，忌酒煎炒自安。是名暑瘵，宜酌而善用焉。或用东垣参苓调中亦妙。（上卷・暑瘵）

【评述】本节论述暑瘵的证治。

暑瘵是因暑热之邪烧灼于肺而致的一种以吐血、衄血为主要特点的病证。张氏所列三方在临床上当合并而用，以取其清热解毒、养血和血、宣肺化痰之功，文中所说的加减法亦可供参考。后世也有论述暑瘵的，并提到本病"难治"，如《温病条辨》中所说的："暑温寒热，舌白不渴，吐血者，名曰暑瘵，为难治。"其治用清络饮加杏仁薏苡仁滑石汤方。但暑季发生的暑瘵有些是属于暑热之邪深入血分，损伤肺络而引起的咳血、吐血、衄血，其中有病极为危重，用以上方剂似觉病重药轻，可用犀角地黄汤加银翘散以清热解毒、宣肺和络。

9. 绞肠痧

【原文】

夏间有不头痛发热，但觉小腹疼痛，或心腹俱痛，鼓胀痞满，不能屈伸者，人或疑为阴证，或执为食生冷过多。不知皆暑火流注脏腑不能解，故先小腹痛，后及遍心腹。法宜六和汤〔1〕清解之，或五苓散加香薷、木瓜、紫苏、半夏之类，利散之自愈。若以为阴病生冷，而用热药热物助之，不可救已。或用炒盐和滚水服，探吐痰涎亦妙。亦有发热身痛等证，内兼心腹痛，大概吐法为上，用藿香正气散，或二陈汤加厚朴、炒栀佳。（上卷·绞肠痧）

【注释】

〔1〕六和汤：《医方考》方，由砂仁、半夏、杏仁、人参、白术、甘草、藿香、木瓜、厚朴、扁豆、赤茯苓等组成。主治夏月饮食不调，湿伤脾胃而引起的霍乱吐泻，倦怠嗜卧，胸腹痞满，舌苔白滑等症。

【评述】本节论述绞肠痧的证治。

所谓绞肠痧是指发生于夏天的一种以腹痛为主症的急性疾病。张氏提出，该病不属阴证，也不是食生冷过多引起，而是暑热流注脏腑所致，治当以清解为主，从所用主方六和汤及五苓散、藿香正气散等方来看，其病是感受暑湿之邪，使肠胃窒塞而致。文中介绍了探吐等急救之法，后世有关本病的救治方法甚多，如针刺、行军散等，都可参考运用。

10. 寒疫

【原文】

一夏月亦有病凉者，偶遇暴风怒雨，不及加衣，或夜失覆，或路行冒犯，皆能为凉证，此非其时而有其气，谓之寒疫。治法与暑症异，亦以九味羌活汤、败毒散，以辛散和解为主，不可专用汗药。此论乃李东垣先生发自《十书》〔1〕中，从来医书罕及，然仅百之一耳。以一律百，以或然为固然，左矣！（上卷·寒疫）

【注释】

〔1〕《十书》：指《东垣十书》。

【评述】本节论述寒疫的证治。

文中指出，在夏月亦有因感受寒凉之邪而病者，属"非其时而有其气"，称之为寒疫。其治疗以辛温散邪为主，与暑病的治疗不同。但同时张氏也强调，这类病证在夏天较为少见，仅是百之一耳。对文中所述寒疫的概念应有一个全面的认识：夏季因感寒而病者并非都称为寒疫，其中较为多见的是内蕴暑湿而外为寒束，如新加香薷饮所治之证，这类病证仍可称为暑病；此外，所谓寒疫必然要有较大的流行，如属散在发生，就不宜称其为疫病。

11. 服药总法

【原文】

伤寒伤暑，温凉诸证，皆邪气欺正气也。用药如对敌，药入则邪渐退，药力尽而邪复炽，必一服周时，即详势诊脉，药对则连进，日夜三五服，以邪退病安为止。此法惟汉张仲景《伤寒》，隋孙思邈《千金方》中载此。孙云：夏月昼五夜三，冬月昼三夜五，必期病退而后止。如御敌者，愈驱逐愈加精锐，期于荡平而后班师，此万全之胜算也。自宋以后不传，故取效寡而活人之功疏。愚以此法屡治人，极有神效。（下卷·服药总法）

【评述】本节论述频频服药的方法。

张氏强调，对急性外感热病的治疗，服药方法不能拘于一日一剂，而应在一昼夜内多次服用，即“药对则连进，日夜三五服，以邪退病安为止”。这一观点来自张仲景和孙思邈，对于急性外感热病的治疗显然是非常重要的。

12. 朱丹溪·中暑论·按

【原文】

按：暑病原有轻重，分伤、冒、中三款是已，但凡感暑而病者，皆从冒火而得，总谓之伤暑。其感火多而热重者，乃为中暑。以内外诸杂证，分属五脏，犹为近理，至以五脏分属冒、伤、中三者，则误矣。其内外诸杂证，即有重轻，均从脏腑而发，若以分属之三证，岂不泥且左矣。名家亦有此误，又何以破后人之迷也。（下卷·古今名医品汇·朱丹溪）

【评述】本节主要论述暑病的“冒、伤、中”概念。

针对朱丹溪所提出的暑邪在不同脏腑可分为冒暑、伤暑、中暑等的观点，张氏提出，所谓“冒、伤、中”，只是代表暑病的轻重，不同意以邪在不同脏腑部位而分“冒、伤、中”。如朱丹溪认为暑犯胃与大肠所致的腹痛、水泻属冒暑；热伤肉分所致身热、头痛、躁乱不宁或身如针刺者属伤暑；热在肺经而咳嗽寒热者属中暑。张氏认为，感暑而病者即为伤暑，其中如感受暑邪多而病势重者，即为中暑。这样对冒暑、伤暑、中暑的概念较为明确。由此可见，张氏对前人之说敢于否定，但是，对外感热病的命名，历代分类的方法不尽一致，这方面也不能苛求古人。

13. 辩动得静得

【原文】

按：静动而得，分中暑伤暑，此论出自张洁古，后皆因之。夫盛暑之时，炎火若炙，无之非是，故古人闻避暑，而未闻避寒。深堂广厦，正以避暑，安得入而中之？且房室阴凉，正可护卫阳气，又安得而遏伤之乎。即膏粱深处，必不能无冒暑应接，其伤暑者亦于动中得之耳，老子曰：人能常清静，天地尽皆归。一静即可袪暑，从何而中也。至于冰水瓜果等寒物，多食自伤脾胃，亦生杂证，谓泻痢杂证，内有此物积聚则可，谓专以此致暑病则不可。若执口得寒物，身犯寒气，同冬时寒病治之，则谬以千里矣。（下卷·辩动得静得）

【评述】本节主要对张洁古的中暑、伤暑概念提出异议。

金元时期医家如张洁古等，曾提出暑病有动而得之与静而得之的区别，后者属阴证，称为阴暑。其所谓静而得之，是指在夏暑之时，贪凉饮冷，感受寒邪而发病，这类疾病的治疗当与冬季单纯感受寒邪而病者不同。提出中暑与伤暑之别，本是对夏暑季节的疾病进行分类，以示区别。上节已论及，当时中暑与伤暑（阴暑与阳暑）的概念与后世不同，当然与张氏所说的暑病有“冒、伤、中”大相径庭，所以本节张氏对其提出异议。

14. 伤寒变温热病

【原文】

论曰，《活人书》发于温病曰：阳热未盛，为寒所制。岂有伏寒既已，变而为温，尚可言寒能制其阳热耶？又于热病曰：阳热已盛，寒不能制。亦不当复言其为寒也。盖是春夏阳热，已变其伏寒，即非有寒能制其阳热耳。外有寒邪，能折阳气者，乃是时行寒疾，仲景所谓春分已后，秋分节前，天有暴寒，为时行寒疫是也。三月四月，其时阳气尚弱，为寒所折，病热则轻;五月六月,阳气已盛,为寒所折,病热则重;七月八月,阳气已衰,为寒所折,病热亦微。是知时行寒疾,与温热二病,所论阳气盛衰,时月则同。至于论暴寒之寒,与伏寒已变之寒,自是相违,名不正,则言不顺矣。张仲景又云:其病与温及暑病相似,但治有殊耳。要在辨其病源,寒热温三者之殊,则用药之冷热判然矣。

按:南阳[1]发变字,大有慧心。至于伏寒之误,南翁亦灼然知其然,而不敢明攻其非,恐起袭闻者议耳。乃亦为非时寒疾,以破其惑。始自东垣,设寒疫一款,皆可羽翼《内经》,启蒙万世也。(下卷·伤寒变温热病)

【注释】

〔1〕南阳:指《活人书》(又名《类证活人书》、《南阳活人书》)的作者朱肱,字翼中,号无求子。

【评述】本节论述寒邪与温热病发病的关系。

自《内经》之后,对温热病的病因皆以感受寒邪立论,并形成了伏气学说。张氏否定温热病之病因为寒邪,不同意"伏寒"之说。所以对《活人书》中提出的"已变其伏寒"之说表示赞同。可见文中所引的"暴寒之寒,与伏寒已变之寒,自是相违",对两种"寒"的概念进行了区别,前者是所感病邪,后者实际上是病机,已与寒之性质无涉。明确这一点,对于指导正确用药无疑是十分重要的。

15. 温病辨

【原文】

《难经》曰:温病之脉,行在诸经,不知何经之动,随其经之所在而取之。如太阳证,头疼恶寒,汗下后,过经不愈,诊得尺寸俱浮者,太阳病温也。过时而发,不在表也,已经汗下,亦不在表也。《经》曰:不恶寒而反渴者,温病也。明其热自内达,外无表证明矣。

按:伤寒传经,由腑入脏,由阳入阴;温病不传经,止中一二经,或乘某经火,或乘某经虚,被春时寒气所中,自内发外,而作寒热等证。或中腑则腑病,或中脏则脏病,不论日期,始终惟此一二经。《内经》言惟经所动,随经而取,自是明明断案。节庵分经良是,而以过太阳经,不传别经,定为温病,此辨别寒温之口诀,所当佩服者。(卷下·温病辩)

【评述】本节论述伤寒与温病在传经上的不同之处。

张氏在按语中提出,温病的发病特点是热邪自内发外,同时其不传经,止中一二经,中何脏腑则何脏腑病。前者当属伏气温病的发病特点。后者作为与伤寒的区别点,主要指伤寒的传变"由腑入脏,由阳入阴",变化较多,而温病的病位相对固定于某一脏腑。叶天士《温热论》中所说的"伤寒多有变证,温热虽久,在一经不移",可能也是由此而来。当然,传经之多少尚不是区别伤寒和温病的主要点,温病在发展过程中也常可见到不同脏腑的病变和传经。

六、寒温统一学说名著选

(一)《伤寒指掌》选

《伤寒指掌》系清代吴贞所著,原名《感证宝筏》,成书于清嘉庆元年(公元1796年)。嘉庆十二年(公元1807年),由吴贞之弟友石刊印问世,名《伤寒指掌》。该书是吴氏治疗外感病30余年的经验结晶,目的在于将正伤寒和类伤寒分清源流辨治。所论多以《证治准绳》、《医宗金鉴》诸书为本,诊治方法多循叶天士、薛生白之学说,予后学颇多启发。

全书内容共4卷:卷一,类伤寒辨,首列类伤寒19症,次列察舌法、察目法,太阳、阳明、少阳本病述古及新法、兼经新法;卷二,三阴总辨,分述太阴、少阴、厥阴本病述古及新法、救逆述古及新法、瘥后诸病述古及新法；卷三，伤寒变症；卷四，伤寒类症。其大意是：伤寒乃热病之总名，感寒而病者为正病，即正伤寒，因暑、因湿、因燥、因风、因六淫之兼气，或非时之戾气而病者皆为类病，称之类伤寒。两类疾病虽皆为热病，但病因各异，故治法亦不相同。并从伤寒与温热的疑似处进行分析、比较，辨证论治，甚切临床实用。该书条目清楚，论述平实，且正文后附邵仙根评语，简明扼要，可使学者受益良多。

【原文】

凡感四时六淫之邪而病身热者，今人悉以伤寒名之。是伤寒者，热病之总名也。其因于寒者，自是正病。若夫因暑、因湿、因燥、因风、因六淫之兼气，或非时之戾气，发为风温、湿温、温病、寒疫等症，皆类伤寒耳。病热虽同，所因各异，不可概以伤寒法治之。且伤寒正病绝少，类证尤多，苟不辨明，未免有毫厘千里之差。（卷一·类伤寒辨）

【评述】本条论述热病有不同类型，强调其治各别。

文中对伤寒与温病从其疑似处加以分析比较，并强调应分而治之。明确指出：伤寒分为两类，一类乃感受寒邪引发的正伤寒，一类则为感受暑、湿、燥、风、戾气等导致的类伤寒，即温热病。二者病因各异，治法也大不相同，切不可概治以伤寒之法。由于伤寒、温病之立法与处方截然相背，故临证须加以详辨，以免有“毫厘千里之差”。所论深切临床实际。

《内经》云：“今夫热病者，皆伤寒之类也”。此后，在相当长的一段时间内，伤寒是一切外感热病的总称，临床治疗外感病，亦以《伤寒论》方药为准绳。至元代末期，王安道在其著作《医经溯洄集》中对伤寒与温病的差异，从概念、证候、治法等方面作了详细的比较，为温病脱离伤寒体系起了积极的推动作用。明、清之时，绝大多数医家已能将温病与伤寒区别开来，并施以不同的治疗，但在名称上，由于传统习惯，有人依然把温病归于伤寒名下。吴氏虽对伤寒与温病之异已了于心中，但仍禀承《内经》、《伤寒论》之旨，将外感热病冠以伤寒之名，将伤寒称为正伤寒，而把温病归为类伤寒之属，似嫌过于因循守旧。

【原文】

自霜降以后，天气寒冷，感之而病者伤寒也。霜降以后，当寒不寒，乃更温暖，因而衣被单薄，以致感寒而病者冬温也。（卷一·类伤寒辨）

【评述】本条阐明了发于冬季的伤寒与冬温在病因上的差异。

霜降之后天气逐渐寒冷，人们多感寒邪而病，此为伤寒；若时节虽已入冬，但气候仍然温暖，感邪而病者，则多属温病，因其发于冬天，故又有冬温之称。伤寒初发以恶寒、发热、头身疼痛等风寒表证为特点；而冬温初起即可见明显的热象，故临证可以此为辨。具体而言，冬温又有两类不同的情况：一为冬季应寒反暖，“非其时而有其气”，感受风热病邪而病者，以发热、微恶风寒、口渴、咳嗽等风热表证为特征；一为温风过暖，感寒而病者，因其风寒外束，内有伏热，故临床可见发热恶寒、无汗身痛、口渴舌干、咳嗽胸满等表现，又称“客寒包火”。前者治以辛凉解表、疏风泄热；后者在辛凉疏散之中需适当加入微辛温之品，以有效解除表闭之象。发于严冬季节的温病，往往以后者为多，但文中把冬温都称为冬时当寒不寒而感寒所得者，显然不够全面。

【原文】

春时天道和暖，有人壮热口渴而不恶寒者，温病也。以辛温药汗之则坏矣。若天令尚寒，冰雪未解，感寒而病者，亦伤寒也。（卷一·类伤寒辨）

【评述】本条叙述了春季如何区别伤寒与温病。

春季气候温暖而多风，若起病即见发热、口渴、不恶寒，是温病之明证也。如早春时冰雪未消、天气尚寒，或春季应暖反寒，感寒起病而以风寒表证为主者，虽病在春季，仍属伤寒范畴。温病者，感温邪而病。发于春季者，又有伏邪、新感之别。伏邪内发之春温，与新感风热之风温，其证候迥然有异。春温为病，初起即见里热亢盛之征，如灼热，烦躁，口渴，溲赤，舌红，苔黄等；风温为病，初起以肺卫表证为主要表现，如发热恶寒，无汗或少汗，头痛，咳嗽，苔薄白，脉浮数等。皆不可以辛温发汗剂治之。若以热治热，误用辛温，必致神昏、谵语、吐衄、发斑等变症蜂起。

【原文】

夏至以后，时令炎热，有人壮热烦渴，而不恶寒者，热病也。热病与中暑相似，但热病脉盛，中暑脉虚。（卷一·类伤寒辨）

【评述】本条指出了热病和中暑在脉象上的区别。

吴氏沿用《内经》的分类方法，将发于夏至之后的温病称为热病。因此，本条所说的热病，是冬春季节感受寒邪郁而化热引起的伏气温病，而非感受当令暑邪所致的暑温。因其主要病机为里热亢炽、阳明热盛，故脉象多大而有力。本条所说中暑，是感受暑邪之意，并非专指暑邪直接犯于心包，实际上就是通常所说的暑病。由于暑邪容易耗气伤阴，故感受暑邪之病，起病虽以邪入阳明为特点，但脉象多见洪大而芤或弦而芤细等，与一般热病有所差异。

【原文】

夏月有病，头痛谵语，自汗，身不甚热，两胫逆冷，四肢沉重，胸腹满而渴者，湿温也。其人常伤于湿，因而中暑，湿热相搏，故发此病，不可发汗。（卷一·类伤寒辨）

【评述】本条讨论了湿温病的特点与病机。

湿温乃感受湿热病邪引起，即文中所说的“常伤于湿，因而中暑，湿热相搏”。好发于夏秋季节，尤其在天暑下迫、地湿上蒸的长夏，更易发病。初起临床特点是湿重热轻，可见身热不扬，脘痞腹胀，口黏或渴，身重肢倦等。湿温病的发病特点是：“内外合邪”，即外界的湿热病邪多在人体内有蕴湿的条件下才易于侵犯而致病。正如叶天士所说：“外邪入里，里湿为合”。在夏秋雨湿较盛的季节，人体脾胃功能较呆滞，加之每因恣食生冷、饮食不节而损伤脾胃，从而导致脾胃运化水谷功能的减退，水湿内停，湿邪困于脾胃，即所谓“常伤于湿”。此时，外界的湿热病邪可乘机入侵人体而引起发病。

湿温病治疗素有“禁汗，禁下，禁润”之说。吴氏云：“不可发汗”，就是强调初起切不可因见头痛恶寒、身重疼痛等而误作伤寒治以辛温发汗。否则湿热可随辛温发表之药蒸腾上逆，蒙蔽清窍而导致神昏耳聋之变。

【原文】

按：伤寒类症虽多，惟温热关于伤寒为尤重。以今之伤寒，大半属于温热也，且治法与伤寒不侔[1]。伤寒入足经，而温邪兼入手经；伤寒宜表，而温邪忌汗；伤寒药宜辛温，而温邪药宜辛凉。苟不辨明，必有误治。（卷一·类伤寒辨）

【注释】

〔1〕侔：音谋（móu）。相等。

【评述】本条强调了温病与伤寒证治的区别。

温病感受温邪而引起，发病急，传变快，变化多，故病势较重。伤寒与温病是两类不同性质的外感病，临证必须辨察清楚，方能正确施治。在感邪途径上，伤寒多皮毛而入，涉及足太阳膀胱经；温病多从口鼻而入，先伤手太阴肺经。在治疗方法上，伤寒治宜辛温发汗、解表散寒，以麻黄汤、桂枝汤等方为首选；温病治宜辛凉解表、宣肺透邪，以银翘散、桑菊饮为代表，忌用辛温之品强发其汗。

【原文】

白苔肺经，候卫分、气分之表邪也。

舌无苔而润，或微白而薄者，风寒也。外症必恶寒发热而口不渴，宜温散之。舌苔白而燥刺者，温邪也。

舌白而粘腻者，湿邪在于气分也。外症必发热，头重，身痛，而口不渴。宜解肌去湿，如桂枝、秦艽、羌活、紫苏、二陈、二苓之类。

肺分虽兼太阳，惟寒邪可用足经辛温药。若风温入肺，症见发热口渴，咳嗽喉痛，舌苔白燥，或白兼边红，治宜轻清凉解肺经。如栀、豉、桑、杏、蒌皮、象贝、前胡、薄荷、苏子、黄芩、桔梗之类。（卷一·察舌辨症法）

【评述】本条阐明了白苔的主要病机及相应治法。

白苔主表。苔薄白而干燥，舌边尖红，是温邪在肺卫的典型舌象。同时可伴见风热病邪侵袭肺卫的全身表现。治宜轻清宣肺，透散表邪，药选轻清上浮，善走肺经之品。此与伤寒初起邪在卫表者证治皆异。但白苔亦有主气分病变者，即文中所说的湿邪犯于气分，亦可见白苔，但多表现为白腻苔，与卫分的白苔有所不同。

【原文】

绛苔心经，候营分、血分温热也。

心主营、主血，舌苔绛燥，邪已入营中。宜清络中之热。血分之火，忌用气分药。凡温邪从口鼻吸入，上焦心肺先受，如舌苔先白后红者，邪先入气分，后入营分也。如初起舌即绛色者，邪不入气分而入营分也，宜清解营分之热，犀角、鲜生地（北方无此）、丹皮、元参之类。暑邪温疫，如遇此苔，亦宜泄营解毒。凡白苔邪在气分，宜解表，忌清里；绛苔邪在营分，宜清热，忌发汗。（卷一·察舌辨症法）

【评述】本条叙述了绛舌的主要病机及相应治法。

在温病的病变过程中，舌苔和舌质可出现多种变化。总体而言，舌苔主要反映卫、气分的病变；舌质主要反映营、血分的病变。绛属心经，心主血属营，故绛舌多为病邪入营动血的标志，治宜清营凉血。叶天士云："温邪上受，首先犯肺，逆传心包"。故温邪从口鼻而入，上焦肺卫首先受之，如患者体质素虚，或感邪过重，温邪极易逆传心包而出现心营病变。其舌象特点是先见薄白苔，继之白苔消失转为红绛舌，此即文中所说的"舌苔先白后红"。若起病即见绛舌，则多为病发于营分的伏气温病，无由卫气入营的传变过程。邪在营分，消烁营阴，故治疗当以清营泄热、滋养营阴为主法，如温邪初传营分，可在清营方中加入连翘、竹叶、银花等清气之品，冀其"透热转气"而解。若温疫等病邪深入营中，则应酌情加入解毒之味，以制其热毒亢盛之势。

治疗温病历来十分强调："有是证，用是方"。因此，当舌呈白苔，病邪在卫表而无明显里热征象时，只宜解除表证，不可贸然投以清里之法，以免遏邪不解反生他变；若舌绛而病在营分者，则又宜果断凉营清热，不可滥用解表发汗之物。

【原文】

黄苔胃经，辨阳明里症之热邪也。

邪入手经，以舌之绛白分心营肺卫矣。邪入足经，又当以舌之黄白分表里为治也。盖白苔主表，黄苔主里；太阳主表，阳明主里，故黄苔专主阳明里症而言。辨证之法，但看舌苔带一分白，病亦带一分表，必纯黄无白，邪方离表而入里。

如见舌苔白中带黄或微黄而薄，是邪初入阳明犹带表症，微兼恶寒，宜凉散之。如黄而兼燥，外症不恶寒反恶热，是伤寒外邪初入阳明之里，或温热内邪欲出阳明之表，斯时胃家热而未实，宜栀豉、白虎之类清之可也。如厚黄燥刺，或边黄中心焦黑起刺，脐腹胀满硬痛，乃阳明里症也，承气汤下之。（卷一·察舌辨症法）

【评述】本条叙述了黄苔的基本病机及相应治法。

以苔之白、黄辨病邪在表在里，文中提出了“舌苔带一分白，病亦带一分表”，虽不为无理，但当以薄苔为前提。薄白苔主表，厚白苔则主里矣，特别是湿邪在里，每表现为白腻之苔，此亦不可不知。黄苔主里，有病位浅深及病邪轻重之别。外感热病之黄苔，舌色多红，故又有黄苔主里热实证之说。薄黄苔是邪热初入气分的体征之一，多黄而干燥，此时病位多在肺胃胸膈，提示无形邪热亢炽于气分；苔厚黄焦燥，甚至边黄而中心焦黑起芒刺，是邪热与燥屎互结于阳明大肠的典型舌象。邪初传入胃，胃家热而未实者，根据其热势轻重，分别以轻清宣气或辛寒清气治之，方如栀豉汤、白虎汤之类；邪入阳明，有形实邪结聚者，治当苦寒攻下，方如承气汤之属。

黄苔而质地干燥者，乃热邪伤阴之象，施治时应注意顾护津液。其一，津伤不甚而无形邪热蒸腾时，宜用辛寒药因势利导透散其热，苦寒之品不可滥施，以免化燥伤阴。其二，津伤较甚者，应酌情配伍甘寒滋阴之品，但须以滋而不腻为原则。苔黄而黏腻或黄而浊腻者，乃湿热内蕴之征，常见于湿热流连气分或湿热俱盛证，治疗以清热化湿为主，但不宜过用苦燥，以免助热伤阴。

黄苔多由白苔发展而来，故黄苔初现之时，往往可见黄白相兼、白中带黄等舌象，反映了邪热已入气分，表邪尚未尽解的病机变化。此时，“舌苔带一分白，病亦带一分表，必纯黄无白，邪方离表而入里”。因此，治宜解表清里同施。并当观其表里证之偏颇，以灵活调整用药之侧重。

【原文】

红色胆经，候少阳内发之温邪也。

少阳以木火为用，温邪内发，必借少阳为出路，乃同气之应也。如淡红嫩红、白中带红，是温邪之轻者，初起微寒即发热不已，口渴甚者是也。宜柴、芩、栀、翘等清解之。如纯红、鲜红起刺，此胆火炽而营分热，急宜犀角、翘、丹等清解之。如不解，此温邪伏于少阴而发于少阳之表也，症匪轻渺，速宜重加鲜生地、麦冬、元参之类，以滋少阴之水，而少阳之火自解矣，大忌风药。内伏之温邪，自少阴而从少阳发出，以救阴泄热为要。又风温、瘟疫等症，如见舌苔鲜红者，当从手少阴治。（卷一·察舌辨症法）

【评述】本条叙述了红舌所候之病机及相应治法。

红舌的浅深，直接反映了邪热之轻重。热势较轻者，舌多淡红，或上罩薄白苔垢，是温病初起的典型舌象，其全身证候以口渴明显为特征，治疗以清解气分邪热为主。温邪深传入里，常见舌纯红或鲜红起刺，多上无苔垢，乃心营热盛之象，须急投清营泄热之品以解之。若治后未瘥，则宜速加大剂滋肾养阴之品，清滋并用，滋水以制火。此证甚为危笃，施治应果决而恰当，营阴已伤、肾水亏耗，切不可再误用温燥治之。

叶天士曰：“温邪上受，首先犯肺，逆传心包。”风温、温疫等病证，起病急骤，传变迅速，温邪从口鼻而入后极易逆传心包，出现神昏谵语、舌謇、舌绛等证候。鲜红舌乃绛舌之始，故这类疾病一见舌色鲜红，即当警惕有邪入心包的可能，即文中所说的手少阴病变。若渐有神志改变，即使尚未出现昏、谵之象，亦应转手清心泄热，以阻断病势的发展。

【原文】

黑苔脾经，辨太阴湿土之寒热也。

如黄中带黑而浮滑粘腻者，是太阴湿热内结，宜利湿清热。

若黑而燥刺，是阳经注入太阴之热邪，宜清火解毒，兼阳明治。如屡清不解，腹无痞满硬痛之症者，不可妄投承气。是胃中津液干涸，少阴肾水不支，宜大小甘露饮主之。

如舌苔黑刺，大便秘结，脐腹硬满攻痛，此燥矢为患也，承气汤下之。仍从阳明治。若黑而坚敛，焦刺如荔枝形者，乃阳亢阴竭，胃汁肾液俱涸也。（卷一·察舌辨症法）

【评述】本条叙述了黑苔的主要病机及相应治法。

黑苔以湿润、干燥分寒热。苔黑而滑润、舌质不红者，多夹有痰湿或属中阳素虚、阴寒内盛。苔黑而干燥者，又有程度轻重与质地厚薄之分。苔黑而干燥起刺，质不甚厚，身无腑实之症者，其邪热多与阳明胃有关，不可用承气辈攻下，只宜清火解毒以去其邪。若清解后热势不减，往往提示胃阴枯竭、肾水耗伤，须伍以滋养阴液治之。苔黑而质地较薄，干燥无津但无芒刺者，为热传下焦，肾阴枯涸之征，治疗宜大剂清热，滋肾养阴以救将竭之水。苔黑厚而焦燥者，是应下失下、腑实伤阴之征，应以“急下存阴”为原则。苔黑焦燥起刺，质地干涩苍老者，为腑实日久，肾阴欲竭之象，叶天士称之为“土燥水竭”，病势危重，当急下以救真阴，或攻下与滋阴并施。

苔色黄中带黑，质地黏腻，甚或罩于红舌之上者，乃湿热困脾之象，治疗应予清热利湿，不可与寒湿混淆。

【原文】

紫色肾经，察少阴本脏之虚邪也。

如见舌形紫而干涩，口渴，唇燥，外见少阴症者，此肾阴不足，坎中水亏，宜壮水为主，六味饮、一阴煎之类。如兼谵语神昏，又当从手少阴治，微清痰火，如生地、丹参、茯苓、川贝、菖蒲、钩藤、天竺黄之类。

如舌形紫燥，唇焦齿黑，二便俱秘，此为阴中兼阳，可兼阳明以治，犀角、地黄、甘露饮之类。

如见舌色紫如猪肝，枯晦绝无津液者，此肾液已涸，不治。（卷一·察舌辨症法）

【评述】本条叙述了紫舌所主的病证、危候及相应治法。

吴氏指出，出现紫舌标志着病情已涉及肾脏，总的来说是病情较重之征。其中有肾阴不足者，有心肾俱病者，有兼有阳明腑实者，有肾阴已涸者。

舌紫晦而干，状如猪肝，为肝肾阴竭的危重征象，多见于温病的后期阶段。叶天士说：“若紫而干晦者，肝肾色泛也，难治。”章楠进一步指出：“其晦而干者，精血已枯，邪热乘之，故为难治。”临床当亟予滋肾之剂救治之。

【原文】

焦紫肝经，辨厥阴阳毒之危候也。

凡舌苔焦紫起刺如杨梅状者，此阳邪热毒已及肝脏，险症也。大便秘者，急以更衣散下之。金汁、人中黄之类大清大解之。（卷一·察舌辨症法）

【评述】本条承接上条，叙述了紫舌的另一种危候。

舌色紫而焦燥，状如杨梅状者，为血分热毒极盛、血脉瘀滞不畅之象。热在营血舌色必绛，而舌色由绛变紫，则标志着营血邪势更为深重，热毒极盛。且邪热煎熬血液，血行因而受阻，停而为瘀也。证情危急，预后不良，治疗应大剂清热解毒、凉血散血以力挽狂澜。如大便不通者，可急予攻下，冀其导邪下行而解。

【原文】

凡舌苔白润而薄，邪在卫分，可汗。开肺即是开太阳。如麻黄、羌活之类。如舌苔白而厚，或兼干，是邪已到气分，只宜解肌清热。如葛根、防风、连翘、薄荷之类。不可用辛温猛汗也。若寒邪化热，过卫入营，或温邪吸入，竟入营分，则舌苔红绛而燥。惟羚、犀为妙品，以能透热于营中也。邪在营分不解，渐入血分，则发热不已，宜清血分之热，鲜生地、牡丹皮之类。（卷一·察舌辨症法）

【评述】本条简述了卫、气、营、血的舌苔表现和基本治则。

叶天士在《温热论》中明确指出："在卫汗之可也，到气才可清气，入营犹可透热转气……入血就恐耗血动血，直须凉血散血。"阐明了温病卫气营血各阶段的治疗大法。吴氏秉承叶天士之理论，结合温病过程中的舌苔表现，对温病的基本治则作了简要的说明，有一定参考价值。

【原文】

凡伤寒初起，苔形粉白而厚，四边红绛者，此瘟疫症也。邪在募原，其势最雄，顷刻传变，诊家不可轻视。吴又可用达原饮加引经表药，透之达之。如兼太阳加羌活；阳明加葛根；少阳加柴胡。如舌变黄燥色，乃疫邪入胃，加大黄下之；如变黑色，入里犹深，用承气下之。疫势甚者，其舌一日三变。由白变黄，由黄变黑，当数下之。（卷一·察舌辨症法）

【评述】本条阐述了瘟疫的舌苔特点及治法。

苔白腻厚如积粉，舌质红绛或紫绛，是湿热秽浊郁闭募原之象，多见于湿热疫病过程中。疫邪暴戾，传变极速，故临证见此舌苔，多提示邪势深重，病情险恶，须及时采取开泄透解之法，以免邪陷生变而造成严重后果。可参吴又可达原饮加引经药治之。若疫邪由募原进一步深入阳明，其舌色变黄甚至变黑，应果断用下，以攻逐其邪。瘟疫之证，病情发展迅速，舌苔颜色亦可见一日数变，故须动态观察，有可下之征者应及时攻下。文中所说的"伤寒初起"，实为温热病初起之意，并非指真正的伤寒。

【原文】

瘟疫一症，治分两途，但看舌苔白而黄、黄而黑者，疫邪由表达里，汗之下之可也。如见舌苔鲜红绛色，此疫邪入于营分与胞络之间，汗下两禁，惟宜清营解毒、逐秽开闭。如犀角、银花、菖蒲、郁金、西黄、金汁、人中黄之类。（卷一·察舌辨症法）

【评述】本条阐述瘟疫证如何依据舌苔确立基本治法。

温热疫病之发展传变，可分为两个阶段：一是疫邪由口鼻吸入，经募原传至阳明气分，其时舌象的特征是初起苔白腻如积粉，舌质红绛或紫绛，然后苔色逐渐变黄变黑，前者病机为湿热郁闭募原，后者病机是邪热与燥屎搏结于胃肠，故治疗可分别采用疏利透达及苦寒攻下之法。吴氏此处所指之"汗法"，即用疏利透达之品开达募原。当闭遏之势解除，气机流畅而邪热外透，患者可有微微汗出之象，但与发汗解表之法截然不同，不可混淆不清。二是疫邪传入营分或心包，其舌苔以鲜红绛色为特点，不可再用开泄透达及攻下等清气之法，当以清营解毒、清心开窍为原则。

【原文】

凡遇发热身痛，口渴唇燥，或初起微寒，即发热不已，舌苔中黄边白，或黄燥如刺，脉来洪滑，此阳明内热为外感新邪引动而发也。宜犀角、连翘、牛蒡、薄荷、黄芩、葛根、防风、木通之类清解之。若见烦闷呕恶，足冷耳聋，脉沉伏，或浮躁者，此斑疹欲透也，亦用此方透斑解毒。

渴而干呕者，加芦根一握。如遇脉象沉郁，不可认为寒，此必斑透不快也；如关上见伏脉，此必热毒凝滞，斑不得出也；若关脉伏，而兼胸痛气急，或咳者，此必有伏痰也，又当以治痰为主，总以舌苔黄燥为实热之凭，勿以脉象沉迟为虚寒之验也。阳明以胃实为病，故大便不通，然热邪外无出路，每每下逼大肠，而下黄黑稠粘之粪，下时肛门必有热气，此因外不得解，而邪从下泄，虽通仍作不通论，勿止之。或从下泄之后，反能得汗而解，即不能得汗，亦只清火解毒，兼养阴液，其邪自能渐解身凉。或从养阴之后，阴液外溢，反得大汗而解。或有热毒内结，斑疹不得外透，反从下泄之后，斑疹始出。或用透发不应，只用清火解毒，斑疹反透，此皆热毒内结使然。（卷一·阳明新法）

【评述】本条讨论了温病邪入阳明后的证治。

邪入阳明，以身热不已，口渴唇燥，苔黄或黄燥，脉来洪滑等证候为特点，治疗宜清解之。温邪郁滞于里，可内逼营血引发斑疹。斑疹外发，是内郁邪热向外透达之征兆，必须因势利导、顺势逐邪。在斑疹欲透之前，有时因邪郁较甚，热毒凝聚而阳气内伏，可见足冷耳聋、脉象沉伏等现象，颇似阴寒之证，此时应详细辨证，全面分析，切不可误为寒象而滥投温热。临证当以烦闷呕恶、苔黄燥等作为辨证关键，因其往往是正气力透重围奋起抗邪的外在表现，若见脉象从沉伏转为浮躁，则更是邪热外透之征，尤应正确把握。所谓“透斑”，是指以清凉之品清胃泄热、解毒化斑，非升提之意，故柴、葛等辛温透斑之类切不可用。

阳明常见胃实，特征乃大便不通，但若温邪无以为出而下迫，逼津于大肠，则亦会导致腹泻之象。此种腹泻，特征是便下溏垢而黏稠，色黄黑，其气臭秽，肛门灼热，与热结旁流之纯利稀水有明显区别。因其便泻是病邪外出之方式，因而不可止之。其便泻较轻者，或可酌加攻下之味“通因通用”，以攻逐其邪。下之后，邪热从下而出，里气畅通，营卫调和，余邪自可随汗而去。故阳明之证使用苦寒攻下，不应拘泥于热结阳明之便秘，热壅而下利者亦可用之，均以导邪外出为目的。此外，若因里实壅遏而斑疹蔽伏不透者，也应及时下之，腑实一去，气机疏畅，则热随斑透，病情趋缓。正如吴又可所说：“若下之，内壅一通，则卫气亦从而疏畅，或出表为斑，则毒邪亦从而解矣。”应当强调的是，攻下之法在阳明病证中虽用途甚广，但并非无论何证均能使用，必须确有可下之征，或有明显热毒壅滞之象，如体质较弱，或虽属热利但次数较多者，均宜慎用或不用。同时，即使可下者，亦应掌握药量之轻重，并适时而止，不可盲目滥攻。

攻下后邪实已去，然热势仍不解而无汗者，多因于火盛伤津，汗源匮乏，故治疗应兼以养阴，阴液恢复，则其邪自能渐解而热退身凉。若阴伤较甚者，亦可转手以滋养阴液为主，待阴津充沛，或可从大汗而解。所以，此时养阴即是祛邪的主要治法。

【原文】

如斑疹已透，只宜清解毒火，微兼养阴，柴、葛升提之品俱不可投。宜连翘、赤芍、元参、花粉、知母、黄芩、银花、鲜生地、人中黄之类，斑毒自化矣。

化斑解毒之后，或汗解之后，尚有余热未退，大便虽闭腹中调和者，只宜养阴退阳，甘露饮加减妙。阴液复，余邪自退，大便自通矣。（卷一·阳明新法）

【评述】本条讨论了斑疹透发之后的治疗。

斑疹外透，邪热渐解而病情向愈者，多属余热未净，津液耗伤，故宜在原法之中兼顾养阴，扶正祛邪，使斑毒尽化。若见低热，大便虽闭而无所苦者，实乃津伤之故，不可攻下。当以甘露饮之类滋阴抑阳，津复则身热自退，肠润则大便自调。可见吴氏对斑疹之治，重在辨明邪正之盛衰，以决定养阴与祛邪之主次。

【原文】

吐血

有因风温之邪，误汗动血，有因三阳热盛，沸腾经血，皆致吐衄。凡见眼闭目红，神昏语乱，烦躁漱水，皆热伤血络之症也，宜犀角、生地、丹皮、山楂、川郁金、净银花、赤芍、连翘、川连之属，以清络中之瘀热。大便秘者，加制大黄尤妙。（卷三·伤寒变症）

【评述】本条叙述了热入血分的治疗。

温病血分证之由：一为误治，如本条中所说之误汗动血等；一为失治，或因感邪过重，药力不逮，或因法未至机先，难以阻截邪势，总之均导致温热之邪深入于血分。热入血分，以迫血妄行、瘀热交结为主要病机，可见各孔窍的广泛出血，故应以凉血清热、化瘀通络为治。吴氏认为有便秘者可加制大黄通便止血，但从实际功效来看，生大黄清热泻火及攻下作用均比制大黄强，而且有很好的活血化瘀之功，可明显获得清热化瘀止血之效，因而对有便秘者治以生品更为适宜。

【原文】

斑疹

斑者，有触目之形，而无碍手之质，即稠如锦纹，稀如蚊迹之象也。或布于胸腹，或见于四肢，总以鲜红起发者为吉，紫色成片者为重，色黑色青者不治。

疹者，有颗粒之象，肿而易痒，即痧瘾之属。须知出要周匀，没宜徐缓，春夏多此。斑疹二者，不外手太阴与足阳明之治。又斑为胃家毒火，疹属脾家湿热，须互参之。（卷三·伤寒变症）

【评述】本条阐述了斑与疹在形态和病机上的区别。

在形态上，斑多点大成片，抚之平而不碍手。其中又有阳斑、阴斑之分，阳斑由阳邪胃热所致，常色红而成片状，稠如锦纹；阴斑由正虚邪伏所致，多色淡而为细小点状，稀如蚊迹。疹多形如粟米，琐碎而高出皮肤，或稍有痒感。

在病机上，疹的性质属热，而斑却有虚实寒热之不同，但温病中所言之斑，主要指阳斑。具体来说，疹属太阴，乃风热郁肺，内窜营血，从肌肤血络而发；斑属阳明，系胃热亢炽，深入血分，从肌肉而出。因此，斑与疹虽均由温邪引起，但其病位有浅深之别，病势有轻重差异。至于阴斑，常因温病过用寒凉或误用吐下，导致中气亏乏、阴寒下伏，无根失守之火载血上行溢于肌肤而成，临床可参考全身症状及苔、脉与阳斑加以鉴别。

在治疗上，疹宜辛凉宣肺，清营透疹；斑当清胃泄热，凉血化斑。若斑疹并见，即"夹斑带疹"者，则应以化斑为主。而阴斑者，须以桂附之类引火归原。

至于文中所说的："疹属脾家湿热"结合前文及临床实际，当以"疹属太阴风热"之说为妥，正如邵仙根在评语中所说："疹因肺受风温而出"。

【原文】

凡斑红赤者为胃热，紫色为热甚，紫黑为胃烂。赤斑五死五生，黑斑九死一生。鲜红起发稀朗者，虽大不妨；如针头稠密，紫黑成片者，难治；杂蓝斑黑烂者死也。

凡斑既出，须得脉洪滑有力，手足温者，易治；脉微足冷，元气虚弱，难治。斑疹透后，神识宜清，反加昏沉者，难治。（卷三·伤寒变症）

【评述】本条阐明了斑疹的色泽、分布以及斑疹发出后的表现与病势轻重之间的关系。

斑疹色红不深，明润有泽，是邪热外透之佳象。色泽从红到紫、到黑，反映了热毒渐重，血瘀渐甚的病机变化，黑斑者多属预后不良。正如雷少逸所言："红轻，紫重，黑危"。同时，斑疹虽为邪气外露之征，但发出过多则是邪毒深重的表现，故"宜见而不宜见多"，分布以稀疏均匀为佳，稠密成片者往往热毒深重，病势危笃。

斑疹透发之后，若见热势下降，神清气爽，脉象洪滑有力，则提示正气充沛，邪气外达，乃外解里和之佳兆；若见身热不解，神志昏愦，四肢厥冷，脉象微弱，则为正不胜邪，火毒内闭之险恶征象。

文中虽多处仅提到"斑"，但实际所论的内容对疹基本上也是适用的。

【原文】

凡温疫时感，每有内斑。其斑发于肠胃嗌膈之间，肌肤间不得而见。其脉短滑，似躁非躁，外证口干目赤，手足指冷，烦躁气急，不欲见火，恶闻人声，耳热面红，或作寒噤，或作喷嚏，昏不知人，郑声作笑。种种形证，皆内斑之验。治法亦宜宣通气血，解毒化斑。如连翘、地丁、赤芍、紫草、楂肉、槟榔、净银花、人中黄、白僵蚕、钩藤钩之类主之。俾得脉和神清，方为毒化斑解。（卷三·伤寒变症）

【评述】本条讨论内斑的特点及治疗。

斑疹发于肠胃、膈膜等处而外无形迹者，称为内斑。因其肌肤间无斑点显现，临证全凭察脉辨证，故须细心诊之，方能正确施治。内斑之由，乃瘟疫时毒内侵，火邪壅遏，毒凝气滞之故。其证候既有口干目赤，耳热面红，烦躁气急，甚至昏不知人等热毒亢盛之象，又有手足指冷，或作寒噤等气郁之征，其脉短滑而似躁非躁。如邵仙根所说："其所见外症，俱是阳明热毒，火邪壅遏于中，气不宣通之候。"临床见此证候，要警惕有内发斑疹之可能。

内斑尽管外无斑点，但不宜提透以治，应以宣通气血，解毒化斑为原则。治后若脉象和缓，神识渐清，乃气血流畅，营热外解之候，此时即可善其后也。未见此等证候，前述治法就不可用。

【原文】

风温

若值天时晴燥已久，而患咳嗽、咽哑、喉痛之症，兼痧疹者，此风温客于太阴手经也，治宜辛凉清润之品，大忌升、葛、防风、蝉蜕等药，当以羚羊角、连翘、薄荷、牛蒡、元参、射干、杏仁、桔梗、象贝、净银花、芦根之类选用，继以粉参、川斛、麦冬、花粉、知母、梨浆之品以养肺胃之阴。（卷三·伤寒变症）

【评述】本条简述燥热病邪侵犯手太阴肺经的证治。

燥热病邪多形成于秋季久晴无雨气候干燥之时，与风热之邪颇为相似，所不同者，乃火热之性更甚，更易损伤津液。叶天士曾云："温自上受，燥自上伤，均是肺气受病。"故其邪伤人，从口鼻而入，先犯手太阴肺经，初起除见肺卫表证之外，以干咳、咽哑、鼻干唇燥等证候为特征。若肺经邪热波及营分，走窜肌表血络，或可见痧疹隐现。治疗宜在辛凉宣散之中参以清润之品，不可发散太过。如燥热之邪进一步耗伤肺胃之阴，则更宜甘凉濡润滋养其阴，但不可过于滋腻。

文中前所冠的风温二字，不可完全按风温之病理解，而应是秋燥中的温燥。其证治与风温相类，但阴伤之象更著。至于文中用药所忌之蝉蜕，性辛平，与升、葛之类不同，对本条所述之证似不属禁忌之例。

【原文】

风温

凡天时晴燥，温风过暖，感其气者，即是风温之邪。阳气熏灼，先伤上焦。其为病也，身热汗出，头胀咳嗽，喉痛声浊。治宜辛凉轻剂解之，大忌辛温汗散。古人治风温有葳蕤汤、知母葛根汤，内有麻黄、羌活等药，皆不可用。

风温吸入，先伤太阴肺分，右寸脉独大。肺气不舒，身痛胸闷，头胀咳嗽，发热口渴，或发痧疹。主治在太阴气分，栀、豉、桑、杏、蒌皮、牛蒡、连翘、薄荷、枯芩、桔梗、桑叶之类，清之、解之。痰嗽加贝母；声浊不扬加兜铃；火盛脉洪加石膏；咽痛加射干；饱闷加川郁金、枳壳；干咳喉燥，加花粉、蔗浆、梨汁；咽喉锁痛，加莱菔子。

如发热口糜气秽者，此温邪劫伤肺胃之津也。宜生地、石膏、知母、麦冬、花粉、钗斛、梨皮之类主之。

如肺胀喘急，胸痛气秽者，此温邪伤肺，欲酿内痈也。急用活水芦根、桃仁、苡仁、栝蒌皮、冬瓜子、空沙参、黑元参、连翘之类清之。（卷四·伤寒类症）

【评述】本条较为系统地阐述了风温邪在肺胃的证治。

风温乃外感风热病邪所致，其病多以手太阴肺经为起始。“肺主气属卫”，故初起可见有明显的肺卫表证，治当辛凉轻剂以解之，如银翘散、桑菊饮等方，辛温之剂切不可用，以免助热生变。即使古人喜用之葳蕤汤、知母葛根汤等方，因其配有麻黄、羌活等辛温药，亦不可原方使用。若其邪由卫入气，可导致邪热壅肺之证，见胸闷咳嗽，发热口渴等症，且右寸脉独大。如肺热波及营分，还可出现痧疹。此证应以清宣肺气为治。若温邪劫伤肺胃之阴，可投甘寒之品治之。肺热羁留，滞气凝血，日久有酿脓成痈之虞，因此，凡病久而见胸痛气喘，其气腥秽者，均须急用清肺化痰，活血通络之剂，以免热、痰、瘀交蒸，血败肉腐而形成肺痈。

本书中多处提到风温之证治，但往往与本条所述的风温在概念上不完全相同，而本条所说的风温概念与现代所说的基本相同，所以可以看做是吴氏论风温证治学术思想的主要代表。

【原文】

温热

手太阴气分：凡温邪入肺，症见头疼，恶寒发热，口燥舌干，脉数，胸满气喘，治宜辛凉轻剂，栀、豉、橘红、桑杏、连翘、薄荷、枳、桔、黄芩之类。嗽加前胡、苏子、象贝、羚羊角之类。

手少阴营分：温邪吸入，由卫及营者，其舌先白后绛也。或竟入营分，则舌必绛赤，或红中兼微白，夜烦不寐，神呆谵语。宜犀角尖、鲜生地、淡竹叶、麦冬、连翘、石菖蒲、川斛、丹皮之类。兼痰者，加川贝、天竺黄之类。

手厥阴内闭：如温邪传于膻中，即干心包络，痰潮内闭，则神昏谵语，舌苔纯红起刺，此重症也。急宜清心开闭，用犀角、连翘、川贝、天竺黄、川郁金、石菖蒲、净银花、钩藤钩、西黄之类主之。

温邪劫液：如发热不退，烁干胃中津液，以致口糜气秽，当用甘露饮、玉女煎之类。热久烦渴少气，竹叶石膏汤效。兼脘中痞闷不饥，加半夏。

足厥阴液涸：若温邪误治，邪必深入厥阴，神昏音涩，舌绛裂纹，欲寐不寐，午间烦躁，形象畏冷，心中如焚，此正气久虚，阴液已涸，宜复脉汤加减。如生地、麦冬、炙草、白芍、阿胶、丹皮、梨汁之类。

邪及血分：风温之邪，入于营分不解，以致舌赤音低，神呆潮热，脉数左甚，或发丹疹，此邪过营，已及血分也。夫心主血，邪干血分，渐成内闭。风药燥血，固宜大禁，即苦寒直走肠胃，亦非温邪逆入膻中心主所宜。须犀角、元参、鲜生地、川郁金、菖蒲、丹皮、银花、西黄之类主之。

气血两伤：若感温邪，治不中窾，热毒内燔，必致气血两伤。如脉左数右大，烦渴口糜，舌赤唇焦是也，宜玉女煎。

邪结上焦：温邪从口鼻吸入，则上焦先受，气血与热邪混处胶固，必致清窍不利。凡寒热后颐颌肿胀，咽喉疼痛，牙关紧闭，脉左小右搏指者，皆邪结上焦所致也，当照疫症施治，宜连翘、牛蒡、射干、马勃、滑石、银花、赤芍、薄荷、夏枯草、人中黄之类选用。

胃中不和：若热退后不饥不纳者，此胃气不和也，宜香豉、山栀、半夏、枳实、陈皮等和之。（卷四·伤寒类症）

【评述】本条阐述了温热病的主要传变及证治。

文中所说的温热，是指感受温热病邪而引起的一种新感温病，其邪从口鼻而入，首先侵犯于肺。故实际上也包含在现在所说的风温范围之内。肺主一身之表，故本病初起以肺卫表证为特点，治宜辛凉轻剂宣散风热。若治之不应，病势继续发展，其邪可由表入里，发生诸多传变。

叶天士说："卫之后方言气，营之后方言血"，故卫分之邪不解可传入气分，导致太阴、阳明等各种证候，这是病邪循序渐进传变的顺证形式。此外，若患者素体羸弱，阴精不足，病邪可发生逆传。其一是邪由卫分径自入营，出现夜烦不寐、神呆谵语、斑疹隐隐等改变，临床可以舌象变化作为辨证要点。即舌由白苔转为绛而无苔，或绛舌兼见少许白苔，分别提示温邪已传入营分，或邪在营分而卫分之邪尚未尽解，治疗应清营泄热或清营之中伍以宣透之品。其二是邪入膻中，膻中乃心之宫城，故病邪入于膻中即侵入心包，热邪内闭、灼液为痰、扰乱神志，出现神昏谵语等症状，舌象以红而无苔或纯绛鲜泽为特点，治疗应以清心开窍为主。

若营分之热不解，则可进一步传入血分。血分证的性质与营分证相似，但症情更加危重，不仅神志症状更甚，而且出现严重的多系统出血。因其病机涉及热盛迫血妄行和邪热炼血为瘀两方面，故治疗不可单执一端，当在凉血之中合以活血化瘀。"心主血属营"，因而营血分热盛必致神志改变，然其病位重心却并不全在心包，故吴氏此处治用凉血解毒，佐以清心开闭之品。此外，临床亦常见气血两燔的病证，多因邪在气分治不对症，其人又兼见津液亏虚，乃致其邪猖獗直入之故。特点是壮热烦渴，斑疹密布，口糜舌赤，脉左数右大。治应气营两清，可选加减玉女煎之类。

温邪极易劫烁津液，临证须辨明病位及阴伤之程度，方可有的放矢地进行治疗。若属胃热亢盛而津液受损，以舌红、苔黄干燥、口糜气秽为特征；若病久伤及肝肾之阴，阴液枯涸，木火内燔，甚至引动虚风者，则可见神情委顿、五心烦热、欲寐不寐、舌绛裂纹，甚或手指蠕动之象。前者宜清胃泻火、甘寒生津，后者则应滋填真阴以治之。

邪在上焦另有热毒较盛之证，此与一般风热蕴结上焦有明显区别，其主要特点是"毒象"显著，即患者有颐颌肿胀、咽喉疼痛等热毒之征，须仔细辨明。治疗应仿温疫之治，加重清热解毒，以免药轻病重而酿成燎原之势，切不可拘于"初期宜宣散"之古训而坐失良机。

温病后期的食欲不振，原因颇多，常见者有二：一是热邪虽退，肺胃阴伤未复；一是余邪未尽，胃气不和。可从舌象加以辨别，肺胃阴伤者舌红而少苔；胃气不和者大多舌象如常，或见薄腻苔。另外，肺胃阴伤者尚可见微咳、口渴等症，亦可参之。前证治当甘寒滋养胃阴，后者则宜理气和胃为治。故症状虽同，病因迥异，治亦有别。

由于吴氏所论的温热一病包含在风温之内，所以本条所述的内容可与上一条相互补充。

【原文】

瘟疫

长幼传染，众人一般，此疫气流行，俗名时气是也。乃天地秽恶之气，都从口鼻吸入。然有兼六淫者，有不兼六淫者；有入足经而为表里者，有入手经而忌汗下者。当分途而治，其辨在舌。

凡舌苔由白而黄，由黄而黑者，疫邪由表达里也，宜汗下法。

舌苔由白而变鲜红者，疫邪由卫及营，不入足经而入手经也。忌汗下，宜逐秽解毒，清泄营分。

瘟疫发于春夏之间，必热症为多。如初起即大热大渴，目赤唇焦，烦躁不宁，六脉洪滑，舌苔燥黄焦刺。急用三黄石膏汤[1]去黄柏加连翘汗之。取汗在于速，一服无汗，即再进之，得汗热退为愈。若延至四五日，毒遍三焦，表里俱病，用三黄石膏汤加连翘、银花，表里兼解之，其妙在麻黄、石膏二味不可去一。此方通解三焦表里，治疫最妙。（卷四·伤寒类症）

【注释】

〔1〕三黄石膏汤：又名石膏汤，为《外台秘要》方。由石膏、黄连、黄柏、黄芩各二两，豆豉一升，栀子十枚，麻黄三两组成。水煎服。功能清热泻火，发汗解表。治疗外感表证未解，三焦里热已盛之证。

【评述】本条专论瘟疫的病因与发病。

瘟疫，乃感受疫气而病，即吴氏所称之“天地秽恶之气”，其中又有兼六淫与不兼六淫之分。所谓兼六淫者，是指起病有表证经过，病邪由表入里、由浅入深渐次传变，其证有寒有热，以热为多。不兼六淫者，指热毒之象显著，无明显表证的类型，大多病势尤重、传变甚速。

瘟疫发病之后，其传变方式既可顺传，又可逆传，分辨之法要之在舌。若舌苔由白而黄，由黄而黑，多因疫邪从表入里、从经传腑之故，可循序投以汗、下法治之。若舌苔由白转为鲜红，常见由卫而入于心营之证，邪既入心，汗、下皆非所宜，当辨明营热及心包之侧重，施以开窍逐秽或清营泄热之法。

该条提到瘟疫热证初起热势蒸腾及毒遍三焦、表里俱病时，均可以三黄石膏汤加减治之，并言其法为“汗之”。此处之“汗”，实为宣散其邪之意，与《内经》所云：“体若燔炭，汗出而散”、“火郁则发之”相类。诚然，汗法因其适应证的不同，在配伍上有寒热之别，但“辛散”这一主题却是不变的。温病其性质属热，宜透热邪以辛凉为主，不仅是有表证时如此，在热邪郁结于里，或表里俱热时亦如此，区别主要在于药物的选择不同，前者多用轻清之品，而后者却多选辛寒之品，或在苦寒之中伍以清宣之味。三黄石膏汤具有清散透热之功，选药以苦寒泄热为主，伍以辛寒及辛温宣散之品，全方具有清中有透、寒而不滞的特点，可使亢炽之里热随汗外解。若热势蒸腾而外趋之势极盛，可稍减苦寒之味，加大清散之力，如银花、连翘之类。吴氏指出：“其妙在麻黄、石膏二味不可去一”，确为精辟之见。肺主皮毛，有开合腠理之功，石膏辛寒清热，麻黄辛散发汗力极强，且二者皆入肺经，可通过宣畅肺气、开泄腠理的方式使热邪外透而解。大量石膏配合少量麻黄，既可制约麻黄辛温之性，又能大大增强其宣散热邪的作用，在温病表里俱热、热势蒸腾时，是达邪外出的首选药物。二者之中，去其一则效力大减，故多配合使用。

【原文】

大头天行

初起憎寒壮热体重，次传头面大肿，目不能开，或咽喉不利，俗名大头伤寒是也。东垣谓阳明邪热太甚，挟少阳木火而生，阳明湿热甚为肿，少阳木火盛则痛。阳明之邪，首大肿；少阳之邪，肿于耳之前后也。治法不宜药峻，峻则药过其病，所谓上热未除，中寒复起，其死尤速。当少与，时时呷之。方用酒制芩、连、人中黄以解毒，荆、防、薄荷以去风，连翘、天虫、桔梗、牛蒡以散结。头痛、恶寒、无汗加二活以散寒；阳明引经加升麻、犀角水；少阳引经加柴胡、花粉，普济消毒饮妙。十余日表证仍在者，亦用荆、防、薄荷微散之。（卷四·伤寒类症）

【评述】本条论述了大头天行的证治。

大头天行，又称为大头伤寒、大头瘟，乃感受风温时毒而病。其邪侵袭少阳、阳明二经，以憎寒壮热、头面肿大、咽喉不利为特征。头为人身最高之处，邪居于此，药宜清轻宣解其上，苦寒、重浊之品皆不可用，用之则药过病所，邪热未除而徒伤脾胃之阳气，反使病情更加复杂。因其风温郁滞，热毒亢盛，故当清热解毒、疏风散结为治。吴氏不仅选用了不少轻清升散之药，且以酒制芩、连，既可减其苦寒呆滞之性，又能增强其升散清热之力，颇具深意。此外，治疗本病还十分讲究引经药的使用，如升麻、柴胡等，具有载药直达病所、加强清解之功的作用。若时日虽久，尚有表证者，仍宜表散治之，这一观点对指导临床颇有意义。

【原文】

暑证

暑挟湿：凡暑必挟湿。湿为重浊之邪，暑乃熏蒸之气，热处湿中，湿热相蒸，阻于气分。当治在手太阴。若不中窾，其邪无处发泄，则渐走营分，侵入血中。其症神昏谵语，舌色绛赤，或咯痰带血。若上蒙清窍，则耳聋无闻。上焦不解，蔓延中下，则胸腹板闷，二便不利，即为湿温重症，治当急清三焦。如滑石、石膏、寒水石、杏仁、银花、竹茹、枳实、通草、金汁之类。嗣用犀角、连翘、银花、鲜地、元参、川贝、知母、淡竹叶、绿豆皮之类，清营分以养胃阴。

暑挟痧：暑兼秽气，从口鼻吸入，亦头疼、恶寒、发热，或手足指冷，脉沉伏，饱闷呕恶，或腹痛泄泻，治宜清暑兼逐秽。如广藿梗、川郁金、紫苏、青蒿、厚朴、茯苓皮、滑石粉、连翘、草蔻、通草之类清之。有食加青皮、查肉、枳实。

有触暑秽，腹痛，误饮姜糖汤而成霍乱，吐泻不得，六脉俱伏，绞肠痛欲死者，此内闭也，外用放痧、提痧、刮痧等法。内急以川郁金、石菖蒲、西黄（另冲）、川连、草蔻、藿香、木香、滑石、通草等投之，以开闭逐秽。

暑挟食：凡头痛背寒，发热自汗，脉左虚右滑，畏食胸闷者，伤暑兼伤食也，宜藿香、厚朴、青皮、香薷、神曲、查肉、枳实、麦芽、紫苏、滑石之类，疏之清之。

暑风：夏月病人忽然手足抽挛者，暑风也。香薷饮加羌、防。呕恶加藿香、陈皮；小便不利加二苓、泽泻、滑石；有痰加半夏；渴易瓜蒌；泻不止加苍术；转筋加木瓜。

势重者手足挛搐，角弓反张，如中恶状。亦有先病热，服表药后渐成风者。谵语狂呼，浪走，气力百倍，亦暑气也，以寒凉攻劫之，兼解散化痰。

暑瘵：盛暑之月，火能烁金，不禁辛酒，脾火暴甚，劳热躁扰，火动心脾，令人咳嗽气喘，骤然吐血、衄血，头目不清，膈中烦扰不宁。即童稚老夫间有此病，昧者以为劳瘵，不知火载血上，非真阴亏损而为虚劳者比也。宜清暑凉血，如荷叶汁、鲜生地、元参、知母、石膏、郁金、连翘、杏仁、象贝之类。（卷四·伤寒类症）

【评述】本条讨论了暑病的主要兼、变证候的证治。

暑证发于夏季，以夹湿者最为多见。暑邪兼湿为患，在证候上与湿温相类似，其特点在于暑热征象更加显著。暑湿致病，初起亦始于上焦手太阴肺，重者可上蒙清窍。其后，随着湿邪逐渐化热化燥，可出现中下焦之证，甚至可见湿热弥漫三焦之象。其治仍以清暑化湿为原则，具体可参湿温之治。

暑邪兼夹秽浊之气致病，以头痛、寒热、饱胀呕恶或腹痛泄泻、脉沉伏、苔浊腻为特征，乃暑湿秽浊交阻于中，气机郁滞，脾胃升降失常所致。因其湿秽之气阻滞气机而暑热较轻，故治疗应重在化湿辟秽，诚如邵仙根所云："辛香逐秽，轻淡清暑"。此证如秽浊之气较重，常可出现手足发凉，脉沉伏之象，或表现为霍乱吐泻不得，即所谓干霍乱或绞肠痧之类，临证尤须仔细观察，不可误认为阳虚厥证或寒证。其辨证关键，在于脉虽沉或伏，但有力而和缓，至数正常，且舌质多色红或绛，与一般虚证、寒证自有不同。

若伤暑同时又兼伤食，则成暑邪夹食之证。此证特点是发热自汗，脘腹胀满，厌食或呕恶，或见泄泻，脉滑，苔白厚而腻。治当清暑泄热，消食化滞。

暑邪不仅可在热势亢盛时引动肝风，即人们通常所说的"暑风"，也可以夹外风而致病。换言之，"暑风"之因有二，一为热盛动风，一为兼夹外风。二者病因不同，治法亦异，故当详细加以区别。一般来说，因暑热亢盛而动风者，多出现在病程的极期，有明显热象，脉弦紧或弦滑，大多伴有神昏；暑邪夹外风者，常见于病程之初，热势相对较轻，多为暑湿夹风，患者可见身形拘急，或可出现口噤，神志清楚，脉濡数或滑数。热盛动风者以清热息风为治，乃为常规治法。若为暑湿夹风者，因其为湿热侵入经络所致，故当主以祛风通络、清热化湿，其中尤应重用祛风之药，正如薛生白所言："一则风药能胜湿，一则风药能疏肝"。吴氏此处以香薷饮加羌活、防风以治，祛风之力似嫌不够，可参《湿热病篇》湿热致痉内容，加用地龙、秦艽、威灵仙、海风藤等物治之。

暑瘵是暑证的一种变证，以咳嗽气喘、骤然吐血、衄血为特征。因其与劳瘵有相似之处，故应加以区别。暑瘵乃暑邪灼伤肺络所致，同时可见身灼热、烦渴、舌质红赤、脉弦数等气血热邪俱盛之症；劳瘵为慢性消耗性疾病，故可见长期低热、消瘦、颧红、手足心热、舌红少苔、脉细数等阴虚火旺之象，据此不难区别。暑瘵出血往往势急量多，若不能及时控制，极易造成气随血脱的危证，另有一类虽出血量不多，却伴有面色苍白、口唇发紫、虚烦不安、气促脉细等证候，乃血瘀气脱之危候，临证亦当警惕。治疗应以凉血清暑、宣肺宁络为原则。

【原文】

动暑：行人农夫于日中劳役得之，为中暍。暍即暑也。其证头痛发燥恶热，扪之肌肤大热，大渴引饮，汗大泄，无气亦动。乃天热外伤元气，宜益气清暑为治。按仲景云：太阳中热，暍是也；汗出恶寒，身热而渴，白虎汤加人参主之。夫元气为热邪所伤，以致大热大渴，汗出不已，故以人参益气，石膏清暑，乃至精至当之法。何后人以东垣清暑益气汤代之，吾恐暑邪正盛，升、葛之升，耆、术之闭，宁不助邪增病耶。惟生脉散加石膏，可以代之。然形气壮实者，只服六一散亦解。东垣此汤，乃治暑月湿热伤气，脾胃受病之缓症也，若以之治中暑，则谬矣。

静暑：静处高堂大厦之中，虽无暑气，然偶或冒暑应接，亦能中暑。如迎宾送客，观荷曝书之类，偶触暑邪是也。更有斗室低楼，热气外逼，即静处室中，亦能吸受暑邪。俱当以正暑治之。

阴暑：按方书以大顺散治阴暑，非暑也，乃暑月所受之阴寒也。然大顺散药经炒熟，重用甘草，虽有杏仁下气，皆主甘温守中，并无散寒破结之能，即内伤生冷，外受阴寒，亦非所宜。至若无病之人，避暑山房水阁，过于贪凉，感冒微风，以致寒热无汗，或头疼恶寒发热，是周身阳气为寒所遏也，当从伤寒治，轻轻温散可也。苏、薄、藿、朴之类。如恣食瓜果，内伤生冷，以致腹痛吐泻，脉沉迟，手足厥冷者，此即太阴中寒也，理中加藿香、厚朴主之。（卷四·伤寒类症）

【评述】本条论述了动暑、静暑、阴暑、阳暑的基本病机和证治。

所谓动暑（阳暑）和静暑，实则均为感受暑邪而为病，只是感受暑邪的途径和症状不同而已。动暑多得之于烈日下的劳役之中，又称为中暍。其症为身热恶热，大渴引饮，汗大泄，乃暑热炽盛，津气受损之病。故宜清暑泄热，益气生津，可选用白虎汤加人参治之，若暑热轻而津气较虚者，可用生脉散加石膏；形气壮实者，只服六一散即可。张仲景以白虎加人参汤投治本证，乃至精至当之法，然后世有人以李东垣清暑益气汤代之，实为错误之法。李东垣清暑益气汤有清暑之名，而无清暑之功，其主要作用是健脾化湿，与上述中暑之病全不相宜，用之反助邪增病。静暑多得之于静处高堂之中，亦为受暑而病，故症状、治法与动暑无区别。所以，将暑病分为动暑、静暑，张洁古更谓之："动而得之为中暍，静而得之为中暑"，其实从本节所论的动暑和静暑来看，分为动暑、静暑并无实际意义。

吴氏所谈之阴暑，是指夏月受寒之病，故实非暑病也。临床应据其病因，灵活治之。若为暑季感寒，阳气被遏之证，当以辛温之剂微微表散；若为浮瓜沉李，冷水寒冰，伤胃中之阳，则宜投以温中散寒之法。

【原文】

湿温

按湿温症，因长夏每多阴雨，得日气煦照，则潮湿上蒸，袭人肌表，着于经络，则发热头胀，身痛足胫痛，舌苔腻白等症。重者兼感时邪不正之气，即为湿温疫症。

邪入气分：暑湿之邪，阻于肺，必咽痛、发热、身痛、舌苔黄厚粘腻，烦渴不解，当清上焦。如连翘、桔梗、滑石、射干、米仁、马勃、通草、淡竹叶、银花、芦根之类。如见身发斑疹，舌黄燥厚，当凉膈疏斑。如连翘、薄荷、生栀、石膏、牛蒡、杏仁、枳实、黄芩之类。

邪乘包络：湿温之邪，乘于包络，则神识昏呆，发热身痛，四肢不暖，舌苔鲜红燥刺者，宜解手厥阴之邪。如犀角尖、连翘、石菖蒲、川郁金、元参、赤小豆、西黄之属主之。

邪入营分：如湿温之邪入于血络，舌苔中黄边赤，发为赤斑丹疹，神昏谵语，宜清疏血分以透斑，佐芳香逐秽以开闭。犀角、连翘、赤芍、银花、牛蒡、菖蒲、郁金、元参、薄荷、人中黄之类。

邪阻上焦：病起发热头胀，渐至耳聋、喉痛欲闭，鼻中衄血，此邪混气之象。邪在上焦空虚之所，非苦寒直达胃中之药可以治，病不能即解，即有昏痉之变。宜轻清理上为治。如连翘、马勃、牛蒡、银花、射干、白金汁。如见呃忒，加枇杷叶、竹茹。（卷四·伤寒类症）

【评述】本条论述了湿温病的成因、几种常见证候及治法。

湿温每多得之于长夏，因其时太阴湿土司令，且暑热亦盛，人处气交之中，湿盛暑溽，极易感受湿热病邪。湿热病邪侵犯人体，或从肌表而入，或由口鼻侵入，一般从口鼻而入者占十之八九。湿温之病多属"内外合邪"，即从外感受的湿热病邪与内有蕴湿共同作用的结果。吴氏未提及于此，似不够全面。

在邪入气分之证中，吴氏提出了暑湿阻于肺络证候，该证与一般邪热在肺有所不同，其特点是具有湿邪困遏肺经的表现。肺主一身之表，故暑湿阻肺、着于经络，可见身痛酸楚等症状；湿热蒸腾，可见烦渴而不欲饮水，舌苔黄厚而黏腻。因此，清解上焦肺络之暑湿，不仅须清宣肺气，还应加入清热利水之品，如滑石、芦根、通草、淡竹叶等属，使暑湿之邪从上、下分消。邪在气分之发斑，乃由热邪亢炽，气热波及营分所致，若邪在上焦，肺热而发疹，多可见舌苔薄黄，宜用辛寒之品宣泄热邪，并酌情加入丹皮、生地等凉营之品，使斑出热透而解；若邪在中焦或中上焦，则多见黄燥厚苔，辛寒之品力有不逮，应施以苦寒清热、凉膈通下之品，如生栀、枳实、黄芩，甚或大黄等，再稍佐凉营泄热，以达清热化斑之效。

湿温邪乘包络，一指湿热酿痰蒙蔽心包之证，此证在湿温病中甚为常见。湿热蒙窍病位偏于气分，神志因痰湿蒙蔽而呈昏蒙之状，且因湿热熏蒸上泛于舌而见黄腻苔垢。二指热邪内闭心包之证，多出现在湿温病湿热化燥化火，深入营血分阶段，特点是神昏谵妄，舌质红绛。二者均应开蔽通窍，但湿热蒙窍者重在清热化湿、宣窍豁痰；热闭心包者重在清心解毒、清营开窍，临床当分而治之。

关于邪在上焦的治疗，吴氏指出："非苦寒直达胃中之药可以治"，即不可用中焦药治之。上焦位于人身之高位，乃属清旷之所，故味重、沉浊之药皆非所宜，应轻清宣散为治。此说与吴鞠通所论："治上焦如羽"颇为相似。同时，因心包位属上焦，如邪在上焦肺卫治之不当，则极易传入心包，引发昏痉之变，因而强调邪在上焦须"轻清理上为治"，及时宣解其邪，以免热邪深入传变。

【原文】

晚发

晚发者，夏受暑湿之邪，留伏于里，至秋新邪引动而发也。其症与疟疾相似，但寒热模糊，脉象沉滞，舌苔粘腻，脘痞烦闷，午后更热，天明汗解，或无汗，清晨稍解。此暑湿之邪留着于里，最难骤愈，治法不外三焦主治。在上焦，则舌苔白腻，头胀身痛，肢疼胸闷，咽干溺涩等症，当泄气分之热，宜连翘、杏仁、滑石、薄荷、橘红、通草、半夏、桔梗。热邪重，加黄芩、芦根；湿邪重，加白蔻、厚朴。在中焦，则舌苔微黄粘腻，痞闷胸满，或目黄舌白，口渴溺赤，宜湿热兼治，用泻心法。半夏、陈皮、赤苓、枳实、川连、通草之类。若湿邪重，则脾阳受伤，目黄腹胀，小溲不利，或大便不实，又宜温中去湿。如茅术、厚朴、二苓、泽泻、木香、木瓜之类，湿甚加干姜。湿热结于下焦气分，必兼小腹胀满，小便不利，宜茯苓、猪苓、滑石、寒水石、晚蚕砂、茵陈、泽泻之类，桂苓甘露饮亦可。若暑湿之邪入于营分，则口渴，心烦，舌赤，宜清营分之邪，犀角、鲜地、菖蒲、元参、连翘、银花之类。若舌苔中黄边绛，齿燥唇焦，脉左数右大，此暑邪内燔，气血两伤也，玉女煎。

【评述】本条论述了暑湿晚发的证候和治疗。

晚发，即伏暑也。其病为暑湿内伏，至秋被新邪引动而发。证候"与疟疾相似"，但寒热起伏无规则，且有脘痞烦闷、午后热盛、舌苔黏腻等明显痰湿之象。对于晚发的治疗，吴氏承袭薛生白治湿热性温病之法，提出分三焦论治。邪在上焦，主张宣气化湿，即重用轻宣肺气之品，冀其"气化则湿亦化"。邪在中焦，多宜湿热兼治，辛开苦降，清热化湿。另有一种湿伤脾阳者，虽较少见，但亦当详辨，以温阳健脾、化湿利水为治。湿热蕴结下焦，治宜淡渗分利其邪。此为伏暑发于气分的基本证治。若暑湿之邪逐渐化热，深入营分血分，亦可发于营分，或致气血两伤，当随证治之。

伏暑邪在气分者，虽属湿热之性，但大多热势明显，故化湿不可过于辛燥，尤其湿热结于下焦者，使用淡渗当适可而止，以免伤津损阴，使病情更加复杂。再者，本病初发之时还应注意有无表邪兼夹，因伏暑多为新邪引发，初起以表里同病多见，故治疗须兼顾之。吴氏对此均未加论述，似嫌不足。

(二)《通俗伤寒论》选

《通俗伤寒论》为清代医家俞根初所作。该书融合了古今有关论著，结合个人临证心得，对伤寒的证治规律进行了深入阐述。其书初刻原为7章，即"勘伤寒要诀"、"伤寒本证"、"伤寒兼证"、"伤寒夹证"、"伤寒坏证"、"伤寒变证"、"瘥后调理"。书中内容不仅详究仲景之法，而且变通仲景之方，尤其是提出了观目、察舌、切脉、按胸腹等法的新见解，颇多创新。所论说理透彻，辨证明晰，治疗疾病，组方遣药均以六经为宗，全无偏主一格之弊。其书所载之

101方，大多为俞氏经验良方，平稳清灵，切合实用，广为后世医家所沿用。由于该书别出新意，自成一家之言，故被医界称为继河间、又可之后的“四时感证之诊疗全书”。

《通俗伤寒论》原系俞氏手稿，凡3卷，后经同邑何秀山整理加按，于乾隆四十一年(公元1776年)付之刊印，后又经何廉臣再予勘订，于公元1928年起在《绍兴医药月报》陆续刊出，惜次年何廉臣谢世，全书未竟。3年后，幸得曹炳章补笪续成，内容增至12卷，即“勘伤寒要诀”、“六经方药”、“表里寒热”、“气血虚实”、“伤寒诊法”、“伤寒脉舌”、“伤寒本证”、“伤寒兼证”、“伤寒夹证”、“伤寒坏证”、“伤寒复证”、“瘥后调理法”。其后，于公元1948年，又曾以《校勘通俗伤寒论》之名重版发行。因该书编写时间仓促，前后又为数人易稿，难免存在瑕疵。近人徐荣斋自公元1944年始，将此书精心整理，并加以校勘、考订、增补，共历时10余载，撰成《重订通俗伤寒论》，于公元1955年再行出版，得到广泛流传。

【原文】

少阳主半表半里，偏于半表者，舌多苔色白滑，或舌尖苔白，或单边白，或两边白；偏于里者，舌多红而苔白，间现杂色，或尖白中红，或边白中红，或尖红中白，或尖白根黑，或尖白根灰，或白苔多而滑。黄灰苔少者，半表证多；红舌多而白苔少，或杂黄色灰色者，半里证多。如边白滑润，虽中心黄黑，仍属半表半里，惟白苔粗如积粉，两边色红或紫者，温疫伏于膜原也。苔白如碱者，膜原伏有浊秽也。(第一章第五节·六经舌苔)

【评述】本条主要叙述邪在半表半里的舌苔表现。

邪在半表半里是外感之邪由表证逐渐向里证传变过程中的一个阶段，治疗既不可纯用解表，亦不能鲁莽攻下，应根据病位的表里偏重及病邪的不同性质灵活选定治法。一般邪偏重于表而热象不显者多见白苔，或可有少量黄苔；邪偏重于里者，红舌多而白苔少，或兼夹黄灰苔。如苔白粗若积粉，舌边色红或紫，则为湿热温疫郁伏膜原之象，可参照吴又可达原饮及雷少逸的雷氏宣透膜原法进行治疗，苔白如碱，为秽滞相结，可加入辟秽导滞之品。

【原文】

阳明居里，舌苔正黄，多主里实。黄白相兼，邪犹在经。微黄而薄，邪浅中虚。黄而粗糙，邪已入腑。浅黄薄腻，胃热尚微。深黄厚腻，胃热大盛。老黄焦黄，或夹灰黑，或起芒刺，胃热已极。黄滑痰火，黄腻湿热，黄而垢腻，湿热食滞。黄起黑点，温毒夹秽。黄厚不燥，舌色青紫，多夹冷酒，或挟冷食。黄而晦黯，多夹痰饮，或挟寒瘀。(第一章第五节·六经舌苔)

【评述】本条主要叙述黄苔的主病。

黄苔是里证、实证的标志，但依据黄苔的色泽浅深、厚薄糙腻及舌质等具体情况，又可提示多种病机，临证时尤须细辨。本条对此进行了较为详尽的讨论。薄黄不燥者，多热势轻浅，若为黄白相兼，更属表证犹在，慎不可攻下之。老黄、深黄、焦黄，或黄而生芒刺黑点者，则为可下之征。黄腻多属湿热蕴伏，黄滑乃痰火交炽。如舌色青紫舌质不干者，常为阴寒夹食夹瘀之象。何廉臣曾将黄苔区分为13种类型，可参之。

【原文】

少阴主热，中藏君火，多属血虚，舌色多红。淡红浅红，血亏本色。深红紫红，血热已极。鲜红灼红，阴虚火剧。嫩红干红，阴虚水涸。舌红转绛，血液虚极。绛润虚热，绛干燥热。绛而起刺，血热火烈。绛而燥裂，阴伤液竭。(第一章第五节·六经舌苔)

【评述】本条讨论了红绛舌的病理机制。

红绛舌大多反映了心经、营血的病变，其性质有虚实之分。红绛而色鲜者，热毒炽盛，阴液损伤；色绛而黯起刺燥裂者，血热极盛，阴伤液竭，乃虚实夹杂以实为主。若见纯绛鲜泽，则属热入心包的实证之象。淡红浅红其色不荣者，多为心脾气血不足，气阴两虚；舌质光红柔嫩，干燥无津者，系邪热乍退，津液未复；舌绛而光亮如镜者，为胃阴衰亡的表现；绛舌不鲜干枯而萎者，更是肾阴枯涸之征，此皆属虚证。总之，红舌向绛舌转化，提示热势更加深重，病情更加凶险。

【原文】

厥阴气化主风，风从火化，舌多焦紫，亦有寒化，舌多青滑。舌见青紫，其病必凶。深紫而赤，肝热络瘀，或阳热酒毒。淡紫而青，寒中肝肾，或酒后作冷。（第一章第五节·六经舌苔）

【评述】本条讨论了紫舌的主病。

紫舌多与瘀滞有关，其因有热有寒。热盛所致者，舌必深紫而赤，或焦紫起刺；因寒所致者，舌多淡紫而青。若舌色紫晦而干，则是肝肾阴竭的凶险之象。一般而言，见紫舌则病情危笃险恶，切不可掉以轻心。

【原文】

风病药：风为百病之长，善行数变。自外而入，先郁肺气。肺主卫，故治风多宣气泄卫药。轻则薄荷、荆芥，重则羌活、防风。而杏、蔻、橘、桔，尤为宣气之通用。且风郁久变热，热能生痰，故又宜用化痰药。轻则蜜炙陈皮，重则栝蒌、川贝及胆星、竺黄、蛤粉、枳实、荆沥、海粉之属，而竹沥、姜汁尤为化痰之通用。但风既变热，善能烁液，故又宜用润燥药。轻则梨汁、花露，重则知母、花粉，而鲜地、鲜斛尤为生津增液之良药。（第一章第八节·六淫病用药法）

【评述】风热病邪是温热病发生的主要原因之一，本条概述了风热侵袭人体后所导致的基本病变和治疗方法。

肺主卫，故风热由外而入，易致肺气郁阻、卫气失宣，因而应以宣泄肺卫为治疗主旨，药物多选轻清透散、宣肺畅气之类。复因热邪善能生痰烁液，故又须酌情配合清热化痰、生津润燥之品。

【原文】

张凤逵《治暑全书》曰：暑病首用辛凉，继用甘寒，终用酸泄敛津。虽已得治暑之要，而暑必挟湿，名曰暑湿。亦多挟秽，名曰暑秽，俗曰热痧。炎风如箭，名曰暑风。病多晕厥，名曰暑厥。亦多咳血，名曰暑瘵。至于外生暑疖热疮，内则霍乱吐利，尤数见不鲜者也。故喻西昌谓夏月病最繁苛，洵不诬焉，用药极宜慎重，切不可一见暑病，不审其有无兼症夹症，擅用清凉也。以予所验，辛凉宣上药，轻则薄荷、连翘、竹叶、荷钱，重则香薷、青蒿，而芦根、细辛，尤为辛凉疏达之能品。甘寒清中药，轻则茅根、菰根、梨汁、竹沥，重则石膏、知母、西参、生甘，而西瓜汁、绿豆清，尤为甘寒清暑之良品。酸泄敛津药，轻则梅干、冰糖，重则五味、沙参、麦冬，而梅浆泡汤，尤为敛津固气之常品。若暑湿乃浊热粘腻之邪，最难骤愈，初用芳淡，轻则藿梗、佩兰、苡仁、通草，重则苍术、石膏、草果、知母、蔻仁、滑石，而炒香枇杷叶、鲜冬瓜皮瓤，尤为芳淡清泄之良药。继用苦辛通降，轻则栀、芩、橘、半，重则连、朴、香、楝，佐以芦根、灯草，而五苓配三石，尤为辛通清泄之重剂。暑秽尤为繁重，辄致闷乱烦躁、呕恶肢冷，甚则耳聋神昏，急用芳香辟秽药，轻则葱、豉、菖蒲、紫金锭片，重则蒜头、绛雪，而鲜青蒿、鲜薄荷、鲜佩兰、鲜银花，尤为清芬辟秽之良药。外用通关取嚏，执痧挑痧诸法，急救得法，庶能速愈。暑风多挟秽浊，先郁肺气，首用辛凉轻清宣解，如芥穗、薄荷、栀皮、香豉、连翘、牛蒡、瓜蒌皮、鲜茅根、绿豆皮、鲜竹叶等品，均可随证选用。身痛肢软者，佐络石、秦艽、桑枝、蜈蚣草、淡竹茹等一二味可也。继用清凉芳烈药，泄热辟秽，如青蒿、茵陈、桑叶、池菊、山栀、郁金、芦根、菰根、芽茶、青萍、灯芯等品。秽毒重者，如金汁、甘中黄、大青叶、鲜石菖蒲等，亦可随加。如识蒙窍阻、神昏苔腻者，轻则紫金锭片，重则至宝丹等尤宜急进。暑厥乃中暑之至急证，其人面垢肢冷、神志昏厥，急用芳香开窍药，如行军散、紫雪等最效。神苏后宜辨兼证夹证，随证用药。暑瘵乃热劫、络伤之暴证，急用甘凉咸降药。西瓜汁和热童便服，历验如神。鲜茅根煎汤磨犀角汁，投无不效。（第一章第八节·六淫病用药法）

【评述】本条论述暑病的证治。在强调“暑病首用辛凉，继用甘寒，终用酸泄敛津”这一基本治疗原则的前提下，结合临床实际经验，讨论了病程不同阶段常用药物的选择，并对暑病的几种特殊类型及兼夹证候进行了较为详尽的论述。

暑病主要指暑温，乃感受暑热病邪而引起。暑热病邪具有炎热之性，侵犯人体多直接入于气分，故叶天士曾云：“夏暑发自阳明”，其治疗之初即当予以辛寒之剂即辛凉重剂达邪外出，若暑热炽盛，热势浮盛者，可酌加金银花、连翘、竹叶、荷叶等透泄之品，但薄荷等药力过轻者，如单独使用则恐难以胜任。暑邪极易耗伤人体正气，尤易损伤津液，故继之多用甘寒之品清热生津。后期暑热渐解而津气未复者，则宜使用甘酸之品以益气敛津，酸苦之品泄热生津，如遇津气欲脱之危象，甘酸敛津更为其急务。此为暑病治疗的一般规律。由于暑性酷烈，传变极速，变化多端，因此病程中又常易发生暑风、暑厥、暑瘵等危重证候。如暑热引动肝风，痰随火升上壅者，通常称其为暑风，临床以痉厥为特征，治当以清凉之品涤暑泄热，并酌情选用轻宣之品透热外出。夹湿夹秽者，可稍佐化湿辟秽药，热毒重者，随加大剂清热解毒，兼有窍闭者，宜清热开窍并施。暑厥乃暑邪猝中心营而内闭心包所致，特点是猝然发生昏厥。此证是暑病中至急之证，须立即使用芳香开窍药以治之，待神苏厥回后，再辨清其有无兼夹证而灵活用药。暑瘵由暑邪劫伤肺络而引起，多骤然咯血、衄血，来势甚急，施治稍有不慎，即告不救。因此，应急投甘凉咸降之品清热凉血止血。

关于暑邪兼湿的问题，历代医家争议颇多。夏季“天暑下迫，地湿上蒸”，暑邪极易兼夹湿邪，但若称“暑必兼湿”，则又过于绝对，因而不少医家认为以“暑多兼湿”之说较为妥当。该条中虽有“暑必兼湿”之说，但从其对暑病的论治内容来看，亦有不涉及湿者，可见其并非绝对认定暑邪为病必然兼有湿邪。暑湿病邪与湿热病邪性质相似，特点是暑热之象更为显著。所以，暑湿致病应重在清暑化湿，并依据暑湿侵入的部位偏重，或芳淡清泄，或苦辛通降，与单纯治暑自有不同。此外，暑邪不仅易于兼湿，亦常兼夹秽浊之气而致病，称为暑秽。暑秽民间俗称“发痧”、“热痧”，以猝然发生闷乱、烦躁为特点，治疗以芳香化浊辟秽为主，如见神蒙窍阻，宜急进辟秽开窍之品。

【原文】

燥病药：《内经》云：燥热在上。故秋燥一症，先伤肺津，次伤胃液，终伤肝血肾阴。故《内经》云：燥者润之，首必辨其凉燥、温燥。凉燥温润，宜用紫菀、杏仁、桔梗、蜜炙橘红等开达气机为君。恶风怕冷者，加葱白、生姜，辛润以解表。咳嗽胸懑者，加蜜炙苏子、百部，通润以利肺。夹湿者，加蔻仁四分拌研滑石，辛滑淡渗以祛湿。痰多者，加栝蒌仁、半夏、姜汁、荆沥等，辛滑流利以豁痰。里气抑郁，大便不爽，或竟不通而腹痛者，加春砂仁三分拌捣郁李净仁、松仁、光桃仁、柏子仁、蒌皮、酒捣薤白等，辛滑以流利气机，气机一通，大便自解……温燥凉润，宜用鲜桑叶、甜杏仁、栝蒌皮、川贝等，清润轻宣为君。热盛者，加花粉、知母、芦根、菰根、银花、池菊、梨皮、蔗皮等，酌加三四味以泄热，热泄则肺气自清，肺清则气机流利，每多化津微汗而解。如咳痰不爽，甚则带血者，酌加竹沥、梨汁、藕汁、茅根汁、童便等，甘润咸降，以活痰而止血。若痰活而仍带血者，加犀角汁、鲜地汁等，重剂清营以止血。胃阴虚燥者，酌加鲜石斛、鲜生地、蔗浆、麦冬等，以养胃阴。便艰或秘者，酌加海蜇、荸荠、白蜜和姜汁一二滴，甘咸辛润，滋液润肠以通便。总之，上燥则咳，嘉言清燥救肺汤为主药。中燥则渴，仲景人参白虎汤为主药。下燥则结，景岳济川煎为主药。肠燥则隔食[1]，五仁橘皮汤为主药。筋燥则痉挛，阿胶鸡子黄汤为主药。（第一章第八节・六淫病用药法）

【注释】

〔1〕隔食：指饮食不能下膈入胃之证。

【评述】本条主要论述秋燥的基本治法。

燥邪具有易伤机体津液的特点，故“燥者濡之”是其治疗大法。由于燥邪侵袭人体多从口鼻而入，其病理变化的一般规律是先伤肺津，次伤胃液，终伤肝肾，加之燥邪本身又有凉燥、温燥的不同性质，所以，临证治疗秋燥，应当首先辨明其凉、热属性，以及燥邪伤津的具体部位，从而确立治法。凉燥多发于秋季气候寒冷之时，证候表现与风寒外感相似，但口干唇燥等津液损伤征象显著；温燥好发于秋季燥热之时，临床表现与风热外感类同，但热邪伤津之象更为突出。在治法上，凉燥以辛开温润为主，宣畅肺气、辛润解表，并酌情加入祛湿、化痰、润肠等品，宜以辛不耗津、温不过热、润不碍邪为组方原则。温燥以辛凉甘润为主，辛凉轻透、宣肺润燥，并酌情加重泄热，或加入清润化痰、清营止血、滋养胃阴、增液润肠之属，宜以辛而不燥、凉而不滞、滋而不腻为组方原则。此外，通常把燥热在肺者称为上燥，多用清燥救肺汤清肺泄热、润燥养阴；燥热在胃者称为中燥，若邪热仍盛，可选人参白虎汤辛寒清热、益气生津，如燥热已衰，则可投以沙参麦冬汤甘寒生津、滋养阴液；燥热损伤肝肾真阴者称为下燥，可用济川煎补益肝肾、滋填精血。肺燥阴伤，肠失濡润而饮食不下，大便秘结者，应以五仁橘皮汤为主药润肠通便、理气化痰。肝肾阴虚，筋脉失养而痉挛者，应以阿胶鸡子黄汤为主药滋补真阴、息风定痉。

【原文】

病无伏气，虽感风寒暑湿之邪，病尚不重，重病皆新邪引发伏邪者也。惟所伏之邪，在膜原则水与火互结，病多湿温；在营分则血与热互结，病多温热。邪气内伏，往往屡夺屡发，因而殒命者，总由邪热炽盛，郁火熏蒸，血液胶凝，脉络窒塞，营卫不通，内闭外脱而死。（第一章第十节・六经总诀）

【评述】本条叙述了伏邪与温病病情轻重的关系。

温病可分为新感温病和伏邪温病两大类型，新感温病系感受当令时邪即时而发，初起证候与时令之邪的致病特点相一致，病情相对较轻，大多有表证经过；伏邪温病是指感受病邪伏而后发，以初起即见里热证候为特点，病情多重险而复杂，其中又有伏邪自发和新邪引发两类。

伏邪在体内的伏藏部位，曾有诸多不同观点，但较为一致的看法是，邪伏于气分者病位较浅、病势较轻，邪伏于营分者病位较深、病势较重。伏邪温病因初起即见热毒炽盛、郁火熏蒸之象，机体阴液常常极度耗伤，应急投清热泄火，滋阴达邪之法治之，以免热瘀搏结，机窍堵闭，内闭外脱而死。本文提出外感病如属新邪引动伏邪，病情较重，亦是从临床观察而来。

【原文】

外风宜散，内风宜熄。表寒宜汗，里寒宜温。伤暑宜清，中暑宜开，伏暑宜下。风湿寒湿，宜汗宜温。暑湿芳淡，湿火苦泄。寒燥温润，热燥凉润。上燥救津，中燥增液，下燥滋血，久必增精。郁火宜发，实火宜泻，暑火宜补，阴火[1]宜引。（第一章第十节・六经总诀）

【注释】

〔1〕阴火：指因饮食劳倦、喜怒忧思等因而所生之火。

【评述】本条简明扼要地指出风、寒、暑、湿、燥、火的常见类型及治疗原则。临证应注意区别病邪的不同类型和性质，及时采取正确的治疗措施。

【原文】

伤寒一发汗而表寒即解，温热一发汗而里热愈炽。故伤寒以发表为先，温热以清里为主。伤寒多伤阳，故末路以扶阳为急务。温热多伤阴，故末路以滋阴为要法。扶阳滋阴，均宜侧重阳明。（第一章第十节・六经总诀）

【评述】本条讨论了温病与伤寒在治疗大法上的根本区别。

伤寒初起多为风寒束表，故施以辛温发汗则表寒即可随之而解，而温病常见里热外发，即使表热证亦以肺卫失宣为主，辛温发汗一法切不可用，用之则助热伤津而里热更盛，甚至引发多种危重证候。因此，从二者的治疗规律来看，伤寒首当温散解表，温病应重在清泄里热。由于寒邪易伤阳气，故伤寒后期温补阳气是其治疗的关键；温热病邪极易损伤阴液，故病程后期滋养阴液尤为重要。阳明乃人身气血化生之源，因此强调无论扶阳滋阴均宜侧重阳明，但扶阳重在太阴，滋阴则以阳明胃阴为主。

【原文】

邪留气分，每易疏透，轻则自汗而解，重则解以战汗、狂汗〔1〕。邪留血分，恒多胶滞，轻则发疹而解，重则解以发瘾发疮。（第一章第十节・六经总诀）

【注释】

〔1〕狂汗：形容大汗不止。

【评述】本条阐明了邪在气分和血分的不同外解方式。

邪在气分，病位相对较浅，易于疏透外达。病势较轻者，每见正气祛邪，微微汗出而解；病势较重者，正邪常呈相持状态，当正气奋起鼓邪外出时，可见先战后汗出或大量汗出之象，且常见邪随汗解之佳兆。邪在血分，多胶滞难解。病势较轻者，可通过发疹的方式使病邪向外透达；病势较重者，或可解以发斑、发疮。本条所论基于吴又可《温疫论》，但在其基础上有所发展。

【原文】

凡温暑证，始虽微恶风寒，一发热即不恶寒，反恶热，汗自出，口大渴，目痛鼻干，齿板燥，心烦不得眠者，虽皆为阳明表热，但要辨身干热而无汗者，尚须辛凉解肌，使热从外达，葱豉桔梗汤〔1〕为主，随证加减。身大热而自汗者，只宜甘寒存津，使热不劫阴，新加白虎汤〔2〕主之。（第三章第四节・表热证）

【注释】

〔1〕葱豉桔梗汤：《通俗伤寒论》方。由鲜葱白、桔梗、焦山栀、淡豆豉、苏薄荷、青连翘、生甘草、鲜淡竹叶组成。功能辛凉解表，治疗风温、风热等初起证候。

〔2〕新加白虎汤：《通俗伤寒论》方。由薄荷、生石膏、鲜荷叶、陈仓米、知母、益元散、鲜竹叶、嫩桑枝组成。功能清肝胃、辛凉心肺，治疗邪热传入阳明胃，热汗、烦渴、皮肤隐隐见疹，溺短赤热，甚则咳血昏狂。

【评述】本条叙述了温病热在阳明的治疗方法。

热在阳明，以清泄里热为主，但应区分有无表闭现象，其辨别要点是患者有汗无汗。身干热而无汗者，腠理闭塞，热邪无以外达，故应治以辛凉透泄，导邪外出。如阳明热势较轻，以表闭偏重者，可用葱豉桔梗汤加减；若阳明热势较重，则宜选白虎汤加味。身大热而自汗者，乃热势蒸腾迫津外泄之象，须及时投以辛寒泄热之品清热存津，当以白虎汤为主方，或可酌情加入疏解表热之味，如新加白虎汤中所用的薄荷、荷叶之类。

【原文】

凡伤寒邪传入里，温热病热结于里，皆属阳明腑证。手足汗，发潮热，不大便，小便不利，腹胀满，绕脐痛，心烦恶热，喘冒不得卧，腹中转矢气，甚则谵语发狂，昏不知人，大便胶闭，或自利纯青水，仲景所谓急下之，而用三承气汤者是也。（第三章第五节·里热证）

【评述】本条叙述了阳明腑实证的临床表现及治疗原则。

阳明腑实证以潮热、便秘、腹部胀满硬痛为主症，有些可见热结旁流的表现，若腑气上冲，心神被扰，亦可出现神昏谵语之象。此时应遵仲景之旨，以三承气汤急下之。

从俞氏所论可见，他所说的表热证和里热证实际都是指阳明里热而言，而表热证主要是阳明浮盛之热，里热证则是指阳明腑实之证。

【原文】

凡伏气温热，至春感温气而发，至夏感暑气而发。一发即渴不恶寒，反潮热恶热，心烦谵语，咽干舌燥，皮肤隐隐见斑，甚则手足瘛疭，状如惊痫，仲景所谓热结在里，表里俱热，白虎加人参汤主之是也。但要辨其便通者，但须外透肌腠，内清脏腑，新加白虎汤为主，柴芩清膈煎亦可酌用。便闭者，急以攻里泻火为首要，白虎承气〔1〕、犀连承气〔2〕二汤为主。夹痰者，陷胸承气汤〔3〕、加味凉膈煎〔4〕选用。夹食者，枳实导滞汤选用。夹血瘀者，桃仁承气汤选用。夹温毒者，解毒承气汤〔5〕选用。（第三章第六节·表里皆热证）

【注释】

〔1〕白虎承气汤：《通俗伤寒论》方，由生石膏、生大黄、生甘草、知母、元明粉、陈仓米（荷叶包）组成。功能清下胃腑结热，治疗胃有燥热，液燥便秘而昏不识人，谵语发狂，大热大烦，大渴大汗，大便燥结，小便赤涩者。

〔2〕犀连承气汤：《通俗伤寒论》方，由犀角、川连、枳实、鲜地汁、生大黄、真金汁组成。功能泻心通肠，清火逐毒，治疗热结肠腑，上蒸心包，神昏谵语，甚则不语如尸。

〔3〕陷胸承气汤：《通俗伤寒论》方，由栝蒌仁、枳实、生大黄、仙半夏、川连、风化硝组成。功能开肺通肠，治疗肺伏痰火，胸膈痞满而痛。神昏谵语，腹满便秘。

〔4〕加味凉膈煎：《通俗伤寒论》方，由风化硝、甘遂、葶苈子、薄荷、生大黄、白芥子、黄芩、焦栀子、青连翘、枳实、竹沥、姜汁组成。功能下痰通便，治疗痰火壅肺，痰多咳嗽，喉有水鸡声，鼻孔煽张，气息发热，胸膈痞胀，腹满便秘。

〔5〕解毒承气汤：《通俗伤寒论》方，由银花、生山栀、川连、黄柏、青连翘、黄芩、枳实、生大黄、西瓜硝、金汁、白头蚯蚓组成。功能峻下三焦毒火，治疗热毒盛于上中下三焦之证。

【评述】温病分为新感与伏气两大类型，其中伏气温病又有伏邪自发和新邪引发等不同的情况。本条叙述了伏气温病的发病特点和基本证治。

伏气温病无论何时发病，均以里热亢盛为特征，热在阳明气分，热势蒸腾于外者，常见壮热恶热、口渴引饮、咽干舌燥、心烦谵语、小便短赤等症状。若邪热波及血分，或可出现斑疹隐隐；如热盛引动肝风，又可见手足抽搐、时而惊跳等现象。因其为热结在里，表里俱热，故治以白虎汤清泄阳明为主，如兼有背微恶寒等气虚之象，可选白虎加人参汤，此为其基本治疗原则。同时，必须辨明有无腑气不通，若便秘气阻，应以攻里泻火为当务之急，并根据夹痰、夹食、夹瘀、夹毒等不同的兼证灵活选方用药。

伏气温病如初起即见里热化火，郁滞胆腑之象，亦可用黄芩汤加豆豉、玄参方清热泄火、透邪养阴，此法可与上述所论互参之。

【原文】

凡温病伏暑将发，适受风寒搏束者，此为外寒束内热，一名客寒包火。但要辨表急里急，寒重热重。外寒重而表证急者，先解其表，葱豉桔梗汤加减。伏热重而里证急者，先清其里，柴芩清膈煎[1]加减。（第三章第七节·表寒里热证）

【注释】

〔1〕柴芩清膈煎：《通俗伤寒论》方，由柴胡、生大黄、枳壳、焦山栀、青子芩、薄荷、桔梗、青连翘、生甘草、鲜淡竹叶组成。功能攻里和解，治疗寒热如疟，膈上如焚，心烦懊侬，大便不通者。

【评述】本条讨论了温病客寒包火证的基本治则。

客寒包火证乃热邪内郁、外寒束表所致，治疗当须兼顾，可予“辛凉复辛温法”治之。然而，若外寒重而表证急者，宜先解表；若伏热重而里证急者，又应先清其里，临证须详细辨之。

【原文】

因：伏气温病，感冷风搏引而发，或天时温暖，感风寒郁而暴发，一为伏气，一为新感，病因不同，病势亦轻重迥异。

证：冷风引发伏温者，初起必头疼身热，微恶风寒，继则灼热自汗，渴不恶寒，咳嗽心烦，尺肤热甚，剧则鼻鼾多眠，语言难出，状如惊痫，手足瘛疭，面若火熏，舌苔初则白薄，边尖红燥，继则舌赤苔黄，甚或深红无苔。风寒搏束温邪者，初起头痛怕风，恶寒无汗，继则身热咳嗽，烦渴自汗，咽痛喉肿，舌苔白燥边红，甚则白燥起刺，或由白而转黄。

治：冷风引发伏热，先与葱豉桔梗汤，轻清疏风以解表。继与新加白虎汤，辛凉泄热以清里。里热大盛，已见风动瘛疭者，速与羚角钩藤汤，甘咸静镇以熄风。终与人参白虎汤，加鲜石斛、梨汁、蔗浆等，甘寒救液以善后。若风寒搏束内热，先与新加三拗汤[1]，减轻麻黄，重加牛蒡，微散风寒以解表。继与连翘栀豉汤[2]加嫩桑芽、鲜竹叶，轻泄温邪以清里……总以肃清肺胃为要法。（第八章第六节·风温伤寒）

【注释】

〔1〕新加三拗汤：《通俗伤寒论》方，由麻黄、荆芥穗、苦桔梗、金橘饼、苦杏仁、薄荷组成。功能宣上发汗，治疗感受风寒而头痛恶寒，无汗而喘，咳嗽白痰者。

〔2〕连翘栀豉汤：《通俗伤寒论》方，由青连翘、淡香豉、生枳壳、桔梗、辛夷、广郁金、橘络、白豆蔻组成。功能清宣包络，疏畅气机，治疗外感病汗吐下后，虚烦不眠，重则心中懊侬，反复颠倒，心窝苦闷，或心下结痛，卧起不安，舌苔滑者。

【评述】本条着重阐明了伏气温病由新邪引发者的证治。

伏气温病常因当令之邪而引发，临床以里热炽盛、外兼表证为特点，而其表证的性质，又有风寒、风热之异。尽管此类伏气温病有明显的风寒表证或风热表证，但与新感温病有着本质的区别：新感温病病位在表，伏气温病病位在里或表里同病。并且，新感温病病情较轻，变证较少，而伏气温病却往往病势深重，变证纷呈。

风邪外袭引发伏热者，可先施以轻清疏风之剂解除表证，热势轻浅者可投葱豉桔梗汤，热势较重者可用银翘散。表解后立即转手清里，或辛凉泄热，或苦寒直折，或清热息风，随机灵活施治。末期甘寒养阴以善其后。风寒外束、里热内盛者，可先以微散风寒之方解除表证，但须注意不可滥投辛温之品，以免助热生变，加重病情。组方时一般不用大辛大热之品，多选荆芥、豆豉、牛蒡等味疏散表寒。表邪外解后即参前法清泄里热。

本条主要讨论了伏气温病外兼表证时先解其表的治疗方法，但临证不可过于拘泥，应根据表证与里热的轻重缓急选择不同的治法，如先清其里法、表里双解法等等。

【原文】

因：伏湿酝酿成温，新感暴寒而发，多发于首夏初秋两时，但湿温为伏邪，寒为新邪，新旧夹发，乃寒湿温三气杂合之病，与暑湿兼寒，暑湿为伏气，寒为新感者，大同小异。惟湿温兼寒，寒湿重而温化尚缓；暑湿兼寒，湿热重而寒象多轻。

证：初起头痛身重，恶寒无汗，胸痞腰疼，四肢倦怠，肌肉烦疼，胃钝腹满，便溏溺少，舌苔白滑，甚或白腻浮涨。

治：首宜芳淡辛散，藿香正气汤〔1〕加葱豉，和中解表，祛其搏束之外寒，次宜辛淡疏利，大橘皮汤〔2〕加川朴（钱半）、蔻末（六分冲），宣气利溺，化其郁伏之内湿。寒散湿去，则酝酿之温邪无所依附，其热自清。即或有余热未清者，只须大橘皮汤去苍术、官桂，加焦山栀、绵茵陈（各三钱），以肃清之足矣。（第八章第八节·湿温伤寒）

【注释】

〔1〕藿香正气汤：《通俗伤寒论》方，由藿梗、川朴、新会皮、白芷、苏梗、姜半夏、浙苓皮、砂仁组成。功能温中化浊，治疗吸收秽湿之气，中停食滞者。

〔2〕大橘皮汤：《通俗伤寒论》方，由陈皮、赤苓、滑石、槟榔汁、苍术、猪苓、泽泻、官桂组成，功能温运中气，导湿下行，治疗湿温初起，湿重热轻之证。

【评述】本条讨论了湿温兼寒的成因与证治。

湿温多发于初夏或初秋，这与夏秋之初气候潮湿且热的特点密切相关。湿温以湿热病邪为主因，若湿热内蕴，复感外寒，则寒湿温三气杂合致病，临床特征是既有风寒束表之恶寒、无汗，又有身重肢倦、腹满便溏等症状。该证虽与暑湿兼寒病因相似，但临床表现却各有侧重。湿温兼寒者寒象明显，热象轻微，而暑湿兼寒者则寒象多轻，湿热偏重，即多见恶风少汗或无汗，心烦口渴，小便短赤等证候，临证时应加以区别。

湿温兼寒的治疗，以疏解透散使寒湿随微汗而出，芳化淡渗使湿热从小便而去为原则，可根据病程阶段有重点地选方。

后世不少医家认为，湿温发病具有“内外合邪”的特点，即在天暑地湿之时，外界产生的湿热病邪，可与人体旧有的中土之湿“内外相引”而致病。由于湿热病邪致病多起病较缓，传变较慢，故初起病证的性质常为湿重热轻，随着病程的发展，其性质方逐渐转化为湿热并重及热重于湿等等。因此，在湿温初期，即使无兼寒之征，亦可参考本法进行治疗。

【原文】

因：伏温内发，新寒外束，有实有虚。实邪多发于少阳膜原，虚邪多发于少阴血分阴分。当审其因而分为少阳温病、手少阴温病、足少阴温病，以清界限。

证：膜原温邪，因春寒触动而发者，初起头身俱痛，恶寒无汗，继则寒热类疟，口苦胁痛，甚则目赤耳聋，膈闷欲呕。一传阳明而外溃，必灼热心烦，大渴引饮，不恶寒，反恶热，甚或神昏谵语，胸膈间斑疹隐隐，便闭溺涩，舌苔初则糙白如粉，边尖俱红，或舌本红而苔薄白，继即舌红起刺，中黄薄腻，甚或边红中黄，间现黑点。若温邪伏于少阴，新感春寒引发者，在血分，初虽微恶风寒，身痛无汗，继即灼热自汗，心烦不寐，或似寐非寐，面赤唇红，手足躁扰，神昏谵语，或神迷不语，或郑声作笑，内陷厥阴肝脏，状如惊痫，时时瘛疭，四肢厥逆，胸腹按之灼手。舌苔初则底红浮白，继则舌色鲜红，甚则紫绛少津。在阴分，初起微微恶寒，身痛无汗相同，惟面多油光，尺肤热甚，口干齿燥，烦躁狂言，腰疼如折，小腹重痛，男则梦泄遗精，女则带下如注，小便赤涩稠粘，状如血淋。兼厥阴肝病，气上撞心，时时欲厥，厥回则痉，痉后复厥。筋惕肉瞤，甚则两目上视，或斜视，舌卷囊缩，舌苔初则紫绛而圆，继即胖嫩，根黄黑，终则深紫而赤，或干或焦，甚则紫而干晦，色如猪腰。

治：膜原伏邪，由春感新寒触发者，法当辛凉发表，葱豉桔梗汤先解其外寒，外寒一解，即表里俱热，热结在里，法当苦辛开泄，柴芩清膈煎双解其表里之热。如热势犹盛，斑疹隐隐者，新加白虎汤，更增炒牛蒡、大青叶各三钱，速透其斑疹。斑疹透后，但见虚烦呕恶，心悸不寐者，尚有痰热内扰也，只须蒿芩清膈煎去广皮加北秫米（三钱）、辰砂染灯芯（三十支），轻清以熄其余热。如斑疹既透，依然壮热谵语，大便闭结，溺赤短涩而浊者，热结小肠火腑也，急与小承气汤去川朴，加川连、木通（各一钱），清降其小肠之热结，则二便利而神清矣。兼胸闷痰多者，陷胸承气汤，加益元散（四钱包）、淡竹叶（二钱）峻下之，下后热退身凉，则以《金匮》麦门冬汤（原麦冬、北秫米各三钱，西洋参、仙半夏各一钱，生甘草六分，大红枣二枚）加生谷芽（一钱）、广橘白（八分），养胃阴，醒胃气，以善其后。若少阴伏气温病，骤感春寒而发者，必先辛凉佐甘润法，酌用七味葱白汤[1]、加减萎蕤汤[2]二方，以解外搏之新邪。继进甘寒复苦泄法，酌用犀地清络饮[3]，导赤清心汤[4]二方，以清内伏之血热。如兼痰迷清窍，神识昏蒙者，急与玳瑁郁金汤[5]，以清宣包络痰火，服后如犹昏厥不语，急用犀羚三汁饮[6]，以清宣心窍络痰瘀热。调下至宝丹，或冲入牛黄膏[7]，其闭自开。开达后，如肝风内动，横窜筋脉，手足瘛疭者，急用羚角钩藤汤，熄肝风以定瘛疭。（第八章第九节・春温伤寒）

【注释】

〔1〕七味葱白汤：《通俗伤寒论》方，由葱白、葛根、生地、淡豆豉、麦冬、鲜生姜、百劳水（长流水盛桶中，以竹秆扬之数百下）组成。功能养血发汗，治疗血虚之人风热、伏气发温、产后感冒者。

〔2〕加减萎蕤汤：《通俗伤寒论》方，由玉竹、葱白、桔梗、白薇、淡豆豉、薄荷、炙甘草、红枣组成。功能滋阴发汗，治疗阴虚感冒风温及冬温咳嗽，咽干痰结者。

〔3〕犀地清络饮：《通俗伤寒论》方，由犀角、丹皮、青连翘、竹沥、鲜生地、赤芍、桃仁、生姜汁、鲜茅根、灯心、鲜石菖蒲组成。功能轻清透络、通瘀泄热，治疗热陷包络与瘀热相结而神昏者。

〔4〕导赤清心汤：《通俗伤寒论》方，由鲜生地、辰茯神、木通、麦冬、辰砂、丹皮、益元散、淡竹叶、莲子心、灯心、童便组成。功能清降包络心经虚热，治疗舌赤神昏，小便短涩赤热。

〔5〕玳瑁郁金汤：《通俗伤寒论》方，由生玳瑁、生栀子、木通、竹沥、广郁金、青连翘、丹皮、生姜汁、鲜石菖蒲汁、紫金片、野菰根、竹叶卷心、灯心组成。功能清宣包络痰火，治疗邪热内陷包络，郁蒸津液为痰，蒙蔽神明而妄言妄见，疑神疑鬼，神识昏蒙，咯痰不爽者。

〔6〕犀羚三汁饮：《通俗伤寒论》方，由犀角尖、连翘、白薇、皂刺、羚羊角、广郁金、天竺黄、丹皮、竹沥、鲜石菖蒲汁、生藕汁组成。功能清宣包络痰瘀，治疗邪陷包络，夹痰瘀互结清窍，终日昏睡不醒，或错语呻吟，或独语如见鬼，目白多现红丝，舌纯红而罩黏涎。

〔7〕牛黄膏：《通俗伤寒论》引《河间六书》方，由牛黄、广郁金、丹皮、梅冰、辰砂、生甘草组成。功能凉透血络，芳香开窍。

【评述】本条叙述了春温发病的几种类型及证治。

春温病发于膜原者，病位在半表半里之间，初起可见短暂表证，然后出现寒热类疟、口苦胁痛等典型证候，若热邪进一步传入阳明气分，则可见一派里热蒸腾甚或气分邪热波及营分之象。病发于少阴者，又有病在血分与病在阴分之别。所谓病在血分，其病位主要在手少阴心经，临床以心烦不寐、神昏谵语为特点，如热势亢盛内陷厥阴，尚可引动肝风出现痉厥。病在阴分者，病位以肾为主，可见肾阴受损，热入精室或血室等症，若兼厥阴肝病，肝肾阴液枯竭者，又可引发较严重的痉厥之证。

春温初起常兼表证，故治疗首当辛凉解表，而素体肾阴亏虚病发于少阴者，应以辛凉甘润为主法。表邪解除后，按其病位所在，分别采用苦辛开泄、清热透疹、清降火腑、化痰通便、清热凉血、清心开窍、息风定痉等法。待病至后期，视其阴伤情况，或用养阴醒胃，或选滋阴降火，或予滋填真阴。

春温的病变性质以实证为多，该条所提到的少阴虚证，实质上应属虚实夹杂，且以实为主，仅后期的肝肾阴亏、虚风内动者为虚证。此与其治法相关，尤须注意。

【原文】

因：伏热将发，新寒外束，然发在夏至以前者为瘅热，多由于暴寒而发。在夏至以后者为热病，多由于伤暑而发。古人仍以伤寒称之者，谓其初受病时，皆寒气郁伏所致耳，全在临证者先其所因，明辨其兼寒与兼暑二端；别其为热病兼寒，热病兼暑，分际自清。

证：热病兼寒者，初必先淅然厥起，微恶风寒，身热无汗，或汗出而寒，头痛不堪，尺肤热甚，继即纯热无寒，心烦恶热，口渴引饮。热极烁阴，则耳聋目昏，颧赤唇焦，口干舌烂，咳逆而衄。或呕下血，或发呃忒，或腰痛如折，前阴出汗，或泄而腹满。热极动风，则手足瘛疭，口噤齿龄，由溺而厥，溺赤涩痛，大便燥结，舌苔初则黄白相兼，继则纯红苔少。热病兼暑者，一起即发热身痛，背微恶寒，头痛且晕，面垢齿燥，大渴引饮，心烦恶热，斑疹隐隐。烦则喘喝，静则多言，甚则谵语遗溺，大便或闭或泻，泻而不爽。其余变症，与前相同。舌苔纯黄无白，或干黄起刺，或黄腐满布，或老黄带灰黑，甚或鲜红无苔，或紫红起刺，或绛而燥裂，或深紫而赤，或干而焦，或胖而嫩。

治：热病兼寒，必先解其热以出其汗。轻则葱豉桔梗汤加益元散（三钱包煎）、青蒿脑（二钱），重则新加白虎汤加鲜葱白（三枚切）、淡香豉（四钱），使表里双解。或汗或痦，或疹或斑，一齐俱出。如犹谵语发狂，烦渴大汗，大便燥结，小便赤涩，咽干腹满，昏不识人者，急与白虎承气汤加至宝丹，开上攻下以峻逐之。如已风动痉厥者，急与犀连承气汤加羚角紫雪，息风宣窍以开逐之。若热病兼暑，必先清其暑以泄其热。初以新加白虎汤为主，继则清其余热以保气液，竹叶石膏汤加减。终则均须实其阴以补其不足。如肺胃阴虚，余热不清，虚羸少气，气逆欲吐者，竹叶石膏汤加竹茹茅根主之。（第八章第十节・热证伤寒）

【评述】本条讨论了热病兼寒与热病兼暑二证的证候和治疗。

热病兼寒又称为“瘅热”，多发于夏至以前，其病变机理是内有伏热，复受寒侵，故初起可见里热亢炽、外兼表寒之征。热病兼暑多发于夏至以后，病变机理为里热内伏，暑邪外袭，故初起即见阳明热盛之象。二者之治，可先解兼证，再清伏热，或初起即用表里双解之法。如表闭者，先轻散外邪或透表清里同施；暑盛者，先清暑泄热。待兼邪解后，再着重清泄伏热，具体治法随证变通。由于伏气温病热势亢盛、阴伤明显，故终末期常投养阴以善其后。

【原文】

因：先受湿，继受暑，复感暴寒而触发，亦有外感暑湿，内伤生冷而得者。夏月最多，初秋亦有。

证：暑湿兼外寒者，初起即头痛发热，恶寒无汗，身重而痛，四肢倦怠，手足逆冷，小便已洒洒然毛耸，但前板齿燥，气粗心烦，甚则喘而嘘气，继则寒热似疟。湿重则寒多热少，暑重则热多寒少。胃不欲食，胸腹痞满，便溏或泄，溺短黄热，舌苔先白后黄，带腻或燥。暑湿兼内寒者，一起即头痛身重，凛凛畏寒，神烦而躁，肢懈胸满，腹痛吐泻，甚则手足俱冷，或两胫逆冷，小便不利，或短涩热，舌苔白滑，或灰滑，甚则黑滑或淡白。

治：暑湿兼外寒，法当辛温解表，芳淡疏里，藿香正气汤加西香薷（钱半）、光杏仁（三钱）为主。微汗出，外寒解，即以大橘皮汤温化其湿，湿去则暑无所依而去矣。若犹余暑未净者，前方去苍术、官桂，加山栀、连翘、青蒿等肃清之。暑湿兼内寒，法当温化生冷，辛淡渗湿，胃苓汤加公丁香（九支）、广木香（磨汁，两匙冲）为主。寒水去，吐泻止，即以香砂二陈汤温运脾阳，阳和而暑湿渐从火化，改用大橘皮汤去桂术，加山栀、黄芩、茵陈、青蒿子等清化之。（第八章第十一节·暑湿伤寒）

【评述】本条叙述了暑湿兼寒证的基本证治。

暑湿兼寒是夏季和初秋的常见证候，其中又有兼外寒和兼内寒之分，外寒指风寒束表，内寒指内伤生冷。究其成因，乃此时气候炎热、雨水较多，即所谓“天暑下迫，地湿上蒸”之时，人们常贪凉卧露、恣食生冷，尤易导致暑、湿、寒三邪相合致病。暑湿兼外寒者寒邪束表与暑湿内蕴之征并见，治疗以辛温解表、芳淡疏里为原则，方如藿香正气汤加香薷、杏仁，今多以新加香薷饮治之。暑湿兼内寒者热象轻微而寒象较明显，治疗以温化生冷、辛淡渗湿为主，可先用胃苓汤加减，其后再投香砂二陈汤，至寒水渐去，脾阳渐复后，应视其湿热之程度，改用清热化湿之品。

对于暑湿兼寒证的治疗，尤其强调淡渗利湿。湿邪重浊腻滞，易成他邪之附丽，故湿去则暑无所依、寒无所附，便于各个击破，获取佳效。

【原文】

因：夏伤于暑，被湿所遏而蕴伏，至深秋霜降及立冬前后，为伤寒搏动而触发，邪伏膜原而在气分者，病浅而轻。邪舍于营而在血分者，病深而重。

证：邪伏膜原，外寒搏束而发者，初起头痛身热，恶寒无汗，体痛肢懈，脘闷恶心，口或渴或不渴，午后较重，胃不欲食，大便或秘或溏，色如红酱，溺黄浊而热。继则状如疟疾，但寒热模糊，不甚分明，或皮肤隐隐见疹，或红或白，甚或但热不寒，热甚于夜，夜多谵语，辗转反侧，烦躁无奈，渴喜冷饮，或呕或呃，天明得汗，身热虽退，而胸腹之热不除，日日如是。速则三四候即解，缓则五七候始除。舌苔初则白腻而厚，或满布如积粉，继则由白转黄，甚则转灰转黑，或糙或干，或焦而起刺，或燥而开裂，此为伏暑之实证，多吉少凶。若邪舍于营，外寒激动而发者，一起即寒少热多，日轻夜重，头痛而晕，目赤唇红，面垢齿燥，心烦恶热，躁扰不宁，口干不喜饮，饮即干呕。咽燥如故，肢虽厥冷，而胸腹灼热如焚。脐间动气跃跃，按之震手。男则腰痛如折，先有梦遗，或临病泻精。女则少腹酸痛，带下如注，或经水不应期而骤至。大便多秘，或解而不多，或溏而不爽，肛门如灼。溺短赤涩，剧则手足瘛疭，昏厥不语，或烦则狂言乱语，静则郑声独语。舌色鲜红起刺，别无苔垢，甚则深红起裂，或嫩红而干光。必俟其血分转出气分，苔始渐布薄黄，及上罩薄苔粘腻，或红中起白点，或红中夹黑苔，或红中夹黄黑起刺，此为伏暑之虚证，多凶少吉。

治：邪伏膜原而在气分，先以新加木贼煎[1]辛凉微散以解外，外邪从微汗而解，暂觉病退，而半日一日之间，寒虽轻而热忽转重，此蕴伏膜原之暑湿从中而作，固当辨其所传而药之。尤必辨其暑与湿孰轻孰重。传胃而暑重湿轻者，则用新加白虎汤加连翘、牛蒡，辛凉透发，从疹瘖而解。传二肠则伏邪依附糟粕，即用枳实导滞汤，苦辛通降，从大便而解。解后暂用蒿芩清胆汤清利三焦，使余邪从小便而解。然每有迟一二日热复作，苔复黄腻，伏邪层出不穷，往往经屡次缓下，再四清利，而伏邪始尽，邪虽尽而气液两伤，终以竹叶石膏汤去石膏，加西洋参、鲜石斛、鲜茅根、青蔗汁，甘凉清养以善后。传脾而湿重暑轻者，先用大橘皮汤加茵陈、木通，温化清渗，使湿从小便而泄。然脾与胃以膜原相连，湿在胃肠之外，热郁在胃肠之中，其湿热粘腻之伏邪，亦多与肠中糟粕相搏，蒸作极粘腻臭秽之溏酱矢，前方酌加枳实导滞丸、更衣丸等缓下之，必俟宿垢下至五六次，或七八次，而伏邪始尽。邪既尽而身犹暮热早凉者，阳陷入阴，阴分尚有伏热也，可用清燥养营汤[2]加鳖血柴胡（八分）、生鳖甲（五钱）、青蒿脑（钱半）、地骨皮（五钱），清透阴分郁热，使转出阳分而解。解后则以七鲜育阴汤（鲜生地五钱、鲜石斛四钱、鲜茅根五钱、鲜稻穗二支、鲜雅梨汁、鲜蔗汁各二瓢冲、鲜枇杷叶去毛炒香三钱）滋养阴液以善后。若邪舍于营而在血分，先与加减葳蕤汤加青蒿脑、粉丹皮，滋阴宣气，使津液外达，微微汗出以解表。继即凉血清营以透邪，轻则导赤清心汤，重则犀地清络饮，两方随证加减。若已痉厥并发者，速与犀羚三汁饮，清火熄风，开窍透络，定其痉以清神识。若神识虽清，而夜热间有谵语，舌红渐布黄腻，包络痰热未净者宜清肃，玳瑁郁金汤去紫金片，加万氏牛黄丸（二颗，药汤调下）。口燥咽干，舌干绛而起裂，热劫液枯者宜清滋，清燥养营汤去新会皮，加鲜石斛、熟地露、甘蔗汁。（第八章第十二节·伏暑伤寒）

【注释】

〔1〕新加木贼煎：《通俗伤寒论》方，由木贼、淡豆豉、桑叶、香附、葱白、焦山栀、丹皮、夏枯草、清炙草、荷梗组成。功能和解，偏重清泄，治疗邪在少阳，热重寒轻之证。

〔2〕清燥养营汤：《通俗伤寒论》方，由鲜生地、知母、归身、新会皮、生白芍、天花粉、生甘草、梨汁组成。功能滋阴润燥，治疗数下之后，两目加涩，舌肉枯干，津不到咽，唇口燥裂者。

【评述】本条讨论了伏暑发病的两种基本类型及治疗方法。

伏暑乃由夏季感受暑湿病邪后伏藏于体内，至秋、冬季节复感新邪而引发。由于邪伏愈久阴伤愈甚，故冬季发病者较之秋季病势更为深重。从其病变类型来看，主要有邪伏于膜原与邪舍于营分两大类。前者病位较浅，病情较轻；后者病位较深，病情较重。同时，二者的转归传变亦有明显不同。

邪伏膜原而感寒发病者，初起以身热、心烦口渴、脘痞苔腻等暑湿内郁气分的征象为特点，并兼有恶寒等表证，因而其性质属卫气同病。暑湿郁于气分，常易影响少阳胆腑及阳明胃肠，可见寒热似疟，身热夜甚，天明得汗热虽退，但胸腹灼热始终不除，以及脘痞呕恶，便溏不爽，色如红酱等症状。邪舍于营分而感寒发病者，初起以口干不喜饮，心烦躁扰，舌色鲜红而无苔垢等暑热犯于营分之象为特点，亦兼有微恶风寒等表证，所以其性质属卫营同病。暑热亢炽于营分，常可致心窍闭阻及热盛动风，临床出现身热夜甚，狂言乱语，口干不喜饮以及手足瘛疭等症状。

由于伏暑初发为表里同病，故无论邪伏于膜原还是营分，在病程之初皆当解表清里同用。表邪解后，"当辨其所传而药之"。若膜原暑湿传于阳明胃，且暑重湿轻者，应治以辛寒而透邪外出；若邪传于二肠致湿热与肠中糟粕胶结者，则应投用苦辛通降之方，使邪从大便而出；若暑湿郁于少阳，或通导积滞后余邪未尽者，可选用通利三焦之法；若传于脾而暑轻湿重者，视其有无肠道积滞，分别采用温化清渗和通导之法；营分热盛者治以清营泄热；热在营血、邪闭心包者治当清营开窍；痉厥并发及痰热闭窍者急投息风清火、化痰开窍；后期则主以清透阴分伏热及滋养阴液。

暑热炽盛于心营者，历来强调通导火腑，即在清心凉营的同时，必须重视清泻小肠之火，使包络心经之热从小便而泻。但使用时应注意掌握该法的运用标准和尺度，不可盲目滥用分利，以免阴液受到严重耗伤。

伏暑邪结于肠者，往往用攻下法进行治疗，但因其属湿热积滞胶结于胃肠，故下之宜轻宜缓，并常须连续攻下，方可邪尽，此法后被称为“轻法频下”。轻缓之剂攻下虽伤正较轻，但屡用之后亦有气液损伤之虞，故邪尽后应酌情使用甘凉清养之品。

该条尚认为，邪在膜原者属伏暑之实证，邪舍营分者为伏暑之虚证，预后有吉凶之分，此说对指导临床治疗有一定意义。

【原文】

因：秋深初凉，西风肃杀，感之者多病风燥，此属凉燥，较严冬风寒为轻。若久晴无雨，秋阳以曝，感之者多病温燥，此属燥热，较暮春风温为重。

证：凉燥犯肺者，初起头痛身热，恶寒无汗，鼻鸣而塞，状类风寒，唯唇燥嗌干，干咳连声，胸满气逆，两胁串痛，皮肤干痛，舌苔白薄而干，扪之戟手。温燥伤肺者，初起头疼身热，干咳无痰，即咯痰多稀而粘，气逆而喘，咽喉干痛，鼻干唇燥，胸满胁痛，心烦口渴，舌苔白薄而燥，边尖俱红。

治：凉燥犯肺，以苦温为君，佐以辛甘，香苏葱豉汤去香附，加光杏仁（三钱）、炙百部（二钱）、紫菀（三钱）、白前（二钱），温润以开通上焦。上焦得通，凉燥自解。若犹痰多便闭腹痛者，则用五仁橘皮汤加全瓜蒌（四钱，生姜四钱，拌捣极烂）、干薤白（四枚，白酒洗捣）、紫菀（四钱）、前胡（二钱），辛温以流利气机。终用归芍异功散加减（归身二钱、白芍钱半，潞党参、云茯苓、清炙草、蜜炙广皮各一钱，金橘脯、蜜枣各二枚，切碎），气血双补以善后。温燥伤肺，以辛凉为君，佐以苦甘，清燥救肺汤加减（冬桑叶三钱、光杏仁二钱，冰糖水炒石膏、大麦冬、真柿霜、南沙参各钱半，生甘草八分、鸡子白两枚、秋梨皮五钱）。（第八章第十三节·秋燥伤寒）

【评述】本条叙述了秋燥的基本证候和治疗原则。

秋燥一般分为凉燥和温燥两大类型。从发病时间看，凉燥多发于深秋气候寒冷之时，温燥则发于初秋久晴燥热之时；从临床表现看，凉燥类同风寒，温燥近似风温，所不同者，乃其必具唇燥咽干、干咳无痰或痰少而黏、苔薄而干燥等燥邪伤津的症状，其中温燥证较之凉燥证津伤之象更为显著。

燥邪袭人，肺先受之，故秋燥的治疗应以宣肺润燥为首要。凉燥治以温润辛通，宣开上焦；温燥治当辛凉甘润，宣开肺气。表证解后，病程中可针对不同病情灵活辨证施治。

【原文】

因：冬初晴暖，气候温燥，故俗称十月为小阳春。吸受其气，首先犯肺，复感冷风而发者，此为新感，病浅而轻。若冬温引动伏暑内发者，此为伏气，病深而重。必先辨其为冬温兼寒、冬温伏暑，以清界限，此为临病求原之必要。

证：冬温兼寒，初起头痛身热，鼻塞流涕，咳嗽气逆，咽干痰结，始虽怕风恶寒，继即不恶寒而恶热，心烦口渴，甚或齿疼咽痛，胸闷胁疼，舌苔先白后黄，边尖渐红，望之似润，扪之戟手。冬温伏暑，一起即头痛壮热，咳嗽烦渴，或无汗恶风，或自汗恶热。始虽咽痛，继即下利，甚则目赤唇红，咳血便脓，肢厥胸闷，神昏谵语，或不语如尸厥，手足瘛疭，状若惊痫，胸腹灼热，大便燥结，溲短赤涩，剧则男子阴精自遗，女子带多血崩，甚或冲咳冲呃，或冲厥，舌多鲜红深红，甚则紫红干红，起刺开裂，或夹黑点，或夹灰黑。

治：冬温兼寒者，先与葱豉桔梗汤加瓜蒌皮（二钱至三钱）、川贝母（三钱至五钱）辛凉宣肺以解表。表解寒除，胁痛咳血者，桑丹泻白汤[1]加地锦（五钱）、竹沥、梨汁（各两瓢，冲），泻火清金以保肺。喉痛齿疼者，竹叶石膏汤去半夏，加制月石（四分至五分）、青箬叶（三钱至五钱）、大青叶（四钱至五钱）、元参（三钱至四钱），外吹加味冰硼散，辛甘咸润以肃清肺胃。继与七鲜育阴汤，滋养津液以善后。若冬温兼伏暑，病较秋燥伏暑尤为晚发而深重。初起无汗恶风者，先与辛凉透邪。血虚者，七味葱白汤，阴虚者加减葳蕤汤，使其阴气外溢，漐漐微汗以解表，表解而伏暑内溃。咽痛下利，口干舌燥者，伏暑内陷少阴心肾也，猪肤汤加鸡子黄（两枚）、鲜茅根（一两）、茄楠香汁（四匙冲），甘咸救阴以清热。神识昏蒙，谵语或不语者，伏暑内陷手厥阴包络也，若痰迷清窍，玳瑁郁金汤以开透之；瘀塞心孔，犀地清络饮以开透之；痰瘀互结清窍，犀羚三汁饮以开透之。痉厥并臻，状如惊痫者，伏暑内陷足厥阴肝脏也，羚角钩藤汤加紫雪，熄风开窍以急救之。目赤唇红，咳血便脓者，加味白头翁汤加竹茹、地锦（各五钱）、大青叶、滁菊花（各三钱）、白茅根（二钱），清肝坚肠以并治之。男子精遗梦泄，女子带多血崩者，伏暑下陷冲任也，滋任益阴煎〔2〕加醋炒白芍（四钱）、东白薇（五钱）、陈阿胶（三钱）、清童便（一杯冲），清滋冲任以封固之。甚则冲咳、冲呃、冲厥者，伏暑夹冲气上逆也，新加玉女煎清肝镇冲以降纳之，冲平气纳，终用清肝益肾汤以滋潜之。若胸腹灼热，便闭溲赤者，伏暑里结胃肠也，养荣承气汤润燥泄热以微下之。阴液已枯者，张氏济川煎〔3〕去升麻，加雪羹（煎汤代水），增液润肠以滑降之。此皆为阴虚多火者而设。若为肥人多湿，虽感冬温伏暑，仍为湿遏热伏者，法当芳透淡渗，温化清宣，大橘皮汤去官桂、槟榔，加焦山栀、青连翘（各三钱）、活水芦笋（二两）、灯芯（五分）、北细辛（二分，煎汤代水），湿开热透，继用增减黄连泻心汤〔4〕苦降辛通，甘淡渗湿以肃清之。食积便秘者，加枳实导滞丸缓下之。痰涎上壅者，加控涎丹逐下之。终以香砂二陈汤〔5〕加黄草川斛（三钱）、石菖蒲（一钱），拌炒生谷芽（三钱）、金橘脯（两枚），温健胃气以善后。（第八章第十四节·冬温伤寒）

【注释】

〔1〕桑丹泻白汤：《通俗伤寒论》方，由霜桑叶、生桑皮、淡竹茹、清炙草、丹皮、地骨皮、川贝母、生粳米、金橘脯、大蜜枣组成。功能清肝保肺，治疗肝火烁肺，咳则胁痛，不能转侧，甚则咳血，或痰中夹血丝、血珠者。

〔2〕滋任益阴煎：《通俗伤寒论》方，由龟板、砂仁、猪脊髓、黄柏、知母、甘草、白果组成。功能清肝滋任，封固精髓，治疗肝阳下迫任脉，男子遗精，妇女带多，以及胎漏小产等。

〔3〕张氏济川煎：《通俗伤寒论》引《景岳全书》方，由淡苁蓉、怀牛膝、升麻、当归、泽泻、枳壳组成。功能增液润肠调气，治疗痰枯兼气滞之便秘。

〔4〕增减黄连泻心汤：《通俗伤寒论》方，由川连、青子芩、滑石、竹沥、仙半夏、生苡仁、生姜汁、冬瓜子、通草、灯心组成。功能泻心通络，蠲痰泄湿，治疗肺胃痰火湿热，内壅心经包络，致神昏谵语，心烦懊侬，舌苔黄腻者。

〔5〕香砂二陈汤：《通俗伤寒论》方，由白檀香、姜半夏、浙茯苓、砂仁、广皮、炙草组成。功能温运胃阳，治疗胃有停饮，或伤冷食，胸痞脘痛，呕吐黄水。

【评述】本条讨论了冬温兼寒、冬温兼伏暑的证候特点和治疗方法。

冬温兼寒，多因冬季晴暖之时感受温热病邪后复受寒侵而发，属新感温病范畴，初起证候特点是外有表寒而里有伏热，且以表证为主，因而本证又称为“客寒包火”。随着表邪渐解，可见明显气分热盛，津液受损之象。冬温兼伏暑，乃由冬季应寒反暖而生成的温热病邪引动内伏之暑热所发，属伏气温病范畴，故一经发病即以里热亢炽的全身症状为特点，或可伴见无汗、恶风等轻微表象，随着热邪由浅入深，又可出现肠热下利、热盛动风、热闭心包等多种证候。因此，二证虽同为冬温兼证，但冬温兼寒病位较浅，病情较轻，而冬温兼伏暑病位较深，传变较多，病情相对较重，临床应注意鉴别。

冬温兼寒的治疗原则是：解表为先，继进清热，养阴善后。其方药选择与风温相近。冬温兼伏暑的治疗：由于冬月伏暑之暑湿病邪在体内郁伏日久，化火后耗阴甚为严重，故病程初期可酌情投用养阴之品以滋汗源，这不仅有利于解除表证，且有助于透热外达。表解之后，可按伏暑治疗的基本大法治之。

【原文】

因：凡伤寒当汗不汗，当下不下，热毒蕴于胃中，血热气盛，从肌透肤而外溃，乃发斑，即温毒、热病发斑者，亦由于血热毒盛而发，此皆谓之阳证发斑。有斑疹并发者，甚有斑疮并发者。鲜红者为胃热，紫红者为热甚，紫黑者为胃烂……

证：阳证发斑，新感伤寒为轻，伏气热病较重，时行温毒尤重……热病发斑，急则发热一二日便出，缓亦发热四五日而出。浅则鲜红起发，紧浮皮面；深则紫赤稠密，坚束有根。证必胸膈烦闷，热壮神昏，呕恶不纳，咽痛喉肿，渴喜凉饮，口秽喷人，舌苔正黄，轻浅者黄而糙涩，舌质鲜红，深重者黄夹灰点，舌本紫红。温毒发斑，当斑毒内伏之际，证反身热不扬，神识不清，糊言妄笑，甚或昏厥如尸，舌苔灰黑，中心黑晕。在斑毒暴出之时，每多斑疹并发，或斑夹疱疮，剧则皮肤统红，斑如针头稠密，紫黑成片，或杂烂斑、黑烂。证必面红咽痛，喉疼赤肿，甚则起腐，目赤唇焦，脘闷烦灼，大渴引饮，口开吹气，臭秽喷人，耳聋足冷，便闭溺赤，神昏谵语，甚或不语如尸厥，舌紫苔黄，或黄腻带灰，甚则焦紫起瓣，或见黑晕，此皆发斑浅深轻重之阳证，有实无虚……

治：热病发斑，便通者，新加白虎汤加青连翘、炒牛蒡（各三钱）辛凉透斑以泄热；便闭者，白虎承气汤加连翘、牛蒡（各三钱）、活水芦笋、鲜野菰根尖（各二两，煎汤带水），表里双解以逐热。温毒发斑，便通者，宜与犀羚竹石汤[1]加活水芦笋（二两）、大青叶（五钱）清凉解毒以透斑；便闭者，解毒承气汤加紫雪，直攻三焦以逐毒。（第八章第十八节·发斑伤寒）

【注释】

〔1〕犀羚竹石汤：《通俗伤寒论》方，由犀角、羚羊角、鲜竹叶心、石膏、赤芍、连翘、紫草、银花露组成。功能泻火息风清心。

【评述】本条讨论了温病发斑的病因、特点及治法。

温病发斑属阳证发斑的范围，病因为阳明热毒深入血分后从肌肤而外溃，其发斑方式有斑疹并发和斑疮并发两类。斑之色泽有鲜红、紫红、紫黑等区别，各提示不同的病机，一般鲜红者病情较轻，仅反映胃热亢盛；紫红者病较重，多为热毒炽盛，血行不畅；紫黑者病重而险，是热毒极盛，胃气衰败之象。

温病发斑可分为3种类型，即新感伤寒发斑，伏气热病发斑，时行温毒发斑。从发斑的特点分析，前两者较为相似，皆随发热时日的增加而出现，只是新感伤寒而发者须经过一定的表证过程，因此相对发斑时间较迟，而伏气热病之斑大多在短期内发出。斑色可浅可深，或浮于皮面，或紧束有根，并伴见典型的气营两燔之征。温毒发斑者在斑出之前常有身热神昏、四肢厥冷等明显的热毒内闭之象，继之斑疹或斑疮并发，甚则皮肤潮红，斑疹稠密，紫黑成片，并伴见气血两燔，热深厥深之征。

由于阳证发斑的起始原因是邪热亢炽，故本条强调治疗应以清泄热邪为主。热病发斑，可用辛寒清气法或清气与攻下并施；温毒发斑者重用清热解毒，腑气不通者可酌情配合攻下及开窍之法。但须指出，温病发斑的治疗仅仅清气分之热是远远不够的，还必须同时运用清营泄热与凉血化瘀法，即在俞氏原方基础上加入犀角、大青叶、生地、玄参、紫草之类。至于几法合用的侧重如何，可根据临床辨证灵活调整，或气营两清，或气血两清，或偏重于清营，或偏重于凉血等等。对此后世不少医家均有论述，可参之。

斑疹显现，是邪气外露之象，故对斑疹的治疗历来有透斑之说。有人认为只要斑疹出则热邪即解，因而滥用浮萍、胡荽、西河柳等辛温升提之品，这是完全错误的。实际上，斑疹外发邪热并不一定能解，若治之不当，反而使热毒壅盛而加重病情。所以，所谓透斑，主要包括两方面的含义：一是在初期斑疹外露，邪有外透之机时，不可早用、过用寒凉，以免冰伏其邪；二是在治疗用药时，应在凉血清热方中加入犀角、竹叶等清透之品，以因势利导。

此外，在斑疹的治疗中，还应强调通下腑实的重要。里实壅闭者，常常导致斑疹隐伏不透，此时单纯清热难获佳效，必用攻下后使里气通畅，热邪方有出路而随之外解，临证不可不知。

【原文】

因：风温将发，更感时邪，乃天行之疠气，感其气而发者，故名大头天行病；又系风毒，故名大头风；状如伤寒，故名大头伤寒；病多互相传染，长幼相似，故通称大头瘟。多发于春冬两季，间有暑风夹湿热气蒸，亦多发此病。人体手足六经，惟三阳与厥阴诸经皆上头面清窍，必先辨其为太阳时毒、少阳时毒、阳明时毒、厥阴时毒、三阳同时受时毒、少厥并受时毒，分际斯清。

证：太阳时毒，初起头项强痛，身热体重，憎寒恶风，继即头脑项下胀大，并耳后赤肿。少阳时毒，一起即寒热往来，口苦咽干，胸胁满闷，隐隐见疹，两耳上下前后硬肿而痛，两额角旁亦皆红肿，甚或咽喉不利，喉肿而痹。阳明时毒，一起即壮热气喘，口干舌燥，咽痛喉肿，额上面部焮赤而肿，或发疱疮，瘢点隐隐，目肿难开。厥阴时毒，一起即头痛吐涎，巅顶尤疼，寒热类疟，一身筋挛，手足微厥，面青目赤，耳聋颊肿，腮颐亦皆肿硬而疼，胸满呕逆，甚则状如惊痫，时发瘛疭，上为喉痹，下便脓血。若三阳同受时毒，则头面耳目、鼻与咽喉，皆发红肿热痛。少厥并受时毒，则巅顶及两耳上下前后，尤为焮赤肿疼，呕吐酸苦，或兼吐蛔，甚则两胁剧疼，疼甚则厥，厥后发痉，其舌苔，在太阳，苔虽薄白，舌色反红，或白薄而燥刺，边尖俱红。少阳则红多白少，或夹灰黄杂色，甚或白如积粉，边沿色红而紫。阳明则舌苔正黄，黄而薄腻，甚或深黄厚腻，间夹灰黑，或老黄焦黑，多起芒刺。三阳同受，多舌赤苔黄，或夹灰点黑刺。少厥并受，更多舌色紫红，甚或焦紫起刺。

治：法当内外并治，治之速，十全七八，不速治，十死八九。内治，以辛凉发散，宣气解毒为主，轻则葱豉桔梗汤，加牛蒡、银花、大青（各三钱），蝉蜕（钱半），先用三豆汤（生绿豆一两、大黑豆六钱、杜赤豆四钱、青荷叶一圈）代水煎药。重则用通圣消毒散加减（荆芥、防风、川芎、白芷各一钱，银花、连翘、牛蒡、薄荷、焦栀、滑石各二钱，风化硝、酒炒生锦纹、苦桔梗、生甘草各五分，先用犀角尖一钱、大青叶五钱、鲜葱白三枚、淡香豉四钱、活水芦笋二两、鲜紫背浮萍三钱，用蜡雪水煎汤代水，重则日服二剂，夜服一剂，药须开水略煎），疏风解表以宣上；上焦宣化，热毒尚盛，便结溺涩者，继与解毒承气汤，三焦分消以逐毒；毒去热减，终与清燥养营汤，加鲜茅根（一两）、西洋参（二钱），清养气液以善后。若少厥并受，时毒大盛，风火交煽，痉厥兼臻者，速与羚角钩藤汤，加犀角汁（二瓢）、金汁（二两）、童便（一杯、冲）、紫雪（五分至八分），泻火息风以消毒，继以七鲜育阴汤，清滋津液以善后。外治，以细针遍刺肿处（用绣花极细引针三十六支，用线扎成圆大空灵一支，医必预备应用）先放紫血，继放黄涎，泄出血毒以消肿，即用清凉救苦散（芙蓉叶、二桑叶、白芷、白及、白蔹、生军、川连、川柏、腰黄、乳香、没药、杜赤豆、草河车、制月石各二钱，共为末，蜜水调，肿处频扫之）涂敷肿处以退火。咽痛喉痹者，急用生桐油和皂荚末少许，白鹅翎蘸以扫喉，探吐痰涎以开痹，继吹加味冰硼散以退肿，终用土牛膝汁二瓢和开水一碗，调入制月石二钱，紫雪二分，俟其炀化，频频含漱以祛腐。总之，此毒先肿鼻，次肿耳，从耳至头上，络脑后，结块则止，不散，必成脓，故必内外兼治，始能消散，切忌骤用苦寒，如东垣普济消毒饮之芩连并用，亦禁浪用辛热，如节庵荆防败毒散之羌独二活，贻误颇多，学者慎毋拘守成方也。（第八章第十五节・大头伤寒）

【评述】本条论述了大头瘟的因证脉治。

大头瘟名称不一，然皆以病发时的特点命名。如因其感天行之疠气而病，故称大头天行；因其邪性质属风毒，头面肿大迅速，又称为大头风；因其病发时有寒热往来之症，与伤寒相似，故称为大头伤寒；又因其病易相互传染，故以大头瘟或风温时毒通称之。

大头瘟好发于冬春二季，夏季偶有发生。风温时毒是其主要病因。由于人体六经中的三阳经及厥阴经上循头面，且诸经病证不完全相同，故前人认为应首先辨其何经受邪。各经所主不同，因而除了可出现各种与之对应的全身症状外，其头面部的肿痛亦有一定特点。如太阳时毒，特征是头脑项上胀大，及耳后赤肿，且有头项强痛，身热恶风等症状；少阳时毒，特征是两耳上下前后硬肿而痛，两额角旁皆红肿，且有少阳经受邪的寒热往来，口苦咽干，胸胁满闷等症；阳明时毒，以额上面部焮赤肿大为特点，同时伴见壮热气喘，口干舌燥，咽痛喉肿等症；厥阴时毒，以颊肿，腮颐肿硬疼痛为特点，伴见头痛吐涎，巅顶尤痛，寒热类疟，手足微厥，胸满呕逆等症。若三阳受病，可兼见三阳经之症；少厥同病，则可见此二经受邪之象。

大头瘟虽有受邪经络的差异，但临床治疗一般无需如此分类，正如俞氏论治仅分内治、外治者，简明扼要，颇为实用。内治以辛凉发散、宣气解毒为主，方药随证灵活变通。本病热毒壅盛于上，故尤其强调宣散热邪、清化热毒，初起切忌骤用大量苦寒，因苦寒之品有遏邪之弊。至于病初使用芩、连的问题（如普济消毒饮中的黄芩、黄连），历来有不少争议。概言之，主要有两种观点：一者认为初起芩、连可用，因是证热毒之势较盛，早用为佳；一者认为初起不可用，用之遏邪不解，反易酿生祸患。从临床实际而言，应据证灵活加减运用，"慎毋拘守成方"。如病初热毒相对较轻，壅结不甚者，可考虑不用芩、连，以疏风散邪为侧重；若初起即见热毒亢炽、壅结极盛，则芩、连之类但用不妨，用之可加强其方清热解毒之功。故用方遣药务须灵活，最忌拘泥不化，如此方能切中要害，则药到而病除。再者，大头瘟虽重宣散，然辛温亦禁浪用，即使所用成方中原有数味，也当去之，如节庵荆防败毒散中之羌活、独活之类，亦不可用，以免助火燎原。

第五篇　学术研究与展望

第一章

学 术 研 究

温病学的发展，历史悠久，源远流长。不同历史时期崛起了伏邪学说、新感学说、温疫学说、中西汇通说、寒温统一论等不同学说，呈现出学术争鸣，百花齐放的局面，这不仅丰富充实了温病学的内容，还推动促进了温病学的蓬勃发展。

第一节　伏 邪 学 说

伏邪学说，是古代医家在长期医疗实践中，通过观察、分析人体感邪之后的整个发病过程而总结出的理论。伏邪，又称伏气。明代以前，都依据《伤寒论》之言，称之为“伏气”。《伤寒论·平脉法》：“伏气之病，以意候之。”直至明朝末年，吴有性（吴又可）著《温疫论》时，才改称“伏邪”。伏邪是指潜藏于体内的致病因素，此“邪”不单指六淫，还包括情志失调，痰、瘀等内生的病理产物，以及内、外伤等。邪气伏藏体内可无任何表现，逾时而发。古代医家在医疗实践中，认识到某些温病从感邪到发病有一病邪潜伏于体内的过程，发病初起即表现里热症状。遂把这一类温病称之为伏邪温病，亦称伏气温病。

一、文 献 研 究

伏邪学说，首应溯源于《内经》。《素问·热论》：“凡病伤寒而成温者，先夏至日者为病温，后夏至日者为病暑。”《素问·金匮真言论》：“夫精者，身之本也，故藏于精者，春不病温。”早在2000多年前，古人已经认识到温病的病因为感受寒邪。温病从感邪到发病有一段“邪气留连”体内的潜伏过程。精，代表正气，人体防御功能的发挥有赖于精气的充足和固藏。人体感邪发病与否，取决于正气——人体的抗病能力。从病因到发病，《内经》为温病伏邪学说立论的源流。

晋·王熙（王叔和）《伤寒例》使《内经》对伏邪意义的立论更加具体。伏邪学说广为医家接受，在1000多年的时间里，王熙的“伏寒化温论”成为公认的对温病病机的解释，也成为后世论温病“伏邪”的理论依据。

明·吴有性《温疫论》多处提到“伏邪”，并专列“行邪伏邪之别”一节详述之。“凡邪所客，有行邪有伏邪，故治法有难有易，取效有迟有数……先伏而后行者，所谓温疫之邪，伏于膜原，如鸟栖巢，如兽藏穴……至其发也，邪毒既张，内侵于腑，外淫于经，营卫受伤，诸证渐显，然后可得而治之。”说明病邪侵犯人体后，先伏后发的状态。吴有性把引起伤寒的风寒之邪称为行邪，把引起温疫的疠气称为伏邪，伏邪先伏膜原，然后向表里分传，伏邪未尽，传变不止。吴有性以“异气”为因，突破了“伤寒”旧说，扩展了伏邪病因。这种病因学上的扩展，使伏邪学说突破了早期阶段病因学上的局限性。

清代是温病学发展的鼎盛时期，叶桂（叶天士）在《三时伏气外感篇》中指出：“春温一证，由冬令收藏不固，昔人以冬寒内伏，藏于少阴，入春发于少阳，以春木内应肝胆也。寒邪深伏，已经化热，昔贤以黄芩汤为主方，苦寒直清里热，热伏少阴，苦味坚阴，乃正治也。知温邪忌散，不与暴感门同法。若因外邪先受，引动在里伏热，必先辛凉以解新邪，继以苦寒以清里热，况热乃无形之气，时医多用消滞，攻治有形，胃汁先涸，阴液劫尽者多矣。”叶桂对伏邪春温的病因病机和治疗原则不仅从理论上较前大有发展，并逐渐形成治疗上的特点。他指出：冬寒内伏少阴，郁久化火，到春阳升发，外发少阳，为“伏邪自发”之春温；里有伏热，又感外邪而发病，为“新感引发”之春温。这实际是针对初发时的证候特点进行分析推断而得出的结论。春温“伏邪自发”，初起以里热深重的临床证候为特征。治疗应以直清里热兼以护阴，清热坚阴为伏气温病温自内发的正治之法。与一般暴感之证不同，更有别于伤寒，在治疗上切忌辛温发散。春温“新感引发”，临床表现为里热兼表证。治疗上应遵循先表后里的原则，先辛凉清解以散外邪，继苦寒清泄里热。关于伏气春温的邪伏部位问题，叶桂谓“藏于少阴”，这是古人的多数认识。

各家公认的伏气温病有春温、伏暑。吴瑭（吴鞠通）的《温病条辨》上、中、下三焦均载有伏暑的论述。分别阐述了伏暑的病因，证候随时间、季节，有轻重之分，有好发之年；详述了伏暑卫气同病、卫营同病、气血同病等不同证型的辨证及治疗。吴鞠通探讨温病伏邪学说的一个显著特点是密切结合临床，这成为后世伏暑温病分型辨治的典范。

柳宝诒《温热逢源》可称为论伏邪的一部专著，详述了伏气温病的病因病机及辨证施治的若干问题。确认伤寒为感受寒邪，寒邪伤人，从皮毛而入，其传变多由表而里，寒邪有收引凝滞的致病特点，故初起治法以祛除寒邪，宣通阳气为主；温病乃冬令感受寒邪而伏藏体内，至春夏阳气内动化热外达而发病，初起即以里热炽盛见证，当以清泄里热为法。他认为伏气温病的病因是“伏暑化温”，冬伤于寒，郁伏体内，至春夏化热外达。伏气温病初起病位在里，里证是其表现的重心。在治疗上，他指出：“伏气由内而发，治之者以清泄里热为主；其见证至繁且杂，须兼视六经形证，乃可随机立法。”指明伏气温病乃“邪之初受，盖以肾气先虚，故邪乃凑之而伏于少阴，逮春时阳气内动，则寒邪化热而出。”论述了伏气温病从少阴初发的病机与证治，伏气温病初起即为邪热燔灼少阴，耗灼阴液，初起治法应以泄热透邪与滋养阴液并举，选用黄芩汤加豆豉、玄参为至当不易之法。

对新感引动伏邪外发，柳宝诒提出：“须审其伏邪与新感，孰轻孰重。若新感重者，先撤新邪，兼顾伏邪。伏邪重者，则专治伏邪，而新感自解。”这是温病辨治中必须注意和遵循的原则。就“伏温由少阴外达三阳证治”指明，若外邪达于太阳，治宜“豉、芩合阳旦汤。”；外达阳明，治宜“豉、芩合葛根、知母等味。”外达少阳，治宜“芩、豉合柴胡、山栀等味。”告诫：“用药总宜随证化裁，活泼泼地，方能应物取效。”伏气温病既可由少阴外达气分，亦可内燔营血，其机制为“血为热扰……不安其络，因而上溢下决。”血热炽盛，瘀热交结，宜“凉血泄热，如犀、地、栀、丹、银花、连翘、茅根、侧柏之类。”燔灼营阴，阴枯血竭，宜“养血清热，如地、芍、栀、丹、阿胶、玄参之类。”此外还对伏温外窜血络发斑疹喉痧等证、伏温化热内陷手足厥阴发痉厥、昏蒙等证，伏暑夹湿内陷太阴发黄疸、肿胀、泄利等证的证治作了阐述，强调辨证施治，随症化裁，发展丰富了伏邪温病的治疗大法。

刘吉人《伏邪新书》指出：“感六淫而不即病，过后发者，总谓之曰伏邪。已发者而治不得法，病情隐伏，亦谓之曰伏邪。有初感治不得法，正气内伤，邪气内陷，暂时假愈，后仍复发者，亦谓之曰伏邪。有已发治愈，而未能除尽病根，遗邪内伏，后又复发，亦谓之曰伏邪。夫伏邪，有伏燥，有伏寒，有伏风，有伏湿，有伏暑，有伏热。”从病因病机上扩大了伏邪的范畴。

二、临床应用与研究

伏邪学说的创立和发展都是建立在临床实践基础上的，反过来，它又对临床辨证论治有指导意义。

(一)临床应用举例

1. 流行性脑脊髓膜炎　流行性脑脊髓膜炎是由脑膜炎双球菌引起的化脓性脑膜炎，多发于冬春季节。本病属于中医“冬温”“春温”“风温”“温疫”范畴。流行性脑脊髓膜炎外因责之于温热病邪，内因责之于精亏体弱。《素问·生气通天论》：“冬伤于寒，春必病温”“藏于精者，春不病温”。即认为本病乃冬天受了寒邪且肾不藏精，正气不足，邪气得以乘虚潜藏。肾精亏虚，正气不能御邪，寒邪内伏少阴，渐从热化，至春而发。该病发病急，传变快，病情重。临床上可见突发高热、头痛、呕吐、项强以及神志改变等症状。如若新感引动伏邪，发病时先有恶寒、发热、头痛、鼻塞、咳嗽、咽痛等肺卫表证，1～2 天后即出现高热、头痛、呕吐、皮下瘀斑等气分、血分证。伏邪内发则发病即见高热、寒战、头痛、颈项强直、呕吐如喷等里热实证。多见于伏于少阴发于三阳者。柳宝诒指出本病“邪伏少阴”“邪伏血分”“初发即为里证”，其顺者，“伏温由少阴外达三阳”。热入心营则见神昏、谵语、斑疹密布；热盛动风则见手足抽搐，角弓反张。本病治疗以清热解毒为基本大法。常用方如白虎汤、黄连解毒汤、清瘟败毒饮等。若闭窍动风，佐以开窍息风，可用羚角钩藤汤、安宫牛黄丸、紫雪丹等加减。中医根据流行性脑脊髓膜炎“热盛毒甚，充斥内外，易于遏闭”的特点，在临床治疗上，一是针对流行性脑脊髓膜炎的病因，选用清热解毒，杀菌消炎作用较强的药物制方，如金银花、连翘、石膏、知母、黄连、黄芩、栀子、大青叶、板蓝根、紫花地丁、龙胆草等；二是针对流行性脑脊髓膜炎易于动风发痉，闭窍神昏和动血发斑的临床特点，在清热解毒基础上配以息风定痉，开窍醒神，凉血化斑之品，如羚羊角、钩藤、地龙、全蝎、生地黄、丹皮、赤芍等。如湖北中医学院等研制的流行性脑脊髓膜炎注射液(龙胆草、连翘、知母，生石膏、黄连、贯众、板蓝根、钩藤，金银花，甘草)肌内注射或静脉注射适用于治疗各型流行性脑脊髓膜炎患者。对高热神昏谵语者，将安宫牛黄丸制成醒脑静注射液，肌内或静脉注射以达速效。重庆中医研究所制成的生脉注射液(人参、麦冬、五味子)静脉滴注，能改善微循环，具有强心、升压、抗休克作用。

2. 系统性红斑狼疮　系统性红斑狼疮是一种自身免疫性疾病。姜泉认为，本病病位在经络血脉，肝脾肾虚为本，热毒瘀滞痰饮为标。虚实夹杂，在不同时期，该病随病情转变有邪多虚少、邪少虚多之别。临床表现因涉及不同脏腑而异。热毒炽盛，燔灼营血证：症见骤然发病，高热不退，烦躁，口渴，面赤，便秘，尿短赤，面部红斑，肌肉、关节酸痛，甚则神昏抽搐，吐、衄、便血，舌红绛或紫暗，脉细数无力。肾阴不足，阴虚内热证：症见持久性低热，口干唇燥，手足心烦热，自汗，盗汗，面部呈暗红斑，关节疼痛，腰酸，耳鸣，目眩，舌红，脉细数。风湿郁热，阻滞经络证：症见大、小关节肿胀疼痛，肌肉疼痛不适，伴低热，皮疹，紫斑等症状。急性活动期应重在清热解毒，适当滋阴凉血；缓解稳定期重在益气固本，活血通络之品贯穿始终。常用犀角地黄汤、清瘟败毒饮加减，以凉血护阴，清热解毒；青蒿鳖甲汤能养阴解毒透邪；独活寄生汤加减能祛风化湿，清热和营。累及心、肾可选炙甘草汤加减以益气宁心；真武汤加减能健脾益肾，温阳利水。肝肾阴虚，阴虚火旺是本病主要的临床类型。养阴清热，凉血透邪的药物对增强体质，控制疾病的发展，巩固和加强激素的效果，减少激素的用量及防止激素减量时的反跳，减轻激素引起的副作用都具有肯定的意义。现代临床以益气养阴解毒为法治疗系统性红斑狼疮疗效显著，常选用黄芪益脾肺之气，补五脏诸虚；鸡血藤去瘀血，生新血；秦艽祛湿，舒经络而除痹止痛；女贞子滋肝肾之阴，安五脏；北沙参滋阴清热；太子参补脾肺之气，止汗生津；青蒿专解骨蒸劳热，泻火毒而不耗气血；白花蛇舌草清热解毒。也有的系统性红斑狼疮以雷公藤制剂治疗取得了满意疗效。运用温病伏气理论指导治疗系统性红斑狼疮的经验，已被临床广泛采用。

3. 败血症 败血症是由致病菌侵入人体血液循环所形成的全身性感染性疾病。临床以寒战、高热等毒血症状和全身各系统器官的功能紊乱为主要表现。该病多继发于体内原先存在的感染性病灶，如疖肿、痈、蜂窝织炎等。中医学认为，本病是由于感受温热毒邪所致。温邪乘虚而入营血，不但伤耗津液、气血，而且能损害脏腑，导致变证百出，病势深，病情重。“毒入心则昏迷，入于肝则痉厥，入于脾则腹胀，入于肺则喘嗽，入于肾则目暗手足冷。入于六腑亦皆各有变端，兼证多端，七恶叠见。”“温毒”及热病“邪毒内陷”等病证的临床表现与败血症十分相似，可参酌辨治。初期多以实热为主。邪毒炽盛，热入营血则见寒战高热，烦躁神昏，斑疹隐现，舌红绛，苔黄燥，脉滑数。若素体阴虚，或热毒内盛，损伤阴液，导致阴虚火旺，症见午后潮热，口干舌燥，头晕耳鸣，心烦体倦，盗汗，舌红少津，脉细数。若素体阳虚，毒邪直入于里，形成邪陷之证，症见面色苍白，动则汗出，精神委靡，食少纳呆，四肢厥冷，舌淡苔薄，脉沉细。败血症系邪毒攻窜为患，以毒邪炽盛多见，治疗以清热解毒为宗旨。阴虚火旺者，当滋阴泻火；气虚内陷者，当益气托毒。常用方有黄连解毒汤、清营汤、犀角地黄汤、青蒿鳖甲汤、生脉散、参附汤等。汇总当今治疗败血症的方法，大致分为8类：①以五味消毒饮为主，清热解毒；②以小柴胡汤为主，和解少阳；③以达原饮为主，燥湿化浊；④以人参白虎汤为主，清热益气；⑤以清营汤、白虎汤为主，气营两清；⑥以增液承气汤为主，泄热通下；⑦以知柏地黄汤为主，滋阴泻火；⑧以参附汤为主，回阳救逆。在临床只要灵活掌握应用上述诸法，均可取得良好疗效。

4. 急性风湿热 急性风湿热是急性全身变态反应性结缔组织炎症，以心脏和关节受累为显著。本病属于中医外感热病的“风湿”“热痹”等病证范畴。中医学认为，风寒湿三气杂至合而为痹。致病原因为正气不足，复感风、寒、湿、热（或由风寒郁而化热），邪滞经络、血脉、关节，气血受阻而成。叶桂在《临证指南医案》曰：“从来痹证，每以风寒湿三气杂感主治，召恙之不同，由于暑外加之湿热，水谷内蕴之湿热，外来之邪，著于经络，内受之邪，著于脏腑，故辛解汗出，热痹不减，全以急清阳明而致小愈。”指明风寒湿邪，留滞经络，缠绵不愈，内蕴化热，热郁生湿，湿热相结，经络阻滞而为痹痛，治当辛温汗解。《金匮翼》：“脏腑经络，先有蓄热，而复遇风寒湿气客之，热为寒郁，气不得通，久之寒亦化热，则㾓痹熻然而闷也。”即素体阴虚内热，复感风寒湿邪，热为寒遏亦可化热生湿，形成湿热痹证。痹证主要由病邪壅滞血脉、经络，使气血不畅而成。临床表现为发热，关节肿痛，心悸气短，皮下小结，环形红斑及舞蹈病等。湿热蕴蒸则寒战炽热，骨节烦疼；热重者发热，汗出口渴，关节肿痛，心烦，舌红，苔黄燥，脉滑数；湿重者身热不扬，关节肿胀，酸痛重着，胸闷纳呆，身重困倦，苔白腻，脉濡缓；湿热留恋日久，邪舍于心，气阴两伤，则心悸，气短，关节疼痛，脉结代。治以清热化湿，祛风通络，益气养阴。方用宣痹汤、白虎桂枝汤、三妙散、生脉散加减等。常用药有生石膏、知母、桂枝、丹参、金银花、连翘、蚕沙、地龙、苍术、黄柏、秦艽、薏苡仁、泽泻等。王少华治风湿热病在祛风化湿方剂基础上辨证结合使用白虎汤类方剂取得满意疗效，如湿热并重型属实者，予白虎加苍术汤；表证未罢，里热又炽，属实者，用白虎加桂枝汤；气阴两伤，体虚证实者，用白虎加人参汤；阳明经、腑证并见者，用白虎承气汤等。

5. 获得性免疫缺陷综合征 获得性免疫缺陷综合征是由感染人体免疫缺陷病毒，造成人体免疫功能严重障碍的一种病毒性传染病，也称为艾滋病。根据获得性免疫缺陷综合征临床症状，可归属于温病的“瘟疫”“温毒”“伏气温病”等范畴。“瘟疫”乃感受疠气而病，具有强烈的传染性，极易引起广泛传播，蔓延流行。如《素问·刺法论》描述：“五疫之至，皆相染易，无问大小，病状相似。”与获得性免疫缺陷综合征发病急、病情重、传播快、流行广相似。“温毒”是热炽毒盛，具有较强的传染性，侵犯人体，中毒症状明显，出现局部红肿热痛，甚则溃破糜烂，与获得性免疫缺陷综合征有相似之处。获得性免疫缺陷综合征有较长的潜伏期，起病急，病情重，伴长期发热，容易发生斑疹、吐血、衄血、便血、尿血、咳血等出血证，容易引起胃、肠、肺、脑各种器官急性感染，引发惊厥等神经精神症状，又可属“伏气温病”范畴。经云：“冬不藏精，春必病温”，精气失于固藏，病毒乘虚而入，扰于营血，伏热外发，或因再感新邪引动伏邪而发病，恰似获得性免疫缺陷综合征以性生活乖乱、药瘾等致正气耗伤，致机体免疫功能低下时才触发而致病。获得性免疫缺陷综合征的致病邪气类似于“温毒”“戾气”。吴有性指出：“温疫之为病，非风，非寒，非暑，非湿，乃天地间别有一种异气所感。”获得性免疫缺陷综合征大多发生在性混乱的人体上，其病机与肾虚邪淫有关，符合“冬不藏精，春必病温”的机制。邪正相争，正不胜邪，真元溃散，气血逆乱，瘀痰结聚，阴阳忤乘乃至离决，是获得性免疫缺陷综合征的病机。本病以肾虚为本，温毒为标。肺肾阴亏型：症见低热，乏力，进行性消瘦，咳嗽气喘，咽喉疼痛，口舌干燥。热陷营血型：症见高热，皮肤黏膜出血，吐、衄、便、尿血，甚则神昏谵语，惊厥抽搐，痴呆癫痫，麻木不仁等热盛动风之象。本病的治疗立足扶正祛邪。获得性免疫缺陷综合征可按温病分型治疗，肺热壅盛，痰毒炽盛，病在气分或气血两燔，方选普济消毒饮，清瘟败毒饮加减，以清热解毒，凉血救阴。肺胃阴虚者，方选沙参麦冬汤加减，以滋阴解毒。肝肾阴虚型，方选三甲复脉汤加减，以滋补肝肾，养阴降火。脾虚血亏型，方选归脾汤合补中益气汤加减，以健脾益气补血。国内外学者通过免疫学的大量临床及实验研究证实，某些中药确实具有影响人类体液及细胞免疫功能的特殊效能，并试图从促进免疫功能的中药中寻找能纠正免疫缺陷的药物，从抗病毒及消肿瘤的中药中寻找能抑制获得性免疫缺陷综合征病毒的药物。如新加坡杨松年医师提出促进重组免疫功能的药物，补气类如人参、党参、白术、灵芝等；滋阴类如首乌、黄精、阿胶、地黄、女贞子等；温补肾阳类如附子、肉桂、淫羊藿、仙茅等；抗病毒及消肿瘤的药物有贯众、蒲公英、大青叶、山慈菇、白英、夏枯草、穿山甲、干蟾皮等。中医药治疗获得性免疫缺陷综合征的实效已见端倪，其对获得性免疫缺陷综合征的防治将有广阔的应用前景。

(二)研究探讨

伏邪学说的创立和发展都是建立在临床实践基础上的，如对上述列举的疾病进行辨证治疗可知。兹结合历代医家的论述，从病因、病位、临床表现、治疗原则、处方用药等方面进行研究探讨。

1. 伏邪的成因　温病“伏邪”之邪，经历代医家探讨，主要有以下几种：

伏寒化温说：冬时严寒，为杀厉之气，精不固密者，中而不即病，郁而化热，至春发为温病。

伏暑晚发说：王肯堂《证治准绳》说：“暑气久而不解，遂成伏暑。”吴瑭《温病条辨》说“长夏受暑，过夏而发者，名曰伏暑。”

异气(杂气)说：吴有性《温疫论》：“温疫之邪，伏于募原。”是谓温疫病，并非风、寒、暑、湿等六淫所感，乃是自然界一种特异性致病物质即戾气感染。

六淫伏邪说：刘吉人《伏邪新说》：“感六淫而不即病，过后方发者，总谓之曰伏邪。”即四时六淫之邪，皆可致伏气温病。

阴虚内热说：王季儒《温病刍言》："阴虚内热，就是温病的伏邪。"主伏邪的诸家认为肾气先虚，正气不足，不能胜邪，是伏邪发病的内因。"精不藏者，肾必虚，精虚，肾虚，古人皆谓之阴虚，阴虚生内热，是阴虚内热之体，再受外邪病毒感染，则发生温病。"这与"冬不藏精，春必病温"是相应的。

2. 邪伏的部位

邪伏肌肤说：王熙《伤寒例》："寒毒藏于肌肤"。晋、唐时期多持此说。

邪伏肌骨说：巢元方《诸病源候论》："寒毒藏于肌骨之中。"

邪伏募原说：吴有性《温疫论》："邪气盘踞于募原。"后人俞根初、张锡纯、蒋闻斋等以吴有性募原说为基础，发展了吴氏学说。

邪伏少阴说：自庞安时指出邪伏少阴后，叶桂、周杨俊、张路玉、章虚谷、王孟英、柳宝诒等所说一致。

邪伏营卫之间说：张景岳《景岳全书》"寒毒藏于营卫之间"。

3. 伏邪的临床表现

气分热盛证：柳宝诒谓："温邪化热外出，其熏蒸气分者，为烦热、口渴等证。"伏邪温病初起即见发热、口渴、心烦、尿赤、舌红、苔黄、脉数等热郁于里的证候表现。

燔灼营血证：柳宝诒谓："其燔灼于营分者，血为热扰，每每血由肺络溢出为咳血，由吐而出为吐血，上行清道为鼻衄、齿衄，下行浊窍为溲血、便血。凡此皆血为热邪所迫，不安其络，因而上溢下决。"又指出营血热盛，迫血妄行。

闭窍动风证：柳宝诒谓："在手厥阴则神昏谵语，烦躁不寐，甚则狂言无序，或蒙闭不语，在足厥阴则抽搐蒙痉，昏眩直视，甚则循衣摸床。"指出昏迷、痉厥证。

卫气同病证：雷丰《时病论》谓："春温之病……伏于少阴而不即发，皆待来春加感外寒，触动伏气乃发焉……其初起之证，头身皆痛，寒热无汗，咳嗽口渴，舌苔浮白。"揭示伏邪温病凡伴有恶寒无汗，头身痛，脉浮，苔薄白等表证者，称为"新感引动伏邪"之温病。

4. 伏邪的治疗原则　"辨证求因""审因论治"。伏邪温病多里热外发，易化燥伤阴。有"伏邪自发""新感引发"之不同。结合临床表现，形成了治疗上的一些特点。

泄热透邪：叶桂曰："寒邪深伏，已经化热，昔贤以黄芩汤为主方，苦寒直清里热。"柳宝诒认为：伏气温病"虽外有表证，而里热先盛"，故"初起治法，即以清泄里热，导邪外达为主"。"用黄芩汤加豆豉、玄参，为至当不易之法。"伏邪性属里热，病势以外出为顺，故清透泄热为治疗温病伏邪的一个基本原则。

顾护阴液：柳宝诒谓："故治伏气温病，当步步顾其阴液。"伏邪温病，邪已化热，则邪热燎原，最易灼伤阴液，阴液一伤，变证蜂起。"留得一分津液，便有一分生机。"顾护阴液，是又一个治疗温病伏邪的基本原则，并行不悖。

先表后里：叶桂："若因外邪先受，引动在里伏热，必先辛凉以解新邪，继以苦寒以清里热。"伏邪温病有"新感引发"，外邪引动在里伏热的表里同病，不宜纯投苦寒温热，应遵循先表后里原则，先辛凉解表以散外邪，继以苦寒清泄里热，解表清里，酌情而施。

（三）研究的价值与意义

伏邪学说是古代医家在长期临床实践中观察到温病的特殊的一类病证，对其病因、病位、病机、病证及治疗方药上都有比较成熟的认识。该学说既有历史价值，又有临床意义和现实意义。

1. 历史价值　自从汪石山比较明确地提出所谓暴感温病与伏气温病的想法之后，“伏邪”的概念才得到医学界的普遍重视。后世医家通过临床实践对“伏邪”进行了进一步研究，从而使“伏邪”的概念日趋明确，因而对温病学的影响也就越来越大。温病学家叶桂、吴瑭等人都明确地指出了“伏邪”的存在，并且成功地运用“伏邪”概念于温病学之中。如叶桂谓：“温邪上受，首先犯肺，逆传心包。”可以说“逆传心包”不但指新感温病，还含有“伏气温病”之义。心包代心受邪，心为手少阴经，少阴为邪伏之地，所以“逆传心包”可指新感犯“伏邪”之地。所谓“逆传”说明其传变与一般传变规律不同，不按卫气营血顺传，而是由卫直接内陷少阴，证候凶险。吴瑭对银翘散进行加减，用之治疗伏气温病“逆传心包络，其受之浅者……领邪出卫。”这样，就在治法上运用了“伏邪”概念作为指导。可以说，“伏邪”概念在促进温病学系统化上起过积极作用，并丰富了温病的证治内容。

2. 临床意义　历代医家对伏邪的论述，是建立在不同证候基础上的，对临床辨证施治有实践指导意义。

分析病因病机：伏邪是建立在辨证的基础上，通过分析、归纳而推断出来的。伏邪多为湿热、暑湿、疫毒所致，尤多见于素体阴亏之人。伏邪温病，自里达表，从气分、血分而出。外邪侵犯人体后引起“伏邪”，即在体内开展邪正斗争，若因先天禀赋不足，后天失养，脾、肾虚损，免疫功能低下，这可能是“邪伏少阴”“邪伏募原”的实质所在。强调内因在疾病发生发展过程中起着主要作用，明确了防治疾病的主导思想。树立未病之时要注意正气的保护以防病，既病之后亦要注意正气的保护以祛病的思想。

辨别证候类型：伏邪温病，热邪自内而发，初起即见气分、营血分里热证：症见但热不寒，口渴、心烦、尿赤、舌红、脉数等热郁于里的证候，甚至可见斑疹、吐衄、痉厥、神昏等。伏邪温病多呈暴发，来势凶猛。新感初起多表热证，病情多属渐进，病热较轻。如暴发型脑炎、中毒性细菌性痢疾与流行性脑脊髓膜炎的轻型、一般的痢疾，临床证候表现是有区别的。伏邪温病有春温、伏暑、温疟、温毒等病种类型。

确定治疗原则：伏邪温病，邪伏于里，热自内发，治疗原则以清里热为主，初起宜清解不宜汗解。对于里热盛而兼表证者，以新感引动伏邪论治，仍以清透伏邪为主。“伏邪”久藏体内，化热伤津，自始至终需重视养阴救津。清热以祛邪，养阴以扶正，透邪以外出是伏气温病的治疗总则。

推断传变预后：何廉臣谓“所伏之邪，有微甚，有浅深；人之性质，有阴阳，有强弱，故其中又有轻重之分焉。”由于感受邪气有轻重，人体正虚有微甚，邪伏时间有久暂，发病季节有迟早，因此，其里热见证有邪在气分和邪在营分之别。伏邪温病，邪气深伏于里，暴发于外，即存燎原之势，故病势较重，且非短时间内所能透出，需层层抽剥，故病程较长，缠绵难愈。

3. 现实意义　“伏邪”是潜藏在体内的致病因素。“伏邪”发病的时间较长。因此可以认为，只要在特定的环境下感受了外邪，一年四季均可形成伏邪，一年四季均可发生伏气温病。刘吉人谓“感六淫而不即病，过后方发者，总谓之曰伏邪。已发者，而治不得法，病情隐伏，亦谓之曰伏邪。有初感治不得法，正气内伤，邪气内陷，暂时假愈，后仍复作者，亦谓之曰伏邪。有已发治愈，而未能除尽病根，遗邪内伏，后又复发，亦谓之曰伏邪。”临床时对一些反复发作的感染性疾病和部分传染病，如肾盂肾炎、病毒性肝炎，都可以伏邪学说进行圆满地解释，并对治疗进行指导。

有人认为，“伏邪”是影响机体内因改变的未知因素。影响内因变化的这个未知因素，我们可称之为“伏邪”。这个“伏邪”既可使人体的内因发生改变，且这种改变达到一定程度的时候，又可自身发病，或在外感诱动下发病。如流行性脑脊髓膜炎的轻型大多与新感温病的表现相似，暴发型又大多与伏气温病的表现相似。

疾病的发生虽然错综复杂，变化千万，但若用“伏邪”的概念进行探索，就可以找出变化的共性来。这个共性就是机体之内，可因某种内因或外因的诱发而产生“伏邪”，这个“伏邪”是疾病发生发展转化的重要因素。

“伏邪”又是早期防治疑难、危重、复杂疾病的依据。如何找到这个“伏邪”是疾病防治中的一个大问题。可试用如下办法，如对易感人群进行普查和免疫学分析，找易感人群与其他人的内在区别性；又如对流行性脑脊髓膜炎暴发型等具有伏气温病特点的患者进行追踪分析，找出其与其他患者的内在不同之处。并配合现代科学手段，进行统计与记录，逐渐摸索出其中的规律。目前可从内因主导着“伏邪”的变化这一点出发，从体内阴阳平衡的非正常变化中，找出“伏邪”的迹象，指导临床进行早期诊断。

治疗上，可以从内因主导“伏邪”的变化这一原则出发，采取各种有效手段，如医疗保健措施，体育锻炼措施，强身健体，充分调动机体的积极性，祛灭“伏邪”，防止疾病于未发之时，阻断疾病于变化之途。伏邪的研究对许多疑难、危重、复杂病证的防治有十分重要的现实意义。

（沈庆法　朱松生　朱佳乐　谷晓红　胡　波　于　河）

主要参考文献

[1] 陆拯．近代中医珍本集·温病分册[M]．杭州：浙江科学技术出版社，1987.

[2] 蒋士英．新感与伏邪的探讨[J]．浙江中医学院学报，1979，(2)：1.

[3] 郭谦亨．伏邪学说试解[J]．陕西中医，1980，(4)：2.

[4] 许家松．伏邪学说及其评价[J]．山东中医学院学报，1980，(2)：14.

[5] 广州中医学院78届研究生班．关于温病“伏气”学说的讨论[J]．新中医，1981，(6)：7.

[6] 齐玲玲，彭荣琛．试论“伏邪”的古今价值[J]．江西中医药，1983，(1)：13.

[7] 张之文．浅论新感与伏邪学说[J]．安徽中医学院学报，1984，(2)：7.

[8] 张德超．关于温病新感伏邪学说的初步探讨[J]．南京中医学院学报，1984，(2)：4.

[9] 戴春福．温病学探究[M]．西安：陕西科学技术出版社，1996.

[10] 赵旭初．现代中医药应用与研究大系(第五卷)·温病[M]．上海：上海中医药大学出版社，1995.

[11] 沈庆法，吴银根，严世芸，等．中医外感热病学[J]．上海：上海科学技术出版社，1991.

[12] 沈凤阁．温病的理论与临床[J]．南京：江苏科学技术出版社，1988.

[13] 刘志勤，苏艾华．姜泉治疗系统性红斑狼疮经验[J]．中医杂志，2009，50(8)：691.

[14] 张广中，李媛丽，陈凯，等．养阴益气解毒方对系统性红斑狼疮的干预研究[J]．中华中医药杂志，2009，24(6)：731-735.

[15] 王少华．白虎汤类方治疗风湿热[J]．辽宁中医杂志．2002，29(5)：256-257.

[16] 陈正平．柳宝诒《温热逢源》伏气温病学说述要[J]．中国中医基础医学杂志，2006，(10)：10.

第二节　新 感 学 说

社会的发展，科技的进步，促进了中医药学的兴盛争鸣。早在唐代，孙思邈《千金方》中已开始以清热解毒药物，寒热并用的方剂治疗温病，如以葳蕤汤治疗风温、犀角地黄汤治疗温病蓄血与出血等。金元时代，医学领域中出现了“百家争鸣”的活跃局面，金元四大家之一的刘河间，创火热论，力主寒凉，制定了双解散，运用凉膈散等清里热兼辛凉解表的方剂治疗热性病。“伏寒化温”论受到了冲击，医学界经过创新与守旧之争，打破了“泥古守旧”的局面，出现了新的突破，创立了“新感温病”学说。新感与伏邪相对而言，所谓新感温病即感受当令之邪而即时发病。古人把感受时令之邪而即病，初起以卫表证候为主要表现的一类温病称之为新感温病。新感温病的提出，使温病在因、证、脉、治方面形成更为完整的理论体系而羽翼伤寒学说。

一、文献研究

新感学说肇始于西晋·王熙，他在《伤寒例》的论述中隐含有时令温邪之意，孕育了新感引动伏邪之说。宋·郭雍始发其端倪，他在《伤寒补亡论》中提到：“冬伤于寒，至春发者，谓之温病；冬不伤寒，而春自感风寒温气而病者，亦谓之温。”可见郭雍认为发于春季的温病，既有冬季寒伏而后发者，亦有感受春季时令之邪而发者。后世认为温病有伏邪、新感之分，实即导源于此。

清代温病学说蓬勃发展，温病名家辈出，崛起了叶、薛、吴、王温病四大家。

叶桂是清代众多温病学家中杰出的代表人物，被誉为“温热大师”。《温热论》是温病学理论的奠基之作，在这篇著作中，叶桂着重阐述新感温病，提出：“温邪上受，首先犯肺，逆传心包”12 字传变纲领，首次提出了以“温邪”来概括温病的病因。叶桂发现温病的病变过程的规律性，根据《内经》营卫气血的概念，创卫气营血辨证，作为温病辨证论治的纲领。指出“大凡看法，卫之后方言气，营之后方言血。在卫汗之可也，到气才可清气，入营犹可透热转气，如犀角、玄参、羚羊等物，入血就恐耗血动血，直须凉血散血，如生地、丹皮、阿胶、赤芍等物。否则前后不循缓急之法，虑其动手便错，反致慌张矣。”叶桂用卫气营血四个阶段，代表温病不同的证候类型及病理机制，确立各阶段的治疗大法。邪在卫分，温邪客表，肺卫失宣，治宜解表透邪，辛凉轻剂，使邪从外解。邪入气分，热炽津伤，治宜辛寒清气，苦寒攻下，以达清热生津。邪入营分，在营分药中加轻清宣气之品，透热转气。邪入血分，凉血清热，配合活血化瘀。又“盖伤寒之邪留恋在表，然后化热入里，温邪则热变最速，未传心包，邪尚在肺，肺主气，其合皮毛，故云在表。在表初用辛凉轻剂，夹风则加薄荷、牛蒡之属，夹湿加芦根、滑石之流，或透风于热外，或渗湿于热下，不与热相搏，势必孤矣。”指明温邪伤人，邪从口鼻而入，首先犯肺，肺主皮毛，初起即是表热证，治宜辛凉轻剂。叶桂以风、湿为纲，分门别类，将温病区分为温热和湿热两大类，执简驭繁，分别处理。

薛雪(薛生白)《湿热病篇》发展了湿热学说，谓湿热病乃湿热二气，氤氲为病，既不同于伤寒，亦不同于温热。《湿热病篇》对湿热病证治规律有不少创见，是一篇研究湿热病证治较系统而完整的文献。首条“湿热证，始恶寒，后但热不寒，汗出胸痞，舌白，口渴不欲饮。”为湿热病辨证提纲。薛雪明确指出湿温病的病因是“湿热之邪”，强调“太阴内伤，湿饮停聚，客邪再至，内外相引，故病湿热。”内外合邪而发病，明确提出标本同病的发病理论。其感邪途径，“从表伤者，十之一二，由口鼻而入者，十之八九。”这与西医学胃肠道传染病多从口鼻而入相吻合。“始恶寒”为湿热初袭肌表，郁遏卫阳的征象，湿渐化热后郁蒸气分则“但热不寒”。热处湿中，蒸湿为汗故“汗出”。里有蕴热，湿邪内蕴，则“口渴不欲饮”。“湿热证属阳明太阴经者居多”，反映了湿热病以脾胃为病变中心的病机特点。薛雪根据湿热的偏盛，把伤表分为阴湿伤表，阳湿伤表，暑湿郁表，指明“湿热证，恶寒无汗，身重头痛”乃阴湿伤表之候。“湿热证，恶寒发热，身重关节痛”乃阳湿伤表之候。“湿热证，胸痞发热，肌肉微疼，始终无汗者”乃暑热夹湿，郁蒸肌腠。湿温病邪在三焦气分，薛雪区分为“湿邪极盛之候”“湿热俱盛之候”“热多湿少之候”。如：“湿热证，舌遍体白，口渴，湿滞阳明，宜辛开，如厚朴、半夏、干菖蒲等味”，为湿邪极盛之候，其口渴乃液不上升，非有热也。由于此时湿邪尚未蕴热，故可暂时重用辛开，使湿浊得化，则津液可以上输下布。又“湿热证，初起即胸闷不知人，瞀乱大叫痛，湿热阻闭中上二焦，宜草果、槟榔、鲜菖蒲、芫荽、六一散各重用……”本证发病急而病情重，即俗称“发痧”，多见于夏秋暑湿偏盛的季节，治以辛通开闭。再“湿热证，壮热口渴，自汗，身重，胸痞，脉洪大而长者，此太阴之湿与阳明之热相合，宜白虎加苍术汤。”为热盛阳明，湿阻太阴。薛雪指出湿热之邪可化燥化火，充斥气血三焦，燔灼营血，证见：“壮热烦渴，舌焦红或缩，斑疹，胸痞，自利，神昏痉厥……宜大剂犀角、羚羊角、生地、玄参、银花露、紫草、方诸水、金汁、鲜菖蒲等味。”此乃上下、气血俱病，当大清气血，养阴解毒，开窍息风。湿热病后期余邪未净，胃气未醒，治宜轻清芳化之品以宣泄余邪，通畅气机，宜“藿香叶、薄荷叶、枇杷叶、佩兰叶、芦尖、冬瓜仁等味。”此即后世所说的薛雪五叶芦根汤用于湿温病的善后调理。薛雪的论述对后世湿热病辨证论治具有重要的指导意义。

吴瑭在吸取前贤温病学成就的基础上，结合自己临床实践经验编著成《温病条辨》6 卷。本书以三焦为经，卫气营血为纬，以三焦为纲，病名为目，形成了比较系统完整的温病辨证体系，是一部具有较高理论水平和实用价值的温病专著。吴瑭在上焦篇第一条即提出温病有 9 种：“温病者，有风温、有温热、有温疫、有温毒、有暑温、有湿温、有秋燥、有冬温、有温疟。”概述温病是多种急性外感热病的总称。以上 9 种温病，是根据不同的时令、气候和结合具体症状而命名的。“太阴风温，辛凉平剂银翘散主之。”本方用药轻清，有“轻可去实”之用，主要为清肃上焦之温邪，不犯中下焦，故吴瑭称本方“无开门揖盗之弊”。“太阴风温，但咳，身不甚热，微渴者，辛凉轻剂桑菊饮主之。”“太阴温病，脉浮洪，舌黄，渴甚、大汗、面赤、恶热者，辛凉重剂白虎汤主之”。证分轻、平、重，辨证用方。“阳明温病，下之不通，其证有五：应下失下，正虚不能运药，不运药者死，新加黄龙汤主之。喘促不宁，痰涎壅滞，右寸实大，肺气不降者，宜白承气汤主之。左尺牢坚，小便赤痛，时烦渴甚，导赤承气汤主之。邪闭心包，神昏舌短，内窍不通，饮不解渴者，牛黄承气汤主之。津液不足，无水舟停者，间服增液，再不下者，增液承气汤主之。”针对阳明腑实五种不同兼证，创温病五承气汤。温病三焦传变的规律，是三焦辨证纲领的重要组成部分。“温病由口鼻而入，鼻气通于肺，口气通于胃，肺病逆传则为心包，上焦病不治则传中焦，胃与脾也；中焦病不治即传下焦，肝与肾也。始上焦，终下焦。”进一步阐述了温病三焦传变的规律。吴瑭所谓的“上焦”病，多为呼吸系统疾患及其他系统传染病初起时期；所谓“中焦”病，多为传染病中期或消化系统传染病；所谓“下焦”病，属末期，肝肾真阴耗竭为主。《温病条辨》论湿温之辨治 19 条，列方 23 首。吴瑭认为，湿温与时令关系密切，其谓：“湿温者，长夏初秋，湿中生热，即暑病之偏于湿者也。”吴瑭还指出：“内不能运化水谷之湿，外复感时令之湿”，即内、外相引而发病。吴瑭从临床实践中观察到湿温可由“募原直走中道”“甚至弥布三焦”等“内陷”趋势，并认为与“中阳本虚”有关。

温病学说到了王士雄（王孟英）已经集其大成。王士雄所著《温热经纬》是“以轩岐仲景之文为经，叶薛诸家之辨为纬”，汇集了当时主要的温病学思想，并结合他自己的实践认识编著而成的，对温病学的理论和证治作了较全面的整理，这对温病学的进一步成熟和发展起了重要作用。《温热经纬》5 卷，提出温病当分新感和伏邪两大类，列诸篇进一步阐述温热病的病因、证候及治疗原则。王士雄谓：“盖温邪始从上受，病在卫分，得从外解，则不传矣。”“不从外解，必致里结。是由上焦气分及中下二焦者为顺传，惟包络上居膻中，邪不外解，又不下行，易于袭入，是以内陷营分者为逆传也。”明确新感温病的病因、病理变化及传变。以“邪从气分下行为顺，邪入营分内陷为逆也。”指出新感温邪是“由卫及气，自营而血也。”王士雄以“以心肺同居膈上，温邪不从外解，易于逆传”阐述温病逆传的机制。王士雄认为“暑令湿盛，必多兼感，故曰夹……非谓暑中必有湿也”较叶桂“暑必兼湿”更切实际，提示“不可误以湿热二气并作一气始为暑也。而治暑者，须知其夹湿为多焉。”湿热病，以湿热为致病因素，他指出：“热得湿则郁遏而不宣，故愈炽；湿得热则蒸腾而上熏，故愈横。两邪相合，为病最多。”故湿热病治疗，升清化浊，治以“甘露消毒丹”最妙。至于湿热病的传变，薛雪有“必归阳明”的论断，王士雄进一步阐明，“肺胃大肠一气相通，温热究三焦以此一脏二腑为最要。肺开窍于鼻，吸入之邪先犯于肺，肺经不解，则传于胃，谓之顺传。不但脏病传腑为顺，而自上及中，顺流而下，其顺出不待言者，故温热以大便不闭者易治，为邪有出路也。若不下传于胃，而内陷于心包络，不但以脏传脏，其邪由气分入营，更进一层矣，故曰逆传也。”又说：“其始也，邪入阳明，早已先伤其胃液；其继，邪盛三焦，更欲资取于胃液。”所以，他在论治湿热证，神昏、痉厥、壮热、烦渴、舌红或缩，斑疹显露，“邪热充斥表里三焦”的重证时，尝用大剂犀角（水牛角代）、羚羊角、生地黄、玄参、紫草、丹皮、连翘、鲜菖蒲以及紫雪、神犀丹等，以“独清阳明之热，救阳明之液为急务”。同时，他反复强调，“凡治感证，须先审其胃汁之盛衰，如邪渐化热，即为濡润胃腑，俾得流通，则热有出路，液自不伤，斯为善治。”王士雄对湿热病证治造诣颇深，有不少精辟见解。

陈平伯《外感温病篇》是专门论述新感温病中风温病的一篇著作，他首先指出“风温为病，春月与冬季居多。”乃因春季风邪当令，气候逐渐转暖，故多风热为病，而冬季应寒反暖，而感受非时风热之邪。风温病的临床表现，初起以“发热、恶风、头痛、咳嗽、烦渴、脉浮数、舌苔白”等肺卫表热证为主要特点，“邪在表也，当用薄荷、前胡、杏仁、桔梗、桑叶、川贝之属，凉解表邪。”为后世辨治风温所认可。“风温证，身灼热、口大渴、咳嗽烦闷、谵语如梦语、脉弦数、干呕者，此热灼肺胃，风火内旋，当用羚羊角、川贝、连翘、麦冬、石斛、青蒿、知母、花粉之属，以泄热和阴”。此为风温证，肺胃邪热波及肝胆，胆火上冲之证，治在泄热生津，凉肝清胆。若“温邪由肺胃下注大肠”证见“身热咳嗽，口渴下利，苔黄谵语，胸痞，脉数”。药用“黄芩、桔梗、煨葛、豆卷、甘草、橘皮”清肠止利，升津止泻。肺与大肠相表里，胃与大肠相连属，肺胃邪热不得外解往往下注大肠，产生肺肠合病之证，以葛根芩连汤清热止利，颇多见效。又“风温证，身热痰咳，口渴神迷，手足瘛疭，状若惊痫，脉弦者，此热劫津液，金囚木旺。当用羚羊角、川贝、青蒿、连翘、知母、麦冬、钩藤之属，以息风清热。”此属肺胃邪热，内陷厥阴，引动肝风之实热证，故以羚角钩藤汤息风清热为主治。

二、临床应用与研究

新感温病说的发展，大大丰富充实了温病证治内容，从而有力地推动了温病学的蓬勃发展。

（一）临床应用举例

1. 感冒　感冒是以风邪为主侵袭人体，主要表现为发热、恶寒、头痛、鼻塞、流涕、咳嗽等的常见外感疾病。其主要病因为六淫，风邪为六淫之首，在不同季节与时令相合而伤人。若四时气候失常，即谓“非其时而有其气”。这种非时之气侵袭人体而引起时行感冒，具有流行特点。六淫侵袭人体能否发病，与机体正气强弱有关。禀赋不足，体质虚弱，容易内外因相引而发病。叶桂谓:“温邪上受,首先犯肺,逆传心包。”外邪从口鼻、皮毛而入,肺卫首当其冲,卫表不和而见恶寒、发热、头痛、身疼;肺失宣肃而见鼻塞、流涕、咳嗽、咽痛。本病一般病程较短,较少传变,大多在肺卫阶段即可得解,如若肺经宿有痰热,则外感之邪易与之相搏,而形成痰热壅肺的咳嗽,胸闷胸痛,身热汗出,口渴,舌红苔黄,脉数等气分里热证。素体虚弱,则外感之邪多缠绵难解,甚或出现正虚邪陷,如感冒后引起的病毒性心肌炎,乃因正气不足,邪毒侵心,出现心悸、气促,心律失常等严重的症状和体征。本病治疗根据初起邪在肺卫的病机特点,以解表宣肺为基本原则;邪在里痰热壅肺者,治疗应予清肺化痰;正虚邪陷,治当助正达邪。这与叶桂所述:“在卫汗之可也,到气才可清气,入营犹可透热转气”的治疗原则颇相吻合。常用药物有板蓝根、大青叶、鱼腥草、黄芩、黄连、北柴胡、山豆根、香薷等,主方有银翘散、麻杏石甘汤、参苏饮、葛根汤、小柴胡汤、正柴胡饮、柴葛解肌汤、大青龙汤、葛根芩连汤、新加香薷饮、玉屏风散等。

2. 病毒性心肌炎　病毒性心肌炎是由病毒引起的心血管疾病。属中医“心悸”“怔忡”“胸痹”“温毒”等范畴。中医学认为正气不足,邪毒侵心是本病发病的关键。外感温热邪毒,由口鼻而入,首犯肺卫,邪毒初袭肺卫,伤及上焦卫表,表现为发热为主,兼有恶寒,周身疼痛,咽喉肿痛,口干,舌尖红,苔薄黄,脉浮数。治以银翘散为主,辛凉透表,清热解毒。邪毒内盛,病及上中焦,表现为高热,心悸,胸痛,呼吸困难等症。若神昏谵语,舌绛而干,脉洪数者,为邪毒扰心证,治以清宫汤为主,清心解毒,养阴生津;若神昏谵语,斑疹隐隐,舌绛而干,脉细数者,治以清营汤为主,清营解毒,透热养阴;若以神昏,胸痛,衄血为主,治以犀角地黄汤为主,清解热毒,凉血散血。若以神昏,痰湿阻窍,舌红,苔滑,脉弦滑者,治以涤痰汤为主,解毒豁痰,醒神开窍。邪毒渐退,正气未复,正虚邪恋,表现为倦怠乏力,心悸,胸痛等症。若以气短乏力,心悸汗出,咽干口燥,舌红少苔,脉细数者,为热毒未尽,气阴两虚,治以生脉散合青蒿鳖甲汤,益气养阴,兼清邪热。叶桂谓:“入营犹可透热转气,如犀角、玄参、羚羊角等物,入血就恐耗血动血,直须凉血散血,如生地、丹皮、阿胶、赤芍等物。”这些药物有清热凉血,活血散血,滋阴养血等功效,常用来治疗病入营血分证。至于心阳暴脱之危证,急以参附汤加味,补阳固脱,回阳救逆。中医治疗本病的报道较多,如天津中医药大学附属第一医院用益气升陷法,以升陷汤加减治疗病毒性心肌炎取得良好疗效。程志清将本病分为 3 种证型论治:邪毒犯肺型,多见于发病早期,采用宣透法逐邪于外,选用桑菊饮、银翘散化裁;邪毒侵心型,以心脏症状为主兼有呼吸道症状,常选用陆芷青的清心饮加宣肺解表、清热解毒之品,以标本兼顾;气阴两虚型,多见于病变后期,唯现心脏症状,常采用补气养阴、宁心定悸法,选用清心饮化裁。近年来对单味中药、复方中药制剂治疗病毒性心肌炎研究报道很多,如黄芪,红景天,黄芩,心肌康胶囊(由人参、黄芪、麦冬、苦参、贯众、丹参、瓜蒌组成)等,证实了中医药治疗病毒性心肌炎的确切疗效。上海中医药大学附属曙光医院将本病分成 5 型:热毒侵心,治以清热解毒,佐以养心,方用银翘散加减;气阴不足,治以益气养阴宁心,方用炙甘草汤或生脉散加减;痰湿内阻,治以化痰湿,通心阳,方用瓜蒌薤白汤合二陈汤加味;气滞血瘀,治以理气活血止痛,佐以宁心,方用血府逐瘀汤加减;阳气亏损,治以温阳利水或回阳救逆,选用真武汤加四逆散或参附汤加减。上述几家较有代表性,对指导临床用药有一定的参考价值。

3. 百日咳　百日咳是由百日咳杆菌引起的急性呼吸道传染病。临床以阵发性痉咳和鸡鸣样深呼吸为主要特征,病情迁延,病程较长。中医学称“鹭鸶咳”“顿咳”等。时行邪毒侵肺,肺失清肃,肺气上逆,发为痉咳。肺主气,司呼吸而合皮毛,时疫初袭肺卫,肺卫失宣,出现发热、头痛、流涕、咳嗽等类似感冒症状。数天后，诸证均减，唯咳嗽逐渐加剧，出现典型的阵发性痉挛性咳嗽，咳后作呕。继则时疫之邪入里，邪毒化火，火性上炎，灼伤血络，则见咳血、衄血、目珠郁血等出血症状。宣肺泄热，化痰止咳，和胃降逆，清热凉血，为治疗本病的基本大法。代表方如银翘散加减，麻杏石甘汤加减，金沸草散加减；衄血、咳血、巩膜出血者，加侧柏叶、白茅根、青黛等。百日咳脑病，高热时加用安宫牛黄丸、紫雪丹、牛黄清心丸之类；抽搐者可加用羚羊角、至宝丹之类；神志昏迷者，可用苏合香丸之类。

4. 大叶性肺炎　大叶性肺炎主要由肺炎双球菌感染引起，临床以寒战、高热、咳嗽、胸痛、咳铁锈色痰及肺实变体征等为其特点。本病可归属于温病学中“风温”范畴。陈平伯在《外感温病篇》中指出：“风温为病，春月与冬季居多，或恶风，或不恶风，必身热，咳嗽，烦渴。”这些特点与大叶性肺炎有相似之处。本病的致病原因主要是外感风热之邪。春月气暖多风，冬令因寒反暖，均易形成风热之邪。风热之邪从口鼻而入，首先犯肺。肺失宣肃，痰浊内生，痰热搏结，气道壅阻，症见咳嗽、气急、咯痰、胸痛等痰热阻肺的见症。若邪热熏灼，血络受损，则可见痰中带血，或呈铁锈色痰。又因肺主皮毛而统卫气，故外邪初犯肺时，皮毛开合失司，从而出现寒战、高热、头身疼痛等卫分表证。本病病位中心在肺，以邪热亢盛的实证为主要表现。一般情况下，经过卫分气分阶段，病邪即可逐渐解除。但也有少数重症患者由于正不胜邪，阳气暴脱，以致身热骤降，四肢厥冷，大汗淋漓，烦躁不安，面白唇绀，脉微细欲绝等正虚邪陷证。本病的治疗，根据辨证施治的原则，初起邪郁肺卫，治宜辛凉解表，清热宣肺，方用银翘散加减；痰热壅肺，治宜清热化痰，宣降肺气，方用麻杏石甘汤加减；邪热内陷心营宜凉营泄热，清心开窍，方用清营汤加减；正虚欲脱，则急予益气固脱，方用参附龙牡汤加减。治疗大叶性肺炎的临床报道中，有不少验方具有很好的疗效，宗叶桂“到气才可清气”，故辨证论治必须抓住气分热盛这一主要矛盾，把好气分关，治以清热解毒，宣肺止咳，药用金银花，连翘，鲜芦根，重楼，大力子，杏仁，生石膏，虎杖根，野荞麦根，麻黄，生甘草。重庆中医研究所郑新对热毒炽盛型选用五味消毒饮加大青叶、鱼腥草、桑白皮等；热毒兼喘型选麻杏石甘汤加瓜蒌、鱼腥草、连翘、浙贝母；痰热壅盛型，选苇茎汤加瓜蒌、黄芩、连翘、金银花等；热毒耗伤气阴型，选用竹叶石膏汤合黄连解毒汤加减；热毒夹湿型，选用甘露消毒丹加紫草、苇茎等，均收到了较为满意的效果。

5. 中暑　中暑是高温引起的以头晕、眼花、口渴、汗出、恶心、胸闷，甚则高热、神昏、抽搐、休克为主要表现的一类急性热病。炎夏酷暑之令，居处高温之地或烈日下劳作时间过长，猝中暑热病邪或感受暑湿秽浊之气而引发。暑为火热之气，心为火脏，故暑热之邪易直犯心包，以致陡然昏倒，不省人事，身热气粗而四肢厥冷。夏秋之间，天暑下逼，地湿上蒸，暑湿秽浊闭塞气机，浊闭清窍，则闷乱烦躁，甚则神昏。中暑之治疗，常以醒脑开窍法救其急，用清热涤暑法治其本，佐以益气、养阴、除湿等法。暑热在气，耗气伤津：证见头晕头痛、眼花、恶心、胸闷、气促、烦躁、高热、汗出、口渴、小便短赤、面垢或潮红、舌红少津、脉洪数或虚弱，治宜清热解暑，益气生津，方用白虎加人参汤或王氏清暑益气汤加减。暑热入营，上扰神明：症见高热、烦躁、汗出、胸闷、气促气喘、突然昏仆、不省人事、舌红绛、脉洪数，治宜清热解暑，凉营开窍，急服安宫牛黄丸或行军散，结合针刺人中、内关、十宣以清泄邪热，苏醒神志，一俟神志清醒，可选用清营汤加减。暑热内盛，引动肝风：症见身热、两目上视、颈项强直、四肢抽搐、牙关紧闭、舌质红绛、苔黄燥、脉弦数。治宜清热解暑，凉肝息风，方用羚角钩藤汤加减。若气阴两虚，虚极而脱，则高热骤退，精神衰惫，面色苍白，呼吸浅促，冷汗自生，舌红少苔，脉散大，治宜益气养阴，回阳固脱，生脉散合参附龙牡汤加减。

(二)研究探讨

历代医家在临床实践中,创立和发展了新感学说,从因、证、脉、治等方面形成了独立的辨证论治体系。

1. 新感的成因

时行之气:即非时之气,具有传染性和流行性。如《伤寒例》指出:“凡时行者,春时应暖而反大寒,夏时应热而反大凉,秋时应凉而反大热,冬时应寒而反大温,此非其时而有其气,是以一岁之中长幼之病,多相似者,此时行之气也。”时行之气概念的提出,对后世创新感学说以及对疫病的认识,均有一定影响。

温邪:叶桂首次提出以“温邪”来概括温病的病因。温邪是指外邪中具有温热性质的一类病邪。“外感不外六淫,民病当分四气。”温邪多与季节气候、地理环境有关。风热病邪,冬春季为多;暑热病邪,限于夏季;湿热病邪,夏秋季节为多,以长夏为甚;燥热病邪,秋季为多。温邪皆是从外感受,具有性质属热,致病迅速的特点。

温毒病邪:亦称温热毒邪。《外感温病篇》言:“风温毒邪”。热毒炽盛,可内攻脏腑,外窜经络、肌腠、头面,除有温热的一般特征外,还有局部红肿热痛,肌肤斑疹,甚则溃烂的特征。黄星垣根据临床研究,总结出“毒寓于邪”“毒随邪入”“热由毒生”“变由毒起”的论点,并认为“毒是各种温邪的共性”。强调了毒在温病病因学中占有重要地位,它与温病的发生发展及其证治密切相关。

疫疠病邪:亦称温热疫邪,有“疫气”“疠气”“戾气”“异气”“杂气”“瘟气”“毒气”等别名。致病暴戾,具有强烈的传染性,易引起广泛传播,蔓延流行。

2. 新感的发病部位

叶桂曰:“温邪上受,首先犯肺,逆传心包。”明确温邪中人,由肌表侵犯或从口鼻而入,先伤肺卫,顺传阳明胃,逆传厥阴心包。温病初起,邪犯的部位是皮毛、卫表,“肺主皮毛”“肺主气属卫”。故新感温病初起多先伤肺卫,邪气炽盛,正气内虚,误治或失治则逆变病犯心营。叶桂又曰:“夏暑发自阳明。”暑为火热之气,其性酷烈,传变迅速,暑热病邪侵入人体后,若无兼夹他邪,往往直入阳明气分,故暑温病一般很少出现卫分过程,初起即是阳明气分里热证候。

薛雪曰:“湿热病属阳明太阴经者居多,中气实则病在阳明,中气虚则病在太阴,病在二经之表者,多兼少阳三焦,病在二经之里者,每兼厥阴风木。”湿热之邪侵入人体多好犯脾胃而以脾胃为病变中心,但在病程中亦可产生上蒙清窍,下蕴膀胱,内蕴肝胆,外郁腠理,涉及胃、肠、胆、脾等消化系统一系列病理变化。

吴瑭曰:“温病由口鼻而入,鼻气通于肺,口气通于胃,肺病逆传则为心包,上焦病不治则传中焦,胃与脾也;中焦病不治即传下焦,肝与肾也。”阐述温病初起多为肺卫呼吸系统病变;中期多为脾胃消化系统病变;末期多为肝肾阴亏的病变。

3. 新感的临床表现　叶桂曰:“肺主气,属卫;心主血,属营。”又“卫之后,方言气,营之后,方言血。”吴瑭曰:“始上焦,终下焦。”二位医家概括了新感温病的传变规律及证候表现,指明了其传变与脏腑功能变化的关系。

陈平伯曰:“风温证,身热畏风、头痛、咳嗽、口渴、脉浮数、舌苔白者,邪在表也”是风热袭于肺卫,病在上焦的临床表现。上焦主心、肺。“热渴烦闷,昏愦不知人,不语如尸厥,此热邪内蕴,走窜心包络”代表邪入心包的临床证候表现。又“身热痰咳,口渴神迷,口手瘛疭,状若惊痫,脉弦数者,此热劫津液,金囚木旺”是肺热伤津,肝风内动的临床表现。

吴瑭曰："面目俱赤，语声重浊，呼吸俱粗，大便秘结，小便涩，舌苔老黄，甚则里有芒刺，但恶热，不恶寒，日晡益甚者，传自中焦，阳明温病也，脉浮洪躁甚，白虎汤主之；脉沉数有力，甚则脉体反小而实者，大承气汤主之"是温病邪在气分，中焦阳明胃肠典型的临床证候表现。又"舌上燥，肉色绛，不渴者，邪在血分，清营汤主之。""温病传里，理当渴甚，今反不渴，以邪气深入血分，格阴于外，上潮于口"是温邪在营血的临床表现。

陈平伯曰："身热咳嗽，口渴胸痞，头目胀大，面发泡疮，风毒上壅阳络"是温毒致病的临床表现。

薛雪曰："湿热证，恶寒无汗，身重头痛，湿在表分"是湿邪伤于肌表，郁遏卫阳的证候。又"湿热证，初起壮热口渴，胸闷懊侬，眼欲闭，时谵语，浊邪蒙闭上焦"是湿热浊邪蒙闭上焦气分的临床证候。又"湿热证，初起发热，汗出胸痞，口渴舌白，湿伏中焦""湿热证，舌遍体白，口渴，湿滞阳明"是湿热在中焦的证候表现。"湿热证，寒热如疟，湿热阻遏募原"是湿温邪阻募原的证候表现。"湿热证，数日后自利、溺赤、口渴、湿流下焦"是湿温病湿留下焦，泌别失职的证候表现。"湿热证，上下失血或汗血，毒邪深入营分"是湿温病湿热化燥深入营血，热盛动血的证候。

与伏邪温病比较而言，新感温病初起病多在表，以发热、恶寒、无汗或少汗、口微渴、头痛、咳嗽、苔薄白、舌边尖红，脉浮数等表热证为主要表现。一般病情相对较轻，病程较短，传变趋向是由表入里，由浅入深。

4. 新感的治疗原则　新感温病是以卫气营血辨证和三焦辨证为理论核心，是新感温病治疗立法的依据。

叶桂曰："在卫汗之可也，到气才可清气，入营犹可透热转气……入血就恐耗血动血，直须凉血散血。"

卫分证：病在肺卫，病机在表，证见肺卫表热证，治宜辛凉清解，泄热透邪。

气分证：病至气分，病机向里，热郁气机，热势高涨，治宜清气泄热。

营分证：病在营分和心包，有外出转气之机，治疗以清营透热，解毒开窍为法。

血分证：病在血分，主要涉及心、肝两脏，治疗以凉血散血、清热滋阴，凉肝息风为法。

吴瑭曰："治外感如将；治内伤如相，治上焦如羽，非轻不举；治中焦如衡，非平不安；治下焦如权，非重不沉。"按病变部位在上、中、下三焦部位，确立治疗法则。

上焦证：病在肺卫，轻清宣透；病在心窍，芳香化浊开窍。"有轻以去实之能"。

中焦证：病在阳明胃肠、太阴脾，治宜清热化湿。厚、薄、燥、湿得当。

下焦证：病在肝、肾、膀胱，治宜重镇滋填，淡渗分利。

（三）研究的价值与意义

新感温邪致病学说的崛起，在温病学的发展史中，有其先进性，以温邪作为温病的病源，这是在温病病因学理论上的一大突破。

1. 历史价值　温病病因学肇源于《内经》，以伏寒化温论，阐述温病的病因和病机，战国至唐代，基本上据此立论。宋、明以后，产生了新感温邪说，为以后医家认识到一年四季皆可感受当令之邪而病温，给予了很大启迪。新感温邪说的崛起，使伏寒化温论受到了冲击，使得一部分温病，从原统于一家之言的"伏寒化温"中摆脱出来。新感温邪学说的建立，丰富了温病学的内容，推动了温病学的发展。

2. 临床意义　新感温病学的理论，是对温病病因、病机的抽象概括，对临床辨治有一定指导意义。其实际意义就在于说明病变原因，概括临床症状，区别证候类型，提示病变趋势，确定治疗原则。新感温病的病因——温邪，是指外邪中具有温热性质的一类致病邪气，如风热、暑热、湿热、燥热、温毒，多与季节、气候、地理环境有关。侵犯人体，多受邪较轻，正气未衰，外邪入侵，能即刻激发正气的抗邪反应而发病。"温邪上受，首先犯肺"不仅对温病邪由口鼻而入，作出了有力的论证，而且阐明了温邪入侵机体后，邪犯何处，病发何处。新感温病，病邪由表入里，故初起必见发热，微恶风寒，无汗或少汗，头痛，咳嗽，脉浮数等表热证。新感温病病发于表，治疗宜辛凉清解以达邪外出。叶桂曰："解表初用辛凉轻剂。"柳宝诒亦谓："新感风温，其邪专在肺，以辛凉清散为主。"一般来说，新感温病，邪气在表，病情较轻，其病情发展多为渐进性，治之得法，邪不内传，故病程一般较短。因此，它在临床辨证论治中具有普遍性的指导意义。

3. 现实意义　新感温病学说提出了新的病因——温邪。温病的温邪病因学说，是根据四时温病的临床特点，联系发病季节的气候变化，而对温病致病因素做出的理论概括。

现代医家对温邪的本质又作了大量研究，认为温邪的实质不仅仅指明显的感觉得到的气候变化这一物理性致病因素，也包括生物性致病因素。

温病的发病因素是多方面的，除了感受温邪外，还须从体质因素、自然因素、社会因素加以分析，这和现代流行病学认为，致病因素，宿主（也可称机体）及环境（包括自然因素）是传染病流行的基本条件，而社会因素是影响这三个基本条件的重要因素是相吻合的。

六淫（温邪）致病，从今天临床实践看，包括了生物性因素，如病毒、细菌等；物理性因素，如气温、湿度等；化学性因素，如有毒气体等多种致病因素作用于机体所引起的疾病现象。从现代观点看，温病包括多种急性传染病，是病原微生物的感染所致。而气候变化等自然因素，则可影响微生物在外界的生长繁殖和人体的防御功能。

中医学对气象与疾病关系的认识，主要包括气象的致病作用；在不同天气、气候条件下发病的特点；疾病的季节倾向；不同地区气候及天气变化对疾病的影响等。例如：气象因素中，物理致病因素"温病"（夏季炎热气温）可致中暑（属于暑温）。

综上所述，前人对新感的认识，导源于审证求因的推理。这一理论，来自于临床实践，反过来又能动地起着指导实践的作用。新感学说的形成，既有历史价值，又有临床意义和现实意义。

（朱松生　朱佳乐　谷晓红　胡　波）

主要参考文献

[1] 方药中，许家松．温病汇讲[M]．北京：人民卫生出版社，1986.
[2] 陆拯．近代中医珍本集·温病分册[M]．杭州：浙江科学技术出版社，1987.
[3] 孟澍江．温病学[M]．上海：上海科学技术出版社，1985.
[4] 张之文．浅论新感与伏邪学说[J]．安徽中医学院学报，1984，(2)：7.
[5] 黄星垣．温病学的学术成就及其继承发扬[J]．陕西中医，1981，(1)：1.
[6] 任应秋．论温论学派[J]．广东医学，1963，(1)：3.
[7] 王新华．温病学派纷争问题[J]．广东中医，1957，(6)：8.
[8] 张德超．关于温病新感与伏邪的初步探讨[J]．南京中医学院学报，1984，(2)：4.
[9] 蒋士英．新感与伏邪的探讨[J]．浙江中医学院学报，1979，(2)：1.
[10] 孟澍江．温病学的发展与展望[J]．江苏中医杂志，1981，(5)：1.
[11] 张志远．温病学派四家传[J]．山东中医学院学报，1981，(3)：15.
[12] 赵旭初．现代中医药应用与研究大系·第五卷·温病[M]．上海：上海中医药大学出版社，1995.

[13] 沈庆法，吴银根，严世芸，等．中医外感热病学[M]．上海：上海科学技术出版社，1991.

[14] 沈凤阁．温病的理论与临床[M]．南京：江苏科学技术出版社，1988.

[15] 郑新．中草药治疗肺炎七十五例的临床疗效观察资料汇编[G]．成都：四川省温病卫气营血理论研究协作组，1983.

[16] 王伟，王书臣，张燕萍，等．中医药治疗流行性感冒研究进展[J]．中国中医药信息杂志，2005，12(8)：102-104.

[17] 何伟，张明雪．以毒论治病毒性心肌炎[J]．辽宁中医杂志，2009，36(1)：38-39.

[18] 张俊清，张军平．大气下陷与病毒性心肌炎的治疗[J]．辽宁中医杂志，2009，36(3)：374.

[19] 石占利，余昱，程志清，等．程志清教授治疗病毒性心肌炎经验撷拾[J]．中医药学刊，2004，22(6)：979.

[20] 何建成，浦斌红．中医药治疗病毒性心肌炎基础实验研究进展[J]．辽宁中医杂志，2008，35(7)：1109-1112.

第三节　温疫学说

温疫学说以明代医家吴有性为代表，他编著了我国医学发展史上第一部温疫学专著《温疫论》，该书对温疫学说的发展起了极大的推动作用。受吴有性直接影响的医家较多，如戴天章、陆懋修、何廉臣等均以《温疫论》为蓝本，分别撰写成《广瘟疫论》、《广温热论》、《重订广温热论》。杨栗山《伤寒温疫条辨》、刘奎《松峰说疫》，在吴有性立论的基础上多有创见。余霖《疫疹一得》借鉴《温热论》，发前人之未发，为治疫独树一帜。除《温疫论》、《广瘟疫论》外，上述著作都晚于温热大家叶桂的《温热论》，吴瑭的《温病条辨》。这些医家不以卫气营血、三焦学说为指导，而宗《温疫论》，在研究同一类温疫疾病的诊治过程中产生了相同的学术观点，形成了温疫学说。

《说文》曰："疫，民皆疾也"。说明疫的原始涵义，就有传染性，流行性。因疫病大多数属温热性质，故往往称疫病为温疫。温病与温疫在概念上既有区别又有联系，温病是指各种温热性质的外感热病，范围较广；温疫则是指温病中具有强烈传染性和流行性的一类外感热病，范围较窄。

一、文献研究

温疫学说，肇始于先秦，发展于金元，形成于明清。

早在春秋战国时期，就已有有关疫病的文献记载，《左传·昭公元年》有："水旱疫疠之灾，于是乎崇之"的记载。说明当时人们还没有找到预防和治疗温疫的有效方法，只好靠禳灾之祭求助于神。《礼记·月令》也有："孟春……行秋令，则其民大疫"，"季春……行夏令，则民多疾疫"，"仲夏……行秋令……民殃于疫"之说。可见先秦时期常有温疫发生，并已认识到它与气候的反常有着密切的关系。《内经》对温疫有了进一步的认识。在《素问·本病论》及《素问·刺法论》中已明确记载有"温疫""温疠""金疫""木疫""水疫""火疫""土疫"等病名。《素问·刺法论》又指出："五疫之至，皆相染易，无问大小，病状相似，如何得不相易者"。说明疫邪的传染性是极强的，可在人群中引起大流行，无论年龄大小，每一种疫病的症状表现是相似的。在防治方面，《素问·刺法论》强调要"全神养真""避其毒气"，预防第一。

金元时代，温疫学说有了新的发展，如庞安时，他着意阐发温热病，并把温热病分为两大类，一类是一般温病，仍属伤寒的范围，但四时均有发生，如风温、春温、暑温等；一类是时行温病，也就是温疫，则不属伤寒的范畴，他认为这种时行温病的病因是感受了四时“乖候之气”所引起，有流行性。他在《伤寒总病论》指出：“天行之病，大则流毒天下，次则一方，次则一乡，次则偏着一家”。所谓“流毒天下”即为世界大流行，“一乡”“一方”之发系通常的流行，见于“一家”者即为散发。该书对温疫病的流行程度有着深刻的论述，特别在治疗上采用犀角（水牛角代）、羚羊角、石膏等大剂寒凉，对治疗温疫病已有所突破，对后世产生了一定的影响。刘河间创“六气皆从火化”之火热学说，冲击了崇古宗经思想，他在《伤寒标本》中还列有“传染”专节讨论疫疠之病，指出：“凡伤寒疫疠之病，何以别之，盖脉不浮者，传染也”。这一认识，对后世的温疫理论研究产生很大的影响。

明清时期，温疫学说逐渐形成比较完整的理论体系。明代吴有性撰写《温疫论》，突破外感传统的四时六淫说，创立了新的病因理论，对戾气致疫学说，还作了更深入的探讨，指出：“众人触之者，各随其气而为诸病”。说明戾气有多种，感染不同的戾气，产生不同的病证，所以又称为“杂气”。表明吴有性已初步认识到各种不同的传染病是由各种不同的病原体致病的结果。又“盖当其时，适有某气专入某脏腑经络，专发为某病”。吴有性已观察到某种戾气对于某个脏器组织有特异性定位，这与西医学认为某些病原体可选择性的侵犯某些脏器组织颇相吻合。更明确指出：“然牛病而羊不病，鸡病而鸭不病，人病而禽兽不病，究其所伤不同，因其气各异也”。吴有性更观察到戾气的种属感受特异性，这些见解，在世界传染病学史上，也居于先进的地位。吴有性对疫病的流行病学作了新的论述。他指出：“邪之所着，有天受，有传染，所感虽殊，其病则一。凡人口鼻之气，通乎天气，本气充满，邪不易入，本气适逢亏欠，呼吸之间，外邪因而乘之”。明确疫病的传染途径从口鼻而入。《温疫论》对疫病的治疗原则和方法，也有许多创见。吴有性治温疫病，强调“以逐邪为第一要义”。指出：“大凡客邪贵乎早逐”，“邪不去则病不愈”。这是贯穿《温疫论》全书的基本观点。其祛邪之法，重视攻下，主张“急证急攻”“勿拘于下不厌迟之说”，并明确指出攻下法“本为逐邪而设，非专为结粪而设”，告诫医者“注意逐邪，勿拘结粪”“凡下不以数计，有是证则投是药”，切勿中道生疑，不敢再用，以致留邪生变。这种有邪必逐，除寇务尽的观点，是符合急性传染病治疗原则的。

清·戴天章的《广瘟疫论》在《温疫论》的基础上，对温疫的辨证论治进行发挥。卷一讨论温疫的诊断和常见兼夹证。卷二、卷三为温疫症状的辨证。戴天章指出：“疫邪见证千变万化，然总不出表里二者”。从部位说，温疫症状不外在表在里：在表见发热、恶寒……发斑等 32 症，在里有烦躁、呕、咳……吐等 41 症。卷四论温疫的汗、下、清、和、补 5 大治法。特别对和法的认识独到，反映出他治疫的丰富经验。如温疫之热兼寒，须寒热并用以和之，如黄连与生姜同用，石膏与苍术同用，知母与草果同用；温疫邪实夹虚，须补泻合剂以和之，如参芪归芍与硝黄枳朴同用；温疫表里同病，须表里双解以和之，如麻葛羌防柴前与硝黄枳朴芩栀苓泽同用。《广瘟疫论》后经陆懋修删订，改名为《广温热论》。何廉臣又在该书的基础上，著成《重订广温热论》。他们都力主温疫之通体异于伤寒，而尤慎辨于见证之始，增“辨气、辨色、辨舌、辨神、辨脉”等篇。对瘟疫的辨证别有神悟。

清·余霖《疫疹一得》主要是论温病中具有“传染”和“天行”特性和强烈的火热性质，易发斑疹的一类热毒斑疹。余霖力主火毒致疫说，他认为温疫乃感四时不正疠气为病，疠气是无形之毒，既曰毒，其为火也明矣。因而辨证析理，皆以火毒为本：“头痛倾倒”由乎火毒达于阳位，“腹痛不已”由乎火毒冲突无门可出，“谵语”由乎火毒燔心，所列 52 个温疫症状无不责其火毒为患。特别对疫疹的病机、诊断和治疗均进行了详细阐述。他指出：“火为疹之根，疹为火之苗”。火毒迫于血分，外发肌肤形成斑疹。余霖以形态的“松浮”“紧束”，色泽的“红”

“紫”“黑”论辨斑疹，判断预后。他曰：“余断生死，则又不在斑之大小紫黑，总以其形之松浮紧束为凭耳。如斑一出，松活浮于皮面，红如硃点纸，黑如墨涂肤，此毒之松活外见者，虽紫黑成片可生；一出虽小如粟，紧束有根，如履透针，如矢贯的，此毒之有根锢结者，纵不紫黑亦死”。在治疗上他强调温疫以清为主，治宜清热解毒，凉血滋阴为法，不宜表散、攻下。主张重用大剂石膏以清胃火，创制清瘟败毒饮，合白虎汤、犀角地黄汤、黄连解毒汤三方于一方，融清热、解毒、护阴三法于一法。余霖的这些实际经验有重要的临床价值，为温疫的治疗开拓了新的境地。

晚清杨栗山著有《伤寒温疫条辨》，全面继承了吴有性的温疫学说，并有所发挥。如在论述“杂气”时，阐明空气和水的污染是导致温疫流行的重要环节。杨栗山认为，外感无名暴病倾刻即亡者，皆为温疫所致。他指出，吸收疫气，直行中道，分布上下，清浊相干，气滞血凝，进而疫邪怫郁，从里达表而以里热为重，创立了以中焦为病变中心，以疫热怫郁为病机关键，以中焦传上下表里为传变形式的理论体系，继膜原九传说后，又提出新的见解，充实了温疫学说。杨栗山成功地运用这一新的理论指导治疫，立足中焦郁热怫郁，放眼上下升降表里开合，熔上清下宣为一炉，以升降散为主，统领神解散等 15 方，旨在清泄中焦，宣上通下，透表达里。

王士雄在《温热经纬》中收入《疫疹一得》改名为《疫病篇》。王士雄确认：“后贤论疫，各有精义”“若但中暑燥之清邪，是淫热为病”誉为“独识淫热之疫，别开生面，洵补昔贤之未逮，堪为仲景之功臣”。王士雄行医江、浙，鉴于当时霍乱等传染病经常流行，撰写了《霍乱论》。认为霍乱有时疫和非时疫两种。“凡六淫所致，恣食冰瓜水果，肠胃气乱，为非时疫性，寒证较多；时疫性则发生夏热亢旱酷暑之年，或人烟密集感受臭毒，常见热象，一旦流行，沿村合户，逆相传染”。王士雄此说，实则一为肠胃炎，一系真霍乱。

丁甘仁撰有《喉痧证治概要》。他指出痧麻种类甚多，“惟时疫喉痧为最要，传染迅速，沿门阖境，竟有朝发而夕毙，夕发而朝亡，暴厉夭扎，殊深浩叹”，又“独称时疫烂喉痹痧者何也？……经所谓非其时而有其气，酿成疫疠之邪也。邪从口鼻入于肺、胃，咽喉为肺、胃之门户，暴寒束于外，疫毒郁于内，蒸腾肺、胃两经，厥、少之火乘势上亢，于是发为烂喉痹痧”。强调时疫喉痧，传变迅猛，系疫疠之邪，从口鼻而入，侵犯肺、胃，深入营血。丁甘仁在论著中详述痹痧的辨别和治疗用药的次第等。这些内容，至今仍可指导临床实践。

此外，清代有关温疫的著作还有朱兰台的《疫证治则》，余伯陶的《疫证集说》，陈耕道的《疫痧草》，周扬俊的《温热暑疫全书》，熊立品的《温疫传证汇编》，陈虬的《瘟疫霍乱答问》，杨尧章的《温疫论辨义》等，对温疫学说的理论和临床，均有不同程度的发挥。

综上所述，温疫学说肇始于《内经》，经历代的补充和发展，至明末吴又可《温疫论》问世以后，研究温疫学说者蜂起，学术氛围浓厚，形成了一套完整的理论体系。

二、临床应用与研究

温疫是感受疫疠病邪引起的急性外感热病，起病急骤，传变迅速，病情险恶，死亡率高，是温病中具有强烈传染性并能引起流行的一类疾病。我国人民在与疾病作斗争的过程中，早在 2000 多年前就认识了疫病，指导着临床实践。

(一)临床应用举例

1. 流行性出血热　流行性出血热是由出血热病毒引起的自然疫源性传染病。临床以发热，低血压，出血和急性肾衰竭为主要特征。清代温病学家余霖《疫疹一得》在“热疫”中载道："头痛如劈，通体炎，骨节烦疼，腰如被杖"，和现代流行性出血热发热期的三痛证有相似之处。"四肢厥逆"和"膀胱热极，小溲短赤而涩，热毒甚，败溲色如油"等，又和本病的低血压休克期，少尿期极为相似。近年来，国内学者根据本病的发病季节、流行特征、临床表现，将其命名为冬温时疫、伏暑温疫、温疫发斑、热毒郁肾疫疹、方土疫毒郁肾病，方土伤肾疫斑等。1987 年，卫生部药政局颁布了《中药治疗流行性出血热的临床治疗原则》将出血热的中医命名定为"温疫"，又名"疫疹""疫病"。本病的致病因素是温热疫毒之邪，其属性有热、湿、寒三种，三者可相互兼夹、相互转化。在不同的地理、气候、人群等条件下，会引发不同的临床证型，如温疫、湿热疫、寒疫等。病变以心肾、营血为主，湿毒、热毒、寒毒、瘀毒相兼为患，证候寒热虚实错综复杂。初起邪从外受，卫表受病，故有恶寒，发热，头痛，目痛，骨节疼痛等卫表见症，但为时短暂，疫毒之邪迅速传入气分，燔灼阳明，则高热，口渴，恶心呕吐；若内结肠腑，则腹满，腹痛，便秘或便泄不爽。邪犯营血，热伤血络，则烦躁不安，神昏谵语，斑疹隐隐或密布成片，吐衄与二便出血。若热毒深重，气阴大伤，正气溃散，可出现高热骤退，身出冷汗，肢冷脉伏，血压偏低等虚脱之象。若瘀热结于下焦，灼伤肾阴或痹阻膀胱，气化不利，致小便涩少，甚则尿闭，又可出现血尿和尿下血块。本病的治疗须注意寒温内外的统一，注意宣畅三焦和扶助正气。发热期以柴桂败毒汤太少双解，兼以宣畅三焦；气营两燔证，用清瘟败毒饮，清气凉营。血压休克期大多出现气阴两亏之脱证，治以参麦注射液、参附注射液和通脉四逆汤方疗效显著。发热、低血压休克与少尿三期重叠时，多呈现湿热瘀邪毒内闭而正气外脱的内闭外脱证，开闭固脱法疗效确切。加用宣畅三焦方、牛珀至宝丹[古方犀珀至宝丹，以水牛角代犀角，去猪心血加生大黄(加大黄系邓铁涛老所提出)，制成微丸，以便口服或舌下含服]开湿、热、瘀闭，必要时配合大陷胸汤通水热内结之闭，加味桃仁承气汤开瘀热内结之闭，综合治理。针对本病湿热瘀胶结的病因病机，取麻黄、杏仁、桔梗等宣开上焦，木香、陈皮、苍术、大腹皮、藿香等运化中焦，茯苓、猪苓、泽泻渗利下焦，以宣畅三焦气机；桃仁承气汤、抵当汤攻瘀，大陷胸汤攻泄内结之水热。

2. 病毒性肝炎　肝炎系由多种肝炎病毒引起的消化道传染病。本病的致病因素是湿热疫毒或湿热瘟毒，中焦脾胃为本病病变重心，湿热蕴蒸中焦，累及肝胆为主要病理机制。临床以乏力，纳呆，厌食，恶心，呕吐，胁肋痛，面目、肌肤发黄，小便黄为特征。赵国荣认为正虚不能抗邪，湿邪疫毒隐伏血分而成肝著。其表现有湿热浸淫偏于上焦，或中、下焦，或弥漫三焦，以及湿重、热重或湿热并重等证候。由于湿热疫毒隐伏血分，深浸胶固，所以往往迁延不愈。湿热困脾日久则生化无源，后天不济先天，则肾精不足；肝胆湿热，肝阴劫灼、肾水枯竭，甚至气阴两虚，故临床多见有脾肾两虚、肝肾两虚或气阴两虚而湿热毒邪未清等证型。其病位在肝，涉及脾、肾、胃、胆、三焦。湿热久羁不退，势必耗气伤阴，从而造成气阴两虚。气虚血滞而成肝积，气滞血瘀水停而成臌胀。肝炎的治疗，急性期应以清热解毒，化湿祛邪为主；慢性期应在清热解毒法则的基础上，配合健脾补肾等扶正药；疫毒病邪蕴伏血分，当以甘寒凉血解毒之品，使热毒从血分清除。如急性期肝胆湿热蕴结，治以清热利湿，泻火解毒，方用龙胆泻肝汤、甘露消毒丹、茵陈五苓散加减；脾胃湿热蕴结，治以清热化湿，运脾和胃，方用茵陈蒿汤、连朴饮加减；肝郁气滞，治以疏肝解郁，方用柴胡疏肝散加减；脾湿阻滞，治以健脾化湿，疏肝解郁，方用平胃散、逍遥散加减。慢性期肝郁脾虚，治以疏肝解郁，健脾助运，方用逍遥散合香砂六君丸加减；肝肾阴亏，治以滋养肝肾，方用一贯煎加减；气滞血瘀，治以疏肝理气，活血化瘀，方用血府逐瘀汤加减。重症肝炎，湿热疫毒弥漫三焦，治以清热解毒，除瘟退黄，方用清瘟败毒饮加减；热毒伤营动血，治以清营、凉血、解毒，方用清营汤、黄连解毒汤加减。李益忠等把乙肝患者分为虚证、实证两组，分别予中药（党参、黄芪、白术、首乌、鸡血藤、淫羊藿、肉苁蓉、甘草）和中药（桃仁、红花、丹参、赤芍、郁金、川楝子、蒲公英、白花蛇舌草、鳖甲）治疗，取得满意疗效。孙同郊治疗慢性乙肝时注重病证结合。病，既包括中医的病证，也包括西医的病理。临床多用五味消毒饮为基本方加减，疗效确切。中医治疗肝炎，有很大优势，一是辨证论治：①是否有湿热疫毒之邪，是热重、湿重、还是湿热并重，分别选用清热、利湿、解毒之剂。②是否有正气亏损，是脾虚、肝肾阴虚，还是气血两虚，分别选用健脾、滋阴、补气、补血之剂。③是否有气血失调，是肝郁气滞，还是气滞血瘀阻络，分别选用疏肝理气、活血化瘀之剂。二是辨病治疗：①抗病毒治疗：清热解毒，如板蓝根、贯众；凉血解毒，如紫草、玄参；通下解毒，如大黄、虎杖；化湿解毒，如土茯苓、生薏苡仁；活血解毒，如半枝莲、半边莲等药物对肝炎病毒有抑制作用。②调节免疫治疗：增强免疫方面以扶正为主，药物如淫羊藿、冬虫夏草、巴戟天、黄芪、人参、白术、当归、枸杞子、首乌、女贞子等。抑制免疫方面以活血凉血为主，药物如丹参、赤芍、生地黄、红花、桃仁、大黄、益母草等。③促进肝组织修复、改善肝功能、抗肝纤维化方面：对于以 ALT 增高，选用垂盆草、山豆根、五味子；改善蛋白代谢以益气、养血、滋阴为主，可选用人参、黄芪、当归、灵芝、冬虫夏草等；抗纤维化以活血、化瘀、软坚为主，可选用桃仁、红花、丹参、三七、百合、柴胡、鳖甲、䗪虫、山慈菇等。

3. 猩红热　猩红热是由产生红疹毒素的乙型溶血性（A 族）链球菌引起的急性呼吸道传染病。临床以初起发热恶寒，咽喉肿痛，头颈痧点隐隐，继之高热，皮疹丹红成片，喉肿而烂，重者丹痧下陷，乃至下利气绝为其特征。中医称为“烂喉痧”，属急性时行疫病。本病乃疫疠之邪从口鼻入于肺胃，疫毒内郁化火，蒸逼肺胃，蒸逼营血而成。临床治疗以清泄邪毒为基本原则。初起，邪侵肺卫，症见恶寒发热，咽喉红肿疼痛，甚则溃烂，皮肤潮红，痹痧隐隐，苔薄黄，脉浮数。治以辛凉疏泄，清热利咽，方用清咽汤。继则病邪传里，热极化火，毒在气营，症见壮热烦渴，咽喉红肿糜烂，肌肤皮疹显露，舌赤苔燥，继则剥脱，舌质红绛起刺状如杨梅，脉数有力。治以清气凉营，泻火解毒，方用凉营清气汤。若正气不足，毒热炽烈，内陷心营，症见高热烦躁，神昏谵语，抽搐，疹色紫红甚者可见斑点，舌红绛，脉数。治以清营解毒，镇惊息风，方用清营汤加减合紫雪丹或安宫牛黄丸。病后余毒伤阴，症见咽喉肿痛腐烂已减，肌肤痹痧消退，皮肤脱屑，午后低热，手足心热，口干舌红，脉细数。治以养阴生津，清肃余毒。方用清咽养营汤。临床报道，治疗猩红热常采取以辨病为主，结合辨证，分疹前期、发疹期、疹后期，用卫气营血理论进行辨证论治。根据实验及临床观察证明，金银花、连翘、黄连、板蓝根、紫丹参、穿心莲等对溶血性链球菌有较强的抑制作用，一般采用 2～3 种药物联合使用，疗效甚佳。黄连系抗菌力强，抗菌谱广的植物性抗生素之一，在培养基上对溶血性链球菌有杀菌或抑菌作用。它对猩红热轻型或普通型疗效好，对中毒型或脓毒血型者，亦可配合他药治疗。猩红热 1 方：白花蛇舌草 30g，板蓝根、土牛膝各 15g，连翘 12g，山豆根、牛蒡子、桔梗、黄芩、金银花各 9g，马勃 6g，甘草 4.5g。共奏清热解毒，利咽消肿，效果明显。猩红热 2 方：北沙参、生地黄各 12g，麦冬、天花粉、杭芍、茯苓、玄参、桔梗、知母各 9g，甘草 3g。用于恢复期，滋阴生津。

4. 麻疹　麻疹为麻疹病毒引起的具有高度传染性的一种发疹性疾病。前人对麻疹发病的认识经历了从“内蕴胎毒，外感天行”到“麻非胎毒，皆属时行”的转变。当今已统一外感天行时气即所谓麻毒时邪是麻疹的发病原因。麻毒时邪属阳，是一种温疫时疠，通常由口鼻侵犯肺系，然后循行三焦，致使发生皮疹，而成全身性疾病。初起邪伤肺卫，状似感冒，症见发热，目赤，咳嗽，喷嚏流涕等。麻毒由肺及脾，肺合皮毛，脾主肌肉，故疹点先隐隐于皮肤之下，磊磊于肌肉之间，又脾统血，肺主气，故疹毒由内向外，发于血分而达于气分，毒邪外透得以宣泄，是为顺证。若正气不足，不能鼓邪外出，或麻毒炽盛，化火伤阴，或调治失当，麻毒内陷，而入肝、肾或逆传心包，引致种种逆证、变证或险证，如麻疹并发肺炎，麻疹伴发走马牙疳，麻疹后脑脊髓膜炎等病毒血症。麻疹为阳毒热邪之证，具有一般温病发展的共同规律，所以治从清解、清气、透营、凉血等法循进，但又具有透疹于外的特殊性，治在因势利导，由里达表，着重在"透邪解毒"一法。初起邪在肺卫，治宜辛凉透疹，方用葛根解肌汤加减。麻毒壅肺，治宜清热解毒，宣肺豁痰，方用麻杏石甘汤加减。邪闭脑窍，治宜清营开窍，凉血息风，方用清营汤、羚角钩藤汤加减。邪窜血分，宜清热解毒，凉血化斑，方用犀角地黄汤加减。麻毒攻喉，宜解毒宣肺，利咽消肿，方用清咽下痰汤加减。麻毒入肠，治宜解毒清热，清肠利湿，方用白头翁汤合葛根芩连汤加减。

5. 斑疹伤寒　斑疹伤寒属中医外感热病中的"温疫""疫疹""疫斑"范畴。乔富渠依据其呈群发性，起病急，热度高，易发疹，周身痛，病缠绵，舌质红，苔黄腻，脉滑数，肝脾大等基本临床特征，将斑疹伤寒取名为"疫性湿温"。引起本病的基本病因为疫毒，有湿热疫毒和温热疫毒，疫毒由口鼻或皮毛侵入人体，可见卫气营血各个阶段的损害。初起多见外邪侵袭肺卫，邪正相争，卫气被郁，症见恶寒发热，头身疼痛，咳嗽，舌红苔薄白，脉浮数等。邪入气营，则见壮热烦渴，或见寒战，面红如醉，头身剧痛难忍，斑疹显露，肝脾大，舌质红绛，苔黄而干，脉洪大或滑数。疫毒内陷，气阴耗伤，则见壮热烦渴，汗出气粗，斑疹吐衄，神昏肢厥，血压下降，舌红苔黄而干，脉细数。按分型论治，邪袭肺卫，治以透表解毒，清肺润燥，方用葱豉桔梗汤加减。邪在气营，治以清气凉营，化斑养阴，方用化斑汤加减。邪毒内陷，治以清热解毒，养阴益气，方用化斑汤、生脉散加减。临床对湿热型斑疹伤寒，选用甘露三石汤（白豆蔻、木通、菖蒲、藿香、川贝母、薄荷、寒水石各6g，生石膏、茵陈、滑石、连翘各16g，射干、黄芩、僵蚕各10g，板蓝根20g）清热祛湿，取得良好疗效。

又如获得性免疫缺陷综合征，因传播广泛，蔓延迅速，症状复杂，治疗困难，后果严重，死亡率高，故被称为20世纪的"世界瘟疫"。流行性脑脊髓膜炎，由于蔓延迅速，在大范围出现流行，则又称之"瘟疫"。这些都属中医疫毒范畴，亦即人体感受疫毒之邪，以致卫、气、营、血功能失常，产生卫、气、营、血病理变化过程。

（二）研究探讨

1. 温疫的成因　温疫致病的主因乃是疫疠之邪，在反常或灾害性气候条件下形成的特殊致病因素。战乱饥馑，卫生不良，污秽不洁之物处理不善，皆可使疫邪形成并侵犯人体致病。

戾气说。吴有性曰："夫疫者，感天地之疠气也"。提出了传染病病因学的新概念——戾气学说。在吴有性以前，对疫病病因曾有过多种说法，如时气说、伏气说、瘴气说等，然而更多的医家仍局限于"百病皆生于六气"之说。吴有性指出：疫病的流行，"不可以年岁四时为拘，盖非五运六气所能定"，也不是因"四时不正之气"引起，而是感染了自然界一种"戾气"所致。并阐明这种戾气虽"无形可求，无象可见，况无声复无臭"。但并非虚无缥缈，而是有物质基础的，是一种特异的致病物质。然而吴有性所论之戾气多偏重于湿热疫邪。

火毒疫气说。余霖曰："疫既曰毒，其为火也明矣"。乾隆甲子五六月间，京都大暑，将暑燥之疫分证论治。余霖所谓的"热疫"一类病证，多属热毒斑疹，因而辨证析理以火毒为本。

温寒杂疫说。刘奎著《松峰说疫》六卷，他的主要造诣在于把疫分为温疫、寒疫、杂疫三种，扩大了温疫学术的范围。其中杂疫说，更是前此诸家所未及。他指出："杂疫其症则千奇百怪，其病则寒热皆有，除诸温挣诸痧瘴等暴怪之病外，如疟痢、泄泻、胀满、呕吐、喘咳、厥痉、诸痛、诸见血、诸痈肿淋浊霍乱等疾，众人所患皆同者，皆有疠气以行乎其间，故往往有以平素治法之不应，必洞悉三才之蕴而深究脉症之微者，细心入理，一一体察，方能奏效”。不难看出，杂疫是以临床证候特点命名的疫病。刘奎杂疫证治，对温疫学说是一大补充。

2．邪犯的部位　温疫包括了多种疾病，由于具体病种的个体差异，决定了所犯部位及传变形式的多样性。

邪在膜原说。以戾气说为突破口，吴有性全面论述了湿热郁邪自口鼻而入，客于膜原，分传表里的观点。吴有性谓：“邪从口鼻而入，则其所客内不在脏腑，外不在经络，舍于夹脊之内，去表不远，附近于胃，乃表里之分界，是为半表半里，即针经所谓横连膜原是也”。“膜原”虽属病位概念，但实际是指湿热之邪所致的特定的病机、证候概念。吴有性提出膜原论，明确其病位中心，相对固定，又总结出了戾气以膜原为中心，以表里为主线的九种传变类型，静中求动，动静结合，完善了辨证体系。

邪在中道说。杨栗山认为，吸收疫气，直行中道，分布上下，清浊相干，气滞血凝，进而疫邪怫郁，从里达表而以里热为重。创立了以中焦为病变中心，以疫热怫郁为病机关键，以中焦为枢纽传变形式的理论体系。

邪在肺、胃说。丁甘仁在《喉痧证治概要》指出：“邪从口鼻入于肺、胃，咽喉为肺、胃之门户”。肺、胃是疫疠之邪盘踞的地方，疫毒蒸郁肺、胃，厥、少之火上亢，则发烂喉痹痧。

3．临床证候表现　由于疫邪性质不同，人的体质各异，所以温疫初期证候表现也不相似。

湿热疫：以《温疫论》为代表的湿热疫，邪自口鼻而入，盘踞膜原，证见憎寒壮热，继则但热不寒，苔白如积粉，舌质红绛等。膜原之邪不解，其传变途径和临床表现不一，总的可概括为表病、里病、表里同病三种情况。表病多为疫疠之邪外散，壅于肌表，或里病浮溢于肌表；里病分上、中、下三部，上有湿热疫邪内溃胸膈；中、下有阳明实热，灼烁真阴。

暑燥疫：以《疫疹一得》为代表的暑燥疫，初病即见热毒充斥表里上下之证，见壮热头痛，两目昏瞀，狂躁谵语，骨节烦疼，甚则吐、衄、发斑，舌绛苔焦。疫毒深伏，可出现真寒假热之候或淫热内攻脏腑的危候。热疫病后，则见正虚邪恋之候。气阴亏损可致便燥，咽哑；余邪不去，热伏心包，则谵语、昏睡、惊悸不安。

4．治疗原则　温疫学派基于对病因病位的认识，在治疗上采取强有力的针对性措施，制方选药，强调祛邪除因，直达病所。

开达膜原、攻下逐邪：戾气客于膜原，吴有性自制达原饮，直达其巢穴，使邪气溃散，速离膜原，其邪或从表解，或内陷入胃，其入胃者，可早用攻下，排邪外出。并认为承气本为逐邪，而非专为结粪而设，故主张攻邪勿拘结粪。

宣通中焦、透表通里：戾气壅遏中道，杨栗山自制升降散，径捣其本营，升上降下，透表通里，犹如兵法，击其中坚，首尾自溃。

清热解毒、凉血滋阴：戾气燔居于胃，气血疫毒俱盛，余霖自制清瘟败毒饮，一趋其敌窝，大清胃热，兼凉其血。

用药上力求选择针对戾气、火毒的特效药物，如槟榔、厚朴、草果、大黄、蝉蜕、僵蚕、石膏等。如吴有性用大黄祛邪治本，他说：“三承气功效俱在大黄，余皆治标之品也”。余霖强调重用石膏。他说：“重用石膏，直入肺胃，先捣其窝巢之害，而十二经之患自易平矣，无不屡试屡验”。杨栗山重视黄芩、黄连、栀子、黄柏、大黄等，亦是针对体内怫郁之邪气而用的。他主张治疗应“清热解郁以疏利之”。

总之,温疫的治疗当依据病邪的性质和证候表现确定治法和方药。湿热疫以疏利透达为原则,疫邪外溃肌肉者,合以解表透邪;内溃于里者,在上涌之,在下攻之;内结外闭者,以攻里结为主,里气通则表邪自然汗解。暑燥疫的治疗以清热解毒,凉血救阴为总则。辨邪之所在,随证选药。历代医家认为万物各有所致,能知以物制气,一病只须一药之到而病已。

(三)研究价值与意义

温疫学说从开创而形成及发展,紧紧围绕既定的专题,经历代医家的不断完善,形成了比较完整的理论体系。温疫学说的形成和发展,其历史价值,临床意义和现实意义是巨大的。

1. 历史价值 历史的变革,医学的发展,历代医家面对疫病的猖獗流行,积累了丰富的临床经验。面对“误以伤寒法治之,未尝见其不殆”的现实,他们继承发扬前人的学术成就,打破了崇古宗经的局面,提出了诊治温疫较为完整的学术见解,给后世温病学发展以很大的影响。特别是吴有性的《温疫论》是第一部温疫学专著,随着《温疫论》的问世,研究温疫学说者蜂起,学术氛围十分浓厚,并形成了较为完整的理论体系,促进了温病学的发展,对传染病学作出了较大的贡献。但由于受历史条件的限制,温疫理论没有与近代自然科学相结合,因而没有发展到更加成熟的地步。后来叶桂、吴瑭等温病大家创立了卫气营血辨证与三焦辨证的新理论,对一般温热病和温疫病均具临床指导意义。温疫学说逐渐被概括于温病学说之中,成为温病学的一个重要组成部分。

2. 临床意义 历代医家对温疫的论述是建立在不同证候基础上的,对临床辨证论治有实践指导意义。

分析病因病机:温疫学派一致公认戾气是温疫病的特定病因,指出疫气是看不见,摸不着的微小物质,这与现代病因学中的细菌、病毒等微生物极其相似。戾气又称杂气,从口鼻而入,具有传染性、流行性,还具有某种杂气专入某一脏腑和经络的特殊性,某种杂气只能引起某种温疫的特异性,某种杂气偏中于某一物种的偏种性。强调在疫病传播、防治过程中,必须注意传染源、传播途径等多个流行环节,以控制传染病的传播和流行。

辨别证候类型:温疫多为风温热疫及暑燥热疫等温热性质的烈性病。初起即见邪遏膜原,或热毒充斥表里等里热证。诸如邪入阳明,内溃胸膈、内陷营血等。后期可见余邪伏于心包、肠燥便秘等证型。

确定治疗原则:针对病位制方,针对病邪选药。强调“逐邪为第一要义”,主张“急证急攻”,治疗重点侧重在气分膜原与胃。这种有邪必逐,除寇务尽的观点,是符合急性传染病治疗原则的,在中医急症研究方面具有指导意义。

3. 现实意义 温疫学派首先提出了传染病病因学的新概念——戾气学说。吴有性说:“疫气者亦杂气中之一,但有甚于他气,为病颇重,因名之曰戾气。”又说“然此气无象可见,况无声无臭。”吴有性的说明等同现代细菌病毒之说,这些见解写在显微镜发明之前,确有远见,其伟大的创见,为历史上第一人。温疫学说对疫病的流行病学作了新的论述,明确指出传染途径“有天受,有传染”。提示了传染病的流行特点,而且对传染病的诊断提出新的启示,对当今传染病的隔离预防、空气消毒等措施有极大的启发。温疫学派观察到某种戾气对于某个脏器组织有特异性定位,如说:“盖当其时,适当某气专入某脏腑经络,专发为某病”。这与西医学认为某些病原体可选择性的侵犯某些脏器组织颇相吻合。过去亦称亲和力,如流行性乙型脑炎、流行性脑脊髓膜炎、霍乱、肺炎,各有特定的病菌病毒,各侵袭一定的脏器组织。温疫学派追求针对性药物，是针对性治疗，既可减轻病家的负担，又可杜绝中药材浪费的现象。辨证用药、抗菌治疗又是温疫学说的超前进步，如大黄、知母、草果等都有抗菌作用。从西医学观点看，大黄之类的攻下药物能增进肠道蠕动，促进体内毒素的排泄，并有较强的抑菌作用，所以，适时地运用攻下法治疗急性传染病，特别是某些肠道传染病，确有较好的疗效。

总之，温疫是温病中具有强烈传染性，并可引起流行的一类疾病，大多来势迅猛，病情严重，较一般温病的危害更甚。因此对温疫的防治应引起高度重视。特别是当气候变化反常或大旱、水涝等自然灾害后及某种传染病大流行时，都应提高警惕，迅速采取有效的预防和治疗措施，以控制其发展蔓延。

温疫学说还有待于后人挖掘、探索，使之系统化、科学化、现代化，这无疑会给传染病、急症研究带来突破性的发展。

（朱松生　朱佳乐　胡　波）

主要参考文献

[1] 浙江中医研究所．温疫论评注[M]．北京：人民卫生出版社，1982.

[2] 宋乃光．温病学[M]．北京：学苑出版社，1990.

[3] 戴春福．温病学探究[M]．西安：陕西科学技术出版社，1996.

[4] 黄煌．历代研究外感流派[J]．南京中医学院学报，1984，(2)：53.

[5] 医林．温疫学说的形成和发展概述[J]．中医杂志，1957，(3)：14.

[6] 张之文．温疫学说探讨——兼评温病治疗之“截断”论[J]．中医杂志，1980，(10)：733.

[7] 蔡定芳．温疫学派研究[J]．浙江中医学院学报，1984，(5)：40.

[8] 陈大舜．温疫学说溯源[J]．中医杂志，1984，(6)：4.

[9] 陆拯．近代中医珍本集·温病分册[M]．杭州：浙江科学技术出版社，1987.

[10] 何廉臣．重订广温热论[M]．北京：人民卫生出版社，1960.

[11] 沈庆法，吴银根，严世芸，等．中医外感热病学[M]．上海：上海科学技术出版社，1991.

[12] 沈凤阁．温病的理论与临床[M]．南京：江苏科学技术出版社，1988.

[13] 赵旭初．现代中医药应用与研究大系·温病分册[M]．上海：上海中医药大学出版社，1995.

[14] 成都中医学院．内儿科学[M]．成都：四川人民出版社，1975.

[15] 陈宗棠．黄连治疗猩红热 38 例的初步观察[J]．浙江中医杂志，1975，(4)：14.

[16] 黄洁．辨治流行性出血热病的寒温内外统一观[J]．中华中医药杂志，2006，21(9)：531-535.

[17] 李勇华．赵国荣治疗慢性病毒性肝炎经验[J]．中医杂志，2008，49(10)：879-880.

[18] 李益忠，陈枝俏．辨证治疗慢性乙型病毒性肝炎疗效观察[J]．辽宁中医杂志，2006，33(10)：1281.

[19] 汪静．孙同郊治疗慢性乙型肝炎的经验[J]．辽宁中医学院学报，2006，8(1)：49.

第四节　中西汇通说

明末清初，我国医学界出现一股特殊的医学思潮——中西汇通说。中西汇通说是在我国传统医学受到西方医学传入的影响下逐渐产生的，它的形成和发展，经历了艰难曲折的历程，它与当时的时代背景、历史条件，特别与社会制度，科学文化状况有着密切关系。中西汇通说旨在保存和发展中医学，吸取西洋医学之长，融合中西医学，这在我国医学发展史上有着一定影响，给后人启示匪浅。至新中国成立后，在中医政策的光辉照耀下，中医学得到了新生，温病学又得到了新的发展，运用温病学理法方药治疗多种急性传染病和急性感染疾病，取得了可喜的成绩，为中西医结合打开局面，产生了积极影响，展示了中西医结合光辉的前景。中西汇通说，对当今促进中西医结合，实现中医现代化，有着重要的现实意义。

一、文 献 研 究

中西汇通思潮在我国医学界延绵300余年，涌现出不少著名的汇通医家。

唐宗海，他生活的年代，正是鸦片战争后西方医学大规模传入我国的全盛时期，中医数千年来一统天下的局面被打破，开始出现中西医并存的局面。唐宗海从保存和发展我国传统医学的愿望出发，积极提倡中西医汇通。著有《中西汇通医经精义》二卷，后与其代表作《血证论》等著作合刊为《中西医汇通医书五种》。他认为中西医学原理是一致的，各有短长。应该摒弃疆域偏见，取长补短，使之归于一是。他在《唐氏中西医判·自序》中指出："西医亦有所长，中医岂无所短，盖西医初出，未尽周详，中医沿讹，率多差谬。因集《灵》、《素》诸经，兼中西之义解之，不存疆域异同之见，但求折衷归于一是"。宣传中西医汇通观点，影响极大。他提出"中西医原理一致性"的观点，对中医藏象、气化、治则等基本理论，对照西医理论进行汇通。

何廉臣，力倡改进中医，引进西医学。他创办《绍兴医药学报》发刊辞中，明确指出："其编辑宗旨，于国医学之足以保存者则表彰之，于西医学之足以汇通者则进取之，于中西医学之各有短长处，则比勘而厘订之，共勷绵力，力谋进步，或亦社会卫生之一助，医学改良之嚆矢欤"。代表作《重订广温热论》新增"论温热四时皆有"指出："春冬空气清洁，轻气多而炭气少，故其为病亦清邪多而浊邪少……夏秋空气最浊，水土郁蒸之气……其为病也，皆水土秽气杂合而成，人但以暑湿赅其病之本，贪凉饮冷赅其病之标。而不知夏秋水土郁蒸，湿中有热，热中有湿，浊热黏腻，化生念珠菌，故谓之湿温，亦谓之湿热，西医谓之霉毒气"。指出水土秽气化生念珠菌之原由。何廉臣在开透法中指出："凡能芳香开窍，辛凉透络，强壮心肌，兴奋神经等方，皆谓之开透法，惟一则去实透邪，一则补虚提陷为异耳，此为治温热伏邪，内陷神昏，蒙闭厥脱等危症要法，急救非此不可。此等危症，虽由于心肺包络及胃肝内肾冲督等之结邪，无不关于脑与脑系(脑系，西医曰脑筋，东医曰神经)。盖脑为元神之府，心为藏神之脏，心之神明，所得乎脑而虚灵不昧，开智识而省人事，具众理而应万机……人之神在心，而心之灵以气，苟脑气衰弱，肺气虚脱，则心脏必麻痹而死；故东西医生理学，以心肺脑为人身三大要经"。又"络者络脉(即西医所云回血管)，有阴络阳络之分：阳络即胃之大络，阴络即肺脾心包肝肾冲督之内络也。内络之间，尤多孙络(即西医所云微丝血管)，介于脉络之间，为交通经络之细血管"。从生理、解剖熔中西医于一炉。何廉臣所编《全国名医验案类编》一书，其所载病案体例、格式，既效仿西医病历，又保持中医的特色，对当今中医书写病案，尤多参考价值。

张锡纯是中西医汇通的杰出代表，毕生致力于中西汇通工作，极力主张"衷中参西"，开创了中西汇通的新局面，起到承前启后的重大作用，其代表作《医学衷中参西录》既坚持中医，又不排斥西医，一切从防病治病和有利于医学发展的前提出发，不存门户之见。他说："夫医学以活人为总旨，医不宜有中西界限于胸中，在中医不妨取西医之长(如脏腑器械化学等)，以补中医之所短；在西医尤当精研气化(如脏腑各有性情及手足六经分治主六气等)，视中医深奥之理原为形上之道，而非空谈无实际也"。认为中医之理多包括西医之理，汇通中西原非难事。并强调指出："欲为中华医学进化者，贵合中西之法而细细研究也"。"盖中西医学原可相助为理，而不宜偏废，吾国果欲医学之振兴，固非沟通中西不可也”。以上这些论述，不难看出张锡纯对待中西两种医学，主张取长补短，相助为理，并认为振兴中医，发展医学，非沟通中西不可，中西医汇通是必由之路，特别在当时复杂的历史条件下，能有这样鲜明的观点，更显得难能可贵。师古不泥古，参西不背中，是他汇通中西医的主导思想。张锡纯在“衷中参西”的思想主导下，肯定西医生理解剖知识的先进性，尝谓“人体之实验，西人最精”，“以其剖验有实考据也”。注重生理解剖上的汇通，力求从中找出共同之处，使之融会贯通。如胰即散膏说，张锡纯认为“胰”即古医籍中所谓“散膏”是也，并对其功能，与西说作了汇通。尝谓“西人谓中医不知有膵(即胰)，不知古人不名膵而名为散膏……散膏即胰也，为膵之质为胰子，形如膏，而时时散其膏之液十二指肠之中，以消胃转于肠未化之余食，故曰散膏，为脾之副脏……散膏与脾为一脏，即膵与脾为一脏也。且以西说考之，膵尾衔接于脾门，其全体之动脉又自脾脉分支而来，即按西说脾与膵亦可合为一脏也”。张锡纯从理论和实践上，对中西医的病理知识，作了大量的异中求同的汇通工作，如说：“黄疸之证，中说谓脾受湿热，西说为胆汁溢行，究之二说原可沟通也……盖人身气化由中焦而升降，脾土受湿，升降不能自如以敷布其气化，而肝胆之气化遂因之湮瘀，胆囊所藏之汁亦因之湮瘀而蓄极妄行，不注于小肠，转溢于血中而周身发黄”。认识到胆汁“溢于血中”是形成黄疸的病理基础，较传统“湿热郁蒸，酿成黄疸”之说法，已深化了一步，确有汇通中西的新意，于黄疸的辨证论治，颇多启示。关于治疗上的汇通，张锡纯在实践中体会到，中西医治疗方法各有所长，亦各有所短，应取长补短，相助为用。主张“西药治其标，中药治其本，标本并治，奏效必速也”。参考西医理论，指导临床用药，如对“肝肿”之证，援引西医的理论说：“西人谓肝中为回血管会合之处，或肝体发大，或肝内有热，各管即多凝滞壅胀。由斯知疏达肝郁之药，若柴胡、川芎、香附、生麦芽、乳香、没药皆可选用，而又宜佐以活血之品，若桃仁、红花、樗鸡、䗪虫之类，且又宜佐以泄热之品。然不可骤用大凉之药，恐其所瘀之血得凉而凝，转不易消散，宜选用连翘、茵陈、川楝子、栀子诸药，凉而能散，方为对证”。张锡纯倡导中西药并用，熔中西药于一炉，创制了不少新颖的方剂。如治温病热盛的“石膏阿司匹林汤”，虽被讥其为“石膏阿司匹林医生”，但其组方的思路和方法，是可取的，即使从今天中西医结合的角度来看，仍是切实可行的。西医对疾病的诊断，注重于检验为依据，有其一定的优越性。张锡纯有鉴于此，推崇用西法断病，用中药治病，如对霍乱之证，认为“用显微镜审察此病之菌，系弯曲杆形，是以此证无论凉热，惟审察其传染之毒菌，现弯曲杆形，即为霍乱无疑也。”显然他对本病的诊治，已显示出西医辨病，中医辨证论治的雏形。关于药物上的汇通，张锡纯对中西药物的性能，作用原理进行分析，参考西说，解释中药的作用原理；对西药的性能，以中说析理。如对硝石、朴硝之类用以治疗黄疸，认为其退黄作用，主要在于“融化”胆石或“消融”溢入血中之胆汁。如对阿司匹林，指出“其味甚酸，其性最喜发汗散风，除热及风热著于关节作疼热；其发表之力又善治痧疹；其退热之力若少用之又可治虚劳灼热、肺病结核”。张锡纯在药物上衷中参西的分析，对药理的研究作了汇通的大胆尝试，有可取之处，是现今值得深思和探讨的问题。

恽铁樵贯通中医典籍，于伤寒、温病证治尤多研究。又留心西洋医学，主张中医改革，促进中西医汇通，各取所长。《伤寒论研究》提出：“发明古书精义，采取西国学说，证诸实地经验”等改进中医的思路方法。“中医而有演进之价值，必能吸取西医之长，与之合化”。揭示中西汇通的可能性和可行性。“居今日而言医学改革，苟非与西洋医学相周旋，更无第二途径”。强调了中西汇通的必要性。《伤寒论辑按·序》曰：“全书六经关系以《内经》形能(态)

为准,全书生理关系以西国书为准,各方变化配合以临床经验为准”。在他的著作中,确实做到了兼采中西各家之长。恽铁樵提出改进中医的观点,是“将《内经》所说,证之于病态,不得其解,求自西学。那是轩岐医学、西洋医学和我自己的实地经验,三合而成,而又截头截脚,弃去一切玄妙微茫不可知之物。”(《群经见智录》)面对国民政府《取缔旧医以扫除医药卫生之障碍》的提案,恽铁樵强调以中医学说为主体,坚持中西汇通,渗透与移植近代医学的长处。他在其《药盦医学丛书》强调:“故不能使中医同化于西医,只能取西医药理补助中医,可以借助他山,不能援儒入墨”。恽铁樵主张把实验方法移入中医,并拟集资购仪器加以研究,鼓励创新,把注意力放在研究中西医两者的本质和引进近代科学方法上,不拘泥于形式,不着重于印证,不把西医知识作为注疏中医理论的工具,这种创新精神,至今仍有其现实意义。

其他代表人物,如陆彭年,创办《中医新生命》杂志,宣传其提出的“中医科学化”观点。杨如候著有《医学新论》,创办山西中医改进研究会及学校的宗旨为:“注重中医,兼授西医,以期发明中医理论,改进中国医学,俾能成为一有系统之科学”。施今墨,倡言革新中医,制定中西医病名统一书,教育上以中西医并举,学术上主张以科学方法研究中医,临床上其诊病用西医名词,参照西医器械检查结果。以上这些融贯中西,创立新医学的主张至今仍有参考价值,为中西医结合奠定了基础。

二、临床应用与研究

近年来,在中西医结合临床实践中,温病的理法方药不仅在传染病领域里广泛应用,而且还扩大到内科热病的范畴。传染病如流行性感冒、流行性出血热、流行性乙型脑炎、钩端螺旋体病等;急性感染性疾病如急性肺炎、急性胆道感染、急性肾盂肾炎、败血症等;此外还有一些免疫性疾病,如红斑狼疮、风湿热、白血病,以及物理和化学损害性疾病如中暑等。

(一)临床应用举例

1. 流行性乙型脑炎　流行性乙型脑炎(简称乙脑),是由流行性乙型脑炎病毒引起的中枢神经系统感染为主的传染病,其临床以发病急骤,突然高热、昏迷、惊厥、头痛、呕吐以及脑膜刺激征为特征,病情危重者常见呼吸衰竭,并可留有神经系统后遗症。根据其发病季节和临床证候特点可属于“暑温”“暑厥”“暑风”“暑痫”等病证的范围。中西医结合治疗流行性乙型脑炎,主要从三个方面入手,掌握西医分期和类型;辨清中医的卫气营血;区别暑温与湿温特点。卫分证是温热病的初起阶段,也可以说是流行性乙型脑炎的初热期,属轻型或普通型;气分证是温热病发展的第二阶段,相当于流行性乙型脑炎的极期的前奏,界于普通型和重型之间;营分证是温热病邪气内陷的深重阶段,是流行性乙型脑炎极期的进一步恶化,属重型;血分证是温热病情发展到最深重的阶段,也是流行性乙型脑炎极期危及生命的时刻,属极重型,心脑和肝肾等脏器均受到损害。治疗按卫气营血,分清湿热,辨证论治。不外辛凉透表,通阳利湿,清热解毒,开窍豁痰,镇肝息风,生津养阴等法。1954 年石家庄地区运用温病学的理论和方法,在流行性乙型脑炎辨证论治中,认定本病是温邪猖獗,病发即逆传心包,中西医结合,用清瘟败毒饮加安宫牛黄丸、至宝丹、紫雪丹配合西医物理降温,输液、输氧、鼻饲、吸痰等,疗效显著。许伟帆等在临床以清热解毒、滋阴凉血、化痰开窍、息风止痉等法为主,先后应用大承气汤、清瘟败毒饮、涤痰汤、青蒿鳖甲汤、通窍活血汤、安宫牛黄丸等方,在辨证论治基础上随症变化治疗流行性乙型脑炎,取得显著疗效。中药注射液如痰热清注射液、板蓝根注射液、丹参注射液在流行性乙型脑炎的对证治疗上,取得满意疗效。

2. 肾炎——肾衰竭　急性肾衰竭,主要是由于急性肾缺血及急性肾中毒引起肾实质急性损害致使肾功能突然衰竭，临床上有少尿或无尿、尿毒症及代谢紊乱等表现。天津市第一中心医院采用中西医结合办法抢救急性肾衰竭 21 例，治愈 19 例，疗效显著，他们的治疗措施是：①对西医疗效不肯定的环节，单用中药治疗，以中医之长，补西医之短。②对中医和西医治疗都有效的环节，优先发挥中医之长。③对中医疗效不肯定，而西医疗效较好的，则充分发挥西医之长，补中医之短，在无尿或少尿期，根据辨证属血瘀阻络型则用桃红四物汤加减活血化瘀；属邪热炽盛型则用犀角地黄汤加减，清热凉血，如湿热内蕴则用茵陈蒿汤加减，清热利湿。并配合西医透析，对症处理。陈彩焕等治疗肾病综合征出血热合并急性肾衰竭 32 例，除按常规治疗外加用中药，药用：金银花 30g，槐花 30g，蒲公英 30g，煅牡蛎（先煎）30～50g，生大黄（后下）30～60g，结肠透析。治疗组治愈 28 例，好转 4 例，总有效率 100%。多尿期则滋阴补肾，兼以祛邪。恢复期温补脾肾，善其后。刘海虹等选用生脉饮合增液汤（西洋参 15g，麦冬 15g，玄参 15g，生熟地黄 15g，沙参 15g），治疗急性肾衰竭的多尿期和恢复期取得很好效果。

3. 钩端螺旋体病　钩端螺旋体病是一种自然疫源性急性传染病，从其传染性强，易流行而论，可归属于瘟疫范畴；若着眼于发病季节及证候属性则可属于暑温、湿温、伏暑；若据黄疸、出血、抽风等症状特点则与瘟黄、暑瘵、暑风等病颇多相似之处。本病乃暑热疫毒之邪，作用于机体后出现的证候。大多按卫气营血的浅深次序演变。辨病与辨证相结合，目前对本病的治疗，似趋于中西医结合分型：流感伤寒型，属于中医的暑温型或湿温型；黄疸出血型，相当于中医的温黄型；脑膜脑炎型，即中医的暑痉型；肾衰竭型，即中医的癃闭型；肺出血型，相当于中医的暑瘵型。陕西省中医药研究院将本病分为伏暑、湿温、温燥、温黄、温毒、暑痉等 6 型。据米伯让关于《中医对钩端螺旋体病的认识和防治》报道，根据 657 例钩端螺旋体病临床见证及用中医中药治疗该病的经验和初步探索的规律，归纳为伏暑证、湿温证、温燥证、温毒证、温黄证、暑痉证等 6 种证型。按温病卫气营血辨证论治。综合六年防治钩端螺旋体病的 657 例，无论从治疗数据和治愈率，都足以说明，中医中药肯定能够治愈钩端螺旋体病，而且疗效显著。钩端螺旋体病，治疗以清暑化湿、清热解毒为原则。初起病在卫气，暑湿为患，宜清暑泄热、化湿透表。暑热燔于气分，治宜清气泄热为主。其中邪热犯肺伤络出血者，治以清肺和络止血；热毒郁阻肝胆而发黄者，则须侧重于清热解毒退黄；若暑邪夹湿，蔓延三焦，水道闭塞而无尿者，当以清利三焦，通调水道为急务。气营或气血两燔者，则宜气血两清。青霉素对本病治疗有特效，中毒症状严重者可短程应用肾上腺皮质激素。对肺大出血、休克、心力衰竭、肾衰竭等危重状态，则须中西医结合抢救，以防不测。

4. 胆道感染　胆道感染，临床上以发热，右上腹痛，黄疸，消化不良为主症。本病属于中医外感热病中的“湿热”“黄疸”“胁痛”等病证范畴。本病的发生，多由肝胆气滞及湿热之邪壅阻所致。胆道感染的外邪就是湿热，湿热与细菌的感染和繁殖密切相关。而人体免疫功能状态（正气），直接影响感染的发生。吴咸中指出，治疗胆道感染、胆石症，初期宜通里攻下，清热解毒，理气开郁；中期兼行气活血，消食导滞；恢复期补养气血阴阳，健脾和胃。并指出通里攻下，清热解毒，理气开郁，活血化瘀，清热利湿是祛邪的主法。渗湿利水、温中散寒、健脾和胃、补气养血法，主要用于恢复期。常用方剂有大柴胡汤、小柴胡汤、茵陈蒿汤、龙胆泻肝汤、柴胡疏肝散、芍药甘草汤、金铃子散等。

5. 感染性休克　感染性休克又名中毒性休克，是由各种病原体及其毒素或抗原抗体复合物所引起的以有效循环血量急剧减少，组织灌注不足，细胞代谢紊乱和器官功能受损为主要改变的综合征。感染性休克，属中医外感热病中“厥证”“脱证”的范畴。在外感热病中所发生的厥脱，大多因邪毒内侵，耗伤气阴，或陷入营血，使气血运行障碍，导致阴阳之气不相顺接，气机逆乱，甚则阴阳离决而引起。现代研究认为病原菌所产生的内毒素，引起血管通透性增强，有效循环血量急剧下降，机体为保证重要脏器的血液供应，血液相对集中于内脏，四肢血管明显收缩，临床表现为靠近心脏的躯干部位皮肤灼热，而四肢厥冷的“血液集中化”。这在一定程度上揭示了热深厥深的病理本质。临床以生脉注射液治疗感染性休克，取得了较好疗效。药理研究表明，生脉注射液可以增强心肌收缩力，增加心排血量，增加冠脉血流量，降低心肌耗氧量，并可使心肌自律性降低，不应期延长，有一定的抗心律失常作用；生脉注射液对革兰阴性杆菌内毒素具有解毒作用；生脉注射液能改善血液高凝倾向，抑制血栓形成，促进纤维蛋白溶解，对高分子右旋糖酐所引起的微循环障碍和弥漫性血管内凝血(DIC)的病理变化，有一定的对抗和保护作用；生脉注射液能促进机体网状内皮系统的吞噬功能，明显兴奋垂体-肾上腺皮质系统功能，有解毒抗休克的作用。近年来随着厥脱证研究的进展，中医药救治感染性休克的研究进入了新的阶段。

(二)研究探讨

中西汇通论、改进中医论、中医科学化论，推动了中西医结合，给后来的探索者留下了启示，对今天中西医结合仍有参考意义。

1. 病因病机上的汇通　何廉臣谓：“夏秋水土郁蒸，湿中有热，热中有湿，浊热黏腻，化生念珠菌，故谓之湿温，亦谓之湿热，西医谓之霉毒气，害人最广，变证最繁……尤多难治”。实际上，传统中医已把致病的病原微生物概括在“六淫”病邪之中，中医的“邪”已把细菌及其分泌的毒素以及由此引起的某些代谢产物都包含在内了。

张锡纯在论“黄疸”时指出：“黄疸之证，中说谓脾受湿热，西说谓胆汁滥行，究之二说原可沟通也……内伤黄疸，身无热而发黄，其来以渐，先小便黄，继则眼黄，继则周身皆黄，饮食减少，大便色白，恒多闭塞，乃脾土伤湿而累及胆与小肠。盖人身气化由中焦而升降，脾土受湿，升降不能自如敷布其气化，而肝胆之气化遂因之湮瘀，胆囊所藏之汁亦因之湮瘀而蓄极妄行，不注于小肠以化食，转溢于血中而周身发黄……至于外感黄疸，约皆身有大热，乃寒湿之热，传入阳明之府，其热旁铄，累及胆脾，或脾中素有积湿，热入于脾与湿合，其湿热蕴而生黄，外透肌肤而成疸，或胆中所寄之相火素炽，热入于胆与火并，其胆管因热肿闭，胆汁旁溢混于血中，亦外观现黄”。由是观之，张锡纯已认识到胆汁溢于血中是形成黄疸的重要病理基础，于临床黄疸的辨证论治，有指导意义。又如气喘，张锡纯谓：“心有病可以累及肺作喘……心左房之赤血与右房之紫血，皆与肺循环相通。若心动过急，逼血之力过于常度，则肺脏呼吸亦因之速过常度，此自然之理也。然心与肾为对待之体，心动若是之急数，肾之真阴不能上潮，以靖安心阳可知。由是言之，心累肺作喘之证，亦即肾虚不纳气之证也”。显然，张锡纯已将西医所说的心病性气喘，与中医“肾不纳气”作喘的理论，作了沟通，发明了“心力衰竭与肾不纳气相通”的观点，给临床颇多启示。

近年在临床实践中，如某些传染病的分期分型与温病卫气营血分期分型相吻合，既体现了温病辨证论治的特点，也体现了各种传染病发展过程中的不同阶段及不同类型。

2. 生理解剖上的汇通　唐宗海在《中西汇通医经精义》中分列了“五脏所生”“五脏所属”“五脏所藏”“五脏所主”“脏腑所合”“脏腑之官”“五脏九窍”等专题讨论藏象学说，并从解剖、生理功能和自然界关系三者之间进行阐述，力求汇通中西医。如“肺云合皮毛，西医云周身气管，外则散为毛窍，内则络于肺，故肺合皮毛”。又“口通五脏，然主纳谷，先通于胃，而胃实脾之府也，故口亦是脾之窍。凡百体皆有专属者，有兼属者，西医图口通脑，通心肺，通胃而不通脾。不知胃乃脾之腑，不通脾而反属脾窍，则其归属有真主宰矣。《内经》精确如此，真中外所不能及……口为脾之窍，唇又为口之门户，故脾之气血冲和，则唇明润。脾热者唇枯，脾绝者唇缩，唇不与脾连，而脾荣却见于唇，西医之拘于形迹者，断不能知”。

张锡纯借用西医的生理解剖知识，反证中医理论的正确和先见。如肺为五脏六腑之所始终与西医小循环相当说，指出“人之脏腑皆有血脉管与回血管。其回血管之血，由心至肺将炭气呼出，是诸脏腑之回血管至此而终也。迨吸进氧气，其血仍赤，归于心而散布于诸脏腑，是诸脏腑之血管自此而始也。故曰五脏六腑之所始终也。为肺能终始诸脏腑，是以诸脏腑之病，可于肺之寸口动脉候之，而寸口之动脉遂可分其部而应诸脏腑矣”。显然，张锡纯将中医“肺为五脏六腑之所始终”“肺朝百脉”的理论与西医小循环之说相当，推陈出新，融汇古今，颇有创见。胆汁能助消化说：西医生理学认为，胆汁渗入十二指肠，能助小肠消化食物。张锡纯对照中医理论指出：“吴鞠通《医医病书》曰：‘胆无出路，借小肠以为出路。’此非谓胆汁能入小肠乎？至于胆汁能化食之说，中医书中，亦早寓其理。《神农本经》之论柴胡也，谓‘能去肠中结气，饮食积聚，寒热邪气，推陈出新。’夫柴胡为少阳经之主药，而其功效多见于肠胃者，为其善调肝胆，使胆汁流通无滞，自能入于肠中消化食物积聚，以推陈致新之功也”。这些论述，至今仍值得参考和借鉴。

3. 中西治疗上的汇通　唐宗海结合西医理论知识，提出一些颇具新意的治疗法则。如《医经精义・脏腑通治》一节提出了心与胆通、肝与大肠通、脾与小肠通、肺与膀胱通、肾与三焦通五种新的治疗法则。如肺与膀胱通，肺病宜清利膀胱水，膀胱病宜清肺气为主。其机制为“肺主通调水道，下输膀胱，其道路全在三焦膜中……故肺与膀胱相隔甚远，而实相通。肺病则水停为痰饮，故宜清利膀胱以泻之，膀胱病多由肺之上源不得疏通，宜清肺气为主。”唐宗海在说理形式上虽以中医理论为主，但实质上是受了西医解剖学理论的启示而产生的，因之临床多有佳效。

张锡纯对某些疾病的治疗，提倡中西药并用，以提高临床疗效。张锡纯谓“自西药之入中国也，维新者趋之恐后，守旧者视之若浼，遂至互相抵牾，终难沟通。愚才不敏，而生平用药，多喜取西药之所长，以济中药之所短，初无畛域之见存于其间”。所以他在临床用药时，根据病情，或以中药为主，辅之以西药；或以西药为主，济之于中药，甚或在方剂配伍上，熔中西药于一炉，开创了中西药合用的先例。如治疗温病热盛的“石膏阿斯匹林汤”确实有相得益彰之效。张锡纯的这种组方思路和方法，是可取的，即使从今天中西医结合的角度来看，仍是切实可行的。就目前临床上常用的速效伤风胶囊、消渴丸等，也是取中西药之长，合于一方，以提高临床疗效。

中西医结合防治急性传染病取得了显著成绩。在温病学方药的研究中，发现了许多抗细菌、抗病毒及其他病原体的方药，并从免疫学的角度对许多中药治疗感染性疾病的机制进行了探讨，证实许多药物是通过提高机体的免疫功能来达到抑制、杀灭病原体的目的。在剂型改革，给药途径上，创造了许多新的剂型，如醒脑静注射液治疗肝性脑病，生脉注射液治疗感染性休克。

(三)研究价值与意义

中西汇通学说限于社会历史条件，不可避免地存在着许多不足之处，其结果是“汇而不通”。但从历史唯物主义和辩证唯物主义的观点来分析，中西医汇通的历史功绩和贡献，仍是不可磨灭的。

1. 历史价值　历史的改变，由于文化界对中国传统文化的批判日趋剧烈，势必影响到医学界一些人盲目崇拜西洋医学，主张“全盘西化”，使否定和废止中医的思潮很快蔓延开来，中医面临着继续生存的危机。历史的责任感，使中医界人士更加清楚地认识到，循蹈旧规来保存中医是不现实的，中医要生存，要发展，就必须改革创新。在中医发展史上涌现出大批中西医汇通医家，各地相继开始创办以中西汇通为目标的教育机构，旨在发明中医理论，改革国医学，促使中医科学化。纵观历史，汇通医家是中西医结合的先驱，从根本上讲，都是由于不满足该时期中西医的现状，力图取长补短，加以改革，促进了中医学的发展。中国医学史上曾有过几次大的发展高潮，但是基础理论体系始终没有突破《内经》的阴阳五行学说框架和《伤寒论》的辨证论治规范，始终未能实现方法上和实质内容上的更新。无论是金元时期的四大家，还是明清时期盛极一时的温热学派，都是如此。汇通医家的历史功绩，正是在于他们在近代西方科学的冲击下，勇敢地提出了改革中医学，并采用新的研究手段探索解决这一具有重大历史意义的问题。

2. 临床意义　何廉臣《全国名医验案类编》所载病案体例，格式，既效仿西医病历，又保持了中医特色，对当今中医临床书写病案，颇具参考价值。

唐宗海结合西医理论知识，提出一些颇具新意的治疗法则，用之临床多有佳效，扩大和补充了中医的治疗法则。

张锡纯参考西说，解释中药的作用原理，并在方剂配伍上，倡导中西药合用，提高了临床疗效。为当今中西医结合，中西药并用，开了先河。

陆渊雷等诸多汇通医家汇通中西医诊断，在临床上借助实验诊断技术及各种先进的机械检查，如细菌培养，X线诊断，听诊器，显微镜等，丰富了临床望、闻、问、切“四诊”内容，提高了疾病诊断的水准。

3. 现实意义　中西医汇通是中西医结合的先导，而中西医结合则是中西医汇通的继承和发展，二者为中医现代化奠定了基础，最终崛起了中医现代化。

汇通医家面对废止中医这股逆流，从不同角度探索，大胆提出改革，以中医为主，西医为辅，采西医之长，补中医之短，力图使中医理论有所突破，以适应时代的挑战，这种创新精神，至今仍有其现实意义。

中西医汇通所涉及的内容，由于汇通医家对问题认识有所不同，其侧重点也有差异。有偏重于基本理论汇通，对中医脏器的观察和研究，力求在生理解剖上汇通之，在“中西医原理一致”的思想指导下，对中医的藏象、气化、治则等基本理论，对照西医理论，进行汇通。有偏重于临床诊治汇通，从临床实验着手，倡导中西药合用治疗某些疾病以提高疗效。这些符合医学发展的有益见解给后来的探索者留下了启示，对当今中西医结合工作的开展，实现中医现代化提供了有益的借鉴。

西医学的迅速发展，促使中医学界必须要转变和更新观念，只有这样才能引起中西医结合上的突破和飞跃，如恽铁樵的“改进中医”和陆渊雷的“中医科学化”主张等，对于我们今天振兴中医，实现中医现代化仍有不少值得借鉴之处。温病学发展到今天，要取得突破，要有重大的发展，必须要最大限度地结合现代科学技术，在理论、诊断、治疗等方面尽量地汲取现代科学研究成果，特别是接受西医学对各种急性传染病、感染性疾病的研究成果，采取现代化的诊断方法与传统的四诊结合起来，使温病的治疗手段也逐步现代化，从而在温病的理论上进一步深化，在临床疗效上显著提高。

（朱松生　朱佳乐　谷晓红　胡　波）

主要参考文献

[1] 唐宗海．唐氏中西医判[M]．上海：千顷堂书局，民国三年(1914 年)．

[2] 张锡纯．医学衷中参西录[M]．石家庄：河北人民出版社，1997．

[3] 何廉臣．重订广温热论[M]．北京：人民卫生出版社，1960．

[4] 侯建华．张锡纯学术思想初探[J]．河南中医杂志，1980，(1)：10．

[5] 浙江中医药研究院文献研究室．中西医汇通研究精华[J]．上海：上海中医学院出版社，1993．

[6] 赵旭初．现代中医药应用与研究大系(第五卷)·温病[M]．上海：上海中医药大学出版社，1995．

[7] 孟景春．张锡纯学术经验简介[J]．江苏中医杂志，1980，(4)：6．

[8] 沈庆法，吴银根，严世芸，等．中医外感热病学[M]．上海：上海科学技术出版社，1991．

[9] 方药中，许家松．温病汇讲[M]．北京：人民卫生出版社，1986．

[10] 沈凤阁．温病的理论与临床[M]．南京：江苏科学技术出版社，1988．

[11] 成都中医学院．内儿科学[M]．成都：四川人民出版社，1975．

[12] 许伟帆，刘如玫，李其忠，等．中医辨证治疗流行性乙型脑炎验案[J]．上海中医药杂志 2007，41(11)：29-30．

[13] 陈彩焕，焦兆龙．中西医结合治疗肾综合征出血热合并急性肾功能衰竭 32 例[J]．实用中医药杂志，2003，19(3)：134．

[14] 刘海虹，何玉中．中西医结合治疗老年急性肾功能衰竭 36 例[J]．辽宁中医杂志，2005，32(1)：62．

[15] 马玉红．中医药对胆道感染胆石病的治疗及体会[J]．辽宁中医杂志，2006，33(8)：969．

第五节　寒温统一论

伤寒学说和温病学说是我国古代医家长期与外感热病作斗争的经验总结。几千年来，由于历史条件的限制，各学者持孤立的、片面的学术观点，形成了伤寒与温病的门户对立，导致伤寒学派与温病学派长期以来无休止的纷争。理论的不一致，辨证纲领的不统一，使后学者和临床医家往往无所适从。新中国成立以来，伤寒学派与温病学派渐趋统一。"寒温统一"已日益成为多数中医学者的共同愿望，万友生、章巨膺、裘沛然、方药中、张伯纳、张学文、沈凤阁、肖德馨、杨麦青、黄梅林等相继发表了寒温统一的论著，积极主张寒温统一，这基本上奠定了寒温统一理论体系的基础。寒温统一理论以万友生教授《寒温统一论》为起点，标志着中医外感热病理论"寒温统一"的初步实现。如何正确对待伤寒和温病学说，从中医基础理论上把它们统一起来，扬长避短，尽早地结束伤寒与温病学派之争，这在当前具有极其重要的现实意义和深远的历史意义。

一、文 献 研 究

《伤寒论》是我国第一部理法方药较为完善，理论联系实际的古典临床著作，它以六经辨证为特色，以外感热病为基本内容，是一部研究多种外感热病的专著。张机所著《伤寒论》明确提出是撰用《素问》、《九卷》以及《八十一难》。《素问·热论》："人之伤于寒也，则为热病""今夫热病者，皆伤寒之类也"，论述了急性热病的病因，凡是一切外感热性病，皆属于伤寒的范畴。温热病的种类繁多，都是伤寒的各个分支，《难经·八十一难》云："伤寒有五，有中风、有伤寒、有湿温、有热病、有温病"。"伤寒有五"的伤寒是广义的伤寒，也就是《伤寒论》命名的伤寒，然而《伤寒论》中所论述的病证又岂止五种，疫病也包括在其内，张机自序中称："予宗族素多，向余二百，建安纪年以来，犹未十稔，其死亡者三分有二，伤寒十居其七”。其死亡率如此高，足以证明他所指的伤寒，绝非仅指一般感受风寒的病证，其中包括多种急性传染病。晋·葛洪《肘后方》中也清楚地说明伤寒的概念和范畴：“伤寒、时行、温疫，三名同一种耳”。梁·陶弘景对伤寒所包括的疾病也有明确地记载，他在《辅行诀脏腑用药法要》中载述：“外感天行之病，经方之治，有二旦、六神大小等汤，昔南阳张机依此诸方，撰为《伤寒论》一部”。隋·巢元方《诸病源候论》并将阴阳毒也归纳于伤寒之列，称“伤寒阴阳毒”，其病类似后世所称的“温毒”。由此可见，《伤寒论》讨论的内容包括了许多传染病在内的一切外感急性热病。宋·庞安时《伤寒总病论》，其书论述天行温病、时行寒疫、温疫、痉、湿、暍、阴阳毒等多种外感疾病，而题名为“伤寒总病”。朱肱《伤寒类证活人书》：“论伤寒、伤风、热病、中暑、温病、温症、风温、温疫、中湿、湿温、痉病、温毒之名，天下之事，名定而实辨，言顺则事成，又况伤寒之名，种种不同”。盖指伤寒是总病名，包括很多疾病，必须详加辨审。金元·张从正在《儒门事亲》指出：“春之温病，夏之暑病，秋之疟及痢，冬之寒气及咳嗽，皆四时不正之气也，总名伤寒”。更明确伤寒的概念。元末·王安道《医经溯回集》云：“天伤寒、温病，其类虽殊，其所受之原则不殊也，由其原不殊，故一以伤寒而为称”。王安道所指的“原”，即外感疾病而言。郭雍在《伤寒直格》专列：“伤寒传染论”指出：“近秽气而触真气”为伤寒致病原由。明·孙应奎《医家类选》：“凡风寒暑湿热燥，天之六气，自外而中人……四时之中，皆得谓之伤寒”。张景岳亦有“是温病即伤寒也”。清·吕震名《伤寒寻源》指出：“若风若湿若热，皆统辖于伤寒二字内”，“仲景书以伤寒命名，此伤寒论乃外感之统名也”。综上所述，伤寒为一切外感疾病的总称，独尊伤寒的理论，温病本隶于伤寒论中。

温病是感受温邪而引起，以发热为主症，热象偏重，易化燥伤阴为特征的一类外感热病。温病的名称最早见于《内经》。《素问·六元正纪大论》：“民乃厉，温病乃作”。《素问·生气通天论》：“冬伤于寒，春必病温”。《素问·金匮真言论》：“夫精者，身之本也，故藏于精者，春不病温”。概念性地提出温病的病因。《伤寒论》太阳篇第六条概述了太阳温病的脉证特点及误治后的变证。仲景对温病的认识，只是辨证上的识别，这说明温病是伤寒系统的，亦即是说温病是讨论外感热病的。温病学发展至清代才系统完备起来，它的立论中心是卫气营血和三焦的辨证体系，掀起了伤寒与温病之间的学派之争。寒温由合而分，百家争鸣，推动和促进了学术的发展，使外感热病的理法方药臻于完善。应当肯定，温病学说的发展，补充了《伤寒论》的不足，这是医学发展前进的标志。

将伤寒与温病两种学说结合者，清代后期即有之，如杨栗山《寒温条辨》清楚地指出：“寒证有六经之传变，温证亦有六经之传变，其阴阳脏腑顺逆无二也”。俞肇源《通俗伤寒论》采用六经为纲领，参用三焦学说来论治温病。即便是吴瑭的《温病条辨》，王士雄的《温热经纬》亦多融合张机论说和方药，所以后世谓《伤寒论》是温病学发展的基础，温病学的发展补充了《伤寒论》的不足。

早在20世纪50年代末，章巨膺就提出：“统一伤寒温病的认识”。展开了伤寒、温病实质精神的探讨。他认为：“尽管伤寒温病有着历史性的纷争，但是他们讨论的基本内容是当时社会最多见的热性病，它们立论的基础同样是辨证论治，它们的思想方法同样是从整体观点出发的，那么它们的实质精神是一致的”。他明确指出：“伤寒论为温病学奠定了基础，而温病学说的成就乃是伤寒论的进一步发展，这是伤寒温病所以有条件统一起来的先决条件”。章巨膺意识到伤寒和温病这两种学说立论的思想方法是一致的，所以它们的基本精神也是一致的，他说：“六经亦好，三焦亦好，卫气营血亦好，都是对热性病辨证论治的方法，都是在整体观点的概念下正邪形势的分析下，综合得出的规律，因此它们都具有坚强的指导实践作用”。所以我们有必要把两者的理、法、方、药连贯起来，统一认识，交互使用，在临床上进一步给以科学论证，使中医学在热性病的理论和治疗方面发挥更大的作用。

寒温统一理论研究以万友生《寒温统一论》为起点，标志着中医外感热病理论寒温统一的初步实现。他认为：“外感伤寒和温病两说，分开来各有缺陷，合起来便成完璧，因而是必须统一的”。力主寒温合一，先后发表和出版了《寒温纵横论》、《寒温统一论》、《热病学》等论著。他主张：①伤寒和温病的病因是可以在六淫的基础上统一起来的。他说：“这可从《伤寒论》包括伤寒、中风、温病、风温、风湿、痉湿暍病和《温病条辨》包括风温、温热、温疫、温毒、暑温、湿温、秋燥、冬温、寒湿等很清楚地看得出来。”又“伤寒和温病都属六淫和疫疠所致的疾病，都是外因邪气作用于内因正气，引起邪正相争，导致阴阳失调的结果”。②伤寒六经和温病三焦、卫气营血的实质是可以在脏腑经络的基础上统一起来的。万友生列举伤寒六经内属脏腑及其证候表现与温病三焦、卫气营血所属脏腑及其证候表现有相似之处，他认为：“伤寒六经和温病三焦、卫气营血的辨证在名称上虽然有所不同，在实质上则都是脏腑经络的辨证，可以说是名异而实则同”。③伤寒辨证论治纲领是可以在八纲的基础上统一起来的。万友生把伤寒六经辨证论治的基本内容与温病三焦、卫气营血辨证论治的基本内容相对应，阐明“温病三焦、卫气营血学说是在伤寒六经学说的基础上，详述其表里热证治法方药的。而温病新感、伏邪学说和伤寒传经、直中学说也是彼此相通的”。又“伏邪与直中的概念也是相得益彰的”，即外邪既可直中入里而立即发病，也可潜伏于里而暂不发病，经过一定时期而发病。总之，万友生认为：“伤寒六经和温病三焦、卫气营血辨证论治虽各有其特点，但都是以阴阳表里寒热虚实为其总纲的”。他根据现今多数学者已认识到伤寒和温病都属于外感热病范围，也认识到外感热病和内伤热病既有区别，又有联系，主张“寒温外感热病和内伤热病应作为一个整体进行研究”。其代表作《热病学》指出：“热病是指一般具有发热症状的所有外感、内伤疾病。这一概念包含着伤寒与温病的统一及外感热病与内伤热病的统一”。其中就外感热病从病因、病机、辨证、治疗围绕伤寒六经，温病三焦、卫气营血证治，逐一阐述，为寒温统一奠定了基础。

裘沛然力主“伤寒温病一体论”。明确指出：“六经与三焦不可分割”。三焦的定义有二：一指经络的三焦，三焦属少阳，原为十二经脉中之一经；其二是指部位的三焦，则胸膺属上焦，脘腹属中焦，脐腹以下属下焦。然十二经络与脏腑部位有密切的联系，仅举太阳一经为例，太阳主一身之表而皮毛为肺之合，故太阳病可显现上焦症状，太阳病不解传阳明，则出现中焦症状，太阳随经，瘀热水邪结于膀胱，可出现下焦症状。六经中多有上、中、下三焦各种不同症状。阐明“六经本自包括三焦”。盖营卫气血循行经脉内外，“营行脉中，卫行脉外”“取血于营，取气于卫”，故卫气营血不仅与六经不可分割，经脉都是络属脏腑，它与脏腑又是密切联系着的。裘沛然认为“特病邪性质各殊，病位浅深有别，经络脏腑各有其功能特点，故营卫气血之卫病，亦因经因络因脏因腑而各有不同表现”。他明确指出：“卫气营血不能逾越于经络脏腑”，“故卫气营血及三焦的辨证可以囊括于六经病症之中，而卫气营血仅仅是六经病中部分证候而已”。裘沛然指出叶桂《温热论》“辨营卫气血虽与伤寒同”，恰恰是卫气营血不离六经的一个有力反证。叶桂所谓：“气病有不传血分，而邪留三焦，亦如伤寒论少阳病也，彼则和解表里之半，此则分消上下之势”。“三焦不得从外解，必致里结……在阳明胃与肠也”。实际上都离不了六经的范畴。裘沛然强调：“把经络与营卫气血分割开来，脏腑与三焦混淆不清，都关系到中医理论体系的完整性与正确性这样一个重大的问题，如不加以澄清，对中医学的继承发扬来说将是不利的。"所以他主张以六经辨证统卫气营血辨证与三焦辨证。

张伯讷在"伤寒与温病之争的今昔"一文中，对"伤寒学派与温病学派的对立统一"问题，阐明两者都只强调了外感热病的一个侧面，不论在理论上或实践中，实质上是对立的统一。首先，从伤寒学说与温病学说的研究对象与论述的内容来分析，虽然有"伤寒"与"温病"之异，"六经辨证"与"卫气营血辨证"之别，但"两者均同属于外感热病，在理论内容上也同属于阐释外感热病的辨证层次与治疗规律，这就构成了伤寒学说与温病学说之间能够统一的基础。"其次，从中医对外感热病的认识过程来分析，《伤寒论》所阐明的由表及里，由阳入阴，由实到虚等外感热病传变的基本规律，实即温病学说发展的基础。伤寒学说强调"寒"与温病学说强调"热"之间，以及"辛温"与"辛凉"和"回阳"与"救阴"之间，在外感热病的临床实践中是统一的。如："伤寒的太阳病与温病的卫分证，虽然有表寒与表热的不同，在治法上也有辛温与辛凉的差异，但实质上均是阐释外感热病初起时表证的辨证施治；治表寒用辛温，治表热用辛凉，在临床上是不能偏废的两个方面，而且在同一患者的病程中，时常可以出现表寒与表热的转化、辛温与辛凉结合应用的情况。"所以说二者既是对立的又是统一的。

方药中在"评伤寒与温病学派之争"一文中对伤寒与温病学派之争，从两个方面加以剖析：①从《内经》与伤寒、温病学派对于急性传染病的一般认识来剖析：认识到"伤寒学派与温病学派对急性传染病的病因学认识上是一致的"，"温热学派对病邪的性质与传入途径方面的认识和《内经》、《伤寒》、《金匮》基本一样。"关于诊断治疗方面，"《内经》、《伤寒论》、《温病条辨》对于急性热病的辨证论治方面认识也是完全一致，并无根本上的分歧。"②从伤寒与温病学派在对急性传染病处理上的异同来剖析：首先在对急性传染病的辨病方面，伤寒学派认为伤寒有五，以伤寒为纲来统率中风、伤寒、湿温、温病、热病。温病学派认为温病有九，以温病为纲来统率风温、温热、温疫、温毒、暑温、湿温、秋燥、冬温、温疟九种温病。"其相同点是两派在辨病上都继承了《内经》的认识，即以辨风、热、火、湿、燥、寒六淫病因为主。"其次在对急性传染病的证候性质，归类及处理上，伤寒与温病也有许多相同点，以"厥证"为例，两者在病机、分类上，说法完全相同；《伤寒论》认为"凡厥者，阴阳气不相接便为厥"，《温病条辨》认为"阴阳极造其偏"。两者均有寒厥、热厥之分。再次是对急性传染病治疗方面的选方用药来看，温病学派选用了大量的经方，《伤寒论》中的各个代表方剂，几乎全部纳入了温热学派三焦、卫气营血辨证论治体系中。

王新华在《论温病学上的"营卫气血"和"三焦"及伤寒温病学派纷争问题》一文中，总结性地提出："伤寒论之'六经'，温病学上之'营卫气血'和'三焦'，此三者均为热性病症候群的归纳方法，或者说病程阶段的划分，其方法虽各不相同……但基本精神是初无二致的，因为辨证论治是中医学的特点之一，只有辨证明确，论治才能适当，所以三者归纳证候的最终目标——'辨证论治'是一致的。"王新华认为："伤寒与温病两者在学理上，表面上看起来似乎存在矛盾，例如伤寒言'六经'传变，温病言'营卫气血'和'三焦'传变，其实这不过是为治疗法则所述的假说，我们不可固执地视为立论之间的矛盾。"如果我们硬要妄分门户，把两者对立起来，那就犯了"见其小而未见其大"的错误，这种看法是主观片面的。

张学文在"伤寒与温病关系的探讨"一文中主张"以临床实践来认识和对待温病与伤寒的关系"，他认为"二者都是从不同角度对外感热病的认识。问题的关键也不在于经方和时方疗效的孰高孰低，而在于辩证唯物主义的观点评价伤寒学说和温病学说，进一步熔'六经辨证''卫气营血'和'三焦'辨证于一炉，用现代科学方法创造出一个新的辨证方法……着眼于建立一个新的热病学。”

沈凤阁“论《伤寒论》对温病学发展的影响”一文阐明张仲景《伤寒论》的科学性、实践性、规律性，对中医学基础和临床各科都有指导性的意义，对后世温病学发展更有直接的影响。“所以《伤寒论》六经辨证是《素问·热论》六经辨证的继续和发展。这种从临床实践出发，继承发展前人经验、理论的观点，对后世温病学家创立卫气营血、三焦辨证是有重要影响和启发作用的。”根据外感病的证候表现而推断其致病原因，这是《伤寒论》探求病因的立论基础。随着对四时温病认识的不断深化，温病的病因学也不断演化发展。这对于掌握四时温病的致病特点，确定治疗等，是有一定临床意义的。沈凤阁指明“《伤寒论》的辨证求因观促进了温病病因学的不断演化发展。”“《伤寒论》四诊合参和注意特征性诊断对发展温病望诊学起了积极的影响。”“《伤寒论》的‘随证治之’观启示了温病治疗学新的发展。”如《伤寒论》治阳明腑实证，只有大、小、调胃承气，而吴鞠通《温病条辨》则在三承气基础上又扩展了六个承气方剂。《伤寒论》炙甘草汤，后人又名复脉汤，原为通阳复脉，滋阴补血之剂，吴鞠通于此方去参、桂、姜、枣之补阳，“加白芍以收三阴之阴”，名加减复脉汤，以治热伤肾阴邪少虚多之证，变温补之方而为滋填之剂。并由此增损而为一、二、三加减复脉、救逆、大定风珠等方，以应临床需要。

方药中、许家松在“论中医学对于急性传染病的一般认识——兼评伤寒与温病学派之争”一书中指出：“伤寒与温病都是泛指现代的急性传染病，硬说这两种病根本不同，是不符合实际情况的；伤寒学派和温病学派在对传染病的认识及临床诊断治疗原则方面，从本质来看并无分歧。”因此，正确的态度是应该尽快地把伤寒与温病结合起来。

二、临床应用与研究

在临床上，医生一般都是根据实际需要，应用寒温两法对外感进行辨证论治。

(一)临床应用举例

1. 外感病表证并治　外感病初起，邪气在表，正气抗邪于外出现恶寒发热等表证。表证辨证有寒热虚实之分，风寒邪气犯表，正气向外抗邪，太阳经气不舒，恶风寒发热，头项背腰强痛，无汗，脉浮紧为表寒实证，麻黄汤急汗以泄卫畅营；若汗出脉浮缓虚弱，为表虚寒证，桂枝汤缓汗以扶卫敛营；若属暑兼寒湿伤表，而见恶寒发热无汗，头身疼痛，心烦尿赤等症，宜用香薷饮合鸡苏散，辛温解表，化湿清暑。风热邪气犯表，正气向外抗邪，上焦肺卫之气不舒，身热微恶风寒，口渴，咳嗽，咽喉干痛，苔薄白，脉浮滑数，属表热实证者，宜用桑菊饮、银翘散，宣清肺卫之邪；若脉浮细数，咽喉干燥，鼻衄，咳血，为表热虚证，宜用加减葳蕤汤，辛凉解表兼滋养阴血；若属秋感温燥，而见发热微恶寒或不恶寒，头身痛，干咳，口鼻咽喉干燥，渴甚等症的，宜桑杏汤以凉润之。太阳伤寒和上焦卫分温病的兼变证，证治遍及于少阳、阳明、太阴、少阴、厥阴和上焦、中焦、下焦的气、营、血分。如温病表里相兼的卫分病兼气分证，宜用桑菊饮或银翘散合白虎汤，或麻杏石甘汤等。

2. 外感病半表半里证并治　外感病邪入半表半里，少阳之气不舒，正邪纷争，而现往来寒热等症的，叫做半表半里证。半表半里证有寒温之分，论治以和法为主。少阳伤寒，寒热邪气错杂于半表半里，少阳经腑之气不舒，而出现往来寒热，胸胁满痛等症的，治宜小柴胡汤以和解之；若因少阳胆火上炎而现口苦咽干目眩等症的，治宜黄芩汤以清和之。少阳温病，湿热邪气郁滞于半表半里，少阳经腑之气不舒，而现往来寒热、胸胁脘腹痞满疼痛，口腻苔腻，脉濡等症的，当按湿热轻重论治。湿重热轻，治宜达原饮或柴胡达原饮以开达膜原、宣化湿浊为主，兼清伏热；热重湿轻，治宜蒿芩清胆汤以和解少阳，清泄湿热。半表半里证虽有寒温之分，论治皆以和法为主，和法方皆可按辨证随证通用。

3. 外感病里证并治　外感病邪深入在里，正邪相争于内，而现但热不寒或但寒不热等症的，叫做里证。里证辨证有寒热虚实之分，论治有温清补泻之别。里热证乃热邪由表传里或直中入里，或伏热自发于内，或寒证由阴转阳，正邪相争于内，而现但热不寒等症，论治以清法为主。如气分热蒸中焦阳明或上焦太阴，而现大热，大汗，大烦，大渴，脉洪大，舌苔黄燥或喘息鼻煽等症的，治宜白虎汤、麻杏石甘汤清解之；气分热结中焦阳明，而现腹胀满拒按，不大便，舌苔老黄甚则焦黑起刺，脉沉实有力，治宜承气汤之类攻下泄热。伤寒传里化热，每多热伤阴液之变，《伤寒论》清热、攻下、养阴诸法，均为清热救阴而设。温病为阳热之邪致病，更易热盛伤阴，所以温病学家每多直接采用白虎汤、承气汤、栀豉汤、黄芩汤、黄连阿胶汤等以清热救阴，并根据温病的临床实际而另辟蹊径，或法不离仲景而不泥守其方，或方虽采挹前人而用药则有所取舍，临床辨证施治，恰恰是寒温统一的。

4. 急性风湿热　急性风湿热是一种常见的急性全身变态反应性结缔组织炎症，以心脏和关节受累为显著。本病属于中医外感热病的“风湿”“热痹”等病证范畴。中医学认为，风寒湿三气合而为痹。风寒湿三邪侵袭人体，为本病的外因，而体虚，阳气不足，腠理不密是致病的内因。临床有风痹、寒痹、湿痹、热痹、心痹之分。风寒湿痹，以肌肉关节疼痛，恶寒发热，苔白，脉浮紧或濡缓，治以祛风、散寒、利湿、通络为法，分别选用防风汤、加味乌头汤、宣痹汤合三妙散加减。热痹则关节疼痛、灼热红肿，发热心烦，舌红苔黄，脉滑数，治以清热利湿，祛风通络，方用白虎桂枝汤加减。黄春林将风湿热分为风热外袭证、湿热痹阻证、寒热夹杂证、久病入心证、久痹风动证，分别予以清瘟败毒饮加减、蠲痹汤加减、桂枝芍药知母汤加减、生脉散加减、定振丸加减治疗，取得良好的临床疗效。黄春林还借鉴西医治疗风湿热的方法，选用中药，积极探索抗菌中药、非特异性抗炎中药以及激素样作用中药，在中医辨证用药精神指导下选用上述中药，取得很好的疗效。

5. 细菌性痢疾　细菌性痢疾是由痢疾杆菌引起的一种夏秋季节常见的肠道传染病。夏秋之交，湿热盛行，如湿热困脾，脾气失于健运；或因热贪凉，过食生冷，寒凝气滞，致脾胃升降失司。临床以发热、腹痛、里急后重和下脓血黏液便为主要表现。本病为湿热疫毒所致，所以邪盛新病，当以清热、除湿、解毒为主；如邪去未尽，愈而又复，当审其虚实寒热，用热、用寒或再用通下，然后补脾或收涩。湿热痢，症见发热恶寒或不发热，胸脘痞闷食少，腹痛，里急后重，大便带黏液脓血，一日十余次，舌苔黄腻，脉滑数或濡数。治以清热化湿，调行气血。方用葛根芩连汤、香连丸化裁，或用芍药汤加减。虚寒痢，症见久痢不复，面色无华，精神倦怠，腰膝酸软，形寒怯冷，四肢欠温，食少便溏，甚则滑脱不禁，苔白，脉沉细而弱。治以暖脾温肾，涩肠固脱。方用养脏汤及四神丸化裁。疫毒痢，症见壮热口渴，头痛，呕吐，利下鲜紫脓血，腹痛剧烈，甚者神昏惊厥，舌红绛，苔黄燥，脉滑数或微欲绝。治以清热解毒，凉血除积。方用白头翁汤加减。日久不愈者，或清肠养阴，或调补脾肾，黄连阿胶汤、补中益气丸、桃花汤、真人养脏汤等均可辨证选用。

（二）研究探讨

《伤寒论》和温病学，所论都是外感疾病，源流上一脉相承。热病理论发展至今，已由《内经》和《伤寒论》寒温合论的第一阶段，经过了一个由合而分的认识深化过程——第二阶段，达到了认识螺旋式上升的寒温合论的第三阶段。这一合，并非历史的循环重复，而是历史推陈出新的升华。我们应该顺应这一发展趋势，做好寒温统一的理论研究工作。

1. 伤寒温病的实质精神　伤寒学说与温病学说均源于《内经》。《素问》中的“热论”“刺热论”“评热病论”等篇，《灵枢》中的“寒热病”“热病”等篇均为专论外感热病的篇章。伤寒学说成熟于东汉时期，温病成熟于明清时期，两者对外感热病寒化与热化两种基本形式分别进行了创造性地阐述。

伤寒学说创造性地认识了外感热病寒化的形式，建立了适应于这一疾病形式的诊断与治疗的理论体系，即六经辨证论治体系。《伤寒论》的基本内容是以六经分证，过去一直把六经单纯地看作是六类症候群的代名词，认为仲景把热性病中所有的临床表现区别为六个类型，其实六经的实际应用不仅如此，其更重要的含义是在识别、权衡“正”与“邪”之间的关系，即西医学所称的导致疾病的致病毒力和人体反应的抵抗能力之间的胜负问题。外来致病因素称为“邪”，人体抗病自卫能力称为“正”。三阳证是正气盛，邪气实的病势，是人体自卫抵抗能力强盛的表现；三阴证是正气虚，邪气盛的病势，是人体自卫抗病能力不足或衰竭的表现。因此六经辨证的出发点是在整体观念的基础上，通过全面观察，分析综合而产生的，它的治疗法则也是在这个基础上而确立的。所以《伤寒论》六经辨证是仲景对外感疾病病机变化规律所作的理论概括，它详细阐述了六经病证的阴阳、表里、寒热、虚实及理法方药的辨证运用。

温病学说则创造性地认识了外感热病热化的形式，建立了适用于这一疾病形式的诊断和治疗的理论体系，即卫气营血与三焦辨证论治体系。它的本质也是属于热性病中特别在传染病方面所总结出来的共同规律，代表温热病不同类型的症候群及其病机，病变轻重浅深的不同程度及其传变规律，并依此作为确立处方用药的依据。

由此可见，尽管伤寒温病有着历史性的纷争，但是它们讨论的基本内容都是当时社会最多见的热性病，它们立论的基础同样是辨证论治，它们的思想方法同样是从整体观念出发的，所以它们的实质精神是一致的。

2. 寒温统一的方案　外感热病有伤寒和温病两大学说及六经、卫气营血和三焦三种辨证纲领。不少医家都希望把这两种学说结合起来，把三种辨证纲领统一起来，建立“外感热病学”。用什么统一，这是影响寒温统一的关键和争论的焦点。肖德馨在“统一寒温辨证体系之我见”及“六经辨证纲要”等论著中，主张用“六经系统”概念，做理论框架，来统一伤寒的六经辨证和温病的三焦、卫气营血辨证，形成一个统一的新的“六经系统辨证”方法和体系。万友生在《热病学》中则认为：“八纲是热病辨证论治的总纲”，他认为：“热病作为一个研究整体又存在共同规律，从辨证的角度看，不论外感热病或内伤热病，都不出八纲范围，因为八纲是一切疾病尤其是热病证治的总纲”。所以必须进一步把它们落实到六经、三焦、卫气营血和脏腑上，才能更具体而切实地指导临床实践。姜建国提出由于卫气营血辨证是由表及里的辨证，这种横向层次的辨证更能从本质上体现外感病的演变规律，主张以其统辖外感病的辨证。刘兰林等提出按病期、病性及病位统一的外感热病三维辨证方法。李永清认为外感病学是一个统一、完整、不可分割的理论体系，主张寒温统一。他认为六淫之邪的致病特点，以及外感病发生变化的规律性、特殊性与复杂性是寒温统一的基础。主张建立一个统一的外感病辨证论治体系。辨证重点在于，首分表里、次辨寒热、后定虚实。黄梅林在“统一外感热病辨证纲领的研究概况”中综述许多医家的统一方案大约可分 7 类。①以六经辨证为主体的统一方案。②以八纲为主体的统一方案。③以卫气营血辨证为主体的统一方案。广州中医学院，江苏新医学院等把外感热病的证治分为卫分病、气分病、营分病及血分病，热病后期主要分伤阴伤阳证治。④用“六段辨证法”来统一的方案。斐正学把外感热病按太阳病、少阳病、阳明病、营分病、血分病及亡阴、亡阳进行辨证论治。⑤用分期辨证的方法来统一的方案。上海中医学院等把外感热病分为实证期和虚证期进行辨证论治:实证期分表证、半表半里证、里证;虚证主要分阳虚、阴虚以辨证论治。日本学者山本岩把外感热病分为初期、中期、末期进行辨证论治。⑥用脏腑气血辨证法来统一的方案。如沈凤阁把外感热病的辨证论治归纳为:邪先犯肺,分表寒、表热;邪传于里,概从热化,或内陷心包,或传于胆经,或传于胃肠;气热不解,侵入血分;气血之邪,热极均能生风;热盛伤阴,则病及肝肾。湿温病辨证,初起以肺、脾、胃为病变中心。化热化燥,与热伤气血、肝肾同。⑦把外感病分为温热和湿热两大类来统一的方案。印会河对温热类热病采用卫气营血辨证论治;对湿热类热病则按"三焦分证"法辨证论治,上焦湿热为疾病初起阶段,以湿偏胜热象未显为主;邪入中焦为中焦湿热,以热象已较明显的证候为主;传入下焦为下焦湿热,以湿热伤害大肠及膀胱为主。

(三)研究的价值与意义

伤寒与温病两大学说之间的对立统一之处极多,这两大学派,在临床实践中是应统一应用的。整理、发扬、提高中医学遗产,统一寒温学说,建立中医外感热病学具有极其重要的现实意义和深远的历史意义。

1. 历史价值　伤寒学说与温病学说均脱胎于《内经》,伤寒与温病本为一家,统一于广义伤寒。明清时期由于温病学说的形成而为两家,并争论不休。其实伤寒与温病二说结合者,清代后期就有之,如俞根初的《通俗伤寒论》认为六经为感证传变之路径,三焦为感证传变之归宿。辨证以六经为纲,参用三焦学说,认为太阳内部主胸中、少阳内部主膈中、阳明内部主脘中、太阴内部主大腹、少阴内部主小腹、厥阴内部主少腹;上焦主胸中膈中、中焦主脘中大腹、下焦主小腹少腹。其所论六经病证与治法仍以《伤寒论》六经主要脉证及方药为纲,除太阳病外,其余各经证治均分别补充了一些温病的证治方药。寒温统一理论研究以1988年出版的万友生《寒温统一论》专著为起点,标志着中医外感热病理论寒温统一的初步实现。以1990年出版的《热病学》专著为起点,标志着中医热病理论体系雏形的建立。寒温统一的必要性、可能性已被广大中医学者认可,也是合乎时代要求的。寒温统一,建立中医"外感热病学"可以解决历史遗留下来的寒温纷争的一些问题,减少门户、派别之见,消除伤寒与温病的鸿沟。

2. 临床意义　从临床实践综合,各种热病在其发展过程中,其证型不是固定不变的,如伤寒可化热,温病可寒化,寒热之间的证型亦可互相转化;就同一热病而言,有的可以同时具备伤寒和温病的双重特点,亦可交替出现一些伤寒和温病的临床表现。外感热病有温病和伤寒两大学说及六经、卫气营血和三焦三种辨证纲领,由于这些理论的不一致,辨证纲领的不统一,给人们学习外感热病带来一定困难,临床也不易掌握。万友生把伤寒六经和温病三焦、卫气营血的理法方药,网罗于六淫、八纲之中,落实在脏腑、经络之上,使之冶于一炉,融为一体,以期建立一个外感病辨证论治的完整体系,从而更有利于教学、医疗和科研。

3. 现实意义　伤寒学说和温病学说都是我国古代医家长期与外感疾病作斗争的经验总结,是祖先遗留给我们的一份宝贵遗产。因此,我们必须加以认真学习,全面掌握,整理提高,使它们都能为保卫我国广大人民的健康服务。中医学界在寒温统一问题上,历经了合—分—合的曲折过程,现已确认这两者都属于中医学所称的"外感热病"范畴。把寒温两种学说结合起来,把三种辨证纲领统一起来,建立"中医外感热病学",把"中医外感热病学"建设成中医学科的重要分支,建立和完善"寒温统一"理论,使人们能更全面地认识和掌握整个外感热病的辨证论治规律,使教学和临床运用更为方便和更容易掌握。随着西医学科学之进展及其与中医学之广泛接触和融合，必将以西医学为中介，进行伤寒、温病统一规范，使之更科学化。

（沈庆法　朱松生　朱佳乐　胡　波）

主要参考文献

[1] 万友生．热病学[M]. 重庆：重庆出版社，1990.

[2] 万友生．寒温统一论[J]. 云南中医杂志，1981，(1)：1.

[3] 章巨膺．统一伤寒温病学说的认识[J]. 上海中医杂志，1959，(3)：4.

[4] 裘沛然．伤寒温病一体论[J]. 上海中医药杂志，1982，(1)：2.

[5] 张伯讷．伤寒与温病之争的今昔[J]. 上海中医药杂志，1981，(2)：2.

[6] 张伯讷．伤寒与温病的对立统一[J]. 北京中医学院学报，1983，(1)：3.

[7] 何志雄．试谈伤寒与温病的异同[J]. 新中医，1978，(5)：12.

[8] 方药中．评伤寒与温病学派之争[J]. 中医杂志，1984，(2)：4.

[9] 王新华．论温病学上的“营卫气血”和“三焦”及伤寒温病学派纷争问题[J]. 广东中医，1957，8(6)：10.

[10] 沈凤阁．论《伤寒论》对温病学发展的影响[J]. 江苏中医杂志，1982，(5)：1.

[11] 黄梅林．统一外感热病辨证纲领的研究概况[J]. 广西中医药，1983，(5)：44.

[12] 肖德馨．统一寒温辨证体系之我见．温病汇讲[M]. 北京：人民卫生出版社，1986.

[13] 张学文．伤寒与温病关系的探讨[J]. 陕西中医学院学报，1980，(2)：20.

[14] 方药中，许家松．论中医学对于急性传染病的一般认识——兼评伤寒与温病学派之争．温病汇讲[M]. 北京：人民卫生出版社，1986.

[15] 李新梅．徐大基．名中医黄春林教授治疗风湿热的学术思想探讨[J]. 中医药研究．2000，16(2)：39.

[16] 姜建国．论六经辨证与寒温统一[J]. 山东中医药大学学报．2000，24(1)：10.

[17] 刘兰林，杨进，倪媛媛，等．构建外感热病辨证体系的探讨[J]. 中华中医药杂志．2005，20(1)：20.

[18] 李永清．试探寒温统一[J]. 新中医．2008，40(3)：98-99.

第二章 现代研究

第一节 理论研究

一、温邪与毒

对于温病的发生，即病因的认识，历代医家各有见解，有从伏邪立说者，有从温邪立说者，还有从毒邪立说者。但三者是否存在内在联系，又存在哪些区别，至今论说者甚少。随着西方医学的不断渗入，现代医家开始从温病病因的本质上进行客观的研究分析，使得温病病因学说得以发展、充实，也科学地论证了温病毒邪致病学说的正确性，为温病的治疗提供了科学的理论依据。

因此，博古通今，在前人研究的基础上，把诸学说有机地结合起来，寻求其科学的本质的内容，形成温病病因学说的扎实体系，是温病学说进一步发展，温病理论更好地运用于临床的一个突破口。

(一)文献研究

温病病因学肇源于《内经》。《素问·生气通天论》及《素问·阴阳应象大论》云："冬伤于寒，春必病温"；《素问·金匮真言论》："夫精者，身之本也，故藏于精者，春不病温"，是为温病病因学的嚆矢，后世温病病因学说形成的基础。至于王叔和《伤寒例》提及"更感异气"，并且首创"时行之气"说，隐含时令温邪之意，惜未被其他医家所注意。至宋代郭雍《伤寒补亡论》才明确指出："冬伤于寒，至春发者，谓之温病；冬不伤寒，而春自感风寒温气而病者，亦谓之温"，即发于春天的温病，除冬寒内伏外，尚有感春令时邪而病者，但并未明确指出温病有"伏邪"与"新感"两种。直至明代医家汪机才最先使用"新感"一词，他指出："有不因于冬伤寒而病温者，此特春温之气，可名曰春温，如冬之伤寒、秋之伤湿、夏之中暑相同，此新感之温病也"，从而把温病分为"伏气"和"新感"两种类型。于是温病病因的见解由伏邪一种又增加了一种新感。明末疫病流行，以伤寒法治之无效，医家吴有性在临床实践中观察到疫病的发生原因"非风、非寒、非暑、非湿"，而是另一种外来致病因素，因名之为戾气，他认为用"创造性地"修饰不妥，而且指出"从人触之者，各随气而为诸病"，说明戾气有不同的种类，可引起相应不同的疫病，表明其已初步认识到各种不同的传染病是由各种不同的病原体致病的结果。他还观察到某种戾气对某个脏腑组织有特异性定位，"盖当其时，适有某气专入某脏腑经络，专发为某病"，这与西医学认为某些病原体可选择性地侵犯某些脏腑组织颇相吻合。不仅如此，他还发现疫病的传入途径是由"口鼻吸入"，突破了前人邪由皮毛入侵的藩篱，把温病病因学的发展大大地向前推进了一步。至清代，叶桂在总结前贤理论的基础上，首次提出了以"温邪"来概括温病的病因，如《温热论》："温邪上受，首先犯肺，逆传心包"，其阐述的温病病机，创立的卫气营血辨证之法，大大发展和完善了新感学说，更经吴瑭《温病条辨》、王士雄《温热经纬》等诸家之补充发挥，使温病病因学说发展到了极盛时期。而温邪概念的最终确立，则迟至1963年统编的全国中医院校试用教材《温病学》讲义。它在整理总结前人经验的基础上，提出温病病因应为"温热病毒"。1979年修订时，为了避免与西医的病毒混淆，改为"温热病邪"。

目前一般认为，具有温热性质的一类致病邪气，即温热病邪，简称之温邪。包括有冬春季多见的风热病邪；夏季可见的暑热病邪；夏秋之交（长夏）可见的湿热病邪；秋季多见的燥热病邪以及致局部红、肿、热、痛明显的温毒病邪和致病暴戾，传染性强的疫疠病邪等。它具有的特点是：①温热性质显著，致病后出现发热及相关的热象。②从外侵袭人体，从口鼻或皮毛而入，致病迅速。③致病与时令季节密切相关，故又称为时令温邪，或简称时邪。④在一定条件下可以相互影响及转化，如热灼成燥，热蒸湿动，寒郁化热等。⑤不同的温邪入侵部位有别，如风热病邪首先侵犯手太阴肺经，暑热病邪侵犯足阳明胃经，湿热病邪多困足太阴脾经。而且现代医家经过大量研究认为，温邪的实质不仅仅指明显感觉得到的气候这一物理性致病因素，而且也包括生物性致病因素。比如，袁嘉丽等认为由温度、湿度等变化及污染产生的有毒生物因素可破坏人体内的微生态平衡，导致邪正相争而发病。

毒的概念在温病中应用广泛。有指病名病证如中毒、丹毒、毒痢、疔毒、脏毒等；有指治法如毒药攻邪、清热解毒、拔毒、下胎毒等；有指药物性能如毒药、大毒、小毒、常毒等，此外还有用于方剂的命名如银翘解毒丸、清瘟败毒饮、黄连解毒汤等。在此，我们主要就病因而言。据《辞源》记载，毒的本义有三：①恶也，害也。②痛也，苦也。③物之能害人者皆曰毒。中医毒的概念，最早见于《内经》。《素问・生气通天论》云："虽有大风苛毒，弗之能害。"由此可见，《内经》中引入毒的概念，是根据其本义，用来作为疾病发生的致病物质的名称。此后的中医学著作，大都在这一观点基础上做进一步发挥。如《肘后备急方》云：疠气（非时之气）兼夹鬼毒相注（传染）名为温病。《诸病源候论》亦云："非其时而有其气，一气之至，无人不伤，长少虽殊，病皆相似者，多夹于毒"，该书还对毒的产生、致病机制及临床表现作了简略的论述，说明了毒是客观存在的致病物质。随着毒的概念确立，在古代医著中出现了"解毒""透毒""消毒""化毒"等治法概念，从而使病因和治疗在理论上达到统一。明清多数温病学家都崇尚《内经》旨意，承认毒的物质性和致病性，对毒的产生、致病机制和临床特征作了阐发，使之成为温病学理论的重要组成部分。如吴有性提出"今感受疫气者，乃天地之毒气也"，王士雄认为"疫证旨属热毒，不过有微甚之分耳"。遗憾的是由于历史条件所限，古人对毒难以进行客观的观察，因而这一理论未能得到更深的发展。

19世纪末，西洋医学证实，传染病和感染性疾病的发生是病原微生物所致。这就科学地论证了温病毒邪致病学说的正确性。现代有人明确提出，生物性致病物质属于中医学"毒"之范畴，它具有的特性是：①酷烈性；②火热性；③秽浊性；④特异性；⑤走窜性；⑥善变性；⑦传染性；⑧免疫性；⑨顽固性；⑩兼夹性。如李济仁说："能使人致病的生物性因素，都称为病毒。"又有黄星垣根据临床研究，总结出"毒寓于邪""毒随邪入""热由毒生""变由毒起"的论点，并认为"毒是各种温邪的共性"，故治疗上不是古人因邪致热，热盛成毒理论基础上的清热解毒，而是解毒以清热。但长期以来，对于温病之因的认识，多详于辨邪而略于识毒，实际上，毒在温病病因学中占有重要地位，它与温病的发生发展及其证治密切相关。

温邪与毒的关系，现代医家有不同的见解，概而言之，主要有三：①异名同类，程度差别。

六淫邪盛化火即可成毒。自然界正常的气候演变，一般称之为“六气”，六气过激而偏盛，称为“六淫”。六淫致病轻重有别，邪盛化火可谓之“毒”，如：热盛成毒、风盛成毒、暑热邪盛成毒等。②毒寓于邪，毒随邪入。毒为温病病因的共同属性，温邪乃温病病因的特殊性，毒寓于温邪之中，侵袭人体而致病。由于毒的作用，温病虽然致病原因各异，发病季节不同，临床表现不尽一致，但它们在发生发展过程中都具有温热性质的特点；又因温邪属性不同，故温病又具有种种不同的特点，如：风温与湿温的证治不同，暑温与秋燥传变各异。③以毒为主，因毒致病。温病的发生，主要是感染毒气所致，毒是温病的致病主因。事实证明，温病的发生和传染，不一定在气候反常之时，风调雨顺气候温和之季同样可发生和流行温病。因此，气候的异常变化是不能作为温病的致病主因的。只有毒的侵入，才是温病的主要病因。毒有种种不一，致病力有强弱不等，侵入途径和损害脏腑各异，因而表现出各具特征的温病，如同在春季风热气候下发病，有的发为痄腮，有的发为麻疹，病变部位、病程经过、临床表现有着显著的差异。但气候变化是毒气产生和传播的重要条件，而且能降低人体防御能力，从而影响温病发生、发展和转归，是温病发生的因素之一。

明确温邪、毒及两者的关系，将对治疗温病，发展其理论有重要的意义。

(二)临床应用与研究

温邪与毒属温病病因学范畴，其作用于人体后产生疾病，而疾病又以证候的形式反映出来，外现的证候是致病原因和内在病变的反映。温邪与毒共有的温热性质，温病具有起病急骤、传变较快、发热为主症、易出现险恶证候、病程中易耗伤阴津的共有临床表现。但因为具体病邪的不同，就某一温病而言，这些特点可显示出程度上的差别及其固有的特性。

1. 临床应用

(1)风热病邪与风热邪盛成毒：风热病邪是发生于冬春季节的一种致病温邪。其性升散疏泄，善行数变，易化燥伤阴；病变中心为上焦肺卫；其为病初起见证属表热证，表现为发热，微恶风寒，头痛，少汗，咳嗽，口微渴，苔薄白，舌边尖红，脉浮数等；致病病程相对较短。风为百病之长，风邪偏盛每多化火，遂为风火壅盛成毒。常见疾病如肺炎、流行性脑脊髓膜炎等。陈平伯《外感温病篇》载：“风温证，身热咳嗽，口渴胸痞，头目胀大，面发泡疮者，风毒上壅阻络，当用荆芥、薄荷、连翘、玄参、牛蒡、马勃、青黛、银花之属，以清热散邪”。

(2)暑热病邪与暑热邪盛成毒：暑热病邪是夏季火热之气化生，多见于夏季的一种致病温邪。其性炎热酷烈，易耗伤津气，易兼夹湿邪；其病变中心为阳明胃经气分；初起见证属气分里热证，表现为壮热，大汗出，头晕，面赤，心烦，口渴，脉洪大等。王士雄认为暑为火邪，心为火脏，暑邪易于入心，所以炎暑外受与心阳相得，最易化火化风而成毒。雷丰《时病论》以祛暑解毒法，治“暑毒、烦热赤肿、身如针刺”，并云“凡暑热成毒者，此法最宜”。可见暑热极盛是以成毒。常见疾病有流行性乙型脑炎、恶性疟疾、中毒性细菌性痢疾等。

(3)湿热病邪与湿热邪盛化火成毒：湿为土之气，弥漫于天地之间，流布于四时之内，故湿热病邪四时均有，但长夏季节湿热为患较多。其性黏腻淹滞，易于损伤脾胃，困遏阳气；其病变中心为中焦脾胃；初起见证属邪郁卫表兼脾胃湿热证，表现为脘痞，腹胀，呕恶，便溏，苔腻等；致病病程较长，且瘥后易复发。湿热之邪侵袭人体，湿遏热伏，弥漫熏蒸阻气遏阳，可以化火成毒。常见疾病有病毒性肝炎、伤寒、副伤寒、沙门菌病、斑疹伤寒、钩端螺旋体病、恙虫病等。薛雪《湿热病篇》载：“湿热证，上下失血或汗血，毒邪中入营分，走窜欲泄，宜大剂犀角、生地、赤芍、丹皮、连翘、紫草、茜根、银花等味”。上下失血成汗血，乃湿热化火成毒，毒邪损伤血络，迫血妄行所致，故薛雪以犀角地黄汤兼加银翘等治之。

(4)燥热病邪与燥热邪盛化火成毒:燥为秋令主气,每逢久晴无雨、气候干燥之时,容易发生燥邪为患。其性易于劫伤津液;其病变中心为上焦肺经;初起见证属表热津伤证,表现为发热,微恶风寒、口鼻干燥、咳嗽少痰等。燥气致病,与其他邪气相比,其程度相对较轻浅,故燥盛成毒较为少见,但前人也有类似记载,如《温病条辨·上焦篇·秋燥门》载:"燥气化火,清窍不利者,翘荷汤主之"。此证由于燥气化火,上壅清窍,出现耳鸣、目赤、龈肿咽痛之症,故主以连翘、栀子、牛蒡子、黄芩等清热解毒之品。临床常见病主要有白喉、肺结核、干燥综合征等。

(5)温热病邪与伏寒化温成毒:温热病邪也是在冬春季致病的一种病邪,对其引起的疾病,古人认为是寒邪内郁,日久化热所致的,正如《素问·生气通天论》说:"冬伤于寒、春必病温"。其邪内伏,病自里发,易动风动血,易耗伤阴液;初病即见里热炽盛证候,表现为灼热,烦渴、尿赤,舌红苔黄等气分证或见斑疹、神昏、舌绛等营(血)分证。成无已云:"阴寒为病,最为肃杀毒疠之气。"王叔和认为:"寒毒藏于肌肤,至春变为温病,至夏变为暑病"。由此可见,寒邪侵袭,蓄积潜藏,伏寒化温聚而成毒。常见病有流行性出血热、斑疹伤寒及败血症等。

在此必须指出,与温邪不同,由毒所致的疾病,包括有两类,一是自外感受,如直接为六淫邪盛化火成毒侵袭人体;二是素体阳盛或阴亏,兼以七情失调,气有余便是火,火自内生,壅而成毒,如瘀热毒邪,表现为壮热、口渴、头痛如刺、烦躁不宁、斑疹、衄血、舌暗红或见瘀点(丝)、苔黄、脉数或细数,可略带涩象;痰热毒邪,在肺见胸满喘憋、喉中痰鸣、痰黄黏稠;在心肝见神昏谵语、惊痫等。

温邪与毒在温病学中是一个病因的概念,西医学所说的致病微生物当包括在内。何晓晖等对革兰染色细菌的致病特点与中医病邪辨证关系作了初步的探讨,认为革兰阳性球菌致病特点类似火热之邪。如链球菌产生的红疹毒素可致猩红热,此病以高热、咽喉红肿腐烂、皮肤红疹、杨梅舌等为主要症状。中医认为是感受热毒之邪,蕴热疫毒熏蒸营血而致烂喉痧疹。李作森报道,在曾治疗的173例猩红热病人中,毒火内盛型占绝大多数,采用透邪、清营、解毒、养阴方法治疗,痊愈141例,显效23例,有效率95.4%。何晓晖又认为革兰阴性杆菌致病特点类似湿热之邪,如伤寒杆菌与副伤寒杆菌是伤寒与副伤寒的病原菌,以持续性的发热为主要表现。该病属于中医"湿温"的范畴,其发病原因主要是感受了湿热病邪,湿热弥漫三焦,而以中焦脾胃为中心,病势缠绵难解,变化甚多,治疗必须湿热并治,常用的三仁汤、连朴饮、黄芩滑石汤均为湿热并治之方。杜志恒等对105例伤寒病人进行辨证均为湿热的症状与体征。革兰染色把细菌分为阳性菌和阴性菌。阳性菌细胞壁主要成分为黏肽,而阴性菌为脂多糖蛋白;多数阳性菌可产生外毒素,阴性菌产生内毒素,外毒素和内毒素的化学性质、抗原性、毒性及致病特异性都具有显著差别;阳性菌对青霉素等敏感,阴性菌对氯霉素等敏感。中医认为许多疾病是由于感受病邪的性质不同,致病特点不同,治疗方法也不同,但两者之间存在着一定的联系。

邹云翔认为中医病邪与西医病毒虽建立在不同的理论体系上,但实践证明,两者存在一定的联系。如中医治疗病毒性疾病有良好的效果。病毒性感冒高热、头痛、咳嗽痰多,中医认为多系风热之邪侵袭,用疏风清热药,如牛蒡子、荆芥、蔓荆子、白芷、辛夷、桑叶、菊花、薄荷;痰多加杏仁、贝母、半夏;里热重用黄芩;大便不通加知母、梨汁、荸荠汁;咳剧加枇杷叶、竹茹。由此可见,中医的温邪与毒和西医的细菌、病毒有着相互内在的联系。温病的"热"系由病原微生物的毒素及其代谢产物,在体内经过转化,产生为内生致热原,破坏了机体体温的正常调节，从而引起产热增加导致发热。这种由外热原在体内转化产生为内生致热原而致热的病理过程即温病“热由毒生”之理，这种相对传统“因邪致热、热盛成毒”的崭新观点，为拓宽临床治疗的思路提供了一定的理论依据。

2. 研究探讨　温病的共同特征是以发热为主症，故治疗以清热为主；但由于温病“毒邪”侵淫，在病情发展中，易使机体气血功能紊乱，脏腑组织特异性损害，形成各种病理变化，故解毒就显得尤为重要。孙思邈《备急千金要方》采用犀角、羚羊角、黄连、黄芩、栀子等药治疗急性热病。喻昌在治温热病时特别强调“邪既入，即以逐秽为第一要义”。邵登瀛《温毒病论》“疫重解毒”一节说：“古人治疫全以解毒为要，尝考古方以解毒、消毒、败毒名及以人中黄、生犀、大青叶、青黛、玄参、黄连立方者，凡几十首，皆解毒之品”。邵登瀛亦说：“天行时疫，必以解毒为先，治疫之法，当分清上、中、下焦，用芳香逐秽开泄之剂是第一要旨”。郑新指出菌热毒是温病高热发病的主要因素，清热解毒是针对这些病因治疗的主要治则，它既有古代医家丰富的临床实践作依据，又有现代实验研究资料为基础。上海龙华医院用清热解毒的复方针剂，治疗高热急症 64 例，有效率为 84%。武汉医学院附二院用“抗炎 6 号”注射液治疗胆道、胰腺等感染性疾病 150 例，疗效也较满意。成都中医学院附属医院与成都市中医药研究所协作制成的“解热毒注射液”采用随机单盲观察其治疗小儿肺炎 200 例，“解热毒”治疗组与青霉素、氨苄西林等抗生素及利巴韦林、穿琥宁对照组对比，各项主要临床指标均低于对照组，早期痊愈率比较，治疗组为 98.73%，对照组为 77.55%（$P<0.01$），有非常显著的差异，更为重要的是毒理实验和临床使用均表明，此药无毒副作用，具有良好的发展前景。

药理研究证明，金银花、连翘、蒲公英、紫花地丁、龙胆草、大青叶、青蒿、败酱草、黄柏、地榆等清热解毒药，不仅具有杀菌、抑菌或抗病毒作用，且具有减毒、解毒或抗炎抗渗出作用；穿心莲、白花蛇舌草等清热药不仅有杀菌抑菌作用，且能提高吞噬细胞功能和免疫力；大黄、虎杖、白头翁、苦参、黄连、地榆对杆菌有较强抑杀作用，而且有中和毒素的作用。邓文友等在总结和实验的基础上对中药治疗感染性发热的作用机制进行了全面的阐述，归纳为：①抗病原微生物作用，最明显的有黄连、黄芩、曲莲、白头翁等对细菌，大蒜制剂对真菌，贯众、满山香对病毒等，都具有较强的抑制作用。②解毒作用，微生物毒素是直接引起发热的主要因素，而黄连、黄芩、黄连解毒汤、地锦草等已证明有明显的解毒作用。③增强肾上腺皮质功能，因为肾上腺皮质激素可抑制内生致热原的产生，且有解毒作用，因而可以迅速解热，如黄连、秦皮、穿心莲等。④增强网状内皮系统（RES）功能，RES 是体内廓清病原体及内毒素的最为重要的场所，增强 RES 的吞噬功能，可因对上述致病物质加速廓清而减弱或终止发热，如黄连解毒汤等，就具有这类明显的作用。⑤加速体表散热作用而解热，如一些苦寒清热药，就有抑制体温调节中枢的作用。黄星垣更加明确地提出温病的热象病理表现都是病原微生物毒素的毒害反应，解毒清热方药对抗病原微生物毒素的毒害药效，主要是：①抑制毒素生成，使毒素减毒灭活。②对抗毒素所致机体功能障碍和组织损害。③加速机体对毒素的消除。刘岩等研究表明，某些清热解毒药可以通过抑制病毒蛋白合成或是其生命周期中必需的蛋白酶的活性，来阻断或抑制病毒的复制，以达到治疗疾病的目的。

由此可见，清热解毒方药作用机制，并非简单的抗菌和解热作用，主要是提高了机体灭活毒素的能力，减轻和对抗各种毒性反应，改善了毒素导致的生理生化功能的失调，抑制了病毒复制，避免了严重的病理改变。这正与现代某些医家热由毒生，解毒以清热的理论相一致。

(三)实验研究

随着西医学的不断渗入,对于温病病因的认识,已从现象的阐述发展到了本质的探究,并且通过实验等各类现代研究的手段,揭示各种客观指标的存在,为温病病因学的发展提供了科学的依据。

1. 体温与白细胞数的研究 温病的共同特征是发热为主症,而体温的高低标志着机体热量代谢的盈亏。各种代谢功能均可用阴阳来概括。阴阳失调,往往表现为热证或寒证,因此体温的高低与寒证、热证之间有着密切的关系。白细胞总数的多少及其嗜中性粒细胞所占比例的大小,标志着机体抵抗力的强弱,亦即正气的盛衰,然而正气的盛衰又决定着疾病过程中病证的虚实,因此,白细胞计数的多少及其嗜中性粒细胞所占比例的大小与虚证、实证之间存有内在联系。李华安通过临床观察研究发现,体温 38.0℃以上或白细胞总数 15000/mm^3(15×10^9/L)以上,94.7%者为热证;体温 37.2℃～38.0℃或白细胞总数 10000～15000/mm^3[$(10\sim15)\times10^9$/L]或嗜中性占 75%,71.6%为热证。

2. 内毒素定量及内毒素诱发的炎性细胞因子的研究 内毒素定量是对血液中内毒素含量进行微量检测的方法,可作为"毒"的客观指标。徐应抒选择符合温病诊断之感染性发热的病人,对内毒素定性阳性者进行内毒素定量测定,从内毒素角度证明温病卫气营血证候都有"毒"的存在,揭示了温病热厥毒瘀的客观病理实质。但对内毒素致病机制的研究表明,内毒素诱发的炎性细胞因子对组织细胞的损害远远超过内毒素本身对机体的直接影响。沈庆法等通过观察实验模型组家兔血浆肿瘤坏死因子-α(TNF-α)、白细胞介素-6(IL-6)、白细胞介素-8(IL-8)水平,发现模型组上述因子均较正常组显著升高,水平的升高与脏器组织的损害程度一致,且 TNF-α、IL-6、IL-8 之间水平呈显著正相关,表明三者可能协同参与了温病气分证微观血瘀的形成机制。王开富等实验观察发现受内毒素攻击的模型家兔血清 IL-1、TNF-α 异常增高,同时出现高热、拒食、嗜睡、寒战、气急等一系列内毒素性休克症状,肝、肾、肺组织的病理学检查发现,各脏器不同程度地出现水变性、脂肪变性,肺组织出现间质性肺炎等各种病理性改变。与正常对照组比较有显著差异,当用清热解毒、养阴增液两种温病制剂分别治疗后,上述症状得到明显地改善及控制,且血清 IL-1、TNF-α 水平较模型组明显降低,但血浆 ET 水平无明显的变化。

3. 舌象与相关临床指标的关系研究 舌象与病毒性传染病某些重要临床指标如 X 线胸片、T 细胞亚群计数、肝功能等指标的相互印证,对临床高效简便地把握病情具有重要的意义。李宗信等通过对 92 例 SARS 患者舌象与 X 线胸片的相关性分析发现,舌象出现芒刺与 X 线胸片进展期和高峰期呈正相关,且与高峰期有显著相关性($P<0.05$);舌体胖大、有齿痕与 X 线胸片痊愈期呈正相关,具有显著性($P<0.01$);少苔或剥脱苔与吸收期、痊愈期和病程呈正相关,其中与吸收期和病程具有显著性($P<0.05$)。陈文强等对 170 例 SARS 患者的舌苔变化和 T 细胞亚群的关系进行探讨,结果发现 SARS 患者 CD_3 降低时多见薄苔、白苔或腐腻苔,CD_8 和 CD_4/CD_8 降低时多见薄苔,说明 SARS 患者所表现的薄苔、白苔或腐腻苔与体内细胞免疫功能低于正常有关。袁以红通过对 200 例病毒性肝炎患者舌象与肝功能的关系分析得出,舌象的变化与肝功能的改变有着密切的关系,蛋白代谢障碍者以舌质改变较为明显,谷丙转氨酶及胆红素升高者,多数表现在舌苔的变化上。

4. 舌诊和脱落细胞的研究 何健村观察了 386 例温病发热病例的舌诊和脱落细胞的特点,结果发现由于毒素损害,代谢障碍,使舌苔变黄,由润而干,舌苔中性粒细胞和淋巴细胞增多,说明黄苔与炎症,感染发热有密切关系。杨风珍等通过对 218 例 HIV/AIDS 患者中医舌象分析发现，舌红类占 52.75%，而能反映热象的舌红与舌嫩红合计占 74.31%，表明获得性免疫缺陷综合征疫邪主要具有热毒性质。另外，腐腻浊苔占 74.77%，并以白苔、厚苔占多数，说明其具有秽浊之性和湿遏热伏的病机特点。此外，何建树从脱落细胞的形态变化看，热重伤阴时，可出现细胞缩小、变形，甚至破碎，这些都是人体受邪毒损害的病理反应，对疾病的诊断治疗均有重要意义。

5. 脉图分析研究　张镜人等对 105 例外感热病表证患者的脉图分析结果表明，外感热病表证发热时，主要可见数脉、滑脉以及浮脉，相兼脉以滑数为多。随着病情好转，数脉、滑脉、浮脉均明显减少，数脉、滑脉、浮脉等是表证发热时常见的脉象，这与邪正抗争肌表，心率加速、血流加速等因素有关。热病中出现滑脉，往往与外邪入侵，气血壅盛，正邪相争，血流加速，外周阻力减低等因素有关。

6. 动物模型实验研究　有学者提出内毒素(ET)是导致温病传变的重要物质基础。谢恬用 ET 诱发动物模型，表现为高热、烦躁、舌红绛、白细胞升高、血小板降低、全血比黏度升高、红细胞电泳延长、血细胞压积降低、血沉加快、血沉方程 K 值升高、纤维蛋白原含量增加、血浆 cAMP 增加，cGMP 降低，病理学形态有内脏炎症、渗出、充血、出血、血栓形成。

使用清热解毒方药治疗后，发现：①对发热有明显的抑制作用。②能改善家兔注射 ET 后白细胞呈先降低后升高现象，并能拮抗血小板降低。③能拮抗高黏综合征(血瘀)，具有解聚、降黏、稀释血液(凉血化瘀)作用。④抑制家兔发热效应，同时使血浆中升高的 cAMP 降低，下降的 cGMP 升高，具有调整 cAMP、cGMP 比值的作用。⑤病理形态学表明，具有保护内脏器官，减轻脏器组织病理损害的作用。

温邪与毒均属温病病因学范畴，且同具温热性质，然其病理特点并不相同，不能混为一谈，但彼此又存在联系。从传统理论的因邪致热、热盛成毒及清(邪)热解毒的治法到今天医家提出的热由毒生的观点，强调治疗解毒以清热，已经在认识上有了一定的突破。如何进一步深入地从本质上对它们进行研究，揭示其致病的客观性，将对完善和发展温病学的理论，指导临床的实践，有着重要的意义。

(张　瑾　沈庆法　谷晓红　张　望　于　河)

主要参考文献

[1] 姜春华．祖国医学对急性传染病病原的认识[J]．新中医药，1955，(1)：17.
[2] 金维藩．祖国医学中关于流行病病原学说的探讨[J]．江苏中医，1959，(3)：11.
[3] 孙伯扬．外感病的致病因素——六淫与疠气的探讨[J]．哈尔滨中医，1960，(1)：68.
[4] 李济仁．谈谈祖国医学对“病毒”的认识[J]．皖南医学，1978，(8)：37.
[5] 邹云翔．祖国医学与病毒[J]．浙江中医杂志，1980，(1)：2.
[6] 赵振昌．对祖国医学“六淫学说”的认识[J]．吉林中医药，1980，(2)：8.
[7] 陈大舜．类比与中医病因学[J]．成都中医学院学报，1980，(2)：10.
[8] 白介辰．略谈中医病因学[J]．福建医药杂志，1980，(2)：21.
[9] 时振声．《内经》中发病学及其对后世的影响[J]．湖北中医杂志，1980，(2)：29.
[10] 朱春林．对温病发病途径的看法[J]．中医杂志，1981，(3)：77.
[11] 蒋士英．温病病因学中的戾气与病毒[J]．浙江中医学院学报，1981，(6)：4.
[12] 张学文．试论温病中“毒”的概念及其临床意义[J]．中医杂志，1981，(8)：5.
[13] 万友生．温病病因病机论[J]．黑龙江中医药，1982，(1)：9.
[14] 吴润秋．对中医病因学说的几点认识[J]．河南中医，1982，(1)：14.

[15] 李济仁．“病毒”初探[J]．陕西中医，1982，(1)：22.
[16] 郭谦亨．温病病因及侵入途径[J]．陕西中医，1982，(1)：33.
[17] 蒋士英．温病病因学溯源[J]．浙江中医杂志，1982，(6)：241.
[18] 单书健．从生物心理社会医学模式谈中医病因学说及其发展[J]．辽宁中医杂志，1983，(3)：1.
[19] 祝大中．对温病病因的点滴认识[J]．吉林中医药，1983，(4)：40.
[20] 方药中．谈中医学对急性传染病的病因学认识[J]．黑龙江中医药，1984，(1)：7.
[21] 何晓晖．革兰氏染色细菌的致病特点与中医病邪辨证关系的初步探讨[J]．中西医结合杂志，1984，(3)：179.
[22] 贾敏．毒与温病卫气营血病理及其证治初探[J]．陕西中医，1989，(10)：2.
[23] 詹元生．从免疫学角度探讨温病理论的实质[J]．广州中医学院学报，1985，(3)：47.
[24] 杜树明．急性感染的中西医结合治疗探讨[J]．中西医结合杂志，1985，(9)：520.
[25] 吴红彦．谈温病中“毒”与“清热解毒法”[J]．甘肃中医学院学报，1992，(4)：11.
[26] 邹克扬．温病从毒论治刍议[J]．浙江中医杂志，1990，(8)：346.
[27] 谢恬．清瘟败毒饮对内毒素诱发家兔温病气血两燔证的疗效和机理[J]．中国中西医结合杂志，1993，(2)：94.
[28] 张镜人．105 例外感热病(表证)患者的脉图分析[J]．浙江中医杂志，1986，(7)：323.
[29] 郑新．高热证治研究的讨论纪要[J]．中医杂志，1981，(7)：8.
[30] 徐应抒．解毒化瘀Ⅱ号治疗温病的实验研究[J]．中医杂志，1988，(1)：48.
[31] 李华安．寒热虚实一百例——关于辨证客观化指标的探讨[J]．山东中医杂志，1986，(3)：19.
[32] 谷晓红．温病治“毒”法探讨[J]．北京中医药大学学报，1994，(6)：11.
[33] 李作森．猩红热辨证论治的体会[J]．新中医，1980，(1)：21.
[34] 杜志恒．对 105 例伤寒病的辨证论治[J]．新中医，1982，(7)：23.
[35] 周永学．温病之“毒”初探[J]．山西中医，1988，(2)：4.
[36] 王笈．温邪刍议[J]．山西中医，1988，(3)：56.
[37] 陈建萍．试论解毒化瘀法在温病临床中的应用[J]．成都中医学院学报，1992，(2)：1.
[38] 邓铁涛．温病专题讲座——展望[J]．新中医，1990，(11)：41.
[39] 周永学．试论温病解毒法及其重要性[J]．陕西中医，1986，(11)：483.
[40] 黄星垣．“毒”在温病发病中的意义[J]．中医杂志，1991，(1)：4.
[41] 赵国荣．温病病因辨证的物质基础——黄芩滑石汤与黄连解毒汤体外抗菌活性的初步研究[J]．湖南中医杂志，1986，(6)：7.
[42] 徐应抒．温病卫气营血证候 103 例的微循环和血液流变学研究[J]．中医杂志，1986，(8)：39.
[43] 俞根初．重订通俗伤寒论[M]．上海：上海科学技术出版社，1956.
[44] 雷丰．时病论[M]．北京：人民卫生出版社，1963.
[45] 施杞．现代中医药应用与研究大系(第五卷)[M]．上海：上海中医药大学出版社，1995.
[46] 沈庆法．中医外感热病学[M]．上海：上海科学技术出版社，1991.
[47] 彭胜权．温病学[M]．上海：上海科学技术出版社，1997.
[48] 袁嘉丽，张静，钟丹．从微生态平衡探讨环境生物因子致病性的中医发病学意义[J]．上海中医院杂志．2003，37(2)：5-7.
[49] 常富业，王永炎．中风病毒邪论[J]．北京中医药大学学报，2004，27(1)：3.
[50] 刘岩，李建华．浅述抗病毒中药的研究及临床疗效优势[J]，时珍国医国药．2007. 18(12)：3122-3123.
[51] 周红，梅广源，王沁．中医药拮抗内毒素的研究近况[J]．中国药学杂志，2005，40(3)：235-237.
[52] 沈庆法，杨爱东．温病气分证与微观血瘀相关性的实验研究[J]．中国中医药科技，2001，8(4)：209-210.

[53] 王开富,陆付耳,徐丽君,等. 清热解毒与养阴增液法对内毒素脱毒相关分子 HDL 和 ALP 影响的研究[J]. 中国病理生理杂志,2006,22(1):135-138.

[54] 杨凤珍,李洪娟,李峰,等. 218 例 HIV/AIDS 患者中医舌象分析及其病机探讨[J]. 中国中医基础医学杂志,2004,10(11):848-849.

[55] 李宗信,黄小波,李斌,等. SARS 患者舌象与 X 线胸片的相关性分析[J]. 中国中西医结合杂志,2003,23(12):886.

[56] 陈文强,李宗信,黄小波,等. SARS 患者舌苔与 T 细胞亚群的相关分析[J]. 中国中医药信息杂志,2004,11(6):514-515.

[57] 袁以红. 病毒性肝炎患者舌象与肝功能的关系初探[J]. 江苏中医药,2003,24(1):12.

二、四时温病与气象医学

温病的发生因其具有明显的季节性,即有些温病只发生于某一特定季节或在某一季节发生较多,故有四时温病之分,因而温病也有“时病”之称。由于四时主气不同,所形成的温热病邪各有特性,致人发病也各具特点,同时温病的发生发展也与季节气候密切相关。而现代的气象医学就是研究大气环境对人体作用影响规律的一门边缘学科,它的任务是探索自然和人工环境下人类生活的合适气象条件,保护人类免受不良气象条件的影响,并且利用有利的气象条件来增强体质、防止疾病和促进人类的生产活动。因为气象变化往往有周期性,故气象因素引起的疾病不少也有周期性,通过对气象规律的摸索,人们又可以对一些不良的气象条件进行改善和躲避,从而达到防病的目的。故若能深入开展对气象医学的研究,必将对与季节气候密切相关的四时温病的诊断、治疗、预防起到积极的作用。

(一)文献研究

我国古代医家很早就发现气候异变可以导致疾病的发生和流行。医和的六淫致病说是我国气候病因说之滥觞。《周礼》中也认识到四时气候失常与传染病有着密切关系。传染病在周代称“疠疾”。《周礼・天官・疾医》记载:“四时皆有疠疾,春时有痟首疾,夏时有痒疥疾,秋时有疟寒疾,冬时有嗽上气疾。”《礼说・月令》记载:“孟春行秋令,则民大疫”“季春行夏令,则民多疾疫”。《左传》昭公元年记载:“天有六气……曰:阴、阳、风、雨、晦、明也。分为四时,序为五节,过则为菑。”由此可见,此时四时的气候变化影响传染病形成的概念,已经确立。《内经》中广泛论述的五运六气,是我国古代研究天时气候变化,以及气候变化对人体发病影响的一种学说。古人认为“六”和“五”这两个自然数,是天体岁月的基本常数,“五运”就是木、火、土、金、水五行五方之气的运动,“六气”即存在于空间的风、寒、暑、湿、燥、火六种气候变化要素。该学说就是以自然界的气候变化,以及生物体(包括人体在内)对这些变化所产生的相应反应作为基础,从而把自然气候现象和生物生命现象统一起来;把自然气候变化和人体发病规律统一起来,从宇宙间的节律上来探讨气候变化对人体健康与疾病发生的关系。这种“人与天地相参”,气候变化与人体生理、病理相关的理论,充分反映出中医学理论体系的学术观点和思想方法。《内经》中阐述五运六气内容的,主要见于《素问》的“六节藏象论”以及“天元纪”“五运行”“六微旨”“气交变”“五常政”“六元正纪”“至真要”等七篇,称之为大论。如《气交变大论》载:“木运太过,出现大风流行,天上云物飞动,地上草木摇动不宁,甚至倒偃摇落,人体易得肝病。”《六微旨大论》云:“气之升降,天地之更用也”“气相得则和,不相得则病”,说明了自然界气运的协调与否和气候、物候、病候的常变密切相关。对于治疗,《五常政大论》提出:“圣人治病,必知天地阴阳,四时经纪”。《六元正纪大论》则谈到根据时令气候的不同而注意用药的宜忌——“用寒远寒,用凉远凉,用温远温,用热远热,食宜同法。”因此，《内经》是中国医学宝库中最璀璨的瑰宝，它成功地将中医学理论提高到类似现代科学的边缘科学——时间生物医学和医疗气象学的高度，形成了中医时间气象医学。此外，王庆其从七篇大论中得到很多启示，认为运气学说构建了自然界气候、物候、病候一体化的结构模型，指出自然界存在着一种自稳调节机制，阐述了分析病因病机的方法和疾病的治疗思想，树立了多学科研究医学的典范。也正如方药中等人所说：“运气七篇中不少天才的认识，随着人们对自然、人体疾病的不断探索和认识的深化，还必将给我们以新的启示，从中发掘出更多的宝藏而造福于人类”，“运气七篇所阐发的丰富的内容，正是中医理论的基础和渊源”。自唐代王冰次注《素问》首补入“七篇大论”；在宋代，五运六气理论的发展促进了国家医药政策与制度的完善；在金元明清时期，运气理论的发展促进了中医学术流派的形成与繁荣。

《内经》以后的又一重要医籍《难经》，对疾病的发生与气候季节的关系也做了论述。《难经·五十六难》曰“五脏之积各有名乎？以何月何日得之？肝之积，名曰肥气……以季夏戊己日得之。心之积，名曰伏梁……以秋庚辛日得之”等，条文中戊、己、庚、辛等是按天干地支，五运六气推演，分别指代长夏、秋、冬、春、夏五个季节。

东汉张机在《内经》基础上，通过长期的实验观察和验证，认为不正常的物候时令，可导致不同特点的疾病，“五邪中人，各有法度，风中于前，寒中于暮，湿伤于下，雾伤于上，风令脉浮，寒令脉急，雾伤皮腠，湿流关节，食伤脾胃”，同时还提出了“春夏宜发汗”“春宜吐”“秋宜下”等治疗思想，受到后人推崇。西晋太医令王叔和在整理编次张仲景《伤寒论》的同时，撰写了一篇《伤寒例》，提出“时气病”的概念，认识到“时气病”有“四时正气为病”与“四时疫气为病”的不同，指出“皆当按斗历占之”，可见王叔和已经相当了解，并十分重视气候与时病的关系，掌握气候变化，必须知道四时、八节、二十四气，七十二候的特点，才能区分四时正气为病与时行疫气为病。四时正气一般并不致病，只有当调摄不慎，机体抵抗力降低时，才有可能触冒为病，这类病的情况大多轻浅，略加调治，即可痊愈。时行之气乃“非其时而有其气”，如“春时应暖而反大寒，夏时应热而反大凉，秋时应凉而反大热，冬时应寒而反大温”，感时行之气为病，“长幼之病，多相似者”，因其有较强的传染性，故又名“时行疫气”。《伤寒例》中举出冬令的时气病，有正气为病的“伤寒”，又有非时之暖为病的“冬温”，两者虽然病因不同，但都与四时气候变化有关，因而统名“时气病”。故陈亦人认为，温、暑病是“时气病”中属于温热性质的一大类外感病，名“时气病”似较名“温病”为全面。

宋金元时代，由于大力提倡理学，运气学说盛行一时。1099年刘温舒著《素问运气论奥》、宋徽宗刊行《圣济经》、《圣济总录》。宋王朝把运气学说作为医学教育，医学考试科目之一。陈言的《三因极一病证方论》专有“六气时行民病论治”一节，各按六季列出了时行疾病，并提出了每年的主用方剂和按时加减法，如辰戌之岁，太阳司天，太阴在泉，“初之气，民病温，身热、头痛、呕吐、肌腠疮疡；……辰戌之岁，主用静顺汤”，加减法为自大寒至春分，去附子加枸杞；春分至小满，原方加枸杞；小满至大暑，去附子、木瓜、干姜，加人参、枸杞、地榆、香白芷、生姜；大暑至秋分，原方加石榴皮；秋分至小雪，原方不加减；小雪至大寒，去牛膝，加当归、芍药、阿胶。元代马宗素、程德斋的《伤寒铃法》，还按病人得病的日期和出生年月，用五行、干支来推定病在哪经，然后归号用药。虽然这不免有把医学引向宿命论之嫌，但从一个方面已经说明宋金元时期更加重视季节气候因素在疾病发病、治疗中的作用。金元四大家在这方面的思想体现也十分明显。张从正治病善峻方，但亦注意气候与用药的关系。他在《儒门事亲·立诸时气解利禁忌式》中载：“凡解利伤寒时气疫疾，当推天地寒暑之理，以人参之。南陲之地多热，宜辛凉之剂解之；朔方之地多寒，宜辛温之剂解之；午未三月多暑，宜辛凉解之；子丑之月多冻，宜辛温解之”，这种将时令候气“以人参之”的观点，以及根据不正常候气相参施药的方法，无疑是正确的。《脾胃论》作者李杲，也十分重视自然物候和人体疾病的关系。在《脾胃论》、《内外伤辨惑论》、《兰室秘藏》、《医学发明》中，不乏有其根据季节确定治疗和用药法度的论述，如：主张春天患病，于所用药内加清凉风药；夏天患病加大寒药；秋天患病加温气药；冬天患病加大热药。并具体指出：“冬不用白虎，夏不用青龙，春夏不服桂枝，秋冬不服麻黄”。季节不同，有不同的时令方，如春天宜服补中益气汤，夏天宜服清暑益气汤，秋天宜服升阳益胃汤，冬天宜服神圣复气汤。季节不同，加减用药也不同，如羌活愈风汤，在望春、大寒后服用，宜加半夏、柴胡、人参；在望夏三月服用，宜加石膏、黄芩、知母；在冬夏之月服用，宜加防己、白术、茯苓；在初秋、大暑之后，宜加厚朴、藿香、桂枝；霜降之后望冬，加附子、官桂、当归等。李杲之所以能在医疗气象学方面有如此建树，与其师张元素的学术思想是分不开的。张元素《医学启源》中已有大量论述。李杲继承了张元素丰富的经验，并传给弟子罗天益，罗天益在《卫生宝鉴》一书中，提出“时不可违”的原则，又提出“四时有急吐者，不必直待春时也”，说明节气时间因素只是疾病发生发展的一个因素，而不是唯一的因素。

明清时期，李时珍《本草纲目》中有“四时用药例”的专论，主张春月宜加辛温之药，夏月宜加辛热之药，秋月宜加酸温之药，冬月宜加苦寒之药，“顺时气而养天和”。王清任观察到某些发热证有交节气而易复发的特点。唐容川在《血证论》中详细论述了血证的年节律性和治法方药。赵献可则在《内经》的基础上，明确提出“冬至一阳生，夏至一阴生”，“朔后为阳，望后为阴”的著名论点，这一论点指导着临床的辨证诊断和治疗。明清时期中医学的一个重大进展是温病学派的兴起。温病学家更为注重节气候令，因为温病的主要特征就是强烈的季节性、地域性。从“四时立气”的观点看，一年四季由于气候变化的不同，病因各异，温病也有明显的季节特征，如春季多以闷热为病，夏季多以暑湿为病，温病大家叶桂《三时伏气外感篇》中说：“风温者，春月受风，其气已温”，就是一例，说明这些疾病都带有明显的“季节性模式”。吴瑭在著《温病条辨》时就以五运六气的有关论述“原温病之始”，把运气作为温病理论的依据，其《原病篇》亦根据运气规律，预测温病的流行情况。雷丰的《时病论》则专门论述一年四季的多发病，如春天的春温、风温和伤风；夏天的泄泻、痢疾和中暑；秋天的疟疾、湿温和秋燥；冬天的咳嗽、伤寒和冬温，这些时令病都有各自的发病时间，正如雷丰所言：“夫春时病温，夏时病热，秋时病凉，冬时病寒……按四时五运六气而分治之，名为时医。是为时医必识时令，因时令而治时病，治时病而用时方，且防其何时而变，决其何时而解，随时斟酌”。总之，随着明清时期温病学说的发展，对时令病按时间发生流行的研究，是此时期中医医疗时间气象学发展的一个特点。

近50余年来，诸学者在继承前人学术思想的基础上对疾病发生与自然气象条件的关系进行了深入的科学研究，至此使得气象医学得以成熟，并最终形成一门独立的学科。

(二)临床应用与研究

中医学认为，四时、六气、阴阳的变化与疾病的发生、流行有着密切的联系。现代研究也已证实。所以把具有明显季节性特点的温病与气象因素联系起来，对于认识四时温病的发生、发展和预防都有重要的作用。

1. 临床应用　气象因素影响着地球上生物的活动。植物学家发现树木年轮11年周期与太阳活动周期一致。日本学者和达清夫指出，19世纪日本稻类作物的生长与太阳黑子活动一致。那么，对于人类，气象因素起着怎样的影响呢？太阳活动的高峰年太阳黑子数增加，耀斑爆发频繁，此时，太阳向空间发射的高能粒子数大增，射电也增强。这些可能扰乱地球磁场，并影响地球的天气和气候。因此太阳活动与人的生理活动、健康状况与疾病密切相关。研究表明，太阳活动不仅与鼠疫及流行性脑脊髓膜炎两类传染病年发病率间存在着较为密切的关系，而且还与肿瘤的发生和婴儿出生率和死亡率的增加、克山病的发生有关。不少学者揭示了人类疾病流行的周期性与太阳活动有关。疟疾、霍乱均为好发于夏秋之季的外感热病，属四时温病范围。黄惠杰报道疟疾以及流感、回归热、心血管疾病等一些疾病在太阳黑子活动的极大年频增，且多猝发。徐振韬等研究表明，霍乱以及回归热、白喉、脑脊髓膜炎、伤寒等许多传染病的流行与太阳黑子活动的年周期有相当密切的关系。而赵明锐提出太阳黑子活动的极大年，气温偏高，属火、热、暑的病证居多。可见传统的理论与现代的临床观察研究是一致的。疾病的发生与气象有关，那么通过五运六气的推算，是否可以对疾病的发生有所预见呢？何金新研究表明，麻疹每隔一年有一次较大范围的流行，且多在阳干所主中运太过的年份，与运气推算的结果大致相符。李自然把天津防疫站建站以来，几种主要流行病的发病高峰与运气所主病证进行对比分析，发现两者基本相符，如 1966 年(丙午年)为"流行性脑脊髓膜炎"流行高峰年，其年水运太过，又值少阴司天，客胜主病，所主病证多数与"流行性脑脊髓膜炎"症状吻合。林朗辉结合福建局部地区的气候特征，对 1978～1980 年的临床资料进行分析，发现运气变化对流行病种具有明显的影响，如火运太过之气，呼吸系统疾病、肝病、神经系统疾病、痢疾的发生相对增多，这与《素问·气交变大论》所言岁火太过的发病规律基本一致。林乾良研究表明，凡当 4 月份该地平均气温低，6 月份平均日照时间延长的年份，或上一年平均气温越高，日照时间越短，则易发流行性乙型脑炎流行，所统计的 1963～1979 年临床资料验证符合率为 94%，并据此提出"流行性乙型脑炎流行是可以预测的"看法。同样，杨克俭也认为，可以从一年六气所主时令的气候变化来探讨六淫外感疾病的发病规律。如顾植山从运气的角度分析，2000 年(庚辰年)刚柔失守产生的"燥"和"热"是伏气，故初起即见内热肺燥征象，发病急暴，2003 年(癸未年)的升降失常及二气的"寒雨数至"造成的"寒"和"湿"则是时气，由疫毒时气引动伏气，燥、热郁于内，寒、湿淫于外，伏气和时气的交互作用，导致了 SARS 内燥外湿、内热外寒的病机证候特征。另外，流行病的消退也是可以预测的，如"非典"正在高峰期时，顾植山在其书中，列举了运气学说对 2003 年气候及疫病特点的描述，并提出按运气学说的有关推算，"非典"将在 5 月 6 日立夏后迅速消退的预测意见。这一预测意见被后来的发展情况所证实。为了更直接客观地掌握有关气象信息，对疾病发生有所预知，世界上不少国家还成立了专门的医学太阳气象的研究机构及预报中心，来观察太阳活动、气候变化对人体的影响，并试图预报及采取预防措施，称之为"医学气候学"。如德国自 1952 年开始至今，每周 1～5 发布全国医疗气象预报，至今已有 50 多年，从未间断；国内医疗气象预报的研究虽起步较晚——20 世纪 60 年代才开始对医疗气象进行专门研究，但 90 年代以来，医疗气象研究在全国各省市迅速推而广之，并呈你追我赶之势。

冯玉明等对邢台地区 1968～1979 年的流感、流行性脑脊髓膜炎、痢疾各月平均发病情况与之同期月平均气象资料进行相关分析表明，气象要素与外感热病(流感、流行性脑脊髓膜炎、痢疾)有一定的密切关系，它们中间的联系是流感与气压、痢疾与相对湿度、流行性脑脊髓膜炎与风速呈显著的正相关；流感与辐射量、气温、日照时数、降水量，流行性脑脊髓膜炎与相对湿度，痢疾与风速呈负相关，且有十分显著的意义。张慰丰也转载报道说，太阳活动与血沉、血红蛋白、血压周期性起伏以及与流行病、传染病等的发病率与死亡率有一定的关系。《素问·六元正纪大论》曰："寒、暑、燥、湿、风、火恰御之化也"。并且认为，冬季多寒，春季多风，夏季多暑，长夏多湿，秋季多燥。四时六气阴阳过亢或不及则导致不同性质疾病的发生、流行。外感热病包括西医学的流感、流行性脑脊髓膜炎、痢疾等多种传染病。一般认为流感分为风寒、风热两大类，流感相当于春温，其邪多是因天气干燥，风热之邪为患；疾病多发于长夏，与湿邪有关。冯玉明等的研究分析结果与之不谋而合。所以冯玉明指出，五运和六气相互制约，相互生化，保持着动态平衡，方能生育万物，生生化化，生化无穷。人生活在自然界，就是要受到自然界各种因素的影响，尤其是人们明显感觉到的气候因素，对人体的生理病理及病原微生物的繁殖、生长都有很大影响。自然界的各种气象因素基本保持着一个动态平衡，只有某一因素的偏盛、偏衰时，才会导致热病的发生、流行，故而可以根据气象要素与热病相关分析，确定某种疾病与哪些气象要素有关，然后根据气象要素预测疾病的发生和流行，此乃"上工治未病"思想的一个重要组成部分。但我们也必须指出，太阳活动、气象变化对生命的影响，并不是以机械决定论的形式表现出来的，它是通过大数法则以概率的形式反映出来。在发病学上，气候仅仅是一个条件，要真正了解疾病的原因，尚需联系社会环境、个体差异性及其他种种因素。如果认为有其气非得此病不可，就会陷入形而上学的机械论；相反，有其气而未见其疾，因此否定气候、节气对人体的影响，这种认识显然也是片面的。这正如五代《褚澄遗书》中指出："气难预测，故疾难预定，气非人为，故疾难人测"。

2. 研究探讨　预测疾病的根本目的在于未病先防，有病早治，尤其对外感热病，防治尤为重要。《素问·阴阳应象大论》云："治不法天之纪，不用地之理，则灾害至矣"。《素问·脏气法时论》："合人形以法四时五行而治"。《素问·金匮真言论》云："藏于精者，春不病温"，即人们若能在隆冬季节，不妄劳作，精气固密，来年春天就不易发生春温。医生治病应考虑天时地理，在临床上做到分时论治，因时治宜，药证相契，方能收到意想不到的效果。若不明时令之变迁，不晓六气之运行，不知六气与时令的关系，临证心中无数，方药杂投，外感初起因误治而致害者，往往变证蜂起，颇难治疗。运气学说就是根据气候之常变来辨别特性，制定处方用药，这正是中医学独特的临证方法。宋代朱肱提出运用《伤寒论》中麻黄汤、桂枝汤要因时、因地、因人灵活加减，其云："虽然桂枝汤自西北二方居人，四时无不应验，自江淮间唯冬及春初可行，自春末及夏至以前桂枝证可加黄芩半两（阳旦汤是也），夏至后有桂枝汤证可加知母一两，石膏二两，或加升麻半两，若病人素虚者，正用古方，不再加减也"。李时珍《本草纲目》列五运六气用药式，其在卷一中提出"顺时气而养天和"的观点，他说："春月宜加辛温之药，薄荷、荆芥之类以顺春升之气；夏月宜加辛热之药，香薷、生姜之类，以顺夏浮之气；长夏宜加甘苦辛温之药，人参、白术、苍术、黄柏之类，以顺化成之气；秋月宜加酸温之药，芍药、乌梅之类，以顺秋降之气；冬月宜加苦寒之药，黄芩、知母之类，以顺冬沉之气"。这些均是对《内经》治疗思想的注脚和发挥。我国著名老中医蒲辅周治病也十分重视季节气候。如 1956 年为农历丙申年，这一年气运为少阳相火司天，三之气的主气、客气也是少阳相火，引发了流行性乙型脑炎流行。蒲辅周根据当年北京气候偏湿的特点，用白虎汤加用祛湿之药，疗效达 90%。四之气为阳明燥金，其病随之消退。张慰丰也提出治疗外感发热病人，在气候干燥或阴雨太过的情况下，前者宜辛凉解表，后者宜芳香化浊。并举例 1955 年石家庄流行性乙型脑炎流行，证偏于热，用清热解毒法获效，1956 年北京气候多雨偏湿，证偏于湿，用原方不效，采用清热透湿法后获效。近代欧阳忠兴用中药治疗发热患者 532 例，通过临床分析，发现时令对治法的确立有直接影响，认为目前在治疗外感发热过程中有忽视时令变迁的倾向。其观察到4～14天退热的55例患者，其中有43例病在隆冬之际，因见病人体温高(39.5℃以上)，脉浮数等，即用银翘散加大青叶、板蓝根、蒲公英、知母、生石膏之类辛凉透表、清热解毒法治疗，殊不知此时正处寒冬，寒邪外来，卫阳郁遏而发热的道理，应遵“因于寒，体若燔炭，汗出而散”的治疗原则，结果延缓了退热的时间。提出在治疗外感发热时，若不掌握时令特点，不知晓六气的运行，势必“见热清热”，杂投方药而偾事。此外有盛国荣将运气理论直接应用于肝病的辨治，如春月宜疏肝养脾。因肝主春，直治其脏宜疏肝治肝；木克土，肝木旺易克伐脾土，故又要注意调养脾胃。肖熙列举验案，天符年(1946年)疗泄泻无度多例，用制木健脾法应手，从运气立法，取得满意疗效。王世贤在临床中遇到不少定时在热季发生寒证，在寒季发生热证，反时病减或愈的患者，非常规律，几乎年年如此，于是针对此类病人在夏季用附子、干姜回阳，在冬季用麦冬、生地、玄参滋阴而获效。现代研究证实气温、气候、湿度、紫外线及氧分压等气象因素，能影响药物的治疗作用。当然，亦有不少医家提出在针灸治疗上，应当尤为注重节气时辰的变化，要根据四时气血所在部位而刺，如肝病以春季甲乙日平旦刺之最宜，其他季节甲乙日平旦刺之效果略次，其他季节其他日平旦时刺之又略次，其他季节其他日其他时刺之最差。冯润身报道，大陵穴本无治疗痢疾的功效，但按时针刺大陵穴，对痢疾有效，而非其时则不效。梁式贞根据子午流注纳甲法按时选取穴位，进行针刺治疗脑炎恢复期后遗症瘫痪52例，有效率达92.3%。李涉将400例门诊病人随机分成观察组与对照组，要求两组在同类病例中，须数量相近；平均病程相近；平均年龄、性别相近；就诊时间相近；疗程相近。在治疗时，同类病例的基本处方一致；行针方法一致；疗效判定标准一致。唯一区别是，观察组病例采用按时开穴配穴法，对照组病例采用基本配穴法，在限定疗程的情况下，结果发现两组在总疗效上有极显著差异($P<0.01$)，以观察组为高。由此可见，我们在疾病的防治过程中若能考虑与气象因素的关系，将对我们的辨证用药以及疗效的提高有积极的帮助作用。

(三)实验研究

随着西医学的发展，不少医家开始从更深层次对四时温病与气象医学之间的关系进行探讨研究，力图揭示气象作用于人体的机制，寻求某些客观化的指标、依据，为临床实践提供更有效的指导，现作如下归纳论述：

1. 风温与气象因素　风温是感受风热病邪所引起的以肺卫表热证为初起证候特征的急性外感热病，多见于春冬两季。它与西医学的大叶性肺炎、病毒性肺炎，或冬春季节的上呼吸道感染、流行性感冒、急性支气管炎等疾病相似。现代研究认为，暴风雨的扰乱是急性传染病流行的激发因素。Mills认为外界压力下降时，机体组织滞留水分增加而引起水肿，因此有利于细菌的入侵。在北方地区，支气管炎与肺炎的死亡率最高者位于温带地区之暴风雨带，而渐向亚热带则其死亡率即降低。因此，Mills认为急性的或慢性的呼吸系统疾病在很大程度上取决于风暴、温度与气压之变化，若气候稳定，风暴越少，则呼吸系统的疾患越少。张梓荆对北京城区托幼机构中急性呼吸道感染监测发现，该病发病与季节有显著关系。在北京地区每年10月开始明显增加，季节高峰为11月至次年1月，夏季发病率明显降低。其进行病毒病原监测，发现各种病毒都有一定季节分布特点，呼吸道合胞病毒及流感甲3型病毒主要集中在冬季并可引起呼吸道感染小流行，腺病毒及副流感病毒四季均见散发。

2. 暑温与气象因素　暑温为夏季感受暑热病邪所致的急性外感热病，西医学的流行性乙型脑炎、流感、钩端螺旋体病等急性传染病均可包括在内。现代研究表明，20世纪80年代的平均气温比19世纪80年代高出0.7℃。此外，近年多次出现的“厄尔尼诺”现象，除了影响海洋表面的温度外，还可促进海水中微生物的大量繁殖。由于温度的变化，将带来新的降雨格局，积水造成的大量水洼，为虫媒提供了理想的孳生场所。由于气温升高，加快了媒介昆虫的繁殖生长，并使体内病原体的致病力增强，促进了乙型脑炎等虫媒传染病的暴发和流行。

3. 暑湿与气象因素　暑湿是感受暑湿病邪引起，以暑热见症突出、兼具湿邪郁阻证候为特点的一种急性外感热病，多发生于夏季或夏秋之交。它与西医学中发生于夏季的上呼吸道感染、急性胃肠炎、钩端螺旋体病、夏季热及某些流行性乙型脑炎等疾病有相似之处。

现代研究表明，不同地域生存众多的动物种群。啮齿动物是钩端螺旋体的主要宿主动物。钩端螺旋体自然疫源地分布随地形、气候、降水量和水系分布等有很大差异，致使各地流行强度差别很大。从近40年的我国疫情看，我国疫区分布广泛，流行重疫区主要分布在北纬25度～35度，东经100度～120度之间区域，也是我国长江水系主要分布区域，这些区域的雨量充沛、气温适宜、动物种群繁多，构成了疾病流行的主要因素。

4. 伏暑与气象因素　伏暑是由暑热病邪或暑湿病邪郁伏发于秋冬季节的急性热病。西医学的流行性出血热、散发性脑炎当归属在内。

张云等曾使用实验动物对流行性出血热几个可能的传播途径进行研究，发现秋收季节黑线姬鼠大量繁殖，并频繁下田取食准备越冬，其带毒排泄物污染土壤和农作物的机会大为增加，而这时正值农忙，参加秋收人员皮肤损伤以及接触土壤和农作物的机会大为增加，这便成为流行性出血热发生流行不可忽视的一个因素。

此外，属春温、湿温、秋燥等范畴的急性外感热病的发生发展也均与气象因素密切相关。

为什么气象因素在人体发病过程中有如此作用呢？气象因素作用于人体究竟产生怎样的变化呢？随着西医学研究的深入，人们对自身有了更进一步的认识。研究发现人体皮肤内密布多种感受器，它们能将作用于它的各种物理和化学的刺激变为神经冲动，通过神经中枢与全身发生联系，借以调节机体内外环境的平衡。温度是气象因素的一个重要方面，而人体对于气温的反应是非常敏感的。人的皮肤温度直接受气象条件和热辐射的影响，它是与体温调节过程和保持热平衡有密切关系的基本生理学指标之一。气温的高低能直接影响到人体各器官系统的变化。气象医学研究证明，当夏季炎热或在高温环境中，人的中枢神经系统往往可以出现注意力不集中、共济失调、反应迟钝、动作的准确性降低、血中球蛋白减少等；心血管系统可见血温增高、血液浓缩、血液黏度增大、心率增加、血压波动、心电图往往有改变等。由于大量出汗（85%～90%水分经汗腺排泄）和氯化钠的丧失，排尿易减少、胃液pH值降低，这类变化如果持续较久而没有得到良好的代偿，那么就可能导致多种疾病的发生。中医认为“暑”为夏令的主气，故人们在夏天易患暑热、暑月中寒及中暑之类疾病，这与西医学的观察结果是一致的。

当处于冬季严寒或低温环境下，由于寒冷作用于皮肤温度感受器引起皮肤血管收缩，血液流经皮肤的速度减慢，因而机体散热减少，肝脏动员糖原的分解和甲状腺功能增进，总代谢增强，使人体产热增加，因而在寒冷条件下对食物的需要量增加。根据Mapmak的研究，当外界气温低于15℃时，人体的代谢就增强；当气温在15～25℃时，代谢保持基本水平；而当气温高于25℃时，代谢略有降低；但当气温升高到35℃以上时，则代谢又随之增高。外界气温降低时的代谢亢进及气温上升时的代谢降低对机体是有益的适应反应；反之这种调节发生障碍时，就可以引起疾病。

对于人体内分泌系统，例如垂体及视丘下部，主要热控制中枢，以及其他内分泌腺与气象因素之间的密切关系尚难确定，但某些动物实验的结果是比较肯定的。当寒流来到时，可见利尿现象增高，这似乎是由于神经垂体抗利尿素发生波动的缘故，同时还可以看到甲状腺滤泡内毛细血管高度充血，滤泡中胶质消失。Watanabe 发现健康男女的肾上腺皮质活动随季节变化而波动，以冬季最为活跃，其次为炎热之气候，在温和气候时其活动能力最低。寒冷刺激时还见到尿中 17-酮类固醇波动，这是由于气象因素引起 ACTH 的波动而作用于肾上腺的结果。湿温气流可使饥饿动物的血糖降低，其波动范围比冷湿或冷干的影响为大，这是胰岛素分泌发生变化的关系。季节可以造成生长激素和生殖腺激素的波动，它们在春天迅速增加，这主要是由于日照长度增加引起的。

此外，夏廉博经西医学研究表明，血清总量、血清蛋白、红细胞、白细胞、二氧化碳结合力等，都在冬季升高而夏季偏低。气象因素可以通过影响血液成分，如 γ-球蛋白升高与清蛋白降低，或影响皮肤 pH 值等而影响对传染病的抵抗力。

综上所述，气象因素是通过作用于人体感受器官或者通过某些中间环节，使人体产生生理或病理变化，因此可以说气象因素对人体生理和病理有着非常密切的关系。从《内经》关于气象与人体变化关系的阐述，到今天气象医学理论体系的形成，经历了一个漫长的过程。今天气象医学作为一门新兴医学科学，以研究各种气象因素对人类疾病的影响为内容，为临床疾病，尤其是四时温病的诊断、治疗和预防提供了理论论据，成为西医学科学不可缺少的组成部分。但是我们也应该看到它的局限性，气象因素是疾病发生的一个因素，但并不是唯一因素，更不是必然因素，因而就更需要把它同生理生化学、分子免疫学、生物钟学、生物遗传学等医学科学中的其他各学科广泛联系起来，开辟医学研究的广阔前景，更好地指导临床的实践工作。

（张 瑾 沈庆法 谷晓红 张 望）

主要参考文献

[1] 蒋士英．温病病因学溯源[J]．浙江中医杂志，1982，(6)：241.

[2] 陈亦人．《伤寒例》对外感时病理论的发挥[J]．浙江中医杂志，1983，(4)：145.

[3] 张年顺．中医时间医学发展概要[J]．湖南中医学院学报，1987，(2)：3.

[4] 吴锦洪．我国古代的医学气象学[J]．浙江中医杂志，1980，(10)：471.

[5] 程士德．略论运气学说与发病的关系[J]．湖北中医杂志，1981，(2)：36.

[6] 张慰丰．人与自然学说探讨[J]．新中医，1980，(1)：8.

[7] 汪德云．关于运气学说的研究进展[J]．天津中医，1986，(6)：44.

[8] 方药中．黄帝内经素问运气七篇讲解[M]．北京：人民卫生出版社，1984.10.

[9] 田维霖．三十五年来运气学说研究概况[J]．浙江中医杂志，1986，(8)：357.

[10] 杨克俭．时令变迁与外感病的关系[J]．陕西中医，1981，(1)：1.

[11] 徐振韬．太阳黑子与人类[M]．北京：知识出版社，1986.4.

[12] 陈晓明．中医时间医学的临床研究进展[J]．吉林中医药，1990，(3)：36.

[13] 张登本．运气学说研究的现状及展望[J]．陕西中医学院学报，1989，(1)：1.

[14] 郭霞珍．《内经》"天人相应"观研究进展[J]．北京中医学院学报，1986，(5)：32.

[15] 王庆其．运气理论的近代运用与研究[J]．上海中医药杂志，1986，(11)：45.

[16] 汪德云．运气学说研究发展的趋势[J]．中医药信息，1987，(1)：5.

[17] 林朗辉．运用"五运六气"学说浅证流年万种[J]．福建医药杂志，1983，(1)：48.

[18] 封菊秋．怎样认识五运六气[J]. 辽宁中医,1979,(3):41.

[19] 郝少杰．五运六气学说与气候关系的探讨[J]. 陕西中医,1985,(5):1.

[20] 刘玉芝,顾万龙,庞天荷等．郑州地区30年气象要素资料对运气学说的验证[J]. 河南中医,1985,(2):29.

[21] 冯玉明,程根群,徐韶光．四时、六气、阴阳的变化与热病流行的相关性分析[J]. 中医药学报,1988,(1):8.

[22] 夏廉博．医疗气象学[M]. 北京:知识出版社,1984.4.

[23] 欧阳忠兴．中药治疗发热532例临床分析[J]. 湖北中医杂志,1982,(4):21.

[24] 冯润身．关于"子午流注"[J]. 全国针灸学术会议资料,1980.

[25] 梁式贞．择时选经取穴针法治疗544例瘫痪病的临床疗效观察[J]. 福建中医药,1986,(1):11.

[26] 夏廉博．人类生物气象学[M]. 北京:气象出版社,1986.

[27] 魏承毓．传染病角度肆虐人类的严峻现实与原因探讨[J]. 中华流行病学杂志,1997,(2):102.

[28] 张云,陶开华,赵学忠．流行性出血热传播途径的研究[J]. 中华预防医学杂志,1994,(3):132.

[29] 罗仲民．衡东县1970～1995年流行性乙型脑炎流行特征分析[J]. 中华流行病学杂志,1996,(4):252.

[30] 时曼华,屠云人,李庆俊,等．我国钩端螺旋体病地理分布的研究[J]. 中华流行病杂志,1995,(5):259.

[31] 李奇,马原,惠振科,等．流行性乙型脑炎暴发性流行的经验教训[J]. 中华流行病杂志,1996,(5):284.

[32] 杨玉清．流行性乙型脑炎流行年与低发年监测结果对比分析[J]. 中华流行病杂志,1991,(6):388.

[33] 张梓荆．北京城区托幼机构中急性呼吸道感染的监测和预防研究[J]. 中华流行病杂志,1990,(3):145.

[34] 赵明锐．探索"岁火太过"与太阳黑子[J]. 上海中医药杂志,1981,(11):40.

[35] 何金新．试从运气学说探讨麻疹流行的关系[J]. 中医杂志,1962,(1):38.

[36] 李自然．"五运六气"初探[J]. 天津中医,1985,(5):43.

[37] 林乾良．有关中医气象学的研究进展[J]. 福建中医药,1981,(5):1.

[38] 肖熙．太乙天符、天符、同天符、天刑在临床上的应用(从五运六气上说明辨证论治)[J]. 广东中医,1960,(9):415.

[39] 盛国荣．运气学说在肝病治疗上的实际应用[J]. 福建中医药,1962,(1):23.

[40] 匡调元．中医病理研究[M]. 第2版．上海:上海科学技术出版社,1989:12.

[41] 王庆其．《素问》运气七篇大论的启示[J]. 中国中医基础医学杂志,2007,13(3):171-173.

[42] 杨威,于峥,张宇鹏,等．结合"五运六气"思考中医理论研究[J]. 中国中医基础医学杂志,2007,13(10):723-724.

[43] 孟庆云．五运六气:中国古代的灾害预测学[J]. 中国中医基础医学杂志,2005,11(2):81-84.

[44] 吴海磊．气温及太阳活动变化对疾病发生的研究进展[J]. 卫生研究,2004,33(5):641-643.

[45] 顾植山．运气学说对中医药辨治SARS的启示[J]. 中华中医药杂志,2005,20(5):261-264.

[46] 顾植山．"非典"防治[M]. 第2版．合肥:安徽科学技术出版社,2003.

[47] 李雄,董蕙青,郭琳芳．南宁医疗气象预报系统[J]. 广西气象,2005,26(1):35-40.

三、卫气营血辨证的研究

卫气营血辨证是温病学基本理论的核心内容,对其深入研究是广大中医学者非常重视的一个问题。自从20世纪50年代开始,反映在《伤寒论》和温病学中最重要的争论即寒温之争到了80年代已倾向于寒温统一，并且在临床实践中使其不断完善，反映了大多数中医学者的愿望。其中对伤寒的六经辨证和温病的卫气营血辨证进行统一，有的主张从脏腑气血辨证为主进行统一，也有的主张用表证期、半表半里期、里热期、正虚期为主进行统一。1986年全国16个省市的50多名代表于四川省召开了一次卫气营血学术研讨会，几乎所有的代表都认识到应当从临床实践出发，运用现代科学技术，对温病的卫气营血辨证进行深入的研究。越是研究深入，越是有利于寒温的统一。这次会议不仅对卫气营血辨证临床指导意义的探讨十分广泛，对温病病理过程中，反映在卫气营血辨证的各个阶段如何认识其实质的变化以及临床意义的分析非常清楚，而且对其本质的研究，从实验研究方面进行，展开了广泛的讨论，为今后的进一步开展研究提供了很好的思路。因此，系统地归述现代医家的研究内容，对温病学科的发展有重要意义。

（一）文献研究

有关卫气营血辨证的创立，综合许多医家的认识，可以做这样的概括：《内经》为卫气营血辨证的产生奠定了基础。汉代张机在《伤寒杂病论》中开了卫气营血辨证的先河。华佗对温病血热血斑、巢元方对温病血证的病机均作了深刻的分析。孙思邈记载了四时温病诸方、立清热解毒和凉血解毒法为温病治气和治血开治疗之先河。罗天益的《卫生宝鉴》已从邪热在气在血的不同方面进行遣方用药。吴有性在《温疫论》上则强调："凡疫邪留于气分解以战汗，留于血分解以发斑。"叶桂则在六经辨证的启迪下，吸取前人成就，创立了卫气营血辨证。

在卫气营血辨证的创立的过程中，可以看出，在叶桂以前的各代医家承《内经》所述的营卫气血的生理病理的认识，从治气和治血的方法、用药，到卫气营血辨证的创立有一个自然认识过程，对这个认识过程，有医家作专题进行了研究。

首先是对《内经》、《难经》关于营卫气血的论述，作为人体内营养精微物质，《灵枢·营卫生会》认为："其清者为营，浊者为卫，营行脉中，卫行脉外。"《灵枢·营气》指出："营气之道，内谷为宝，谷入于胃，气传到肺，流溢于中，布散于外。"对营卫气血的功能论述，也反映在不同浅深层次的关系上。如《灵枢·本脏》说："卫气者，所以温分肉、充皮肤，肥腠理、司开阖者也。"《灵枢·决气》认为"熏肤、充身、泽毛，若雾露之溉"。《素问·痹论》指出："营者水谷之精气，和调于五脏，洒陈于六腑，乃能入于脉，故循经上下，贯五脏，络六腑。"而血则在里，《灵枢·邪客》说："营气者，泌其津液，注于脉中，化而成血，供营四末，内注五脏六腑。"在《难经·三十二难》讲到"清者为荣，浊者为卫，荣行脉中，卫行脉外。"脉中脉外之分，实可理解为脉中为深，脉外为浅，在一定程度上反映了营深卫浅的内容。

其次是从叶桂讲到"辨营卫气血虽与伤寒同"，分析伤寒学说对卫气营血辨证确立的影响。伤寒六经是六个相互关联的层次，其辨证论治内容是根据患者的临床表现，分析正气之强弱，邪气之进退，明确其寒热性质和发展趋势，确定病变部位及其理、法、方、药。说明了外感热病从阳至阴，从实到虚，从经到腑、脏的一般传变规律，合病、并病、直中和不传等变化。大部分外感病自太阳而发，逐一传入，亦有各经自发。这种分浅深层次角度来认识和诊治病证的方法，对卫气营血辨证的不同层次的建立，启发颇大，而叶桂也已完全认识到这一点。

在晋唐以后，对卫气营血辨证的认识又有了进一步发展，从分证的逐渐确立，层次的逐步明确到施治方法日趋具体，最终影响到叶桂，从长期临床实践中提出卫气营血的辨证规律。《诸病源候论》分析道："热乘于气，而入于上也，肺候身之皮毛，主于气，开窍于鼻。该病则邪先客皮肤，而搏于气，结聚成热，热乘于血，血得热则流散。"而《类证活人书》论述营卫层次更加明显，如："风伤卫者，病在皮肤之间也……其病浅；寒伤营者，寒气中于肌肉也……其病深。”在《卫生宝鉴》中罗天益具体地提到外感病的气分热、血分热而分别用白虎汤和桃红承气汤治疗。在《医门法律》中具体地提到营卫气血的层次关系：“此正论营卫生病先后也……邪之入浅，气留而不行，所以卫先病也；及邪之渐深，而血壅不濡，其营乃病，则营病在卫病之后矣。”《温疫论》亦云：“邪之伤人也，始而伤气，继而伤血、伤肉、伤筋、伤骨。”“热到膀胱，小便变色。邪到膀胱，干于气分，小便胶浊，干于血分，溺血蓄血。”

由此可见，从《内经》及以后的医家认识营卫气血的生理、病理，逐渐发展到不同层次、不同证候表现，并且采用不同的治疗方药。显然，叶桂是在这些认识的基础上，结合长期的临床实践，进而提出了卫气营血辨证。当然现代医家的认识更为深刻，有的在现代文献报道中对卫气营血辨证的不同阶段分析病理特点，认识更加深入。如孟澍江认为，卫分证不同于感冒之类的表现。温病的卫分证是温邪侵入体内脏腑而体表所出现的症状，不但有肌表病变，而且有脏腑病变，只不过是表证显著而脏腑病变的症状较隐蔽而已。陈荣等认为，热在气分，里热炽盛，可使体内多个脏腑如肺、脾、胃、肝、胆、大肠、三焦等受到影响，既不像卫分证那样短暂即变，也不如营血分证有较明显的特征可辨，而是寓共性于各种不同之病理变化之中，但热毒病邪是其根本原因。热毒病邪可致毒耗营血，毒扰心神，毒发斑疹，热毒动血，热毒致瘀，毒生痉厥等病理变化。宋乃光认为营分证处于卫气营血辨证的病位较深层次，营分证总体上讲是血分证初期的病变，治疗以祛除热邪，养护营阴，活血化瘀为主。热入心包证是有严重神志异常的营分证，治疗上还应加强清心开窍的力量，舌绛、神昏是营分证的特征性的两大表现。以此为据，则临床上尚有慎用或禁用的苦寒重剂、滋阴凉营法治疗的营分证，它们实际上病理重心并不在营，而在卫分、气分郁热不解，临证须注意辨识。牛崇峰认为营分证的主要特征是营热炽盛，阴液亏耗，热瘀互结，故在治疗上主张“清”“滋”“透”为一体的凉营清透除热瘀治法。孟澍江强调血分证有血热、血瘀、动血、耗血四个方面，其中以血热为中心环节，但在具体患者身上，这四个方面的病理变化可以有轻重、微著。田令群等认为，温病卫气营血证候的相互转变，病邪是主要因素，也受体质强弱，治疗处理等条件的影响而变化。温病的传变因素与发病缓急、高热情况、病邪所犯脏腑、机体正气盛衰、感受温邪热毒的强弱、是否耗伤精血、是否及时而有效的治疗有关。而这些因素又相互为用，如邪毒盛则必然发病急，热势也比较高，伤津耗气严重，常可损及精血而内传营血，反之则不然。不过传与不传是相对的，如注意控制环节，要传的也可以不传，否则，不传的也可以引起传变。因此，对于卫气营血辨证，其意义是指温邪侵犯人体，导致卫气营血所属脏腑的功能失调和病理损害，把温病的病变过程划分为四个浅深不同、互有联系的四个阶段，以区别病情之轻重、证候之不同、预后之吉凶，为确立治疗方法提供理论根据。

（二）临床应用与研究

温病的病理变化过程，是与温邪侵入人体以后，卫气营血所属脏腑组织的正常生理功能失调与实质损害有关，在临床上，由于病邪性质的不同，病理损害的脏腑部位的不同，故证候表现也有所不同。由于温邪属阳，易伤人体津液，因此卫气营血辨证的不同阶段的病理特点、临床证候的演变，可以说有一定的规律性。

1. 临床应用　从临床各方面观察，卫气营血辨证主要见于急性感染或传染病，卫分证为其初期，以上呼吸道症状表现为重点。气分证多见于消化系统的传染病，或感染性疾病有消化系统病变，此时表现为消化系统疾病的症状时，其高热从卫分证阶段发展来，有时卫分证尚未消失，临床上常称卫气同病。营分证多见邪热已侵犯或影响到脑神经系统，此时进一步见到水电解质平衡开始紊乱，也可以影响循环系统。营分证属于卫气营血证候之较重者，温邪入营，意味着病变由以功能损害为主的阶段转向以实质损害为主的阶段。营分证处于这种变化的转折点，其诊断、辨证、治疗都受到重视。血分证则为病之后期，可以见到全身脏器的明显病理性损害，且循环、血液系统的症状显著。实际上在卫气营血辨证的各个不同阶段，都是反映了邪毒与正气相互搏结的情况，即表现为卫气阶段或营血阶段，是邪毒侵袭浅深和损害津液程度不同的病理变化，病情一旦进入危急阶段，仍多见热证和邪毒壅盛的实证，如血分证的表现，这时患者虽有正虚，只是由于邪毒所伤引起，当视热毒和实邪为本，邪毒不去，气血津液耗损愈重，各种变化和脏器衰竭仍然相继发生，同时，气血壅滞也是造成病邪深入的重要机制，故治疗上祛邪解毒，救阴保津，活血化瘀，常贯穿于卫气营血辨证论治的全过程。

从临床上急性感染性疾病和传染性疾病来分析，应该可以看到这样几点，高热表现在卫气营血辨证的各个阶段，卫分证候尽管短暂，而见于上呼吸道病变时表现有时却很严重，出现的高热也不容易治疗。在热甚时必然伤津耗液，从气分证开始更为明显。而邪热更进一步内侵和正气受损，病势发展易见逆传。所以在病起之初，其病邪属性，决定病证性质等特点。

2. 研究探讨　现代不少医家通过临床实践，在叶桂的治疗大法基础上深入研究探讨，总结出以下认识：

(1)传统治法的系列化和规范化：董建华等提出各类急性感染性疾病的里证证候宗卫气营血辨证可以分为 14 个系列分证，每一分证提出了相应的治则。这 14 个分证治法是气分热炽证用清热生津法，热结胃肠证用泻下实热法，痰热壅肺证用清热化痰法，湿热困脾证用宣化湿热法，肝胆湿热证用疏利肝胆法，膀胱湿热证用清热利尿法，湿热下利证用清热止利法，气营两燔证用清气凉营法，邪热入营证用清营透热法，邪热入心证用清心开窍法，热极生风证用凉肝息风法，阴虚动风证用滋阴养血法，血热发斑证用凉血解毒化瘀法，阴竭阳脱证用益气滋阴、回阳固脱法。

(2)截断扭转病势：姜春华于 1975 年首先提出在卫气营血辨证的各个阶段治疗应及早采用截断扭转病势的方法，所谓“截断”，是指采取果断措施，选用具有特殊功效的方药，直捣病巢，迅速祛除病因，杜绝疾病的自然发展和迁移，若不能急速祛除病因，也要断然救危截变，拦截病邪深入。所谓“扭转”是指扭转病势，使之向好的方向发展。概括起来，截断扭转的证治要点有三：①重用清热解毒；②早用苦寒攻下；③及时凉血化瘀。其具体应用有七法：①汗散祛邪法，适用于流感高热，选用清透之剂；②苦寒直折法，适用于温病急性重症早期，选用大剂清热解毒之剂；③通腑攻下法，对热甚燥结急症，选药首推大黄；④活血破瘀法，适用于瘀血痛证；⑤降戢平逆法，对呃逆重用白芍、甘草、刀豆子，吐逆重用赭石、旋覆花，定喘选用合欢皮、佛手草，截咳选用百部、南天竺；⑥醒脑开窍法，属热甚者早用“三宝”，属寒、痰、湿者选用苏合香丸；⑦扶正固脱法，应该及早选用生津固脱、益气固脱、回阳救逆等救其休克、衰竭等急危之证。王秀莲等将“截断”理论与体质学说联系在一起，进一步阐明“截断”理论的意义。温病是感受温邪所致，整个疾病的过程是正邪相争的过程，因此祛邪是治疗的第一要义，而且必须及时有力。但应重视治体，据体质强弱、类型及邪正消长情况选择治法方药，或先攻后补，或攻补兼施，或先补后攻，或去其宿疾以除邪热之依附。实者宜先行泻法为截断，虚者适当选用补法为先安，当病邪尚未乘虚内陷导致病情恶化时，祛邪并佐以补虚之品，亦可达到截断扭转提高疗效的目的。

(3)治法联用：临床所见，无论卫气营血辨证的任何阶段，均为热毒所伤致病。热毒内扰，必伤津耗液，热毒愈甚则气阴耗伤愈重。这类病人之虚，均以邪热壅盛，阻遏气机，灼气耗津为其主要病机，故清热解毒与救阴增液联用是提高疗效的有效措施。对于温热邪热进入气分以及热陷营血阶段的治疗常以清热解毒与活血化瘀两法联用。故在急性感染过程中，凡出现固定部位的胸痛、胁痛、腰痛、少腹痛，或者鼻衄、咳血、尿血、吐血、发斑、舌绛紫暗等，为两法联用的指征。对于病在气分阶段，治疗感染性高热、急性呼吸窘迫综合征、急性弥漫性血管内凝血、急性肾衰竭和感染性休克等急症，则予清解与通下联用，其解热、抗炎、免疫激活的作用和抗休克、抗感染的效果，比两法单用效果明显增强。

(4)苦寒解毒为营血分证重要治法：传统的观点认为苦寒解毒之品主要用于热蕴气分之证。在营血分证阶段，虽有热毒炽盛，但阴液已伤，恐苦寒化燥更伤其阴。叶桂对邪热入营后，“斑出热不解，主以甘寒”，或者“甘寒之中加入咸寒”。不提倡用苦寒解毒之品进行治疗。戴春福认为，苦寒解毒之品不但能清气分病邪，亦能入营血，祛除营血分热毒病邪之力较强，如朱震亨说：“栀子之治，气血皆有，而血分为多。”唐容川认为大黄“既是气药，即是血药。”《重订广温热论》则认为热毒病邪引起血分热毒炽盛之时，如单用养阴补水之法难于济事，强调应以“苦寒直降为大宗”。另外，苦寒解毒之品多具有清心消斑，凉血止血等作用，更适合治营血分证。而现代不少医家从这个观点出发，也制订了一些有效方剂。如胡启兴用自拟清热解毒汤(黄芩、连翘、板蓝根、栀子、金银花、石膏、菊花、草河车、天竺黄、甘草)治疗85例流行性乙型脑炎，其中营血型以本方加味，获得较好效果。李明江自制犀黄汤加减(水牛角、黄连、板蓝根、大黄、栀子、茵陈、丹皮、生地黄、石菖蒲)治疗重症肝炎“热入营血型”，疗效比西药组显著。

(5)活血化瘀法用于卫气营血辨证的各个阶段：张学文认为在对温病范围内的流行性乙型脑炎、流行性脑脊髓膜炎、出血热、急性重型肝炎等病运用卫气营血辨证论治同时，应重视活血化瘀在卫气营血辨证的各个阶段的运用。他分析了不同阶段症状的表现。如卫分瘀证，由于邪热郁肺，肺卫失宣，则见发热恶风、咳嗽咯痰，咽痛口渴等证，若治不及时，或者邪盛表实，郁热不得宣泄，则可内渗肺络与营血相搏，见脉络凝塞，鼻衄频作，或见胸痛如刺，痰中带血，甚或暮热舌绛等瘀血见证；气分瘀证，由于邪热传入气分，虽以正邪剧争，热郁气机而见但热不寒为特点，但若气热郁结，不能外泄，内及血脉，郁滞血络则可成气分热瘀证。如热入气分，肺热壅盛，失于宣泄，灼伤肺络，瘀阻痰凝，则可出现高热、喘咳、痰中带血等症。营血分瘀证，由于热邪内陷营分，热营相搏，一则耗损营阴，二则成瘀阻络。营阴亏而血更滞，血络凝而阴愈亏，瘀热蒸腾，营阴亏损，故见身热夜甚，口干不甚渴饮，斑点隐隐，病情发展，可见热毒壅盛，瘀滞发斑；热壅瘀阻，迫血妄行；瘀塞心窍，瘀阻气脱；瘀热在营，引动肝风。病变后期，还可见余邪留阴，瘀滞不解，邪久入络，凝瘀胶固。

(三)实验研究

近10年的文献报道，卫气营血辨证已从传统的文献研究、临床总结深入到实验研究方面，马健概述了病理形态学变化、微循环与血液流变学、免疫学、生物化学和动物模型制作方面的研究情况。

1. 生物化学的研究　从温病过程中伤津耗液表现来看，以体内的水电解质、营养物质的变化，分析卫气营血辨证的生物化学改变。如邪在卫分，尚未见机体内脏器的实质损害，体液未见损伤，故以辛凉透邪、保津，使邪从卫解，防其津伤而邪传气分；邪在气分，邪正剧争，涉及的脏器渐见不同程度的实质损害，如炎症、肿胀、水电解质平衡紊乱，根据程度轻重，可以采用清热保津、甘寒生津，泻下存津等方法，其作用机制除通过加强清热作用外，还通过泻下积滞，以防止毒素吸收，抑制功能与代谢之过分亢进，防止水电解质的进一步丧失，并通过口服补液与补充电解质，调整酸碱平衡，纠正水电解质平衡紊乱，力争邪从气分而解。

对于卫气营血辨证各个阶段的病理学改变，卫分证主要表现是发热、恶寒、咳嗽等，反映在急性传染病的前驱期及症状明显期之早期，以呼吸道炎症与体表神经、血管反应为主；气分证主要表现是发热、便秘、伤津等，属症状明显期，毒血症状及高热而致体液、电解质代谢紊乱为主，实质脏器细胞肿胀及功能紊乱，可见各种传染病的特异性病变；营分证可见神昏、斑疹、出血等，为极盛期，邪热炽盛步步深入，营阴耗损，心神被扰，表现在中枢神经系统变性、坏死比较明显，此时凝血系统紊乱，血管壁中毒性损害较明显，故采用清营透热、清心开窍、咸寒养阴方法，其作用机制除清除营分热，调节酸碱及水电解质平衡外，又突出了强心醒脑、改善微循环、防止弥漫性血管内凝血发生。邪入血分，为温热病的后期阶段，热盛动血，神明错乱，表现在毛细血管的通透性及微循环障碍，脏器严重的实质损害，机体反应性及抗病能力急剧下降以致衰竭，故应清热、养阴、凉血。在见阴血不足，虚风内动时则予养阴息风、填补肾精，以补充水分、糖、维生素以及钾、钙等电解质。

2. 病理学的研究　从临床病理分析，各种感染性疾病、急性传染病都有一个共同的病理表现——感染性发热。而发热是机体对微生物等致病因素侵害的一种适应性反应，而治疗以卫气营血辨证正是突出地体现了调整机体的适应性反应。血分证突出表现痉厥、伤阴，为衰竭期，此时中枢神经、心、肺、肝、肾等实质损害更严重，机体反应性与抵抗力降低。研究表明，另一病理表现——血瘀在温病气分阶段即以出现，只不过是以微观血瘀的形式出现，无明显宏观表现，还有人认为在较重的卫分证就可见到这一微观表现。

3. 免疫学的研究　卫气营血辨证不同阶段的病情变化，反映在急性外感热病在人体内由浅入深，由轻到重、由功能性失调到实质性损害的传变过程。从其病变产生来看，邪毒的侵犯是一个致病作用，但更重要的是取决于人体正气的强弱。这就说明了邪毒的侵犯只有在人体正气不足，防御功能减弱，或者外邪侵袭人体的力量超越了人体正气抗御能力的情况下，才会导致温病的产生。显然这与免疫功能有关。免疫学强调了传染病的发展转归主要取决于病原体的致病作用和机体的抗传染免疫这一对矛盾的斗争和转化，病原体一旦攻破机体局部防线而侵入人体，机体免疫系统就会发挥作用，首先是非特异性免疫功能抵抗，其中以细胞吞噬、炎症反应为主，随后特异性免疫反应发生，此时机体免疫功能正常与否直接影响着疾病的转归。许志奇等采用放射免疫方法对 51 例温病气分阶段患者进行了血浆皮质醇检测，发现其含量增高，这符合气分阶段邪正俱盛的理论。程远纶等观察 92 例温病气分阶段患者的免疫功能状况，发现患者血清中 IgG、IgM、E 玫瑰花环形成率在正常范围有显著提高，说明此时正气旺盛，免疫能力较强，容易祛邪外出。现代的药理研究也证实清热解毒方药不仅本质上可直接作用于病原体，而且更多地可能是通过调节机体免疫功能而达到治疗目的。清热解毒方药可以增强非特异性免疫功能，如生地黄、黄连、黄芩、金银花可以提高淋巴细胞转化率。生地黄、玄参可以提高人外周血液中的白细胞总数。金银花、黄芩、黄连、大青叶可以增进白细胞吞噬能力。在营血分阶段应用的滋阴和化瘀药物也可提高机体非特异性免疫，如白芍、丹参能提高人体淋巴细胞转化率。鳖甲、麦冬、北沙参能延长抗体生成能力。

4. 血液流变学的研究　在温病的卫气营血辨证的各个阶段，血液流变学的指标有着明显的变化。徐应抒等通过对 741 例温病患者的微循环、血液流变学、血浆内毒素检测，证明卫气营血全过程都有热、厥、毒、瘀存在，微循环功能障碍，血液流变学异常，内毒素血瘀是其客观之病理基础。微循环和血液流变学研究表明，温病卫气营血辨证全过程都有厥的存在，并且随卫气营血证候的演变而加深，温差是厥的客观指标。王德华等通过对107例温病卫气营血证患者四肢五腧穴的温度测定，结果表明温病患者在穴温比值为卫分证>气分证>营分证>血分证，这再一次证实了温病卫气营血证候演变的加深。井、荥、输、经、合穴之气血灌注呈向心性，与卫气营血之层次一致，井、荥、输、经、合之穴温比值随卫气营血症状传变而越来越重，因此，五腧穴穴温比例测定，为卫气营血辨证建立了又一客观指标。上海市传染病院对35例各型流行性乙型脑炎患者的血沉、K值、红细胞电泳时间观察，发现各型流行性乙型脑炎患者的血液流变学指标的变化有明显差别。实验证明，急性感染性疾病，热入营血阶段，其血沉增加，血钾、纤维蛋白原明显增加，凝血现象较卫气阶段多见。流行性乙型脑炎的卫气营血证型与阻抗血流图之间有一定关系，这表明流行性乙型脑炎的各期都可能存在有血液流变学的改变。杜力军等对22例流行性乙型脑炎患者从卫气、气营、营血、余邪、痊愈五期进行脑、食指阻抗血流图进行观测，发现从卫气分阶段开始，大脑两侧就存在着血流供应不平衡的病理变化，且一直持续到恢复期阶段。国内对正常人多次观测结果表明，两侧波幅值差正常情况下应小于25%，流行性乙型脑炎卫气组波幅差接近25%，气营、营血、余邪等三组则都大于30%，这一结果较客观地提示了脑血流量失调的病理变化。并发现卫气分阶段除血液供应不平衡外，脉率明显快于恢复期和痊愈期，说明此阶段以机体功能活动亢进，气血运行加快，鼓舞正气抗邪为主要特点。

5. 舌诊学的研究　通过对舌质、舌苔、舌上脱落细胞的研究，观察温病卫气营血证的客观指标，可以加深病理认识，协助辨证分型，指导治疗，推测预后。在对300例温病患者的舌象分析来看，发现舌苔薄白或薄黄是邪在肺卫的舌象。黄主热主里，为病在气分，苔垢则以气分最多，卫分次之，营分又次之，血分最少。舌质方面，在卫分时，因病邪未入里，故舌质淡红或红，病邪入里进入气分、营分，则因热病伤阴、脱水或维生素缺乏致胃阴不足，血钾增高，舌质偏红甚至红绛；另青紫色33例，舌色红暗，蓝有瘀点均为营血分病例。从90例出血热患者的舌象、齿态作了观察，早期舌苔多薄白或微黄，舌质多边尖红，齿津无变化。邪入气分，渐入营血，舌苔由白转黄，舌质转红或稍绛。内陷营血，邪热炽盛津伤液耗，可见舌苔转黄少津或无津，舌质转红绛，齿转少津。对舌脱落细胞进行分析，说明温病卫气营血辨证不同阶段的变化，有医家对黄苔作了脱落细胞观察，结果黄苔比正常薄白苔各类细胞均升高。以中性粒细胞与淋巴细胞升高尤为明显。从何健村的报道来看也是这样，脱落的白细胞，以气分最多(85.4%)，卫分次之(66%)，营分又次之(65.5%)，血分最少(54.4%)，脱落的上皮细胞则以营血分最多(分别为91.4%和90.9%)，气分次之(79.9%)，卫分又次之(87.8%)，而苔垢则以气分最多(81.1%)，卫分次之(67.8%)，营分又次之(62.1%)，血分最少(59.1%)。

6. 放射学的研究　温病的卫气营血证型在X线检查进行比较观察，为临床诊断提供更客观依据。173例大叶性肺炎经X线检查，发现表现呈浸润期者19例，其中15例属卫分阶段，占79%。呈实变期者51例，其中36例属气分阶段，2例属营气分阶段。呈吸收期者103例，有90例属余邪未尽阶段，占87%。通过本组病例观察，肺部病变呈浸润期表现者大多属病理初起的卫气阶段，为邪袭肺卫型；若呈实变期表现则大多属化热入里的气分阶段，为热伤肺气型；若为临床危重证候者则表示已达营分阶段，属热入心包型；若见肺部病变较前有吸收缩小者，大多属吸收好转阶段，为余邪未尽，这对临床治疗也有一定的意义。

7. 动物模型制作的研究　四川医学院温病理论教研室用大肠杆菌经兔耳静脉注入，成功地复制了温病卫、气、营、血证候的动物模型，在此模型上，可用局部或全部免疫学检测方法，动态地观察卫气营血不同综合征在治疗前后的免疫学改变，探讨卫气营血辨证治疗对机体免疫功能产生的影响，从中找出某些方剂和药物对机体免疫水平作用的相关性，为温病的辨证治疗提供了客观的疗效判断指标。郭谦亨等采用接近于临床实际的复合因素（包括生物因素、化学因素、气候因素、体质因素等），改变了单一静脉注菌的感邪途径，建立了在证候上符合中医临床表现，持续时间较长，比较稳定的证候模型，并取得了相关性较强的实验指标，对于每一个动物模型进行了中药方剂的治疗性反证，先后共完成了10个动物模型，其中卫分证、气分证、营分证、血分证、气血两燔证的动物模型，对卫气营血辨证研究提供了更具体的方法。

8. 细胞因子的研究　赵国荣认为IL-6是温病卫气营血辨证反映正气抗邪的指标之一，而IL-10则可认为是机体反映正气盛衰的指标之一，因此，可通过两者之间的动态变化作为辨证卫分证、气分证、营分证的客观指标之一。其以急性和非急性白血病为研究对象，发现卫分证、营分证均以促炎细胞因子IL-6占主导，而抗炎因子IL-10不升或降低，如果单从某一细胞因子的升高或降低将无法判断卫分证和营分证，但从二者之比值的失衡程度可以判断卫分证和营分证，如急性或非急性白血病IL-6与IL-10的比值卫分证是2.7∶1和3∶1，营分证是33∶1和11∶1。可以看出，疾病由卫到气传营，病邪由浅入深，病势由轻到重，虽然跟细胞因子的升降有关，但与促炎细胞因子和抗炎细胞因子失衡状态更为密切。

卫气营血辨证作为温病学科的辨治纲领，四者是有机联系的整体，而四者之一所代表的病程层次，它的生理功能、病理改变，证候表现，又各是一个独立的概念，这和西医学的病程分期完全不同。它除了标志病程浅深轻重不同层次外，还含有病位、病理、证候、治则的综合概念。

根据现代医家对卫气营血辨证的研究来看，如进一步深入下去，首先应对其不同阶段的主症做客观化、标准化的研究。如对发热和口渴两大主症，如何分清不同阶段的标准，进一步分清阴液亏损的程度。其次是探测人体在温病病变过程中从生理反应到病理过程的先后主次，及它与外在表现的相关作用，病变对功能或实质的影响，损害的相互关系、结构变化等，应该一步一步地运用现代科学知识和先进设备，进行实验观察，研究测定，以揭示其本质，更深刻认识其规律性的变化。

（沈庆法　谷晓红　张　望）

主要参考文献

[1] 黄星垣．温病卫气营血的理论探讨[J]. 新医学杂志，1978，(10)：48.

[2] 邹志扬，贾敏．温病卫气营血辨证源流初探[J]. 贵阳中医学院学报，1993，(2)：1.

[3] 孟澍江．温病卫气营血学说若干理论问题探讨[J]. 中医杂志，1988，(1)：12.

[4] 陈荣．浅谈温病气分证治[J]. 云南中医杂志，1982，(5)：50.

[5] 戴春福．苦寒解毒是温病营血分证重要治法[J]. 福建中医药，1985，(6)：2.

[6] 马健．温病卫气营血理论研究进展[J]. 浙江中医杂志，1992，(6)：267.

[7] 田令群，黄星垣．温病卫气营血研究概况[J]. 河南中医，1982，(2)：49.

[8] 重庆医学院新医病理学研究小组．以近代病理学观点探讨温病传变规律性[J]. 新医药学杂志，1974，(6)：16.

[9] 孟宪益．流行性乙型脑炎的病机传变和治疗探讨[J]. 辽宁中医杂志，1980，(9)：10.

[10] 杨进．叶天士温病营血分证诊治初探[J]. 安徽中医学院学报，1983，(3)：12.

[11] 马健．温病血分证治法探讨[J]．安徽中医学院学报,1992,(1):5.

[12] 匡调元．中医病理研究[M]．上海:上海科学技术出版社,1989:12.

[13] 马健．卫气营血证候实质的研究近况[J]．上海中医药杂志,1988,(4):32.

[14] 郑新,田令群,杜树明,等．卫气营血在内科热病的辨证论治规律的探讨[J]．重庆医药,1980,(6):8.

[15] 曲玉华．温病学说卫气营血观及其临床指导意义[J]．甘肃中医学院学报,1993,(3):12.

[16] 沈庆法．温病卫气营血现代研究[M]．中医年鉴．北京:人民卫生出版社,1984:5.

[17] 杜力军,张学文,郭谦亨,等．22 例流行性乙型脑炎不同阶段阻抗血流图初步观察[J]．河南中医,1987,(3):42.

[18] 胡启兴．中西医结合治疗 85 例乙型脑炎经验介绍[J]．江苏医药,1976,(4):60.

[19] 李明江．重症肝炎 52 例临床分析[G]．中医卫气营血理论研究资料汇编,成都中医学院印．1980.

[20] 孟宪益,宋乃明,陶彩娣,等．从血液流变学探讨流行性乙型脑炎卫气营血辨证的机理[J]．上海中医药杂志,1980,(6):18.

[21] 徐应抒,李跃英,陈晓林,等．温病卫气营血的血液流变学实验观察[J]．中西医结合杂志,1986,(5):283.

[22] 贾敏．毒与温病卫气营血病理及其证治初探[J]．陕西中医,1989,(10):2.

[23] 吴银根,沈庆法．中医外感热病学[M]．上海:上海科学技术出版社,1991:4.

[24] 关云山．对温病运用卫气营血辨证施治的研究[J]．福建中医杂志,1962,(3):6.

[25] 徐鸿达．81 例黄苔临床分析与脱落细胞的观察[J]．新医药学杂志,1974,(10):17.

[26] 曾维新．舌苔与周围血常规中的白细胞的关系观察[J]．中西医结合杂志,1983,(2):101.

[27] 熊启逵,赵慧业,赵凌云,等．实验性温病卫气营血证候动物模型复制的研究[J]．四川中医,1983,(2):65.

[28] 许志奇．温病气分阶段血浆皮质醇含量的动态观察[J]．四川中医,1983,(5):11.

[29] 程远纶,许志奇,张泰怀,等．温病气分阶段免疫功能及血气分析的初步观察[J]．四川中医,1983,(6):57.

[30] 陈泽霖．全国中西医结合四诊研究学术会议纪要[J]．中西医结合杂志,1984,(4):253.

[31] 詹元生．从免疫学角度探讨温病理论的实质[J]．广州中医学院学报,1985.(3):47.

[32] 林培政．卫气营血辨证的应用、研究与展望[J]．广州中医学院学报,1985,(4):41.

[33] 王灿晖．温病“卫气营血”辨证的临床意义及其运用要点探讨[J]．南京中医学院学报,1987,(4):8.

[34] 王德华,谢朝良,文佛生,等．温病卫气营血证候穴位温度变化的研究[J]．泸州医学院学报,1989,(03):200-205.

[35] 徐应抒．温病血瘀实质的研究[J]．上海中医药杂志,1989,(5):31.

[36] 徐有玲,杜树明,刘世赓,等．中药大型输液剂增液针、养阴针的临床和实验初步观察[J]．中西医结合杂志,1982,(3):153.

[37] 黄星垣．卫气营血的证候及治疗研究进展[J]．中医杂志,1987,(1):63.

[38] 黄星垣．急性感染的中西医结合治疗探讨[J]．中西医结合杂志,1985,(9):520.

[39] 戴春福．温病学探究[M]．西安:陕西科学技术出版社,1996:1.

[40] 刘国强．温病卫气营血证候动物实验研究[M]．西安:陕西人民教育出版社,1992:4.

[41] 翁志伟．关于营卫气血理论的研究[J]．陕西中医,1989,(12):558.

[42] 郭谦亨．温病卫气营血研究的四步设想[J]．陕西中医,1987,(6):48.

[43] 宋乃光．论营分证及治疗[J]．中国医药导报,2001,15(4):6-9.

[44] 牛崇峰．凉营清透除热瘀[J]．新中医,2006,38(10):6-7.

[45] 王秀莲,孟繁洁. 试论体质在温病"截断"治疗中的意义[J]. 陕西中医,2001,22(9):540-541.

[46] 沈庆法,杨爱东. 温病气分证与微观血瘀相关性的实验研究[J]. 中国中医药科技,2001,8(4):209-210.

[47] 吴范武,杜建. 温病卫分证模型血瘀病理变化的实验研究[J]. 中国中医基础医学杂志,2005,11(6):449-450.

[48] 赵国荣. 卫分证与气分证、营分证 IL-6、IL-10 变化规律对比研究[J]. 新中医,2005,37(6):19-21.

四、营血分病理与瘀血

温病的卫气营血辨证,是温病辨证论治的纲领。邪在卫气营血的证候表现,反映了温病过程的动态变化,即证候的相互传变。其中营血分证是温病由气传营,病邪由浅入深,病情由轻转重的传变过程,是邪正相争最为严重的阶段。营热阴伤,扰神窜络是其病理特点。血分证是温病病机由浅入深发展的最深重的病程阶段,动血耗血、瘀热内阻是其病理特点。叶桂说:"营分受热,则血液受劫",说明由于营与血在生理病理上有密切联系,所以在营分受热时,血液也会受到不同程度的损失,即营血分证的病理变化有共同之处——邪热炽盛于营血和阴血的耗损。其进一步发展,也就导致了瘀血的形成,而瘀血的形成又会加重营血分证的病理改变,故营血分的病理与瘀血有着密不可分的关系,活血化瘀的方法在营血分病的治疗中有着不可忽视的作用。随着实验研究的深入开展,近代和现代医家应用现代科学方法、手段取得了一系列的客观指标,更加有力地证实了这一点,对临床中西医结合治疗急性外感热病起到了积极的指导作用。

(一)文献研究

从《内经》就生理功能来论述营、血,到叶桂就临床病理的证候和辨证论治的提纲来论述营、血分证,直至近代医家逐步揭示营血分病理与瘀血关系,经历了一个不断发展、日渐完善的过程。

营、血概念源于《内经》。《素问·痹论》:"营者,水谷之精气也,和调于五脏,洒陈于六腑"。《灵枢·邪客》:"营气者,泌其津液,注之于脉,化以为血,……内注五脏六腑。"《素问·五脏生成》:"肝受血而能视,足受血而能步,掌受血而能握,指受血而能摄。"可见《内经》所论多指生理功能,也就是说营是附于血的,营血起营养和补充机体物质的作用。后世医家在《内经》理论的启发下,观察到疾病部位有卫气营血的不同,其证候、病理变化以及传变亦异,通过分析归纳,提出了具有辨证论治特色的病从卫气营血分治的学术观点。汉代张机在《伤寒杂病论》中开创了卫气营血辨证的先河,其认识较《内经》深刻得多,并最早将这一理论运用于临床,对疾病进行辨证论治。如《金匮要略·肺痿肺痈咳嗽上气病脉证并治》载:肺痈初起"风中于卫""风伤皮毛",继而"风舍于肺",若病不解,则为"热过于荣",必有发热不退,以午后为甚,咽燥不渴等,倘若病邪深入,"热伤血脉"则险象环生,难以救治。张机对肺痈病理变化及其传变趋势的认识,已初具卫气营血辨证端倪。叶桂根据《内经》有关卫气营血部位划分的理论,全面吸收《伤寒论》的精华,在六经辨证的启迪下,创立了卫气营血辨证理论体系,其用卫气营血来标志和识别温病病理传变的规律,并以此作为辨证论治的根据,提出了"卫之后方言气,营之后方言血"的顺序,揭示了各类温病所共有的由浅入深、由表入里、由轻转重的发展过程。其中邪在营血,是疾病的危重阶段,其病理与卫分有着本质的差异。

水谷精微,注于脉中是谓营,奉心化赤而为血。营血同行于脉中,营养全身。心主血属营，营为血之帅，血为营之徒，故营病血亦病，“营分受热，则血液受劫”，营与血在生理与病理上都有着密切的联系，在温病学上营、血的病理本质相同而程度各异。营分病变主要是：①营分受热，瘀热扰心，表现心烦，时有谵语，舌绛等。②热入营分，扰动血络，表现出血倾向，如皮肤斑疹隐隐可见。③热灼营阴，表现身热夜甚，唇红，口舌少津，脉象细数等。血分的病变较营分更严重，主要有：①血热扰心，瘀热阻滞，出现神昏谵语，舌深绛或紫晦。②血分受热，迫血妄行，表现各部位的出血，如吐血、衄血、溲血、便血、阴道出血等。③耗伤精血，表现神疲低热，口舌干燥，手足心热，颧红，耳聋，目瞑，手足颤动，脉细数无力等。总之，邪热炽盛于营血和阴血的耗损是营血分证病理变化的共同之处。温热病邪为亢盛阳邪，其深入营血，灼伤津血，血受熏灼则易凝结瘀塞，津液不足则不能载血运行，均可导致瘀血。

“瘀”，《说文》：“积血也”，《段氏说文解字》注：“血积于中之病也”。对于热病血瘀，中医学第一部经典著作《内经》中已有记载。《灵枢·刺节真邪》有“大热遍身，狂而妄见，妄闻、妄言，视足阳明及大络取之……血而实者泻之”的记载，此阳明热盛，搏血为瘀，瘀热上菀，心神被扰而致，故用泻血实法治之。汉代张机在《伤寒论·太阳篇》云：“太阳病不解，热结膀胱，其人如狂，血自下，下者愈。其外不解者，尚未可攻，当先解其外。外解已，但少腹急结者，乃可攻之，宜桃核承气汤”。又云：“太阳病，六七日，表证仍在，脉微而沉，反不结胸，其人发狂者，以热在下焦，少腹当硬满，小便自利者，下血乃愈，所以然者，以太阳随经，瘀热在里故也，抵当汤主之”。两条所论病机俱为太阳经热，不从表散，内传于里，与血相搏，结于下焦少腹部位，而成蓄血病证，“乃可攻之，下血乃愈”是对蓄血证治法及预后的精辟论述，所拟桃核承气汤、抵当汤、抵当丸等活血通瘀、荡涤瘀热之方，经历代沿用，至今为人推崇。唐代孙思邈认为，伤寒及温病，邪在卫表，应发汗而不汗之，邪热失于外散，内迫营血，可导致鼻衄、吐血；热血相结可形成“蓄血”“瘀血”，主张用犀角地黄汤凉血消瘀以治之。突破了张机治疗蓄血的下瘀血法，其千金犀角散、犀角地黄汤又成为治疗温病热入营血之名方。金元张从正治病的主导思想是“贵流不贵滞”，除常用活血法治疗“血瘀”外，并提出，血虽有奉养全身之功，但热血壅滞，则反为病，当以《内经》“血实宜决之”的原则，放出其血，使血热清而血行畅的出血疗法。此对于上部血行壅滞，属热郁血瘀之目肿喉痹，或毒瘀内结之多种病机，每每施用，且有良效。朱震亨在《丹溪心法·六郁》中提出“血受湿热，久必凝浊”的见解，从而为热性病湿热致瘀的理论奠定了基础。明代吴有性对瘟疫病中运用活血化瘀的理论作了不少发挥，如《温疫论·蓄血》篇云：“大小便蓄血，便血，不论伤寒时疫，尽因失下，邪热久羁，无由以泄，血为热搏，留于经络，败为紫血，溢于肠胃，腐为黑血”。并提出“表里壅闭，郁而为黄，热更不泄，搏血为瘀，凡热经气不郁，不致发黄，热不干血分，不致蓄血”的观点，在治疗上吴有性除选用桃仁承气汤、犀角地黄汤、抵当汤外，创制了三甲散，方中鳖甲、龟甲、穿山甲、当归活血通络，并选䗪虫引诸药入血脉搜邪祛瘀，立意新颖，成为温病后期，余热入络，与血相搏，胶固难解证的经验之方。叶桂对温病进入血分的论证，总则为“入血犹恐耗血动血，直须凉血散血，如生地、丹皮、阿胶、赤芍等物是也”。一个“散”字，画龙点睛，意指凉血而莫忘活血之法。叶桂认为素有瘀血之人，感受温热之邪，尤可导致热瘀血结证，舌色必紫而暗，扪之潮润，当加散血之品，如琥珀、丹参、桃仁、丹皮等，这是叶桂长期临床经验的总结。柳宝诒在《温热逢源》中告诫说：对于热入营血，迫血外溢之出血证，不能只图凉血止血，“以致血虽止，而上则留瘀在络，下则留瘀在肠，甚至留瘀化热”。另外，他根据瘀血之部位不同，治法也分缓急，“凡瘀留在肠胃者，易于疏化，以其在康庄大道、不在细微曲折之处，药力易于疏通也。若留于肺肝血络之中，则络道蚕丛，药力既非一日可到，而又不宜于猛剂攻消，只有通络化瘀泄热之法，缓缓图功，如曹伯仁清瘀热汤之法，最为得窍”。王清任在《医林改错》中说：“血受热则煎熬成块”，精辟地阐明了热与瘀血的关系。在《论痘非胎毒》篇中又指出：“受温疫至重，瘟疫在内，烧炼真血，血受烧炼，其血必凝”。此外，尚有不少学者认为，温病后期形成瘀血，有气机郁滞和脏气虚衰等因素的存在，邪热除可炼血为瘀外，亦可壅阻气机，如陈平伯说：“热毒内壅，络气阻遏”，吴坤安说：热毒蒸灼，气血经络凝塞不通，治疗加入二味行气药如枳实、柴胡。另一方面，人体的气血运行又有赖于脏腑的正常功能，其中包括了心主血脉，肝主藏血，脾主统血，肺朝百脉。在温病过程中，由于邪热对脏腑功能和实质的损害，特别是温病极期可出现脏腑功能的衰竭，从而导致血行无力、血行缓慢，同样可以成为形成瘀血的一个因素。

综上所述，湿热之邪，侵犯人体，深入营血，将会产生：①煎熬熏蒸，炼血为瘀；②与血相搏，结而留络为瘀；③伤津耗液，阴伤血滞为瘀；④损络迫血，血妄离经为瘀；⑤壅滞气机，气滞血阻为瘀等各种病理变化。“瘀”作为邪入营血的病理产物，其反过来又会加重营血分的病理表现。如：①瘀热蒸腾，营阴亏损，热邪内陷营分，耗损营阴，成瘀阻络，血络凝而阴愈亏，故见身热夜甚，心烦躁扰，时有谵语，舌绛少苔等。吴瑭《温病条辨》亦载：“脉虚夜寐不安，烦渴舌赤，时有谵语，目常开不闭或喜闭不开，暑入手厥阴也。手厥阴暑温，清营汤主之”。说明吴有性对于热灼营阴，心神被扰的证治是并不忽视活血化瘀药的配用的。②瘀阻肌肤，外发为斑：吴有性认为发斑的机制是“邪留血分，里气壅闭则伏邪不得外透”而得。又据余霖治疗“颜色青紫、宛如浮萍之背”的瘀斑症以大剂清瘟败毒饮加紫草、红花、桃仁、归尾等活血化瘀药的经验分析，可知热病发斑，是瘀血的主要见证。③热壅瘀阻，迫血妄行：热入血分，煎血成瘀，瘀阻脉络，血不循经是咯血、吐衄、尿血、便血等各种出血证候的重要病因病机，如唐容川云：“经隧之中既有恶血居住，则新血不能安行无恙”。且瘀血与血溢互为因果，瘀热不去，则血不归经，离经之血反附其瘀，以致造成多处留瘀，广泛出血的险恶证情，如吴瑭《温病条辨》所举：“吐粉红色血水者死不治”，“血从上溢，脉七八至以上，面色黧黑者，死不治”。④瘀塞心窍，瘀阻气脱：热闭包络，瘀塞心窍，为神昏窍闭的重要因素，正如叶桂所云：“外热一陷，里络既闭”，何秀山亦云：“热陷包络神昏，非痰迷心窍，即瘀塞心孔”。因热陷心包，血为邪滞，包络壅塞，机窍不灵，气阻血瘀，壅塞心窍，故见神昏谵语或昏愦不语，况心窍既受壅塞，宗气不行，全身血液阻滞为瘀，则新血不能归经，外溢肌肤为瘀斑；上逆鼻窍为衄血；下流大肠为便血。除此之外，血溢一久，气随血脱，则可形成喘喝多汗，肢冷肢厥，颜面青灰，内闭外脱之险证。⑤瘀热在营，引动肝风：肝藏血而主筋，热邪既入厥阴，每多煎熬肝血为瘀，瘀滞动脉，为动风瘛疭的重要原因。参考《温病条辨》对于“热初入营，肝风内动，手足瘛疭”的营热动风证，以“清营汤中加钩藤、丹皮、羚羊角”论治的经验，可以看出吴瑭对此证在清营透热，凉肝息风的同时，亦重视了活血化瘀药的配用。⑥凝瘀胶固，正气日亏：凝瘀胶固，正气日益亏耗，邪陷经脉深处，与营血相结，胶固难开，气钝血滞，脉络凝塞，可出现如薛雪所述：“口不渴，声不出，与饮食亦不却，默默不语，神识昏迷，进辛开凉泄，芳香逐秽，俱不效”之“主客交病”，临床表现类似于流行性乙型脑炎恢复期症状及后遗症。薛雪提出仿吴瑭之三甲散“破滞破瘀，斯络脉通而邪得解”的治疗原则是很有卓见的。

综上可知，温热病后期营血分的病理与瘀血有着密不可分的联系，活血化瘀的治疗在温热病中有着不可忽视的作用。

近40余年来，不少学者又作了大量的临床和实验研究，进一步探讨了热病发展过程中瘀血的存在性，从而为温热病的治疗提供了更为科学的理论依据。

（二）临床应用与研究

温病卫气营血的传变规律，与西医学所称热性传染病发展变化的规律是一致的。在大量的临床实践中，通过疾病证候表现判断瘀血的存在，并应用活血化瘀的方法，在治疗危重疾病中取得了可喜的成绩，更充分说明了温病营血分病理与瘀血有着密不可分的联系。

1. 临床应用　营分主要是指温邪深入人体，病位主要累及心包与心，为温热病的严重阶段。主证为身热夜甚，心烦不寐，口不甚渴，斑疹隐隐，时有谵语，舌质红绛，脉细数。特征是发热夜甚，舌绛心烦。血分主要是指温邪内陷，脏腑功能损伤的严重阶段，出现血液、神志等功能极度紊乱，是温热病的晚期和最严重的阶段。主症为高热夜甚，谵语神昏，斑疹透露，吐衄便血或有抽搐，舌质绛紫，脉细数。特征是高热出血，舌质绛紫。“心主血脉”，“舌为心之苗”，手少阴心经之络又系于舌体，热血相搏成瘀，势必反映于舌，因而曾立言认为舌诊对于热性病中瘀血形成有着极其重要的诊断意义。一般说来，舌质青紫、深绛或舌边尖出现瘀点、瘀斑，即为瘀血见证。另外，舌下脉络色暗或脉形粗胀或舌底有紫黑瘀点、瘀丝，也为瘀血的重要标志。其他如发热夜甚，口唇青紫，面色青灰黧黑，白睛青丝以及皮肤斑疹，局部红肿热痛，固定性疼痛，吐血，便血，神昏谵语，抽风惊厥等也可作为热性病瘀血形成的证据之一。何建树等曾观察300例温病的舌象，发现其中青紫色33例，舌色红暗、蓝有瘀点者均为营血分病例。日本龙野雄在《关于瘀血》的报道中也曾列“瘀血”的综合征为：①血行障碍：出现颜面、舌、齿龈、唇、皮肤、甲状腺等处暗红发紫等。②热证：患者自觉如热状，或暮即发热，或手掌发热等。③干燥症：口燥，但欲漱水不欲咽，或口干燥而渴，或唇口干燥等。由此可见，在营血分的病理变化中确实有瘀的存在。

2. 研究探讨　活血化瘀法用于治疗温病，不少医家早就为我们奠定了基础，如叶桂提出的“……入血就恐耗血动血，直须凉血散血，如生地、丹皮、阿胶、赤芍等物”。这就是温病中运用活血化瘀最基本的法则，尤其是“散”字意指凉血莫忘行瘀，有着极其深刻的临床意义，使滞流之血不致成瘀，已瘀之血得以消散。具体应用可有解毒化瘀、开窍化瘀、通腑化瘀、和解化瘀、养阴化瘀等多种方法。近年来，叶桂倡导的治疗思想已为西医学所证实，许多医家遵循前辈的旨意，用以治疗临床急性热病的危重症，取得了卓著的疗效，充分显示了活血化瘀在温热病治疗中的重要作用。

白厚基研究分析，发现引起弥漫性血管内凝血（DIC）发生的原因中以感染性疾病（热性病）为多见，在发生DIC的患者中绝大部分都有出血的表现，大多尚伴有严重的微循环障碍及顽固的休克。据此提出设想，热性病发生DIC与血分证候有一定联系。理由首先是热性病发生DIC均是由极期发展而言，病情更加危重，符合由卫分至血分病情逐渐加重，病邪由浅入深的传变规律。其次把热性病晚期发生的由于瘀血引起的出血为特征的一组症状划分为血分，更符合叶桂对血分论述的原意。基于上述想法，其认为血分证的病机是热劫脉络，血为邪滞，相当于急性传染病的衰竭期。湖南省溆浦县人民医院报道用红花泽兰注射液预防流行性出血热导致的DIC，治疗组66例中无一人发展为DIC，发生率明显低于对照组。在具体选用化瘀药时，应以性味偏凉者为佳，如丹参、丹皮、赤芍、桃仁、红花、紫草之类，这些药物不但有较强的活血化瘀之力，大多能入营血分，凉营血之热，或可除邪养阴，有利于血分证的治疗。天津市第一中心医院报道运用活血化瘀法治疗DIC 22例，治愈72.7%，好转4.6%，无效22.7%。张学文认为瘀血与DIC似属同一本质的病理表现，如应用丹参治疗流行性出血热就符合凉血散血的原则。经研究证明，丹参水溶性成分有良好的抗凝作用，如可加快血流速度，抗渗出，并作用于血浆凝血因子和纤维蛋白溶解系统，有使血小板升高趋势，对血小板聚集功能有抑制作用，而其脂溶性成分具有抗炎消肿退热功能。使用丹参注射液后，流行性出血热的大出血发生率降低，这可能与其阻断DIC的进程有关。另有研究表明，丹参含丹参酮，对中枢神经系统有镇静作用，并可改善外周血液循环，增加毛细血管血流量。赵洁等研究认为，在重型肝炎的早期阶段亦多表现为营分证，治疗过程中，有效地防止营阴耗伤，及时补充营阴的亏损，成为重要一环。应用鲜生地汁口服治疗慢性重型肝炎早期(中医营血证)患者可有效降低内毒素血症，并进而减少多器官功能障碍综合征(MODS)的发生，从而改善预后，降低病死率。这些事实证明了中医学关于"凉血散瘀"理论的正确性。西医学对"休克"的认识是微循环障碍，与"瘀血"有关。天津市第一中心医院报道在治疗中除益气固脱、回阳救逆或增液复脉外，同时加用理气活血法，在临床上有助于改善微循环，防止休克的进一步恶化，也有助于内脏功能恢复，以调动内在因素抗休克。休克晚期出现DIC，造成出血和组织坏死，导致"不可逆性休克"，此时多数患者的原发病常不能短日除去，使休克不断加重，在这种情况下，理气活血可以终止弥漫性血管内凝血的进程，从而逆转休克的恶性循环。

研究发现大部分重症肝炎有甲襞微循环各种异常，最多见者为甲襞微循环血流变慢，血液颜色呈暗红色，更严重者可见有泥沙样血流，虚线状血流，个别患者的甲襞可看到微循环内有红细胞聚集现象和血浆及红细胞渗出。北京市第一传染病医院报道，中西医结合治疗急性病毒性肝炎亚急性重型肝炎，其中医治疗以活血化瘀药静脉滴注，可用50%大黄注射液40～60ml溶于10%葡萄糖注射液200ml静脉滴入，每日1次，同时内服养阴清热，健脾利湿等药，降低了死亡率。

其他急性热病如大叶性肺炎、急性扁桃体炎、细菌性痢疾，赵长水报道用活血化瘀基本方：益母草(或小蓟)30g，当归15～30g，川芎15g，赤芍15g，丹皮10g，石膏30～60g，黄芩15～30g；营分型加金银花、蒲公英、知母各30g，生地黄15～30g，人参15g；血分型加金银花、连翘、紫花地丁、生地黄、玄参、知母各30g，水牛角粉15～30g，麦冬15g，均能取得一定疗效。

马健研究认为活血化瘀药药理机制如下：①减低LSP(抗肝特异性脂蛋白抗体)的毒力，保护或增强血小板功能，从而使BPC(血小板计数)含量回升，同时恢复血小板的聚集功能；②抑制血小板合成与释放TXB_2(血栓素B_2)等前列腺素类缩血管物质的能力，以降低TXB_2和6-Keto-PGFla，并调节两者保持平衡状态；③改善脑血液循环，保护脑细胞，减少细胞内线粒体，溶酶体的破坏，降低细胞膜通透性等而降低CSF-HDH(集落刺激因子)；④改善微循环及血液流变状态；⑤减轻改善实验动物脏器组织的病理损害等多方面的药理作用而起到治疗效果。具体如川芎、红花、当归、桃仁、大黄等有改善红细胞变形性的作用；益母草、莪术、三棱、当归、红花等有降低血黏度和红细胞聚集的作用；当归、川芎、丹参、赤芍等有降低血小板聚集性的作用；川芎、红花、赤芍、五灵脂、没药、桃仁、当归、丹参有降低血小板黏附性的作用；丹参、川芎、当归等有改善微循环的作用；桃仁、三棱、莪术等有抑制胶原纤维的作用。

此外，杨进等通过动物实验表明，清热解毒、益气生津等方药本身也具有一定的降低血液凝固度，降低血小板聚集性，扩张血管，抑制体外血栓形成，减轻血管内弥散性微血栓形成等多种类似抗"瘀血"的作用。对12种中药进行体外抗血小板聚集作用实验，发现其中对血小板聚集抑制率最高的是生地黄、连翘等非活血化瘀类药，高于传统的活血化瘀药如赤芍、丹参、郁金等。另有实验结果表明，清热解毒(金银花、连翘、黄连、黄芩)，滋养阴液(生地黄、玄参、麦冬），通畅气机（枳实）等多种治法都有抑制体外血栓的形成，增强血浆超氧化物歧化酶（SOD）活力等作用，而其中滋养阴液的方法作用最强，正如翟玉祥等实验证明，清营汤具有清热养阴、活血化瘀等多种效应，对营热阴伤证动物模型具有较好的防治作用。其作用机制是多方面的，包括调节体温；降低血液黏度及血小板聚集能力，调节凝血和纤溶功能；提高机体抗过氧化能力，抵御自由基对组织的损伤；并能维护体内电解质代谢的稳定等。日本汉方界则把清热解毒的代表方黄连解毒汤作为一般疾病的活血化瘀方予以应用，同时对热瘀证的治疗强调多种治法的配合是十分重要的。实验证明，活血化瘀方药与清热解毒或养阴生津的方药配伍，有显著加强对家兔内毒素性纤维蛋白原含量急剧下降的抑制，改善血液流变学和血小板聚集与指标的作用，这就为温病营血分证活血化瘀治疗的具体应用拓宽了思路。

（三）实验研究

随着西医学的发展，近年来许多医家运用病理学、生化学、生物物理学等以及其他多学科的知识，对营血分病理的实质进行了较为深入的研究，揭示了营血分期瘀血的存在，对临床治疗起到了积极的指导作用。

1. 病理形态研究　病入营分或血分，是反映机体对外邪入侵，已处于正衰邪实的损害性病理反应阶段。重庆、成都等地对流行性乙型脑炎、流行性脑脊髓膜炎、钩端螺旋体病和败血症等的卫气营血四个证候，作了病理形态的观察分析，发现病入营分阶段除各种传染病之特殊病理变化进一步加重外，还以显著的中枢神经系统变性、坏死、凝血功能紊乱，以及血管壁的中毒性损害进一步发展为特征；病至血分阶段，多种重要脏器如中枢神经系统，心、肺、肾、肝等损害更为严重，出现弥漫性血管内凝血。戴春福为了探讨温病营分证是否存在血瘀病变，用大肠杆菌复制了温病营分证血瘀病变模型，实验动物出现体温升高，神志委靡，血小板数及血小板聚集率明显下降，TXB_2 和 6-Keto-PGFLa 比值升高，脑脊液中 LDH 含量明显升高，受累脏器见淤血、出血、微血栓形成以及变性或坏死等病变，提示实验动物出现急性 DIC 相当于温病营分证血瘀病变，表明血瘀是营分证的一个重要病理变化。有研究表明，营分证时由于各种病原微生物及其毒素、各种炎性因子的刺激，可造成血管内皮细胞的损伤，血管壁的通透性增强，这种病理结果一方面可使血液渗于脉外形成瘀血，另一方面可以激活机体的凝血和纤溶系统，使血液的凝固性增强而产生瘀血。在大体观察及病理切片检查中见到动物脏器组织的淤血，出血及血栓形成等病理变化，进一步说明实验动物出现 DIC 病变。这些病理变化，相当于温病的血瘀病变。此时体内重要脏器，心、肝、脾、肺、肾、脑等都出现血瘀之变，提示该病变部位不局限于某个脏器，而是累及到五脏六腑乃至全身脉络，病变涉及范围较广泛，与临床客观实际相符合。

为了揭示温病热毒导致瘀血的病理作用环节，罗海波等综合分析了有关实验研究资料，认为动物注射内毒素后主要是通过血小板、血管内皮细胞、循环等的影响而产生相应病理变化的。由于家兔等动物的血小板膜上有免疫粘连受体，易与内毒素结合产生血小板凝集，然后分泌或血小板溶解后释放血小板成分，使血小板数显著下降，启动凝血机制。内毒素能在家兔等动物静脉、脏器的毛细血管内皮细胞定位，使内皮细胞核变形，空泡形成，继之核消失，甚至细胞从血管壁脱落，进入血液循环。梁爱华等以细菌内毒素（LPS）与角叉菜胶（Ca）两种因素联合造模，制备一种方法简便、稳定的血瘀证和血栓形成病证结合动物模型。该模型表现出微循环障碍以及全血黏度增高、血小板聚集率异常等血液流变学指标的改变，同时还由于血栓形成消耗了大量凝血因子和血小板，而表现出凝血指标延长。并在造模早期，血液炎性因子 TNF-α 和 IL-6 浓度一过性显著增高，其变化均早于其他指标的变化时间，表明炎症反应可能是启动血瘀证变化和血栓形成的重要因素，本模型是由炎性因子介导的血瘀证动物模型。

2. 微循环和血液流变学研究　徐应抒等对 103 例温病患者的微循环形态与功能进行观察，并运用积分计算的方法，得出微循环诸指标改变的积分在卫气、卫营、气营、营血之间差异皆非常明显，表明随着病程的进展，微循环形态改变和功能障碍逐渐加重。孟宪益等对流行性乙型脑炎患者卫气营血各阶段微循环特点进行比较，发现营血证时视野底色绛红，毛细血管管袢不清，有明显毛边、渗血。管袢区显示不规则云片，说明营血分证的微循环瘀滞，毛细血管脆性破损严重，属中医“瘀血”范畴。同时进行血液流变学指标测定发现进入营血阶段，其血沉、血沉方程 K 值、红细胞电泳、纤维蛋白原均明显高于正常值，与血瘀证“黏、浓、凝聚”的特性相一致。经用活血化瘀方法治疗后，血液流变学指标明显改善，这就为叶桂所说的“直须凉血散血”的治疗法则找到了客观的依据。

研究证明，“血瘀证”的形成与下列因素有关：①血液循环障碍，特别是微循环障碍。②血液流变性异常。③血液凝固系统异常。④动脉粥样硬化。由此可见，微循环障碍是“血瘀证”赖以发生的病理基础，而凝血机制异常又是微循环障碍的原因之一。

为了揭示温热之邪对血液流变的作用机制，徐应抒等通过实验研究认为红细胞、白细胞、血小板是血液之有形成分，其表面带有负电荷，相互间产生静电斥力，不易发生聚集，以维持血液正常流动和变形，维持其非牛顿特性。细胞电泳时间的测定，是检测细胞表面电荷多寡的手段，是血液流变学的指标。营血阶段红细胞、白细胞、血小板电泳时间明显延长，说明有血细胞聚集，提示在温热毒邪作用下，细胞表面电荷减少，静电斥力减小而发生聚集，血液之流动和变形能力减弱，使血液黏度升高。这也提示我们在治疗温病时，应当保护细胞之表面电荷，防止细胞聚集，改善瘀血状态，也为临床探索细胞解聚药物特别是阴离子药物的应用提供了思路。

3. 舌象研究　何建树等曾观察 300 例温病的舌象，发现青紫色 33 例，舌色红暗，蓝有瘀点者均为营血分病例。栾炯等对 90 例出血热患者的舌象齿态作了观察，发现随着病入营血，舌苔由白或微黄转黄，舌质转红甚或稍绛。田金洲根据临床统计发现温病营分证 38 例中，红绛舌 30 例，占 78.95%，舌边尖红起刺 5 例，占 13.16%，无苔或少苔 11 例，占 28.95%，黄腻苔 22 例占 57.89%，黄厚苔 5.26%，灰黄苔 7.89%。

黄文权等通过微循环研究发现红绛舌的特征为蕈状乳头横径增大，微血管丛中的管袢数目增多，管袢动静脉臂口径增大，异形血管丛较多；青紫舌表现为异形微血管丛，淤血微血管丛，扩张微血管丛增多，血细胞聚集，流速减慢及蕈状乳头横径减小，符合血瘀证的表现。

因此，舌红绛或舌青紫有瘀点为血瘀证的外在表现之一，也是血瘀证的重要指标之一。温病营血分期出现红绛舌或舌暗红、蓝有瘀点，证明已有瘀血的形成。

此外，舌下络脉也与瘀血有密切的联系。季光等系统观察了 200 例有舌下脉征表现的患者，在这些病例中除具有舌下脉征外，大部分尚有中医辨证其他瘀血征象。舌下脉诊断评分 0～5 分的 100 例，6～9 分的 84 例，大于或等于 10 分的 16 例，说明存在着不同程度的瘀血，基本与中医传统诊断方法一致。方俊岚等观察 145 例舌下静脉曲张病人，发现舌下曲张静脉数量及颜色与病情呈正比，与血液流变学指标呈正比关系，采用活血化瘀药物后，舌下静脉曲张消失，颜色恢复正常，瘀血渗出减轻或消失。

随着医学科学技术的发展，人们对营血分病理与瘀血的认识越来越深入。从叶桂“入血就恐耗血动血，直须凉血散血”的临证经验总结，到今天诸多医家利用现代实验手段，从血液流变学、微循环、病理形态等多角度研究营血分病理与瘀血的关系，确立活血化瘀的作用，并将此理论运用于临床大量急性热病危急重症的辨证治疗，取得了相当大的进展。但是我们应该看到瘀血作为温热病邪入营血的病理产物，其同时又是导致温热病营血分病理的一个重要因素，对于这一点，现代研究尚很缺乏，这正是今后我们需要努力的方向。从传统的中医理论着眼，运用现代技术进行系统研究，在继承的同时，加以发扬提高，这正是发展温病学说的重要思路所在。

(沈庆法　张　瑾　谷晓红　张　望　于　河)

主要参考文献

[1] 翁志伟．关于营卫气血理论的研究[J]．陕西中医，1989，(12)：558.

[2] 白厚基．营分与血分的辨证浅识[J]．新中医，1981，(12)：14.

[3] 潘澄廉．卫气营血在温热病学上的作用和意义[J]．浙江中医杂志，1957，(2)：53.

[4] 李铁男．论瘀血学说的形成及发展[J]．黑龙江中医药，1988，(1)：15.

[5] 邹克扬．温病卫气营血辨证源流初探[J]．贵阳中医学院学报，1993，(2)：1.

[6] 张文选．从流行性出血热探讨温病血分病毒瘀交结证[J]．中医杂志，1983，(10)：8.

[7] 马健．温病卫气营血理论研究进展[J]．浙江中医杂志，1992，(6)：267.

[8] 单健民．漫谈营卫气血在生理与辨证论治上的意义[J]．福建中医药杂志，1958，(2)：8.

[9] 刘弼臣．论温病学说的“营卫气血”[J]．中医杂志，1958，(6)：365.

[10] 欧阳琦．卫气营血[J]．浙江中医杂志，1959，(4)：39.

[11] 蔡树勋．卫气营血在温病辨证论治上的应用[J]．成都中医学院学报，1960，(2)：19.

[12] 吴云山，杨春波，林顺英，等．对温热病运用卫气营血辨证施治的研究[J]．福建中医药，1962，(3)：6.

[13] 袭德恩．血分证病理生理及治疗的初探[J]．南昌医药，1974，(1)：3.

[14] 张学文．卫气营血辨证在临床的应用[J]．陕西新医药，1974，(6)：52.

[15] 张学文．温热病的基本特点及卫气营血辨证在临床的应用[J]．医药资料汇编，1975，(1)：17.

[16] 李恩．温病卫气营血辨证的病理生化基础探讨[J]．河北中医，1980，(4)：23.

[17] 曾立言．活血化瘀法治疗温热病探讨[J]．甘肃中医，1994，(2)：1.

[18] 田令群，黄星垣．温病卫气营血研究概况[J]．河南中医，1982，(2)：49.

[19] 张之文．温热病应用活血化瘀法则的探讨[J]．新医药学杂志，1979，(1)：34.

[20] 马健．温病血分证治法探讨[J]．安徽中医学院学报，1992，(1)：5.

[21] 天津市第一中心医院．运用活血化瘀法则治疗急性弥漫性血管内凝血 22 例的临床分析[J]．天津医药，1977，(4)：164.

[22] 张之文．温病营血分的病理及凉血化瘀法的应用[J]．成都中医学院学报，1978，(1)：10.

[23] 赵长水．从瘀血理论治疗感染疾病[J]．河南医药，1982，(3)：38.

[24] 申凯．血瘀证与活血化瘀的总观与进展[J]．吉林中医药，1992，(2)：39.

[25] 杨进，孟澍江．温病热瘀证治若干问题浅议[J]．中医杂志，1994，(7)：392.

[26] 黄星垣．卫气营血的证候及治疗研究进展[J]．中医杂志，1987，(1)：63.

[27] 戴春福．内毒素性家兔温病营分证血瘀模型建立的初步研究[J]．福建中医药，1990，(6)：40.

[28] 刘兴旺．温病热瘀交结证实验研究概况[J]．江西中医药，1993，(4)：55.

[29] 罗海波．细菌内毒素研究进展[M]．北京：人民卫生出版社，1983：17.

[30] 马健．温病气营两燔证的病机实质及治则原理研究[J]．中国医药学报，1991，(6)：5.

[31] 孟宪益，宋乃明，陶彩娣，等．从血液流变学探讨流行性乙脑卫气营血辨证的机理[J]．上海中医

药杂志,1980,(6):18.

[32] 徐应抒. 温病卫气营血证候的血液流变学研究195例总结[J]. 泸州医学院学报,1986,(4):233.

[33] 田金洲. 凉血透热法治疗温病营分证的临床及实验研究[J]. 中国医药学报,1989,(5):7.

[34] 黄文权. 舌诊的最新研究进展[J]. 实用中西医结合杂志,1991,(9):570.

[35] 陈锦芳. 温病卫气营血研究概况[J]. 福建中医学院学报,1993,(2):116.

[36] 郑进. 微观望舌研究的最近进展[J]. 云南中医杂志,1991,(3):13.

[37] 梁民里道. 舌脉与血瘀论关系的研究[J]. 福建中医药,1990,(6):15.

[38] 徐应抒. 温病血瘀实质研究[J]. 上海中医药杂志,1989,(5):31.

[39] 李春越. 血瘀证及活血化瘀方药研究进展[J]. 中西医结合杂志,1988,(5):317.

[40] 何建树. 脱落细胞学在温病舌象的实验观察[J]. 成都中医学院学报,1980,(5):54.

[41] 张志礼. 中西医结合皮肤性病学[M]. 北京:人民卫生出版社,2000:406.

[42] 赵洁,贾建伟,高丽英,等. 鲜生地治疗慢重肝营血症临床观察[J]. 辽宁中医杂志,2006,33(8):952-953.

[43] 翟玉祥,卞慧敏,杨进,等. 清营汤及其拆方对营热阴伤证动物模型的作用[J]. 中药药理与临床. 2003,19(6):3-6.

[44] 傅雷. 从脱疽病的病理发展过程探讨清营通脉法的治疗机制[J]. 中国中医基础医学杂志,2005,11(3):202-204.

[45] 梁爱华,丁晓霜,李文,等. 血瘀证与血栓形成病证结合动物模型的研究[J]. 中国中药杂志,2005,30(20):613-616.

[46] 张会云,曹书华,王今达. 活血化瘀法对多脏器功能障碍综合征内毒素血症作用的临床研究[J]. 中华医院感染学杂志,2005,15(12):1342-1345.

[47] 季光,张海峰. 从200例舌下脉看其对瘀血证的诊断意义[J]. 中医研究,1994,7(1):23-24.

[48] 方俊岚,谷励,阎立平. 舌下静脉曲张瘀血与血液流变学的关系[J]. 中医杂志,1992,(6):62.

五、三焦辨证的研究

三焦辨证是温病辨证体系的组成部分,随着对三焦辨证的深入研究,大多数学者认为三焦辨证是脏腑辨证理论在温病辨证上的具体运用,它反映了温病发展过程中病机变化的基本规律,对临床辨证具有规律性的指导意义。刘兰林等主张将六经辨证,卫气营血辨证及三焦辨证统一起来,提出病期、病性及病位的外感热病三维辨证方法,综合分析外感热病的证候与病机,以全面适应外感热病的辨证。因此研究三焦辨证既要正确阐发其固有的含义,又要结合现代研究进展来深化认识,更要在指导实践中不断加以充实和发展。

(一)文献研究

有关三焦辨证的创立,综合众多学者的认识,可以做这样的概括:《内经》、《难经》首用三焦概念将胸腹腔分为上、中、下三部,同时论及了三焦的功能。到金元时期,随着温病学的发展,对三焦病机的研究更加广泛深入,例如金元四大家之一的刘完素,不仅从多方面论述了外感、内伤疾病的三焦病机变化,他还以三焦病变作为外感热病的分期,即上焦为初期、中焦为中期,下焦为后期。如在《素问病机气宜保命集》中称斑疹"首尾不可下者,首曰上焦,尾曰下焦。"首曰上焦者,指疾病的初期,尾曰下焦者,指疾病的后期。时至清代,喻昌强调瘟疫的三焦病机定位,他在《尚论篇》中说:"然从鼻从口所入之邪,必先注中焦,以次分布上下。"且指出"此三焦定位之邪也。"对温病学作出杰出贡献的叶桂,在创立卫气营血理论阐明温病病机的同时,并论及了三焦所属脏腑的病理变化及其治疗方法。薛雪在《湿热病篇》中主张以三焦辨证来辨治湿热病,并最早创立湿热三焦辨证,只因条文排列较随意所蕴含的辨证规律性不易被发现，故影响不如其后的吴瑭。著名温病学家吴瑭系统论述了三焦所属脏腑的病机及其相互传变的规律，同时依据病机确立了三焦辨证纲领和总结了相应的治疗方药。至此，三焦辨证理论臻于完善。

在三焦辨证创立过程中，可以看出，三焦辨证源于《内经》，后世医家在《内经》三焦部位划分理论的启蒙下，观察到病位有上、中、下三焦的不同，其证候与病理变化及传变有异，通过分析归纳，提出了具有辨证论治特色的病从三焦分治的学术观点。

关于三焦辨证的创立，有医家认为，叶桂提出温病当从三焦辨证，但立论甚简，吴瑭创建三焦辨证论治体系。叶桂在《三时伏气外感篇》中提出："后贤刘河间创议迴出诸家，谓温热时邪，当分三焦，投药以苦辛寒为主，若拘六经分证，仍是伤寒治法，致误多矣。"在《临证指南医案》中指出："仲景伤寒先分六经，河间温热须究三焦。……议三焦分消治，从河间法。"在《温热论》中，运用三焦辨证，如："再论气分有不传血分，而邪留三焦，亦如伤寒中少阳病也。彼则和解表里之半，此则分消上下之势，随症变法……""再论三焦不得从外解，必致成里结。"但其立论甚简，不像卫气营血辨证已形成体系，在治疗上也仍从卫气营血论治。因此，叶桂虽提出了温病当从河间三焦辨治这一观点，但并未形成体系。薛雪在《湿热病篇》中指出："湿热之邪，不自表而入，故无表里可分，而未尝无三焦可辨。"因此他也主张以三焦辨证治疗湿热证。

吴瑭"近师承于叶氏，远追踪乎仲景"。根据《内经》三焦部位划分的理论，在六经辨证的启发下，承袭了仲景三焦分治和六经脏腑病机理论。汲取了刘完素等历代医家病从三焦分治的学术观点，引申叶桂温热时邪当分三焦投药之意，在卫气营血辨证基础上，结合温病发生发展规律，参以平生治疗温热病的丰富经验，认识到温病病理变化主要与三焦所属脏腑的病变有关，创立了三焦辨证。现代文献报道对三焦辨证也进行了较深入的研究。如王灿晖从三焦辨证的辨析要点角度分析认为，三焦辨证较之卫气营血辨证在内容上更具有病位明确、病机具体、证候表现典型的特点。其所概括的证型亦较卫气营血辨证更为丰富。它既有性质属实的证型，也有性质属虚的证型；既反映了温热性质的病变，也有湿热性质的证候。因而临床在运用卫气营血辨证理论进行分析归纳时，再结合三焦辨证，并正确掌握其辨析要点和思想方法，就必然能更清楚地认识每个脏腑病证的特异表现，在病程中所处的阶段和发展过程的动态演变，亦即更能揭示内在病变的本质。沈凤阁探讨三焦辨证的实质与三焦辨证学说的今后展望认为，三焦辨证，实质上就是脏腑辨证；上焦肺与心包，中焦脾与胃，下焦肝与肾。因此，与其说它是三焦为纲，不如说它是脏腑为纲，它较之六经和卫气营血辨证，从分析外感病的病机变化和证候类型等方面来看，在某些方面是更为系统、更符合临床实际，但它也有不够完善之处，如温病中常见的邪入少阳和热盛动风证，三焦辨证未有论及。关于继承、发展吴瑭的三焦辨证说，沈凤阁认为，必须突出以脏腑为纲，以气血为辨，以八纲为用，并结合辨湿辨热，这样或可融六经、卫气营血、三焦辨证为一，也更有助于外感病的辨证施治。邓铁涛论及三焦辨证对温病辨证论治的贡献认为，从临床实践看来，卫气营血辨证虽比较符合温病的发病规律，又比较容易掌握。但也有其不足之处，而其不足之处，正是三焦辨证之所长。《温病条辨·下焦篇》中指出温病发展到后期，常见肝肾之阴受损的情况，并详细阐述了肝肾之阴受损的证治，这是三焦辨证的一大长处，为温病学派强调的"养得一分阴，保得一分命"的观点提供了较为充足的理论依据和有效治法。许家松对三焦辨证进行了深入研究，他认为，吴瑭继承《内经》按五脏辨治热病的基础上，取法于河间，提出辨治温病必以三焦为纲，后来又提出治内伤亦以三焦为纲。不少医家认为．三焦辨证不但适用于外感热病，亦可广泛应用于内伤杂病的辨证施治。吴雄志等的研究创造性地将三焦辨证与阴阳辨证融为一体，创立三纲两常辨证法，定性与定位相结合，应用于脾胃病的诊治，较其他辨证方法简洁有效而汇通可比，与《温病条辨》相比，它首次将三焦辨证系统地应用于内伤杂病的诊治之中。吴瑭所述温病的三焦辨证纲领，主要有三方面含义：一是辨病变的部位和脏腑，即在上焦属心肺，在中焦属脾胃，在下焦属肝肾。二是辨证候性质，在上焦为表热证，在中焦为里热证，在下焦为里虚证。三是辨病程和病势，上焦温病为温病初期，病势轻浅，不治可传中焦；中焦温病为温病中期，是正邪相争的极期，不治可传下焦；下焦温病为温病晚期，正邪相争的最后阶段，正气已虚。吴瑭对温病的脉、证、治均按三焦深加辨析，要求治上不犯中下，治中不犯下，并提出“治上焦如羽，非轻不举；治中焦如衡，非平不安；治下焦如权，非重不沉”的著名治则。对内伤疾病的三焦辨证，其用意在于强调按脏腑辨别病位，按脏腑的体用不同选方用药，而不再具有温病转变始终的含义了。他在《医医病书·治内伤须辨明阴阳三焦论》中说：“必究上中下三焦所损何处，补上焦以清华空灵为要；补中焦以脾胃之体用各适其性，使阴阳两不相奸为要；补下焦之阴，以收藏纳缩为要，补下焦之阳，以流动充满为要。……补上焦如鉴之空，补中焦如衡之平，补下焦如水之注。”可以看出，吴瑭所创三焦辨证，强调脏腑定位，不但在指导临床方面，而且在发展辨证论治方面都是很有意义的。

（二）临床应用和研究

三焦辨证在临床上广泛应用于急性热病、内科和儿科疾病，在此基础上，对其病位进行了探讨。

1. 临床应用

（1）急性热病：王锡顺等治疗急性热病时运用“三焦”理论，结合古方柏皮汤（黄芩、黄连、黄柏）专治三焦实热的经验，在临床上以三黄为主治疗急性热病 69 例，取得了满意的治疗效果。他们将三黄进行剂型改革，把生药用水提醇沉法做成静脉针剂，每 ml 中含黄芩 0.125g，黄连 0.05g，黄柏 0.125g。临床每用三黄液 30～60ml，加入 5%葡萄糖生理盐水注射液或 5%～10%葡萄糖注射液 500ml 中静脉滴注，每日 1 次。69 例患者全部应用三黄注射液静脉滴注治疗。在 56 例（占 81.2%）患者综合应用辨证治疗，即将急性热病按上、中、下三焦病变部位进行辨证施治。如邪在上焦，风热型轻症用薄荷、豆豉、金银花、连翘等；风热型重症用生石膏、板蓝根、鱼腥草、蒲公英、大青叶、生地黄等；痰热型用麻黄、杏仁、生石膏、生甘草、象贝、紫苏子、紫菀、款冬花等。邪在中焦，胃热型用左金丸、旋覆花、赭石、竹茹等；大肠湿热型用清肠除热的白头翁、马齿苋、地锦草、薏苡仁等。邪在下焦，肝胆湿热型用柴胡、茵陈、金钱草、生川军等；膀胱湿热型用红藤、败酱草、萹蓄、滑石、车前子等，该组病例的治疗效果评定标准主要以体温、症状和体征的改变为依据。①显效（21 例）：发热完全退清，全身症状和体征消失者。②有效（42 例）：发热降至正常后仍有低热起伏，症状和体征减轻者。③无效（6 例）：发热不降，症状和体征改善不明显或加重者。其中显效加有效共 63 例，有效率为 91.3%。在有效的 63 例中，退热时间最短 2 小时，最长达 48 小时，平均为 20.1 小时。在本组 69 例中，12 小时以内热退者 21 例，12～24 小时热退者 29 例，24～36 小时热退者 7 例，36～48 小时热退者 6 例，超过 48 小时发热不退者 6 例。其中在 24 小时以内退热者共 50 例，占 72.4%。该院应用三焦理论，将常见的急性热病的证候，分属于不同的上、中、下三焦辨证之中，然后根据他们的不同时期的证候表现，进行综合治疗。以三黄为主综合治疗急性热病，目的是既要取得迅速稳定疗效，又要方便病人。三黄是由黄芩、黄连、黄柏三味药物组成，在《医方集解》中取名柏皮汤，是从黄连解毒汤去栀子而成，能治三焦实热、表里俱盛之证，具有清热泻火、解毒消肿、清化湿热等功效。三黄液，适用于急性热病中属于三焦热证，包括外感热病及各种炎症引起的多种发热病证，均有较好疗效。将三黄生药进行了剂型改革，用水提醇沉法制成静脉滴注针剂，既能避免口服时苦味败胃缺点，又能收到快速有效的治疗效果。应用三黄为主的综合治疗 69 例急性热病的有效率为 91.3%，在 24 小时以内退热者占 72.4%，平均退热时间为 20.1 小时。

(2)病毒性肝炎：其发病部位虽以脾胃为中心，但常涉及上中下三焦诸脏，符合三焦传变形式，始于上焦，经过中焦，终于下焦。有医家从三焦辨证角度探讨了病毒性肝炎的防治。邪在上焦：初感湿热毒邪，犯及上焦，侵入手太阴肺卫及手厥阴心包。可见于病毒性肝炎初期阶段及暴发型肝炎。①湿热毒邪阻遏肺卫，方用藿朴夏苓汤加苍术、垂盆草等。②湿热毒邪内陷心包，方用千金犀角散、大承气汤、菖蒲郁金汤合三宝。邪在中焦：邪入中焦脾胃，其邪有湿重于热、热重于湿、湿热并重之分，亦有素体脾阳不振，湿邪伤阳从寒而化者。可见于病毒性肝炎的中期。①湿重于热，方用雷氏芳香化湿法（藿香、佩兰、陈皮、半夏、荷叶、大腹皮、厚朴、连翘）。②热重于湿，方用茵陈蒿汤加减。③湿热并重，方用甘露消毒丹加减。④寒湿阻遏，方用茵陈术附汤加减。邪在下焦：邪入下焦肝肾，临床表现复杂多样。可见于病毒性肝炎恢复期以及慢性活动性、迁延性肝炎等。①湿热留恋下焦，方用加味二妙散加减。②肝肾阴虚，方用一贯煎加减。上述三焦辨治各焦情况不同，如邪在上焦时，病变发展快，病程常不长，若能辨治得当，往往就会好转向愈，反之，轻者病邪传入中焦，重者即可逆传心包。一般邪犯肺卫，以宣发肺气、疏解卫表为主，使邪从外而解；邪毒内陷心包，以清心凉血，泄热解毒，直折邪毒。邪在中焦者，病变发展虽较缓慢，但邪毒纠缠留恋不出，既能从热化伤阴，又可从寒化伤阳，若能治之合法，可望痊愈，背之，则预后不良，或致迁延难愈，或成臌胀。

(3)传染性非典型肺炎：周仲英认为 SARS 的病变是由表入里，顺三焦传变的。本病因肺有伏热，复加外感时邪疫毒，风邪夹寒、夹热、夹湿束表，引动伏邪所致。故病变极易入里，由轻转重。初起多有卫表见证，以上焦肺卫病变为主。外邪束表，卫阳被遏，营卫不和，则发病之始有发热、头痛、周身酸痛等短暂的卫表症状；“温邪上受，首先犯肺”，肺热内伏，外有时邪疫毒，内外相召，两阳相合，则有干咳、少痰、气促等肺气不利症状。从病机演变来看，主要表现为三焦传变过程，一般由上焦肺经开始，顺传中焦阳明，终至下焦肝肾。此即吴瑭所说：“温病由口鼻而入，鼻气通于肺，口气通于胃。肺病逆传，则为心包；上焦病不治，则传中焦，胃与脾也；中焦病不治，即传下焦，肝与肾也。始上焦，终下焦。”顺传阳明，则现肺胃热盛，湿浊内蕴；重症则现肺热腑实，痰浊瘀阻。热毒炽盛，亦可逆传心包，甚则邪陷正脱而致内闭外脱，或气阴、阳气外脱，更属危笃重症。病之后期则耗劫下焦肝肾阴液。对于本病应以三焦辨证为主导，结合卫气营血辨证，根据病情分期、分度、分证施治。从整个病变过程来看，可分为早期、中期、极期、恢复期四期。一般而言，早期病在上焦，以肺热内郁、风邪束表为主，病情尚轻，应及时治疗，加以阻断；中期病在上、中二焦，以肺胃热盛、湿浊内蕴为主，或见肺热、痰浊瘀阻的证候，病情较重，预后较差，若积极救治，尚可逆转；极期可见逆传心包，邪入下焦，病及心肾，则以内闭外脱、气阴耗竭为主，病情危重，预后多凶。至于恢复期，则以气阴两伤，余邪未尽为特点，治疗当重在补其不足，兼清余邪。

2. 研究探讨

(1)病位研究：刘仕昌认为上焦病为温病之早期，也可突然加重，主要为呼吸系统病变。中焦病为中期，多消化系统病变。下焦病为温病后期阶段，多系误治变证、恢复期、后遗症等病变，主要为心、肝、肾虚损阶段。刘仕昌根据吴瑭理论，对于湿热郁阻少阳三焦，留恋气分之证，运用和解三焦法进行治疗，取得很好的疗效。方药组成：青蒿（后下）、黄芩、扁豆花、柴胡、天花粉、葛根、车前子、太子参、乌梅、甘草。邓铁涛认为，所谓"上焦"多为呼吸系统感染疾患，或其他传染病的初期征象。所谓"中焦"多为传染病中期症状及消化系统传染病，或高热有毒血症时期（如吴瑭对天花、麻疹、疟疾等病的治疗、放在中焦篇）。所谓"下焦"则属于病的末期，身体虚弱，则久疟久痢甚或久热稽留不去，五脏衰弱。王灿晖在教学和临床中总结出一套运用三焦辨证的辨析要点，主要有以下几个方面：

上焦病证

1）手太阴肺：①区分表里界限：正确认识肺经证候的表里界限对于正确阐明病机变化以决定正确治法就有十分重要的临床意义。辨别表里界限主要是根据临床症状和体征，特别要着眼于热势的高低、恶寒与否、出汗情况、咳喘表现、痰液性状以及苔脉变化等进行综合分析，同时结合病程阶段及演变过程分析亦是不可缺少的一环。不难理解，肺卫证只能见于温病的起始阶段，而肺热证则多继肺卫证之后出现。②重视肺经主症的具体分析：邪热在肺无论初起的肺卫表证还是肺热里证，其病位均在肺经。因此临床表现除具有一般全身见症外，同时必有能体现病位在肺的肺经见症，主要有咳嗽、气喘、咯痰以及胸闷胸痛等。这些见症的产生从总的方面说都是由于邪热侵肺，肺失宣降的结果，但具体分析不同的病机又有差异，反映在主症的表现上就有所差别。如邪在肺卫、肺气失宣时，一般只见咳嗽，有痰不多，较少气喘胸闷，当邪热入里、痰热壅肺时则可见咳嗽气喘、痰多黏稠、胸闷胸痛等。认真分析肺经主症的咳、喘、痰状况，是分析病位浅深、病势轻重的重要一环。③辨察兼夹证候：温病邪在肺经，病位有表里之分，病因多属温热为患，病机多为邪热侵肺导致肺气失宣或壅阻。但这仅是就一般情况而言。实践证明，温病肺经证候常因兼夹其他病邪或因其病机变化而形成兼夹证候。常见的如兼湿阻气分，兼血络瘀滞，以及兼阳明腑实等。温病肺热兼湿多与素禀体质脾虚多湿或发病季节雨多湿重等因素有关。其证每在肺经证候的基础上伴有湿阻征象，常见如胸闷、脘痞、苔腻等；兼血络瘀滞者，除素有"瘀伤宿血"外，更多的是因邪热壅肺不解，肺气壅实太久，进一步导致血络瘀滞使然。其证可见胸闷刺痛或痰中带有瘀紫血；兼阳明腑实证多是在痰热壅肺、肺气不降的基础上而致腑气不通、燥实内结，故必伴腹满便秘等。临床辨证时在辨清肺经证候的基础上必然根据不同兼证的独特表现辨明其兼证性质，从而在治疗上给予应有的考虑。否则会贻误病机，影响治疗效果。

2）手厥阴心包：①分析主症，区分类型：以神昏谵语或昏愦不语为主要表现的神志异常是心包证的主要特征。温病过程中所出现的神志异常，常每因病机不同而具体情况有异。因之分析主症的具体情况，是区别证候类型的首要一环。一般说，热闭心包证由于清窍被闭，神明活动不灵，其神志异常都表现为神昏谵语或昏愦不语，同时还伴灼热肢厥，舌绛舌謇等热邪内陷心包的证候。如仅见烦躁不宁，时有谵语，则多属热扰心神，与热闭心包神志昏愦证显有不同；它如血分证瘀热扰心、阳明腑实的胃热乘心，虽然有较严重的神志异常、但具体表现亦与热闭心包有所差异。如瘀热扰心，心神错乱主要表现为躁扰不宁、狂乱谵妄，且多时轻时重；而阳明腑实的神昏谵语较少持续昏迷，且程度相对较轻。此外，邪在心包的证候，除热邪内陷外，还有因湿热痰浊内蒙的。这种证候虽亦属心包病变，亦以神昏为主要表现，但其神昏程度大多较浅。表现为神识昏蒙，似清非清，似昧非昧，同时伴见身热不甚，苔黄黏腻等湿热痰阻见症。总之，神志异常临床因病因病机不同而表现有异，辨证时认真分析这些差异，并结合伴随证候进行全面分析，是正确辨证的关键所在。②辨察兼证，分析因果：

热入心包是温病发病过程中的一个危重证候。它不仅病势深重，而且病机复杂，在它形成过程中常兼夹其他证候。不少兼证又每与邪在心包的主证互为因果，互相影响，从而使病情更加复杂多变。如两厥阴同病，心包证易于动风。风火相煽，风动痰生，痰得热而痰更胶黏，热附痰而热愈留恋，痰热随火上壅更致包络阻闭；心主血脉，热闭心包易致血络瘀滞，瘀塞心孔，则窍闭愈益难开。如心包兼腑实，邪在心包、阳明两处，不先开心包，徒攻阳明，固然是治不中的；但阳明浊气太甚，则亦可上干包络，加重心包病变。因而临床在识得主证的基础上注意辨察兼证，并分析其因果联系，实是正确诊治的一个重要环节。③观察动态，审视突变：热闭心包虽邪热内陷病情危重，但其性质尚属实证，诊治正确及时尤可救治，但如邪闭太甚，正不敌邪，则可在内闭的基础上进一步导致正气溃败，而形成内闭外脱的危重局面。不少患者每在此际死亡。因此，在辨析心包证时，必须密切注意因闭致脱的可能性，而患者的面容、气息、脉象等变化则是临床辨析的着眼点所在。

中焦病证

1）足阳明胃：①明确病位重心，区分证候类型：中焦阳明温病包括了胃与大肠病变，二者虽均属邪热燥实之证，但病位不同，病机与证治亦迥异。阳明经证病位属胃，虽无形邪热亢炽，但有热无结；阳明腑证病在肠腑，有热有结。因而临证时除应根据发热、苔脉等一些整体性反应进行辨析外，重视胸腹部症状和体征的诊察是十分必要的。如病在肠者，局部多有胸痞腹胀满、甚或硬痛拒按、便秘等"结"象可据，而病在胃者则无。但需要指出的是，阳明腑证临床上不仅温热之邪可致，湿热夹滞搏结肠者亦每易成可下之证。所异者前者应急下存阴，后者只宜轻法频下。鉴于阳明腑证在性质和类型上存在着不同，故应予辨析。其中大便情况和舌苔表现尤当重视。举凡湿热夹滞之证，大便必溏而不爽，色如败酱，形似藕泥，其舌苔亦必黄垢而腻。而燥热内结之证，不可能有这种大便表现，即使下利，也是纯利恶臭稀水、不带粪便的热结旁流，且舌苔必见黄燥，甚则焦黑起刺等。总之，明确阳明腑证的不同类型，实是临床正确应用下法的关键所在。②注意津伤程度，审察传变趋向：邪传中焦，阳明热盛，轻者燥胃肠津液，重则耗肝肾真阴，因而常易在热灼津伤，口燥烦渴的基础上，导致津气俱伤而伴见背微恶寒，脉洪大而芤等症。若再进一步发展，甚至还可出现身热骤退，汗出不止，喘喝欲脱，脉散大等津气欲脱，化源欲绝之变。《温病条辨》说："温病之不大便，不出热结液干二者之外。"此"液干"既是原因，也指结果。但总而言之，腑实证易伤阴则是临床事实，因而有急下存阴、滋阴攻下等法。但腑实阴伤较之胃热伤津又有其自身的特点。即腑实内结，不仅极易消烁胃津肠液，且阳明大实不通，还可进一步深入下焦克少阴癸水而成"土燥水竭"之变。因此，临床辨析要在分清热结与液干之轻重缓急，从而选择相应治法。③辨别证候兼夹，分析病机虚实：证之临床，其他脏腑病邪在病变过程中易于内传阳明，阳明腑实内结亦可累及其他脏腑，从而出现各种兼夹证。常见的如兼痰热壅肺、热闭心包、热结小肠等。如兼痰热壅肺者，必有痰涎壅盛，喘促不宁等肺经痰热壅阻见症；兼热闭心包者，由于身热、神昏、肢厥在阳明腑证亦可出现，故舌謇而言语不利就成为辨证之关键。它如热结小肠，因小肠热盛，下注膀胱，也有小便涓滴难解，黄赤而痛等症可寻。

2）足太阴脾：①分清湿与热的孰轻孰重：临床辨证当围绕热象表现、口渴情况、舌苔、脉象等以区分其湿热之孰重孰轻。总之，明确湿热的病变特性，掌握湿热郁蒸的两大证型，实是正确治疗中焦湿热病证的前提所在。②审察证候的演变趋势：温病的过程是一个不断发展演变的动态过程。征之临床，太阴湿热经过一定时间的困阻蕴蒸后，亦可发生传变，从而导致证情的变化。它既可以蒙上流下，弥漫三焦，波及其他脏腑，如壅塞清窍，引起神志昏昧;下注小肠,蕴结膀胱,以致小便不利;内蕴肝胆,出现身目俱黄。亦可热蕴湿中,酿毒伤津。既可以湿化热,热化火,内迫营血,灼伤血络而致斑疹、昏谵、便血,甚至有气随血脱之亡阳危证;亦可因湿困日久,从寒而化,阳气受损而致肾阳虚衰,水湿内停的所谓“湿胜阳微”之变。

下焦病证

1)足少阴肾:①掌握临床特点,明确证候性质:下焦足少阴的病变多由上、中焦病不愈传变而来。临床辨别这种以阴精欲竭为主要病机变化的证候,必须根据其身热颧红、手足心热,甚或手足背热、口干舌燥,甚则齿黑唇裂、舌绛少苔、脉虚细数等阴虚内热的证候表现,结合病至后期的病程特点,明确其“邪少虚多”的病机性质。应注意的是,对于所见身热、颧红、舌绛等症,不能误为实火所致,否则治疗必犯“虚虚”之戒。②区别轻重程度,审察发展趋向:少阴温病的基本矛盾为热灼真阴,肾阴耗损,虽病势深重,但在程度上仍有轻重可分。一般说,若见身热、心烦不得卧的水不济火、心火亢炽之“虚中夹实”证,或临床仅以阴虚内热之象表现为主者,其真阴耗损尚轻。若并见心中憺憺大动、神倦、脉虚等阴精不能滋养脏器,精不养神的表现,则提示阴伤较重。此际证情若进一步发展,常见的演变有阴虚动风和阴竭气脱两种趋向。前者是由“水不涵木”而进一步造成的虚风内动;后者则是在肾阴枯竭的基础上导致心气外脱,临床以汗出淋漓,心中震震,舌强神昏,脉细促欲绝等为辨证要点。

2)足厥阴肝:①掌握特点,区分证型:动风不离乎肝,但有虚实之分。温病后期的肝风内动是属虚风内动,病变的实质乃由肝肾阴血亏损,不能濡养筋脉,即所谓“水不涵木”。它与下焦热灼真阴证有着内在联系。临床辨证除了根据病程阶段、形成特点进行分析外,重视动风表现的差异(诸如强度、幅度、频率等)以及热象、舌苔、脉象进行综合分析是十分重要的。②注意兼证,审视变证:虚风内动证主要见于温病后期,病机以虚为主,证候表现亦呈一派虚象。但在病程中也可兼夹痰、瘀留滞经脉、阻闭机窍之变,从而出现虚中夹实证。这时就须根据患者的具体证候,特别是肢体活动和语言表达情况以及苔脉等来进行辨析。此外,虚风内动证在证情表现上有轻重缓急之分。其初但觉手指掣动,此为痉厥之渐;继则痉厥并作,并可伴见心中大动、甚则心痛等心失所养之症。临床若在痉厥的基础上,并见神倦脉虚,舌绛苔少,喘而汗出等症,就提示已有时时欲脱之险。

(2)治则的研究:吴瑭以取类比象的方法,扼要地提出了三焦各证候的治则,即治上焦如羽,非轻不举;治中焦如衡,非平不安,治下焦如权,非重不沉。董建华认为,三大治则是吴瑭通过长期的实践进行综合观察分析后提出来的。他指出,凡病温者,始于上焦,在手太阴。故温邪上受,首先犯肺,即见一系列肺卫症状。由于病邪在肺经卫表,尚属轻浅,所以只要应用一些疏解清散,或配合宣透分利的药物,就可收效。因此,以“上焦如羽”来比喻温病初起,病位在肺,“如羽”形容邪在浅表像羽毛那样轻浮之义。病变既在皮毛,况在上焦,故只要用辛散轻清的方药,祛邪外出,可以达到祛邪而不伤正,这就是“治上焦如羽,非轻不举”的本意。

“治中焦如衡,非平不安”。衡是平衡的意思。病在中焦,说明邪已入里,中焦脾胃具有升降、运纳、湿燥不同的生理特点,一旦升降、运纳、湿燥的平衡失常,有所偏胜,就会产生种种病理变化。所以,治疗中焦的病证,首先要观察病位所在,即病在脾还是在胃;其次要分析伤阴还是伤阳、湿重还是热重。然后对症施治,进行调整,使其平衡。因此把这种治疗过程概括为“治中焦如衡,非平不安。”

“治下焦如权,非重不沉。”权指秤锤,非常沉重。一般下焦肝肾的病变,往往阴精内劫,虚多实少，所以必须重用滋阴养血重镇的药物，或在厥脱时重用温肾救逆的药物，这就是“非重不沉”的意思。

张腊荣也对三焦辨证的治法进行了探讨，他认为，上焦病候包括手太阴肺和手厥阴心包络的病变，病邪犯肺却有肺卫和肺气之不同；病邪犯心则有在营在血之别。因而上焦病候，以卫气营血辨证，可概括为四种不同病变阶段，标志着病位的浅深，病情的轻重。然吴瑭所立的上焦治法，不能概括卫气营血四个阶段的全部，而主要指邪在肺卫阶段。吴瑭说：“凡病温者，始于上焦，在手太阴”，这与叶桂所论：“温邪上受，首先犯肺”是一致的，所以上焦肺卫的病候，成为温病的初期阶段，故见证为发热微恶寒、头痛咳嗽、口微渴、舌苔薄白、舌边尖略红、脉象浮数等。“治上焦如羽，非轻不举”的治法，与叶桂所云：“在卫汗之可也”及“在表初用辛凉轻剂”的治法亦是一致的。吴瑭以此为依据，创制辛凉平轻剂之银翘散、桑菊饮二方，至今仍广泛运用于临床，为后世医家所推崇。当病邪侵犯中焦，此时由于正气盛而邪气实，正邪相争极为剧烈，故称温病的极期阶段。病在足阳明胃，多呈现胃热炽盛，正邪剧争，证见发热不恶寒，反恶热，面红目赤，口渴汗出，舌苔黄燥，脉象洪大等。治宜选用药重力猛，专清气分大热之辛凉重剂——白虎汤。病在手阳明大肠，多为燥屎内结的阳明腑，证见日晡潮热，大便秘结，腹满胀痛拒按，苔黄黑焦燥，脉象沉实等，治宜通下腑实，方如承气辈釜底抽薪，急下存阴。对于承气汤运用，吴瑭根据病机不一，兼证不同，制定五个加减承气汤即滋阴攻下的增液承气汤，攻补兼施的新加黄龙汤，宣肺通腑的宣白承气汤，泻火通腑的导赤承气汤，开窍通腑的牛黄承气汤，这对指导临床有较高的实用价值。病在足太阴脾，其证多为湿热，由于湿为阴邪，其性重浊黏腻，与热相合，则湿裹其热，热蒸其湿，难分难解，故特点为发病缓慢，病势缠绵，病程较长，其治法应以疏化湿热之邪，方如三仁汤等，使其湿化热退。若误用辛温发汗，则热蒸湿动，蒙蔽清窍；误用攻下，则更损脾阳而致洞泄；误用滋润之法，则助其湿浊之邪，导致病情更缠绵难愈。由此可见，吴瑭所说：“治中焦如衡，非平不安”的立法，是指阳明燥热偏胜，则用清或下法来清其无形热邪或下其有形燥结；脾家湿热偏胜，则治以化湿清热，务使燥湿不偏，脾胃调和，则邪自不容，而中焦得安。病邪深入下焦，多由热邪久羁，劫灼真阴而致，故为温病的末期阶段。临床上须根据真阴亏损的程度及病邪多少而分别治之。若“真阴欲竭，壮火复炽”虚实兼夹之候，治宜泻南补北，攻补兼施，方如黄连阿胶汤。如属真阴欲竭，邪热已除，而致水不涵木，虚风内动的“阴虚欲痉者”，治宜滋阴息风，方如大定风珠等。若病邪深伏阴分，耗伤阴液，邪虽去而未尽之的“邪少虚多者”。治宜滋阴透邪，方如青蒿鳖甲汤。以上三证虽属温病下焦阶段，但由于邪正多少不一，所以在治法上同中有异，异中有同。吴瑭对三者的鉴别运用，提出“壮火尚盛者，不得用定风珠，复脉；邪少虚多者，不得用黄连阿胶汤；阴虚欲痉者，不得用青蒿鳖甲汤”。由于病在下焦，故治疗用药剂量要大，药性须浓重走下，煎煮时间要长（取其味），这与上焦肺卫病候立法截然不同，甚至要用大队血肉有情之品，才能填补欲竭之真阴，如重用三甲方能潜镇风阳。吴氏立“治下焦如权，非重不沉”即是此意。吴瑭所倡立的温病三焦辨证治法，是依据病变的部位，病程始终，病因性质，结合中药的气味和性能，对病邪采取因势利导的原则而制定的。病在上须轻清走上，病在中则平衡燥湿之偏，病在下应浓重下行，使药到病所。

董建华对三焦辨证的实践性进行了探讨，叶桂的卫气营血辨证，是从横的方面划分了病邪所在位置的深浅；而吴瑭则自上而下从纵的方面论述了温邪的传变及病情的轻重。故后世对叶、吴两家有“一横一纵”之称。三焦辨证同六经、卫气营血辨证一样，都是中医治疗温热病的辨证方法，三者之间有着不少共性。如在病情性质方面，三者所提示的病情性质大体上是相吻合的。如伤寒化热，阳明燥热盛于内，或外蒸肌肉而见壮热，汗大出，大烦大渴，脉洪大等症，同卫分温病不解，热邪传入气分之证以及中焦气分是一致的。在受邪深浅方面，三者都能预示病邪的深浅。如邪在太阳、卫气、上焦，病变在表，受邪较轻；如邪在厥阴、血分、下焦，病变在里，受邪较重。在传变过程方面，三者都说明了疾病的传变过程。如六经辨证认为病的传变是由太阳→阳明→少阳→太阴→少阴→厥阴；卫气营血辨证认为病的传变过程是“卫之后方言气，营之后方言血”；三焦辨证则认为病变的过程是从上至中及下，由浅入深，由表及里。在病变部位方面，“凡病温者，始于上焦，在手太阴(肺)”，则同“温邪上受，首先犯肺”的说法是一致的。由此可见，三焦辨证确实是临床治疗温病的一种辨证纲领。否定三焦辨证的学说，认为它对温病防治没有什么实践意义的论点是不对的。

(三)实验研究

刘国强等在温病学动物实验研究中，对大鼠湿热气分证〔属中焦病范围〕，多因素造模进行了比较研究，并且建立了湿温病湿热中阻证动物模型，对治疗进行了研究。吴仕九等以中医温病经典理论为指导，在五种因素，六种造模方法比较的基础上，利用综合因素〔饮食＋气候环境＋致病生物因素〕造模方法，所复制成的湿热证模型．无论从发病条件、病变脏腑，还是主要症状体征均近似于中医湿热证型。通过实验及临床研究发现，湿热证患者和湿热证动物模型过氧化反应〔PLO〕增加抗氧化功能紊乱〔Zn、Fe、Se、维生素E水平下降，SOD活性减少〕。说明形成湿热证的关键和主要病理改变是由于机体的氧化反应增加，抗氧化机制减弱，细胞膜的完整性受到破坏，引起坏死，导致大量病理产物堆积的结果。这为三焦辨证深入开展实验研究提供了重要条件。总之，三焦辨证阐明其所属脏腑病机变化、病变部位、证候类型及性质等，同时还能反映温病的发生、发展及传变规律，也就是说，能基本反映温病初期、中期、末期的病机变化规律。

三焦辨证不仅在温病的治疗上有重要意义，而且对杂病治疗也有很高价值。近年来，对其研究主要以文献整理结合临床体会为主，对其治疗法则和有关方药作系统的临床观察和现代科学手段研究尚属少见，因此，加强实验研究，揭示其临床疗效机制，以揭示其三焦辨证的实质，更深刻地认识其规律，进一步指导临床实践。

(沈庆法　杨爱东　谷晓红　张　望)

主要参考文献

[1] 许家松．吴鞠通三焦辨证源流考辨[J]．新中医，1989，21(5)：14.
[2] 邓铁涛．我对《温病条辨》的评价[J]．浙江中医杂志，1982，(6)：281.
[3] 陆文彬．吴鞠通《温病条辨》三焦辨治之探讨[J]．浙江中医杂志，1985，(7)：295.
[4] 刘献琳．论《温病条辨》[J]．山东中医学院学报，1989，13(4)：2.
[5] 王庆其．试析吴鞠通的三焦治则[J]．浙江中医杂志，1980，(7)：292.
[6] 宋乃光．论“上焦如羽，非轻不举”所提出的用药法则[J]．辽宁中医杂志，1982，(6)：13.
[7] 刘仕昌．略谈温病与治法[J]．新中医．1975，(01)：55-57.
[8] 张腊荣．浅论吴氏三焦辨证的治法[J]．湖北中医杂志，1982，(4)：50.
[9] 杨进．《温病条辨》的清滋法配合[J]．陕西中医，1982，(1)：30.
[10] 王景洪．试论温病学派的贡献及局限[J]．陕西中医学院学报，1986，(3)：1.
[11] 张发荣．《温病条辨》的学术成就和特点[J]．成都中医学院学报，1986，(1)：6.
[12] 沈凤阁．论吴鞠通的三焦辨证[J]．南京中医学院学报三十周年院庆特刊，1986.40.
[13] 郭振球．论吴鞠通温病的三焦辨证[J]．北京中医学院学报，1985，8(6)：6.

[14] 邓铁涛．温病专题讲座[J]．新中医，1989，(7)：41.

[15] 王启政．浅谈吴鞠通三焦辨证的治法[J]．河南中医，1994，14(4)：224.

[16] 邹克扬．温病三焦辨证源流初探[J]．陕西中医，1987，(10)：452.

[17] 莫振声．略论三焦分证之源流[J]．浙江中医杂志，1987，(9)：419.

[18] 徐连春．三焦辨证探源[J]．新疆中医药，1986，(1)：7.

[19] 董建华．试论吴鞠通学术思想的特点[J]．浙江中医杂志，1985，(7)：291.

[20] 杜顺福．对吴鞠通三焦辨证的分析与评价[J]．辽宁中医杂志，1983，(8)：38.

[21] 黄冬度．病毒性肝炎从三焦论治初探[J]．浙江中医杂志，1989，24(9)：413.

[22] 程慎修．肾炎从三焦论治[J]．新中医，1994，26(4)：6.

[23] 徐再春．急性肾衰从三焦论治案[J]．浙江中医杂志，1992，27(2)：54.

[24] 王灿晖．外感热病辨证体系异同刍议[J]．陕西中医，1988，(04)：190.

[25] 王锡顺．运用"三焦"理论以三黄为主治疗急性热病69例疗效观察[J]．辽宁中医杂志，1983，(2)：34.

[26] 李继贵．温病三焦用药浅见[J]．江苏中医杂志，1982，(1)：47.

[27] 沈庆法．温病条辨百题解[M]．长沙：湖南科学技术出版社，1987，135-141.

[28] 方药中，许家松．温病汇讲[M]．北京：人民卫生出版社，1986. 98-107.

[29] 沈庆法．试论《温病条辨》的学术特点[J]．浙江中医杂志，1980，15(7)：290.

[30] 汪新象．从三焦辨治疑难病证初探[J]．泸州医学院学报，1991，14(3)：196.

[31] 刘兰林，杨进，倪媛媛．构建外感热病辨证体系的探讨[J]．中华中医药杂志．2005，20(1)：20-22.

[32] 刘兰林，王灿晖，杨进．外感热病"三维辨证观"构建基础及完善措施[J]．中华中医药杂志．2005，20(6)：325-327.

[33] 张志斌整理．湿热论[M]．北京：人民卫生出版社．2007：37.

[34] 吴雄志．中医脾胃病学[M]．北京：中医古籍出版社．2001：1.

[35] 周学平．周仲瑛教授论非典型肺炎的中医药辨治[J]．南京中医药大学学报，2003，19(5)：257-260

[36] 刘国强．建立温病证候动物模型中的几个问题[J]．中国医药学报．1989，(04)：67-69.

[37] 吴仕九，杨运高，佟丽，等．中医湿热证证候模型的应用研究[J]．中医杂志．2001，42(9)：553-555.

六、温病舌象的病理与临床

在中医学的舌诊发展史中，温病学家以舌诊来判断卫气营血和三焦病位、病邪之浅深与轻重，并为之制定舌质、舌苔的色泽变化来诊断各种病邪侵犯界限的重要指标。温病在发生、发展的过程中，虽然具有发病急、来势猛、传变迅速、变化较多和病情较重等特点，但皆可通过舌质、舌苔的变化而显示出来。正为吴坤安所说："病之经络脏腑、营卫气血、表里阴阳、寒热虚实，皆形于舌。"历代温病学家在温病的诊治中，都善于观察温病患者舌质、舌苔的动态变化，从而及时修正处方用药，提高了温病的临床疗效。现代医家则对温病舌象的病理和临床进行了较深入的研究。兹从以下几个方面进行论述。

（一）文献研究

《内经》已述及温病舌象的表现。如《素问·刺热论》说："肺热病者，先淅然厥，起毫毛，恶风寒，舌上黄，身热。"《灵枢·刺节真邪》说："阴气不足则内热，阳气有余则外热，两热相搏，热如怀炭……舌焦唇槁，腊干嗌燥"。

汉唐时期医家著述更多。如《伤寒论》云："如结胸状，饮食如故，时时下利，寸脉浮，关脉小细沉紧，名曰脏结，舌上白苔滑者难治。”又云：“阳明病，胁下硬满，不大便而呕，舌上白苔者，可与小柴胡汤。”《脉经》：“热病七八日……舌焦干黑者死。”“热病身面尽黄而肿，心热，口干，舌卷焦黄黑……伏毒伤肺，中脾者死。”《诸病源候论》：“肺热病者，先淅然起毛，恶风舌上黄，身热……六日舌本烂，热不已者死。……诊人热病，七八日其脉微小……舌焦黑者死。”《千金方》：“伤寒……齿断无色，舌上尽白。”“热病七八日，其脉微细，小便不利……舌焦干者死。”《敖氏伤寒金镜录》：“舌见红色，热蓄于内也。”“舌有红色而小黑点者，热毒乘虚而入胃，蓄热则发斑。”“舌见根微黑，尖黄隐见或有一纹者，脉实用大承气汤下之。脉浮、渴饮水者，用凉膈解之，十可救其二三。”

至明清时代，以吴又可、叶天士、吴鞠通、章虚谷、陈平伯、余师愚、王孟英等为代表的温病学家，以各自的实践经验丰富了温病的察舌辨证理论，他们把舌诊和卫气营血及三焦辨证联系在一起，创建了适用于温病察舌辨证的施治原则，使中医舌诊的内容更加丰富。兹举对温病舌诊叙述较详的医家名著中要点如下。

陈泽霖等分析叶天士对温病察舌的贡献如下：①辨析病机即辨卫气营血，指出苔白干薄候卫分之邪；苔黄燥厚为气分之证；若邪入营分，则其舌必绛；病陷血分，舌多深绛或紫晦。②审察病理，重点是察津液，热重伤津则苔燥，阴液消亡必舌干。③区别证候，目的在于立法用药：首先是察舌用药，如苔干薄应加麦冬、花露、芦根汁等生津之品，其次是辨舌论治和辨舌用药，如《温热论》中说：“必验之于舌，或黄或浊，可与小陷胸汤或泻心汤，随症治之。或白不燥、或黄白相兼，或灰白不渴，慎不可乱投苦泄。”

宋乃光总结《温热论》舌诊对中医学发展的贡献：①以绛舌之比较，阐发卫气营血证治。叶桂以绛舌之异、之变道出的温病卫气营血的传变及浅深、轻重的层次，例如有绛舌主营分；绛舌不主营分；绛舌兼黏腻苔不全主营分，如第 19 条：“若白苔绛底者，湿遏热伏也，当先泄湿透热，防其就干也”。著名温病学家赵绍琴善治湿热性温病，其治疗的大量高热不退案，不乏绛舌上罩有白厚腻苔者，其原因或失之于过用寒凉清热解毒之品，赵老每以芳香化湿，轻开肺气之品，使湿开热透而病情好转。②以舌测证候传变，提出“先安未受邪之地”论点。测知邪将深入下焦，叶桂指出“必验之于舌”“务在先安未受邪之地”作为一种预防性的治疗思想，在一些温病名方的组成上，如银翘散中用金银花、连翘，即是在治卫分中加入清气药，以防邪气入气分；清营汤中用犀角，即是在治营分中加入凉血解毒药，以防邪气入血分等，亦都贯彻了这一思想。③辨心下痞之苔，立苦泄、开泄治法：两种心下痞的舌象或黄或浊者，用苦泄法；或白不燥、或黄白相兼、或灰白不渴者，用开泄法。以不同的舌象引出了苦泄和开泄两法。

吴鞠通《温病条辨》首创以三焦辨证为纲领，分别论述了风温、温热、湿温等九种温病的证治，对温病学说作出了巨大贡献，同时，对“温病察舌”亦多创见，有医家对此进行了研究：

1. 为舌苔正名，辨温病属性　《温病条辨》共有 265 条条文，涉及舌诊内容的有 66 条。具体运用以分析温病属性、辨别三焦病位、指导治疗用药、观测预后转归。文字简要，俱“为温病而设”的特色。

《原病篇》第 13 条：“苔字方书悉作胎，胎乃胎包之胎，特以苔生舌上，故从肉旁，不知古人借用之字甚多。盖湿热蒸而生苔，或黄或白或青或黑，皆因病之深浅，或寒或热或燥或湿而然。如春夏间石上土坂之阴面生苔者然。故本论苔字，悉从草不从肉。”此为吴瑭论舌的首条，具有总论性质。他首先把“舌胎”正名为“舌苔”，又概要地指出了舌苔变化在温病中的临床意义。

温病分为温热和湿热两类。“湿热蒸而生苔。”因湿和热的属性不同，反映在舌苔上也有明显的差异：温热类的特征是舌苔黄燥，甚则干黑，或起芒刺；湿热类的特征是舌苔滑腻。可有白滑、黄滑、灰滑等区别。欲辨温病属性，必须在舌象上加以鉴别。如："太阴温病，寸脉大，舌绛而干，法当渴，今反不渴者，热在营中也。"又如："阳明温病，舌黄燥，肉色绛，不渴者，邪在血分……若滑者……当于湿温中求之。""若舌苔白滑、灰滑、淡黄而滑，不渴者，乃湿气蒸腾之象。"显然，黄燥苔是温热类温病的特征性舌苔表现，这是由于温热之邪消烁津液而致舌面干燥乏津之故，因邪陷血分，格阴于外，上潮于口，故舌苔虽黄燥之象而仍觉不渴；湿热类温病舌苔特征是滑腻，这其中尚有白滑、灰滑、淡黄而滑及黄滑之异，究其原因乃是由于湿热之邪困阻中焦，脾失健运，气化失司，水湿代谢障碍，而使舌面津液停滞之故。由此可见舌苔的干燥与滑润是温热类和湿热类温病的鉴别要点。

2. 按舌苔变化，探讨三焦消息　叶桂卫气营血辨证，重在辨舌，吴瑭三焦分病，也须探其消息，二者均重视舌象的变化，大凡病在上、中二焦，多邪盛正实，易积聚而成苔，多苔色的变化；病涉下焦，多邪少正虚，易致舌质的变化，并因病机的性质有温热和湿热的不同，因此在三焦病变中，又各自有不同的舌象表现。

（1）温热类：温为阳邪，易耗津液，故热在上焦者，多苔黄口渴。如："太阴温病脉浮洪，舌黄，渴甚。"热传中焦，燔灼津液，苔多老黄、金黄、或干黑起刺。如："舌苔老黄，甚则黑有芒刺……传至中焦，阳明温病也。"温热深入下焦，真阴受劫，舌多见干绛而少苔，舌体可出现强、短、痿等。如："热邪久羁，吸烁真阴……舌绛苔少。"

（2）湿热类：湿为阴邪，湿胜则阳微，故上焦湿热苔多白滑而不渴。如："舌白不渴……名曰湿温。"若为暑湿，则因"暑必夹湿"，而有白滑苔外，又因暑为阳邪，易耗气伤津，故有口渴见证，如："太阴伏暑，舌白口渴。"湿困中焦，湿重者多见白滑腻苔或灰滑苔。如："湿郁三焦，脘闷便溏，身痛，舌白。"此与上焦之苔略同，但比之较厚，且多满布为别。热偏重者，多见黄滑苔，如："脉洪滑，面赤、身热、头晕、不恶寒，但恶热，舌上黄滑苔……阳明暑温。"

湿滞下焦，正阳必馁，舌质多偏淡或淡红。如："少阴三疟……舌淡。"舌苔则可见灰黑、腐白等。灰黑之苔多见于寒热错杂、正虚邪炽证，如："暑邪深入厥阴，舌灰，消渴。"腐白苔多见于湿滞阳衰证，如："浊湿之留……舌苔腐白。"

3. 治病求其本，方因舌象移　舌象的变化，每为疾病本质的表现。诚如张登所谓："邪气入里，其虚实寒热之机，必现于舌，非苔脉之隐而不显也。况阴盛格阳，与邪热遏伏，多有假证假脉，惟验舌上苔色之滑燥厚薄，昭若冰鉴，无所遁形。"吴瑭论治温热，每"方因舌移"，治病求本，绝不见症治症。如"夜寐不安、烦渴，舌赤……清营汤主之。舌白滑者，不可与也。"

暑邪深入心营，舌赤是其证据，理当以清营汤急清营中之热，以"先其所因而伏其所主"，舌苔白滑，则不惟热重，湿浊亦重，柔润之药确不可与。

"阳明温病，下后脉静，身不热，舌上津回，十数日不大便，可与益胃、增液辈，断不可再与承气也；下后舌苔未退净，口微渴，面微赤，脉微数，日浅者，亦与增液辈；日深，舌微干者，属下焦复脉法也。勿轻与承气。"同为温病下后不大便，苔舌上津回，苔已化薄者，知已非阳明热结，而是肠胃津液不足，无水行舟。因宜增水行舟。若"舌上微干"，加以病情日重，显系病入下焦，肝肾阴虚所致，需"药随证转"，方因舌移。用复脉以复其真阳。凡此等证，宜攻与否，均应以舌象为根据，而不可见症治症。

4. 观舌苔变化，判预后吉凶　观舌以判断预后，早在《内经》中已有"视唇舌好恶，以知吉凶。"以温热病来说，"留得一分津液，便有一分生机。"津液的存亡对预后吉凶的关系至大。

而舌苔润燥是津液盈亏最灵敏的反映。故吴瑭判断温病吉凶，特别重视舌津，如："温病误表，津液被劫，心中震震，舌强神昏，宜复脉法以复其津液，舌上津回则生。"

温病传入下焦，本已津伤液损，又复误表，因而发种种变证。理宜用"复脉法以复其津液。"所谓"舌强"，当是舌质干枯乏液而强，故后文云："舌上津回则生"，若津不回，则有阴竭阳亡之险。可知津液的来复是生命的关键，舌干转润是津液来复的信息。

此外，沈凤阁研究了吴坤安对温病的学术贡献，指出《伤寒指掌》是吴坤安治疗外感病30余年来的经验结晶。吴坤安对辨舌十分重视，尝谓："病之经络、脏腑、营卫、气血、表里、阴阳、寒热、虚实、毕形于舌，故辨症以舌为主，而以脉症兼参之，此要法也。"其辨舌内容虽多源于叶天士《温热论》，但有新的阐发，如白苔属肺经，候卫分气分之邪；舌无苔而润或微白而薄者为风寒在表，外症必恶寒发热而口不渴，宜温散之；舌苔白而燥刺者为温邪在表，外症必微寒，继即发热不已，此伤在手太阴肺经，宜凉散之；若风温入肺，症见发热口渴，咳嗽喉痛，舌苔白燥或白兼边红，治宜轻清凉解肺经，如栀、豉、桑、杏、蒌皮、象贝、前胡、薄荷、桔梗之类。绛舌属心经，主候营分血分之温热，以心主营主血，舌绛燥乃邪已入营，宜清络中之热、血分之火、忌用气分药。凡温邪从口鼻吸入，上焦心肺先受，如舌先白后黄者，为邪先入气分、后入营分，如初起舌即绛舌者，邪不入气分而入营分，宜清解营分之热，犀角、鲜生地、丹皮、玄参之类。吴坤安特别指出，总以舌黄燥为实热之凭，勿以脉象沉迟为虚寒之验。可见其对温热病的诊治，辨舌尤重于辨脉。

(二)临床应用与研究

温病重舌质，舌质的颜色、津液盈亏是温病察舌质的重要内容；温病辨舌苔，也是诊治温病中协助判断病位浅深、津液盈亏和指导立法处方用药的重要方面。现代医家对温病舌诊做了大量临床研究，总结如下。

1. 临床应用

(1)温病舌象及用药法则：由于舌象的变化，能客观地反映出病变部位、病变浅深轻重、病邪性质、邪正消长、阴液的盈亏以及预后的吉凶等，因而就可以依据卫气营血分证和三焦分证提供重要立法依据，赵绍琴对温病舌象及用药规律概括如下：

1)卫分舌象及用药法则：温病卫分阶段，舌象变化特点是舌体的形象一般是正常的，舌形、舌质或稍有区别。卫分舌苔主要表现为薄白苔，但因情况不同也有差异。舌面干燥的微甚，可以分别定其内热的多少和津伤的情况；舌面津液多寡，可以看出温邪的轻重。

肺主气属卫，外合皮毛，卫分证是温病的初期阶段，病势轻浅，若治疗得当一药即愈。本阶段治疗法则是轻宣、疏卫、清解，决不可发表，恐伤津液而助里热。

2)气分舌象及用药法则：温病到气分，舌象的特点为舌质转红，一般舌体变化不大。在气分阶段舌苔的变化比较多，黄苔是气分较多见的一种舌苔，多由白苔转变而来。这阶段的主病是邪气由卫而转入里，属热、属实。苔若薄者为病浅；苔若厚者为病深；舌干燥者多为热已伤津液；舌润泽者，津液未伤或有湿邪；苔黄厚腻者，为湿热内蕴；若舌质红，苔白厚腻，主湿阻气分，此内伤脾胃，中阳失于运化，故出现湿遏之证。

总之，温病气分阶段，时间长，变化多，正气盛，邪气实。是温病治疗的关键阶段，若治疗不当，常可入营。若邪已入营，也必须力争回转气分，再从气分卫分而解。

3)营分舌象及用药法则：温病邪入营分，病势较深，症状变化很大。舌象变化的特点：舌的形体偏瘦，舌质红绛而质地糙老，有时因气阴皆伤，故光亮无津且嫩，一般无苔或反见黄而干焦。舌质由红转绛，标志着邪热更加深入，邪热炽盛，营阴过伤，邪气未减，正气已衰。

4)血分舌象及用药法则：血分证是温病发展的最后阶段，血分证舌象变化特点多是舌形与舌质的改变。舌质呈紫绛色，是由红、绛、紫，甚至成瘀斑或瘀点。舌形多是干瘦、干枯、龟裂、起刺、短缩、软、卷缩、舌体歪斜，为真阴耗竭所致。

(2)传染病舌诊特点：沈自尹对传染病的舌诊做了介绍，总结如下。传染性肝炎急性黄疸型患者的舌象以白腻或黄腻为多见，厚腻苔转氨酶增高明显。舌苔不退，转氨酶降低也慢。免疫功能低下者，舌体大多肿大或有齿印。急性无黄疸型肝炎舌象以苔腻，舌红为主。在恢复期舌苔仍白腻或厚腻，则有复发的可能，或发展成迁延性肝炎或慢性肝炎。慢性肝炎患者舌质赤紫占多数。肝炎病人的舌质，如由淡红转为红绛或青紫，出现紫斑等，提示病程慢性化，或有早期肝硬化可能，此外，慢性肝炎病人的舌脉常呈粗张或有出血瘀点。

从中医舌象变化与肝活组织检查关系来看，发现凡舌质、舌苔变化不大者，肝活组织病理检查示病变较轻，以肝细胞变性为主，缺乏坏死、炎细胞浸润和纤维组织增生；凡舌质红绛或青紫者，病理检查常见肝细胞炎症和坏死，并有纤维组织增生；舌质青紫及有瘀斑者，常可见肝窦郁血。

1)流行性乙型脑炎：凡舌苔厚腻，且持续时间较长者，多为重型病例，常有恢复期神经、精神症状。反之，舌象变化少者，多为轻型病例。在恢复期出现舌光红、花剥红、中剥红等舌质、或腻苔未化者，多有恢复期神经精神症状。此外，根据舌象表现，可把本病分为轻型，其舌边尖红赤，苔白；重型，舌红绛，苔黄或白腻；凶型，多见舌苔腻而中剥，预后恶劣。

2)流行性脑脊髓膜炎：有人对122例流行性脑脊髓膜炎病人的临床舌象进行观察发现，此病患者以红舌和黄苔为多。舌红的深浅与脑脊液细胞数升高有关。苔色的变化可指示全身病变之进展、消退及属性。黄苔患者的体温、神志改变，脑脊液细胞数的增高，均较白苔患者为明显。

3)流行性出血热：本病发热期舌象一般从薄白或薄黄苔，舌边尖红，发展成黄苔，舌质红或稍绛，进一步苔黄少津，质红绛。提示温邪从卫入气再入营血的过程。低血压休克期舌苔大都黄或黄燥，质红或绛。少尿期以黄燥或灰黄燥苔，深绛干枯舌为主。多尿期舌苔转黄，或黄而少津，舌质由绛转红，由红转淡红。恢复期病人舌象大多又转正常。如余热未尽、营卫失和，舌质仍见红，苔见黄。

4)念珠菌感染：舌质多光红，附有雪花片状或白色点状的糜苔。如口腔黏膜或牙龈上也有白色糜点，则念珠菌感染更可确诊。刮舌涂片，可找到念珠菌的菌丝和芽孢。

获得性免疫缺陷综合征除具有温病常见的舌红赤、舌绛红、苔黄或黄腻等舌象外，舌质嫩红、舌裂、舌淡、舌胖嫩、舌质瘀暗、苔腐腻垢浊等则成为HIV病毒携带者或获得性免疫缺陷综合征病人较为特征性的改变。晚期患者舌质暗淡，伴瘀斑，舌体胖大有齿痕，舌苔腐腻，焦黄苔较为多见；舌质暗淡伴瘀斑的表现与病情、免疫状况、CD_4水平有一定关系。

(3)临床运用

1)流行性乙型脑炎：上海纺织工业局二医院为探讨流行性乙型脑炎患者的舌象变化，对21例流行性乙型脑炎患者的舌象进行动态观察发现，①舌苔厚腻，多为重型病例。②苔黄腻、质红或焦黄苔者，多为热象偏盛，应着重清热解毒。苔白腻，多为湿浊偏重，应着重化湿，辅以清热。③在病程中，如舌质由红转淡红，舌苔由厚腻转薄腻，再转薄白；或舌质由紧密转松，由舌尖部向中央消退，为邪气从营血外达，顺利恢复之象。反之舌红或腻苔不变，则每见迁延难愈，甚至治疗无效。

也有报道流行性乙型脑炎病人，如症见高热、口渴、出汗多，舌质红、舌苔黄，此为暑热亢盛，治疗宜大剂量清热解毒，可用白虎汤。如若见舌苔厚腻，此为暑热夹湿，则在清热中宜加化湿药，否则热为湿遏，越清热而热越高。

2)流行性出血热：南京中医药大学观察了32例流行性出血热患者的舌象及其与血液流变学的关系发现，卫气同病证以舌质红为主，舌形态以胖大，舌苔以黄为主。气分证以舌质红多见，舌形态为瘦干、舌苔以腻为主。营血热证以紫舌多见，舌形态以强硬卷缩为主，苔以焦黑、焦黄多见。卫气营血传变过程中，舌色变化一般规律为由红转绛、紫表示病情重，如红色不变者即可知传变中止，预后良好。舌色变化与血液流变学有密切关系，由红舌向紫舌变化时，血细胞压积、全血比黏度、血浆比黏度逐渐升高，其中以紫舌最高。血沉与之相反，淡舌者其血细胞压积、全血比黏度最低，而血沉及血浆比黏度最高。随着舌色由红向绛、紫演变时，微循环障碍亦由正常向轻度、重度变化。紫舌者甲襞微循环可见畸形微血管襻比例增加，管襻变短甚至消失，血流呈泥沙状流动、微血管周围有渗出；舌尖微循环丝状乳头血管以网状孔、发团形为主。并认为绛舌、紫舌均见于出血热少尿期，表示病情危重。此时由于血液黏度、血细胞压积、红细胞聚集性、血小板聚集性显著增高而引起高血容量综合征，与舌象变化一致。说明可以通过舌象的观察来判断病情的轻重。他们还发现病情由重转轻时舌象的变化先于临床其他证候之前，并且观察到死亡病例的舌象表现为紫舌强硬、苔焦黄黑。

丹阳县人民医院等对90例流行性出血热患者的舌象、齿态作了观察，并对其与肝、肾损害、血小板、细胞免疫和体液免疫功能、微循环免疫复合物之间的内在联系进行了探讨。结果发现，病程极期血小板降至最低值，均值为3.5万/mm^3(3.5×10^9/L)。出血热细胞免疫功能明显低下，病至极期，SK-SD皮丘直径均值为0mm，舌齿象改变以营血型尤著。多尿期，正气渐复，细胞免疫功能回升，舌齿象亦由营血型转成气营型或正常。至恢复期，细胞免疫功能低于正常者，其舌齿象仍异常。由此说明舌齿象随各病期细胞免疫功能的高低演变即正气盛衰的情况而变化，据出血热的免疫发病机制分析，C_3的降低与CIC的形成并沉积在组织中引起病损有关。值得注意的是，在病程极期，舌齿象干枯少津组的循环免疫复合物明显低于润泽组。

流行性出血热，多年来采用温病治疗原则，有医家运用中西医结合治疗本病40例，根据舌象变化和临床表现，及时选用中药治疗，收效满意。流行性出血热其发热期多为舌红或淡红，舌苔由薄白转薄黄。病邪深入，舌转绛红，舌苔转深黄或焦黄，甚至焦黑起刺，病情重笃，常伴恶心呕吐，腹痛等。根据舌象可判断病情的轻重，推测病程及预后。舌质由红→深红→红绛→紫；舌苔由薄白→薄黄→焦黄→焦黑甚至起刺，为病进，恢复期有少数白腐苔，大多数为淡红舌，薄白苔。早期应用柴胡桂枝汤1～2剂后，体温下降，舌苔转薄黄，若适时转用桃核承气汤，清热攻下，活血化瘀，患者常可很快进入多尿期，舌象也渐正常。重症加水蛭10g，伤阴甚者合用增液汤；呕吐呃逆甚者合用黄连解毒汤；腹痛加枳实；出血加三七、阿胶等，且每日用药应在3剂以上。

2. 研究探讨

(1)有医家研究论证了温热病舌象的一般规律，发现"卫气营血"各阶段均有数量不等的淡白舌、青紫舌；病例各期伤阴舌象少，夹湿舌象多。提示临床上邪入于营不必拘泥于"舌色必绛"，其治勿须拘泥于"入血方能凉血散血"；固护正气不仅仅是固护津液，还要固护阳气；不可只注意热邪而忽视湿邪；不可囿于热病后期养阴一法，当据其舌象变化而灵活运用益气、化瘀等法。

刘碧清通过对300例温热病舌象临床动态观察及图谱对照分析发现，温热病舌象有以下特点。舌苔黄、厚腻、黑，且持续时间较长者，多为重型病例；反之，持续时间短者，多为轻型病例。在营血分舌质出现淡白、红绛、青紫，兼见苔腻不化或光薄少苔，伴有神志症状，高热不退或持续时间长者，其死亡率高。凡舌质淡白、红绛、青紫舌兼见黄腻、白腻、灰黑苔者，其病程长，病情缠绵，痊愈缓慢。在病程中，如舌质由淡白或红绛转淡红，舌苔由厚腻转薄腻，再转薄白，或舌苔由紧密转疏松，由舌尖边部向舌中根部消退者，为病情缓解，日趋康复之象。

温热病的辨证施治，一般以卫、气、营、血为纲。邪在卫分，舌苔多薄白，舌边尖红；邪在气分舌质红，舌苔多薄黄或黄白相兼；邪在营分，舌质红绛；邪在血分，舌质红绛或紫暗干枯，根据本组温热病的临床及图谱动态研究，卫、气、营、血各期间均有数量不等的淡白舌、青紫舌，其中红绛、淡白舌在营血阶段较多。提示要注意以下情况：一是温热多夹瘀其舌色紫——即血瘀在温病的各个时期均有程度不同的存在，并非只出现在营血证。因此在辨证治疗时，当注意活血化瘀与其他治法客观配合运用，勿拘泥于“入血才能凉血散血”之说。二是气血两伤，其舌淡白，各个时期均有淡白舌的存在，说明温热之邪易耗气伤血，损伤正气。因此用药过程中要时时注意固护正气。固护正气不仅是固护津液，还要固护阳气。三是温热病夹湿，其苔多腻。凡症见腻苔者，化湿法不可少。由于个体差异，有偏热、偏湿或湿热并重之不同，同一病例亦有热盛或湿盛的交替，切不可只注意热邪而忽视湿邪。四是在恢复期160例次舌象中出现阴虚舌象者7例，出现淡白舌、青紫舌共50例，说明温病不但伤阴，还能耗气，亦可致瘀。因此，在治疗上切不可囿于热病后期养阴之法，当据其舌象的变化，而灵活运用益气、化瘀等法，如此方能加速康复和防止复发。

(2)温病发热与舌诊：从西医学而言，舌体本身与循环、神经、体液有密切关系，其舌乳头与腺体变化直接受体内生理病理的影响。从舌质颜色来说，主要可以反映体内血液循环、血液成分及血液流变性的改变，舌体运动可以反映神经功能变化；外邪的侵犯使体内环境改变，由于发热致津液消耗，胃肠功能紊乱与饮食异常等可使口腔的温度、湿度、清洁度等改变，舌乳头与腺体分泌之改变，因此形成了不同的舌苔，有医家通过临床、结合复习叶桂论述及有关文献，认识到舌象变化与发热病证的关系有以下几个方面：

1)发热程度、病程与舌象的关系：舌质方面，病的早期，邪在卫表，一般说发热不甚(体温约38℃)，多为淡红舌或边尖稍红。病的中期，邪在气分，发热高(体温在39℃以上)，舌毛细血管高度充血，舌正红或稍偏红多见。极期，热入营血分，或气血两燔(体温在39℃～40℃，甚至40℃以上)，舌红绛多见，此即叶桂谓“其热传营，舌色必绛。”此期由于高热及病程已久，致伤阴耗液，可出现“胃阴不足”之征，叶桂谓：“舌独中心绛干，此胃热心营受灼也。”此期又多有因毛细血管循环障碍，淤血缺氧以及血液流变学异常、凝血状态出现，转而舌由红绛转青紫或瘀斑，临床上常见弥漫性血管内凝血出现，叶桂谓“凡红舌中见紫斑者，将发斑也。”同时此期常伴有各种出血倾向，如鼻衄、齿衄、咳血、吐血、便血、尿血、皮下出血(斑疹)。总之，紫舌较红绛舌病情更凶险。若紫而干晦者多有死亡可能。叶桂谓：“紫而干晦者，肾肝色泛也，难治”。故见绛紫色提示热毒极盛，是动风、动血、痉厥之兆，医者务急凉血散血与清热解毒并进，若见晦而干舌，则多为败血症，中毒性休克及循环呼吸衰竭，极危证也。恢复期，热势已退，正虚邪少，津血亏耗未复，每见舌红绛少苔而干，或气阴两伤者可见淡红少苔舌也，此期乃因代谢消耗，胃津耗伤，维生素缺乏，以及缺氧与微循环未复，舌上丝状乳头营养障碍而萎缩，叶桂谓“舌质红绛而光亮，胃阴亡也。”

舌苔方面，视舌苔可知邪之深浅及胃气存亡。病的早期，邪在卫表，热不甚、胃肠功能尚好，苔为薄白或薄黄。薄黄为风热；薄白而润为风寒，或化热变薄黄。此期若夹湿邪或素体脾运不健，痰湿盛者可见白腻或白厚苔。中期，邪传中焦阳明气分，热势加重，舌体血运增多，舌丝状乳头延长及腺体分泌增强，并因发热甚而影响消化功能，进食少，舌之自洁失度，致使舌苔堆积而增厚，呈黄苔或黄厚腻苔。此提示病情加重加深。若苔愈黄热愈重，厚腻示夹湿邪，均属里热实证。此期为热盛期，炎症与毒血症较严重。若黄而干或焦，则为热盛津伤，阳明腑结，务须"急下存阴"；若黄苔不甚厚而滑者，热未伤津，犹可清热透邪。极期，热在阳明气分不解，可传入营血分，此期可现黄苔与红绛舌并见，故云"黄苔绛底"为"气营两燔"之象。若邪传下焦，劫伤肝肾真阴，甚或可见苔灰黑而干，叶桂谓"津枯火炽，急急泻南补北"，叶桂又云："若舌黑而滑者，水来克火，为阴症，当温之。"

2)体内环境变化与舌象的关系：由于感染、炎症、发热，身体内环境发生变化，中医学通过舌诊可窥知，它与西医学之实验室数据存在一定关系。

舌象与血常规的关系：感染性疾病的早、中期在卫、气阶段，其血常规白细胞计数较高者常见舌苔较厚，且多为黄苔；同时苔愈黄，白细胞愈高，此提示邪盛正未虚。若病入极期营血分时，舌质红绛而兼黄苔或燥或腻，白细胞计数更高，此为邪初入营血分时，正气尚存，"犹可透热转气"。此期若见红绛舌，甚或绛紫舌而少苔，或光剥，或焦黄苔兼紫绛舌，此时往往白细胞计数或高或不高，但白细胞分类中，嗜中性粒细胞很高，甚或出现中毒性颗粒，则为邪盛正衰，有内陷之势，病情严重，临床常有动风、动血、痉厥之变逆，每见于败血症、中毒性休克，呼吸循环衰竭、务急清热养阴、清营散血并进，否则内闭外脱难治。

例如，黄小波等通过观察 99 例 170 例次不同病期 SARS 患者舌象与外周血常规，发现舌象与血常规之间具有一定的相关性。患者白细胞及嗜中性粒细胞与舌苔腐腻呈极显著正相关，白细胞与舌苔厚薄呈显著负相关，嗜中性粒细胞与舌体瘦胖呈显著负相关，说明白细胞和嗜中性粒细胞升高时舌苔多厚，多见腐腻。淋巴细胞、嗜酸性粒细胞和单核细胞与舌苔腐腻呈极显著负相关，淋巴细胞与舌体瘦胖呈显著正相关；嗜酸性粒细胞与舌芒刺、裂纹、舌尖红呈极显著正相关；单核细胞与老嫩、舌红、润燥、剥脱呈极显著正相关，血小板与舌体瘦胖、舌裂纹呈显著正相关，与舌红、舌苔厚薄呈显著负相关。说明淋巴细胞、嗜酸性粒细胞、单核细胞和血小板降低时，舌苔多腐腻，多见厚苔；舌体多瘦小、有裂纹、苔剥脱。SARS 不同病期的舌象各有其特异表现，尤其是在发病初期，正虚不显，邪未炽盛，白细胞和嗜中性粒细胞虽有变化，但舌质仍多以淡红为主。血小板和(或)淋巴细胞明显降低者预后较差，白细胞增高超过 $20\times10^9/L$，淋巴细胞计数降低至 1.5%以下，即二者分离，预后亦较差。

舌象与血红蛋白关系：血红蛋白偏低与偏高比较，在同样病程或发热情况下，前者淡红舌比例偏多；正常者热入气分为正红舌质，入营血分则多见红绛舌或绛紫舌。

血常规与血液流变学：据统计，血细胞压积异常方面，若淡红舌显著者，其血细胞压积以低下为主，红绛舌则血细胞压积低下者较少，青紫舌则血细胞压积低下者为数更少，甚或血细胞压积可高于正常。血黏度降低，以淡红舌为最明显，红绛舌最少，升高者仅见于红绛舌；全血黏度降低最多的亦是淡白舌，红绛舌次之，升高者以青紫舌为最多。血沉以淡白舌增快最多。综上所述，因于温病发热者，血细胞压积增高，血黏度增高，血沉慢为热入血分，须凉血散血。

舌象与血钾、血钠关系：由于发热、失水、电解质平衡紊乱而发生血钾、血钠的变化，以低血钾、低血钠为热，据统计热在气分时的患者偏少；而热入营血分时的患者则偏多，此时见红绛者为数也增多。提示热入营血分常有低血钾、低血钠，并有酸中毒现象出现。

舌象与血中非蛋白氮关系：据统计非蛋白氮增高者，淡胖舌比例显著高于红绛舌。

舌之润燥与津液（体液）存在关系：大凡病之早期，热不甚，舌尚润；若热势盛、病程久，则舌愈干燥，提示失水，津液消耗愈重，急宜养阴生津为治。

综上所述，舌苔变化与病邪轻重及津液胃气存亡有关，舌质变化与机体内环境（正气）有关。

（三）温病舌象的实验研究

近年来，国内外医家对温病的实验研究尤为重视，并从不同角度，采用不同方法，如裂隙灯、舌乳头镜、舌苔活体取材镜、舌印、舌苔涂片、舌象微观检测仪、微循环血流测速仪、动物模型建立以研究舌象变化、脱落细胞学检查、舌腹面静脉曲张、舌下瘀点观察、荧光检查、病理切片、生理生化测定、活体显微镜观察等，从实验角度探索舌象形成原理及实用价值，这对温病辨证论治具有特殊价值。如郭治安认为，宏观舌象的变化必有其微观的物质基础，将微观分析引入传统舌诊之中，不仅有助于分析温病的病理变化，也为临床提供客观指征，现代医家对温病舌象的实验研究见于以下几个方面：

1. 温病微观舌诊的研究　郭治安指导研制的"舌象微观检测仪"已有效地应用于临床诊察，指导辨证。在温病中舌的微观辨证上，他认为，一是温病的临床有病变迅速，热势较高、伤津耗液，动血扰神的特点，而这些特点都可反映于舌象微观之中，较宏观舌象更为敏感。二是微观舌诊既可反映温病卫气营血不同证型时相关特征，亦可观察到其连续性变化规律。三是温病舌微观变化并非口腔局部因素所致，须与整体病情联系起来考虑，若舌证不符，要考虑患者体质引起的舌微观变化。

袁肇凯通过对 121 例次温病患者和 21 例健康人舌尖微循环、舌黏膜脱落细胞学和舌面干湿度检测分析，研究总结了郭振球教授关于温病微观舌诊的经验，表明温病卫、气、营、血四类证型在舌微观上都存在着一定的与各类证型病理本质相应的时相性特征；舌微观指标异常程度呈现出卫分证＜气分证＜营分证＜血分证的递增趋势，反映了温病病情演变的连续性特征，袁肇凯认为温病微观舌诊为温病临床辨证提供了客观有效的舌微观指征。

（1）卫气营血舌微观的时相性特征：卫分证候是温病初起之证，受邪尚轻，病位较浅，各项舌微观检测值虽与正常值接近，但较之健康人，其舌菌状乳头横径略大，异形、淤血微血管丛和流态变异管丛都增多；舌脱落上皮细胞增多，渗出白细胞明显；舌面浸润时间稍长。这些微观变化既反映了温邪袭表，卫气被遏，热灼津伤的病理机制，也体现了卫分证邪在表而性偏热的病性。气分证是由于热郁气机，气血壅盛，代谢亢进，致使舌尖菌、丝乳头增大，微血管丛开放增多，微血管扩张，血流加快；试纸浸润时间较其他各组显著延长。这些舌微观改变揭示了本证邪正相争，热盛伤津的病理本质。营分证是由于营热蒸腾，营阴受损，其舌乳头横径、微血管长度、管径、流速等值较气分证略低，但异形、淤血微血管，虚线状或絮状微血管流及渗出或出血等异常指标均显著高于气分证病人；脱落上皮细胞、中层细胞、白细胞、变性细胞数显著增多。其形成与本证内热亢盛，气血不畅，凝血紊乱、代谢障碍等因素有关。血分证的患者舌尖微循环和舌脱落细胞的异常程度也最为严重，而以舌微血管袢异形、淤血，红细胞聚集、血色暗红为明显。其中又以微血管渗出、出血加剧及舌苔脱落上皮细胞堆积，中层细胞脱落增多，变性坏死细胞严重等为特征。反映了本期血分热炽、气滞血瘀、血络损伤、耗伤阴血的病理变化。

（2）卫气营血舌微观的连续性特征：温病四证型不仅有与各证型病理改变相符合的时相性舌微观变化，而且舌质、舌苔微观检测的异常程度，都呈现出卫分证＜气分证＜营分证＜

血分证的递增程度的连续性趋势(均 $P<0.01$);舌象的宏观、微观异常积分均呈高度正相关。这表明温病舌微观改变与临床舌诊一样,不仅是舌本身局部的微观病理变化,也是全身病理状态的反映;不仅是卫气营血四类证型形成、演变的微观依据,也体现了叶天士关于温病"卫之后方言气,营之后方言血"病理变化的论断。

2. 舌脱落细胞与温病伤阴关系的探讨　温病伤阴理论形成于明清时代,清代叶天士、薛生白等在温病的临床上常常依靠辨舌作为诊断、治疗和预后的依据,此法对临床有重要的指导意义,舌在口腔内的温度、湿度很少受外界影响,但可受体内生理、病理情况影响,故可判断津液之存亡。因此,从舌脱落细胞学角度,以西医学临床细胞学检验技术,探讨温病伤阴证候特点,以利于指导辨证论治、疗效观察及预后估计。崔春风进行研究报道以下结果:

该研究温病伤阴组病种有肺炎、胆囊炎、肾盂肾炎、败血症及其他感染性疾病和急性传染病。其中气分组 48 例;气营两燔伤阴组 91 例;营血分组 39 例;正常组 56 例;研究结果显示:

(1)舌脱落细胞印片背景、细胞分布及细胞总数:正常组与各证型组的变化有一定规律性,正常组印片背景多清晰,细胞分布均匀,与各证型比较有显著性差异($P<0.01$);气分及气营分组背景多模糊,说明此时苔垢细菌较多,提示人体抵抗外邪的能力此阶段最强。而随着气→营→血伤阴程度加重,印片背景反见清晰,故伤阴者多见镜面舌;同时细胞总数及炎性变上皮细胞逐渐增多,这提示温热病的病理过程常会消耗正气,毒邪未去,而损害机体,导致卫气营血功能紊乱,阴阳失调,脾胃失于健运,功能障碍。

(2)各证型与对照组舌脱落细胞分布情况:正常组以角化前细胞为主,气分组以不全角化和角化前细胞为主,气营分和营血分组则以不全角化细胞为主。此外正常组与温病各证型组均有不同程度的差异($P<0.01$);各证型组间也存在一定差异($P<0.01$);气营与营血组无显著性差异($P>0.05$);气营与营血组无显著性差异($P>0.05$),提示营血与气营组有交叉,但以营血分组为重,说明温病伤阴各阶段均有各自的特点。

气分组白细胞最高,与其他组比较有显著性差异($P<0.01$),说明机体的抗病能力此阶段最强,提示病邪入里,损及胃阴致消化功能紊乱,舌苔渗出的细胞增多;营血分组的白细胞虽比气营组的多,但两者比较差异不显著($P>0.05$),提示血分证除感染严重外,机体抵御能力已经下降,符合温病伤阴的特点。

本组 150 例不同阶段的舌印片观察结果随着温病伤阴程度不同而变化,从舌脱落细胞学角度探讨温病伤阴的临床证候特点及程度是有意义的,可给中医临床辨证提供一定的客观参考指标。

3. 温热病证候舌苔细胞和舌尖微循环的研究　温病舌诊主要从舌苔的形状、色泽、润燥等方面之变化,以辨别病邪的性质,区分"卫气营血"的证候类型。由于舌中血管丰富,舌黏膜上皮薄,乳头变化灵敏,故机体内变化可通过循环系统在舌上迅速地反映出来,反映体内脏器虚实气血盛衰。

有医家对 300 例温病卫气营血的舌象及脱落细胞检查的实验观察进行分析,结果显示,卫分证病位最浅,属表证,病理变化尚未影响唾液的分泌,也未产生乳头间隙存留物的腐败作用,持续时间也短,尚未进入内脏,故色质边尖红、苔薄白,乃风热犯肺,此时角化细胞脱落者不多。气分证虽然属里证,但正气尚存,抗邪力强。而营血分病位最深,病情危重,热邪逐步深入,正不胜邪,如伤寒(中后期)、脑膜炎、流行性乙型脑炎、流行性出血热、中毒性休克、败血症等,转变迅速,界限不清,如不及时抢救,则可危及生命。该组舌垢由卫分 38/56

(67.8%)增至气分之133/164(81.0%),加之火热伤津,体液亏损,血液循环之改变,毒素损害及机体的生理失调,组织细胞代谢发生障碍,热邪化燥,胃津损伤,致使苔色由白变黄,由润变干,此时细胞脱落亦较多53/58(90%)和20/22(90%)。

温病发生后,由于食少、高热、失水、舌之自洁作用减低,机械摩擦作用减少,或因发热,唾液分泌减少,舌苔易于堆积,丝状乳头延长而增厚。卫分与气分各为(38/56)与(133/164)。至病邪入里,损及胃阴致消化功能紊乱,舌苔渗出白细胞增多,占85.4%(气分)和65.5%(营分),加之感染、炎症、发热以至自主神经功能障碍,代谢失调,以及舌苔局部细胞代谢障碍,口腔腺体分泌异常,使丝状乳头增生,角化剧增,细胞浸润,血管扩张及含菌增多而形成黄苔。该组125例,随着病情加重,黄苔由薄变厚,由白变黄,甚至焦黄,有26例。而有裂纹,尤其是里实热证时更为明显,是心营热毒盛极。到病情危重时出现灰黑苔,乃因热毒炽盛,阴液耗损,特别是阳明腑实证时,如伤寒、脑膜炎、败血症,出现焦黄(26例)或焦黑,是为病理侵及到黏膜下层,因高热、脱水、炎症、毒素刺激,胃肠功能紊乱致使丝状乳头增生更著,出现黑棕色角化细胞或黑色念珠菌繁殖,该组有5例灰黑苔。此种病人因发热、代谢增高、维生素缺乏、胃津耗伤、缺氧及微循环障碍,丝状乳头上皮营养障碍而萎缩致舌质红绛而少苔(11例),此时角化细胞及不全角化细胞均减少,外基底及中层细胞之比例增多。

有医家对50例温热病由营血证到恢复期患者的舌尖微循环与正常人对比研究,两组差异显著($P<0.05$)。病情加重者,其脱落细胞增加,角化前细胞与中间细胞比数增加。舌尖微循环指征中淤血血管丛≥50%,渗出、出血等各项异常指征以血分证最突出。血分证舌质以淡白、青紫、红绛为主,苔以黄厚腻、少苔为多。上述特征为温热病营血证的诊治提供了客观化依据。

温热病营血证舌尖微循环有以下特征:

舌质的变化与舌中血管之解剖、生理状态有极为密切的关系,特别是舌中蕈状乳头内微血袢丰富,对体内血液循环变化反应敏感,在不同的病证中,由于体内因素的影响,致血液的成分异常或血流改变时,舌尖乳头的大小、多少、舌尖乳头中血管丛形态、数量以及微血管丛内血流的颜色、流速、流态皆会有不同程度的改变。这些改变,可以从舌尖微循环和舌苔脱落细胞逐一反映出来。从本组温病舌象研究的舌尖微循环和舌苔脱落细胞观察到,营血证舌质淡16例,青紫15例,红绛10例,共41例,占总数的82%,三种舌质中舌尖微循环均有以下特征:异形微血管≥50%,微血管袢内血流速慢≥50%,扩张微血管丛≥30%,尤以青紫色最多,红绛舌次之,渗出、出血者以青紫舌、红绛舌最多。这些特征与营血期患者年龄大小无关,与恢复期和正常人比较,则有显著性差异($P<0.05$)。上述指标异常而迟缓有变化者,以渗出、出血明显。淤血微血管丛多者其预后差,其中死亡9例均属此种现象。

温热病营血证舌苔脱落的形态学特征是舌苔上皮细胞在增殖、分化的同时,有一部分细胞发生了凋亡。在正常情况下细胞的新陈代谢、生长和增殖分化、衰老和死亡都保持相对平衡。衰老和死亡的细胞及时被清除,所以正常舌黏膜表现薄白苔,镜下所见的脱落细胞以不完全角化细胞为多。舌苔的病理性变化与细胞凋亡存在相关性。温热病营血证为正气虚损,毒邪深入,影响了脏腑的功能。吕军影等通过观察不同疾病所致湿热证患者舌象,检测其黄腻苔舌上皮细胞凋亡指数,分析湿热证舌苔细胞凋亡变化的特征,发现脾胃湿热证为最多见的证型;红舌占异常舌色的明显多数;湿热证舌苔上皮细胞凋亡指数低于正常薄白苔($P<0.05$),黄腻苔苔质厚者低于苔质薄者($P<0.05$),苔色深者低于苔色浅者($P<0.05$);不同的湿热证分型(除大肠湿热外)与对照组比较差异均有统计学意义($P<0.05$),而各证

型间两两比较则无显著差异($P>0.05$)。结论是湿热证证型分布、舌象以及黄腻苔舌上皮细胞凋亡的异常变化反映了湿热证的病证实质;舌上皮细胞凋亡受抑程度不同,可能是导致湿热证黄腻苔苔质厚薄和苔色深浅不同变化的机制之一。

4. 温病舌象与热势、证型的实验研究　有医家对300例温病的舌象变化观察进行实验研究,报告提示,卫分证舌质红绛也无黄燥、黑燥苔;进入气分则以舌质红绛,青紫舌,苔黄腻多见,舌质出现黄燥、黑燥和灰黑苔提示病情严重,预后不良,但淡白舌质,青紫舌见于温病的各个阶段,因此对此类舌质要结合临床综合判断,并积极治疗。对发现舌质红绛、青紫或黄腻,尤其出现黄燥黑苔、灰黑苔,其白细胞计数,嗜中性粒细胞百分率明显增高,血清电解质紊乱,代谢性酸中毒明显;而白厚腻苔的带形核粒细胞百分率增高,血红蛋白下降明显,血浆内毒素含量最低。

该研究以温病理论为指导,经300例温病舌象综合动态研究结果,论证了温病舌象证型的一致性。符合温病文献舌象证候描述的一般规律。且病情严重者多呈现红绛、紫、淡白质和黄腻、黄燥、灰黑或少苔。并出现淡白舌、青紫舌在温病发生发展的四个阶段都有不同程度的出现。临证时需注意区分标本、详辨虚实,方能恰中病机,提高诊治效果。

从温病热势与舌象变化关系研究中,各类舌象均伴有发热,而热势高者以舌红苔黄腻为最多,说明温病传变过程中,气分证是最重要的治疗环节,把握气分关,就把握了温病的转机,邪祛则热退;内传营血,则出现红绛、瘀紫、淡白、苔见黄燥、灰黑等。从而论证了热势与舌象变化的相关性。

该研究揭示了舌象变化所反映的外周血常规变化的一些规律。温病症见红舌或黄腻苔者,其白细胞增高,嗜中性粒细胞增高,单核细胞增高,血红蛋白增高;绛紫舌或黄燥、黑燥苔除有类似红舌外周血常规外,尤其表现为带形核粒细胞和血红蛋白的增高显著。提示热毒深重,但个别病例由于邪盛正衰,外周血常规亦有减少现象,即西医所谓感染严重所致的贫血。

该研究证明了舌象变化与血清电解质,二氧化碳(CO_2)结合力的一般情况,如舌质红绛、青紫、或苔黄燥、黑燥,其血清电解质中钠、钾、钙不降,CO_2结合力下降,出现较严重的贫血与代谢性酸中毒。

从温病舌象与内毒素含量关系的研究中发现,舌质红绛、青紫淡白者内毒素含量增高,黄腻苔、黑燥苔、灰黑苔、少苔者内毒素含量增高,本组病例中,流行性脑脊髓膜炎、伤寒、钩端螺旋体病阳性率较高,其他病种出现较少,提示舌象变化与内毒素含量关系只能对产生内毒素病源所致的温病,才具有实际意义。

综上所述,温病舌象变化与人体内环境变化有相关性,并受病邪性质和病势顺逆的影响,故在温病的诊断中具有独特的意义。

5. 动物实验研究　有医家用黄连解毒汤治疗内毒素性家兔温病营血分证,发现其具有改善家兔的渴饮及舌红苔燥阴伤之明显疗效,并认为"苦寒有化燥伤阴之弊"的说法值得商榷。

研究发现,三组动物在实验前舌质皆为淡红或略红,舌上湿润,舌苔多薄白,少数薄黄。注射内毒素(LPS)后对照组大部分动物的舌质较红,少数呈红绛舌,或边有出血点,舌面干燥无津,苔薄黄或无苔。苦寒组大部分动物舌质改变不明显,3只动物舌质偏红,大部分动物舌面仍湿润存津,未见干燥现象,苔白或薄黄。正常组动物舌象改变不明显。研究表明,模型组口渴明显,饮水次数和饮水量较注射LPS前明显增多,舌红绛而干燥,高热、出血等症状类似温病邪由气分进入营血分，阴津耗伤明显。而用苦寒之品治疗苦寒组动物，其渴饮及舌上干燥程度以及体温等变化明显比对照组轻，说明黄连解毒汤苦寒之品非但不会加重动物渴饮及舌上津伤的程度，反而有较强的防治、减轻作用。

阎翔等通过对温病湿热证湿重于热动物模型舌的病理观察提出，湿重于热组、湿热组固有层乳头密度及核分裂相频数显著增多，固有层炎症、充血及水肿明显。提出温病湿热证舌质红与固有层的炎症、充血有关；厚腻苔则由于固有层乳头密度增加，其固有层乳头密度、基底层核分裂相频数显著增多，提示舌上皮细胞增殖能力增强。温病湿热证舌象的变化，可能是由于舌上皮细胞增殖能力增强及固有层炎症，影响舌的细胞代谢所致。

（沈庆法　杨爱东　于　河）

主要参考文献

[1] 周宇生. 温病舌诊浅谈[J]. 云南中医杂志，1985，(5)：14.

[2] 时振声.《温病条辨》舌诊运用规律探讨[J]. 浙江中医杂志，1979，5(7)：243.

[3] 何健材. 脱落细胞学在温病舌象的实验观察[J]. 成都中医学院学报，1980，(5)：54.

[4] 郑利华. 试谈舌诊在温病辨证施治中的应用[J]. 河北中医，1980，(4)：27.

[5] 褚玄仁. 吴鞠通《温病条辨》舌诊浅谈[J]. 江苏中医杂志，1983，4(6)：6.

[6] 吴国其. 学习《温证证治》有关辨苔的体会[J]. 广西中医药，1985，8(3)：34.

[7] 郭治安.《温热论》论治绛舌浅探[J]. 吉林中医药，1996，(2)：6.

[8] 许兴国.《温病条辨》舌诊初探[J]. 福建中医药，1992，(6)：40.

[9] 傅大知.《辨舌指南》与温热病舌象[J]. 浙江中医杂志，1991，(7)：302.

[10] 赵然. 绛舌在温病临床上的意义[J]. 河北中医，1986，(1)：6.

[11] 杜松松. 略论温病之舌诊[J]. 湖北中医杂志，1992，(5)：30.

[12] 刘运耀. 谈温病发热与舌诊[J]. 福建中医药，1984，(4)：50.

[13] 沈凤阁. 吴坤安对温病的学术贡献[J]. 安徽中医学报，1984，3(1)：1.

[14] 谢东平. 流行性出血热的舌象观察及治疗[J]. 湖北中医杂志，1987，(4)：38.

[15] 田素萍. 舌象在温病中的变化[J]. 中医药研究，1995，(5)：42.

[16] 宋祚民. 绛舌对温病临床的指导意义[J]. 山东中医杂志，1984，(11)：8.

[17] 崔春凤. 舌脱落细胞与温病伤阴关系的探讨：附150例临床病例探讨[J]. 中国中医急症，1995，4(3)：111.

[18] 周先秀. 温病热入营血舌质研究——140例舌质分析[J]. 泸州医学院学报，1994，17(3)：206.

[19] 刘碧清. 温病舌象与热势、证型的实验研究[J]. 泸州医学院学报，1990，(4)：288.

[20] 刘碧清. 温热病舌象的动态观察及其临床研究：附300例图谱分析[J]. 泸州医学院学报，1990，(2)：93.

[21] 刘碧清. 温热病证候舌苔脱落细胞和舌尖微循环的研究[J]. 泸州医学院学报，1990，(2)：97.

[22] 刘碧清. 温病卫气营血舌象图谱研究[J]. 泸州医学院学报，1988，11(2)：103.

[23] 袁肇凯. 温病微观舌诊的临床研究[J]. 中国医药报，1993，(5)：11.

[24] 孟澍江. 温病学[M]. 上海：上海科学技术出版社，1985.

[25] 赵绍琴. 温病浅谈[M]. 北京：人民卫生出版社，1985.

[26] 陈泽霖. 舌诊研究[M]. 上海：上海科学技术出版社，1982.

[27] 李乃民. 望舌诊病[M]. 北京：人民卫生出版社，1987.

[28] 沈自尹. 中医理论现代研究[M]. 上海：上海科学技术出版社，1988.

[29] 袁肇凯. 152例黄苔舌脱落细胞检测分析[J]. 湖南中医学院学报，1990，10(3)：138.

[30] 栾炯，黄湘虎，童明庆，等. 流行出血热辨舌验齿的临床意义[J]. 江苏中医杂志，1980，(4)：25.

[31] 钱士明,陈全良,田垒. 流行性出血热的舌象及血液流变学观察[J]. 南京中医学院学报,1985,(4):22.

[32] 乔富渠. 129例流行性出血热舌象的初步观察[J]. 陕西中医,1983,4(4):20.

[33] 林宗广. 流行性出血热患者舌象动态观察及其临床意义[J]. 上海中医药杂志,1980,(3):24.

[34] 戴春福. 黄连解毒汤对家兔渴饮及舌象影响的观察[J]. 时珍国药研究,1994,5(4):13.

[35] 宋乃光.《温热论》舌诊发微[J]. 中华中医药杂志,2006,21(2):70-72.

[36] 杨凤珍,李洪娟,李峰,等. 218例HIV/AIDS患者中医舌象分析及其病机探讨[J]. 中国中医基础医学杂志,2004,10(11):48-49.

[37] 王融冰,王晓静,赵红心,等. 艾滋病患者舌象分析与辨证[J]. 中医杂志,2006,47(4):291-292.

[38] 黄小波,李宗信,李斌,等. SARS患者舌象与外周血象的相关性分析[J]. 中国中西医结合急救杂志,2004,11(4):204-207.

[39] 吴正治,李明,张咏梅,等. 常见舌苔舌上皮细胞凋亡及其相关基因表达研究[J]. 中国医药学报,2004,19(2):98-100.

[40] 刘文兰,梁嵘,陈家旭,等. 急性呼吸系感染疾病患者舌苔厚度与细胞凋亡的关系[J]. 北京中医药大学学报,2001,24(2):24-26.

[41] 吕军影,阙铁生,黄李平,等. 湿热证黄腻苔舌上皮细胞凋亡指数的分析[J]. 广西医科大学学报,2009,26(2):249-250.

[42] 阎翔,郭明阳. 温病湿热证湿重于热动物模型舌的病理观察[J]. 安徽中医学院学报,2005,24(1):19-21.

第二节 治法研究

一、清热法

在温病的治疗方法中,清热法是祛除邪热的主要方法之一。清热法在运用过程中要根据邪热的性质及其所在的部位辨证施治,准确把握祛除邪热的时机。为取得更好的临床疗效,清热法还常须根据病证的差异与其他治法联用。此法应用广泛,为临床医家和学者所重视,并被广泛地研究和探讨。

(一)文献研究

1. 清热法与病位关系研讨　孟澍江明确指出清热法的运用必须辨别邪热所在的病位,除分清脏腑外,最重要的是按邪热在卫、气、营、血的不同而用不同的清热方法。邪在卫分时以辛凉解表为主,邪在气分则以清热为主,此时应注意区别热势的外浮与内郁两种趋向,二者的病机及症状不同,治法各异,不可混淆。如属热势浮盛于外,患者多表现肌表热势较盛、面目红赤、汗多、渴甚引饮、脉洪数,其治疗以辛寒之性因势利导,使浮盛之邪热透达肌表而外解。如滥用苦寒之剂,甚易化燥伤阴,遏抑邪毒。如属邪热在气分有内郁化火之势者,多属热毒内盛,患者每表现口渴心烦、尿黄赤、舌红赤、脉滑数,其治疗以苦寒之法为主。此时若投辛寒之剂,易导致邪势张扬而难以扑灭。对于阳明经热已酿成火热之毒,甚至有内迫营血之势者,辛寒、苦寒两法当并用。如邪热已深入营血,当用清营凉血法治之。房定亚亦认为清热法的运用宜根据邪所伤部位不同而分别使用清气分热、清营分热、清血分热以及清脏腑热等方法。荣远明提出在辨证上,应以卫气营血为主要纲领,但亦须结合三焦、六经、八纲、脏腑、经络等几套辨证方法。在治疗中提出要"把住气分关"。因气分是热邪入里、正邪斗争甚为激烈的阶段,也是发热的极期,极易伤阴耗气,内传营血,产生他变。因此,一旦出现气分证，即应结合病因、病位，及时运用辛凉清热或苦寒泄热等法以直折病势防止传变。马健提出“气营传变”是温病过程中正邪相争的关键时期和病情转折时期。因此，研究阻断温病气营传变发生，对防止温病病情逆变，提高急性外感热病治疗水平十分重要，他还提出“祛邪泄热、保津养阴”是阻断温病气营传变的基本治则，在具体运用上，一是当温邪初入气分，未有气营传变之势时，就应积极清泄气分之热，以杜其化火生毒之机；二是当气分热毒已有传营之势则在清解气分热毒的基础上并用凉营泄热之品，这样能顿挫病邪，祛除气营传变之动因。当出现营分先兆症状如发热夜甚、心烦不宁或夜不能寐、间有谵语、舌质红绛等则应以清热解毒、凉营泄热护阴为治。

2. 关于“治未病”的研究　自叶天士提出“先安未受邪之地”的温病学治未病学术思想以来，后世医家在其基础上结合临床实践进行了理论探讨研究。已故名医严苍山提出了“善治温病者，必须见微杜渐，护于未然”。从而提出治温之法（护脑、护津、护肠），并主张“在卫应兼清气，在气须顾凉血有杜传变为上工”。提出了清热法的运用不能囿于卫、气、营、血四个阶段。姜春华根据治疗温病临床经验而提出了“扭转、截断”论点，引起了诸多学者专家的关注。朱良春认为温病治疗学的治未病思想，除了防患于未然外，尤要重视已病防变，即掌握疾病的传变规律，采取积极措施，以阻止其发展，这种观点和做法，是富有积极指导意义的。并提出治疗急性热病要有先发制病的预见性，其中清热法的及早运用，是一个关键，它可以缩短疗程，提高疗效。温热病初起多卫气同病，若能表里并治，多能收事半功倍之效。符为民提出自叶天士创立温病卫气营血的辨证纲领以来，对于“凉血化瘀法的应用范围一直局限于“营血”阶段，但根据其临床经验及研究认为“热壅血瘀”这一病理不仅表现在营血阶段，而且贯穿于卫气营血的全过程，不只呈现于脏器实质性损害的极期阶段，也见于脏腑功能失调的初起阶段。在治疗上，卫气分即用凉血化瘀、清热解毒之大法并结合卫气营血各阶段的辨证用药，其结果非但没有引邪入里，相反阻止了病情的发展。陆中岳在老年外感热病的治疗中提出了“阻邪深入，先证而治”的论点，认为先证而治有利于祛邪泄热。荣远明亦认为气分高热出现神昏、谵语、或有抽搐者，即可选用紫雪丹、安宫牛黄丸、至宝丹、清开灵之类，以直折病势、阻断传变，不必等待营血诸症俱现才下药，否则病已危矣。

(二)临床应用与研究

1. 临床应用　清热法是治疗温热病的主要方法，在临床具体运用时，要根据病证的差异，清热法常需配合运用其他治法。如清热化湿法、清热攻下法、清热化瘀法、清热养阴法等。

孟澍江明确指出，在临床上不能见热便径清热，有的发热并不是邪热所引起的，此时就不可滥用清热之法，如寒邪客表使腠理郁闭而发热者，如用寒凉清热之法必致寒邪内闭难解。此外，发热还有因阴虚或虚阳外浮所致者，此时当分别投用养阴或温阳之法，更非清热法所宜。

黄星垣等研究结果表明，温病的治疗多按卫气营血进行辨证论治，据近年对 2391 例急性感染的综合分析，其中卫分证 623 例（34.38%），气分证 992 例（50.32%），营分证 75 例（3.96%），血分证 177 例（9.34%）。专用中药治疗的 1650 例中，收到临床治愈及显效者为 85.64%，有效病种扩大到 93 种。急性感染的病势逆传，较为常见，多由卫分证直入营血逆传心包，出现高热并见痉、厥、闭、脱、出血等危急的变证。一旦有逆传先兆出现，则应采取果断措施，选用具有特殊功效的方药，阻止病邪深入，截断病势逆传。其证治要点有三：其一，重用清热解毒；其二，早用苦寒攻下；其三，及时凉血化瘀。这三点的临床应用，是在重用清热解毒方药的基础上进行的。因为重剂清热解毒方药能广泛应用于温热病的卫、气、营、血各个病程阶段，其药效既有抗菌、抗病毒、抗炎和灭活内毒素等作用，又能增强机体免疫功能，保护细胞器(溶酶体和线粒体)，维护细胞钙稳态，以达到扶正解毒的目的。重庆中医研究所对 779 例感染性高热患者选用不同清热解毒方法和方药进行治疗，发现用药后 3 天内体温降至正常者，中药水煎剂口服为 35.0%，中药肌内注射为 38.7%，静脉滴注清气解毒注射液为 67.9%，而抗生素对照组为 62.0%。清热解毒法在临床治疗中展现出明显的优势和广阔的前景。李君芳等运用清热解毒法治疗小儿上呼吸道感染高热 105 例，对照组使用头孢拉定，结果中药组痊愈 51 例(92.7%)，好转 4 例(7.3%)，总有效率 100%，对照组痊愈 34 例(68%)，好转 10 例(20%)，总有效率 88%，两组比较有非常显著差异($P<0.01$)。结果表明，清热解毒法治疗小儿高热，不论是对病毒还是细菌感染均可起到较快退热和痊愈作用。过伟峰等运用清热解毒为主治疗病毒感染性高热 110 例，总有效率达 94.5%，高于对照组 85.4%($P<0.001$)。清热组的体温开始下降时间以及复常时间均明显短于对照组。改善症状时间、改善微循环及调节机体免疫功能等方面亦优于对照组。汪溶用清热解毒法为主治疗急性病毒性心肌炎，结果痊愈 16 例，有效 28 例，无效 4 例，有效率为 91.7%。应森林用清热解毒法治疗 26 例湿热或热毒型活动性类风湿关节炎，取得了较好的疗效，近期控制 8 例，显效 10 例，有效 6 例，无效 2 例。王春莲等用清热解毒法治疗小儿传染性单核细胞增多症 105 例，结果痊愈 79 例，占 75.24%，好转 23 例，占 21.90%。

清热法的临床应用，还常与其他治法联用，以取得更好疗效。例如：

(1)清解与通下联用：即在用清热解毒法时，及早加用苦寒通下的方药，以增强药效，用于治疗感染性高热、感染性休克、急性呼吸窘迫综合征、急性弥漫性血管内凝血、急性胆道感染等急性病证均收到了良好效果。如北京友谊医院治疗急性肺炎 80 例，采用清热攻下法治疗，其治疗结果显示，无论降热、炎变吸收，中药组均较抗生素为优。王德华等运用清热解毒，化瘀通腑的方法，治疗急性胆系感染 48 例，并设立对照组比较分析。治疗结果表明，体温恢复时间，清热解毒组为(47.9±5.5)小时，抗生素组为(64.4±12.2)小时，前者较后者明显缩短($P<0.001$)，并观察了两组皮温、温差、血浆内毒素、微循环积分白细胞总数等指标，发现两者之间均有极显著性差异，以清热通腑组为优。他认为急性胆系感染的病理基础为“热、毒、瘀、闭”；病机是热毒炽盛，弥漫侵害全身脏腑组织，血脉瘀阻，气机郁闭；清热通腑是治疗的根本措施。叶卓丁等运用清热通下治疗胆囊炎 57 例，胆石症 25 例，结果治愈胆囊炎 37 例、胆石症 8 例，好转胆囊炎 19 例、胆石症 13 例，无效共 5 例，总有效率 93.90%，说明清热通下法治疗胆囊炎、胆石症疗效肯定。诸惜勤用清热活血通腑法治疗小儿哮喘性支气管炎 50 例，因其病源以病毒为多见，发病急骤、喘憋重，对于婴幼儿特别是 6 个月内患儿危害很大，且目前对于病毒感染尚无特殊治疗。而根据中医辨证，大多为痰热闭肺，根据其病机采用清热法为主伍以通腑活血，结果退热时间平均为 2.5 天，咳嗽消失时间平均 3 天，喘憋消失时间平均为 3.3 天，肺部干、湿啰音消失时间平均为 5.6 天，血常规平均 4.5 天恢复正常，X 线检查平均 6 天转为正常。孙连琴运用清热解毒方药组成的合剂通过灌肠给药法治疗小儿急性感染性发热，结果一般用药 2 剂，少数用 1 剂或 3 剂，个别用 5 剂。全部 296 例患儿均逐渐降温，出汗量小。共治愈 250 例，占 84.46%；显效 41 例，占 18.85%；无效 5 例，占 1.69%，总有效率为 98.31%。表明清热法具有抗病毒作用，用于治疗流行性腮腺炎、流行性感冒、扁桃体炎等效果佳；给药途径通过灌肠，具有给药量大，吸收充分，作用迅速，解决了小儿服药难问题，同时本身起到通腑泄热作用。

(2)清热与祛湿联用：即在运用清热法的同时并用化湿、利湿等法。清热祛湿法主要用于感受湿热病邪诸病证，临床上如病毒性肝炎、急性胆道感染、慢性胃炎、胃十二指肠溃疡、上呼吸道感染、慢性肾炎、急性泌尿系感染等病证以清热祛湿法为主治疗，均收到明显疗效。张福秀等运用清热化湿法治疗非甲非乙型肝炎100例，设西医保肝解毒治疗组作对照观察，结果发现，清热化湿组疗效与西医综合疗效相仿。冷祥康运用清热利湿法为主治疗急性黄疸型肝炎，结果胆红素恢复正常时间，治疗组分别为5天38例，10天79例，15天5例，15天以上2例；对照组恢复正常时间分别为5天8例，10天44例，15天36例，15天以上40例，两组比较有显著性差异($P<0.001$)。转氨酶恢复正常时间，治疗组分别为20天16例，30天106例，40天以上2例；对照组分别为：20天4例，30天83例，40天以上41例，两组比较亦有显著性差异($P<0.001$)，另外改善临床症状时间亦明显优于对照组。说明用清热利湿法具有明显的利胆退黄，改善肝功能及显著地改善症状作用，并且还能缩短住院治疗时间。邵荣世运用中医辨证分型治疗慢性乙型肝炎73例，他认为慢性乙型肝炎的病理变化以湿、毒、热、瘀、虚为主，而邪毒蕴结为肝炎发病的主要原因之一，清肝解毒法宜贯彻治疗始终，根据情况每与他法伍用。治疗结果显示，基本治愈28例(38.4%)，显效20例(27.4%)，有效16例(21.9%)，无效9例(12.3%)。总有效率为87.7%。危北海等对病毒性肝炎的临床研究进行综合分析，发现对于急性黄疸型肝炎，一般多应用清热利湿、舒肝利胆法进行治疗。对HBV-DNA阳性患者，在使用清热利湿法治疗后，阴转率达20%～30%，HBeAg和DNAP阴转率达50%～60%。临床和实验研究表明，清热利湿法能增强白细胞吞噬功能，刺激T细胞增殖分化，增强其杀灭靶细胞的能力和免疫监视作用，并能减轻肝细胞炎症，防止肝细胞坏死，促进肝细胞新生。陈允旺等用清热利湿法治疗慢性结石型胆囊炎78例，认为慢性结石型胆囊炎属中医"胁痛"范畴，其病因或情志失调或饮食不节，致湿热中阻，郁而化热，熏蒸肝胆，肝络不得畅达，湿热熏蒸日久，煎熬成石，并与虫卵败脂结成结石。通过清热利湿治疗，结果治愈11例，显效21例，好转34例，无效12例。

(3)清热与活血联用：即在清热法运用的同时注意加用凉血化瘀方法。凡温热病证出现邪热致瘀或动血时，清热活血常有较明显的疗效。张云鹏等以清热活血法治疗病毒性肝炎240例，根据1989年南宁肝炎会议疗效判定方案，结果治愈232例，好转7例，无效1例，治愈者经半年随访无异常改变。黄世林等以中药为主治疗急性非淋巴细胞白血病10例，获得完全缓解8例，其中毒血热盛型3例，以清热凉血为主治疗，有2例获得完全缓解。孙年祥以清热化瘀治疗狼疮肾炎100例，他认为狼疮肾炎发病是由于机体阴阳气血失调，复加热毒燔灼阴血，以致肾络瘀阻，气机不畅，故清热解毒与活血化瘀并用，以阻断其病理过程。结果临床治愈34例，好转51例，无效15例，总有效率为85%。范永升用凉血散血滋肾益阴法治疗系统性红斑狼疮，认为系统性红斑狼疮有热毒炽盛，血热夹瘀转变到阴虚内热的病理变化过程，因此采用清热凉血、化瘀养阴治疗常能收到较满意的疗效，并提出治疗中应注意加用金银花、连翘、蒲公英、大青叶、白花蛇舌草、半枝莲等清热解毒药物，以加强凉血解毒透疹消斑的作用。陈友葵等用清热活血法治疗4例重症盆腔炎合并盆腔包块收到显著疗效。孙凤琴等认为系统性红斑狼疮急性皮肤损害伴有发热，归属中医"湿毒发斑"，治疗用解毒除湿以祛邪，凉血活血以消斑，多数病例在治疗1周内精神转佳，体温降至正常，1～2周内关节不痛，淋巴结肿大消退，1～3周内皮肤损害转暗至消退，各项化验指标亦随皮损消退而趋于正常。洪广祥临床体会到急性感染疾病出现瘀热证候，实际上是邪热内陷营血所致，属于西医学中的急性弥漫性血管内凝血(DIC)的范畴，治疗上除采取综合措施治疗原发病外，在运用清热解毒药的同时，还要配伍凉血、散瘀法，这不仅可发挥协同、增效的作用，而且有助于泄热及炎症的吸收。孟澍江认为热入营血，除须用清热凉血外，配合活血化瘀药物，不仅可有效地防治弥漫性血管内凝血，保护脏器，而且可以增强凉血、清热解毒的作用。魏强华等用清热活血法与养阴生津法对干燥综合征的治疗进行了比较研究，结果发现，清热活血组治疗后口干和眼干症状显著减少($P<0.01$)。干燥综合征在病理上主要表现为外分泌腺及导管的炎症，造成津液摄取排泄障碍，伴有显著的体液免疫功能亢进，从而导致高球蛋白血症、高黏滞血症等血瘀征象。因此，干燥综合征的中医辨证并非单纯的阴虚津亏所能概括，热毒和血瘀在本病病机中的地位应得到重视。陈东亮用清热祛瘀法治疗原发性干燥综合征30例，总有效率为86.7%。

(4)清热与养阴联用：即在清热法运用时并用养阴法。急性感染病证，不论处于卫气营血任何阶段，均可呈现热毒灼耗津液的病理变化。所以在重用清热解毒法时，须加用养阴方药，能提高治疗疗效。孟澍江指出，邪热进入营血分后，每每同时存在阴液损伤与血液瘀滞，因此其治疗不可仅着眼于清热法，而应注意配合滋养阴液与活血化瘀。治疗营血热证，适当地配伍滋养阴液和活血化瘀，不仅可以加强清法的作用，而且有助于保护组织，减轻病理损害，改善凝血机制，减轻或阻止血管内凝血的形成。朱良春亦体会到，治疗温热病证，倘舌质红绛，或苔黄少津者，应清凉与滋阴之品同用，得心应手。宫纯寿治疗颅脑手术后高热以清热法为主，但在病之后期出现伤阴耗气，加用养阴益气治之，效果更加显著。张瑞华以养阴清热法治疗心脏病术后发热，因本病属阴虚阳亢，水不制火，虚火内炽，治用清热养阴十分对证，治疗30余例，均收到满意疗效。毕爱华等用益气养阴清热法治疗妇产科术后发热17例，结果治愈10例，好转6例，无效1例，总有效率94.1%。庄国康在红斑狼疮的治疗中体会到，在缓解期多表现为阴虚内热证，治以养阴清热，常有良好疗效。赵绍琴在白血病的治疗中认识到白血病为热毒久伏骨髓之中，消灼人体精血，因此在清热凉血中配入甘寒养阴，咸寒滋肾是治疗取效的重要一环。马健提出祛邪泄热，保津养阴可以阻断温病的气营传变，由于营阴耗损，正不敌邪，使邪热内陷营分，又可加重营阴的耗伤，因此，在清营泄热的同时，必须重视早期养阴。这样，既能有利于抵抗气分热毒的入侵，又利于营分病邪的祛除。并提出温病出现营分先兆症阶段应以清热解毒，凉营泄热，滋养营阴等法配合使用。蔡希用清热养阴法治疗面部激素依赖性皮炎50例，结果痊愈27例，显效14例，有效5例，无效4例，总有效率为92.0%。潮红改善的总有效率为98.0%，毛细血管扩张改善的总有效率为93.2%，色素改善的总有效率为94.2%，痤疮样皮疹改善的总有效率为97.8%，瘙痒及不适症状的改善总有效率为97.9%。面部激素依赖性皮炎属中医"药毒"范畴，虽属近年来的新病种，在传统医籍中并无记载，但其病机不外风、热、毒邪阻滞面部，浸淫血脉。激素类药物属于中医辛燥、甘温之品，误用、久用而致毒热之邪外侵皮毛，蕴结腠理，气血郁滞不通而成。

2. 研究探讨　洪广祥认为清热法是治疗热证的主要方法，但由于热证比较复杂，涉及面广，且有表里、虚实、上下之不同，因此在热证中运用清热法必须辨证施治，否则易出现目前临床上所常见的通病，即西医认为是"炎症"，也不分虚实寒热，一概以清热解毒法统治，不少"炎症"患者，由于医者在用药指导思想上的失误，而贻误了病情，影响疗效，清热法对急性感染性疾病中表现为实热证者，确有疗效。临床中体会到，内科感染性疾病大致可归纳为三种基本证型，一是毒热证，主要表现为气分热证，其特点是病势急速，病程短，可见有明显的全身中毒症状，清热解毒法是毒热证的主要治法。临床用药时应采用大剂量和突击泄热的方法，以顿挫和截断毒热证的发展，必要时还应配合通腑泻下，常能明显提高疗效。在药物的选择上除采用常规的清热解毒药外，七叶一枝花、天葵子、白花蛇舌草、败酱草、虎杖、野荞麦根等药疗效更好,解毒作用更强,而且不易出现苦寒败胃的副作用。二是瘀热证,急性感染性疾病出现瘀热证候,实际上是邪热内陷营血所致,是毒热证的进一步发展,除采取综合措施治疗原发病外,在运用清热解毒法的同时,还要配合凉血、散瘀。这不仅可发挥协同、增效的作用,而且有助于泄热及炎症的吸收。三是湿热证,急性感染性疾病的湿热证不仅有热邪,亦夹有湿邪,治疗应在清热的基础上,根据湿热的不同部位,分别选用芳香、苦温、淡渗等法。徐迪华提出临床用好清热法应把握三大方面:一是随证应变、不失法度。根据病变不同部位,分别有辛凉清解、寒凉直折、苦寒泄热、滋阴清火等不同方法,其运用关键在于审证求因、辨清虚实、明确病位的基础上进行。二是法在巧用,着重治本。热证的病因较多,病机亦较复杂。因此务必审证求因而治。《医学心悟》中有"实郁之热,以攻为用;蕴闭之热,以利为用;风寒闭火,散之清之;伤食积热,消而清之",可作为临床上运用清热法的座右铭。三是组方合理,量病用药。清热法用于实热证,处方用药宜精专而不宜庞杂。如风热表证,药量宜轻,轻可去实,因势利导。而治瘟疫温毒,用量宜大,以冲击热毒,截断病势的传变。再有清热法不可久用,以防苦寒伤阳败胃。刘志明认为,外感热病初期,开始治疗就要注意到表里双解的方法,若仅用汗法,表邪虽去而病不易解,反而会使里热更炽,邪热深入,病情更重。并认为热病之生,皆由外邪而致,温热之邪侵入人体,在里为内热炽盛,故热病之重症多因热邪快速入里,急剧恶化而成,必当以祛邪为关键。祛邪当用重剂,药专力弘,直捣病所。杨鸿仁认为急性外感高热症自始至终都存在着伤阴的问题,求其所因,是为热毒耗伤所致,是以清热解毒、养阴保津为根本大法。

孟澍江认为在外感热病的治疗中,清热法是祛除邪热的主要治法,但这不意味着一旦发热,便一概投用清热法。对邪热的治疗,首先应区分其性质。如邪热有无形与有形之别。若邪热已与有形实邪如燥屎、痰湿、食滞、瘀血等相结合,就非得祛除其有形之邪不可,当分别投以攻下、化湿、消食导滞、活血化瘀等法,如徒用清热法,则邪热必不得去。路其正在数十年临床中体会到,"属火、属热之邪致病者极为常见,运用清热法,多不囿于一法,辨证亦不限于一脏一腑、卫气营血,同样应从整体出发,除掌握常规清实热、清虚热、清表热、清里热之外,同时还注重散而清、润而清、消而清、补而清、辛凉而清、甘凉而清、化瘀而清等法,用之得当,常效如桴鼓。朱良春认为清热法的运用,必须结合审证,与通利或养阴之剂同时并用,奏效始佳。如邪热鸱张时,单用芩、连、石膏清热、宛如扬汤止沸,很难见速效。若纯用泻下剂,腑垢虽下,不伍清凉,络中流走之热一时亦不易骤解。只有清、下同时并举,如凉膈散乃其代表方剂,相辅相成,收效自著。倘舌质红绛,或苔黄燥少津者,又应清凉与滋阴之品同用,曲突徙薪,得心应手。徐登国认为清热法必须有机地与其他治法密切配合,更能显示其临床效用,如清热法与宣肺化痰有机配伍,用于痰热咳嗽,有显著疗效。周平安认为外感高热,发病急,病情重,传变快,病程短,多属正盛邪实,应尽早祛邪外出,用药贵在迅猛,剂量要重,选药要精,但也不可见高热就用大量苦寒药以压之,反致凉遏冰伏,热更难退。宜将"透、清、下"三法合用,即透邪外达、清热解毒、泄热通便等,迅猛祛邪,才能顿挫热势,一举成功。

(三)实验研究

清热法作为治疗外感热病的主要治法之一,不仅在临床上被广泛运用,而且许多学者对其作用机制进行了实验研究探讨。

有学者通过实验发现清热解毒法对内毒素性 DIC 所致的肝细胞微粒体损伤具有拮抗作用,从而减轻微粒体膜的过氧化损伤,机制可能有以下几个方面:①直接降解内毒素,使之失活。②提高机体单核巨噬细胞系统的吞噬活性,加速其对内毒素的廓清。③提高机体内自由基清除系统活性，抑制脂质过氧化水平。④稳定溶酶体膜，防止释放清蛋白水解酶对微粒体的自溶。从上面几方面可以看出，清热解毒法是作用于疾病发展到某一特定阶段的整个过程，不仅包括对疾病病因的治疗（抑菌、降解内毒素），更为重要的是指对病因所引起的一系列机体功能紊乱的矫正（清除自由基、提高机体免疫力，保护细胞器）。因此把清热解毒法仅理解为祛除致病因素是不够全面的。谢恬等采用内毒素诱发家兔气血两燔证模型，观察清热解毒药物对此模型的疗效。实验结果表明，清热解毒法对动物发热具有明显的抑制作用，与对照组相比，平均发热曲线降低，最大发热高度均数（ΔT）较小，体温反应指数也较小（$P<0.001$），并能改善家兔注射内毒素后白细胞先降低后升高现象，能拮抗血小板降低，拮抗高能综合征（血瘀），具有解聚、降黏、稀释血液（凉血化瘀）作用。并发现其在抑制家兔气血两燔证发热效应同时，且能使血浆中升高的 cAMP 降低，下降的 cGMP 升高，具有调整 cAMP、cGMP 比值的作用；具有保护内脏器官，减轻脏器组织病理损害作用。提示清热解毒法，可有效控制传变、扭转病势。吴朝栋等通过检测内毒素 DIC 家兔血浆 TNF-α、IL-6 水平变化，发现清热解毒法能显著降低 TNF-α、IL-6 水平，对组织、器官的损害也相应较轻。王开富等通过家兔内毒素血症模型实验发现，清热解毒法虽然不能直接清除血浆内毒素，但对血清中 IL-1、TNF-α 等炎性细胞因子有明显的下调作用，并能改善动物休克症状。特别有意义的是清热解毒法除对炎性细胞因子有抑制作用外，还分别对高密度脂蛋白（HDL）、碱性磷酸酶（ALP）有一定的影响，能促进血清 ALP 的活性、增强肝肾组织 ALP mRNA 的表达。张国成等采用碱性磷酸酶-抗碱性磷酸酶技术及 3H-TDR 掺入法，测定 T 细胞亚群，以评价清热解毒法治疗呼吸道病毒感染对小儿免疫功能的影响作用。结果显示，γ-干扰素表达细胞、淋巴细胞刺激指数及分泌性 IgA 均明显增高，与对照组比较有显著差异（$P<0.05$）。表明清热解毒法有促进和调节机体的免疫功能的作用。过伟峰通过对病毒性高热的治疗研究，发现清气凉营是病毒性高热的重要治法。通过动物实验表明，清热法的作用与药物抑制脑内 PGE 这一分子传递物生成有关，并能提高血清 C_3 水平，激活补体产生治疗作用；提高红细胞 C_{3b} 受体花环率，降低免疫复合物花环率，提示其能加强红细胞携带，除去激活补体的免疫复合物，促进淋巴细胞的成熟。周庆博等发现，清热解毒法能够显著抑制脑出血后脑组织凝血酶受体（PAR-1）表达、减轻脑水肿而保护神经细胞。动物实验研究表明，正常脑组织内几乎无 PAR-1 表达，但在脑出血周围脑组织中 PAR-1 表达非常明显，脑组织含水量明显增加，应用清热解毒方药治疗后，PAR-1 表达显著减少、脑水肿明显减轻。

同时，清热法还具有降低血黏度和血细胞压积，改善微循环作用。邢磊用清热止血法治疗乳糜尿，对其机制进行探讨，结果发现清热止血药物对破损淋巴管壁具有修复功能，并且有减少饮液小泡的功能，有利于微循环的改善。马健等通过清热解毒、凉营护阴法阻断温病气营传变的实验研究发现，该法的作用机制为能够明显降低模型动物的高热，改善症状，控制病情，减轻病理改变，延长存活时间。通过解热，增强抗感染和免疫功能，改善血液流变性，阻止 DIC 发生，保护中枢神经细胞等，在多方面、多环节广泛地影响感染性疾病的病理过程，从而达到阻断气营传变，促进机体康复的效果。杨光等通过对清热解毒药物实验研究，发现中医清热解毒法具有抑菌、抗炎、解热，增强机体免疫功能，直接降解内毒素等作用，提示中医的清热解毒法既能解入侵的细菌等病原微生物之“外毒”，又能解内毒素及其诱生的炎症介质和细胞因子“内毒”，既能“祛邪”，又能“扶正”。李顺保通过内毒素血症的中医药治疗研究现状的综合分析，证实清热解毒对内毒素有直接降解作用，并使之失去活力，同时能增强单核-吞噬细胞系统的功能，提高补体 C_3 旁路活性，从而拮抗内毒素生物效应。许峰等观察了清热活血法对急性重症胆管炎大鼠免疫功能的影响，结果表明，清热活血法能明显降低 TNF-α、IL-1、IL-6 等细胞因子水平。

清热活血法还通过抑制氧自由基产生和清除自由基，发挥抑制补体激活作用。这种调整作用是通过调整 MP 功能，抑制有害细胞因子的过度分泌实现的。俞林中等观察了清热泻下法对家兔内毒素温病模型体温、血浆 TNF-α 及脑脊液 PGF、cAMP 含量的影响，结果发现清热泻下法具有确实的解热作用，其机制可能与减少细胞因子 TNF 产生及抑制中枢性发热介质 PGF、cAMP 合成释放，继而影响丘脑下部体温调节中枢有关。刘得华对清热解毒法的解热作用进行了实验研究，结果发现，其不但能降低第一热相的发热高度（ΔT），而且能够明显地缩短发热持续时间。提示其退热作用是通过同时影响内、外致热原的致热效应而产生的，并具有抑杀病毒的作用。

清热化湿法可增强湿热证模型大鼠肝脏 LDL-R mRNA 表达。吕文亮等通过实验研究发现，温病湿热证模型组 LDL-R mRNA 表达明显低于正常组，提示湿热证病理状态下，降低了肝脏 LDL-R mRNA 水平，抑制了 LDL-R 的转录，降低了肝脏 LDL-R 数量，引起血循环中 LDL 的堆积。清热化湿法可能通过增强湿热证模型大鼠肝脏 LDL-R mRNA 表达，继而促进 LDL-R 蛋白合成，增加肝表面的 LDL-R 数量与活性，增强肝脏对脂质等代谢功能，加快血中 LDL-C 的清除，加速脂蛋白分解，从而起到了调控血脂水平的作用。这可能是清热化湿法调节脂类代谢的作用机制之一。聂丹丽等通过观察中医药对实验性大鼠肝纤维化影响发现，清热化湿具有良好的防治肝纤维化作用。

（张国庆　陈昆良　谷晓红　刘铁钢　于　河）

主要参考文献

[1] 孟澍江，路志正．清法的临床与体会[J]．中医杂志，1990，(1)：4.

[2] 马健．阻断温病气营传变初探[J]．中医杂志，1990，(10)：587.

[3] 刘志明．治疗发热病经验[J]．中医杂志，1990，(4)：213.

[4] 宦纯寿．颅脑手术后高热验案三则[J]．中医杂志，1990，(7)：410.

[5] 黄伯发，岳良平．骨科术后发热治验二则[J]．中医杂志，1990，(10)：604.

[6] 黄欧玉，赵丽娟．和解少阳法治疗高烧型的白塞氏综合征[J]．中医杂志，1990，(1)：55.

[7] 黄正吉．清上防风汤治疗盘状红斑狼疮疗效分析[J]．中医杂志，1990，(9)：555.

[8] 李素亭，王瑞霞．青紫汤治疗过敏性紫癜 200 例[J]．中医杂志，1990，(5)：286.

[9] 陈立华．谈谈肝炎病毒的多重感染与治疗[J]．中医杂志，1990，(10)：626.

[10] 姜良铎．外感高热证治[J]．中医杂志，1991，(7)：388.

[11] 周平安．外感高热证治[J]．中医杂志，1991，(8)：452.

[12] 时振声，肖相如．肾炎蛋白尿的治疗[J]．中医杂志，1991，(5)：4.

[13] 林文森．柴胡清肝汤治疗耳带状疱疹 20 例报告[J]．中医杂志，1991，(5)：298.

[14] 李素卿，赵桂华，肖和印，等．刘弼臣治疗川崎病经验介绍[J]．中医杂志，1991，(6)：338.

[15] 邵荣世．中医诊治慢性乙型肝炎的探讨[J]．中医杂志，1991，(6)：359.

[16] 寇俊霞．重剂石膏退热体验[J]．中医杂志，1991，(7)：401.

[17] 吕维柏．中医药治疗获得性免疫缺陷综合征研究展望[J]．中医杂志，1992，(9)：561.

[18] 刘征利，张礼壁，赵素兰，等．香石清解袋泡剂治疗病毒性上感高热 239 例[J]．中医杂志，1992，(8)：477.

[19] 吴滇，柴可夫，叶诚焯，等．清热益胃法治疗幽门弯曲菌阳性慢性胃炎疗效分析[J]．中医杂志，1992，(9)：535.

[20] 孙庆，汪俊著，李忠和，等．脑室出血行脑室引流术后高热治验[J]．中医杂志，1993，(5)：267.

[21] 刘力戈．热毒净治疗传染性单核细胞增多症 46 例[J]．中医杂志，1993，(11)：669.

[22] 诸惜勤．清热活血通腑法治疗小儿哮喘性支气管炎 50 例[J]．中医杂志，1993，(11)：536.

[23] 危北海，马利红．中医治疗病毒性肝炎的现状及展望[J]．中医杂志，1993，(1)：52.

[24] 毕爱华，毕焕英．益气养阴清热法治疗妇产科术后发热[J]．中医杂志，1994，(11)：692.

[25] 孙连琴．解热合剂灌肠治疗小儿急性感染性高热[J]．中医杂志，1994，(12)：714.

[26] 巫君玉．外感热病辨治心得[J]．中医杂志，1995，(1)：12.

[27] 陈志刚．清热利湿活血祛风法治疗急性痛风 17 例[J]．中医杂志，1995，(11)：650.

[28] 孙凤琴．凉血解毒除湿散瘀法治疗系统性红斑狼疮急性期皮肤损害的体会[J]．中医杂志，1995，(8)：484.

[29] 张瑞华．养阴清热法治疗心脏病术后发热[J]．中医杂志，1995，(4)：220.

[30] 关伯平，翁新愚．美国中医药治疗获得性免疫缺陷综合征进展[J]．中医杂志，1995，(6)：367.

[31] 杨光，李鸣真．中药热毒法对内毒素性 DIC 家兔血浆白细胞介素 8 和一氧化氮水平影响的研究[J]．中西医结合杂志，1996，(7)：417.

[32] 李君芳，刘玉萍．清热解毒物治疗小儿上感高热 105 例疗效观察[J]．中国中医药科技，1996，(6)：40.

[33] 孟澍江．论叶天士温病治则[J]．江苏中医，1996，(8)：3.

[34] 赵笑东．叶孝曾治疗温病经验[J]．江苏中医，1996，(8)：6.

[35] 薛博瑜，张恩虎．清肝解毒注射液治疗重型肝炎临床疗效观察[J]．江苏中医，1996，(8)：9.

[36] 陈柳，朱承胜．中医治疗大叶性肺炎 30 例临床观察[J]．江苏中医，1996，(3)：11.

[37] 叶倍娣．“清肺汤”治疗干燥性鼻炎 50 例[J]．江苏中医，1996，(3)：20.

[38] 许峰，鲁焕章，吴咸中．急性重症胆管炎大鼠肠、肝、肺功能损伤的病生理机制及中药的保护作用[J]．中西医结合杂志，1996，(3)：16.

[39] 孙年祥．清热化瘀治疗狼疮肾炎 100 例[J]．江苏中医，1996，(12)：16.

[40] 冷祥康．清热利湿法治疗急性黄疸性肝炎 124 例临床疗效观察[J]．中医杂志，1996，(6)：373.

[41] 王国忠．中药外治流行性腮腺炎 205 例[J]．中医杂志，1996，(2)：107.

[42] 黄星垣，黄晓岸．中医药治疗急性感染的思路[J]．中医杂志，1996，(1)：47.

[43] 沈庆法．中医临床肾脏病学[M]．上海：上海科技文献出版社，1997.

[44] 杨进，戴春福．孟澍江教授学术思想纂要[J]．中医药学刊，2001，19(5)：415.

[45] 应森林．清热解毒法治疗活动性类风湿性关节炎 26 例临床观察[J]．四川中医，2003，21(3)：42.

[46] 王春莲，侯林毅，李素亭．清热解毒法治疗小儿传染性单核细胞增多症 150 例[J]．中医杂志，2004，45(2)：126.

[47] 叶卓丁，吴钧俊．清热通下法治疗胆囊炎、胆石症 82 例疗效观察[J]．新中医，2001，33(12)：28.

[48] 陈允旺，何雪云．清热利湿法治疗慢性结石型胆囊炎 78 例[J]．陕西中医，2002，23(7)：589.

[49] 魏强华，傅红卫，金毓莉，等．清热活血法与养阴生津法治疗干燥综合征的比较研究[J]．中医杂志，2006，47(7)：509.

[50] 陈东亮．清热祛瘀法治疗原发性干燥综合征 30 例[J]．陕西中医，2007，28(8)：1020.

[51] 蔡希．清热养阴法治疗面部激素依赖性皮炎 50 例[J]．上海中医药杂志，2007，41(3)：42.

[52] 王开富，陆付耳，徐丽君，等．清热解毒与养阴增液法对内毒素脱毒相关分子 HDL 和 ALP 影响的研究[J]．中国病理生理杂志，2006，22(1)：135.

[53] 周庆博，李鲁扬，贾青，等．清热解毒法对脑出血大鼠的神经保护作用[J]．山东大学学报，2007，45(9)：948.

[54] 吕文亮，高清华，李华锋．清热化湿法对温病湿热证大鼠肝脏 LDL-RmRNA 的影响[J]．世界华人消化杂志，2005，13(20)：2484.

[55] 聂丹丽，郅敏，崔大江，等．清热祛湿，扶正活血对实验性大鼠肝纤维化影响的实验研究[J]．陕西中医，2002，23(6)：567.

二、攻 下 法

在温病的诸治疗方法中，攻下法为临床最为常用的治法之一，其机制是主要通过攻逐泻下，以祛除里实邪热。由于攻下法所具有的通导大便，泻下邪热，荡涤积滞，通瘀破积等作用，使得攻下法在外感热病的治疗中具有特殊的重要意义，常常能立起沉疴，挽救急重危症，因而备受历代医家的重视。近年来对本法的研究逐渐深入，使用更为广泛，在理论探讨和实际运用中都达到一个新的高度。

（一）文献研究

1．攻下与泄热逐邪　攻下法是根据《内经》"中满者，泻之于内"及"实则泻之"的理论而设立的，在《伤寒论》中，攻下法已被广泛运用，立有大承气汤、小承气汤、调胃承气汤三方，代表了三种不同的攻下法，在攻下法的临床运用中，提出了"痞、满、燥、实、坚"的应用指征，对后世影响很大。但同时亦束缚了攻下法在临床的运用范围，至明清温病学说的兴起，吴又可在《温疫论》中提出了"邪为本，热为标，结粪又其标也"，是"邪热致燥结，非燥结而致邪热"观念，指出："勿拘下不厌迟"，提出了攻下的目的不是祛除燥结而是逐除邪热的观点，对攻下法的理论作出了重要发展。

孟澍江指出，攻下法的直接作用是通下大便。攻下法固不能滥用，但也不能延误使用的时机，在具体运用中应注意，燥屎的存在不是使用攻下法的主要标准。攻下法在温病急症的治疗中如运用得法，每可收到立竿见影的效果。攻下法的主要目的不在于祛除肠道内的燥屎，而是在于祛逐体内的实邪，特别是热邪。强调用攻下法是针对有形实邪，如肠道燥屎，或湿热积滞，或瘀血等，此外，某些不属于有形之邪的病证，在中医学理论的指导下，也可用攻下法。

施仁潮对温病学家王孟英的温病临床经验进行探讨，发现王孟英治温病喜用通便泄邪。在温病的传变过程中，"温邪先犯于肺，不解则传胃，谓之顺传，故温热以大便不闭者为易治，因邪有出路也。若不下传于胃，内陷心包"，病情为重。他认为"温热阳邪，性最炎上，难得下行，如能藉腑气通，大便畅以下泄，这正是病之有出路"；"反之腑气不通，大便秘结，邪热内蕴，极易灼伤营阴，内陷心营"。综观王孟英治案，温病见大便溏宜凉润清泄，因势利导，引邪下泄；而便秘不畅，则予攻下泄热，导邪外达。

洪广祥在内科范围内，治疗急性感染性疾病主要应用寒下法。急性感染性疾病的病因虽不同，但实热证候表现为大多数共有的特点，由于感染性疾病大多病情危重，发展较快，变化较多，因此阻断和扭转急性期的病势，是治疗成败的关键。通过通腑泄热，可使全身菌毒反应减轻或消失，从而控制病情发展，在急性感染性疾病初期，即使大便正常，亦可使用。只要有里实热证的证候表现，不论是单纯的实证，或是虚实夹杂证，当通即通，以尽快解除危重急症之急，不宜过分强调脉症一致，防止错过治疗时机。

周超凡认为攻下法多在"急则治其标"的情况下应用。如急腹症的发生，多为邪气亢盛，由于食滞肠胃，气滞血瘀，湿热陈腐及蛔虫壅结，导致腹部疼痛，硬实拒按，不能进食，大便干燥或不通，高热烦躁，应急以攻下治之。并提出攻下药不只是攻下作用，它对机体的失衡状态，升降乖异情况都有调整作用，邪甚时祛邪即是扶正，邪去则正自复。而江育仁则认为通腑泻下不是目的，下法非专为攻燥屎而设，故不宜囿于"有燥屎方可下"的戒律。他体会到，在治疗流行性乙型脑炎中，暑邪化火，火盛动风，风盛动痉而产生高热、昏迷、抽风，中医治以泄热解毒、平肝息风，豁痰开窍，效果常不够理想，而根据邪火作祟，重用攻下以泻心肝实火，荡涤阳明积热，导火下行，常达火息风灭之目的。对急性化脓性扁桃体炎，火毒炽盛，非苦寒泻下法难杀其邪势，总之，攻下的目的是逐除邪热火毒，而非为攻燥屎。

张学文认为攻下法用于阳明腑实证，不必拘于“伤寒下不厌迟，温病下不嫌早”之戒，也不限于“必有燥屎结粪”。如有些肺热炽盛之病人，虽未见燥屎之时，但在清解肺热之时佐以通下之品，往往可使热退嗽轻，痰出痛减。利用攻下，可借通降阳明胃腑之势，直折火之炎炎；可借泻下之力，上病下取，引血、热、水等下行，并使浊阴得降，清阳即升，可借硝黄之力，推陈出新，使邪有出路。

任达然体会到，治疗流行性乙型脑炎过程中，凡邪热炽盛，烦躁不安，神识昏糊，大便秘结或热结旁流，舌苔黄垢或焦黑起刺，均以通下积滞，荡涤积热为主，方用三承气汤加减。并指出适用攻下三承气汤不必拘于腹满燥结等证悉具，只要见内热鸱张，谵妄神昏，均可考虑用攻下泄热荡涤，以杀其势。

吕承全认为对毒邪瘀滞于里而无燥屎之疾患，下法也具有实际临床意义，此时仅清热解毒往往不易排除，加用逐瘀攻下之品引毒下行，使邪有出路，则常有出奇制胜之效。

2. 峻攻与轻下泄热　外邪入里化热从大便得以外泄为其主要通道。但是攻下法在具体应用时又有峻下和轻下之别。

沈庆法等认为《伤寒论》中大承气汤、小承气汤、调胃承气汤三方代表着三种具体攻下方法。其一为峻下热结法，治疗热结较甚，以“痞、满、燥、实、坚”俱备为主症，用大承气汤。其二为轻下热结法，治阳明腑实热结轻者，用小承气汤。其三为缓下热结法，治阳明热结虽有燥结而气滞较轻者，治用调胃承气汤。

洪广祥认为攻下法的主药是大黄。根据具体情况，以大黄的用量不同而体现峻攻与缓下之别。在急性感染性疾病初期，即使大便正常，亦可应用。但一般情况下，用量适当，得利即可，即为轻下之法，如果实热证较重者，大黄的剂量宜大，得快利而方后止，即所谓峻攻之法；再有是大黄煎煮时间的长短，其泻下作用有强弱，峻攻者大黄宜后下，煎煮时间宜短，轻下者大黄宜同煎，时间可长。

周超仁认为攻下药多属峻猛之剂，具体运用中如何处理好正与邪、标与本关系，尤为重要。妇女妊娠期间，罹患急腹症，情况特殊，处置不当，对母体及胎儿均可产生严重影响，临床上一定要摆正祛邪与扶正关系，攻补兼施。但“急则治标”是首先要考虑的，攻下药，不只是攻下作用，邪甚时祛邪即是扶正，邪去则正自复。峻下之剂，孕妇慎用或禁用，这个原则是对的，但不可拘泥，患者邪热壅盛，肠腑积滞，热毒不去既耗伤正气又加害于胎儿，非峻攻不足以祛其热毒，荡涤肠腑，虽其性猛烈而不会有动胎之害。

汪履秋认为对胆囊炎与胰腺炎二者合并出现且急性发病者，治疗时大便即使不十分坚硬，也必须施以峻攻之法，并且药量宜大，病者药后一定要有明显的泻下方能取效。在急性炎症控制后，仍需泻下时，宜将峻下的生大黄改为缓下的制大黄。

另外，叶天士《温热论》对温热内结肠道使用的攻下法特点提出了“湿邪内搏，下之宜轻”的观点，为许多医家所接受，并将其理论用于指导临床实践，收到较好效果。何焕荣认为，凡湿温夹有胃肠积滞，便秘不通或大便燥结，舌多黄腻，脉数实者可大胆使用生大黄或凉膈散之类，常能促使宿积陆续通下，热随之而退。若大便溏薄如酱，秽臭者，可施用制大黄或枳实导滞丸，采用“轻法频下”，不必过于峻猛，其目的在于逐邪热而投。无论邪之在气、在营或在表里之间，或邪入营血，或热极生风，躁狂痉厥，只要体气壮实，均可通下逐秽，泄热解毒。

沈庆法等提出，对湿热积滞交结胃肠之证，可用轻下法来泻下肠道的积滞湿热，因胃肠中有湿邪胶滞，每每一次攻下，病邪不易排尽，所以应连续轻下，又因非实热燥屎之结，所以不宜重剂猛投，消导通滞为主，制方宜轻，即章广铭所称之为“轻法频下”，有古代医家提出，对湿热积滞“有下至一二十次者，以邪尽为度”。吴震西临床体会到，小剂量轻下方法，可清除肠中湿热积滞，可除肚腹胀满之苦，服后能使人轻快，精神振奋。

总之，临床运用攻下法要注意适度，因人而异，因证而异，要精心辨证，抓住实热瘀滞，热结等病理变化，视其轻重缓急，或轻下，或猛攻，中病即止，不必尽剂。

(二)临床应用与研究

1. 临床应用

(1)急腹症：急腹症临床上十分常见，如急性胰腺炎、急性胆囊炎、胆管炎、急性阑尾炎、急性肠梗阻等病，临床上以发热、腹痛、黄疸、呕吐、便秘等为主要表现，病情急重，治疗上难度大，中医根据“不通则痛，通则不痛”“六腑以通为顺”的理论，将攻下法广泛用于急腹症的治疗，通腑泄热，泻下祛邪，常能取得十分显著的疗效，兹将近年来的有关研究做一综述。

焦东海根据“六腑以通为用”理论，对428例急性胰腺炎患者，入院后不用胃肠减压，不禁食，如呕吐严重，进食即吐者，则暂禁食，予输液，待呕吐消失后即给予流质，并过渡到普食。治疗以攻下法，服单味大黄制剂，或相等于大黄3～10g的其他煎剂1次/2小时，5～8次/天，根据大便次数酌情调整用量，如呕吐者配用针灸等对症处理或加用大黄煎剂灌肠，如发热39℃以上，白细胞总数20×10^9/L以上，或有其他感染并发症者加用抗生素，临床体征消失仍继用小剂量大黄攻下，直至出院。结果治疗组有效率100%，显效率83.2%，攻下组126例与西药组129例随机对比治疗结果相似。尿淀粉酶恢复正常时间方面以攻下组为优，未见有明显不良反应。

王德君等体会到攻下法泻下作用强，用于抢救胰腺、胆道危重症不仅效果好，而且安全、无副作用，自1978年以来，以攻下药物芒硝为主抢救急性出血性、坏死性胰腺炎，急性梗阻性化脓性胆管炎，胆源性败血症，胆源性中毒性休克等胰腺、胆道危重症，大大减少了手术率、病死率，尤其对老年体弱、病情危重者更显示出其明显的优势。并体会到对于上腹部剧烈疼痛症状，运用攻下药物，腹泻发生之前，腹痛不能缓解，甚至加重，其他临床表现亦无改善，而且得泻则腹痛立即缓解或消失，其他临床症状亦随之而去。但要注意的是，在攻下的同时经静脉补液，纠正酸中毒，纠正电解质平衡紊乱，以避免攻下而发生脱水。

娄灿荣治疗急腹症中发现，急性胆囊炎、胆石症患者虽经有效的抗炎解痉治疗，病情都要在大便通畅之后才能稳定。为此，在常规治疗的同时，先以攻下药物生大黄粉灌肠通便，能迅速缓解疼痛和退热，缩短疗程。共治30例，结果显示，患者于灌肠后1～2分钟内排便，便后腹痛开始缓解，其中3天内痊愈6例，4～7天痊愈16例，8天痊愈11例，12天治愈5例，平均治愈时间5.4天，20例对照组6天治愈4例，8天治愈11例，12天治愈5例，平均治愈时间8.6天，两组对比有显著差异($P<0.05$)。他体会到，攻下有泄热毒、荡积滞、行瘀血之功效，不仅能刺激大肠，增加其推动性蠕动而排便，松弛奥迪括约肌痉挛，促进胆汁分泌，而且能抑制肠内细菌繁殖，并可减少肠道内细菌分解产生的毒素，阻止内毒素吸收，从而减轻临床症状，缩短疗程。

张小秋认为外科急腹症大都由于火、热、积、瘀而引起，约70%的患者大便秘结，治疗应以通里攻下为主，活血化瘀，行气开郁为辅，清热解毒配合治之，不仅腹痛可迅速缓解，且体温呈瀑布型直线下降，感染也随之减退。而使用抗生素控制感染，腹痛缓解缓慢，体温呈梯形下降，其治阑尾穿孔、阑尾周围脓肿、阑尾术后腹壁感染等20例，均为西药治疗无效，而用攻下法治疗，一般服中药24小时内见效，最短者3～4小时，患者首先腹痛缓解，体温开始下降，右下腹压痛减轻，肿块有缩小趋势，平均服中药后一周内出院，无一例中转手术。其体会到急腹症患者常伴有恶心呕吐、便秘、发热等症，造成口服汤药困难，而采用中药浓煎法，每小时一口，欲吐者用生姜擦舌，一般能制止，即使呕吐者，只要摄入量大于吐出量，仍能达到治疗目标。

齐清会等总结了近10余年来治疗重症胰腺炎疗效，发现80年代中期以手术引流为主的前两年中，病死率为72.7%。而80年代后期，以胰腺被切开减压，清除腐胰组织，抑制胰腺分泌为主，病死率为34.8%，而90年代初期，在前面治疗方法基础上，采用通里攻下，清热解毒，健脾和胃等中西医结合治疗方法，病死率下降至25.6%，疗效明显提高，即使死亡患者，其生存的时间也显著延长，为抢救危重患者生命赢得了时间，增加了存活的机会。在临床上发现，主要采用通里攻下，只要患者排气排便，症状即明显减轻，即所谓“痛随利减”。在通里攻下后腹胀不减并呼吸快、喘息时可在攻下同时加用宣肺气的药物。

崔乃强等通过检索2004年1月至2008年12月国内生物医学期刊发表的有关中医通里攻下法治疗重症急性胰腺炎(SAP)的随机对照临床试验(RCT)文献，根据入选及排除标准，有8项临床试验，628例SAP患者(中药治疗组335例，对照组293例)。使用RevMan 4.2软件合并分析纳入研究的SAP患者的首次排便时间、住院时间、并发症发生率、手术率及病死率等结局指标。研究发现，应用通里攻下治疗能显著缩短重症急性胰腺炎患者的首次排便时间、住院时间，明显降低手术率、并发症发生率和病死率。

朱豫珊在临床上体会到不完全性肠梗阻患者，多表现为热结旁流证，多年来共收治10余例这样的患者，经用攻下法而治愈。使患者避免手术之苦，减少了医疗费用，取得了满意疗效。孙维俭对58例急性肠梗阻病人应用大承气汤加减保守治疗及手术治疗，结果保守治疗成功51例，占总人数的88%，手术治疗解除梗阻7例，占总人数的12%。结果表明，应用通里攻下法治疗急性肠梗阻可以有效地缩短本病的病理过程，降低肠绞窄的发生率。

晁恩祥指出，虽然“六腑以通为用”“腑病以通为补”，但仍应“谨守病机，各司所属”，灵活地运用攻下法。攻下法用于急证，比较峻猛，应当审证用之，中病即止，防其攻伐太过。此外，应用攻下法的时候往往有恶心、呕吐、腹痛等反应，亦当注意。应用攻下法后又容易伤正，故应注意下后调理。在临床中要注意，对于表证未罢，里实未具不当应用。而老年、孕妇一般当慎用。

(2)传染病：病毒性肝炎中医认为多属湿热蕴蒸，肝胆失于疏泄所致，治疗以清热利湿、疏泄肝胆为法，如治疗中佐以攻下，可使邪有出路，湿热从大便而去。在张仲景著名之茵陈蒿汤中，就以大黄为主要药物之一。近代医家治疗病毒性肝炎，系从此方扩充加减，药物虽各有差异，但攻下之大黄多为首选之药，意在导湿热之邪外达。

高秉谔以清热攻下，利湿化瘀法治疗小儿急性黄疸型肝炎，并设对照组观察，按1984年全国病毒性肝炎防治方案疗效评定标准统计，治疗4周后中药组获临床治愈3例(60%)，基本治愈19例(38%)，无效1例(2%)。西药采用保肝对症处理，4周后临床治愈为16例(32%)，基本治愈16例(32%)，无效18例(36%)，中药组治疗4周疗效明显高于西药组($P<0.01$)，至治疗第8周中药组治愈率达96%，而西药组为72%，以中药组明显为优。

焦东海以大黄制成精制大黄片，治疗急性甲型病毒性肝炎，共收治308例，随机分为中药大黄组100例，西药对照组100例，用大黄片治疗非对照的108例，患者主要症状、体征出现率基本一致，具有可比性，口服大黄片每次5片，每天3～4次，剂量可渐加大，直至每天保持2～3次大便为宜，西药以保肝补充维生素为主，结果表明，大黄片治疗组各项症状消失时间均明显短于西药组，大黄治疗组平均退热时间为1.8天，而西药组为5.1天，在理化检测指标上，大黄治疗组入院时黄疸指数平均为23.10U，转氨酶平均为850U，出院时，黄疸指数平均为5.65U，转氨酶平均为22U，而西药组入院时黄疸指数平均为19.67U，转氨酶平均为651U，出院时黄疸指数平均为10.75U，转氨酶平均为223U，可以看出，大黄治疗组两项指标均已降至正常范围，西药组两项指标出院时仍高于正常标准，以大黄治疗组效果明显为优。

高桂英等亦以攻下之大黄治疗甲型、乙型以及混合型病毒性肝炎30例，并设西药组30例为对照，结果表明，治疗组中28例有乏力症状者，经治疗后完全消失，消失的平均时间为5.64天，而西药治疗组平均为20.25天。治疗组中食欲明显减退者，治疗后恢复食欲的，平均时间为5.29天，对照组为19.85天。肝功能恢复正常方面，治疗组ALT恢复正常平均为20.21天，对照组为28.55天，血清胆红素恢复正常，治疗组平均为15.73天，对照组25.70天，两组经统计学处理，有非常显著性差异($P<0.01$)，并且在住院天数、人均医药费支出等方面亦均以中药治疗组为优。

在流行性出血热的病程中，其少尿期多有不同程度的急性肾衰竭，其主要病机为瘀热水毒壅阻下焦，并有不同程度的阴津或津气耗伤，为此周仲瑛等采用泻下通瘀法治疗流行性出血热急性肾衰竭202例，其治疗方法以泻下通瘀为主，兼以滋阴，方以桃仁承气汤加味，均一日4次口服，每次50ml，危重病人一日6次服，3～5天为1疗程，若呕吐频繁者采用鼻饲，或保留灌肠。对照组口服硫酸镁20g，20%甘露醇100ml，每4～6小时1次，静脉滴注，用20～120mg呋塞米加入50%葡萄糖注射液40ml内，酌情2～12小时静脉滴注一次，连用3～5天为1疗程，必要时可重复1个疗程，两组基础治疗相同，治疗结果显示，治疗组显效率为88.6%，总有效率为96%；对照组分别为42.9%、78%，两组比较有显著性差异($P<0.01$)，在肾功能的恢复上治疗组为(3.15±2.91)小时，对照组为(7±2.80)小时，两组比较差异显著($P<0.01$)，在尿量、尿蛋白、血尿素氮及血肌酐的恢复正常时间均以治疗组为优。在免疫功能的改善上，两组各对31例患者于药前和药后第7天，第15天各进行细胞免疫功能测定，结果表明，药前皮试阳性者治疗组2例(6.5%)，对照组1例(3.2%)，药后7天阳性者治疗组26例(83.9%)，对照组20例(64.5%)，药后15天阳性者治疗组31例(100%)，对照组24例(77.4%)，治疗组阳性率明显高于对照组($P<0.01$)。对血液流变学检测中，血液流变学异常的恢复正常天数，治疗组(3.56±1.67)天较对照组(4.67±2.84)天快，药后越过少尿期者治疗组中有57例(28.2%)，对照组有5例(6.5%)，两组比较差异非常显著($P<0.01$)。其在治疗中体会到，应用泻下法治疗后，若能大便通利，腑气通畅，小便亦可随之增多，下焦瘀热壅结的病理状态可以得到好转。肾的气化功能也可获得相应改善。瘀热下泄，邪从腑出，可以达到存阴保津的目的。

徐德先等以通腑泄热灌肠液辨证加味，治疗流行性出血热所致急性肾衰竭49例，腹痛加枳实、厚朴，血尿加藕节、小蓟，尿有膜性组织排出加萹蓄、瞿麦，血瘀加桃仁、丹皮，气壅加葶苈子、桑白皮，抽搐加羚羊角粉、钩藤等，结果获治愈41例，好转2例，死亡6例，有效率为87.8%；另设对照组18例，治以西药甘露醇，严重者加硫酸镁导泻，结果获治愈12例，好转2例，死亡4例，总有效率为77.8%，两组比较效果以治疗组为好。陈波等以通下逐瘀法，以加味桃仁承气汤治疗重症出血热急性肾衰竭21例,痊愈20例,死亡1例,获得较满意效果。

(3)其他疾病:攻下法因其确切的治疗效果,不仅被广泛运用于急腹症、传染病等急重病症,还广泛用于内、外、妇、儿临床各科,焦东海将攻下的大黄用于治疗临床11种内科疾患。

杜怀棠认为攻下法不仅用于有形之腑实结热,也可用于无形之热。如肺炎高热,用攻下法治疗,常有非常显著的疗效。北京友谊医院罗来时治疗急性肺炎80例,采用"突击泻热法"以大黄、芒硝、玄参等通下泄热治之,结果无论是退热效果、炎症的吸收均较抗生素治疗组为优。洪广祥亦自拟"泻肺通腑汤"治疗肺炎以实热证候为主者,可以收到阻断病势,加速炎症吸收的目的,将此方法用于治疗小儿肺炎,多数服药后体温下降较快,肺炎急性期明显缩短。

李志槐治疗高热症中,认为泻下之大黄退热不可少,苦寒泻下,气味俱厚,荡涤余热之功效显著,且兼清热解毒之能,临证遇高热症时,不管其有无便燥腹胀之症,只要有热毒壅滞之象,多用大黄,每获良效,并未见引邪内陷之弊。陆中岳临床治疗老年外感热病,邪郁结滞,治之以通,通可祛滞。通导之,促邪由下而消,撤热效果显著。

宋希仁等以攻下之主药大黄治疗幽门螺旋杆菌阳性之消化性溃疡40例,亦以西药西咪替丁治疗30例对照,结果治疗组痊愈24例(60%),有效13例(32.5%),无效3例(7.5%),总有效率为92.5%;对照组分别为20例(66.7%),8例(26.7%),2例(6.6%),总有效率为93.4%。两组比较无显著差异($P>0.05$),幽门螺旋杆菌阴转率,治疗组转阴36例(90.0%),对照组转阴1例(3.3%),两组转阴率有非常显著差异($P<0.01$)。

陈彪将攻下之大黄用于产褥期乳腺炎,以生大黄、白芷、姜黄、黄柏研末外敷,此法用于疖肿效果亦佳。对妊娠期黄疸,用大黄退黄降酶,收效亦捷。在眼科疾病的治疗中,田爱华体会到"上病下取",釜底抽薪法在眼科应用极为广泛,如热毒壅盛之角膜溃疡、角膜炎、巩膜炎、急性结膜炎,急性泪囊炎、睑腺炎、前房积脓、急性传染病之双目失明、因血热上冲引起的眼内外出血等,采用苦寒、咸寒之泻下法,常能收到十分显著的疗效。洪亮在临床中运用通腑法治疗多种急重眼病,取得较好效果,如急性泪囊炎、急性卡他性结膜炎、细菌性角膜溃疡、急性闭角型青光眼、视网膜动脉硬化并出血。

徐应杼用清热泻下化瘀之"解毒化瘀汤"治疗上呼吸道感染、肺炎、泌尿系感染、肺脓肿、肺源性心脏病急性发作、细菌性痢疾、伤寒、败血症等急性热病,收到非常明显的效果。在降热上中药与西药对照组差别不显著,但在白细胞总数、嗜中性粒细胞、血浆内毒素定量降低上均以中药组为明显($P<0.01$),在临床疗效上,中药治疗组和中西医结合治疗组治愈例数均高于西药对照组,无效例数少于对照组($P<0.01$),二者相比有显著差异。

尤胜义采用放免方法和肠鸣音分析技术,观察了腹部术后胃肠激素改变和肠运动的关系及大承气汤对其的影响。结果显示,腹部术后肠道运动功能低下,肠管张力减低,运动不协调,与胃动素(MOT)水平降低有关,攻下之大承气汤可促进肠管运动,增强肠管张力,血管活性肠肽P物质,MOT释放增加,生长抑素水平也升高,使消化道处于新的动态平衡,有利于术后消化功能的恢复。

攻下法在儿科急性热病中应用甚广。著名中医儿科专家董廷瑶指出,小儿生长发育旺盛,但抗病能力较弱,无论外感或内伤都可出现发热或壮热,往往还会神昏、惊厥,应掌握早期治疗这一原则。其首要在于使邪有出路,阻止疾病向纵深发展。针对不同热病,采用发汗、攻下、利尿、涌吐等不同方法给邪毒出路,称其为"开门逐盗"。其中泻下法在儿科临床是相当多见的,如小儿外感风邪,病邪入里化热化火后出现口腔黏膜疱疹溃疡,壮热烦躁,不思饮食，大便闭结等热毒上浮的病情，以导赤散泻心使小肠之火从小便出，同时加大黄，使坚实大便，从后门出。药后腑气一通，热毒下泄，口内溃疡亦随之渐和。又如小儿肺风咳喘，发热不退，气急喘促，痰热内伏及小儿急惊、痰惊等症，均可泻下，给"痰"以出路。应注意的是，儿科运用攻下剂时必须辨证明确，对症下药，中病即止，以免损伤正气。时毓民进行了大黄片防治新生儿肝炎综合征的研究，结果表明，大黄片对异硫氰酸-α-萘酯(ANIT)引起的胆红素及谷丙转氨酶升高有抑制作用，服大黄片后胆流量明显增加，推测该反应可能是大黄片降低胆红素机制之一。黄疸及急性重型肝炎的治疗均可于清热利湿之品中加入硝黄，其疗效的取得除利胆之外，尚有明显的保肝作用。

田金洲在"复方大黄制剂改善老年人记忆功能的临床研究"一文中指出，发现通降口服液在缩短大便间隔时间、排便时间及改善老年人记忆功能上均明显优于气阴口服液，同时通降口服液还能减少血清中过氧化脂质含量，增加红细胞中 SOD 活性，从而进一步证明了大黄及其制剂具有一定的抗衰老益智作用。

曹书华等通过中西医结合方法治疗多器官功能障碍综合征(MODS)发现，攻下法能够明显改善 MODS 患者肠道功能，使 MODS 患者血浆炎性介质水平显著降低，可调整 MODS 的免疫失衡状态，降低过度的促炎及抗炎反应，同时缓解机体的免疫麻痹，代表方剂为凉膈散及大承气汤。

2. 研究探讨

(1)关于"肺实泻大肠"的研究：在生理上肺与大肠相为表里，病理上肺与大肠亦相互影响。肺中之邪热壅滞到一定程度，灼津炼液成痰，可形成痰热阻肺、腑有热结之候。吴鞠通据此病理变化而制定宣白承气汤一方，以宣上通下，及脏腑合治，受此启发，后世医家在治疗邪热壅肺之证时，常注重佐入通腑泄热之品。洪广祥就明确提出了"肺实泻大肠"之论点，其临床治疗呼吸系统的感染性疾病，多配合运用攻下法，如急性呼吸窘迫综合征，在临床上常为各种急重疾患的一种严重并发症。在治疗上，要重视通腑攻下治疗，因为休克缺氧易引起肠麻痹，由于表热郁遏，气机不利，血运障碍，极易导致胃肠腑气不通，进而使肠麻痹加重，治疗中注重通腑泄热，有利于腹胀减轻，膈肌下降，从而改善肺的通气功能。其自拟"泻肺通腑汤"治疗肺炎实热证候为主者，通过"突击泻热"而达到阻断病势，加速炎症吸收的目的。在哮喘的急性发作阶段，亦根据肺与大肠相表里，肺之肃降与大肠腑气通降相关的理论，在辨证论治的方药中佐以攻下，随着腑气通降，肺气亦得以下降，病情迅速缓解。

江育仁在治疗痧毒内闭证中体会到，由于本证多由感染痧毒后未能及时外达，邪毒化火炼液成痰，闭阻肺窍，内蒙心包，痰火相激，肝风蠢动，神机为之弥浮，多见于麻疹肺炎合并中毒性脑炎，病情最为危重，由于本证已见抬肩喘息，摇身撷肚之危象，肺之化源将绝，此时已非开宣肺气所宜，定喘化痰，清热解毒亦仅杯水车薪，难济其急，治法理应"上病下取""釜底抽薪"，以峻攻通腑泄热，取急下存阴之意，盖肺与大肠相表里也。

陈振相在临床治疗皮肤疱疹重症，根据肺主皮毛，肺与大肠相表里，肺脏热毒外蒸于皮，下移于大肠，通其腑而脏自清，脏自清其所主之皮自复，故每能获得较满意的效果。

张珍玉亦指出，大肠的传导功能有赖于肺气、脾气的支持，肺主气、司呼吸，尤其肺与大肠传导功能关系密切，若痰浊阻肺，实热犯肺，皆可使大肠气机不利，所以治疗中，通腑可以泄热化痰泄浊。

杜怀棠体会到对肺炎高热、兼有便秘的患者，可选用大黄与瓜蒌、杏仁配生石膏两个药对，既可化痰通腑，又可宣肺清热，乃取《温病条辨》中宣白承气汤意，因肺主一身之气，又肺与大肠相表里，故只有宣通肺气，腑气才能下行，反之，腑气通畅，又利于肺气宣肃，因此采用宣上通下的治法，启闭宣壅，釜底抽薪，双管齐下，可望尽速祛除病邪。其临床上遇有慢性咳喘急性发作者，用本法治之，亦常取得较满意疗效。史纪等亦认为肺与大肠相表里，肺气壅滞、失于肃降可致大肠排泄不畅，而大肠壅塞、腑气不利，亦可影响肺气肃降，二者相互为用，故其治小儿肺炎，除采用清肺宣肺涤痰的同时，加用泻下通腑之法，常获得良好效果。乔富渠在治疗麻毒攻肺、支气管肺炎等时，在重用大剂解毒清热的同时，又遵"肺为水之上源""热烁液为痰"等理论，应用化痰利湿药，并据"肺与大肠相表里"，故每用大黄芒硝以通大肠而泻肺，常能取得较好疗效。

通腑泻下法可以预防肺、胃肠道等并发症的发生，谓"肺与大肠相表里"。当毒物毒素壅积胃肠，胃肠气机不畅，必然导致肺气郁闭，失于宣肃，从而产生一系列严重并发症，如胃肠道功能障碍、呼吸窘迫综合征、呼吸衰竭、多脏器功能衰竭等。适时使用通腑泻下法，能增加肠管运动，减轻肠胀气，改善胃肠道血液循环，降低毛细血管通透性，加快微循环血流速度，减轻淤血，提高肺的换气功能，恢复"肺与大肠相表里"的正常生理状态。广西柳州市中医院在积极治疗原发病的基础上使用中医通腑泻下法治疗 ICU 室重症患者 416 例，治愈好转 375 例，自动出院 3 例。该疗法起到了打破毒物滞留引起的恶性循环，防止病情进一步发展的作用，是提高 ICU 室患者治愈率，减少并发症的关键。

(2)与其他方法配合应用的研究

1)与清热法：通腑泄热在临床上最常与清热法相互配合应用，如应用于热毒猖獗，伴有胃热腑实的严重感染，常有较好效果，临床上如治疗休克型肺炎、出血热、急腹症等。天津一中心医院收治感染性休克 36 例，伴有腑实证的占 75%，采取急下存阴、清热解毒并用，结果治愈 27 例，存活率为 92.6%。四川医学院中西医结合治疗 90 例化脓性胆管炎伴中毒性休克，以清热攻下治之，方如柴黄解毒汤，柴黄消痈汤等，结果治愈 83 例，其中 52 例单用中药控制感染，上两方中均重用大黄、芒硝。湖北中医学院采取中西医结合法治疗化脓性胆管炎伴休克 37 例，其所用之清胆注射液以清热解毒与攻下药物配伍制成，结果治愈率为 64.8%。

2)与化瘀法：攻下法与化瘀法互相配伍使用频率极高，何廷华认为毒、热、瘀、痉是温病发生发展的共同病理表现，导毒化瘀、泻下活血，可使腑气通畅，导毒外达，祛除瘀滞，用于治疗多种温病危急重症，获得了满意疗效，如流行性出血热，因疫毒与痰热互结，气滞血瘀关系极大，以导毒化瘀、通腑泄热、涤痰开窍治之，对改善神志，减轻消化道症状，降低非蛋白氮均有一定作用。周仲瑛即以中药泻下通瘀为主治疗流行性出血热 202 例，设西药对照组 77 例，结果治疗组显效率为 88.6%，总有效率为 96%，对照组为 42.9%，78%，两组对比有显著差异。袁平霞通过观察中西医结合治疗急性下壁、正后壁心肌梗死的疗效指出，下壁心肌梗死可继发膈肌供血不良，导致膈肌升降功能失调，从而影响肠道的正常蠕动，最终出现排便不畅或便秘，故在治疗本病时，除予活血化瘀之外，必兼予通腑泻下之法，以血府逐瘀汤和调胃承气汤为主化裁。

张玮等根据病毒性肝炎的病因病机为风、湿、热、毒、瘀而采用辨证施治，以清热泻下、退黄化瘀之茵陈蒿汤加减治之，结果表明，戊型病毒性肝炎 100 例，治愈 78 例，显效 11 例，好转 4 例，无效 4 例，死亡 3 例。甲型病毒性肝炎 100 例，治愈 80 例，显效 10 例，好转 6 例，无效 4 例，同时各项实验室指标亦获得明显改善。

张志枫从化瘀通腑立法研制的内导Ⅰ号、Ⅱ号丸治疗子宫内膜异位症 116 例，该方对痛经疗效显著，对改善局部体征亦有肯定的作用。认为本病好发盆腔（子宫直肠凹陷，直肠阴道隔皆属好发部位），即中医的下焦，易造成下焦气血阻滞，下焦血瘀发展到一定阶段往往会影响下焦腑气通畅，因此本病在临床上除表现痛经等症状外，常伴便秘，肛门胀痛症状。下焦腑气不畅反过来又可加重下焦血瘀的病变，形成一个恶性循环。化瘀通腑法则是从前后两个环节阻断这一恶性循环。

（三）实验研究

1. 泻下作用和对肠道平滑肌的影响　大量的实验证明，大黄、芒硝、巴豆、芫花、番泻叶以及大承气汤、三物备急丸等方药都具有强烈的泻下作用。大黄、甘遂、大承气汤、甘遂通结汤、三物备急散、锦红新片（大黄、红藤、蒲公英）、泻热汤均可明显增强小鼠肠道推动能力。其中大黄、巴豆、甘遂等推进作用明显，而芒硝给药后短时间内不引起泻下但可引起肠管扩张，肠管内积存液体增多，而芒硝与大黄等药合用时，其肠道推进荡涤清除能力增强。杨文修应用实验室建立的测量平滑肌细胞电活动的细胞内微电极记录方法，研究了大承气汤、大黄煎剂对豚鼠结肠带平滑肌细胞电活动的影响。结果表明，大承气汤，大黄均能促进细胞膜去极化，加快慢波电位发放，并能增加峰电位的发放频率。药物作用随浓度的增大而增强。大黄的作用比相同浓度的大承气汤的作用明显。提示大承气汤，大黄能直接增强肠管平滑肌细胞的电兴奋性，从而促进肠道收缩运动，这可能是药物泻下作用的一种细胞水平的机制，其离子基础可能是药物降低了细胞膜上 K^+ 通道电导。靳珠华研究中发现大黄素对豚鼠离体肠管具有双向调节作用，并与钙离子的参与密切相关。

2. 利胆保肝护肾作用　对以攻下为主的胆道排石汤研究表明，攻下可使犬胆道括约肌松弛，胆汁流量增加 3～27 倍，茵陈胆道汤能松弛奥迪括约肌，不但可增加胆汁流量，并使其中固形物含量下降，还可显著对抗吗啡所致奥迪括约肌痉挛及肠道张力升高，黄疸型及急性重型肝炎均可于清热理湿之品中加入芒硝、大黄等攻下药物，其疗效的取得除利胆之外尚有明显的保肝作用，如大黄及茵陈蒿汤等均能明显对抗四氯化碳所致肝损伤，减轻肝细胞变性坏死，使肝细胞内糖原含量上升，RNA 含量增加或恢复至正常，临床亦可见于方中重用大黄能显著降低黄疸指数。张珊珊等发现攻下导滞药物能使实验性急性肾衰竭家兔的肾脏重量明显减轻，病理改变好转，死亡率下降。邓文龙等发现攻下药物能使急性肾衰竭动物的尿素氮，肌酐明显下降，尿量增加，延长其存活天数，降低死亡率，能增加肾血流量，改善肾微循环，减轻肾间质水肿及肾小管坏死程度，减少肾小管管型，促使坏死肾小管的再生修复。

3. 抗病原微生物作用　焦东海在用攻下的主要药物大黄治疗急性胰腺炎的研究中发现，大黄对内毒素性发热及对肠道内毒素有明显的抑制作用，能显著降低血浆内毒素水平。其抗菌作用的机制在于能抑制糖代谢中间产物的氧化和脱氢，抑制核酸蛋白质合成，攻下药物与清热药物合用时可大为提高抗菌作用强度。此外，攻下药物对多种肠道病毒、某些真菌、阿米巴原虫、滴虫等都具有一定抑制作用，如攻下药物大黄的强抗生作用显然在其治疗肠道急性感染及抑制肠道菌群上具有重要意义。李文等发现攻下之大黄对 HBV-DNA 抑制作用具有高效明显的特点，被推荐作为防治病毒性肝炎的首选药物之一。

4. 抗炎作用　炎症反应是急性阑尾炎、胰腺炎、胆道感染、肺炎、流行性乙型脑炎等多种感染性及无菌性炎性疾病的重要病理学基础。实验结果表明，一些寒下方药通过多种机制对炎症有明显的抑制作用。焦东海等认为急性出血坏死型胰腺炎常伴有厌氧杆菌感染，攻下药物对厌氧杆菌有较好的抑制作用。西医学认为急性胰腺炎是由胰腺消化酶对胰腺自身消化所致的急性化学性炎症，胰蛋白酶是胰酶系统中的关键性酶，它可激活弹性蛋白酶导致出血坏死。急性胰腺炎（包括出血坏死型）的发生和发展与胰蛋白酶、弹力蛋白酶、脂肪酶与胰激肽酶的活化和释放紧密相关。该研究对攻下药物大黄的活性成分进行了分离，共分离到11个单体，证实其中8个单体对胰蛋白酶等多种胰酶具有明显抑制作用，其中2个单体（糖蛋白）为国内外首次分离得到，从而为攻下法治疗急性胰腺炎找到了物质基础。

5. 对血液系统的影响 周仲瑛等对流行性出血热急性肾衰竭的患者以攻下法进行治疗，疗效十分显著，并发现患者中血液流变学异常者恢复至正常的天数为（3.56±1.67）天，较对照组（4.67±2.84）天为快。该法对患者中甲襞微循环障碍者的恢复亦十分显著，具体指标如血细胞的聚集性，黏滞性及甲襞微循环的血管形态、清晰度、管径长短、血流速度、外渗、出血等均有十分明显的改善作用。并且，用攻下法治疗的患者中，消化道出血发生率低，出血持续时间较短。在出血热早期经攻下治疗后，全血黏度及血浆黏度亦明显降低，血沉明显增快，红细胞电泳时间缩短。

6. 对肺损害的修复作用 韩国栋等采用人工直肠狭窄致大肠燥屎蕴结而造成肺损害，使肺脏出现出血、充血、水肿等病变，经采用攻下之大承气汤等治疗后，肺脏的充血、水肿及出血等病变基本于短时间内恢复正常。结果表明，攻下法可促使炎症对肺脏损害的修复，并能促使其生理功能的快速恢复。

7. 对肠道屏障功能的保护作用 陈海龙等采用酵母多糖腹腔注射制备大鼠多器官功能不全综合征（MODS）模型，应用通里攻下中药大承气汤对模型动物进行治疗。实验结果表明，MODS时大鼠肠道屏障功能明显受到损伤和破坏，大承气汤能明显降低MODS大鼠血中内毒素水平，减少血液和肠组织中肿瘤坏死因子的含量，降低血和肠组织中黄嘌呤氧化酶（XOD）、过氧化脂质（MDA）水平，提高还原型谷胱甘肽（GSH）的含量，显著提高肠组织中二胺氧化酶（DAO）的含量，并能降低模型动物肠黏膜和肠细胞膜通透性，减轻肠黏膜组织的病理损害，对肠道屏障功能具有明显的保护作用。

（张国庆 张 瑾 刘铁钢）

主要参考文献

[1] 王今达．祖国医学“肺与大肠相表里”学说的临床意义及其本质的探讨[J]．中西医结合杂志，1982，2(2)：77.

[2] 朱锦善．全国中医儿科学术会议急症专题述要[J]．中国医药学报，1989，(1)：62.

[3] 聂惠民．承气辈化裁系列探讨[J]．北京中医学院学报，1989，12(2)：6.

[4] 洪广祥．下法的运用和体会[J]．中医杂志，1989，(9)：4.

[5] 田爱华．上病下取治则在眼科临床的运用[J]．中医杂志，1989，(4)：42.

[6] 田金洲．凉营透热法治疗温病营分证的临床及实验研究[J]．中医杂志，1989，(5)：7.

[7] 崔志清，伍孝先．大黄对小鼠离体肠管葡萄糖转运电位的影响[J]．中西医结合治疗急腹症科研论文集，1990. 64.

[8] 韩国栋，常絮华，冯国瑞．对“肺与大肠相表里”理论的实验研究[J]．中医杂志，1990，(2)：48.

[9] 张集圣，胡萍．大承气汤对腹腔脏器血流的影响[J]．中西医结合治疗急腹症机制研究科研论文集，1990. 37.

[10] 刘文昭．慢性肺心病中医治疗概况[J]．中医杂志，1990，(1)：59.

[11] 徐应杼．解毒化瘀汤治疗温病内毒素血症的临床与实验研究[J]．中医杂志，1990，(3)：15.

[12] 蔡定芳，孟澍江．温疫病学的学术体系探讨[J]．中医杂志，1990，(4)：11.

[13] 蔡定芳,孟澍江．抗戾散治疗病毒性高热的临床研究[J]．中医杂志,1990,(5):19.

[14] 专题笔谈．下法的临床运用与体会[J]．中医杂志,1990,(5):5.

[15] 高秉谔．小儿急性黄疸型肝炎100例疗效观察[J]．中医杂志,1990,(12):33.

[16] 康毅,周文洛．大承气汤对肠梗阻大鼠离体结肠平滑肌内流影响的实验研究[J]．中西医结合杂志,1991,11(2):107.

[17] 杨进权．试论温病攻下学说的特点[J]．中医药学报,1991,(1):14.

[18] 王德华．解毒化瘀汤治疗急性胆系感染临床观察[J]．中医杂志,1991,(11):665.

[19] 金庆丰．通胆胰肠治疗胰腺炎、胆道感染及胆石症[J]．北京中医,1991,(1):15.

[20] 周仲瑛．泻下通瘀法治疗流行性出血热急性肾功能衰竭的临床研究[J]．中医杂志,1991,(2):91.

[21] 张玮,邢练军,王雨秾,等．辨证治疗戊型病毒性肝炎100例临床观察[J]．中医杂志,1997,(1):37.

[22] 张志枫．化瘀通腑法对子宫内膜异位症痛经的治疗及机理探讨[J]．中医杂志,1995,(11):679.

[23] 杨文修,李俊英,许文胜,等．中药下法药物对肠道平滑肌收缩和细胞电活动的影响[J]．基础医学与临床,1995,S1:68.

[24] 黄星垣,江育仁．“毒”在温病发病中的意义[J]．中医杂志,1991,(1):5.

[25] 路志正,崔燕,孟晓萍．关于胆石症“化石”方药的研讨[J]．中医杂志,1991,(3):4.

[26] 专题笔谈．外感高热证治[J]．中医杂志,1991,(7):4.

[27] 专题笔谈．外感高热证治[J]．中医杂志,1991,(8):4.

[28] 专题笔谈．大黄的临床运用经验[J]．中医杂志,1991,(10-12):4.

[29] 林秀珍．测定大承气汤对家兔实验性肠梗阻血浆去甲肾上腺素-(NK)水平的影响[J]．中草药,1992,23(1):30-32.

[30] 薛芳．大承气汤治疗严重创伤呼吸窘迫综合征的实验与临床研究[J]．中西医结合杂志,1992,12(9):541.

[31] 专题笔谈．大黄的临床运用经验[J]．中医杂志,1992,(1):4.

[32] 梅岭昌．《温病条辨》之学术贡献[J]．中医杂志,1992,(4):13.

[33] 专题笔谈．大黄的临床运用经验[J]．中医杂志,1992,(2):68.

[34] 沈庆法,吴银根．中医外感热病学[M]．上海:上海科学技术出版社,1991.

[35] 刘弼臣．小儿肺炎的攻下疗法[J]．中国中西医结合杂志,1993,(12):748.

[36] 秦明放,吴咸中．腹内感染对内毒素介导的免疫细胞学反应与通里攻下法的影响[J]．中国中西医结合杂志,1993,(5):266.

[37] 方德荣．中西医结合治疗阑尾脓肿236例临床小结[J]．天津中医,1993,(1):34.

[38] 李素青．中西药灌肠治疗肠易激综合征的对比观察[J]．中医杂志,1993,(1):39.

[39] 危北海．中医治疗病毒性肝炎的现状及展望[J]．中医杂志,1993,(1):53.

[40] 张小平．通腑泄热法治疗儿科病症举隅[J]．中医杂志,1993,(3):145.

[41] 汪受传．江育仁治疗小儿重症肺炎经验[J]．中医杂志,1993,(4):207.

[42] 时毓民．复方柴胡灌肠剂治疗小儿感冒发热的临床观察[J]．中医杂志,1993,(5):297.

[43] 张菁．慢性乙型肝炎100例中西药治疗的对比观察[J]．中医杂志,1993,(7):409.

[44] 王德君．芒硝抢救胰腺、胆道危重症体会[J]．中医杂志,1993,(9):517.

[45] 解基良．大承气汤的临床与实验研究进展[J]．天津中医,1994,(1):44.

[46] 李志锐．通腑解毒汤直肠内缓慢滴注治疗溃疡病单纯穿孔50例[J]．中国中西医结合杂志,1994,(10):609.

[47] 韩国栋．大承气对实验性肺损害促修复作用的观察[J]．中国医药学报,1994,(5):15.

[48] 焦东海．单味大黄治疗急性胰腺炎(水肿型)的研究[J]．中国医药学报,1994,(6):13.

[49] 焦东海. 单味大黄治疗急性胰腺炎 17 年研究[J]. 中医杂志,1994,(3):173.

[50] 洪慧闻. 慢性肝炎中医药降酶治疗概况[J]. 中医杂志,1994,(9):561.

[51] 焦东海. 精制大黄片治疗急性病毒性肝炎的研究[J]. 中医杂志,1994,(9):35.

[52] 齐清会. 重症胰腺炎 84 例治疗分析[J]. 中国中西医结合杂志,1995,(1):28.

[53] 庄赞根. 中药对急性胆管炎胆汁前列环素和血栓素变化的影响[J]. 中医杂志,1995,(2):97.

[54] 施仁潮. 王孟英治温病喜用通便泄邪[J]. 中医杂志,1995,(5):265.

[55] 萧曙明. 吴鞠通救阴精 10 法析略[J]. 中医杂志,1995,(6):329.

[56] 宋国璋. 论承气[J]. 中医杂志,1995,(9):567.

[57] 刘立. 近十年来中医大小肠理论的现代研究概况[J]. 上海中医药杂志,1995,(1):42.

[58] 马必生. 全国首届中西医结合围手术期研究进展及全国第二届中西医结合治疗急性胰腺炎学术会议纪要[J]. 中西医结合杂志,1995,(3):192.

[59] 林秀珍. 大黄素和番泻甙及大黄多糖对培养大鼠肝细胞内游离钙浓度的影响[J]. 中西医结合杂志,1995,(7):419.

[60] 过伟峰. 清疸冲剂抗流行性出血热病毒的实验研究[J]. 中西医结合杂志,1995,(12):735.

[61] 周准平. 大承气汤冲剂对人血浆胃动素的影响[J]. 中医杂志,1996,(11):677.

[62] 黄春林. 加味枳术汤通便作用的临床观察与实验研究[J]. 中医杂志,1996,(4):22.2

[63] 杨进,戴春福. 孟澍江教授学术思想纂要[J]. 中医药学刊,2001,19(5):415.

[64] 苗彬,崔乃强,李忠廉,等. 早期通里攻下法对重症急性胰腺炎结局影响的系统评价[J]. 世界华人消化杂志,2009,17(10):1042.

[65] 孙维俭. 通里攻下法对急性肠梗阻的治疗观察[J]. 四川中医,2003,21(3):40.

[66] 韩云,林燕钊,张忠德,等. 晁恩祥运用下法治疗急证经验探析[J]. 辽宁中医杂志,2007,34(2):135.

[67] 洪亮. 通腑法治疗眼科急症举隅[J]. 新中医,2002,34(3):65.

[68] 董廷瑶. "开门逐盗"治疗小儿热病[J]. 上海中医药杂志,2002,5:4.

[69] 曹书华,王今达,李银平. 从"菌毒并治"到"四证四法"——关于中西医结合治疗多器官功能障碍综合征辨证思路[J]. 中国危重病急救医学,2005,17(11):641.

[70] 蒙旭光. ICU 患者通腑泻下法应用探讨[J]. 山东中医杂志,2000,19(4):217.

[71] 袁平霞,赵卫. 血府逐瘀汤合调胃承气汤治疗急性下壁、正后壁心肌梗死 48 例[J]. 陕西中医,2005,26(7):634.

[72] 陈海龙,吴咸中,关凤林,等. 中医通里攻下法对多器官功能不全综合征时肠道屏障功能保护作用的实验研究[J]. 中国中西医结合杂志,2000,20(2):120.

三、祛 湿 法

温病按其性质划分,可分为温热和湿热两大类。凡属湿热性质的温病,治疗必须用到祛湿法。即使属于温热类病证,亦常有兼夹湿邪的情况,如暑温夹湿、风温夹湿等,在治疗中亦常配合运用祛湿法。因而,化湿法在温病中运用非常广泛。如急、慢性肝炎,急性胆道炎症,伤寒、副伤寒,呼吸道感染,泌尿系统感染等疾病,常以祛湿法进行治疗,所以对祛湿法的研究探讨较多。

(一)文献研究

吴鞠通是著名的温病学家,所著《温病条辨》是一部比较系统、完整的温病专著,其中以三焦来划分病期、归纳证候、指示病所、指导治疗,创立了三焦辨证理论体系,对于指导祛湿法的临床应用尤为重要。

梅岭昌在对《温病条辨》的研究中发现,吴鞠通对湿热病证的治疗,十分重视三焦之理论，指出：“湿温较诸温，病势虽缓而实重，上焦最少，病势不甚显张，中焦病最多。”对于上焦湿热证候治疗，遵循“上焦如羽，非轻不举”原则，“肺药取轻清”“盖肺位最高，药过重，则过病所”，具体如湿邪困遏肌表用疏表祛湿法、宣表化湿法、透表清暑化湿法等。湿热病邪多犯中焦脾胃，治疗遵循“治中焦如衡，非平不安”的原则，“徒清热则湿不退，徒祛湿则热愈炽”，“湿热两伤，不可偏治”，治以祛湿清热法为要。而下焦湿热证候多表现为热蒸头胀，或神识昏蒙，少腹硬满，大便不通，小便不利，舌苔滑腻或垢腻，为湿热郁结下焦，且兼有湿热弥漫上、中二焦之证，治疗又宜宣通三焦为要。薛生白所著《湿热病篇》为专论湿热性质的外感热病证治著作，其对湿热证邪在气分者，按其所在上焦、中焦、下焦的不同部位而分别立法用药，这些均对后世医家影响甚大，有许多医家曾提出湿热类外感热病以上、中、下三焦辨证论治最为合适。如吴银根等认为湿邪在人体有上、中、下部位之别，如湿邪偏上，主以辛散芳化，湿邪偏中，主以燥湿健运，湿邪偏下，主以淡渗分利。周长虹等亦指出，湿热病邪易犯三焦，并循上焦→中焦→下焦之序移行。在叶、薛、吴、王诸家论著和医案中，外感湿热病每以三焦分证，较少用卫气营血，此之故也。薛生白曾指出“湿多热少则蒙上流下，当三焦分治”，即为此意。

沈庆法提出湿热病多表现为湿邪弥漫上、中、下三焦，并能阻滞气机，遏伤阳气，从而导致水液运行障碍的病变，因此，以三焦证候来概括湿热病的证候特点最为适宜。湿热为病以湿为主，常留恋于卫气之间，初起卫分证与气分证界限不清，而且湿邪未化燥之前，不易伤阳而成营血之证，因而，用卫气营血来辨证，实难概括湿热病之特点。由于湿邪重浊流下，常沿上、中、下三焦相传而自成规律，所以，对湿热病运用三焦辨证更切合临床实际。三焦辨证临床意义有两个方面，一是对湿热病发展不同阶段中三类不同证候的概括；二是标明湿热病邪所在部位及湿热病发展变化的一般规律。

湿热为患，病变多以中焦为中心，如薛生白所说“湿热病属阳明、太阴经居多”，因此，多从脾胃论治，化脾胃之湿，清脾胃之热，但由于湿热氤氲，黏腻难解，最宜蒙上流下而影响三焦气化，治疗颇为棘手。张国庆等在对清代医家治疗湿热病证的经验研究中发现，“从肺论治”实为湿热病的治疗之新途径，如徐灵胎称赞叶天士治暑湿“能用轻清凉润之品，以和肺，是其所长”，“治湿不用燥热之品，皆以芳香淡渗之药，疏肺气而利膀胱，此为良法”。华岫云在《临证指南医案》按语中说“肺金清肃之气下降，膀胱之气化通调，自无湿火湿热暑湿诸证”。吴鞠通亦十分重视从肺论治湿热，指出“轻开上焦肺气，盖肺主一身气，气化则湿亦化也”。清代医家石芾南在《医原》一书中更明确提出湿热治法总以轻开肺气为主“湿热治肺、千古定论”的观点。湿热治肺，其作用机制并非直接化湿清热。湿热之邪，黏腻难解，最易阻滞气机，而气机不畅，则湿热更难祛除。孟澍江教授提出了“湿热相夹，当主祛湿”的治则，其具体方法又以“轻宣肺气为上”，因肺气宣达，能使肺行使治节之权，保持人体气机的流畅，气化则湿邪从表而解。又肺气肃降通调水道，能促使膀胱气化，使湿热从小便而去，亦即石芾南所说“肺主一身之气，气化则湿自化，即有兼邪亦与之俱化。”“肺得清肃之权，自能化湿热于无何有之乡，肺是人之天气，天气下降，浊邪焉有不降之理，或从汗解，或从小便而解。”至于湿热治肺具体治法有三，一是开肺达邪出表，二是宣肺化湿透热，三是肃肺通调水道。吴银根等亦提出治疗湿热初起注重宣开肺气，使气化则湿邪易化。周长虹等对古代医家使用开上宣肺治疗湿热的药物进行了统计，最多用者为杏仁、藿香，其次为菖蒲、桔梗、豆豉，认为其着眼点有三，一是宣肺气，助一身气机运行，畅水之上源；二是开腠理，使邪从微汗出；三是芳化湿浊，开清窍之郁闭。

(二)临床应用与研究

湿热相合为患,临床治疗时必须权衡湿与热孰轻孰重,而确定祛湿、清热的侧重,同时,湿邪在人体又有上、中、下三部之别,偏上者主以辛散芳化;偏中者主以燥湿健运;偏于下者主以淡渗分利,但又宜相互配合使用。近年来临床研究对部分传染病和感染性疾病因其病因病机、症状表现均与湿热之邪密切相关,治疗上十分重视祛湿法的运用,如传染性疾病中,急、慢性肝炎、流行性出血热、伤寒等。以及感染性疾病,如急性胃肠炎、急、慢性肾盂肾炎、胆道感染、急性膀胱炎、前列腺炎及部分妇科疾病等。综合分述如下:

1. 临床应用

(1)传染性疾病:急性肝炎发病因湿热郁蒸蕴结,湿得热则愈深,热因湿而愈炽,湿热熏蒸,郁结脾胃,熏灼肝胆而致。因而治疗上应以祛湿清热为原则。张福秀等认为急性非甲非乙型肝炎的治疗无须多加分型,均从湿热论治。但需辨其湿与热孰重孰轻,稍加加减即可。其将 100 例患者分为热重于湿型、湿重于热型两类,均以祛湿清热为原则,具体对热重于湿证,治以清热为主,兼以利湿,对湿重于热证,治以化湿淡渗,兼以清热,结果获临床治愈 85 例,显效 8 例,好转 4 例,无效 3 例,总有效率为 97%,治疗前后肝功能、胆红素、黄疸指数均取得显著改善。李培生教授认为甲肝或乙肝多属湿热疫毒证,其诊治肝炎湿热证疗效卓著,具体治法有宣上透表,开泄湿热,用于湿热遏阻上焦、肺卫失宣者;宽中渗湿,疏利肝胆,用于湿热阻滞于中,疏泄失常者;导下解毒,分消走泄,用于胃燥脾湿,肝胆郁火者;清利三焦、疏肝和胃,用于湿热蕴结,三焦壅滞者。以上四法运用得当,常效如桴鼓,立起沉疴。巴坤杰认为急性黄疸型肝炎,总以湿热为害,清热利湿、分消湿热、开泄郁结为总的治疗原则。赵文海对急性黄疸型肝炎根据辨证以清热祛湿化瘀为主,根据偏湿、偏热侧重加减治疗 210 例,结果治愈 201 例(95.7%),有效 9 例(4.3%),有效率达 100%。徐能鹏用中西医结合治疗急性黄疸型肝炎 247 例,根据湿热的侧重而在祛湿清热的基础上有所侧重,并加西药保肝治疗,对照组 369 例单纯以西药保肝治疗。结果表明,治疗组治愈 240 例(97.17%),好转 6 例(2.43%),无效 1 例。对照组治愈 323 例(88.25%),有效 28 例(6.83%),无效 18 例(4.92%)。经统计学处理两组有极显著差异($P<0.01$)。周仲瑛认为,清热祛湿法是治疗病毒性肝炎的关键,湿热瘀毒互结贯穿于肝炎病程的始终,或湿重、或热重、或湿热并重,或在气、或在血,并有偏于肝胆或脾胃之别。随着病程的发展,由于瘀热在里、血分热毒的持续存在,造成血瘀、瘀毒逐渐形成,“湿热瘀毒互结”存在于不同患者的各个阶段。他在临证时特别重视热毒、瘀毒或瘀热毒邪,认为肝炎重症化的主要特征就是湿热壅盛、热毒化火夹瘀,深入营血、内陷心肝、充斥三焦,多脏受累、变证丛生。慢性肝炎湿热久羁血分,湿毒既可阻滞气机,也有易于化热之性,气滞则血瘀,热毒则化瘀。因此,要把清热化湿、凉血解毒作为共同基础治疗,再根据患者的具体情况随症加减、灵活应用。

对流行性出血热的病因病机认识上,根据临床所见,有湿热疫、温热疫、寒疫三种,其主要与地域有关。万兰清通过研究发现,江西和安徽疫区以湿热毒邪为主,侵袭人体之后,多发为湿热证,按三焦传变。治疗上提出以宣畅三焦为法。湿热疫毒之邪,郁闭三焦,病变中心在中焦,由于热蒸湿动,湿邪又易向周身弥漫,易致三焦同时受邪。宣畅三焦,宣清郁热,又泄利湿浊,鼓舞正气可取得较好效果,其治疗 117 例,痊愈 112 例(95.73%),好转 2 例(1.71%),无效 3 例(2.56%)。而对照组 76 例单纯用西医常规方法,如扩血管、利尿、抗凝、甘露醇导泻,胃肠透析等治疗,结果痊愈 66 例(86.84%),好转 1 例(1.32%),无效 9 例(11.84%)。经统计学处理 $P<0.05$,说明治疗组疗效明显优于对照组,在肾功能改善、治愈

率、病死率等三个方面均明显优于对照组。其原因为抓住湿邪的转归，重视辨证、注重宣畅三焦气机的结果，故收效显著。杨宁等认为湿瘟型流行性出血热中，三焦闭阻证为湿毒内闭气机不畅，三焦阻滞为病理基础，治疗大法为疏利三焦，条达气机，宣肺利湿。

在伤寒、副伤寒的治疗中，根据其湿热留恋气分时间较长、证候变化较为复杂的特点，重点应抓住气分阶段。叶天士对此在治疗上提出了"甘淡驱湿，渗湿于下""分消上下之势""辛开苦泄""通阳利小便"等方法，对后世影响较大。近代名医程门雪对本病治法提出，以化湿清热为首务，化湿之法，不外芳香化浊，苦温化湿、淡渗利湿。三法或单独使用、或合并使用，须据病情而定。有谓"湿郁上焦，芳香化浊；湿阻中焦、苦温燥湿；湿盛下焦，淡渗利湿未免拘泥"，叶天士具有独到的眼光和见解，谓治湿温须重三焦，历来治湿温病案，亦每每芳香、苦温、淡渗同用。在具体运用中，湿遏卫气用辛芳利湿；邪在气分又分为湿热未合：热重者清热燥湿；湿重者祛湿清热；湿热相合，苦寒清热、淡渗利湿；湿热胶结，清热利湿解毒、芳香化浊。邪留少阳三焦，宣透三焦为治。湿热郁阻脾胃，透邪化湿清热并重。湿热蕴痰，蒙闭心包，治宜豁痰开窍、解毒利湿。梁仕祥等运用中西医结合治疗伤寒、副伤寒 42 例，当湿热在卫气阶段主以祛湿清热，分别湿热的偏重而加减施治。邪入营血则清热凉血，耗伤气阴则予益气养阴。对照组 40 例以抗生素、支持、对症处理，两组均全部治愈。但中药治疗组在平均退热时间、中毒症消退时间、并发症发生率等方面均较对照组明显为优，经统计学处理有极显著的意义。

近年来，随着性病发生率的上升，运用中医药诊治性病的研究也为学者所注重。根据性病证候分析，其病因病机多属湿热疫毒蕴结下焦，治疗以清热利湿解毒为主要方法。姚承济报道，运用清热利湿之清淋汤治疗男性淋病 58 例，7 日为 1 疗程，治 1～2 个疗程后，临床痊愈 51 例，显效 5 例，好转 2 例。胡玉坤亦从湿热论治淋病，药以苦参、皂角刺、虎杖、土茯苓等清利湿热为主加减治疗 66 例，2 个疗程后痊愈 49 例，有效 13 例，无效 4 例，总有效率 85%。陈德才报道用清热利湿法内服加外洗治疗急性淋病 30 例，7 日为 1 疗程，治愈 27 例，无效 3 例，总有效率为 90%。周平龙以清利湿热的八正散加味治疗淋病 17 例，用药 5～70 剂后，痊愈 11 例，好转 6 例。汪小毅用清化湿热的白头翁汤治疗耐青霉素淋菌性尿道炎 14 例，取得了 7 日痊愈 13 例，14 日后均愈的疗效。对于传染性尖锐湿疣，亦从湿热论治，取得较满意疗效。张友陇采用中医清热祛湿方外用施治，即将药物煎取 1500ml 后，先熏蒸阴部后洗涤，皮肤干后用黄柏、青黛、滑石组成的敷剂外敷，收到瘤体缩小、痒止、无臭秽物分泌等效果。周浩庭亦以解毒除湿汤治疗尖锐湿疣 32 例，煎取 300ml，坐浴及局部洗熏，结果治愈 28 例，好转 2 例，无效 2 例，有效率达 93.75%。赵景明用清热利湿药物组成内服方剂，外洗药方及制成的湿疣膏外敷，治疗尖锐湿疣 119 例，结果全部治愈，疗效十分满意。马宽玉对早期梅毒 30 例运用清热利湿法进行治疗，主要药物为土茯苓、马齿苋、忍冬藤、半枝莲、黄柏、滑石、萆薢、苦参、生甘草等，15 日为 1 个疗程，并配合用氨苄西林肌内注射。结果 1 个疗程后复查血清不加热试验均转为阴性。

由于暑多兼湿，暑湿相合为患，即与湿热相同。石明仁对夏暑流行性乙型脑炎所表现为暑湿证的 62 例，采用清暑化湿治疗。每日 1 剂，鼻饲给药，配合对症处理。对照组 38 例，以利巴韦林为主治疗。结果治疗组痊愈 60 例，有后遗症 1 例，死亡 1 例。对照组痊愈 52 例，有后遗症 5 例，死亡 1 例。治疗组在体温下降、抽搐、昏迷的持续时间及症状改善、后遗症发生率等方面均优于对照组。

(2)感染性疾病：急性胆道感染，如急性胆囊炎，急性胆管炎、胆石症等，主要原因为胆道梗阻和细菌感染，中医认为其为肝胆气滞、湿热壅阻所致，辨证大多数为“湿热型”，治疗以清热化湿为主要方法。赵业勤认为湿热胆痛较难速解，因胆痛多由气郁化热、湿热相搏所致，对湿热引起的疼痛，有其两重性，当分偏湿偏热、偏阴偏阳，审其热与湿之孰多孰少，从而确立治疗方法。湿胜胆痛以湿滞、湿聚，阻遏气机为特点，治疗以运脾利湿、通阳化气，兼顾清胃泄热；热胜胆痛以热壅、热阻、气机不通为特点，治疗以清胃热，兼顾祛湿行气。刘家磊以清热化湿之二金公茵胆汁汤治疗急性胆囊炎 163 例，结果痊愈 103 例，显效 29 例，好转 20 例，无效 11 例，总有效率为 93.3%。李红辉报道了 107 例急性胆道感染中西药疗效对照分析，将中药治疗组 58 例，按辨证分为肝胆湿热型治疗以疏肝利胆、清利湿热；肝郁热结型治疗以疏肝通腑、清利湿热。西药对照组 49 例分别运用青霉素、庆大霉素、卡那霉素等抗生素加解痉利胆等对症处理，结果中药组痊愈 52 例，有效 14 例，无效 2 例。西药对照组痊愈 41 例，有效 7 例，无效 1 例。两组疗效经统计学处理 $P>0.05$，虽无明显差异，但中药组在退黄、止呕等改善临床症状方面优于对照组。

急性胃肠炎、急性细菌性痢疾等是临床常见的消化系统疾病，属中医“下利”“呕吐”“泄泻”范围，此类疾病亦多湿热为患，常称之为湿热泄、湿热痢，治疗首要为祛湿清热。对于普通型急性胃肠炎，单用中医辨治，效果十分显著。曲勤报道以清热祛湿的药物组成肠炎合剂（马齿苋、地锦草、半夏、五味子、葛根）治疗急性胃肠炎 117 例，全部治愈。赵成莉等根据午雪峪老中医经验，以清化湿热为法，研制成小儿泻痢片（葛根、黄芩、黄连、川朴、白芍、滑石、生甘草、山楂、乌梅、茯苓）治疗湿热泄泻 344 例，用药 3 天，治愈 83.43%，总有效率达 94.18%。并治疗湿热痢疾 7 例，用药 3 天，治愈 66.6%，总有效率为 84.21%。王军仓等报道用中西医结合治疗小儿副伤寒沙门菌感染 41 例，根据本病的病机主要为湿热疫毒之邪蕴伏肠胃，灼伤血络，而以清热解毒化湿止泻为法，基本方为葛根、黄芩、黄连、马齿苋、椿根皮、地榆、木香、莲子、建云曲、云茯苓。对照组 18 例均采用对症支持和呋喃妥因治疗。结果表明，中西医结合治疗组，临床治愈率为 100%，对照组为 88.8%。两组在热退时间、止泻时间上均以中西医治疗组为优，统计学处理有显著差异。彭兆麟等治疗婴幼儿急性轮状病毒肠炎，根据中医辨证分为湿热与脾虚两型，治疗组均用中药煎剂，湿热型以清利湿热为主，对照组以痢特灵治疗，结果表明，4 天内止泻者占 86.4%，较对照组 57.9% 为优（$P<0.05$），显示出中药能减轻症状，缩短病程，具有清利湿热，利小便而止泻作用。

急性肾盂肾炎和泌尿道感染多属下焦湿热，治疗以清利湿热为主。沈庆法体会到急性发作阶段宜重用清热化湿药，可酌情选择 3～5 种，药量宜大，取效后守方继服一段时间。为防止产生耐药性，亦可适当轮换使用部分清热化湿药。急性肾盂肾炎大部分由尿道感染、膀胱感染逆行形成，所以保持外阴部清洁很重要，可选用清热燥湿的中药进行外洗或坐浴，常有较好效果。周燕丽报道以清热利湿为主治疗急性肾盂肾炎 48 例，急性期每日 2 剂。症状控制后改为每日 1 剂，结果治愈 39 例，好转 7 例，无效 2 例，总有效率 96%。姜锡斌用清利湿热之石韦通淋汤治疗急性泌尿系感染 30 例，6 日为 1 个疗程，1～4 个疗程后，痊愈 20 例，有效 9 例，无效 1 例。唐先钰以清利湿热的泌炎清解汤治疗尿路感染 160 例，取得了全部治愈的疗效。

另外，对于一些男性病如前列腺炎、妇科疾病如念珠菌性阴道炎等，许多学者亦从湿热论治，并取得较好疗效，如胡达坤用清利湿热法治疗念珠菌性阴道炎 40 例，治疗 5～20 日后收到痊愈 37 例，显效 3 例的结果。何国兴以中医清热利湿之药物坐浴熏洗治疗阴道炎 700 例，10 日为 1 疗程，用 7～24 日后痊愈 568 例，好转 95 例，无效 37 例，总有效率 97.4%。吴心芳等运用健脾除湿法治疗顽固性念珠菌性阴道炎 125 例，治愈(临床症状消失，分泌物检查阴性)118 例，占 94.4%，有效(临床症状消失，分泌物检查阳性)4 例，占 3.2%，总有效率 97.6%。

2. 研究探讨　周长虹等对分消走泄作了专题研讨，将分消走泄提高到是湿热病的基本治则上来认识。其认为分消即为分消上下之势，就是从上中下三部把湿热邪气消除，走泄通过“动”或“通”的手段，使邪气外达。具体言之，就是宣畅气机，开郁行滞，疏通三焦，使水和气运行之路通达，祛邪外出。分消与走泄为同一法则的两个方面，立论角度不同，分消以施治部位而言，走泄从用药特点论，即分部而消邪，走动而泄邪，两者相辅相成。分消与走泄又是相互交错不可分割的。两者既有区别，又有联系，共同构成外感湿热病的主要治疗原则。将分消走泄作为治疗原则是由病邪的性质和病变的部位所决定的，病邪的性质为湿热，病变的部位多在三焦。分消走泄用于湿热病主要在于，其一，就近祛邪。湿性散漫，湿热为病常布散全身，故须多种治法配合运用，使邪从上下内外分部消散，以加快邪气外达速度，且不留邪。其二，疏调三焦。三焦为阳气和水液通道，疏通三焦之道路，使气水运行通畅。若病位局限者，因三焦相连，仍可分消三焦，引湿热从多向溃散，以求速愈。其三，流行化湿。湿易阻气，气能化湿，选用走泄之品，使气机通则湿易化，热易透。王孟英指出“分消上下之势者，以杏仁开上、厚朴宣中，茯苓导下”。即以杏仁宣肺气，开上焦，使邪从上出；以厚朴行脾气畅中焦，燥湿于中；以茯苓化膀胱之气利下焦，导邪下达，诸药合用，三焦并治，使邪气从上、中、下三部分头消除。其根据湿热邪气之偏盛，按照上、中、下三焦及其连属脏腑组织之偏受，对 56 个不同的湿热病类型所用方剂进行了统计、分析、归纳，发现无论湿热偏于上焦、中焦，抑或下焦，其处方用药绝大多数可分为开上、畅中、导下三部分。

临床上祛湿法还常常与多种治法互相配合应用，如与清热法、活血法、理气法等联合应用。

(1)祛湿与清热联用：温病中运用祛湿法，是对湿热之邪而言，非单纯之祛湿化湿，所以祛湿法多须与清热法互相配合使用，配合运用得当与否，直接关系治疗效果。吴银根等就提出，湿热合而为病者，应权衡湿与热之孰轻孰重，湿邪化热不甚时可以化湿为主，若湿已化热，湿热并盛，当辛温苦寒并施。对于湿热之病证应根据湿热之侧重而确定辛开与苦降之主次。否则湿盛而过用苦寒有凉遏之弊，热盛而过用辛温则有助热之害。

何焕荣提出湿热初起，当芳香化浊，气化则湿化。待湿蕴化热，湿与热结，气与湿争阶段，为阻止病情向深入发展之势，则及早采用表里双解或清热通利法。周长虹等认为“湿为阴邪，其性黏腻，热为阳邪，性喜熏蒸，湿热相合则如油入面，难解难分。治湿当用温，治热当用凉，用温则助热，用凉则遏湿”。如吴鞠通所说“徒清热则湿不退，徒祛湿则热愈炽”。因此治疗中不可偏颇，宜辨清湿邪、热邪的多少，对症下药，方可奏效。赵业勤在急性胆病辨治中，提出胆为湿热之源，火与胆汁相搏，即产生湿热，治疗中指出应注重辨证，有偏湿盛、热盛、湿热俱盛的区别。若热重湿轻，以清利湿热的栀子柏皮汤加味；若湿重于热，宜茵陈五苓散加味；湿热俱重则选茵陈蒿汤加味。颜德馨治疗湿热病证，认为湿与热合，蕴蒸不化，胶着难解，但据病人禀赋素质等条件，湿热转归不同，可表现为湿重于热，热重于湿，湿热并重，治疗上湿渐化热或湿热俱盛时，化湿与清热并进，湿邪化热而转成热重于湿时又当清热为主、化湿为辅，并强调湿化则热孤。程门雪又指出湿热合邪，病势缠绵，治湿碍热，治热碍湿，往往温清两难，互相掣肘，治疗以化湿清热为首务。乔明德报道中西医结合治疗小儿伤寒 71 例，并设西药对照组 79 例，两组均行胃肠道隔离，卧床、饮食管理、对症处理、补液支持外，治疗组湿郁卫气者用三仁汤，湿热化火者用白虎加苍术汤、小柴胡汤等，至后期用竹叶石膏汤加减。结果表明，两组均治愈。而用中药辨治组，平均退热时间、中毒症状消退时间及并发症发生率等均较对照组优。姜润林治疗伤寒 147 例，湿遏卫气治以辛凉解表、化湿清热；对气分湿热，分别湿重、热重、湿热并重而治。湿重于热，治以化湿为主，清热为辅；热重于湿，治以清热为主，化湿为辅；湿热并重则化湿清热并进；至邪入营血则清营凉血。除上述治疗外，与对照组 138 例均予抗生素及对症处理，结果表明，中药治疗组有效率为 98.8%，对照组为 92.1%，治疗组在疗效、降温天数等方面优于对照组。

谢桂权等以清热利湿立法，治疗成人肾病综合征湿热证，基本方以板蓝根、鱼腥草、紫花地丁清解上焦湿热毒邪，以苍术、黄柏、生薏苡仁、石韦、玉米须、白茅根清热利湿，清除中下焦湿热之邪。结果治疗组 45 例中，完全缓解 12 例，基本缓解 21 例，部分缓解 9 例，无效 3 例，总有效率为 93.3%。对照组 45 例中完全缓解 9 例，基本缓解 9 例，部分缓解 19 例，无效 8 例，总有效率为 82.2%，两组总有效率比较，差异有显著性意义（$P<0.05$）。

(2)祛湿与理气联用：湿热为患，胶结黏腻，病势多缠绵难解，且湿性黏滞，常阻滞气机，升降失常，而宣通调理气机，开郁行滞，可使湿邪易于祛除。如吴银根等亦指出，湿邪每阻遏气机，气滞则湿更难化解，所以祛湿须佐理气之品。临床上常用宣气化湿法、运脾祛湿法、分消走泄法等，其目的均在于疏调三焦之气机，使湿热之邪从上、中、下三部就近消解，可加快祛湿之速度。因而祛湿法与理气法配伍运用甚为常见。

徐景藩在重症肝炎的治疗中体会到重症肝炎病邪主要是湿，湿热相合，充斥三焦。治疗重在祛邪。祛湿宜用宣泄，如上、中二焦湿盛，可选用藿香、佩兰、炒苍术、厚朴、陈皮、蔻仁、桔梗、杏仁、菖蒲，即使湿在下焦，亦可用菖蒲、杏仁、紫菀等宣透上焦使肺气得利，小便可增。佘靖等根据胆囊炎之肝气郁结，中焦运化失常，湿热内生之病机特点和证候特征，而研制了清利肝胆湿热、理气和中止痛为主的清胆利湿汤，主要以茵陈、黄芩、栀子清利肝胆湿热，柴胡、延胡索疏肝理气，半夏、厚朴、青皮、陈皮等理气健脾和胃，共治疗 102 例，结果临床治愈率为 19.6%，显效率为 47.1%，有效率为 20.6%，总有效率达 87.3%。沈启明根据肝炎的湿热内蕴、气滞血瘀的基本病理而拟定清利湿热、疏肝利胆之柴胡合剂，治疗病毒性肝炎 60 例，取得近期治愈 51 例，近期基本治愈 4 例，好转 2 例，无效 3 例，较对照组为优。在肝功能改善、复常方面亦以治疗组为优，收到了条达肝气、疏泄胆气、清泄湿热之效果。

(3)祛湿与活血联用：近年在临床研究中，一些学者注意到湿热为患的病证在病理发展过程中，会或多或少出现瘀血证候，因而提了“湿瘀相关”之论点。王辉武等指出，南方气候炎热、长夏较长，气温较高，雨水多，湿度大，人处于这种环境中最易感受湿热之邪。如喻嘉言所说“天之热气下，地之湿气上，人在气交之中，受其炎热，无隙可避。”一旦人受湿热之邪，常常影响到血。唐容川在《血证论》中提出“病水者亦未尝不病血也。”肯定了湿病与血分有关。当人体三焦气机升降失调，水湿运行受阻，湿邪即可生成，湿性黏腻停滞，必然影响血的运行，血行不畅，则湿滞伤络，或滞而为瘀，均可导致湿邪致瘀的表现，而且，瘀血形成又可反过来影响水湿代谢而致湿邪更甚。如黄疸多为湿热蕴阻肝胆，但亦可瘀阻所致，所以《伤寒论》有“……瘀热在里，身必发黄”之说。薛博瑜在病毒性肝炎与湿、瘀、毒的关系中提出，急性肝炎肝细胞肿胀、变性、坏死，肝血窦充血，肝内胆管胆汁淤阻等病理改变均与中医“瘀热”理论相符，因而治疗上，除清热化湿，疏肝健脾外，还须重视结合化瘀解毒之法。在慢性肝炎中，湿热贯穿于疾病的整个过程，而肝为藏血之脏，乙肝病毒内伏，入于血分则为瘀毒，因而湿热瘀毒蕴结肝脾是慢性肝炎的基本病理变化，治疗上应以清化湿热、凉血行瘀为重点。王辉武、吴行明根据临床观察，认为湿邪虽属留着缠绵之邪，如能在辨证施治基础上巧妙地配用活血化瘀法，往往能起到“催化”湿浊，倍增疗效作用，因湿致瘀须活血，湿病活血能增效。活血药可选刘寄奴、丹参、泽兰、赤芍等。其意义在于截断湿瘀之间的恶性循环。张培峰治疗急性黄疸型肝炎时用清热利湿效不佳者，加入生地黄、丹参、桃仁、红花之类凉血活血化瘀，共观察52例，除5例服2～3剂后“疗效不显”自动中止治疗外，余47例均于1月内症状消失，肝功能恢复正常。王雨秾等运用清热化湿，活血化瘀为主治疗戊型病毒性肝炎30例，主方为苦参、丹参、制川军，随症加减，治疗30例，1个月为1疗程，抗HEV有20例阴转占66.7%，改善临床症状及降酶退黄作用明显。潘丰满等根据脂肪肝的临床特点提出，脂肪肝是由多种原因导致肝脾肾三脏功能失调，痰湿、瘀血内生，停积于肝而成。其病位在肝，与脾胃肾密切相关，属本虚标实之证。因津血同源，痰瘀可以互生互化，痰、瘀等病理产物又可成为新的致病因素，使病情缠绵或加重发展为肝纤维化甚至肝硬化。故以祛湿活血为主要治法，佐以疏肝健脾益肾以绝痰瘀化生之源。王丽清等运用活血利湿法治疗儿童单纯性肥胖并高脂血症21例，显效6例，有效13例，总有效率90%，与采用合理饮食及运动疗法的对照组比较，总有效率有显著性差异($P<0.05$)。王耀萍等提出郁积性皮炎属先天禀赋不耐，脉络迂曲，气血运行不畅，血瘀肌肤脉络，日久生湿，湿溢脉外，郁而生热，外客肌肤而成皮疹。用中药活血利湿方治疗郁积性皮炎40例，治愈14例，显效12例，有效10例，总有效率90.0%。

（三）实验研究

祛湿法因其临床上广泛应用，而为许多学者所重视，因此对祛湿法的机制进行了多方面的研究，特别是在病毒性肝炎方面，祛湿法的研究已达到较高水平。

1. 对病原微生物的抑制或杀灭作用　许多实验研究表明，温病祛湿法的治疗作用机制之一是其具有对病原微生物的直接抑制或杀灭作用。迟继铭在治疗致病性大肠杆菌所致泌尿道感染的有效机制研究中发现，尿道致病性大肠杆菌的致病力与其黏附尿道上皮细胞能力有关，黏附力越强，其致病力越强，而清热利湿法具有抑制或减弱尿道致病性大肠杆菌的黏附尿道上皮细胞的作用，并对大肠杆菌有一定的抗菌作用。孙大锡等在实验中发现清利湿热的八正散亦对泌尿道致病菌在体内有较强的抑制细菌黏附作用。李景德等发现肾盂肾炎从“湿”辨治，其临床疗效较西药对照组为优。其原因，一是随着感染药物泛用，耐药菌株增多；二是清热利湿的药物不仅有良好的抑菌作用，且复方使用，可能作用于细菌的结构、生长、繁殖等多个环节，因而不易产生耐药性。危北海等认为清热利湿的药物具有较强抑制乙型肝炎病毒(HBV)的作用，如果能早在HBV-DNA整合之前进行抗病毒治疗，便有可能更有效地抑制或杀灭HBV，有利于肝炎病理活动减退。一般在用药后可使HBV-DNA阴转率达20%～30%，HBeAg和dna-P阴转率达50%～60%。龚惠民等在中药复方抗乙型肝炎病毒(DHBV)实验研究中发现，采用清利湿热药组成的复方治疗2个月后，DHBV的阴转率一组为34.04%，一组为29.54%，均较不给中药的对照组的阴转率7.89%要高，经统计学处理，有非常显著的差异。表明清热利湿药物具有抗DHBV的作用。张诗军等随机选取慢性乙型肝类患者30例为治疗组，观察化湿中药治疗后患者T细胞受体(TCR)Vβ7基因表达的变化，另以健康人10例为对照组。结果发现，经过6个月治疗，治疗组谷丙转氨酶(ALT)、谷草转氨酶(AST)、血清总胆红素(TBIL)水平显著下降($P<0.01$)，5例测出TCRVβ7基因表达，这5例患者均出现HBV-DNA、HBeAg转阴，肝功能恢复正常，说明化湿中药对慢性乙型肝炎(湿证)患者TCRVβ7基因表达有调节作用，可能是清除病毒的重要

途径。谢桂权等在开展清热利湿法治疗肾病综合征湿热证临床研究的同时，观察了清热利湿药对患者治疗前后炎性因子 IL-6、IL-8、TNF-α 的影响。结果显示，肾病综合征湿热证患者治疗前 IL-6、IL-8、TNF-α 均值水平明显高于正常值。经清热利湿药治疗后，上述炎性因子均值均明显降低，差异均有显著性（$P<0.05$），与对照组比较，差异均有显著性意义（$P<0.05$）。表明该类药物具有抗炎、清除抗原等作用，可以抑制或减轻肾脏免疫性炎症损伤。

2. 调整和增强免疫功能　中医认为病毒性肝炎的始发病因为湿热，湿热郁结易于损伤正气，患者的机体免疫功能低下，尤其是细胞免疫功能低下，则更利于 HBV 的复制，因此调整和增强免疫功能是治疗取效的重要途径。许多实验表明，清热利湿药物能明显诱导 α-干扰素增生和抑制免疫复合物形成，能增强白细胞吞噬功能，刺激 T 细胞繁殖分化，增强其消灭靶细胞的能力和免疫监视作用，一些药物还能直接拮抗组胺、缓激肽、碱白三烯 A_4、血小板激活因子等介质的致敏作用，阻止效应细胞释放过敏介质，对细胞内外钙离子转运、脂氢酶活性及血小板凝集反应，都有抑制作用。张诗军等观察清热利湿法对慢性乙型肝炎湿热证患者自然杀伤细胞（NK）、自由基水平（OD）的影响中发现，清热利湿法具有明显提高 NK 水平及 OD 水平，提示本法可增强机体的免疫功能，及对抗自由基损伤，保护肝细胞。另外，本法还具有降低血清丙二醛（MDA）作用，MDA 与炎症反应有关，提示本法能促进炎症的消除。牟雅军等在对清热化湿的“止泻退热微丸”的实验研究中发现，其对巨噬细胞的吞噬功能具有促进作用，对抗原结合细胞、抗体形成细胞及 T 淋巴细胞均有促进作用，因此，清热化湿之“止泻退热微丸”具有增强小鼠特异性及非特异性免疫功能的作用。李景德等亦认为在治疗取效的机制中，更值得重视的是其调节机体免疫的作用，因为机体的免疫功能对最后杀灭细菌起着决定性的作用。戴姣等利用双向凝胶电泳技术（2-DE）分离来源 20 例慢性乙肝患者用清肝利湿汤治疗前后的外周静脉血单个核细胞，用基质辅助激光解吸飞行时间质谱（MALDI-TOF-MS）对用清肝利湿汤治疗前后的差异蛋白质进行测定肽质量指纹谱，检索 MSDB 和 Swiss-Prot 蛋白质数据库鉴定差异蛋白。经过对比分析及质谱鉴定，找到质和（或）量有明显改变的 38 个点。鉴定了 9 个清肝利湿汤治疗前后的慢性乙肝患者的差异表达蛋白：Rho 鸟苷酸解离抑制因子、热休克蛋白 70、纤维蛋白 γ 链前体、F 肌动蛋白 α 链亚单位、纤维蛋白 β 链前体、XTP3TPA 反式激活蛋白、假想蛋白、丙酮酸激酶同工酶 M1/M2、假想蛋白片段。清热利湿汤治疗肝胆湿热证的疗效机制可能包括对细胞凋亡信号分子、凝血相关蛋白、细胞免疫及能量代谢相关酶的影响等。

3. 对组织损伤的修复作用　清热祛湿药物对病变所致的组织损伤具有修复作用。如运用中药治疗各类病毒性肝炎，随着临床症状和肝功能的好转，肝脏的病理损伤亦可得到相应的恢复，从治疗前后肝穿刺活体组织检查和动物实验均证实，清热利湿，疏肝利胆的药物能减轻肝细胞炎症，防止肝细胞坏死、促进肝细胞新生。组织化学检查亦显示肝细胞内核糖核酸及糖原含量明显增多，肝脂肪性病变减轻，肝细胞肿胀消退，肝窦渐见显露、肝微循环改善，同时并有显著降低肝炎动物转氨酶的作用。说明清热化湿法疗效机制之一是减轻或修复肝细胞的结构和功能。李秀珍等报道用清利湿热之茵陈治疗黄疸患者，发现能提高 DNA 聚合酶等一系列酶活性，利于蛋白质合成，保护细胞膜稳定性。聂丹丽等利用 40% 四氯化碳花生油给予大鼠皮下注射诱导肝纤维化，用清热祛湿方药进行干预，分别在 3 周末及 6 周末取血，取肝脏，用放免法测量血清透明质酸（HA）、层粘连蛋白（LN）、Ⅲ型前胶原（PC-Ⅲ）的含量，并通过光镜观察肝组织病理变化。结果显示，清热祛湿组大鼠在 3 周、6 周血清 HA、PC-Ⅲ、LN 值明显低于模型组，有显著性差异（$P<0.05$），肝纤维化程度均好于模型组

($P<0.05$,$P<0.01$),表明清热化湿药物具有良好的防治肝纤维化作用。文彬等探讨“清热祛湿”代表方清香散预防模型大鼠肝纤维化的作用机制发现,清香散预防给药,能够明显降低模型大鼠血清谷丙转氨酶(ALT)、谷草转氨酶(AST)活性,提高血清超氧化物歧化酶(SOD)活性,降低血清丙二醛(MDA)含量。病理学显示清香散预防组大鼠胶原纤维沉积明显减轻,假小叶结构明显减少。表明清热祛湿方可以有效抑制复合因素诱导的大鼠肝纤维化形成,其作用机制与抑制脂质过氧化、保护肝细胞,抑制肝纤维化的启动有关。

(陈建云　陈昆良　张国庆　刘铁钢)

主要参考文献

[1] 梅岭昌.《温病条辨》之学术贡献[J]. 中医杂志,1992,(4):13.

[2] 吴银根. 中医外感热病学[M]. 上海:上海科学技术出版社,1991.

[3] 周长虹,赵绍琴. 论分消走泄是湿热病的基本治则[J]. 中医杂志,1993,(1):8.

[4] 丁学屏,夏玲. 程门雪湿温遗稿[J]. 中医杂志,1993,(5):276.

[5] 赵业勤. 急性胆痛辨治体会[J]. 中国医药学报,1991,(2):48.

[6] 魏铁力. 颜德馨治湿十法[J]. 中国医药学报,1992,(5):46.

[7] 姜润林. 中西医结合治疗伤寒147例[J]. 南京中医学院学报,1990,6(1):15.

[8] 佘靖,张炳厚,刘红旭,等. 清胆利湿汤治疗肝胆湿热型慢性胆囊炎的临床及实验研究[J]. 中医杂志,1996,(12):725.

[9] 沈启明. 病毒性肝炎治胆初探[J]. 中医杂志,1993,(7):411.

[10] 薛博瑜. 病毒性肝炎与湿、瘀、毒[J]. 中医杂志,1993,(4):249.

[11] 迟继铭. 泌尿康复方治疗致病性大肠杆菌所致泌尿道感染的有效机制研究[J]. 中国医药学报,1991,(5):9.

[12] 孙大锡. 治则不同方剂对尿道致病性大肠杆菌的血凝作用和黏附尿道上皮细胞的影响[J]. 中医杂志,1985,(8):57.

[13] 危北海. 中医治疗病毒性肝炎的现状与展望[J]. 中医杂志,1993,(1):52.

[14] 李量德,陈超. 慢性肾炎从“湿”辨治的临床报道[J]. 中国医药学报,1991,(5):40.

[15] 龚惠民,王能进,王金兵,等. 中药复方抗鸭乙型肝炎病毒实验研究[J]. 中医杂志,1993,(10):621.

[16] 王俊槐. 谈诊治肝炎病湿热证的经验[J]. 中西医结合杂志,1995,(10):635.

[17] 巴坤杰. 病毒性肝炎的辨治经验[J]. 安徽中医学院学报,1990,9(3):14~16.

[18] 万兰清. 流行性出血热的辨证论治[J]. 中国医药学报,1992,(5):40.

[19] 杨宁. 论湿瘟型EHF中三焦闭阻证与ARDS[J]. 辽宁中医杂志,1990,14(9):1.

[20] 梁仕祥. 中西医结合治疗伤寒副伤寒42例疗效观察[J]. 浙江中医杂志,1992,27(6):248.

[21] 姚承济. 清淋汤治疗男性淋病58例[J]. 云南中医,1993,14(4):48.

[22] 胡玉坤. 消炎灵治疗淋病66例的疗效观察[J]. 江西中医药,1993,24(4):13.

[23] 陈德才. 中药治疗急性淋病30例[J]. 福建中医药,1992,23(3):62.

[24] 周平龙. 八正散加味治疗淋病17例[J]. 实用中医药结合杂志,1991,4(7):408.

[25] 汪小毅. 白头翁汤治疗耐青霉素淋菌性尿道炎14例[J]. 国医论坛,1992,7(1):22.

[26] 张友陇. 中药外治尖锐湿疣15例[J]. 陕西中医,1991,12(7):321.

[27] 周浩庭. 解毒除湿汤治疗尖锐湿疣32例疗效观察[J]. 浙江中医杂志,1992,27(6):282.

[28] 赵景明. 中药治疗尖锐湿疣119例[J]. 山西中医,1993,9(2):14.

[29] 马宽玉. 早期梅毒30例临床报道[J]. 陕西中医学院学报,1991,14(2):33.

[30] 石明仁. 清暑化湿汤治疗流行性乙型脑炎62例[J]. 中级医刊,1993,(5):54.

[31] 刘家磊．二金公茵胆汁汤治疗急性胆囊炎163例．山东中医，1992，11(1)：17.

[32] 李红辉．107例急性胆道感染中西药疗效对照分析[J]．湖南中医学院学报，1990，10(4)：229.

[33] 王军仓．小儿鼠伤寒沙门氏菌感染41例疗效观察[J]．中医杂志，1990，(9)：33.

[34] 彭兆鳞．婴幼儿急性轮状病毒肠炎中医治疗探讨[J]．中医杂志，1990，(9)：31.

[35] 周燕丽．五味消毒饮加味治疗急慢性肾盂肾炎48例临床观察[J]．江西中医药，1993，24(2)：31.

[36] 张国庆．石芾南论治湿热琐谈[J]．南京中医学院学报，1985，(4)：45.

[37] 胡达坤．坐药法治疗霉菌性阴道炎40例报告[J]．云南中医杂志，1990，11(6)：16.

[38] 何国兴．中药熏洗治疗阴道炎700例临床小结[J]．江苏中医，1991，12(10)：15.

[39] 王辉武．湿病活血能增效[J]．中国医药学报，1989，(5)：44.

[40] 张培峰．对急性黄疸型肝炎一些问题的探讨[J]．上海中医药，1995，(10)：18.

[41] 王雨秾．清热利湿活血化瘀为主治疗戊型病毒性肝炎[J]．上海中医药，1995，(5)：9.

[42] 陶夏平，周仲瑛，王飞．清热祛湿法在肝炎治疗中的运用[J]．中医杂志，2004，45(5)：325.

[43] 叶放．周仲瑛教授辨证论治慢性肝炎的经验特色[J]．中华中医药杂志，2005，20(10)：604.

[44] 吴心芳，李淑英．健脾除湿法治疗顽固性霉菌性阴道炎[J]．四川中医，2004，22(10)：67.

[45] 谢桂权，高颖，冯天保，等．清热利湿法治疗肾病综合征湿热证45例疗效观察[J]．新中医，2007，39(10)：85.

[46] 潘丰满，杨钦河，沈英森，等．祛湿活血法为主在脂肪肝治疗中的应用[J]．四川中医，2004，22(6)：23.

[47] 王丽清，孙升云，肖旭腾，等．活血利湿法治疗儿童单纯性肥胖并高脂血症21例[J]．新中医，2006，38(2)：81.

[48] 王耀萍，李丽蓉．活血利湿方治疗郁积性皮炎40例疗效观察[J]．江苏中医药，2004，25(9)：30.

[49] 张诗军，陈泽雄，黄必军．化湿中药对慢性乙型肝炎(湿证)患者TCRVβ7基因表达的影响[J]．中医杂志，2002，43(10)：780.

[50] 戴姣，戴幸平，邢之华，等．清肝利湿汤干预慢性乙肝肝胆湿热证的蛋白质组学分析[J]．世界华人消化杂志，2009，17(4)：362.

[51] 聂丹丽，郅敏，崔大江，等．清热祛湿，扶正活血对实验性大鼠肝纤维化影响的实验研究[J]．陕西中医，2002，23(6)：567.

[52] 文彬，贺松其，廖荣鑫，等．清热祛湿法抗肝纤维化及抗脂质过氧化的实验研究[J]．陕西中医，2005，26(4)：378.

四、化 瘀 法

活血化瘀法是应用调畅血行，祛除瘀滞的药物，以解除血行郁阻或瘀滞、瘀结的方法，具体有散血化瘀和通瘀破积之分。外感热病中，化瘀法用于治疗各种热瘀互结的病证，因无形的邪热每附于有形之物，此时不祛除有形之瘀结，邪热则不易化解，所以化瘀法的作用一方面在于活血通络，另一方面也是为了使邪热便于清泄。外感热病邪入营血，或素体有瘀伤宿血者，治疗须用化瘀。近年来，温病中的活血化瘀之法为许多医家所重视，研究十分广泛，兹综述如下。

(一)文献研究

自清代著名医家叶天士《温热论》中论及温邪“入血犹恐耗血动血，直须凉血散血”。其中“散血”之法即为对“血瘀”病理变化而设，自此，后世医家对温热病邪深入血分的治疗十分重视活血化瘀。

戴春福认为血瘀确为血分证一个重要的病理变化，其一是“邪热煎熬致瘀”，热毒病邪其性为阳热，煎熬烧灼阴血，使阴血浓稠，严重即为瘀血，如唐容川《血证论》云：“血受热则煎熬成块”，热毒之邪愈盛，灼血成瘀愈甚，有一分热毒病邪，便有一分瘀血形成。从这一认识出发，活血化瘀的同时不能急于消除热毒病邪，苦寒清热解毒亦为治疗血分瘀阻的一个重要方法，即叶天士所说“凉血”之法，“凉血散血”是谓化瘀与清凉不能偏执。其二是“离经死血为瘀”，血分证热迫血行，可有吐血、衄血或发斑等症状，离经之血除以孔窍排出体外，常有部分残留体内，离经死血积聚成瘀，治疗上应祛其死血，如日·丹波元坚《药治通义》曰：“若失血有败瘀，滞泥于诸经，则气之通路未免有壅遏，又当率所先而决去之。”注重用化瘀之法。其三是“阴亏血稠为瘀”，温病在气分邪热亢盛阶段常有大汗、泄泻、呕吐等使阴液大量耗伤，入营血后阴伤进一步加重，病见血分阴伤亏损，因阴液与血液同源，阴虚则致血液浓缩而变得黏稠，运行失畅，停积为瘀，治疗以“增液行血”为法，除以上三个方面以外，尚有气虚、气滞、痰阻等病变均可导致血瘀的病变，治疗中宜据不同兼证化瘀的同时配益气、行气、化痰等方法。再有，各种原因导致血分证病变形成，而已形成的瘀血本身亦可阻滞脉道，使血液愈加停聚，从而加重瘀血病变，造成不良恶性循环，因此，血分证的瘀血应当尽早消除，使血脉尽早通畅，体内脏腑气血经络相互贯通，从而有利于血分证其他病变的改善。

杨进等对温病的热瘀证治进行探讨，认为温病过程中热毒与瘀血互相搏结而形成热瘀是一种常见的病理变化，对于温病中形成瘀血的原因，一般论著中较注重邪热的煎熬、阴血的枯竭和热伤血络后外溢之血等，而对气机郁滞和脏气虚衰等因素亦应重视。气机通畅与否对血液运行有直接影响，在温病中亦不例外，热邪除可炼血成瘀外，亦可壅阻气机，如陈平伯说：“热毒内壅，络气阻遏”，吴坤安亦指出“热毒蒸灼，气血经络凝塞不通。”古代医家在治疗温病血瘀证时亦注意用行气药物，由此可以反证气机郁滞确是温病热瘀形成的一个重要因素。

在温病过程中，由于邪热对脏腑功能和实质的损害，特别是温病极期可出现脏腑功能的衰竭，从而导致血行乏力，血行缓慢而致瘀阻，古代医家和现代临床在厥脱证的治疗中均在回阳固脱中配合活血化瘀之品即为反证。

温病热瘀证存在时，治疗当以清热解毒、活血化瘀为主，针对热瘀形成的原因有邪热煎熬、热壅气滞、血虚为瘀、阴伤脉涩、气虚血滞、素有宿瘀等，以及与热毒、瘀血往往同时存在的阴伤、气滞、气虚、出血等病理变化，在使用清热凉血之法的同时，常须注意与养阴、理气、补气、止血等结合使用。

何延华认为温病的发病与邪毒密切相关，“毒”随病邪侵入人体后，因地、因时不同，其发病的临床证候也不同，但“毒”“热”“瘀”“虚”是温病发生发展的共同病理表现，毒是外因，虚为内因，热瘀是病理代谢产物又是新的致病因素，它加重原有病情并产生新的病证，所以，针对病理环节，阻断病情发展，必须采用解毒排毒，清热保津、活血化瘀、调畅气机的药物来治疗，据此将导毒化瘀法治疗温病危急重证，取得较好的疗效。

邱模炎等根据朱丹溪等古今医家有关湿热病论述及赵绍琴教授有关湿热病辨治经验，提出“湿热伤血”的概念，以概括湿热病发展过程中出现的血分郁热、瘀血阻滞、络脉受损、入营动血、阴血亏虚等一系列病理变化和临床表现。认为湿热之邪未化燥之前出现的血分受损病证，虽因病邪深浅或所伤部位的不同，临床表现较为多样，但其病理性质、治法和遣方用药法则是一致的，在湿阻气分见症的基础上，或以血分郁热为主，或以络伤为主，或以血瘀为主，或见化燥入血，或见阴血亏损等，亦有两种或多种病理变化交错存在，临床可以表现为轻重不同的证候类型。在辨证方面强调首分湿热轻重，继辨气血偏颇，以使治湿不助热，清热不碍湿，治气不伤阴，凉血养阴不阻气。

(二)临床应用与研究

由于化瘀法的独特治疗作用,在临床上广泛应用于很多疾病,且有较好的疗效,对其作用机制,很多医家已进行了研讨。

1. 临床应用

(1)传染病:由于在传染病的发病过程中,“热”“毒”“瘀”等病理变化十分常见,对于热瘀证的治疗,化瘀法越来越受到临床学者的重视,在病毒性肝炎和流行性出血热的治疗中,化瘀法运用更为广大医家所推崇,有着不可替代的重要作用。

在慢性活动性肝炎的治疗中,裴正学等根据中医辨证分为气阴初损型、邪客少阳型、气滞血瘀型、阳虚水泛型,在观察的全部289例患者中,气滞血瘀型最为多见,约占50%以上,以颜面晦暗、两肋攻撑、右胁痛甚、肝脾大,肝功能严重异常,舌有瘀斑为特点,以活血化瘀为主进行治疗,结果治疗组289例,近期治愈101例(34.94%),好转152例(52.5%),无效36例(12.47%),总有效率为87.53%,HBsAg阴转率39.9%,抗Hey阳转率68.57%,而且对照组采用肝必复和黄芪粉予以治疗,共140例,结果近期治愈12例(8.57%),好转52例(37.14%),无效76例(54.28%)。治疗组治愈率、好转率均高于对照组,经统计学处理,$P<0.01$,有极显著的差异。在症状体征的恢复、改善等方面亦以治疗组为优。

邢练军等根据丙型病毒性肝炎病理变化以湿、热、瘀、毒为主,临床上除热毒症状明显外,常见面色晦暗,舌质暗红,齿、鼻衄等血瘀征象,因而采用活血解毒为主治疗丙型病毒性肝炎20例,基本方为苦参、丹参、赤芍、炙鳖甲、穿山甲、制大黄、白花蛇舌草、蒲公英、薏苡仁、茯苓、生甘草等,以3个月为1个疗程,均治疗2个疗程。结果痊愈3例,显效3例,有效10例,无效4例,总有效率为80%。治疗后抗HCV转阴3例,转成弱阳性3例,免疫球蛋白IgG、γ-球蛋白有所下降,临床症状、体征均有明显好转,取得较为满意的疗效。

陈立华根据输血是丙型病毒性肝炎传播的主要途径,反映毒邪直入营血,并发现其病变特点为“毒瘀易聚,缠绵难愈”,结合其特点分析,提出活血解毒是为丙型病毒性肝炎的主要治法之一,认为解毒之药亦应选择那些解毒与活血通络双重作用者,如紫草、虎杖、丹皮、赤芍、大黄、郁金、白花蛇舌草等。

王雨秾等根据戊型病毒性肝炎的病因病机表现为湿、热、毒、瘀互结于肝胆的特点,采用清热化湿、活血化瘀为主治疗观察30例戊型病毒性肝炎患者,结果显示,治疗后患者症状、体征均明显好转,治疗前,肝功能异常,抗HEV阳性均为100%,治疗后肝功能异常仅为3例(10%),抗HEV有20例阴转,占66.7%,一个疗程后30例患者中临床治愈20例(66.7%),显效5例(16.6%),有效2例(6.7%),无效3例(10%),总有效率为90%。他体会到清热化湿,合用活血化瘀,可收到事半功倍的效果,不失为治疗戊型病毒性肝炎的一种良法。

张玮等辨证治疗戊型病毒性肝炎100例,并以甲型病毒性肝炎100例作对照观察,发现戊肝、甲肝的病因病机为风、热、毒、瘀,但各有侧重,甲肝以风、热、瘀为主,而戊肝则以湿、毒、瘀为主,治疗上以辨证为主,对戊型病毒性肝炎病情反复者,以自拟的活血化瘀、清热解毒方为主进行治疗,取得明显效果。戊肝组100例,临床治愈78例,显效11例,好转4例,无效4例,死亡3例;甲肝组100例,临床治愈80例,显效10例,好转6例,无效4例,两组疗效无明显差异($P>0.05$),其体会到对戊型病毒性肝炎用活血清热解毒方治疗后,瘀去热清病除,绝大多数患者恢复正常。

周仲瑛把慢性肝炎邪气实概括为“湿热瘀毒”,随着慢性肝炎病程的发展,由于瘀热在里、血分热毒的持续存在，造成血瘀、瘀毒逐渐形成。因此，“湿热瘀毒互结”存在于不同患者的各个阶段。在慢性肝炎的早期或者活动期，湿热毒邪蕴于气分，或气分血分两端，治当清化湿热，兼以凉血化瘀。病程日久，邪气深入血分，则瘀滞肝络、湿热瘀毒交结，提示“瘀毒”形成，宜凉血化瘀解毒治之。湿热瘀毒证是肝病临床常见基础证型，其次为兼有肝脾不调证和肝肾阴虚证。以清化瘀毒法为基础，兼顾调养肝脾和滋养肝肾法是治疗慢性肝炎的主要治法。

马列清发现慢性乙型肝炎的女患者约50%以上伴有月经不调，重用活血化瘀的茜草、益母草组方等治疗，并设西药保肝治疗对照组观察，结果治疗组41例，临床治愈4例，显效17例，有效19例，无效1例，总有效率97.6%，对照组20例中，显效3例，有效10例，无效7例，总有效率65%，两组疗效比较，差异显著（$P<0.01$）。

洪慧闻对100例慢性乙型肝炎和50例慢性丙型肝炎进行回顾性分析比较，发现两者均是男性易感，证候较为相似，肝功能易于波动等特点，但由于病毒基因和致病机制不同，存在一定的差异，慢性乙肝传播途径多，多为活动性肝炎，临床表现以湿热为突出，治疗以清化湿热为主，而丙型肝炎多通过输血感染，为慢性迁延型肝炎，血分热瘀证多见，选用凉血、活血解毒药物治疗效果明显，治疗后复发率低，波动次数少。

陈锦芳等运用清热祛湿、活血化瘀的茵芍散治疗慢性乙型肝炎湿热蕴脾证，在改善证候疗效、提高机体免疫功能方面较单纯清热祛湿的连朴饮效果更佳。佐证了慢性乙型肝炎湿热蕴脾证存在因湿热久蕴、脾胃气滞、肝失疏泄、气滞血瘀，湿热蕴毒、耗伤气阴、久病入络而成瘀的病变特点。因此，治疗慢性乙型肝炎湿热蕴脾证应重视活血化瘀。

流行性出血热是临床常见的传染性疾病，近年来中医治疗流行性出血热的研究取得了令人瞩目的成果，在出血热少尿期多有微循环障碍，常合并有不同程度的出血，严重者呈多腔道出血，这是由于瘀热互结，灼伤血络，迫血妄行所致，治疗应予凉血化瘀之品。周仲瑛等根据这一认识以泻下通瘀法治疗流行性出血热急性肾衰竭，方宗桃核承气汤加减，共治疗202例，并设西药对照组77例，两组基础治疗相同，3～5天为1个疗程，必要时可重复1个疗程。结果显示，中药治疗组显效179例（88.6%），有效15例（7.4%），无效8例（4.0%），总有效率（96%）。对照组显效33例（42.9%），有效27例（35.1%），无效17例（22.0%），总有效率78%，两组比较有显著性差异（$P<0.01$）。肾功能恢复方面，服药后开始排尿时间治疗组为（3.15±2.91）小时，对照组为（7±2.80）小时，两组比较差异显著（$P<0.01$），尿量、尿蛋白、血尿素氮、血肌酐恢复正常时间亦以治疗组为优，两组比较差异显著（$P<0.01$）。在免疫功能改善和血液流变学改善方面，中药治疗组均显示出良好疗效，其体会到出血热少尿期，“蓄血”在肾与膀胱，因血瘀而水停致尿少或闭者，应用通瘀之品可疏通肾脏壅结的瘀热，达到通利小便的目的。

急性弥漫性血管内凝血（DIC）是一种可由多种疾病引起的临床出血性综合征，发病急骤，预后不良，尚无理想的药物，中医对流行性出血热并发DIC的患者辨证为热毒内蕴，瘀血内阻。邓道昌等以具有凉血活血作用的凉血口服液进行治疗105例，并设肝素、双嘧达莫等西药抗凝解聚对照组75例对比观察，结果显示，两组病例在高凝期无1例死亡，均治愈。低凝期治疗组治愈26例（89.7%），死亡3例；对照组治愈14例（63.6%），死亡8例；纤溶亢进期治疗组治愈36例（83.9%），好转29例，死亡5例，有效率为88.4%；对照组治愈18例（64.3%），好转3例，死亡7例，有效率为75%，从总疗效来看，治疗组共治愈好转97例，死亡8例，有效率92.4%，对照组共治愈好转60例，死亡15例，有效率80%，两组比较有显著差异($P<0.05$)。其体会到血热不除,血不归经,瘀血不去,迫血妄行,治宜清热解毒、凉血散血。对DIC早期和中、晚期的患者均有良好的疗效,有利于临床最感棘手的低凝期和纤溶亢进期的治疗,而且没有肝素治疗有可能加重出血的弊端,亦无6-氨基己酸治疗有促DIC的危险,未见到其他毒副作用,认为凉血散血的凉血口服液可望成为较好的治疗DIC的药物。

另外,传染性单核细胞增多症是由EB病毒引起的一种急性传染病,临床以发热、咽炎、淋巴结及肝脾大,周围血液中出现大量异常淋巴细胞为特征,尚无特殊方法。中医认为热毒侵袭,羁留体内,大多表现为一派热象,且热势重,病程长,病情重,邪热久居,炼液为痰,痰热壅肺则咳喘;痰热伤气,气机失调,血滞为瘀,痰瘀交阻,热毒不解,病情复杂多变,总以热、毒、瘀为病变过程中的四大环节,清热解毒、祛痰通络、活血化瘀为治疗本病的主要方法。

(2)感染性疾病:病毒性肺炎是临床常见的小儿热病,其临床表现,早期除高热外,还有咳嗽、喘憋、嗜睡、委靡、腹泻或便秘、呕吐以及心动过速,心音钝,脉细数,皮肤发花,毛细血管充盈时间延长,肝脾大(在病的极期肿大更明显),病初舌质可表现为暗红,进而转为紫绛,有时伴两颊、口唇暗红、指端青紫。阎田玉等根据临床多年观察研究发现病毒性肺炎患者除以上临床症状外,还表现为微循环严重异常,多脏器功能均发生障碍,从中医理论看,气滞血瘀是最主要的病理特征,其对52例患者舌质进行统计,暗红舌为40例(77%),婴儿呼吸道合胞病毒肺炎还常见舌下静脉曲张,并观察到病毒性肺炎患儿均有不同程度的甲襞微循环的改变,对159例患儿作DIC检查,发现存在不同程度凝血功能异常者142例(89.3%),确诊DIC者93例(58.5%),在血液流变学检查中,病毒性肺炎时红细胞电泳异常者占70.6%,血浆压积改变者29.4%。在病毒性肺炎患儿尸检中亦可见到肺脏具有淤点、水肿、充血、出血、坏死,这些均与中医血瘀证相符,根据临床表现和各种检查,可见病毒性肺炎为血瘀证候,治疗须活血化瘀为主。

阎田玉对病毒性肺炎治疗中拟定有7个常用处方:①得生汤,用于治疗气滞血瘀证。②化瘀散2号方,用于气滞血瘀证,病程较长,病情平稳,肺部啰音消失慢者。③桃仁生脉液,用于气虚血瘀证。④化瘀汤,用于气血凝滞者。⑤抗毒合剂,用于血瘀气滞、毒热内盛。⑥抗毒2号方,用于气血瘀滞,邪犯胃肠。⑦平喘2号方,用于气滞血瘀、痰涎壅阻。其对腺病毒肺炎、根据病情轻重,病程长短及有无兼证,分为5法治疗:①养血活血,用于血瘀血虚证。②活血化瘀,用于一般血瘀证缺氧不严重、症状较轻者。③益气化瘀,用于气虚血瘀证。④破血逐瘀,用于瘀血重证。⑤通下化瘀,用于气血瘀滞兼便秘者。

另外,还在临床实践中筛选出具有速效的活血化瘀针剂,如当归注射液、阿魏酸钠注射液、莪术油葡萄糖注射液等,上述注射液使用方便,疗效较好,其用化瘀汤为主治疗小儿腺病毒肺炎合并DIC者93例,结果获痊愈72例(77.4%),好转4例(4.3%),死亡17例(18.3%)。另外,以活血化瘀法分别治疗呼吸道合胞病毒肺炎130例,平均7.5天退热,9.6天肺部啰音消失,15天出院,其体会到以活血化瘀为主治疗病毒性肺炎可取得良好疗效。

刘传珍等在临床研究中发现,由于抗生素的广泛应用,细菌性肺炎已相对减少,病毒性肺炎相对增多,特别是3岁以下婴幼儿病毒性肺炎病毒极为多见,目前临床尚缺乏理想治疗药物,其根据小儿病毒性肺炎的炎症高热,机体免疫力低下,血液流变学改变等特点,采用清肺扶正祛瘀法治疗小儿病毒性肺炎34例,并设有西药利巴韦林治疗组29例对照,结果表明,治疗组治愈30例(88.2%),显效2例(5.9%),好转1例(2.9%),无效1例(2.9%),对照组治愈20例(68.9%),显效2例(6.9%),好转4例(13.8%),无效3例(10.3%)。两组相比经统计学处理有显著差异($P<0.05$),其体会到清肺是针对其病毒而治,扶正是为小儿免疫功能较差而施,祛瘀可改善肺部微循环,防止DIC和急性呼吸窘迫综合征发生,因而取得较满意效果。

罗玉桃等采用中西医结合治疗婴幼儿病毒性肺炎635例进行回顾性分析研究,发现1978年以前用清热解毒的中药治疗,1979年以后在原药基础上加用活血化瘀中药丹参进行治疗,对病情较重患儿加用细胞免疫促进剂,疗效有了进一步提高,635例治疗后获愈613例,治愈率为96.54%,好转12例,死亡10例,死亡率1.57%,疗效较好。

在肺源性心脏病的治疗研究中,刘文昭等根据肺源性心脏病急性发作为本虚标实,本为气阴两亏,标为肺热痰凝、水停血瘀,因而采用益气养阴、平喘化痰、降气活血的肺心灵治疗肺源性心脏病急性发作30例,结果治疗组30例,总有效率为83.3%,对照组30例以平喘镇咳抗感染等治疗,总有效率为50%,肺心灵中,丹参和桃仁具有活血化瘀、改善心肺血液循环功能,疗效可靠。

刘文昭等还对慢性肺源性心脏病的中医治疗进行总结,认为中医的瘀包括西医理论的血液循环障碍,是肺源性心脏病的病理关键,急性发作时,呼吸道感染可以加重已有的肺循环阻力,致使感染区血液供应不足,加重炎症,热和瘀形成恶性循环,为改善这一状况,将活血化瘀与清热解毒合为一方,制成清活注射液,治疗结果显示,总有效率及心肺功能改善皆高于综合治疗组和青霉素对照组及清肝组。顾禁彪认为心力衰竭、呼吸衰竭、肺性脑病是瘀血攻心乘肺造成的,在辨证处方中加入桃仁、红花、川芎、赤芍、鬼箭羽等活血之品,取得满意疗效。

周其林采用"通里攻下,活血化瘀法"治疗肺源性心脏病15例,服药后便通胀轻,相应膈肌运动幅度增大,肺泡通气量和高碳酸血症及低氧血症获得一定改善,炎症明显吸收。屠伯启以调气活血法治疗肺源性心脏病高黏度综合征20例,总有效率为70%,认为调肺气、利心血、散瘀结、化痰湿较西医诸方法疗效为优。

李丹萍等运用活血化瘀药物干预治疗慢性肺源性心脏病加重期30例,显效16例,有效12例,无效2例,总有效率93.3%,对照组采用常规治疗30例,显效12例,有效14例,无效4例,总有效率86.4%,两组总有效率比较差异有显著性($P<0.05$),活血化瘀中药干预治疗后血液的流变性显著改善,D-二聚体水平明显下降,与对照组比较差异有显著性($P<0.05$),说明活血化瘀中药干预治疗可改变肺源性心脏病加重期血液的高黏状态,可及早阻断和逆转血栓形成,对治疗肺源性心脏病加重期有重要的临床意义。

诸惜勤研究中发现近年小儿哮喘性支气管炎的发病渐见增多,其病源以病毒为多见,发病急骤,喘憋重,对婴幼儿危害大,根据中医辨证,小儿哮喘性支气管炎多属痰热闭肺,采用传统麻杏石甘汤治疗疗效常不够满意,而针对其病因病机,采用清热活血通腑法治疗,共治50例,结果表明,退热时间平均为2.5天,咳嗽消失时间平均为3天,喘憋消失时间平均为5.5天,血常规平均4.5天转为正常,X线检查平均6天为阴性,取得较明显疗效。

宋康根据肺源性心脏病急性期,由于呼吸衰竭而致肺性脑病患者出现的一系列症状,认为病机为痰浊壅肺,肺气郁滞,腑气不通,心血瘀阻,浊邪蒙窍。根据中医"痰瘀同治"的原则,采用涤痰通腑祛瘀法治疗肺性脑病,结果治疗组35例中显效13例(37.1%),有效17例(48.6%),无效5例(14.3%),总有效率85.7%,西药对照组35例中,显效10例(28.6%),有效13例(37.1%),无效12例(34.3%),总有效率65.7%,两组比较,治疗组临床疗效为优($P<0.05$)。两组的动脉血气分析亦以治疗组改善更为明显,其体会到活血化瘀能有效

地改善微循环，降低血黏度，促进心血的流畅，将涤痰、通腑、逐瘀三法合用，可使肺气开宣清肃，腑气通畅，血脉流通，气血交融，神窍清醒。

王志英对活血化瘀法治疗哮喘的研究进行了综合分析，认为历代医家对哮喘的认识多以痰气交阻、肺失宣降为主，而以瘀血立论的较为少见。近年来，用现代科学方法，从微观角度证实多数患者缺氧严重，明显有血瘀现象，并认为瘀血与哮喘之发生发展有着密切联系。肺主气，气行则血行，气滞则血瘀，哮喘患者内有壅塞之气，痰气交阻，心脉失畅而血郁致瘀，临床表现上亦有瘀血的征象，如口唇发绀、肢冷面青、胸闷如窒、爪甲发绀、肌肤甲错、颈静脉怒张、舌青或有瘀点、舌下脉络紫暗怒张、脉细涩等。在临床研究中，朱鹏用复元活血汤治疗12例瘀血型哮喘，结果显效5例，有效7例，并发现患者的高黏滞状态亦得到明显改善。高建华用血府逐瘀汤治疗喘证66例，结果痊愈47例(71.2%)，总有效率达90.9%，认为活血化瘀具有抗炎、解热、祛瘀、平喘、扩张冠状动脉，增加冠脉流量，降低血液黏度。邵长荣用活血化瘀之川芎嗪静脉滴注治疗发作期哮喘30例，总有效率83.3%。傅洁用地龙汤治疗哮喘70例，总有效率为76%。程越明等以活血化瘀为主，治疗哮喘150例，取得了缓解82例，改善50例的效果。

(3)急腹症：重症胰腺炎有着明显的血液流变学异常，谢敏等据此对重症胰腺炎手术后，应用复方丹参注射液治疗28例，设对照组13例，结果治疗组病死率3.6%，对照组病死率30.8%，两组比较，以治疗组病死率显著降低($P<0.05$)，并明显改善患者的血液流变学异常状态，有助于胰腺组织的康复和成人呼吸窘迫综合征等并发症的纠正。

曾金凤等采用加味茵陈汤及丹参注射液治疗40例急性胆系感染手术期患者，结果表明，治疗组治愈38例(95%)，1例死于多器官功能衰竭，1例死于坏死性胰腺炎(并发)；西医对照组40例治愈35例(87.5%)，4例死于多系统器官衰竭，1例死于腹腔感染。治疗组平均治愈时间为(12.50±5.20)天，西医对照组为(16.20±8.42)天，在实验室指标及症状体征改善方面亦以治疗组为优。

张清智治疗慢性胆囊炎200例分为两型，其中气滞血瘀型97例，采用活血化瘀、扶正祛邪为主治疗，结果显效113例(56.5%)，好转80例(40.0%)，无效7例(3.5%)，总有效率96.5%，治疗后经X线造影复查，恢复正常者192例，体会到用中药治疗慢性胆囊炎能取得明显效果。

(4)在临床各科中的应用：袁培英在用利巴韦林等西药治疗小儿病毒性肠炎的同时，加用活血化瘀的莪术油葡萄糖注射液治疗30例，并设单纯西药治疗组30例对照观察，结果表明，两组病人全部治愈，但治疗组痊愈时间明显短于对照组($P<0.01$)，3天内有效率治疗组为83.3%，对照组为43.3%，5天内有效率治疗组为100%，对照组为66.7%，治疗组退热时间亦明显短于对照组($P<0.01$)。其认为莪术有活血化瘀、清热解毒作用，因而能收到较满意效果。

李惠义根据慢性前列腺炎多属下焦湿热，缠绵难愈，病久入络，络脉不畅，致气血瘀滞，采用清利化瘀益肾治疗312例，结果表明，临床治愈162例(51.9%)，显效94例(30.1%)，有效27例(8.7%)，无效29例(9.3%)，总有效率90.7%，其认为中医活血化瘀疗法对慢性前列腺炎“瘀血”这一特点的病变具有改善和修复作用，并对部分病原菌有抑菌作用。

对于慢性炎症所致的胃脘痛(瘀血证)，刘敏等以活血化瘀的化瘀煎冲剂进行治疗，并根据兼证的不同予以加减，共治疗32例，结果显效24例，有效8例，显效率为75%，有效率达100%，其认为活血化瘀可通过改善微循环而达到通则不痛的治疗目的。

活血化瘀法在皮肤科很多疾病中应用广泛，尤其是一些慢性顽固性疾病，邓翠荣运用该法治疗过敏性紫癜（关节型，证属湿热交蒸，瘀血阻络）、银屑病（寻常型，证属血瘀热盛）、白癜风（证属肝郁血瘀），均获得良效。章正兴对慢性皮肤溃疡，根据其病机为气血不足，局部血行瘀滞、经络阻塞而采用活血化瘀的化瘀愈疡膏进行治疗，获得较满意的临床疗效。研究中发现其有明显的活血化瘀作用，有明显止痛、促进细胞生长的作用，并有独特的无瘢痕化愈合作用。

姚石安等根据著名老中医姚寓晨的经验，研制了益气补肾、温经化瘀之妇友冲剂，治疗慢性盆腔炎 104 例，并设有西药对照组 57 例比较观察，结果治疗组痊愈 62 例（59.6%），显效 25 例（24.0%），好转 10 例（9.6%），无效 7 例（6.8%），显效率为 83.6%，总有效率 93.2%。对照组中，痊愈 8 例（14.0%），显效 9 例（15.8%），好转 14 例（24.6%），无效 26 例（45.6%），显效率 29.8%，总有效率为 54.4%，两组比较有非常显著的差异（$P<0.01$）。其认为“瘀”是慢性盆腔炎的病理基础，盆腔炎症包块形成是气滞血瘀的进一步发展，经采用化瘀温经治疗后，取得较满意的疗效。

谢先福等运用活血化瘀生肌煎保留灌肠治疗放射性直肠炎 60 例，对照组 60 例用西药灌肠，结果表明，治疗组治愈 52 例，好转 8 例，60 例均有效（有效率 100%），而对照组治愈 15 例，好转 22 例，无效 23 例，总有效率为 61.7%，治疗组平均治愈天数为 12 天，对照组为 18 天。

周月云等根据病毒性心肌炎病机为正气不足，感受外邪，邪毒侵犯心脏致气血受损，血流瘀滞而采用益气活血方进行治疗，结果 38 例中，显效 10 例，有效 23 例，无效 5 例，治疗后左心室收缩功能指标明显改善。

陈宝义等亦以益气养阴、活血化瘀法为主治疗小儿病毒性心肌炎 275 例，结果痊愈 117 例（42.55%），显效 82 例（29.8%），进步 62 例（22.5%），痊愈率为 42.55%，总有效率为 94.91%；对照组 74 例，痊愈 14 例（18.9%），显效 14 例（18.9%），进步 21 例（28.4%），痊愈率为 18.92%，总有效率 66.22%，两组比较有显著差异（$P<0.01$），以中药治疗组为优。

时学芳等运用益肝化瘀法治疗妊娠期肝内胆汁淤积症 83 例，痊愈 57 例（68.7%），显效 17 例（20.5%），有效 8 例（9.6%），无效 1 例（1.2%），总有效率 98.8%。对照组运用西医常规治疗，83 例中痊愈 14 例（16.9%），显效 24 例（28.9%），有效 27 例（32.5%），无效 18 例（21.7%），总有效率 78.3%。两组疗效比较差异有显著性（$P<0.05$），以中药治疗组为优。

傅大海等运用活血化瘀、祛痰类中药配合西医常规治疗慢性呼吸衰竭 50 例，显效 12 例，有效 28 例，显效率 24.00%，总有效率 80.00%，对照组运用西医常规，30 例中显效 3 例，有效 17 例，显效率 10.00%，总有效率 66.67%，治疗组显效率及总有效率均优于对照组（$P<0.05$）。

薛博瑜提出“瘀毒”为肝纤维化形成的病机关键，应高度重视清化瘀毒法的运用。在疾病早期湿热毒邪蕴于气分，或由血分显露于气分，常表现为肝胆脾胃湿热毒蕴，治当清化湿热为主，兼以凉血化瘀。病程日久，邪气深入血分，则见湿热瘀毒交结，瘀滞肝络，“瘀毒”最为重要，治宜清化瘀毒。凌嫚芝等运用疏肝化瘀汤治疗肝炎后肝纤维化 59 例，治疗组基本治愈 35 例，有效 21 例，无效 4 例，总有效率为 93.22%，对照组基本治愈 10 例，有效 6 例，总有效率为 57.14%，两组总有效率比较有非常显著性差异（$P<0.01$）。研究表明，该法能够有效治疗肝炎后肝纤维化。

2. 研究探讨

（1）在营分证治中应用的探讨：血瘀是营分证的一个重要病理变化，由于它的存在，影响营分证病变的好转，甚至促其恶化。在研究中发现对营分证的血瘀论述，最早见于《伤寒论》，如蓄血证所表现如狂、发狂的神志改变与心密切相关，张仲景有关"血热互结"的理论，对后世温病营分证的理论和治疗均有启迪。《圣济总录》也指出，"瘀热蓄血在里，皆致谵语也。"所论蓄血与营分证相关，后世医家何秀山所论"热陷心包络神昏，非痰迷心窍即瘀阻心孔。"俞根初体会到是包络瘀热，何廉臣则推以大量活血化瘀之品组成的犀珀至宝丹治疗邪陷心营之证，对于营分证出现的斑疹，是由于"热毒蒸灼气血，经络凝塞不通"使然，多投活血化瘀之品治之。可见，古代医家对邪入心营出现的血瘀病机及证治均已有所认识。

再有，临床研究亦表明，治疗营分证投予活血化瘀之品，每能获得显著疗效，郭谦亨等的临床经验认为，营分证虽不像血分那样热血凝滞，但血中瘀热已甚，治心于清营的同时，兼以活血化瘀，则热清瘀消，脉络无阻，气血通畅，神识自安。

在温病营分证的治疗上，叶天士提出营分证的重要证候："心神不安，夜甚无寐，或斑点隐隐""舌色绛"。治疗大法为凉营养阴加清透之品，对后世影响甚大，大多医家认为营分治以清营泄热、清心开窍足矣，对营分证血瘀的发生机制及治疗未能予以足够的重视，只在温热病邪深入血分以后才重视化瘀治疗。

实际上，血瘀是营分证的一个重要病理变化，对营分证的病理变化、病情发展均有一定影响，亦是病情恶化的一个重要内在因素，故应及时采取措施清除之，使被阻塞的脉道通畅，气血流通，脏腑经络得以濡养，功能得以发挥，不但有利于抗邪外出，而且对病变过程中产生的其他病理产物亦易于清除，对营分证的病变发展均有积极作用。

再有血分证的病变多由营分病变发展而来，病情较营分更重，血瘀病变亦更为严重，如能在营分阶段及时地防治血瘀之变，使其减轻，病情可在营分好转不至深入血分，所以有效地祛除营分证之瘀血，是防止减轻血分证血瘀病变的一个重要环节。因此，就血瘀病变而言，把住营分关是防治血分证血瘀的关键。

有学者认为，营分证比较轻微的情况下是否不必用活血化瘀之品，或认为消除致瘀之原，通过其他治法也可消除瘀血，因而认为营分证不必活血化瘀一法的问题，戴春福认为，即使血瘀病变比较轻微，施以清营养阴及开窍等治法的同时，仍应投以活血化瘀之品，因为清营等治法虽有消除致瘀之原等作用，能间接地达到祛瘀目的。但因血瘀已经形成，用强有力的活血化瘀之品，以直接逐之，可使瘀滞的瘀血速以排除，取效更迅捷。

(2)对"热壅血瘀"的病理认识：符为民指出，自清代温病学家叶天士创立卫气营血的辨证纲领以来，对于"凉血化瘀"法的应用范围一直局限在"营血"阶段。其根据10余年的外感热病的治疗研究及现代研究成果，认为外感热病"热壅血瘀"这一病理环节，不仅表现在营血阶段，而且贯穿于卫气营血的全过程，如卫分证，温热病邪犯卫袭肺，亦可灼伤肺络，血溢于外，可出现鼻衄、痰血、皮肤黏膜出血等卫分证热壅血瘀的表现，气分热炽，热毒鸱张，不能外泄，热壅气滞、气滞血瘀、瘀热搏结，络脉受灼则血外溢，以致充血、出血、瘀点瘀斑等气分证的热壅血瘀表现。为此，在治疗流行性出血热时，在卫分阶段即用凉血化瘀、清热解毒大法，并结合卫、气、营、血各阶段用药，发现非但没有引邪入里，相反阻止了病情的发展，既很快缓解毒血症状，又越期率高，提高了治愈率，降低了病死率。

戴春福认为，血瘀病变亦存在于温病病变过程的始终，虽然一般认为，温病病在卫、气分阶段，从生理功能上讲，卫分与气分为功能活动，尚无血液的受伤，因此，卫分与气分除素有血瘀内伏外，一般没有血瘀病变。实际上，人身的血液无处不有，无所不到，病在卫分、气分阶段，热邪煎熬血液，即有轻重不一瘀血产生，随着病变发展，血瘀愈发严重，至血分尤重，因此，血瘀是温病中不可忽视的基本病变。

徐应杼根据外感疾病过程中往往出现血液流变学指标的变化，如不同程度的血浆黏度的升高等，在卫气营血各阶段都可以出现，通过微循环积分统计，提出在卫气营血各阶段都有微循环障碍的发生，所以认为温病过程中，始终存在着“瘀血”的病理变化，即温热病中出现热瘀，虽有热血相结，但不仅仅见于营血阶段，而可见于卫气营血各个病变阶段。

杨进等认为中医诊断的目的是为了指导治疗，即辨证施治，如果诊为热瘀，治法中要投入活血化瘀之品。而热瘀的产生，一般都与邪热的炽盛，尤其是与邪热影响到营血分有关，这是热瘀形成的必要条件。因而一般情况下，卫气分病变不至于出现热瘀的病理，虽然这一阶段可能有血液流变学的某些改变，但不能据此而诊断为热瘀形成，治疗时一般也没有必要使用活血化瘀药物，若病人原有瘀血内阻，虽在卫气分阶段，也可能出现热瘀病变，其认为宏观辨证是判断中医热瘀证的主要依据，微观变化虽加深了温病中瘀血的认识，但与中医热瘀的概念还不尽符合。其提出根据瘀血的状态可将温病瘀血病变分为“瘀血倾向”和“瘀血形成”。对“瘀血倾向”因仅有实验室“高黏、高凝、高聚”变化而尚无瘀血证表现，治疗中加入一、二味化瘀之品或仅对因治疗即可，而对热瘀证治疗以清热解毒、活血化瘀为主。

(三)实验研究

在温病的过程中，瘀血作为一个重要的病理因素，受到医家学者的重视，并从理论和临床实践方面进行了研究，取得了引人瞩目的成果，展示出活血化瘀在温病治疗中有着重要治疗作用，在此基础上用实验手段来研究探讨活血化瘀的作用机制，日益受到关注，进行了多方面的研究。

1. 对组织脏器的防护作用　戴春福采用大肠杆菌内毒素制作温病营分证血瘀模型，将动物模型随机分为两组，一组用凉血化瘀复方治疗，一组为对照组，发现对照组部分动物的腰大肌可见大小不等出血灶，大部分肺脏广泛淤血，并见多处大片出血，肝脏淤血，色紫暗，部分肝脏表面可见散在点状出血，脾脏呈暗紫色淤血，肾脏淤血肿胀，心脑亦有肿胀出血，在光镜下，组织脏器病变较广泛，淤血、出血严重，并多处见微血栓形成，以及变性、坏死等病理改变，而采用凉血化瘀复方治疗组动物在大体观察中与正常动物相似，在光镜下，仅有个别脏器出现轻度淤血和细胞肿胀，绝大部分脏器组织与正常动物相似，而未见有明显病理改变，说明活血化瘀药物对改善组织脏器病理形态学的损害有较好的作用。

汪承柏等发现活血化瘀有较好的抗肝纤维化作用，如川芎、赤芍等活血化瘀药物能提高肝胶原纤维酶活性，减少肝纤维胶原含量及降低硝基苯-N-乙酰-β氨基葡萄糖苷酶活性，此酶对结缔组织分解起着重要作用。其在承担“凉血活血重用赤芍治疗重度黄疸肝炎”的攻关研究中，有63例作了治疗前后肝活检，其中13例治疗前有明显肝纤维组织增生，治疗后5例消失，6例减轻，2例无变化，说明活血化瘀对肝炎治疗中对肝的纤维化有较好治疗作用。殷飞等通过清肝化瘀方药对肝硬化患者进行治疗，结果显示，治疗8周后可使反映肝硬化患者肝纤维化程度和活动性的血清学指标Ⅲ型前胶原（PCⅢ）、Ⅳ型胶原（ColⅣ）、层连蛋白（LN）和透明质酸（HA）显著下降，同时使门静脉内径（D_{PV}）缩短，血流速度（Q_{PV}）减少，可以明显降低谷丙转氨酶（ALT）和总胆红素（TBIL），升高血清清蛋白（ALB）。研究表明，该药具有显著抗肝纤维化、保护肝细胞、抑制炎症反应和改善肝脏微循环作用。

阎田玉研究中发现活血化瘀对肺脏的病变有防护作用，具有明显的减轻肺毛细血管膜的水泡裂隙损伤，保护毛细血管的完整，从而减轻肺泡水肿、纤维素渗出和出血，有利于气体交换。活血化瘀法还具有清除肺泡内血细胞、纤维素和血浆蛋白凝聚物，使已损伤的表面活性物质得以恢复，从而稳定肺泡，改善呼吸。

王国栋在中医药防治急性肾衰竭(ANF)的实验研究中发现，活血化瘀药川芎能改善甘油致家兔ARF的肾血流量，有保护肾小管再吸收的功能，增加肾内前列腺素合成，降低血浆血管紧张素Ⅱ水平，对ARF有预防作用，川芎对肾近端小管上皮细胞缺血性损伤有保护作用。用药后进入细胞内的Ca^{2+}减少，可减轻Ca^{2+}对线粒体的损伤。川芎对ARF的保护作用还表现在能明显阻止线粒体Ca^{2+}蓄积。活血化瘀之丹参具有能减轻大鼠甘油致ARF的肾小管上皮细胞变性、坏死，并使管腔内管型减少，增加肾血流量，改善肌酐清除率，降低尿素氮，并有利尿作用，丹参可使肾缺血后尿γ-谷氨酰转肽酶、亮氨酸氨基肽酶增加不明显，提示丹参对缺血性肾损伤有保护作用，丹参还能对抗肾缺血所致的肾皮质Na^{+}-K^{+}-ATP酶活性的下降。

2. 对微循环障碍的改善　阎田玉对活血化瘀治疗病毒性肺炎的机制作了研究，认为小儿病毒性肺炎的病理改变与微循环障碍、DIC、ARDS等有共同的病理基础，活血化瘀法可解除毛细血管痉挛，扩大毛细血管径，改善肺毛细血管血流灌注，有利于保持正常的通气/血流比率，使血氧分压升高，减轻机体缺氧，并能减轻肺泡毛细血管膜的损伤，保护毛细血管壁的完整，减轻红细胞淤滞和白细胞栓塞，防止血小板聚集，从而减轻和防止肺微血管的栓塞，避免DIC的发生和发展，降低肺毛细血管的渗出性和阻力，减轻渗透性肺水肿，防止ARDS的发生，防止血小板聚集破坏，避免大量释放5-羟色胺、组胺、前列腺素等物质，从而减轻微血管痉挛和可渗出性水肿，减少白细胞栓塞破坏，减少溶酶体的释放，避免毛细血管壁损伤和可渗性水肿。

周仲瑛在治疗流行性出血热中发现，泻下化瘀药可使异常的血液流变学全血比黏度、血浆比黏度、血细胞压积、细胞电泳、血沉等较快地恢复正常，并能使甲襞微循环障碍得以快速恢复。

王志英等在哮喘的治疗研究中发现，多数哮喘患者的甲襞微循环均有不同程度的异常，而用活血化瘀药丹参治疗的病人甲襞微循环得以较明显的改善，并观察到动物哮喘发作时血小板聚集释放功能的变化，发现哮喘组豚鼠血小板聚集率和释放率与正常豚鼠对照组比较明显增高，同时观察到经活血化瘀之川芎嗪治疗后能抑制血小板的聚集和释放，说明了活血化瘀之药对哮喘的治疗作用确切。

戴春福在凉营化瘀复方对家兔营分证血瘀的防治作用研究中发现，治疗组血小板数量显著回升，血小板的聚集功能明显恢复。TXB_2和6-Keto-PGFa含量明显降低，脑脊液中LPH含量明显下降，脏器组织病理形态学的病变明显改善，提示凉营化瘀对家兔营分证血瘀的防治作用显著，他认为活血化瘀药可能通过体内某个环节，保护血小板，使血小板数回升，恢复血小板功能，使血小板聚集率复常，TXB_2含量下降，可能是药物抑制血小板合成与释放TXB_2等前列腺素类缩血管物质有关。并认为丹参、赤芍、丹皮等有抑制血小板聚集功能，使升高的血小板聚集率下降，而其在实验中发现化瘀药物使明显下降的血小板聚集率回升，认为与活血化瘀药物具有双向调节作用有关。

莫霄云等通过研究活血化瘀利水中药复方对老年大鼠血液流变性的影响发现，活血化瘀利水中药复方能够改善全血黏度和血浆黏度，提高红细胞变形能力，降低红细胞聚集指数，抑制血小板聚集率，说明活血化瘀利水中药复方可能通过改善血液流变性预防血栓的形成，或通过改善体内的微环境达到延缓衰老的目的。

3. 对炎症过程的影响　炎症是血瘀的一个重要表现，临床上对急慢性炎症采用活血化瘀法与清热解毒等治法合用，疗效很好，黄星垣等认为，当归、姜黄、郁金、丹皮、丹参、紫草、延胡索、三七、桃仁、牛膝、蒲黄、赤芍、三棱、莪术以及活血化瘀汤、当归芍药散、桃核承气汤、大黄牡丹皮汤等许多活血化瘀方药都对炎症过程的不同阶段有明显的影响。

急腹症常用的活血化瘀汤能抑制毛细血管通透性增高、渗出、水肿、减轻炎症病变程度，促进炎症吸收，使炎症局限化。对于急性阑尾炎、急性胰腺炎有效之大黄牡丹皮汤、桃核承气汤等抗渗出作用强而抗增生力弱。

谢敏等用复方丹参注射液治疗重症胰腺炎，发现其能改善胰腺组织的微循环，提高其对缺氧的耐受性，减少氧自由基产生，减轻胰腺的病变程度。

徐应杼等研究发现，解毒化瘀汤能够明显降低大肠杆菌内毒素对小鼠的急性毒性作用，结果表明，解毒化瘀汤具有较强的抗炎作用。杨进等亦指出活血化瘀药物可以增强清热解毒药对内毒素发热、炎症时的毛细血管通透性增高、渗出、水肿的抑制作用。

徐丽君等应用活血化瘀治法制剂干预实验性家兔内毒素血症模型，结果发现，动物发热等症状得到明显的改善或控制，肝、肾、肺组织的病理性损伤也较模型对照组为轻，血清中IL-1降低不明显，TNF-α略有上升，但其内皮素1(ET-1)水平显著降低，前列环素(PGI-2)明显升高，提示其可能通过调理机体凝血机制和保护内皮细胞，使凝血和抗凝血机制平衡、血管舒张与收缩张力平衡来纠正内毒素血症引起的凝血机制和微血管张力的紊乱，从而保护组织微循环灌流和保护细胞。

4. 抗病原微生物作用　活血化瘀药物常用于急性感染性疾病的治疗，表明了其对病原微生物所致的病证有较好的疗效。实验中亦证明一些凉血化瘀药物有明显的抗病原微生物作用，如赤芍、丹皮、紫草、大黄等对多种病毒，如流感病毒、肠道病毒等有一定抑制作用。1∶15000的丹皮酚即可抑制大肠杆菌、枯草杆菌，1∶2000时可抑制金黄色葡萄球菌。大黄、虎杖等所含大黄酚，大黄酚等在12.5～50μg/ml浓度时即可抑制多种致病性细菌的生长，丹参酮类化合物对金黄色葡萄球菌及其耐抗生素株及结核杆菌等均有很强的抑制作用。紫草素在20～30μg/ml浓度时即可抑制乳酸菌的生长。

危北海等在研究中发现，活血化瘀的部分药物对乙肝病毒有较明显的抑制作用，如三七注射液抑制乙肝病毒效果较好。

李惠义在慢性前列腺炎的治疗中发现，活血化瘀法对前列腺炎中“瘀血”这一特点的病变有改善和修复作用，活血化瘀之丹参制剂，体外对葡萄球菌、大肠杆菌、变形杆菌等致病菌、耐药金黄色葡萄球菌等均有较明显的抑制作用。杨进等研究中发现，活血化瘀法具有加强清热解毒法的杀菌、抑菌作用。因此，临床上活血化瘀与清热解毒互相配合运用，效果更为明显。

5. 对免疫功能的影响　活血化瘀方药在临床上对一些免疫性疾病及感染性疾病的疗效，与它对机体免疫功能的影响密切相关。其对免疫功能的影响因具体用药有异，一些活血化瘀药物具有免疫增强效应，如丹参及其复方制剂用于多种化脓性感染及流行性出血热等有效，实验证明丹参可显著提高白细胞的吞噬能力。

王嘉明对活血化瘀的药物三七应用^{125}I-UDR释放实验，溶菌酶测定，特异性玫瑰花形成细胞测定和溶血空斑形成细胞测定方法检测了三七水煎剂和三七多糖在小鼠体内对自然杀伤细胞、巨噬细胞、抗原结合细胞和抗体分泌细胞的影响，结果表明，三七水煎剂对小鼠自然杀伤细胞、巨噬细胞、抗原结合细胞和抗体分泌细胞均有促进作用。三七多糖可促进巨噬细胞和抗体分泌细胞的活性。三七可提高溶菌酶含量，可促进单核巨噬细胞系统的活性。

徐应杼在实验中亦发现，解毒化瘀汤能有效调节免疫功能，提高机体防御抗病能力。

田金洲等对清热养阴、活血解毒法进行了研究，发现该法对机体免疫功能具有双向调节作用，即抑制补体 C_3 和淋巴细胞转化率，提高 IgG 水平，从而提高机体抑制和吞噬病原菌及其毒素的能力。

周仲瑛等在实验研究中发现，泻下通瘀药物有增加细胞免疫，缓解补体被激活程度，并且具有抗过敏作用，使血清 IgE 产生受到抑制，从而使急性肾衰竭变态反应得到缓解和控制，从而调节了机体免疫紊乱，减轻脏器损伤，提高机体的抗病能力。

汪承柏在肝炎的治疗研究中发现，活血化瘀的药物如赤芍、丹皮等具有抑制免疫复合物的作用，而茜草具有双向调节抑制自身免疫反应作用。

钱瑞琴等观察理气活血中药对应激大鼠血浆去甲肾上腺素含量、脾淋巴细胞增殖功能和血液流变性影响发现，理气活血中药可降低应激大鼠血浆去甲肾上腺素的含量（$P<0.01$），调整外源性去甲肾上腺素大鼠的全血黏度（$P<0.05$），提高脾淋巴细胞增殖功能（$P<0.01$）。研究表明，理气活血中药是通过降低去甲肾上腺素的含量而增强免疫功能，恢复血液流变性。

要丽英等用免疫法制成大鼠溃疡性结肠炎实验模型，测定其血清有关免疫指标和超氧化物歧化酶（SOD）含量，并用具有解毒化瘀、扶正固本功效的中药溃结康胶囊进行复健治疗。实验大鼠血清抗大肠抗体均为阳性，其血清 IgA 和 IgG 显著增高，淋巴细胞转化率明显降低，血清 SOD 含量显著下降，结肠组织学检查，病变部位有明显溃疡形成，并有大量炎细胞浸润。经用溃结康胶囊治疗后，实验大鼠结肠黏膜炎症消退，溃疡修复，其血清淋巴细胞转化率和 SOD 含量明显提高，血清抗大肠抗体滴度和 IgA、IgG 水平显著下降。研究表明，解毒化瘀扶正中药治疗溃疡性结肠炎的疗效机制与免疫调节和抗自由基的作用有关。

（顾柏林　张国庆　谷晓红　刘铁钢）

主要参考文献

[1] 陈增潭，孟宪益，王灵台，等．慢性乙型肝炎的中医治疗[J]．中医杂志，1989，(3)：44.

[2] 罗玉桃．婴幼儿病毒性肺炎中西医结合治疗的临床观察[J]．中医杂志，1989，(4)：26.

[3] 俞荣青．慢性肝炎转氨酶长期不降的治疗[J]．中医杂志，1989，(10)：4.

[4] 韩贵清，韩俊英．传染性单核细胞增多症 58 例临床分析[J]．中医杂志，1989，(11)：30.

[5] 杨进．养阴方对家兔实验性弥漫性血管内凝血防治作用的观察[J]．中医杂志，1990，(9)：50.

[6] 马健．阻断温病气营传变初探[J]．中医杂志，1990，(10)：11.

[7] 高秉谓．小儿急性黄疸型肝炎 100 例疗效观察[J]．中医杂志，1990，(12)：32.

[8] 专题笔谈．"毒"在温病发病中的意义[J]．中医杂志，1991，(1)：5.

[9] 周仲瑛，金妙文．泻下通瘀法治疗流行性出血热急性肾功能衰竭的临床研究[J]．中医杂志，1991，(2)：27.

[10] 阎田玉．病毒性肺炎与血瘀证[J]．中医杂志，1991，(4)：48.

[11] 符为民．凉血化瘀法用于外感热病[J]．中医杂志，1991，(8)：6.

[12] 陈立华．慢性肝炎谷丙转氨酶升降与方药关系的探讨[J]．中医杂志，1991，(9)：31.

[13] 王德华，廖大忠．解毒化瘀汤治疗急性胆系感染临床观察[J]．中医杂志，1991，(11)：25.

[14] 杨进．滋养阴液在温病营血分证中之应用[J]．中医杂志，1992，(5)：9.

[15] 李茂兴．活血化瘀法在皮肤科的应用[J]．中医杂志，1992，(6)：21.

[16] 王令仍．益气活血法治疗慢性阻塞性肺病的临床研究[J]．中医杂志，1992，(9)：24.

[17] 刘敏．化瘀通降法治疗胃脘痛(瘀血证)32 例临床观察[J]. 中医杂志,1992,(10):4.

[18] 危北海．中医治疗病毒性肝炎的现状及展望[J]. 中医杂志,1993,(1):52.

[19] 薛博瑜．病毒性肝炎与湿、瘀、毒[J]. 中医杂志,1993,(4):248.

[20] 张菁．慢性乙型肝炎 100 例中西药治疗的对比观察[J]. 中医杂志,1993,(7):409.

[21] 沈启明．病毒性肝炎治胆初探[J]. 中医杂志,1993,(7):411.

[22] 诸惜勤．清热活血通腑法治疗小儿哮喘性支气管炎 50 例[J]. 中医杂志,1993,(9):536.

[23] 李筠．重用茜草、荟草治疗慢性肝炎高 γ-球蛋白血症[J]. 中医杂志,1993,(10):603.

[24] 王志英．活血化瘀法治疗哮喘的研究概况[J]. 中医杂志,1995,(4):243.

[25] 陈立华．中医中药治疗病毒性肝炎的疗效评估[J]. 中医杂志,1995,(10):621.

[26] 张志枫．化瘀通腑法对子宫内膜异位症痛经的治疗及机理探讨[J]. 中医杂志,1995,(11):679.

[27] 汪承柏．关于丙型肝炎治疗对策的探讨[J]. 中医杂志,1995,(11):691.

[28] 董国庆．慢性化脓性骨髓炎 140 例治疗体会[J]. 中国医药学报,1989,(1):43.

[29] 裴正学．中医治疗 289 例乙型慢性活动性肝炎疗效观察[J]. 中国医药学报,1989,(2):14.

[30] 刘文昭．慢性肺源性心脏病中医治疗概况[J]. 中国医药学报,1990,(1):59.

[31] 徐应杼．解毒化瘀治疗温病内毒素血症的临床与实验研究[J]. 中国医药学报,1990,(3):15.

[32] 刘传珍．清肺扶正祛瘀法治疗小儿病毒性肺炎的临床报道[J]. 中国医药学报,1993,(4):32.

[33] 陈宗义,张效霖,尹新中,等．益气养阴、活血化瘀法治疗小儿病毒性心肌炎的临床研究[J]. 中国医药学报,1993,(5):20.

[34] 叶向荣．血瘀证红细胞膜流动性变化的临床观察[J]. 中国医药学报,1994,(1):44.

[35] 章正兴．化瘀愈疡膏治疗慢性皮肤溃疡[J]. 中国医药学报,1994,(2):27.

[36] 姚石安,姚寓晨,邵政一,等．妇友冲剂治疗慢性盆腔炎的临床与实验研究[J]. 中国医药学报,1994,(5):12.

[37] 黄星垣．中医药治疗急性感染的思路[J]. 中医杂志,1996,(1):47.

[38] 戴春福．温病气分证血瘀病理变化的初步研究[J]. 中国中医药科技,1997,(3):137.

[39] 王雨秾．清热化湿活血化瘀治疗戊型病毒性肝炎 30 例[J]. 上海中医药杂志,1995,(5):9.

[40] 周月云．自拟益气活血方治疗病毒性心肌炎 38 例[J]. 上海中医药,1995,(6):14.

[41] 谢敏．复方丹参注射液治疗重症胰腺炎的临床研究[J]. 中国中西医结合杂志,1995,(5):267.

[42] 谢先福．活血化瘀生肌煎剂保留灌肠治疗放射性直肠炎疗效分析[J]. 中国中西医结合杂志,1995,(9):569.

[43] 曾金凤,吴瑞乔．加味茵陈蒿汤及丹参注射液在 40 例急性胆系感染围手术期的应用[J]. 中国中西医结合杂志,1995,(12):741.

[44] 洪慧闻,王江河,陈立华．慢性乙型及丙型肝炎临床治疗特点分析[J]. 中医杂志,1997,(12):732.

[45] 马列清．重用茜草治疗慢性乙型肝炎伴月经不调的临床观察[J]. 中医杂志,1996,(4):227.

[46] 杨文义．疏利化瘀法治疗新生儿肝炎综合征 46 例临床报道[J]. 中医杂志,1996,(12):738.

[47] 张玮,邢练军,王雨秾,等．辨证治疗戊型病毒性肝炎 100 例临床观察[J]. 中医杂志,1997,(1):37.

[48] 邱模炎,朱佳卿．"湿热伤血"理论探讨及赵绍琴的辨治经验[J]. 中医杂志,2003,44(11):815.

[49] 叶放．周仲瑛教授辨证论治慢性肝炎的经验特色[J]. 中华中医药杂志,2005,20(10):604.

[50] 叶放,吴勉华,薛博瑜,等．周仲瑛重视慢性肝病湿热瘀毒证治临床经验研究[J]. 辽宁中医杂志,2007,34(12):1680.

[51] 陈锦芳,谢蓉,马卫闽,等．茵芍散对慢性乙肝湿热蕴脾证患者免疫功能的影响[J]. 中国医药学报,2004,19(6):352.

[52] 李丹萍,廖辉,徐杰,等．活血化瘀药物干预治疗慢性肺心病加重期的临床观察[J]. 中国中西医

结合杂志,2004,24(5):454.

[53] 邓翠荣．活血化瘀法治疗皮肤病验案举隅[J]．四川中医,2003,21(3):61.

[54]时学芳,魏玉华,王春香．益肝化瘀法治疗妊娠期肝内胆汁淤积症 83 例[J]．中国中西医结合杂志,2003,23(7):552.

[55] 傅大海,邵燕燕．化瘀祛痰泻肺法配合抗生素治疗慢性呼吸衰竭 50 例[J]．陕西中医,2003,24(10):867.

[56] 薛博瑜．清化瘀毒法治疗肝纤维化的体会[J]．江苏中医药,2007,39(5):5.

[57] 凌嫚芝,范重丽．疏肝化瘀汤治疗肝炎后肝纤维化 59 例[J]．陕西中医,2007,28(9):1111.

[58] 殷飞,姚树坤,吴新满,等．清肝化瘀方药、马洛替酯对肝硬化患者肝纤维化及门脉血流的影响[J]．临床荟萃,2004,19(23):1357.

[59] 莫霄云,钱海凌,李丽．活血化瘀利水中药复方对老龄大鼠自由基和血液流变学的影响[J]．辽宁中医杂志,2004,31(5):436.

[60] 徐丽君,陆付耳,王开富,等．3 种温病治法制剂对家兔内毒素血症治疗效果的比较[J]．中国中西医结合急救杂志,2002,9(3):132.

[61] 钱瑞琴,杨宇,蒋文跃．理气活血中药调整应激大鼠免疫和血液流变性的机理研究[J]．中国中西医结合杂志,2001,21(5):364.

[62] 要丽英,焦君良,李士军．解毒化瘀扶正中药对溃疡性结肠炎血清免疫学及 SOD 变化的影响[J]．四川中医,2003,21(1):7.

五、养　阴　法

养阴法是通过滋养阴液而补益体内阴液不足的一种治疗大法,用于温热病邪渐解而阴液受伤之外感热病的治疗。因温热之邪最易耗伤津液,在外感热病的后期尤多伤阴耗液的证候;而津液受损的程度与疾病的预后有着密切的关系,故有“存得一分津液,便有一分生机”之说。所以,养阴法在温病中不仅运用广泛,而且具有十分重要的意义。近年来,对养阴法的研究已突破了其只是补益体内阴液不足的认识,并拓展了对其机制的认识和运用范围。

(一)文献研究

养阴法是根据《内经》“虚者补之”,“实其阴以补其不足”的原则而确立的。在《伤寒论》中对外感热病的治疗已相当重视滋养阴液,如白虎加人参汤、竹叶石膏汤、黄连阿胶汤等方中均配伍了滋养阴液的药物。至明清时期温病学派的形成后,对外感热病中阴液受伤的认识和滋阴法的发展有了新突破。吴又可提出了“疫气乃热病也,邪气内郁,阳气不得宣布,积阳为火,阴血每为热搏”,强调了疫病“解后宜养阴”的观点;至叶天士更明确指出“热邪不燥胃津,必耗肾液”,并制订了一整套的养阴保津的方法;吴鞠通全面继承了叶天士温病学说,并系统总结了自己救治温病伤阴的经验,著成《温病条辨》一书,并提出“本论始终以救阴精为主”,“温病伤人身之阴,故喜辛凉甘咸,以救其阴”之观点。

萧曙明对《温病条辨》进行了系统研究,发现吴鞠通把“救阴精”贯彻于温病治疗的始终,法全而精,据其所治有 10 种具体方法,实际又可归纳为两大类别:护津与养阴。护津即在邪热袭人的初中期,阴津尚未明显耗损之时,积极祛除伤阴之原始病因,“预护其虚”。顾护阴津,具体有清温护津、撤热保津、泻下存津、抑火救逆等方法,如风温犯肺,卫气被郁,宜清肃上焦、卫护津液;暑热感冒,邪伤肺络,宜辛凉芳香、宣肺气而保肺阴;温燥外袭,肺阴受灼,宜清宣燥热,凉润肺金,清燥养阴;对热传阳明,表犹未解,则宜辛凉甘寒,逐邪护津;热炽肺胃,宜用辛凉重剂,清热生津;阳明热盛,火腑不通,用甘苦合化阴气,滋水泻火;至邪热内结阳明,总以苦寒攻下,“务存津液”为原则;至阳明燥热太甚,“无水舟停”之便秘,则用增液行舟,其所创诸加减承气汤方均围绕泻下存津而施。

养阴即为邪热内传，耗伤阴液时的治疗原则，具体有清热益阴、凉血滋阴、复阴固脱、育阴息风、存阴退热、生津补液等方法，如邪热内结营分，治宜清营泄热、保津养阴；热陷血分，虽宜“凉血散血”，但其实质仍未脱离救阴之法，用药实为滋阴救焚；至热邪伤津耗气，法当益气复阴以固脱；热烁真阴，虚风内动，则壮水之主，以制阳光，大剂育阴方能液回风息；温病后期，余邪留伏，治宜一要填阴，一要清邪，以存阴退热为要；至高热之后，津伤液亏，救阴须用充液之药，以养阴为主，用药不越甘寒生津、咸寒养液两端。

总之，温病治疗以“救阴”为原则，根据病情的不同阶段，初中期主以护津保阴，预护其虚，中后期主以益养阴液，防生他变。

外感热病中，邪热内陷营血，治疗原则不外清营凉血，即叶天士所谓“入营犹可透热转气”，“入血就恐耗血动血、直须凉血散血”。但近年来的研究中发现，营血分证的病理变化的特点为营阴耗伤，养营滋阴在营血分证的治疗中具有十分重要的作用。杨进认为，阴液耗伤是营血分证的一种病理后果，又可对疾病的病理过程造成重大影响，直接关系到病情的轻重、顺逆和预后。当人体的阴液耗伤之后，每可导致阳热更加亢盛，阴液特别是血液的耗伤，加上阴液受邪热煎熬而浓缩，每可引起脉道涸涩，血行不畅，从而形成瘀血或瘀滞倾向；而另一方面，营阴血液的耗伤还可以加剧动血，因此，阴虚为诸多致瘀因素的枢纽，是营血分证的重要病理基础，指出了滋补阴液以增水行血，纠正血分证瘀滞状态或补充营分证阶段的阴液损伤，养阴又可濡润脉道，有利血行，而且部分养阴药物本身亦兼具凉血散血之功效。其次，滋养阴液还能有助于祛除病邪。柳宝诒对伏气温病的治疗有“养阴托邪”之法，这是由于伏气温病的发生每有肾精不足，阴液暗耗的内在因素，因而在发病之初就有里热炽盛，阴液耗伤，易致营血分病变，故强调养阴以透达病邪。

戴春福认为营阴与血液异物而同源，皆为水谷精微所化生，环流不息，奉养全身，二者在生理病理上相互关联，又互为影响。营热大量耗伤阴液，脉内阴液外渗，致使血脉稠浊，血行失畅，易滞易瘀，因此提出了“养阴以化瘀”的观点。养阴可改善营分证的阴液损伤及血瘀的病理变化。马健认为津液营阴的耗损为营血分证的主要病理变化；由于阴阳平衡失调，可促使邪热化火生毒，致使阳热更盛。只有及时、早期地滋养阴液，才能既有利于抵抗气分热毒的入侵，又有利于入营分之邪的祛除。因此，滋养营阴之法可以滋养补充人体阴液，不仅能够增强对热毒的抵御能力，有利于祛除病邪和促进病体恢复，且通过滋阴养液可以抑制阳热的亢盛，有助于营分邪热的消退。

（二）临床应用与研究

1. 临床应用　养阴法的运用体现在治疗温病的全过程中，早期应重视阴液的保存，中后期应及时补养耗伤之津液，如吴鞠通所说“温病始终以救阴精为主”。近年来，临床上对许多传染病和感染性疾病的治疗中都强调养阴的重要作用，现综述如下：

流行性出血热的发生，主要由于正气不足，温热疫毒之邪侵袭所致。卫分证短暂，邪热迅速传入气分，部分地域则表现为气营两燔或气血两燔。治疗上强调早期应用养阴。李夏亭根据其治疗 100 例流行性出血热病人的实践体会到，流行性出血热具有伤阴最速且甚的特点。所以在治疗中关键要把握好护津养阴。因此滋阴生津必须及早使用，而且应重用，才能提高疗效。在病初发热期，只要见到舌红少津口渴，或汗出较多，就应在清热解毒的同时，参入生津之品，如生地黄、石斛、麦冬、芦根之属。经如此处理后，病情发展到低血压期和少尿期时，危重时间缩短，变证险证少。而在本病低血压期及少尿期开始阶段，就须重用滋阴生津之品。如见舌质干燥或无苔，脉细数，兼见其他阴虚证候，就应重用生地黄、玄参、西洋参、龟甲、鳖甲、麦冬、阿胶之类。他认为值此危重阶段，更须时刻顾护津液，当重用滋阴生津之品。

罗恩广认为流行性出血热在病理过程上，西医学一般分为5期，而他认为发热期可分卫气同病，卫营同病及气营两燔等类型。病变主要在上、中二焦，以肺胃胆心包受累为主，基本病理是上、中二焦气营热炽，热结腑实。低血压期的基本病理为邪陷营血、气血两燔，内闭外脱；少尿期是病理和证候最为复杂的险恶阶段，主要表现为瘀热互结，阴伤与蓄水并有之虚实夹杂证候；多尿期以病后正虚、气化不固为主，此时正气逐渐恢复，有向愈之机，恢复期则属正虚邪恋，阴阳失调。据此，他提出在治疗上，应紧紧围绕毒、热、瘀，把住发热关，用药抓住"五早"。其中应早期运用养阴生津之品，如生地黄、玄参、麦冬以及多种水果汁，保持足量饮水以顾护津液，使"生化泉源不竭"。张先勇辨证治疗流行性出血热DIC42例，对气营两燔，以清气凉营养阴治之；血瘀气阴两伤则以益气养阴凉血治之；热结肠腑，邪入营血，以清热通腑，凉血养阴治疗。各证型均注重养阴治疗，常用药如生地黄、赤白芍、麦冬、人参等，对照组用西药对症加双嘧达莫，结果治疗组，治愈37例，无效5例，治愈率88.1%；对照组31例，治愈21例，无效10例，治愈率66.7%。两组经统计学处理有显著差异($P<0.05$)。

病毒性心肌炎是儿科临床常见的疾病之一，中医认为是由于疫毒内侵，毒热伤心所致。由于疫毒易于化热化火，邪热损伤心气，燔灼心阴，心之气阴虚损，以致血运无力、心脉瘀阻，从而变生诸症。从辨证与辨病相结合的观点分析，气阴虚损是根本，心脉瘀阻是标，因而在治疗中确立了益气养阴、活血化瘀为治疗原则。其中养阴是治本中主要方法之一。陈宝义以益气养阴、活血化瘀治疗病毒性心肌炎275例，痊愈117例，痊愈率42.55%，显效82例，好转62例，总有效率94.91%。西药对照组74例，痊愈14例，显效14例，好转21例，痊愈率18.92%，总有效率66.22%。两组痊愈率与总有效率，经统计学处理$P<0.01$，中药组优于西药组。治疗中还发现，对急性期、恢复期、迁延期患儿有效率中药组亦高于西药组。中药组对临床症状的改善，以及心电图、超声心动图的改善亦优于西药组。蒋红心辨证治疗38例病毒性心肌炎期前收缩，将其分为3型：热毒侵心型，以清热解毒为主，辅以益养心阴；心阴亏耗型以滋养心阴为主；气阴两虚型以益气养阴为主。结果显效21例，有效19例，无效2例。王崇华以清热益气养阴通络法治疗病毒性心肌炎33例，治愈13例，显效9例，有效7例，无效4例，总有效率87.88%，并且单项症状、心电图、心肌酶谱方面优于对照组。丁丽凤以益气养阴法治疗小儿病毒性心肌炎35例，总有效率为94%，对照组总有效率为77%，治疗组优于对照组($P<0.05$)，治疗组在胸闷、乏力、气短、舌象、脉象的改善方面也显著优于对照组($P<0.05$)，治疗组异常心电图的改善情况与对照组相比有显著性差异($P<0.05$)。

病毒性肺炎发病率较高，目前尚无满意的治疗药物。中医根据"温邪上受，首先犯肺，最易耗伤气血津液"的理论，治疗上宜选用益气养阴、清热解毒的方药。温振英等通过临床筛选以生黄芪、玄参、沙参、天花粉、黄精诸药组成合剂，治疗病毒性肺炎28例，并以麻杏石甘汤作对照，结果治疗组平均退热时间为(1.9 ± 0.7)天，对照组(3.6 ± 1.2)天($P<0.01$)，平均止喘时间治疗组为(3.6 ± 1.7)天，对照组为(13.5 ± 3.6)天($P<0.001$)，有非常显著差异。T细胞在治疗1周后，治疗组81%恢复正常，而对照组只有14.3%恢复正常，提示养阴益气有提高细胞免疫作用。

流行性乙型脑炎是由流行性乙型脑炎病毒所致的急性中枢神经系统传染病，属中医"暑温”范畴。暑热疫毒伤人最速，暑热燔灼又极易内犯营血耗伤气阴，所以在流行性乙型脑炎的治疗过程中，清暑的同时要注意凉血养阴。冯步珍以中西医结合治疗小儿流行性乙型脑炎103例，对气营两燔在清气凉营的同时就酌以益养阴液，阴虚邪恋则以养阴为主治疗。结果治愈97例，有后遗症4例，死亡2例。另外，对于暑温病的治疗，由于其易于耗伤津液，必须注重护养津液，如刘尚春治疗胎产期暑温病，提出早用下法以固护津液，可选用调胃承气汤或增液承气汤。在治疗中体会到，热病必耗津液，尤其是对胎产期的暑温，由于双重消耗津液，预后更为凶险，所以在热势消退之际要及时投以甘寒养阴，以救气阴。若后遗诸症，临床应视其津液耗伤的轻重，分别选用竹叶石膏汤，五汁饮等。热陷下焦、真阴耗伤，更应用咸寒、育阴之品。

获得性免疫缺陷综合征是当今举世公认的难治疾病，中医认为其为感受疫毒热邪所致，目前研究中，完全消灭获得性免疫缺陷综合征毒很不容易，但切断某个环节、阻断其发病过程是可能的。其中用中医养阴益气扶正的方法治疗获得性免疫缺陷综合征病毒感染者，收到了一些效果。如益气养阴的红宝方(人参、当归、枸杞子)治疗18例获得性免疫缺陷综合征病毒感染者，结果70%患者T淋巴细胞增加，抗P24抗体上升，随访3年效果良好。采用益气滋阴清热之艾滋宁治疗获得性免疫缺陷综合征，药后患者乏力、腹泻、咳嗽、发热等症状均好转，体重增加，T4细胞数也显著增加。许多养阴药物如天花粉、熟地黄、百合、天冬、枸杞子、山萸肉、麦冬、西洋参等均有抗获得性免疫缺陷综合征病毒作用。

儿童迁延性肺炎属中医“内伤咳嗽”范畴，多因气阴耗伤，余系因抗生素治疗不佳，邪留恋，或正虚无力托邪外出所致，以补虚扶正为主治疗。如鲍菁对其中肺热津虚型，运用养阴清肺、泻肺化瘀治疗，用沙麦丹桑汤，药如沙参、麦冬、桑白皮、丹皮等，共治52例，痊愈40例，好转8例，无效4例，收到较好疗效。在百日咳的治疗中，周健衡根据病程长、邪热耗津的特点，以养阴止咳为主，自拟养阴止嗽汤治疗本病221例，结果治愈103例，显效61例，好转50例，无效7例，总有效率96.8%。

临床之中，温热病证的后期多主以养阴生津治疗，而在温病的初中期养阴多与其他治法配合使用，如清热、凉血、活血、益气等联合应用。

2. 研究探讨

(1)应用要点探讨：孟澍江提出了胃阴伤和肾阴伤的判断依据，他认为，一般情况下，在胃，舌质多红或绛，质体未见枯萎，病情发展至肾阴耗伤，其舌质多呈紫暗，枯萎而干。在验齿方面，同样有胃肾病理上浅深轻重之分，如牙齿光燥如石而有光泽者，属于胃热盛，只需清胃热，牙齿即可转润；若是牙齿色如枯骨，而无光泽者属肾液枯涸，病情深重，多为难治。再如在病深热甚动血时，齿龈上常见有结瓣，阳热盛而渗血者其色必紫，紫如干漆样；肾阴虚而虚火内炎，渗出之血，其血必黄，黄如酱瓣样，此中有虚实可辨，治法各异。病情转归也就不相同。杨进认为对于营血分证阴伤的诊断，必须进行全面分析，并抓住一些特殊的症状和体征，进而提出了口渴、舌象、脉象三方面的判断依据。①口渴，气分证多见口大渴而引饮；营分证则可表现为不甚渴饮；血分证有时会出现漱水而不欲咽。这种口渴程度的差别并不与阴伤的程度呈正相关。②舌象，气分证多见舌苔干燥甚至焦裂，并可伴有唇咽干或唇干裂。而营血分证，一般只表现为舌质红绛少津，有时也可伴有唇干。如兼有干燥、唇裂之苔，则多属气营两燔或气血两燔。③脉象，气分证虽有津液消耗，其脉多表现为数而洪大，弦滑或沉实。而营血分证，由于营阴血液已耗，多见细而数。并对于养阴法在血瘀证治疗中的运用规律，提出首先要注意血瘀形成过程中阴虚的病理地位及阴伤的轻重，同时也要注意血瘀的部位、程度、病变趋势等。若血瘀病程中见发热、口渴、干咳、声嘶、形体枯槁、唇齿干燥、舌体瘦小、舌上少津等症，表明血瘀证以阴虚为病理基础，或兼有阴虚，选择养阴方药即可。

马健提出了营分先兆证，认为其辨证要点是立足宏观辨证，动态观察热型、神态、舌质等变化是辨识营分先兆证的临床表现的关键。①热型：他认为温病气分阶段，其发热逐渐出现入夜尤甚的趋势，则可能预示邪毒已渐传入营分，营阴被灼。②神态表现：他认为气分阶段若患者心烦不宁进行性加剧，或夜甚无寐，间有谵语，日轻夜重，甚至闷瞀异常者，则提示营分邪势有内闭心包之势，为火毒较重，病势深入的表现。③舌象变化：患者一旦出现全舌纯红，苔垢逐渐消失或红舌进行性加深，即预示邪毒已经深入，营分已经受累。若见舌面干燥无津，则提示营阴受损；若红舌进一步加深，变为绛舌，则反映营分邪热炽盛，阴液损伤严重，须及时予以养阴滋液为要。

(2)养阴法与清热、活血法联用探讨：邪热深入营血，治疗主以清营凉血法，但在邪热进入营血分后，每每同时存在阴液耗伤，因此，治疗中应注重滋养阴液。朱良春认为温病舌质红绛，或苔黄糙少津者应清凉与滋阴之品同用，曲突徙薪，得心应手。

在慢性肝炎后期或早期肝硬化，GPT 常长期波动于 200～300 金氏单位之间，洪慧闻认为其属热毒残留未清，邪虽不盛，但气阴虚衰，无力祛邪，治疗当以益气阴、清热毒。滋补肝肾常用药有白芍、生地黄、沙参、麦冬、石斛、山萸肉、五味子、枸杞子、女贞子等。汪承柏根据古人“夫肝之病，补用酸，助用焦苦，益以甘味之药调之”，提出用酸收降酶法，对热象明显者，选用墨旱莲、白芍、五倍子、鱼腥草、梨皮、马齿苋等，其中白芍可用至 30g，疗效好，无副作用。张经生临床上重用枸杞子 30～60g，疗效满意。

毕爱华以养阴清热法治疗妇产科术后发热，这些患者经用三种以上抗生素治疗后发热不退，其根据手术创伤耗损元气，术中失血及术野暴露耗伤阴津，形成了病人气阴两伤，虚热内生的病机特点。药用太子参、生地黄、地骨皮、麦冬、玄参、丹皮、青蒿、焦三仙等益气生津、养阴清热，共治 17 例，结果治愈 10 例，好转 6 例，无效 1 例，总有效率为 94.1%。

刘丽坤等以养阴活血清热法治疗胸部开胸术后发热 52 例，临床治愈 25 例，显效 16 例，有效 6 例，有效率为 90.4%，对照组常规抗感染治疗，36 例中临床治愈 3 例，显效 4 例，有效 6 例，有效率为 36.1%，治疗组临床退热总有效率高于对照组，差异有显著性($P<0.05$)。研究表明，对于无明显原因的开胸术后发热患者，应用养阴清热化瘀活血之剂，退热疗效显著，且可改善患者的五心烦热、盗汗、失眠、口干咽燥、头晕乏力等临床症状。

董建华认为在热病后期，主要以养阴清热为主，临床病情错综复杂，并非单纯养阴生津可治。热病初起，邪犯肺卫，虽伤津轻微，在疏风清热中酌情加入沙参、天花粉、芦根生津；若素体阴虚复感外邪，则宜滋阴泄热透邪，用玉竹、生地黄、天花粉配伍豆豉、白薇、薄荷、黄芩；燥热耗伤肺津，以辛凉清润之法，以沙参、麦冬、梨皮润燥养阴，配桑叶、杏仁、贝母、栀子辛凉清肺，清润并举。其认为临证过程中根据患者素质、热病不同阶段中津液耗伤程度，选用不同养阴生津之品。对于防止热病传变，提高疗效有重要意义。

孟澍江认为邪热亢盛于胃而耗伤胃阴及进而消灼肾阴。邪热亢盛于胃，多表现为高热、烦渴、汗大出、脉洪大、舌质红，病情多属正气尚盛、邪气亢盛的实证阶段，治主以清泄阳明胃热，可予白虎汤。但因白虎汤清热作用较强，而养阴之力不足，常加用沙参、石斛、玉竹、天花粉之类，既滋养胃阴，又增强清热药物作用。邪热久羁，胃阴伤损明显，以滋养胃阴为主。邪热未清，又当配合清解余热之品。邪热深入营血，损伤营阴血液，阴伤更著，以滋补肾阴为要。在热病过程中，胃热久炽，往往有伤及肾阴之虞，尤其是素体肾阴亏虚者，病变更易传肾，应在清泻阳明之热、滋养胃阴同时，酌加咸寒之品如生地黄、玄参、龟甲以顾护肾液。

田金洲提出老年阴虚、热盛阴伤是邪热传入营分的重要因素。而以养阴凉营治之。以凉营透热法汤剂治疗营分证26例，对照组21例，以抗生素治疗为主，结果治疗组体温复常时间为(4.84±3.39)天，对照组为(7.2±5.2)天($P<0.05$)；体温下降幅度，治疗组为1.96℃±0.96℃，对照组为2℃±0.69℃；治疗组治愈20例(76.92%)，好转5例(19.23%)，无效1例(3.85%)，有效率96%；对照组治愈8例(66.67%)，好转4例(33.33%)。中药治疗组与抗生素对照组疗效相当，治愈率以治疗组为高。疗程上治疗组为(19.9±9.98)天，对照组为(26.3±12.26)天，前者明显低于后者($P<0.05$)。本方具有养阴凉营、活血透热作用，总有效率达96%，为一种较理想的治疗营分证方法。

温热疾病发展至营血分阶段，如叶天士所说“营分受热，则血液受劫”“入血就恐耗血动血”。营血分证必然会有阴液耗伤，阴伤是营热炽盛引起的重要病理变化，而阴伤致血液黏稠，加之营热熏蒸煎熬阴液，二者互为因果，导致血瘀产生。因此可以说营热阴伤是血瘀产生的重要因素，此时要消除阴伤与血瘀这两种病理变化，就要养阴与活血同时运用才行。据此，郭兼守在中医药预防流行性出血热的研究中，以养阴活血为治则而制成出血热预防片(女贞子、生地黄、丹参等)，对流行性出血热的发病有显著预防作用。

杨进认为，滋养阴液可以补充营血分证阶段的阴液耗伤，但活血祛瘀也很重要。祛除瘀血，畅通血行不仅可以保证脏腑进行正常活动所必需的血液供应，而且亦有助于止血生血。

带状疱疹是由带状疱疹病毒引起的一种常见病，其后遗的神经痛，根据其灼痛、刺痛等特点，属中医的“瘀”阻。本病多为老年所得，多见素体阴亏，或热病日久，耗伤津液，以养阴活血治之，多有较好效果。段行武以益阴活血法治疗带状疱疹后遗神经病19例，结果完全缓解12例，显效好转5例，无效2例，总有效率89.5%。

对于小儿病毒性心肌炎，因其是由于疫毒内侵，毒热伤心而致心之气阴虚损，心脉瘀阻。治疗应以益气养阴、活血化瘀为主，陈室义等共治疗275例，结果痊愈117例，显效82例，进步62例，总有效率为94.91%。

糖尿病属于中国传统医学“消渴”病的范畴，脾虚是糖尿病发生的根本，阴虚是关键，燥热是标。在其整个疾病过程中，还有瘀血的病理变化，津血同源，阴虚者血必不足，而阴血亏虚则脉道失充，而致气血运行不畅则瘀血内停。韩新峰运用健脾养阴活血法治疗2型糖尿病46例，显效23例，有效17例，总有效率为86.96%。侯刚等运用健脾养阴清热活血法治疗2型糖尿病50例，结果显效20例，有效26例，无效4例，总有效率92%。

面部激素依赖性皮炎属中医“药毒”范畴，当病情缓和时，常见皮肤暗红、干燥、脱屑及毛细血管扩张等症，治疗应以滋阴清热为主。蔡希运用清热养阴法治疗面部激素依赖性皮炎50例，痊愈27例，显效14例，有效5例，总有效率为92.0%。潮红改善的总有效率为98.0%，毛细血管扩张改善的总有效率为93.2%，色素改善的总有效率为94.2%，痤疮样皮疹改善的总有效率为97.8%，瘙痒及不适症状的改善总有效率为97.9%。

(三)实验研究

养阴法在临床上广泛应用，其在治疗中所处的重要位置，历来为医家所注重。亦为许多学者所重视，近来对其进行了多方面的研究。

1. 对DIC的防治作用　杨进制作模拟温病营血分证的家兔实验性DIC动物模型，并采用养阴方(麦冬、玄参、玉竹、石斛)灌胃治疗。结果表明，养阴法对实验性DIC有明显的阻断作用，能显著减轻实验动物的发热程度，缩短发热时间，改善凝血机制，减轻组织损伤，从而起到保护脏腑的作用。养阴法对家兔实验性DIC的防治作用至少有以下几个方面，一是养阴药物不仅防止了血小板的显著减少，还能促进血小板的生成；二是改善凝血机制，避免了低凝状态，从而减轻了出血倾向，于是减轻了组织细胞的损害。

万海同等提出t-pA是纤溶的主要生理性激活剂，启动生理性纤溶，以清除血管床上的纤维蛋白沉积，PAT是t-pA的快速抑制剂。血浆中PAI也主要来源于内皮细胞，养阴法能使t-pA活性增高，抑制PAI活性，提示养阴法有恢复血管内皮细胞功能的作用。

邓道昌等观察180例流行性出血热并发DIC的患者，发现以养阴凉血治疗后，平均止血天数、血尿素氮复常平均天数及血小板和凝血酶时间复常的平均天数均较对照组为短。孙孝法等观察养阴药物能缩短凝出血时间，并可增加血小板数量，改善血循环和组织微循环的灌注，使组织器官的血氧供给好转，器官功能衰竭得以较快恢复。

杨洁红等观察养阴益气活血方药对大鼠血液流变学和血小板聚集的影响发现，养阴益气活血方药具有显著降低大鼠全血黏度和血细胞压积作用，对二磷酸腺苷诱导的大鼠体内血小板聚集具有显著抑制作用。

2. 抗病原微生物及抗内毒素作用　现代研究证实，养阴法具有中和内毒素、抗菌、抗病毒的作用。徐州等在中药对幽门螺杆菌抑杀作用的实验研究中发现，幽门螺杆菌对170种药敏感，其中部分养阴药物如生地黄、石斛、丹参等均有一定的抑杀菌作用；血中内毒素的含量可反映热毒的轻重。齐清会等对腹部术后和急腹症患者中21例阴虚证进行了分析，发现其血浆内毒素含量超过正常值的5～21倍。田金洲观察到用养阴凉血药物治疗后，血中内毒素浓度可明显下降，低于抗生素对照组。陆付耳等通过养阴清热复方对内毒素DIC家兔线粒体呼吸功能影响的实验中观察到，治疗后线粒体呼吸功能的关键指标RCR明显升高，可明显改善内毒素所致的循环障碍状态。杨进等亦发现养阴法是具有拮抗内毒素所致的发热，减轻组织的挫伤，减少致热原产生等作用。王开富等通过给家兔耳缘静脉注射大肠杆菌内毒素复制内毒素血症模型，以养阴增液法治剂进行治疗。结果发现，养阴增液组血清IL-1、TNF-α水平明显低于模型组，并伴随血浆高密度脂蛋白（HDL）水平明显高于模型组。表明养阴增液法能拮抗内毒素所致IL-1、TNF-α等炎性细胞因子的过度释放，可能与提高血浆HDL水平有关。

3. 对免疫功能的影响　免疫功能可反映机体的正气水平，温病状态下，体液免疫及细胞免疫功能均明显失调。田金洲等观察到养阴凉血能使伤寒三联菌苗感染家兔的淋巴细胞转化率降至正常水平，而对照组只升不降，说明养阴具有调节免疫功能的作用。农光民等用生地黄、玄参、麦冬、黄芩、连翘等组成养阴清肺汤，具有明显提高正常豚鼠肺吞噬功能和呼吸道局部溶菌酶含量。以标准方法通过注射环磷酰胺复制免疫功能低下的阴虚动物模型，在灌服养阴清热药后，发现有一定拮抗环磷酰胺作用，可使环磷酰胺引起的小鼠免疫功能低下的病理状态恢复到正常或接近正常水平，说明养阴法对免疫功能有保护作用。

史恒军等用西洋参、羚羊角粉、石斛、女贞子等组成具有养阴气清热解毒作用的养阴抗毒散，研究其对X线照射小鼠T细胞亚群及红细胞黏附功能的影响，结果表明，养阴抗毒散能够提高受照小鼠的T淋巴细胞免疫和红细胞免疫黏附功能，提高受照小鼠的抗氧化能力，一定程度上能预防放射线所致红细胞免疫的损伤。

（张国庆　陆吕平　王勇飞　刘铁钢）

主要参考文献

[1] 杨进,孟澍江．滋养阴液在温病营血分证中之应用[J]．中医杂志,1992,(5):9.

[2] 戴春福．温病学探究[M]．西安:陕西科学技术出版社,1996.

[3] 马健．阻断温病气营传变初探[J]．中医杂志,1990,(10):11.

[4] 沈庆法．中医外感热病学[M]．上海:上海科学技术出版社,1991.

[5] 孟澍江．胃与肾的关系及其临床诊治运用[J]．中医杂志,1990,(11):4.

[6] 杨进．论养阴是治疗血瘀证的重要法则[J]．中医杂志,1996,(1):8.

[7] 张文远．温病邪入血分之热瘀气脱证研究[J]．中医杂志,1990,(1):16.

[8] 张国庆．吴又可对温病伤阴防治的贡献[J]．浙江中医杂志,1984,(7):294.

[9] 王瑞春．王正公治疗外感热病经验[J]．中医杂志,1995,(11):651.

[10] 谢邦永．补虚法治疗长期高热的体会[J]．中医杂志,1995,(3):142.

[11] 李夏亭．滋阴生津法治疗流行性出血热的探讨[J]．中医杂志,1981,(9):8.

[12] 赵晓梅．中医药治疗获得性免疫缺陷综合征的临床探析[J]．中医杂志,1996,(8):499.

[13] 唐由君,张若英．传统抗癌中成药抗急性白血病的实验研究[J]．中西医结合杂志,1990,(10):734.

[14] 何守健．益气养阴为主治疗3例生存期9年以上急性白血病的报道[J]．上海中医药杂志,1994,(1):24.

[15] 孟澍江,朱良春．清法的临床运用与体会[J]．中医杂志,1990,(1):4.

[16] 农光民,姚龙．养阴清肺汤对免疫功能的影响[J]．中草药,1991,(9):409.

[17] 张先勇．辨证治疗流行性出血热DIC42例[J]．江西中医,1993,(16):19.

[18] 陈宝义．益气养阴活血化瘀法治疗小儿病毒性心肌炎临床研究[J]．中国医药学报,1993,(5):276.

[19] 蒋红心．辨证治疗38例病毒性心肌炎早搏[J]．实用中医内科杂志,1991,(4):39.

[20] 温振英,李秋英,佘继林．扶正祛瘀治疗小儿病毒性肺炎的临床与实验研究[J]．中医杂志,1991,(10):41.

[21] 冯步珍．中西医结合治疗小儿流行性乙型脑炎103例[J]．中西医结合杂志,1993,(4):183.

[22] 吕维柏．艾滋病的中药治疗进展[J]．中医杂志,1997,(6):369.

[23] 鲍菁．迁延性肺炎辨治52例[J]．中医杂志,1996,(5):294.

[24] 周健衡．养阴止嗽汤治疗百日咳221例[J]．山东中医杂志,1991,(5):30.

[25] 洪慧闻．慢性肝炎中医药降酶治疗概说[J]．中医杂志,1994,(9):561.

[26] 毕爱华．养阴清热法治疗妇产科术后发热[J]．中医杂志,1994,(11):692.

[27] 郭兼守．中医药预防流行性出血热的研究[J]．中医杂志,1987,(6):35.

[28] 段行武．益阴活血法治疗带状疱疹后遗神经病19例[J]．中医杂志,1997,(6):359.

[29] 徐州,周得瑞,段国勋,等．中药对幽门螺杆菌抑杀作用的实验研究[J]．中国医药学报,1993,(5):281.

[30] 孙孝洪．清营凉血方药研究近况[J]．辽宁中医,1982,(3):31.

[31] 王崇华．清热益气养阴通络法治疗病毒性心肌炎33例[J]．陕西中医,2002,23(9):773.

[32] 丁丽凤．益气养阴法治疗小儿病毒性心肌炎35例[J]．上海中医药杂志,2006,40(7):56.

[33] 刘丽坤,张敏,王晞星．养阴活血清热法治疗胸部肿瘤开胸术后发热的疗效观察[J]．中国中西医结合杂志,2004,24(4):316.

[34] 韩新峰．健脾养阴活血法治疗Ⅱ型糖尿病46例[J]．四川中医,2002,20(9):46.

[35] 侯刚,倪佩卿,叶安娜,等．健脾养阴清热活血法治疗2型糖尿病50例疗效观察[J]．新中医,2004,36(4):34.

[36] 蔡希．清热养阴法治疗面部激素依赖性皮炎50例[J]．上海中医药杂志，2007，41(3)：42.

[37] 杨洁红，郭莹，别晓东，等．养阴益气活血方药对大鼠血液流变学和血小板聚集的影响[J]．中国临床康复，2005，9(39)：108.

[38] 王开富，陆付耳，徐丽君，等．清热解毒与养阴增液法对内毒素脱毒相关分子HDL和ALP影响的研究[J]．中国病理生理杂志，2006，22(1)：135.

[39] 史恒军，梁军，侯军峰，等．养阴抗毒散对X线照射小鼠T细胞亚群及红细胞黏附功能的影响[J]．第四军医大学学报，2004，25(11)：1039.

第三节 方药研究

一、银翘散的研究

(一)文献研究

本方见于《温病条辨》上焦篇。朱华德认为本方用药为遵循《内经》"风淫于内，治以辛凉，佐以苦甘"之法，又宗喻嘉言"芳香逐秽"之说，据李东垣清心凉膈散加减化裁而成。具有辛凉解表、清热解毒、宣肺利咽之功，用于温病初起风热表证阶段。吴瑭认为此方之妙在于"纯然清肃上焦、不犯中下，无开门揖盗之弊，有轻以去实之能"，证之临床，十分恰当。

1. 裘沛然等认为本方主要用于风热初袭肺卫之证，临床以发热、微恶寒、心烦、头痛、口渴、咳嗽、咽痛、舌尖红、苔薄白、脉浮数为辨证要点。本方为散剂，若改作汤剂可根据临床症状加减，如咳嗽重者可加桑白皮、杏仁；发热较甚者加柴胡；咽喉痛者加马勃、山豆根；口渴明显者加葛根、天花粉；头痛者加白芷、菊花等。

2. 陈景河认为风热为阳邪，东垣书载：皮肤毛腠者，阳之分也。阳盛则伤阴，故宜用辛凉解表剂，如银翘散等，且金银花清热散毒疗风，连翘解诸经之毒，多用有发汗之功，同金银花用相得益彰。

3. 印会河认为银翘散乃清热解毒与辛散相互配伍为用。方中既用了薄荷、荆芥穗、豆豉等以发汗散邪，同时又用了金银花、连翘、竹叶、芦根等以清热解毒，这就给了后世治风热在表，有汗无汗以重大启迪。在外感热病初起，特别是鼻塞、咽痛、发热等症状明显时，不用清热解毒是不行的，徒恃麻、桂、青龙等以辛温发汗之剂，因温性药物助长火热，会加重"上呼吸道感染"症状，纵然无汗而病人自觉恶寒重于发热，也不宜贸然投辛温为主，这是教训与经验告之的一条规律。印会河治疗"上呼吸道感染"的恶寒发热，基本上是守银翘散与桑菊饮合方，根据症状加减运用，疗效满意。

4. 颜正华认为银翘散功能辛凉透表，清热解毒。方中金银花、连翘既能清凉透表，又有清热解毒功能。本方有良好的解热作用，临床每加贯众、大青叶或板蓝根等清热解毒之品以增强疗效；如热甚者，兼气分热可加生石膏、知母；兼营分热可加生地黄、玄参、麦冬。

5. 赵绍琴认为辛凉法解，汗之可也。温热邪郁肺卫，病虽轻浅，津液易伤，发热微恶风寒，无汗或少汗，或头汗出，或咳嗽、咽红且痛又肿，舌边尖红，苔薄黄，脉浮数，证属卫分，当从汗解，但因邪郁肺卫，切不可辛温发汗，故用银翘散、桑菊饮等轻清之剂。辛凉清解之法，乃"火郁发之"之理，辛能宣郁，凉可清热，轻清宣上，邪去热清而肺气宣，三焦畅，营卫和，津液得布，自然微微汗出，为表清里和，邪从汗泄，不发汗而得汗，此汗为治疗之目的。

6. 周平安认为病邪入里，仍有因势利导，引邪外出之可能，如气分热炽，本应汗出，但有的病人却见壮热烦躁、大渴饮冷、皮肤干燥、无汗、体表热如燔炭，即俗话之“干烧”，此时反用清法治疗，往往不能获效，重用清热而热邪不退，必须在清解的同时，加用辛凉透散之品以开毛窍，使邪有出路。其随董建华教授治一邪热壅肺、肺卫失宣者，以银翘散加减取得一剂症减，三剂病愈效果。

7. 孟澍江指出卫分证主要治法是辛凉解表，“辛凉开肺便是汗剂”，吴瑭继承了叶桂经验创立银翘散、桑菊饮等辛凉解表剂，已不在于求得发汗而解表，而是通过宣通肺卫而解表退热。

(二)临床应用与研究

银翘散具有疏风散热、清热解毒功能，被广泛运用于温热疾病初起的风热表证，如流行性感冒、呼吸道感染、流行性腮腺炎、口疮、风疹、麻疹、流行性乙型脑炎等疾病，亦有报道将本方用于临床各科取得较好疗效。

1. 传染性疾病

(1)朱华德综述近年银翘散治疗流感现状，用银翘散治疗流感有完整记录的 45 例：治疗结果表明，绝大多数病人均在 2 天内退热，随之症状减轻而痊愈；长春医学院传染病教研室用银翘、麻杏石甘汤及阿司匹林治疗流感 130 例，其中银翘散组 50 例，患者在服药后体温迅速下降，自觉症状显著减轻，在 2～3 天内出院。

(2)刘志明等用银翘散治疗邪在卫气分的轻型流行性乙型脑炎患者，发现药后常能透出一种黏汗或臭汗，随即体温下降，病情好转；郑益民用本方治疗一例重症流行性乙型脑炎昏迷抽风者，前后共进 19 剂，病退人安。

(3)汪德云用银翘散加味治疗暴发性剧烈风疹 400 例，结果多数病例用药 1 剂后症状即明显减轻，2 剂后大部分症状消失，一般服药 3～5 剂，除 5 例并发腮腺炎、牙周炎、脑膜炎、心肌炎等疗效不明显外，余均治愈，未留后遗症；禹永明采用穿琥宁注射液合银翘散治疗风疹 78 例，治愈 65 例，开始退疹和完全退疹时间均显著短于对照组。

(4)王山用银翘散加减内服，外敷青龙白糖泥治疗流行性腮腺炎 56 例，结果表明，治愈 52 例，无效 4 例，收效明显；郑益民用本方治疗流行性腮腺炎 1 例，配合玉枢丹外敷，前后服药 7 剂，诸恙霍然而愈；游月春用银翘散加减治疗流行性腮腺炎 100 例，局部用青黛外敷，结果 3～7 日均治愈；林炳胜对 45 例痄腮病儿应用银翘散结汤治疗，治愈 32 例，好转 13 例。

(5)杨龙生用银翘散加减治疗水痘 120 例，结果发热消失，皮疹消退，感染等并发症消除，全身状况良好。

(6)李艳平等用银翘散加减治疗小儿手足口病 69 例，疗效令人满意。

(7)张福荣以银翘散为主方加减之治疗小儿麻疹 100 例：疗效显著。

2. 感染性疾病

(1)银翘散在呼吸道感染中运用最为常见。范德斌用银翘散合白虎汤加减治疗感冒发热 689 例，日 1 剂，分 3 次服，病重者日 2 剂，2 小时服 1 次，4 日为 1 疗程，结果痊愈 683 例，好转 4 例，无效 2 例；黄舒等用银翘散加减治疗小儿急性上呼吸道感染 30 例，结果显示，显效 19 例，有效 8 例，无效 3 例；张淑琴等运用银翘散煎剂保留灌肠治疗小儿急性呼吸道感染并发热 96 例，显效(治疗 36 小时后体温完全正常)80 例，有效(治疗 3 天体温完全正常)12 例，无效 4 例(治疗 3 天以上体温未正常)；朱华德综合本方近年治疗呼吸道感染状况，有用银翘散制成袋泡剂，治疗急性上呼吸道感染 25 例，体温高于 39℃者 10 例，38～39℃者 11

例，37.5～38℃者4例，结果临床治愈23例，退热时间最短8小时，最长72小时。

(2)银翘散用于肺部炎症的治疗疗效亦较满意。朱华德对银翘散治疗肺炎现状进行总结，用银翘散加黄芩、桑白皮、知母、杏仁治疗小儿肺炎25例，结果2天内退热者17例，4天内退热者8例，湿啰音3天内消失者9例，5天内消失者16例，经胸透肺部病灶均在5天内消失，全部病例在3～5天内痊愈；王晓鸣以银翘散合麻杏石甘汤加减治疗小儿支原体肺炎30例，另一组21例，在服中药基础上加用红霉素20～30mg/(kg·d)静脉滴注，结果显示，两组退热、止咳、肺部体征消失，X线吸收好转时间和疗程均相近，无显著差异($P>0.05$)。

(3)吴锦明用银翘散治疗咽峡疱疹43例，结果表明，有较明显效果，平均退热1.6天，平均3.6天疱疹及溃疡消失；用银翘散加减治疗小儿口疮48例，患儿均有不同程度的口腔溃疡，结果：服药2剂痊愈者18例；服药3剂痊愈者15例；服药5剂痊愈者14例；温利军等用加味银翘散治疗急慢性咽喉炎136例，经1～3疗程治疗后，治愈(症状、体征消失)120例，好转(症状消失，咽喉壁滤泡增生未能消失)16例。

(4)刘玲等用银翘散加减治疗亚急性甲状腺炎36例，取得较好疗效。

3. 妇科疾病

(1)李超荆用银翘散加减制成合剂用于溶血性链球菌所致的产后子宫内膜炎6例，收到较好疗效；朱华德报道有用银翘散去甘草、淡竹叶，加黑栀子、细生地治疗产褥感染，应用抗生素无效者2例，服4～5剂后痊愈。

(2)张健等用银翘散加减制成炎克宁冲剂治疗103例慢性盆腔炎，西药对照组用青霉素、甲硝唑等治疗，结果两组分别痊愈59例、14例，显效27例、26例，有效13例、28例，无效4例、19例($P<0.01$)。

4. 其他疾病

(1)对于斑疹：朱华德用银翘散加减治疗上部疮疡和皮肤病38例，其中颈痈3例，暑疖5例，瘾疹7例，风热疮4例，头面部湿疹、接触性皮炎、药物性皮炎各3例，面游风、瘙痒疹各1例，结果服药2～10天后均治愈；张颖等用银翘散加味治疗过敏性紫癜40例，徐忠良等用银翘散加味治疗玫瑰糠疹38例，李延保等用银翘散加减治疗儿童脂溢性皮炎、脓疱疮、丹毒等由风湿热毒引起的皮炎类疾病，均效果显著。

(2)用银翘散治疗多种眼病、取得较好疗效。治一色素膜炎患者，眼检视力左0.01，右1.0，左眼混合充血明显，角膜壁大量KD，前房积血$2mm^3$并有大量纤维素样渗出物，晶状体与玻璃体混浊，服用银翘散4剂后，刺激症状消失，服60余剂后进行眼部检查：左眼视力0.9，无充血，角膜透明，无KD，晶状体及玻璃体轻度混浊，余症均减或消失。

(3)梁卫等将左下肺炎及过敏性休克、药物疹、药物热等内科急症，归为中医“风疹”范围，用银翘散加减进行治疗，取得满意疗效。

(4)郭选贤将银翘散用于获得性免疫缺陷综合征的治疗，亦取得了较好疗效。

总之，银翘散临床运用十分广泛，在众多病证的治疗中，均取得较为显著的疗效。但在科研设计、临床观察等方面的研究尚有待于进一步深入。

(三)实验研究

1. 解热发汗作用　将银翘散不同剂型用于动物实验研究，多数实验表明银翘散具有抑制动物发热作用。

现代药理研究表明：银翘散煎剂、片剂、袋泡剂对啤酒酵母、2,4,二硝基苯酚所致大鼠发热模型，皆有明显的解热作用。邓文龙将银翘散制成袋泡剂，用于临床取得满意疗效，发现具有迅速退热作用，服用后48小时内退热者77%，平均退热时间为32.2小时。

2. 抗炎作用　周远鹏等研究表明，银翘解毒片腹腔注射对大、小鼠均有明显抗炎作用，并存在有明显的量效关系，该药200mg/kg与10mg/kg吲哚美辛的作用强度相似。又以大鼠腹腔注射药物后，于右足心处皮下注射10%鸡蛋清每只0.05ml致炎，在致炎后连续观察给药前后的足踝肿胀度，计算与对照组之间的差异，结果发现银翘散200mg/kg给药10分钟后，肿胀程度明显小于对照组，4小时后给药组已基本恢复到致炎前水平，而对照组仍有明显肿胀。

3. 抗菌、抗病毒作用　银翘散全方及其单味药对多种细菌及病毒均有抑制作用，对感染甲型流感病毒的72-243株大鼠有一定的保护作用。

(1)周远鹏以肉汤琼脂培养基，进行了银翘散体外抗菌实验，发现该药对革兰阴性菌、阳性菌均有广泛的抑制作用，其中对金黄色葡萄球菌和耐青霉素金黄色葡萄球菌，铜绿假单胞菌等六种致病菌有完全抑制作用，浓度为110mg/ml，甚至在15mg/ml低浓度，也能抑制金黄色葡萄球菌和耐青霉素的金黄色葡萄球菌生长，对白念珠菌亦有抑制作用。在体外对流感病毒的实验中，发现银翘散对甲型流感病毒有明显抑制作用，亦观察到银翘散能明显减少病毒感染的动物死亡率。

(2)邓文龙对银翘散三种制剂进行抗内毒素研究，发现本方对大肠杆菌内毒素所致的腹腔毛细血管通透性增高，扭体反应出现的时间及腹泻百分率等均无明显影响，认为该药的解毒效应，可能不是通过对内毒素的灭活解毒实现的。

4. 镇痛、抗过敏作用

(1)周远鹏用热板法作镇痛试验，给小鼠经腹腔注射银翘散50mg/kg和100mg/kg，发现能明显延长疼痛反应的潜伏期，其作用维持长达1小时之久，并有明显的剂量效应关系。在醋酸刺激致扭体反应的实验中以银翘散灌胃的小鼠，扭体次数明显减少，发现本方不同剂量均有明显的镇痛作用。

(2)邓文龙等研究表明，银翘散灌胃给药对小鼠有很强的抗组胺作用，对5-HT无明显作用，对PG作用较弱，对天花粉所致小鼠皮肤过敏反应及小鼠过敏性休克均有明显抑制作用。另外对二硝基氟苯所致的小鼠皮肤过敏反应也有明显抑制作用。

5. 免疫作用　傅培生等研究发现，银翘散可提高SOD水平、降低MDA水平。具有清除自由基、抗脂质过氧化、提高IL-2水平，具有增强细胞免疫的作用。

6. 药物剂型研究　近年来由于银翘散丸剂、片剂、煎剂有时疗效欠佳，引起人们从各个角度对剂型进行研究探讨。

(1)张尊如等认为，银翘散的散剂优于丸剂。

(2)杨重基报道，将银翘散制成口服液，方中含挥发油成分药物以蒸馏法提取，其他药物经水煮浓缩、沉淀、过滤等提取，可从根本上解决丸剂崩解迟缓的问题，避免挥发成分的损失。

(3)陈继良认为合剂、冲剂较为理想，并应发展袋泡剂。

(4)刘广南等研制出银翘散浓缩袋泡剂，并将其应用于临床治疗风热表证30例，疗效令人满意，对临床主要症状有较高的缓解率，可较快地解除患者发热、头痛等症状，且未发现有任何毒副作用，认为是较理想的新剂型。

另外在煮药时间上，银翘散也有一定要求。如刘亚娴等在实验研究中发现银翘散具有增强小鼠非特异性免疫功能的作用，且以煮沸后3分钟为佳，并有一定的量效作用。

因此，如何寻求较好的剂型来保证足够的治疗药量和服用后如何快速利用吸收是今后需加以重视研究的课题之一。

（姜　彤　张国庆　谷晓红　施金凤　于　河）

主要参考文献

[1] 裘沛然．中医历代名方集成[M]．上海：上海辞书出版社，1994.

[2] 陈景河，印会河．汗法的临床运用与体会[J]．中医杂志，1990，(3)：4.

[3] 万友生，赵绍琴．汗法的运用和体会[J]．中医杂志，1989，(6)：5.

[4] 孟澍江．论叶天士温病治则．江苏中医[J]．1996，17(8)：3.

[5] 朱华德，郭天玲．现代中药应用与研究大系．方剂学[M]．上海：上海中医药大学出版社，1996.

[6] 刘志明，林镜明，张哲生，等．治疗37例流行性乙型脑炎的初步报告[J]．中医杂志，1958，(4)：25.

[7] 汪德云．银翘散加味治疗暴发性剧烈风疹400例介绍[J]．中医杂志，1987，(4)：133.

[8] 禹永明．穿琥宁合银翘散治疗风疹78例临床观察[J]．江苏中医药，2005，26(5)：24.

[9] 王山．内外合治流行性腮腺炎56例[J]．江苏中医，1994，(10)：17.

[10] 郑益民．银翘散治疗病毒性感染验案举[J]．中成药，1994，(5)：43.

[11] 游月春．银翘龙骨消肿汤治疗痄腮100例[J]．时珍国药研究，1997，(4)：299.

[12] 林炳胜．银翘散结汤治疗小儿痄腮[J]．四川中医，2002，20(2)：56.

[13] 杨龙生．银翘散加减治疗水痘120例临床观察[J]．江西中医药，2004，(6)：35～36.

[14] 李艳平，张红艳，马小丽，等．银翘散加减治疗小儿手足口病69例[J]．陕西中医，2010，31(3)：305.

[15] 张福荣．银翘方类为主分期分型施治100例麻疹临床观察[J]．中国中医急症，2000，9(1)：22-23.

[16] 范德斌．白虎银翘汤治疗感冒发热689例[J]．中医研究，1995，(1)：23.

[17] 黄舒．银翘散加减治疗小儿发热30例[J]．中国中医急症，2000(3)：102.

[18] 张淑琴，沈红霞，陈凯玲．银翘散煎剂保留灌肠治疗小儿急性呼吸道感染并发热96例[J]．新中医，2008，40(10)：94-95.

[19] 王晓鸣．中药治疗小儿支原体肺炎临床分析[J]．浙江中医学院学报，1994，(6)：15.

[20] 吴锦明．银翘散对咽峡疱疹的疗效观察[J]．中华儿科杂志，1963，(8)：63.

[21] 温利军，黄清苑．加味银翘散治疗急慢性咽喉炎136例[J]．新中医，2002，34(1)：40-41.

[22] 刘玲，毛英．辨证治疗亚急性甲状腺炎36例[J]．陕西中医，2004，25(3)：216-217.

[23] 李超荆．银翘散对急性子宫肌内膜炎的疗效分析[J]．中华妇产科杂志，1959，(4)：307.

[24] 张健．炎克宁冲剂治疗慢性盆腔炎临床观察[J]．中医药信息，1995，(2)：25.

[25] 张颖，王峥．银翘散加味治疗小儿过敏性紫癜40例临床观察[J]．时珍国医国药，2006，17(5)：814.

[26] 徐忠良，钟坚，张琏影．银翘散加味治疗玫瑰糠疹38例[J]．江苏中医，2006，37(10)：37.

[27] 李延保，窦志强，何炳元．银翘散加减治疗儿童皮炎类皮病[J]．中医儿科杂志，2007，3(1)：29-30.

[28] 梁卫，龚林，张丽玲，等．银翘散加减治疗急症两则[J]．中国中医急症，2009，18(12)：2071.

[29] 郭选贤，彭青鹤．银翘散治疗艾滋病[J]．江苏中医药，2008，40(3)：6.

[30] 谢鸣．方剂学[M]．北京：人民卫生出版社，2002：54.

[31] 邓文龙．银翘散的药理作用研究[J]．中医杂志，1986，(3)：150.

[32] 周远鹏，江京莉，严少敏，等．银翘解毒片的药理研究．中成药[J]．1990，12(1)：23.

[33] 杜力军．银翘散实验研究综述[J]．中成药，1992，30：41.

[34] 傅培生，田丙坤，区永欣．三种宣肺解表法对肺失宣发模型小鼠血清 SOD、MDA、和 IL-2 的影响[J]．陕西中医，2009，30(7)：914-915.

[35] 张尊如，曹占地．银翘散与银翘解毒丸功效的比较[J]．中成药，2006，28(6)：926-927.

[36] 杨重基．银翘解毒水的研究．中成药[J]．1983，7：46.

[37] 陈继良．对银翘散不同剂型的探讨．天津中医[J]．1985，4：43-44.

[38] 刘广南．银翘散浓缩袋泡剂的制备与临床应用[J]．中药材，2002，25(12)：918-919.

[39] 刘亚娴，霍炳杰，张莉，等．银翘散在不同煎煮时间下对免疫抑制小鼠的免疫调节作用[J]．中医杂志，2008，49(12)：1112-1115.

二、麻杏石甘汤的研究

(一)文献研究

本方为汉代张机《伤寒论》方，原书用治“太阳病……发汗后，不可更行桂枝汤，汗出而喘，无大热者，可与麻黄杏仁甘草石膏汤。”简称麻杏石甘汤。历代医家遵《伤寒论》之意，用本方治疗肺热喘咳之证。

裘沛然认为本方主要用于肺热喘咳。方中麻黄宣泄、石膏清疏、杏仁沉降，三药同用，有宣有降，相反相成，清降结合，标本兼顾。临床应用以身热不解、有汗或无汗、咳逆气急、甚或鼻煽口渴、苔薄白或黄、脉浮滑而数为其辨证要点。临床如见发热较甚者，石膏用量可增至60～120g；热毒炎症者，加大青叶、黄芩、连翘；咳喘甚者，加知母、瓜蒌、黄芩；兼有痰饮者，加葶苈子、枇杷叶、贝母；胸痛者，加郁金、白芥子；咯血者，加白茅根、仙鹤草。本方为治肺热喘咳之方，凡属风寒实喘，肾虚久喘者，不宜应用。

(二)临床应用与研究

现代医家通过临床实践对此方应用有所发展。如在上呼吸道感染、肺炎、急慢性支气管炎、百日咳、哮喘、夏季热、荨麻疹等疾病的治疗上，均获显效。

1. 上呼吸道感染

(1)刘宣用清热消炎糖浆(由麻黄、石膏、杏仁、甘草、黄芩等组成)3 天为 1 疗程，治疗191 例：痊愈 72 例，显效 52 例，有效 49 例，无效 18 例，总有效率 90.58%；王维德用麻杏石甘汤合止嗽散加减治疗上呼吸道感染等病 100 例，总有效率 96%。

(2)何培芸采用麻杏石甘汤治疗感冒后咳嗽 46 例：结果治愈 44 例，好转 2 例，治愈率 95.65%。

2. 急慢性气管炎、支气管炎、肺炎、哮喘

(1)王利等报道用麻杏石甘汤加味治疗急性支气管炎 69 例：痊愈 52 例，有效 15 例，无效 2 例，总有效率 97.10%。高冰等用连梅安蛔汤合麻杏石甘汤治疗蛔虫性支气管炎 40 例，结果所有病例全部治愈。标准是咳嗽、咳痰、哮喘样发作、胸痛等症状完全消失，胸片无异常，连续 3 次做痰检未发现蛔虫卵，并经过 3 个月以上无复发。

(2)李连生用麻杏石甘汤加大黄等化裁治疗小儿支气管炎 35 例：痊愈 33 例，好转 2 例，总有效率 100%。刘宣用清热消炎糖浆(麻黄、杏仁、石膏、甘草、黄芩等)治疗气管炎 26 例、支气管炎 85 例，总有效率分别为 92.3%和 88.24%。乐芹等用麻杏石甘汤加减水煎浓缩口服液，治疗小儿支气管肺炎等 32 例，治愈(症状、体征及肺部啰音消失)31 例，

占 96.9%。

(3)周耀群等用麻杏石甘汤加减，治疗内源性哮喘 47 例：水煎服 1 剂/天，连用 1～2 周，完全缓解 17 例，显效 23 例，总有效率 87%，治疗后白细胞总数及嗜酸性粒细胞、IgE 均有降低。赵春玲等以麻杏石甘汤加味治疗小儿哮喘 120 例，服药期间不用解痉西药，禁食生冷食物。结果显示，显效 31 例，有效 78 例，无效 11 例，总有效率 90.83%。

3. 儿科疾病、麻疹、百日咳、小儿扁桃体炎、小儿痉挛性喉炎

(1)谢云桂用清肺解毒汤(麻黄、杏仁、石膏、连翘、金银花、板蓝根、甘草)加减，水煎服 1 剂/天，治疗 50 例麻疹，痊愈 45 例，有效 4 例。

(2)陈治水用麻杏石甘汤加马齿苋、侧柏叶、贝母，治疗 102 例百日咳，痊愈 90 例，显效 8 例，有效 4 例。

(3)李江用麻杏石甘汤加射干、天冬、荆芥治疗 10 例小儿痉挛性喉炎，服药 2～4 剂均愈。

(4)刘宣用麻杏石甘汤加黄芩制成糖浆口服治疗 29 例扁桃体炎，疗效令人满意。而杜文斌用麻杏石甘汤加僵蚕、金银花、防风、蝉蜕，治疗 12 例急性扁桃体炎，全部治愈。

4. 五官科、皮肤科疾病

(1)杨宝琴等在西药常规治疗基础上，加用苍耳子汤与麻杏石甘汤加减(苍耳、辛夷、白芷、蒲公英、防风、连翘、黄芩、麻黄等)治疗鼻窦炎 31 例：有效 30 例，其中治愈 18 例，显效 11 例，无效 1 例。

(2)张华等在麻杏石甘汤基础上加水牛角、槐花、生地黄、蒲公英等治疗寻常型银屑病 57 例：痊愈 20 例，显效 28 例，有效 6 例，无效 3 例。

(三)实验研究

1. 抗病原微生物　麻杏石甘汤(麻黄、石膏各 2 份，杏仁、甘草各 1 份)煎剂对金黄色葡萄球菌、铜绿假单胞菌有较明显的抗菌作用，其中抗金黄色葡萄球菌最小浓度为 1∶240，抗铜绿假单胞菌最小浓度为 1∶60。麻杏石甘汤中主药麻黄煎剂体外对金黄色葡萄球菌、铜绿假单胞菌、甲型链球菌、乙型链球菌等多种细菌有抗菌作用。另外，麻杏石甘汤(麻黄、石膏各 2 份，杏仁、甘草各 1 份)煎剂对陕西 61-1 株甲型流感病毒有明显的拮抗作用，抗病毒最小浓度为 1∶800，方中麻黄、甘草单味煎剂也显示了抗病毒作用。麻杏石甘汤在鸡胚外对亚洲甲型流感病毒具有抑制作用，而麻黄的挥发油及石膏对病毒也有抑制作用。

2. 镇咳平喘作用　麻杏石甘汤具有镇咳、平喘作用，能解除支气管痉挛。本方治疗咳喘是通过改善机体的免疫功能，调整环核苷酸的失调，而对咳喘起治疗作用的；方中杏仁通过氢氰酸而止咳化痰。

3. 抗变态反应作用

麻杏石甘汤所能治疗的哮喘、荨麻疹等疾病，均属Ⅰ型变态反应性疾病。黄丰等在研究麻杏石甘汤抗Ⅰ型变态反应的作用机制时发现，麻杏石甘汤药物血清能明显抑制 RBL-2H3 细胞脱颗粒，并能抑制 RBL-2H3 细胞释放组胺、TNF-α，进而说明其抗过敏作用与抑制肥大细胞的脱颗粒及炎性物质释放有关。

4. 增强免疫功能　乐芹等测定了急性下呼吸道感染患儿的免疫指标，其中 OKT_3^+、OKT_4^+、OKT_4^+/OKT_8^+ 值及 IgE 等均低于健康儿童。经用麻杏石甘汤治疗后，OKT_3^+、OKT_4^+ 和 IgG 的水平较西药组水平高，且中药组治疗后 OKT_4^+ 及 OKT_8^+ 值较治疗前增高。

提示中药能改变T淋巴细胞亚群间的比例关系，调整T淋巴细胞的平衡，并逐渐解除患儿细胞免疫的抑制状态，使患儿免疫功能逐渐恢复和提高。

5. 退热作用

(1)吴炳辅等利用实验家兔比较了石膏、麻杏石甘汤、模拟麻杏石甘汤的退热作用，结果表明，三者都有不同程度的退热作用。其中，石膏的退热作用可能与其中的微量元素有关，而汤剂的退热作用则可能与微量元素同有机成分相应"协同"有关。

(2)赵岩松等在研究麻杏石甘汤对小鼠病毒性肺炎作用机制时发现，麻杏石甘汤可有效地减轻小鼠肺部炎症损害，并可降低肺组织匀浆中TNF-α含量和MPO含量，升高SOD含量。说明麻杏石甘汤对控制急性炎症损伤效果较好。

此外，麻杏石甘汤还能降低全血黏滞性，血细胞聚集性而改善微循环达到化瘀目的。

(陈建云　张国庆　施金凤)

主要参考文献

[1] 裘沛然主编．中医历代名方集成[M]．上海：上海辞书出版社，1994.

[2] 刘宣．清热消炎糖浆治疗上呼吸道感染191例分析[J]．北京中医，1988，(1)：39.

[3] 王维德．麻杏石甘汤合止嗽散加减治疗上感100例[J]．四川中医，1985，3(12)：22.

[4] 李连生，于海阔．麻杏石甘汤治疗小儿支气管炎35例分析[J]．天津中医，1988，(3)：27.

[5] 黄丰，童晓云，张荣华，等．麻杏石甘汤对肥大细胞脱颗粒的影响[J]．中成药，2008，30(11)：1582.

[6] 乐芹，霓珠英．麻杏石甘汤加减治疗小儿支气管肺炎32例分析[J]．中西医结合杂志，1990，10(10)：600.

[7] 吴炳辅，王小燕，田瑞泉．石膏、麻杏石甘汤、模拟麻杏石甘汤退热作用研究．中成药[J]．1992，5：26

[8] 周耀群，于俊洋．麻杏石甘汤加减治疗内源性哮喘47例分析[J]．实用中医内科杂志，1989，3(4)：23.

[9] 管日军．麻杏石甘汤加减治疗小儿支气管哮喘80例分析[J]．江苏中医，1988，6(7)：11.

[10] 谢云桂．清肺解毒汤治疗麻疹50例分析[J]．湖南中医杂志，1989，5(2)：24.

[11] 陈治水．麻杏石甘汤加味治疗102例百日咳[J]．浙江中医杂志，1988，23(10)：213.

[12] 李江．麻杏石甘汤加减治疗小儿痉挛性喉炎10例[J]．浙江中医杂志，1988，23(10)：213.

[13] 杜文斌．麻杏石甘汤加味治疗急性扁桃体炎[J]．湖北中医杂志，1988，(3)：27.

[14] 秦增祥．麻杏石甘汤的药理作用与应用[J]．中成药，1991，13(9)：36.

[15] 何培芸．麻杏石甘汤加减治疗感冒后咳嗽46例[J]．陕西中医，2008，29(8)：956.

[16] 王利，胡园．麻杏石甘汤加味治疗急性支气管炎69例[J]．时珍国医国药，2008，1(5)：1223.

[17] 高冰，缪丽，徐光华．连梅安蛔汤合麻杏石甘汤治疗蛔虫性支气管炎40例[J]．四川中医，2007，25(3)：67.

[18] 赵春玲，李蔷华．中药治疗小儿哮喘120例疗效观察[J]．中药材，2004，27(11)：886-887.

[19] 杨宝琴，王天中．苍耳子汤与麻杏石甘汤加减配合西药治疗鼻窦炎31例[J]．陕西中医，2007，28(8)：958.

[20] 张华，孟辉，黎俏梅．麻杏石甘汤加味治疗寻常型银屑病57例[J]．新中医，2005，37(1)：71.

[21] 谢远明，孙平川，乌兴民．中药方剂近代研究及应用[M]．西安：陕西科学技术出版社，1989：45.

[22] 赵岩松，杨进，龚婕宁．麻杏石甘汤、清燥救肺汤对小鼠病毒性肺炎作用机理的研究[J]．江苏中医药，2007，39(11)：81.

三、白虎汤的研究

(一)文献研究

白虎汤始见于《伤寒论》,用于阳明胃热津伤之证,后世温病学家以其作为清气分热的主方。

1. 顾武军对白虎汤证治进行了探讨。《伤寒论》中论及白虎汤条文,共有4条,其中3条论述证治,一条论述禁例。总以表里俱热而见阳明病热盛、大汗、烦渴等症出现,以白虎汤清热泄邪为法。仲景以后,白虎汤被广泛用于临床,对其证治认识亦不断深化。认为白虎汤证应见壮热、烦渴、口舌干燥、面赤恶热、大汗出、脉洪大有力等症,并指出,应用本方以大热、大汗出、大烦渴、脉洪大或滑数为辨证要点,即所谓"四大"症。并为许多临床医家所遵从,如《中医外感热病学》中论及辛寒清热法中有"邪热在胃者,以热盛阳明而致壮热、汗出、大渴、脉洪大等症状为主","可用清泄胃热法,以白虎汤为主"。

2. 孟澍江亦指出,邪热在气分,则以清法为主,如属热势浮盛日久,而见肌表热势壮盛,面目红赤,汗多、渴甚引饮,脉洪数,其治疗以辛寒为主,如滥用苦寒之剂,甚易化燥伤阴,遏抑邪毒。白虎汤是辛寒清热法的代表方,其作用在于辛寒之性因势利导,使浮盛之邪热透达肌表而解。历代医家都强调白虎汤的适应证应具有"四大"症,目的在于强调该病属于邪热浮盛于外而有向外泄越之势。孟澍江强调临床实际运用时不必拘于"四大"必备,见有肌肤壮热,大渴引饮、脉洪大有力者,虽肌表干燥无汗,亦诊断为阳明无形邪热亢盛,其无汗是由表气郁闭所致,故仍投用白虎汤,每在服白虎汤后即见大汗出,热势也随之减退,这正是白虎汤"透热出表"的作用所在。如病人身无汗而凛凛恶寒,可仿俞根初新加白虎汤法。

3. 张寿甫从从医50余年应用白虎汤的经验中得出,"若阳明之实热,一半在经,一半在腑,或其热虽入腑而犹连于经,服白虎汤后,大抵皆能出汗,斯乃石膏之凉与阳明之热化合而为汗以达于表也。"对于白虎汤证之脉象,张锡纯认为,其脉"当为洪滑无疑,此当用白虎汤之正脉也。"其将本方频频运用于急危重病,在《医学衷中参西录》中共载有运用白虎汤案例22例,由此变化创方7个。

(二)临床应用与研究

白虎汤临床应用范围十分广泛。现代医家多将其应用于传染性疾病如流行性感冒、流行性乙型脑炎、流行性出血热及感染性疾病如肺炎、病毒性心肌炎等临床各科疾病的治疗。

1. 临床应用

(1)传染性疾病:白虎汤在传染病的治疗中应用较广泛,如流行性乙型脑炎、麻疹、流行性出血热等。

1)焦树德用白虎汤加减治疗流行性乙型脑炎31例,发现对初起正气尚未大耗者可起到"透热于外、早期截断"的效果,症状大多于用药后2周内消失,体温大多在用药后当天即显著下降,3日内均能降至正常。

2)闫长征以白虎汤加味制成暑温合剂治疗小儿流行性乙型脑炎45例,与对照组32例均用物理降温、镇静、止痉、补液、抗感染、脑细胞代谢药、吸氧等综合治疗。结果表明,两组分别治愈42例、24例,好转1例、6例,无效各2例,退热、抽搐停止,神志转清,脑症消失时间本组均短于对照组($P<0.05$);陈杰用白虎汤合大承气汤加减治疗流行性乙型脑炎30例,并随症加减,高热神昏加至宝丹或紫雪丹,热盛闭窍神志不清加安宫牛黄丸,日1~4剂

水煎服或鼻饲，对照组用西药对症处理。结果表明，两组分别治愈 27 例、20 例，病残 2 例、7 例，死亡 1 例、3 例，疗效以中药治疗组为优；《中医历代名方集成》收载用白虎汤加板蓝根等治疗流行性乙型脑炎 329 例，经随访，结果显示，基本消灭了傻、聋、哑、盲等严重残疾；用白虎汤加金银花、连翘、板蓝根等配合西药对症处理治疗流行性乙型脑炎 46 例，结果治愈 44 例，死亡 2 例；以白虎汤加减治疗 21 例流行性乙型脑炎患者（其中成人 1 例，儿童 20 例），体温在 39～41℃之间，结果表明，平均服药 6 天后，热退而愈。

3）用白虎汤治疗麻疹透发后，见有里热烦渴者，疗效满意。有用本方加紫雪、苇茎、牛蒡子、桑白皮、金银花等治疗麻疹合并肺炎，热毒熏蒸而喘者，收到较好疗效。

4）在流行性出血热的治疗中，本方亦为常用。李春志以白虎汤为基本方，酌加板蓝根、大青叶、白茅根、丹参、紫草、茜草，治疗 146 例流行性出血热，结果表明，平均退热时间为 2.8 天，25 例在低血压期获痊愈，其余病例均有不同程度好转；有用本方去粳米加金银花、连翘、大青叶、黄芩、生地黄等治疗流行性出血热发热期，出现气分证者 928 例，结果表明，痊愈 909 例，死亡 19 例，其中 662 例出现跳期现象，从而缩短了整个病程，提高了治愈率。

5）徐延新以加味白虎汤为主治疗恙虫立克次体所致的斑疹伤寒，日 2 剂煎服，并用双黄连 3.6g 加入 5%葡萄糖注射液 500ml 静脉滴注，7 日为 1 疗程，血常规白细胞总数偏高用穿琥宁 160ml 加入 5%葡萄糖生理盐水注射液 500ml 静脉滴注，日 1 次；高热、昏迷用清开灵 80ml 加入 5%葡萄糖生理盐水注射液 500ml 静脉滴注，日 2 次。结果表明，全部治愈，疗效十分满意。

（2）感染性疾病：现代医家将其用于感染性疾病的治疗，亦取得较好疗效。

1）范德斌用白虎汤合银翘散治疗感冒发热 689 例，日 1 剂，水煎 3 次，分 3 次口服，重者日 2 剂，2 小时服 1 次，结果表明，痊愈 683 例，好转 4 例，无效 2 例。

2）对高热用白虎汤治疗效果亦明显。黄智芬采用白虎汤去粳米加太子参、天花粉等，治疗肿瘤性发热 30 例，对照组 30 例使用吲哚美辛栓塞入肛门退热。2 周为 1 个疗程，疗程令人满意。

3）另外，白虎汤用于变应性亚败血症的治疗疗效亦好。郁觉初等将亚败血症分为 3 型：邪犯卫表型、热炽气营型、阴虚血瘀型。其中热炽气营型以白虎汤合清营汤加减治疗。中西医结合治疗组 37 例，治后痊愈 21 例，好转 13 例，无效 3 例。西药对照组 23 例，治疗后痊愈 7 例，好转 9 例，无效 7 例。

（3）白虎汤用于心肌炎的治疗，获效明显。高桂伟用变通白虎汤治疗急性病毒性心肌炎 30 例，水煎服，每日 1 剂，轻者 2～3 日 1 剂，经治疗后，痊愈 22 例，有效 5 例，无效 2 例，死亡 1 例；四川医学院用白虎汤加金银花、连翘治疗风湿性心肌炎 34 例，心悸者加茯神、酸枣仁、远志、柏子仁；心前区闷痛加全瓜蒌、薤白、桃仁、丹参；热重加栀子、黄连、黄柏。

（4）在其他各科的应用

1）万细丛用白虎汤治疗红斑皮肤病，凡辨证属肺胃气分热盛者，清热加栀子、黄芩、大黄、寒水石；透热加金银花，连翘、香薷、凌霄花，均获痊愈。王宝玲采用白虎汤加减煎服治疗银屑病 40 例，结果连续用药 3～6 月后，痊愈 29 例，有效 8 例，无效 3 例。

2）吴瑜用人参白虎汤加减治疗婴幼儿病毒性肠炎 98 例，结果显示，痊愈 93 例，好转 5 例。

3）何冠采用自拟加味白虎汤治疗急性痛风关节炎 46 例，结果痊愈 10 例，显效 25 例，有效9例，收到满意效果。

另外，王家瑞等运用白虎汤合参麦散治疗糖尿病60例，显效42例，有效18例，获效满意；刘淑贤等应用五根白虎汤治疗急性扁桃体炎60例，收到较好疗效；王少华报道用白虎汤类方治疗风湿热，疗效满意；宋匡胤使用白虎汤加减治疗精神病食欲亢进16例，获得满意疗效；王俊卿等用白虎汤加减治疗急性脑出血60例，治疗效果明显。

2. 研究探讨

(1)关于白虎汤应用的"四禁"：白虎汤运用有4条禁例，即"脉浮弦而细者不可与也；脉沉者，不可与也；不渴者，不可与也；汗不出者，不可与也。"

1)顾武军指出，《伤寒论》辨证论治理论示人以活法，强调具体情况具体分析，且言变详于言常，言变是《伤寒论》特色之一，其认为邪热郁伏不得外达之证，显然不会大汗出，其脉亦不会洪大。《伤寒论方解》更认为"热厥之脉多为沉而滑，不是浮而滑"而以白虎汤主之。此说明"汗不出者，不可与之"，"脉沉者，不可与之"之禁例亦非绝对。

2)陈亦人在《伤寒论求是》一书中指出："清代吴瑭提出的白虎汤四禁，其中只有不渴一条必须禁用，其他都非绝对，因此，可从参考，不可拘泥。"

3)张锡纯在《医学衷中参西录》书中指出："近世用白虎汤者，恒恪守吴氏四禁，所谓四禁者，即其所著《温病条辨》白虎汤后所禁用的白虎汤之四条也。然其四条之中，显有与经者相反之两条，若必奉为金科玉律，则此救颠扶危，挽回人命之良方，几将置之无用之地。"

(2)关于白虎汤为气分代表方之探讨

1)戴春福对白虎汤作为阳明气分证代表方提出不同看法。他认为从《伤寒论》中论述白虎汤原方来看，白虎汤的适应证主要是"里热""汗出""脉滑"或"热厥"即为发热、汗出、脉洪大或手足厥冷(为热郁阳气失布所致)，这些并非后世医家所说的"大热、大渴、大汗、脉洪大及舌红苔黄"之典型的阳明气分证。真正的无形热盛证应该是用白虎汤加人参汤治疗。无形阳明气分热证，其病变部位和性质相同，其病机特点均为热邪内扰，肺胃气分热盛导致阴液津气耗伤，其根本原因为热邪，因而祛除热邪为治疗阳明气分热盛的根本措施，而气阴伤耗也应同时纠正。而白虎汤由石膏、知母、甘草、粳米组成，石膏为君，知母为臣、甘草、粳米为辅佐，综观全方，功能重在清热泻火、除烦止渴，兼以祛热邪，生津液，而其方祛邪之力较弱，益气养阴功效亦不够，难以适应阳明气分的病情需要，故不适宜作为阳明气分的代表方。戴春福提出阳明气分的代表方可由白虎汤加人参合黄连解毒汤、沙参麦冬汤加减而成，可称之为"新订白虎汤"。

2)沈庆法等认为，邪热初传阳明胃而表犹未解，投用白虎汤有凉遏之弊，可用俞根初《通俗伤寒论》所制新加白虎汤，即白虎汤加薄荷、荷叶等，"既有分解热郁之功，又无凉遏冰伏之弊"，而热毒较甚者，宜用白虎汤与清热泻火法配合运用。

(三)实验研究

随着时代的发展，医家们对白虎汤实验研究的认识也在逐步深化。

1. 20世纪60年代初，实验报道认为石膏是解热的主要成分，其解热强度与安替比林相仿，且解热作用快，但不持久。

2. 70年代，研究认为石膏、知母、甘草三药均有退热作用，而途径各不相同，石膏起退热作用可能与石膏中所含杂质有关，有人认为石膏内服经胃酸作用，一部分变为可溶性钙盐至肠吸收入血，使血清钙离子浓度增高，抑制神经应激机制(包括体温调节中枢)；知母对人工发热动物有显著解热作用，临床观察也证明，黄色结晶C是清热作用的有效成分，经红外线、紫外线吸收光谱、薄层熔点及理化鉴定，确证该物质是山酮衍生物——芒果苷；甘草具有类肾上腺皮质激素样抗毒、抗炎及抗变态反应作用，可缓和机体对各种内毒素的反应，抑制体温中枢对内热原的反应，抑制炎症反应，因而有助于高热下降，并使炎症引起的局部和全身症状得以缓解和改善。

3. 80年代，王爱芳等对白虎汤各药、各种配伍进一步做实验研究，家兔退热实验研究发现，石膏组平均退热0.3℃，知母组平均退热0.7℃，石膏、知母组平均退热1.2℃，白虎汤组平均退热1.3℃，而甘草组和石膏、甘草、粳米组均无退热作用。退热维持时间，石膏组较短，知母组较长，两药相合则退热效果最佳。这些结果证实了中药石膏、知母相须为用可增强清热泻火作用这一理论。同时，通过实验进一步证实，白虎汤中退热成分是石膏所含的微量物质及知母所含的黄色结晶C——芒果苷。

时钧华等通过动物实验观察到，白虎汤和单味石膏对实验性致热家兔都具有一定的退热作用，不含石膏的知母、甘草煎剂和去钙白虎汤未见明显的退热作用。故认为石膏是白虎汤退热作用的主要药物，钙离子是石膏退热的主要成分。石膏作用可被处方中其他药物所加强，但不随石膏的用量增加而增加；其同时对实验动物给药前后的血钙水平进行测定，结果表明血钙升高水平与退热作用密切相关，但钙盐口服难以达到较高的血药浓度，并有很大个体差异，所以退热结果不尽相同。

郭瑞超发现白虎汤中硫酸钙的溶出量比单味石膏汤中多，而不同量的石膏在同一汤剂中硫酸钙的溶出量基本一致，这说明临床上采用不同量的石膏汤剂治疗轻重不同的病证决非汤剂中石膏的主要成分硫酸钙的溶出量的不同所为。

4. 90年代，徐宏春等进行了“白虎汤与单味石膏煎剂中钙离子在麻醉大鼠小肠的吸收”的实验，其结果表明，硫酸钙在白虎汤中的溶出量与单味石膏汤中的溶出量的均数无显著差异，两组中的血钙浓度均数比较也无显著意义，且两组所含钙的浓度、吸收量和1小时内的吸收速度均无明显差异，也就是说白虎汤较强的退热作用与钙离子的溶解度及其吸收的量无关，而是和知母中的芒果苷，石膏中的微量物质有关。具体机制，有待于进一步深入研究。

实验表明，白虎汤还具有一定的抗菌作用。白虎汤中的知母煎剂对葡萄球菌、伤寒杆菌，有较强的抗菌作用；对痢疾杆菌、大肠杆菌、霍乱弧菌也有抑制作用，还可降低神经系统的兴奋性，起到镇静作用。张保国等在研究白虎汤药效时，将白虎汤作用概括为以下几方面：解热作用，白虎汤有明显的解热作用；抑菌作用，白虎汤对多种病菌有不同程度的抑制作用；抗炎作用，白虎汤对实验动物的炎症反应有较好的抑制作用；抗痛风作用，白虎汤对大鼠痛风模型具有较好的防治作用及增强免疫作用。

另外，白虎汤还能显著降低皮下注射流行性乙型脑炎病毒感染小鼠的死亡率，说明本方有抗病原体作用。对免疫系统作用的实验观察发现，白虎汤能增强腹腔巨噬细胞的吞噬功能，提高血清溶酶菌的含量，促进淋巴细胞转化，显著提高再次免疫抗体滴度。

（顾柏林　张国庆　施金凤　于　河）

主要参考文献

[1] 顾武军．白虎汤证治辨析[J]．南京中医药大学学报，1996，12(1)：7.

[2] 孟澍江，路志正．清法的临床运用与体会[J]．中医杂志，1990，11：4.

[3] 文小平．白虎汤现代临床新用[J]．中成药，1994，(1)：46.

[4] 闫长征．暑温合剂灌肠治疗小儿流行性乙型脑炎体会[J]．新疆中医药，1997，(4)：10.
[5] 陈杰．中西医结合治疗流行性乙型脑炎 30 例[J]．山东中医杂志，1997，1：27.
[6] 裘沛然．中医历代名方集成[M]．上海：上海辞书出版社，1994.
[7] 李春志．中西医结合治疗流行性出血热的体会．吉林中医药[J]．1984，3：13-14.
[8] 徐延新．加味白虎汤为主治疗恙虫病 102 例[J]．中西医结合实用临床急救，1997，(2)：69.
[9] 范德斌．白虎银翘汤治疗感冒发热 689 例[J]．中医研究，1995，(1)：23.
[10] 高桂伟．变通白虎汤治疗急性病毒性心肌炎[J]．实用中医内科杂志，1995，(1)：13.
[11] 戴春福．温病学探究[M]．西安：陕西科学技术出版社，1996.
[12] 吴银根，沈庆法．中医外感热病学[M]．上海：上海科学技术出版社，1991.
[13] 黄智芬．白虎汤加人参汤加味治疗肿瘤性发热 30 例疗效观察[J]．四川中医，2005，23(6)：41.
[14] 郁觉初，巢恩慈，吴成．变应性亚败血症 60 例临床治疗分析．中医临床与保健[J]．1990，2(1)：1-2.
[15] 王宝玲．白虎汤加减治疗银屑病 40 例[J]．陕西中医，2006，27(5)：550.
[16] 吴瑜．人参白虎汤加味治疗婴幼儿病毒性肠炎 98 例[J]．四川中医，2002，20(8)：57.
[17] 万细从．加味白虎汤治疗皮肤病体会[J]．山西中医，1988，4(4)：17.
[18] 何冠．加味白虎汤治疗急性痛风关节炎 46 例[J]．中国中医急症，2008，17(3)：400.
[19] 王家瑞，殷红英．白虎汤合参麦散治疗 2 型糖尿病 60 例[J]．时珍国医国药，2003，14(2)：100.
[20] 刘淑贤，郑敏．五根白虎汤治疗急性扁桃体炎 60 例[J]．中国中医急症，2002，11(3)：225.
[21] 王少华．白虎汤类方治疗风湿热[J]．辽宁中医杂志，2002，29(5)：256-257.
[22] 宋匡胤．白虎汤加减治疗精神病食欲亢进 16 例[J]．四川中医，2001，19(7)：30.
[23] 王俊卿，王伯良，周筱燕，等．白虎汤加减治疗急性脑出血 60 例临床观察[J]．中国中医急症，2008，17(5)：593.
[24] 张保国，程铁锋，刘庆芳．白虎汤药效及现代临床研究[J]．中成药，2009，31(8)：1272-1274.
[25] 谢鸣．方剂学[M]．北京：人民卫生出版社，2002：110.

四、承气汤方的研究

(一)文献研究

关于承气的含义，章虚谷谓："承气者，破阳结以泻浊，则阴气上承而大便自通也。"《素问·六微旨大论》说："亢则害，承乃制。"承气之名，似本于此。《伤寒论》中立有大承气汤、小承气汤、调胃承气汤三方，代表了三种不同的寒下法。其一为峻下热结法，治疗热结较甚，症见潮热、手足濈然汗出，"痞、满、燥、实、坚"俱备，或有目中不了了，睛不和等症状，或因里热内结而发痉、神昏、肢厥者，治用大承气汤；其二为轻下热结法，治疗阳明腑实热结较轻而症见潮热、便秘、谵语、腹部痞满、苔黄、脉滑疾者，治用小承气汤；其三为缓下热结法，治疗阳明热结虽有燥结而气滞较轻，症见口渴、心烦或谵语，腹满便秘或热结旁流、苔黄、脉滑数者，治用调胃承气汤。

通腑泄热法主要用大黄、芒硝为基本药，其中尤以大黄为主，故吴有性有"三承气功效俱在大黄，余皆治标之品也"之说。在临床上，阳明腑实证往往不是单独出现的，所以后世在三承气汤的基础上，针对兼见证候的不同，又拟定了许多变化方剂。梅岭昌在对《温病条辨》进行研究中，发现吴瑭治疗中焦温病十分重视通下法，并对下法有所补充，有所发展，他提出："本论于阳明下证，屹立三法，热结液干之大实证，则用承气，偏于热结而液不干者，旁流是也，则用调胃承气，偏于液干多而热结少者，则用增液。"又针对阳明腑实证存在各种兼夹证不同情况，在仲景三承气基础上，补充了七承气汤方。如腑实而兼肺气不降，症见喘促不宁、痰涎壅滞者，治以攻下合宣肺的脏腑合治法，用宣白承气汤；对腑实又兼热结膀胱，症见小便赤痛，时烦渴甚者，治以攻下合清火腑的二肠同治法，用导赤承气汤；对腑实又兼邪闭心包而神昏舌短者，治以攻下合开窍的两少阴合治法，用安宫牛黄丸调生大黄，即牛黄承气汤；对腑实而肠液不足，无水行舟者，治以攻下合滋阴的气血合治法，用增液承气汤；对应下失下，正虚不能运药，腑实而正气大虚者，治以攻下合扶正的邪正合治法，用新加黄龙汤；对攻下后阴液已伤而阳明腑实复聚者，治以养阴护胃、通下泄热法，用护胃承气汤。这些方药一直沿用至今。

聂惠民对承气辈化裁系列进行了探讨，大承气汤、小承气汤为治疗阳明腑实证的有效方剂。在此基础上，历代对三承气汤有不少化裁演变，谓胃承气汤之化裁方有《伤寒论》之桃核承气汤，《金匮要略》之大黄牡丹皮汤、大黄硝石汤，《温病条辨》之增液承气汤、导赤承气汤，《外台秘要》之生地黄汤，《卫生宝鉴》之犀连承气汤。小承气汤之化裁方有《伤寒论》之麻仁丸，《金匮要略》之厚朴三物汤，厚朴大黄汤，《温病条辨》之承气陷胸汤，《保命集》之三化汤，《温疫论》之承气养营汤。大承气汤之化裁方有《伤寒直格》之三一承气汤，《伤寒六书》之六乙顺气汤、黄龙汤，《外台秘要》之崔氏承气汤，《理伤续断方》之大成汤，《卫生宝鉴》之黄连承气汤。

(二)临床应用与研究

1. 临床应用　泻下热结，祛邪外达，是外感热病中祛邪的重要途径之一，承气汤方因其药力峻猛，力专效宏，常能立起沉疴，作用显著，因而被广泛用于外感热病的危急病证的治疗，并收到较好效果。目前的研究，仍以急腹症的治疗、流行性出血热的急性肾衰竭以及肺部急性感染等方面为主。

(1)急性胆胰感染：临床在治疗急性胆道感染中，王德华根据其病理基础主要为“热、毒、瘀、闭”，主要病机为热毒炽盛，弥漫侵害全身脏腑组织，血脉瘀阻，气机郁闭，腑气不通，而以清热解毒，化瘀通腑为法，自拟解毒化瘀汤(由小承气汤加味而成)，采用口服与灌肠双管齐下进行治疗共47例，设立以抗生素为主治疗的对照组41例，结果发现，两组疗效基本相同($P>0.05$)，中药组较对照组体温恢复正常的时间明显缩短，中药组的各项指标改善亦较对照组为优。并认为中药有直接清除血浆内毒素和保护器官，调节免疫能力的作用，因而取效明显。金庆丰自拟通胆胰汤，治疗急性胆道感染、胆石症、急性胰腺炎1264例，并对症处理，服药3～116剂不等，结果治愈337例，显效708例，进步136例，无效83例，总有效率93.43%。齐清会等在治疗重型胰腺炎中，除西医手术引流，腹腔冲洗和综合治疗外，还采用中医辨证，中西医结合治疗方法，对腑实证使用大承气汤加减口服或保留灌肠，结果死亡率为25.6%，较早期、中期单纯西医治疗的死亡率72.2%和34.8%均明显降低，而且中西医结合治疗的患者中即使死亡，其生存时间也显著延长，这就为抢救患者的生命赢得了时间，增加了存活机会。秦明放等对外科手术治疗的腹内感染者(以胆道、胰腺炎症为主)，采用中医分阶段治疗，第一阶段为患者术后1～3天，予浓缩大承气汤冲剂，每次20ml，每日2次，自胃管滴入，第二阶段为术后4～10天，予浓缩承气合剂(小承气汤加味)40ml，口服，每日2次，对照组予生理盐水。结果显示，中药治疗组血浆内毒素显著下降，血清肿瘤坏死因子含量亦显著降低，临床诸症状亦随之改善。李俊达等在常规内科治疗的基础上加用加味大承气汤治疗急性胆源性胰腺炎患者29例，并与用常规内科治疗的29例患者对照，结果发现，治疗组有效27例(93.1%)，对照组有效23例(79.3%)，两组有效率有显著差异($P<0.05$)；治疗组和对照组腹痛缓解时间分别为(3.34±1.39)天、(6.70±2.35)天，两组有显著差异($P<0.05$)；血淀粉酶恢复正常的时间治疗组和对照组分别为(5.06±2.25)天、(7.30±3.36)天，

两组有显著差异($P<0.05$)。由此认为，加味大承气汤可能有利于十二指肠乳头炎性水肿的消退，促使细小结石和胆汁胰液的排出，降低胰胆管内压，而起治疗作用，所以取得较好的疗效。刘森等治疗急性胰腺炎患者 102 例，其中对照组 49 例予禁食、持续胃肠减压、补液、药物(广谱抗生素、善宁、乌司地丁、H 受体阻滞药或质子泵抑制等)、静脉高营养支持等治疗。治疗组在对照组基础上给复方大承气汤 150ml 保留灌肠；另于患者肠道安全通畅时予自拟胰腺炎 1 号，连用 3～4 周。结果显示，治疗组痊愈 38 例，显效 10 例，无效 3 例，死亡 2 例，总有效率 90.6%，其中 3 例中转手术治疗。对照组痊愈 19 例，显效 8 例，无效 18 例，死亡 4 例，总有效率为 55.1%，其中 18 例中转手术治疗。治疗组总有效率明显高于对照组($P<0.05$)。

(2)急性胃肠感染：临床胃肠急腹症中，多以发热、呕吐、腹痛、便秘为主要表现，治疗上常以承气汤通里攻下进行治疗。李志锐以通腑解毒汤(桃仁承气汤加味而成)直肠点滴治疗溃疡病穿孔 56 例。治疗当晚或次晨即排气排便，继之腹痛减轻，体温下降。腹膜刺激征消失时间 3～7 天，平均 4.1 天；体温恢复时间 1～5 天，平均 2.9 天。方德荣以中西医结合治疗阑尾脓肿 236 例，中药基本方以调胃承气汤加金银花、蒲公英、丹皮、延胡索、川楝子、红藤等组成，随症加减，重者适当加用抗生素，毒热期外敷清凉膏，必要时穿刺排脓。结果采用中西医非手术治愈 200 例，手术治愈 36 例。另外，承气汤方配合用于急腹症术后的治疗亦有显著的效果。王荣泉报道以大承气汤煎服治疗肠梗阻术后肠麻痹者，可使肠管由静态变为动态，有效地消除肠麻痹所致的肠胀气。王元恕辨证治疗急性阑尾炎 358 例，分为瘀滞型、蕴热型和毒热型 3 类，治疗方剂均在小承气汤基础上加减而成，并以大黄粉外敷麦氏点，结果治愈 259 例，显效 71 例，有效 17 例，无效 11 例，总有效率 96%。李伯和以“活血承气汤”加味结合西医治疗粘连性肠梗阻 71 例，并与同期采用常规治疗的 65 例进行对照，观察发现，对照组治愈 16 例(25.4%)、好转 31 例(49.2%)，总有效率 74.6%，其中 3 天内解除梗阻 12 例、4～7 天解除梗阻 2 例，平均 5 天；治疗组治愈 54 例(76.06%)、好转 11 例(15.49%)，总有效率 91.55%，其中 3 天内解除梗阻 45 例、4～7 天解除梗阻 5 例，平均 4 天。可见，中西医结合治疗肠梗阻有其独特的疗效，见效快，疗效显著。郭佳等将 80 例老年性重症急性胰腺炎患者，按 1∶1 比例随机分为早期治疗组 40 例(入院时服用柴芩承气汤)和晚期治疗组 40 例(72 小时后再加柴芩承气汤)，结果发现总病死率为 36.25%；入院时 Ranson 评分、CT 评分及 APACHEⅡ评分两组间无统计学差异($P>0.05$)；早期治疗组 ARDS、肾衰竭、休克、心力衰竭、肝功能衰竭、感染发生率明显低于晚期治疗组($P<0.05$)，同时中转 ICU 率、手术率、病死率及住院时间也明显低于晚期治疗组($P<0.05$)。

(3)流行性出血热：承气汤方在流行性出血热的治疗中运用广泛，流行性出血热少尿期多有不同程度的急性肾衰竭，表现为少尿或尿闭，代谢紊乱，尿毒症等一组危重综合征，为导致死亡的原因之一，治疗较为棘手。中医认为其主要病机为瘀热水毒壅阻下焦，并有不同程度的阴津或津气的耗伤。周仲瑛据此采用泻下通瘀，兼以滋阴利水的治法，其方宗桃核承气汤、增液承气汤、导赤承气汤加减，每剂药制成 50ml，成人每次 25ml，儿童酌减，普通患者一日 4 次口服，危重患者可改为一日 6 次口服，连用 3～5 天为 1 疗程。呕吐频繁不能进药患者可鼻饲，剂量同上，或行保留灌肠，每次 150ml，一日 1～2 次。对照组成人每次口服硫酸镁 20g，20%甘露醇 100ml，每 4～6 小时 1 次，静脉注射，用 20～120mg 呋塞米加入 50%葡萄糖注射液 40ml，酌情 2～12 小时静脉滴注 1 次，两组基础治疗相同。结果显示，治疗组与对照组显效率和总有效率分别为 88.6%、96%；42.9%、78%，两组比较有显著差异($P<$

0.01）。在肾功能恢复、免疫功能改善、血液流变异常恢复正常时间、甲襞微循环障碍恢复正常时间、用药后越期情况等方面，均以承气汤治疗组为优。徐德先以通腑泄热灌肠液（增液承气汤加鲜茅根、车前子、通草、知母、黄柏）灌肠治疗急性肾衰竭 49 例，结果治愈 41 例，好转 2 例，死亡 6 例，有效率为 87.8%。另设对照组 18 例，治以西药甘露醇，严重病例加硫酸镁导泻，结果治愈 12 例，好转 2 例，死亡 4 例，总有效率为 77.8%，两组相比较以治疗组疗效为好。陈波根据“急下存阴”之理论，采用加味桃核承气汤治疗重症出血热急性肾衰竭 21 例，痊愈 20 例，死亡 1 例。李传中以五苓散合桃核承气汤加减，治疗流行性出血热少尿期 6 例，有出血症状加凉血止血药，气阴两虚合生脉散，治疗 1～5 天均顺利进入多尿期。另在流行性乙型脑炎的治疗中，承气汤亦受到重视。冯仓怀根据乙型脑炎热盛阳明，内陷心营的病机，以牛黄承气汤为主，分别加减治疗，结合对症处理，结果治愈率为 92.5%。

（4）急性肺部感染：肺与大肠相表里，病则互为影响。如肺炎的患者常可出现腹满、喘促、便秘等症，治疗上根据两者的关系，病在上、取其下，采用通腑泄热，或宣上通下，双管齐下的方法，常有较好疗效。杜怀棠在治疗肺炎高热时，宗《温病条辨》之宣白承气汤，常能收到一剂便通热减，3 剂热平、咳轻痰少，1 周左右痊愈的疗效。对于慢性咳喘急性发作，痰量多者，用宣白承气汤化裁，亦能收到较满意疗效。史纪等根据肺与大肠相表里的理论，肺气壅滞、失于肃降，从而大肠排泄不畅；而大肠壅塞、腑气不利，亦可致肺失肃降，二者相互影响。治疗小儿肺炎时，视其证候辨证，采用通腑泻下，仿宣白承气汤施治，获得良效。阎田玉治疗小儿病毒性肺炎时，对其中气滞血瘀，邪留肺胃型，治疗取散血祛瘀、泄热除烦，方以调胃承气汤加丹参、川芎、玄参、生地黄；对邪犯经脉、热结耗津型，取逐瘀保津、祛胃肠结热，方选调胃承气汤加生地黄、玄参，共治疗 300 余例，均取得良好疗效，无副作用。刘弼臣治疗小儿肺炎时，对病势急暴凶险，有里实热象者，采用攻下疗法，用大承气汤加减，收效常较显著，体会到肺与大肠相表里，如不“上病下取，实则泻之，通利大肠”则不足以减轻肺气壅塞，病情难以改善。韦俊采用泻下通便法以宣白承气汤加减治疗肺炎 30 例，疗效满意，平均退热 1.5 天，平均治愈 7.1 天。

2. 研究探讨　沈庆法认为《伤寒论》三承气汤和大陷胸汤等方，是为寒下法之滥觞，特别是大承气汤，全方药用四味，既有硝、黄之泻实，又有枳、朴之行气，泻下药与行气药配伍，使泻下作用更为增强，治疗范围广泛。使用时以痞（心下痞塞，自觉有闭塞压重感），满（胸腹满胀），燥（肠中燥屎干结，按之坚硬），实（便秘、腹痛拒按，或热结旁流），四证悉具及苔黄、脉实为辨证要点。杨进权则提出，温病治疗中运用承气汤方攻下应打破“必待粪燥，腑实，腹症悉具”以先表后里，便通即止的常规框框，吴有性之“攻下不拘结粪，不必腹症悉具，勿拘先表后里”的理论实为温病中寒下法运用的原则，并认为及早攻下，快速泻邪是承气汤方运用的核心，受此影响，当代许多学者均推崇“温病下不厌早”之说，验之临床，常有较满意效果。

（三）实验研究

由于承气汤方的临床运用广泛，疗效卓著，因而对其研究不断深入，作用机制得到进一步的阐明。

1. 对胃肠运动功能的影响　解基良等对大承气汤的研究作了结合分析，认为大承气汤可以增加肠液分泌，扩大肠道容积，促进肠道蠕动和推动功能，排泄有毒物质，改善新陈代谢，降低肠壁毛细血管通透性，改善肠道血循环以提高肠道反应性等，这些作用已得到了广大学者的认同。

近年来，人们开始从细胞分子水平对于大承气汤对胃肠运动功能影响进行研究，如杨文修等通过观察大承气汤对豚鼠结肠平滑肌的电兴奋性的影响，认为此是大承气汤促进肠道运动功能的一种细胞水平的机制。康毅等通过观察大承气汤对肠梗阻的大鼠离体结肠平滑肌 Ca^{2+} 内流的影响，得出结论，肠梗阻的发生与发展和平滑肌细胞内 Ca^{2+} 浓度升高有关。大承气汤抑制梗阻结肠平滑肌 Ca^{2+} 内流增加可能是该方剂治疗急性肠梗阻的离子机制之一。同时还发现大承气汤对平滑肌 Ca^{2+} 内流的影响呈双向调节，即正常情况下，其对 Ca^{2+} 内流作用不甚明显，在肠梗阻时则表现出明显地抑制 Ca^{2+} 内流的作用。林秀珍测定大承气汤对家兔实验性肠梗阻血浆去甲肾上腺素（NA）水平的结果表明，家兔肠梗阻 24 小时血浆 NA 较对照组明显升高，用大承气汤治疗 24 小时和 48 小时后，血浆 NA 水平较肠梗阻时明显降低甚至恢复至正常水平。说明与大承气汤抑制炎症早期毛细血管通透性，减少内毒素吸收，改善微循环，增加腹腔脏器及肠壁组织血流量，减轻肠梗阻时的缺血、缺氧及神经反射有关。王维平等通过观察大承气汤对人血浆胃动素的影响研究中发现，大承气汤能升高血浆胃动素浓度，服药前后平均血浆胃动素浓度较服药前明显升高（$P<0.01$），提示大承气汤能增强肠运动的作用与其兴奋性运动的体液调节途径使血浆胃动素浓度升高有关。崔志清等利用大承气汤的主要药味大黄对小鼠肠管葡萄糖转运电位的影响，说明大黄通过抑制 Na^+-K^+-ATP 酶，减少葡萄糖、Na^+ 和 K^+ 的吸收，增加肠内液体容积而间接地增加肠管蠕动。

从胃肠肌电的改变研究大承气汤对胃肠运动功能的影响也成为近年来的研究热点。齐清会等运用大承气汤治疗腹部手术患者 13 例，对照组 20 例，均予术后常规补液治疗。结果为治疗组患者正常波 2～4.5 次/分钟、低频波<2 次/分钟、高频波 4.5～10 次/分钟，术后当日及术后第 1、2、3 天与术前比较无明显差异。对照组患者手术后当日正常波明显低于术前（$P<0.01$）；低频波、高频波明显高于术前（$P<0.01$）。两组比较，术后当日治疗组正常波明显高于对照组（$P<0.05$）；而低频波、高频波明显低于对照组（$P<0.05$）。另外，治疗组患者术后当日和术后第 1、2、3 天平均波幅与术前比较差异均无显著性。对照组术后当日和术后第 1、2、3 天平均波幅较术前均有明显降低（$P<0.01$），术后第 2、3 天治疗组胃电图平均波幅较对照组明显升高（$P<0.05$）。

2. 对胃肠血流和微循环变化的影响　在动物离体肠袢的实验中可以观察到，肠腔内注入大承气汤后，能显著增加肠血流量，改善肠管的血流状态，增加肠的血流循环，从而有利于肠内炎症的消散、吸收。在此基础上张集圣应用生物微球技术测量腹膜炎时兔腹腔主要脏器的血流变化及大承气汤对它的影响，结果表明，大承气汤不仅有增加胃肠血流的作用，而且有增加腹膜炎时大部分腹腔脏器血流的作用，而肠道及腹腔脏器血流的增加又可使肠蠕动增加，改变炎症组织的血液循环，改变肠道细菌状态，促进腐败物质分解排出，预防肠源性感染。在大承气汤对血管通透性影响的研究中，证明大承气汤可通过透明质酸酶而防止联接毛细血管内皮细胞的黏合质中所含的透明质酸解聚，从而降低毛细血管通透性，减少炎性渗出物，降低炎症病灶扩散，并发现大承气汤对血管通透性有双向调节作用。尤胜义等通过观察肠梗阻家兔血管活性肠肽改变，分析大承气汤对其影响，得出其方剂对生理和病理状态下的血管活性肽水平有双向调节作用，即具有降低肠梗阻和急性腹膜炎时门静脉血中升高的血管活性肽作用。林秀珍在观察了大承气汤对家兔实验性肠梗阻血浆去甲肾上腺素水平的影响后，得出该方有抑制炎症早期毛细血管通透性，减少内毒素吸收，改善微循环，增加腹腔脏器及肠壁组织血流量，减轻肠梗阻时缺血、缺氧的功效。

3. 抗菌及抗内毒素作用研究　焦东海在对通下法运用于急性胰腺炎的研究中指出，大承气汤对内毒素性发热及肠道内毒素有明显的抑制作用，能显著降低血浆内毒素水平，作用的机制在于能抑制糖代谢中间产物的氧化和脱氢，抑制核酸蛋白质的合成。实验表明，大承气汤对多种肠道病毒，某些真菌、阿米巴原虫、滴虫等都有一定抑制作用，它的强抗生素作用显然在其治疗肠道急性感染及抑制肠道菌群上具有重要意义。炎症反应是急性阑尾炎、胰腺炎、胆道感染、肺炎、流行性乙型脑炎等多种感染性及无菌性炎性疾病的重要病理学基础。实验表明大承气汤通过多种机制对炎症有明显的抑制作用。急性出血坏死型胰腺炎常伴有厌氧杆菌感染，大承气汤中的主药大黄是一味抑制厌氧杆菌感染的良药。桃核承气汤方对犬的实验性胆汁性胰腺炎有治疗效果，能抑制胰腺注入自体胆汁所致的胰腺肿胀、充血、变硬，炎细胞浸润、出血及坏死，抑制脓肿形成，并可使升高的淀粉酶、白细胞和补体迅速明显下降。对于炎症过程，泻下方药具有广泛的多方面影响，如大承气汤，桃核承气汤等均能明显抑制不同致炎物质所致的毛细血管通透性增高，减少炎性渗出，抑制炎症病灶扩散，这在它们的临床治疗上具有积极的意义。关于大承气汤对于预防和治疗内毒素血症的作用机制，归纳为：①减少内毒素的产生和吸收，通过攻下作用使大量细菌和内毒素随肠内容物排出体外，缩小了肠道内毒素池。同时大黄等抑制细菌的生长和代谢，减少了内毒素的产生和吸收。②调动体内因素，促进内毒素灭活。通过改善微循环，降低血管通透性，增强网状内皮细胞功能等。③对血流中的内毒素产生直接拮抗作用。④对脏器的保护作用通过使腹腔脏器血流的增加和改善组织微循环状态达到保护脏器的作用。李赛美等采用血清药理学方法，制备中药含药血清并添加至体外培养糖尿病损伤人脐静脉内皮细胞中，测定培养液中 ET-1、NO、ICAM-1 含量，以罗格列酮为对照物。结果加味桃核承气汤及其拆方（除益气养阴组外）均可降低模型培养液 ET-1 含量（$P<0.05$）、升高 NO 含量（$P<0.01$），活血组 ET-1 含量最低，加味方高剂量组 NO 含量最高；模型组内皮细胞分泌的 ICAM-1 显著增多，活血组、泄热通下组、原方组、罗格列酮组均可降低 ICAM-1 含量，与模型组比较有显著性差异（$P<0.05$）。周建中等选择 31 例符合中风并发生 MODS 诊断标准的住院患者，随机分为 2 组，对照组常规西医治疗，治疗组常规西医治疗加柴芩承气汤疗。治疗 1、3、7 天分别检测外周血 ET、血 TNF-α。结果对照组死亡 12 例，治疗组 4 例。治疗组 ET 及 TNF-α 水平明显低于对照组。

4. 对免疫功能的影响研究　近年来，人们将研究的焦点由原来的针对病原菌及其裂解产物——内毒素转向机体对感染发生反应的应答系统——单核巨噬细胞系统，巨噬细胞在内毒素等的触发下大量过度分泌多种具有不同生物活性的多肽细胞因子，导致败血症反应持续存在。秦明放研究表明，大承气汤用于治疗组后其异常指标早期得到改善，肿瘤坏死因子的检出率和含量明显下降，血浆前列腺素 E_2 明显降低，说明大承气汤确实对于内毒素介导的免疫细胞因子有作用。

王俊卿等在研究中发现，大承气汤能明显增强机体巨噬细胞的吞噬能力，增加巨噬细胞的吞噬率和吞噬指数，减少 CD_8^+ 细胞，提高 CD_4^+/CD_8^+ 的比值，对免疫功能具有明显的调节作用。田在善在实验中观察到，大承气汤通过其泻下祛邪作用，可刺激肺泡巨噬细胞增多，提高肺的免疫力。

赵雪莹等通过对单侧输尿管梗阻大鼠生存质量、肾脏器系统、TNF、IL-6 等指标研究桃核承气汤及其拆方抗肾间质纤维化的作用及机制。结果发现，桃核承气汤及其拆方组均可发挥较好的抗肾间质纤维化作用，桃仁与大黄作用较桂枝明显（$P<0.05$），但全方作用最强（$P<0.01$），说明桂枝在方中可能有协同的作用。

5. 对肺与大肠相表里研究　长期以来，中医“肺与大肠相表里”理论有效地指导着临床实践，指导着在肺系疾病中承气汤方的运用，为了从作用机制上进一步阐明其科学性，许多学者对其进行了深入研究。王今达等用钳夹兔肠系膜上动脉造成肠功能损害的方法，发现唯独肺脏出现了病理改变，从而提出了肠道功能紊乱病变可导致肺脏损害的观点。而改善肠道功能，可促进肺修复。韩国栋建立了研究“肺与大肠相表里”理论的动物模型，采用电子显微镜、肺泡细胞灌洗等先进手段，观察了大承气汤对动物模型肺脏某些功能的影响。

田在善等制作了大鼠的腑实模型并进行了研究，发现大承气汤通过其泻下作用，可增强肺的肃降功能。临床上根据肺与大肠相表里之理论，用大承气汤通里攻下治疗创伤后呼吸窘迫综合征取得满意疗效，特别是对重度胰腺炎早期肺功能衰竭的预防和治疗有重要价值。薛芳等复制了呼吸窘迫综合征家兔模型，观察了大承气汤对肺功能及组织学的影响，结果表明，大承气汤对呼吸窘迫综合征家兔模型有提高血氧分压和改善肺组织病变的功能，并提出大承气汤有增加脏器血流，加快微循环血流速度，降低毛细血管通透性的作用，对改善肺组织病变，提高肺通换气功能，提高血氧分压具有积极意义。

（张　瑾　张国庆　顾柏林　王　上　于　河）

主要参考文献

[1] 梅岭昌.《温病条辨》之学术贡献[J]. 中国杂志，1992，(4)：12-16.

[2] 聂惠民. 承气辈化裁系列探讨[J]. 北京中医学院学报，1989，12(2)：6.

[3] 王德华. 解毒化瘀汤治疗急性胆系感染临床观察[J]. 中医杂志，1991，(11)：665.

[4] 金庆丰. 通胆胰汤治疗胰腺炎、胆道感染及胆石症[J]. 北京中医，1991，(1)：15.

[5] 齐清会. 重症胰腺炎84例治疗分析[J]. 中国中西医结合杂志，1995，(1)：28.

[6] 秦明放，白月华. 腹内感染对内毒素介导的免疫细胞学反应与通里攻下法的影响[J]. 中国中西医结合杂志，1993，(5)：266.

[7] 李俊达，葛君华，何剑琴. 加味大承气汤治疗急性胆源性胰腺炎29例[J]. 中国中西医结合杂志，2004，24(7)：657-658.

[8] 刘森，洪亮. 复方大承气汤、胰腺炎1号辅助治疗急性胰腺炎53例报告[J]. 山东医药，2006，46(6)：33.

[9] 李志锐. 通腑解毒汤直肠内缓慢滴注治疗溃疡病单纯穿孔50例[J]. 中国中西医结合杂志，1994，(10)：609.

[10] 方德荣. 中西医结合治疗阑尾脓肿236例临床小结[J]. 天津中医，1993，(1)：34.

[11] 王荣泉，陈菊珍，任光园，等. 腹腔内注入复方丹参液加口服大承气汤治疗粘连性肠梗阻临床观察[J]. 中国中西医结合杂志，1994，14(10)：595-597.

[12] 王元恕. 中医辨证治疗急性阑尾炎358例[J]. 山东中医，1994，(9)：397.

[13] 李伯和. 中西医结合的治疗粘连性肠梗阻临床观察[J]. 辽宁中医杂志，2005，32(5)：444-445.

[14] 郭佳，黄宗文，薛平，等. 早期应用柴芩承气治疗老年重症急性胰腺炎随机对照研究[J]. 中国老年学杂志，2007，27(7)：1396-1397.

[15] 周仲瑛. 泻下通瘀法治疗流行性出血热急性肾功能衰竭的临床研究[J]. 中医杂志，1991(2)：91.

[16] 徐德先，纵瑞森，唐文轩，等. 通腑泄热灌肠液治疗急性肾功能衰竭49例疗效分析[J]. 中医杂志，1986，(10)：32.

[17] 陈波. 中药结肠透析疗法抢救出血热急性肾功能衰竭21例初步观察[J]. 中医杂志，1987，(3)：34.

[18] 李传中. 中药保留灌肠治疗流行性出血热少尿期6例[J]，山东中医，1987，(1)：19.

[19] 冯仓怀. 清心开窍通腑法治疗流行性乙型脑炎40例[J]. 陕西中医，1993，(3)：105.

[20] 黄娟,杜怀棠,姜良铎,等．宣肺解毒颗粒剂治疗急发期慢性喘息型支气管炎的临床研究[J]．北京中医,1998,(1):49-51.

[21] 阎田玉,周光延．小儿肺炎治疗方法简介[J]．中国农村医学,1988,(11):38-40.

[22] 刘弼臣,徐荣谦．小儿肺炎的攻下疗法[J]．中国中西医结合杂志,1993,(12):748.

[23] 沈庆法．热病用通下法[J]．辽宁中医杂志,1981,(8):40.

[24] 杨进权．试论温病攻下学说的特点[J]．中医药学报,1991,(1):14.

[25] 解基良．大承气汤的临床与实验研究进展[J]．天津中医,1994,(1):44.

[26] 杨文修,李俊英,许文胜,等．中药下法药物对肠道平滑肌收缩和细胞电活动的影响[J]．基础医学与临床,1995,S1:68.

[27] 康毅,周文洛．大承气汤对肠梗阻大鼠离体结肠平滑肌 Ca^{2+} 内流影响的实验研究[J]．中西医结合杂志,1991,11(2):107-109.

[28] 林秀珍．测定大承气汤对家兔实验性肠梗阻血浆去甲肾上腺素(NA)水平的影响[J]．中草药,1992,23(1):30～32.

[29] 崔志清,伍孝先．大黄对小鼠离体肠管葡萄糖转运电位的影响[C]．中西医结合治疗急腹症科研论文集,1990:64.

[30] 齐清会,王简,回建峰,等．大承气冲剂对人体胃肠运动功能的影响[J]．中国中西医结合杂志,2004,1(24):21-24.

[31] 张集圣．大承气汤对腹腔脏器血流的影响[J]．中西医结合治疗急腹症机理研究科研论文集,1990:37.

[32] 尤胜义,杜宝恒,吴咸中,等．小肠梗阻胃肠激素变化与病理改变的关系[J]．天津医药,1992,(11):654-656.

[33] 李赛美,凌家杰,王志高．加味桃核承气汤及其拆方对高糖诱导 HUVEC 损伤培养液中 ET-1、NO 及 ICAM-1 含量的影响[J]．北京中医药大学学报,2007,8:535.

[34] 周建中,高伟,宋耀鸿,等．柴芩承气汤对 MODS 患者 ET、TNF-α 水平的影响[J]．江苏中医药,2005,26(12):16-17.

[35] 王俊卿,武志耀,周筱燕．大承气汤对急性脑出血病人免疫功能的影响[J]．江苏中医药,2005,26(12):16-17.

[36] 田在善,沈长虹,李东华,等．大承气汤对便秘大鼠肺泡巨噬细胞活力的影响——“肺与大肠相表里”的实验研究[J]．天津中医药,1992,(4):19-22.

[37] 赵雪莹,李冀．桃核承气汤及其拆方对单侧输尿管梗阻大鼠 TNF、IL-6 影响的实验研究[J]．辽宁中医杂志,2007,34(5):678-680.

[38] 王今达．祖国医学“肺与大肠相表里”学说的临床意义及其本质的探讨[J]．中西医结合杂志,1982,2(2):77.

[39] 韩国栋,常繁华,冯雪瑞,等．对“肺与大肠相表里”理论的实验研究[J]．中医杂志,1990,(2):48～50.

[40] 赵雪莹,李冀．桃核承气汤及其拆方对单侧输尿管梗阻大鼠 TNF、IL-6 影响的实验研究[J]．辽宁中医杂志,2007,34(5):678-680.

[41] 薛芳．大承气汤治疗严重创伤呼吸窘迫综合征的实验与临床研究[J]．中西医结合杂志,1992,12(9):541-542.

[42] 朱锦善．全国中医儿科学术会议急症专题述要[J]．中国医药学报,1989,(1):62.

五、柴胡汤方的研究

柴胡汤主要有小柴胡汤、大柴胡汤之分,均为汉·张机所创。小柴胡汤由柴胡、黄芩、人参、半夏、生姜、大枣、甘草 7 味药组成,为和解少阳而设。大柴胡汤由小柴胡汤合小承气汤加减而来，以治少阳未解，病入阳明化热之证，组方柴胡、黄芩、芍药、半夏、枳实、大黄、大枣、生姜。因两方独特的辨治特点，近年来在温病的治疗中，两方得到了广泛重视。

(一)文献研究

小柴胡汤源自《伤寒论》，文中对其主症有如下论述："伤寒五六日，中风，往来寒热，胸胁苦满，嘿嘿不欲饮食，心烦喜呕，或胸中烦而不呕，或渴，或腹中痛，或胁下痞硬，或心下悸，小便不利，或不渴，身有微热，或咳者，小柴胡汤主之。"大柴胡汤在《伤寒论》及《金匮要略》上均有记载。《伤寒论》中亦有详细论述："太阳病，过经十余日，反二三下之，后四五日，柴胡证仍在者，先与小柴胡。呕不止，心下急，郁郁微烦者，为未解也，与大柴胡汤下之则愈。"两方主证明确，小柴胡汤中柴胡、黄芩清热透邪；半夏、生姜和胃降逆；人参、甘草、大枣补益中气、助正达邪。大柴胡汤中则去人参、甘草，加入枳实、大黄泻阳明热结，芍药缓急和中。

(二)临床应用与研究

1. 急腹症　临床急腹症的主要症状为腹痛腹胀、畏寒发热、恶心呕吐、大便秘结等，与大柴胡汤之主症十分相似，因而现代医家已将此方广泛应用治疗此类疾患，并已取得满意疗效。张兆能用此方加减治疗胆囊炎、胆石症急性发作、急性胰腺炎、肠梗阻患者，服药 6 剂后诸症缓解。王玉芬用大柴胡汤加味治疗 84 例急性胰腺炎，肝郁气滞加川楝子、延胡索、川朴；肝胆湿热加茵陈、金钱草；胃肠实热加元明粉、败酱草、蒲公英；血瘀加桃仁、红花。结果全部症状和体征均消失，绝大多数于 1 周内复常。崔学教按六经辨证治疗急性胰腺炎 36 例：①少阳阳明兼病气血瘀滞证，治以大柴胡汤为主，日 2 剂；②少阳阳明兼病腑实证，每日予穿心莲、银花藤、地胆头、大黄 1 剂灌肠，热证患者予大承气汤、大柴胡汤各 1 剂；③少阳病证以小柴胡汤为主；④痰湿(热)搏结证(相当于胰腺假性囊肿者)，予大柴胡汤合龙胆泻肝汤加麦芽、山楂、穿山甲、皂角刺，日 2 剂，双柏水蜜外敷上腹部，日 2 次，并用穿心莲、大黄、忍冬藤、赤芍、地胆头灌肠，日 1 剂；⑤少阳经热邪阻络证，如病毒性腮腺炎继发本病，治以普济消毒饮合小柴胡汤，日 2 剂；此外对重症出血坏死型胰腺炎立即手术治疗。结果痊愈 31 例，好转 3 例，无效 2 例。

2. 传染病　近十年来国内外学者对小柴胡汤治疗病毒性肝炎方面作了大量的临床观察和研究。施艳金用小柴胡汤合茵陈蒿汤治疗急性黄疸型肝炎 50 例，热重者，加龙胆草；肝脾大加丹参、赤芍；HBsAg 阳性加白花蛇舌草、土茯苓等，配合支持疗法，治愈 46 例，显效、好转各 2 例，9 例 HBsAg 阳性者有 3 例转阴。郭恒玉以小柴胡饮治疗病毒性肝炎 30 例，与该院自制肝炎合剂(茵陈、栀子、黄柏、泽泻、郁金)相对照，结果表明，两组在消化道症状、黄疸消退、ALT 恢复情况均有显著差异，其中治疗组 ALT 平均恢复时间仅为 22.27 天。周本富自拟肝和冲剂(小柴胡汤去生姜加淫羊藿、黄芪、土茯苓)治疗慢性迁延性肝炎、慢性活动性肝炎共 52 例，治愈 29 例，基本治愈 22 例，好转 1 例，长期随访，疗效稳定，无复发病例。日本田壮雅夫报道，予小柴胡汤加白术、茵陈、黄芪治慢性丙型肝炎 16 例，连续服煎剂 1 年以上，全部病例给药第 37 个月起 GPT 明显下降并持续 1 年；服药 97 个月以后其中有慢性肝炎症状的 GPT 值下降更为明显。市田文弘观察经肝活检确诊的 88 例慢性肝炎患者，其中服用小柴胡汤(5～10g/d，持续用药 5 年以上)者 26 例，未接受小柴胡汤治疗者 62 例；观察期间，服用小柴胡汤组者死亡 1 例(3.8%)，另一组 6 例(9.7%)；前者有 9 例(34.6%)发展为肝硬化者，后者 27 例(43.5%)；前者发生肝癌 1 例(3.9%)，后者 8 例(12.8%)。提示小柴胡汤具有改善慢性肝炎患者预后的作用。

另外，小柴胡汤对于获得性免疫缺陷综合征的治疗亦有一定疗效。获得性免疫缺陷综合征是以感染人免疫缺陷病毒(HIV)所致的细胞性免疫缺陷综合征。本病严重危及人类健康,在我国患病人数亦在不断增加,但却找不到有效的治疗方法,很多学者正在研究运用中医药来治疗本病。日本学者用汉方医学诊断方法的舌诊、脉诊、腹诊对16名同性恋HIV感染者进行证的研究,其中6名为小柴胡汤证。小柴胡汤对美洲商陆有丝分裂原引起增殖反应有增强效果以及对HIV复制有抑制效果,证实了小柴胡汤的疗效。

(三)实验研究

1. 免疫调节　汉方医学认为小柴胡汤和解少阳的作用相当于西医学的免疫调节作用。以小柴胡汤处理巨噬细胞,用胸腺细胞测定证明,可增强产生IL-1和IL-2。可见,小柴胡汤作用机制与细胞免疫有关。以小鼠脾脏单核细胞的实验研究证明,小柴胡汤虽抑制IL-3的产生,却可增强IL-3的感受性,并呈浓度依赖性。小柴胡汤还增强通过B细胞增殖与抗体产生系统有关的IL-4以及最终诱导B细胞抗体产生的IL-6的产生,说明小柴胡汤具有增强抗体产生的作用。研究证明,小柴胡汤既可诱导抑制性T细胞活性,又可激活辅助性T细胞活性。

由于小柴胡汤能促进IL-1、IL-2的生成,所以有诱导干扰素-γ(IFN-γ)产生的作用。不仅有抗病毒作用,而且能增强天然杀伤细胞(NK)和杀伤性T细胞的活性。因而使用IFN-γ及其诱导剂可以破坏感染的肝细胞,排除乙型肝炎病毒。

在日本,肝细胞癌占恶性肿瘤死亡率的第3位,肝硬化患者中青年约有7%～8%发生癌变。对于恶性肿瘤的发生和发展,淋巴细胞激活的杀伤细胞(LAK)活性,作为免疫监视机制的重要因素之一引起重视。由于小柴胡汤可以增强NK和LAK活性,所以已被试用于预防肝硬化患者的癌变。

近年来对肿瘤坏死因子(TNF)的研究表明,它是一种非常重要的淋巴因子,具有极为广泛的生物活性。口服小柴胡汤,可明显抑制和延缓艾氏腹水癌的生长和发育。小柴胡汤的肿瘤完全消退率为58.3%,可产生低效价的TNF,产生率为12.5%。小柴胡汤诱导产生TNF的作用,是激活网状内皮系统的结果。

形态学上发现,小柴胡汤对48/80复合物引起的小鼠肥大细胞脱颗粒及组胺释放有明显的抑制作用。碳清除试验显示,小柴胡汤可增强吞噬作用。连续5天腹腔注入小柴胡汤300mg/(kg·d),吞噬指数及校正吞噬指数明显增加,说明网状内皮系统活性上升。

一般认为小柴胡汤抑制前列腺素E_2的生成,但以小鼠的肝巨噬细胞进行研究时发现,小柴胡汤可增强具有调节肝局部反应的肝巨噬细胞产生前列腺素E_2的作用。说明被小柴胡汤激活的Kupffer细胞可能是负反馈的机制之一。

刘德宜等探讨小柴胡汤的糖皮质激素受体作用机制,糖皮质激素受体的调节方面,与激素有着极其类似的作用。与单独使用激素的大鼠相比,激素与小柴胡汤合用引起的糖皮质激素受体下降幅度减少,即说明小柴胡汤部分地逆转了激素引起的降调节。另外实验还说明小柴胡汤具有提高正常小白鼠腹腔巨噬细胞吞噬功能的作用,而巨噬细胞吞噬功能又与机体的抵抗力相关。进而说明小柴胡汤可提高机体的免疫系统作用。

黎雅婷等用3种不同浓度的复方小柴胡汤对EAC荷瘤小鼠灌胃10天,观察其肿瘤生长情况以及用乳酸脱氢酶释放法检测NK细胞的活性。结果发现,高、中、低浓度组NK细胞活性分别为(44.21±3.10)%,(51.09±4.94)%和(37.30±2.02)%,与空白对照组(31.26±2.79)%比较,NK细胞活性升高($P<0.05$),而阴性对照组(26.9±1.84)%,NK细胞活性显著降低($P<0.05$);高、中和低浓度组的肿瘤质量为(300.6±48.9)mg,

(226.5±36.4)mg 和(445.9±60.2)mg 与阴性对照组(661.5±102.8)mg 比较，均能抑制肿瘤的生长($P<0.05$)，其中以中浓度组效果最为明显。

2. 抗炎　小柴胡汤可通过对垂体-肾上腺皮质轴的促进起到内源性激素样作用，又有非激素样抗炎作用；与激素合用可增强抗炎能力，能拮抗激素对肾上腺皮质功能的抑制。

(1)激素样抗炎作用：用角叉菜胶浮肿法测定小柴胡汤的抗炎作用，1g/kg 的小柴胡汤提取剂抑制浮肿的作用与 1mg/kg 的泼尼松龙相当。而且小柴胡汤的激素样作用能被类固醇阻断药所拮抗，说明小柴胡汤有类似类固醇药的作用机制。小柴胡汤通过促进肾上腺皮质激素的分泌，刺激垂体，或抑制糖皮质激素的负反馈抑制作用而促进了促肾上腺皮质激素的分泌。

(2)非激素样抗炎作用：小柴胡汤在促进机体产生、激活细胞免疫的同时，从巨噬细胞诱导脂类皮质素，抑制磷脂酸 A_2 活性，通过抑制白细胞三烯和前列腺素的产生，达到抗炎的效果。体外实验证明，小柴胡汤可使中性粒细胞的化学发光率降低 50%以上，且浓度越高对中性粒细胞的功能抑制越明显。小柴胡汤通过抑制使组织发生障碍的过氧化物与过氧化氢的产生而发挥抗炎作用。体内实验，谢鸣等运用小柴胡汤及其药群配伍能使角叉菜胶诱导的胸膜炎模型渗出液体积、白细胞计数、MPO 活性、IL-1β、TNF-α、IL-8 降低，对抗炎性渗出和胸膜炎具有显著的防治作用，其作用机制可能与通过抑制 IL-1β、TNF-α、IL-8 等细胞因子的升高，抑制白细胞活化、浸润游走等环节有关。

3. 保护肝细胞　小柴胡汤对四氯化碳和半乳糖胺造成的急性肝损伤具有保护作用，不仅抑制肝细胞的坏死，而且能直接抑制肝纤维化。对肝再生的实验研究表明，由于预先投与小柴胡汤，可使 70%的肝脏切除大鼠各种酶活性明显降低，即明显抑制肝切除后的肝损伤。由切除第 3 天起肝脏的再生较对照组明显加快，RNA 等显著上升，肝组织的有丝分裂指数为对照组的 2 倍，显示了小柴胡汤促进肝再生的作用。小柴胡汤通过加速细胞周期，作用于细胞 G_1(细胞准备复制 DNA 的时期)后期而促进了肝脏的再生。该作用与肝再生调节因子胰岛素、胰高血糖素有协同效果。

4. 改善动脉硬化　近年来血凝纤溶系统紊乱造成的血液性状恶化，在动脉硬化成因中的作用已引起了注意。小柴胡汤对不同机制引起的高脂血症模型都有改善作用，说明其降血脂的机制不是单一的。实验证明，小柴胡汤可抑制中性粒细胞产生活性氧，阻止内皮细胞损伤。以小柴胡汤处理血小板后，添加中性粒细胞，可明显抑制过氧化物产生，其抑制不受中性粒细胞存在的影响。所以认为小柴胡汤不仅抑制血小板活化因子刺激血小板产生过氧化物，而且抑制中性粒细胞的增加产生过氧化物，起到保护内皮细胞的作用，从而缓解动脉硬化和血栓形成。

5. 中枢作用与维持机体稳定的作用　小柴胡汤对免疫和内分泌功能的影响，皆与它的中枢作用密切相关。小柴胡汤通过中枢，对肾上腺的体液性调节起促进作用，而对神经性调节起抑制作用。小柴胡汤对老龄大鼠的体重增加及肾脏、肾上腺重量减轻有明显的抑制作用，并对老龄大鼠的学习获得时间延长有改善作用。小柴胡汤可减少脑内去甲肾上腺素和香草杏仁酸的含量，而使多巴胺增加。其对脑内单胺类递质的影响，虽在 6 周龄大鼠也能重复，但对老龄鼠的作用更明显。小柴胡汤的抗应激、抗衰老、抗痴呆作用，不仅对治疗医学，而且对预防医学也有重要影响。

6. 其他　国内学者顾本清所做之体外抑菌试验和 UEC 尿道上皮细胞黏附试验显示，小柴胡汤对大肠杆菌的繁殖及 UEC 对尿道上皮的黏附效应均有抑制作用。研究者认为小柴胡汤可能有抗泌尿系感染的效应。薛宝云在伯氏鼠疟原虫感染的小鼠体内试验中研究了小柴胡汤及其与青蒿素配伍的抗疟作用。单用青蒿素治疗疟疾患者时，常有部分病例出现近期复燃，甚至复燃率高达50%以上。作者通过上述实验研究表明，单用小柴胡汤醇提物的抗疟作用甚微，当它和青蒿素联合用药时，二药并无抗疟增效作用，而且联合用药并不能改善青蒿素的复燃问题。巩涛等观察围手术期应用大柴胡汤加味对改善梗阻性黄疸患者细胞免疫功能的作用，将40例患者随机分为单纯手术组（A组）和手术加服大柴胡汤加味治疗组（B组）。结果B组术后第10天CD_3^+、CD_4^+比A组明显增高，TNF明显降低（均$P<0.05$），提示围手术期中药治疗有益于手术患者的健康恢复。郑辉等建立大鼠子宫内膜异位症模型，采用透射电镜技术及免疫组化的方法，观察小柴胡汤对异位内膜细胞形态结构和Fas及Caspase-3蛋白表达的影响。结果发现，中、高剂量小柴胡汤治疗后，异位内膜有较多腺上皮细胞出现凋亡的特征，表现为细胞体积变小，核固缩，胞浆和核染色质凝集，密度增高，细胞间凋亡小体，同时间质细胞中可见一些坏死细胞；异位内膜Fas蛋白、Caspase-3蛋白的表达水平明显高于其在位内膜。

（陈建云　张国庆　谷晓红　王　上）

主要参考文献

[1] 张兆能．大柴胡汤在急腹症中的应用[J]．江苏中医，1997，18(3)：36.

[2] 王玉芬．大柴胡汤加味治疗急性胰腺炎84例总结[J]．北京中医学院学报，1991，(4)：120.

[3] 崔学教．急性胰腺炎的中医治疗[J]．广州中医学院学报，1990，(1)：20.

[4] 施艳金．小柴胡茵陈蒿汤治疗急性黄疸型肝炎50例临床观察[J]．中国乡村医生，1995，8：28.

[5] 郭恒玉．小柴胡汤治疗病毒性肝炎30例探讨[J]．中国中西医结合杂志，1994，(11)：690.

[6] 周本富，董叶华，盛国光，等．应用肝和冲剂治疗慢性乙型肝炎远期疗效观察[J]．中国中西医结合杂志，1996，(8)：16-20.

[7] 刘德宜，刘光智，张超．小柴胡汤免疫调节作用的实验研究[J]．山东医药，2003，22(43)：26-27.

[8] 黎雅婷，方乐堃，潘凌霄，等．复方小柴胡汤对荷瘤小鼠NK细胞功能的影响[J]．广东医学，2007，28(6)：858-859.

[9] 谢鸣，孙明瑜．小柴胡汤及药群配方含药血清对CCI-4损伤肝细胞凋亡的影响[J]．世界华人消化杂志，2004，8：628-631.

[10] 薛宝云，叶祖光．小柴胡汤及其与青蒿素配伍用药的抗疟作用研究[J]．中国实验方剂学杂志，1996，2(4)：7-10.

[11] 巩涛，曹月敏．大柴胡汤加味对梗阻性黄疸患者血T细胞亚群和肿瘤坏死因子的影响[J]．中国中西医结合杂志，1997，17(11)：660-662.

[12] 陈超，姚长薏．大柴胡汤与大陷胸汤合方治疗急性胰腺炎93例[J]．上海中医药杂志，1997，(3)：20.

[13] 乔宦琏．大柴胡汤为主治疗急性胆系感染75例[J]．上海中医药杂志，1994，(12)：20.

[14] 岳发之．大柴胡汤治疗胆道蛔虫病32例[J]．云南中医中药杂志，1995，16(2)：7～9.

[15] 马坤范，何珊．小柴胡汤治疗肝胆疾病效应的研究进展[J]．上海中医药杂志，1997，(8)：22-24.

[16] 王庆龙．小柴胡汤治疗慢性肝病的作用与机制[J]．中西医结合肝病杂志，1996，6(2)：48-49.

[17] 顾本清，杨家民，赵益业．小柴胡汤抗尿道致病性大肠杆菌感染作用的初步观察[J]．中国中西医结合杂志，1997，17(10)：599.

[18] 郑辉，左连东．小柴胡汤诱导内异症异位内膜细胞凋亡的研究[J]．时珍国医国药，2007，18(2)：396-397.

六、黄连解毒汤的研究

（一）文献研究

黄连解毒汤出自于《外台秘要》，方由黄连、黄芩、黄柏和栀子组成，具有清热、泻火、解毒的功效，临床上用于治疗各种热毒炽盛的感染性疾病，以及其他内科疾病中的热性病证。

黄连解毒汤主要用于治疗热毒壅盛三焦，充斥表里上下之证，所用四药，皆具较强泻火解毒作用，其中黄芩清上焦之火，黄连清中焦之火，黄柏泻下焦之火，栀子可清泻三焦邪火，故适用于一切实热火毒之证，三焦同治为其配伍特点。临床应用于大热烦躁狂乱、错语不眠、吐衄发斑、疔疮痈肿、黄疸、下利、舌红苔黄、脉数有力，为其辨证要点。

裘沛然等认为，临床应用时，本方可与金银花、连翘相配伍，增强清热解毒功效。如见瘀热发黄，加茵陈、大黄清肝利胆；疔疮走黄，如蒲公英、紫花地丁清热凉血消肿；口舌生疮，加生石膏、甘中黄清热泻火；吐血、衄血者，加鲜生地黄、丹皮、赤芍清热凉血；下利脓血、里急后重者，加木香、槟榔通利气机；尿频尿急尿痛，加车前子、木通、萹蓄清热通淋。

本方集大苦大寒之品于一方，易于化燥伤阴，如出现热伤阴液，舌质红绛者，不宜使用。

历代方书中与本方同名者，尚有《外科正宗》黄连解毒汤，为本方加牛蒡子、连翘组成；功能清热解毒，且功力尤强；主治疔毒内攻，口干烦闷，神志恍惚，脉实之证。

（二）临床应用与研究

1. 临床应用

顾伯华、陆德明用中西医结合治疗疮走黄 20 例，发病部位分别在颏部、面颊部、额部、鼻部、上下唇部、上眼睑及手部。均寒战发热并伴有不同兼症，如神昏、抽搐、烦躁不安、咳嗽气促、胁痛、恶心呕吐、关节酸痛、泄泻、荨麻疹等，治以黄连解毒汤、犀角地黄汤、五味消毒饮等加减。

胡新霞等运用五味消毒饮合黄连解毒汤加味治疗痤疮 30 例，痊愈（囊肿消退，症状消失）者 21 例；显效（囊肿基本消退，症状明显减轻）9 例。

李静波等将 65 例鼻内镜术后鼻腔粘连患者随机分成两组，治疗组（黄连解毒汤油纱条组）50 例在鼻内镜下钝性分离鼻腔粘连后用黄连解毒汤油纱条隔离塞分离粘连面，对有变应性体质者适量应用糖皮质激素类药物等综合治疗；对照组（凡士林油纱条组）15 例除鼻腔填塞用凡士林油纱条外，其他方法均同治疗组。结果发现，两组患者鼻腔粘连解除、黏膜形成恢复正常时间：治疗组 1～12 天 50 例全部治愈，对照组 1～48 天全部治愈，两组治愈时间比较有极显著意义（$P<0.001$）。可以看出治疗组治愈率高，治疗时间短，与对照组比较有显著性差异（$P<0.001$），且无痛苦、无刺激性，值得临床推广应用。

2. 研究探讨　戴春福考证黄连解毒汤认为，黄连解毒汤的来源一般指《外台秘要》中之黄连解毒汤，但《医方集解》称本方为太仓公之火剂。太仓公即汉代淳于意。东晋·葛洪《肘后备急方》也有本方，《肘后备急方》治伤寒时气温病方第十三，卷二载："黄连三两，黄柏、黄芩各二两，栀子十四枚，水六升煎取二升分再服，治烦呕不得眠。"此处载方组成，主治，剂量及煎服法均与《外台秘要》黄连解毒汤大致相同，但却未出方名；《景岳全书》更名为"解毒汤"；《宣明论方》将本方药品合而为末，水泛为丸，称之为"大金花丸"；《温热经纬》名："栀子金花汤"。根据《中国医学大辞典》记载，同名异方黄连解毒汤共 4 方：①即《外台秘要》方；②黄连、栀子、防风、荆芥穗、知母、石膏、大青、玄参、甘草、桔梗、木通，功用同①；③黄连、黄芩、黄柏、栀子、连翘、柴胡、赤芍，功同①；④黄连、生地黄、白芍药、甘草、木通、车前草、僵蚕、桔梗、连翘壳、牛蒡子、荆芥，功用：治痘出二三期，身中热，络焦紫，无红面色，或眼红脸赤，或小便涩结。

戴春福还认为，黄连解毒汤具有强有力的祛除热邪之力，故应视该方为治疗气分证不可缺少的方药，这一点应当引起足够的重视，不应因为有了麻杏石甘汤治疗邪热壅肺证，白虎汤治疗阳明无形热盛等名方作代表方剂，而忽略了黄连解毒汤在气分范围病证中的治疗作用，诸如邪热壅肺证、阳明气分热盛证，暑湿证，燥热伤阴证等，均可用黄连解毒汤为基本方，再配合相应宣肺平喘，养阴生津，清利小便，润燥养阴等法治疗上述病证。

(三)实验研究

1. 抗菌作用　黄连解毒汤有较强的抗菌作用，对革兰阳性球菌、阴性杆菌及阿米巴原虫均有抑制作用，且不易产生耐药性。

2. 降压作用　将本方制成纯净提取液，从大鼠股静脉插入导管注入，可见到一过性的血压下降，且血压下降伴随有心率增加，随着药物剂量的加大，心率有增加的趋势。给予大鼠去除黄连解毒汤效力弱的黄芩或栀子的减味方提取物，反而其效力增强。总之，这些提取物中多有与黄连解毒汤纯净提取液相似的使血压短暂下降的作用：去黄连提取物连续注射，可减低效应；黄柏提取物却有使血压上升和发生痉挛的作用。去黄芩提取物和单味黄连提取物，有使血压持续下降(15 分钟以上)的作用；栀子提取物效力强，但短暂。荒川和男等则在筛选影响血压下降的方剂时，对黄连、黄柏的降压作用做了实验，结果从黄连中分离出肾上腺素能的作用物质，能增加大鼠心率、降低血压。α 物质能使大鼠升压，并能被酚妥拉明完全拮抗，没有 β 作用。延长黄柏的煎煮时间，则提取物含量增加，β 作用活性增加。对黄连提出的 4 种物质，即不含阴离子提取物(A)，阴离子提取物(B)，不含阴离子提取物(C)，阴离子提取物(D)。其中 B 具有肾上腺素能 α 及 β 作用，能使大鼠血压下降，心率增加。研究后认为，黄连解毒汤的降压作用可能是通过体内 5-羟色胺而起作用的。该实验检测了黄连解毒汤的作用，比较了方剂和单味生药的效果以及它们之间的差异。黄连解毒汤可能有多种药理成分，而降压作用主要是黄连。但 4 药又相互补充，相互牵制，才能使降压作用明显，持久。

3. 止血作用　安达原华子对黄连解毒汤的止血作用作了多方面的研究，在 4 例过敏性紫癜的治疗中，观察到黄连解毒汤具有临床效果，并对血管有增强作用。给血友病患者内服黄连解毒汤提取物的倍数稀释液，对Ⅷ、Ⅸ等凝血因子有激活作用。临床和动物实验提示，黄连解毒汤能预防华法林出血死亡倾向。

4. 改善障碍　郭月英指出，黄连解毒汤灌肠给药，对大鼠皮下注射 15%啤酒酵母混悬液引起的体温升高有显著的降温作用；可显著抑制发热所致大鼠心、肝、脑组织的脂质过氧化；对小鼠低氧性障碍有显著保护作用，可使氰化钾(KCN)3.0mg/kg 诱发小鼠昏睡时间显著缩短，KCN 3.0mg/kg 致死小鼠生存时间显著延长，并使 5%～10%的小鼠存活；对 KCN 所致小鼠脑组织过氧化脂质升高有显著抑制作用；跳台实验证明，黄连解毒汤对东莨菪碱所致小鼠记忆获得有显著改善作用。谢云峰等用化学发光法研究了黄连解毒汤交叉配合对 H_2O_2 及由碱性邻苯三酚体系产生的 O_2 清除作用，并观察了黄连解毒汤交叉配合 pH 值变化。结果发现，黄连解毒汤及交叉配合提取液对 H_2O_2 及 O_2 均具有清除作用，而且黄连解毒汤全方与单味药及交叉配合相比较，其清除作用最强。说明黄连解毒汤具有抗氧化的作用。袁拯忠等建立离体大鼠脑微血管内皮细胞缺氧/复氧损伤模型，用不同浓度的栀子苷、黄芩苷和小檗碱分别作用于正常组和模型组细胞。细胞活性用 MTT 比色法检测，发现适当浓度的栀子苷、黄芩苷和小檗碱等黄连解毒汤主要成分保护缺氧 4 小时复氧 12 小时损伤的大鼠脑微血管内皮细胞比较理想。吴彦等观察黄连解毒汤有效部位对培养新生大鼠皮层神经细胞过氧化氢损伤的保护作用。结果发现，一定浓度的黄连解毒汤可减少模型乳酸脱氢酶漏出率，还可提高模型细胞活性。说明黄连解毒汤对培养神经细胞自由基损伤具有显著的保护作用，其机制可能与抗脂质过氧化作用有关。

（张国庆　顾柏林　王　上）

主要参考文献

[1] 田中邦雄．黄连解毒胶囊治疗失眠[J]．汉方研究，1991，(3)：70-71.

[2] 仙头乙四郎．黄连解毒汤治疗口腔炎[J]．汉方研究，1991，(3)：72.

[3] 姜崇智．黄连解毒汤加味治疗缺血性中风 120 例[J]．中医杂志，1994，35(10)：608-609.

[4] 戴春福．温病学探究[M]．西安：陕西科学技术出版社，1996.

[5] 裘沛然．中医历代名方集成[M]．上海：上海辞书出版社，1994.

[6] 邢聪，刑雪梅．清热止血药对乳糜尿患者免疫功能的观察[J]．中国中西结合杂志，1994，14(10)：601-603.

[7] 郭月英，于庆海，张毅．黄连解毒汤实验药理研究[J]．中成药，1993，15(8)：29-31.

[8] 崔述贵，何东来，李郁馥，等．获得性免疫缺陷综合征的辨证论治探微[J]．中医函授通讯，1994，13(15)：32-25.

[9] 施杞．现代中医药应用与研究大系[M]．上海：上海中医药大学出版社，1995.

[10] 张淑婵．三黄汤灌汤治疗慢性溃疡性结肠炎 57 例[J]．陕西中医，1995，16(5)：193.

[11] 胡新霞．周卫东．五味消毒饮合黄连解毒治疗痤疮 30 例[J]．辽宁中医杂志，2004，31(11)：942.

[12] 李静波，柴峰，蔡纪堂．黄连解毒汤油纱条治疗鼻内镜术后鼻腔粘连临床观察[J]．辽宁中医杂志，2005，32(9)：927-928.

[13] 谢云峰，龙盛京，刘露军，等．黄连解毒汤交叉配合对氧自由基清除作用的研究[J]．中成药，2000，22(10)：677-681.

[14] 袁拯忠，朱陵群，庞鹤，等．黄连解毒汤有效成分对缺氧/复氧时脑微血管内皮细胞的保护作用[J]．中国中药杂志，2007，32(3)：249-252.

[15] 吴彦，孙建宁，于绍坤．黄连解毒汤对过氧化氢诱导大鼠皮层神经元损伤的保护作用[J]．中国医药学杂志，2005，25(2)：142-144.

七、甘露消毒丹的研究

甘露消毒丹是温病治疗中较为常用的方剂之一，主要用于湿热病邪所致的气分湿热并重之证，运用得当，效果十分显著。近年来将本方用于多种传染性疾病的治疗，如肠伤寒、急慢性肝炎、急性细菌性痢疾、尿路感染、钩端螺旋体病等。

（一）文献研究

关于甘露消毒丹的方剂源于何处，大多学者认为本方源于王士雄《温热经纬》，如全国高等医药院校统编教材《温病学》、《方剂学》等，《中国医学百科全书·方剂学》亦主此说。苏云效据此查阅《续名医类案》卷五疫证篇，载有甘露消毒丹方，并有“雍正癸丑，疫气流行，抚吴使者嘱叶桂制方救人”之句。查《续名医类案》成书于清乾隆三十五年（公元 1770 年），而《温热经纬》则成书于清咸丰二年（公元 1852 年），两者相距 82 年，因而提出本方最早载述当以《续名医类案》为是，甘露消毒丹方源于《续名医类案》为妥。近年出版的《中医历代名方集成》即注明本方源自《续名医类案》。

(二)临床应用与研究

袁永跃以甘露消毒丹加减治疗流行性感冒 150 例，以滑石、黄芩、木通、射干、藿香各 10g，茵陈 30g，菖蒲、秦艽、青蒿(后下)各 12g，白蔻仁(打碎)、薄荷(均后下)、川贝各 6g，连翘 15g，每日 1～2 剂，水煎服，儿童酌减，2～4 日为 1 疗程。结果表明，治愈 20 例(13.3%)，显效 90 例(75%)，有效 39 例，无效 1 例。

在肠伤寒、斑疹伤寒的治疗中，本方运用亦多。陈存仁在临床中体会到，将甘露消毒丹用于肠伤寒在第 2 周低热期与第 3 周的高热期可收到满意疗效。刘春来用甘露消毒丹加减治疗伤寒 52 例，以茵陈、石膏、滑石各 20g，菖蒲、知母、半夏、白蔻仁、生大黄、川朴、薄荷、藿香各 10g(均后下)，同时用生大黄 100g，水煎至 100ml，保留灌肠，日 2 次，对照组 48 例，采用氨苄西林、复方磺胺甲恶唑、诺氟沙星等治疗，两组均补液、纠正酸中毒，调节水、电解质平衡。结果显示，两组分别痊愈 45 例、26 例，好转 5 例、11 例，无效 2 例、11 例，有效率治疗组为 96%，对照组为 77%，两组进行统计学处理，有显著差异($P<0.05$)。康日文将甘露消毒丹加生石膏、寒水石用于斑疹伤寒的治疗，结果 100 例患者均获治愈，其观察到退热时间最长 7 天，最短 16 小时，以服药 3～7 天治愈者最多。

在急慢性肝炎的治疗过程中，夏乃卿用甘露消毒丹治疗 26 例小儿急性传染性肝炎，药用甘露消毒丹生药粗末煎服，每日 1 剂，一般 3～4 天后巩膜黄染即可消退，黄疸指数及 SGPT亦转为正常，唯肝脏大消退较慢。陈永久亦用甘露消毒丹加柴胡、佛手、郁金治疗 182 例急性传染性肝炎的住院患者，结果全部治愈。苗晋报道一家 4 名儿童患急性黄疸型肝炎，用甘露消毒丹治疗，用量按年龄不同而酌量分服，结果 21 天后症状全部消失，肝功能亦皆正常。苏云效亦用本方水煎剂结合丸剂吞服治愈 1 例住院 2 月仍无效的慢性迁延性肝炎，同时发现其 HBsAg 亦转阴。杜伟等用甘露消毒丹冲剂口服联合肌内注射干扰素 α-2b 治疗 28 例慢性丙型肝炎患者，另设对照组 24 例单用干扰素治疗。结果发现，治疗组与对照组比较症状积分明显降低($P<0.05$)，肝功能指标明显改善($P<0.05$)，丙肝病毒指标持续阴转率较高，综合临床疗效百分率较高($P<0.05$)。

另外，本方亦常用于钩端螺旋体病的治疗，陈敏时报道 1 例因用青霉素、激素及呋塞米等治疗无效的钩端螺旋体病(黄疸出血型)合并急性肾衰竭的危重患者，证属湿热并重，用甘露消毒丹水煎治疗后获愈。唐玉仲亦报道 1 例钩端螺旋体重症发热患者，经服西药无效，而后采用甘露消毒丹去射干、贝母、加枣仁、枇杷叶、蚕沙等治疗而获得治愈。

侯俊明将甘露消毒丹用于各类感染性发热患者 34 例，辨证均属热重于湿型，其中 23 例患者经服用甘露消毒丹方 1～3 剂后，发热即退，另有 10 例服用 6 剂后亦获热退病愈。

邹子一把甘露消毒丹用于气营毒症而致的发热咳嗽患者，大多用药 2 剂即能痊愈。苗晋把本方去木通加地龙用于百日咳患儿的治疗，用药后很快痊愈。王周卿用本方治疗 1 例持续发热 20 余日的住院患者，西药无效，证见发热日轻暮重，汗出热不退，神委倦怠，溲热，苔薄腻，脉濡数，用药 5 剂，热退出院。

毕可恩用甘露消毒丹治疗“散发性病毒性脑炎”“流行性乙型脑炎”“小儿急性偏瘫”各 1 例，证属湿热蕴毒，药证相符，均获痊愈。胡云镜用本方汤剂治疗一“延髓性麻痹症”(病毒感染)，该患者舌体短缩，语言失灵，吞咽困难，用药治疗后即告痊愈。毕可恩用甘露消毒丹治疗，用西药无效的 10 例柯萨奇病毒引起的皮肤黏膜病变。年龄均在 4 岁以内，用药后症情迅速改善而愈。

郝明霞等将 149 例慢性乙型肝炎患者随机分为两组，治疗组 100 例，口服加味甘露消毒丹；对照组 49 例，口服拉米夫定片，疗程 12 个月。结果发现治疗结束后，治疗组 HBV-DNA 阴转率（56%）低于对照组（63.2%），无显著性差异（$P>0.05$），治疗组改善临床症状，恢复肝功能优于对照组，有显著性差异（$P<0.05$）。说明加味甘露消毒丹抑制慢性乙型肝炎血清 HBV-DNA 复制临床疗效可靠。

（三）实验研究

甘露消毒丹以滑石、茵陈蒿、黄芩为主要药物，对这些药物的研究较为深入。

1. 抗菌作用　滑石具有清热利水、解暑渗湿作用，煎剂用平板稀释法，对伤寒杆菌、脑膜炎球菌、金黄色葡萄球菌有抑制作用；茵陈清热利湿，100%的煎剂用平板打洞法，对金黄色葡萄球菌、卡他球菌、甲型链球菌、铜绿假单胞菌、肠炎杆菌、葡萄球菌、伤寒杆菌、副伤寒杆菌、念珠菌、痢疾杆菌、脑膜炎双球菌等均有不同的抑制作用，对结核杆菌亦有较好的抑制作用，对癣菌亦有很强的抑制作用，煎剂对流感病毒、埃可病毒亦有抑制作用，体外实验发现，高浓度药物煎剂对钩端螺旋体有抑制作用。黄芩浸煎液对白喉杆菌、铜绿假单胞菌、溶血性链球菌、大肠杆菌有抑制作用；1∶640 浓度对白喉杆菌、肺炎球菌、痢疾杆菌，1∶320 浓度对金黄色葡萄球菌、霍乱弧菌、痢疾杆菌有抑制作用。体外试验表明，煎剂与醇提取物可抑制钩端螺旋体，高浓度时有杀灭作用，较高浓度的黄芩素能抑制阿米巴原虫生长，对白念珠菌，病原虫也有抑制作用。

2. 抗炎作用　滑石、茵陈、黄芩、连翘、射干等药物均有较强的抗炎作用。对临床诸多炎性疾病均有较好治疗作用，能促进白细胞吞噬作用，对一般微生物抑制作用较好。50%连翘醇提取物水溶液 20ml/kg，腹腔注射，有非常明显的抗炎作用及降低炎性微血管脆性作用，并能促进炎性屏障形成，对大鼠蛋清性肿胀有明显的抑制作用，并能增强小鼠炎性渗出细胞的吞噬能力，降低毛细血管通透性和抗炎作用。

3. 解热作用　甘露消毒丹诸药物均具有一定的解热作用，连翘煎液可使枯草浸液所致的家兔发热，显著下降；复方煎剂可减轻伤寒疫苗所致的家兔发热，也能降低正常家兔体温；黄芩等煎剂 2g/kg 灌胃，150mg/kg 静脉注射或腹腔注射，对疫苗发热的家兔有解热作用；茵陈等煎剂，对细菌致热的家兔有明显的退热作用。

4. 利胆作用　甘露消毒丹具有较强的利胆作用，主要取决于茵陈、黄芩的利胆功能。药物中诸多成分均有促进胆汁分泌和排泄胆汁作用，水浸剂 0.25g/kg 或精制浸剂给慢性胆囊炎造瘘犬服用，均有利胆效果，其剂量增加时胆汁分泌量也增加，水煎剂还可降低麻醉犬奥迪括约肌紧张度，甘露消毒丹药物中绿原酸具有广泛的生理功能，有显著增加胃肠蠕动和促进胃液分泌及利胆作用，其水解产物咖啡酸亦有利胆作用。

5. 保肝作用　甘露消毒丹中许多药物具有较好的保肝作用，如给四氯化碳所致的肝损害大鼠每天皮下注射茵陈煎剂，其肝细胞肿胀、气球样变、脂肪变坏死等均有不同程度减轻。肝细胞糖原和核酸含量有所恢复或接近正常，血清谷丙转氨酶活性显著下降，并可消炎，防止肝细胞坏死，促进肝细胞再生，黄芩苷可使升高的血胆红素降至正常。

（姜　彤　张国庆　王　上　于　河）

主要参考文献

[1] 袁永耀．甘露消毒丹加减治疗流感 150 例疗效观察[J]．实用医学杂志，1997，(1)：49.

[2] 陈存仁．湿温伤寒手册[M]．上海：上海科学技术出版社，1998.

[3] 康日文．甘露消毒汤治疗流行性斑疹伤寒 100 例[J]．陕西中医杂志，1986，7(1)：9.

[4] 夏乃卿．甘露消毒丹治疗急性传染性肝炎 26 例[J]. 上海中医药杂志，1996，(9)：27.

[5] 陈永久．甘露消毒丹临床运用体会[J]. 四川中医杂志，1986，(3)：31.

[6] 苏云效．甘露消毒丹方源与现代临床应用[J]. 中成药，1994，(9)：47.

[7] 杜伟，张航，孙守才．加味甘露消毒丹联合干扰素 α-2b 治疗慢性丙型病毒性肝炎 28 例[J]. 陕西中医，2001，9(28)：1115-1117.

[8] 陈敏时．甘露消毒丹加减治疗钩端螺旋体病[J]. 新中医，1989，165(2)：17.

[9] 唐玉仲．甘露消毒丹治疗小儿急性传染性肝炎 26 例[J]. 湖南中医学院学报，1986，(4)：36.

[10] 侯俊明．甘露消毒丹治疗感染性发热 34 例[J]. 陕西中医杂志，1991，12(2)：62.

[11] 邹子一．甘露消毒丹治疗发热体会[J]. 四川中医杂志，1984，2(6)：38.

[12] 毕可恩．甘露消毒丹治验 3 例[J]. 四川中医杂志，1987，5(8)：19.

[13] 郝明霞，李长秦，王敏，等．加味甘露消毒丹对慢性乙型肝炎血清 HBV-DNV 影响的临床研究[J]. 陕西中医，2007，1(28)：14-16.

[14] 刘春来．中西医结合治疗伤寒 52 例[J]. 实用中西医结合杂志，1997，(14)：1408.

[15] 王爱民．甘露消毒丹为主方治疗散发性脑炎 16 例[J]. 江苏中医杂志，1997，(7)：12.

[16] 苗晋．甘露消毒丹在儿科临床上的应用[J]. 浙江中医杂志，1980，15(10)：462.

[17] 何远征．甘露消毒丹治疗重度口腔感染一例[J]. 黑龙江中医药杂志，1989，(1)：39.

[18] 唐世英．甘露消毒丹治疗喉痹症 2 例[J]. 四川中医杂志，1988，(4)：35.

[19] 马明弦．甘露消毒丹治愈口臭异常一例[J]. 陕西中医杂志，1989，10(2)：79.

[20] 胡云镜．甘露消毒丹治愈球麻痹症一例[J]. 中医药研究杂志，1988，21(3)：36.

[21] 毕可恩．甘露消毒丹治疗皮肤性黏膜感染 10 例[J]. 湖南中医杂志，1988(3)：46.

[22] 周孜．甘露消毒丹运用体会[J]. 湖南中医学院学报，1986，25(4)：36.

[23] 程昭寰．甘露消毒丹临证治验[J]. 中医杂志，1988，826(11)：26.

[24] 刘向东．甘露消毒丹的临床运用[J]. 江西中医药杂志，1987，155(4)：25.

[25] 王周卿．甘露消毒丹治验一例[J]. 江苏中医，1998，9(5)：47.

[26] 程智慧．甘露消毒丹治疗小儿时疫感冒 120 例小结[J]. 湖南中医杂志，1995，(3)：34.

八、犀角地黄汤的研究

(一)文献研究

犀角地黄汤出自唐代《备急千金要方》，是温病血分证治疗的主要代表方剂，具有清营解毒、凉血散瘀的功能，在外感热病中被广泛应用。从文献报道中获知，现代医家对本方非常重视。

沈庆法等指出，凉血散血法是温病血分证的基本治疗大法，血分证是血热迫血妄行，治疗时除了要凉血解毒外，还应注意配合活血散血药物，正如叶桂所说“入血就恐耗血动血，直须凉血散血”。犀角地黄汤正是据此治疗原则而立法的。

孟澍江指出，邪热深入营血，当用清营凉血之法，方如犀角地黄汤，但作为清营凉血之主药犀角，目前我国已禁用，临床上可用大剂量水牛角代之，但其清热凉血之力似不够理想，以大剂生地黄配伍水牛角，其凉血作用可显著增强。邪热入营血后，每每伴有阴液耗伤与血液瘀滞，因此，治疗不可仅限于清热，而应注意配合滋阴与活血。犀角地黄汤既有清热凉血功能，又有解毒散瘀作用，针对血分证病机组方，因而被作为血分证主要治疗方剂。

朱华德等指出，犀角地黄汤出自唐代孙思邈《备急千金要方》，为治疗伤寒及温病应发汗而不发汗之蓄血者。宋代严用和所著《济生方》在本方中加升麻、黄芩，仍名犀角地黄汤，治疗胃火血热妄行，吐衄或大便下血者。明代王肯堂《证治准绳》用本方去芍药、丹皮加大黄、黄芩、黄连,方名不变,治疗上焦热甚,吐血、咯血者,至清代温病学家据此凉血解毒之功,定为治疗血分证的主方。

戴春福提出"《千金》犀角地黄汤作为温病血分证代表方的原因,主要与叶桂将血分证的治法立为凉血散血"有关,但从临床实践来看,《千金》犀角地黄汤治疗血分证虽有其重要作用,但嫌其力不足,不能完全适应血分病证之需要,因而他明确提出"《千金》犀角地黄汤不宜作为血分证代表方",其主要依据是孙思邈创制的犀角地黄汤主要凉血散血,祛除瘀滞之证,故明言本方为"消瘀血方"。而温病血分证为邪热入里,邪热与血搏结或瘀血或迫血妄行而出血,不仅要求祛瘀而且要求清除邪热,须在犀角地黄汤中加入苦寒清热之品,其力方足。从后世历代医家著作中有与《千金》犀角地黄汤同名的方剂来看,均是在《千金》犀角地黄汤基础上化裁而成。其中各方中很突出的共同特点是加入了大量芩、连等苦寒之品,其原因可能为热迫血行,单用《千金》犀角地黄汤难以适应临床之需,加入苦寒之药以增强祛除邪热之力,提高凉血止血效果。戴春福认为王大伦《婴童类萃》中的犀角地黄汤即王氏犀角汤,除犀角、地黄、芍药、丹皮外,尚有芩、连、栀子等苦寒清热解毒之品,祛除热毒病邪之力较强,应选王氏犀角地黄汤作为温热病血分证的代表方。

(二)临床应用与研究

犀角地黄汤在流行性出血热的治疗中运用较广泛,唐群以犀角地黄汤合小承气汤加减治疗流行性出血热急性肾衰竭,高血容量综合征加十枣散,生地黄易鲜生地黄汁加麦冬,日1剂,水煎服,并用能量合剂,纠正酸碱电解质紊乱,控制进水量,结果痊愈164例,显效10例,死亡6例,总有效率96.7%,陈杰等用中西医结合治疗流行性出血热30例,发热期用犀角地黄汤、清瘟败毒饮合调胃承气汤加减;少尿期用增液承气汤加味,日1剂,水煎服或保留灌肠,对照组30例,均常规西医治疗,无效用血液透析,结果表明,两组分别治愈30、28例(其中配合血液透析1例、4例),死亡0例、2例,中药治疗组疗效优于对照组($P<0.05$)。裘沛然等总结近年本方临床应用,有用本方合清瘟败毒饮、桃核承气汤治疗流行性出血热456例,结果表明,病死率1.97%,余均治愈,西医对照组535例,病死率为4.11%,出现服用本方一般于药后3～5小时发生作用,排出稀便和尿液。朱华德等总结近年治疗流行性出血热情况,有学者用犀角地黄汤加白茅根、青黛治疗流行性出血热9例,白茅根60g,以鲜品为好,青黛可用至30g,结果显示,9例患者住院时间为11～22天,平均15.1天,均治愈出院。

邢聪等用清瘟败毒饮合犀角地黄汤加减治疗多重耐药性伤寒22例,日1剂,水煎服,体温复常3天后停药,对照组20例,用诺氟沙星胶囊400mg/d,分3次口服,用14日,均适量补液,结果两组分别痊愈22例、15例($P<0.05$),对照组显效,有效各2例,无效1例,以中药治疗组疗效明显。

杨养贤用中西医结合治疗MDS(骨髓异常增生综合征)19例,热毒炽盛证用犀角地黄汤加减,湿热内蕴证用茵陈四苓汤加减,气阴两虚以生脉散合六味地黄汤加减,肝肾阴虚以大补阴煎加减,日1剂。10例曾用泼尼松治疗,RA、RSA型用维A酸、叶酸各10mg、维生素B_6 20mg,日3次,康力隆2mg,日2次,均口服,21日为1疗程,结果表明,基本缓解(症状消失,血红蛋白>100g/L,骨髓等病态造血纠正)2例,显效4例,好转8例,无效5例,总有效率73.3%。

李立辨证治疗白血病59例,血热妄行用犀角地黄汤合清骨散加减,邪毒炽盛型用黄连解毒汤,气阴两虚用参芪地黄汤,血瘀则合血府逐瘀汤加减,治疗结果表明,近期治愈19例,显效11例，有效20例。

《中医历代名方集成》总结近年犀角地黄汤治疗急性白血病现状，有用本方加石膏、栀子、知母等治疗32例，其中包括急性非淋巴细胞白血病19例，急性淋巴细胞白血病13例。结果显示，缓解18例，本方加丹参、玄参、银柴胡、太子参、阿胶等，治疗妊娠合并白血病5例，其中急性粒细胞白血病3例，早幼粒白血病及急性淋巴细胞白血病各1例，发病时间均在妊娠6个月左右，结果显示，4例足月顺产，婴儿无畸形，也无白血病血象，1例早产死胎。

犀角地黄汤治疗再生障碍性贫血亦取得较好效果。陈贺英用中西医结合治疗再生障碍性贫血42例，其中热毒型用犀角地黄汤加味，气阴虚兼内热型，脾肾虚寒型分别据病机治疗，同时用激素对症支持治疗，结果显示，基本治愈5例，缓解、明显进步各13例，无效11例。

出血性紫癜的治疗中，犀角地黄汤运用更为常见。韩维刚治疗原发性血小板减少性紫癜27例，以犀角地黄汤加味，日1剂，水煎服，无效1例，总有效率96.3%。《中医历代名方集成》综合近年犀角地黄汤治疗出血性紫癜11例，患者均有不同程度的出血症状，结果显示，痊愈6例，显效4例，死亡1例。本方加桃仁、红花、阿胶、白茅根、墨旱莲治疗2例，结果显示，服药7剂，血小板上升至(70～80)$\times 10^9$/L，随访1年未复发。以本方加减治疗过敏性紫癜5例，结果痊愈4例，疗程最长9天，最短5天，平均6.2天，显效1例。用本方治疗小儿过敏性紫癜合并肾炎20例(其中属血热型10例)。结果表明，痊愈4例，显效4例，好转10例，无效1例，死亡1例。以本方加减治疗血热型紫癜性肾炎20例，结果全部治愈。

还有张淑英用加味犀角地黄汤治疗青少年白发64例，疗效满意。其中显效(60%以上白发转为黑发)46例，有效(10%～60%白发转为黑发)13例，无效(10%以下部分白发转为黑发，或无变化)5例。总有效率为92.8%。

(三)实验研究

近年来，许多学者围绕凉血解毒、活血化瘀法，以犀角地黄汤为主加减进行研究，取得了较显著成果。

1. 解热作用　戴春福以犀角地黄汤加玄参、麦冬、丹参制成凉营化瘀复方液。在向由精制大肠杆菌内毒素攻毒的动物家兔于攻毒前2小时及攻毒即刻，腹腔注射7ml/kg复方液，各1次，发现对照组肛温最低升高0.29℃、最高为1.38℃，复方组最低升高0.13℃、最高为0.52℃，两组比较有显著差异($P<0.01$)，说明本方有较好的解热作用。

李广勋等研究中发现，犀角对疫苗所致的发热家兔，能调节体温中枢而解热，以其为主要药物的犀角地黄汤亦能调节体温中枢而解热。

2. 抗炎及抗内毒素作用　张文选根据温病邪热入血的重症阶段，设计并建立了热瘀气脱证动物模型，并观察了犀角地黄汤合生脉液对动脉模型的作用，结果发现攻毒2小时后用犀角地黄汤合生脉液给小鼠注射治疗，可明显降低小鼠血浆内毒素含量，提示犀角地黄汤具有降解体内内毒素的功能，或具有促进机体对内毒素的清除作用。黄星垣等发现凉血活血药物如犀角地黄汤具有抑制毛细血管通透性增高、渗出和水肿，减轻炎症病变程度，促进炎症吸收，使炎症局限化。实验证明，凉血化瘀药物在抗炎方面确有较强效果。与清热解毒药物配合抗炎作用增强，抗炎作用范围扩大或互补。

3. 对免疫功能的影响　张文选等进行犀角地黄汤合生脉液对小鼠巨噬细胞功能影响的实验研究，发现本方具有促进小鼠巨噬细胞吞噬功能作用。使体外活性凝血因子、纤维蛋白凝块、内毒素等能及时被吞噬、灭活，从而起到治疗作用。黄星垣等发现赤芍、丹皮、生地黄等药物具有增强免疫效应作用，可提高白细胞的吞噬能力，促进单核巨噬细胞对血凝块及异种血细胞的吞噬、清除作用。李广勋发现，犀角地黄汤可以治愈毛细血管中毒症。

4. 对血液循环的影响　戴春福通过家兔耳静脉注入大肠杆菌内毒素制作温病血瘀证模型，并用加味犀角地黄汤进行治疗，结果发现，治疗组血小板数、血小板聚集率接近正常组，而对照组则明显下降；实验动物的 TXB_2 含量，治疗组接近恢复到正常组水平，而对照组则明显升高；TXB_2/6-keto-PGFG 含量，治疗组明显下降，而对照组一定程度升高；CSF-LDH 变化亦以治疗组含量有明显降低，而对照组显著升高。这些改变说明，本方具有明显回升血小板数和恢复血小板聚集率功能，能降低 TXB_2 和 6-keto-PGFG 及 CSF-LDHH 含量，从而改善血液循环，对血瘀起到防治作用。

黄星垣等综合报道犀角地黄汤中主要药物赤芍、生地黄、丹皮等均有明显的抗凝作用，并能改善血液流变性，降低血黏度，同时可明显增强血液纤溶系统活性，抑制血栓形成。

赵润生等采用皮下注射肾上腺素加冰水浴的方法复制血瘀证动物模型，测定各组大鼠血液流变学主要指标。结果发现，模型组大鼠血液流变学各项指标较正常组明显升高；生地黄高、低剂量组大鼠的全血高切黏度、全血低切黏度、血浆黏度、血细胞压积、纤维蛋白原含量与模型组比较均明显降低。由此可以说明，生地黄能明显改善血瘀证大鼠血液流变学相关指标，并具有改善循环的作用。

陈立国等采用免疫组织化学和 RT-PCR 两种方法观察犀角地黄汤不同剂量（高、中、低）对血瘀证（大鼠）血管内细胞胞间黏附分子-1（ICAM-1）、血管细胞黏附分子（VCAM-1）、血小板-内皮细胞黏附分子（PECAM-1）和诱生型一氧化氮合酶（iNOS）表达的影响。模型组 ICAM-1、VCAM-1、PECAM-1、iNOS 的表达明显高于对照组，犀角地黄汤能减少模型组动物 ICAM-1、VCAM-1、PECAM-1、iNOS 的表达，而且随着药物的剂量的减少，各分子表达递增，呈量效关系。

5. 对组织脏器的保护作用　戴春福等通过实验观察到，犀角地黄汤治疗组动物家兔脏器的病理形态变化与正常组基本相似，而对照组则可见腰大肌不等出血灶，大部分肺脏广泛淤血，并见多处片状出血，肝脏淤血，色紫暗，肝脏表面可见散在点状出血，脾脏有淤血，肾脏亦淤血肿胀，心脏切面房、室壁偶见点状出血，大肠淤血，略肿胀。在光镜下，对照组动物的肺、肝、脾、肾、心脏、脑及大肠的病理损害较严重，病变广泛，淤血、出血严重，并多处见微血栓形成以及变性、坏死等改变，而犀角地黄汤治疗组，上述各脏器组织除个别轻度改变如轻度淤血、细胞肿胀外，绝大部分与正常组相似，未见明显病理改变，这些表明，犀角地黄汤对动物家兔的组织脏器具有较好的保护作用。

6. 抗病原微生物作用　黄星垣等发现，以犀角地黄汤为代表的凉血化瘀方药，常用于急性炎症的治疗。实验证明，赤芍、丹皮、生地黄等凉血化瘀药物具有明显的抗病原微生物作用，如对流感病毒、副流感病毒、肠道病毒、大肠杆菌、枯草杆菌、金黄色葡萄球菌等有一定的抑制作用。李广勋还发现，生地黄水浸剂对疮癣菌、小孢子菌、白喉杆菌均有抗菌作用。

（张国庆　顾柏林　王　上）

主要参考文献

[1] 沈庆法，吴银根．中医外感热病学[M]．上海：上海科学技术出版社，1991.

[2] 孟澍江，路志正．清法的临床运用与体会[J]．中医杂志，1990，(1)：4.

[3] 朱华德，郭天玲．现代中医药应用与研究大系・方剂[M]．上海：上海中医药大学出版社，1996.

[4] 唐群．清热凉血通下祛瘀法治疗流行性出血热急性肾功能衰竭 180 例[J]. 南京中医药大学学报，1998,(1):59.

[5] 陈杰．中西医结合治疗流行性出血热[J]. 山东中医杂志，1998,(2):72.

[6] 裘沛然．中医历代名方集成[M]. 上海：上海辞书出版社，1994.

[7] 邢聪．加减清瘟败毒饮治疗多重耐药性伤寒 22 例[J]. 中西医结合杂志，1998,(1):45.

[8] 杨养贤．中西医结合治疗 MDS19 例临床分析[J]. 西安医科大学学报，1995,(1):64.

[9] 李立．辨证治疗白血病 59 例疗效观察[J]. 河北中医，1995,(2):10.

[10] 陈贺英．中西医结合治疗再生障碍性贫血[J]. 山西中医，1995,(4):17.

[11] 张淑英，张胜利．加味犀角地黄汤治疗青少年白发 64 例[J]. 辽宁中医杂志，2006,33(8):1007.

[12] 戴春福，翁晓红．《备急千金要方》犀角地黄汤不宜作温病血分证代表方[J]. 中国中药杂志，2002,8(27):637-639.

[13] 李广勋．中药药理毒理与临床[M]. 天津：天津科技翻译出版公司，1992.

[14] 张文选，孟澍江．加味犀角地黄合生脉注射液对家兔温病邪入血分之热瘀气脱证模型的疗效观察及机理研究[J]. 中华中医药杂志，1990,8(6):62-63.

[15] 黄星垣．中医内科急症证治[M]. 北京：人民卫生出版社，1985.

[16] 赵润生，张一昕，苗冬雪，等．生地黄对血瘀模型大鼠血液流变性的影响[J]. 中药药理与临床，2006,22(3):123.

[17] 陈立国，屈援，胡小勤．犀角地黄汤对肾上腺素与低温大鼠血管内皮细胞黏附分子表达的影响[J]. 中国病理生理杂志，2006,22(3):547-550.

九、清开灵注射液的研究

(一)文献研究

清开灵注射液是传统治疗温病的名方安宫牛黄丸删减制成的灭菌水溶液，具有清热解毒、镇静安神、醒脑开窍之功，广泛运用于温热疾病的治疗。该药已被国家中医药管理局定为中医院急诊科的必备急救中成药物。

清开灵由安宫牛黄丸删减而来，原方安宫牛黄丸源于清代吴瑭《温病条辨》，药物有牛黄、犀角、朱砂，雄黄、黄连、黄芩、栀子、郁金、麝香、冰片、珍珠等，将上药均研极细末，炼蜜为丸，金箔为衣而制成。功能为清热解毒、开窍醒神，主治温病高热、邪传心包所致的神昏痉厥等症。20 世纪 70 年代以来，由于其中部分药物来源不足，而临床应用却又需求甚殷，为此，根据此方效用，各地研制演化出多种制剂，主要有以下数种。

安宫牛黄散：中国药典 1985 年版方，以水牛角浓缩粉代犀角。功效同安宫牛黄丸。

安宫牛黄散：以人工牛黄代天然牛黄。

抗热牛黄散：由牛黄、珍珠、麝香、郁金、栀子、黄芩、黄连、广角组成。功能：清热解毒、镇惊化痰通窍。

小儿牛黄散：由珍珠、牛黄、麝香、冰片、天花粉、乳香、天麻、木香、雄黄、黄连组成。功能清热解毒，化痰镇惊。

新安宫牛黄针：由水牛角、黄芩、钩藤、大青叶、苏合香、郁金、石决明、栀子、胆汁、冰片组成。

新安宫牛黄丸：由黄芩、黄连、辰砂、雄黄、郁金、栀子、石决明、牛角、冰片、苏合香、猪胆汁制成。

一号抗热牛黄丸：由牛黄、珍珠、广角、黄连、雄黄、栀子、木香、黄芩、冰片、朱砂组成。功效：清热解毒，镇惊开窍。

抗热安宫丸：由人工牛黄、麝香、珍珠、冰片、玳瑁、黄连组成。功效同抗热牛黄丸。

清温安宫丸：由黄连、牛黄、冰片、珍珠、栀子、朱砂、麝香、水牛角组成。功效：清热解毒，镇心安神。

清热醒脑灵（新方安宫丸）：由水牛角、赭石、栀子、胆汁、黄连、郁金组成。功效：开窍醒神、清热解毒、息风安神。

速效牛黄丸：由牛黄、广角、黄芩、黄连、朱砂、珍珠、栀子、郁金组成。功效：清热解毒、镇惊消炎。

清热安宫丸：由牛黄、麝香、黄连、珍珠粉、冰片、栀子、郁金、水牛角浓缩粉、雄黄、胆南星、朱砂、黄芩组成。功效：清热开窍、镇惊安神。

安脑牛黄片：由牛黄、麝香、黄连、珍珠粉、冰片、栀子、郁金、水牛角浓缩粉、雄黄、胆南星、朱砂、黄芩等 18 味药组成。功效：清热解毒、开窍镇静。

牛黄清脑片：由珍珠、牛黄、金银花、朱砂、连翘、大黄、黄芩、麦冬、板蓝根、玄参组成。功效：清热解毒、清脑安神。

牛黄宁宫片：由牛黄、珍珠、冰片、雄黄、黄连组成。功效：清热解毒、息风止痉。

安宫牛黄片：由牛黄、黄连、黄芩、水牛角粉、朱砂组成。功效：镇静、解毒。

醒脑静注射液：由麝香、栀子、郁金、冰片等组成，具有活血化瘀、芳香开窍功能，用于乙型脑炎、肝性脑病、神经系统感染。

清开灵注射液：为安宫牛黄丸的改良剂型，主要成分是用猪、牛、羊胆酸代替天然牛黄，用水牛角代替犀角，其他成分有黄芩、海珠母、栀子、板蓝根、麝香、冰片、薄荷。清热解毒作用显著，临床应用最为广泛。

安宫牛黄丸临床演化品种之多，研究之广泛，说明了此方的疗效肯定，作用独特。丸散剂是传统的方剂剂型，在抢救温病的危急重症时，往往由于服用不便，起效较慢而不能作为首选药物，利用现代科学技术，将其主要药物成分提取而研制成静脉给药的新型注射液，使用方便，作用迅速，疗效满意，是治疗温病药物研制的方向。

（二）临床应用与研究

1. 传染性疾病　在流行性出血热的治疗中，郭振刚用清开灵注射液 60～80ml 加入 5% 葡萄糖注射液中静脉滴注，日 1 次；对照组 60 例用利巴韦林、地塞米松 5～10mg 加入 5% 葡萄糖注射液中静脉滴注，日 1 次，并加用聚肌胞 2mg，日 1 次肌内注射，均用 7 日。治疗的同时，注意维持水、电解质平衡，进行营养性饮食，结果显示，全部治愈。治疗组在体温复常时间、休克、出血、肾衰竭发生率等方面均低于对照组（$P<0.05$）。

余绍珍等采用清开灵注射液治疗流行性出血热 107 例，对照组 106 例，采用一般综合性治疗，包括维持水、电解质平衡，早期保护肝肾功能，预防出血和感染，治疗组在此基础上，用清开灵注射液 20～30ml，加入补液中静脉滴注，日 1 次，共用 5～7 天，两组综合治疗时间均为 7～16 天，均不使用激素。结果显示，治疗组在越期率、退热、尿蛋白转阴、缩短多尿期以及预防细菌感染等方面优于对照组。并且平均治愈时间也较对照组缩短，具有显著性差异，提示清开灵注射液早期应用能减轻流行性出血热的病损并缩短病程。

在流行性乙型脑炎的治疗中，清开灵注射液收到较满意的疗效。李日向等治疗流行性乙型脑炎患者 55 例，对照组 31 例给予降温、止惊、降颅压、吸氧等治疗，治疗组 24 例，在综合治疗基础上加用清开灵、东莨菪碱和利巴韦林。方法为清开灵注射液 1～2ml/kg（成人每次 20～30ml）加入 10% 葡萄糖注射液中静脉滴注，日 1 次，极期予以东莨菪碱 0.02～

0.04mg/kg(成人每次0.3～0.5mg)加入10%葡萄糖注射液5～10ml静注，日5～10次；呼吸衰竭者酌加次数；利巴韦林每只1ml加入10%葡萄糖注射液稀释至1mg/ml静脉滴注。结果两组平均退热时间分别为4.1日、6.6日，近期后遗症发生率8.3%、16.1%，病死率为4.1%、16.1%，两组比较差异显著($P<0.05$)。

张义才采用清开灵注射液治疗流行性腮腺炎60例，4ml/d，分2次，肌内注射，10岁以上者首次6ml，合并颌下淋巴结炎加青霉素肌内注射，结果均治愈。在1、2、3、4天分别治愈10、35、10、5例。

李开用清开灵注射液治疗传染性单核细胞增多症10例，5～15岁用10～20ml，加入10%葡萄糖注射液250ml，16岁以上用20～40ml加入10%葡萄糖注射液500ml静脉滴注，日1次，经10～14天后全部治愈。杨起斌亦用本品治疗传染性单核细胞增多症7例，收到了显著疗效。

在肝炎的治疗中，清开灵注射液运用亦多。刘长凯用清开灵注射液20ml、肌苷0.4g分别加入10%葡萄糖注射液静脉滴注，并用维生素。共治疗急性黄疸型肝炎101例，对照组106例用肌苷、维生素。小儿用量酌减。结果SGPT复常时间分别为(22.51±8.16)天，(30±14.04)天，血胆红素复常时间为(22.49±8.95)天，(31.48±14.94)天，治疗组均优于对照组，$P<0.01$。黄为辟等用清开灵注射液治疗33例乙型肝炎活动期高酶状态的患者，其中慢性迁延性肝炎31例，慢性活动性肝炎2例，每次用本品20ml，加入5%葡萄糖注射液500ml静脉滴注，日1次。10天为1疗程，治疗期间停用其他有关降酶药物，1个疗程后SGPT下降不足40U(恢复正常水平者除外)为无效，经治1个疗程后，除1例无效外，11例SGPT恢复正常，1例血清胆红素恢复正常。SGPT平均下降幅度为88U，HBeAg转阴者7例，经2～3个疗程后，除2例SGPT反跳至>200U而转院，2例SGPT下降不足40U外，其余病例均有效，21例SGPT恢复正常，4例高胆红素血症、血清胆红素均正常，7例SGPT在40～72U之间，HBeAg转阴11例，2例HBsAg、HBeAg阳性转阴，闫吉文用清开灵注射液20～40ml静脉滴注，同时加用胃苓汤加减治疗急性黄疸性肝炎16例，结果痊愈15例(93.8%)，好转1例(6.2%)。

2. 急性感染性疾病　林越等用清开灵制剂治疗外感高热证50例，第1天用清开灵注射液60ml加入5%葡萄糖注射液500ml中静脉滴注，日1次；第2、3天用清开灵口服液，每次10ml，日3次，并用清开灵注射液肌内注射，每次4ml，日2次，停静脉滴注；对照组25例，采用红霉素、庆大霉素静脉滴注，并肌内注射阿尼利定。两组病程均为3天。结果两组治疗后体温均较治疗前明显下降($P<0.01$)。但降温幅度治疗组较对照组明显增大，疗程3天内体温降至正常者，治疗组45例(90%)，对照组18例(72%)，体温降至正常时间，治疗组第1、2、3天分别为10、25、10例，对照组18例均在第3天退热($P<0.01$)，治疗组与对照组痊愈率分别为46%、36%，总有效率分别为88%、68%，治疗组优于对照组。邹旭等用清开灵注射液40～60ml加入5%或10%葡萄糖注射液中静脉滴注，日1次，治疗外感高热症118例，结果治愈52例，显效37例，好转20例，无效9例，24小时内，25～48小时，49～72小时，73～96小时分别降温57、39、11、2例。

徐凌云等采用清开灵注射液治疗急性胰腺炎26例，其中水肿型25例(兼有并发症者7例)，急性坏死性胰腺炎1例。采用清开灵注射液40～60ml，加入5%或10%葡萄糖注射液500ml静脉滴注。血常规较高者，可加复方地丁4ml肌内注射，日2次，疼痛者予止痛，结果痊愈20例，好转5例，无效1例，有效率达96.1%，病程最短1天，最长10天，平均为3.1

天。覃小兰等采用清开灵注射液治疗急性水肿型胰腺炎 83 例，采用清开灵注射液 40～60ml，加入 5%葡萄糖注射液或生理盐水 500ml 静脉滴注，每日 1 次；治疗期间适当禁食，呕吐者进行胃肠减压，给予输液支持疗法，禁用抗生素及抑制胃酸分泌和胰液分泌药物。另设对照组 70 例，采用西医常规综合治疗方法，除予以禁食、胃肠减压、对症支持疗法外，常规使用法莫替丁 20mg，静脉注射，每日 2 次；环丙沙星 0.2g，静脉滴注，每日 2 次；山莨菪碱 10mg 静脉滴注，每日 1 次。观察发现，治疗组痊愈（3 天内症状、体征缓解，7 天内消失，血、尿淀粉酶恢复正常）、显效（7 天之内症状、体征显著好转，血、尿淀粉酶恢复正常）、有效（7 天之内症状、体征减轻，血尿淀粉酶有下降趋势）、无效（7 天之内症状未减轻或恶化，血、尿淀粉酶未降低）分别为 33 例、36 例、10 例、4 例，总有效率为 95.2%；对照组显效、有效、无效例数分别为 20 例、28 例、12 例、10 例，总有效率为 85.7%。

李志山等以清开灵注射液为主治疗小儿病毒性脑炎 42 例，患儿小于 5 岁用本品 10ml，大于 5 岁用 20ml，加入 10%葡萄糖注射液中静脉滴注，日 1 次，热盛惊厥加羚羊角粉或安宫牛黄丸或紫雪丹口服；神志不清、嗜睡者，用醒脑静静脉注射，痰多者用猴枣散口服，配合辨证分型加用汤药口服或灌肠。对照组 16 例用利巴韦林静脉滴注，必要时加用抗生素，两组均对症处理，激素和支持疗法。结果表明，两组分别治愈为 42 例、0 例，好转 0 例、3 例，治疗组疗效优于对照组（$P<0.05$），治疗时间亦以治疗组为优（$P<0.01$）。陈建华以清开灵注射液 20ml 加入 10%葡萄糖注射液 500ml 静脉滴注治疗急性病毒性脑炎 41 例，日 1 次，10 日为 1 个疗程，疗程间隔 3～5 日，对照组 40 例，用地塞米松 10～40mg 静脉滴注，日 1 次，用5～7 日，症状好转后改口服，并逐渐减量。两组均用西药对症处理，结果两组分别痊愈 36、33 例，好转 4、6 例，无效各 1 例，平均治愈时间治疗组短于对照组（$P<0.01$）。

清开灵注射液还运用于急性脑血管病中。班勇等在常规用药的基础上，加用清开灵注射液治疗急性缺血性脑血管病 48 例，并与单用常规治疗的 35 例作对照。常规用药为 20%甘露醇 250ml，6～12 小时快速静脉滴注；丹参注射液 30ml 加入 0.9%生理盐水 250ml，每天 1 次，静脉滴注；吡拉西坦 10g，每天 1 次，静脉滴注。治疗组加用清开灵注射液 40ml 加 0.9%生理盐水 250ml，每天 1 次，静脉滴注。治疗组基本治愈（肌力恢复接近正常，感觉障碍、言语障碍均恢复正常）47.9%，显效（肌力恢复≥2 级，感觉障碍、言语障碍改善明显）率 31.2%、有效（肌力恢复<2 级，感觉障碍、言语障碍有所减轻）率 14.6%、无效（未达到有效标准或死亡者）率 6.2%，总有效率为 93.8%；对照组基本治愈率 34.3%，显效率 25.7%、有效率 22.9%、无效率 17.1%，总有效率为 82.9%，两组比较差异均有显著性（$P<0.01$），治疗组优于对照组。另外两组在治疗前后其全血比黏度切变率、血小板黏附率、红细胞聚集指数均有明显统计学意义。

（三）实验研究

清开灵的临床应用广泛，疗效明显，在对其药理作用上亦进行了较为系统的研究。

蒋玉凤等探讨清开灵注射液对内毒素性家兔发热的解热作用，用放免法测定下丘脑中的 IL-1β 和 cAMP、脑脊液中的 cAMP、腹中隔区（VSA）的精氨酸加压素（AVP）的含量，实验结果显示，清开灵能显著抑制下丘脑内生致热原 IL-1β 的生成以及中枢发热介质 cAMP 合成与释放，降低 CSF 中 cAMP 的含量；与此同时刺激 VSA 中 AVP 的释放，使其含量接近正常。研究表明，清开灵能够降低内生致热原的含量，从而减少体温正调节介质的生成与释放；同时通过体温中枢负调节介质的释放，增强解热效应。另外还探讨了清开灵对血管内皮细胞分泌功能的作用，用放免法测定内皮素以及 TXB_2、6-酮-前列腺素 $F_{1\alpha}$ 的含量，用发色底物法测定血浆组织纤溶酶原激活物及其组织纤溶酶原激活物抑制剂(PAI)的活性。实验结果显示，清开灵对内毒素性发热家兔有显著性的解热效应($P<0.01$)，清开灵组内皮素、TXB_2($P<0.01$)以及 PAI 的活性($P<0.05$)明显低于内毒素组；而 6-酮-前列腺素 $F_{1\alpha}$ 的含量($P<0.05$)和血浆组织纤溶酶原激活物的活性($P<0.01$)明显高于内毒素组。可说明清开灵可减轻内毒素性发热家兔血管内皮细胞的损伤，改善其分泌功能，拮抗凝血与纤溶系统平衡的紊乱，同时通过扩张毛细血管，促进血液循环，加快体表散热，从而对内毒素性发热家兔的解热效应起到一定的整合作用。

曾渊华等发现清开灵中主药牛黄有抗惊厥、解热、强心、解痉、利胆及抗炎作用，所含金银花、黄芩有较强的抗菌作用。栀子有很强的抗病毒作用。实验证明，清开灵对损伤的肝细胞有保护和修复作用，可以改善微循环，清除坏死产物，减轻水肿，提高细胞对缺氧的耐受性，退热作用缓和并持久。研究中还发现，清开灵具有清热解毒，化痰活血，醒脑开窍等方面功效。另有实验表明，清开灵具有改善微循环减轻脑水肿，增强脑细胞对缺血、缺氧的耐受力，从而保护脑细胞并能促进血肿的吸收。

刘子生发现，清开灵口服不仅具有改善胃部炎症，减轻胃黏膜炎细胞浸润，消除充血水肿，促进溃疡愈合，减少复发，还有提高机体免疫功能，维持机体自稳态的作用，提高机体防御功能，将胃内病原微生物杀死并清除。

综上所述，清开灵既能作用于体温调节中枢而发挥较好的清热作用，又具有抗惊厥、解痉、利胆、抗炎作用，亦有改善微循环，提高机体免疫功能，并能对部分病原微生物有一定的杀灭和抑制作用，是一种治疗热病较为理想的药物。

(张国庆　陈昆良　王　上)

主要参考文献

[1] 张军．安宫牛黄丸的演化制剂及应用进展[J]．中成药，1993，(8)：34.

[2] 郭振刚．清开灵治疗流行性出血热 72 例[J]．新疆中医药，1996，(4)：22.

[3] 余绍珍．清开灵治疗流行性出血热 107 例[J]．中西医结合杂志，1999，S1：140.

[4] 李志山，桂玉萍．清开灵为主治疗小儿病毒性脑炎 42 例疗效观察[J]．江苏中医，1992，(10)：12-13.

[5] 李日向，崔玉芳．清开灵治疗流行性乙脑 24 例[J]．陕西中医学院学报，1993，16(4)：6-7.

[6] 张义才．清开灵治疗流行性腮腺炎 60 例[J]．北京中医学院学报，1993，(4)：27.

[7] 李开．清开灵治疗传染性单核细胞增多症 10 例[J]．北京中医学院学报，1992，(2)：53.

[8] 杨起斌．清开灵静滴治疗病毒感染性疾病的临床观察[J]．河北医药，1993，(2)：100.

[9] 刘长凯，王力生，周丽霞．清开灵治疗急性黄疸型肝炎的对照研究[J]．中医杂志，1993，(12)：12-14.

[10] 闫吉文．清开灵合胃苓汤治疗急性黄疸型肝炎 16 例观察[J]．黑龙江中医药，1991，(3)：42-44.

[11] 陈建华．大剂量清开灵治疗急性病毒性脑炎的疗效观察[J]．中西医结合实用临床急救，1996，(11)：56.

[12] 全国中风病急症科协作组．清开灵治疗中风急症的临床研究[J]．北京中医学院学报，1988，(3)：12.

[13] 詹青．清开灵注射液治疗急性中风的临床对照观察——附 503 例病例报告[J]．云南中医中药杂志，1993，(1)：2～4.

[14] 刘源生．清开灵治疗幽门螺杆菌相关性胃溃疡 34 例[J]．中医药研究，1996，(1)：27.

[15] 林越．清开灵在内科急症中的应用——附125例临床资料分析[J]．中医杂志，1993(1)：31.

[16] 邹旭．清开灵注射液治疗外感高热症118例[J]．北京中医学院学报，1993，(4)：26.

[17] 徐凌云，沈绍功，李瑛．清开灵治疗急性胰腺炎26例疗效观察[J]．中医杂志，1986，(2)：13.

[18] 杨林．清开灵注射液临床应用进展[J]．中医药研究，1994，(6)：11.

[19] 覃小兰，张北平，刘旭生．清开灵注射治疗急性水肿型胰腺炎83例临床观察[J]．北京中医药大学学报，2001，5：70.

[20] 班勇，谢汝萍，孙庆利．清开灵注射液辅助治疗急性缺血性脑血管病48例[J]．中国中西医结合杂志，2002，7(22)：551.

[21] 蒋玉凤，张丹卉，黄启福，等．清开灵对内毒素性发热家兔的解热机制研究[J]．北京中医药大学学报，2003，5：21.

[22] 蒋玉凤，刘智勤，张颖，等．清开灵对内毒素性发热家兔血管内皮细胞分泌功能的影响[J]．北京中医药大学学报，2005，28(6)：54.

[23] 曾渊华，黄瑞琴．清开灵注射液临床应用近况[J]．中成药，1995，3(17)：19-21.

[24] 刘子生．清开灵治疗幽门螺旋菌相关性胃溃疡[J]．中医药研究，1996，(1)：27.

十、双黄连口服液(注射液、粉针剂)的研究

双黄连是近年来研制的新型方药，由金银花、连翘、黄芩3味中药组成，具有较好的清热解毒功能，对多种革兰阳性及阴性细菌有抑制作用，对病毒亦有较强的抑制作用。临床上已被广泛运用，特别是在外感热病的治疗中，常作为中药的首选药物之一，其研究进度亦较快。

(一)文献研究

中医传统是以口服药物为主，辅以局部外用。这样的给药途径在西医学迅速发展的年代，已经不能适应临床，因而中药必须改革传统的给药方法。从20世纪70年代起，有人提出了中医药发展的出路在于剂型的改革，其观点为许多学者所重视，进而开展了由传统的饮片及丸、散、膏、丹到注射液、粉针剂的研究，研制出一大批可供肌内注射给药的中草药物，在此基础上，对可供静脉给药的中药品种进行了攻关研究。至20世纪80年代中期，科研成果逐渐在临床上推广运用，特别是在外感热病的治疗方面，双黄连粉针剂取得了重大突破，使得中药有了第一个粉针剂品种，并在临床中显示出卓越疗效。

双黄连粉针剂是在双黄连注射液的基础上进一步发展而来的，与此同时研究的剂型还有双黄连口服液、双黄连栓剂、双黄连气雾剂等系列品种。

于明镜对双黄连注射液制法最早提出改进，并将原工艺进行改良，使新工艺流程设计比较合理，不但流程短，而且pH值保持在7.7以上，有效成分又可较为完全地溶出，从而提高药品质量。徐凯建等利用紫外分光光度法，以双黄连中两种主要有效成分"黄芩苷""绿原酸"为控制指标，测定双黄连注射液、微型灌肠剂、栓剂等在人体的血清浓度和生物利用度。栾士香采用双波量分光光度法测定双黄连粉针剂中黄芩苷的含量，测定波长275mm，参比波长为335mm，与黄芩苷的浓度呈线性关系，本法可使双黄连粉针剂不经分离即能测定黄芩苷的含量；同时，其应用系数倍率法测定了双黄连粉针剂中的黄芩苷、绿原酸和连翘苷的含量，该法简单、快速、准确，不经分离也能达到排除干扰的效果。杨瑞芬等采用高效液相色谱法对双黄连中两种主要有效成分"黄芩苷""绿原酸"进行外标定量测定，考察线性关系、精密度实验、重现性实验、稳定性实验结果表明该方法简便、快速、准确、灵敏度高、重现性好、成本低，可用于该制剂含量的测定。张玉洁等采用高效液相色谱法测定连翘苷的含量，结果发现连翘苷在0.193～0.967μg范围内的线性关系良好，平均回收率98.6%，RSD=1.7%

(n=5)。此方法简便可行，重复性好，为双黄连口服液的质量控制提供了依据。

双黄连制剂在生产中运用科学、先进的方法，有效地控制了制品的质量，从而保证了临床的治疗效果，较之传统的制剂疗效更佳，因此临床运用日益广泛。

(二)临床应用与研究

1. 呼吸道感染性疾病　急性呼吸道感染是临床常见病、多发病，大多为细菌或病毒感染所致。对于病毒感染，一般抗生素疗效不佳，而双黄连粉针剂对病毒所致的呼吸道感染或混合性感染，均有着较好的疗效。

惠晋龙根据国外文献报道认为90%以上的小儿肺炎是由呼吸道合胞病毒、副流感病毒和腺病毒等多种病毒所致，有关病毒的治疗至今尚无特殊有效药物，而双黄连不仅对病毒、细菌有一定的抑制和杀灭作用，且还具有增强机体免疫力作用。其将144例急性呼吸道的患儿随机分为两组，一组为“双黄连粉针”治疗组，共76例，另一组为抗生素对照组，共68例。结果表明，治疗组平均退热天数为(1.65±1.37)天，对照组为(2.23±1.29)天；止咳天数，治疗组为(3.87±2.65)天，对照组为(4.72±2.30)天；止喘天数，治疗组为(1.29±1.16)天，对照组(2.05±1.75)天，两组经统计学处理$P<0.05$，有差异。肺部啰音消失天数，治疗组为4.92±2.32天，对照组为6.44±2.32天，两组经统计学处理$P<0.01$，有差异。总疗效比较，治疗组痊愈59例(77.6%)，好转13例(17.1%)，无效4例(5.3%)，总有效率为94.7%；对照组痊愈31例(45.6%)，好转20例(29.4%)，无效17例(25%)，总有效率为75%。经卡方检验，治疗组明显优于对照组。

陈华用双黄连雾化吸入为主治疗小儿呼吸道感染60例，治疗结果表明，双黄连雾化吸入配合药物口服、静脉滴注治疗的效果优于庆大霉素雾化吸入配合药物、静脉滴注治疗组，更明显优于单独药物口服、静脉滴注治疗组，尤其在雾化吸入的止咳，平喘效果方面双黄连更为突出。冯德勋亦用双黄连超声雾化吸入法治疗急性呼吸道感染62例，临床治愈率为47%，总有效率为98%，明显优于青霉素治疗组，其认为双黄连具有抗病毒及抗菌的双重作用。徐振华等用双黄连静脉滴注治疗病毒及细菌引起的呼吸道感染120例，从不同病种来看，对小儿哮喘性支气管炎，双黄连未加用免疫抑制剂及气管平滑肌松弛剂，亦可得以缓解，故其认为双黄连针对感染性疾患的作用是多方面的。

高莉等应用双黄连粉针治疗107例、9种不同感染性疾病，通过对照观察认为静脉给药比口服吸收快，作用大，且退热作用优于口服对照组。

郭爱琴等运用双黄连粉针治疗肺气肿、肺源性心脏病等合并急性呼吸感染25例，对照组35例使用抗生素治疗，混合治疗组25例使用双黄连合并抗生素治疗，结果表明，治疗组总有效率96%，对照组为92%，混合治疗组为96.7%，3组之间疗效基本相同。认为双黄连清热解毒作用强，具有上行入肺，表里双解功效，粉针剂型避免了煎剂收效慢，药效缓，口服不易吸收，肌内注射吸收不全的缺点，并且双黄连菌、毒并治，不需皮试，疗效显著。

对肺炎的治疗上，双黄连近年应用亦较广泛，且取得较好的疗效。朱光康等采用双黄连粉针剂治疗观察376例肺炎患者，对照组则服用清肺化痰剂，两组疗效相当，但治疗组在退热、止咳、平喘等方面优于对照组。杨文义运用双黄连粉针治疗小儿肺炎112例，同时与使用抗生素治疗的112例进行对照，结果显示，从退热天数、止咳天数、止喘天数、肺部啰音消失天数方面，治疗组优于对照组。广东省中医院袁美凤用双黄连300mg加入0.9%生理盐水、蒸馏水各10ml稀释，超声雾化吸入给药治疗呼吸道感染及支气管肺炎213例，并设对照组 100 例，采用庆大霉素、α-糜蛋白酶等治疗，结果显示双黄连组总有效率为 96%，明显优于对照组。

2. 其他内科疾病　双黄连除在呼吸道炎症的治疗中广泛运用外，在内科一些炎性病证中亦运用较多。王富天等采用双黄连粉针治疗胆汁反流性胃炎 50 例，通过做胃镜和同位素复查，结果显示，显效 16 例，好转 28 例，总有效率为 82%。包建秀运用双黄连粉针剂治疗小儿病毒性肠炎 50 例，经治疗 2～4 天后，43 例痊愈，3 例好转，腹泻得到控制，4 例无效。其认为双黄连用药后能干扰轮状病毒的复制，调节患儿机体细胞的免疫功能，增加抵抗力。罗来英等运用双黄连粉针液灌肠治疗慢性结肠炎 36 例，疗效满意，临床有效率为 94.4%。

陈波等运用双黄连粉针剂治疗急性感染性心肌炎收到较好疗效，共治疗 36 例，按 60mg/(kg·d)，加入 5%葡萄糖注射液 500ml 中静脉滴注，疗程 10 天，结果显示，显效 29 例(80%)，好转 6 例(16.7%)，无效 1 例(2.7%)，总有效率 83.3%；其中期前收缩 11 例，消失 6 例，好转 3 例，总有效率 82%。并认为以病程短、有感染病史为特点的急性感染性心肌炎，并多伴有上感表现的，为双黄连的适应证。其取效机制一方面为双黄连能直接杀灭病毒和细菌，另一方面能调节人体细胞免疫和体液免疫功能，减轻由感染引起的免疫抑制所致的心肌损害。李水银用双黄连粉针治疗急性病毒性心肌炎 44 例，60mg/kg，加入 5%葡萄糖注射液中静脉滴注，日 1 次；对照组 25 例，用利巴韦林 0.2～0.6g 加入 5%葡萄糖注射液中静脉滴注，结果两组分别治愈 35、11 例，好转 6、11 例，无效各 3 例，总有效率为 93.1%与 88%($P<0.05$)，以双黄连治疗组为优。刘传珍等治疗病毒性心肌炎 62 例，治疗组 31 例服用双黄连口服液吞服麝香保心丸，每日 3 次，连服 1 个月；对照组 31 例静脉注射能量合剂，每日 1 次，每次并服用美西律 0.1g、辅酶 Q_{10} 20mg，均每日 3 次，连服 1 个月。结果发现，治疗组总有效率为 93.55%，对照组总有效率为 61.29%，治疗组明显优于对照组($P<0.05$)。治疗组心电图完全恢复者 80.65%，对照组心电图完全恢复者 45.16%，治疗组显著优于对照组($P<0.01$)。治疗组心肌酶谱治疗前后有明显改善($P<0.05$)。

另外，双黄连还被应用于传染性单核细胞增多症的治疗。喻树珍用双黄连治疗 24 例，60mg/kg，加入 10%葡萄糖注射液中，配成 0.6～1.2%溶液。对照组用利巴韦林 10～15mg/kg，加入 10%葡萄糖注射液中静脉滴注，日 1 次，并对症支持治疗，用 5～10 日，结果表明，治疗组在退热、淋巴结消肿及咽部症状消失时间等方面均明显优于对照组($P<0.01$)。

3. 妇科疾病　双黄连粉针在妇科的炎性疾病中运用亦较多见。王富天采用双黄连粉针保留灌肠治疗慢性附件炎 72 例，临床治愈 63 例，好转 8 例，无效 1 例。梅丹红等以双黄连外用治疗妇女宫颈炎 150 例，总有效率达 97%，疗效明显优于冰硼散对照组。方法为每天使用双黄连粉 600mg，先将 300mg 加入生理盐水 100ml 中冲洗阴道，后用棉球擦干，再将余下的 300mg 直接上药于宫颈糜烂处，7 天为 1 个疗程。另外，其亦将本法用于治疗念珠菌性阴道炎症 100 例，总有效率达 98%，与 PP 粉液阴道灌洗组对照，疗效以双黄连治疗组为优。毛彩香等运用双黄连粉针治疗 51 例妊娠早期急性尿路感染病人，一般用药 1～3 天临床症状即消失，尿常规恢复正常，其中痊愈 43 例，显效 2 例，有效 3 例，无效 3 例。

4. 皮肤科疾病　双黄连在皮肤科中的运用，多以局部外用为主。孙武采用双黄连粉针治疗褥疮 30 例，其中 8 例局部皮肤发生水疱，21 例为局部皮肤溃烂，采用双黄连 0.6g 均匀涂在褥疮溃疡面上，每日换药1次，10～14天为1个疗程，一般7～14天皮肤脱痂，结果痊愈29例，有效1例。邢攸潮用3%浓度双黄连溶液涂擦治疗带状疱疹、传染性软疣、湿疹、脓疱疮、单纯疱疹、毛囊炎、水痘、神经性皮炎等皮肤疾病，涂擦前，先用3%硼酸溶液清洗患处，如传染性软疣则先以碘酒消毒，用针刺破挤出分泌物后涂药，共治108例，其中痊愈89例，总有效率为97%，体会到双黄连外涂除能直接抗菌、抗病毒作用外，还有迅速止痒的效果。

黄建成等用12%的双黄连液治疗单纯疱疹21例，疱疹生长部位有口角、唇缘、鼻孔周围及外生殖器等，在患处清洁后用该药反复轻搽，每天3～4次，对疗程长，疱疹均可用药液湿敷患处，结果显示，全部治愈，并观察到本法较甲紫或碘苷软膏外用平均缩短3天。

吕爱林运用双黄连与蝮蛇抗栓酶静脉滴注治疗进行期银屑病50例，对照组50例采用青霉素与复方丹参注射液静脉滴注。两组总有效率分别为96%和78%，差异有显著性意义($P<0.05$)。

5. 口腔科疾病　口腔复发性阿弗他溃疡为周期性复发的口腔黏膜疾病。一般对症处理效果不够理想。肖枫用双黄连适量与生理盐水调拌成糊状，涂布溃疡上，结合静脉给药，结果显示在退热、淋巴结消退、溃疡愈合方面均优于常规用药。吴其恺等用双黄连粉针治疗腮腺炎50例，治疗期间停用其他抗菌、抗病毒药物，用药3～12天，结果显示，平均热退为3.8天，腮腺消肿5.2天，临床症状全部消失，追踪随访亦无后遗症。

6. 眼科疾病　近年来，临床可见流感后合并眼病的患者，经一般抗病毒、抗菌治疗后不效，而采取以双黄连为主的中西结合治疗，获得了较满意疗效。邹利焱等以双黄连治疗顽固性病毒性眼病78例，治疗方法为以双黄连静脉滴注3～7天，并对症处理，眼部用8.0%双黄连滴眼液与氯霉素滴眼液半小时交替点眼，结果显示，注射双黄连的抗病毒疗效优于红霉素，其点眼液优于碘苷、安西他滨等，28例经2～6周治疗，炎症均消退治愈。其认为，双黄连具有清热解毒之功，亦有活血化瘀之效，能提高巨噬细胞吞噬作用和免疫抑制作用，抗病毒疗效高，防止混合感染作用强，因而取效明显。

7. 局部穴位注射　将双黄连局部穴位注射治疗部分疾病，取得较好的效果，如周保华等用双黄连液-盐酸普鲁卡因液混合(双黄连2～6ml，普鲁卡因1ml)穴位注射治疗急、慢性盆腔炎，穴位选用三阴交(双)、阿是穴，每穴注入药液0.1ml，每次取体穴2～3个，耳穴2～3个(单侧)，7天为1疗程，共治疗50例，其中痊愈41例，显效7例，治愈及显效率达96%，大多数患者注射一次即见效。

熊超际等以双黄连600mg溶于注射用水2ml内，取郄上穴(郄白穴上3寸处)，注射治疗急性乳腺炎，病变在左侧取右侧穴，病变在右侧取左侧穴，日1～2次，共治疗51例，痊愈45例，好转5例，总有效率达98%。

(三)实验研究

1986年哈尔滨医学院附一院药剂科经药理实验证明，双黄连能使注射大肠杆菌引起发热反应的家兔体温明显下降；并具有较好的抗病毒作用。张兴录等认为双黄连粉针在细胞培养条件下能抑制和延缓细胞病变的出现，具有明显的抗呼吸道合胞病毒作用，经实验和临床研究可考虑采用雾化吸入的投药方式，使药物在呼吸道局部形成较高的浓度，发挥直接的抗合胞病毒作用。

李凡等采用组织细胞培养法、染料摄入法，检测双黄连粉针剂对不同种病毒的作用，改变给药时间、途径，探讨双黄连粉针剂抗病毒作用环节，建立病毒性心肌炎、胰腺炎、流感动物模型，通过组织病理学检查法，观察双黄连粉针剂对感染动物的保护作用。结果双黄连粉针剂具有抗流感病毒、呼吸道合胞病毒、腺病毒Ⅲ型、单纯疱疹病毒Ⅰ及Ⅱ型、柯萨奇病毒B_3，A_{16}、新型肠道病毒的作用。并能显著抑制肺炎、心肌炎、胰腺炎的发生，疗效与清开灵相似，优于穿琥宁粉针剂、鱼腥草、莪术油注射液。

刘健等用多种实验方法探讨了双黄连粉针对小鼠免疫功能的影响，认为双黄连能促进溶血素形成，对小鼠免疫功能有增强作用，对 LPS 诱导的 B 细胞的增殖反应无影响。

陈波等在双黄连治疗心肌炎中发现，本品一方面能直接杀灭细菌，抑制病毒复制，另一方面能调节人体细胞免疫和体液免疫功能。

邱晓红等根据双黄连的主要成分为黄芩苷、绿原酸、连翘苷，而黄芩属黄酮类物质，易水解成苷元黄芩黄素，绿原酸在碱性溶液中不稳定，为此，对双黄连留样观察，通过恒温加速实验对其稳定性进行了考察，结果表明，双黄连中的三种成分，在恒温加速实验中含量与 pH 值均未发生显著变化，澄明度全部合格，表明该剂较稳定。

鉴于临床使用时一般将双黄连与头孢菌素类药物逐一静脉滴注，患者常难以接受，给临床工作带来不便，为探讨简捷的使用方法，王亚利等对双黄连注射液与四种头孢菌素配伍后稳定性进行观察，结果表明，配伍后，其自身效价无显著变化，说明可以互相配伍使用。值得注意的是，双黄连在加入配伍药物后，除头孢哌酮 pH 值偏酸外，其他各组 pH 值均无显著变化，因此，临床上偏酸性药物配伍使用时，务必注意。

双黄连粉针是唯一用于治疗细菌性、病毒性肺炎以及球菌等所致各种感染的纯中药粉针剂，临床运用中也存在着一些亟待解决的问题。

万毅刚等在临床统计 81 例使用双黄连粉针的病例中，46 例发生静脉输液缓慢现象，这种现象随着静脉输液时间的延长而愈来愈严重。由于静脉输液要求严格的输液速度以保持药物中血液中的浓度，从而充分发挥治疗作用，输液速度过慢必将影响该药的疗效和使用率，通过实验中发现输液速度与药物疗效正相关，其认为药物大颗粒沉积于滤纸是导致输液缓慢的原因，而用等渗液较 10%葡萄糖注射液为快。

另外，在使用中发现双黄连粉针对血管刺激较明显，随着输液时间的延长而加重；观察中发现输液管壁毛糙，管腔内有细胞聚结现象，认为对血管的刺激性可能是由于药物大颗粒和未除尽杂质连续刺激血管所致。

在使用中，近年来还出现过敏反应，需引起临床重视。韦建等报道一例女性患者，在用青霉素效果不显时加用双黄连而出现过敏，经抗过敏后，停青霉素，继用双黄连又出现类似反应，停药并对症处理后缓解，1 周后方恢复正常。苏彪等亦在临床使用双黄连后，发现 2 例皮肤出现丘疹、瘙痒等过敏症状，停药、抗过敏治疗后缓解。

以上是双黄连使用中存在的一些问题，宜进一步加强研究，使双黄连能在临床上发挥更大的效力。

（王勇飞　张国庆　王　上）

主要参考文献

[1] 商敏凤．近年双黄连粉针的药理、制剂及临床应用概况[J]．中成药，1995，(7)：39.
[2] 于明镜．双黄连注射液制剂的改进[J]．中草药，1984，(2)：19.
[3] 徐凯建．双黄连微型栓剂和灌肠剂的研究[J]．中成药，1987，(2)：1.
[4] 栾士香．双黄连注射液中黄芩甙含量的检测研究[J]．哈尔滨医科大学学报，1989，(6)：447.

[5] 惠晋龙．双黄连粉针剂治疗小儿急性呼吸道感染疗效观察[J]. 中医药研究，1996，(4)：2.

[6] 陈华．双黄连雾化吸入治疗小儿呼吸道感染 60 例疗效观察[J]. 中医外治杂志，1993，(4)：16.

[7] 冯德勋，陈克进．双黄连粉针剂超声雾化吸入治疗急性呼吸道感染 62 例临床分析[J]. 湖北中医药杂志，1993，15(4)：7-8.

[8] 徐振华．双黄连治疗小儿呼吸道感染 120 例[J]. 安徽中医学院学报，1992，(4)：26.

[9] 高莉．双黄连粉针剂治疗感染症 107 例[J]. 山西中医，1993，(2)：18.

[10] 郭爱琴．双黄连粉针治疗肺胀急性发作期疗效观察[J]. 中医药研究，1996，(1)：23.

[11] 朱光康．双黄连粉针治疗肺炎 76 例疗效观察[J]. 江西中医，1993，(2)：18.

[12] 杨文义，张家鑫，尚莉丽．双黄连粉针治疗小儿肺炎(附 112 例临床观察)[J]. 中医药临床杂志，1993，(3)：14-15.

[13] 王富天．双黄连粉针治疗胆汁反流性胃炎 50 例[J]. 山西中医，1992，(6)：26.

[14] 包建秀．双黄连粉针治疗小儿病毒性肠炎 50 例[J]. 浙江中医杂志，1994，(6)：262.

[15] 罗来英．双黄连灌肠治疗慢性结肠炎 36 例[J]. 桂林医学杂志，1994，(2)：133.

[16] 陈波，史华．双黄连粉针剂治疗急性感染性心肌炎[J]. 中医药学报，1994，(6)：31-32.

[17] 李水银．双黄连粉针治疗急性病毒性心肌炎 44 例临床观察[J]. 新中医，1997，(2)：14.

[18] 喻树珍．双黄连治疗儿童传染性单核细胞增多症[J]. 中国中医急症，1997，(6)：29.

[19] 王富天，王富成，王鸿亮．双黄连粉针保留灌肠治疗慢性附件炎 72 例[J]. 河南中医，1993，(3)：141.

[20] 孙武．双黄连粉针剂治疗褥疮 30 例观察[J]. 中国中西医结合杂志，1993，(13)：696.

[21] 孙武，孙永良，徐风芹．双黄连粉针治疗带状疱疹 30 例[J]. 医药导报，1999，3(18)：15-16.

[22] 朱锦善，曾庆祥．双黄连外用临床研究[J]. 中成药，1993，(9)：22-23.

[23] 毛彩香，马寿刚，刘志忠．双黄连粉针治疗儿童重症流行性腮腺炎 121 例[J]. 北京临床医学，1993，34(1)：17.

[24] 吴其恺．双黄连粉针治疗腮腺炎 50 例疗效观察[J]. 深圳中西医结合杂志，1994，(1)：20.

[25] 邹利焱．双黄连治疗顽固性病毒性眼病疗效观察[J]. 中医药学报，1993，(2)：16.

[26] 万毅刚．双黄连粉针静脉输液存在的问题[J]. 中国中药杂志，1995，(1)：60.

[27] 杨瑞芬，彭家钢，饶泽萍，等．高效液相色谱法测定双黄连口服液中绿原酸和黄芩苷的含量[J]. 中国中医药学杂志，2006，26(2)：240.

[28] 张玉洁，黄海欣．HPLC 测定双黄连口服液中连翘苷的含量[J]. 华西药学杂志，2005，20(4)：360-361.

[29] 刘传珍，周丽华．麝香保心丸合双黄连口服液治疗病毒性心肌炎的临床研究[J]. 中成药，2004，S26：57.

[30] 吕爱林．双黄连配合复蛇抗栓酶治疗进行期银屑病 50 例[J]. 陕西中医，2004，25(7)：613-614.

[31] 李凡，易世红，赵春艳，等．双黄连粉针剂抗病毒作用[J]. 中草药，2002，33(1)：52-55.

[32] 张兴录，张振玲，刘瑞璋．双黄连注射液抗呼吸道合胞病毒的实验研究[J]. 中华微生物和免疫学杂志，1988，8：263-264.

[33] 邱晓红，马满玲，刘路．双黄连滴眼制剂稳定性研究[J]. 中国中医药科技，2004，11(2)：119.

[34] 王亚利，邱凤婷，王贵萍，等．双黄连注射液与四种头孢菌素配伍后稳定性观察[J]. 中医药研究，1994，(5)：11-12.

[35] 韦建军，范素琴，张淑英．静滴双黄连注射剂出现过敏反应 1 例[J]. 中国中药杂志，1995，20(6)：373.

[36] 苏彪，刘杰．静滴双黄连粉针剂出现过敏反应 2 例[J]. 中国中药杂志，1995，20(7)：444.

十一、青蒿(青蒿素)的研究

(一)文献研究

青蒿出自《神农本草经》，历史悠久，具有清暑除热、截疟、杀虫之功效，广泛用于温热疾病的治疗。中医研究院中药研究所于1971年10月首先发现中药青蒿的提取物对鼠疟、猴疟有显著的抗疟作用；次年从该提取物中分离出有效单体，命名为青蒿素，作为一全新结构的抗疟新药问世。

青蒿又名香蒿、苔蒿，为菊科植物黄芪蒿或青蒿的全草。野生，遍布我国各地，资源丰富。陈宪如研究发现，不同地区植物中青蒿素含量时间高峰不同，但均出现在花苞出现之前，不同器官含量也不同，叶片中青蒿素含量最高，植物尖部叶可达0.96%。

在植物细胞中的定位发现青蒿素和青蒿正素属细胞质中或贮藏在某一细胞器中的代谢物质，而青蒿甲素则可能属于细胞核中的代谢物质。

周由开展了青蒿的组织培养研究，在美国培养青蒿幼枝，培养物可持续产生少量青蒿素。目前，此种培养方法尚不能代替野外种植，但这一系统可发展用来标记药物。

青蒿素作为一个全新的抗疟药物，能够解决抗氯喹恶性疟的难题，得到国内外有关方面特别是世界卫生组织的重视，被认为是抗疟药研究史上一个突破。

(二)临床应用与研究

1. 抗疟研究　青蒿素对间日疟、恶性疟及抗氯喹地区恶性疟均有疗效高，退热及原虫转阴时间快等特点，尤其适于抢救凶险型疟疾。

李国桥等将青蒿素及其衍生物各种制剂用于恶性疟的治疗。青蒿琥酯直接静脉注射，3天为1疗程，第1天给药2次，间隔4小时，总量240mg；蒿甲醚注射液作肌内注射，5天疗程，总量480mg；青蒿素栓每天给药2次，3天总量2800mg；结果表明，青蒿琥酯：258例恶性疟患者全部临床治愈，平均退热时间16～56小时，追踪观察28天89例，复燃率为49.4%；蒿甲醚：307例恶性疟患者全部临床治愈，平均退热时间21～30小时，平均原虫转阴时间32～76小时，253例追踪观察28天，复燃率6.7%；青蒿素栓：357例恶性疟中，355例临床治愈，2例因严重腹泻而改用他药治疗，平均退热时间为15～39小时，平均原虫转阴时间36～53小时，追踪观察28天83例，复燃率45.8%。

另外，3种药物用于治疗脑型疟疾91例，其中青蒿素琥珀酯治疗40例，蒿甲醚治疗27例，青蒿素栓治疗24例，在退热时间、原虫转阴时间、昏迷清醒时间上，三组均无显著差异，治愈率均在90%以上。他体会到青蒿琥酯、蒿甲醚和青蒿素栓都是安全有效的恶性疟和脑型疟的治疗药物。青蒿琥酯通过静脉给药，可以在几分钟内达到有效血药浓度而迅速控制原虫发育，对于高原虫血症患者和休克患者更为适宜。蒿甲醚是油注射液，对于提高治愈率有好处。青蒿素栓对于儿童和昏迷患者使用此注射剂更为方便，特别是便于偏远地区使用。郭兴柏等运用青蒿琥酯静脉注射治疗恶性疟，其在原用青蒿琥酯静脉注射3天，总量240mg：首剂60mg，4小时、24小时、48小时各注射60mg治疗恶性疟，原虫复燃率为56.7%的基础上，为进一步观察延长疗程能否降低原虫复燃率，以7天疗程治疗普通恶性疟成人患者40例，给药方面，每天静脉注射1次，第1天120mg，第2～7天，每天注射60mg，总量480mg，结果显示，平均退热时间(14.3±6.1)小时，观察28天，原虫复燃2/36例，复燃率为5.6%，临床未见任何不良反应。血液学，谷草转氨酶、谷丙转氨酶、胆红素、肌酐、尿常规和心电图检查，均未发现用药后的异常改变。可见7天疗程的复燃率较3天疗程为优。

李国桥等用青蒿素及其衍生物治疗脑型疟疾患者 140 例，同时配合对症处理和积极防治并发症等治疗措施，结果治愈 120 例(91.4%)，死亡 12 例(8.6%)，其中用青蒿素片剂鼻饲治疗脑型疟 36 例，治愈 33 例(91.7%)，用青蒿素油剂肌内注射治疗 107 例，治愈 99 例(92.9%)；用青蒿素水沉悬剂肌内注射治疗 28 例，治愈 25 例(89.3%)，可见 3 种剂型的治愈率相近($P>0.05$)，说明青蒿素片剂、油剂、水混悬剂治疗脑型疟疗效可靠。混悬液根治率达 90.2%。因此，其认为青蒿素水混悬剂总量 1.2g，3 天疗法为目前青蒿素治疗脑型疟较好的抗疟的治疗方案。

李国桥还用青蒿素栓剂治疗恶性疟 100 例，其中脑型疟 4 例，采用 3 天总量 2800mg，发现均能迅速控制症状。退热时间(20.7±11.8)小时，原虫转阴时间(53.2±15.6)小时，78 例观察 28 天，原虫复燃率为 46.5%，4 例脑型疟均治愈，平均昏迷清醒时间 29.8 小时，同时比较了青蒿素栓与二盐酸奎宁静脉滴注的杀虫速度，治疗后清除 95%所需的平均时间，青蒿素为 24 小时，奎宁为 32 小时，副作用观察未发现全身不良反应，局部反应有欲排便感(5%)，腹痛(3%)，感觉轻微能忍受，数小时后自行消失。实验室检查血液学、血液生化和心电图，均未发现用药后异常改变，青蒿素栓塞入肛门保存于直肠下段，药物吸收后从直肠静脉直接进入体循环，不需要经过肝脏，对于昏迷、呕吐而不能口服药物的病人和拒服药物的儿童，是代替注射的良好剂型。

郭兴柏用蒿甲醚肌内注射 5 天为 1 疗程，治疗恶性疟与磷酸哌喹口服作对照试验，蒿甲醚 5 天疗程总量 480mg，磷酸哌喹 2 天疗程总量 1500mg(标准疗程)，分别治疗恶性疟 30 例。蒿甲醚组退热时间 21.10 小时，原虫转阴时间为 76.14 小时，显著快于磷酸哌喹对照组(35.20 小时和 93.27 小时)，蒿甲醚 24 例追踪观察 28 天，复燃率(4%)和磷酸哌喹(10%)相近似。蒿甲醚 5 天疗程 480mg 副反应轻微，可推荐临床进一步研究。

符林春用青蒿素及其衍生物治疗孕妇疟疾 17 例，孕期为 16～38 周，间日疟 2 例，恶性疟 15 例(其中凶险型疟疾 6 例)。除了 1 例孕期 34 周的患者早产外，其余皆无不良反应，出生的 17 名儿童年龄 3 个月～10 岁，男 7、女 10，均无先天性畸形或其他先天性疾患，智力发育正常。恶性疟本身常致孕妇流产、早产。本组 17 例无流产，可能由于青蒿素类药快速杀灭疟原虫，从而较快减除对母体及胎儿的危害有关。

2. 其他应用研究　青蒿素临床不断拓展新用途，如临床运用蒿甲醚注射液治疗血吸虫病及其急性上呼吸道感染高热已取得明显疗效；我国赴乌干达医疗队吴运超、黎明应用蒿甲醚注射液治疗获得性免疫缺陷综合征并念珠菌感染鹅口疮患者 144 例，结果显示，有明显的临床疗效，肌内注射蒿甲醚 9 天后，全部患者的发热症状消失，口腔颊黏膜部、舌体、牙龈部白色假膜明显减少，水肿充血和疼痛减轻，腹泻次数减少。另外，印度医家将蒿甲醚注射液试用于获得性免疫缺陷综合征的治疗，亦收到一定的效果。

(三)实验研究

1. 青蒿素及其衍生物的合成　蒿甲醚、青蒿酯钠在我国已进行了广泛的研究。1985 年 3 月起 WHO 的 CHEMAL 开始发展蒿乙醚作为单剂肠道外给药治疗凶险型恶性疟的药物，美国国立卫生研究院以青蒿素二步合成蒿乙醚，所获得的结晶蒿乙醚总量为青蒿素的 65%(W/W)。在瑞士对上述方法稍加改良即直接结晶其 B-异构体进行大规模合成，可得产量为 70%～75%。蒿乙醚具有更大的亲脂性，降解后产生乙醇而避免了甲醇引起的毒性；应用表面活化剂可显著提高其水溶性；并正在试验蒿乙醚的口服剂型。蒿乙醚肌内注射后释放缓慢，药物在低温下较稳定。张建新等以二氢青蒿素为原料，通过缩合、酯化反应合成两类含有聚乙二醇基的青蒿素衍生物，并测定它们对体外T细胞和B细胞增殖的抑制活性，结果合成了23个含有聚乙二醇基的青蒿素衍生物，并确定了化学结构，并发现这些化合物都有一定的体外免疫抑制活性，青蒿素母核对称取代2和6的活性高于青蒿素母核单取代的3，4，7。化合物2a-2f的活性比青蒿素、青蒿琥酯高。王丽等采用萃取、结晶法从分离青蒿素后的废弃残膏中再提取、纯化青蒿素，平均收率为0.86%，纯度为95.75%。此方法简便、收率高，能够成功地从青蒿素残膏中再提取青蒿素。

2. 药代动力学　用放射免疫测定法检测，给狗静脉注射青蒿琥酯6mg/kg，测得T为0.45小时；肌内注射蒿甲醚油剂10mg/kg和30mg/kg，血药浓度达峰时间分别在给药后4.0、1.9小时，峰浓度为0.7、3.7μg/ml，相对半衰期为4.0、6.5小时，MRT值为7.0、9.2小时。注射较口服利用度高，青蒿素比蒿甲醚血中消除时间快，可能是药效低的原因之一。药物进入机体，部分以游离形式到达靶部位发挥作用，相当一部分可与血浆蛋白结合。

大小鼠静脉注射H-蒿甲醚后，测放射性在肝内含量最高，其次在小鼠为肾及肾上腺，大鼠为肺和肾上腺。从尿和粪中排出，尿中可分出4个转化物，即氢化青蒿素、9，10-二羟氢化青蒿素，均无抗疟作用，提示青蒿素体内代谢转化是一失活过程，其结构特征是失去过氧桥。

3. 抗疟作用　体外青蒿素可明显抑制恶性疟原虫无性体的生长，有直接杀伤作用。在低浓度药物的培养基中，感染恶性疟原虫红细胞内可浓集500倍于培养基中的浓度。可致疟原虫表膜改变并伴有核糖体及内质网变化，出现自噬泡。在豚尾猴疟原虫的研究中，可观察到原虫线粒体肿胀。亦有可能是作用于原虫蛋白合成。

青蒿素对间日疟、恶性疟及抗氯喹地区恶性疟均有疗效高、退热及原虫转阴时间快的特点，尤其适于抢救凶险型疟疾。但其复燃率高。降低复燃率可采取：①加大药物剂量；②采用缓释剂型和速释剂型；③在总剂量相等时适当缩短给药间隔时间；④与其他抗疟药伍用。与伯氨喹伍用可降低复燃率。蒿甲醚100mg/kg、咯萘啶6mg/kg、氯喹10mg/(kg·d)，连服3天，治疗输血感染食蟹猴疟原虫的恒河猴，一次即可清除红内期原虫。青蒿素、磺胺多辛、乙胺嘧啶三药伍用显示相加作用，伍用后对鼠疟有高效、速效和延缓其抗药性的作用。

采用Peters剂量递增法可诱导伯氏疟原虫对青蒿素产生抗药性。抗药性株对青蒿酯钠及蒿甲醚有明显交叉抗药性，对伯氨喹亦有较高抗药性；氯喹、乙胺嘧啶交叉抗药性不明显。

4. 其他研究　青蒿素类治疗动物血吸虫，减虫率为33.8%～99.3%，对幼龄虫效果较差。蒿甲醚对血吸虫卵无直接作用。治疗小鼠华支睾吸虫，减虫率可达100%。在鸡胚感染试验中显示青蒿素有抗流感病毒作用，作用性质为抑制而非杀灭。

青蒿素能显著提高淋巴细胞转化率，有细胞免疫佐剂功能，但对抗原结合细胞和抗体形成细胞具有非常显著的抑制作用。青蒿素在小鼠体内具有诱生干扰素的功能，进而使巨噬细胞活化。

近年来，发现青蒿素及其衍生物具有较强的抗肿瘤作用。谢红等发现双氢青蒿素(DHA)对人喉癌HeP-2细胞增殖及其生长有显著的抑制作用，并呈明显的剂量依赖性，表明DHA在喉癌的化学治疗中对肿瘤细胞有直接的细胞毒作用。目前，陈立军等研究青蒿素及其衍生物抗肿瘤作用的可能机制主要有：青蒿素与Fe^{2+}反应产生大量自由基以及烷基化作用有关；诱导p53非依赖肿瘤细胞凋亡途径抑制肿瘤增殖；使肿瘤细胞内钙升高，促凋亡物质释放，caspase激活，导致细胞凋亡；导致caspase非依赖性细胞死亡形式——凋亡发生;导致线粒体跨膜电位降低;抗肿瘤血管生成;直接杀伤肿瘤细胞。

5. 抗菌作用 水浸剂用试管稀释法 1∶13 对奥杜盎小孢子菌;1∶10 对星形奴卡菌、红色表皮癣菌有抑制作用,对金黄色葡萄球菌 109 株、产碱杆菌、硝酸盐阴性菌,有效抑制浓度为 0.125mg/ml,对大肠杆菌、宋氏痢疾杆菌浓度为 0.5mg/ml,1∶3 浸剂对肠炎杆菌、丝虫及埃柯病毒等有抑制杀灭作用。

(张国庆 陈建云 谷晓红 王 上)

主要参考文献

[1] 李国桥,符林春,王新华,等. 青蒿素及其衍生物的临床研究[J]. 青蒿素类药临床研究专辑,1980.8.

[2] 郭兴柏. 青蒿琥酯静脉注射 7 天病程治疗恶性疟疗效观察[J]. 广州中医学院学报,1989,6(1):39.

[3] 李国桥. 青蒿素及其衍生物治疗脑型疟疾的临床研究[J]. 中医杂志(英文版),1982,(2):125.

[4] 李国桥,郭兴柏,简华香,等. 青蒿素栓剂治疗恶性疟 100 例疗效观察[J]. 中医杂志,1984,(5):26.

[5] 郭兴柏,符林春,符永新,等. 蒿甲醚治疗恶性疟疾与磷酸哌嗪的比较[J]. 新药与临床,1989,(4):248.

[6] 符林春,郭兴柏,简华香,等. 青蒿素及其衍生物治疗孕妇疟疾的随访观察[J]. 中医杂志,1989,(7):32.

[7] 王存志,蒲崇德. 抗疟新药-青蒿素衍生物系列产品的研制与开发[J]. 中草药,1996,(4):253.

[8] 吕桂月,李连信. 青蒿素抗疟药的研究进展[J]. 中成药,1991,91:35.

[9] 李广勋. 中药药理毒理与临床[M]. 天津:天津科技翻译出版公司,1992:12.

[10] 张建新,王峻霞,张瑜,等. 具有免疫抑制作用的含有聚乙二醇基的青蒿素衍生物的合成[J]. 药学学报,2006,41(1):65-70.

[11] 王丽,胡晓斌,黄静,等. 从青蒿素的残膏中再提青蒿素的方法[J]. 华西药学杂志,2007,2:136-137.

[12] 谢红,陈立军,呼文亮. 双氢青蒿素的抗肿瘤作用[J]. 中国药房,2007,18(3):219.

十二、鱼腥草的研究

鱼腥草是一味历史悠久的中草药物,因其清热解毒,清利湿热功效显著,运用范围广泛,近年来日益受到人们重视,许多学者和研究人员对鱼腥草进行了多方面的研究,除天然鱼腥草外,已有合成鱼腥草药物问世并用于临床。鱼腥草注射液曾在临床上广泛使用,但由于严重不良反应已被停止生产。

(一)文献研究

鱼腥草为三白草科植物蕺菜的带根全草,为多年生草本,广泛分布于我国西北、华北、华中及长江以南各地。药物资源丰富。

宁在兰指出,鱼腥草最早记载出现于《吴越春秋》一书中,名为岑草,距今已有 2000 多年历史,说明鱼腥草早在古代就已被医家用于临床。齐梁·陶弘景在《名医别录》中将鱼腥草称之为蕺,此一名称现被引用作为植物学中正规学名。至唐代,我国第一部药典《新修本草》中将本药称之为菹菜,孟诜《食疗本草》中称之为蕺菜。至宋,默庵《履巉岩本草》首称本品为鱼腥草,明代李时珍著《本草纲目》亦称本品为鱼腥草,并作了详细记载,此后一直沿用至今。除鱼腥草外,全国各地区还有许多别名,如侧耳根、九节莲、肺形草、鱼鳞真珠草、秋打尾、臭腥草、臭蕺、臭牡丹等，这些均表明，鱼腥草在各地运用较广。

古代医家认为鱼腥草味辛、有小毒，认为“多食令人气喘”(《名医别录》)，因而本品多被作为外用药使用，如取鱼腥草清热解毒之功效而将鲜鱼腥草捣汁涂于局部以治背疮热肿，疔疮作痛。有将本品捣烂如泥，局部敷用以治恶蛇咬伤以及小儿脱肛、牙痛不止等病证，对于痔疮肿痛，亦可用本品煎汤熏洗而效。还有人用鱼腥草捣烂绢包后周身摩擦来治疗疟疾。古代用本品内服治疗肺痈者亦有记载，如《滇南本草》以鱼腥草、天花粉等份，煎汤服用治疗肺痈，以鱼腥草煎汤点酒服用以治痔疮。

民间各地运用鱼腥草虽有一定的差异，但通过长期的临床实践，对本品的清热解毒，清利湿热功效已逐渐认识，故多应用于外感热病的治疗。一是常用于热邪犯肺，肺失宣降之病证，如各种肺部炎症、支气管炎、感冒咳嗽等，二是常用于下焦湿热病证，如痢疾、热淋、白浊、白带、外阴瘙痒、肛痈等病证。

(二)临床应用与研究

鱼腥草药源广泛，疗效较好，随着现代科学技术的发展，已由传统的水煎内服，外用湿敷而扩展为片剂，酊剂，膏剂和针剂。尤其是近年研制成功的静脉用注射液，更方便了临床使用，提高了临床疗效，使得鱼腥草被广泛用于临床各科。

1. 内科感染症　鱼腥草在临床上最常用于呼吸系统疾病的治疗，如刘惠定等报道用鱼腥草素肌内注射治疗呼吸道感染，每次 10～20ml，3～6 天为 1 个疗程，多数患者在 1 个疗效中显效，共治疗 114 例患者，显效及有效率达 95.6%。王小鹿等以鱼腥草注射液治疗呼吸道感染患者 120 例，随机分为 3 组，一组用超声雾化吸入，一组用肌内注射，一组将上述二法联合运用。结果显示，3 组患者均全部痊愈，治愈天数上经统计学处理无显著性差异，表明鱼腥草的雾化吸入法与肌内注射法效果等同，而且超声雾化具有治疗简便，给药迅速，收效较快，无痛苦不良反应等优点。钟思冰报道以鱼腥草注射液行天突穴注射疗法，每次 1～2ml，共治疗呼吸道感染 70 例，结果显示，痊愈 56 例，好转 5 例，无效 9 例，总有效率 80%。刘强等应用鱼腥草注射液 50ml 加入 5%葡萄糖注射液 250ml 静脉滴注，每日 1 次，治疗呼吸系统感染性疾病 165 例；对照组 84 例予穿琥宁 400mg 加入 5%葡萄糖注射液 250ml 静脉滴注，每日 1 次，两组均以 1 周为 1 疗程。结果表明，治疗组治愈 83 例，显效 78 例，无效 4 例，总有效率达 97.6%；对照组治愈 33 例，显效 37 例，无效 14 例，总有效率达 83.3%。平均退热时间治疗组(2.05±1.34)天，对照组(3.87±1.42)天，两组比较有显著差异($P<0.01$)。

在肺炎的治疗中，鱼腥草亦显示出良好的疗效，轻者可单用鱼腥草治疗，重者可合用其他药物，如抗生素等。姜春秀以复方鱼腥草煎剂口服和复方鱼腥草注射液治疗小儿肺炎，门诊中轻型患者 52 例，全部治愈，住院患者病情较重者 130 例，有效 122 例。王红铃等以鱼腥草与大青叶提取的挥发油，研制成复方鱼腥草注射液，治疗小儿支气管肺炎患者 153 例，治愈 113 例、好转 22 例、无效 18 例。与对照组(予青霉素、链霉素联合治疗)146 例，疗效比较无明显差异($P>0.05$)。李中才等报道用鱼腥草桔梗合剂治疗大叶性肺炎，体温大多在 1～3 天内恢复正常，退热作用明显。广东省儿童医院也用合成的鱼腥草素治疗小儿肺炎 91 例，好转 82 例，无效 7 例，总效率 92.3%。吴建荣等应用新鱼腥草注射液佐治 27 例小儿肺炎患者，并设立对照组 27 例。两组均给予综合治疗包括静脉滴注青霉素、利巴韦林、止咳化痰药等治疗。结果治疗组治愈率为 92.6%，对照组治愈率为 66.7%，两组疗效有显著性差异($P<0.01$)。

鱼腥草还被广泛用于中老年人肺部感染的治疗，上海第二医科大学附属医院以合成鱼腥草素肌内注射治疗慢性支气管炎急性发作，每次 4ml，日 2 次，10 天为 1 疗程，治疗 100 例，有效率 78%。陈荷英等以鱼腥草配白毛夏枯草与野菊花制成蒸馏液，以超声雾化治疗慢性支气管炎，收效较明显。

在肺部疾病的对症处理上，鱼腥草也发挥着较好的作用。

如支气管扩张咯血的治疗上，鱼腥草的作用不可低估。韦瑞焕以鱼腥草 4ml 肌内注射，日 2 次，并用鱼腥草 60g 煎汤 400ml，分 2 次口服，每天大黄粉 5～20g，分 2 次服，结果止血最快者 1 天。其治疗 55 例，均在 2～5 天内收到止血效果。王伟等用鱼腥草液穴位注射治疗支气管扩张咯血 380 例，方法是抽取鱼腥草液 4ml，快速垂直刺入双侧孔最穴位约 0.5cm 后，再缓慢深刺约 1cm 处缓缓推注药液各 2ml，3 天为 1 疗程，血止后巩固 3～10 天。结果表明，近期治愈 328 例，显效 26 例，有效 10 例，无效 16 例，总有效率达 96%。其中一天内咯血停止者 132 例，2 天咯血停止者 166 例，治疗有效的 364 例患者平均止血时间为 2.6 天。并发现双侧孔最穴同时注射较单侧为好，其认为取效的机制是孔最穴为太阴肺经郄穴，有“疗唾血”功能，而鱼腥草具有清肺化痰的作用，孔最穴注射鱼腥草液，可以达到降气泻火和止血的目的。

对于肺脓疡的治疗，鱼腥草亦有一定的作用，于庆平等用鱼腥草蒸馏液治疗急性肺脓疡 11 例，获得全部治愈的效果。易德英采用鲜鱼腥草 50g（干品 20g），水煎内服，每日 1 剂，并加服中药（金银花、薏苡仁、芦根、黄芩、桔梗、杏仁）分次口服，配以西医支持疗法，共治疗小儿肺脓疡 51 例，结果表明，痊愈 27 例、好转 15 例。

由于鱼腥草具有清利湿热的功能，临床上亦常用于泌尿系统的感染病证。李曰庆报道用以鱼腥草为主要成分的前列腺炎片治疗前列腺炎并随症加减用药，结果显示，治疗 50 例中总有效率达 96%。

在肠炎的治疗中，向治平用以鱼腥草、蒲公英、仙鹤草、野菊花等制成胃肠安片，共治 153 例，结果痊愈 46 例、好转 5 例、无效 2 例，临床中发现其对胃炎、胃痛亦有一定效果。

在妇科疾病治疗中，郭现辉运用鱼腥草注射液行子宫穴穴位封闭，结果治疗 43 例盆腔炎患者 43 例，总有效率为 97.67%，说明采用鱼腥草注射液子宫穴封闭，可以迅速达到消炎消肿、止痛抗菌的作用。

2. 传染病　鱼腥草近年还被用于部分传染病的治疗。如常见的肝炎、细菌性痢疾、肠伤寒、百日咳、流感等。李学志用鱼腥草 180g，白糖 30g，水煎服，每日 1 剂，治疗急性肝炎 20 例，服药 5～10 剂，均治愈。邹桃生报道以鱼腥草 50～150g（干品减半），水煎服，治疗 300 余例细菌性痢疾，一般 1～3 剂可愈。如服药前先嚼服鲜鱼腥草叶 20～40g 则疗效更佳。在肠伤寒的治疗中，潘建中以鱼腥草为主配以小凤尾草、绵茵陈、藿香为基本方，治疗伤寒 28 例，全部治愈。体温恢复正常时间为 3.9 天。有报道以板蓝根、鱼腥草制成注射液治疗流感，结果表明，对单纯型与胃肠型 92 例全部有效。而肺炎型流感 36 例中，有效者 13 例，总有效率为 82.04%。

3. 其他疾病　传统上，鱼腥草就被广泛用于疮疡疔痈等外科疾病的治疗中，收到较好的清热解毒功效。外科肛肠疾病中，王全成等报道，以鱼腥草配用虎杖，泽兰、败酱草，五倍子等水煎坐浴，治疗血栓性外痔、炎性内痔、肛裂、肛周围脓肿、肛乳头炎等共治 200 例，疗效满意。傅火保以鱼腥草外治疗疮效果很满意。彭玉龙用复方鱼腥草片治疗急性腹股沟淋巴结炎症，发现可使肿块消退，疗程明显缩短。对欲化脓者以鱼腥草为主，伍用清热解毒，活血化瘀之品则疗效更好。在老山前线，用鱼腥草加桉树叶煎洗防治脓皮病效果佳，且可防止复发。近年来鱼腥草常被用于各类皮肤感染症，有收效明显，疗效巩固的优点。鱼腥草还被运用于妇科炎症的治疗，李文群以鱼腥草为主药自拟复方灌肠方(鱼腥草、败酱草、乳香、没药、三棱、莪术、丹皮)作保留灌肠，每日1次，治疗盆腔炎96例，经15～40天治疗后，共治愈80例，显效16例。对于宫颈糜烂的患者，采用鱼腥草油膏治疗，亦收到较满意疗效。

近年来，鱼腥草在五官科疾病中运用的研究报道较多，高远忠用鱼腥草加苍耳子散治疗鼻窦炎患者，一般用药2～5天即可使脓性分泌物消失，平均为3.15天，对照组单用苍耳子散，需用药5～9天才可使脓性分泌物消失，平均为6.8天，两组对照有非常显著的差异($P<0.01$)。王玉芝用鱼腥草液行下鼻甲注射，治疗慢性鼻炎、鼻窦炎345例，结果治愈113例(32.75%)，显效134例(38.84%)，好转98例(28.41%)。王圣云报道以鱼腥草为主制成的清鼻丸治疗副鼻窦炎50例，有效47例。林炎官按鱼腥草9000g，桔梗600g，甘草250g的比例，制成口服液1200ml，用于治疗慢性鼻炎、鼻窦炎患者200余例，每次20～30ml，每日3次，结果显示，治愈188例、好转12例，多于服药后3～5天内见效。黄友梅以鱼腥草注射液和板蓝根注射液加醋，作超声雾化吸入治疗慢性咽炎，每日2次，7天1疗程，有效率达65%。眼科采用鱼腥草液治疗急性结膜炎效果较好，周远涛以鱼腥草液治疗单纯疱疹性角膜炎84例，即鱼腥草液用等量的生理盐水稀释后冲洗角膜、结膜囊，每日2次，共治91只眼，结果治愈50只眼，显效33只眼，好转4只眼，无效4只眼。曹泽民用鱼腥草液治疗急性结膜炎亦收到类似效果。

(三)实验研究

1. 鱼腥草化学成分　全草含挥发油0.004%，油中含抗菌成分鱼腥草素(即癸酰乙醛Decanoylacetaldehyde)、甲基正壬基酮(Methylnnonylketone)、月桂烯(Myrcene)、月桂醛(Lauri caldehyde)、癸醛(Capric aldehyde)、癸酸(Capricacid)、氯化钾、硫酸钾、蕺菜碱(Cordarine)等。花穗及果穗含异槲皮苷(Lsoquercitrin)，叶含槲皮苷(Quercitrin)等。

孟江等研究三白草科 Saururaceas 蕺菜属植物蕺菜 *Houttuynia cordata* 的酚类化学成分，利用 Diaion HP-20，Sephadex LH-20，ODS 和硅胶柱色谱进行分离纯化，根据化合物的理化性质和光谱数据鉴定结构。结果分离得到5个化合物，分别鉴定为绿原酸甲酯，4-羟基-4[3'-(β-D-葡萄糖)亚丁基-]-3，5，5-三甲基-2-环己稀-1-醇，2-(3，4二羟基)-苯乙基-β-D-葡萄糖苷，对羟基苯乙醇-β-D-葡萄糖苷，4-β-D-葡萄糖-3-羟基苯甲酸。而此5种化合物均为首次从该属及本植物中分离得到。

2. 抗菌抗病毒作用　鱼腥草素在体外试验时对卡他球菌、流感杆菌、肺炎球菌、金黄色葡萄球菌等均有明显的抑制作用。对痢疾杆菌、伤寒杆菌、大肠杆菌则较差。但也有人研究后指出，鱼腥草注射液体外和小鼠体内抗菌作用不明显，对金黄色葡萄球菌、藤黄八叠球菌、短小芽孢杆菌、大肠杆菌均无抑菌作用。鱼腥草能延缓小鼠实验性结核病变的发展，延长小鼠寿命，从鱼腥草中提出的一种油状物，对许多微生物生长都有抑制作用，特别对酵母和念珠菌。

用人胚肾原代单层上皮细胞组织培养，观察到鱼腥草(1∶10)对流感亚洲甲型京科68-1株有抑制作用，也能延缓孤儿病毒生长。新鲜的鱼腥草植物制备的水蒸汽蒸馏对单纯性疱疹1型病毒(HV-1)、流感病毒和人体免疫缺乏1型病毒(HIV-1)有直接抑制活性，且无细胞毒性。体外实验显示，鱼腥草挥发油系通过干扰病毒包膜而杀灭胞膜病毒。

另外，实验还表明，鱼腥草煎剂在试管内对钩端螺旋体具有较强的抑制作用，直接作用时能使螺旋体活力减弱→死亡→裂解，并能推迟人工感染螺旋体豚鼠的发病期。

3. 提高免疫力作用　王本祥研究发现，人工合成的鱼腥草素除具有抗菌作用外，且可提高气管炎患者痰中溶菌酶的活力以及血清备解素水平，提高免疫力。李莹等采用二甲苯耳肿胀、醋酸致腹膜通透性增高及棉球肉芽肿等炎症模型，测定复方鱼腥草胶囊对碳粒廓清、迟发型超敏反应及溶血素的作用，结果发现复方鱼腥草胶囊可显著拮抗二甲苯所致的小鼠耳肿胀，降低腹膜通透性，抑制肉芽肿增生，提高免疫功能低下动物的特异性及非特异性免疫功能。所以可认为复方鱼腥草胶囊可拮抗各种致炎因子所致的炎症反应，对二甲苯所致的免疫功能低下小鼠有免疫增强作用。

4. 抗过敏作用　实验表明，鱼腥草能明显地拮抗 R-A 对豚鼠离体回肠与肺的作用，静脉注射 100mg/kg，能拮抗 R-A 增加豚鼠肺溢流的作用，并能明显地抑制致敏豚鼠离体回肠的过敏性收缩，及拮抗组胺、乙酰胆碱对豚鼠回肠的收缩，对豚鼠过敏性哮喘有明显的保护作用。

5. 利尿作用　动物实验中观察到，鱼腥草提取物灌注蟾蜍肾或蛙蹼，能使毛细血管扩张，增加血流量及尿液分泌，从而具有利尿作用，其利尿作用可能是因作用于有机物所致，而钾仅起增强利尿附加作用，也可能是由于槲皮苷的血管扩张作用。

6. 其他作用　鱼腥草还有镇痛、止血、抑制浆液分泌、促进组织再生等作用。鱼腥草煎剂对小鼠腹腔注射有止咳作用，但无祛痰与平喘作用。

7. 毒性　鱼腥草毒性很低。鱼腥草素给小鼠口服半数致死量为(1.6±0.8081)g/kg；对犬静脉滴注，(37～38)mg/kg，不致引起死亡，如增至(61～64)mg/kg 则可引起死亡，解剖可见肺脏有严重出血和血栓。给犬灌胃，每日(80～160)mg/kg，连续 1 个月，可见有大量流涎现象，早期常见呕吐，此外则未见异常。

（张国庆　陆吕平　王　上）

主要参考文献

[1] 宁在兰，容小翔．鱼腥草古今运用及研究概述[J]．中医药信息，1994，1(4)：25-30.

[2] 刘惠定，陈寅，吴宗英，等．高浓度鱼腥草素治疗呼吸道炎症[J]．新医学，1984，2：42.

[3] 王小鹿，刘昌玉．鱼腥草超声雾化吸入与肌肉注射的疗效比较[J]．湖北中医杂志，1989，1：22.

[4] 钟思冰．鱼腥草天突穴注射治疗上呼吸道感染[J]．四川中医，1985，1：152.

[5] 姜春秀．复方鱼腥草方和注射液治疗小儿肺炎[J]．煤矿医学，1984，1：51.

[6] 广东省儿童医院．合成鱼腥草素治疗小儿肺炎 91 例疗效观察[J]．广西医学，1973，2：32.

[7] 陈荷英，黄克宏，薛琴芳，等．复方鱼腥草合剂超声雾化治疗慢支疗效观察[J]．中西医结合杂志，1989，9(1)：25.

[8] 韦瑞焕．大黄加鱼腥草治疗咯血 15 例[J]．福建中医药，1986，2：75.

[9] 王伟，傅洁美．鱼腥草液穴位注射治疗支气管扩张咯血 380 例[J]．中医杂志，1997，38(5)：281-282.

[10] 王丽梅．鱼腥草治疗单纯疱疹病毒性角膜炎 26 例[J]．中医药研究，1997，1：32.

[11] 侯远生，张旭梅．鱼腥草注射液体外和小鼠体内抗菌作用研究[J]．中国中药杂志，1990，15(4)：29.

[12] 金继红，赵锦端，章秋芳．鱼腥草有效成分测定方法的研究[J]．药物分析杂志，1992，12(3)：163-165.

[13] 李大喜．鱼腥草水蒸汽蒸馏物的抗病毒作用及其对 HSV-1 流感病毒和 HIV 作用的成分[J]．国

外医药·中医中药分册,1996,11:49.
[14] 于庆平．鱼腥草液治疗急性肺脓疡11例观察[J]．湖北中医杂志,1982,4:33.
[15] 李学志．单叶鱼鳞草治疗急性传染性黄疸肝炎20例[J]．山东医药,1979,1:22.
[16] 邹桃生．蒲鱼苦柏汤灌肠治疗肛窦炎[J]．山西中医,1990,(2):341.
[17] 潘建中．凤尾草合剂治疗肠伤寒28例疗效观察[J]．新中医,1981(8):52.
[18] 傅火保．鲜鱼腥草外用治疗疮[J]．中医杂志,1985(2):73.
[19] 彭玉龙．复方鱼腥草片治便毒初期有效[J]．中成药,1990(12):122.
[20] 易德英．鱼腥草为主治疗小儿肺脓疡疗效观察[J]．中级医刊,1990,2:61.
[21] 林必青．鱼腥草注射液制备工艺改进[J]．中成药研究,1984,7:7.
[22] 王玉芝．鱼腥草下鼻甲注射治疗慢性鼻炎、鼻窦炎345例临床观察[J]．黑龙江中医药,1990(6):34.
[23] 王圣云．中药"清鼻丸"治疗副鼻窦炎疗效观察[J]．中医药学报,1981(1):63.
[24] 林炎官．鱼腥草合剂治疗鼻渊400例观察[J]．中国中西医结合杂志,1992(9):17-18.
[25] 黄友梅．板蓝根鱼腥草醋雾化吸入治疗慢性咽炎[J]．江西医药,1986(3):81.
[26] 周运诗．鱼腥草治疗单纯疮疹性角膜炎84例[J]．湖北中医杂志,1991,2:22.
[27] 曹泽民．鱼腥草注射液治疗急性结膜炎[J]．云南中医中药杂志,1986(1):173-175.
[28] 王红铃．复方鱼腥草注射液治疗小儿支气管肺炎疗效观察[J]．安徽医学,1988,5:19.
[29] 陈立军,靳秋月,于利人,等．青蒿素及其衍生物抗肿瘤研究进展[J]．中草药,2005,36(11):1754.
[30] 刘强,杨桂玲．鱼腥草治疗呼吸系统感染165例疗效观察[J]．山东医药,2004,35:67.
[31] 吴建荣,王荣茂．新鱼腥草注射液佐治小儿肺炎疗效观察[J]．时珍国医国药．2006,17(11):2144.
[32] 郭现辉,程艳婷．鱼腥草穴位封闭治疗盆腔炎43例[J]．陕西中医,2007,3:332.
[33] 孟江,董晓萍,周毅生,等．鲜鱼腥草酚类化学成分的研究[J]．中国中药杂志,2007,32(10):929-931.
[34] 李莹,秦献辉,李旭东,等．复方鱼腥草胶囊的抗炎及免疫功能调节作用[J]．沈阳药科大学学报,2004,4:73.

十三、生脉散(生脉注射液、参麦注射液)的研究

生脉散具有较强的益气生津,养阴敛汗功能,常用于热病邪热耗伤元气、阴津亏虚之病证,多有较好的效果。在温病的治疗中,作为气阴两伤,正气欲脱的主要方剂而被历代医家所推崇。近年来,生脉散临床运用日益广泛。由生脉散研制成的"生脉注射液"及由生脉散去五味子而研制成的"参麦注射液",运用更为广泛,研究报道较多,这里就其在温病治疗中的研究综述如下:

(一)理论研究

生脉散始载于金·张元素《医学启源》一书,吴鸿洲认为本方作为益气养阴的基本方,以人参大补元气为君,麦冬养阴生津,祛热除烦为臣,五味子酸收敛肺止汗为佐使,三药相合,一补、一清、一敛,而共奏益气生津,敛阴止汗之功。孟澍江认为本方用于温病津气欲脱之证,方中人参补益元气,麦冬、五味子酸甘化阴,守阴留阳,使元气得固。

在应用上徐大椿曾指出生脉散是"伤暑之后存津液之方也,用此方须详审其邪之有无,不可徇俗而视为治暑之剂也"。据此,生脉散用于温病治疗,有邪无邪是一主要关键,凡津气受伤而邪热未清者不可单用本方,必要时可与清热剂合用,以免恋邪为患。沈凤阁亦指出,

生脉散作为益气养阴治疗温病发展过程中的气阴欲脱之证，用药务必快速及时，必要时可连续应用，以脱回为度。但本方是用于病情危急之际的一种应急措施，应适可而止，一旦气阴恢复，即应根据证情辨证论治。黄星垣认为感染性休克最常见为邪热内陷营血，乃邪毒对微循环损害的结果，常属热伤气阴之厥脱，治以益气救阳，以生脉散为主，但应佐以清热解毒，用生脉散合黄连解毒汤，若属阳气虚衰之厥脱，则应治以回阳固脱、救阴复脉用四逆汤合生脉散。

总之，生脉散为益气救阴之方，适用于温病的气阴两脱之证，无虚不可滥用，以免恋邪之弊，有虚又当辨证准确，单独运用，或与他法并用，常会收到较满意疗效。

（二）临床研究

1. 抗休克　根据生脉散的益气救阴固脱的应用特点，将本方广泛用于感染性休克等治疗。郑新华将生脉散去五味子而研制成“参麦针”，用于感染性休克的治疗。病种包括休克性肺炎、肺源性心脏病合并感染性休克、消化道感染性休克、流行性出血热、败血症等。其中轻型57例、中型18例、重型18例，随机分为两组，参麦治疗组46例，以10％参麦针10～30ml加入50％葡萄糖注射液静脉注射，每隔15～30分钟1次，连续3～5次，待血压回升后，以同量静脉滴注维持。对照组47例，以去甲肾上腺素静脉滴注及与间羟胺、多巴胺合用。结果显示，治疗组46例中，获得优、良的37例（优28，良9），对照组47例，获优和良27例（优20，良7）。两组对照比较有显著性差异。他体会到，参麦针抗感染性休克特点为是血压恢复、症状体征消失快而稳定及连续推注，大量使用无副反应。

周伯约用生脉注射液合四逆汤注射液为主治疗休克患者70例，用生脉注射液2～4ml肌内或静脉注射。每2～4小时1次，或30～80ml加入10％葡萄糖注射液500ml静脉滴注，结果显示，有效61例，无效9例，总有效率达87.19％。王左对近年生脉注射液治疗厥脱证疗效综合归纳，认为本药稳压效果较西药满意。有用参麦注射液20～30ml，加入葡萄糖注射液静脉滴注，每隔15～30分钟1次，待血压回升稳定后再以50～100ml参麦注射液静脉滴注，治疗休克91例，与西药扩容、强心、血管活性药物治疗57例相对照。结果治疗组显效64例，有效23例，血压回升时间（2.983±0.512）小时，稳压时间为（24.612±4.444）小时，西医对照组57例，显效24例，有效25例，血压回升时间（4.873±1.206）小时，稳压时间（48.349±6.147）小时，经统计学处理表明，参麦注射液治疗休克在血压恢复正常时间上，明显快于西药对照组。张泰怀用生脉注射液治疗感染性休克24例，其中7例单独用生脉注射液，17例在使用间羟胺、多巴胺后血压未稳定而加用生脉注射液。发现生脉注射液在稳定和回升血压、改善全身功能状态等方面均有较好疗效。周博文用生脉注射液抢救肺炎合并休克患者亦取得满意疗效。

徐德先对122例流行性出血热休克患者，运用生脉散煎汤治疗，并随机选择同期具有可比性的42例休克患者作对照。结果表明，生脉散对血压的稳定作用明显，优于对照组（$P<0.05$）；少尿和尿闭的发生率，治疗组低于对照组；血尿素氮、肌酐恢复正常的平均时间，治疗组优于对照组；而且，病死率治疗组亦明显低于对照组。房定亚运用生脉散治疗休克，体会到只要证属气阴两亏，用生脉散即可获效，其中以改善大汗淋漓，四肢厥逆，血压降低等症状和体征效果尤著。

杨宁运用参麦注射液治疗出血热休克13例，其中轻型患者以参麦注射液30ml静脉注射，15分钟1次，中型患者以参麦注射液50ml静脉注射，15分钟1次，重型患者以50～100ml静脉注射，15分钟1次，等血压回升后用50ml加入补液中静脉滴注维持，收到较满意效果。

陈绍宏用参麦注射液治疗休克，开始用 40ml 静脉注射，每 15 分钟 1 次，待血压回升正常后，改为参麦注射液 100ml 加入补液中静脉滴注，30 滴/分，直至血压稳定，3 小时血压未能回升者为无效。结果表明，感染性休克 102 例，其中显效为 34 例，有效为 41 例，无效为 27 例，总有效率为 73.53%。低血容量性休克 166 例，其中显效为 79 例，有效为 59 例，无效为 28 例，总有效率为 83.13%。心源性休克 68 例，其中显效 22 例，有效 25 例，无效为 21 例，总有效率为 69.11%。

2. 病毒性心肌炎　近年来，对病毒性心肌炎运用参麦注射液进行治疗，取得良好的效果。李亚蕊等治疗病毒性心肌炎患儿 50 例，随机分为 3 组，参麦治疗组 20 例，西药对照组 15 例，丹参治疗组 15 例，3 组病程、病情程度无显著差别。参麦组治疗用参麦注射液 20ml 加入补液中静脉滴注，每天 1 次，14 天为 1 疗程；西药组治疗用利巴韦林，每次 0.1g 及能量合剂加入补液中静脉滴注，每日 1 次，14 天为 1 疗程；丹参组用复方丹参液加入 10%葡萄糖注射液中静脉滴注，每日 1 次，14 天为 1 疗程。结果参麦组 20 例、治愈 9 例、显效 6 例、进步 4 例、无效 1 例，有效率 95%；西药组 15 例，治愈 5 例，显效和进步各 3 例，无效 4 例，有效率 73.3%；丹参组 15 例、治愈 6 例、显效 4 例、进步 3 例、无效 2 例，有效率为 86.7%，参麦组与西药组比较，差异明显（$P<0.05$）。表明参麦注射液对症状改善效果明显，同时发现参麦注射液使 CD_3、CD_4 及 CD_4/CD_8 均有明显改善，说明其具有调节免疫功能作用。

吴楚缓亦用参麦注射液治疗急性病毒性心肌炎 76 例，参麦注射液 40ml 加入 10%葡萄糖注射液 250ml 中静脉滴注，每日 1 次，15 天为 1 疗程，对照组 24 例，采用 ATP、辅酶 A、肌苷、维生素 B_6 加入补液静脉滴注，每天 1 次，15 天为 1 疗程。结果 1 疗程后，治疗组显效 54 例、有效 14 例、无效 8 例，总有效率为 89.5%；对照组显效 6 例、有效 13 例、无效 5 例，总有效率 79.2%，两组总有效率比较有显著差异（$P<0.05$）。

3. 呼吸系统疾病　近年，参麦注射液在呼吸系统疾病的治疗中运用日益广泛，且疗效亦较满意。周庆伟用参麦注射液治疗慢性阻塞性肺气肿 91 例，用参麦注射液 40ml 加入 5%葡萄糖注射液中静脉滴注，每天 1 次，20 天为 1 疗程；对照组用维生素 C 2g 加入补液中静脉滴注，每日 1 次，20 天为 1 疗程，两组均由感染控制后开始用药。结果表明，治疗组治疗后肺功能较治疗前明显增加，有明显差异（$P<0.01$）；对照组治疗前后肺功能对比无明显差异（$P<0.05$），两组治疗后肺功能比较有显著差异（$P<0.05$）。结果表明，慢性阻塞性肺病患者经参麦注射液治疗后肺功能明显提高，表明参麦注射液有显著改善肺通气功能作用，为治疗慢性阻塞性肺病缓解期较为理想的药物。

牛豫洁治疗阻塞性肺气肿 32 例，住院期间以 10～16ml 参麦注射液加入补液中静脉滴注，每日 1 次，15 天为 1 疗程。病情好转出院后，每月 1～7 日，每天肌内注射 4ml 参麦注射液，合并严重感染患者，等感染控制后再使用参麦注射液，以体质进步，症状改善，呼吸道感染次数明显减少为好转。结果好转 26 例，无效 6 例，好转率达 80%以上，并认为肺部疾患导致肺功能显著破坏，且体质差、抵抗力弱极易引发呼吸道感染，从而病变加重，而参麦注射液对此十分有效，且能达到治疗预防的双重效果。

王为用参麦注射液治疗 30 例慢性阻塞性肺病患者，观察其电阻抗呼吸图所示胸壁运动曲线变化，发现使用参麦注射液后有 26 例 2 小时内转为同步呼吸运动，有效率显著高于葡萄糖注射液对照组（$P<0.01$），显示参麦注射液对疲劳膈肌有正性肌力作用。

周锦用参麦注射液合丹参注射液治疗肺源性心脏病急性发作期患者 30 例，另设常规治疗组30例对照观察，两组均予抗感染，解痉等常规治疗。参麦组加用参麦注射液20ml，丹参注射液10ml，加入补液中静脉滴注，每日1次，15天为1疗程，结果参麦治疗组显效14例、好转13例、无效3例，总有效率90%；常规治疗组显效9例、好转15例、无效6例，总有效率80%。血气分析结果显示，参麦治疗组治疗前后明显改善，并有显著差异（$P<0.01$），常规治疗组治疗前后改善不明显（$P<0.05$），血液流变学、SOD等亦以参麦组为优，其认为参麦注射液合丹参注射液是治疗肺源性心脏病急性发作期的一种有效治疗方法。

近来，用参麦注射液静脉滴注辅助治疗小儿肺炎得到较满意的疗效。林玲治疗86例，其中支气管肺炎64例，大叶性肺炎16例，支原体肺炎6例。对照组80例，其中支气管肺炎58例，大叶性肺炎17例，支原体肺炎5例，治疗组用参麦注射液经4∶1稀释静脉滴注，剂量0.006～0.01mg/kg，每日1次，两组常规治疗相似。结果表明，治疗组咳嗽、气急、鼻煽、肺部啰音的消失时间均明显低于对照组，经统计学处理，两组差异显著，以治疗组为优，体会到参麦注射液治疗小儿肺炎具有缩短疗程，促进肺部啰音吸收，减少并发症等优点，并有明显抗内毒素作用及良好的非特异性抗感染作用。

另外，参麦注射液被广泛用于心血管疾病、肿瘤疾病的治疗，效果亦较满意。

（三）实验研究

中国药物大学研究所根据生脉散3药合煎的药效及临床疗效，均优于人参单煎后与其他两药混合的制剂现象，为深入研究其物质基础及作用机制，将生脉散作为一个整体进行复方化学研究，并结合药理研究，发现在合煎过程中某些化学成分有动态变化，且这种变化与复方药效直接有关。从而在生脉散合煎剂中分离得到一个复方产生的新成分，经鉴定为5-羟甲基-2-糠醛，可认为，此成分即为生脉散独特疗效的物质基础。岳磊等采用高效液相色谱法测定生脉散中全方及各配合组五味子醇甲的含量，结果发现，人参、麦冬、人参总皂苷、人参皂苷Rg_1与五味子合煎均能提高五味子醇甲的含量，说明皂苷类化合物的存在对五味子醇甲的煎出有促进作用。

对生脉散的作用机制研究报道较多。林凤如观察生脉散预防动物中暑的效果。方法是将老龄大鼠置于高温环境中12小时，其间每隔3小时向胃内灌入10%生脉散冲剂。结果表明，生脉散可降低动物死亡率，减轻心肌磷酸及cAMP含量的耗竭，其认为生脉散防暑作用可能与该药稳定心肌能量贮备有关，生脉散对防治中暑有一定的应用价值。

邓文龙等观察了生脉注射液对小鼠^{32}P标记的金黄色葡萄球菌吞噬廓清能力的影响，方法是将雄性纯系小鼠20只均分为两组，生脉组每日静脉给生脉注射液10ml/kg，1次，连续4日。对照组每日注射生理盐水10ml/kg，1次，连续4日，末次给药后24小时各鼠准确静注新鲜制备的^{32}P标记的金黄色葡萄球菌悬液0.1ml/10g，于2分钟时取血并处死。检测各项指标。结果发现，生脉散注射液组小鼠血中放射活性较对照组明显为低，而脾放射活性则较对照组为高，表明生脉注射液能增强网状内皮系统对血流中活体金黄色葡萄球菌的吞噬廓清能力。他还观察了生脉注射液对小鼠内毒素性休克死亡作用的影响。方法为取同种小鼠40只，均分为两组，分别静注无热原生理盐水或生脉注射液10ml/kg，每日1次，连续3日，末次给药24小时，按0.1ml/10g容量恒速静脉注射$2LD_{50}$的内毒素溶液，记录24小时内小鼠死亡时间及7日内小鼠死亡数。结果表明，生脉组20只小鼠24小时内死亡10只，48小时内5只，长期存活5只，对照组在24小时内全部死亡（两组比较$P<0.01$），生脉液能明显延缓小鼠因内毒素所致休克死亡时间，降低死亡率。

金先桥等观察了参麦注射液对慢性缺氧鼠血气分析和血流动力学的影响，发现其可以显著降低慢性缺氧鼠的肺循环阻力（$P<0.001$）和体循环阻力（$P<0.001$），增加心排血量，表明参麦注射液在治疗肺动脉高压合并膈肌疲劳中有一定的临床应用价值。

刘卫敏等研究了参麦注射液对慢性缺氧大鼠膈肌组织化学和超微结构的影响。实验表明，慢性缺氧降低膈肌有氧化能力，影响其能量代谢及神经冲动的传递，从而减弱其收缩力，而参麦注射液可改善缺氧造成的上述损害。

王富军等观察了参麦注射液对急性病毒性心肌炎患者的血浆心钠素（ANF）水平的影响，发现急性病毒性心肌炎患者血浆 ANF 水平显著降低，随着参麦注射液治疗，ANF 回升，说明 ANF 是炎症消退，病情恢复的一项指标。表明参麦注射液对促进病毒性心肌炎恢复，保护损伤心肌细胞的结构和功能，预防心肌细胞的再损伤有一定作用。

阳晓等观察了参麦注射液对腹腔免疫防御机制的影响，发现参麦注射液可显著增加大鼠腹腔中 C_3 和 IgG、IgM、IgA 的含量，对用药后吞噬指数及吞噬百分率有一定增加趋势，表明参麦注射液能调节大鼠腹腔局部体液免疫功能，增加免疫球蛋白及 C_3。他还观察了参麦注射液对狗腹膜溶质转运的影响，发现参麦注射液能显著提高大鼠腹膜清除率，改善机体微循环，增加组织灌流；使腹膜血流量增加，交换面积增大，从而使清除率增高。

王玉秋进行了复方生脉饮对羟自由基清除作用的研究，其利用 ESR 自旋捕集技术研究了复方生脉饮及其组成单味药人参、麦冬和五味子对羟自由基的清除机制以及各单味药物与复方之间关系。结果表明，复方生脉饮具有比各单味药更好的抗氧化能力，生脉饮能在羟自由基的产生地及时迅速地清除，是其抗氧化作用中一种重要的活性氧清除机制，而且，病理条件越是恶化，生脉饮的抗氧化性能越是优越。

龚慕辛等通过剪除小鼠胡须的方式造成氧化应激模型，以羰基蛋白、硫代巴比妥酸反应物作用衡量氧化损伤的指标，结果应激小鼠自主活动次数显著增高，预先灌服生脉散可抑制这种反应的增高。并且生脉散也可抑制应激小鼠脑、心、肝、肾组织中的羰基蛋白量的升高和心、肝组织中的硫代巴比妥酸反应物增高。说明生脉散对应激小鼠组织氧化损伤有一定的防治作用。

廖泽云等观察生脉散口服液对实验性高脂血症大鼠的血液流变学及抗氧化作用的影响，将 Wistar 大鼠 45 只随机分为对照组、高脂血症模型组（模型组）和生脉散组，对照予标准饮料，模型组、生脉散组均喂以高脂饮料，生脉散组饮用 20%生脉散水，灌胃给药 4 周，测定每组大鼠血脂成分、血液流变指标和氧自由基的变化。结果发现，与对照组相比，模型组大鼠血中胆固醇、三酰甘油、低密度脂蛋白升高，脂质过氧化物含量增加、超氧化物歧化酶及谷胱甘肽过氧化物酶活性明显降低，血液流变学异常；与模型组相比，生脉散组大鼠血浆中胆固醇、三酰甘油值明显降低，高密度脂蛋白升高，脂质过氧化物含量减少，超氧化物歧化酶及谷胱甘肽过氧化物酶活性增强，血液黏度、红细胞和血小板聚集能力明显降低。由此可得出，生脉散口服液能够调节高脂血症大鼠血脂代谢、改善血流状态、清除氧自由基，对高脂血症和心血管系统疾病有一定的治疗作用。

于泳浩等测定严重腹腔感染致严重脓毒症（SS）患者和健康成人外周血单核细胞（PBMC）经或不经内毒素刺激培养的上清液细胞因子水平：两组 PBMC 培养基中分别加入大黄素、参脉注射液预处理经或不经内毒素刺激培养；正常 PBMC 加健康或 SS 血清并经内毒素刺激培养；正常 PBMC 与 SS 血清经中药处理后以内毒素刺激培养，分别测定上清液细胞因子。结果发现，SS 患者 IL-10、TNF-α 明显高于健康人。健康成人 PBMC 加内毒素刺激后 TNF-α、IL-10 分泌明显增加；SS 患者 PBMC 内毒素刺激分泌 TNF-α 的反应明显削弱,而 IL-10 较基础显著增加;两种中药对未受刺激健康人和 SS 患者 PBMC 分泌均有明显的刺激作用,大黄素对内毒素刺激的健康成人 PBMC 的 TNF-α、IL-10 分泌有抑制作用,参脉注射液则对 IL-10 抑制作用显著。大黄素对内毒素刺激 SS 患者 PBMC 的 TNF-α、IL-10 分泌有抑制作用,参脉注射液则明显增加 TNF-α 分泌。SS 血清使正常 PBMC 受内毒素刺激后分泌 TNF-α 明显下降,IL-10 明显增加。大黄素明显降低 IL-10 的水平,参脉注射液则明显恢复 TNF-α 分泌,而对 IL-10 无作用。由此可得出,SS 患者 PBMC 分泌 TNF-α 明显下降同时抗炎细胞因子 IL-10 的分泌仍明显增加。单核细胞这种炎症/抗炎因子的不同反应性可能是导致 SS 患者免疫平衡失调的原因之一。大黄素与参脉注射液对 SS 患者 PBMC 的分泌均有调节作用。但二者起作用的途径也可能不同。

(张国庆　王勇飞　王　上)

主要参考文献

[1] 吴鸿洲．现代中医药应用与研究大系·第 3 卷·方剂[M]．上海:上海中医药大学出版社,1996:215.

[2] 孟澍江．温病学[M]．上海:上海科学技术出版社,1985.

[3] 沈凤阁．温病的理论与临床[M]．南京:江苏科学技术出版社,1988.

[4] 方药中,邓铁涛,黄文东,等．实用中医内科学[M]．上海:上海科学技术出版社,1985.

[5] 张泰怀．生脉注射液治疗感染性休克[J]．中西医结合杂志,1983,3(1):10.

[6] 黄星垣．中医内科急症证治[M]．北京:人民卫生出版社,1985.

[7] 郑新华．参麦针对抗内毒素和治疗感染性休克的初步探讨[J]．上海中医药杂志,1982,(6).

[8] 王左．现代中医药应用与研究大系．第 6 卷[M]．上海:上海中医药大学出版社,1997.

[9] 张泰怀．生脉注射液治疗感染性休克[J]．中西医结合杂志,1983,3(1):10.

[10] 徐德先．生脉汤治疗流行性出血热休克的疗效观察[J]．江苏中医杂志,1983,(3):19.

[11] 房定亚．运用生脉散治疗休克等病症的体会[J]．辽宁中医杂志,1982,6(1):34.

[12] 杨宁．参麦注射液治疗出血热 13 例观察[J]．江西中药,1987,(4):16.

[13] 陈绍宏．参麦注射液治疗急危重症病 680 例临床总结[J]．中国中医急症,1997,(5):82-83.

[14] 李亚蕊．参麦注射液对小儿病毒性心肌炎心脏功能和细胞免疫功能的影响[J]．中国中西医结合杂志,1996,16(8):477.

[15] 吴楚缓．参麦注射液治疗急性病毒性心肌炎[J]．浙江中医杂志,1988,(8):369.

[16] 周庆伟．参麦注射液治疗慢性阻塞性肺病 91 例[J]．湖南中医杂志,1997,(5):28.

[17] 牛豫洁．参麦注射液治疗阻塞性肺气肿 32 例[J]．山西中医,1994,10(6):14

[18] 王为．参麦注射液对胸腹呼吸运动影响[J]．中国中西医结合杂志,1993,13(2):21.

[19] 周锦．参麦注射液合丹参注射液治疗肺心病急性发作期临床研究[J]．浙江中医学院学报,1992,16(6).

[20] 林玲．参麦注射液治疗小儿肺炎 86 例疗效观察[J]．浙江中医学院学报,1994,18(2):34.

[21] 岳磊,朱丹妮,严永清,等．生脉散复方化学动态变化与药效关系研究——生脉散中五味子化学动态变化[J]．中国中药杂志,2006,12:736.

[22] 林凤如．生脉散对老龄大鼠中暑的预防作用[J]．中西医结合杂志,1989,9(8):845.

[23] 金先桥,段生福,牛汝楫．参麦注射液及其配合对慢性缺氧鼠血气及血流动力学的影响[J]．中国中西医结合杂志,1995,15(3):256-257.

[24] 陈强．生脉针辅助治疗小儿肺炎的临床观察[J]．中医杂志,1986,21(12):31.

[25] 蔡幸生．生脉注射液治疗新生儿硬肿症疗效观察[J]．实用中西医结合杂志,1989,(2):22.

[26] 丛月珠．生脉注射液的实验与临床[J]．中成药研究,1981,(1):37.

[27] 夏云,朱丹妮,严永清,等. 生脉散复方化学动态变化与药效关系的研究[J]. 中国中药杂志,1998,230:(4).

[28] 陈奇. 中药药理研究方法学[M]. 北京:人民卫生出版社,1993.

[29] 刘卫敏,牛汝楫,胡道桢,等. 慢性缺氧对大鼠膈肌组织化学和超微结构影响的研究[J]. 中国组织化学杂志,1994,3(3).

[30] 王富军,周素敏,王筱梅,等. 参麦注射液对急性病毒性心肌炎患者的血浆心钠素水平的影响[J]. 核技术杂志,1993,16(11).

[31] 王会仍. 参麦注射液对慢性肺心病低氧血症及酸碱失衡的影响[J]. 中医杂志,1988,(7).

[32] 王秀珍. 参麦注射液辅助治疗小儿肺炎 30 例[J]. 辽宁中医杂志,1994,(12):21.

[33] 阳晓. 参麦注射液对腹腔免疫防御机制的影响[J]. 中国中医药科技,1995,2(3):23.

[34] 阳晓. 参麦注射液对狗腹膜溶质转运影响的实验研究[J]. 湖南中医学院学报,1995,15(1):49.

[35] 王玉秋,白令君,何锡文. 复方生脉饮对羟自由基的清除作用研究[J]. 中国中药杂志,1998,(1):27-28.

[36] 龚慕辛,王蕾,王谦,等. 生脉散对应激小鼠组织氧化损伤的影响研究[J]. 中国病理生理杂志,2007,6:1216-1218.

[37] 廖泽云,姜锦林,刘红. 生脉散对实验性高脂血症大鼠血液流变学及抗氧化作用的实验研究[J]. 辽宁中医杂志,2007,10:1478-1479.

[38] 于泳浩,崔乃强,王国林,等. 重型脓毒症患者单核细胞功能改变及大黄素和参脉注射液对其调节作用[J]. 中国中西医结合杂志,2006,S1:98-100.

第三章 温病学展望

第一节 研究现状与研究趋势

在中医药学发展面向未来、面向世界、面向21世纪的改革大潮中，温病学如何发展？与温病学相关的基础和临床学科又应如何发展？长期以来，由于温病学在中医学科中的特殊地位，与伤寒、金匮一起遇到了一个共同的问题，这就是在学科内容的发展中，包括教学内容、理法方药内容等是否还停留在以往的模式上，或者说停留在清代温病学家研究的内容、方法上？在所从事的学科研究内容、方法上如何做好继承与创新？这是摆在中医学者面前一个共同的、必须回答的问题，而这个继承与创新必须充满时代气息、反映时代信息、体现时代特征。

一、研 究 现 状

（一）理论研究

近代温病学的研究集中反映在辨证体系统一、热邪毒瘀和治疗机制三个方面，并由此反映在温病学教学的不同认识上。

关于辨证规律统一即寒温统一，多数学者认为其本质是一致的，都是疾病病理过程的不同表现，也有少数学者认为温病和伤寒学说各有长处，应独立发展，不断补充。对于寒温统一有这样一些看法：①以六经辨证为主统一。②以卫气营血辨证为主统一。③以八纲辨证为主统一。④以脏腑气血辨证来统一。⑤以表证期、半表半里期、里热期、正虚期来统一。⑥以三期（表证期、表里证期、里证期）21候来统一。对于目前辨证体系的多样性与不统一性，王永炎等则提出了建立辨证方法新体系的工作假说，其中心理论是以象为素，以候为证，病证结合。

1978年姜春华在评述历代医家的著述时，分析了“截断扭转”观点。他认为叶桂虽然认识了温病的传变规律，但没有掌握截断扭转的方药，以至后来很多医者墨守成规，影响了疗效，同时指出，观点可以不同，但疗效应该是个衡量标准，治病不在言论，重在时效。也有医家认为理法方药在临床上有重要意义，辨证论治不可偏废，如以截断为热病治疗之准则，也有直接和间接之分，直接针对病原体是截断，提高机体的预防功能也是一种截断。

关于热邪毒瘀的研究。以重庆市中医研究所黄星垣为代表，他指出毒随邪来，热由毒生，毒不除则热不去，变必生。温病毒邪，无邪不成毒，无毒不发病。可见，邪是毒的依存条件，毒才是致病之因，发热、传变是毒致病之果。周学平指出，邪热炽盛是始动因素，毒瘀交结是其病理关键，阴伤气耗是其病理转向；马健将温邪内侵、化火生毒作为温病气营传变的病因；孟澍江则认为，温病卫分证不但有肌表病变，而且有脏腑病变，只不过前者著，后者隐而已，营分证也不一定比血分证轻，血分证则实中有虚。从这三点卫气营血辨证的局限性可以看出其既不能代替脏腑辨证，也不能概括温病的全过程，更不能全面反映温病的复杂证候。

关于治疗机制的研究。如清热解毒之法，可广泛用于温病卫气营血各个阶段，具有清除温邪、顿挫高热、截断传变、扭转病势等作用。李鸣真等对清热解毒的实质作了一系列研究，认为其作用如下：①祛邪功能：包括抗菌、抗病毒、抗内毒素、抗炎、抗氧自由基、降低炎性细胞因子功能。②“扶正”功能：包括增强机体免疫、保护细胞器、维护细胞钙稳态功能。再如通里攻下法，具有促进新陈代谢、排泄毒素、抗菌、增加血流量、改善微循环的作用，有利于对炎症的控制，且可通过对肠道局部刺激作用，引起全身性反应，改善整体情况，减低毛细血管通透性，以控制感染。又如滋阴生津法，具有：①补充营养成分：如蛋白质、糖、维生素、电解质、某些微量元素。②抗菌、减毒。③解热、抗炎以调节机体对病原体所产生的反应。④促进机体损伤的修复。⑤提高机体免疫力。⑥兴奋肾上腺皮质功能或具有激素样作用。⑦改善毛细血管通透性，增加血流量，调整微循环障碍，预防 DIC 发生等作用。

理论研究反映在教学内容上，温病学科也应该不断深化和发展。长期以来，从事温病学科教学的学者对于其归属于基础学科还是临床学科，一直争论较多。由于温病学科的理论体系在清代才建立起来，从其形成的漫长历史来看，既有对中医基本理论的阐释和发挥，又有无数医家的经验总结。从清代有代表性的温病学著作来看，与《伤寒论》、《金匮要略》、《备急千金要方》、《脾胃论》、《景岳全书》等名著一样，书中既有理论阐述，又有临床病证论治及方药分析；既有经文引述，又有诸家名句参照，很难肯定是一部理论书，还是一部临床书。再从温病学科的全国统编教材来看，从 1964 年到现在出版的《温病学》，都分总论即基本理论部分，各论即病证部分以及原著选读。整部教材也基本上沿用了清代有代表性的温病学著作之格局。作为温病学课程的教材，不仅对中医基础理论进行了深入论述，并将其用于指导四时温病的辨证治疗，达到了使初学者能够掌握关于四时温病的理法方药分析之基本要求，应该说在 20 多年的高等中医教育中，《温病学》与其他全国统编中医教材一样起到了重要作用，毋庸置疑，比清代初学医者读《医宗金鉴》等书前进了一大步。但是，从温病学科教学的现状与发展来看，也有亟需改进的地方。

从温病学科教学的现状来看，主要存在以下问题：

一是一本教材统用于中医各层次的教学。在大多数地方的中医教学中，较普遍的存在着中专、大专、大学本科、甚至研究生的不同层次，几乎都用同一本教材的现象。即使有的地方自编了教材，仍然没能脱离统编教材的框架，这对明确各个层次的教学要求很不利。

二是在教学内容和师资队伍中存在着不少问题。重理论，轻临床；重古代文献，轻现代研究进展；重课堂教学，轻临床带教、实验和多媒体教学。开展临床见习，在全国中医院校中不是很普遍。如果说中医院校成立温病学教研室时，其师资来自于临床医师队伍，那么，现在从事温病教学的师资是否具备了临床医师的素质了呢？从全国中医急症学术交流的会议论文来看，从事温病教学的教师应该积累一定的病房工作经验，这对于临床带教很有益处。当然，文献整理也是一项非常重要的工作。古代文献很重要，要很好地认真地去整理发掘，但是现代文献也很重要，应该选取比较成功的经验充实到教材中去，使之不断更新、完善。

三是大多数温病学教学没有相应的病房进行带教(指大多数院校)。在综合性医院或中医医院里，从管理角度看，不可能成立温病病房或热病病房，其病种不是归于内科病房就是归于传染科病房，应该说，在清代和清代以前不存在这个问题，但是，现在却是一个不能回避、也是目前难以解决的问题。只有通过学科的进一步发展，在中医学科逐步完善、中医医院不断发展建设中才能得到解决。

(二)临床研究

温病学者在长期临床实践中，在发热性疾病的治疗方面取得了很好疗效，并探索了其内在规律。

1. 表现在对传统医家经验的继承上　如《蒲辅周医案》、《岳美中医案》、《章次公医案》、《程门雪医案》、《上海市老中医经验》等，尤为难得的是姜良铎在著名中医学家董建华教授指导下，搜集古今 10 009 例次医案，进行了理法方药、症状、体征等全面的统计分析，从而整理出“温病临床诊治规律”，并对叶桂所提出的卫气营血辨证的基本特征进行了部分修正，提出了多种温病的中医诊断指标、基本方药与疗效评定方案，得出温病临床总有效率为(72.6±1.2)%的结论，对温病的流行特点有了初步了解。

2. 总结了中医药治疗急性发热疾病的四个优点

(1)对于感染性热病患者，无菌群失调，二重感染和产生耐药菌株之虑。

(2)无论其所感染的是细菌还是病毒，均可获得疗效。

(3)急性毒副作用及对人体肝肾损害小。

(4)辨证用药体现治疗个体化，以调动人体抵抗力。

不少医家在临床上均取得较好疗效。在急性发热中，王一方等认为，从张机到叶桂，风温概念由“证”转为“病”，他应用教学方法研究了 180 例风温病例，确认风温的病变中心为肺而不是脾胃；杨邦平等认为“风温犯肺，瘀热内蕴”，故采用清热解毒、活血化瘀法治疗，以蓟菜汤治疗 18 例病人，服药后 1～2 天体温降至正常；王宝恩等分析了 80 例成人肺炎患者，结合临床资料指出中医中药对急性肺炎的治疗作用，不在于直接杀灭细菌，而主要是提高机体防御功能，这与抗生素的治疗机制是有区别的；李清平等用痰热清注射液治疗新生儿感染性肺炎 40 例，与以抗生素治疗的 46 例作对照，结果显示痰热清注射液除具有良好的清热、解毒、化痰功能外，尚具有较好的抗菌抑菌作用；张会川用中药治疗 55 例肺炎患者并以青霉素治疗的 53 例作对照，认为中药治疗成人肺炎，疗程明显短于西药组。由北京中医药大学东直门医院为牵头单位的全国热病北方协作组提出的《风温肺热病诊疗标准》指出，风温肺热病是风温病与肺热病的合称，其病位在肺，病理机制是痰热瘀毒互阻，肺脏功能失常，其传变和辨证规律多循卫气营血，但病位始终在肺，故把好气分关是治疗成败的关键。并指出，风温肺热病包括急性肺炎、支气管肺炎等急性肺部感染性疾病。

3. 表现在对湿温等疾病的治疗上　丁甘仁认为湿温“热在阳明，湿在太阴”，因此脾胃为湿温病的重点，同时他又提出了“伏邪湿热”之说；姜鹤轩对于小儿湿温的治疗，提出应遵循吴瑭所提“湿温三忌”，而整个过程要始终顾护脾胃，并以自拟“通利达原饮”治之；沈庆法则将湿温理论用于指导临床感染性疾病和内科各系统疾病的治疗，如伤寒、副伤寒、流行性出血热、病毒性肝炎等，并取得了较好疗效；李自强曾用藿香正气散加减治疗湿温 28 例，痊愈 24 例，显效 3 例。此外，在春温、暑温、痄腮、烂喉痧、伏暑、温疫等热病方面，也取得了显著疗效。例如属于温疫范畴的钩端螺旋体病，赵立勋用甘露消毒丹或三仁汤为主治疗 115 例，疗效令人满意；周仲瑛等治疗流行性出血热按卫气营血辨证，结合三焦、六经辨证分期处方，收治 1127 例该病患者，获得显效。

(三)实验研究

20 世纪 80 年代中期以后，各地学者在临床研究基础上，为了进一步深入对机制和治疗用药的研究，陆续展开了临床实验研究。

1. 刘国强撰写的《温病卫气营血证候动物实验研究》一书对卫分证、气分证、营分证和血分证的动物模型作了介绍，并进行反证性治疗，取得显著效果。

2. 李卫真、涂晋文进行了外感温热证与湿热证临床规范化探讨及实验研究。用大肠杆菌造出湿热证模型，用肺炎双球菌造出温热证模型。实验表明，抓住恶寒或寒战、发热渴饮、神志改变、斑疹出血四大主症的特点进行卫气营血辨证是可靠的。其研究资料证实了温病卫气营血各时期的不同表现是以病理改变为基础的并具有连续性。

3. 王小勤等对热病模型红细胞免疫系统进行了探讨。用内毒素及巴氏杆菌作为热原建立了模型。实验过程中可以见到，在热病过程中会产生以"清除"血液中有害抗原-抗体复合物为主要功能的红细胞免疫效应，早期红细胞免疫系统增强，热邪深入则红细胞免疫功能下降。

二、研 究 趋 势

温病学理论形成于清代，它集中反映了清代医家对历代先贤名著、经验的继承和总结，并进行了大胆创新，将其用于临床实践。从现在来看，温病学的理论依然在指导临床实践。那么，其发展趋势如何呢？综合大量医家总结、报道的资料，可以从以下几方面看出：

1. 温病学理论紧紧地与内科临床结合在了一起，具体反映在对急重危症的抢救、治疗上。近年来，从古方中开发出来的中药制剂如清开灵注射液、醒脑静注射液等均已取得显效。同时也反映在对一些传染性疾病和流行性疾病的治疗上，而对病毒性疾病的治疗可望有较大突破，如在病毒性肝炎、病毒性肺炎、病毒性脑炎、流行性出血热、登革热与登革出血热、获得性免疫缺陷综合征等方面，已经显示出中医药的较好疗效。与此同时，温病学中湿热证的内容已为越来越多的医家所重视，主要表现在对脾胃疾病、肾脏疾病、肝脏疾病、免疫系统疾病等的治疗上，清利湿热等法已获显效。这是对湿热致虚、湿热致瘀进行病理研究，进而指导治疗的结果。这个研究将把温病学理论中有关湿热证内容进一步深入下去。

2. 温病学理论与相关学科沟通、联系，形成新的学科，真正成为指导临床的基础学科。这样，既可以相互沟通联系、产生规律性内容，又可以避免一些不必要的重复。例如，与《伤寒论》等名著一起形成的中医外感热病学就是反映之一。

第二节　研究思路与方法

温病学的研究主要从两方面进行，一是解决好继承与创新的问题，二是理顺与相关学科的关系，深入开展实验研究。

一、关于继承与创新

几乎所有中医学科的发展都会遇到创新与继承的问题。而温病学科的发展反映了其学术内容和经验是在前人基础上的产物，特别是叶桂的温病学说。以叶桂、薛雪、吴瑭、王士雄为代表，提出、总结和发展的温病学理论体系是中医药发展史上继承和创新获得成功的典范。从漫长的中医药发展史可以看出，一种学说的形成，必然有雄厚的基础。没有前人艰辛的努力，任何见解和认识都会成为无根之木，无源之水。所以，有学者认为以叶桂的温病学说为代表，其论述全面地继承了中医药学的理论基本点，并经过长期的临床实践，把中医药学的发展推向了一个新的阶段。这可以从以下几个方面看出。

(一)叶桂既是伏气温病的继承者,又是新感温病的推行者

有医家片面地认为《温热论》只是全面、系统地论述了新感温病,却不知在其医案中对伏气温病的认识亦十分深刻。《临证指南医案·斑痧疹瘰》案中,他提出:伏气热蕴三焦;暴寒骤加,伏热更炽;伏火未清;伏热内蒸;而在温热门中黄姓一案叙述更为详细,案中说:体虚,温邪内伏,头汗淋漓,心腹窒塞,上热下冷,舌白烦渴,春阳升举为痛,犹是冬令少藏所致。色脉参视,极当谨慎。可贵的是叶桂对《内经》、《黄帝八十一难经》及以后诸家,较多地遵从了其"冬伤于寒,春必病温"的伏邪发病观点,没有盲目地去框定所有温病的发病观。他继承了吴有性在《温疫论·卷下·杂气论》中所说:"杂气流行于呼吸因而乘之即可发病",故在《临证指南医案·温热门》的丁氏案及王氏案中分别有"口鼻吸入热秽"及"吸入温邪,鼻通肺络"的论述。因此,《温热论》的开篇提纲就是:温邪上受,首先犯肺。伏邪与新感在中医学历史上是医家争论的焦点之一,至今未衰。那么,从叶桂的温病学说来看,比较公允地看待了这一问题,并在继承伏气温病认识的基础上,注重新感温病的辨证治疗。而从叶桂医案中可以看出他对伏邪发病的分析也很深刻。从中也体现了没有很好继承,就无法有创新。

(二)注重自然界气候和地域对人的影响

叶桂温病学说继承了《内经》、《黄帝八十一难经》之"天人一体观"的思想,认为人体必须随着自然界的变化不断调整自己来加以适应,而疾病的发生、发展又与自然界的变化关系密切。关于秋燥发病,他把外邪与季节、内脏联系在一起,在《临证指南医案·卷五·燥》一案中提到"凉风外袭,伏热内蒸,秋金主令,内应乎肺。"叶桂以后,众多医家对于叶桂的观点更加重视,这就是至今大多数医家强调的"四时温病"的概念,突出了四时不同季节对疾病的影响。在《温热论·三时伏气外感篇》中其更加强调自然界的气候影响,如"春月暴暖忽冷,先受温邪,继为冷束,咳嗽痰喘最多","秋深初凉,稚年发热咳嗽,证似春月风温证。"正如吴瑭在《温病条辨·卷一·上焦篇·伏暑》中对于伏暑发病直接指出:"霜未降而发者少轻,霜既降而发者则重,冬日发者尤重。"

另外,叶桂也很重视地域的影响。其在《温热论·热论》中讲到"且吾吴湿邪害人最广",而《临证指南医案·卷三》的邵新甫按语中则提到:"想大江以南,地卑气薄,湿胜热蒸,当此时候,更须防患于先。"现在看来,东南沿海,或者南方,由于地势低下,水湿较盛,容易造成湿邪侵犯人体。所以,在这种环境下,比较容易出现湿胜热蒸的病理变化。

(三)病因以三因学说为基础,注重温邪、疠气、毒,也注重内伤

叶桂《温热论·卷一》开头就提到了"温邪上受,首先犯肺"。在他的医案中也分别提到温邪,以及风热之邪、暑热之邪、湿热之邪、燥热之邪,可见其注重四时不同的温邪,并且继承了吴有性《温疫论》中所说的杂气,提出了疫疠之气。另外,叶桂特别重视毒,提出了"邪热壅结成毒"。显然,这是叶桂根据前人经验,结合自己实践提出的观点。综合叶桂在医案中阐述温病病因,其来源如下:一是根据《内经》所说风、寒、暑、湿、燥、火等六淫之邪的特性,并结合了病机十九条中外邪致病的内容。二是根据张机在《金匮要略·脏腑经络先后病脉证第一》中所说:"夫人禀五常,因风气而生长,风气虽能生万物,亦能害万物,如水能浮舟,也能覆舟。若五脏元真通畅,人即安和。客气邪风,中人多死。千般疢难,不越三条:一者,经络受邪,入脏腑,为内所因也;二者,四肢九窍,血脉相传,壅塞不通,为外皮肤所中也;三者,房室、金刃、虫兽所伤。以此详之,病由都尽"。三是根据晋唐以后的医家所述,如《诸病源候论》对毒的分析:毒有寒毒、风毒、温毒、恶毒、蛊毒、狂犬所咬毒等。

(四)更为详细地叙述了过去医家对中医诊断的认识

由于张机的《伤寒杂病论》对脉象叙述较为详细,如脉浮而动数、脉紧、脉促、脉结代等,所以,叶桂在这方面叙述不多,但对某些病证分析却很深刻。如《温热论》中讲到战汗以后会出现气虚和气脱的病理情况时,他分析症状就很突出脉象虚软和缓和脉急疾的表现。

与此同时,他在继承前人对舌诊方面内容时,根据临床实践进行了较多地叙述,所以《温热论》中有一半内容在谈舌诊。对于舌诊,成无已对《伤寒论》中舌诊进行了归纳,《伤寒明理论》专列"舌上胎"一节;元代的《敖氏伤寒金镜录》以图谱形式介绍了36种病理舌象,为叶桂的总结奠定了基础。叶桂把舌象变化与卫气营血辨证密切联系在一起,成为温热病辨证论治的主要客观依据,对于温病过程中的病理变化、人体津液的耗伤及治疗上辨舌论治、察舌用药等分析都很具体。

除了舌诊以外,叶桂还提出了验齿的诊断,通过牙齿和牙龈的病理变化,包括齿燥、齿缝流血、齿垢、齿龈结瓣来分析其表现,从而观察胃津和肾液的变化以了解病情的轻重、转归。对此,王士雄作出了极高评价,他说:"言温热诸证可验齿而辨其治也,真发从来所未发,是于舌苔之外更添一秘诀,并可垂为后世法"。

叶桂对温病过程中的诊断方法,前人已详述的,他则简洁论及;前人未详述的,他则根据实践进行总结,提出了极为宝贵的观点。这种继承和总结的思路是非常可取的。

(五)辨营卫气血到卫气营血辨证

叶桂温病学说的核心是在前人提出的营卫气血基础上,把温病的发生发展全过程分卫分、气分、营分和血分四个阶段来认识。他强调辨营卫气血与伤寒相同,伤寒六经辨证在由表及里过程中,出现脏腑气血的病理变化,而温病也同样如此,所以在外邪(寒邪或温邪)袭表时,因其邪的性质不同,证候表现也不同,而外邪入里化热,进一步热盛时,其病理变化规律又一致了。在六经辨证中,对邪在太阳经,而见太阳病时,除了太阳伤寒、中风和温病表现不同外,进一步出现的表寒里热、表里俱热的大小青龙汤证、蓄水证、蓄血证,由于寒邪有一个郁而化热的过程,所以会出现误证、变证、结胸证、痞证、上热下寒及各种虚证等,及至化热以后,阳明经证、腑证等邪热炽盛的病理变化则在温热内盛时也会出现。与此同时,对于温热内盛而出现的各种腑实变化,叶桂则根据不同病机,对承气汤进行灵活化裁应用。另外,《温热论》还提到了邪在气分阶段的对比论述,如"再论气病有不传血分,而邪留三焦,亦如伤寒中少阳病也。彼则和解表里之半,此则分消上下之势。"根据外邪入里的病理过程,叶桂在卫气营血辨证中分析了病情严重时营阴亏损、阴血耗竭,终致阴损及阳的情况。至于阳气损伤、阳气虚脱、直至出现格阳、戴阳,最后发展到阳气衰亡,这在张机及其后来的医家已经论述详尽,无须赘述了。过去有医家常常把仲景论阳气虚、寒邪盛为多,与叶桂说阴液伤、热邪盛明显作对照,以比较其论述观点之不同。其实,从总结和继承的观点来看,完全是临床经验的不断丰富,认识不断发展的结果。

(六)治法的独特来自不断实践

王士雄在《温热经纬》中,根据叶桂的治疗经验,结合具体病例,谈到轻剂可以治疗重病,把中医治疗特色进一步提了出来。尽管药物质地轻、剂量轻,但只要辨证正确,同样能收到奇效。从张机用麻黄、桂枝到叶桂用桑叶、菊花、金银花、连翘一样都以轻灵见长。直至近代医家用麻黄水浸豆豉一样可以增强祛邪作用。像近代名医丁甘仁、夏应堂、张骧云治疗暑湿善用清水豆卷、桑叶、薄荷叶、葛根、荷叶、苏叶等,药物的质地轻、剂量亦轻,用于邪在上焦的病变,如高热、或者因邪热郁闭而见身热起伏、缠绵不解、甚至烦躁不安等,都以这种治法获效，而不是投以大剂清热解毒之品，以防邪热遏伏不解。

在《温热论》中最讲究用透法。叶桂主张对于温邪侵入，在表或者入里都必须及时透解。所以他提出泄卫透表、清透郁热、泄湿透热等，这是他善于继承晋唐医家经验又结合自己临床实践的一个典例。他在《临证指南医案》中讲到温邪在表可以用葛洪《肘后方》的葱豉汤；温邪入里，胸中郁热而懊侬不安可以用《伤寒论》中栀子豉汤；而透营血分邪热则可取《备急千金要方》中黑膏方，用鲜生地黄与豆豉相配。近年来，很多医家在中医期刊里也讲到了透法的临床应用价值，这是值得研究的。

在《温热论》中，对于病情趋于严重，或者正气亏损明显者，很多地方强调“救”治思想，如“热病救阴尤易”，“此属险恶危证，当急救之”，“此肾气竭也，为难治，欲救之”等。这实际上是针对温邪性质而言，突出“温邪则热变最速”的特点，这样就把《伤寒论》中“寒邪郁而化热”的诸多变证，与这种“热变最速”综合起来，说明了外邪入里，正邪相争，病情多趋危重时，应急以救之。这在温病初期、中期及末期叶桂均有提到，如初病舌就干，神不昏者，急加养正透邪之药；土燥水竭急以咸苦下之。另外，叶桂的温病急救理论常用“急”字来体现，如舌黑而干者，津枯火炽，急急泻南补北；舌虽绛而不鲜、干枯而痿者，肾阴涸也，急以阿胶、鸡子黄、地黄、天冬等救之。

（七）方药选用灵活精练

叶桂在温病治疗中选方用药包含了前人大量的经验，如《伤寒论》的处方用得很多，而清热药全部都在《临证指南医案》中使用过。其对方药的选用可以用灵活精练四个字来概括。他继承了过去医案选用方药的经验，从《温热论》中讲到的 14 张方剂，50 余味药，可以看出他在这方面的运用特色。如温邪夹湿加芦根、滑石就选得非常确当，因温病夹湿，势必缠绵难解，不除湿邪则热势不除，治湿之法不利小便，又非其治，利小便药又多伤阴，唯芦根、滑石，味甘性寒，可以渗湿清热，又无伤阴之弊。这种用药在临床上是很有指导意义的。对于邪留三焦的治疗，他主张随证变法，这正是张机所说的“观其脉证，知犯何逆，随证治之”的涵义。而提出以杏朴苓为例，其意义则更广，杏仁宣上焦，宣气导滞，肺主一身之气，气滞则湿滞，气化则湿化；川朴畅中焦，宣畅中焦气机，以助脾土之运化，脾得运则湿自去；茯苓渗下焦，淡渗通利，以导湿自下焦而去，据此来分消上下之势。另外，湿邪内陷营分，叶桂分为风热陷入及湿热陷入，风热陷入加竹叶一类药物清透，湿热陷入加花露一类药物清泄，也使邪热化解。在热毒极盛之时，考虑到金汁投入，其性极寒，老年及平素虚寒的人必须慎用，以人中黄代之。由此可见，选一味药，换一味药，他是经过再三斟酌的。

刘河间的三焦分治和《卫生宝鉴》中分上焦药、中焦药、下焦药的应用在叶桂治疗温病中也有体现。如风热之邪犯于上焦，热势不甚，津液微损，则取轻清之品，“为上者上之也”，如麦冬、花露、芦根汁；而肾阴欲涸，病在下焦，急宜咸寒重浊之药以救之。湿邪入里在上焦，先用杏、蔻、橘、桔的开泄方法；在中焦，已成里结则取小陷胸汤或泻心汤；入下焦而里结甚，通泄邪热则用小承气汤。这样于病情十分贴切的精心选药，说明了其丰富的经验。

《温热论》中选用的 14 张处方，来自汉以后各朝代的医著中，如炙甘草汤、小承气汤、小陷胸汤、泻心汤、小柴胡汤、陶氏小柴胡汤、凉膈散、温胆汤、牛黄丸、至宝丹、导赤散、玉女煎、四物汤、桂枝红花汤等，说明叶桂善于对这些医家经验进行总结和继承，在自己实践应用时能灵活投入。

尤须指出的是，叶桂灵活运用前人选用方药经验，能够根据临床实践并在此基础上予以发挥、创新。以湿热证的治疗，叶桂擅长用杏仁和茵陈为例，其用杏仁以开肺气，取茵陈以宣湿郁。用杏仁开肺气，使肺气宣畅，湿阻得化。这在《临证指南医案》中运用颇广。以湿门记载的51案，用杏仁开肺气就有11案，暑门记载的54案，有28案。这些病案中大多数并没有咳嗽痰多的症状。吴瑭总结的叶桂经验确定处方中，用杏仁开肺气的有三仁汤、三石汤、杏仁汤、杏仁滑石汤、杏仁薏苡汤、杏仁石膏汤等。

叶桂在治疗湿温病病案时，用茵陈宣湿郁，后来由吴瑭总结为一加减正气散，并注解为茵陈宣湿郁而动生发之气，而沈目南则解释为茵陈开郁而清湿热。当然，有一点是明确的，茵陈的用量在茵陈蒿汤中，特别是在现代治疗重症肝炎时，用量约在30g或更多，而用于宣郁则以6～9g为宜。

(八)治未病，未病防病，已病防变

叶桂的温病学说十分注重治未病的指导思想。他继承了《内经》所述"上工治未病"，也继承了《金匮要略》中所述："见肝之病，知肝传脾，当先实脾"的观点，并在分析温病病理变化时，时时处处加以运用。如在《温热论》中强调预防发病即"务在先安未受邪之地"；预防病情进一步严重，注意人的体质，对于"肾水素亏"的要注意如何防患于先；预防病情复发，指出"炉烟虽熄，灰中有火"。因此，在用药上要格外小心谨慎，要细察精详，方少少与之，慎不可直率而往也。

二、关于温病与相关学科的关系

温病学研究，必然要联系到相关学科，如中医基础理论、中医诊断学、《伤寒论》、《金匮要略》等内容，要有机地结合这些内容，予以沟通、归类，并且用现代实验手段进行深入研究，体现敢于创新的一面。兹择要作如下论述：

(一)病因学研究——对温病毒邪的研究

历代医家对于温病病因除温邪致病外，还十分重视毒邪的因素。综合历代医家的见解，有这样三种：一是与六淫异名同类，即六淫邪盛化火成毒，如风邪盛而成毒。二是毒寓于邪，毒随邪入，故毒为温病病因的共同属性，而温邪为温病病因之特殊性，毒寓于温邪之中，侵袭人体而致病。由于毒的作用，温病虽然致病原因各异，季节不同，表现不同，但在发展过程中均具有温热性质且易化燥伤阴的表现。三是以毒为主，因毒致病。温病的主因是感染毒气所致。事实上，温病的发生和传染，不一定在气候反常之时，风调雨顺、气候温和之季同样会发生和流行。因此，气候的异常变化不能作为温病致病的主因，只是毒产生与传播的重要条件。

著名中西医结合专家黄星垣在中医急诊研究中发现，温病的发生是"无邪不成毒，无毒不发病。""毒随邪来，热由毒生，毒不除则热不去，变必生。"所以，在温病的发生过程中，"邪热炽盛是始动因素，毒瘀交结是其病理关键，阴伤气耗是其病理转归。"

从临床治疗运用清热解毒方药的作用来看，并非简单的解毒和抗菌能力，主要是提高机体吞噬毒素的能力，减轻和对抗各种毒性反应，改善毒素导致的生理生化功能的失调，避免了严重的病理改变，这与"热由毒生"的观点是相吻合的。

通过研究还可以这样认为，中医的温邪——毒与西医的细菌、病毒、毒素有一定的内在联系。可以初步认为，温邪引起的"热"，是由病原微生物的毒素及其代谢产物，在体内经过转化，产生了内生致热原，破坏了机体体温的正常调节所致。这种由外热原在体内转化产生内生致热原的发热病理过程，即温病学家所认为的"热由毒生"的原理。

(二)舌诊学的研究——对温病的几种舌象分析

叶桂温病学说在舌诊学的总结上亦有不少创新之举。他把舌诊与温病的卫气营血辨证和三焦辨证联系在一起,从而奠定了察舌辨证施治的基础,而现代医家则对此进行了深入研究,其代表著作是由陈泽霖等主编的《舌诊研究》。书中作者运用西医学知识,包括解剖、组织胚胎学、生化、生理、病理、病理生理等方法,参阅古今中外的有关舌诊文献,予以中西医结合,融会贯通。这里举叶桂温病学说中几种常见舌苔和舌质以说明。

舌象和舌苔与两种主要乳头即丝状乳头和蕈状乳头有关。舌苔的形成主要是由于丝状乳头的分化。发热是影响舌苔增厚的最主要原因,有人解释发热使机体代谢增加,舌的血流增加,使舌乳头易于过长;也有人解释酵母菌生长最合适温度为41℃,当体温升高时,酵母菌繁殖可以成倍增长,并在舌上寄存而成苔。

1. 厚苔　主要是丝状乳头的长度延长,腻苔则为丝状乳头的密度增加,乳头计数明显增加。

2. 黄苔　由丝状乳头增殖,口腔唾液分泌减少,使舌苔干燥,易于变色,而舌的局灶性炎性渗出,使大量中性多核白细胞存在于舌苔表面,共同形成了黄色舌苔。

3. 黑苔　其生成有两个阶段,先由丝状乳头角质突起过长,呈细毛状,色为淡黄或灰白,后即过长的细毛逐渐转黑。它的形成因炎症感染、高热、脱水、毒素刺激使丝状乳头易于过长不脱;大量广谱抗生素的长期应用,使口腔内正常寄殖菌大量被消灭,而念珠菌乘机滋长,可以产生棕褐至黑色各种色素,而使舌苔变黑。

4. 红刺舌　又称草莓舌,是急性热病的共有舌象,主要系由蕈状乳头大量增生,丝状乳头则相对萎缩或向蕈状乳头转化所致,舌边和舌尖红刺增生突出则如草莓状。如果热毒极盛,为红星舌,比较红刺舌的蕈状乳头更大、更突出而透亮,是蕈状乳头增生、肿胀、充血而形成,犹如石榴子状。

5. 红绛舌　舌红赤,甚而带绛色常见于感染发热病例及一些慢性消耗性疾病如癌肿晚期、结核病等。其形成主要因体内的"阴"缺乏,造成舌的炎症,使舌固有层血管增生扩张、管腔充血,到后期加上棘细胞体积缩小,黏膜萎缩变薄,乳头萎缩,使舌上仅有数层上皮细胞覆盖,使红色舌质易于透露。

此外,尚有光滑萎缩舌,又称镜面舌,系舌黏膜乳头全部萎缩消失所致,此与细胞内氧化和能量代谢有关。剥苔则见部分丝状乳头萎缩变平,使舌质显露,呈花剥状,表示伤阴;如剥于舌中示胃阴不足;剥于舌根示肾阴亏损。

(三)卫气营血辨证的研究——动物实验研究

作为叶桂温病学说的理论核心——卫气营血辨证,近20年来引起不少临床医家的关注,他们采用基础与临床相结合,人体检测与动物实验相结合的方法进行了一定的研究。其研究包括四个方面:一是对温病卫气营血辨证主症的客观化(定性、定量)、标准化研究。二是对卫气营血辨证指导外感热病临床辨治的普遍意义和特殊价值的研究。三是探测温病病变中营卫气血应激反应、病理过程,及其与相关脏腑损害关系和相应程度的研究。四是对卫气营血辨证各个阶段治疗的主要方法和方药进行体内、体外实验研究。在这些研究中,最初步而且理想的还是动物模型的制作和卫气营血辨证各阶段的动物实验研究。兹举例说明之。

1. 卫分证的动物实验研究应用　从兔的鼻腔接种肺炎双球菌建立了卫分证动物模型,并用银翘散进行了反证性治疗。结果表明,模型动物体温升高,蜷缩耸毛,舌面湿度减低等,基本符合发热、恶寒、口微渴的辨证要点，持续时间长达20个小时。用银翘散则4小时体温下降，至20小时基本恢复正常。

2. 气分阳明热结证的动物实验研究　该研究以化学和生物致病因素相结合的方法，口服碱式碳酸铋，皮下注射肺炎双球菌，建立了家兔实验性温病气分阳明热结证动物模型。模型动物出现高热不退、蜷卧少动、少食或者拒食、大便干燥量少或无、腹围增大等症，符合温病阳明热结证之高热、腹胀、便结的特点。检验指标中血钾、血钠降低，血浆内毒素明显升高。镜检结果表明，动物各脏器均有轻、中度充血、淤血，其中肺、脾、肠的炎性细胞浸润较严重。同时采用大承气汤对该动物模型进行了反证性治疗，结果表明，有较明显的治疗作用，具体表现在泻下、解热、抗内毒素血症、抗感染等方面。

3. 热灼营阴证的动物实验研究　该研究采用大肠杆菌从耳缘静脉注入和皮下注射相结合的方法初步建立了家兔实验性温病热灼营阴证动物模型。模型动物的发病有卫、气分的经过，8小时后，动物呈现身热、神倦嗜睡、懒卧少动、食少不饮，心率增快，眼球结膜微血管扩张、变粗、充血鲜红，耳壳转温，部分(5/12)动物耳缘静脉周围有少量紫暗色淤点或者斑片，界线隐约模糊，动物对木棒等刺激反应迟钝，舌红绛而干，入营20小时以后，夜间体温高于白天。这些证候符合热灼营阴的辨证要点。检验发现，模型动物全血比黏度、血浆比黏度、血小板聚集率和纤维蛋白原均明显高于对照组。病检提示多种脏器组织广泛而严重充血、淤血及轻度出血。用清营汤治疗后，动物的体征、体温和症状及实验室指标均得到明显改善。

4. 血分证的动物实验研究　该研究采用经耳缘静脉推注大肠杆菌的方法，建立了家兔温病血分证动物模型。造模后动物主要表现为体温升高、耳血管充血、周围渗血、眼结膜充血出血，神昏甚至昏愦不醒，或见肢体抽搐，符合温病临床血分证的典型表现。实验室检查见全血比黏度、血浆比黏度、纤维蛋白原含量等指标均明显升高，动物各脏器组织形态学变化示：肺、肝、脾、肾、胃肠、心、皮下、腹膜、眼结膜、耳静脉、脑等处均显示重度淤血、水肿、肝脾大、肺有点片状出血，肺肝表面有多处大小不等的脓点。用犀角地黄汤、黄连解毒汤治疗有一定作用，前者以改善血分证的病理状态为主，并祛除血分热毒；后者以祛除血分热毒为主，阻断热毒之“耗血动血”。

在运用温病卫气营血辨证的动物模型实验研究中，以通过动物实验来完成治法作用机制的阐明为多。举例如下：

(1)清热解毒法：通过胆系感染家兔模型实验证实，清热解毒法具有体外抗菌与体内抗感染的作用；抗内毒素作用；提高机体免疫力和抗炎解毒、保肝利胆作用。

(2)凉血化瘀法：通过血瘀模型实验研究证实，凉血化瘀法可改善血液流变动力学和微循环状况，而所用方药具有明显的抗病原体、抗炎、解热作用和促进肾上腺皮质功能、增强抗感染免疫和抑制变态反应等功能。

(3)通里攻下法：通过实验表明本法能增强胃肠道运动功能，增加肠血流量，促进腹膜吸收，并有抑菌抗炎作用，还可利胆、止泻。

第三节　温病学发展与展望

现代临床医家从温病学科发展的内容着手，逐渐形成了共识，即最基本的研究途径是重视临床疾病的观察、总结；最理想的研究手段是采取现代实验方法，结合最新的实验技术；最扎实的研究方法是进行多学科和单病种研究，即在大量文献整理的基础上，把理论研究和临床观察单病种研究结合起来；最重要的研究方向是形成一门中医临床基础学科。

一、临床研究途径

越来越多的从事温病学研究的学者已认识到运用温病理论指导临床急症、疑难杂症的治疗，并获得显效，才是提高温病学术水平的最基本途径。任何研究必须以临床为基础，也只有临床疗效才能说明其正确性。如：

（一）系统性红斑狼疮从伏气温病治疗

系统性红斑狼疮是一种自身免疫性疾病，初起即可见到里热炽盛、动血、动风或神昏、或心悸、或水肿，其病情重、病程长、变化多，符合伏气温病的发病特点。本病系邪气深伏阴分，以肝肾阴虚为本，热毒瘀血为标，而肝肾阴虚、阴虚火旺为其主要病机，临床分热毒炽盛、燔灼营血；肾阴不足、阴虚内热；风湿郁热、阻滞经络等类型。钟嘉熙教授首倡伏气温病理论指导治疗系统性红斑狼疮。而采用养阴清热、凉血透邪的药物对于增强体质、控制疾病的发展，巩固和加强激素的效果，减少激素的用量及防止激素减量时反跳、减轻激素引起的副作用都具有积极意义。有作者以益气养阴祛风为法，选用黄芪、黄精、鸡血藤、秦艽、丹参、女贞子、熟地黄、党参、当归、白芍、玉竹、黄连等药，取得显效。

（二）病毒性心肌炎从新感温病治疗

病毒性心肌炎是由多种病毒引起的心血管系统疾病。本病发病由于外感时邪病毒，由口鼻、咽喉入侵，首先犯于肺卫，邪正相搏出现发热、恶寒、头痛、汗出、咽痛口干、咳嗽痰黄、舌红苔薄微黄、脉浮数等，加之素体心肺气阴两虚，营卫不和，热毒入营则见高热烦渴、心悸不宁、舌红苔黄、脉细数等心营症状。病邪侵及血脉，以致心阳不振、脉络瘀阻，可见胸闷胸痛、舌质紫暗或有瘀点、脉细涩结代。严重的也可见短期内出现正虚邪盛，而致心力衰竭、休克，表现为汗出肢冷、烦躁不安、唇绀、指甲青紫、脉微细欲绝。正如叶桂所说："温邪上受，首先犯肺，逆传心包。"所以，治疗上首以辛凉之剂，用银翘散加减；继以清营汤加减，以清营解毒、泄热存阴；再以炙甘草汤加减，以益气滋阴、补血复脉；如瘀阻心脉，又当以理气活血、宁心止痛为法，可取血府逐瘀汤加减。

（三）流行性出血热从温疫治疗

流行性出血热是由出血热病毒引起的自然疫源性传染病，临床上以发热、低血压、出血和急性肾衰竭为主要特征。清·余师愚的《疫疹一得·热疫》所述："头痛如劈，骨节烦疼，腰如被杖"和出血热发热期的三痛证有相似之处。其中"四肢厥逆"和"膀胱热极，小溲短赤而涩，热毒甚，败溲色如油"等，又和本病的低血压、休克期、少尿期极为相似。近年国内有学者称本病为温疫发斑、冬温时疫，大部分人称其为疫病。治疗上以清热解毒、凉血化斑为主，用清瘟败毒饮加减。在中西医结合治疗中，中医药可以发挥重要作用。

（四）非典型肺炎从春温（伏湿）治疗

传染性非典型肺炎（SARS）是由 SARS 冠状病毒引起的一种具有明显传染性、可累及多个脏器系统的特殊肺炎。以发热、乏力、头痛、肌肉关节酸痛、干咳、胸闷等为主要表现，病变严重者可见呼吸困难甚至衰竭，发病到一定阶段可出现险恶症状，如喘促、痉厥、斑疹、出血等。沈庆法、邓铁涛认为其应属于中医春温伏湿。疫邪伤肺、波及内外、心肺化源欲竭是其主要病理环节。对于其病机特点，张伯礼概括为外毒引发内毒；诸邪交织，杂而为病；因毒致瘀，因瘀生湿，痰浊交结，壅塞成痹；疫毒炽盛，气闭阳脱。在治疗上，彭胜权将其分为 8

型：邪犯肺卫，方选银翘散加减，配合穿琥宁注射液；邪阻少阳，方选蒿芩清胆汤，配合清开灵注射液；湿热遏阻膜原，方选达原饮，配合双黄连粉针剂静脉滴注；邪热壅肺，方选麻杏石甘汤，配合鱼腥草注射液；肺热移肠，方选葛根芩连汤加味；热入营血，方选清营汤；正气虚脱，方选参附龙牡救逆汤合生脉散加味；后期阴伤，方选沙参麦冬汤。

(五)慢性乙型肝炎从"肾虚伏气"治疗

彭胜权等以晚清温病学家柳宝诒"肾虚伏气"理论为指导，总结出对慢性乙型肝炎(CHB)的伏气认识，认为乙型肝炎病毒伏于肝血更易理解，也更合乎 CHB 的病理特点。因此提出，CHB 的病机为"肾虚湿热毒邪内伏肝血"假说，从而总结出清、透、活、补为一体的治疗方法。CHB 病人起病之初，多见胁痛、口苦、纳差、腹胀、小便黄赤等为"湿热内蕴"或"血分瘀热"等，即使有表证，亦多为里证外越，或外邪引发，如自汗、恶风、身痛、骨节疼痛等。在治疗上，中西医结合可取得较好疗效。

二、现代实验方法

由于西医学对于急症的治疗进展较快，除了诊断及时准确、监测手段先进外，高效、速效新型药剂的不断产生也是一个主要原因。而温病中不少危重证候，如气营两燔重证、痉厥、热闭心包、内闭外脱等，在临床治疗中由于临床效果和抢救的需要，往往采用中西医并用的综合措施。因此，如何发挥中医药的优势、寻求有效的中药，不少学者已经开始通过实验方法来探索有效的中药治疗机制，并在动物模型上进行研究，以便于药物的筛选。

与此同时，由于动物实验可以缩短自然过程，简化次要因素，且能够在较短的时间里取得可信的结果，所以，通过动物实验可以判断温病中诸如伤寒与温病、新感与伏邪等争鸣的是非问题，使这些由来已久的争论不再无休止地进行下去。在对临床疑难重危证的总结研究中，利用现代实验室检查，确定新的、说理性强的实验指标，对于开展病证的研究具有较高的实用价值和现实意义。

三、多学科研究思考

对于温病学科的研究除了文献整理外，不能忽略现代研究(包括理论和临床研究)，同时这些研究要有时代气息，不能重复和纠缠在以往存在纠纷的枝节问题上。根据现代学者研究，可从以下几个方面展开。

(一)截断疗法的研究

"截断扭转"疗法是由名医姜春华于 20 世纪 70 年代首先提出的。此疗法在临床上跳出了卫气营血辨证的思维模式，不拘泥于"卫之后方言气，营之后方言血"的传变规律，而是在疾病初期尽早使用清热解毒的方法，即在卫分即可采用清热解毒的方法，且要重用，这样才能有效快速地截断病情，同时又重视扶正在温病治疗中的作用。目前在临床上也有医家把清热解毒药作为抗感染使用，那么，在病变初起，与汗法使用有何区别和联系。这可以选择临床的具体病证和病例加以说明。

(二)中医色诊的研究

通过望色，包括面色、鼻色、额部色、唇色、牙齿色、舌色、巩膜色、皮肤色、胸腹部色、四肢色以及排泄物颜色包括痰液、鼻涕、小便、大便的色泽，来进行辨证分析。通过病理反应进行归纳，是否可以利用现代色谱仪等先进仪器予以探测，以确定诊断或病情轻重，值得进一步研究。

(三)毒与病毒的研究

王永炎等认为当前在毒的研究中,要注意以下几点:毒是一类致病因素,但非孤立性致病因素;毒具有从化性和非孤立性;毒有大毒、常毒、小毒之分;治毒必须用毒药。中医所说的毒与现代的致病病原微生物之病毒有什么联系?现代中医专家认为毒随邪来,热由毒生,毒不除则热不去,那么,可否设想病毒感染与这里所说的毒与邪有联系?应该从临床选取较为典型的病证,予以观察。

(四)温邪与气象医学的研究

温病学说比较强调四时不同温邪,而现代气象医学中讲气候突变,人体会产生一定生理反应,对于患者的疾病有一定的影响,那么可否与四时不同温邪致病的表现联系在一起观察呢?若能对气象医学进行深入的研究,必将对与季节、气候密切相关的四时温病的诊疗起到积极作用。

(五)湿、浊、痰、瘀的研究

在人体正常的水液代谢过程中,水湿不会成致病之邪,而一旦水液代谢失常,则成水湿之邪,也可转成浊邪导致疾病,而水湿之邪、浊邪是什么呢?它在疾病过程中,作为体内有害物质可有什么客观指标反映?而湿浊凝结成痰,或者湿邪化热、湿热酿痰,这些病理又可以在一些什么疾病过程中表现出来呢?由于这些有害物质与体内气血运行不畅互结在一起形成瘀血,可以通过血液流变学的改变进行分析。

(六)卫气营血辨证中瘀血证的研究

现代学者从中医文献整理中发现,卫气营血辨证中均有瘀血证的存在。这可以通过一些具体疾病的治疗予以反证,还可以通过制作动物模型进行实验研究来证实。

(七)承气下邪热的研究

吴有性在《温疫论》中强调承气本为下邪热而设,加深了对承气汤在温病过程中运用的认识,也就是说非仅为下结粪而设。这种观点在抢救危重病人中得到证实,具有很好的临床意义,值得进一步深入研究。

(八)柴胡劫肝阴的研究

叶桂温病学说的治疗方药中不提及柴胡的运用,这与他在《临证指南医案》中讲到柴胡劫肝阴有关。俞长荣弟子俞宜年随师长期临床观察,常用含柴胡之方剂疗效确切且从未见闻有"劫阴"之弊。那么柴胡是否劫肝阴?这既可从临床观察得到证实,又可以在实验动物模型中进行探讨。

四、中医临床基础学科形成

研究温病学的具体内容必须与相关学科内容(主要是《伤寒论》、《金匮要略》)结合起来。这些内容都有一个共同特点:既是临床病证内容的反映,又能指导临床的具体治疗。目前,有识之士和教育机构已经认识到,确定这三门课程为中医临床基础学科可以更好地发展中医理论,搞好中医的教学与科研。

中医临床基础学科的形成是《温病学》、《伤寒论》和《金匮要略》三门课程发展的方向。自然科学发展史表明,一方面,学科的内容会不断地相互渗透,具备一定条件后移植而产生新的内容;另一方面,相关学科的组合、调整,形成新的格局,内容深化,最终形成新的学科。中医药的发展史也说明了这一点,在汉唐时期,临床上分科,伤寒科为大科,且为雅士称颂之辞,而六经辨证的不断深化、发展,出现了卫气营血辨证和三焦辨证、脏腑辨证、病邪辨证、气血辨证，然而这些辨证都以阴阳、表里、寒热、虚实为基础，即由八纲辨证内容统领之。

中医临床基础学科的形成，对整个中医学科的发展将产生重大影响。作为温病学和相关学科的研究方向，中医临床基础学科如同清代温病学的理论体系形成一样会成为一个创举、一个突破。这可以从下列几个方面看出：

在温病学、伤寒杂病论的基础上，突出临床和科研的新进展内容，形成一门创新性、实用性、规律性较强的学科。

这一门学科的形成，将大大促进中医学的精髓即辨证论治的系统性、规范性、标准性的研究，把中医学的研究在现代研究手段参与下充分显示出其时代特征。

这一门学科的形成，必定要促进临床学科（特别是内科）的加快发展，更加紧密地与临床实际情况结合起来。但在目前的中医临床学科里采用的病名，多为清代以前医著里的病证名称，与目前的沿用疾病名称完全不同，显然有碍于中医内容的渗透、移植而占主导地位，并且客观地将两种截然不同名称并存，为工作带来诸多不便。从临床实际出发，为促使中医临床学科发展，应该在相同名称下赋予不同内容，把中医辨病论治和辨证论治结合起来，使中医特色更加突显，更加便于开展深入研究。当然，这个认识会有争论，会有一个比较长的接受过程。但是，遵循客观规律发展，符合大多数学者的愿望，这是事业必然要产生好的结局的必然要求，中医学科的发展也是这样。

（沈庆法 谷晓红 施金凤 于 河）

主要参考文献

[1] 张志斌，王永炎．病症方法新体系的建立[J]．北京中医药大学学报，2005，28(1)：1-3.

[2] 贝润普．论姜春华“阶段扭转”与“先证而治”的辨证论治思想．北京中医药[J]．2010，29(8)：586-588.

[3] 周学平，吴勉华，潘欲辉．瘀热病机研究述评．南京中医药大学学报[J]．2008，24(4)：217-219.

[4] 沈庆法．温病学科的发展与分化[J]．天津中医学院学报，1991，(2)：21.

[5] 黄星垣．温病学的学术成就及其继承发扬[J]．陕西中医，1981，(4)：6.

[6] 国家中医药管理局．建国 40 年中医药科技成就．热病的临床研究[M]．北京：中医古籍出版社，1989.

[7] 孟澍江．温病卫气营血学说若干理论问题的探讨[J]．中医杂志，1988，(1)：12.

[8] 马健．陈岁．温病气营传变的机理探讨[J]．浙江中医杂志，1991，(7)：30.

[9] 姜良铎．温病诊断指标及证治方药规律的研究[J]．中医杂志，1981，(11)：50.

[10] 郭铭信．中医综合治疗热病述评[J]．中医急症通讯，1988，(6)：1.

[11] 王明海，何建平．外感热病辨证论治规律的研究[J]．中医急症通讯，1987，(7)：11.

[12] 国家中医管理局医政司，中华全国中医学会内科学会．中医急症研究[M]．上海：上海中医学院出版社，1989.

[13] 王宝恩，杜怀棠．从 313 例急性热病的诊治看中医药的优势[J]．中医急症通讯，1987，(36)：25.

[14] 江西中医药杂志编辑部．中医热病专辑[J]．(增刊)：1985.

[15] 张晓琼，杨廷辉，罗琼．清开灵注射液治疗高热临床观察[J]．中国中医急症，2002，11(6)：463.

[16] 王一方．从风温病探讨病名规范的步骤与方法[J]．辽宁中医杂志，1986，(2)：1.

[17] 杨邦平，刘详权．清热解毒与活血化瘀法治疗肺炎[J]．新医药学杂志，1977，(1)：19.

[18] 周仲瑛，周光，陈文恺．辨证施治肺炎 40 例的临床分析[J]．新中医，1982，(3)：32.

[19] 王宝恩．成人急性肺炎的中西医结合诊断与治疗[J]．中医杂志，1980，(4)：34.

[20] 吴泽湘．姜鹤轩教授治疗小儿湿温证经验[J]．中医儿科杂志，2010，6(2)：7

[21] 张会川．清热解毒汤治疗成人肺炎的疗效观察——108 例中西药对比分析[J]．中西医结合杂志,1985,(9):537.

[22] 米伯让．中医对钩端螺旋体病的认识和防治[J]．陕西中医研究所资料,1978,(3):1.

[23] 赵立勋．钩端螺旋体病的辨证论治[J]．中医杂志,1982,(10):10.

[24] 周仲瑛,金妙文,符惠民,等．清气Ⅰ号治疗流行性出血热疗效分析[J]．南京中医学院学报,1983,(4):22.

[25] 刘国强．温病卫气营血证候动物实验研究[M]．陕西:陕西人民教育出版社,1992.

[26] 詹臻,忘小勤,俞晶华．感染伯氏疟原虫小鼠的红细胞免疫及其调节因子的测定．中国寄生虫学与寄生虫病杂志[J].1995,13(4):260-263.

[27] 孟澍江．温病学[M]．北京:人民卫生出版社,1989.

[28] 邵启惠,刘平,周文志．现代实用方剂[M]．上海:上海科学技术文献出版社,1989.7.

[29] 沈庆法．中药的临床选用[M]．上海:上海科学技术文献出版社,1995.

[30] 沈庆法．中医临床肾脏病学[M]．上海:上海科学技术文献出版社,1997.

[31] 叶百宽,贲长恩,俞慧珠,等．清开灵Ⅰ号对实验性肝损伤修复作用的组织学和组织化学的探讨[J]．中华内科杂志,1981,(1):38.

[32] 齐治家,钱家骏,乔亭泽,等．清开灵注射液对实验性肝损伤保护作用的生物化学初步研究[J]．中医杂志,1981,(5):69.

[33] 沈庆法．浅谈中医基础学科的发展[J]．上海中医药杂志,1998,(3):8.

[34] 叶桂．临证指南医案[M]．上海:上海科学技术出版社,1963.

[35] 沈凤阁．温病理论与临床[M]．南京:江苏科学技术出版社,1990.

[36] 戴春福．温病探究[M]．西安:陕西科学技术出版社,1996.

[37] 姜良铎．试论温热病中透邪法的运用[J]．陕西中医,1981,(3):4.

[38] 杨宇．论温病"透邪"说[J]．湖南中医学院学报,1984,(1):15.

[39] 郭谦亨．温病卫气营血证候动物实验研究[M]．西安:陕西科学技术出版社,1992.

[40] 熊曼琪．《伤寒论》《金匮要略》教学探讨[M]．广州:广东科学技术出版社,1996.

[41] 王永炎,张天．临床中医内科学[M]．北京:北京出版社,1994.

[42] 沈庆法．实用中医大全[M]．上海:上海古籍出版社,1992.

[43] 张志斌,王永炎．病症方法新体系的建立[J]．北京中医药大学学报,2005,28(1):1-3.

[44] 李刘坤．试论清热解毒法[J]．中国医药学报．2002,17(5):267-269.

[45] 李鸣真,叶望云,陆付耳．中医"清热解毒法"实质的研究[J]．浙江中西医结合杂志,2000,10(8):449-450.

[46] 谷晓红．温病精义[M]．天津:天津科技翻译出版公司,2007.

[47] 王琦．王灿晖教授清热透邪法治疗病毒性疾病经验[J]．南京中医药大学学报(自然科学版),2002,18(6):362.

[48] 李清平,翟雪松,董文斌,等．痰热清联合青霉素治疗新生儿感染性肺炎 40 例[J]．陕西中医,2007,28(3):261.

[49] 郑培吉．丁甘仁诊治湿温病医案探要[J]．浙江中医学院学报,2000,24(3):76.

[50] 吴泽湘．姜鹤轩教授治疗小儿湿温证经验[J]．中医儿科杂志,2010,6(2):7.

[51] 沈庆法．湿热类温病理论的临床运用概况[J]．上海中医药杂志,2002,3(9):47-49.

[52] 李自强．藿香正气散加减治疗湿温病 28 例[J]．实用中医内科杂志,2003,19(7):346.

[53] 刘叶,石建．钟嘉熙教授应用伏气温病理论治疗系统性红斑狼疮经验介绍[J]．新中医,2008,40(6):12.

[54] 沈庆法．温病和传染性非典型肺炎[J]．第二军医大学学报,2003,24(6):588.

[55] 刘涛．王灿晖教授论传染性非典型肺炎的病 变规律和防治要点[J]．江苏中医药,2003,24

(6):5.

[56] 童广东,彭胜权.从“肾虚伏气”论慢性乙型肝炎的治疗[J].中医杂志,2004,45(10):726-728.

[57] 杜松,曹洪欣.“截断扭转”疗法对温病理论的继承与发展[J].中国中医基础杂志,2007,13(5):340-341.

[58] 常富业,王永炎,李辉,等.《黄帝内经》毒论诠析[J].时珍国医国药,2007,18(11):2684.

[59] 俞宜年.柴胡劫肝阴说史略[J].辽宁中医杂志,2008,35(4):608.

附　录

一、方剂汇编

一　画

一贯煎(《柳州医话》)

沙参　麦冬　当归　生地　杞子　川楝子

一甲复脉汤(《温病条辨》)

炙甘草　干地黄　白芍药　麦冬　阿胶　牡蛎　麻仁

一加减正气散(《温病条辨》)

藿香梗　厚朴　杏仁　茯苓皮　广皮　神曲　麦芽　绵茵陈　大腹皮

二　画

二妙散(《丹溪心法》)

黄柏　苍术

二冬二母汤(《症因脉治》)

天冬　麦冬　知母　贝母

二冬二母散(引《重订通俗伤寒论》)

天冬　麦冬　知母　贝母　南北沙参　梨汁　竹沥　姜汁

二陈汤(《和剂局方》)

陈皮　半夏　茯苓　甘草

二甲复脉汤(《温病条辨》)

炙甘草　干地黄　白芍药　麦冬　阿胶　麻仁　牡蛎　生鳖甲

二加减正气散

藿香梗　广皮　厚朴　茯苓皮　木防己　大豆黄卷　川通草　苡仁

十全苦寒救补丹(引《重订通俗伤寒论》)

石膏　黄芩　生大黄　丹皮　川连　泽泻　厚朴　枳壳　芒硝　黄柏　知母

七味葱白汤(《通俗伤寒论》)

淡豆豉　生葛根　鲜生地　麦冬　葱白　生姜　百劳水

七鲜育阴汤(《通俗伤寒论》)

鲜生地　鲜石斛　鲜茅根　鲜稻穗　鲜雅梨汁　鲜蔗汁　鲜枇杷叶(去毛炒香)

八正散(《太平惠民和剂局方》)

木通　瞿麦　萹蓄　车前子　滑石　灯心草　甘草梢　栀子　大黄

八珍汤(《正体类要》)

当归　党参　白术　茯苓　炙甘草　川芎　熟地　白芍

人参养荣汤(《太平惠民和剂局方》)

白芍　当归　陈皮　黄芪　桂心　人参　白术　炙甘草　熟地　五味子　茯苓　远志　生姜　大枣

人参养营汤(《温疫论》)

人参　麦冬　五味子　地黄　归身　白芍　知母　陈皮　甘草

三　画

三仁汤(《温病条辨》)

杏仁　飞滑石　白通草　白蔻仁　竹叶　厚朴　生苡仁　半夏

三石汤(《温病条辨》)

飞滑石　生石膏　寒水石　杏仁　竹茹　银花　金汁　白通草

三豆汤(《通俗伤寒论》)

生绿豆　大黑豆　杜赤豆　青荷叶

三甲散加减(《湿热病篇》)

醉地鳖虫　醋炒鳖甲　土炒穿山甲　生僵蚕　柴胡　桃仁泥

三拗汤(《太平惠民和剂局方》)

麻黄　杏仁　甘草

三妙散(《医学正传》)

黄柏　苍术　牛膝

三加减正气散(《温病条辨》)

藿香　茯苓皮　厚朴　广皮　杏仁　滑石

三甲复脉汤(《温病条辨》)

炙甘草　干地黄　白芍　麦冬　阿胶　生牡蛎　生鳖甲　生龟甲　麻仁

三黄二香散(《温病条辨》)

黄连　黄柏　生大黄　乳香　没药

三黄石膏汤(《证治准绳》)

黄芩　黄连　黄柏　石膏　栀子　知母　玄参　甘草

大承气汤(《伤寒论》)

大黄　芒硝　枳实　厚朴

大柴胡汤(《伤寒论》)

柴胡　黄芩　人参　半夏　甘草　生姜　大黄

大陷胸汤(《伤寒论》)

大黄　芒硝　甘遂

大黄黄连泻心汤(《伤寒论》)

大黄　黄连　黄芩

大补阴丸(《丹溪心法》)

黄柏　知母　熟地黄　龟甲　猪脊髓

大黄牡丹皮汤(《金匮要略》)

大黄　丹皮　桃仁　冬瓜子　芒硝

大橘皮汤(《通俗伤寒论》)

陈皮　赤苓　滑石　槟榔汁　苍术　猪苓　泽泻　官桂

大复苏饮(《伤寒温疫条辨》)

白僵蚕　蝉蜕　当归　生地　人参　茯神　麦冬　滑石　天麻　犀角　丹皮　栀子　黄连　黄芩　知母　甘草

大清凉饮(《伤寒温疫条辨》)

白僵蚕　蝉蜕　全蝎　当归　生地　金银花　泽兰　泽泻　木通　车前子　黄连　黄芩　栀子　五味子　麦冬　龙胆草　丹皮　知母　甘草

千金痢方(《备急千金要方》)

当归　桂心　干姜　附子

千金苇茎汤(《备急千金要方》)

苇茎　苡仁　冬瓜仁　桃仁

小承气汤(《伤寒论》)

大黄　厚朴　枳实

小复脉汤(《温热经纬》)

麦冬　甘草　鲜竹叶　北枣肉　枸杞子

小建中汤(《金匮要略》)

芍药　桂枝　甘草　生姜　大枣　饴糖

小柴胡汤(《伤寒论》)

柴胡　黄芩　半夏　人参　甘草　生姜　大枣

小陷胸汤(《伤寒论》)

黄连　半夏　瓜蒌实

小陷胸加枳实生姜汤(《温病条辨》)

黄连　瓜蒌　枳实　半夏　生姜

小复苏饮(《伤寒温疫条辨》)

白僵蚕　蝉蜕　神曲　生地　木通　车前子　黄芩　黄檗　黄连　栀子　知母　桔梗　丹皮

小清凉饮(《伤寒温疫条辨》)

白僵蚕　蝉蜕　银花　泽兰叶　当归　生地　石膏　黄连　黄芩　栀子　丹皮　紫草

小青龙汤(《伤寒论》)

麻黄　桂枝　芍药　干姜　细辛　半夏　五味子　甘草

小蓟饮子(《济生方》)

生地　小蓟　滑石　木通　蒲公英　藕节　竹叶　当归　栀子　甘草

卫分宣湿饮(《暑病证治要略》)

香薷　青蒿　滑石　茯苓　杏仁　竹叶　鲜荷叶　鲜冬瓜皮

卫氏连朴饮(《霍乱论》)

姜汁炒川连　制厚朴　石菖蒲　制半夏　淡豆豉　炒山栀

四　画

王氏清暑益气汤(《温热经纬》)

西洋参　石斛　麦冬　黄连　竹叶　荷梗　知母　甘草　粳米　西瓜翠衣

不换金正气散(《太平惠民和剂局方》)

厚朴　藿香　半夏　甘草　苍术　陈皮　生姜　大枣

专翕大生膏(《温病条辨》)

人参　茯苓　龟甲　乌骨鸡　鳖甲　牡蛎　鲍鱼　海鱼　白芍　五味子　麦冬　羊肠子　猪脊髓　鸡子黄　阿胶　莲子　芡实　熟地黄　沙苑蒺藜　白蜜　枸杞子

五味子汤(《景岳全书》)

五味子　麦冬　黄芪　人参　甘草

五苓散(《伤寒论》)

泽泻　白术　桂枝　猪苓　茯苓

五仁橘皮汤(《通俗伤寒论》)

甜杏仁　松子仁　郁李仁　桃仁　柏子仁

橘皮

五汁饮(《温病条辨》)

梨汁　荸荠汁　鲜苇根汁　麦冬汁　藕汁

五加减正气散(《温病条辨》)

藿香梗　广皮　茯苓皮　厚朴　大腹皮　谷芽　苍术

五味消毒饮(《医宗金鉴》)

银花　野菊花　蒲公英　紫花地丁　紫背天葵

太极丸(《伤寒温疫条辨》)

即升降散炼蜜丸

太乙紫金丹(《痧疫指迷》)

山慈菇　川文蛤　大戟　安息香　苏合香油　千金霜　血琥珀　冰片　麝香　檀香　雄黄

止嗽散(《医学心悟》)

桔梗　荆芥　紫菀　百部　白前　甘草　陈皮

牛乳饮(《温病条辨》)

牛乳

牛黄膏(《通俗伤寒论》)引《河间六书》)

牛黄　广郁金　丹皮　梅冰　辰砂　生甘草

牛黄承气汤(《温病条辨》)

安宫牛黄丸　生大黄末

化斑汤(《温病条辨》)

生石膏　知母　甘草　玄参　犀角　粳米

化斑解毒汤(《医宗金鉴》)

升麻　生石膏　牛蒡子　人中黄　黄连　知母　玄参　连翘

升降散(《伤寒温疫条辨》)

白僵蚕　蝉蜕　广姜黄　川大黄

升麻鳖甲汤(《金匮要略》)

升麻　当归　蜀椒　甘草　鳖甲　雄黄

乌梅丸(《伤寒论》)

乌梅　人参　干姜　黄连　黄柏　蜀椒　桂枝　细辛　当归　附子

六君子汤(《医学正传》)

人参　白术　茯苓　甘草　半夏　陈皮　生姜　大枣

六味地黄丸(《小儿药证直诀》)

熟地黄　山萸肉　山药　丹皮　茯苓　泽泻

双柏散(《中医伤科学讲义》)

大黄　薄荷　黄柏　泽兰　侧柏

双黄连口服液(验方)

黄连　黄芩　连翘

水仙膏(《温病条辨》)

水仙花根

五　画

玉枢丹(《百一选方》)

即太乙紫金锭

玉钥匙(《三因极一病证方论》)

焰硝　硼砂　脑子(冰片)　白僵蚕

玉露散(《中医外科学》)

芙蓉叶

玉竹麦门冬汤(《温病条辨》)

玉竹　麦冬　沙参　甘草

玉女煎去牛膝熟地加细生地玄参方(《温病条辨》)

生石膏　知母　玄参　细生地　麦冬

左归丸(《景岳全书》)

生地黄　山药　枸杞子　山萸肉　川牛膝　菟丝子　鹿胶　龟甲胶

右归丸(《景岳全书》)

熟地　山药　枸杞子　菟丝子　山茱萸　当归　肉桂　附子　鹿角胶

平胃散(《太平惠民和剂局方》)

苍术　厚朴　陈皮　甘草

龙胆泻肝汤(《兰室秘藏》)

龙胆草　泽泻　木通　车前子　当归　柴胡　生地　栀子　黄芩

甘露消毒丹(《温热经纬》)

滑石　茵陈　黄芩　石菖蒲　川贝母　木通　藿香　射干　连翘　薄荷　蔻仁

甘露三石汤(《中医外感热病篇》)

木通　白豆蔻　石菖蒲　藿香　川贝　薄荷　寒水石　石膏　茵陈　滑石　连翘　射干　黄芩　僵蚕　板蓝根

归脾汤(《济生方》)

白术　茯苓　黄芪　龙眼肉　枣仁　党参　木香　炙甘草　当归　远志　生姜　大枣

四逆汤(《伤寒论》)

熟附子　干姜　甘草

四逆散(《伤寒论》)

柴胡　芍药　枳实　甘草

四君子汤(《太平惠民和剂局方》)

人参　白术　茯苓　甘草

四神丸(《证治准绳》)

补骨脂 肉豆蔻 吴茱萸 五味子 生姜 大枣

生脉散(《内外伤辨惑论》)

人参 麦冬 五味子

生地黄汤(《备急千金要方》)

鲜生地 生地黄 生甘草 红枣 芒硝

生地黄煎(《千金翼方》)

生玉竹 花粉 地骨皮 茯神 生石膏 知母 生地汁 麦冬汁 竹沥 姜汁 白蜜

失笑散(《太平惠民和剂局方》)

五灵脂 蒲黄

白虎汤(《伤寒论》)

石膏 知母 甘草 粳米

白虎加人参汤(《伤寒论》)

石膏 知母 甘草 粳米 人参

白虎加桂枝汤(《金匮要略》)

石膏 知母 甘草 粳米 桂枝

白虎加苍术汤(《证治准绳》)

石膏 知母 甘草 粳米 苍术

白虎承气汤(《通俗伤寒论》)

生石膏 大黄 芒硝 甘草 竹叶 知母 鲜荷叶

白头翁汤(《伤寒论》)

白头翁 黄连 黄柏 秦皮

仙方活命饮(《校注妇人良方》)

白芷 贝母 防风 赤芍 当归尾 甘草节 皂角刺 穿山甲 天花粉 乳香 没药 金银花 陈皮

瓜蒌薤白白酒汤(《金匮要略》)

瓜蒌 薤白 白酒

加减生脉散(《温病条辨》)

沙参 麦冬 五味子 丹皮 细生地

加减泻心汤(《温病条辨》)

黄连 黄芩 干姜 银花 木香 山楂炭

加减地黄丸(《原机启微》)

生地 熟地 枳壳 牛膝 当归 羌活 杏仁 防风

加减复脉汤(《温病条辨》)

炙甘草 干地黄 白芍药 麦冬 阿胶 麻仁

加减银翘散(成都中医药大学方)

银花 连翘 黄芩 栀子 通草 藿香 白茅根 水芦根

加减葳蕤汤(《通俗伤寒论》)

生葳蕤 生葱白 桔梗 白薇 淡豆豉 薄荷 炙甘草 红枣

加减茶竹灯心煎(《重订广温热论》)

白薇 竹黄 细牙茶 鲜竹叶 灯心 石菖蒲 郁金 皂角刺

加味麻杏石甘汤(《通俗伤寒论》)

蜜炙麻黄 杏仁 生石膏 生甘草 瓜蒌皮 竹沥 半夏 橘红 枳实

加味栀子豉汤(《重订广温热论》)

杏仁 生苡仁 滑石 白通草 浙苓皮 淡香豉 焦栀皮 鲜枇杷叶

加味导痰汤(《重订通俗伤寒论》)

枳实 茯苓 陈皮 瓜蒌皮 马兜铃 川贝母 石菖蒲汁 枇杷汁 通草

加味凉膈煎(《通俗伤寒论》)

风化硝 甘遂 葶苈子 薄荷 生大黄 白芥子 黄芩 焦栀子 连翘 枳实 竹沥 姜汁

冬地三黄汤(《温病条辨》)

麦冬 黄连 苇根汁 元参 黄柏 银花露 生地 黄芩 甘草

半夏泻心汤(《伤寒论》)

半夏 黄芩 干姜 人参 甘草 黄连 大枣

半夏泻心汤去人参干姜甘草大枣加枳实生姜方(《温病条辨》)

半夏 黄芩 黄连 枳实 生姜

六　画

芍药汤(《素问病机气宜保命集》)

黄芩 芍药 甘草 黄连 大黄 槟榔 当归 木香 肉桂

至宝丹(《温病条辨》)

犀角 朱砂 琥珀 玳瑁 牛黄 麝香 安息香

达原饮(《温疫论》)

槟榔 厚朴 知母 芍药 黄芩 草果 甘草

回阳救急汤(《伤寒六书》)

熟附子 干姜 肉桂 人参 白术(炒) 茯苓 陈皮 炙甘草 五味子 半夏 麝香

当归龙荟丸(《丹溪心法》)

当归 龙胆草 栀子 黄连 黄芩 黄柏 大黄 青黛 芦荟 木香 麝香

行军散(引《温病条辨》)

西牛黄　麝香　珍珠　冰片　硼砂　雄黄　火硝　金箔

全真一气汤(引《通俗伤寒论》)

别直参　麦冬　五味子　熟地　白术　附片　怀牛膝

血府逐瘀汤(《医林改错》)

当归　生地黄　桃仁　红花　枳壳　赤芍　柴胡　甘草　桔梗　川芎　牛膝

竹叶石膏汤(《伤寒论》)

竹叶　石膏　半夏　麦冬　人参　甘草　粳米

安宫牛黄丸(引《温病条辨》)

牛黄　郁金　犀角　黄连　朱砂　冰片　麝香　珍珠　山栀　雄黄　黄芩　蜜　金箔

红灵丹(《重订霍乱论》)

朱砂　牙硝　雄黄　硼砂　礞石　冰片　麝香　飞金

导赤承气汤(《温病条辨》)

赤芍　生地　大黄　黄连　黄柏　芒硝

导赤清心汤(《通俗伤寒论》)

鲜生地　辰茯神　木通　麦冬　辰砂　丹皮　益元散　淡竹叶　莲子心　灯心　童便

导赤合加味虎杖散(《通俗伤寒论》)

生地　竹叶　生草梢　木通　虎杖　茺蔚子　琥珀末(冲)　麝香　大黄

防风汤(《宣明论方》)

防风　当归　赤苓　杏仁　黄芩　秦艽　葛根　麻黄　肉桂　生姜　甘草　大枣

七　画

苏合香丸(《太平惠民和剂局方》)

白术　青木香　犀角　香附　朱砂　诃黎勒　檀香　安息香　沉香　麝香　丁香　荜茇　龙脑　苏合香　熏陆香

苍术白虎汤加减方(《重订通俗伤寒论》)

苍术　石膏　草果　知母　蔻仁　滑石　枇杷叶　冬瓜皮

杏苏散(《温热经纬》)

杏仁　苏叶　半夏　甘草　橘皮　前胡　桔梗　枳壳　茯苓　生姜　大枣

连梅汤(《温病条辨》)

黄连　乌梅　麦冬　生地　阿胶

连朴饮(《霍乱论》)

黄连　栀子　厚朴　半夏　石菖蒲　淡豆豉　芦根　滑石　甘草

麦冬麻仁汤(《温病条辨》)

麦冬　麻仁　白芍　首乌　乌梅　知母

护胃承气汤(《温病条辨》)

生大黄　元参　生地　丹皮　知母　麦冬

芳香饮(《伤寒温疫条辨》)

元参　茯苓　石膏　蝉蜕　白僵蚕　荆芥　花粉　神曲　苦参　黄芩　陈皮　甘草

何人饮(《景岳全书》)

何首乌　人参　当归　陈皮　煨姜

余氏清心凉膈散(《温热经纬》)

连翘　黄芩　山栀　薄荷　石膏　桔梗　甘草　竹叶

身痛逐瘀汤(《医林改错》)

羌活　秦艽　川芎　红花　香附　当归　牛膝　地龙　桃仁　没药　炙草　陈酒　童便

沙参麦冬汤(《温病条辨》)

沙参　玉竹　甘草　桑叶　麦冬　生扁豆　花粉

补中益气汤(《脾胃论》)

黄芪　党参　白术　炙甘草　当归　陈皮　升麻　柴胡

阿胶黄芩汤(《通俗伤寒论》)

阿胶　黄芩　甜杏仁　生桑皮　生白芍　生甘草　鲜车前草　甘蔗梢　糯米

陆氏润宇丸(《三世医验》)

酒大黄　半夏　前胡　山楂　天花粉　白术　陈皮　枳实　槟榔

张氏济川煎(《景岳全书》)

苁蓉　怀牛膝　升麻　当归　泽泻　枳壳

附子理中丸(《阎氏小儿方论》)

人参　干姜　炙甘草　白术　附子

八　画

青蒿鳖甲汤(《温病条辨》)

青蒿　鳖甲　细生地　知母　丹皮

青蒿二香汤加减(《三世医验》)

青蒿　藿香　香薷　厚朴　扁豆花　木瓜　六一散　西瓜翠衣　桑枝

拔萃犀角地黄汤(《重订通俗伤寒论》)

犀角　生地黄　生大黄　川连　黄芩

金黄散(《外科正宗》)

花粉 黄柏 大黄 姜黄 厚朴 陈皮 甘草 苍术 天南星

金沸草散(《南阳活人书》)

金沸草 前胡 荆芥 细辛 半夏 茯苓 甘草 生姜 大枣

金匮肾气丸(《金匮要略》)

附子 桂枝 地黄 山茱萸 山药 丹皮 茯苓 泽泻

炙甘草汤(《伤寒论》)

炙甘草 生姜 桂枝 人参 生地 阿胶 麦冬 麻仁 大枣

泻白散(《小儿药证直诀》)

桑白皮 地骨皮 粳米 甘草

泻肺散(《眼科纂要》)

石膏 赤芍 黄芩 桑白皮 枳壳 木通 连翘 荆芥 防风 山栀 白芷 羌活 甘草

承气养营汤(《温疫论》)

知母 当归 芍药 生地 大黄 枳实 厚朴

承气合小陷胸汤(《温病条辨》)

生大黄 厚朴 枳实 半夏 瓜蒌皮 黄连

驻车丸(《备急千金要方》)

黄连 阿胶 干姜 当归

参苏饮(《太平惠民和剂局方》)

人参 苏叶 半夏 前胡 茯苓 木香 枳壳 桔梗 甘草

参附龙牡汤(《方剂学》)

人参 附子 龙骨 牡蛎

参附龙牡汤加味(验方)

人参 附子 生龙骨 生牡蛎 肉桂 干姜 丹参 桃仁 红花 赤芍

参附汤(《世医得效方》)

人参 附子

参附养荣汤(《温疫论》)

当归 白芍 生地 人参 附子 干姜

参麦注射液(验方)

红参 麦冬

参芪地黄饮(《沈氏尊生方》)

党参 黄芪 山药 生地 山萸肉 丹皮 茯苓 泽泻

参苓白术散(《太平惠民和剂局方》)

人参 白术 茯苓 甘草 山药 扁豆 莲子肉 苡仁 砂仁 桔梗

九 画

茯苓皮汤(《温病条辨》)

茯苓皮 生苡仁 猪苓 大腹皮 白通草 淡竹叶

枳实导滞丸(《内外伤辨惑论》)

枳实 大黄 黄芩 黄连 茯苓 泽泻 白术 神曲

枳实导滞汤(《通俗伤寒论》)

枳实 生大黄 山楂 槟榔 川朴 川连 六曲 连翘 紫草 木通 甘草

栀子豉汤(《伤寒论》)

栀子 豆豉

栀子甘草豉汤(《伤寒论》)

栀子 甘草 香豉

栀子生姜豉汤(《伤寒论》)

栀子 生姜 香豉

栀子柏皮汤(《伤寒论》)

栀子 黄柏 甘草

茵陈蒿汤(《金匮要略》)

茵陈蒿 山栀 大黄

茵陈五苓汤(《医学传灯》)

茵陈蒿 白术 茯苓 猪苓 泽泻

茵陈五苓散(《金匮要略》)

茵陈蒿 桂枝 茯苓 白术 泽泻 猪苓

茵陈术附汤(《医学心悟》)

茵陈蒿 白术 附子 干姜

厚朴草果汤(《温病条辨》)

厚朴 杏仁 草果 陈皮 半夏 茯苓

玳瑁郁金汤(《通俗伤寒论》)

生玳瑁 生栀子 木通 竹沥 广郁金 连翘 丹皮 生姜汁 鲜石菖蒲汁 紫金片 野菰根 竹叶麦心 灯心

荆防败毒散(《摄生众妙方》)

荆芥 防风 茯苓 枳壳 桔梗 柴胡 前胡 羌活 独活 川芎 甘草

香连丸(《太平惠民和剂局方》)

黄连 木香

香薷饮(《太平惠民和剂局方》)

香薷 扁豆 川朴

香砂二陈汤(《通俗伤寒论》)

白檀香 姜半夏 茯苓 砂仁 广皮 甘草

香砂六君子汤(《时方歌括》)

木香　砂仁　陈皮　半夏　党参　白术　茯苓　甘草

独参汤(《十药神书》)

人参

俞氏桃仁承气汤(《重订通俗伤寒论》)

桃仁　大黄　芒硝　甘草　犀角　生地黄　蒲黄　五灵脂

俞氏阿胶鸡子黄汤(《重订通俗伤寒论》)

阿胶　白芍　石决明　钩藤　生地　生牡蛎　络石藤　茯神木　鸡子黄

俞氏解毒承气汤(《重订通俗伤寒论》)

银花　栀子　黄连　黄柏　连翘　黄芩　枳实　大黄　西瓜硝　金汁　蚯蚓　生绿豆　雪水

急救回阳汤(《医林改错》)

人参　附子　干姜　白术　甘草　桃仁　红花

宣痹汤(《温病条辨》)

木防己　蚕沙　杏仁　滑石　连翘　苡仁　栀子　半夏　赤小豆

宣白承气汤(《温病条辨》)

生石膏　生大黄　杏仁粉　瓜蒌皮

宣清导浊汤(《温病条辨》)

猪苓　茯苓　寒水石　晚蚕沙　皂荚子

神解散(《伤寒温疫条辨》)

白僵蚕　蝉蜕　神曲　银花　生地　木通　车前子　黄连　黄芩　黄檗　桔梗

神犀丹(《温热经纬》)

犀角尖　石菖蒲　黄芩　粪清　连翘　生地　银花　板蓝根　豆豉　玄参　花粉　紫草

神仙活命饮(《白喉治法忌表抉微》)

龙胆草　栀子　玄参　马兜铃　板蓝根　白芍　瓜蒌　生石膏　黄柏　生地　甘草

祛劳汤(《圣济总录》)

常山　青蒿　知母　柴胡　鳖甲　甘草　枳壳　肉桂

养阴清肺汤(《重楼玉钥》)

生地　麦冬　甘草　玄参　贝母　丹皮　薄荷　白芍

济生肾气丸(《济生方》)

附子　官桂　干地黄　山药　山萸肉　茯苓　丹皮　泽泻　牛膝　车前子

十　画

珠黄散(《太平惠民和剂局方》)

珍珠　西黄

真武汤(《伤寒论》)

茯苓　芍药　生姜　白术　附子

真人养脏汤(《伤寒论》)

诃子　罂粟壳　肉豆蔻　白术　人参　木香　官桂　炙甘草　当归　白芍

桃红四物汤(《医宗金鉴》)

当归　赤芍　生地　川芎　桃仁　红花

桃仁承气汤(《温病条辨》)

大黄　芒硝　桃仁　芍药　丹皮　当归

桃核承气汤(《伤寒论》)

桃仁　大黄　桂枝　甘草　芒硝

桂枝汤(《伤寒论》)

桂枝　芍药　炙甘草　大枣　生姜

桂苓甘露饮(《刘河间医学六书》)

茯苓　甘草　白术　泽泻　官桂　石膏　寒水石　滑石　猪苓

桂枝茯苓汤(《金匮要略》)

桂枝　茯苓　丹皮　赤芍　桃仁

桔梗白散(引《通俗伤寒论》)

桔梗　栀子　黄芩　连翘　薄荷　竹叶　甘草

柴胡养营汤(《温疫论》)

柴胡　黄芩　陈皮　甘草　当归　白芍　生地　知母　花粉　生姜　大枣

柴胡疏肝散(《景岳全书》)

柴胡　甘草　枳壳　芍药　川芎　香附

柴胡桂姜汤(《伤寒论》)

柴胡　桂枝　黄芩　干姜　牡蛎　炙甘草　天花粉

柴葛解肌汤(《医学心悟》)

柴胡　葛根　甘草　芍药　黄芩　知母　生地　丹皮　贝母

蚕矢汤(《重订霍乱论》)

晚蚕沙　木瓜　苡仁　大豆黄卷　黄连　半夏　黄芩　通草　吴茱萸　炒山栀

益胃汤(《温病条辨》)

沙参　麦冬　生地　玉竹　冰糖

逍遥散(《太平惠民和剂局方》)

柴胡　当归　白术　白芍　茯苓　甘草　薄荷　烧生姜

凉营清气汤(《丁甘仁医案》)

犀角尖　鲜石斛　黑山栀　丹皮　鲜生地　薄荷叶　川雅连　赤芍　玄参　生石膏　生甘草

连翘壳　鲜竹叶　茅芦根　金汁

凉膈散(《太平惠民和剂局方》)

大黄　朴硝　甘草　山栀仁　薄荷叶　黄芩　连翘

调胃承气汤(《伤寒论》)

甘草　大黄　芒硝

通关散(《丹溪心法附余》)

猪牙皂　细辛

通脉四逆汤(《伤寒论》)

炙甘草　干姜　生附子

通圣消毒散(《证治准绳》)

防风　川芎　白芷　银花　连翘　滑石　牛蒡子　生山栀　芒硝　生大黄　桔梗　生甘草　犀角　大青叶　薄荷　鲜葱白　淡豆豉　芦笋　鲜紫背浮萍

桑杏汤(《温病条辨》)

桑叶　象贝　香豉　梨皮　杏仁　沙参

桑菊饮(《温病条辨》)

杏仁　连翘　薄荷　桑叶　菊花　桔梗　苇茎　生甘草

桑白皮汤(《景岳全书》)

桑白皮　半夏　苏子　杏仁　贝母　黄芩　黄连　栀子

桑丹泻白汤(《通俗伤寒论》)

桑叶　生桑皮　竹茹　炙草　丹皮　地骨皮　川贝母　生粳米　金橘脯　大枣

十　一　画

黄土汤(《金匮要略》)

甘草　地黄　白术　附子　阿胶　黄芩　灶中黄土

黄芩汤(《伤寒论》)

黄芩　芍药　甘草　大枣

黄芩汤加豆豉玄参方(《温热逢源》)

黄芩　芍药　甘草　大枣　淡豆豉　玄参

黄连阿胶汤(《温病条辨》)

黄连　黄芩　阿胶　白芍　鸡子黄

黄连香薷饮(《类证活人书》)

香薷　扁豆　厚朴　黄连

黄连解毒汤(《外台秘要》)

黄连　黄柏　黄芩　山栀

黄龙汤(《温疫论》)

大黄　厚朴　草果仁　知母　芍药　黄芩　甘草

菖蒲郁金汤(《温病全书》)

鲜石菖蒲　广郁金　炒山栀　青连翘　灯心　鲜竹叶　丹皮　淡竹沥　木通　玉枢丹

雪梨浆(《温病条辨》)

甜水梨

雪羹加味煎(《重订广温热论》)

淡海蜇　大荸荠　鲜地黄汁　元参　瓜蒌仁　雅梨汁　白蜜　姜汁　鲜冬瓜皮子

救逆汤(《温病条辨》)

炙甘草　干地黄　白芍　麦冬　阿胶　生龙骨　生牡蛎

猪苓汤(《伤寒论》)

猪苓　茯苓　泽泻　阿胶　滑石

银翘散(《温病条辨》)

连翘　银花　苦桔梗　竹叶　生甘草　荆芥穗　淡豆豉　牛蒡子

银翘麻黄汤(《春温五字诀》)

银花　连翘　麻黄　薄荷　牛蒡子　橘红　桔梗　生甘草

银翘散去豆豉加细生地丹皮大青叶倍元参方(《温病条辨》)

连翘　银花　苦桔梗　薄荷　甘草　荆芥穗　牛蒡子　细生地　丹皮　大青叶　元参

麻杏石甘汤(《伤寒论》)

麻黄　杏仁　石膏　甘草

清咽汤(《疫喉浅论》)

荆芥　防风　桔梗　杏仁　甘草　枳壳　前胡　牛蒡子　白僵蚕　橄榄　薄荷　鲜浮萍

清咽养营汤(《疫喉浅论》)

洋参　大生地　茯神　大麦冬　大白芍　花粉　天冬　玄参　知母　甘草

清咽栀豉汤(《疫喉浅论》)

山栀　豆豉　银花　薄荷　牛蒡子　粉草　蝉衣　僵蚕　犀角　连翘　桔梗　马勃

清络饮(《温病条辨》)

鲜荷叶边　鲜银花　西瓜翠衣　鲜扁豆花　丝瓜皮　鲜竹叶心

清宫汤(《温病条辨》)

玄参心　莲子心　竹叶卷心　连翘心　犀角尖　连心麦冬

清营汤(《温病条辨》)

犀角　生地　玄参　竹叶心　麦冬　丹参　黄连　银花　连翘

清瘴汤（验方）

青蒿　柴胡　茯苓　知母　陈皮　半夏　黄芩　黄连　枳实　常山　竹茹　益元散

清化汤（《伤寒温疫条辨》）

白僵蚕　蝉蜕　银花　泽兰叶　广皮　黄芩　黄连　炒山栀　连翘　龙胆草　元参　桔梗　白附子　甘草

清离定巽法（《时病论》）

连翘　竹叶　生地黄　玄参　菊花　桑叶　钩藤　木瓜

清气化痰丸（《医方考》）

瓜蒌仁　陈皮　黄芩　杏仁　枳实　茯苓　胆南星　半夏

清凉救苦散（《通俗伤寒论》）

芙蓉叶　桑叶　白芷　白及　白蔹　生草　川连　川柏　腰黄　乳香　没药　赤豆　草河车

清燥养营汤（《温病条辨》）

知母　花粉　归身　白芍　地黄汁　陈皮　甘草　灯心

清咽利膈汤（《喉科紫珍集》）

连翘　生栀子　黄芩　薄荷　牛蒡子　防风　荆芥　桔梗　银花　玄参　甘草　黄连　大黄　朴硝

清瘟败毒饮（《疫疹一得》）

生石膏　生地黄　犀角　真川连　山栀　桔梗　黄芩　知母　赤芍　玄参　连翘　甘草　丹皮　鲜竹叶

清燥救肺汤（《医门法律》）

煅石膏　桑叶　甘草　人参　胡麻仁　阿胶　麦冬　杏仁　枇杷叶

羚角钩藤汤（《通俗伤寒论》）

羚羊角片　桑叶　川贝　鲜生地　钩藤　菊花　茯神　生白芍　生甘草　竹茹

羚羊镇痉汤（《冷庐医话》）

犀角　羚羊角　鲜生地　银花　连翘　菊花　莲子　甘草

十　二　画

葱豉桔梗汤（《通俗伤寒论》）

鲜葱白　苦桔梗　焦山楂　淡豆豉　薄荷　连翘　生甘草　鲜淡竹叶

葛根汤（《济生方》）

葛根　升麻　犀角　地榆　白芍　当归　黄连　枳壳

葛根芩连汤（《伤寒论》）

葛根　甘草　黄芩　黄连

葛根解肌汤（《内儿科学》）

葛根　蝉蜕　前胡　薄荷　牛蒡子　连翘　赤芍　木通　大青叶　芦根　茅根

翘荷汤（《温病条辨》）

薄荷　连翘　生甘草　黑栀皮　桔梗　绿豆衣

葶苈大枣泻肺汤（《金匮要略》）

葶苈子　大枣

蒌杏橘贝汤（引《重订广温热论》）

瓜蒌皮　杏仁　橘皮　川贝母　桔梗　枇杷叶　冬瓜子　冬桑叶

厥证追魂丹（《重订广温热论》）

飞辰砂　明雄黄　生玳瑁　麝香　白芥子　安息香

紫雪丹（《温病条辨》）

滑石　石膏　寒水石　磁石　羚羊角　木香　犀角　沉香　丁香　升麻　玄参　炙甘草　朴硝　硝石　辰砂　麝香

紫雪丹（引《温病条辨》）

滑石　石膏　寒水石　磁石　羚羊角　木香　水牛角　沉香　丁香　升麻　元参　炙甘草　朴硝　辰砂　麝香

集灵膏（引《温热经纬》）

人参　枸杞　麦冬　天冬　生地　熟地　怀牛膝

猩红热1方（验方）

蛇舌草　板蓝根　土牛膝　连翘　山豆根　牛蒡子　桔梗　黄芩　金银花　马勃　甘草

猩红热2方（验方）

北沙参　生地　麦冬　花粉　茯苓　玄参　桔梗　知母　甘草

普济消毒饮（《证治准绳》）

黄芩　黄连　陈皮　甘草　玄参　连翘　板蓝根　马勃　牛蒡子　薄荷　升麻　柴胡　桔梗　僵蚕

阑尾化瘀汤（天津南开医院方）

银花　川楝子　延胡　丹皮　桃仁　木香　大黄

阑尾清化汤（天津南开医院方）

银花　蒲公英　丹皮　大黄　川楝子　赤芍　生甘草

阑尾清解汤(天津南开医院方)

银花　蒲公英　冬瓜仁　大黄　丹皮　木香　川楝子　生甘草

滋任益阴煎(《通俗伤寒论》)

龟甲　砂仁　黄柏　知母　甘草　白果　猪脊髓

犀角散(《备急千金要方》)

犀角　黄连　升麻　山栀　茵陈

犀角地黄汤(引《温病条辨》)

犀角　丹皮　赤芍　地黄

犀地清络饮(《通俗伤寒论》)

犀角　丹皮　连翘　竹沥　鲜生地　赤芍　桃仁　生姜汁　鲜茅根　灯心　鲜石菖蒲

犀地桑丹汤(《重订广温热论》)

青蒿　黄芩　桑叶　丹皮　栀子　犀角　生地黄　连翘　紫草　玄参　菊花　知母　芦根　茅根　桑枝　竹叶

犀羚三汁饮(《重订通俗伤寒论》)

犀角　连翘　白薇　皂刺　羚羊角　郁金　竺黄　丹皮　竹沥　石菖蒲　藕汁

犀羚竹叶汤(《通俗伤寒论》)

犀角　羚羊角　竹叶心　石膏　赤芍　连翘　紫草　银花露

犀连承气汤(引《通俗伤寒论》)

犀角　川连　枳实　生地汁　生大黄　真金汁

犀珀至宝丹(《重订广温热论》)

犀角　羚羊角　广郁金　琥珀　炒山甲　连翘　石菖蒲　蟾酥　辰砂　玳瑁　麝香　血竭　藏红花　桂枝　丹皮　猪心血

疏风清热方(《中医喉科学讲义》)

荆芥　防风　牛蒡子　甘草　银花　连翘　桑白皮　赤芍　桔梗　黄芩　花粉　玄参　浙贝

十　三　画

雷氏宣透膜原法(《时病论》)

厚朴　槟榔　草果仁　黄芩　甘草　藿香叶　半夏　生姜

雷氏清凉涤暑法(《时病论》)

滑石　甘草　青蒿　白扁豆　连翘　茯苓　通草　西瓜翠衣

蒿芩清胆汤(《通俗伤寒论》)

青蒿　黄芩　竹茹　半夏　枳壳　陈皮　赤苓　碧玉散

新加香薷饮(《温病条辨》)

香薷　银花　鲜扁豆花　厚朴　连翘

新加黄龙汤(《温病条辨》)

生地　麦冬　玄参　生大黄　芒硝　甘草　人参　当归　海参　姜汁

新加木贼煎(《通俗伤寒论》)

木贼　淡豆豉　桑叶　香附　葱白　焦山栀　丹皮　夏枯草　炙甘草　荷梗

解毒承气汤(《通俗伤寒论》)

银花　山栀　川连　黄柏　连翘　黄芩　枳实　生大黄　西瓜硝

解毒承气汤(《伤寒温疫条辨》)

白僵蚕　蝉蜕　黄连　黄芩　栀子　枳实　厚朴　大黄　黄柏　芒硝

锡类散(《金匮翼》)

象牙屑　珍珠　青黛　冰片　壁钱　牛黄　熔指甲

十　四　画

膈下逐瘀汤(《医林改错》)

五灵脂　当归　川芎　桃仁　丹皮　延胡索　赤芍　乌药　香附　甘草　红花　枳壳

缩泉丸(《校注妇人良方》)

乌药　益智仁　山药

十　五　画

增液汤(《温病条辨》)

玄参　麦冬　生地

增液承气汤(《温病条辨》)

玄参　麦冬　生地　大黄　芒硝

增减黄连泻心汤(《通俗伤寒论》)

川连　黄芩　滑石　竹沥　半夏　苡仁　生姜汁　冬瓜子　通草　灯心

增损双解散(《伤寒温疫条辨》)

僵蚕　滑石　蝉蜕　姜黄　防风　薄荷叶　荆芥穗　当归　白芍药　黄连　连翘　山栀　甘草　黄芩　桔梗　大黄　芒硝　石膏　黄酒　蜜

增损大柴胡汤(《伤寒温疫条辨》)

柴胡　薄荷　陈皮　黄芩　黄连　黄檗　栀子　白芍　枳实　大黄　片姜黄　白僵蚕　蝉蜕

增损普济消毒饮(《伤寒温疫条辨》)

玄参　黄连　黄芩　连翘　山栀　牛蒡子　板蓝根　桔梗　陈皮　甘草　全蝉蜕　白僵蚕　大黄

十 六 画

薛氏五叶芦根汤(《湿热病篇》)

藿香叶　薄荷叶　鲜荷叶　佩兰叶　枇杷叶　芦根尖　冬瓜仁

薛氏黄连苏叶汤(《湿热病篇》)

川连　苏叶

薛氏扶阳通理汤(《湿热病篇》)

人参　白术　附子　茯苓　益智仁

薛氏参麦汤(《湿热病篇》)

人参　麦冬　石斛　木瓜　甘草　生谷芽　鲜莲子

薛氏阴湿伤表方(《湿热病篇》)

藿香　羌活　苍术皮　薄荷　牛蒡子

薏苡竹叶散(《温病条辨》)

苡仁　竹叶　滑石　白蔻仁　连翘　茯苓　通草

薏苡附子败酱散(《金匮要略》)

苡仁　附子　败酱草

燃照汤(《重订霍乱论》)

滑石　炒豆豉　山栀　黄芩　佩兰　厚朴　半夏　白蔻仁

十七画以上

黛蛤散(验方)

青黛　蛤壳

藿朴夏苓汤(《医原》)

藿香　半夏　赤茯苓　杏仁　生苡仁　白蔻仁　猪苓　泽泻　淡豆豉　厚朴

藿香正气散(《和剂局方》)

藿香　苏叶　白芷　大腹皮　茯苓　白术　陈皮　半夏曲　厚朴　桔梗　炙甘草

藿朴二陈汤(《通俗伤寒论》)

藿香　半夏　厚朴　陈皮　佩兰　茯苓　竹茹　枳实　滑石

鳖甲煎丸(《金匮要略》)

炙鳖甲　射干　鼠妇　黄芩　桂枝　干姜　大黄　石苇　厚朴　紫葳　阿胶　蜣螂

芍药　丹皮　炒䗪虫　炒葶苈子　半夏　人参　瞿麦　桃仁　赤硝　炙蜂房　柴胡

二、试题精选答疑

(一)名词术语解释

风温 出自《伤寒论》。①指温病误汗后的一种变证。《伤寒论》:"若发汗已,身灼热者,名为风温。"②冬春季感受风热病邪而发生的一种急性热病。叶天士《三时伏气外感篇》:"风温者,春月受风,其气已温。"初起邪在肺卫,症见发热、微恶风寒、口渴、自汗、咳嗽、头痛等。本病传变迅速,每易出现逆传心包的证候。③为冬伤于寒至春受风邪引发的温热病。《时病论》:"推风温为病之源,与春温仿佛。亦由冬令受寒,当时未发……必待来春感受乎风,触动伏气而发也。"实际属春温中的一种临床表现。

中暑 ①指炎夏盛暑之季,感受暑邪而发生的急性病证(见《三因极一病证方论·叙中暑论》),亦称中暍。症见突然昏倒、不省人事、身热烦躁、气喘不语、牙关紧闭或口开齿燥、大汗或无汗、脉虚数,或昏迷不醒、四肢抽搐。②指暑风。《医碥》:"中暑或名暑风,以与中风相似也。"③指阴暑。《时病论》:"洁古曰:静而得之为中暑。东垣曰:避暑乘凉得之者,名曰中暑。"其实二说皆是阴暑之证。

伏暑 伏气温病之一。因长夏感受暑湿之邪,留伏体内,至秋后而发病。因发热时间早迟不同,有伏暑秋发、晚发、伏暑伤寒、冬月伏暑等名称。《通俗伤寒论》将其证候分为邪伏膜原与邪舍于营二类。治疗上热偏重者,按暑温法;湿偏重者,按湿温法。

时行 季节性流行病。《伤寒论·伤寒例》:"凡时行者,春时应暖,而反大寒;夏时应热,而反大凉;秋时应凉,而反大热;冬时应寒,而反大温,此非其时而有其气。是以一岁之中,长幼之病多相似者,此时行之气也。"

时毒 ①指时邪疫毒客于三阳经络,发于项腮颔颐等部位,形成肿痛的疾患(见《景岳全书·杂证谟》)。《时病论》称为时毒发颐,症见憎寒发热、肢体酸痛,或有咽痛,一二日间,腮颐漫肿、焮红疼痛。治宜疏邪、清热、解毒、消肿。本病类似于流行性腮腺炎、颜面丹毒等。②为温毒之别名(见《重订广温热论·论温热本证疗法》)。

抱头火丹 因头部皮肤红如涂丹、热如火灼故名。多为风热化火所致。初起患部鲜红一片,边缘清楚,灼热,痛痒间作。迅速蔓延扩大,发热恶寒、头痛、口渴,甚至可见壮热烦躁、神昏谵语、恶心呕吐等邪毒内陷之证。治宜清热解毒,凉血化瘀,方用黄连解毒汤。

春温 指冬伤于寒而发于春季的一种伏气温病。叶天士《三时伏气外感篇》:"春温一证,由冬令收藏未固,昔人以冬寒内伏,藏于少阴,入春发于少阳。"亦有把春季感受风热之邪而发的温病称为春温的。《增补评注温病条辨》卷一:"冬春感风热之邪而病者……病于春者,亦曰春温。"

秋燥 见《医门法律·伤燥门》,是感受秋季燥邪而发生的外感疾病。病邪由口鼻而入侵犯于肺。初起除有邪在肺卫见症外,并有津气干燥的见症。如鼻咽干燥、干咳少痰、皮肤干燥等。燥有两种不同性质:一偏于寒,称为凉燥;一偏于热,称为温燥。

温病 出自《素问·六元正纪大论》,简称温。①多种外感急性热病的总称。临床特点大多起病较急,热象较甚,传变较快,易于化燥伤阴等。由于发病季节,四时主气,发病或流行特点的不同,有风温、温热、瘟疫、温毒、冬温、暑温、湿温、温疟、秋燥、伏气温病、晚发等区别。②伤寒五种疾患之一。《难经·五十八难》:"伤寒有五,有中风,有伤寒,有湿温,有热病,有温病。"③指发生于春季的伏气温病。《素问·热论》:"凡病伤寒而成温者,先夏至日者为病温。"此说成为后世医家"伏气温病"的理论根据。④为春季感受温热之气而发的新感温病。《古今医案按》:"如至春分节后,天令温暖,感之而病者为温病。"

⑤指初起症见发热而渴、不恶寒的一种外感热病。《伤寒论》:“太阳病发热而渴,不恶寒者为温病”。⑥为感受天地杂气而发的特殊温热病。《伤寒温疫条辨》:“温病得天地之杂气,邪毒入内,由血分而发出气分。”其实是指瘟疫类疾病,故该书又说:“风温、暑温、湿温、秋温、冬温……天地之常气为病也,于温病何相干涉?”

暑风 ①指伤暑后又感风邪,以致手足时有搐搦者(《世医得效方》)。治宜清暑祛风,方用香薷饮或香薷汤(《证治要诀》):香薷、白扁豆、厚朴、茯神、甘草,加羌活。②暑病之一,又名暑痉、暑痫。因暑热炽盛引动肝风所致,亦可因猝中暑热之邪而陡然发生。《时病论》:“暑风者,须臾昏倒,手足遂抽。”症见灼热、四肢抽搐、牙关紧闭、神迷不清、脉象弦数。治宜清热息风。③指暑月身痒如针刺,肤表或有赤肿者(《证治要诀》)。治宜祛风清络,方用六和汤,消风散等。

晚发 伏气温病的别称。①指冬令受寒,至来年清明之后,夏至之前发的温热病(《时病论·晚发》)。②指夏受暑湿之邪,留伏于里,至秋冬又感新邪引动而发的伏暑病。故又称伏暑晚发,冬月伏暑等。

合邪 ①内外邪气相合为病。如湿温病的发生,内因脾运失健,内湿停聚,外因感受时令湿邪,内外湿邪相合而为病,故称之为内外合邪。②两种或两种以上病邪相结合而为病。如风与热合的风热病邪,暑与湿合的暑湿病邪,以及暑湿内蕴复受寒邪的三气兼感等。

毒 ①指致病毒疠的邪气。如毒疠之气(参“疠气”条)、寒毒之气、热毒之气等。王叔和说:“寒毒藏于肌肤。”②指侵入人体后,易于结聚于机体某一部位而致局部红肿热痛的温热病之邪,亦称温毒之邪,如大头瘟、痄腮、烂喉痧等的致病因素。如临床同时具有风热表现者称为“风毒”,具有暑热特点者,称为暑毒等。③指温病过程中,导致邪热极度亢盛而产生局部红赤肿痛或发斑出血的致病因素。一般称为热毒或火毒。如叶天士《温热论》中说:“舌绛有大红点者,热毒乘心。”张景岳说:“凡邪毒不解,直入阴分,郁而成热,乃致液涸血枯,斑出肌表,此实毒邪锢结,营卫俱剧之证也。”薛生白《湿热病篇》指出:“湿热证上下失血或汗血,毒邪深入营分。”

下泉不足 下泉有两种含义:一指尿液。二指下焦之阴液,即肾阴。薛生白《湿热病篇》:“心烦,下泉不足,热邪直犯少阴之证,宜仿猪肤汤凉润法。”此下泉不足是指肾阴不足,为湿热化燥而劫伤肾阴,以致阴虚火旺。

内闭外脱 内闭是指邪闭心包,主要表现为神昏、身热肢厥;外脱是指阳气外脱,阴阳离决,主要表现为身热骤降、汗出如油、六脉垂绝。如二者同时出现,称为内闭外脱。

主客交浑 主客,一指运气中的主气和客气,一指脉的常与变。此处的主指营血,客指病邪。主客交浑见于《温疫论》,系指正气已虚,热邪陷于血脉,与营血相结的一种病机变化。浑者,混也。交浑为交混互结之意。《温疫论·主客交》说:“客邪交固于血脉,主客交浑,最难得解,久而愈锢,法当乘其大肉未消,真元未散,急用三甲散。”因病久体虚,残留之邪交固于血脉,心主阻遏,灵气不通,所以多表现为神志呆顿。薛生白又称之为主客浑受。《湿热病篇》中说:“湿热证,七八日,口不渴,声不出,与饮食亦不却,默默不语,神识昏迷,进辛开凉泄,芳香逐秽俱不效,此邪入厥阴,主客浑受,宜仿吴又可三甲散。”

金囚木旺 即肺热亢盛而兼有肝风内动之病机。按五行生克而言,金本克木,若肺为热灼津液亏耗而不能克制肝木,则肝木反旺而致肝热动风,风动痰涌,肺失肃降,故谓之“金囚木旺”。临床表现有身热痰咳、口渴神迷、手足瘛疭、状如惊痫、脉弦数等。语见陈平伯《外感温病篇》。

浊邪害清 浊指重浊湿邪,清指清阳之气,浊邪害清是指湿热之邪蒸郁,清阳之气被遏而致头面清窍壅塞。叶天士《温热论》:“湿与温合,蒸郁而蒙蔽于上,清窍为之壅塞,浊邪害清也。”

热厥 ①指邪热过盛,阴分不足的一种病证,症见手足心热、身热、尿赤,见《素问·厥论》等篇。②指邪热郁遏于里,阳气不能外达的病机变化。其临床表现为手足厥冷、脉沉伏按之滑、胸腹灼热、便秘尿赤、口渴欲饮水等。治宜宣通郁热。

热深厥深 为邪热内伏而致手足厥冷的病机变化,邪热越深伏,手足厥冷越甚,故称热深厥深。可见于温热病极期,临床表现为高热昏迷而手足逆冷、胸腹灼热、口渴欲饮。其机理是由于邪气内闭,阳气被遏,不能向四肢透达,属于真热假寒之证。

湿热阻遏膜原 膜原即募原,属半表半里部位。湿热阻遏膜原即湿热之邪郁伏半表半里。证见寒热如疟或憎寒发热、寒甚热微、身痛头疼、手足沉重、舌苔白厚腻、舌质红绛，治当宣透膜原。薛生白《湿热病篇》："湿热证，寒热如疟，湿热阻遏膜原。"

瘀热　瘀为郁积停滞之意。①指郁积在内的热邪。如湿与热互结后郁滞日久可发为黄疸。《伤寒论》："但头汗出，剂颈而还，小便不利，渴引水浆者，此为瘀热在里，身必发黄。"②为滞留的瘀血郁久化热或热邪与瘀血互结的病机变化。

手指蠕动　蠕，虫类缩身爬行的样子。手指蠕动指手指无力而小幅度地抽动。为热邪久留，劫灼真阴，筋脉失养所致，多见于虚风内动。

舌卷卵缩　见《素问·诊要经终论》及《灵枢·经脉》。《伤寒全生集》称舌卷囊缩。舌卷指舌体卷曲不能伸直，卵缩指阴囊或睾丸上缩，属重危征象。见于温病邪热内炽，足厥阴肝经气绝者，舌干红无津，每伴烦渴、唇焦口燥等症。

舌蹇肢厥　舌蹇，又作舌謇(jiǎn)。指舌体转动不灵，语言不清。肢厥，指手足甚或肢体逆冷。舌蹇与肢厥同时出现主要见于温病热闭心包之证，多伴高热、神昏、谵语等症。

闷瞀　出自《素问·玉机真脏论》。指心胸闷满烦乱，眼目昏花。为暑湿秽浊阻扰气机所致，多见于暑秽证。

战汗　见《世医得效方》卷二。指患者先全身寒战而后身热汗出的症状。为邪正相搏，正气奋起鼓邪外出的表现，多见于温病热邪逗留气分阶段。

昏愦　又称昏愦不语，指神志深度昏迷而无言语。为热闭心包极重之证。

脱汗　指虚脱时出现的大汗，为阴不内守，阳气外脱所致。见于亡阴证、亡阳证。

瞀瘛　出自《素问·至真要大论》："诸热瞀瘛，皆属于火。"视物模糊昏花、意识蒙昧为瞀，筋脉拘急为瘛。临床指神志昏蒙，四肢抽搐之证。见于温病热入营分，上蒙心窍，引动肝风之证。

瘛疭　出自《灵枢·热病》等篇。筋脉拘急谓之瘛，筋脉缓纵谓之疭。手足频频伸缩震颤不已，称为瘛疭。温病后期肝肾阴伤，水不涵木之虚风内动证常见。

土郁夺之　语出《素问·六元正纪大论》。王冰注："土郁夺之，谓下无壅滞也。"土郁指中焦脾胃湿邪郁阻；夺，指祛除。如湿热郁阻中焦，腹满腹胀、大便稀黏而臭、舌苔黄腻，用苦寒燥湿法；又如寒湿郁阻中焦，胸闷、恶心、呕吐、腹胀、大便清稀、舌苔白腻，用苦温化湿法。

分消走泄　又称分消上下。作用在于宣展气机，泄化痰湿以分消三焦气分之邪。主治邪留三焦，气化失司，而致痰热阻遏之证。症见寒热起伏、胸痞腹胀、溲短、苔腻等。常用方如温胆汤加减，或杏、朴、苓之类。

甘守津还　语出叶天士《温热论》。指"胃燥气伤"之证，治疗于甘润药中加甘草以养胃生津。胃气恢复则津液易还，故称为"甘守津还"。

轻清疏解　指用轻清升浮、疏解泄热的方药，治疗上焦风热病证的治法。《温病条辨》："治上焦如羽，非轻不举"，指明了上焦病证的用药特点。热邪本易伤津，过于发表则更伤津气，故宜疏解。常用药物有薄荷、牛蒡子、桑叶、菊花、桔梗、竹叶之属。常用方有桑菊饮等。

逆流挽舟　语出喻嘉言《医门法律》。指痢疾初起兼表治用解表的治法。本证除有痢疾主症外，兼有恶寒、发热、头痛、身痛、无汗等表证。方用人参败毒散疏表除湿，寓散于通。表解则寒滞亦除，其痢自愈。亦即前人所谓从表陷里者，仍当由里出表，如逆水中挽船上行之意，故称"逆流挽舟"法。

救脱　"脱"指病情突变，阴阳相离，而致生命垂危的病机及其证候。救脱分为救阳、救阴二种：①救阳：即"回阳救逆"。②救阴：是治疗亡阴的方法。亡阴表现为汗多而黏、口渴喜饮、烦躁不安、四肢温暖、呼吸短促、舌红干燥、脉虚而数，多见于脱水的患者，用生脉散益气敛汗，养阴生津。

透邪　亦称透邪达表。一般是指透达表邪。外感表证，须透达表邪外出，故称。但亦有泛指治用清泄之剂，使邪热向外透解者。

透斑　温病热入营分，内迫营血，斑点隐隐欲出，治疗宜凉血解毒清泄里热。邪热外泄，则斑疹得以外透而病邪易解，方如清营汤。陈光淞："按营分受热，至于斑点隐隐，急以透斑为要。透斑之法，不外凉血清热，甚者下之，所谓炀灶减薪，去其壅塞，则光焰自透。"

卫气营血辨证 清代叶天士所创立的温病辨证体系。他根据外感温病由浅入深，由轻转重的病变过程，将其证候分为卫分、气分、营分、血分几大类型。用以表明温病过程中不同病理变化的轻重浅深程度与相互传变及其邪正双方力量的对比，并以此作为立法处方用药的主要依据。卫分证多表现发热微恶寒、口微渴、脉浮数，病位最浅，属表证，病情最轻。气分证为病已入里，邪势转盛，主要表现为但发热不恶寒、口渴、苔黄，其病位深入一层，病情较邪在卫分为重，但此时正气尚盛，抗邪力量较强，如治疗及时，每可驱邪外出，使疾病痊愈。邪气深入营分、血分，病情最为深重。营分证表现为身热夜甚、心烦、舌红绛、脉细数；热入血分则见灼热躁扰、斑疹、出血、舌深绛等。

三焦辨证 温病辨证体系之一。是清代吴鞠通所倡导。吴氏在叶天士卫气营血辨证基础上，按温病传变情况，划分为上焦、中焦、下焦三个病程阶段，并作为辨证施治的纲领。上焦证包括手太阴肺和手厥阴心包的病变。手太阴肺病证可见发热恶寒、咳嗽，甚则气喘等证。手厥阴心包病证以神昏谵语、舌謇肢厥、舌质红绛等神志改变为主。中焦证包括手足阳明和足太阴脾经病变。足阳明胃经病变证见壮热、口渴、汗出、脉洪大等；手阳明大肠病变可见潮热便秘、苔黄黑而燥、脉沉有力；足太阴脾的病变可见身热不扬、头重身困、脘腹痞满、苔腻、脉濡缓等湿热性病证。下焦证包括足少阴肾和足厥阴肝的病变。足少阴肾以手足心热甚于手足背、口干咽燥、脉虚神倦等热烁肾阴，邪少虚多见症为主；足厥阴肝则以手足蠕动或瘛疭、舌绛、脉虚弱等虚风内动证为主。吴氏以这些证候表现来分析温病的病机变化，明确病变部位，掌握病势轻重，区别证候类型，为确立治疗方法提供依据。

天受 受，通“授”。天授，天所授予。《史记·淮阴侯列传》有：“且陛下所谓天授，非人力也。”温病“天受”说，是指疠气之邪通过空气而传入人体。《温疫论》云：“邪之所着，有天受，有传染。”

(二)原文释义

阳络伤则血外溢 阳络，指人体外表、上部的血络。血外溢多因血热炽盛损伤阳络而致。阳络受伤血外溢多表现为皮肤、口鼻出血，或为吐血、咯血等。

阴下竭阳上厥 指温病过程中下焦肝肾之阴耗竭，以致阳无所附，孤阳上逆的病机变化。陈光淞在注叶天士《温热论》中“阴下竭，阳上厥”时说：“阳上厥，厥，尽也。盖言阴下竭，孤阳上尽，故难治。”

阴络伤则血内溢 阴络，指人体下部、在里的血络。血内溢主要指大便出血。便血多由大肠湿热下蕴，伤及血络，或脾虚不摄，血不循经所致。《灵枢·百病始生》篇：“阴络伤则血内溢，血内溢则后血。”温病中每因邪热迫于血分，血热伤及肠络，而大便下血，亦属阴络受伤而便血。

入营犹可透热转气 语出叶天士《温热论》，简称透营转气。为热入营分的治疗方法。热入营分症见身热夜甚、心烦不寐、口干不甚渴饮、时有谵语、斑疹隐隐、舌绛而干、脉细数。治疗在清营解毒药物中配以轻清透泄，以冀营分邪热转出气分而解，方如清营汤。

入血就恐耗血动血直须凉血散血 语出叶天士《温热论》。热入血分不仅灼伤血络，致血不循经，溢出脉外，而见多种出血之症，还可耗伤煎耗血液，此即“耗血动血”之意。治宜凉血养阴、活血散血。方如犀角地黄汤。

上燥治气，中燥增液，下燥治血 此为治秋燥初、中、末三期之大法。“上燥治气”、“下燥治血”，语出叶天士《临证指南医案》。秋令燥邪外袭，病多在肺，肺受燥热燔灼，宣肃失常而见咳嗽少痰、身热气粗、咽干舌燥、口渴等证，方用清燥救肺汤，清泄太阴肺气分燥热、此即所谓上燥治气。中燥增液为后世医家对古人经验的总结。中燥病多在胃，胃阴为燥热所伤，症见口干而渴、咽燥舌红等，宜用沙参麦冬汤、益胃汤等生津养胃，此即所谓中燥增液。燥病日久，必然伤及肝肾之阴，症见咽喉干痛，痰中混血，或水不涵木，筋脉失养而致虚风内动，治用三甲复脉汤、大定风珠填补肝肾之阴，因精血同源，故称之谓下燥治血。

治上焦如羽，非轻不举 语出吴鞠通《温病条辨·治病法论》。上焦包括心肺两脏，单纯的上焦温病多指手太阴肺经的病变。肺主气，与皮毛相合，为诸脏之华盖。故凡治上焦(肺)的病变，宜用轻清升浮之品，否则药重则过病所。“如羽”有以下几方面的含意：①指药物的质地疏松轻浮而具升散之性者，如蝉蜕、桔梗之类；②指药物的药用部位为花、叶之类，如银花、菊花、桑叶、薄荷等；③指药物味辛、气薄而入肺经者，如淡豆豉、牛蒡子等；④指用药剂量宜轻，且煎药时间宜短。代表方如桑菊饮、银翘散。

治中焦如衡，非平不安　语出吴鞠通《温病条辨·治病法论》。中焦指脾胃而言，是气机升降出入的枢纽。包括足太阴脾、足阳明胃、手阳明大肠等经的气分证。“如衡”是指中焦病用药须不偏不倚，中正平和如衡之平，即既不能用治上焦轻扬宣散之品，又不宜用治下焦滋腻味厚之剂。

治下焦如权，非重不沉　语出吴鞠通《温病条辨·治病法论》。下焦乃肝肾所居之野，温病末期阶段多见肝肾阴伤。“如权”是指下焦病用药须重浊味厚犹如秤锤那样沉重之品，才能直达病所。“如权”的含义有如下几方面：①指味厚滋腻之品，如熟地、阿胶之类。②指介类、重坠及血肉有情之品，如鳖甲、龟甲、牡蛎等。③指药物剂量应较重且煎药时间宜长。

治外感如将　语出吴鞠通《温病条辨·治病法论》。意指治疗外感病犹如行军作战一样，要迅速果断机动灵活，及时地驱逐病邪外出，不使它有丝毫的留存。同时对善后的措施，也要做得细致，必须根据患者经络脏腑、阴阳气血等方面的具体情况，适当加以调理，不能粗枝大叶，顾此失彼。邪气早日驱除，机体便可早日得到康复。此即所谓“邪去正安”。

治暑之法，清心利小便最好　语出王纶《明医杂著》。乃针对暑邪的性质及病机特点而确立的治疗原则，暑为火热之邪，心为火脏，暑邪易入于心，而心又与小肠相为表里，故暑病多出现心烦、神昏见症。治疗在清心同时配以利小便以引其热邪从小便而泄。另此法用于暑热夹湿证还可起清利暑湿的作用。药如六一散、西瓜翠衣、连翘、赤茯苓、通草等。

疹宜透泄，勿宜补气　陆子贤云：“痧宜透泄，勿宜补气。”又云：“夫痧即是疹，疹即是痧，本属一类。”疹多系风热郁肺，内窜营分，从血络而出。病机偏于太阴(肺)气分而近于表，治疗宜宣肺达邪，清营透疹。因本证为肺热，故不可妄用甘温壅补之药，误用之必致邪热内闭，而致神昏瞀乱等变证。

热病救阴犹易，通阳最难，救阴不在血，而在津与汗，通阳不在温，而在利小便　语出叶天士《温热论》。意在阐述温热、湿热病的治疗要点。温病过程中，使用滋阴之法机会甚多，而运用通阳之法则较少。滋阴之品性偏甘凉，施治于温热之证，原属正治，故叶氏说：“热病救阴犹易。”通阳之法主要适用于湿温病，湿热留连，气机郁阻之证。此时既不能过于寒凉清热，亦不能过于苦燥化湿，气机不能一时舒展，虽治之得法，亦多难速愈，所以说通阳最难。温病的救阴、通阳与杂病不同。温病救阴的目的并不在于滋补阴血，而是在于生津养液和防止伤津耗液两个方面；通阳并不是温补阳气，而在于宣气化湿通利小便，湿去则气机宣展，阳气亦通。所以说通阳不在温，而在利小便。

透风于热外，渗湿于热下　语出叶天士《温热论》。阐述温邪致病夹风，夹湿的治疗。温邪致病，每易兼夹风邪或湿邪为患，而致风热相搏或湿与温合，其治疗方法应有所区分。风宜疏散，故夹风宜加透散之品，如薄荷、牛蒡之类，使风热之邪向外透解；湿宜分利，故夹湿宜加芦根、滑石等清热利湿之品，以使湿从下泄。风从外解，湿从下泄，不与热相合，则湿邪亦必势孤力薄而易解。

斑宜清化，勿宜提透　语出陆子贤《六因条辨》。温病发斑大多由于热郁阳明，胃热炽盛，内迫营血，从肌肉外发而成。治宜清胃解毒，凉血化斑，不可妄用升提之品。误用之易使气血上并而阴竭于下，往往导致吐衄、痉厥、呛咳、神昏等变证。

暑病首用辛凉，继用甘寒，再用酸泄酸敛，不必用下　此为暑病邪在气分阶段不同时期的治疗大法。暑为火热之气，初起伤及气分出现阳明热盛证候，治疗当用辛凉重剂，亦即辛寒清气之品清泄邪热，方如白虎汤。如进而暑伤津气，则宜甘寒之剂以清热生津，方如王氏清暑益气汤。若暑邪渐衰而津气受伤，又当用甘酸之品以益气敛津，酸苦之品以泄热生津，方如连梅汤。如暑温后期，暑邪虽去而津气欲脱者，又当以甘酸益气敛津固脱方如生脉散。暑乃无形热邪，易于伤气耗津，很少形成腑实热结，故下法在暑温病中较少运用，但肠腑热结已成者亦当用攻下。

温病下不厌早，伤寒下不厌迟　语见戴北山《广瘟疫论》。温为阳邪，其性属热，易于耗伤津液，而温病中下法除用于治疗有形实邪内结外，尚有逐邪热、存阴液的作用。邪热尽早去除则阴液便可少受损伤。顾晓澜说：“温邪宜清里，有一分下证，即宜下之，故下不厌早。”伤寒的病邪多为寒邪，化热传变较慢，必待表证全罢，邪入阳明形成肠腑内结，方可用下法攻里。故王孟英说：“伤寒为阴邪，未尝传腑化热，最虑邪气下陷……而有早下之戒。”临床运用时不论伤寒、温病均不宜强调迟下，当然也不能过于早下，必须根据证情，做到有的放矢。

(三)问答题

1. 为什么把初起即见里证的暑温和湿温归属于新感温病?

这一问题应从四时主气和暑热病邪与湿热病邪的特点来分析。暑温发于夏季,夏季暑热当令,容易产生暑热病邪,其致病特点之一就是初起多径入阳明气分,甚至直犯厥阴心包和肝而无卫分经过。暑温初起多见阳明热盛甚至见暑入心包等里热证候,正与暑热病邪的上述致病特点相符,何况暑热病邪唯夏季才有,自然就是感受当令之邪即时发病,所以应归属于新感温病。同样的道理,湿温多发于长夏,长夏湿土当令,气候炎热多湿,易形成湿热病邪,其致病特点之一就是好犯中焦脾胃,以脾胃为病变中心,湿温初起出现湿热困阻脾胃的里证,正与湿热病邪的致病特点吻合,自然也是感受当令湿热病邪即时发病,故也应归属于新感温病。

2. 温热类温病和湿热类温病有何不同?

①在病因上:温热类温病(以下简称温热病)是由不兼湿的温热病邪所引起;湿热类温病(以下简称湿热病)是由湿热病邪所引起。②在病势上:温热病多起病急骤,传变较快;湿热病多起病较缓,传变较慢,缠绵难解。③在脉症上:温热病以纯热无湿,热重阴伤为主要特点,一般发热较高,热势发扬,极易伤津耗液,病程中温热之邪易陷营血,出现热闭心包,热盛动血、动风等危重证候,后期多见肺胃阴伤、真阴耗损、阴虚动风乃至阴竭阳脱证;湿热病病因有湿有热,故以湿遏清阳,郁阻气机为主要特点,一般发热不壮,热势不扬,容易遏伤阴气,病程中每留恋气分以脾胃为中心,多三焦症状并见,易发白痦,易酿痰浊蒙蔽清窍,后期多湿化伤阳,亦可化热伤阴。④在治疗上:温热病以清热救阴为基本治则;湿热病以化湿清热,宣畅气机为基本治则,并注意护阳保津。以上即是温热病与湿热病的主要不同之处。

3. 温病学与《伤寒论》在学术体系上有何联系?

主要表现在两个方面:一是《伤寒论》对外感热病的论述"详寒略温",是温病学发展和形成的重要基础。二是温病学对外感热病的论述"详温略寒",弥补了《伤寒论》略于论温的缺陷,是《伤寒论》继续发展和完善的结果。《伤寒论》六经辨证理论,确立了外感病中属于风寒性质的急性热病的辨证论治准则;温病学中的卫气营血与三焦辨证理论,确立了外感病中性质属热的急性热病的辨证论治纲领。可见,两个学术体系有着一脉相承,不可分割的联系。它们都是为外感热病而设,各自从不同的侧重面,总结了外感热病发生发展和传变的证治规律,有互补为用,相得益彰之妙。

4. 为什么风热病邪多先犯上焦肺卫,病程中容易出现"逆传心包"?

因为肺为五脏六腑之华盖,其位最高,主气属卫而外合皮毛。风热病邪具有升散、疏泄的特性,故风热之邪外袭,自上而受,上焦肺卫必首当其冲,而见风热表证。叶天士所谓:"温邪上受,首先犯肺","肺位最高,热必先伤"即指此言。至于容易出现"逆传心包",前人认为是因风属阳邪善行数变,与热相合,其变尤速,故风热致病来势急而变化快,加上心肺同居上焦,相近而相通,所以肺卫之邪每可不经气分下行却直陷心包,故易出现"逆传心包"的急剧变化。如吴锡璜说:"肺与心包最近,依近世解剖学验之最明,惟其近,故传变甚速也",杨照藜也说:"肺与心相通,故肺热最易入心",均是持此论者,实际上之所以说风热致病容易出现"逆传心包",主要还是着眼于"逆传"的含义和病邪的性质。所谓"逆传",是指肺卫病证传变为心包病证而言,诸温病中,只有风热病邪引起的风温和燥热病邪引起的温燥,初起有单纯的肺卫病证,但燥热为病,一般病较轻浅,传变较少,不比风热致病之来势较急,变化迅速。比较之下,容易"逆传心包"自然就是风热病邪的致病特点了。

5. 吴又可提出的疠气病因具有哪些致病特点?

其特点有五:①其性暴戾,致病力强,无问老幼,触之即病。②具有强烈的传染性,易引起广泛传播和蔓延流行。③其侵袭人体多从口鼻而入。④疠气有多种不同,不同的疠气对脏腑经络有特异的定位性。⑤疠气致病对不同的动物种属有一定的选择性,如"牛病而羊不病,鸡病而鸭不病,人病而禽兽不病"。

6. 温病学为什么将卫气营血叫作"卫分"、"气分"、"营分"、"血分"?其最早见于何书?它在温病学中实指什么?

①由于"分"字含有区分之义,而卫气营血四者所主脏腑与其生理功能、病理变化虽有联系,却有区别,

故加一“分”字，正是为了说明这种区别。卫气营血有脏腑所主之分，《难经·三十二难》说：“心者(主)血，肺者(主)气；血为荣，气为卫。”卫气营血功能有内外之分。《灵枢·营卫生会》说：“营行脉中，卫行脉外。”《素问·阴阳应象大论》说：“阴(血)在内，阳之守也；阳在外，阴之使也。”这些都说明卫气营血在生理方面，即有部位之别，内外之分的。卫气营血在病理方面也一样。《难经·二十二难》就有“气留而不行者，气先病也；血壅而不濡者，血后病也”的气血先后之说。因此，后来学者将它叫作“卫分、气分、营分、血分”。②最早见于《金匮要略》，是张仲景本《内》、《难》理论，对“水气病”首分“气分”、“血分”。他在《水气病脉证并治第十四》中说：“实则失气，虚则遗尿，名曰气分。”又说：“血不利则为水，名曰血分。”张璐以气分、血分论证温病的发病，他说：“温热自血分发出气分。”但是，以四者具体论述外感热病的病理变化、证治规律，则是自叶天士始。叶天士在《温证论治》中说：“卫之后，方言气；营之后，方言血。在卫汗之可也，到气才可清气，入营犹可透热转气……入血就恐耗血动血，直须凉血散血。”以及所谓：“湿郁卫分”，“其邪始终在气分留连”，“营分受热则血液受劫”，“气病有不传血分而邪留三焦”等。③在温病学中实指温邪侵犯部位、病变深浅层次及其病理变化。具体地说，卫分：邪犯脏腑部位是皮毛(表)、肺，是温邪入侵的最浅层，病理变化为卫受邪郁及卫阳的亢奋逐邪。气分：邪犯脏腑部位是肺(膈)、胃、肠、胆、脾，是病变已深入了一层，病理变化为热郁气机，正气奋起抗邪，邪正剧争，里热蒸迫的反映。营分：病变脏腑部位是心包(心)，病较气分又深一层，病理变化为营分热炽，营阴耗伤及温邪内闭心包，阻闭机窍。血分：病变脏腑部位是心、肝(肾)，其位最深，病理变化为热盛迫血，瘀热交结，耗损阴血及血分病变所属脏腑肝肾阴亏等。

7. 温病病邪的传变有哪几种形式?

温病病邪的传变是根据对证候的演变观察，而判断其传变形式的。归纳起来大致有以下几种：①自表入里。属病发于表的新感温病的传变，即温邪沿卫气营血层次呈渐进性的传变，它多始于卫分，继而破卫入气，由气入营，由营及血。这是病发于表的新感温病的一般传变规律。②自里达表。属病发于里的伏邪温病的传变形式。如开始就见气分或营分、血分病变，而后转出气分，逐渐趋向好转、痊愈。③传变不分表里渐次。有气分未罢而内陷营血者(卫营或卫血同病)，有卫气同病者，有气血营同病者，有透而复陷者。这就是王孟英说的，气血流通，经络贯穿，邪之所凑，随处可传，其分其合，莫从界限。④不传。邪初犯卫，治疗后邪从表解而愈。

8. 吴鞠通说的“始上焦，终下焦”，能否概括所有温病的病证演变规律? 为什么?

“始上焦，终下焦”仅指一般病发于表的新感温病而言，不能概括所有温病的演变规律。由于病邪的性质不一，其发病初起，不一定皆始于手太阴肺经。如湿温有始伏于膜原而终归脾胃者，有初起直犯中焦者；又如暑温初起多为“夏暑发自阳明”，又由于暑为火邪，心为火脏，邪易入之，故初起邪在手厥阴心包，而不必始于手太阴。所以王孟英说：“夫温热究三焦者，非谓病必上焦始，而渐及于中下也。伏气自内而发，则病起于下者有之，胃为藏垢纳污之所，湿温疫毒，病起于中者有之，暑邪夹湿者，亦犯中焦。又暑属火，而心为火脏，同气相求，邪极易犯，虽始上焦，亦不能必其在手太阴一经也。”

9. 试述卫气营血辨证的临床意义。

卫气营血辨证的临床意义是：①用以确定病变类型、病证性质。如确定病证类型有卫分证、气分证、营分证、血分证、卫营(血)同病证、气营(血)两燔证等；确定病证性质，如温邪袭表，肺卫失宣；邪入气分，热炽津伤；热灼营阴，心神被扰；热盛迫血，热瘀交结等。②用以确定病变浅深、轻重。如卫分证病变最浅，病情最轻；气分证病变较深，病情较重；营分证病变更深，病情更重；血分证病变最深，病情最重。③用以确定治疗依据。如邪在卫分宜汗解；邪到气分，治以清气；邪热入营，宜透热转气；邪热入血，宜凉血散血。

10. “卫气营血”辨证与“三焦”辨证有何异同?

二者均为温病的重要辨证方法，它们既有共同之处，又有区别之点，现就其异同分述如下：相同点：①就其辨证意义而言，二者均用于温病的辨证，即分析温病的病理变化、明确病变部位、掌握病势轻重、识别病情传变、归纳证候类型、判断疾病预后、确定治疗方法。②就其内在联系而言，卫气营血的生理病理变化离不开三焦所属脏腑，而三焦所属脏腑的生理病理变化也同样离不开卫气营血。卫气营血辨证中有脏腑之审，三焦辨证中亦有卫气营血之辨，故有不少温病既可用卫气营血辨证，也可用三焦辨证，因此两种辨证可以相互参合。

不同点：①就温邪传变及病情轻重而言，卫气营血辨证是温病由外到内的四个传变阶段，病情由轻到重，是横向的传变；三焦辨证则是由上到下的发展过程，是纵向的传变。②就疾病范围与性质而言，上焦温病较卫分证范围广，它除包括卫分证外，尚包括肺之气分证，心包证；而中焦温病却只论脾、胃、大肠之证，不似气分证泛指不在卫而又未传及营血的所有证候。又如血分证为实中夹虚证，而下焦温病则多指肝肾虚证。

11. 温病白厚苔有哪几种类型？各主什么病候？

①苔白厚而黏腻：多伴见口吐浊厚涎沫，为湿热相搏，浊邪上泛的征象，多见于湿温病过程中湿阻气分，湿重热轻的病证。②苔白厚而干燥：多是脾湿未化而胃津已伤的征象，亦主胃燥气伤，即胃津不足无以上承，肺气受伤，气不化液。③苔白腻而舌质红绛：多为湿遏热伏之象。此外，气分湿邪未化而热毒已入营分者亦可见到此种舌苔。④白苔滑腻厚如积粉而舌质紫绛：为湿热秽浊郁闭膜原之象，病多凶险。⑤白苔如碱状：多为温病兼胃中宿滞夹秽浊郁伏。

12. 温病兼夹痰湿证之黑苔与湿温病便血，气随血脱证之黑苔有何区别？

温病兼夹痰湿证和湿温病便血，气随血脱证均可见黑苔。但温病兼夹痰湿证，多见于胸膈素有伏痰之患者，其黑苔为遍舌黑润，临床上多并见发热、胸闷、渴喜热饮等症，而无其他险恶征象。湿温病便血，气随血脱证，见于湿温病后期，为湿热病邪化燥化火，深入营血，灼伤阴络而致便血，由于下血过多，而出现气随血脱证。因病变急速变化，其舌苔未及转化，故苔色仍黑，但其舌象为苔黑而干、舌质淡白无华，临床上每伴有面色苍白，汗出肢冷，脉微细或脉微欲绝等气血虚脱之危象。

13. 绛舌之干燥荣枯说明什么问题？其有苔无苔所反映的病变性质有何不同？

绛舌主要反映营血分的病变，其干燥荣枯的性质不同，说明津液存亡、脏腑的虚实情况不同。如纯绛鲜泽，或绛而干燥，均为心营热盛，前者为包络受邪，后者系火邪劫营。光亮如镜或干枯不荣，则为阴液亏损，前者为胃阴衰亡，后者为肾阴耗竭。有黄苔者，为气分之邪未尽；上罩腻浊或霉酱苔垢者，为兼夹痰湿秽浊之气；无苔则为邪入营血，营阴受损。

14. 紫晦而干与紫暗潮润的舌质所主病候有何不同？

舌紫晦而干多见于温病后期，为邪热深入下焦，劫烁肝肾之阴，此即叶天士《外感温热篇》所云："若紫而干者，肝肾色泛也。"主预后不良。临床可见低热不退，手足心热，舌干齿黑或齿干如枯骨，咽燥唇裂，皮肤干皱，神倦，耳聋，心中憺憺大动，脉虚等症。治宜滋阴息风。紫暗潮润之舌主邪传营血而兼有瘀滞，其证候特点为身热夜甚，胸膈闷痛，神昏谵语，但欲漱水不欲咽，多见于素有瘀伤宿血夹热而搏所致。治疗当予清凉之剂加入散瘀之品。此即《外感温热篇》所云："再有热传营血，其人素有瘀伤宿血在胸膈中，夹热而搏，其舌色必紫而暗，扪之湿，当加入散血之品。"

15. 温病常见热型产生的机理是什么？

温病常见热型有8种，其病机分别是：①发热恶寒：多见于温病初起，邪在卫表者。此型发热系由温邪袭表，内致肺气不宣，外致卫气郁阻而成。由于邪正相争，阳气郁滞不得泄越而发热。卫阳被郁不能温养肌肤而恶寒。②寒热往来：病由热郁少阳，正邪交争，枢机不利所致。此型发热系因温邪入于少阳，表里不和，枢机不利，导致气机升降出入失调，正邪分争，互不相容，阳盛则发热，阳郁则恶寒。③壮热：病属邪入气分，热盛阳明。此型发热系因邪热入气，正盛邪实，邪正剧争所致。④日晡潮热：病由热结肠道，腑气不通所致。此型发热所以可见日晡潮热，系因阳明之气旺于日晡，此时正邪相争较剧，故是时发热尤甚。⑤身热不扬：此属湿中蕴热，郁蒸气分。由于湿热郁蒸气分，邪正相争本当发热，但因湿中蕴热，热为湿遏，所以此型发热为身热不扬。⑥发热夜甚：病由邪热传营，劫烁营阴所致。所以夜热为甚，是因入夜阴气渐升，阴得阴助，营阴渐旺，抗邪有力，正邪相争较剧，故发热夜重。⑦夜热早凉：此由温病后期，余邪留伏阴分而致，多因温病后期，阴液耗损，正虚无力鼓邪外出，余邪留伏阴分，入夜阴气渐盛，正邪抗争故发热；清晨阴气渐衰，正虚无力与邪抗争故热退身凉，由于邪未外解，故热退而不汗出。⑧低热：多由温病后期肝肾阴虚所致。由于温病后期，邪热久羁，耗损肝肾阴精，阴虚而生内热，故见低热不退。

16. 温病见无汗,应如何辨证?

在温病的病变过程中出现无汗,大体上有以下两种情况:一为温病初起,邪在卫分阶段,由于邪郁肌表,闭塞腠理,而见无汗。此时必伴有发热,恶寒,头身疼痛,脉浮等证候。一为邪热入营,劫烁营阴,营阴耗损,无作汗之源,亦可见无汗。但此时必伴灼热,烦躁,舌绛,脉细数等证候。上述两种情况,虽皆可见无汗,但前者乃邪闭于表,玄府闭塞,汗不得出;后者为汗源告匮,即所谓"夺液无汗"。两者机理截然不同,须当鉴别。

17. 温病之热迫津泄与脱证皆可见到大汗,二者如何鉴别?

其鉴别如下:邪热迫津之大汗属实证,见于温病气分阶段,因邪热炽盛,迫津外泄而见大汗出,并伴见壮热、渴饮、心烦、舌质红、苔黄、脉洪数等证候。脱证属虚,分阴脱和阳脱,其产生可因素体正虚而感邪太甚,正不胜邪,邪热迫津、迫血,因汗、血不止,致正气暴脱,或因失治、误治,妄用汗、下,导致正气暴脱。临床上若骤然大汗,淋漓不止,并见唇干齿槁,舌红无津,神志恍惚,脉散大者,为阴脱。若见冷汗淋漓,肤冷肢厥,面色灰惨,神气衰微,夺气无语,脉伏难触,舌淡无华者,则为阳脱。但因阴阳互根,故临床上常阴脱和阳脱并见。

18. 温病邪在气分、营分、血分阶段均可出现神志异常,临证时应如何辨别?

气分阶段出现神志异常有:①阳明热结:因热结肠腑,胃热扰心而致,表现为神昏谵妄,语声重浊,并见潮热,便秘,腹满硬痛,舌苔黄燥。②湿热酿痰蒙蔽心包:因气分湿热,酿蒸痰浊,蒙蔽心包而致,表现为神志昏蒙,似清似昧,或时清时昧,时有谵语,并见身热不退,朝轻暮重,舌苔黄腻,脉濡滑而数。

营分阶段出现神志异常有:①热灼营阴:系由营热扰心而致,表现心烦不安,时有谵语,并见身热夜甚,斑疹隐隐,舌绛无苔,脉细数。②热陷心包:因邪热内陷,灼液为痰,痰热闭阻包络而致,表现为神昏谵语或昏愦不语,并见身灼热,肢厥,舌謇,舌色鲜绛,脉细数。

血分阶段出现神志异常有:①热盛迫血:因血热扰心而致,表现为躁扰不安,甚则昏狂谵妄,并见身体灼热,斑疹密布,或吐衄便血,舌质深绛,脉数。②热与血结:因下焦蓄血,瘀热扰心而致,表现为神志如狂,并见少腹坚满,疼痛拒按,小便自利,大便色黑,舌紫绛色暗,或有瘀斑,脉沉实或涩。

19. 解表法随证加减后常可演变成哪几种治疗方法?

常见有以下几种:①滋阴解表法:适用于素体阴虚而外感温邪者。以滋阴药与解表药同用,方如加减葳蕤汤。②益气解表法:适用于素体气虚,兼感温邪者。在解表的同时,应加益气扶正之品。③解表清里法:适用于卫分证未解,而邪传气分者,即卫气同病,法当解表清里,如银翘白虎汤。④解表透疹法:适用于卫分表邪未解而兼发疹者。可于解表药中佐以透疹之品。如银翘散加蝉衣、西河柳等。⑤疏表解毒法:适用于大头瘟或烂喉痧,肿毒症状明显,卫分表证未罢者,方如普济消毒饮去芩、连。其他如夹痰、夹食、夹瘀等,均可随证加入化痰、消食、化瘀之品。

20. 轻清宣气、辛寒清气、清热泻火三法应如何区别运用?

轻清宣气、辛寒清气、清热泻火三法均属清气法,都有清泄气分邪热之作用,但其功效、适应证各不相同。①轻清宣气法是以轻清之品,透泄热邪,宣畅气机。主治温邪初入气分,热郁胸膈,热势不甚,气失宣畅所致的身热、微渴、心中懊憹、舌苔薄黄等症。代表方如栀子豉汤加味。②辛寒清气法是以辛寒之品大清气分邪热。适用于热炽阳明气分,症见壮热、汗出、心烦、口渴、苔黄燥、脉洪数者,代表方如白虎汤。③清热泻火法是以苦寒之剂,直清里热而泻邪火。适用于热在气分,郁而化火,症见身热不退、口苦而渴、烦躁不安、小便黄赤、舌红苔黄者。代表方如黄芩汤加减。

21. 温病通下法包括哪些?其作用及适应证是什么?

通下法包括通腑泄热、导滞通便、增液通下、通瘀破结等。具有通利大便,泻下邪热,荡涤积滞,通瘀破结等作用。适用于热结肠腑,胃肠积滞,血蓄下焦等有形实邪内结等证候。常用通下法的主要作用及主治病证是:①通腑泄热法:即以苦寒攻下之品泻下肠腑实热。适用于治疗热结肠腑所见之潮热谵语,腹满硬痛拒按,便秘,苔老黄,甚至焦黑起刺,脉沉实等症。②导滞通便法:作用为通导积滞,泻下郁热。适用于湿热积滞,交结胃肠所致的脘腹痞满,恶心呕逆,便溏不爽,色黄如酱,苔黄浊等症。③增液通下法:作用为滋养阴液兼以通下。主治热结液亏而致身热不退，大便秘结，口干唇裂，舌苔干燥者。④通瘀破结法：旨在破瘀散结，使下焦蓄血从大便而出。主治温邪瘀热结于下焦，症见少腹硬满急痛，大便秘结，小便自利，其人如狂，但欲漱水不欲咽，舌紫绛，脉沉实等症。

22. 导滞通便法的作用、主治病证、代表方药是什么？在使用过程中应注意什么？

导滞通便法的作用在于通导积滞，泻下郁热，主治湿热积滞交结胃肠，症见胸腹灼热，脘腹痞满，恶心呕逆，便溏不爽，色黄赤如酱，舌苔黄浊等，代表方剂如枳实导滞汤。

湿温病初起一般忌用攻下，因为此时湿邪偏盛，脾气受困，一旦误用则致脾气下陷而洞泄不止，故吴鞠通说："下之则洞泄。"若是湿渐化热，并与积滞交结胃肠，又当用通下，须用导滞通便法，应连续轻下频下，直至胃肠邪尽，湿热积滞之证消失为度（如热退身凉，大便成形，舌苔退净），正如叶天士说："湿温病大便溏为邪未尽，必大便硬，慎不可再攻也，以粪燥为无湿矣。"

23. 风温的传变规律是怎样的？

风温是感受风热病邪引起的急性外感热病。因外感风热病邪，多从口鼻侵入人体，而肺位居高，首当其冲，所以本病初起以邪在上焦手太阴肺经为病变中心。吴鞠通曰："凡病温者，始于上焦，在手太阴。"由于肺主气属卫，与皮毛相合，卫气敷布于皮毛，因而，病变初起邪在肺卫。如肺卫病邪不解，其发展趋向大致有两种情况，一是顺传入胃，一是逆传心包。凡热邪顺传于胃，多呈阳明热盛或热结脏腑之证；逆传心包，则见神昏，谵妄等神志证候。另在病变过程中，由于邪热壅肺，可致痰热喘急；热入血络，则易外发红疹。病至后期，则多呈肺胃阴伤的病理，而见肺胃阴伤之象。

24. 风温邪热壅肺有哪些临床表现？如何治疗？

风温邪热壅肺证是风热病邪由卫及气，热壅肺经所致。该证以邪热壅肺，肺气宣降失常为病理特点，属气分证范围。其临床表现是：身热汗出，烦渴，咳喘，或胸闷胸痛，舌红苔黄，脉数等。治宜清热宣肺平喘，方选麻杏石甘汤。若痰多咳甚胸痛，加浙贝母、瓜蒌、郁金化痰理气；若咳痰带血，加白茅根、仙鹤草、黑山栀、侧柏炭凉血止血；若咳腥臭脓痰，加芦根、苡仁、冬瓜仁、桃仁逐瘀排脓。若热毒炽盛者，可加蒲公英、银花、连翘、鱼腥草以增加清热解毒之力。

25. 风温邪热壅肺与痰热阻肺的证治有何不同？

风温邪热壅肺与痰热阻肺，虽均属邪热在肺之候，临床均以肺气失宣见症为表现，但因两者在病理特点上有邪热壅肺、肺气失宣与痰热阻肺、腑有热结的不同，所以邪热壅肺者，以身热烦渴，汗出，咳喘，舌红苔黄，脉数为临床见症，治宜清热宣肺，麻杏石甘汤为主方；痰热阻肺者，则以潮热便秘，痰涎壅滞，喘促不宁，苔黄腻或黄滑，脉右寸实大为临床见症，治宜宣肺化痰，泻热攻下，宣白承气汤为代表方剂。吴鞠通《温病条辨》指出："阳明温病，下之不通……喘促不宁，痰涎壅滞，右寸实大，肺气不降者，宣白承气汤主之。"可见，痰涎壅盛与腑实便秘，是"痰热阻肺"有别于"邪热壅肺"的辨证关键。

26. 白虎汤主治风温阳明热盛的四大主症是什么？在什么情况下禁用白虎汤？为什么？

应用白虎汤治疗风温阳明热盛的四大主症是壮热、汗出、渴饮、脉洪大。禁忌证是吴鞠通在《温病条辨》中所指出的："脉浮弦而细者，不可与也；脉沉者，不可与也；不渴者，不可与也；汗不出者，不可与也。"他认为："白虎剽悍，邪重非其力不能举，用之得当，有立竿见影之妙，若用之不当，祸不旋踵。"因为白虎汤主治阳明里热亢盛之证，而脉浮弦而细为表热未解或营阴素亏，脉沉则里结成实而非无形之热，口不渴为里热未甚，汗不出是表邪郁闭，所以均不能应用白虎汤。

27. 风温阳明热盛为什么要选用白虎汤而不用甘寒、苦寒之剂？

风温阳明热盛证候有两大特点：一是邪盛正旺，正邪剧烈抗争，里热蒸腾，迫津外泄，邪热既盛，汗泄又多，津伤明显。二是脉浮洪躁甚或滑数，提示了邪气近表，热势向外。因此，治疗时既要清热达邪又要保津，白虎汤以石膏辛寒清泄里热，知母苦润清热生津，甘草、粳米养胃生津，具有达热出表、清泄保津的双重功效。近贤蒲辅周说："到气才可清气，清气不可寒滞，如生地、元参之类，若用之反使邪不外达而内闭，若为白虎证，亦不可在白虎汤中加上三黄解毒泻火，这样方的性质由辛凉变为苦寒，就成了'死白虎'，反不能清透其热或导致由热中变寒中。"所以只可选用白虎汤而不宜甘寒、苦寒之剂。

28. 风温热入肠腑包括哪些证型？其病理与证治各是什么？

风温热入肠腑一般包括阳明热结，肺热移肠，痰热阻肺而腑有热结，热入心包兼阳明腑实等四种证型。其病理与证治分述如下：

①阳明热结证多为肺经邪热不解，顺传阳明与积滞相结而致。临床以日晡潮热，时有谵语，便秘或纯利稀水，腹胀满硬痛，苔黄而燥，甚则灰黑而燥，脉沉实有力等为证候表现。治宜软坚攻下泻热，调胃承气汤主之。②肺热移肠证为肺胃邪热下移大肠之候。临床以身热咳嗽，下利色黄热臭，肛门灼热，腹不硬痛，苔黄，脉数等为证候表现。治宜苦寒清热止利，葛根黄芩黄连汤为代表方剂。③痰热阻肺、腑有热结证乃痰热壅阻，肠腑热结不通所致。临床以潮热便秘，痰涎壅滞，喘促不宁，苔黄腻或黄滑，脉右寸实大等为见症。治以宣肺化痰，泻热攻下，宣白承气汤主之。④热入心包兼阳明腑实证为手厥阴心包与手阳明大肠俱病之候。临床以身热神昏，舌謇，肢厥，便秘，腹胀满硬痛，舌绛，苔黄燥，脉数沉实等为证候表现。治宜清心开窍，攻下腑实，牛黄承气汤为代表方剂。

29. 春温与风温初起证治有何不同？

风温初起以邪在上焦肺经为病变中心，故以邪袭肺卫证（表热证）为临床表现。证见发热，微恶风寒，无汗或少汗，头痛咳嗽，口微渴，苔薄白，舌边尖红，脉浮数等，治以辛凉解表，宣肺泄热法，方选银翘散或桑菊饮治疗。春温初起是以邪郁内发，里热炽盛为病理特点，临床又有热郁气分和热郁营分（均为里热证）之分。病初热郁胆腑者，证见身热，口苦而渴，干呕心烦，小便短赤，或胸胁不舒，舌红苔黄，脉弦数等，治以苦寒清热，宣郁透邪法，方选黄芩汤加豆豉、元参方；病初热灼营阴者，证见身热夜甚，心烦躁扰，甚或时有谵语，斑疹隐隐，口干反不甚渴，舌质红绛，苔薄或无苔，脉细数等，治以清营泄热法，方选清营汤，凡春温初起兼表者，无论证属气分或营分，皆可于主治方中佐以疏邪透表之品，如薄荷、豆豉、蝉衣等。

30. 春温治疗过程中应注意些什么问题？

春温治疗过程中在清泄的同时，应注意保护阴液，因为春温病以阴精亏损、里热内蕴为其特点之故。具体事宜是：①忌用辛温发散。若误用辛温发散之剂，势必助长热势，更伤其阴，以致变证丛生。②忌消导。消导之剂每易克伐胃气，叶天士在《三时伏气外感篇》中批评时医滥用消导药物指出："时医多用消滞攻治有形，胃汁先涸，阴液劫尽者多矣。"③忌渗利。渗利之剂，每多重伤其阴，吴鞠通说："温病小便不利者，淡渗不可与也，忌五苓、八正辈。"因渗利之剂易于伤阴，所以忌用。

31. 对比"热盛迫血"、"热与血结"、"太阳蓄血"三证证治。

三证都有热甚迫血，热瘀交结的病理特点，都有血分热炽及出血瘀血的见症。但是，热盛迫血，热与血结，均为春温血分证型。热盛迫血以血热炽盛，迫血妄行为主，瘀血为次，治以凉血散血，清热解毒；热与血结为热毒内陷血分，热搏血瘀，蓄于下焦，为热瘀并重之候，治以攻下泻热，活血逐瘀。热与血结与太阳蓄血均为下焦蓄血证，前者为温病热邪与瘀血内结于下焦，热瘀俱重，用桃仁承气汤消瘀，泻热软坚，攻逐瘀结。后者为太阳寒邪化热与瘀血内结于少腹，瘀重于热，用桃核承气汤，以破血祛瘀，软坚通便泻热。

32. 热入心包的昏谵与热灼营阴的时有谵语是否相同？

热入心包的昏谵与热灼营阴而见时有谵语的病机有所不同，程度亦有轻重之别。热在营分的神昏，是因营热扰及心包，昏谵较轻，有时尚清醒，而无舌謇、肢厥之象；热入心包则痰热已堵闭心窍，危及神明，故昏谵较重，甚至昏迷不醒而舌謇、肢厥，两者以此为辨。

33. 试述春温热盛动风、阳明热盛动风、热闭心包动风的区别。

①春温热盛动风，症见身热壮盛、头晕胀痛、手足躁扰，甚则狂乱、神昏、痉厥、舌干绛、脉弦数。治宜凉肝息风，方用羚角钩藤汤。本证为邪热内盛，热极生风，陷入肝经，引动肝风所致，其与阳明热盛动风、热闭心包动风不同。②阳明热盛动风，由阳明热炽引动肝风所致，症状多在阳明经证和阳明腑证见症的基础上出现手足瘛疭甚则角弓反张。治则：阳明经证者以清阳明里热为主，佐以凉肝息风，方宜白虎汤加羚羊角、石决明、钩藤、全蝎、地龙等；阳明腑实证者以攻下腑实为主，佐以凉肝息风，方用承气汤加羚角、钩藤等。③热闭心包动风，为心营热盛，引动肝风，症见手足瘛疭，神识昏迷，灼热肢厥，治当清心开窍，凉肝息风，方用清宫汤合紫雪丹。

34. 简述暑温辨证要点。

暑温病情重笃，传变迅速，危急征象每易突然发生，必须抓住辨证要点，准确诊断和治疗。其辨证要点为：①密切观察热象变化，尤以发热为主。本病如高热持续，神昏痉厥等危急重证势所难免；而若高热突降，甚则低于正常，乃正气溃散之象，行将转致脱亡。②详审气阴伤损程度。暑热易于耗气伤阴，气阴伤损，抗邪能力下降，其病转甚。汗出口渴程度及舌象、脉象改变是辨别的重要指征。大汗渴饮，舌干脉弱已是气阴受伤之象；及至大汗不止，消渴不已，甚或渴不消水，舌光干绛，脉虚细数，为气阴伤损已极为严重；进而则转气阴脱亡。③早期发现动风闭脱先兆。暑温证见窍闭动风已属急重，及至厥脱，更难挽救。因此，必须早期发现，预先防止。若高热而静卧嗜睡或心烦恍惚者，窍闭将至；若头痛剧烈，呕逆频仍，躁动不宁者，行将动风，而体温突降或肢厥转甚，汗出不止，血压下降，每成厥脱。

35. 暑入阳明的病理传变趋势如何？

暑入阳明气分不解，有两种传变趋势：一种是羁留气分不解伤津耗气，严重者出现津气外脱现象。由于暑性酷烈，极易损伤正气，耗损津液，所以本病过程每常出现气伤津耗，甚或津气欲脱的危重证候；另一种是内陷营血，闭窍动风。因暑性炎热，易入心营和引动肝风，所以气分热邪不得及时清解，极易化火内传，深入心营，生痰生风，从而导致痰热闭窍，风火相煽等严重变化，这在小儿尤为多见。

36. 暑湿弥漫三焦有哪些表现？怎样治疗？

暑湿弥漫三焦的临床表现为身热，面赤耳聋，胸闷脘痞，下利稀水，小便短赤，咳痰带血，不甚渴饮，舌红赤，苔黄滑。暑湿内郁，蒸腾于外则身热不退；上蒸清窍则面赤耳聋；上侵于肺，损伤肺络，肺气不利则胸闷，咳痰带血；阻于中焦则脘腹痞闷而不甚渴饮；蕴结下焦，肠道泌别失司，则见小便短赤，下利稀水；舌红赤、苔黄滑亦暑湿内盛之象。其病机特点：①病在气分以三焦气化不利为主。②病机涉及上、中、下三焦，但重心以肺为主，肺主一身之气，肺气郁则三焦气化不行。治宜清热利湿，宣通三焦，方用三石汤。药取杏仁宣开上焦肺气，气行则暑湿易化；石膏、竹茹泄中焦邪热；滑石、寒水石、通草清利湿热；另用银花、金汁涤暑解毒。诸药合用，共奏清泄暑热而兼利湿邪，是三焦同治之方。

37. 试述暑温后期，余邪未净，痰瘀滞络的证治。

暑温后期久病不解，气阴亏损，余热夹痰夹瘀，留滞络脉，闭阻机窍，每见低热不退，心悸烦躁，手足颤动，神情呆钝，默默不语，甚则痴呆、失语、失明、耳聋，或手足拘挛，肢体强直等症。治宜化痰祛瘀搜络破滞以灵动心机。方用薛生白的三甲散加减。以鳖甲入厥阴，用柴胡引之，使阴分之邪透达于外；䗪虫入血分，用桃仁引之，取其破瘀以泄下；山甲入络，用僵蚕引之，以散络中之邪。诸药配合，则络通脉和热瘀俱化。临床运用时，可酌加青蒿、地骨皮、白薇以清余热而养阴；如痰瘀较甚者，可酌加陈胆星、白附子、乌梢蛇、红花、白芥子等增强化痰祛瘀通络之效。

38. 怎样理解湿温的成因是“内外合邪”？

“内外合邪”是指外感时令之湿热与内蕴水谷所化生之湿热搏结为病。夏秋季节，天暑下逼，地湿上腾，人处气交之中，最易感受湿热病邪。内蕴水谷之湿是指饮食失慎，损伤脾胃，运化失职，水湿内停。此外在湿盛的季节，脾胃功能比较滞呆，脾运失健，易致水湿停滞。体虚易于受邪，此时脾胃功能低下，是外邪侵入的重要条件。外感湿热之邪与水谷内蕴之湿热搏结，便可导致湿温的发生。

39. 湿温病为什么以脾胃为病变中心？

①湿热病邪与脾胃内应。湿为土之气，脾胃同属中土，湿土相亲，内应脾胃，章虚谷说：“胃为戊土属阳，脾为己土属阴，湿土之气同类相召，故湿热之邪始虽外受，终归脾胃。”②湿热病邪从口鼻而入十之八九，多直趋中道，归于脾胃。正如章虚谷说：“始受于膜原，终归于脾胃。”③湿温多发于夏秋雨水较盛之时，不仅湿热病邪易于产生，机体脾胃功能亦因之呆滞，加之贪凉饮冷，更致脾胃受损，邪乘虚而袭，内外相引，故病湿热。

40. 湿温何以邪恋气分为时较久？

临床实践表明，在湿温发展过程中，湿热病邪大多留恋气分久不得解。这是因为湿热病邪外袭，脾胃脏腑内应，而病变以脾胃为中心之故。脾胃为中焦气分，病始虽有卫分表证，但为时较短，随即内传入里。

湿热困阻中焦，气机郁滞不畅，转运不健，升降失调，弥漫三焦，波及内外。由于湿遏热伏，胶结难解，无论其化燥而入营血，或化寒而伤阳气，都有一个逐渐发展转变的过程。而此时之治疗，又因凉药清热而碍湿伤阳，温药祛湿而助热伤阴，互相牵制，以致热不易除，湿难速化，缠绵不解。既然病机本质如是，治疗不易获效，则湿热留恋气分为时较久，就是必然的结果。

41. 试述湿温复发之机理及防止措施。

湿温经治疗而临床痊愈后，部分患者可有复发。其主要机理为：①本病由湿热病邪引起湿热酝酿，弥漫三焦，波及内外，郁蕴腻滞，胶着难清，虽临床症状几于消失，但余邪未易尽除，为复发提供了条件。②本病中心在脾胃，病程既久，脾胃日损，纳运之职难以速复，余湿不得化泄，易受外邪侵袭。若此时饮食劳逸稍有不慎，重伤脾胃，每致复发。防止措施：一面要祛邪务尽，清养脾胃而除余邪；一面要善于调摄，注意保养。切勿因病后体虚而投滋补之剂，更要禁食甘腻难化之物，以免增湿助热，窒碍脾胃。对于小儿患者尤需引起重视。

42. 吴鞠通谓湿温初起“有似伤寒”，二者如何区别？

《温病条辨》云：“头痛恶寒，身重疼痛，有似伤寒。”伤寒，乃指太阳伤寒表证，湿温初起亦有表证，两者故称相似。但伤寒为寒邪束表，伤寒恶寒重，发热无汗而头身痛，苔薄白，脉浮紧；湿温之发热为身热不扬，午后为甚，恶寒亦不如伤寒重，其头身虽痛多有昏蒙沉重，且有胸闷脘痞，苔腻脉濡等湿盛之象，与伤寒表证有别。其次，两者均四时可见，但湿温以夏秋为多，伤寒主要见于冬季。再者，其发病传变亦有明显不同，伤寒发病较急，循六经传变，自表入里，由寒化热，或自阳入阴，由热化寒；湿温起病较缓，病变以脾胃为中心，以三焦及卫气营血为次第。

43. 湿温可见“午后身热，状若阴虚”，应怎样与阴虚发热相区别？

湿温病程较长，其发热以午后为甚，可被误认为阴虚发热。《温病条辨》云：“午后身热，状若阴虚者，湿为阴邪，阴邪自旺于阴分，故与阴虚同一午后身热也。”但湿温之午后热甚，系湿为阴邪，午后属阴，阴邪旺于阴时，故为午后热甚，证属邪实；阴虚内热，由阴液不足而阳气偏亢所致，一日阴阳之变化，午后阴始生阳渐消，人亦应之，若阴虚阳亢，至其时则阴难生而阳不消，故午后热甚，证属正虚。再者，其伴有症状亦有明显不同。湿温还有头身困重，胸闷脘痞，面色黄晦，口不渴，苔腻脉濡等；阴虚内热者，尚见颧赤盗汗，口干心烦，干咳无痰或痰中带血，舌光红脉细数等。

44. 什么是治疗湿温之“三禁”？湿温“三禁”是在什么前提下提出来的？

湿温治疗之三禁是指禁用汗、下、润之法，系由《温病条辨》所提出。“三禁”是针对湿温初起的病机及证候提出来的。湿温初起为邪遏卫气之证，治当芳宣透泄，方为合拍。但其证“头痛恶寒，身重疼痛，有似伤寒”；“午后身热，状若阴虚”；“胸闷不饥”而“以为停滞”，故辨证不确者每误用汗润下之法。其结果，误汗则湿随辛温发表之药蒸腾上逆，致清窍蒙蔽而神昏耳聋；误下则损伤脾胃阳气，致中气下陷，湿邪内渍而洞泄；误润则阴湿得柔润阴药相合，胶滞锢结，而病深不解。

45. 湿热病邪在中焦有何特点？如何治疗？

湿热病邪流连中焦气分时间最长，证情较为复杂，临床上应辨别湿热的偏轻偏重，可分为湿重于热、湿热并重、热重于湿三种类型。三型中临床表现均有脘痞、身重、苔腻等湿在中焦气分的主症。因湿在中焦，所以临床表现主要是脾胃的病理变化。湿重于热者，以身热不扬，苔白腻不渴为其特点；湿热并重者，以发热较重，渴不欲饮，苔微黄而腻，溲赤为特点；热重于湿者，以壮热，烦渴，苔黄腻，溲赤为特点。只要掌握其特征，临证之时就不难予以辨识。湿热病邪在中焦，湿重于热，脾气受困可用雷氏芳香化浊法；湿热并重交蒸脾胃，可用王氏连朴饮；湿热蕴毒可用甘露消毒丹；热重于湿者，可用白虎加苍术汤等。

46. 试述伏暑的含义及临床特点。

伏暑是指暑湿蕴伏为时邪引动，发生于秋冬季节，初起以表里同病为特征的急性外感热病。其临床特点是：①发病较急，起始即见恶寒发热，头痛口渴，胸闷心烦等表里同病之证。②初起类似感冒，继而形似疟疾，表现寒热起伏，唯寒热多不规则，午后热势转甚，晨起得汗稍减，但胸腹灼热不除，缠绵难解，其间可见湿热蕴郁，外发白痦，或湿热下注，便溏不爽等症。③暑湿化燥，内陷营血，亦可见发斑、昏谵、动风等症，此则与一般温病机制相同。

47. 伏暑病情的轻重与哪些因素有关?

病情的轻重,与下列因素有关:①与邪伏时间的长短有关。如吴鞠通说:"霜未降而发者稍轻,霜既降而发者则重,冬日发病者尤重。"②与病发于气血部位相关。如俞根初说:"邪伏膜原而在气分者病轻而浅,邪舍于营而在血分者,病深而重。"俞氏所说的邪伏部位,即是辨别证候的虚实属性。邪伏膜原,即是暑邪夹湿的实证;邪舍营分,即是指暑邪入于营血的虚证。因此,本病发病有邪在气分与邪在营分之别,发于气分者较轻,发于营分者较重。

48. 秋燥与风温、伏暑在初起阶段的证候表现有何区别?

秋燥与风温,初起病变中心都在肺卫,不同的是:秋燥发于秋季,初起除有肺卫见证外,还有口鼻咽唇及皮毛干燥、咳嗽少痰等症状,且秋燥少见逆传心包变化。风温多发于冬、春两季,初起津液干燥证不明显。

秋燥与伏暑均发于秋季,初起亦都有表证,但伏暑起病急,变化多,病变中心不在肺,而以暑湿内蕴为主,症见脘痞、苔腻、脉濡等。

49. 烂喉痧的诊断要点是什么?应与哪些疾病相鉴别?

烂喉痧的诊断要点是:①多发生于冬春两季。②有与烂喉痧患者的接触史。③有起病急骤和发热,咽喉肿痛糜烂,肌肤丹痧密布,舌红绛起刺如杨梅等典型的临床表现。烂喉痧与白喉、麻疹均好发于冬春季节,故应注意鉴别。白喉虽有咽喉肿痛,但有典型的白色伪膜,无皮疹出现。麻疹虽有皮疹,但疹形为点状或融合成片,且高出皮肤。麻疹之皮疹出现在发病后 3 天左右,多先从发际、头面发出。烂喉痧发病当天即有痧疹出现,多从颈胸、躯干发出。麻疹皮疹之间可见正常皮肤,本病丹疹之间皮肤潮红。另外,麻疹虽可出现咽喉红肿疼痛但不糜烂,而烂喉痧则以咽喉肿痛糜烂为临床特征。

50. 如何治疗烂喉痧?怎样配合应用外用药?

治疗烂喉痧的基本原则,是以清泄热毒为主。具体方法可按病程的阶段、病位的深浅、病情的轻重而有所不同。病发初期,邪在肺卫,治宜辛凉清透,泄热解毒,方选清咽栀豉汤;中期毒壅气分者,治宜苦寒泄热,清气解毒,方选余氏清心凉膈散;毒燔气营(血)者,治宜清气凉营(血),救阴解毒,方选凉营清气汤;后期余毒伤阴者,治宜滋阴生津,兼清余热,方选清咽养营汤等。

本病初起毒侵肺卫,咽喉红肿尚未糜烂者,可用玉钥匙吹喉。该方为喉科常用外治药,功能清热消肿;中期毒壅气分,可用锡类散少许,吹于患处,以清热解毒,去腐生新。

(沈庆法)

《中医药学高级丛书·中医妇产科学》（上、下册）（第2版）

《中医药学高级丛书·中医儿科学》（第2版）

《中医药学高级丛书·中医眼科学》（第2版）

《中医药学高级丛书·中医耳鼻咽喉口腔科学》（第2版）

《中医药学高级丛书·中医骨伤科学》（上、下册）（第2版）

《中医药学高级丛书·中医急诊学》

《中医药学高级丛书·针灸学》（第2版）

《中医药学高级丛书·针灸治疗学》（第2版）

《中医药学高级丛书·中药炮制学》（第2版）

《中医药学高级丛书·中药药理学》（第2版）